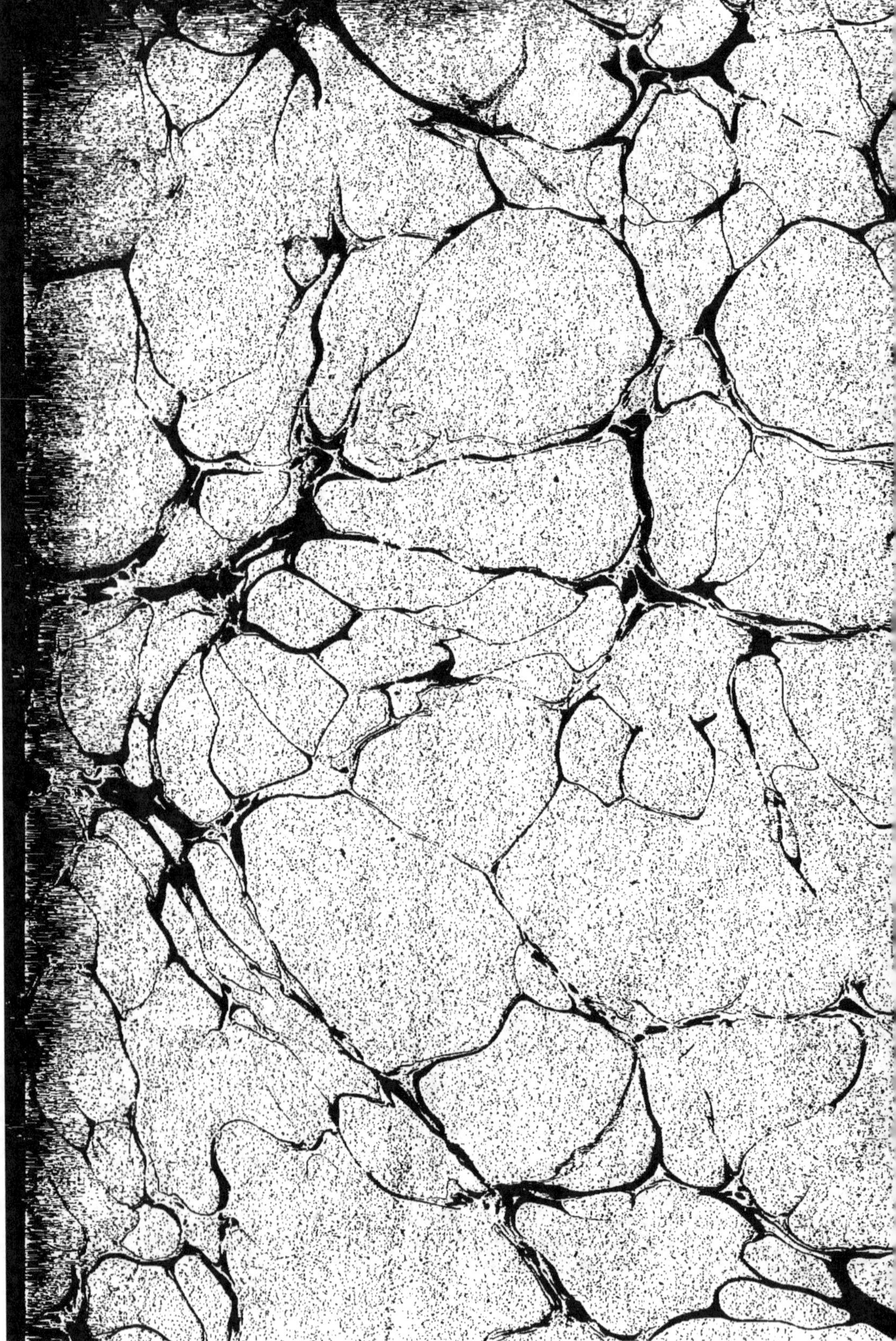

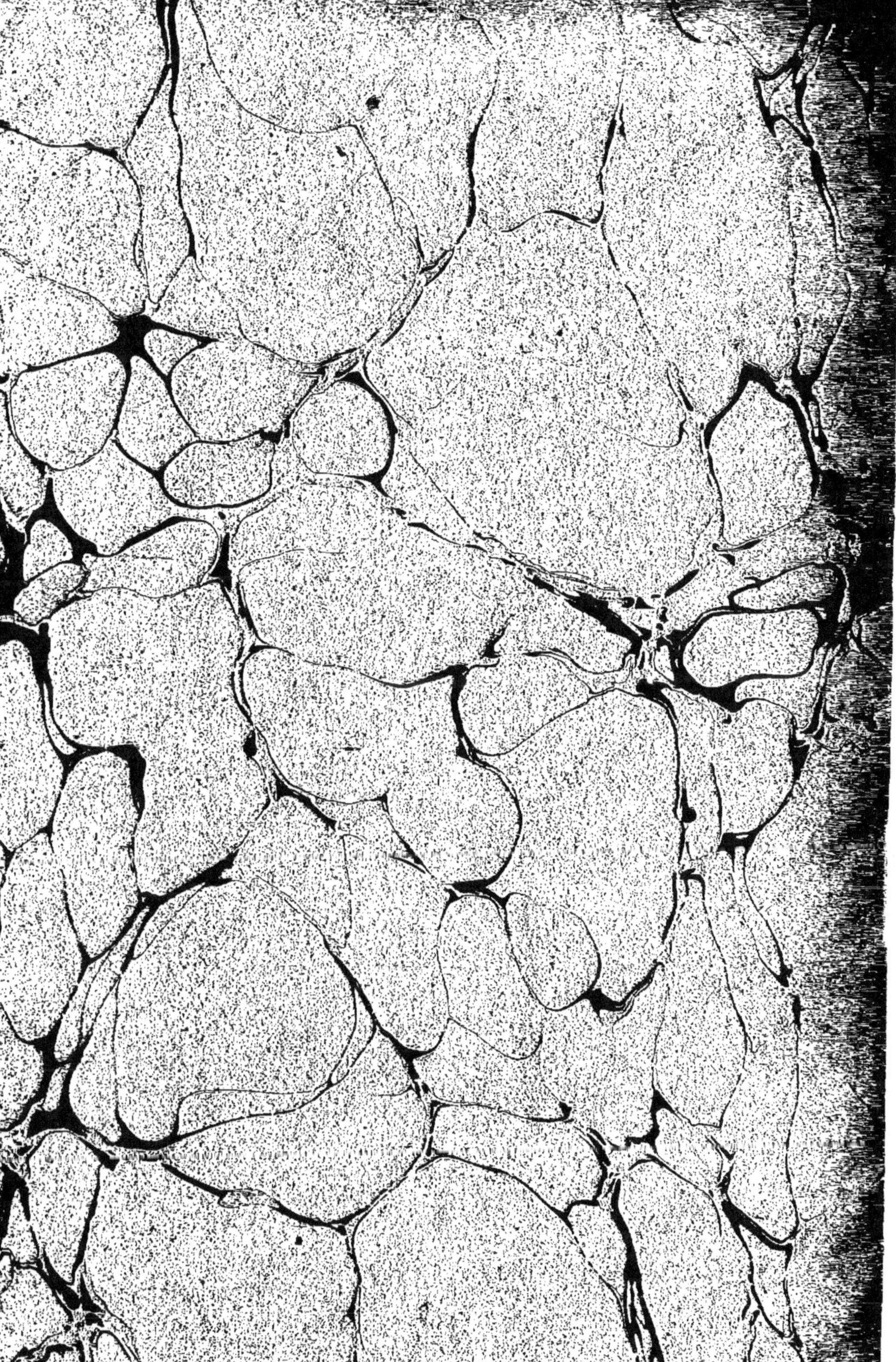

ANATOMIE DESCRIPTIVE

ET

DISSECTION

CONTENANT

L'embryologie, la Structure microscopique des organes
et celle des tissus
Avec des aperçus physiologiques et pathologiques
Et une histoire de l'Anatomie

PAR

J.-A. FORT

Docteur en médecine des Facultés de Paris, de Montevideo
et de Santiago du Chili,
Professeur libre d'anatomie et d'opérations chirurgicales à l'École pratique de la Faculté
de médecine de Paris,
Directeur de la *Revue chirurgicale des maladies des voies urinaires.*

Sixième édition entièrement refondue

TOME III

ANGÉIOLOGIE (*suite*)
SPLANCHNOLOGIE, ORGANES DES SENS
HISTOIRE DE L'ANATOMIE

Avec 2228 figures intercalées dans le texte
et 10 planches coloriées

PARIS

VIGOT FRÈRES, ÉDITEURS
23, PLACE DE L'ÉCOLE DE MÉDECINE, 23

1902

ANATOMIE DESCRIPTIVE

ET

DISSECTION

ANATOMIE DESCRIPTIVE

ET

DISSECTION

CONTENANT

L'Embryologie, la Structure microscopique des organes
et celle des tissus
Avec des aperçus physiologiques et pathologiques
Et une histoire de l'Anatomie.

PAR

J.-A. FORT

Docteur en médecine des Facultés de Paris, de Montevideo
et de Santiago du Chili,
Professeur libre de médecine et d'opérations chirurgicales à l'École pratique de la Faculté
de médecine de Paris,
Directeur de la clinique chirurgicale des maladies des voies urinaires.

SECONDE ÉDITION ENTIÈREMENT REFONDUE

TOME III

ANGÉIOLOGIE (*suite*)
SPLANCHNOLOGIE, ORGANES DES SENS
HISTOIRE DE L'ANATOMIE

Avec 2228 figures intercalées dans le texte,
et 10 planches coloriées.

PARIS

VIGOT FRÈRES, ÉDITEURS
23, PLACE DE L'ÉCOLE DE MÉDECINE, 23

—

1902

a
v
g
c
c
s
s
v
r

ANATOMIE HUMAINE
ET DISSECTION

PREMIÈRE PARTIE

ANGÉIOLOGIE (*Suite.*)

CHAPITRE PREMIER

VAISSEAUX ET GANGLIONS LYMPHATIQUES

Tout ce qui concerne l'origine et la structure des lymphatiques ainsi que la structure des ganglions se trouve dans le premier volume, page 823.

Je ne ferai ici que l'anatomie descriptive des vaisseaux et des ganglions lymphatiques.

Définition. — Les vaisseaux lymphatiques sont de petits canaux contractiles dirigés, comme les veines, de la périphérie au centre, et charriant le *sang blanc*, ou *lymphe*, qu'ils puisent au sein des tissus, par des capillaires entremêlés avec les capillaires sanguins, et qu'ils versent, au voisinage du cœur, dans le système veineux. Cette lymphe est la partie transparente, liquide, du sang rouge, extravasée au niveau des capillaires sanguins, ayant servi à la nutrition des éléments anatomiques, et chargée par conséquent de leurs déchets.

Des glandes, *ganglions lymphatiques*, situées sur le trajet de ces vaisseaux, donnent à la lymphe de nouvelles propriétés, par les leucocytes qu'elles lui fournissent, et la rendent de nouveau apte à faire partie du sang. Les ganglions purifient la lymphe.

Les lymphatiques sont partout identiques. Ils recueillent la lymphe exsudée des capillaires, même dans l'intestin grêle, où ils puisent le *chyle* pendant la digestion ; d'où le nom de *chylifères* qui a été donné aux vaisseaux lymphatiques de l'intestin.

Quelques mots d'historique.

La dissection de cadavres humains ayant été interdite pendant de nombreux siècles, on conçoit que les anatomistes du xvi° siècle aient été pris d'une

véritable passion pour l'anatomie, ayant eu à leur disposition, pour les disséquer, les *cadavres des suppliciés*. Cet amour de l'anatomie, que quelques-uns
ont poussé jusqu'à disséquer, dit-on, des hommes vivants, s'explique par les
découvertes incessantes et de grande valeur que faisaient ces anatomistes. Ils
immortalisaient leur nom, découvraient des organes nouveaux, des fonctions
nouvelles, des systèmes anatomiques entiers, comme celui dont je m'occupe
aujourd'hui.

Le 23 juillet 1622, dans l'amphithéâtre anatomique de Pavie, Aselli ayant
ouvert pour des études de physiologie, le ventre d'un *chien* en pleine digestion, aperçut, par hasard, ainsi qu'il l'avoue lui-même, des cordons blancs
dans le mésentère (1). Renouvelant l'expérience, il vit que ces vaisseaux
venaient de l'intestin, mais il se trompa en croyant qu'ils allaient au foie,
considéré, depuis Galien, comme l'*organe de la sanguification*.

Vingt siècles auparavant, Hérophile et Érasistrate avaient signalé sur des
animaux les canaux blancs d'Aselli ; mais ils les avaient considérés comme
des veines, et leurs observations étaient tombées dans l'oubli.

Découverte du canal thoracique. — L'année même où Gaspard Aselli découvrit les vaisseaux lactés (2), naissait à Dieppe celui qui devait compléter son
œuvre et rectifier son erreur. Je veux parler de Pecquet, qui étudia la médecine à Montpellier, où il fit en 1647, à l'âge de vingt-cinq ans, une découverte
au moins égale à celle d'Aselli. Il constata que les vaisseaux chylifères, au lieu
de se rendre au foie, comme l'avait cru Aselli (3), se rendaient dans un conduit
spécial, étendu de la 12e vertèbre dorsale à la base du cou, où il s'ouvrait au
point de réunion de la jugulaire interne et de la veine sous-clavière du côté
gauche.

Réfutation de l'erreur d'Aselli. — Ce conduit était le canal thoracique, déjà
découvert un siècle auparavant, sur le cheval, par Eustachi, qui n'en avait
pas compris les usages. Pecquet donna le nom de *réservoir du chyle* à la partie
inférieure dilatée du canal thoracique. Depuis cette époque, cette dilatation est
connue sous le nom de *réservoir* ou *citerne de Pecquet.*

Première observation des vaisseaux lactés chez l'homme. — Gaspard Aselli
et Pecquet n'avaient fait leurs observations que sur des animaux, quoiqu'ils
supposassent que la même disposition existait chez l'homme. Ce fut en 1652,
selon Lassus, que van Horne et Bartholin découvrirent le *canal thoracique de*

(1) « ... J'ouvris un de ces cordons blancs, dit Aselli, mais, à peine l'incision
était-elle faite, que je vis saillir une liqueur blanche de la nature du lait ou
de la crème ; je ne pus contenir ma joie à la vue de ce phénomène »...

... « Lorsqu'on découvre des objets inconnus, il faut, dit Aselli, leur donner
un nom caractéristique ; celui de *vaisseaux lactés* paraît convenir. » [*Portal,*
t. II, p. 461].

(2) La découverte d'Aselli souleva des tempêtes. On n'y crut pas, parce que
Galien avait nié l'existence des veines lactées, aperçues par Hérophile et Érasistrate, et parce qu'il avait dit que le chyle était pris par les veines mésentériques.

(3) Riolan... sembla réclamer le premier rang parmi les adversaires de l'anatomiste italien. Au nombre de ces adversaires on remarque avec surprise un
homme célèbre que les luttes pénibles et une justice tardive paraissaient
devoir rallier à la cause de la vérité : « Il est évident, dit Harvey, que le chyle
qui est destiné à nourrir tous les animaux, est porté des intestins par les
veines mésaraïques, et il n'est pas nécessaire que nous cherchions une nouvelle voie par les *veines lactées.* » (Sappey). La découverte de Pecquet date de
1647, mais sa publication est de 1651, selon Lassus.

l'homme, cent ans après qu'il eut été découvert par Eustachi chez le cheval, mais cette découverte avait été oubliée (1).

On savait donc, au milieu du xviie siècle, que les chylifères versent le chyle dans le sang veineux par le canal thoracique, chez l'homme, mais c'étaient là les seuls lymphatiques connus.

Découverte des lymphatiques du foie. — Cependant, on soupçonnait l'existence d'autres vaisseaux semblables et l'on supposait que les vaisseaux absorbants devaient se trouver ailleurs que dans l'intestin. Vesling, en 1649, eut l'idée d'étudier les vaisseaux qui paraissaient s'étendre des ganglions mésentériques au foie, et il vit que la lymphe contenue dans ces vaisseaux venait du foie, au lieu de s'y rendre. Il aperçut aussi, sur la face convexe de cet organe, un vaisseau lymphatique traversant le diaphragme pour se rendre au canal thoracique. Il en conclut que ces vaisseaux étaient des lymphatiques du foie.

Un an plus tard, en 1650, un jeune anatomiste suédois, Olaüs Rudbeck, âgé seulement de vingt ans, ayant eu connaissance de l'observation de Vesling, qui se trouvait, comme lui, à l'école de Leyde, chercha à son tour, et trouva également les lymphatiques du foie. Supposant qu'il en existait ailleurs, il fit des recherches et rencontra ces vaisseaux, d'abord dans le *rectum*, puis à la surface des *poumons* et dans le *bassin*, d'où il conclut à l'existence d'un système de vaisseaux blancs particuliers qu'il appela *vaisseaux aqueux*.

Thomas Bartholin, qui vivait à la même époque, et qui avait des relations et une grande clientèle, étudia aussi les vaisseaux aqueux et voulut enlever à Rudbeck, jeune et sans expérience, le mérite de sa découverte. Mais il est unanimement reconnu que le jeune anatomiste suédois en est le véritable auteur. Bartholin, donna à ces vaisseaux le nom de *veines lymphatiques*, qui fut remplacé plus tard par celui de *vaisseaux lymphatiques*.

Quelques années plus tard, en 1665, Ruysch fit une étude complète des valvules et de leur fonction (2). Le système lymphatique fut complété plus tard par les travaux de Nuck, Meckel, Hewson, John Hunter, etc.

Vers la fin du xviiie siècle, Mascagni (3) publia, en Italie, un atlas de dix-

(1) Cependant, il paraît que les vaisseaux lactés avaient été vus chez l'homme avant cette époque. Jean Pecquet dit avoir trouvé son réservoir sur différents animaux. « Je ne dis rien des hommes, dit-il, parce que je n'ai pas eu l'occasion d'en ouvrir de tout nouvellement exécutés, comme fit M. Peiresc. » (Daremberg, *Hist. des sc. méd.*, t. II, p. 684).

Gassendi, qui mourut à Paris en 1655 à l'âge de soixante-trois ans, dit avoir assisté à la dissection, faite par Peiresc, du cadavre d'un homme qu'on venait de pendre. Afin de mieux voir ses vaisseaux, Peiresc, sénateur d'Aix, avait donné à manger au criminel, avant qu'on lui lût sa sentence de mort. Pecquet dit tenir ce fait de Gassendi, qui le lui raconta à Paris (Portal, t. III, p. 6).

(2) Tous les lymphatiques ont des valvules ; elles sont extrêmement nombreuses dans les chylifères. Elles n'existent pas dans les petits lymphatiques situés dans l'épaisseur des organes, mais elles se montrent à leur sortie. Ils ressemblent à des chapelets à grains serrés, à des cordes tressées, à des chaînes. Dans les membres, les valvules sont séparées par des intervalles de 8 millimètres environ ; mais, sur les gros troncs lymphatiques, ces intervalles sont seulement de 2 centimètres. Elles ferment complètement le vaisseau quand elles s'abaissent, si complètement, qu'une injection ferait éclater la paroi du vaisseau, plutôt que de vaincre la résistance des valvules. Chaque paire de valvules correspond à un anneau de la chaîne représentée par les lymphatiques.

(3) Mascagni (Paul), né en 1752, mort en 1815. Successivement professeur à Sienne, à Pise et à Florence. En 1787, parut sa magnifique iconographie des

PLANCHE VIII. — Régions de la face et du cou.
Vaisseaux et ganglions lymphatiques de la tête et du cou (demi-grandeur).

1, sterno-cléido-mastoïdien (crâne, apophyse mastoïde, *clavicule*, quart interne de la face supérieure et *sternum*, face antérieure ; animé par plexus cervical profond et spinal ; fait tourner la face du côté opposé). — 2, échancrure pratiquée sur le muscle pour voir les ganglions sterno-mastoïdiens profonds. — 3, trapèze, crâne, tiers interne de la ligne courbe supérieure de l'*occipital*, raphé médian cervical, apophyse épineuse des *deux dernières vertèbres cervicales* et des *dix premières dorsales*, lèvre supérieure de l'épine de l'*omoplate* et tiers externe du bord postérieur de la *clavicule*). — 4, omoplat-hyoïdien (bord supérieur de l'*omoplate*, bord inférieur du corps de l'*os hyoïde*). — 5, masséter (*arcade zygomatique*, branche et angle du *maxillaire inférieur*; animé par le nerf trijumeau). — 6, ventre antérieur du digastrique (étendu du tendon du digastrique à la fossette digastrique du maxillaire inférieur ; animé par le nerf trijumeau, *rameau myloïdien*). — 7, 7, ganglions sterno-mastoïdiens et ganglions latéraux du cou situés dans le triangle sterno-claviculaire ; recevant les lymphatiques cervicaux et quelques lymphatiques occipitaux ; souvent hypertrophiés dans la syphilis constitutionnelle et dans la scrofule. Il y a de nombreux ganglions profonds au-dessous du sterno-mastoïdien. — 8, ganglions sous-occipitaux, recevant les lymphatiques de la partie postérieure du cuir chevelu (presque constamment hypertrophiés dans la syphilis constitutionnelle). — 9, ganglion post-auriculaire, quelquefois hypertrophié dans la syphilis. Reste quelquefois volumineux après le traitement spécifique. — 10, 10, ganglions sterno-mastoïdiens profonds, devenant l'origine de tumeurs, presque toujours malignes. — 11, 11, ganglions parotidiens superficiels, recevant les lymphatiques des parties latérale et antérieure du cuir chevelu, de la peau du front et des paupières. Les parotidiens profonds sont nombreux, dans l'épaisseur de la glande. (Les uns et les autres sont le siège fréquent de *tumeurs*, enchondrome, lymphadénome, cancer. L'extirpation complète des tumeurs des ganglions profonds est très difficile). — 12, 12, ganglions sous-maxillaires, recevant les lymphatiques du nez, de la joue, des lèvres, du menton, des gencives et de la muqueuse des joues, des lèvres et du plancher de la bouche. (Ces ganglions deviennent tuméfiés et douloureux au début de l'*érysipèle* de la face avant l'apparition de la rougeur ; ils deviennent également tuméfiés et douloureux (fluxion), et suppurent souvent dans les inflammations des gencives et du périoste alvéolo-dentaire, et par conséquent dans la carie dentaire. Ils deviennent durs et volumineux dans le *cancer* des lèvres et de la bouche. Ils constituent la voie de propagation du cancer de ces régions. On doit toujours les extirper, s'ils sont volumineux et indurés, toutes les fois qu'on fait l'ablation d'un *cancer* de la lèvre, du maxillaire ou du plancher de la bouche). — 13, 13, ganglions sus-hyoïdiens, situés sur la ligne médiane. (Ils reçoivent les lymphatiques de la partie médiane de la lèvre inférieure ; ils deviennent plus ou moins douloureux et volumineux, dans la *gerçure* médiane de la lèvre, dans le *cancer* médian et dans le chancre facial situé à ce niveau). — 14, ganglion facial, non constant, situé sur le trajet de l'artère faciale. Ce ganglion peut être envisagé comme un ganglion sous-maxillaire égaré, *aberrans*. Il est important de connaître son existence pour ne pas commettre d'erreur de diagnostic, lorsqu'il est le siège de quelque tuméfaction. — 15, artère temporale superficielle. C'est sur cette artère, au-devant du tragus, qu'on tâte le pouls, chez les aliénés, ou les délirants, à qui on a mis la camisole de force. — 16, artère faciale, remarquable par ses flexuosités qui contrastent avec l'absence des sinuosités de la veine, caractère qui distingue du reste d'une manière générale les artères des veines, surtout à la tête ; disposition favorisant l'arrivée lente et uniforme du sang et la sortie facile et rapide de ce même liquide. — 17, ramifications supérieures du facial. — 18, ramifications inférieures du facial. Dans les points où la peau est divisée, on voit les lymphatiques, dont le réseau d'origine est sous-épidermique, devenir profonds pour se rendre à leurs ganglions respectifs. Du milieu de la région sus-hyoïdienne à la protubérance occipitale externe, il existe un véritable collier de ganglions lymphatiques : sus-hyoïdiens, sous-maxillaires antérieurs, sous-maxillaires postérieurs, parotidiens, sterno-mastoïdiens et sous-occipitaux. Les lymphatiques du tiers moyen de la lèvre inférieure se rendent aux ganglions *sus-hyoïdiens*. Ceux des parties latérales de la lèvre inférieure, ceux de la lèvre supérieure, de la muqueuse des lèvres, des gencives, du maxillaire, des joues et du nez, aux *sous-maxillaires* ; ceux des paupières, de la conjonctive et du front, des régions frontale, pariétale et temporale du cuir chevelu, aux *parotidiens* ; ceux du tiers postérieur du cuir chevelu aux ganglions *sterno-mastoïdiens* et *occipitaux* 8 et 10.

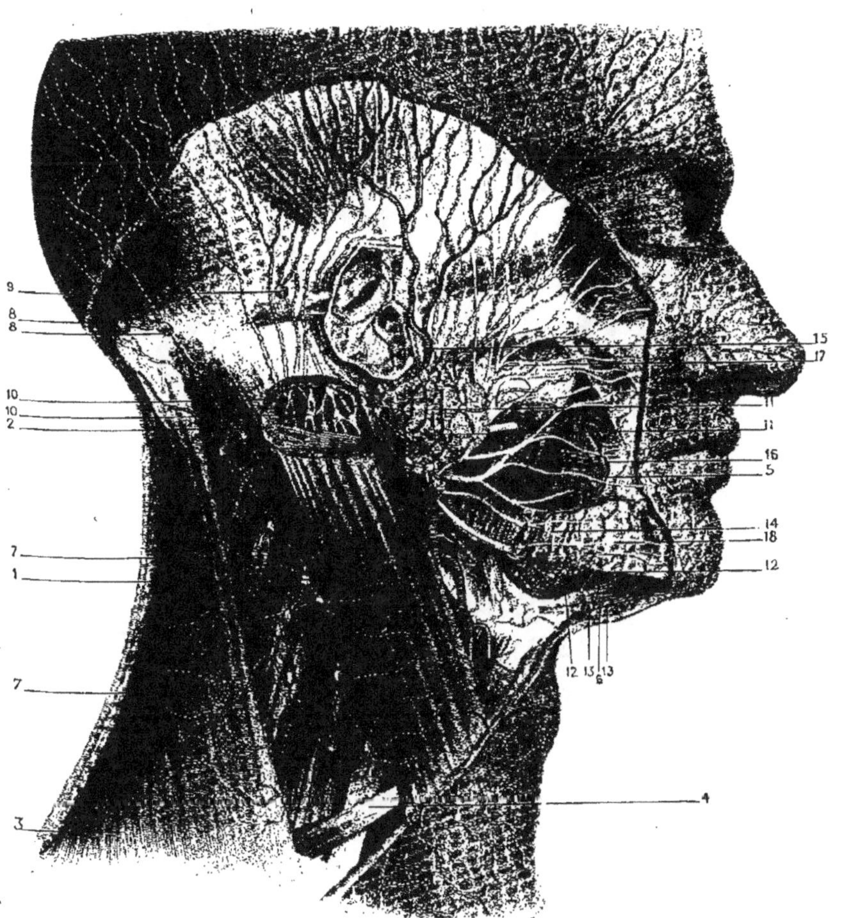

J.-A. Font *prep.* E. Jacquemin *ad nat. del.*

PLANCHE VIII. — Vaisseaux lymphatiques de la tête et du cou

sept magnifiques planches des vaisseaux lymphatiques, et Hunter institua, en
Angleterre, des expériences variées sur la fonction de ces vaisseaux comme
vaisseaux absorbants. L'idée d'absorption devait naître dans l'esprit, puisque
les lymphatiques sont identiques aux chylifères, et que ces derniers sont des
absorbants par excellence.

Sappey a également publié en 1874 un atlas superbe. Cet anatomiste a consacré plusieurs années de sa vie à l'étude des lymphatiques. Il ne doit pas
être oublié, d'autant plus qu'il a découvert les lymphatiques d'un grand nombre
d'organes.

D'après ce que nous savons du rôle des chylifères et des radicules de la
veine porte dans l'intestin, nous devons admettre, ce qui est admis, du reste,
aujourd'hui, que l'absorption se fait, d'une manière générale, par les lymphatiques et par les veines.

Injection des vaisseaux lymphatiques (1).

Il ne faut pas songer à faire une injection des lymphatiques comme on fait
une injection artérielle; les valvules s'y opposent. C'est pour cela qu'on est
obligé d'injecter ces vaisseaux par les ca-
pillaires et qu'on est forcé de se servir
d'une pointe piquante et très fine. Il est
préférable de prendre un homme maigre,
mort d'une affection chronique, dans le système artériel duquel on injecte 4 litres environ de solution d'acide arsénieux saturée.
Puis on attend que l'épiderme se détache.
L'injection réussit mieux en été. On prend
le tube de verre de l'appareil à injection au
mercure et on l'effile à la lampe à alcool.

Le tube de verre est saisi entre le médius
et le pouce de la main droite, l'index étant
placé sur l'extrémité du levier qui ouvre
le robinet. La main gauche fixant la peau
du sujet, on enfonce la pointe du tube au-
dessous de l'épiderme, un peu obliquement, presque parallèlement à la surface
de l'épiderme. Lorsque la pointe est introduite, l'index de la main droite fait ma-

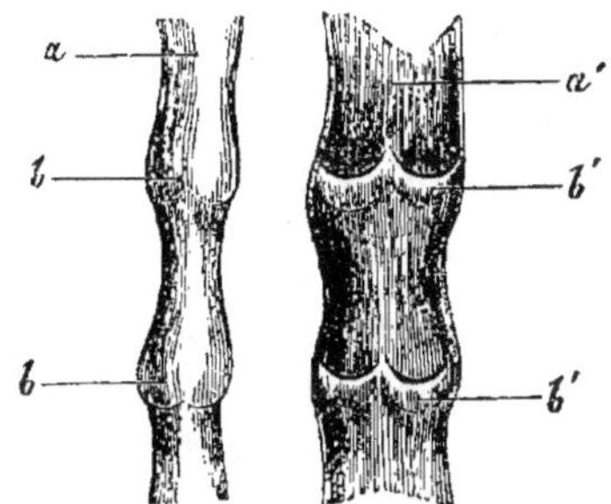

Fig. 1. — Vaisseaux lymphatiques et valvules.

a, vaisseau fermé. — *b*, *b*, renflement
du lymphatique correspondant aux valvules. — *a'*, vaisseau ouvert. — *b'*, *b'*,
valvules disposées par paires.

nœuvrer le robinet, et l'on voit le mercure, qui remplit le tube, courir en tous
sens, en remplissant les vaisseaux lymphatiques. On retire le tube au bout de
40 secondes en moyenne. L'injection ainsi faite ne pénètre pas dans les troncs

lymphatiques. (*Vasorum lymphaticorum corporis humani historia et iconographia*. Sienne, 1787, in-folio, avec 17 planches.)

Mascagni, dit Cruveilhier, étudia ces vaisseaux pendant plusieurs années,
avec une patience au-dessus de tout éloge. Il confirma les découvertes de ses
prédécesseurs, en ajouta de nouvelles, découvrit partout des lymphatiques,
excepté dans le cerveau, la moelle, le placenta et le globe de l'œil. Il fit graver
et modeler en cire tous ses travaux, et laissa sur le système lymphatique un
monument impérissable qui doit servir de modèle à tous ceux qui s'occupent
de travaux spéciaux.

(1) Le procédé d'injection au mercure est dû à Fohmann (*Mémoire sur les
vaisseaux lymphatiques de la peau*, etc., 1833, p. 4). Cruveilhier l'employa
ensuite, puis Sappey, etc.

lymphatiques. Il faut ponctionner l'un des vaisseaux injectés pour faire arriver le mercure jusqu'aux ganglions.

L'opération échoue quelquefois ; on en est quitte pour la recommencer.

DU SYSTÈME LYMPHATIQUE EN GÉNÉRAL

Les lymphatiques naissent dans toutes les parties du corps, principalement dans la peau, les muqueuses, les glandes, les muscles et les viscères.

Tous les lymphatiques, se dirigeant, comme les veines, de la surface du corps et des tissus vers la partie supérieure du thorax, je les suivrai : 1° dans les membres ; 2° dans le tronc ; 3° dans la tête et dans le cou.

Deux départements dans les lymphatiques. — Toute la lymphe est versée dans le sang veineux par deux canaux auxquels aboutissent tous les lymphatiques du corps. Ces canaux sont : le canal thoracique et la grande veine lymphatique. Le premier s'ouvre à l'union de la veine jugulaire interne avec la sous-clavière gauche ; la grande veine lymphatique s'ouvre du côté droit au point de réunion de ces mêmes vaisseaux. Chacun de ces conduits reçoit des lymphatiques de régions différentes.

La *grande veine lymphatique* verse dans le sang veineux la lymphe du membre supérieur droit, de la moitié droite de la tête et du cou, du poumon droit, de la moitié droite du diaphragme et de la paroi thoracique. Autrement dit, la grande veine lymphatique reçoit les lymphatiques de la moitié droite du diaphragme et de la moitié droite de la portion sus-diaphragmatique du corps.

Le *canal thoracique* reçoit tous les autres lymphatiques du corps, c'est-à-dire ceux de la portion sous-diaphragmatique, de la moitié gauche du thorax, y compris le poumon gauche et le cœur, de la moitié gauche du cou et de la tête, ainsi que ceux du membre supérieur gauche.

Le réseau des capillaires lymphatiques, disséminé dans le tissu conjonctif, et entremêlé au réseau capillaire sanguin, contient, dès l'origine même, les éléments anatomiques caractéristiques du *sang blanc*, c'est-à-dire de la *lymphe*, éléments sortis des capillaires sanguins par *diapédèse vasifuge*, et ayant pénétré, à travers l'endothélium des capillaires lymphatiques, par *diapédèse vasipète*. Ces leucocytes, éléments circulants, sortant du système circulatoire sanguin, et pénétrant dans les voies lymphatiques, qui les restituent au sang d'où ils étaient sortis, après avoir subi une élaboration, un travail de purification dans les ganglions, ces leucocytes, dis-je, doivent jouer un rôle d'une grande importance, dont une partie au moins nous est probablement inconnue. Cette importance ne saurait être niée. Certains invertébrés, comme l'écrevisse, privés de sang rouge, possèdent seulement du sang blanc. Si l'on arrache un article des pattes de cet animal, on voit le sang blanc couler de la plaie par larges gouttes transparentes comme de l'eau.

Ganglions lymphatiques. — Les innombrables lymphatiques du corps diminuent de nombre et augmentent de grosseur à mesure qu'ils se rapprochent du cou, où la lymphe est mêlée au sang. Ils traversent tous un ou plusieurs ganglions qui purifient la lymphe venue des tissus. On appelle *afférents* les lymphatiques qui arrivent à un ganglion, et *efférents* ceux qui en partent. Ces derniers sont, naturellement, moins nombreux (voy. *Ganglions*).

Les ganglions ne sont pas simplement les purificateurs de la lymphe, ils sont aussi jusqu'à un certain point des protecteurs, des défenseurs de l'organisme en arrêtant, dans leur parcours, les micro-organismes et les corpuscules étrangers qui pénètrent dans

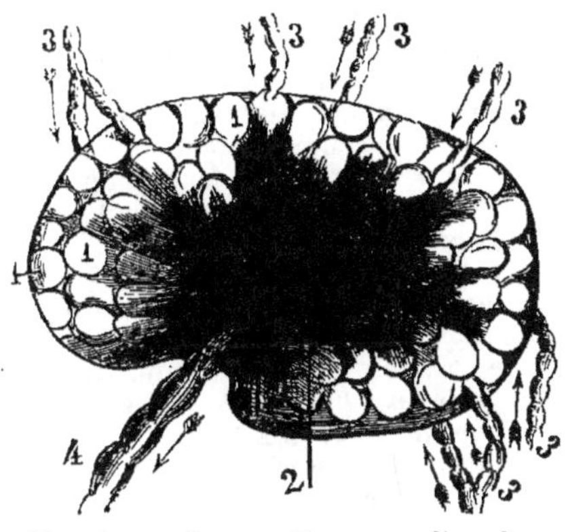

Fig. 2. — Coupe d'un ganglion lymphatique.

1, sinus lymphatiques de la substance corticale. — 2, substance médullaire. — 3, vaisseaux afférents. — 4, vaisseaux efférents.

les lymphatiques. Preuves : ayant une écorchure au doigt, vous faites une *autopsie*; absorption des micro-organismes par la plaie, production de lymphangite, tuméfaction ganglionnaire, abcès. Le processus se limite à l'abcès lorsque les microbes absorbés n'ont pas un degré de virulence extrême ; 2° dans le *tatouage*, la matière colorante pénètre dans les lymphatiques; elle est arrêtée au premier ganglion; 3° les *charbonniers* ont les ganglions du pédicule du poumon teints en noir, parce que les parcelles de charbon, qui voltigent dans l'air, et qui ont un haut degré de pénétration, traversent les parois des capillaires lymphatiques du poumon et sont portées aux ganglions, etc. Sans ces moyens de protection, le sang serait le réceptacle d'une foule de corps étrangers.

Système lymphatique des Batraciens.

Il n'est pas sans intérêt de jeter les yeux sur le système lymphatique de quelques vertébrés inférieurs. Je me bornerai à parler du système lymphatique des batraciens, le plus curieux et celui qui a été le mieux étudié.

Chez la *grenouille*, comme chez l'homme et les mammifères, la lymphe est versée dans le sang veineux avec lequel elle se mélange. Mais le cours de cette lymphe n'est pas le même. J. Müller a constaté que l'air, insufflé dans les sacs lymphatiques de la grenouille, pénètre dans les veines.

La grenouille possède peu de capillaires lymphatiques, qui existent seulement dans les points de l'organisme où le tissu conjonctif offre une certaine densité, comme aux extrémités des membres. De ces capillaires, la lymphe se rend dans de vastes cavités qui portent le nom de *sacs lymphatiques*.

Ces sacs, nombreux, communiquent les uns avec les autres par de petits conduits lymphatiques. Comme ils sont incapables, à cause de la minceur de leurs parois et de l'absence de fibres musculaires dans leur épaisseur, de faire progresser la lymphe vers les veines, il existe des organes contractiles, sortes de pompes aspirantes et foulantes qui déterminent le courant lymphatique. Ces organes sont les *cœurs lymphatiques*.

Sacs lymphatiques ou lacs lymphatiques. — Les sacs lymphatiques sont très vastes. Ils existent entre la peau et les muscles, en arrière du péritoine, autour des vaisseaux, autour de l'œsophage et en arrière de la langue. Leur paroi est formée de tissu conjonctif et tapissée d'une couche de cellules endothéliales, à bords festonnés, comme les feuilles du chêne. Les trajets au moyen desquels ces sacs communiquent sont tapissés par le même endothélium, de même que les vaisseaux sanguins, les nerfs, ou les brides fibreuses qui traversent la cavité des sacs.

Les principaux sont : la *citerne rétro-péritonéale*, l'*outre de Rusconi* et le *sac lymphatique rétro-lingual*.

Il existe d'autres sacs, par exemple sous la peau des cuisses.

Citerne rétro-péritonéale. — Ce sac est situé en arrière de la membrane rétro-péritonéale de la grenouille, tapissée par l'endothélium spécial aux voies lymphatiques. Cette couche endothéliale est très voisine de celle du péritoine, dont elle est séparée par une mince membrane conjonctive. Schweigger-Seidel et Dogiel ont décrit, sur l'endothélium, des *stomates* laissant passer les cellules migratrices de la lymphe du sac rétro-péritonéal dans la cavité du péritoine.

La citerne rétro-péritonéale est située entre la colonne vertébrale et les viscères, dans l'épaisseur du mésentère. Elle s'étend du voisinage de la tête au cloaque. Elle loge l'aorte et la veine cave dans sa cavité.

Outre de Rusconi. — Encore appelée *sac lymphatique œsophagien*, l'outre de Rusconi, décrite par cet auteur en 1845, forme un sac autour de l'œsophage, en arrière de la cavité péritonéale. Ce sac, bien décrit par Ch. Robin, entoure l'œsophage dans toute sa longueur. Il est traversé par les vaisseaux sanguins des membres antérieurs. Il reçoit les lymphatiques de l'estomac. Il existe, au point de contact de l'outre de Rusconi et de la membrane rétro-péritonéale, deux couches endothéliales séparées par une mince lamelle de tissu conjonctif, lamelle dans laquelle on rencontre des vaisseaux et des nerfs.

Sac lymphatique rétro-lingual. — Comme son nom l'indique, il est situé en arrière de la langue, sous l'épithélium bucco-pharyngien. Dans les parois de ce sac lymphatique, en outre de l'endothélium lymphatique qui le tapisse, il existe des muscles mêlés à un réseau de fibres élastiques. Ces muscles, à contraction brusque, ont une structure analogue aux faisceaux musculaires des muscles de la langue, faisceaux dont le myolemme donne attache aux fibres élastiques. Ces fibres musculaires se contractent, à chaque mouvement de déglutition inspiratoire, et chassent une partie de la lymphe du sac lymphatique, comme par une sorte de systole (Ranvier).

Cœurs lymphatiques (fig. 3). — Les cœurs lymphatiques, ou *réservoirs pulsatiles*, qu'on rencontre chez un grand nombre de vertébrés ovipares, sont des poches contractiles destinées à la circulation de la lymphe. Découverts en 1832 par Johannes Müller, ils furent étudiés l'année suivante par Panizza, et plus tard par Valentin. La grenouille en possède quatre, deux antérieurs et deux postérieurs, situés à la racine des membres. On aperçoit à l'œil nu les battements des cœurs postérieurs. Chacun des cœurs lymphatiques pousse vers le sang veineux, la lymphe du membre correspondant.

Voici la situation exacte des cœurs. Les *postérieurs* sont situés sous la peau, derrière l'articulation coxo-fémorale, près de l'anus. Ils communiquent avec la grosse *veine ischiatique* adjacente.

Les *antérieurs* sont adossés aux grandes apophyses transverses de la troisième vertèbre, entre la colonne vertébrale et l'omoplate. Ils communiquent, en avant, avec une branche de la veine jugulaire, dans laquelle ils produisent des pulsations à chaque contraction.

Il y a environ vingt-cinq ans, le professeur Sappey a signalé de nombreux cœurs lymphatiques, qu'il a découverts autour des lymphatiques de la tunique musculeuse de l'estomac de la raie (fig. 3).

Le cœur lymphatique est formé d'une paroi musculaire tapissée à l'intérieur par les cellules endothéliales festonnées du système lymphatique. La paroi musculaire, séparée de l'endothélium par une mince couche de tissu conjonctif, est formée de fibres musculaires striées, différentes des fibres du cœur. Elles ne possèdent ni les segments de Weissmann, ni les traits scalariformes d'Eberth. Elles se ramifient, s'anastomosent entre elles, et sont pourvues d'un myolemme, à la face profonde duquel on constate la présence des noyaux du muscle entourés de protoplasma.

Entre les faisceaux de fibres musculaires, on trouve de fines lamelles de tissu conjonctif parcourues par des capillaires sanguins, tandis que le cœur sanguin de la grenouille n'en contient aucun. La présence des capillaires sanguins dans le cœur lymphatique est nécessaire, selon Ranvier, parce que les globules rouges apportent l'oxygène, indispensable à la contraction du cœur lymphatique, oxygène qui fait complètement défaut dans la lymphe.

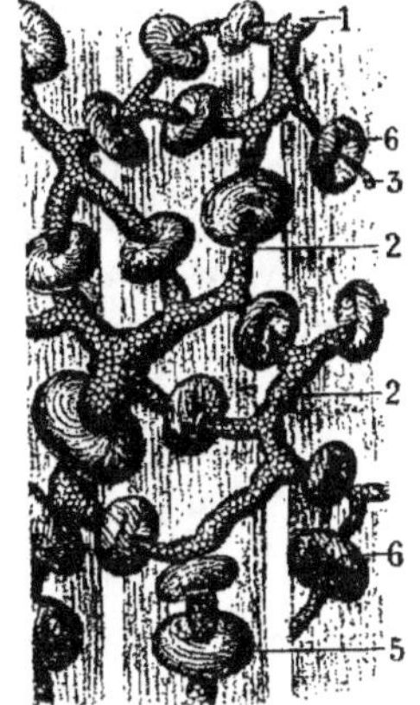

Fig. 3. — Réseau lymphatique de la tunique musculaire de l'estomac de la raie, avec cœurs lymphatiques (Sappey).

1, tronc lymphatique. — 2, 3, rameaux et ramuscules. — 5, 6, cœurs lymphatiques traversés par les lymphatiques.

Sur les parois du cœur lymphatique, il existe des *pores*, intervalles ou fenêtres, limitées par des fibres musculaires et permettant l'entrée de la lymphe dans le cœur lymphatique.

Action du cœur lymphatique. — Lorsque le cœur entre en systole, il chasse la lymphe vers les veines, tandis que les fibres contractées ferment les pores et interrompent toute communication entre le cœur et les voies lymphatiques. Quand la systole cesse, et que le cœur se dilate (diastole), il se produit une sorte d'aspiration sur la lymphe qui traverse les pores.

La contraction des cœurs lymphatiques n'est pas isochrone à celle du cœur sanguin, et elle persiste quand on a arraché le cœur. Les quatre cœurs ne se contractent pas toujours simultanément. Les cœurs lymphatiques postérieurs reçoivent la lymphe des espaces lymphatiques des membres postérieurs et celle de la région lombaire ; les antérieurs reçoivent la lymphe des espaces lymphatiques des aisselles. On pense qu'ils reçoivent aussi la lymphe de la citerne rétro-péritonéale. Ces cœurs communiquent avec les veines voisines.

On voit des valvules à l'embouchure des canaux lymphatiques dans les cœurs (Milne Edwards, *Leçons sur la phys. et l'anat. de l'homme et des animaux*, 1859).

— Je ne saurais protester avec assez de force contre l'abandon à peu près complet du système lymphatique dans les études anatomiques. Les élèves n'étudient pas les lymphatiques, ils ne les dissèquent pas, et ils ignorent parfois jusqu'à l'existence du canal thoracique. Les auteurs français d'anatomie négligent eux-mêmes ce chapitre si important de l'anatomie.

On ne saurait cependant nier la grande place occupée par le système lymphatique, qui joue un rôle prépondérant en pathologie. N'est-il pas extraordinaire de constater cet abandon de vaisseaux aussi nombreux, plus nombreux même que les veines? J'ai l'espoir que ma protestation trouvera de l'écho.

On peut juger de l'importance du système lymphatique par les chiffres suivants : Colin a démontré que la quantité de lymphe débitée par le canal thoracique du cheval est de 1 litre par heure, et qu'une vache pesant 480 kilogrammes peut en rejeter, par des fistules lymphatiques, 47 kilogrammes en douze heures.

ARTICLE PREMIER

GANGLIONS ET VAISSEAUX LYMPHATIQUES
DU MEMBRE INFÉRIEUR (fig. 4)

Les lymphatiques du membre inférieur sont divisés, comme les veines, en lymphatiques *superficiels et profonds.*

Comme ces vaisseaux n'arrivent jamais au canal thoracique sans avoir traversé des ganglions, je ferai précéder, dans chaque région, la description des lymphatiques de celle des ganglions.

§ 1. — GANGLIONS LYMPHATIQUES DU MEMBRE
INFÉRIEUR (fig. 4)

On rencontre peu de ganglions sur le trajet des lymphatiques du membre inférieur, mais à la racine du membre on en trouve un groupe important. Le ganglion tibial antérieur, les ganglions poplités seuls sont situés sur le trajet de ces vaisseaux. Le groupe des ganglions les plus importants se trouve au pli de l'aine, *ganglions inguinaux.*

Ganglion tibial antérieur. — Ce ganglion se trouve sur le trajet des lymphatiques tibiaux antérieurs qui accompagnent l'artère tibiale antérieure. Il est situé à la partie antérieure et supérieure du ligament interosseux.

Ganglions poplités. — Les ganglions poplités sont au nombre de trois ou quatre, couchés le long de l'artère poplitée. L'un d'eux est situé dans l'aponévrose, au niveau du point où la veine saphène externe traverse cette membrane. Quelques auteurs l'appellent, improprement selon moi, *ganglion superficiel.*

On peut rencontrer un ou deux *ganglions cruraux* sur le trajet des lympathiques de l'artère crurale. Mascagni en a représenté un accolé à l'artère crurale dans sa planche X.

Ganglions inguinaux. — Ils sont groupés dans le triangle de Scarpa et divisés en superficiels et profonds.

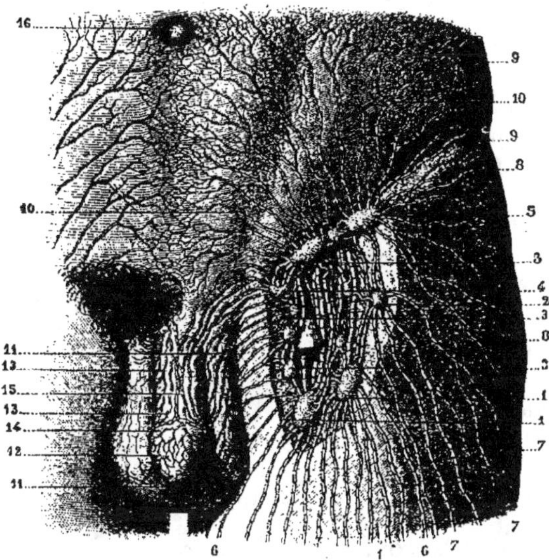

Fig. 4. — Ganglions inguinaux superficiels et leurs afférents (Sappey).

1, ganglions inguinaux inférieurs, verticaux. — 2, ganglion inguinal externe. — 3, ganglions internes. — 4. ganglion inguinal supérieur et interne, siège fréquent des bubons. — 5, ganglions inguinaux supérieurs, parallèles à l'arcade crurale. — 6, lymphatiques de la partie antéro-interne de la cuisse. — 7, lymphatiques de la partie antéro-externe de la cuisse. — 8. lymphatiques externes de la fosse. — 9, lymphatiques de la région lombaire. — 10, lymphatiques sous-ombilicaux de la paroi abdominale. 11, lymphatiques du scrotum. — 12, 14, lymphatiques du prépuce. — 13, lymphatiques de la peau de la verge. — 15, tronc médian de la verge, longeant la veine dorsale. — 16, ombilic.

Les *ganglions superficiels* sont situés entre la peau et l'aponévrose fémorale.

Les *ganglions profonds* se trouvent, sous l'aponévrose, et plus particulièrement en arrière de la portion criblée de trous, *fascia cribriformis*.

Ganglions inguinaux superficiels. — Leur *volume* varie entre celui d'un petit pois et celui d'un gros haricot. Leur *forme* est elliptique. Ils sont *situés* dans la couche sous-cutanée; on peut les sentir avec le doigt. Leur *nombre* est de quinze à dix-huit. Leur *direction* n'est pas la même pour tous. Les *supérieurs*, très voisins de l'arcade crurale, ont la même direction que l'arcade; ils sont obliques de haut en bas et de dehors en dedans. Les *infé-*

rieurs, situés à la partie inférieure du triangle de Scarpa, sont dirigés verticalement.

Les ganglions les plus supérieurs débordent quelquefois l'arcade crurale, ce qui explique pourquoi, dans certains cas, les bubons paraissent situés sur la paroi abdominale.

Ganglions inguinaux profonds. — Les profonds sont petits et peu nombreux : il en existe seulement quatre ou cinq. Le plus élevé, décrit sous le nom de *ganglion de Cloquet*, est situé dans l'anneau crural, contre le bord concave du ligament de Gimbernat, au-dessous du *septum crural*. Ce ganglion, lorsqu'il vient à s'enflammer, se développe difficilement dans cet espace trop étroit et peut produire des accidents graves.

Il ne faudrait pas croire que les lymphatiques présentent une terminaison constante, et que la position des ganglions soit invariable. Il n'est pas rare de voir les ganglions se prolonger le long de la veine saphène interne jusqu'au milieu de la cuisse, Aubry (de Rennes) a vu des vaisseaux lymphatiques du membre inférieur passer à côté des ganglions inguinaux et se jeter dans les ganglions iliaques. Il a vu aussi les vaisseaux de la grande lèvre se rendre aux ganglions inférieurs de l'aine. Du reste, la clinique confirme ces anomalies.

§ 2. — VAISSEAUX LYMPHATIQUES DU MEMBRE INFÉRIEUR

Comme les veines, ils sont superficiels ou profonds.

Vaisseaux lymphatiques superficiels.

Ces vaisseaux se rendent dans les ganglions inguinaux superficiels. Ils prennent naissance dans le pied par un réseau à mailles très serrées, à la face dorsale et à la face plantaire des orteils (fig. 5). De la face plantaire des orteils partent deux petits troncs lymphatiques, qui suivent chacun des côtés du doigt, pour s'anastomoser à la face dorsale du pied, en s'enchevêtrant avec le plexus veineux de la même région. De chaque côté de la plante du

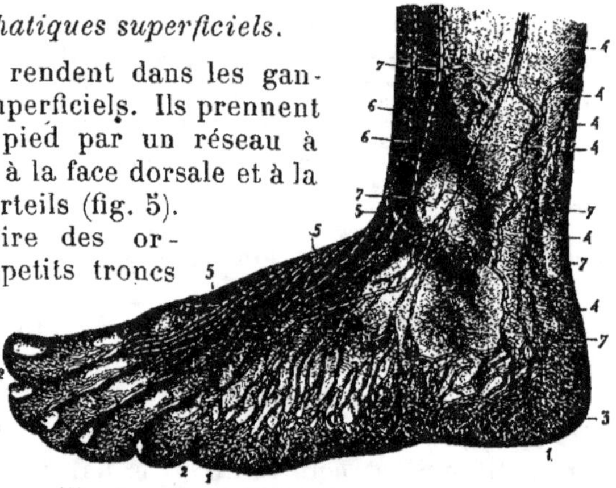

Fig. 5. — Lymphatiques superficiels du pied (Sappey).

1, réseau lymphatique du bord externe. — 2, réseau des orteils. — 3, réseau du talon. — 4, origine des lymphatiques saphènes externes. — 5, lymphatiques de la face dorsale du pied. — 6, 7, tronc lymphatique montant vers la jambe.

pied, partent des vaisseaux qui passent sur la face dorsale et deviennent l'origine des troncs lymphatiques superficiels. Je désigne les plus nombreux sous le nom de *lymphatiques saphènes internes*.

Ils reçoivent des affluents de la même région que ceux de la veine saphène interne. Ils suivent cette veine et se jettent dans les ganglions inguinaux superficiels et inférieurs.

Du côté externe de la face dorsale du pied, partent des troncs lymphatiques qui suivent la veine saphène externe, passent en arrière de la malléole externe, puis dans l'interstice des jumeaux. Ces *lymphatiques saphènes péroniers* passent sous l'aponévrose jambière, dans la moitié supérieure de la jambe avec la veine saphène externe, avant de se jeter dans les ganglions poplités.

Les deux lymphatiques saphènes péroniers sont situés le long de la veine saphène externe. Ils se rendent chacun à un ganglion poplité différent, mais celui qui reçoit le lymphatique interne est plus profondément situé que l'autre.

Vaisseaux lymphatiques superficiels des environs de l'aine (fig. 4). — Il n'est pas facile de limiter exactement les lymphatiques d'un membre qui se rendent aux ganglions situés à sa racine.

Les lymphatiques superficiels des *régions voisines de l'aine* se rendent aux ganglions inguinaux superficiels. Ce sont : les lymphatiques de la fesse, du périnée, de l'anus, des organes génitaux externes et de la peau de la région sous-ombilicale de la paroi abdominale.

Ceux de la *partie externe de la fesse* se dirigent en dehors et en avant, et se terminent aux ganglions externes de l'aine; ceux de la *partie interne* se jettent dans les ganglions internes, après avoir contourné la face interne de la cuisse.

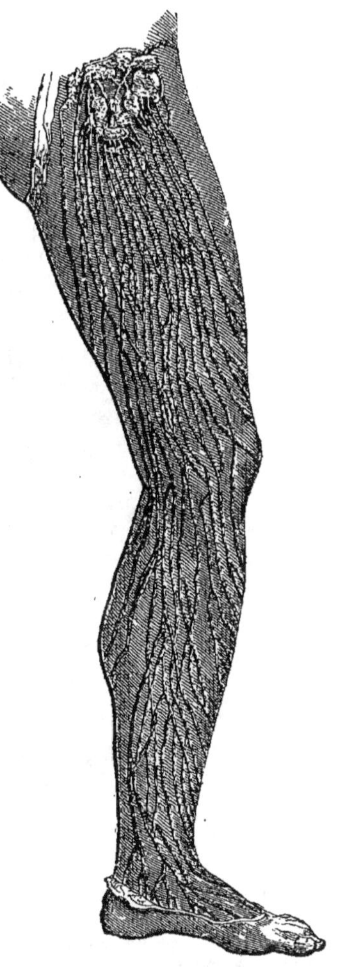

Fig. 6. — Lymphatiques superficiels du membre inférieur.

A ces mêmes *ganglions internes*, se rendent les lymphatiques *de l'anus et du périnée*, ceux *des organes génitaux externes de l'homme* (fig. 8), scrotum, peau du pénis et prépuce, muqueuse du gland et de la partie antérieure de l'urètre ; muqueuse de la vulve, de l'urètre et du tiers antérieur du vagin, *chez la femme* (fig. 7).

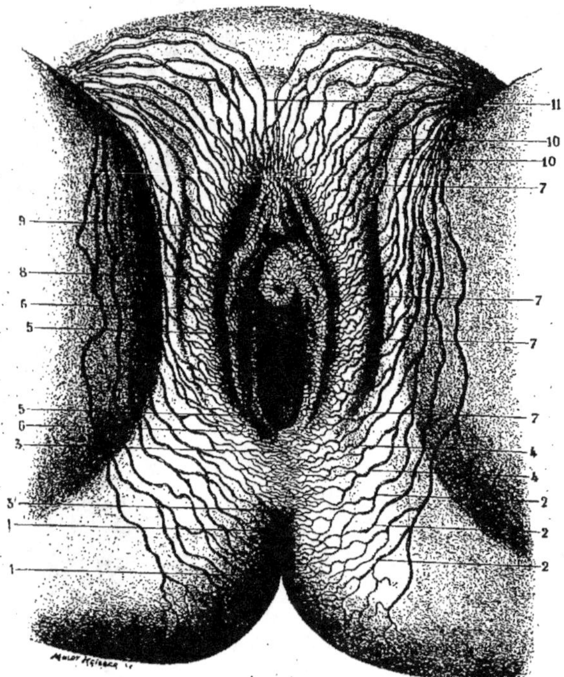

Fig. 7. — Lymphatiques superficiels des organes génitaux externes de la femme (Sappey).

1, réseau lymphatique de la région anale, donnant naissance aux lymphatiques 2. — 3, vaisseaux lymphatiques du périnée donnant naissance aux lymphatiques 4. — 5, réseau lymphatique des petites lèvres. — 6, réseau des grandes lèvres donnant naissance aux troncs 7. — 8, réseau lymphatique du vestibule et du méat urinaire. — 9, réseau du clitoris donnant naissance aux troncs 10. — 11, lymphatiques supérieurs de la vulve se réunissant aux précédents pour se jeter dans les ganglions inguinaux internes.

Les lymphatiques superficiels de la *portion sous-ombilicale de la paroi abdominale*, ceux de la *région lombaire* et de la *partie inférieure de la paroi abdominale* se jettent dans le bord supérieur des ganglions de la base du triangle de Scarpa.

Vaisseaux lymphatiques profonds.

Les lymphatiques profonds naissent au niveau des capillaires sanguins des muscles principalement, et accompagnent les artères depuis l'extrémité du membre jusqu'à l'aine. Comme les veines satellites des artères, ils prennent le nom des artères : lymphatiques pédieux, plantaires, tibiaux antérieurs, tibiaux postérieurs, péroniers et fémoraux. Ne pas oublier que la lymphe circule de la périphérie au centre, comme le sang veineux, en sens inverse du courant artériel.

Lymphatiques pédieux et plantaires. — Les lymphatiques profonds, dans la région du pied, accompagnent l'artère pédieuse et les artères plantaires.

Les *lymphatiques pédieux*, nés dans la région plantaire, traversent le premier espace interosseux par la même ouverture que l'artère pédieuse, et forment un seul tronc lymphatique, qui accompagne l'artère pédieuse jusqu'au ligament annulaire antérieur du tarse.

Les *lymphatiques plantaires*, nés probablement des muscles du pied, suivent le trajet des artères plantaires jusqu'à l'origine de ces deux vaisseaux.

Lymphatiques tibiaux et péroniers. — Au moment ou le tronc lymphatique pédieux arrive au ligament annulaire du tarse, il reçoit un second tronc lymphatique, venu de la région plantaire interne. Ces deux lymphatiques, devenus *tibiaux antérieurs*, parcourent la face antérieure du ligament interosseux, tra-versent le *ganglion tibial antérieur*, et vont se jeter dans les ganglions poplités, en passant à travers le ligament interosseux par la même ouverture que l'artère tibiale antérieure.

Les *lymphatiques tibiaux postérieurs* font suite aux lymphatiques plantaires. Ils suivent l'artère tibiale postérieure, qu'ils enla-cent de leurs anastomoses, et ils vont se jeter dans les ganglions poplités.

Les *lymphatiques péroniers* naissent à la partie inférieure de

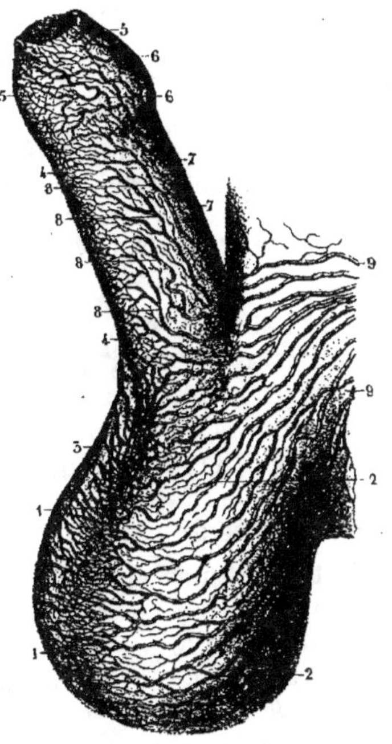

Fig. 8. — Lymphatiques du scro-tum et du pénis (Sappey).

1, réseau lymphatique du raphé scro-tal, donnant naissance aux troncs lym-phatiques 2. 2. — 3, lymphatiques anté-rieurs de ce réseau se réunissant a ceu x du pénis. — 4. réseau du raphé pénien. — 5, réseau lymphatique du prépuce. — 6. lymphatiques de la face dorsale du prépuce formant deux troncs 6, rampant d'avant en arrière sur le dos de la verge. — 8, lymphatiques des parties latérales du pénis. — 9. gros troncs lymphatiques se rendant aux ganglions inguinaux in-ternes.

la jambe, dans la sphère de distribution de l'artère péronière. Au nombre de deux, les lymphatiques péroniers accompagnent l'artère jusqu'aux ganglions poplités.

Lymphatiques fémoraux. — Des ganglions poplités, qui ont reçu, comme afférents, les lymphatiques tibiaux et péroniers, partent les lymphatiques fémoraux, au nombre de deux ou trois troncs volumineux, qui accompagnent l'artère fémorale dans toute son étendue, et qui reçoivent dans leur trajet de petits troncs lymphatiques accompagnant les branches collatérales de l'artère.

Lymphatiques afférents et efférents des ganglions inguinaux.

1° Lymphatiques afférents. — Les *ganglions inguinaux superficiels* ont pour *afférents* les lymphatiques superficiels du membre inférieur, de la fesse, de la portion sous-ombilicale de la paroi abdominale, de l'anus, du périnée et des organes génitaux externes de l'homme et de la femme, ainsi que je l'ai déja dit.

Les *ganglions inguinaux profonds* reçoivent tous les lymphatiques profonds du membre inférieur, leurs *afférents*.

2° Lymphatiques efférents. — Les lymphatiques efférents des ganglions inguinaux sont volumineux et extrêmement nombreux. Sappey affirme que ces vaisseaux, réunis en un conduit unique, formeraient un tronc plus volumineux que celui de la veine fémorale.

a. Les *efférents des ganglions inguinaux superficiels* passent à travers les trous du fascia cribriformis. Après avoir traversé ces trous, ces vaisseaux efférents se divisent en trois groupes : externe, moyen et interne. Le *groupe externe*, formé de deux ou trois troncs lymphatiques, est situé sur la face antérieure de l'artère fémorale, et se rend au plus externe des trois ganglions iliaques externes. Le *groupe moyen*, composé de trois à cinq troncs lymphatiques, est situé au-devant de la veine fémorale, et se rend au ganglion iliaque externe moyen. Enfin, le *groupe interne*, le plus important des trois, établit une communication entre les ganglions inguinaux superficiels et les profonds.

Ces derniers vaisseaux efférents constituent des *lymphatiques communicants*, portant aux ganglions profonds la lymphe qui a traversé les ganglions superficiels.

b. Les *efférents des ganglions inguinaux profonds* forment également deux groupes : l'un externe, qui se jette dans le plus interne des *ganglions iliaques externes*, l'autre interne, qui se rend dans les *ganglions hypogastriques antérieurs*.

Il est extrêmement important pour le chirurgien de connaître les lymphatiques afférents des ganglions. Ces vaisseaux sont des *absorbants* par excellence. Toute lésion, surtout les lésions superficielles de la peau et des muqueuses, sont des foyers, ou mieux, des portes d'entrée pour les micro-organismes.

Lorsqu'on constate la présence d'une adénite, il faut en rechercher la cause dans la sphère d'origine des lymphatiques afférents correspondant au ganglion enflammé. Connaissant les lymphatiques qui se rendent aux ganglions inguinaux. le chirurgien ne sera jamais embarrassé pour rechercher la cause d'une *adénite inguinale*. Si le ganglion tuméfié est dirigé verticalement et situé au sommet du triangle de Scarpa, on recherchera la cause de l'inflammation sur la peau du membre inférieur, *cor* arraché, enflammé, *blessure* du pied, *ulcère* ou *plaie* du membre inférieur. L'agent pathogène qui a produit l'inflammation du ganglion a été transporté par les lymphatiques.

Ce sont ces vaisseaux qui transportent les micro-organismes du *tétanos* compliquant si souvent les plaies du pied.

C'est par l'absorption lymphatique qu'on explique le développement d'une *endocardite ulcéreuse* grave, survenant à la suite d'une plaie du pied, ou d'un *cor* arraché et enflammé. Les vaisseaux lymphatiques qui transportent ces microbes peuvent être indemnes, mais aussi ils peuvent participer de l'inflammation du ganglion ; il y a alors *angioleucite*.

Si l'adénite siège à la partie externe et supérieure du triangle de Scarpa, il faudra examiner la région externe de la fesse.

Les lésions de l'anus, du périnée, du scrotum, de la peau du pénis ou de la vulve, des deux tiers antérieurs du vagin et de la muqueuse de l'urètre antérieur, produiront l'adénite à la partie interne et supérieure du triangle de Scarpa. Voilà pourquoi le *bubon* consécutif à un chancre du scrotum, du prépuce, du gland ou de l'urètre, se trouve toujours à la partie interne de l'aine, et dirigé parallèlement à l'arcade crurale. Velpeau disait que, à la seule inspection du pli de l'aine, on peut affirmer, avant d'interroger le malade, si la cause de l'adénite réside dans le membre inférieur ou dans les parties génitale et anale.

ARTICLE II

GANGLIONS ET VAISSEAUX LYMPHATIQUES DU MEMBRE SUPÉRIEUR (fig. 9)

Les lymphatiques du membre supérieur sont, comme les veines, superficiels et profonds. De même que les lymphatiques du membre inférieur, ceux du membre supérieur atteignent les ganglions de la racine du membre avant d'arriver à la région du cou.

§ 1. — GANGLIONS LYMPHATIQUES DU MEMBRE SUPÉRIEUR

A l'exception du ganglion sus-épithrochléen, tous ces ganglions sont groupés dans le creux axillaire.

Ganglion sus-épithrochléen. — Ce ganglion, qui n'existe pas toujours, est ordinairement unique, mais on peut en rencontrer deux ou trois. Il est situé sous la peau, près de la veine basilique, à deux ou trois centimètres au-dessus de l'épitrochlée (1).

Le ganglion sus-épithrochléen reçoit deux ou trois troncs lym-

(1) Ce ganglion, lorsqu'il est le siège d'une adénite, est un signe précieux pour le diagnostic du chancre syphilitique.

phatiques, suivant la veine cubitale superficielle et faisant suite aux lymphatiques du bord interne de la main, de l'auriculaire et de l'annulaire. Les troncs ascendants, partis du ganglion, suivent la veine basilique et se mêlent aux autres lymphatiques superficiels.

Le professeur Aubry (de Rennes) a observé trois ganglions situés sur le trajet d'un vaisseau lymphatique volumineux, dans l'interstice celluleux qui sépare le deltoïde du grand pectoral. J'ai vu une adénite de l'un de ces ganglions.

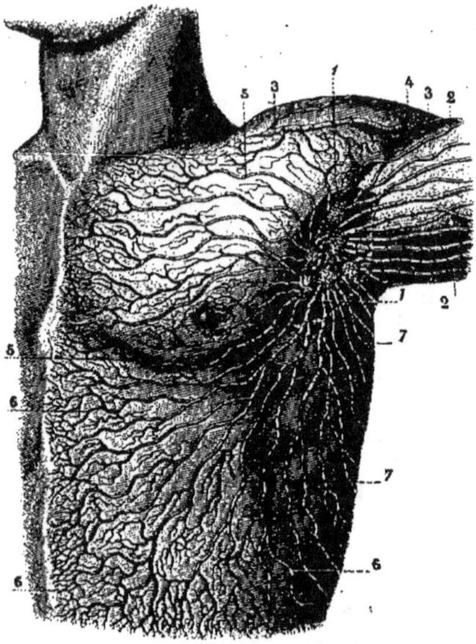

Ganglions axillaires (figure 9). — Ces ganglions sont nombreux, et tous situés profondément. Il n'existe donc pas de ganglions superficiels comme dans la région de l'aine. Ces ganglions sont de volume très variable, entourant les vaisseaux axillaires. Il y en a de très petits, au point que je déclare impossible leur extraction totale, dans les tumeurs du sein ayant envahi les ganglions de l'aisselle. Qu'on se serve des ongles, ou du bistouri et des ciseaux, je déclare impossible l'extirpation totale de ces ganglions cancéreux, ce qui veut dire que l'ablation d'une tumeur cancéreuse du sein et des ganglions axillaires est une opération inutile, toujours suivie de récidive.

Fig. 9. — Ganglions axillaires et leurs afférents superficiels (Sappey).

1, ganglion. — 2, 3, lymphatiques superficiels du membre supérieur. — 4, ganglion, se trouvant quelquefois sur les côtés de la veine céphalique. — 5, lymphatiques de la région thoracique antérieure. — 6, lymphatiques de la paroi abdominale et de la région latérale du thorax. — 7, lymphatiques de la région dorsale.

Les ganglions axillaires forment une chaîne, en avant et en dedans des vaisseaux axillaires. Il existe en outre un groupe de *ganglions-antéro-internes*, de quatre ou cinq ganglions, situés en avant de l'aisselle, dans l'angle que forme le grand dentelé avec les pectoraux. Il existe encore trois ou quatre ganglions, formant le *groupe postérieur*, situé près du bord inférieur de la paroi postérieure de l'aisselle.

§ 2. — VAISSEAUX LYMPHATIQUES DU MEMBRE SUPÉRIEUR

Il y a des lymphatiques superficiels et des lymphatiques profonds, comme dans le membre inférieur.

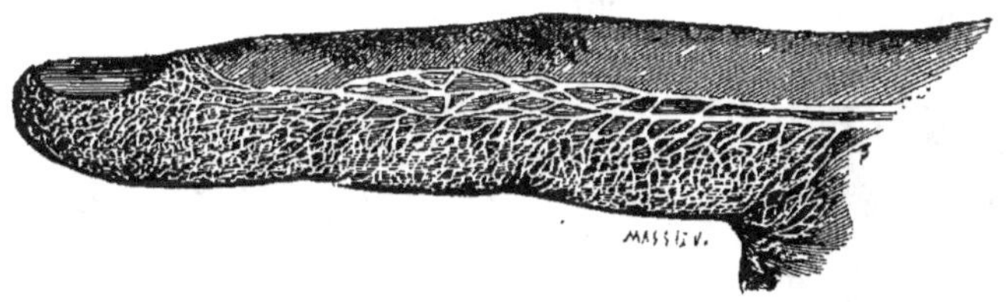

Fig. 10. — Réseau capillaire lymphatique des doigts.

1° *Lymphatiques superficiels.*

Ces lymphatiques, analogues à ceux du membre inférieur, naissent sur toute l'étendue de la peau du membre, mais principalement à la main, par un réseau lymphatique à petites mailles. Ce réseau, beaucoup plus marqué à la face palmaire des doigts, forme de chaque côté des doigts deux petits troncs collatéraux qui se dirigent vers leur racine en accompagnant les artères collatérales. Vers la racine des doigts, ils passent, comme les veines, sur la face dorsale de la main, et montent vers la face postérieure de l'avant-bras (fig. 13).

Le riche réseau de la face palmaire donne des troncs qui se portent également vers la face antérieure de l'avant-bras et donne naissance à des troncs plus volumineux qui constituent les *lymphatiques superficiels* (fig. 11).

Le *long de l'avant-bras*, ces lymphatiques sous-cutanés accompagnent les veines superficielles.

Au-dessus du coude, ils dimi-

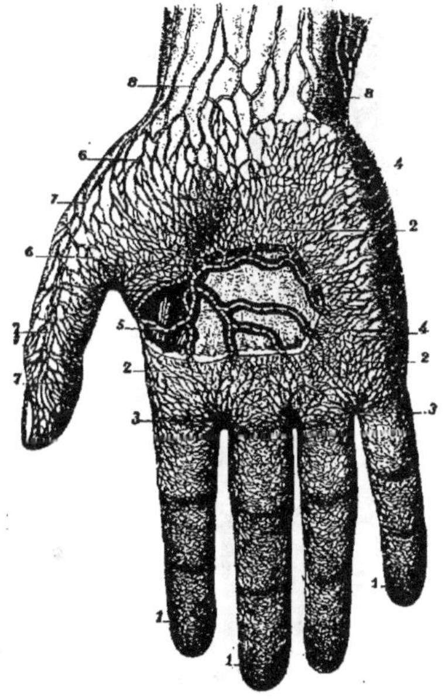

Fig. 11. — Lymphatiques de la face palmaire de la main (Sappey).

1, réseau lymphatique des doigts. — 2, réseau de la paume de la main. — 3, réseau des espaces inter-digitaux, communiquant avec celui de la face dorsale. — 4, vaisseaux lymphatiques contournant l'éminence hypothénar et allant rejoindre les lymphatiques dorsaux. — 5, tronc lymphatique profond de la partie centrale de la région palmaire. — 6, 7, réseau et tronc lymphatiques de l'éminence thénar. — 8, tronc lymphatique montant vers l'avant-bras.

nuent de nombre, augmentent de volume et se dirigent vers la partie antérieure et interne du bras, où ils sont rejoints par les lymphatiques postérieurs du bras. Arrivés au bord inférieur du grand pectoral, les lymphatiques superficiels perforent l'aponévrose, deviennent profonds, et se terminent dans les ganglions axillaires inférieurs.

Vaisseaux lymphatiques superficiels des environs de l'aisselle. L'analogie entre les lymphatiques du mem-

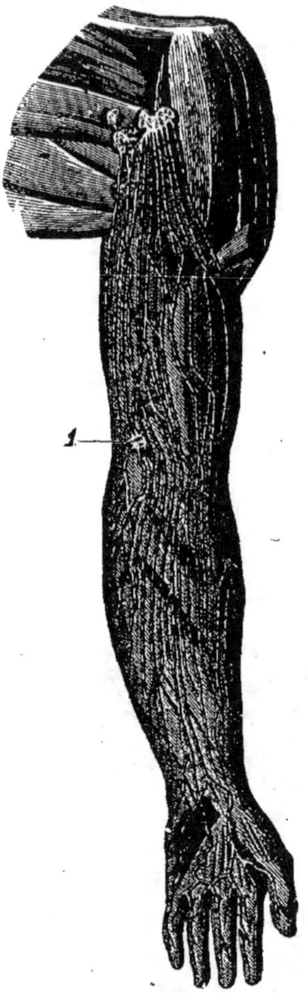

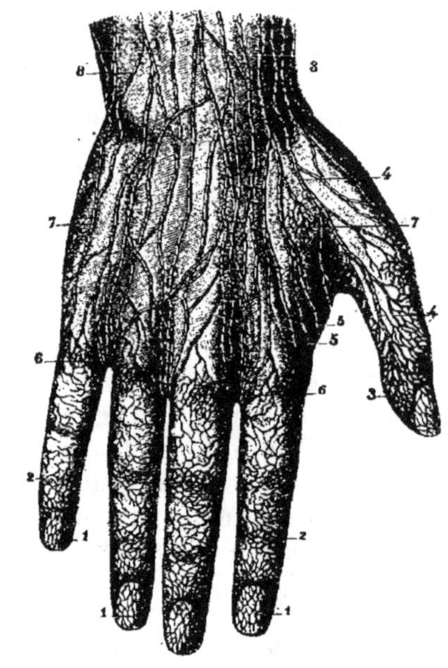

Fig. 13. — Lymphatiques de la face dorsale de la main (Sappey).

1, lymphatiques du derme au-dessous de l'ongle. — 2. réseau de la face dorsale des doigts. — 3, troncules de la face interne du pouce se réunissant pour former un tronc 4, 4. — 5, petit tronc de la face palmaire passant sur la face dorsale. — 6, lymphatiques nés du réseau des deux faces des doigts. — 7, 8, tronc lymphatique montant de la main vers l'avant-bras.

Fig. 12. — Lymphatiques superficiels du membre supérieur.

1, ganglion sus-épitrochléen.

bre supérieur et ceux du membre inférieur est frappante. Comme pour les ganglions inguinaux. nous voyons ici les régions voisines envoyer leurs lymphatiques superficiels dans l'aisselle. Ce sont les lymphatiques des régions postérieure et antéro-latérales du tronc, les lymphatiques du dos, ceux de la portion sus-ombilicale de la paroi abdominale, ceux du sein et de la région pectorale, ceux des muscles et de la peau de l'épaule.

Lymphatiques du dos et du ventre. — Ceux du *dos* constituent un *groupe dorsal*, se dirigeant en haut et en dehors ; ils contournent les muscles grand dorsal et grand rond, qui forment le bord postérieur de l'aisselle, et se jettent dans les ganglions axillaires. Ceux de la peau de la paroi ventrale (régions épigastrique et antéro-latérales du thorax) convergent vers les ganglions axillaires, où ils se terminent.

Lymphatiques du sein et de l'épaule (fig. 9 et 14). — De l'*épaule* les lymphatiques superficiels se rendent aux ganglions axillaires,

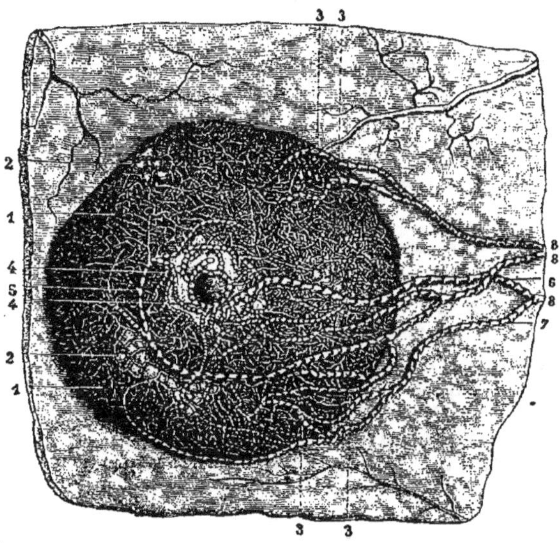

Fig. 14. — Lymphatiques superficiels de la mamelle (Sappey).

1, réseau lymphatique. — 2, lobules de la glande. — 3, tronc lymphatique se dirigeant vers l'aisselle. — 4, plexus lymphatique sous-aréolaire. — 5, 6, troncs lymphatiques partant de ce plexus. — 7, 8, troncs lymphatiques venant des parties supérieure et inférieure de la mamelle. — 8, gros tronc résultant des anastomoses des troncs moins volumineux.

en passant au-dessous du bord antérieur du creux axillaire. Du *sein*, ou mieux du riche réseau lymphatique qui le recouvre, partent des troncs lymphatiques qui se rendent dans les ganglions axillaires, avec les lymphatiques de la glande mammaire elle-même. Ces troncs, au nombre de quatre, se réunissent et se réduisent à deux, qui se rendent aux ganglions axillaires.

— A la suite d'un *cancer du sein*, les ganglions axillaires deviennent cancéreux, ce que l'on reconnaît en portant la main dans le creux axillaire. Tant qu'ils ne sont pas envahis par la matière cancéreuse, le cancer est opérable ; mais, si les ganglions sont pris, la plupart des chirurgiens considèrent avec raison ce symptôme comme une contre-indication à l'opération parce qu'il est absolument impossible de les extraire tous.

2° *Lymphatiques profonds.*

Les lymphatiques profonds du membre supérieur présentent la plus grande analogie avec ceux du membre inférieur. Nés dans les parties profondes de la main, probablement des muscles, ces troncs commencent par des arcades lymphatiques parallèles aux arcades artérielles. Les troncs lymphatiques montent ensuite le long de l'avant-bras, accompagnant les artères radiale, cubitale, et leurs branches. Ces lymphatiques radiaux et cubitaux s'anastomosent au pli du coude et forment deux troncs lymphatiques qui suivent l'artère humérale et se terminent dans les ganglions axillaires.

Vaisseaux efférents des ganglions axillaires. — Les vaisseaux superficiels et profonds dont il vient d'être question, sont les vaisseaux afférents. Des ganglions axillaires partent les *efférents* qui convergent les uns vers les autres et forment trois troncs qui passent au-dessous de la clavicule, dans le triangle sus-claviculaire, et viennent s'anastomoser avec les lymphatiques descendant de la région du cou.

Ces lymphatiques réunis s'ouvrent, à gauche, dans le canal thoracique, à droite, dans la grande veine lymphatique.

— Les lésions inflammatoires de la peau des parties qui envoient leurs lymphatiques dans les ganglions axillaires donnent naissance à une *adénite*, le plus souvent légère, et siégeant dans le creux de l'aisselle.

L'angioleucite du membre supérieur se complique toujours d'*adénite axillaire*. Lorsque l'angioleucite est due à la piqûre d'un instrument chargé de matières septiques, piqûre anatomique, par exemple, l'adénite suppure souvent, la suppuration se propage au tissu cellulaire du creux axillaire ; voilà l'origine de ces vastes abcès de l'aisselle qu'on incise à travers la peau et le grand pectoral.

ARTICLE III

GANGLIONS ET VAISSEAUX LYMPHATIQUES
DU BASSIN

Les vaisseaux et ganglions du bassin suivent le trajet des artères qu'ils accompagnent. Connaissant les artères du bassin, il est facile de se rendre compte de la situation des vaisseaux et ganglions lymphatiques pelviens. Nous les étudierons, le long de l'artère iliaque externe, de l'iliaque interne, et des artères sacrées, e long desquelles ils forment des chaînes ganglionnaires.

§ 1. — GANGLIONS ET VAISSEAUX ILIAQUES EXTERNES

Ganglions iliaques externes. — Il y a trois ganglions iliaques externes : un *ganglion externe*, situé près de l'arcade crurale, sur le côté externe de l'artère iliaque externe ; un *ganglion moyen* situé en avant de l'interstice qui sépare l'artère de la veine, et un *ganglion interne*, situé sur le côté interne de la veine. Ces trois ganglions entourent les deux vaisseaux.

Vaisseaux afférents des ganglions iliaques. — Les vaisseaux afférents des ganglions iliaques externes sont : 1° les lymphatiques efférents des ganglions inguinaux, les lymphatiques épigastriques et les lymphatiques circonflexes iliaques.

Afférents venus des ganglions inguinaux. — Nous avons vu page 18 que les efférents des ganglions inguinaux apportent aux ganglions iliaques externes la lymphe des membres inférieurs.

Ces troncs lymphatiques forment, pour les ganglions iliaques externes, trois groupes de vaisseaux afférents, chacun des groupes se rendant à un ganglion distinct. Deux de ces groupes viennent des ganglions inguinaux superficiels et passent au-devant des vaisseaux fémoraux. Le groupe externe situé au-devant de l'artère, se rend au plus externe des trois ganglions iliaques. Le groupe moyen qui monte au-devant de la veine fémorale, se rend au ganglion iliaque moyen. Quant au groupe interne, il est formé par les efférents des ganglions inguinaux profonds ; il se rend au plus interne des trois ganglions iliaques.

Lymphatiques épigastriques. — Ces vaisseaux naissent dans la sphère de distribution de l'artère épigastrique et de ses branches. Ils suivent le trajet de l'artère et se jettent dans le *ganglion iliaque moyen*.

Lymphatiques circonflexes iliaques. — Venus des régions où l'artère circonflexe iliaque se distribue, ces lymphatiques afférents accompagnent fidèlement l'artère, et se terminent dans le ganglion externe.

On trouve parfois, sur le trajet des lymphatiques circonflexes iliaques, deux ou trois *ganglions*, comme on peut les voir représentés dans l'une des planches du célèbre Mascagni.

Efférents des ganglions iliaques externes. — De ces trois ganglions, partent, en moyenne, cinq troncs lymphatiques. Trois d'entre eux suivent les artères iliaque externe et iliaque primitive et vont se jeter dans un ganglion situé en dehors de l'angle de bifurcation de l'iliaque primitive ; les deux autres descendent dans le bassin et se terminent aux *ganglions hypogastriques.*

§ 2. — GANGLIONS ET VAISSEAUX LYMPHATIQUES
ILIAQUES INTERNES

Ganglions iliaques internes. — Ces ganglions sont encore nommés *ganglions hypogastriques.* Ils sont petits, très nombreux, et, situés dans l'angle que forment les artères iliaques interne et externe. Les plus inférieurs correspondent aux vaisseaux obturateurs, et le plus antérieur, selon Cruveilhier, qui le nomme *ganglion obturateur,* est situé tout près du canal sous-pubien.

Un groupe de *ganglions fessiers,* faisant partie des ganglions hypogastriques, et formé de 10 à 12 petits ganglions, se trouve échelonné le long de l'artère fessière. Ces ganglions sont de nombre et de volume très variables.

Afférents des ganglions hypogastriques. — Les afférents sont de deux ordres : 1° ceux qui viennent des ganglions inguinaux profonds et des ganglions iliaques externes (au nombre de deux) ; 2° les lymphatiques nombreux qui prennent naissance dans les régions où se distribuent les branches de l'artère hypogastrique, et qui accompagnent ces artères jusqu'aux ganglions hypogastriques.

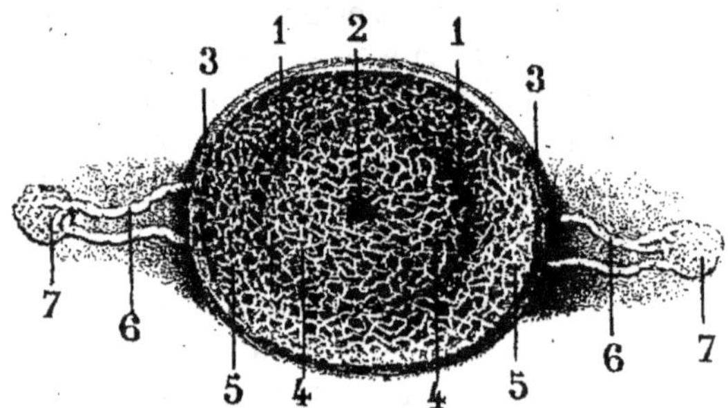

Fig. 15. — Lymphatiques du col utérin et du fond du vagin (Sappey). 1, museau de tanche. — 2, orifice externe du col. — 3, coupe des parois du vagin. — 4, réseau lymphatique du museau de tanche. — 5, réseau de la muqueuse vaginale. — 6, lymphatiques venant de ces réseaux et se rendant aux ganglions. — 7, ganglion lymphatique situé sur les côtés du vagin et du col.

Les principaux afférents, les mieux connus, sont : 1° les *lymphatiques fessiers* accompagnant l'artère fessière ; 2° les *lymphatiques ischiatiques,* qui arrivent aux ganglions hypogastriques en suivant fidèlement le trajet de l'artère ischiatique ; 3° les *lymphatiques obturateurs,* qui naissent dans la sphère de distribution de l'artère, la suivent, et passent avec elle, dans le canal sous-pubien, pour se terminer dans le ganglion hypogastrique le plus antérieur ; 4° les

lymphatiques du rectum, qui accompagnent l'artère hémorroïdale moyenne. Ces lymphatiques sont très nombreux, et la

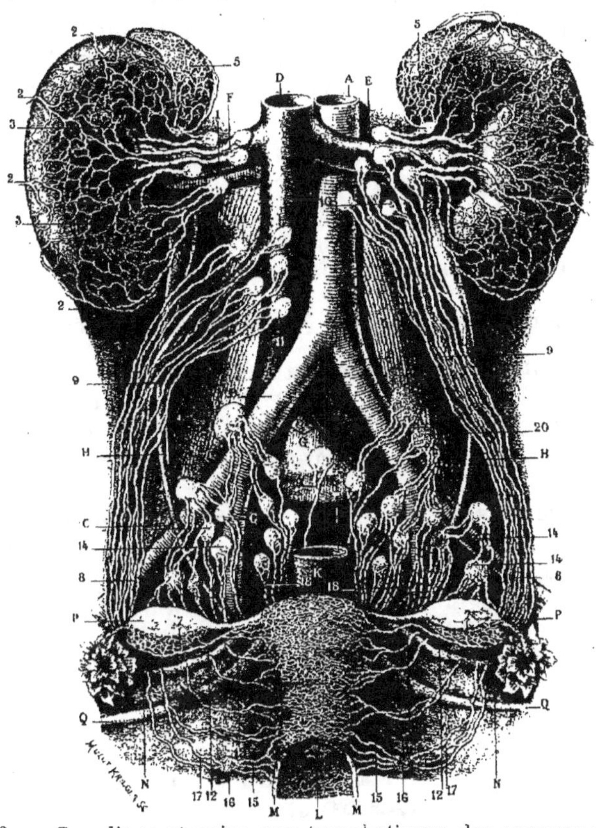

Fig. 16. — Ganglions et vaisseaux lymphatiques des organes génitaux
internes d'une fille de 13 ans (Sappey).

1, lymphatiques profonds du rein droit et ganglions. — 2, 3, lymphatiques superficiels, avec
deux ganglions 4. — 5, réseau lymphatique des capsules surrénales et lymphatiques se jetant
dans un ganglion surrénal 6. — 7, plexus lymphatique sous-ovarique. — 8, lymphatiques venant
de ce plexus, se dirigeant en 9, vers les veines utéro-ovariennes et atteignant les ganglions 10,
pour l'ovaire gauche. — 11, ganglions recevant les lymphatiques de l'ovaire droit. — 12, lymphatiques du fond de l'utérus passant au-dessous des ovaires et suivant le trajet des vaisseaux
utéro-ovariens. — 13, lymphatiques venant du réseau des faces et des bords de l'utérus, allant vers
leurs ganglions 14. — 15, lymphatiques du col et du fond du vagin, allant à deux ganglions
latéraux 16. — 17, vaisseaux efférents de ces derniers ganglions, allant aux ganglions hypogastriques. — 18, lymphatiques naissant de la face postérieure du col et allant aux ganglions hypogastriques. — 19, lymphatiques du col contournant le rectum et allant dans un ganglion situé au
niveau de la cinquième vertèbre lombaire (ce ganglion existe rarement). — 20, autre ganglion
rare dans lequel se rend un lymphatique du col utérin.

A, aorte. — B, artères iliaques, avec leurs branches de bifurcation C. — D, E, F, veines cave
inférieure et rénales. — G, veines iliaques primitives. — H, uretères. — I, rectum. — K, utérus.
— L, col. — M, coupe du vagin. — N, trompe de Fallope. — P, ovaire. — Q, ligament rond.

plupart se jettent dans les ganglions sacrés ; 5° les *lymphatiques
des organes génitaux internes* des deux sexes, sur lesquels j'aurai
à revenir en décrivant ces organes (fig. 15 et 16).

Efférents des ganglions hypogastriques. — Les efférents des ganglions hypogastriques partent de ces ganglions et montent vers la colonne vertébrale, en croisant les artères iliaque externe et iliaque primitive, pour se terminer dans les ganglions lombaires inférieurs.

Ganglions hypogastriques épars. — En outre des ganglions groupés entre les artères iliaque externe et iliaque interne, on en trouve quelques-uns, *disséminés* dans la cavité pelvienne, et même hors de cette cavité, comme les ganglions situés sur le trajet de l'artère fessière. De ce nombre sont deux petits ganglions situés de chaque côté du col de l'utérus à son point d'union avec le vagin.

§ 3. — GANGLIONS ET VAISSEAUX LYMPHATIQUES SACRÉS

Des ganglions, dits *sacrés*, se trouvent sur la face antérieure du sacrum. Il existe des ganglions *sacrés latéraux*, le long de l'artère sacrée latérale, en arrière de l'iliaque interne et des ganglions *sacrés médians*, le long de l'artère sacrée moyenne, dans le mésorectum.

Les *afférents* connus des ganglions sacrés, viennent pour la plupart du rectum et se rendent, les uns aux ganglions médians, les autres aux ganglious latéraux.

Les *efférents* des ganglions sacrés sont ascendants et se jettent dans un groupe de ganglions situé dans l'angle de bifurcation de l'aorte, au-devant du corps de la cinquième vertèbre lombaire.

ARTICLE IV

GANGLIONS ET VAISSEAUX LYMPHATIQUES
DE L'ABDOMEN

La lymphe des membres inférieurs et des organes contenus dans le petit bassin aboutit aux premiers ganglions lombaires, situés au-devant de la cinquième vertèbre lombaire. Il s'agit maintenant de savoir comment ce liquide est conduit au canal thoracique, ainsi que celui des parois de l'abdomen et des viscères. Commençons par les ganglions, qui sont extrêmement nombreux et qui masquent souvent les vaisseaux qu'ils accompagnent.

1° *Ganglions abdominaux.*

Ces ganglions forment des chaînes, des chapelets, le long de la colonne vertébrale. Elles sont au nombre de trois.

Ganglions pré-aortiques. — L'une occupe la ligne médiane ; elle est composée de 20 à 25 petits ganglions, unis les uns aux autres et désignés sous le nom de *ganglions pré-aortiques*. Ils sont situés en avant de la veine cave inférieure et de l'artère aorte, au niveau du bord postérieur du mésentère. Ces ganglions, volumineux chez le chien, se confondent avèc le *faux pancréas d'Aselli*.

Ganglions lombaires. — Deux autres chaînes, formées de ganglions plus volumineux, sont situées de chaque côté de la colonne vertébrale. On les nomme *ganglions lombaires*. Ceux du côté

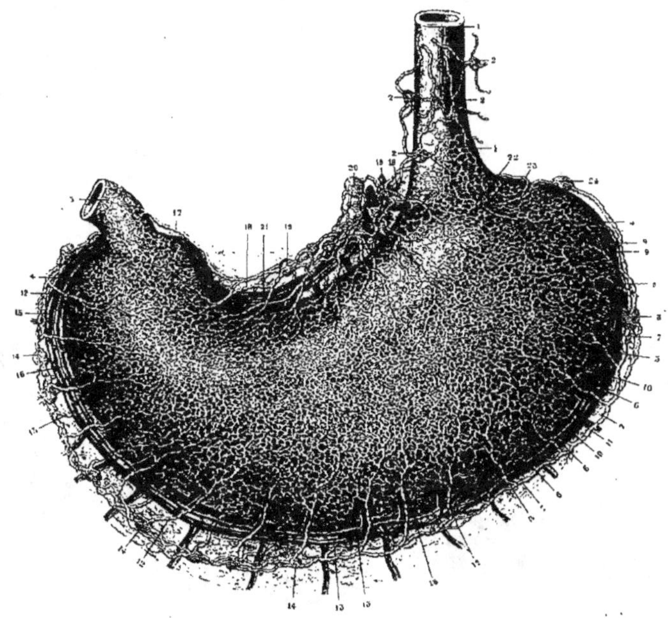

Fig. 17. — Ganglions et vaisseaux lymphatiques de l'estomac (Sappey).

1, œsophage. — 2, ganglions œsophagiens. — 3, duodénum. — 4, réseau lymphatique de la tunique musculaire de l'estomac. — 5, 12, lymphatiques venant de ce réseau. — 6, 13, lymphatiques venant de la face postérieure. — 7, lymphatiques suivant l'artère gastro-épiploïque gauche et se jetant dans un ganglion 8, de la grande courbure. — 9, lymphatiques de la grosse tubérosité allant au même ganglion 8. — 10, 11, vaisseaux sanguins gastro-épiploïques gauches. — 14, ganglion dans lequel se rendent les lymphatiques descendants du côté droit de l'estomac. — 15, 16, vaisseaux sanguins gastro-épiploïques droits. — 17, lymphatiques efférents du pylore et du duodénum. — 18, gros troncs lymphatiques venant de la face antérieure de l'estomac et se jetant dans une douzaine de ganglions 19, 20, situés le long de la petite courbure. — 21, vaisseaux sanguins coronaires stomachiques. — 22, ganglion voisin du cardia. — 23, lymphatiques partis de ce ganglion et se rendant à un autre ganglion en avant du cardia. — 24, gros ganglion surmontant la grosse tubérosité.

gauche sont situés contre l'aorte ; ceux du côté droit contre la veine cave inférieure.

Ces trois chaînes ganglionnaires s'étendent de la cinquième à la première vertèbre lombaire.

Ganglions viscéraux. — Il existe, en outre, dans l'abdomen, une grande quantité de ganglions, situés près des viscères, ganglions que la lymphe de ces viscères traverse, avant de se rendre aux ganglions entourant l'aorte. C'est ainsi qu'on trouve des *ganglions gastriques* (fig. 17), des *ganglions hépatiques*, au-dessous du hile du foie, des *ganglions spléniques* au hile de la rate, des *ganglions rénaux* au hile du rein, des *ganglions pancréatiques*, le long du bord supérieur du pancréas. Tout le long de l'intestin, il existe un grand nombre de ganglions : *gastriques*, le long des deux courbures de l'estomac ; *mésentériques*, ou *chylifères*, dans l'épaisseur du mésentère ; *mésocoliques*, en arrière du gros intestin, sur toute la longueur du cæcum au rectum ; enfin, *iléo-coliques*, au point de réunion de l'intestin grêle et du gros intestin. Ces *ganglions intestinaux* sont plus de 300.

Les *ganglions mésentériques* méritent une mention spéciale. Ils sont nombreux et assez volumineux. Ils entourent les vaisseaux

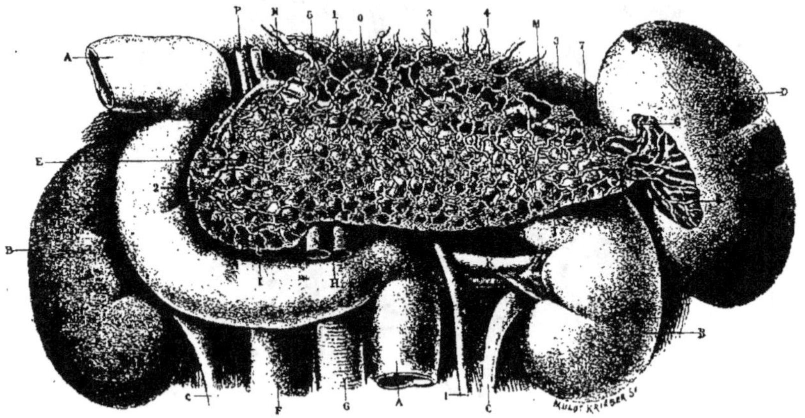

Fig. 18. — Ganglions et lymphatiques du pancréas et de la rate (Sappey).

1, lymphatiques de la face inférieure du pancréas. — 2, ganglions recevant les lymphatiques de la tête du pancréas. — 3, ganglions supérieurs recevant les troncs du pancréas. — 4, gros ganglions recevant les lymphatiques efférents de la petite courbure de l'estomac. — 5, gros ganglion recevant un gros lymphatique du foie. — 6, lymphatiques de la rate se rendant aux ganglions 7.

A, première portion du duodénum. — B, reins. — C, uretère. — D, rate. — E, tête du pancréas. — F, veine cave inférieure. — G, aorte abdominale. — H, vaisseaux mésentériques supérieurs passant par l'hiatus pancréatico-duodénal. — I, veine petite mé-araïque. — K, artère et veine rénales. — L, tronc cœliaque. — M, artère splénique. — N, artère hépatique. — O, artère coronaire stomachique. — P, canal cholédoque.

mésentériques supérieurs, au-dessous du pancréas, et cachent le tronc collecteur du chyle.

Aselli vit ces vaisseaux aboutir, dans le mésentère, à un amas de petites glandes. Il prit ces glandes pour le pancréas, et on les nomma depuis *faux pancréas d'Aselli*. Il vit aussi les vaisseaux efférents partir des ganglions mésentériques, et les fit se diriger, par erreur, vers le foie.

Les ganglions mésentériques sont plus développés, et plus nombreux, chez les herbivores. L'un d'eux, le principal, a été nommé par Milne Edwards, *ganglion d'Aselli*, de préférence à l'expression de *faux pancréas d'Aselli*.

2° *Lymphatiques abdominaux.*

Il faut distinguer les afférents inférieurs, venus des ganglions iliaques externes, hypogastriques et sacrés, dont il a été parlé plus haut, et les afférents des parois abdominales et des divers viscères de l'abdomen.

Afférents pariétaux. — Ce sont les lymphatiques lombaires qui accompagnent les artères lombaires sur toute leur longueur. Dans leur trajet, en arrivant vers la colonne vertébrale, ils reçoivent des *lymphatiques spinaux*, accompagnant la branche dorso-spinale des artères lombaires, et venant des gouttières verté-brales et du canal rachidien. Ces lymphatiques se rendent dans les ganglions lombaires.

Les *lymphatiques diaphragmatiques inférieurs*, accompagnant les artères diaphragmatiques inférieures, sont aussi des afférents pariétaux, nés dans l'épaisseur du diaphragme, et se rendent aux ganglions sus-aortiques.

Afférents viscéraux. — 1° Le rein et la capsule surrénale envoient aux ganglions lombaires les *lymphatiques rénaux* et *surrénaux*, qui traversent les ganglions du hile du rein.

2° L'organe de la sécrétion du sperme envoie également aux ganglions lombaires les *lymphatiques spermatiques* (fig. 19), venus du testicule, de l'épididyme et du canal déférent. Chez la femme, ce sont les *lymphatiques utéro-ovariens*.

3° Les autres afférents viscéraux viennent du tube digestif et de ses annexes.

Les *lymphatiques gastriques* qui accompagnent les artères de l'estomac (fig. 17), traversent les petits ganglions situés sur les deux courbures de l'estomac, et se rendent aux ganglions sus-aortiques, en suivant les artères.

Les *lymphatiques spléniques* sortent du hile de la rate, tra-versent les ganglions spléniques et pancréatiques avant d'arriver aux mêmes ganglions sus-aortiques.

Les *lymphatiques pancréatiques* (fig. 18) se jettent dans les afférents spléniques, à leur passage le long du bord supérieur du pancréas.

Les *lymphatiques hépatiques*, situés dans le foie, en dehors de la capsule de Glisson, accompagnent l'artère hépatique, traversent les ganglions sous-hépatiques, et se rendent aux ganglions sus-aortiques.

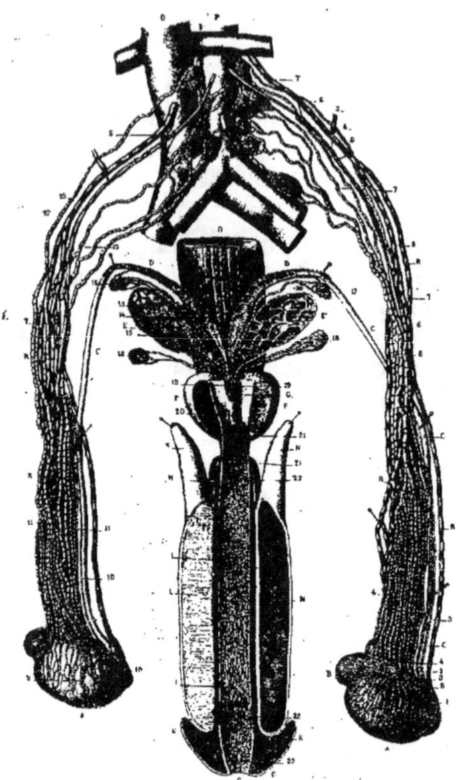

Fig. 19. — Vaisseaux lymphatiques des testicules, des vésicules séminales et de l'urètre (Sappey).

1, lymphatiques de la face externe du testicule. — 2, réseau de l'épididyme avec ses lymphatiques 3, et les lymphatiques du testicule 4. — 5, ces derniers s'anastomosant pour former des troncs plus gros. — 6, gros troncs lymphatiques se jetant dans un ganglion lombaire au-dessous de la veine rénale. — 7, 8, lymphatiques se jetant dans des ganglions sous-jacents. — 9, lymphatiques de la face interne du testicule. — 10, lymphatiques de la queue de l'épididyme. — 11, 12, 13, troncs lymphatiques plus volumineux et moins nombreux. — 14, lymphatiques du canal déférent. — 15, lymphatiques des vésicules séminales. — 16, ganglions recevant les lymphatiques du canal déférent et de la vésicule séminale du côté droit. — 17, mêmes ganglions du côté gauche. — 18, ganglions recevant les lymphatiques des canaux éjaculateurs et de la prostate 19. — 20, orifice du verumontanum où le réseau lymphatique de l'urètre 21. (portion prostatique) se continue avec celui des canaux éjaculateurs. — 22, 23, réseau lymphatique de la portion spongieuse de l'urètre.

A, face externe du testicule gauche. — A', face interne du droit. — B, épididyme gauche. — C, C', les deux canaux déférents. — D, D', terminaison des canaux déférents. — E, E', vésicules séminales. — F, prostate. — De G à K, les diverses portions de l'urètre. — L, cloison des corps caverneux. — M, corps caverneux. — N, ses racines. — O, rectum. — O, P, Q, aorte et veine cave. — R, S, veine spermatique droite. — R, T, veine spermatique gauche.

Le foie contient d'autres lymphatiques qui pénètrent dans le thorax, ainsi que nous le verrons en étudiant le foie.

Les *lymphatiques intestinaux* (fig. 20), ou *chylifères*, venus de toute la longueur de l'intestin grêle, et contenus dans l'épaisseur du mésentère, traversent une série de ganglions, dits *chylifères*, et se rendent aux ganglions sus-aortiques situés à la partie supérieure du mésentère. Pendant la digestion, les chylifères charrient le chyle. Hors de la digestion ce sont des lymphatiques ordinaires chargés de lymphe, d'où ils vont se jeter dans la citerne de Pecquet, dont ils forment le tronc antérieur.

Les chylifères, chez la grenouille, ont une disposition spéciale. Ils forment, autour des vaisseaux sanguins du mésentère, des *gaines lymphatiques* complètes, revêtues d'endothélium, dont le feuillet lymphatique représenterait le feuillet pariétal d'une séreuse, et le feuillet profond le feuillet viscéral. Ces gaines lymphatiques sont traversées par des tractus fibreux revêtus également d'endothélium. Dans les points où les ramifications artérielle et veineuse sont accolées, la gaine lymphatique est commune aux deux vaisseaux.

De même, il existe une gaine lymphatique complète autour des branches de l'artère pulmonaire, au moment où elles abordent les lobules. Ce sont là des dispositions exceptionnelles, et il ne fau-

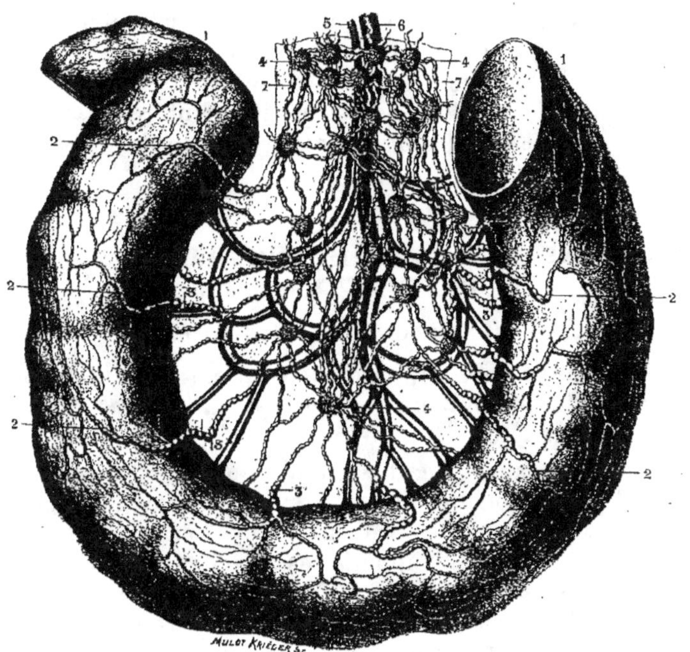

Fig. 20.   Chylifères de l'homme (Suppey).

1, anse intestinale. — 2, lymphatiques naissant dans la tunique musculaire. — 3, renflements de ces vaisseaux au niveau de l'insertion du mésentère. — 4, ganglions chylifères. — 5, 6, ramifications de l'artère et de la veine mésentériques. — 7, coupe du péritoine formant le mésentère.

drait pas croire que toutes les artères sont pourvues de gaines lymphatiques.

Les *lymphatiques du gros intestin* traversent les ganglions mésocoliques, puis ils se terminent, ceux de la moitié gauche du gros intestin dans les ganglions lombaires gauches ; ceux de la moitié droite se joignent aux chylifères, pour se porter avec eux aux ganglions supérieurs de l'aorte, appelés aussi *ganglions mésentériques*.

Je signale une *lacune*. Les lymphatiques chylifères sont-ils limités exactement à l'intestin grêle ? N'en existe-t-il pas dans l'estomac et dans le gros intestin ?

Efférents des ganglions abdominaux. — J'ai déjà dit que tous ces ganglions sont réunis par des lymphatiques communicants, en forme de chapelets. En convergeant de plus en plus, tous les vaisseaux lymphatiques du membre inférieur et de l'abdomen finissent par former trois troncs qui s'ouvrent dans la *citerne de Pecquet*. De ces trois troncs afférents, l'un est *antérieur* et porte à la citerne de Pecquet la lymphe de la portion sous-diaphragmatique du tube digestif et de ses annexes, les chylifères par conséquent. Les deux autres troncs, situés de chaque côté du précédent, portent la lymphe des membres inférieurs, du bassin, des parois abdominales, et des organes génito-urinaires. Ces trois troncs s'engagent dans l'*hiatus pancréatico-duodénal*.

ARTICLE V

GANGLIONS ET VAISSEAUX LYMPHATIQUES DU THORAX

§ 1. — GANGLIONS THORACIQUES

Les ganglions de la cavité thoracique sont extrêmement nombreux. Il y en a de volumineux comme des haricots et d'autres aussi petits que des têtes d'épingles.

Ganglions viscéraux. — Le plus grand nombre est situé dans les médiastins. Ils sont surtout abondants au niveau de l'entrelacement des gros vaisseaux et des bronches. Tous ces organes creux sont entourés de ganglions lymphatiques abondants, surtout à la concavité de la crosse de l'aorte, à la bifurcation de la trachée et au hile du poumon. Tous ces ganglions sont unis entre eux, avec les bronches, et avec les gros vaisseaux du médiastin par du tissu conjonctif, qui constitue, pour ces organes, un véritable ciment.

Les ganglions dont il est question sont appelés *ganglions viscéraux*, et on les distingue, sans aucun profit pour leur étude, en : 1° *médiastinaux antérieurs*, petits, au nombre de quatre ou cinq, et situés au-devant du péricarde ; 2° *médiastinaux postérieurs*, ou mieux *œsophagiens*, situés dans le médiastin postérieur, autour de l'œsophage ; 3° *cardiaques*, qui correspondent aux gros vaisseaux de la base du cœur.

Ganglions pariétaux. — Indépendamment des ganglions précédents, on trouve, à la surface interne de la paroi thoracique, des ganglions dits *pariétaux*. On les trouve sur le diaphragme, sur les côtés du sternum, et le long de la colonne vertébrale.

1° Les inférieurs, ou *diaphragmatiques*, sont au nombre de quatre à six ; deux sont situés en avant du diaphragme, près du péricarde ; les autres, plus petits, sont en arrière, sur les côtés de la veine cave inférieure à son point d'abouchement dans l'oreillette droite du cœur.

2° Les antérieurs, on *présternaux* (fig. 22), forment une chaîne, le long des vaisseaux mammaires internes, depuis l'appendice xiphoïde jusqu'aux troncs veineux brachio-céphaliques. Il y en a de huit à dix. Il existe un ganglion, quelquefois deux, par espace intercostal. On les trouve au milieu du tissu graisseux, contre le bord du sternum. La chaîne de ces ganglions se bifurque en bas, en deux branches, qui se dirigent l'un vers le muscle droit, l'autre vers le rebord des cartilage costaux.

3° Les postérieurs, ou *prévertébraux* (fig. 21), sont de petits ganglions situés à la partie interne et postérieure de tous les espaces intercostaux, où on les trouve quelquefois doubles et même triples.

§ 2. — VAISSEAUX LYMPHATIQUES DE LA CAVITÉ THORACIQUE

De même que les ganglions thoraciques les lymphatiques sont : les uns viscéraux, les autres pariétaux.

Vaisseaux lymphatiques viscéraux. — Hors de leurs viscères, ces vaisseaux sont très courts, puisque les ganglions sont, pour ainsi dire, en contact avec ces viscères. On trouvera cette description au poumon, au cœur, au péricarde, au thymus et à l'œsophage.

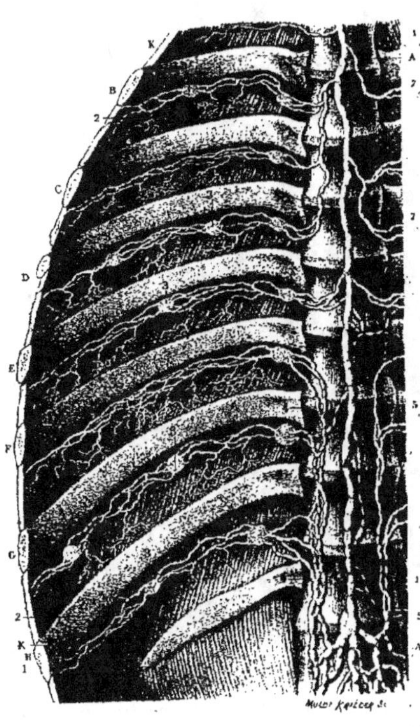

Fig. 21. — Canal thoracique et lymphatiques intercostaux chez l'homme (Sappey).

1, canal thoracique. — 2, lymphatiques intercostaux. — 3, ganglions lymphatiques intercostaux. — 4, 5, troncs lymphatiques des derniers espaces intercostaux se jetant dans la citerne de Pecquet. — 6, lymphatiques intercostaux supérieurs allant au canal thoracique.
A, les neuf dernières vertèbres dorsales et la 1re lombaire. — De B à I, les huit dernières côtes. — K, les huit derniers muscles intercostaux.

Vaisseaux lymphatiques pariétaux. — Ces vaisseaux sont les *lymphatiques afférents* des ganglions pariétaux décrits plus haut.

1° Les *lymphatiques diaphragmatiques* se jettent dans les ganglions diaphragmatiques. Les uns se jettent dans les ganglions situés en avant de la base du péricarde, et en sortent, comme vaisseaux efférents, pour se diriger vers les ganglions présternaux.

2° Les *lymphatiques* présternaux ou *mammaires internes* (fig. 22), naissent au niveau des capillaires terminaux de l'artère mammaire interne, dans le muscle droit de l'abdomen, et vers le bord des cartilages costaux. Ils suivent le trajet des vaisseaux mammaires internes, ordinairement au nombre de trois, une artère et deux veines, et se jettent dans les *ganglions présternaux inférieurs*, après avoir reçu les lymphatiques de la partie antérieure du diaphragme et du foie, et les lymphatiques intercostaux antérieurs, accompagnant les artères intercostales antérieures, branches de la mammaire interne. Finalement, ils se jettent, ceux du côté gauche dans la partie supérieure du canal thoracique, et ceux du côté droit, dans la grande veine lymphatique.

3° Les *lymphatiques intercostaux* (fig. 21), sont au nombre de deux dans chaque espace intercostal ; ils suivent le trajet des vaisseaux sanguins. Arrivés à la tête des côtes, ils traversent le ganglion prévertébral correspondant, ganglion situé dans le tissu conjonctif sous-pleural. Puis, les troncs lymphatiques, partis des ganglions prévertébraux, se comportent différemment. Les trois ou quatre derniers descendent, isolément, ou en formant un tronc commun qui traverse l'orifice aortique du diaphragme, pour se jeter dans la citerne de Pecquet. Ces lymphatiques se comportent, comme les veines intercostales, dans la formation des azygos, mais en sens inverse. Les lymphatiques intercostaux moyens et supérieurs se jettent dans le canal thoracique,

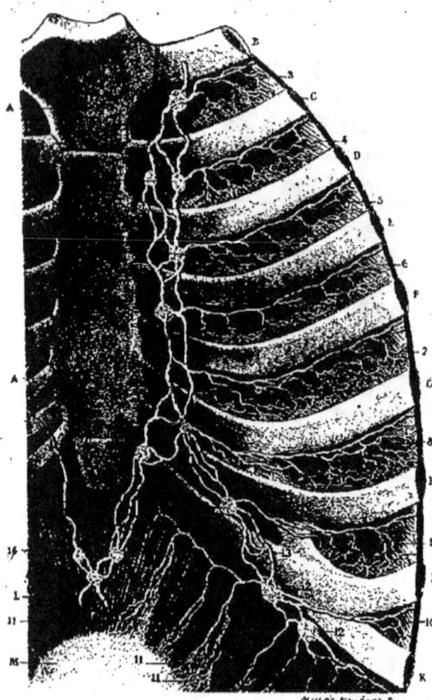

Fig. 22. — Face postérieure du sternum, ganglions et vaisseaux mammaires internes et lymphatiques intercostaux antérieurs (Sappey).

1, lymphatiques mammaires internes. — 2, ganglions présternaux. — 3, lymphatiques du premier espace intercostal. — De 4 à 10, lymphatiques des sept espaces suivants. — 11, lymphatiques de la partie antérieure du diaphragme. — 12, ganglions auxquels ils se rendent. — 13, lymphatiques efférents de ces ganglions. — 14, trois petits ganglions recevant les lymphatiques du ligament suspenseur du foie.

A, face postérieure du sternum. — B, première côte. — De C à K, les huit côtes suivantes. — L, partie antérieure du diaphragme. — M, foliole antérieure

le long de son trajet, tantôt isolément, tantôt en formant de petits troncs communs.

ARTICLE VI

GANGLIONS ET VAISSEAUX LYMPHATIQUES DE LA TÊTE

Le système lymphatique de la tête est très développé. Il est à remarquer que les lymphatiques descendent du crâne à peu près verticalement dans leurs ganglions distinctifs, tandis que ceux de la face deviennent de plus en plus obliques à mesure qu'on se rapproche du menton. Quand on les voit sur un dessin, on les compare au filet de pêche nommé *épervier*, jeté sur la tête, filet dont les plombs seraient représentés par les ganglions périphériques.

Très nombreux, ces ganglions forment un cercle à la base du crâne et au-dessous des os de la face. Leur importance est très grande. On leur donne des noms en rapport avec la région qu'ils occupent, et on les appelle : *sous-occipitaux*, dans la région de la nuque ; *mastoïdiens*, au niveau de l'apophyse mastoïde ; *parotidiens*, dans la glande parotide ; *sous-maxillaires*, au-dessous du maxillaire inférieur, et *sus-hyoïdiens*, dans la région sus-hyoïdienne.

1° Ganglions sous-occipitaux et leurs afférents. — C'est sur ces ganglions que Ricord appliquait ses doigts pour faire le diagnostic de la syphilis, parce qu'ils sont souvent engorgés par suite de lésions du cuir chevelu. Il y en a deux, arrondis, séparés l'un de l'autre par un intervalle de 4 à 5 centimètres, à l'insertion même du grand complexus. Une mince lame fibreuse les sépare du muscle trapèze et de la peau.

Les *afférents* des ganglions sous-occipitaux viennent de la partie postérieure du cuir chevelu, et se terminent dans ces ganglions.

2° Ganglions mastoïdiens et leurs afférents. — Ces ganglions, de forme lenticulaire, sont au nombre de cinq en moyenne. Les uns sont fixés sur la face externe de l'apophyse mastoïde par une membrane fibreuse. Les autres, situés plus bas, sont séparés des précédents par l'insertion du sterno-mastoïdien.

Les *afférents* de ces ganglions viennent de la partie la plus élevée du cuir chevelu, et du pavillon de l'oreille ; ils descendent à peu près verticalement dans les ganglions mastoïdiens.

3° Ganglions parotidiens et leurs afférents. — Les ganglions de la parotide sont nombreux, et situés au-dessous de l'aponévrose parotidienne. Le plus grand nombre se trouve situé dans les couches superficielles de la parotide. L'un d'eux, assez développé, ganglion pré-auriculaire, est situé en avant du tragus.

Les afférents de ces ganglions descendent verticalement du sommet de la tête, sous le nom de *lymphatiques pariétaux*. De superficiels qu'ils étaient au cuir chevelu, ils deviennent profonds, et se jettent dans les ganglions mastoïdiens.

4° **Ganglions sous-maxillaires.** — Ces ganglions forment une chaîne en dedans du bord du maxillaire inférieur. Au nombre de

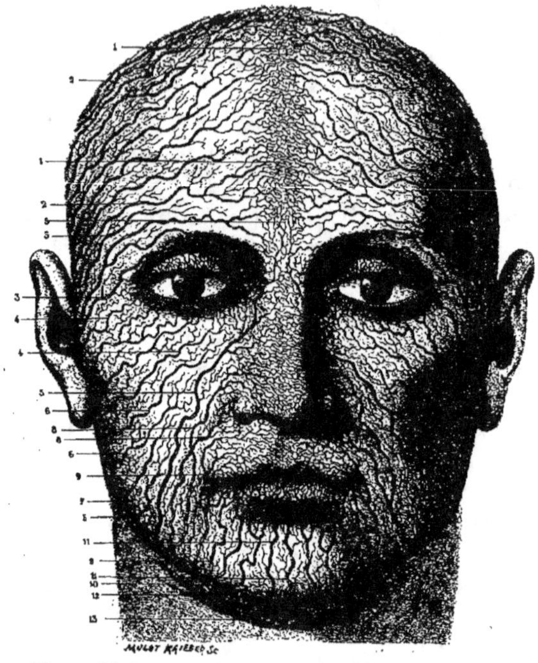

Fig. 23. — Vaisseaux lymphatiques de la face (Sappey).

1, réseau médian de la région frontale. — 2, tronc lymphatique allant au ganglion parotidien. — 3, lymphatiques du sourcil et de la paupière supérieure. — 4, lymphatiques de la paupière inférieure. — 5, vaisseaux lymphatiques de la partie médiane du front, allant aux ganglions sous-maxillaires — 6, lymphatiques de la peau de la pommette pour les ganglions parotidiens. — 7, lymphatiques de la joue pour les ganglions sous-maxillaires. — 8, 9, lymphatiques de l'aile du nez et de la lèvre supérieure. — 10, lymphatiques des parties latérales de la lèvre inférieure. — 11, lymphatiques du milieu de la lèvre inférieure, pour le ganglion sus-hyoïdien. — 12, lymphatiques pour les ganglions sous-maxillaires antérieurs. — 13, ganglions sus-hyoïdiens.

douze à quinze, ils sont situés entre l'os et la glande sous-maxillaire, sous l'aponévrose cervicale superficielle.

Les *afférents* de ces ganglions viennent des téguments de la face, de la conjonctive et de la muqueuse des lèvres. Tous ces afférents se dirigent obliquement, de haut en bas et de dedans en dehors. Les plus élevés se jettent dans les ganglions postérieurs; ceux qui sont situés très bas, se rendent dans les ganglions antérieurs, et les afférents moyens, venus du nez et de la joue, se jettent dans les ganglions moyens.

Les ganglions sous-maxillaires s'enflamment fréquemment, et les *abcès sous-maxillaires* ne sont pas rares. Les plaies des parties latérales de la lèvre inférieure ainsi que celles de toute l'étendue de la lèvre supérieure, déterminent l'adénite des ganglions sous-maxillaires antérieurs. Dans la lèvre supérieure, les afférents *sous-cutanés* sont au nombre de deux, l'un droit, l'autre gauche. Il en est de même des afférents sous-muqueux. Les afférents de la lèvre inférieure, sous-cutanés et sous-muqueux, se rendent également dans les ganglions sous-maxillaires ; mais, ceux qui viennent de la partie moyenne de la lèvre inférieure se rendent dans les ganglions sus-hyoïdiens.

L'engorgement ganglionnaire sous-maxillaire reconnaît aussi pour causes les affections des dents et des gencives de la mâchoire inférieure, périostite alvéolo-dentaire, abcès dentaire, etc. Les lymphatiques des gencives de la mâchoire supérieure se rendent, avec ceux du voile du palais, dans les ganglions du cou ; ils ne peuvent provoquer, par conséquent, des engorgements ganglionnaires sous-maxillaires.

5° Ganglions sus-hyoïdiens (fig. 23,13). — Ces ganglions, très petits, sont situés sur la ligne médiane de la région sus-hyoïdienne, entre le mylo-hyoïdien et l'aponévrose cervicale superficielle. Nous venons de voir que leurs *afférents* viennent de la partie moyenne de la lèvre inférieure. Il y en a ordinairement deux.

6° Ganglions faciaux. — Quelques ganglions semblent s'égarer du groupe des ganglions sous-maxillaires, et accompagner l'artère faciale. Ils ne sont pas constants, mais ils sont assez fréquents. Je les ai souvent rencontrés dans mes dissections. Ces ganglions sont petits, au nombre de deux ou trois. Ils ont été décrits par plusieurs anatomistes, mais la description la plus complète est celle du Dr Princeteau, agrégé d'anatomie à la Faculté de Bordeaux (*Gaz. hebd. des sc. méd. de Bordeaux*, 11 juin 1899).

ARTICLE VII

GANGLIONS ET VAISSEAUX LYMPHATIQUES
DU COU

Les ganglions du cou, extrêmement nombreux, sont groupés dans les régions antérieure et latérales ; il n'en existe pas dans la région postérieure. Ils sont situés sous l'aponévrose, entre les muscles, le long des carotides et des jugulaires. Ils existent partout, mais ils forment deux groupes principaux, les ganglions sterno-mastoïdiens et les ganglions carotidiens.

L'un des ganglions profonds les plus importants est le *ganglion rétro-pharyngien*, situé en arrière de la partie supérieure du pharynx, au-devant du corps de l'axis. Ce ganglion, lorsqu'il est unique, est très gros. Souvent il est double, et alors les deux ganglions reposent sur le muscle grand droit antérieur, près de la carotide interne. Il est très adhérent au pharynx.

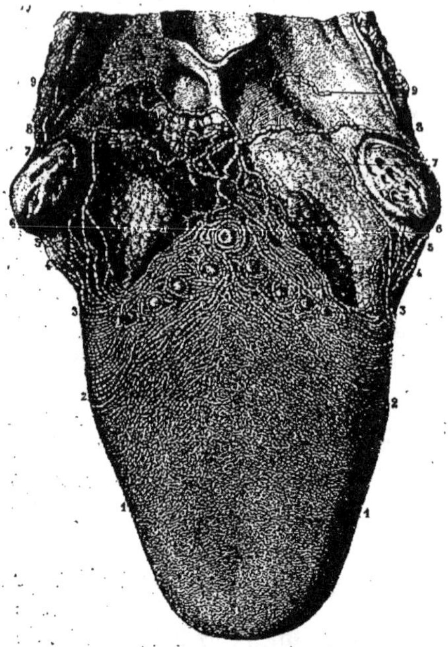

Ganglions sterno-mastoïdiens et leurs afférents. — Il est très difficile de distinguer, dans ces groupes de ganglions très serrés, les sterno-mastoïdiens des carotidiens, ces ganglions étant pour ainsi dire confondus et échappant complètement à une division.

On trouve cinq ou six ganglions cervicaux entre la face externe du sterno-mastoïdien et l'aponévrose cervicale superficielle. Ils forment une chaîne le long du bord postérieur du sterno-mastoïdien.

Au-dessous du muscle, on en trouve de vingt-cinq à trente, qui se confondent avec les ganglions carotidiens, situés autour de la carotide primitive et de la jugulaire interne, sur les parties latérales du pharynx et de l'œsophage (fig. 25).

Fig. 24. — Lymphatiques de la face dorsale de la langue (d'après Sappey).

1, 2, réseau lymphatique, dont les gros troncs sont parallèles aux sillons papillaires. — 3, réseau formé de lymphatiques plus volumineux, autour des papilles caliciformes. — 4, tronc lymphatique naissant des parties latérales du réseau. — 5, tronc lymphatique passant en dehors des amygdales et se rendant dans les ganglions du cou. — 6, lymphatiques antérieurs du voile du palais. — 7, tronc lymphatique passant en dedans de l'amygdale. — 8, tronc de la base de la langue, se portant en dehors, dans les ganglions du cou. — 9, lymphatiques se continuant avec les lymphatiques du pharynx.

Les *lymphatiques afférents* viennent des ganglions situés au-dessous de la base du crâne et sous le maxillaire inférieur, ainsi que des organes du cou, et sur lesquels je vais revenir.

Les *lymphatiques efférents* partent des ganglions supérieurs et descendent le long des vaisseaux, en augmentant de volume et en diminuant de nombre, de sorte que les vaisseaux lymphatiques du cou, arrivés près de leur embouchure, sont réduits à trois ou quatre troncs lymphatiques. Ces lymphatiques s'anastomosent généralement entre eux. Ceux du côté gauche se réunissent aux

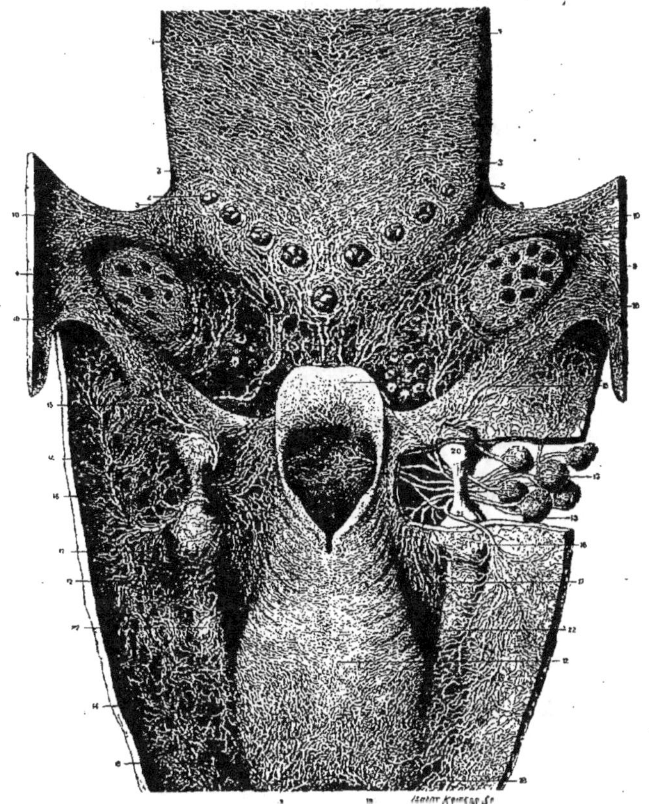

Fig. 25. — Lymphatiques du fond de la bouche et du pharynx (Sappey).

1, réseau lymphatique de la langue. — 2, papilles caliciformes. — 3, lymphatiques entourant ces papilles — 4, lymphatiques partant de la papille caliciforme médiane. — 5, 6, les mêmes lymphatiques se portant dans les ganglions latéraux hyoïdiens. — 7, 8, lymphatiques venant des papilles caliciformes et traversant le pharynx pour aller aux ganglions latéraux hyoïdiens 13. — 9, réseau lymphatique des amygdales et lacunes amygdaliennes. — 10, lymphatiques du voile du palais et de ses piliers, divisé et rejeté en dehors. — 11, réseau lymphatique de l'épiglotte. — 12, réseau de la face postérieure du larynx. — 14, lymphatiques de la muqueuse du pharynx. — 15, lymphatiques des piliers du voile du palais, se rendant aux ganglions hyoïdiens latéraux. — 16, 17, 18, lymphatiques de la partie inférieure du pharynx. — 19, lymphatiques de la partie inférieure du pharynx se rendant aux ganglions œsophagiens. — 20, 21, sommet des grandes cornes de l'os hyoïde et du cartilage thyroïde. — 22, saillie du bord postérieur du cartilage thyroïde.

lymphatiques du membre supérieur gauche, et avec ceux des régions environnantes pour s'ouvrir dans la partie supérieure du canal thoracique. Ceux du côté droit s'ouvrent, avec les troncs lymphatiques du membre supérieur droit, dans la grande veine lymphatique.

Les *afférents*, venus des organes du cou, sont fournis : 1° par le pharynx ; 2° par la langue ; 3° par les amygdales ; 4° par la muqueuse pituitaire ; 5° par le palais et les gencives de la mâchoire supérieure ; 6° par le larynx et la trachée ; 7° par le corps thyroïde.

1° Afférents pharyngiens (fig. 25). — Du pharynx, partent deux groupes d'afférents de chaque côté.

Le groupe supérieur, composé de trois troncs, se rend en arrière du pharynx, dans des ganglions situés en avant de l'axis.

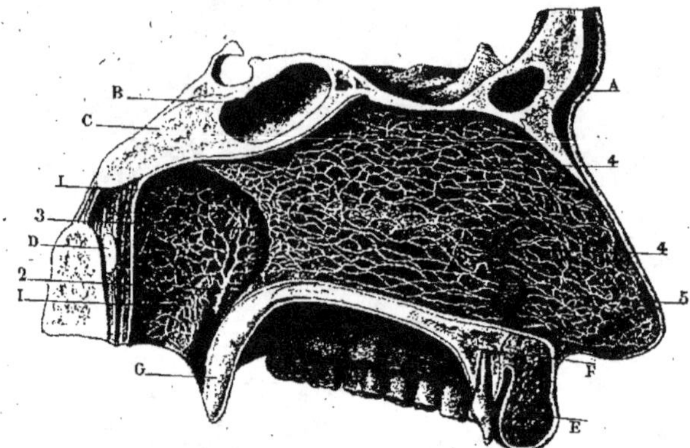

Fig. 26. — Lymphatiques de la cloison des fosses nasales chez l'homme (Sappey).

1, réseau lymphatique de l'arrière cavité des fosses nasales. — 2, lymphatiques traversant la paroi du pharynx et se rendant aux ganglions latéraux. — 3, réseau du bord postérieur de la cloison, se continuant sur les deux faces de la cloison. — 4, réseau lymphatique à larges mailles de la cloison. — 5, réseau lymphatique de la paroi interne des narines.
A, sinus frontal. — B, sinus sphénoïdal. — C, corps du sphénoïde. — D, coupe de l'arc antérieur de l'atlas et de l'apophyse odontoïde. — E, lèvre supérieure. — F, plancher des fosses nasales. — G, voile du palais.

Quatre troncs lymphatiques forment le groupe inférieur, qui sort des parois latérales du pharynx, au niveau de la membrane thyro-hyoïdienne, et se termine dans les ganglions situés de chaque côté de la membrane thyro-hyoïdienne.

2° Afférents linguaux (fig. 24). — Les uns viennent de la face supérieure de la langue, les autres de la face inférieure.

Ceux de la *face dorsale*, au nombre de quatre, se dirigent d'avant en arrière vers la base de la langue.

Les deux *médians*, parallèles et adossés, se portent du trou borgne à l'épiglotte, où ils se séparent en descendant vers les parties latérales de la membrane thyro-hyoïdienne qu'ils traversent de dedans en dehors, pour se jeter dans un ganglion situé sur les côtés du cartilage cricoïde, au-devant de la jugulaire interne.

Les deux *latéraux* passent près des amygdales et traversent les parois latérales du pharynx, pour se terminer à un ganglion situé au-dessus du précédent.

Les afférents de la *face inférieure* de la langue descendent au-

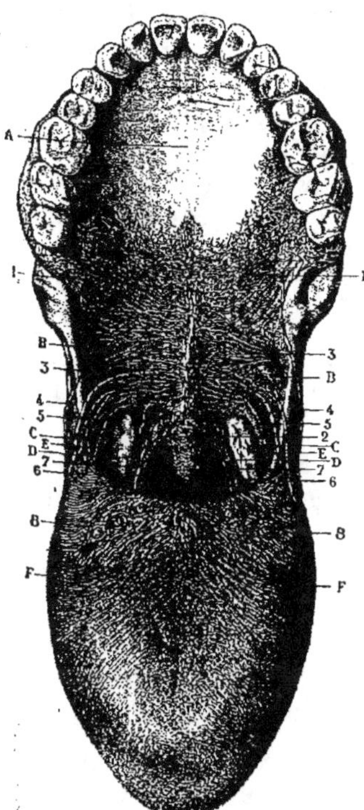

Fig. 27. — Lymphatiques du palais et de la langue (Sappey).

1, réseau lymphatique de la voûte palatine. — 2, lymphatiques de la luette. — 3, lymphatiques traversant les parois du pharynx pour se rendre aux ganglions du cou. — 4, 5, lymphatiques venant de la voûte palatine et du voile du palais, croisant le pilier antérieur du voile du palais et se réunissant aux lymphatiques postérieurs de la face dorsale de la langue. — 6, autres troncs lymphatiques traversant le pharynx pour aller aux ganglions du cou. — 7, lymphatiques du voile du palais descendant le long du pilier postérieur. — 8, réseau de la face dorsale de la langue.

A, voûte palatine. — B, face inférieure du voile du palais. — C, piliers antérieurs. — D, piliers postérieurs. — E, amygdales. — F, face dorsale de la langue.

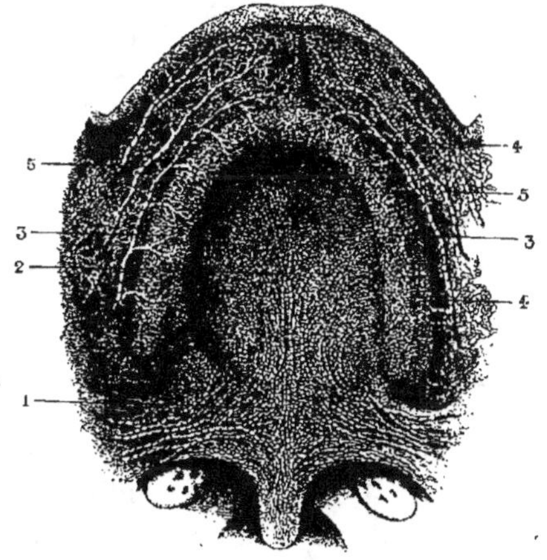

Fig. 28. — Lymphatiques de la muqueuse gingivale d'un fœtus à terme (Sappey).

1, lymphatiques du voile du palais et leurs troncs latéraux. — 2, lymphatiques de la voûte palatine. — 3, lymphatiques de la muqueuse gingivale donnant les troncs 4. — 5, lymphatiques de la muqueuse de la lèvre supérieure allant aux ganglions sous-maxillaires.

dessous de la glande sublinguale, traversent le muscle mylo-hyoïdien, et se rendent à un ganglion voisin de la grande corne de l'os hyoïde.

D'autres *troncs linguaux*, venus de la partie antérieure de la langue, traversent la partie inférieure de l'hyo-glosse, et se terminent à un ganglion latéral du cartilage thyroïde.

3° Afférents amygdaliens (fig. 25). — Ils se confondent avec les deux troncs latéraux de la face dorsale, avec lesquels ils se terminent.

4° Afférents pituitaires. — Ces lymphatiques, nés dans la pituitaire, se dirigent en arrière et se réunissent à ceux du voile du palais (fig. 26).

5° Afférents palatins et gingivaux (fig. 27). — Les lymphatiques des gencives supérieures et de la muqueuse palatine se dirigent vers le voile du palais, et se confondent avec les afférents de la muqueuse pituitaire et du voile du palais. Des parties latérales partent trois groupes de troncs lymphatiques qui suivent, l'antérieur et le postérieur, les deux piliers du voile du palais, et le moyen, la face externe de l'amygdale. Les ganglions, situés au-dessous du bouquet de Riolan, reçoivent le groupe qui suit le pilier antérieur ; les ganglions situés à la bifurcation de la carotide primitive, reçoivent le groupe du pilier postérieur ; enfin, les ganglions voisins de la grande corne de l'os hyoïde reçoivent les troncs lymphatiques descendant le long de la face externe de l'amygdale.

6° Afférents laryngés et trachéaux. — Ces afférents, très nombreux, forment trois troncs, qui traversent la membrane thyrohyoïdienne, et se jettent dans les *ganglions latéraux du larynx*, au-dessous du sterno-mastoïdien.

7° Afférents thyroïdiens. — Du corps thyroïde naissent des troncs lymphatiques formant un groupe supérieur pour les *ganglions latéraux du larynx*, et un groupe inférieur pour les *ganglions sus-claviculaires*.

ARTICLE VIII

TRONCS LYMPHATIQUES COLLECTEURS

Tous les lymphatiques, ainsi que je l'ai déjà dit, se rendent à deux canaux collecteurs, qui versent la lymphe et le chyle dans le sang. Ces canaux sont : le *canal thoracique* et la *grande veine lymphatique*.

§ 1. — CANAL THORACIQUE

Dissection. — Le canal thoracique est très difficile à disséquer sur le cadavre. Il ressemble à une petite veine, vide de sang, et son petit diamètre, lorsqu'il est vide, surprend toujours l'anatomiste. Pour le découvrir, il faut enlever les viscères thoraciques. On le trouve dans le tissu conjonctif du médiastin postérieur, en arrière de l'aorte, et plus haut à sa droite. Pour le voir dans tous ses rapports, il est préférable de l'injecter par un des troncs lymphatiques qui passent par l'*hiatus pancréatico-duodénal*.

Le *canal thoracique* est un conduit flexueux, bosselé, s'étendant de la deuxième vertèbre lombaire à la partie inférieure du cou. Il croise la colonne vertébrale obliquement de bas en haut, de droite à gauche, et décrit, à sa terminaison, une courbe à concavité inférieure en forme de crosse, avant de s'ouvrir dans le système veineux. A son origine, il présente une dilatation appelée *citerne de Pecquet*.

Il fut décrit, pour la première fois, chez le cheval, en 1563, par Eustachi, qui l'appela *vena alba thoracis*. On le désigna ensuite sous le nom de *canal thorachique,* et l'on croyait qu'il allait nourrir les organes contenus dans la poitrine (Eustachi, *Opusc. anat. Venet*, 1564, p. 301). Ce n'est qu'en 1647 que Pecquet (1) découvrit de nouveau le canal thoracique sur des animaux.

En 1652, selon Lassus, van Horne et Bartholin le trouvèrent chez l'homme.

Afférents du canal thoracique. — Le canal thoracique reçoit tous les lymphatiques qui ne se jettent pas dans la veine lymphatique droite, c'est-à-dire les lymphatiques de la partie sous-diaphragmatique du corps, ceux de la moitié gauche de la tête, du cou et ceux du membre supérieur. Il reçoit, en outre, les lymphatiques de la moitié gauche du diaphragme, ceux du poumon gauche et d'une partie du poumon droit, ceux de la moitié gauche de la paroi thoracique et ceux de la surface interne de la moitié droite, c'est à dire les lymphatiques intercostaux.

Tous ces vaisseaux lymphatiques abordent le canal thoracique, les uns à son extrémité supérieure, d'autres le long de son trajet, d'autres, enfin, à son extrémité inférieure.

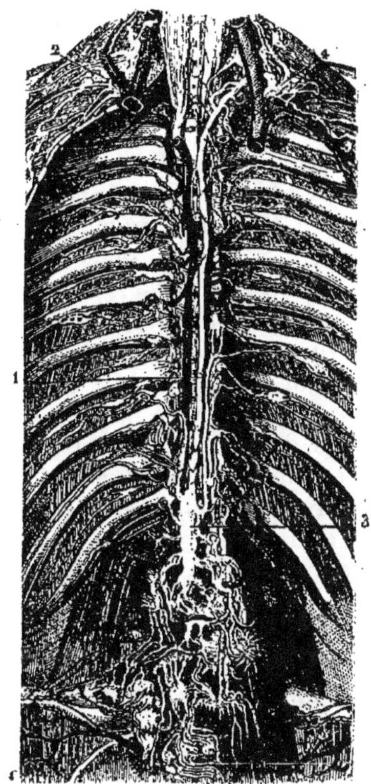

Fig. 29. — Canal thoracique (d'après Mascagni).

1, partie moyenne du canal thoracique. — 2, grande veine lymphatique. — 3, citerne de Pecquet. — 4, embouchure du canal thoracique dans les veines jugulaire interne et sous-clavière.

On voit encore dans cette figure les lymphatiques intercostaux qui vont se jeter dans la citerne de Pecquet. On y voit encore, au-dessous, les ganglions sus-aortiques.

1° Affluents abordant l'extrémité supérieure du canal thoracique. — A l'extrémité supérieure arrivent les lymphatiques de la

(1) Pecquet (Jean), né à Dieppe en 1622, mort en 1674, découvrit la *citerne* et le *canal thoracique* sur des animaux, en 1647, à Montpellier, où il était encore étudiant.

Il conseillait l'eau-de-vie comme remède universel. Pour donner plus de poids à sa méthode, il en buvait lui-même en quantité ; il en but tellement qu'il en mourut alcoolique à l'âge de cinquante-deux ans.

moitié gauche de la tête et du cou, et du membre supérieur du côté gauche, et de plus ceux de la moitié gauche de la paroi thoracique, du poumon gauche et du cœur.

2° Affluents abordant la partie moyenne du canal thoracique. — Dans son trajet, le canal thoracique reçoit de chaque côté quelques lymphatiques intercostaux moyens et supérieurs.

3° Affluents se jetant dans l'extrémité inférieure du canal thoracique. — Ces troncs lymphatiques sont assez volumineux. On en distingue généralement cinq : un antérieur, deux descendants et deux ascendants. Chacun de ces troncs peut être double ou triple.

1° Le *tronc lymphatique antérieur* naît de l'intestin grêle. C'est le tronc commun à tous les chylifères. Il pénètre par l'*hiatus pancréatico-duodénal*, entre l'artère mésentérique supérieure qui est à sa gauche et la veine grande mésaraïque située à sa droite. Il passe en arrière du pancréas, reçoit à ce niveau les lymphatiques du foie, de la rate et de l'estomac, et se jette ensuite dans la citerne de Pecquet. Ce tronc reçoit donc les lymphatiques de la portion digestive du tube digestif et de ses annexes. Testut dit, par erreur sans doute, que ce tronc lymphatique reçoit les lymphatiques de l'intestin grêle, y compris les chylifères. Autre erreur du même auteur qui amène dans ce tronc antérieur les lymphatiques du gros intestin (Testut, t. II, p. 356).

2° Les deux *troncs lymphatiques ascendants* sont les confluents des lymphatiques des membres inférieurs, du bassin, des reins et du testicule, ainsi que du gros intestin. Ces deux troncs lymphatiques passent en avant de la 3ᵉ portion du duodénum, avec la veine grande mésaraïque, en arrière du pancréas, et se jettent dans la citerne de Pecquet, après avoir traversé l'hiatus pancréatico-duodénal. La citerne de Pecquet commence au-dessus du pancréas.

3° Les deux *troncs lymphatiques descendants* sont deux affluents de la citerne de Pecquet, formés par la réunion des lymphatiques postérieurs du diaphragme, de la face supérieure du foie et des trois ou quatre derniers espaces intercostaux de chaque côté. Ces derniers forment un tronc droit et un tronc gauche qui passent dans l'orifice aortique du diaphragme.

Rapports. — Son extrémité inférieure dilatée est située en avant de la colonne vertébrale, en arrière du pancréas. Elle est voisine de l'ouverture à laquelle j'ai donné le nom d'*hiatus pancréatico-duodénal* (voy. ci-dessous (1), la note qui m'a déterminé à donner un nom à cette ouverture).

(1) *Nomina si pereunt, perit et cognitio rerum.* (Si l'on perd la connaissance des noms, on perd aussi la connaissance des choses.) Pensée profonde de Linné indiquant l'importance de la *nomenclature*.

Dans toute son étendue, le canal thoracique, qui a une longueur de 24 à 26 centimètres, est situé au-devant de la colonne vertébrale, dont il est séparé par les artères intercostales droites. A sa partie inférieure, il est situé à droite de l'aorte, et il traverse, avec ce vaisseau, l'orifice aortique du diaphragme. Dans le thorax, il est contenu dans le médiastin postérieur, ayant à droite la grande veine azygos. Près du diaphragme, il est situé en arrière de l'œsophage, qu'il quitte bientôt, pour se porter à gauche de la colonne vertébrale. A la partie supérieure, il croise la face droite de la crosse de l'aorte, puis il longe l'artère carotide primitive gauche, et forme lui-même une crosse, un crochet à concavité inférieure, avant de s'ouvrir dans le système veineux. Il passe en dedans de l'artère sous-clavière gauche. Son extrémité supérieure est en rapport en arrière avec le muscle long du cou et la sixième ou septième vertèbre cervicale, où il croise la partie supérieure de l'œsophage.

J'ai dit que le canal thoracique est flexueux. Ces flexuosités sont parfois très considérables.

Dilaté en bas, où il mesure 6 à 7 millimètres environ, il n'a pas plus de 3 millimètres dans sa portion ascendante, et il présente une nouvelle dilatation, peu considérable, avant de s'ouvrir dans les veines.

On trouve constamment à son embouchure dans le système veineux, deux valvules qui s'opposent absolument au passage du sang veineux dans le canal thoracique. A 2 centimètres de cette ouverture, on en trouve encore une (Sappey).

Le canal thoracique est fort irrégulier. Le réservoir de Pecquet manque quelquefois, et les troncs qui le constituent par leur réunion s'ouvrent à différentes hauteurs dans le canal thoracique. On a trouvé rarement deux canaux thoraciques. On l'a vu se bifurquer en haut et s'ouvrir dans les veines des deux côtés du cou. Haller a signalé une disposition plexiforme du canal thoracique, et il a donné le nom d'*îles* aux espaces circonscrits par les bras du plexus.

Il s'ouvre en arrière du confluent des veines sous-clavière et jugulaire interne gauches.

Ce canal possède des valvules rudimentaires, qui prennent quelquefois un certain développement.

Chez le cheval, le canal thoracique est souvent bifurqué en bas, il y a alors deux citernes de Pecquet. Il s'ouvre au point de réunion des deux jugulaires, dans la veine cave antérieure. Chez le bœuf, le canal thoracique se bifurque ordinairement vers la base du cœur, et ses deux branches se terminent à l'angle de réunion des veines jugulaire et axillaire, de chaque côté de l'entrée du thorax. Panizza a constaté plusieurs fois, l'ouverture du canal thoracique dans la veine azygos chez le porc. Chez le chien, la citerne de Pecquet est très développée.

Structure. — Le canal thoracique est pourvu de trois tuniques. La *tunique externe* offre la plus grande analogie avec celle des veines ; elle est formée de tissu conjonctif dont les fibres sont dirigées longitudinalement, de fibres élastiques longitudinales formant un réseau qui s'entre-croise avec les fibres de tissu conjonctif, et de faisceaux musculaires anastomosés en réseau dans l'épaisseur de cette tunique, faisceaux dirigés aussi dans le sens longitudinal. La *tunique moyenne* est formée de deux couches superposées, dont l'une, longitudinale, profonde, est composée de filaments de tissu conjonctif et de fibres élastiques disposées en réseaux et mêlées au tissu conjonctif, le tout dirigé dans le sens longitudinal. L'autre couche, superficielle, est formée d'éléments transversaux, circulaires : ce sont des fibres musculaires entremêlées de fibres élastiques fines transversales, anastomosées en réseau. Cette tunique mesure 50 μ en moyenne. La *tunique interne* est tapissée du même endothélium que les lymphatiques. La *couche élastique sous-épithéliale* est formée, comme celle des artères et des veines, par des fibres élastiques longitudinales anastomosées, et elle est séparée de l'épithélium par une ou plusieurs couches de *lames striées*, semblables à celles que j'ai décrites au-dessous de l'épithélium des artères et des veines.

Le canal thoracique possède quelques *valvules*, plus ou moins complètes, qui offrent la même structure que celle des veines. La plus remarquable est une sorte de soupape valvulaire de forme variable, située à l'embouchure du canal thoracique dans la veine sous-clavière.

§ 2. — GRANDE VEINE LYMPHATIQUE

La grande veine lymphatique représente un petit canal thoracique situé à droite de la base du cou, et s'ouvrant au confluent des veines jugulaire interne et sous-clavières droites. Elle a une longueur qui dépasse rarement un centimètre et demi. La grande veine lymphatique reçoit les lymphatiques du membre supérieur droit, ceux de la moitié droite de la tête et du cou, du poumon droit, les lymphatiques superficiels de la moitié droite des parois thoraciques. En un mot, elle reçoit presque tous les lymphatiques de la moitié droite de la portion sus-diaphragmatique du corps. A son embouchure, on trouve une seule valvule, décrite et représentée dans une figure de l'atlas de Mascagni.

Dans certains cas, les lymphatiques du cou et de la tête s'ouvrent isolément dans la partie inférieure de la jugulaire interne, tandis que les lymphatiques du membre supérieur débouchent dans la sous-clavière, près de son point de jonction avec la jugulaire.

Chez quelques mammifères, le cheval, par exemple, la grande veine lymphatique communique avec le canal thoracique par plusieurs grosses branches.

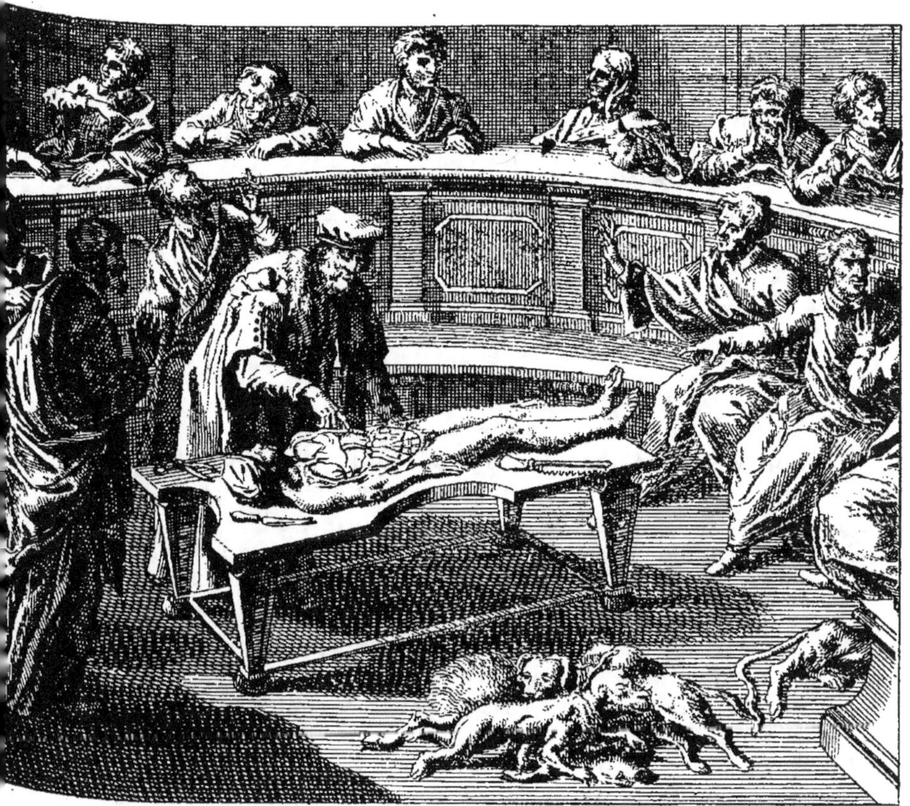

Fig. 29 *bis*.

Eustachi (Barthélemy) né à San-Severino, dans la Marche d'Ancône, à la fin du xvᵉ siècle, mort en 1570. Il fut professeur à Rome. Comme Vésale, il secoua le joug galénique. Il fit des découvertes importantes sur le rein et sur une foule d'organes. Il fut médecin du cardinal d'Urbino, qui fut élu pape. Eustachi fit graver des planches d'anatomie, magnifiques pour l'époque où il vivait. Il n'eut pas le temps de les publier. Ce fut Lancisi qui se chargea de ce soin en 1714.

Dans cette figure tirée du frontispice de l'ouvrage de Lancisi, on suppose que le démonstrateur est Eustachi.

DEUXIÈME PARTIE

SPLANCHNOLOGIE

La splanchnologie, de σπλαγχνος, viscères, et λογος, discours, comprend l'étude des viscères.

Nous étudierons successivement les appareils de la respiration, de la digestion, urinaire et génital.

CHAPITRE PREMIER

APPAREIL DE LA RESPIRATION

Cet appareil est formé par la réunion d'un grand nombre d'organes qui concourent, chacun pour leur part, au grand phénomène de la respiration, et, pour mieux parler, à l'hématose, c'est-à-dire à la transformation du sang veineux en sang artériel.

Les organes qui constituent cet appareil forment trois groupes :

Le premier est formé par la *cage thoracique* ostéo-cartilagineuse, hermétiquement close par des muscles qui en ferment complètement les interstices, et par d'autres muscles qui font mouvoir cette cage en la dilatant et en la resserrant alternativement à la manière d'un soufflet.

Le deuxième groupe comprend une succession de cavités de formes différentes, qui constituent par leur réunion *l'arbre respiratoire*, le *tube aérien*, les *voies respiratoires*.

Le *poumon*, et sa membrane d'enveloppe, la *plèvre*, constituent le troisième.

Je décrirai les organes de cet appareil dans l'ordre que je viens d'indiquer. La cage thoracique a été décrite avec l'ostéologie et la myologie. Je commencerai par l'étude de *l'arbre respiratoire*.

L'arbre respiratoire, *tube aérien*, est destiné à porter l'air aux poumons. Étendu des narines aux dernières ramifications bronchiques et aux lobules du poumon, il se ramifie vers le milieu de la poitrine, à la partie inférieure de la trachée. De haut en bas, l'arbre respiratoire est formé par les *narines*, les *fosses nasales*, la partie supérieure du *pharynx*, le *larynx*, la *trachée*, les *bronches* et les *ramifications bronchiques*. Les *narines* seront décrites avec

le nez ; les *fosses nasales* ont été étudiées avec l'ostéologie ;
nous examinerons le *pharynx* avec l'appareil de la digestion.

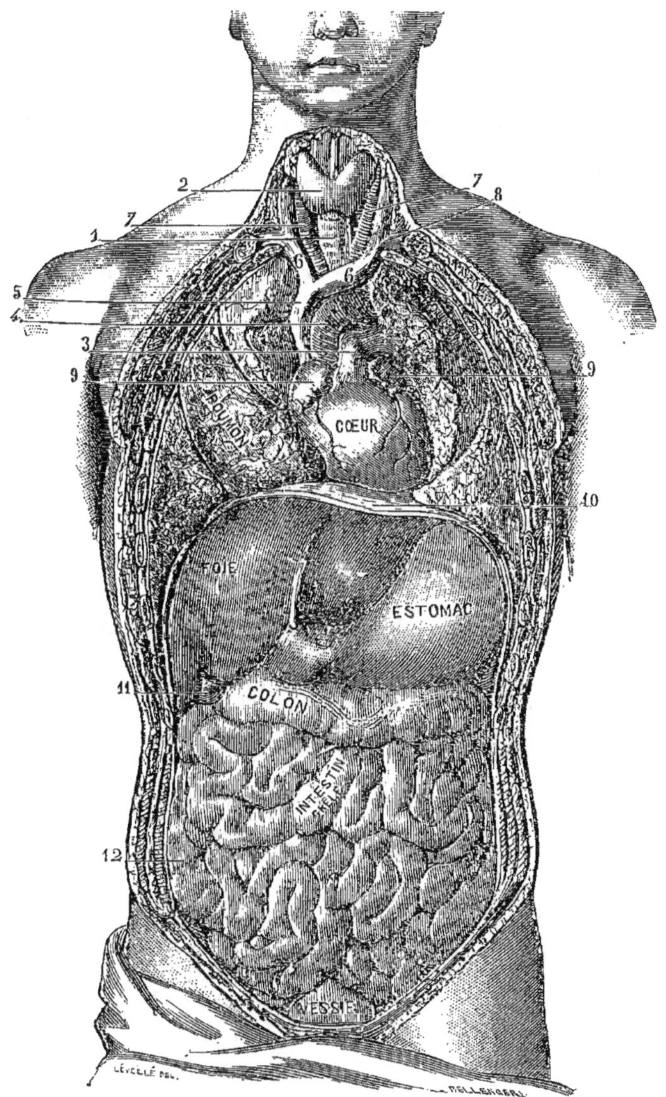

Fig. 30. — Vue générale des viscères thoraciques et abdominaux (rapports).

1, trachée-artère. — 2, corps thyroïde. — 3, artère pulmonaire — 4, artère aorte. — 5, veine
cave supérieure. — 6, 6, tronc veineux brachio-céphalique. — 7, 7, carotides primitives et jugulaires internes. — 8, veine sous-clavière. — 9, 9, oreillettes. — 10, diaphragme. — 11, vésicule
biliaire. — 12. côlon ascendant. (Dans ce dessin. la direction du cœur n'est pas exacte. L'oreillette droite devrait venir au contact du diaphragme.)

Fort. — Anatomie, t. III.   4

Le *larynx* est donc la partie qui se présente tout d'abord à notre description.

ARTICLE PREMIER

LARYNX

Dissection. — On peut préparer les rapports du larynx, sa conformation intérieure, les muscles qui entrent dans sa composition, les vaisseaux et les nerfs.

Conformation intérieure. — Deux larynx sont nécessaires. L'un est séparé avec soin de tous les organes voisins, il sert à explorer la glotte par les orifices supérieur et inférieur du larynx ; l'autre est incisé sur la ligne médiane d'avant en arrière. Dans cette dernière préparation, on laisse en place l'une des moitiés sur laquelle on voit les cordes vocales et le ventricule du larynx ; l'autre moitié est enlevée.

Muscles. — Pour préparer les muscles intrinsèques du larynx, il faut, après avoir séparé le larynx de l'os hyoïde, de la trachée et du pharynx, enlever de sa face antérieure le corps thyroïde et les muscles sous-hyoïdiens qui y adhèrent. C'est ainsi qu'on prépare le *crico-thyroïdien*. En soulevant la muqueuse pharyngienne qui tapisse la face postérieure du larynx, on met à découvert le *crico-aryténoïdien postérieur* et l'*ary-aryténoïdien*. Mais la chose n'est plus aussi aisée lorsqu'il s'agit de découvrir les deux muscles latéraux. Pour les préparer, il faut faire avec précaution sur la ligne médiane du thyroïde une incision verticale, non pas sur la ligne médiane même, mais à deux ou trois millimètres en dehors d'elle, sur la moitié du thyroïde qui recouvre les deux muscles dont on veut étudier la préparation. L'incision faite, il faut renverser en arrière et en dehors, ou enlever complètement la moitié du thyroïde qui recouvre les deux muscles latéraux, dont on aperçoit alors la face externe. L'incision du cartilage thyroïde doit être faite avec une grande précaution, afin de ne rien intéresser au-dessous de lui ; il est évident que la plus petite des deux portions du cartilage divisé est celle qu'on doit rejeter en dehors.

Vaisseaux et nerfs. — Les *artères laryngées* supérieure et inférieure, branches de la thyroïdienne supérieure, sont situées au-devant des membranes thyro-hyoïdienne et crico-thyroïdienne. La première est située au-dessous du muscle de même nom ; elle est accompagnée par le nerf *laryngé supérieur*, qui suit le même trajet et qui fournit sur le côté du larynx le *laryngé externe*, rameau descendant vers le muscle crico-thyroïdien. L'artère *laryngée inférieure* se porte transversalement au-devant de la membrane crico-thyroïdienne, en passant au-dessous du muscle sterno-thyroïdien. L'artère *laryngée postérieure*, venue de la thyroïdienne inférieure, se porte à la partie postérieure et inférieure du larynx.

Le nerf *récurrent*, ou *laryngé inférieur*, est situé en arrière et sur les côtés de la trachée. Il faut, pour le préparer, enlever le larynx du sujet et fendre le pharynx ; on trouve le laryngé sous la muqueuse qui tapisse la face postérieure du larynx vers les bords de cette face, en dedans des bords postérieurs du cartilage thyroïde (voy. fig. 45).

Le larynx est un appareil de structure très compliquée, qui surmonte la trachée et qui sert au passage de l'air de la respiration et à la production des sons. Ce double usage du larynx est remarquable, car il ne peut remplir en même temps les deux fonctions.

Situation. — Le larynx est situé en avant de la colonne vertébrale dont il est séparé par le pharynx, au-dessous de l'os hyoïde et de la base de la langue.

Mobilité, moyens de fixité. — Le larynx est fixé, dans la région qu'il occupe : 1° par la membrane thyro-hyoïdienne qui suspend cet organe à la base de la langue; 2° par le pharynx, qui s'insère en partie sur ses faces latérales et postérieure.

Le larynx, très mobile, a un mouvement vertical dans lequel cet organe peut monter vers la langue dans une étendue de 2 à 3 centimètres (ce mouvement est déterminé par la contraction du pharynx). Le bol alimentaire le porte en avant en traversant la cavité pharyngienne.

Forme. — Le larynx a la forme d'une pyramide triangulaire à base dirigée en haut. L'angle antérieur de cette pyramide présente une saillie beaucoup plus marquée dans le sexe masculin : c'est la *pomme d'Adam.*

Dimensions. — Dans les premières années, le larynx est très peu développé. Il prend de l'accroissement, surtout à l'époque de la puberté, en même temps que les organes génitaux, et ses dimensions sont plus considérables chez l'homme que chez la femme.

Les dimensions moyennes du larynx d'un homme adulte sont les suivantes :

Diamètre vertical, 44 mill. ; transversal, 40 mill.; antéro-postérieur, 36 mill.

Le larynx de la femme adulte présente en moyenne :

Diamètre vertical, 36 mill.; transversal, 41 mill.; antéro-postérieur, 26 mill.

On voit par ces chiffres que le larynx de l'homme l'emporte sur celui de la femme de 8 mill. en hauteur; de 2 millimètres en largeur et de 10 mill. d'avant en arrière.

§ 1. — CONFORMATION EXTÉRIEURE ET RAPPORTS

Nous avons déjà vu que le larynx a la forme d'une pyramide triangulaire à base supérieure. De ses trois faces, l'une est postérieure et les deux autres latérales; ses bords sont antérieur et latéraux.

Les premiers hommes qui s'occupèrent d'anatomie, comme Platon, croyaient que l'air, les aliments et les boissons passaient indistinctement par la trachée artère. Ce fut Érasistrate qui réfuta cette erreur et qui démontra la présence de l'œsophage, conduisant les aliments et les boissons dans l'estomac.

La *base* de la pyramide que représente le larynx est située en arrière de la base de la langue et de l'os hyoïde, et présente l'orifice supérieur du larynx ouvert dans le pharynx. De cette base, la muqueuse du larynx se porte sur la langue en avant et sur le pharynx en arrière et sur les côtés. L'orifice supérieur du larynx présente en avant un couvercle qui le protège pendant la déglutition : c'est l'épiglotte (fig. 31).

Le *sommet* du larynx se confond avec la trachée ; il correspond au corps de la septième vertèbre cervicale et, dans l'extension de la tête, à celui de la cinquième. Ces rapports sont variables selon les individus.

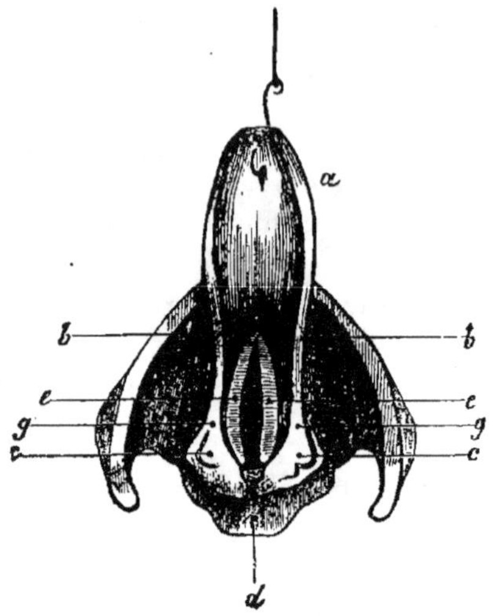

Fig. 31. — Orifice supérieur du larynx.

a, épiglotte. — *b, b,* gouttière intermédiaire à l'épiglotte et au cartilage thyroïde. — *c, c,* cartilage aryténoïde. — *d,* face postérieure du larynx. — *e, e,* cordes vocales supérieures. — *g, g,* replis aryténo-épiglottiques.

La *face postérieure* forme une partie de la paroi antérieure du pharynx ; elle est recouverte par la muqueuse pharyngienne.

Les *faces latérales* sont formées par le cartilage cricoïde et surtout par le thyroïde. Elles sont recouvertes par les lobes du corps thyroïde, par les muscles sterno-thyroïdiens et thyro-hyoïdiens profondément, et par les muscles sterno-mastoïdiens superficiellement. L'artère thyroïdienne supérieure longe la partie postérieure de ces faces pour se porter au corps thyroïde.

Le *bord antérieur*, qui présente à sa partie supérieure la *pomme d'Adam,* est recouvert en haut par la ligne blanche cervicale, dépendance de l'aponévrose cervicale superficielle, et plus bas par l'isthme du corps thyroïde.

Les *bords latéraux* sont situés contre la colonne vertébrale. Ils sont en rapport en dehors avec les lobes du corps thyroïde et l'artère carotide primitive, et sur un plan plus éloigné avec la veine jugulaire interne et le nerf pneumogastrique.

Au-dessus de la pomme d'Adam, sur la face postérieure de l'os hyoïde, il existe une bourse séreuse, *thyro-hyoïdienne,* assez développée, signalée par Malgaigne, et qui sert au glissement du larynx sur l'os hyoïde.

§ 2. — CONFORMATION INTÉRIEURE

La cavité du larynx est rétrécie vers le milieu. La partie étroite constitue la *glotte,* la portion élargie qui est au-dessus s'appelle *vestibule* de la glotte ou portion *sus-glottique* du larynx, et la portion élargie qui est au-dessous est connue sous le nom de portion *sous-glottique*.

La portion *sus-glottique* est une vaste cavité en forme d'entonnoir, s'ouvrant largement en haut dans le pharynx, et se rétrécissant peu à peu sur ses côtés vers la glotte. Cette cavité est limitée, en haut et en avant, par l'épiglotte, en arrière par les cartilages aryténoïdes et le muscle ary-aryténoïdien, et sur les côtés par la face interne du cartilage thyroïde doublée du repli aryténo-épiglottique.

La *portion sous-glottique*, cylindrique, se continue directement avec la trachée. Vers la glotte cette portion se rétrécit insensiblement.

Glotte. — La glotte est la portion rétrécie de la cavité du larynx, ou mieux, la glotte est l'*espace compris entre les deux cordes vocales inférieures* (1).

La glotte a une *forme* à peu près triangulaire sur le vivant, et ovalaire sur le cadavre, à cause du relâchement des cordes vocales. Le triangle que représente cet espace a son sommet en avant. Ce triangle s'élargit au niveau de sa base pendant le repos du larynx et pendant la production de sons graves, tandis qu'il se rétrécit pendant la phonation et surtout dans la production de sons aigus.

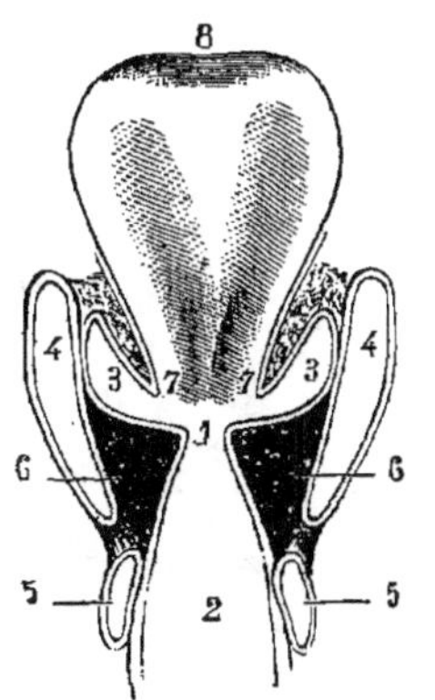

Fig. 32. — Coupe verticale et transversale du larynx.

1, glotte et bord libre des deux cordes vocales inférieures. — 2, portion sous-glottique de la cavité du larynx. — 3, 3, coupe des ventricules du larynx remontant entre la corde vocale supérieure et le cartilage thyroïde. — 4, 4, coupe du cartilage thyroïde. — 5, 5, coupe du cricoïde. — 6, 6, coupe du muscle thyro-aryténoïdien et de la corde vocale inférieure qu'il double. — 7, 7, bord libre des cordes vocales supérieures. — 8, épiglotte.

Les *dimensions* de la glotte varient dans les deux sexes.

Chez l'homme, le diamètre antéro-postérieur est de 20 millimètres, en moyenne, tandis que chez la femme il n'est que de 16.

La base du triangle varie, selon le degré d'ouverture de la glotte, depuis 2 millimètres jusqu'à 15 chez l'homme, et 10 chez la femme.

A l'état de repos, cette base est de 5 millimètres chez la femme et de 8 chez l'homme.

La glotte n'occupe pas seulement l'interstice des cordes vocales, mais aussi l'interstice qui sépare les deux cartilages aryténoïdes, d'où la division de la glotte en deux parties : la glotte *inter-liga-*

(1) Casserius est l'un des premiers anatomistes qui n'aient pas confondu la glotte avec l'ouverture supérieure du larynx, confusion faite plus tard par Riolan. Littre lui-même a commis la même erreur, en 1718 (*Mém. de l'Acad. roy. des sc. de Paris*, p. 299), lorsqu'il dit : « On entend par glotte l'entrée du larynx ».

menteuse ou glotte vocale, qui occupe les 4/5 antérieurs, et la glotte *inter-cartilagineuse* ou glotte respiratoire, qui occupe le 5ᵉ postérieur.

Cordes vocales. — Les cordes vocales sont des replis ligamenteux au nombre de quatre, se portant de l'angle rentrant du cartilage thyroïde à la partie antérieure des cartilages aryténoïdes. On distingue deux cordes vocales supérieures, droite et gauche, et deux cordes vocales inférieures, droite et gauche.

Pour bien voir les cordes vocales et les ventricules du larynx, il faut diviser un larynx sur la ligne médiane et d'avant en arrière ; on voit sur chaque moitié deux cordes vocales et l'ouverture d'un ventricule.

Cordes vocales supérieures. — Elles s'insèrent par leur extrémité antérieure à l'angle rentrant du cartilage thyroïde, à 3 millimètres au-dessus des cordes vocales inférieures, tandis que leur extrémité postérieure se fixe dans une dépression qu'on remarque à la face antérieure de l'aryténoïde. Elles représentent deux replis minces, formant la paroi interne du ventricule du larynx. Leur bord libre, inférieur, forme le bord supérieur de l'orifice du ventricule. Leur longueur moyenne est de 20 millimètres chez l'homme et de 16 chez la femme.

Cordes vocales inférieures. — Elles sont plus épaisses que les supérieures et plus rapprochées de la ligne médiane. Ces cordes sont des reliefs de la surface interne du larynx, plutôt que des replis. Leur extrémité antérieure s'insère à 3 millimètres au-dessous des supérieures, dans l'angle rentrant du cartilage thyroïde, sur un tubercule cartilagineux commun à la corde droite et à la corde gauche. Leur extrémité postérieure s'insère à l'apophyse interne, ou antérieure, du cartilage aryténoïde. La corde vocale inférieure est en rapport par sa face externe avec le muscle thyro-aryténoïdien.

Les cordes vocales sont disposées de telle façon qu'on aperçoit deux triangles isocèles superposés lorsqu'on regarde le larynx par son orifice supérieur, tandis qu'on n'aperçoit qu'un seul triangle

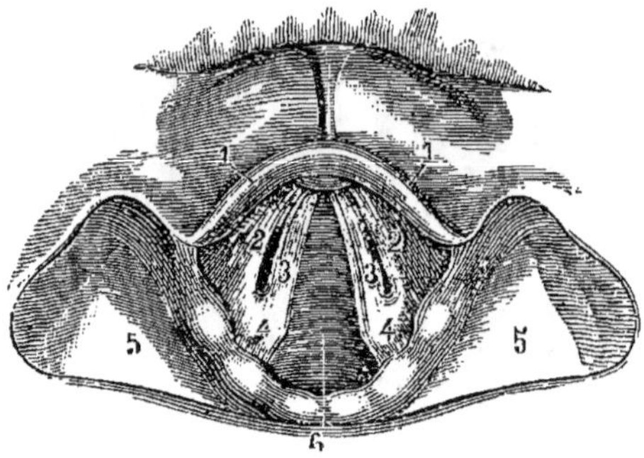

Fig. 33. — Larynx vu au laryngoscope.

1, 1, partie antérieure. — 2, 2, cordes vocales supérieures. — 3, 3, cordes vocales inférieures. — 4, 4, cartilages aryténoïdes. — 5, 5, gouttières latérales du pharynx. — 6, cavité de la glotte.

quand on regarde cette cavité par l'orifice inférieur. Les cordes
vocales inférieures étant plus rapprochées de la ligne médiane que
les supérieures, et le courant d'air phonateur venant de bas en
haut et rencontrant les cordes infé-
rieures, on comprend que seules elles
entrent en vibration dans la production des sons, et que le nom de *glotte*
ait été réservé à l'espace qui les séparer

Un appareil musculaire est annexé
aux cordes vocales, soit pour les rapprocher et fermer la glotte, soit pour
les écarter et la dilater, soit pour tendre les cordes vocales. Cet appareil est
constitué par les muscles du larynx.

Ventricules du larynx. — De chaque
côté de la glotte, entre les cordes vocales supérieure et inférieure du même
côté, se trouve une cavité connue sous
le nom de *ventricule* du larynx, ou
ventricule de Morgagni, cavité qui
présente un orifice en forme de boutonnière antéro-postérieure, limité par
les deux cordes vocales du même côté.
Elle se prolonge en haut entre la face
postérieure du cartilage thyroïde et la

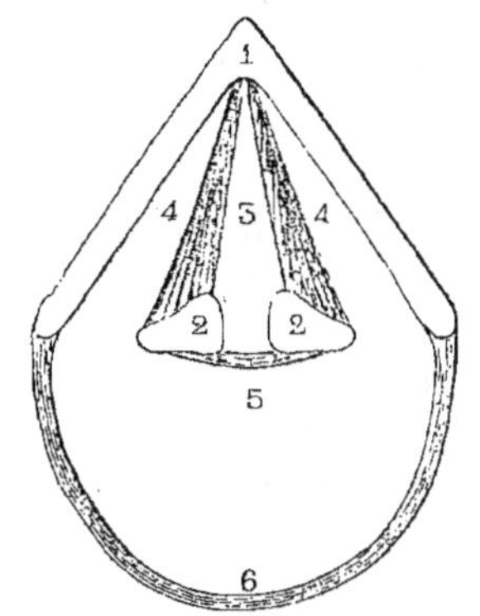

Fig. 34. — Glotte. Coupe horizontale du larynx et du pharynx au niveau de la glotte.

1, coupe du cartilage thyroïde. —
2, 2, coupe de la base des aryténoïdes séparés par la glotte inter-
cartilagineuse. — 3, glotte inter-
ligamenteuse. — 4, 4, muscles thyro-
aryténoïdiens doublant la corde
vocale inférieure. — 5, muscle
aryténoïdien limitant la glotte en
arrière. — 6, coupe du pharynx
s'insérant au cartilage thyroïde.

corde vocale supérieure. Ce prolongement, ou *sinus de Morgagni*,
est plus ou moins profond selon les individus. Les deux cordes
vocales n'ont pas la même forme ; la supérieure a la forme d'un
repli mobile séparant le ventricule de la cavité du larynx, tandis
que l'inférieure est un simple relief de la face interne du larynx.

§ 3. — STRUCTURE DU LARYNX

Le larynx est composé : 1° d'un *squelette* cartilagineux dont les
pièces sont séparables ; 2° d'*articulations* qui unissent ces pièces
entre elles et avec les parties voisines : 3° d'une *couche fibreuse
élastique* qui recouvre la surface interne du larynx ; 4° de *muscles*
qui déterminent des modifications dans la conformation de la
glotte ; 5° d'une *membrane muqueuse* qui tapisse toute la cavité
du larynx ; 6° de *vaisseaux* et de *nerfs*.

1° *Cartilages du larynx.*

Le squelette du larynx se compose de neuf pièces cartilagineuses, trois paires, trois impaires. Les cartilages *impairs* sont,

en procédant de haut en bas : l'*épiglotte*, le cartilage *thyroïde* et le cartilage *cricoïde*. Les cartilages *pairs* sont : les cartilages *aryténoïdes*, les cartilages *corniculés de Santorini* et les cartilages de *Wrisberg*.

Epiglotte. — L'épiglotte est un fibro-cartilage situé en avant de l'orifice supérieur du larynx, qu'il surmonte, et sur lequel il s'applique lorsque la base de la langue se porte en arrière pendant la déglutition.

C'est une lamelle mince, élargie à sa partie supérieure, rétrécie à sa partie inférieure.

Le *sommet* s'insère dans l'angle rentrant du cartilage thyroïde, au moyen du *ligament thyro-épiglottique*, au-dessus des cordes vocales supérieures.

La *base* est libre. Elle est séparée de la base de la langue par un sillon transversal.

La *face antérieure* est concave de haut en bas, convexe transversalement. Dans sa moitié inférieure, elle est séparée de l'os hyoïde et de la membrane thyro-hyoïdienne par un paquet graisseux connu sous le nom de *glande de Morgagni*. Dans sa moitié supérieure, elle est libre et présente trois replis étendus de l'épiglotte à la langue, un repli *glosso-épiglottique médian* et deux replis *glosso-épiglottiques latéraux*.

La *face postérieure* est concave transversalement et convexe de haut en bas. Cette face présente les orifices des glandes épiglottiques.

Le *tubercule épiglottique* est un petit bourrelet situé au milieu de cette face.

Les *bords* donnent insertion aux replis aryténo-épiglottiques et à deux replis muqueux qui se portent en dehors vers le pharynx.

Cartilage thyroïde. — Le plus volumineux des cartilages du larynx, le thyroïde, de forme quadrilatère, peut être comparé à un livre demi-ouvert dont l'ouverture regarderait en arrière.

La *face antérieure* présente, sur la ligne médiane et en haut, la saillie connue sous le nom de *pomme d'Adam*. De chaque côté, elle s'incline en arrière et en dehors et présente une *corde fibreuse*, sorte de ligament dirigé de haut en bas et d'arrière en avant, et inséré par ses deux extrémités sur deux tubercules du cartilage thyroïde. Cette corde fibreuse donne insertion par sa lèvre inférieure au muscle sterno-thyroïdien, et par sa lèvre supérieure au thyro-hyoïdien.

La *face postérieure* du thyroïde présente sur la ligne médiane un angle rentrant sur lequel s'insèrent de haut en bas : le sommet de l'épiglotte, les cordes vocales supérieures, les cordes vocales inférieures et le muscle thyro-aryténoïdien. Les parties latérales de cette face postérieure sont en rapport avec les ventricules du larynx.

Le *bord supérieur* est sinueux et présente sur la ligne médiane, au-dessus de la pomme d'Adam, une échancrure très profonde. Ce bord peut être comparé à deux S réunies sur la ligne médiane ; il donne insertion à la membrane thyro-hyoïdienne.

Le *bord inférieur*, sinueux aussi, est beaucoup moins étendu que le bord supérieur. Il présente sur la ligne médiane une échancrure arrondie peu profonde, et de chaque côté, en procédant de dedans en dehors : 1° un tubercule sur lequel s'insère l'extrémité inférieure de la corde fibreuse que nous avons signalée sur la face antérieure du cartilage ; 2° une échancrure ; 3° la petite corne du thyroïde.

Les *bords postérieurs*, ou *latéraux*, regardent la colonne vertébrale dont ils sont séparés par un petit intervalle. Ces bords donnent insertion à l'aponévrose du pharynx et aux muscles constricteur inférieur du pharynx, pharyngo-staphylin et stylo-pharyngien. Légèrement sinueux, les bords postérieurs du cartilage thyroïde se terminent à leurs extrémités par deux prolongements. Le prolongement supérieur, *grande corne* du cartilage thyroïde, présente 1 centimètre 1/2 à 2 centimètres de longueur ; il est relié à la grande corne de l'os hyoïde. Le prolongement inférieur, ou *petite corne* du thyroïde, présente une longueur de 6 à 7 millimètres. Cette petite corne s'incline un peu en dedans et présente à son sommet une facette articulaire qui regarde en dedans et en bas, et qui s'articule avec la face latérale du cartilage cricoïde.

Cartilage cricoïde. — Ce cartilage est situé au-dessous du précédent ; il forme la partie inférieure du larynx. On l'a comparé à une bague dont le chaton serait situé en arrière. Il présente, en effet, comme un anneau, une surface intérieure, une surface extérieure, un bord supérieur et un bord inférieur.

La *surface intérieure* est recouverte par la muqueuse laryngée : elle fait suite à la muqueuse buccale.

La *surface extérieure* présente : 1° en avant, une crête médiane de chaque côté de laquelle s'insère le sommet du muscle crico-thyroïdien ; 2° en arrière, une crête médiane de chaque côté de laquelle s'insère, au niveau d'une dépression, la base du muscle crico-aryténoïdien postérieur ; 3° de chaque côté, une surface articulaire plane pour la petite corne du cartilage thyroïde.

Le *bord supérieur* est incliné de haut en bas et d'arrière en avant. Ce bord donne insertion en avant à la membrane crico-

thyroïdienne, et sur les côtés au muscle crico-aryténoïdien latéral. A la partie postérieure de ce bord se trouve, de chaque côté
de la ligne médiane, une surface articulaire, pour l'articulation
du cartilage aryténoïde. Les parties latérales de ce bord présentent une épaisseur plus considérable que les autres parties.

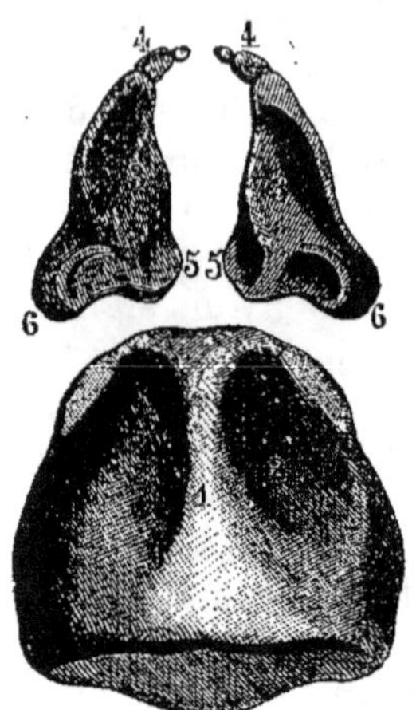

Fig. 35. — Cartilages du larynx vus en arrière.

1, crête médiane de la face postérieure du cricoïde. — 2, dépression pour l'insertion du crico-aryténoïdien postérieur. — 3, 3,
aryténoïdes. — 4, 4, cartilages corniculés. — 5, 5, apophyse
interne du cartilage aryténoïde. — 6, 6, apophyse externe.

Le *bord inférieur* du cartilage cricoïde est horizontal. Il s'articule avec le premier anneau de la trachée ; il présente une saillie en avant, et deux saillies en arrière, de chaque côté de la ligne médiane.

Cartilages aryténoïdes. — Les cartilages aryténoïdes, au nombre de deux, sont situés à la partie postérieure du bord supérieur du cartilage cricoïde. Ils concourent à limiter en arrière l'orifice supérieur du larynx.

(*L'étude complète de ces cartilages et la connaissance exacte de leurs rapports sont indispensables pour se rendre compte de l'action des divers muscles du larynx. C'est sur ces cartilages que s'insèrent les quatre cordes vocales*).

L'aryténoïde a la forme d'une pyramide triangulaire qui surmonte le cartilage cricoïde, et dont le sommet s'incline vers la ligne médiane. On lui décrit une base, un sommet, trois faces et trois bords.

La *base* s'articule avec le bord supérieur du cricoïde ; elle est concave d'avant en arrière, et se place sur le cricoïde *comme un homme sur un cheval*, de sorte qu'une portion de cette base fait saillie dans la cavité du larynx, tandis que l'autre portion fait saillie en dehors. La portion de la base de l'aryténoïde, saillante dans la cavité laryngée, est l'*apophyse interne, antérieure* ou *vocale* de l'aryténoïde ; la portion située en dehors est l'*apophyse externe* ou *postérieure* ou *musculaire*. Sur l'apophyse antérieure ou interne, s'insère la corde vocale inférieure, tandis que l'apophyse postérieure ou externe donne attache aux muscles crico-aryténoïdien postérieur et crico-aryténoïdien latéral. Je rappelle que l'apophyse antérieure ou interne, de même que la corde vocale qui s'y insère, est plus rapprochée de la ligne médiane que l'apophyse postérieure ou externe.

Le *sommet* s'incline en dedans vers celui du côté opposé. Il est surmonté par le *cartilage corniculé* de Santorini.

La *face postérieure* est lisse et concave ; elle donne insertion au muscle ary-aryténoïdien.

La *face interne*, lisse et concave également, est recouverte par la muqueuse laryngée. Elle limite la glotte inter-cartilagineuse ou glotte respiratoire.

La *face antérieure* est un peu irrégulière ; elle présente, vers la partie moyenne et un peu en dehors, une dépression sur laquelle s'insère la corde vocale supérieure.

Les *bords* de l'aryténoïde séparent les faces. Le bord externe, le seul important, convexe, donne insertion au muscle thyro-aryténoïdien.

Les aryténoïdes jouissent d'une très grande mobilité. Sous l'influence des muscles, ils exécutent toutes sortes de mouvements. Ils s'inclinent en avant, en arrière et de chaque côté ; de plus, ils peuvent se rapprocher l'un de l'autre. Parmi tous ces mouvements, il en est un très important : c'est un mouvement de bascule, dans lequel l'une des apophyses de la base du cartilage se porte en sens inverse de l'autre. *Lorsque l'apophyse externe du cartilage se porte en bas, l'interne se porte en haut ; lorsqu'elle se porte en dedans, l'interne se porte en dehors,* etc.

Cartilages péri-aryténoïdiens. — Autour des aryténoïdes se développent de petits nodules cartilagineux, les cartilages de Santorini, ceux de Wrisberg, les sésamoïdes antérieurs et postérieurs ainsi que le cartilage inter-aryténoïde. Les *cartilages corniculés de Santorini* (1) sont deux noyaux cartilagineux, de la grosseur d'un grain de millet, situés au sommet des aryténoïdes. Les *cartilages de Wrisberg*, mieux décrits par Morgagni, mériteraient le nom de *cartilages de Morgagni*. Ce sont deux noyaux des replis aryténo-épiglottiques, voisins du cartilage aryténoïde. Les *cartilages sésamoïdes antérieurs* sont deux noyaux cartilagineux, décrits par C. Mayer, non constants, situés en dehors des cordes vocales inférieures. Ce sont plutôt des noyaux fibreux. Les *cartilages sésamoïdes postérieurs*, découverts par Luschka, sont deux noyaux situés à là partie supérieure de l'aryténoïde. Enfin, le *cartilage interaryténoïde* a été également découvert par Luschka. C'est un noyau cartilagineux situé entre les deux aryténoïdes. Il a la grosseur d'un grain d'orge perlée, et il est situé sous la muqueuse, en arrière du muscle aryténoïdien. Il est entouré de glandules.

Tous ces *cartilages péri-aryténoïdiens* sont reliés à l'aryténoïde par du tissu conjonctif plus ou mois condense.

(1) Santorini (Jean-Dominique), né en 1681, mort en 1737. Professeur d'anatomie à Venise. Elève de Bellini.

Structure des cartilages du larynx. — Les *cartilages du larynx* sont des *cartilages périchondrés*. Ils s'incrustent souvent de sels calcaires à partir de vingt à vingt-deux ans, selon Chievitz ; ils prennent alors une consistance dure et résistante, presque osseuse, et deviennent vasculaires. On ne peut cependant pas dire qu'ils se soient ossifiés ; il est impossible de retrouver dans leur tissu modifié l'élément caractéristique du tissu osseux, l'ostéoplaste. La *carie* et la *nécrose* peuvent frapper les cartilages calcifiés et déterminer des *abcès* de la région du cou, ainsi que l'*œdème de la glotte* (voy. *Tissu cartilagineux*).

La *cartilage thyroïde* offre *sur la ligne médiane* une portion verticale losangique, formée de *tissu élastique*. Elle est disposée de telle façon que les deux cordes vocales inférieures s'insèrent par un seul tubercule sur cette portion élastique ; lorsqu'il y a fracture verticale du cartilage thyroïde, la lésion siège toujours à l'union de cette portion élastique et d'une des moitiés de ce cartilage, mais jamais sur la partie élastique, de sorte que les deux cordes vocales inférieures ne sont jamais séparées. Cette partie médiane élastique, appelée *cartilage vocal* par Rambaud et Renault, est la *lamina médiana*, décrite plus tard par Luschka.

L'épiglotte, les cartilages péri-aryténoïdiens, le sommet et l'apophyse interne de l'aryténoïde sont formés de *cartilage élastique*. Les cartilages corniculés de Santorini sont des fibro-cartilages.

2° Articulations du larynx.

On appelle articulations *intrinsèques* les articulations des diverses pièces du larynx entre elles ; les autres sont les articulations *extrinsèques*. Dans les premières, nous trouvons les articulations crico-thyroïdienne et crico-aryténoïdienne. Les articulations trachéo-cricoïdienne et thyro-hyoïdienne constituent les secondes.

Articulation crico-thyroïdienne. — Le thyroïde et le cricoïde s'articulent sur la ligne médiane et sur les parties latérales.

1° *Sur la ligne médiane* se trouve une membrane fibreuse élastique, *membrane crico-thyroïdienne*, qui s'insère au bord supérieur du cricoïde et au bord inférieur du thyroïde. Cette membrane, de forme triangulaire, est traversée par l'artère laryngée inférieure, et par les filets terminaux du nerf laryngé externe.

2° *Sur les parties latérales*, les petites cornes du thyroïde s'articulent avec les facettes articulaires latérales du cricoïde pour former une arthrodie. Ces facettes articulaires sont pourvues de cartilages, lubrifiées par la synovie, et sont maintenues en rapport par des fibres irrégulièrement disséminées, en forme de *capsule*, autour de l'articulation ; ces fibres constituent principalement un *ligament antérieur* et un *ligament postérieur*, étendus de la petite corne du thyroïde à la face latérale du cricoïde.

Articulation crico-aryténoïdienne. — Cette articulation est formée par les facettes articulaires de la base du cartilage aryténoïde et du bord supérieur du cricoïde. La base de l'aryténoïde est concave d'avant en arrière, et se moule sur la facette convexe du cricoïde. Ces deux facettes articulaires sont pourvues de cartilage et ne forment nullement, comme le disent quelques auteurs, une articulation par emboîtement réciproque. Cette articulation est pourvue d'une synoviale. Autour d'elle on trouve une capsule fibreuse, très lâche, qui permet aux aryténoïdes des mouvements extrêmement étendus, capsule renforcée en dedans par le ligament crico-aryténoïdien.

Articulation trachéo-cricoïdienne. — Le cricoïde s'articule avec le premier anneau cartilagineux de la trachée. Les trois saillies du bord inférieur du cricoïde s'articulent directement avec la portion médiane et avec les extrémités de l'anneau trachéal. Entre les trois saillies du cricoïde existent trois petits espaces qui sont comblés par une membrane fibreuse élastique.

Articulation thyro-hyoïdienne. — L'os hyoïde et le cartilage thyroïde s'unissent sur la ligne médiane et sur les parties latérales.

1° Ces deux organes sont réunis sur la *ligne médiane* par la *membrane thyro-hyoïdienne*, membrane fibro-élastique étendue du bord supérieur du thyroïde au bord supérieur de l'os hyoïde. Cette membrane, présente 2 à 3 centimètres de hauteur et 4 à 5 centimètres de largeur. Elle est en rapport, en arrière, avec l'épiglotte et une certaine quantité de tissu graisseux ; en avant, avec la face postérieure de l'os hyoïde, dont elle est séparée par la bourse séreuse thyro-hyoïdienne, avec les muscles thyro-hyoïdiens, les vaisseaux et les nerfs laryngés supérieurs.

2° Sur les parties latérales, l'os hyoïde et le cartilage thyroïde sont unis par deux ligaments de 2 à 3 centimètres de longueur, étendus de la grande corne de l'os hyoïde à la grande corne du cartilage thyroïde. Ces deux ligaments, qui ne sont que l'épaississement des bords latéraux de la membrane thyro-hyoïdienne, sont connus sous le nom de ligaments *thyro-hyoïdiens latéraux*. Selon Luschka, ils se continuent avec la membrane fibro-élastique du pharynx.

3° *Couche fibreuse élastique du larynx.*

Cette couche, indiquée par Lauth, est située entre la muqueuse et les cartilages, de sorte que le larynx offrirait de dedans en dehors, un tube muqueux, un tube fibreux élastique et un tube musculo-cartilagineux. De bas en haut, cette couche recouvre le périchondre du cricoïde et se confond avec la face profonde de la muqueuse, très adhérente à ce niveau ; un peu plus haut, elle se confond avec la membrane crico-thyroïdienne, s'épaissit et forme la *corde vocale inférieure,* composée presque uniquement de tissu élastique, et contenant à peine quelques fibres de tissu conjonctif. Elle s'enfonce dans les ventricules du larynx et forme une couche élastique très mince, qui double la muqueuse du ventricule. Ensuite, on la voit s'épaissir de nouveau, pour constituer la *corde vocale supérieure.* Celle-ci, quoique moins élastique que l'inférieure, renferme une quantité considérable de fibres élastiques fines anastomosées en réseau.

Les éléments des deux cordes vocales se confondent, à leur extrémité postérieure, avec le tissu conjonctif et les fibres élastiques du périchondre. En avant, ceux de la corde vocale inférieure se fixent sur la portion élastique médiane du thyroïde, tandis que ceux de la corde vocale supérieure se portent, partie sur le périchondre et partie sur cette même portion élastique. Les cordes vocales supérieures sont recouvertes par de l'épithélium cylindrique à cils vibratiles, tandis que les cordes vocales inférieures, les *vraies cordes vocales*, ont un *épithélium pavimenteux stratifié.*

Sur un point un peu plus élevé, cette couche se porte dans l'épaisseur du repli aryténo-épiglottique, après avoir recouvert le périchondre de la partie postérieure du thyroïde, et formé le ligament aryténo-épiglottique, où l'on trouve un mélange à parties égales de tissu conjonctif et de tissu élastique. En avant, elle laisse l'épiglotte et se confond avec la face postérieure de la membrane thyro-hyoïdienne, un peu moins riche en éléments élastiques que la membrane crico-thyroïdienne ; elle soulève la muqueuse à ce niveau, offre moins de fibres élastiques et forme les replis connus sous les noms de *replis glosso-épiglottiques médian* et *latéraux.* En arrière, au niveau du muscle ary-aryténoïdien, elle s'amincit et se confond avec la face profonde de la muqueuse.

4° *Muscles intrinsèques du larynx.*

Les *muscles intrinsèques* du larynx font partie intégrante du larynx, et s'insèrent par leurs deux extrémités aux pièces cartilagineuses de cet appareil. Les muscles extrinsèques s'étendent du larynx aux régions voisines ; ils ont été décrits.

Les muscles intrinsèques sont au nombre de neuf, dont un impair et quatre pairs. Le muscle impair est situé en arrière : c'est *l'ary-aryténoïdien.* Les muscles pairs sont ainsi disposés : en avant, le *crico-thyroïdien* ; en arrière, le *crico-aryténoïdien postérieur* ; sur les côtés, le *crico-aryténoïdien latéral* et le *thyro-aryténoïdien*.

Les dénominations des muscles du larynx sont quelquefois une difficulté pour les élèves. Cependant, il est facile de la vaincre. Pour cela, il suffit de remarquer que, d'après la nomenclature de Chaussier, les muscles, de même que les ligaments et les vaisseaux du larynx, portent les noms des cartilages sur lesquels s'insèrent les uns, entre lesquels passent les autres. Il faut, en un mot, se rappeler seulement les dénominations *épiglotte*, *thyroïde*, *cricoïde* et *aryténoïde*, avec lesquelles on construit les noms de tous les muscles, ligaments et vaisseaux du larynx, en combinant de diverses façons les noms des cartilages.

Les muscles du larynx sont des muscles striés d'un petit volume. Tous ces muscles ont pour but la *dilatation* ou la *constriction de la glotte*, c'est-à-dire l'écartement ou le rapprochement des cordes vocales. Aussi, les voyons-nous tous, moins un, prendre leur insertion mobile sur le cartilage aryténoïde, cartilage d'une extrême mobilité, sur lequel s'insèrent les quatre cordes vocales. L'un d'eux est *dilatateur* de la glotte, tous les autres sont *constricteurs*.

1° Ary-aryténoïdien (fig. 36). — Appelé aussi aryténoïdien postérieur, ce muscle est situé à la face postérieure des deux aryténoïdes, et s'étend horizontalement de l'un à l'autre.

Insertions. — Il s'insère sur la face postérieure et sur le bord externe de ces deux cartilages.

Structure. — Deux espèces de fibres entrent dans la constitution de ce muscle : des fibres profondes transversales, qu'Albinus décrivait séparément sous le nom de muscle *aryténoïdien transverse*, et des fibres superficielles obliques, que le même anatomiste appelait *aryténoïdien oblique*. Ces fibres obliques se portent de la base du cartilage droit au sommet du cartilage gauche, et *vice versa*.

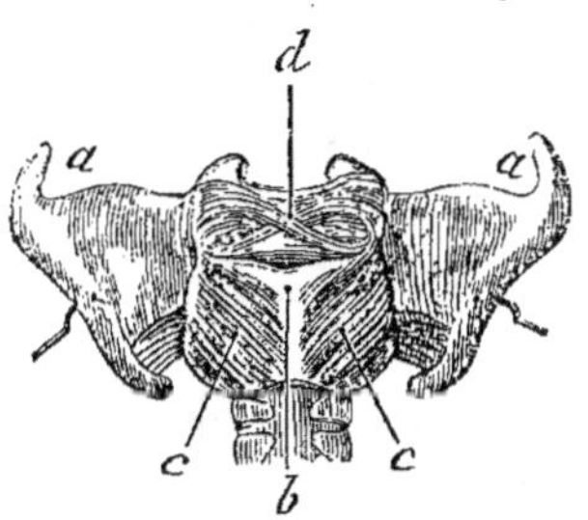

Fig. 36. — Face postérieure du larynx ; les bords postérieurs du cartilage thyroïde sont écartés.

a, a, grandes cornes du thyroïde. *b*, face postérieure du cricoïde. — *c, c*, muscle crico-aryténoïdien postérieur. — *d*, muscle ary-aryténoïdien.

Elles s'entre-croisent en sautoir sur la ligne médiane, et l'on peut voir, vers le sommet des aryténoïdes, quelques fibres se porter dans l'épaisseur du repli aryténo-épiglottique, où elles se mélangent à d'autres fibres venues du thyro-aryténoïdien. L'ensemble de ces fibres constitue un petit muscle spécial, très déve-

loppé chez quelques animaux, étendu du bord externe de l'aryténoïde à l'épiglotte, et connu sous le nom de *muscle aryténo-épiglottique*. Ce muscle est situé dans l'épaisseur du repli qui porte le même nom.

Rapports. — Ce muscle forme la partie postérieure de l'orifice supérieur du larynx. Sa face antérieure est recouverte par la muqueuse laryngée et sa face postérieure fait partie de la muqueuse du pharynx.

Action. — Ce muscle rétrécit la glotte. Les expériences de Longet, parfaitement
concluantes, démontrent que le muscle ary-aryténoïdien, rapprochant l'un de
l'autre les deux aryténoïdes, est constric-
teur de la glotte comme tous les autres muscles, le *crico-aryténoïdien postérieur* excepté.

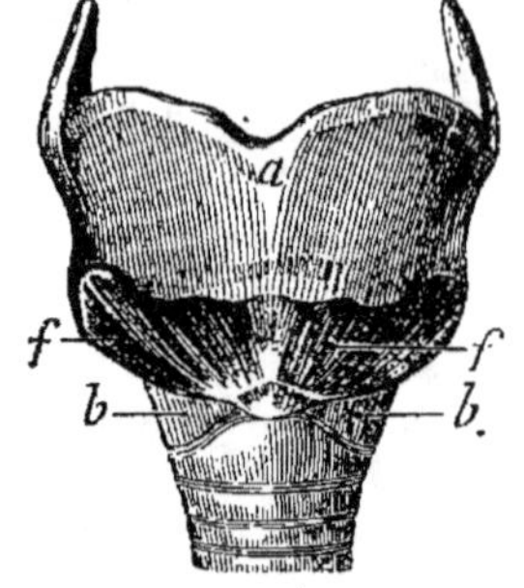

Fig. 37. — Face antérieure du larynx.

a, cartilage thyroïde. — *b*, *b*, cartilage cricoïde. — *f*, *f*, muscle crico-thyroïdien.

2° Crico-thyroïdien (fig. 37). — Petit muscle triangulaire pair,

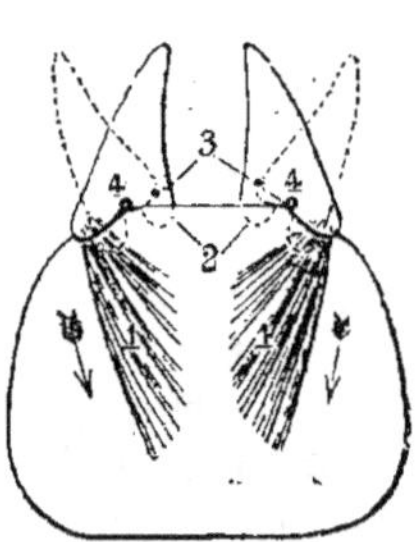

Fig. 38. — Action du crico-aryténoïdien postérieur (figure schématique).

1, 1, muscle crico-aryténoïdien postérieur. — 2, apophyse antérieure des aryténoïdes lorsque le muscle crico-aryténoïdien est au repos. — 3, position des
mêmes apophyses pendant la contraction
du muscle (l'intervalle qui les sépare est
augmenté). — 4, 4, point central autour
duquel semble pivoter le cartilage pendant l'action de ce muscle.

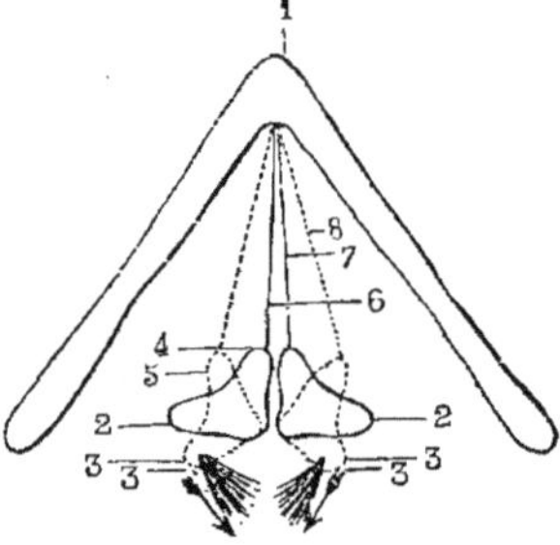

Fig. 39. — Coupe horizontale du larynx
au niveau des cordes vocales inférieures et de la base des cartilages
aryténoïdes (figure schématique).

1, pomme d'Adam. — 2, 2, apophyse externe de
l'aryténoïde lorsque la glotte est fermée. — 3, 3,
apophyse externe de l'aryténoïde lorsque la glotte
est dilatée ; l'apophyse est déplacée par le muscle
crico-aryténoïdien postérieur se contractant dans
le sens de la flèche. — 4, apophyse interne de
l'aryténoïde, la glotte étant fermée. — 5, apophyse
interne, la glotte étant dilatée. — 6, 7, cordes vocales inférieures, la glotte étant fermée. — 8, les
mêmes cordes vocales, dans la dilatation de la
glotte.

situé à la face antérieure du larynx, et dirigé de bas en haut et
de dedans en dehors.

Insertions. — Ce muscle prend son *point fixe* sur la face antérieure du cricoïde, à côté de la crête médiane. De là, il se porte

en haut et en dehors en s'élargissant, et s'insère par son *point mobile* à la petite corne, au bord inférieur et un peu à la face postérieure du thyroïde.

Rapports. — Recouvert par le muscle sterno-thyroïdien et la glande thyroïde, ce muscle recouvre la membrane crico-thyroïdienne et l'artère laryngée inférieure.

Action. — Tenseur des cordes vocales et, par conséquent, un peu constricteur de la glotte. Longet a mis ce fait hors de doute. En effet, lorsque le nerf laryngé supérieur qui anime ce muscle est coupé, les cordes vocales se relâchent, et la voix devient rauque. Si alors, au moyen d'une pince, on porte en avant le thyroïde, on tend les cordes vocales, et la voix reprend son timbre normal.

3° Crico-aryténoïdien postérieur (fig. 40). — Plus volumineux et de même forme que le précédent, ce muscle, pair, est situé à la face postérieure du larynx, au-dessous de la muqueuse pharyngienne.

Insertions. — Il prend son *point fixe* dans une grande étendue, sur la face postérieure du cricoïde, de chaque côté de la crête médiane. De là, ses fibres se portent en dehors et se réunissent pour s'insérer à l'apophyse externe ou postérieure de l'aryténoïde qui constitue le *point mobile*.

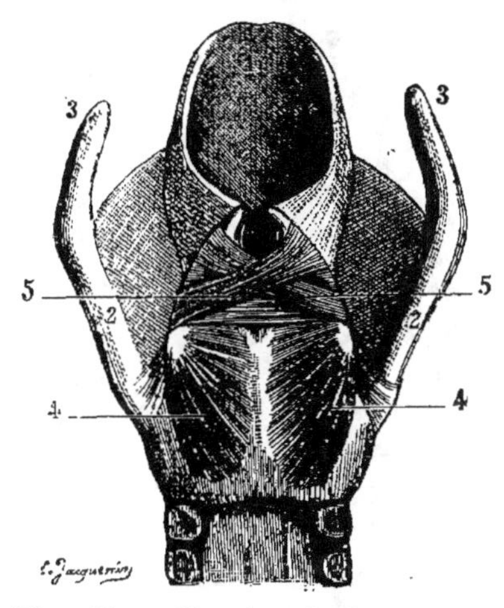

Fig. 40. — Muscles du larynx vus en arrière.

1, épiglotte. — 2, 2, bords postérieurs du thyroïde. — 3, 3, cornes supérieures du thyroïde. — 4, 4, muscles crico-aryténoïdiens postérieurs. — 5, 5, muscle ary-aryténoïdien.

Action. — Ce muscle est le seul *dilatateur de la glotte*. C'est lui qui maintient l'écartement des cordes vocales pendant la respiration et pendant la phonation. C'est un des principaux muscles inspirateurs. Lorsqu'il se contracte, il attire en bas et en dedans l'apophyse externe de l'aryténoïde, et porte, par conséquent, en dehors et en haut l'apophyse interne. La paralysie de ce muscle entraîne rapidement l'asphyxie.

4° Crico-aryténoïdien latéral. — Ce muscle, pair, triangulaire, est situé sur les côtés du larynx, entre la face postérieure du thyroïde et la couche fibreuse élastique qui tapisse la surface intérieure du larynx. Pour le découvrir, il faut diviser le cartilage thyroïde en dehors de la ligne médiane, et rejeter en arrière la plus petite des deux moitiés du cartilage (fig. 41).

Insertions. — Par son point *fixe*, ce muscle s'insère sur les parties latérales du bord supérieur du cricoïde et sur les bords de la membrane crico-thyroïdienne. De là, ses fibres se portent en haut et en arrière pour s'insérer, par un seul faisceau, à l'apophyse externe ou postérieure de l'aryténoïde qui constitue son *point mobile*.

Action. — Ce muscle rapproche les cordes vocales : il est donc constricteur de la glotte. Dans son action, il porte en bas et en avant l'apophyse externe, tandis que l'apophyse interne se porte en haut et en arrière vers celle du côté opposé.

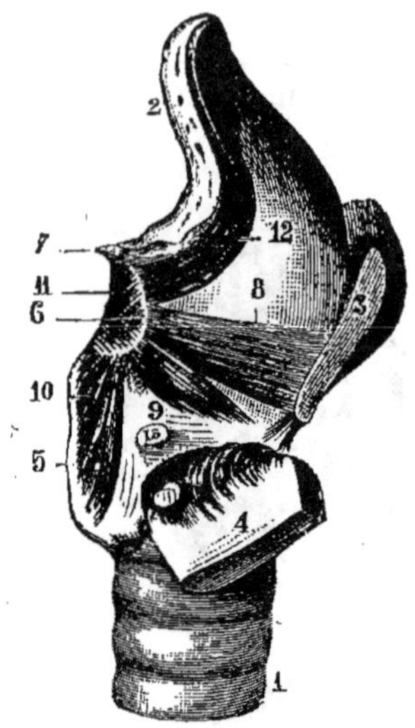

Fig. 41. — Muscles latéraux du larynx.

1, trachée-artère. — 2, épiglotte. — 3, coupe du cartilage thyroïde. — 4, portion latérale du thyroïde renversée ; on y voit la partie supérieure du muscle crico-thyroïdien. — 5, face postérieure du cricoïde. — 6, bord externe de l'aryténoïde. — 7, cartilage corniculé de Santorini. — 8, muscle thyro-aryténoïdien. — 9, muscle crico-aryténoïdien latéral. — 10, muscle crico-aryténoïdien postérieur. — 11, muscle ary-aryténoïdien. — 12, muscle aryténo-épiglottique. — 13, surface articulaire du cricoïde pour les petites cornes du thyroïde.

5° **Thyro-aryténoïdien.** — Ce petit muscle, pair, a la forme d'un ruban étendu d'avant en arrière. Il est situé immédiatement au-dessus du précédent, avec lequel il paraît se confondre, entre la face postérieure du thyroïde et la corde vocale inférieure.

Insertions. — Il prend son point d'*insertion fixe* dans l'angle rentrant du cartilage thyroïde, immédiatement au-dessus des fibres du muscle précédent. De là, il se porte en arrière, se place en dehors de la corde vocale inférieure sans s'y insérer, et se fixe au bord externe de l'aryténoïde, au-dessus du crico-aryténoïdien latéral. Ce point constitue son insertion mobile. Il est facile, dans les descriptions, de séparer ce muscle du crico-aryténoïdien latéral ; mais, lorsqu'on le dissèque, on voit que les deux muscles latéraux du larynx se confondent et ne forment qu'un seul et même muscle qu'on pourrait appeler thyro-crico-aryténoïdien.

Action. — Ce muscle a la même action que le précédent.

Structure des muscles du larynx. — Ces muscles striés, se contractent par paires, comme ceux de tous les appareils impairs, tels que pharynx et voile du palais dont les muscles droits et gauches se contractent en même temps.

Le *crico-thyroïdien* naît par un petit tendon, dont les fibres se confondent avec celles du périchondre du cartilage cricoïde ; à l'autre extrémité du muscle, il n'y a pas de tendon, et les fibres musculaires adhèrent directement au périchondre du thyroïde.

Le *crico-aryténoïdien postérieur* et le *crico-aryténoïdien latéral* se comportent de même ; leurs tendons se réunissent sur l'apophyse externe de l'aryténoïde, en mélangeant leurs fibres aux fibres du périchondre. Leur extrémité charnue adhère au périchondre du cricoïde. Le *thyro-aryténoïdien* n'a pas de tendons ; dirigées d'avant en arrière, et placées entre le thyroïde et la corde vocale inférieure, ses fibres adhèrent, en avant, au périchondre du thyroïde, tandis qu'en arrière elles se fixent sur la face externe du ligament élastique qui forme la corde vocale inférieure, jusqu'au bord externe du cartilage aryténoïde. L'*ary-aryténoïdien* se confond, par ses deux extrémités, au périchondre de la face postérieure des deux aryténoïdes.

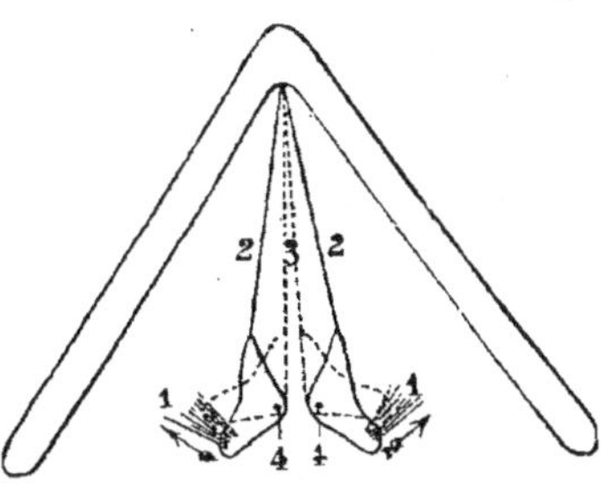

Fig. 42. — Action du crico-aryténoïdien latéral.

1, 1, muscle crico-aryténoïdien latéral portant l'apophyse externe de l'aryténoïde dans le sens de la flèche. — 2, 2, position des cordes vocales, le muscle étant dans le relâchement, la glotte est dilatée. — 3, position des cordes vocales pendant la contraction des muscles, la glotte est rétrécie. — 4, 4, point autour duquel l'aryténoïde semble pivoter pendant l'action du crico-aryténoïdien latéral.

Variétés. — Les muscles du larynx présentent de grandes variétés. On trouve quelquefois des muscles supplémentaires, thyro-trachéal, thyroïdien transverse et cérato-aryténoïdien (Gruber), crico-trachéal (Macalister), etc.

Sphincter du larynx. — Avant la formation de l'aryténoïde, chez l'embryon, les fibres musculaires supérieures du larynx forment une sorte de sphincter semblable à celui qui existe chez les amphibiens et les reptiles.

5° *Muqueuse du larynx.*

Le larynx est recouvert, dans toute l'étendue de sa surface intérieure, par une membrane muqueuse qui se continue en bas avec la muqueuse de la trachée, et en haut avec les muqueuses buccale et pharyngienne. La muqueuse laryngée est lisse et présente une coloration rosée.

Si nous la suivons de bas en haut, nous la voyons recouvrir la surface intérieure du cricoïde, la corde vocale inférieure, et pénétrer ensuite dans le ventricule du larynx, qu'elle tapisse dans

toute son étendue. Elle recouvre plus haut la corde vocale supérieure, puis le vestibule de la glotte, c'est-à-dire la face postérieure de l'épiglotte, la face antérieure du muscle ary-aryténoïdien et du cartilage aryténoïde, et la face interne des replis aryténo-
épiglottiques. La muqueuse arrive à l'orifice supérieur du
larynx et se confond à ce niveau avec les muqueuses buccale et
pharyngienne. En se réfléchissant de la face antérieure de l'épiglotte à la base de la langue, elle forme trois replis, *glosso-épiglottique médian* et *glosso-épiglottiques latéraux*. En passant de la
face antérieure du muscle ary-aryténoïdien à la face postérieure
du même muscle, elle devient muqueuse du pharynx. Enfin, en se
réfléchissant sur le bord libre des replis aryténo-épiglottiques,
elle s'applique à la face externe de ces replis, se confond avec la
muqueuse pharyngienne, et tapisse le fond d'une gouttière située
en dehors de ces replis, entre eux et la grande corne du cartilage
thyroïde.

La muqueuse laryngée est formée de deux couches (derme et
épiderme), de glandes, de vaisseaux et de nerfs.

Derme. — Il comprend deux couches : l'une située immédiatement au-dessous de l'épithélium, *couche réticulée;* l'autre, plus
profonde, contenant les glandes, *couche glandulaire.*

La *couche sous-épithéliale*, ou *réticulée*, est formée d'un fin
tissu réticulé qui présente tous les caractères du tissu adénoïde.
Dans ses mailles sont enserrés de nombreux leucocytes et des *follicules clos* (Coyne). Ces follicules sont très abondants dans la
muqueuse des cordes vocales inférieures. Ils peuvent s'ulcérer
dans la fièvre typhoïde et donner lieu aux graves symptômes du
laryngo-typhus; ils peuvent être le point de départ des *tumeurs
adénoïdes du larynx.*

C'est encore aux dépens de la couche réticulée du derme que
sont formées les *papilles.* Ces papilles, vasculaires ou nerveuses
rappellent absolument, par leur structure les papilles de la peau.
Elles sont abondantes au bord libre des cordes vocales inférieures.
Elles ont été décrites par le professeur Coyne, de Bordeaux.

Épithélium. — La *membrane vitrée*, qui supporte les cellules
épithéliales, est très nette ; elle forme comme une membrane
limitante qui sépare l'épithélium de la couche réticulée.

Aux bords de la glotte, on trouve un *épithélium pavimenteux
stratifié* à plusieurs couches.

Chez le nouveau-né, tout ce qui reste de la muqueuse laryngée
(face postérieure de l'épiglotte, replis aryténo-épiglottiques, ventricules) est recouvert par un *épithélium cylindrique stratifié à
cils vibratiles* (fig. 43) (voy. *Épithéliums*).

Chez l'adulte, l'épithélium à cils vibratiles est remplacé par l'*épithélium pavimenteux stratifié* dans plusieurs régions : à la face postérieure de l'épiglotte, à l'apophyse interne de l'aryténoïde, à la moitié supérieure de la face interne des replis aryténo-épiglottiques et sur la zone papillaire de la corde vocale inférieure. Cet épithélium est analogue à celui de la cavité pharyngienne.

Différences entre les diverses portions de la muqueuse laryngée. — La muqueuse adhère très intimement à la face postérieure de l'épiglotte, à la partie supérieure des replis aryto-épiglottiques, et au bord libre des cordes vocales inférieures. L'adhérence est beaucoup plus lâche au niveau de l'orifice supérieur du larynx, surtout sur les replis aryténo-épiglottiques,

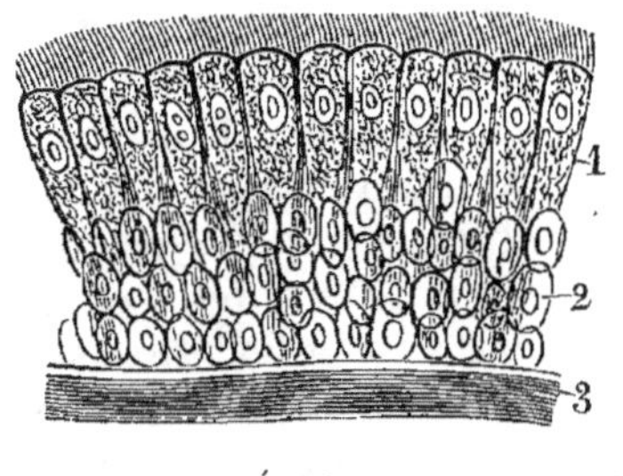

Fig. 43. — Épithélium cylindrique à cils vibratiles stratifié du larynx et de la trachée (d'après Kölliker).

1, cellules cylindriques développées avec leurs cils. — 2, cellules incomplètement développées. — 3, derme.

dans les ventricules et à la région interaryténoïdienne. On observe fréquemment à leur niveau l'*œdème de la glotte*. Ce nom est impropre, puisque l'œdème siège à l'orifice supérieur du larynx et non à la glotte. Dans cette maladie, la muqueuse enflammée est boursouflée, soulevée par l'*œdème*. Le mouvement de l'expiration est facile, parce que le courant d'air expirateur repousse au dehors les parties tuméfiées. Mais l'inspiration est pénible et sifflante, parce que, au moment où le vide tend à se faire dans le thorax, les bourrelets œdémateux et mobiles, formés par les replis aryténo-épiglottiques, tendent à se précipiter dans le larynx dont ils obstruent l'ouverture.

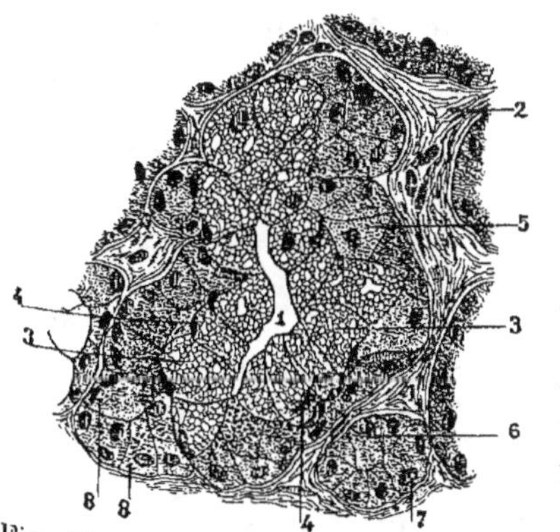

Fig. 44. — Glande acineuse de l'épiglotte du mouton (d'après Renaut).

1, cavité de l'acinus. — 2, tissu conjonctif avec cellules migratrices. — 3, 3, cellules mucipares. — 4, 4, noyaux aplatis des cellules mucipares. — 5, cellules séreuses ou croissants de Giannuzzi. — 6, cellules séreuses d'un petit acinus voisin renfermant des granulations de zymogène. — 7, cellules séreuses simples. — 8, 8, cellules mixtes contenant des granulations albuminoïdes et des granulations zymogènes.

Glandes. — La *couche glandulaire* contient des glandes en grappes nombreuses, plongées dans un tissu fibro-élastique assez épais (fig. 44).

On distingue les glandes *épiglottiques*, *aryténo-épiglottiques*, *aryténoïdiennes*, *glottiques*. Les culs-de-sac glandulaires renferment un épithélium cylindrique; le canal excréteur est revêtu d'un épithélium pavimenteux.

Les *glandes aryténoïdiennes* occupent la partie interne des cartilages aryténoïdes. Elles forment dans leur ensemble un L, dont les branches embrassent dans leur ouverture le cartilage de Wrisberg. Ces branches représentent chacune un groupe de glandes en grappe ayant un conduit commun.

Les *glandes glottiques*, distribuées de manière à lubrifier le bord libre des cordes vocales inférieures, forment deux groupes. L'un s'ouvre au niveau de la face supérieure de la corde vocale, par des canaux excréteurs à trajet plus ou moins oblique; l'autre est situé au-dessous du bord libre des mêmes cordes vocales.

6° *Vaisseaux et nerfs du larynx.*

Nous devons étudier ici les *artères*, les *veines*, les *lymphatiques* et les *nerfs laryngés*.

a. **Artères laryngées.** — Elles sont au nombre de trois de chaque côté : laryngées supérieure, inférieure et postérieure.

La *laryngée supérieure*, ou *thyro-hyoïdienne*, venue de la thyroïdienne supérieure, se dirige en avant, passe entre la membrane thyro-hyoïdienne et le muscle thyro-hyoïdien qui la recouvre, perfore la membrane thyro-hyoïdienne sur les côtés, et se distribue à la partie supérieure du larynx.

La *laryngée inférieure*, ou *crico-thyroïdienne*, vient aussi de la thyroïdienne supérieure, au niveau de sa terminaison dans le corps thyroïde. Elle passe sous le muscle crico-thyroïdien, s'anastomose souvent avec celle du côté opposé, et forme une arcade artérielle, de laquelle partent des rameaux qui perforent la membrane crico-thyroïdienne et se ramifient dans les parties profondes et inférieures du larynx.

La *laryngée postérieure* est un petit rameau de la thyroïdienne inférieure, qui se termine à la face postérieure du larynx.

b. **Veines laryngées.** — Elles suivent le trajet des artères et sont, comme celles-ci, au nombre de trois. Elles se jettent dans la veine jugulaire interne.

c. **Lymphatiques du larynx.** — Ils naissent à la surface de la muqueuse laryngée. De là, ils se portent en dehors, traversent les côtés de la membrane thyroïdienne et vont, au nombre de trois ou quatre troncs, se jeter dans les ganglions lymphatiques situés sur les côtés du larynx.

Les lymphatiques et le tissu lymphoïde sont si abondants dans la muqueuse du larynx, qu'on a pu comparer cette muqueuse à un *ganglion lymphatique étalé.*

d. **Nerfs laryngés.** — Le *nerf laryngé supérieur*, né de la face interne du ganglion plexiforme du pneumogastrique, se porte en bas et en avant sur la face externe de la membrane thyro-hyoïdienne, qu'il perfore. Avant de pénétrer dans le larynx, il fournit le *laryngé externe*, qui se porte directement au muscle crico-thyroïdien, auquel il donne quelques filets, et se distribue ensuite à la muqueuse à laquelle il donne la sensibilité.

Le *laryngé inférieur* ou *récurrent* se distribue à tous les muscles du larynx, moins le crico-thyroïdien (voy. *Pneumogastrique*).

Terminaison des nerfs sensitifs. — Ces nerfs se terminent comme dans les muqueuses à épithélium pavimenteux stratifié. Ils forment un *plexus sous-épithélial*, d'où partent des filets terminaux qui se perdent entre les cellules épithéliales, ou dans des organes spéciaux situés entre les cellules ou dans le derme.

Selon Fusari, qui les a étudiés le premier, en 1894, le plexus sous-épithélial, plus serré sur la corde vocale inférieure, serait entremêlé de *cellules nerveuses sphériques.*

Verson, en 1870, a découvert de petits *organes intra-épithéliaux*, identiques aux bourgeons gustatifs, situés surtout à la face interne de l'orifice supérieur du larynx (face interne de l'épiglotte, des replis aryténo-épiglottiques et des aryténoïdes). Les fibres nerveuses se termineraient, selon Retzius, dans ces *bourgeons laryngés*, comme dans les bourgeons gustatifs.

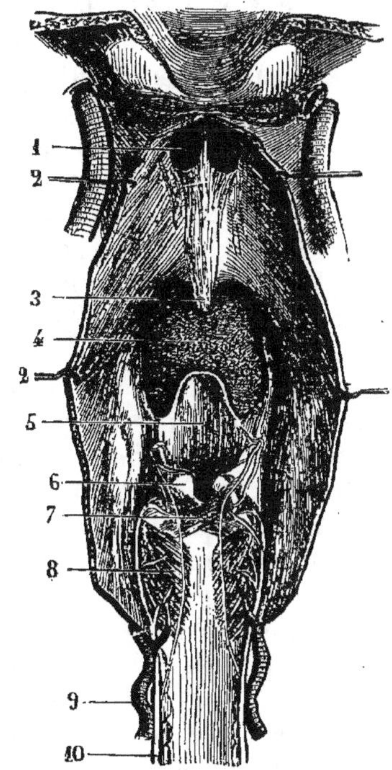

Fig. 45. — Face postérieure du larynx et du voile du palais. Nerfs du larynx et anse de Galien, étendue du laryngé supérieur au laryngé inférieur.

1, orifice postérieur des fosses nasales. — 2, bords de la division du pharynx soulevés par des crochets. — 3, luette. — 4, base de la langue. — 5, épiglotte. — 6, cartilage aryténoïde. — 7, muscle aryténoïdien. — 8, muscle crico-aryténoïdien postérieur. — 9, artère thyroïdienne inférieure. — 10, nerf récurrent. Entre 5 et 6, on voit la terminaison du nerf laryngé supérieur.

§ 4. — FONCTIONS DU LARYNX

Le larynx, doué d'une *sensibilité exquise,* sert de conduit à l'air de la respiration ; il a pour fonction spéciale de *produire des sons* pendant l'expiration. La production des sons purs exige l'intégrité des cordes vocales, des muscles destinés à les mouvoir et des articulations crico-aryténoïdiennes. Dès qu'il existe une altération quelconque de ces parties, paralysie des muscles, inflammation, la voix est altérée. Lorsqu'on examine un larynx avec le laryngoscope, on voit le rapprochement des cordes vocales et leurs vibrations pendant la production des sons. Lorsqu'on coupe à un animal les cordes vocales inférieures, il n'a plus de voix.

Toute la glotte ne sert pas également à la production de la voix. La partie antérieure, *glotte vocale,* sert surtout à la phonation ; la *glotte respiratoire,* comprise entre les deux cartilages aryténoïdes, est destinée à la respiration.

La *production des sons* se fait pendant l'expiration.

Les *sons aigus* se font entendre lorsque les cordes vocales inférieures sont fortement tendues et rapprochées. L'état contraire existe dans la production des *sons graves.*

Les *cordes vocales supérieures* et le ventricule du larynx servent à renfoncer les sons.

Les *cartilages* du larynx ont pour usage de limiter une cavité béante pour la respiration, et de donner insertion aux muscles intrinsèques du larynx. Parmi les cartilages, il en est un qui remplit un usage spécial : c'est l'épiglotte. Pendant la respiration, l'épiglotte est relevée et sa base regarde en avant ; pendant la déglutition, l'épiglotte s'abaisse sur l'orifice supérieur du larynx, afin de protéger sa cavité contre l'introduction des matières alimentaires.

Développement du larynx après la naissance. — Le larynx s'accroît après la naissance comme les autres organes, dans les mêmes proportions, chez la fille et chez le garçon. Mais à l'époque de la *puberté,* alors que les organes génitaux se recouvrent de poils et que les mamelles se développent chez la jeune fille, le larynx prend tout à coup un accroissement rapide, beaucoup plus marqué chez le garçon. Dans le sexe masculin, en effet, la glotte double de longueur et de largeur, et la pomme d'Adam se dessine. C'est à cet âge que se montre la *mue de la voix,* c'est-à-dire que la voix prend un son plus grave en rapport avec les modifications de la glotte. Mais alors les muscles du larynx ou phonateurs, n'étant pas habitués à cette disproportion de l'organe vocal, se contractent irrégulièrement, avec inhabileté, pour ainsi dire, et produisent des sons peu harmonieux qui sont un des principaux caractères de la mue de la voix. Si l'on pratique la castration sur un enfant, le larynx ne se développera jamais, et l'enfant conservera toujours sa voix puérile. Tout le monde connaît la voix des eunuques qui ne prennent jamais la voix du mâle.

ARTICLE II

TRACHÉE

La trachée est un canal béant, étendu du larynx aux bronches, et destiné à porter l'air aux poumons.

Direction. — La trachée est dirigée verticalement dans le cou, mais elle s'incline un peu à droite, vers son extrémité inférieure.

Forme. — Elle est cylindrique à sa partie antérieure. Cette forme est due à la présence d'anneaux cartilagineux incomplets. Elle est aplatie sur sa face postérieure, à cause de l'absence d'anneaux cartilagineux en arrière. De là, la division de la trachée en deux parties : une *portion cartilagineuse* en avant, et une *portion membraneuse* en arrière. Ce conduit représente un cylindre dont on aurait enlevé le quart postérieur. Lejars (*Revue de chirurgie*, 1891) a signalé une dépression à gauche de la partie inférieure de la trachée, produite par la crosse de l'aorte, et une au-dessus, par le lobe gauche du corps thyroïde.

Limites. — La trachée est limitée en haut par le corps de la 6e vertèbre cervicale, et de la 4e lorsque la tête est étendue sur le cou. Ce point constitue aussi la limite de l'œsophage, du larynx et du pharynx. La limite inférieure est le bord inférieur de la 3e vertèbre dorsale.

Dimensions. — La longueur de la trachée est de 12 à 13 centimètres. Son diamètre transversal est en moyenne, chez l'homme, de 22 millimètres, et chez la femme, de 18. L'antéro-postérieur est, chez l'homme, de 18 millimètres, et de 15 chez la femme. Ces dimensions sont en rapport avec le volume des poumons. La trachéite et la bronchite chronique augmentent le calibre de la trachée.

La trachée se raccourcit de 1 à 2 centimètres, pendant les efforts de toux ; elle s'allonge, au contraire, dans la déglutition, parce que le larynx s'élève.

Rapports. — La trachée présente une *portion cervicale* et une *portion thoracique.*

1° *Dans la portion cervicale* on trouve : *en avant*, immédiatement appliqués sur la trachée, de haut en bas, l'isthme du corps thyroïde, le plexus veineux thyroïdien et l'artère thyroïdienne de

Neubauër, quand elle existe. Plus superficiellement, on trouve les muscles sterno-thyroïdiens, et plus superficiellement encore, les muscles sterno-hyoïdiens. Entre les muscles sterno-thyroïdien et sterno-hyoïdien droits et les mêmes muscles du côté gauche, on trouve, sur la ligne médiane, la ligne blanche cervicale antérieure, portion d'aponévrose cervicale située en avant de la trachée. C'est là qu'on fait la *trachéotomie*.

En arrière de la trachée, se trouve l'œsophage, qui lui est uni par un tissu cellulaire un peu dense, et qui la déborde du côté gauche de 4 ou 5 millimètres.

Sur les côtés, la trachée est en rapport avec les lobes du corps thyroïde, avec l'artère carotide primitive, en dehors de laquelle se trouve la jugulaire interne.

Le nerf récurrent est situé aussi sur les côtés de la trachée. Celui du côté gauche est situé dans l'angle qui sépare la trachée de l'œsophage, tandis que celui du côté droit se cache derrière la partie droite du canal aérien, sur le côté droit de l'œsophage. Les artères thyroïdiennes inférieures sont situées aussi au voisinage de la trachée.

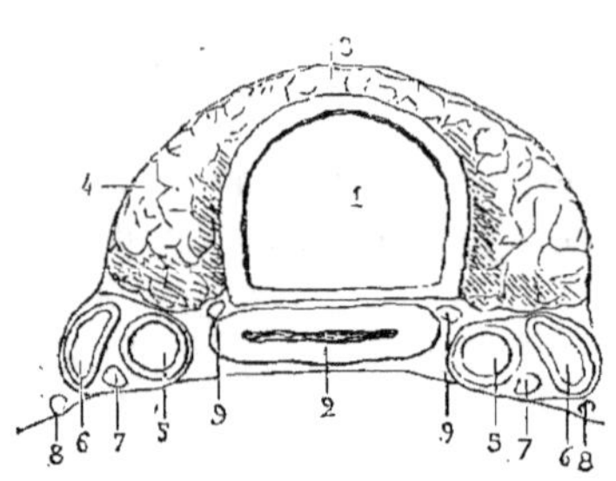

Fig. 46. — Rapports de la trachée artère dans le cou (figure schématique).

1, trachée. — 2, œsophage. — 3, isthme du corps thyroïde. — 4, lobe gauche du corps thyroïde. — 5, 5, artères carotides primitives. — 6, 6, veines jugulaires internes. — 7, 7, nerfs pneumogastriques. — 8, 8, nerfs grands sympathiques. — 9, 9, nerfs récurrents.

2° *Dans la portion thoracique*, la trachée présente les rapports suivants. *En avant*, et de haut en bas, elle est en rapport avec le tronc veineux brachio-céphalique gauche et avec le tronc artériel brachio-céphalique. *En arrière*, avec l'œsophage, dont la sépare un tissu cellulaire assez lâche. L'œsophage déborde un peu à gauche la trachée et se met en rapport avec la bronche gauche. *Sur les côtés*, la trachée est en rapport, à droite, avec la plèvre médiastine et le poumon droit ; à gauche, avec la crosse de l'aorte et le nerf récurrent gauche.

Au *niveau de sa bifurcation*, la trachée affecte des rapports importants. Elle a, en avant d'elle et un peu au-dessous, la bifurcation de l'artère pulmonaire ; au-dessous, le péricarde et les oreillettes du cœur. Elle est entourée par les nombreuses ramifications du plexus pulmonaire et par de nombreux ganglions lymphatiques. Enfin, on trouve, à son angle de bifurcation entre les deux bronches, un petit ligament triangulaire qui remplit cet angle et qui semble destiné à prévenir le trop grand écartement des deux bronches.

Structure. — La structure de la trachée diffère selon qu'on examine ses trois quarts antérieurs, *portion cartilagineuse*, ou son quart postérieur, *portion membraneuse*.

Portion cartilagineuse. — Cette portion est formée de haut en bas par une série d'anneaux cartilagineux séparés par des anneaux membraneux. Les anneaux cartilagineux manquent en arrière et représentent les trois quarts antérieurs d'un anneau complet. Ils sont parfois bifurqués et ils peuvent présenter des irrégularités sur leurs bords. Le dernier de ces anneaux a une disposition spéciale (fig. 47) ; son bord inférieur se porte en bas et en arrière en forme d'éperon ; il a la forme d'un triangle dont le bord supérieur forme le dernier anneau de la trachée et dont les bords latéraux constituent le premier anneau des bronches. Entre les anneaux cartilagineux, on voit les zones fibreuses se dédoubler pour envelopper les cartilages de telle sorte que ces cartilages sont situés dans l'épaisseur d'un tube fibro-élastique étendu du larynx aux bronches.

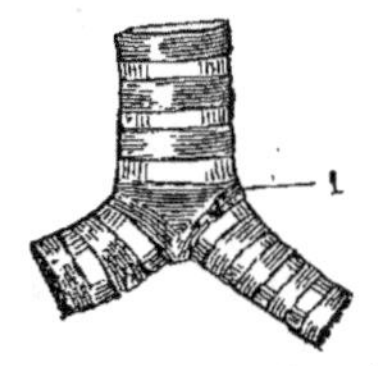

Fig. 47. — Partie inférieure de la trachée.

1, dernier anneau cartilagineux de la trachée.

Portion membraneuse — Cette portion est dépourvue de cartilage ; elle est formée, d'arrière en avant : 1° par une *couche fibro-élastique* mince, se continuant sur ses bords avec les bords de la portion cartilagineuse ; 2° par une *couche de fibres musculaires lisses*, dirigées transversalement et insérées par leurs deux bouts aux extrémités des anneaux de la trachée ; 3° enfin, par quelques *faisceaux longitudinaux élastiques* soulevant la muqueuse, et situés entre la couche musculaire et la couche muqueuse.

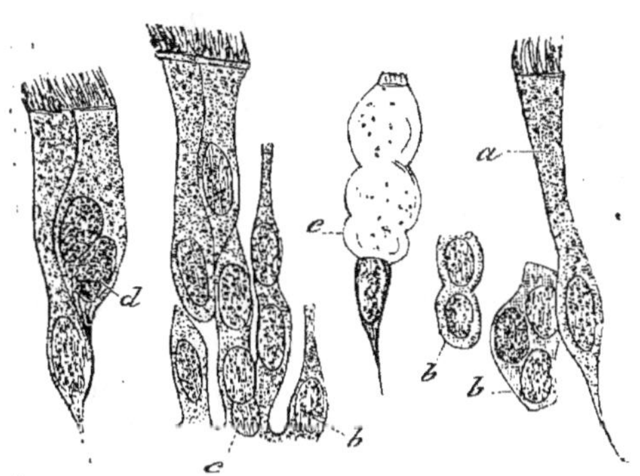

Fig. 48. — Cellules épithéliales de la trachée de l'homme.

a, grande cellule ciliée. — *b*, *c*, petites cellules en voie de développement. — *d*, cellule de la couche superficielle à deux noyaux. — *e*, cellule caliciforme.

Ce conduit est donc formé de dedans en dehors : 1° d'une couche muqueuse ; 2° d'une couche musculeuse ; 3° d'une couche fibro-élastique et cartilagineuse ; 4° des vaisseaux et des nerfs.

La structure des bronches est la même que celle de la trachée.

La *muqueuse* de la trachée et des bronches offre environ un demi-millimètre d'épaisseur ; elle est très adhérente. Le *derme* est séparé des parties profondes par une couche de tissu conjonctif ordinaire, d'un quart de millimètre. Il se compose (d'après Schultze) de deux couches qui constituent chacune la moitié environ de son épaisseur : la couche profonde est formée de *tissu conjonctif;* la couche superficielle, un peu plus mince, est constituée presque exclusivement de *fibres élastiques.* Ces fibres sont fines et anastomosées en réseau ; on les aperçoit sous forme de faisceaux longitudinaux jaunes à la surface de la muqueuse, dans la portion membraneuse de la trachée et des bronches.

En arrière, cette couche est souvent recouverte d'une mince lamelle de tissu conjonctif mêlé à des fibres élastiques fines, de 60 µ environ.

La muqueuse renferme des *glandes en grappe*, dont le liquide humecte la surface de la muqueuse.

Les *glandes de la portion cartilagineuse* sont petites, nombreuses, et n'atteignent pas un millimètre ; elles sont situées dans le tissu conjonctif sous-muqueux, seulement dans les interstices des anneaux cartilagineux, où elles sont disposées en séries linéaires horizontales.

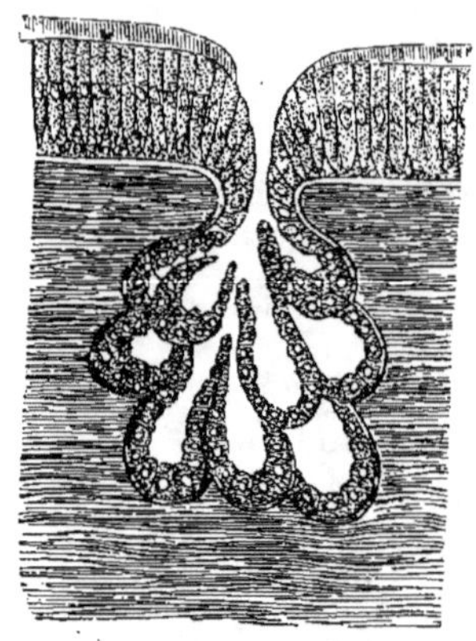

Fig. 49. — Glande en grappe de la trachée, d'après Leydig.

Les *glandes de la portion membraneuse*, plus volumineuses, peuvent atteindre jusqu'à 3 millimètres ; elles sont disséminées au-dessous de la muqueuse, et le plus souvent dans la couche musculaire. Sappey fait observer que les glandes intra-musculaires sont les plus nombreuses.

Ces glandes ont un conduit excréteur plus long que les autres ; il est recouvert d'une couche d'épithélium pavimenteux. Comme les glandes du larynx, celles de la trachée ont leurs culs-de-sac tapissés d'épithélium cylindrique. Les glandules les plus petites, situées dans l'épaisseur de la muqueuse, ont des culs-de-sac très longs, en forme de vésicules allongées et étroites.

L'*épithélium cylindrique à cils vibratiles* est *stratifié* comme celui du larynx, auquel il ressemble complètement. Une *membrane vitrée*, ou limitante, de 10 µ environ, sépare le derme de l'épithélium.

La *couche musculeuse*, située en dehors de la muqueuse, n'existe qu'en arrière, dans la *portion membraneuse*. Elle est formée de fibres musculaires lisses, et mesure trois quarts de millimètre d'épaisseur. Ces fibres sont transversales, de moyen volume : 70 μ de longueur sur 6 μ de largeur ; elles forment des faisceaux qui s'insèrent, par de petits *tendons de tissu élastique*, sur les extrémités des anneaux cartilagineux, ou sur la membrane fibreuse élastique qui sépare ces anneaux. Quelques faisceaux longitudinaux de fibres musculaires lisses, superficielles, existent en dehors de la couche de fibres transversales (Kölliker).

La couche *fibro-élastique* et *cartilagineuse* forme un tube complet, un peu plus mince en arrière, sur la partie membraneuse de la trachée et des bronches, où elle mesure 200 μ. environ. En avant, elle se dédouble au niveau des anneaux cartilagineux, auxquels elle tient lieu de périchondre. Située entre la couche muqueuse et la couche musculaire, elle est formée de tissu fibreux serré, contenant une quantité considérable de fibres élastiques fines anastomosées. En haut, elle se continue avec le périchondre du cartilage cricoïde ; en bas, elle se prolonge sur les bronches et les divisions bronchiques.

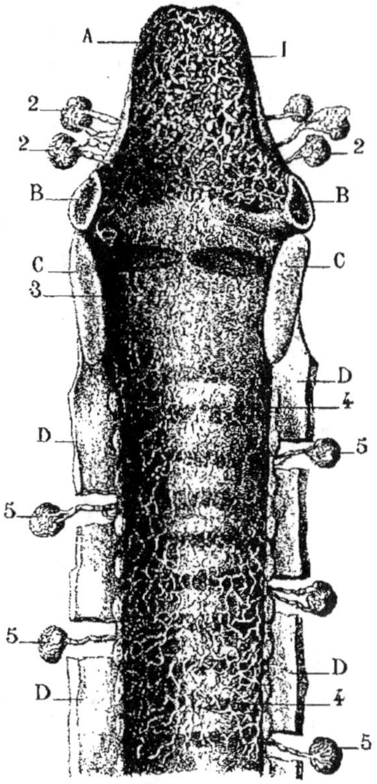

Les anneaux cartilagineux forment les trois quarts d'un cercle. Il en existe de 16 à 18 pour la trachée, 12 pour la bronche gauche, et 6 pour la droite. Ils ont la structure des cartilages du larynx ; la membrane fibro-élastique leur sert de périchondre ; ils ne s'ossifient pas comme les cartilages du larynx, excepté chez les oiseaux et les serpents, où ces cartilages, ainsi que ceux des bronches, s'ossifient fréquemment.

Les *artères* de la trachée, venues des thyroïdiennes inférieures, de la bronchique droite et des thymiques, forment un réseau capillaire dans l'épaisseur de la muqueuse, principalement autour

Fig. 50. — Lymphatiques de la trachée d'un homme de 30 ans.

1, réseau lymphatique de l'épiglotte. — 2, ganglions épiglottiques. — 3, réseau sous-glottique du larynx. — 4, réseau de la muqueuse de la trachée se jetant dans les ganglions 5.

A, épiglotte. — B, coupe des cartilages aryténoïdes. — C, coupe du cricoïde. — D, section de la partie postérieure de la trachée dont les deux moitiés sont rejetées en dehors.

des glandules. Dans chaque espace intercartilagineux, il y a deux veinules, qui se portent à droite et à gauche, pour se jeter dans une ou deux petites *veines* latérales sous-muqueuses dirigées verticalement. Elles traversent la couche fibro-élastique pour se jeter dans l'une des veines voisines, le plus souvent dans les veines thyroïdiennes inférieures (Sappey).

Les *lymphatiques* ont été injectés par Sappey dans toute l'étendue de la muqueuse trachéale ; du réseau que forment leurs radicules, naissent de tous côtés de petits troncs qui se portent à droite et à gauche, comme les veinules, et qui se jettent dans des troncs principaux sous-muqueux, dirigés verticalement, comme les veines. Ces troncs traversent la couche fibro-élastique pour se jeter dans les nombreux ganglions qu'on trouve sur les parties latérales de la trachée (fig. 50) (Sappey).

Les *nerfs* viennent du *pneumogastrique* et du *grand sympathique*. Les premiers se détachent du nerf récurrent, du gauche principalement, et du plexus pulmonaire. Les filets venus du grand sympathique se détachent des rameaux que les premiers ganglions thoraciques envoient au plexus pulmonaire ; ils sont beaucoup moins nombreux que les autres.

— Le rapport intime du *corps thyroïde* qui entoure la trachée rend compte des phénomènes de suffocation, et même de l'asphyxie, qui peuvent s'observer chez les malades affectés de *goitre*. Le *plexus veineux thyroïdien*, sur la face antérieure de la trachée, fournit le sang qui s'écoule abondamment dans la *trachéotomie*. Cette *hémorragie* n'a rien d'inquiétant, attendu qu'elle s'arrête presque toujours spontanément, aussitôt après l'opération, dès que la respiration se rétablit. Il est prudent, cependant, d'écarter les veines du fond de la plaie au moment de l'opération. La présence possible de l'*artère thyroïdienne de Neubauër* doit rendre l'opérateur circonspect, et lui fait un devoir d'explorer la face antérieure de la trachée avant de procéder à l'ouverture de ce conduit. Cette opération se fait, par le procédé ordinaire, sur la face antérieure de la trachée, depuis le cartilage cricoïde jusqu'à 2 centimètres au-dessus du sternum. L'instrument tranchant doit traverser la peau, le tissu conjonctif sous-cutané, où l'on trouve quelquefois la veine jugulaire antérieure, l'aponévrose cervicale superficielle entre les muscles sterno-hyoïdiens, enfin le plexus veineux thyroïdien, l'isthme du corps thyroïde et la trachée.

Les rapports de la trachée avec l'*œsophage* nous expliquent la suffocation qui peut survenir lorsqu'un *corps étranger* s'arrête dans l'œsophage. Ce corps déprime la portion membraneuse de la trachée et gêne la respiration.

Les *tumeurs du médiastin* exercent aussi leur action sur la trachée. C'est ainsi qu'on voit les tumeurs des ganglions lymphatiques, *tuberculeuses, cancéreuses*, comprimer la trachée, et donner naissance à un *bruit de souffle* tout spécial, qui se produit pendant le passage de l'air dans le conduit rétréci. Les *anévrismes de la crosse de l'aorte* et du tronc *brachio-céphalique* compriment aussi la trachée, la rétrécissent plus ou moins complètement, et peuvent, après avoir ulcéré ses parois, s'ouvrir dans ce conduit et déterminer la mort du malade par *hémoptysie*.

La *trachéite*, ou simple rhume, peut exister seule ou accompagner la bronchite. C'est à son niveau que les malades ressentent la *douleur rétro-sternale* de la bronchite, douleur produite par les tiraillements de la trachée, que soulève le larynx, pendant les efforts de la toux.

ARTICLE III

BRONCHES

Dissection. — On dissèque les bronches et la trachée par la face postérieure, on conserve l'œsophage et ses adhérences à la trachée et à la bronche gauche, on prépare les nerfs pneumogastriques et le plexus pulmonaire placés en arrière des bronches; enfin, on sépare avec soin la crosse de l'aorte et les vaisseaux pulmonaires.

Les bronches sont deux tubes étendus de la bifurcation de la trachée au hile du poumon. — Ces conduits sont *situés* au-dessus des oreillettes, et correspondent à l'espace qui sépare la 4e vertèbre dorsale de la 5e. — Les bronches se *dirigent* obliquement en bas et en dehors. L'obliquité est plus marquée sur la bronche gauche que sur la droite. Elles forment entre elles un angle aigu de 40 degrés environ. — La *longueur* des deux bronches n'est pas la même. Celle du côté gauche est double de celle du côté droit. En effet, elle a une longueur de 4 à 5 centimètres, tandis que celle du côté droit n'a que 2 ou 3 centimètres. Cette différence de longueur tient à la présence de la crosse de l'aorte qui passe au-dessus de la bronche gauche. Le *calibre* de la bronche droite est beaucoup plus considérable que celui de la gauche. La première est presque aussi large que la trachée. — Les bronches ont la *forme* de la trachée, c'est-à-dire qu'elles sont cylindriques en avant et aplaties en arrière.

Rapports. — Ces deux canaux présentent des rapports communs. De plus, chaque bronche affecte des rapports particuliers avec quelques organes.

1° *Rapports communs aux deux bronches*. — Les bronches se portent au hile du poumon, et, dans le trajet qu'elles parcourent, elles affectent des rapports avec les organes qui forment avec elles

le pédicule du poumon : artère et veines pulmonaires, artère et
veines bronchiques, ganglions lymphatiques, nerfs, tissu cellulaire, plèvre.

L'*artère pulmonaire*, née de la bifurcation du tronc pulmonaire,
se porte en dehors et en haut, en passant en avant de la bronche
correspondante.

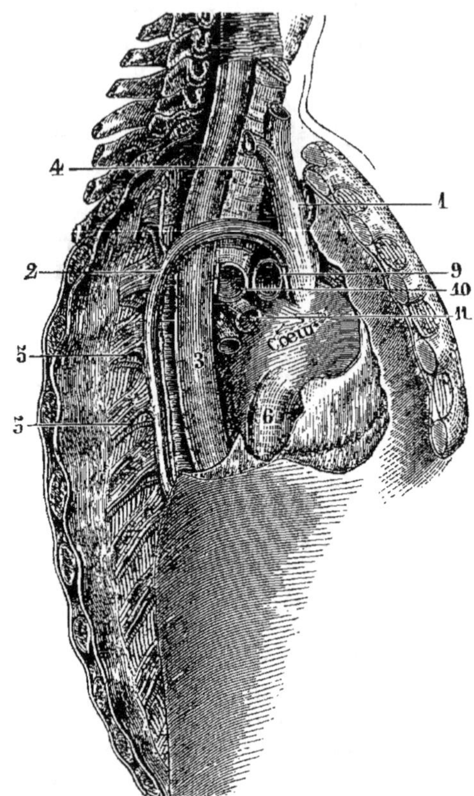

Fig. 51. — Rapports de la bronche droite et
du pédicule du poumon droit.

1, veine cave supérieure. — 2, grande veine azygos.
— 3, œsophage. — 4, trachée. — 5, 5, veines intercostales droites. — 6, veine cave inférieure. — 9, branche
droite de l'artère pulmonaire. — 10, bronche droite. —
11, veines pulmonaires droites.

Les *veines pulmonai-
res*, au nombre de deux
pour chaque poumon,
passent aussi au-devant
de la bronche correspon-
dante, pour se porter
dans l'oreillette gauche.

L'*artère* et la *veine
bronchiques* suivent la
face postérieure de la
bronche correspondante.

Les *vaisseaux lympha-
tiques*, venus du poumon,
suivent la surface externe
des bronches, et se jet-
tent dans les ganglions
nombreux qui entourent
ces canaux.

Les *nerfs* du poumon,
venus du pneumogastri-
que et du grand sym-
pathique, entourent les
bronches où ils for-
ment le *plexus pulmo-
naire*, et pénètrent avec
eux dans le poumon. Le
tronc du pneumogastri-
que croise de haut en bas
la face postérieure de la
bronche correspondante.

Tous les organes qui
constituent le *pédicule
du poumon* sont réunis entre eux par du tissu conjonctif. Ce tissu
se continue autour de tous les organes du médiastin qu'il unit à
la manière d'un ciment.

Enfin, la *plèvre* forme, autour de tous ces organes constituant
le pédicule du poumon, une *gaine séreuse* qui établit la continuité
du feuillet pariétal et du feuillet viscéral de cette membrane.

2° *Rapports particuliers à chaque bronche*. — Deux canaux veineux sont en rapport avec la *bronche droite* : la *veine cave supérieure* croise de haut en bas sa face antérieure, dont elle est séparée par les vaisseaux pulmonaires ; la *grande veine azygos* se jette dans la veine cave supérieure, après avoir contourné de bas en haut les parties postérieure et supérieure de la bronche droite où elle forme la crosse de l'azygos.

Deux organes sont aussi en rapport avec la *bronche gauche* : la *crosse de l'aorte* croise d'avant en arrière sa face supérieure, au moment où elle se sépare de la trachée ; l'*œsophage* croise de haut en bas la face postérieure du même conduit, au moment où il quitte la trachée. De plus, le *canal artériel* est situé en avant de la bronche gauche.

Structure. — La structure des bronches est la même que celle

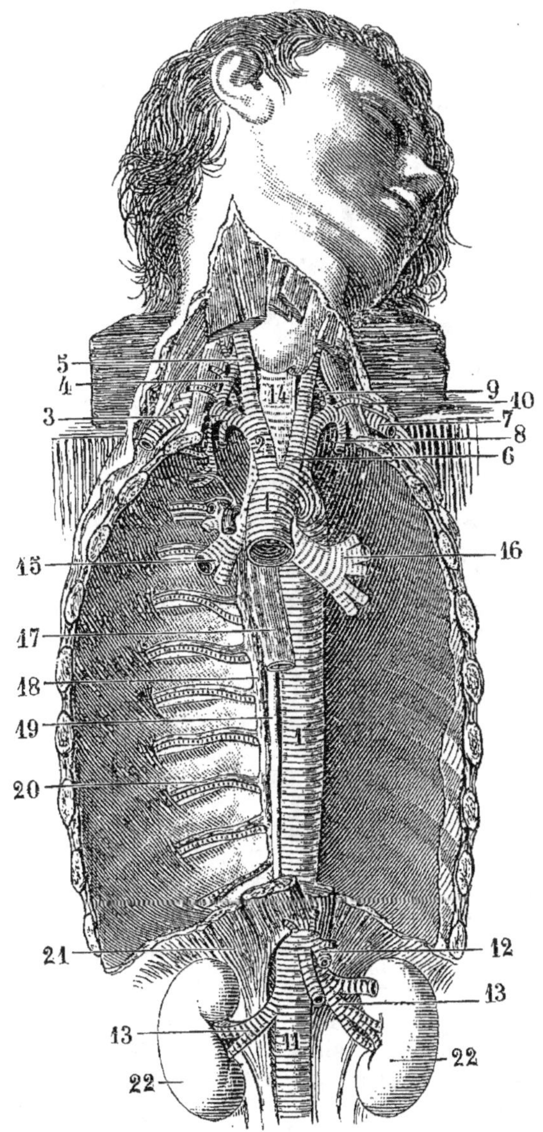

Fig. 52. — Trachée et bronches ; rapports.

1, 1, aorte thoracique. — 2, tronc brachio-céphalique. — 3, artère sous-clavière droite. — 4. tronc commun aux artères thyroïdienne inférieure et scapulaire supérieure. — 5, carotide primitive droite.   6, carotide primitive gauche. — 7, sous-clavière gauche. — 8, mammaire interne divisée. — 9, thyroïdienne inférieure. — 10, scapulaire supérieure. — 11, aorte abdominale. — 12, tronc cœliaque. — 13, 13, artères rénales. — 14, trachée-artère. — 15, bronche droite. — 16, bronche gauche. — 17, œsophage. — 18, grande veine azygos. — 19. canal thoracique. — 20, nerf et vaisseaux intercostaux. — 21, pilier droit du diaphragme. — 22, 22, reins.

de la trachée. On y trouve aussi des anneaux cartilagineux incomplets, des fibres musculaires, une membrane fibreuse et élastique, des faisceaux élastiques sur la portion membraneuse, et la même membrane muqueuse (voy. *Trachée*).

Les *artères* des bronches viennent des bronchiques, les *veines* se jettent dans les veines bronchiques. Les *nerfs* viennent du plexus pulmonaire et du récurrent gauche.

— De même que pour la trachée, les applications à la pathologie de ces conduits découlent de leurs rapports. Le voisinage immédiat de la *crosse de l'aorte* fait comprendre la com-

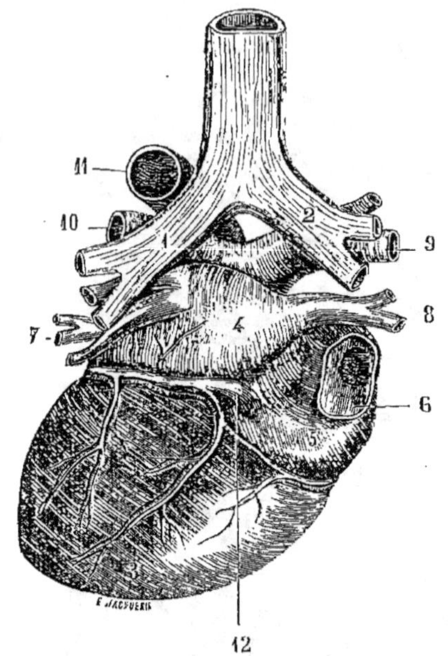

Fig. 53. — Face postérieure des bronches ; leurs rapports avec les gros vaisseaux de la base du cœur. (Le cœur devrait être couché.)

1, face postérieure de la bronche gauche. — 2, bronche droite. — 3, ventricules du cœur. — 4, oreillette gauche. — 5, oreillette droite. — 6, valvule d'Eustachi et embouchure de la veine cave inférieure. — 7. veines pulmonaires du côté gauche. — 8, veines pulmonaires du côté droit. — 9, artère pulmonaire droite. — 10, artère pulmonaire gauche. — 11, crosse de l'aorte divisée. — 12, veine coronaire.

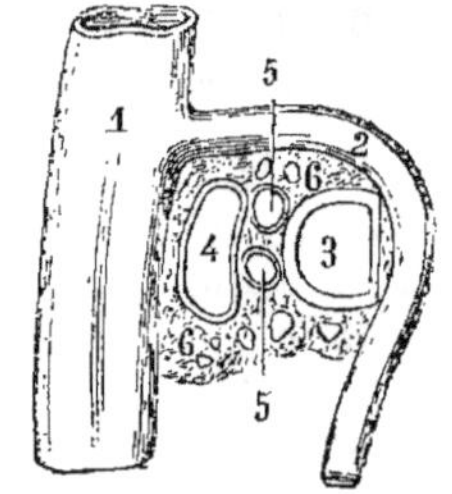

Fig. 54. — Coupe verticale et antéro-postérieure de la bronche droite.

1, veine cave supérieure. — 2, crosse de l'azygos. — 3, bronche droite. — 4, artère pulmonaire droite. — 5, 5, veines pulmonaires droites. — 6, 6, tissu conjonctif, vaisseaux et nerfs.

pression des bronches par les *anévrismes* de cette artère, le bruit de souffle spécial qui annonce cette compression, et enfin l'ulcération de ces conduits par la tumeur anévrismale, qui peut s'ouvrir dans leur cavité et déterminer une hémorragie foudroyante. Ces tumeurs anévrismales peuvent oblitérer complètement l'une des bronches, et supprimer le murmure vésiculaire du poumon.

Les *ganglions lymphatiques*, qui entourent les bronches dans l'épaisseur du pédicule pulmonaire et au niveau du hile, deviennent fréquemment le siège de tubercules chez les enfants. Dans cette maladie, connue sous le nom de *phtisie bronchique*, et pouvant être indépendante de la phtisie pulmonaire, on voit les ganglions augmenter de volume, et former souvent de grosses masses qui compriment les bronches, parfois au point d'amener l'asphyxie.

Les *tumeurs du médiastin*, cancéreuses, fibreuses, etc., peuvent gêner la respiration.

Enfin je ferai remarquer que la différence de calibre des bronches entraîne une différence sensible dans le *bruit respiratoire* des deux poumons. Le murmure vésiculaire à l'*état normal* est plus marqué à droite en raison de la plus grande largeur de la bronche droite.

Il est impossible d'aller à la recherche d'un corps étranger des bronches, à moins de s'exposer à de grands dangers. Une telle tentative serait condamnable.

ARTICLE IV

POUMONS

Dissection. — On peut préparer le poumon de deux manières, selon qu'on désire étudier l'organe à l'état frais sur le sujet, ou préparer une pièce sèche. Dans tous les cas, il faut prendre des poumons exempts de maladies, et surtout d'adhérences de la plèvre.

Pour l'étudier à l'état frais, il est bon d'avoir plusieurs pièces. D'un côté, on enlève la paroi antérieure du thorax, en prenant la précaution de ne point blesser l'organe qu'on désire préparer. De l'autre, on retire les viscères thoraciques de leur cavité.

On insuffle ensuite ces organes sur les deux préparations par la trachée, on place une ligature qui empêche l'air de sortir.

Si l'on veut faire du poumon une pièce sèche, on peut y arriver de plusieurs manières : 1° on peut simplement faire dessécher l'organe insufflé pour y pratiquer plus tard des coupes ; 2° on peut aussi l'insuffler et le faire dessécher en conservant ses rapports avec le diaphragme, les organes du médiastin et la colonne vertébrale ; on le peint, puis on le vernit d'après les procédés que nous avons indiqués à l'article : *préparation des pièces*, t. II ; 3° il est bon de préparer les cavités bronchiques par des injections à corrosion, et de varier les injections du système vasculaire du poumon, d'après les règles générales que j'ai posées (voy. *Injections*, t. II).

§ 1. — CONSIDÉRATIONS GÉNÉRALES

Les poumons sont les organes essentiels de la respiration. Ils sont spongieux, éminemment élastiques.

Les poumons sont *situés* dans la cavité thoracique, au-dessus du diaphragme. Ils sont séparés l'un de l'autre par une cloison antéro-postérieure et verticale, très épaisse, qui s'étend de la face postérieure du sternum à la colonne vertébrale. Cette cloison, qui porte le nom de *médiastin*, intercepte toute communication entre les deux côtés de la poitrine. Elle peut être comparée à un mur dont le cœur, l'aorte, l'artère pulmonaire, les veines caves, la trachée, les bronches, etc., représentent les pierres, tandis que le tissu conjonctif qui réunit ces organes entre eux, de manière à former une cloison solide, tient lieu de mortier, de ciment.

Volume. — Le poumon est un organe très volumineux, présentant un volume variable.

Ce volume varie selon l'âge, le sexe, les individus, les maladies, l'état d'inspiration ou d'expiration. De plus, les deux poumons n'ont pas le même volume.

Les poumons sont un peu plus petits chez la femme.

On trouve quelques différences individuelles peu importantes.

Certaines maladies diminuent le volume du poumon, *tuberculose*, tandis que d'autres l'augmentent, *emphysème*.

Le poumon est plus volumineux pendant l'inspiration.

1° *Différence de volume du poumon selon l'âge.* — Le poumon augmente de volume à mesure que l'individu se développe. Mais il importe de connaître la différence de volume entre les poumons d'un enfant *qui n'a pas encore respiré* et ceux d'un enfant *qui a respiré*.

Chez le premier, le poumon est réduit à une petite masse rougeâtre refoulée au sommet du thorax par le diaphragme. Au moment de la naissance, le poumon, en se dilatant, augmente considérablement de volume. Il refoule en bas les parties latérales du diaphragme, et détermine, au bout de quelques heures seulement, la *voussure* de la paroi thoracique.

2° *Différence de volume entre les deux poumons.* — Le poumon droit est plus court que le gauche. Mais il est plus épais. En tenant compte de ces différences, on constate que le poumon droit est plus volumineux que le gauche. Le diamètre vertical du poumon droit est plus court parce qu'il est refoulé par le foie, tandis que le diamètre transversal du poumon gauche est diminué par la projection du cœur vers ce côté. Le poumon droit est plus lourd que le poumon gauche, de 60 à 90 grammes.

Couleur. — La couleur des poumons varie avec l'âge.

1° *Couleur des poumons du fœtus.* — Avant la naissance, le poumon, à peu de chose près, représente la couleur du foie ; il est d'un rouge foncé. Cette couleur coïncide avec une consistance considérable de l'organe et un volume très petit.

2° *Couleur des poumons du nouveau-né.* — Au moment de la naissance, l'air, en pénétrant dans la poitrine, dilate subitement les poumons, qui augmentent de volume et de *poids absolu*, en même temps qu'ils diminuent de *poids spécifique*. La couleur change également, et, sous l'influence de l'air et du sang pénétrant dans le poumon, cet organe prend une couleur rouge vif qu'il conserve pendant quelque temps. Cette couleur diminue peu à peu d'intensité, et, après plusieurs jours de respiration, le poumon du nouveau-né est rosé.

3° *Couleur des poumons chez l'enfant.* — A mesure que l'enfant avance en âge, la teinte rosée disparaît insensiblement jusqu'à l'adolescence, époque à laquelle cet organe commence à prendre la couleur qu'on pourrait appeler normale.

4° *Couleur des poumons chez l'adulte.* — A cet âge, le poumon est d'un gris cendré. Cependant, au niveau de son bord postérieur, il est presque toujours coloré en rose ou en rouge vineux. Cette coloration est peut-être due à la stase sanguine du cadavre, qu'on a l'habitude de placer dans le décubitus dorsal.

5° *Couleur des poumons chez le vieillard.* — Chez l'adulte, on voit déjà se montrer, sous forme de pointillé, de lignes ou de taches, une matière noire à la surface du poumon, matière qui augmente chez le vieillard (voy. *Structure. Charbon pulmonaire*).

Poids des poumons. — Le *poids absolu* du poumon présente une foule de variations en rapport direct avec les variations de volume.

Différence aux divers âges. — Le poids normal des deux poumons réunis est de 1 000 grammes à 1 200 grammes (Sappey). Chez l'enfant qui n'a pas respiré, les poumons pèsent environ 60 à 65 grammes, poids qui équivaut à la cinquantième partie du poids du corps. Chez l'enfant qui a respiré, la quantité considérable de sang, arrivant aux poumons par l'artère pulmonaire, augmente le poids de ces organes, qui, porté à 94 grammes, égale la trente-quatrième partie du poids du corps, selon Cruveilhier.

Ce mode d'évaluation du poids absolu du poumon est connu, depuis Ploucquet, sous le nom de *docimasie pulmonaire par la balance*.

Le *poids spécifique* est important à connaître. Ces organes sont plus légers que l'eau. Ils surnagent à la surface de ce liquide. Chez l'enfant *qui n'a pas respiré*, les poumons, peu volumineux, n'ont jamais reçu d'air ; si on les place dans l'eau, ils s'enfoncent comme le ferait un morceau de foie ; leur poids spécifique est de 1,068 en moyenne. Chez l'enfant *qui a respiré*, les poumons augmentent de volume, passent de la couleur rouge brun au rouge vif, ils augmentent de poids absolu. Si on les met dans l'eau, ils surnagent ; leur poids spécifique n'est plus, en moyenne, que de 0,490. Schrœger a appliqué à la médecine légale ce mode d'évaluation du poids spécifique des poumons, connu sous le nom de *docimasie pulmonaire hydrostatique*. Ce moyen n'est pas à l'abri de reproches. On ne doit recourir à cette épreuve qu'avec une extrême réserve ; tel était le sentiment de Morgagni (*De sedibus et caus. morb. Epist.* 19, art. 45. Sabatier, anatomie, t. II).

Propriétés du tissu pulmonaire. — Nous désignons sous cette dénomination commune la *consistance*, l'*élasticité*, la *cohésion*, la *résistance* et la *crépitation* des poumons.

1° *Consistance*. — Le tissu du poumon est *mou* et présente une consistance analogue à celle d'une éponge. Telle est la consistance du poumon de l'adulte et de l'enfant qui a respiré. Chez l'enfant qui n'a pas respiré, cette consistance est augmentée, et le poumon présente une certaine fermeté.

2° *Élasticité*. — L'élasticité du tissu des poumons est la principale de ses propriétés. En effet, cette élasticité joue un grand rôle dans une foule de phénomènes physiologiques et pathologiques. Pour le démontrer, il suffit d'insuffler fortement un poumon et de le livrer ensuite à lui-même. On peut le démontrer encore en ouvrant la plèvre d'un animal vivant ou celle d'un cadavre. Aussitôt que cette cavité est ouverte, on voit le poumon revenir sur lui-même et obéir à son élasticité. L'air, en pénétrant dans la cavité de cette séreuse, exerce une pression à la surface externe du poumon et fait équilibre à la pression qu'il exerce à l'intérieur de l'organe. Dès lors, le poumon, obéissant à son élasticité, revient sur lui-même, uniquement *parce qu'il est élastique*, et non par la pression que l'air exerce à sa surface externe.

3° *Cohésion, résistance et crépitation*. — Le tissu pulmonaire est doué d'une grande cohésion. Il se déchire difficilement lorsqu'il est sain, même sous l'influence d'efforts considérables.

Il présente une grande résistance à l'insufflation, et il est impossible de déchirer les cellules d'un poumon sain par ce moyen.

Lorsqu'on presse entre deux doigts le tissu pulmonaire, on éprouve la sensation d'une crépitation particulière, qui doit être attribuée au passage brusque de l'air d'une vésicule pulmonaire dans les vésicules voisines, à travers des espaces plus ou moins comprimés.

§ 2. — FORME, RÉGIONS ET RAPPORTS

Les poumons présentent la forme d'un cône aplati sur les côtés. Chacun de ces organes offre à l'étude une *face interne*, une *face externe*, un *bord antérieur*, un *bord postérieur*, une *base* et un *sommet*. Les deux poumons et le cœur réunis forment un cône régulier dont la base repose sur le diaphragme.

Face interne. — La face interne est concave et forme le *lit du cœur*; la concavité du poumon gauche est plus marquée que celle du poumon droit. Elle mesure 17 cent. en moyenne en avant.

On trouve sur la face interne le *hile*; il donne attache au *pédicule pulmonaire*. Le hile est situé à égale distance du sommet et de la base, un peu plus près du bord postérieur que du bord antérieur. Il a 4 centimètres de hauteur, sur 3 de largeur.

Le *pédicule pulmonaire*, ou *racine du poumon*, est formé par les organes qui pénètrent dans le poumon, artères, nerfs et bronches; par ceux qui en sortent, veines, lymphatiques, et par une gaine séreuse qui entoure ces organes et qui constitue le seul moyen de communication entre le feuillet viscéral et le feuillet pariétal de la plèvre.

La face interne du poumon est en rapport avec le médiastin. Le

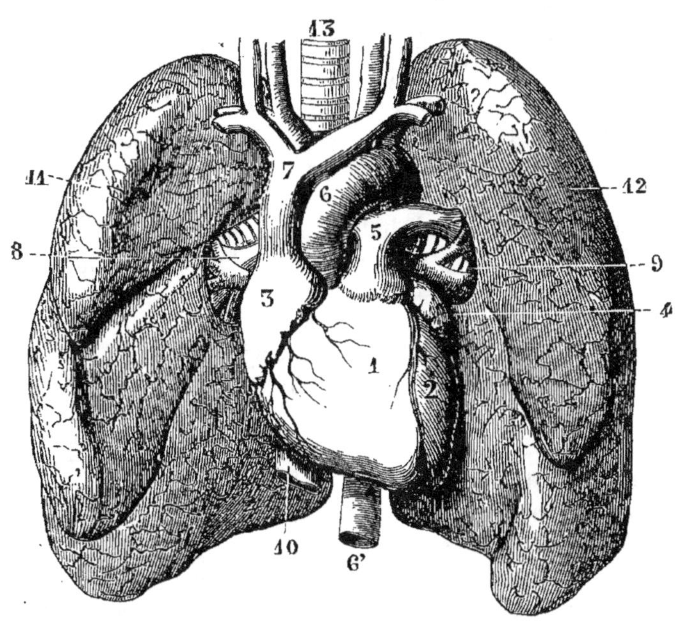

Fig. 55. — Rapports du cœur, des poumons et des gros vaisseaux du médiastin. (L'oreillette droite est trop élevée.)

1, ventricule droit. — 2, ventricule gauche. — 3, oreillette droite. — 4, oreillette gauche. — 5, artère pulmonaire. — 6, artère aorte. — 7, veine cave supérieure. — 8, branche droite de l'artère pulmonaire. — 9, bronche gauche. — 10, veine cave inférieure. — 11, 12, poumons. — 13, trachée-artère.

cœur et le péricarde séparent les deux poumons; en arrière du cœur, se trouvent l'artère aorte, l'œsophage et les parties latérales de la colonne vertébrale. Au-dessus du cœur, les rapports ne sont pas les mêmes des deux côtés.

A ce niveau, la face interne du *poumon gauche* est en rapport, un peu au-dessus du hile, avec la crosse de l'aorte qui se creuse sur elle un sillon courbe à concavité inférieure, avec l'origine de l'artère sous-clavière gauche et de la carotide primitive gauche, avec la partie supérieure du canal thoracique, et plus bas avec l'œsophage, l'aorte descendante et l'origine des artères intercostales gauches.

La face interne du *poumon droit* est en rapport direct avec la face droite de la trachée, l'œsophage, la veine cave supérieure et la terminaison de la grande veine azygos. Ajoutons, pour terminer, que le nerf pneumogastrique et le nerf phrénique sont aussi en rapport avec la face interne des deux poumons dans toute leur étendue.

Face externe. — La face externe du poumon est convexe et lisse. On y trouve les *scissures interlobaires* qui divisent cet organe en plusieurs portions ou *lobes*. Sur le *poumon gauche*, il existe une seule scissure, oblique de haut en bas et d'arrière en avant, qui le divise en *deux lobes*. Sur le *poumon droit,* il existe deux scissures ayant la même direction. Elles sont confondues en arrière et séparées en avant. Elles divisent l'organe en *trois lobes*, supérieur, moyen et inférieur.

Toutes les scissures interlobaires pénètrent profondément, jusqu'à la racine du poumon, et l'on voit la plèvre, qui en tapisse les deux faces, se réfléchir d'un lobe sur l'autre au fond de la scissure.

La face externe du poumon est en rapport, par l'intermédiaire de la plèvre, avec la face interne des côtes et des muscles intercostaux internes.

Bord antérieur. — Ce bord mince et tranchant a une longueur de 17 centimètres en moyenne. A l'état normal, il s'avance un peu sur la face antérieure du cœur, qu'il recouvre en partie. Il est en rapport, en avant, avec les cartilages costaux, les bords du sternum et les vaisseaux mammaires internes, les ganglions et vaisseaux lymphatiques présternaux. Celui du côté droit est à peu près vertical, celui du côté gauche est oblique en bas et en dehors ; il est refoulé par le cœur. A l'union de la poignée et du corps du sternum, le bord antérieur du poumon s'avance, en arrière du sternum, vers celui du côté opposé ainsi que le cul-de-sac antérieur de la plèvre. Un intervalle de quelques millimètres les sépare. Au-dessous de ce point, le bord antérieur des deux poumons devient oblique en bas et en dehors, celui du poumon gauche beaucoup plus que celui du poumon droit. Les deux poumons limitent, en s'écartant, un espace triangulaire où le péricarde et le cœur sont à découvert. Cet espace triangulaire est l'*espace de Traube.*

Bord postérieur. — Beaucoup plus long que l'antérieur, ce bord est étendu depuis la première côte jusqu'à la onzième ; il mesure de 32 à 34 centimètres selon les individus. C'est au niveau de ce bord qu'on ausculte le poumon en raison de la grande étendue de son bord postérieur. Ce bord est très épais et logé dans la concavité que présente le thorax de chaque côté de la colonne vertébrale. Il

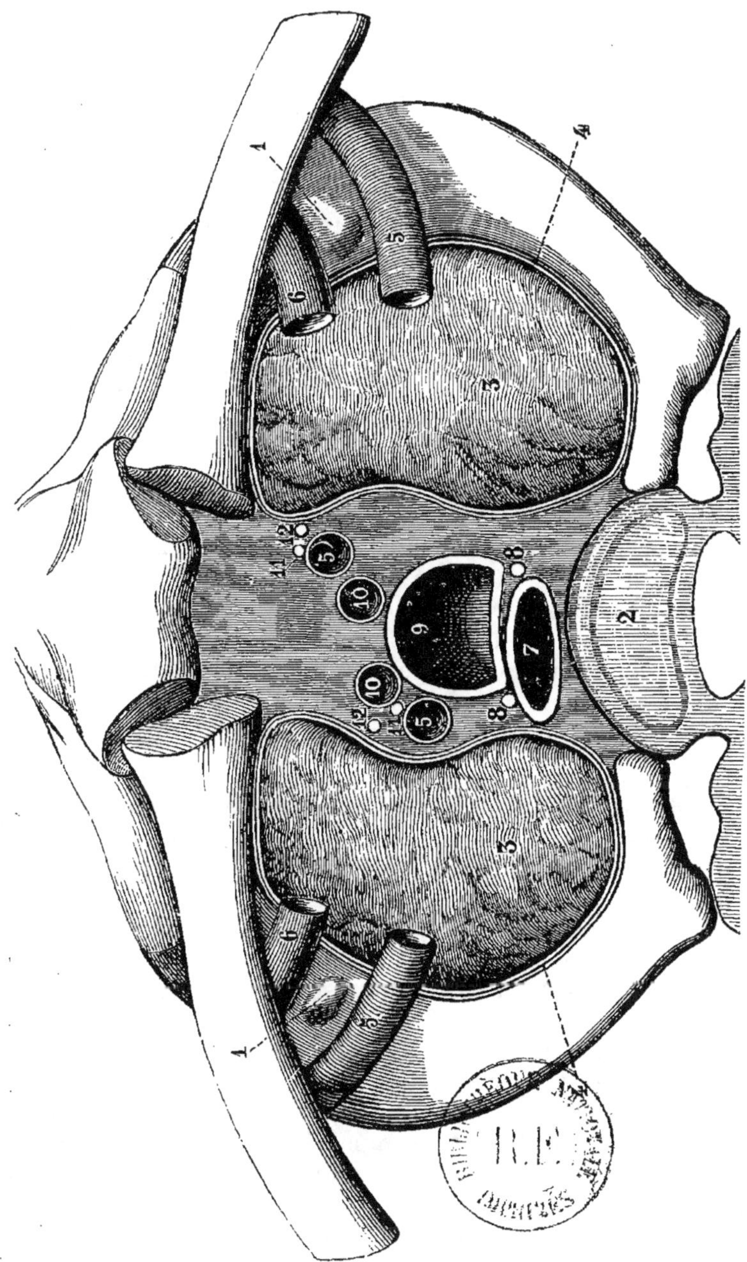

Fig. 56. — Orifice supérieur du thorax, et organes qui le traversent.

1, 1, tubercule du scalène antérieur, ou de Lisfranc, séparant l'artère sous-clavière de la veine. — 2, deuxième vertèbre dorsale. — 3, 3, coupe du sommet des poumons. — 4, 4, coupe du cul-de-sac supérieur de la plèvre. — 5, 5, artères sous-clavières. — 6, 6, veines sous-clavières. — 7, œsophage. — 8, 8, nerfs récurrents. — 9, trachée. — 10, 10, artères carotides primitives. — 11, 11, nerfs phréniques. — 12, 12, nerfs pneumogastriques.

Cette ouverture est plus petite qu'on ne se l'imagine souvent : elle a un diamètre antéro-postérieur de 4 centimètres et demi à 5 centimètres et un diamètre transversal de 9 à 10 centimètres.

est en rapport, par l'intermédiaire de la plèvre, et, de dedans en dehors, avec la face latérale de la colonne vertébrale, le nerf grand sympathique, la tête des côtes, les nerfs et vaisseaux sanguins intercostaux, avec les ganglions et les vaisseaux lymphatiques intercostaux, le muscle intercostal externe et la face interne des côtes.

Base. — La base du poumon est très large, et moulée sur la convexité du diaphragme. Cette base est oblique de haut en bas et d'avant en arrière ; elle est limitée par une languette du poumon qui la contourne et qui s'insinue dans le cul-de-sac circulaire que forment par leur réunion le diaphragme et la face interne des côtes.

Elle est en rapport, par l'intermédiaire du diaphragme et de la plèvre, avec le foie pour le poumon droit, avec le foie et la rate, et parfois avec l'estomac pour le poumon gauche. De plus, à sa partie postérieure, qui est la plus déclive, le poumon gauche est en rapport, par l'intermédiaire du diaphragme, avec le rein gauche et la capsule surrénale gauche. Dans l'inspiration, la languette qui limite la base du poumon pénètre entre le diaphragme et les côtes et descend jusqu'au voisinage de la 12e côte. Dans l'expiration, la base du poumon remonte en arrière de 4 à 6 centimètres.

Sommet. — Le sommet du poumon, recouvert par le cul-de-sac supérieur de la plèvre, s'élève au-dessus de l'orifice supérieur du thorax qu'il déborde d'une hauteur qui varie avec les sujets. Il vient se placer en arrière de la clavicule et il n'est pas rare de le voir déborder cet os sur une hauteur de 1 à 2 centimètres, de sorte qu'un corps vulnérant rasant la partie supérieure de la clavicule, peut atteindre le poumon et la plèvre. La première côte, par son bord interne, imprime ordinairement sur le poumon un sillon circulaire.

Au-dessus de la première côte, il est en rapport ; en avant, avec le bord postérieur de la clavicule et le muscle sterno-cléido-hyoïdien ; en arrière, avec le col de la première côte, le ganglion cervical inférieur du nerf grand sympathique, l'artère intercostale supérieure et le premier nerf dorsal au moment où il monte au-dessus du col de la première côte ; en dehors, avec l'insertion du scalène antérieur ; en dedans, du côté gauche, avec l'origine de la carotide primitive et de la sous-clavière qui contourne le sommet du poumon, et avec la terminaison du canal thoracique ; en dedans, du côté droit, avec le tronc artériel brachio-céphalique et l'origine de la sous-clavière qui le contourne.

Tous ces rapports ont lieu par l'intermédiaire du cul-de-sac supérieur de la plèvre. A sa partie la plus culminante, le poumon présente, chez les vieillards principalement, un point induré, dû probablement à la condensation du tissu pulmonaire à ce niveau.

§ 3. — STRUCTURE DU POUMON

Dans la structure du poumon, nous avons à étudier : 1° les ramifications bronchiques ; 2° le tissu propre du poumon, qui forme les lobules ; 3° le tissu conjonctif et la matière noire pulmonaire ; 4° les vaisseaux sanguins ; 5° les vaisseaux et les ganglions lymphatiques ; 6° les nerfs ; 7° le feuillet séreux qui le recouvre, ou plèvre.

1° *Ramifications bronchiques.*

En passant à travers le hile du poumon, la *bronche gauche* se divise en deux branches qui pénètrent dans les deux lobes du poumon gauche, tandis que la *bronche droite* se divise en trois pour les trois lobes du poumon droit. Chaque division bronchique pénètre dans le lobe correspondant et se subdivise irrégulièrement.

On a quelquefois l'occasion de voir la disposition des ramifications bronchiques. Il arrive par exemple, que les fausses membranes du croup pénètrent profondément dans l'arbre aérien et que le malade en rejette une bonne partie en expectorant.

Ces divisions successives rappellent les ramifications du canal excréteur d'une glande acineuse, telle que le pancréas ; elles se font tantôt dichotomiquement, tantôt d'une manière alternante.

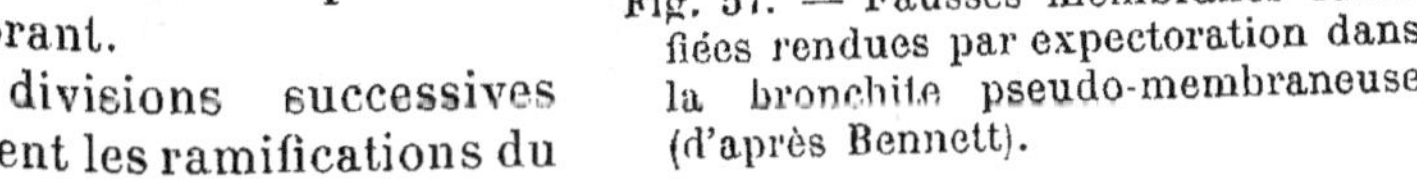

Fig. 57. — Fausses membranes ramifiées rendues par expectoration dans la bronchite pseudo-membraneuse (d'après Bennett).

Les ramifications bronchiques deviennent de plus en plus petites ; elles conservent la même structure jusqu'à ce qu'elles atteignent *un millimètre de diamètre*. Au-dessous de ce diamètre leur structure change et elles se terminent chacune dans un *lobule pulmonaire* sous le nom de *bronche sus-lobulaire.*

Trois couches forment les ramifications bronchiques : une externe, qui fait suite à celle de la trachée et qui est constituée, comme celle-ci, par une membrane *fibro-élastique* et des *cartilages* ; une moyenne ou *musculaire* ; une interne ou *muqueuse.*

Membrane fibro-élastique. — Cette membrane s'amincit insensiblement, à mesure que les divisions bronchiques diminuent de calibre. Elle est formée de tissu conjonctif contenant un grand nombre de fibres élastiques fines, isolées ou anastomosées entre elles. Des cartilages sont situés dans son épaisseur comme dans la trachée. Au lieu de former les trois quarts d'un anneau comme

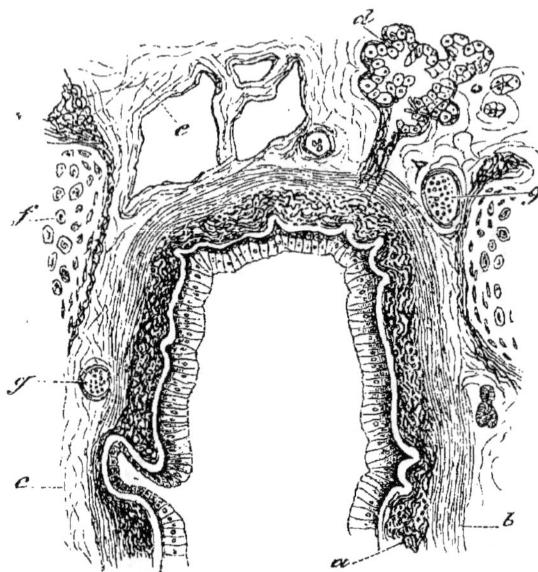

Fig. 58. — Coupe d'une des dernières bronches un peu avant la bronche sus-lobulaire. (Les cils sont tombés.)

a, trame élastique de la muqueuse. — b, couche de fibres musculaires. — c, tissu conjonctif sous-muqueux. — d, glande. — e, vaisseaux sanguins. — f, noyaux cartilagineux de la paroi bronchique. — g, g, nerfs.

ceux de la trachée, les cartilages des bronches constituent des anneaux complets, mais ces anneaux sont divisés en plusieurs segments anguleux, susceptibles de s'écarter les uns des autres pendant l'inspiration et de se rapprocher pendant l'expiration. Ces anneaux, rapprochés les uns des autres dans les grosses divisions, s'écartent de plus en plus, à mesure que les tuyaux bronchiques diminuent de calibre, puis on ne les trouve plus que sous forme de petits noyaux cartilagineux isolés. Ils disparaissent complètement sur les petites bronches qui ont un millimètre de diamètre.

Couche musculaire. — Cette couche forme une membrane complète entre la muqueuse et la fibro-élastique, à laquelle elle est très adhérente. Les fibres musculaires lisses qui la constituent sont disposées en faisceaux *circulaires*, continus, depuis les plus grosses ramifications jusqu'aux plus petites. Cette couche a 100 μ sur les bronches de 4 millimètres et 50 μ sur celles de 2 millimètres les *muscles de Reisseisen* (1).

Cette couche musculaire offre une épaisseur de 100 μ sur les bronches de 4 millimètres environ et de 50 μ sur celles de 2 millimètres.

(1) Reisseisen (François-Daniel), né à Strasbourg vers 1780. Thèse remarquable sur la structure du poumon (1803).

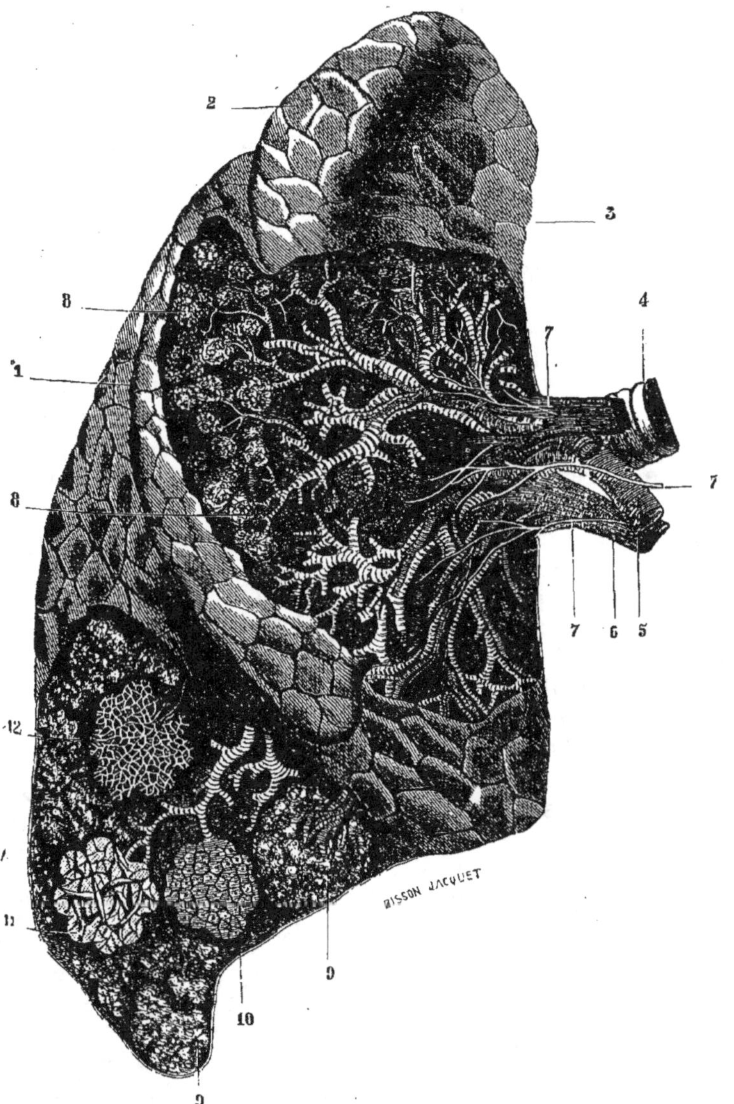

Fig. 59. — Schéma de la structure du poumon.

1, scissure interlobaire inférieure du poumon. — 2, surface extérieure du poumon et lignes polygonales, limitant les lobules. — 3, face médiastine du poumon. — 4, bronche. — 5, artère pulmonaire ; on aperçoit plus haut la coupe d'une de ses branches. — 6', l'une des veines pulmonaires ; l'autre est plus haut. — 7, 7, 7, nerfs pulmonaires. — 8, 8, plusieurs lobules. — 9, 9, surface extérieure de deux lobules. — 10, lobule ouvert pour montrer les cellules épithéliales. — 11, lobule ouvert pour montrer les cloisons et les vésicules pulmonaires qu'elles séparent. — 12, lobule ouvert pour montrer le réseau capillaire supposé vu au microscope.

Cette figure est destinée à expliquer l'ensemble de la structure des poumons, c'est un simple schéma donnant une idée générale de la structure du poumon ; ce n'est pas là qu'il faut chercher les détails, on les trouvera plus loin dans d'autres figures.

Couche muqueuse. — La muqueuse fait suite à celle de la trachée, dont elle a l'épaisseur et la structure au niveau des grosses divisions bronchiques. Elle s'amincit insensiblement jusqu'aux plus fines ramifications bronchiques.

Son *derme,* de même que celui de la trachée, contient une certaine quantité de faisceaux élastiques longitudinaux ramifiés, qui font saillie à la face interne de la muqueuse, à laquelle ils donnent un aspect strié caractéristique, surtout vers les petites divisions. Le tissu fibro-élastique est tellement développé que certains auteurs désignent cette couche du derme par le nom de *membrane fibro-élastique interne.*

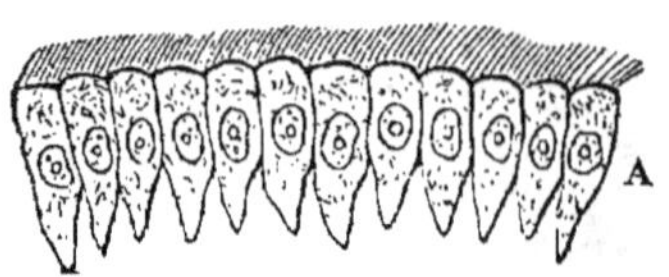

Fig. 60. — Epithélium cylindrique simple à cils vibratiles.

On trouve entre le derme et l'épithélium une membrane vitrée, mince couche homogène de 4 à 7 μ.

Des *glandules* existent dans la muqueuse ; elles sont moins nombreuses, et un peu plus petites que celles de la trachée ; on n'en trouve plus sur les divisions bronchiques de 2 à 3 millimètres de diamètre.

L'épithélium est cylindrique stratifié, à cils vibratiles (fig. 43) ; au-dessous des divisions de 2 à 3 millimètres, il se réduit peu à peu à une seule couche et passe à l'état d'*épithélium cylindrique simple à cils vibratiles* (fig. 60).

2° *Tissu propre du poumon.*

Le *parenchyme pulmonaire,* ou *tissu propre du poumon,* est représenté par les *lobules pulmonaires,* situés aux dernières ramifications de l'arbre bronchique, comme les lobules d'une glande en grappe à leurs canalicules excréteurs, comme les grains aux extrémités terminales des ramifications d'une grappe de raisin (fig. 61).

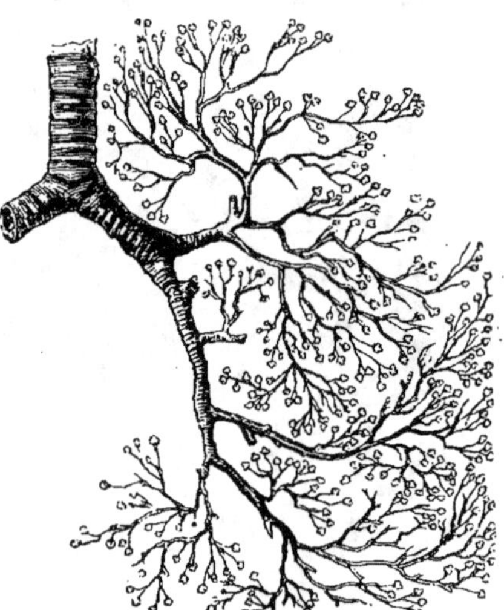

Fig. 61. — Lobules pulmonaires aux extrémités des dernières ramifications bronchiques.

Les lobules seront décrits plus loin.

3° *Tissu conjonctif du poumon et matière noire pulmonaire.*

Tissu conjonctif. — Le tissu conjonctif du poumon entoure les divisions bronchiques, les vaisseaux et les nerfs qui pénètrent par le hile, *faisceau broncho-vasculaire.* Au niveau du hile, il se continue avec le tissu conjonctif du médiastin; vers les terminaisons bronchiques et vasculaires, il forme une couche très mince, qui se termine en formant autour des lobules une *capsule conjonctive* ou *gaine périlobulaire,* mince et condensée. Il pénètre aussi dans le lobule avec la bronche. Le tissu conjonctif interlobulaire et intralobulaire, abondant chez les jeunes sujets, s'atrophie chez l'adulte et disparaît en grande partie chez le vieillard.

Le tissu conjonctif du poumon, partout continu, fait comprendre le mode de propagation de l'infiltration de l'air, des lobules au médiastin, et à la région du cou, dans l'*emphysème pulmonaire interlobulaire,* produit par une rupture de la paroi des vésicules pulmonaires.

Charbon pulmonaire. — Chez l'adulte de trente-cinq à quarante-cinq ans, on voit se montrer, sous forme de pointillé, de lignes ou de taches, une matière noire à la surface du poumon. Cette matière augmente avec l'âge, de sorte que les poumons de certains vieillards ont une couleur presque noire. On la rencontre aussi chez certains animaux domestiques, le chien, par exemple, jamais chez le bœuf et le cheval. Cette substance noire n'est autre chose que du charbon transporté dans les voies respiratoires et pénétrant de proche en proche, à travers le tissu pulmonaire, jusqu'à la surface du poumon qu'il colore.

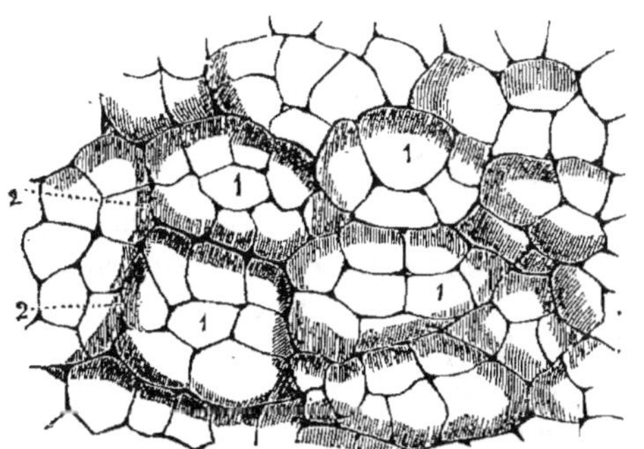

Fig. 62. — Surface extérieure d'un poumon de vache (d'après Harting).

1, 1, base des lobules pulmonaires. — 2, 2, charbon pulmonaire.

L'épithélium du lobule est traversé d'abord, puis la paroi élastique. Le charbon vient se déposer dans le tissu conjonctif interlobulaire et sous-pleural; on en trouve un peu dans la paroi même des lobules. Il passe aussi dans les cellules migratrices et dans les lymphatiques, qui le transportent dans les ganglions bronchiques.

Le charbon pulmonaire forme, à la surface du poumon, des lignes noires, décrivant des polygones, dont les côtés s'étendent insensiblement et finissent par former, à la surface pulmonaire, de larges taches noires. Robin a démontré que la matière noire envahit quelquefois le tissu même du poumon, et, qu'à ce niveau, quelques petites bronches sont détruites.

La matière noire pulmonaire se compose de charbon mélangé à des granulations calcaires et graisseuses qui se développent sur place. Certains auteurs, Bruch, Nicolas, etc., pensent que la matière noire pulmonaire contient en outre un *pigment*, mélanine ou autre, mêlé au charbon. Dans certains cas, le pigment serait dû à la transformation de l'hémoglobine d'extravasations sanguines.

4° Vaisseaux sanguins du poumon.

En raison des fonctions qu'il est appelé à remplir, le poumon offre un système vasculaire particulier.

L'*artère pulmonaire*, dont le sang est chargé des matériaux gazeux de sécrétion, va former le *réseau capillaire de l'hématose*. Le sang prend une couleur rutilante, au contact de l'oxygène. Les *veines pulmonaires* rapportent ce sang au cœur. Voilà les *vaisseaux d'hématose et d'excrétion*.

Une artère, portant du sang noir, ne pouvait nourrir les tissus qui entrent dans la constitution du poumon; il fallait au poumon des *vaisseaux de nutrition* : ce sont les *vaisseaux bronchiques*.

a. **Vaisseaux d'hématose et de sécrétion.** — L'*artère pulmonaire*, unique pour chaque poumon, accompagne les divisions bronchiques, en arrière et en dehors desquelles elle est ordinairement située. *Elle ne fournit aucune division aux parois bronchiques,* elle donne des collatérales aux lobules situés sur son trajet, et elle se termine par de petites branches qui accompagnent les divisions bronchiques jusqu'à leur terminaison dans les lobules, où nous la retrouvons (voy. *Lobules*).

Les *veines pulmonaires*, ordinairement au nombre de deux pour chaque poumon, rapportent au cœur le sang qui s'est débarrassé de ses produits de sécrétion et est devenu *sang artériel* en s'oxygénant (voy. *Lobules*).

b. **Vaisseaux de nutrition.** — L'*artère bronchique* nourrit le poumon. Elle accompagne les divisions bronchiques jusqu'à leur terminaison; elle leur est destinée en grande partie. Elle fournit un rameau à chaque division bronchique. Dans son trajet, elle donne des *branches collatérales* aux ganglions lymphatiques, aux parois bronchiques, au tissu conjonctif, à la plèvre viscérale, et elle fournit les *vasa vasorum* des parois des vaisseaux pulmonaires. Les *artères des parois bronchiques* sont nombreuses; elles se rendent surtout à la muqueuse.

Les branches, que l'artère bronchique donne au tissu conjonctif, se développent, selon N. Guillot, dans la phtisie pulmonaire, alimentent les parois des cavernes, et *s'anastomosent avec les artères intercostales* à travers les fausses membranes. Il s'établit donc des adhérences dans la plèvre des tuberculeux, avec circulation spéciale entre les parois costales et les poumons, par les artères intercostales et bronchiques.

Les *ramuscules veineux bronchiques* se dirigent vers le hile, et forment, par leur réunion, la veine bronchique, qui accompagne l'artère bronchique. Cette veine reçoit dans son trajet : 1° des veines très grêles venues du tissu conjonctif sous-pleural ; 2° des veinules émanées du tissu conjonctif interlobulaire et de celui qui entoure les divisions bronchiques et les vaisseaux ; 3° les *vasa vasorum veineux*, qui naissent des parois des vaisseaux pulmonaires ; 4° les veines des ganglions lymphatiques, qui se jettent dans la veine bronchique, près de sa terminaison.

D'après les recherches récentes de Zuckerkandl (1881), les veines bronchiques forment deux groupes :

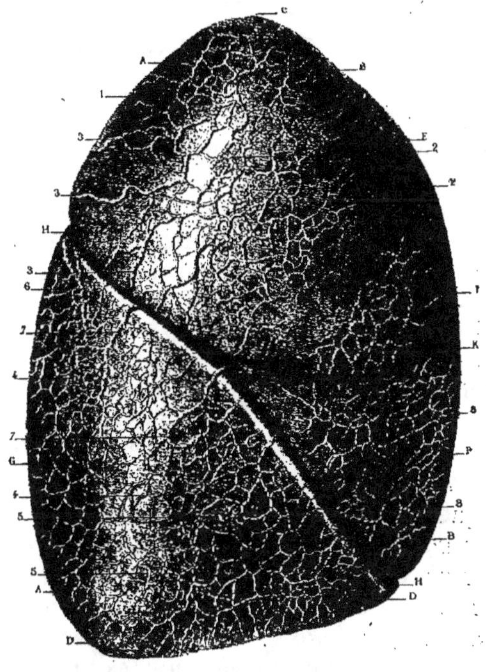

Fig. 63. — Vaisseaux lymphatiques de la face externe du poumon droit d'un homme de 20 ans.

1, lymphatiques du lobe supérieur circonscrivant la base des lobules pulmonaires. — 2, réseau sus-lobaire. — 3, lymphatiques du lobe supérieur rampant sur le poumon et convergeant vers les ganglions du hile du poumon — 4, lymphatiques du lobe inférieur. — 5, réseau sus-lobulaire. — 6, gros lymphatique contournant le bord postérieur du poumon pour se rendre aux ganglions du hile. — 7, gros lymphatique pénétrant dans la scissure interlobaire et allant aux ganglions du hile. — 8, lymphatiques du lobe moyen.

A. bord postérieur du poumon. — B, bord antérieur. — C, sommet. — D, base. — E, F, G, les trois lobes. — H, K, scissures interlobaires.

1° Un groupe de *veines bronchiques antérieures*, situées en avant des bronches et de la trachée et s'ouvrant dans la grande veine azygos, pour le côté droit, et dans une veine bronchique postérieure, pour le côté gauche. On les a vues se jeter dans l'un des troncs des veines pulmonaires. Ces veines naissent surtout des divisions bronchiques principales, des ganglions lymphatiques et de la face postérieure du péricarde ;

2° Un groupe de *veines bronchiques postérieures*, formé de deux veines, supérieure et inférieure, et se jetant le plus souvent dans les veines azygos, après avoir reçu des veines médiastines.

5° *Vaisseaux et ganglions lymphatiques du poumon.*

Ganglions bronchiques. — Ces ganglions, qui reçoivent tous les lymphatiques du poumon, sont très nombreux ; ils pénètrent à une profondeur de 2 à 4 centimètres dans le hile, et ils entourent les principales divisions bronchiques. Les plus profonds, plus petits, prennent le nom de *ganglions pulmonaires* et peuvent être situés plus loin. Les ganglions bronchiques ont généralement une couleur noire, due à la pénétration du charbon pulmonaire.

Les *vaisseaux lymphatiques* forment, selon Grancher, deux systèmes : 1° le *système péri-aérien*, qui entoure les lobules pulmonaires ; 2° le *système vasculaire*, qui accompagne les vaisseaux sanguins. (Voy. *Lobules.*)

6° *Nerfs du poumon.*

Par le hile du poumon pénètrent deux nerfs : le pneumogastrique et le grand sympathique.

Le *pneumogastrique*, en descendant en arrière des bronches, fournit de nombreux rameaux en avant et en arrière de la bifurcation de la trachée, où ils constituent les *plexus pulmonaires antérieur et postérieur*.

Le *grand sympathique* envoie de nombreux rameaux à ces plexus, rameaux qui se détachent des quatre ou cinq premiers ganglions thoraciques. L'intrication de tous ces nerfs est telle, qu'il est impossible de les suivre et de les séparer. C'est donc à la physiologie qu'il faut s'adresser pour connaître leur point de terminaison.

Des plexus pulmonaires partent de nombreux rameaux pour la partie inférieure de la trachée, pour l'œsophage, et surtout pour le poumon, dans lequel ils pénètrent avec les bronches. Ces *nerfs bronchiques*, ou *pulmonaires*, parcourent l'intérieur du poumon en s'accolant aux divisions bronchiques et vasculaires. Composés de fibres à myéline et de fibres sans myéline, ces nerfs peuvent être suivis jusqu'aux extrémités des bronches.

Depuis l'emploi des nouvelles méthodes pour l'étude des nerfs, celle des nerfs pulmonaires a fait un certain progrès. Ainsi, Retzius, en 1893, a pu suivre, sur l'embryon humain, des fibres terminales dans l'épaisseur du lobule pulmonaire, jusqu'aux conduits alvéolaires, et il croit que ces nerfs sont destinés aux fibres lisses des bronches acineuses. D'un autre côté, Barkley, 1894, a constaté l'existence d'un plexus nerveux dont les fibres se terminent dans les éléments musculaires des divisions bronchiques, et un plexus sous-épithélial dans la muqueuse des petites bronches.

Les nerfs vasculaires sont très nombreux et se terminent tant sur les parois des veines que sur celles des artères, mais ils sont plus abondants sur les parois artérielles.

Remak (*Muller's Arch.*, 1844) avait décrit des ganglions microscopiques sur les nerfs du poumon, le long des divisions bronchiques. Schiff en a rencontré sur des filets nerveux situés au voisinage des plus petites bronches. Egorow (1879) a constaté de petits amas ganglionnaires sur les nerfs vasculaires.

Quel rôle jouent ces deux nerfs dans le poumon?

Le *grand sympathique* se termine dans les parois vasculaires. C'est le nerf vaso-moteur du poumon. Le *pneumogastrique*, nerf qu'on pourrait considérer comme intermédiaire aux nerfs cérébro-spinaux et au sympathique, à cause de sa sensibilité obtuse et de ses réflexes souvent inconscients, exerce sur le poumon une action multiple sur laquelle les physiologistes n'ont pas toujours été d'accord.

Il est certain qu'il donne la *sensibilité* à la trachée, aux bronches et aux divisions bronchiques, et qu'il préside à la sécrétion des glandes de la muqueuse des voies respiratoires. Il donne le *mouvement* aux muscles de Reisseisen. Lorsqu'on coupe le pneumogastrique dans la région du cou, au-dessus de l'origine du laryngé supérieur, on détermine l'insensibilité de toute la muqueuse des voies respiratoires. On prouve également l'influence de ce nerf sur la contractilité des bronches par l'expérience suivante : coupez les deux pneumogastriques à un animal, fixez solidement à la trachée un tube par lequel vous remplirez d'eau la trachée et les bronches; faites passer alors un courant par le bout périphérique des nerfs divisés, vous verrez le liquide monter dans le tube, ce qui ne peut avoir lieu que par une contraction des parois bronchiques.

Après la section des pneumogastriques, un animal meurt généralement au bout de trois, quatre ou cinq jours; les reptiles peuvent vivre davantage. La section des nerfs produit sur les animaux des lésions pulmonaires consistant en un emphysème traumatique, avec congestion intense des poumons rappelant l'hépatisation rouge. Aussitôt après la section de ces nerfs, on constate un ralentissement de la respiration, au point que le nombre des inspirations peut diminuer de moitié. La congestion du poumon a été attribuée par Schiff à la paralysie des vaso-moteurs. Traube, de Berlin, a pensé que les animaux périssaient d'asphyxie par les mucosités stomacales et œsophagiennes pénétrant par le larynx devenu insensible.

Il est des phénomènes nerveux parfois difficiles à expliquer.

Ainsi, les accès d'*asthme*, dans lesquels la respiration est si difficile, s'accompagnent-ils d'un spasme des bronches? C'est probable.

§ 4. — RESPIRATION ET LOBULE PULMONAIRE

La respiration est une fonction de premier ordre, comme la circulation. Si le cœur s'arrête, c'est la mort. Si la respiration est empêchée, c'est également et fatalement la mort.

La respiration, c'est la vie. — Tout ce qui vit respire. Sans respiration, pas de vie. Les audacieux qui s'élèvent dans les couches supérieures de l'air, où ils né trouvent pas suffisamment d'oxygène, y trouvent la mort. Si l'on empêche l'oxygène d'arriver au poumon par *immersion*, par *strangulation*, par *compression des nerfs*, qui immobilise la cage thoracique, par *compression du thorax* dans une foule, par *accumulation du mucus* dans les bronches, c'est la mort. Si un gaz irrespirable, comme l'acide carbonique, prend la place de l'oxygène, le sang ne reçoit plus ce gaz en quantité suffisante, c'est encore la mort.

La respiration n'est pas ce que le vulgaire croit. Ce n'est pas par le poumon qu'on respire ; ce n'est pas par le thorax. Le poumon et les parois thoraciques sont les *moyens*, les *intermédiaires* de la respiration ; le thorax est le soufflet du forgeron qui apporte l'air ; le poumon est également un intermédiaire obligé entre l'air et le sang. La respiration a lieu profondément, dans les tissus, dans les éléments anatomiques. Chaque élément prend de l'oxygène et rend de l'acide carbonique. Le sang, *milieu intérieur*, est un autre intermédiaire qui apporte l'oxygène aux éléments anatomiques et qui en reçoit les déchets gazeux sous forme d'acide carbonique.

La *respiration* est donc l'absorption de l'oxygène par les éléments anatomiques. Il est inexact de dire que la respiration consiste en un échange gazeux entre oxygène et acide carbonique. Ce sont là de vieilles idées dignes du temps où l'on ne connaissait pas la structure du poumon. Non, ce n'est pas un échange ; l'acide carbonique n'a rien à faire avec la respiration.

Ce sont là deux fonctions différentes et successives. Ce sont deux fonctions dévolues au même organe. L'*inspiration* apporte au sang l'oxygène nécessaire à la respiration des tissus, c'est une *absorption*. L'expiration rejette l'acide carbonique qui s'exhale à travers les parois des capillaires du poumon, avec toutes les substances volatilisables du sang, c'est une *excrétion* (haleine). Absorption de l'oxygène, excrétion de l'acide carbonique, telles sont les deux fonctions corrélatives du poumon.

Voyez ce qui se passe dans la série animale, en commençant par les êtres les plus infimes, les moins organisés.

Respiration des protozoaires. — Laissant de côté les protistes, animalcules composés d'une masse de protoplasma sans noyau, c'est-à-dire n'étant pas arrivés à la dignité de cellule complète, et représentant le type le plus inférieur des êtres, prenons les *protozoaires*. Ce sont des animaux composés d'une seule cellule. Qu'ils soient *sarcodaires*, comme les amibes, émettant des expansions protoplasmiques rétractiles, ou *pseudopodes*; *flagellaires*, possédant des prolongements filiformes, ou *flagellum*, au moyen desquels ils progressent dans l'eau; *ciliaires*, recouverts de cils vibratiles qui leur permettent de nager, tous ces animaux vivent dans l'eau ou dans des milieux humides.

Les *leucocytes* de l'homme et des animaux sont aussi des êtres inférieurs, des protozoaires *sarcodaires*, au même titre que les animaux unicellulaires, les amibes, dont je viens de parler.

Tous ces animaux respirent et meurent lorsqu'ils sont privés d'oxygène. Aussi, voit-on les leucocytes, dans les préparations microscopiques fraîches, se porter sur le bord de la préparation pour y respirer l'oxygène, dont ils sont avides.

L'oxygène passe à travers leur protoplasma perméable, d'où sort l'acide carbonique. Ils respirent. Ils ne sauraient vivre dans l'eau bouillie et privée d'air, puisqu'ils puisent leur oxygène dans l'eau, qui est aérée. Passons à des animaux mieux organisés, et recouverts par un exoplasme. Celui-ci joue le rôle de dialyseur entre la substance protoplasmique intérieure de l'animal unicellulaire et l'air extérieur chargé d'oxygène. C'est le cas des *noctiluques*, animaux phosphorescents, dont la phosphorescence est due aux combustions organiques qui s'effectuent dans leur corps, sous l'influence de l'oxygène absorbé.

Respiration chez les cœlentérés. — Montons l'échelle animale. Que se passe-t-il dans les plus simples des *cœlentérés*, dans l'*Hydre d'eau douce*, par exemple? Le corps est limité de toutes parts par l'ectoderme. L'acide carbonique, résultat des combustions intérieures, s'élimine par l'ectoderme, véritable dialyseur, porte d'entrée de l'oxygène dissous dans l'eau où vit l'animal.

Plus haut encore, que voyons-nous? La respiration n'a plus lieu uniquement par la surface du corps, et, à mesure que l'on monte l'échelle des êtres, il se développe des organes particuliers, se compliquant de plus en plus, jusqu'au poumon, et devenant le siège spécial de l'absorption de l'oxygène et de l'exhalation de l'acide carbonique.

Ces organes respiratoires forment deux groupes, ceux de *respiration aquatique*, pour les animaux qui vivent dans l'eau, comme les poissons, et ceux de *respiration aérienne*, pour les animaux terrestres (1).

Respiration aquatique, branchies. — Les organes de respiration aquatique portent le nom de *branchies*. Quelle que soit leur variété, que les branchies soient formées aux dépens de la peau ou des muqueuses, les branchies sont des replis multiples, très minces, au niveau desquels les vaisseaux de l'animal deviennent très superficiels, rampent au-dessous d'une mince couche épithéliale, à travers laquelle passent l'oxygène *absorbé* et l'acide carbonique *excrété*. L'oxygène se trouve en dissolution dans l'eau ambiante qui dissout également l'acide carbonique.

Ce sont là des étapes du perfectionnement de l'appareil respiratoire, dont le poumon humain représente le type le plus parfait. Nous trouvons dans la grenouille, aux diverses époques de son développement, une succession parfaite des différents degrés d'évolution des organes respiratoires.

1° Tout à fait au début, au moment où l'embryon sort de l'œuf, le têtard respire, comme les protozoaires, par la surface de son corps, dépourvu de tout organe respiratoire ;

2° Deux jours après, on observe, de chaque côté de la tête du têtard, trois dépressions se divisant, et se recouvrant immédiatement d'un épithélium à cils vibratiles de peu de durée, *branchies cutanées* de Rusconi (1826) ;

3° Peu de temps après, des *branchies muqueuses*, qui deviendront définitives, se montrent aux dépens de la muqueuse de l'arrière-bouche.

4° Plus tard, enfin, les *poumons* se forment aux dépens d'une dépression de la muqueuse pharyngienne. Voilà pourquoi l'animal peut vivre dans l'eau et dans l'air ; il respire dans l'eau par les branchies, et dans l'air par les poumons. Ce sont des animaux amphibies (2).

(1) Les organes de respiration aérienne sont toujours situés dans le corps de l'animal. Ce sont des canaux de diverses espèces qui portent l'air dans l'organe de la respiration. Chez les insectes, ce sont des *trachées*, sorte de canaux en réseau portant l'air aux capillaires qui circulent dans les parois des trachées. Un fil spiral résistant entoure les trachées et leur conserve leur calibre.

(2) De αμφιβιος, qui a deux vies.

L'homme et les animaux qui ont un placenta ont aussi une sorte de respiration aquatique pendant la vie fœtale et une respiration aérienne après la naissance. Le placenta peut être comparé à une énorme branchie située à l'extrémité des artères ombilicales. Au lieu de prendre l'oxygène dissous dans l'eau comme les animaux aquatiques, le fœtus le prend dans le sang maternel. Il y rejette l'acide carbonique, comme les animaux à respiration aquatique le rejettent dans l'eau ambiante.

Organes respiratoires imparfaits. — On trouve des *organes respiratoires aériens imparfaits*, tenant le milieu, pour ainsi dire, entre les branchies et les poumons, organes qu'on observe chez certains poissons, comme les malacoptérygiens abdominaux apodes, tels que la *perche,* et auxquels on donne le nom de *vessies natatoires.*

La vessie natatoire est une petite poche dont les parois sont formées de tissu conjonctif condensé revêtu à l'intérieur d'un épithélium cylindrique à cils vibratiles. Elle renferme un mélange d'oxygène et d'azote emmagasiné. Les vaisseaux capillaires se répandent dans cette paroi et deviennent sous-épithéliaux. La vessie natatoire est des plus variables ; en général, elle sert en même temps d'appareil hydrostatique et d'appareil respiratoire. Lorsque le poisson descend dans les eaux profondes, la quantité d'oxygène diminue, et la provision se renouvelle quand l'animal revient dans les eaux aérées, de sorte que le poisson emmagasine l'oxygène, pour le dépenser selon ses besoins, quand il plonge dans les eaux profondes.

Double respiration. — L'appareil respiratoire se perfectionne à un degré de plus chez les *Dipneustes*, de la classe des *Ichthyopsidés*, qui présentent une double respiration, branchiale et pulmonaire. Ces animaux, qui ont la conformation des poissons, portent trois *branchies* en avant des nageoires pectorales, et en même temps une grande *vessie natatoire*, dont les parois sont parcourues par de nombreux vaisseaux, et qui joue le rôle de poumons. Ils vivent dans l'eau, pendant la saison humide et *respirent par les branchies*, tandis que dans la saison sèche ils restent dans la vase et *respirent par les poumons.*

La respiration branchiale, chez ces animaux, est dominante, tandis que la respiration aérienne domine chez les batraciens pérennibranches, comme le *protée*, qui ont également un appareil respiratoire aquatique.

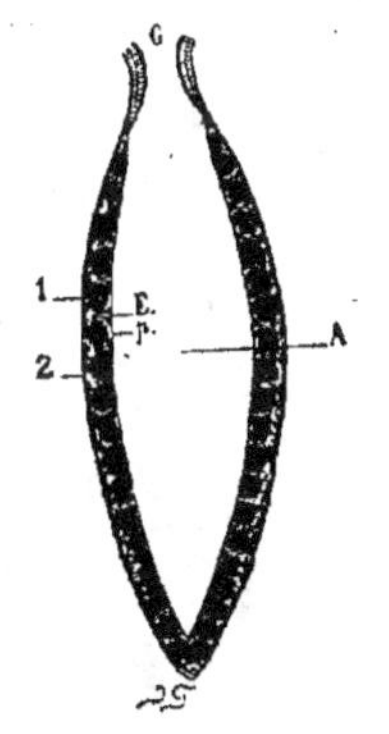

Fig. 64. — Poumon uni-alvéolaire du protée.

G, glotte. — A, cavité du poumon. — E, épithélium respiratoire. — p, portion mince des cellules épithéliales recouvrant les capillaires. — 1, capillaires. — 2, séreuse pleuro-péritonéale.

Respiration aérienne du protée. — Chez le *protée*, nous trouvons le poumon réduit à la plus simple expression ; il ne possède qu'un seul alvéole (fig. 64), alvéole représentant exactement un alvéole du poumon plus compliqué des mammifères.

Le poumon du *protée* est double, comme, du reste chez tous les animaux qui ont des poumons. La paroi interne est revêtue par l'épithélium respiratoire, au-dessous duquel se trouvent les capillaires pulmonaires. La paroi du poumon, formée d'une lame de tissu conjonctif, est recouverte à sa face externe par l'endothélium de la cavité pleuro-péritonéale, de sorte que le poumon du *protée* est situé entre deux couches épithéliales.

Respiration aérienne de la sirène. — Nous verrons le poumon se compliquer de plus en plus. Chez la *sirène*, batracien pérennibranche, la surface respiratoire s'étend par la formation de plis intérieurs, comme on peut le voir dans la figure 65, où il existe plusieurs alvéoles. Ces poumons en miniature communiquent avec le pharynx, d'où ils dérivent, par un orifice appelé *glotte*. Chez la grenouille, figure 64, le poumon se complique de plus en plus, de manière à rappeler la disposition d'un lobule du poumon des mammifères.

Respiration aérienne de la tortue grecque. — On comprend très bien le perfectionnement de l'appareil

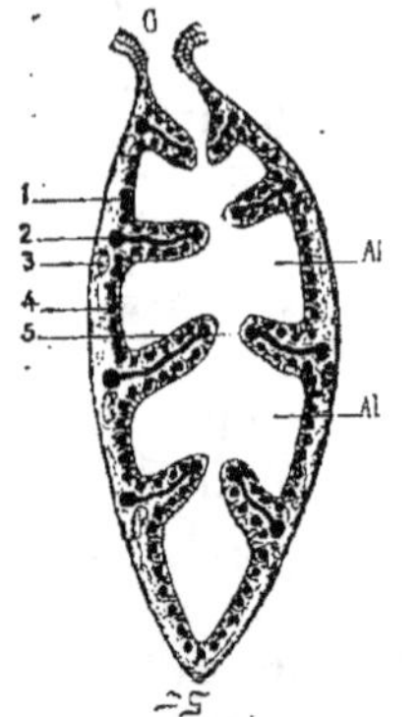

Fig. 65. — Schéma du poumon de la sirène (d'après Renaut).

G, glotte. — Al, Al, alvéoles. — 1, épithélium. — 2, artère pulmonaire. — 3, veine. — 4, capillaire. — 5, conduit alvéolaire.

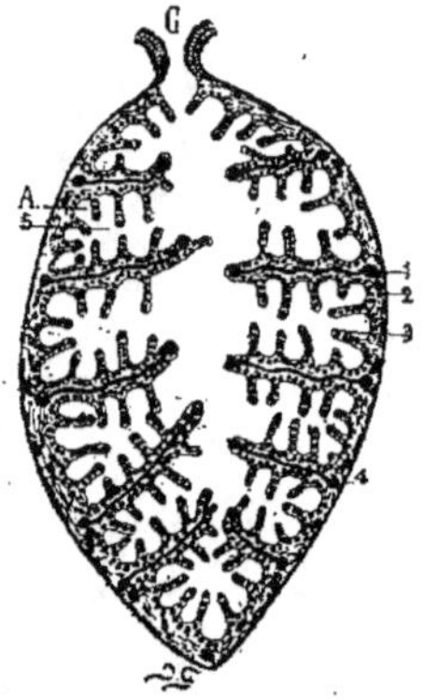

Fig. 65 *bis.* — Schéma du poumon lobulaire simple de la grenouille (d'après Renaut).

A, alvéole. — G, glotte. — 1, artère afférente. — 2, veine. — 3, épithélium respiratoire. — 4, séreuse pleuro-péritonéale. — 5, conduit alvéolaire.

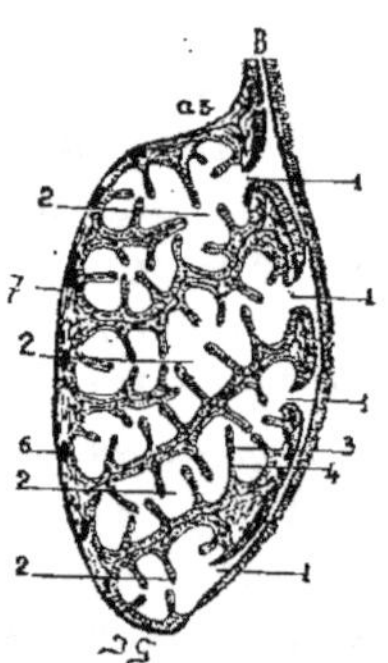

Fig. 66. — Schéma du poumon lobulé de la tortue grecque (d'après Renaut).

B, bronche. — 1, 1, 1, 1, ouverture des lobules dans la bronche latérale. — 2, 2, 2, 2, cavité des lobules. — 3, cloison séparant les alvéoles. — 4, capillaires. — 5, artère lobulaire. — 6, veine.

respiratoire aérien, lorsqu'on étudie le poumon du *crocodile* et de la *tortue grecque*. Chez le *crocodile*, la bronche arrive au poumon dont elle forme l'axe, et elle présente à sa périphérie cinq ouvertures qui deviennent le pédicule d'un lobule, lobule formé d'un groupe d'alvéoles et représentant un lobule de poumon de mammifère. C'est donc un poumon à cinq lobules. Le poumon de la *tortue grecque* est analogue, mais moins parfait. La bronche est latérale ; elle présente de 8 à 12 ouvertures en série linéaire, formant chacune le pédicule d'un lobule.

Transition de ces poumons minuscules au poumon de l'homme. — Nous pouvons maintenant aborder le poumon des mammifères, de l'homme en particulier.

Le lobule pulmonaire.

Les lobules du poumon sont des petites poches, ou sacs, indépendants les uns des autres et communiquant chacune avec l'extrémité terminale d'une bronche. Ils constituent dans leur ensemble *le parenchyme pulmonaire* ou *tissu propre du poumon*.

Si l'on suppose tous les lobules isolés, on peut comparer le poumon, comme je l'ai fait depuis longtemps, à une immense grappe de raisin dont les grains, serrés les uns contre les autres, seraient entourés d'une mince enveloppe commune. Faites ramper à la surface de la grappe et de ses divisions les artères, les veines, les lymphatiques et les nerfs, vous aurez l'image complète du poumon. Cette comparaison me paraît préférable à celle qui consiste à comparer les lobules aux feuilles d'un arbre et les dernières ramifications bronchiques, au pétiole qui les supporte.

Nombre des lobules. — Il est difficile de donner, même approximativement, le nombre des lobules contenus dans

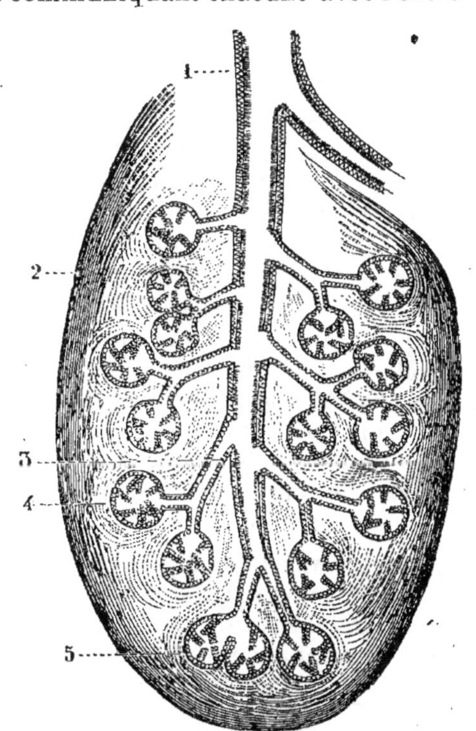

Fig. 67. — Schéma montrant la constitution du lobule pulmonaire et sa capsule conjonctive.

1, bronche suslobulaire donnant une branche intralobulaire. — 2, capsule conjonctive du lobule. — 3, bronche acineuse. — 4, acinus.

les deux poumons. Chez l'enfant, ils n'ont que quelques millimètres de diamètre, mais ils augmentent de volume, et atteignent souvent 2 centimètres chez les vieillards. On admet que leur diamètre moyen est de 1 centimètre. Etant donné que chaque lobule a 1 centimètre cube, et en calculant le volume des deux poumons, on peut admettre qu'ils contiennent 2 500 lobules. Aeby, suppose qu'il existe 250 alvéoles par millimètre cube de poumon; on voit la quantité prodigieuse d'alvéoles qui doivent exister dans ces organes, soit $2\,500 \times 250$.

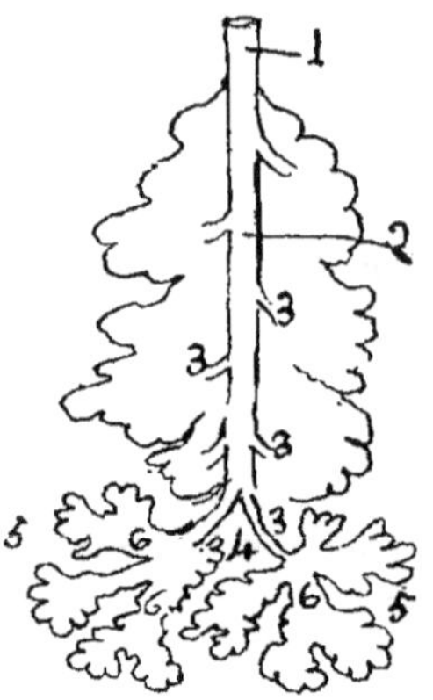

Fig. 68. — Lobule pulmonaire, selon Rindfleisch et Charcot.

1, bronche suslobulaire. — 2, bronche intralobulaire. — 3, 3, 3, bronches acineuses. — 4, les deux bronches acineuses terminales se séparant à angle aigu. — 5, 5, deux acini. — 6, 6, conduits alvéolaires.

Forme. — Les lobules sont superficiels ou profonds. Les *lobules superficiels*, ou *sous-pleuraux*, ont la forme de pyramides à plusieurs faces, dont le sommet se continue avec une division bronchique, et dont la base est située sous la plèvre. Cette base se voit à la surface du poumon, sous forme de polygone a cinq ou six côtés. Ces polygones, ou lignes de séparation des lobules, correspondent, chez l'enfant, au tissu conjonctif qui sépare les lobules et qui est plus abondant à cet âge. Chez l'adulte, les lignes polygonales sont plus accentuées, parce que la matière noire pulmonaire s'y accumule de plus en plus à mesure qu'on avance en âge. Les *lobules profonds* situés au centre du poumon, ont une forme polyédrique.

Nous étudierons la *conformation extérieure* du lobule, sa *conformation intérieure* et sa *structure*.

Conformation extérieure. — Tout lobule est enveloppé par une couche de tissu conjonctif, abondante chez l'enfant, diminuant chez l'adulte, et disparaissant presque complètement chez le vieillard. On lui donne le nom de *capsule conjonctive* ou *gaine périlobulaire*. Cette capsule, très mince, sépare les lobules les uns des autres et sépare la base des lobules

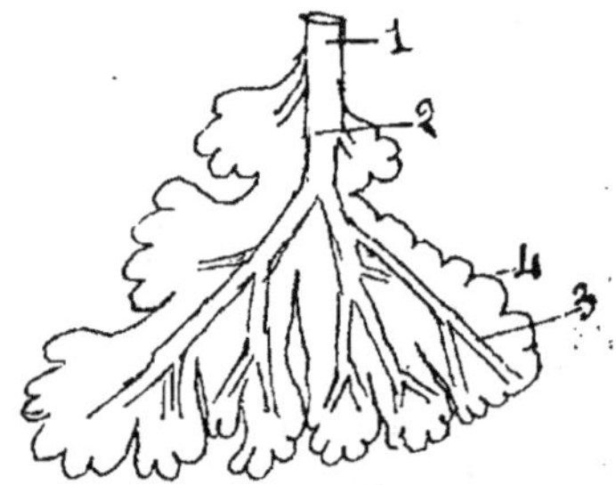

Fig. 69. — Lobule pulmonaire, selon Grancher.

1, bronche suslobulaire. — 2, bronche intralobulaire se ramifiant en bronches acineuses. — 3, bronche acineuse. — 4, acinus.

superficiels de la plèvre. Vers le pédicule du lobule, la capsule se continue avec le tissu conjonctif qui entoure les divisions bronchiques.

De la face interne de la capsule conjonctive partent des tractus conjonctifs qui s'insinuent entre les diverses parties qui constituent le lobule.

Chaque lobule, pris isolément, représente lui-même une petite grappe comparable à une grappe de groseille dont les grains seraient serrés les uns contre les autres. Ces grains sont les *acini* du lobule, c'est-à-dire de petites dilatations de 1 à 2 millimètres de diamètre suspendues aux divisions canaliculées du lobule.

L'acinus est au lobule pulmonaire ce que l'acinus d'une glande est au lobule de la glande. La surface extérieure de l'acinus présente des bosselures correspondant à des culs-de-sac intérieurs que nous retrouverons en étudiant la conformation intérieure du lobule.

Conformation intérieure du lobule. — L'intérieur du lobule représente un vrai labyrinthe communiquant avec les dernières divisions bronchiques.

L'extrémité terminale des divisions bronchiques, arrivée à 13 millimètres du lobule, perd ses noyaux cartilagineux et ses glandes ; elle prend alors le nom de bronche *suslobulaire*. Après un trajet de 13 millimètres, celle-ci pénètre dans le lobule et devient la *bronche intralobulaire*.

L'étude de la bronche intralobulaire, commencement du labyrinthe, n'est pas précisément très facile. Rindfleisch, dont l'opinion a été adoptée par Charcot, croit que la bronche intralobulaire parcourt toute la longueur du lobule, pour se bifurquer dans sa partie profonde, après avoir fourni sur son trajet, des ramifications alternantes.

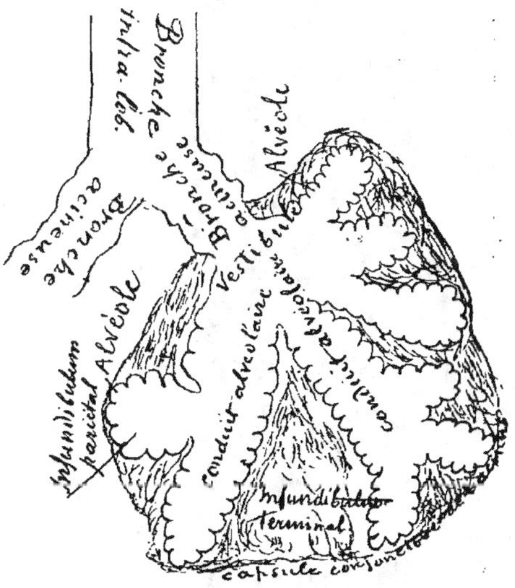

Fig. 70. — Acinus et bronche acineuse. Alvéoles, conduits alvéolaires s'ouvrant par le vestibule dans une bronche acineuse.

Grancher et la plupart des auteurs admettent, au contraire, que la bronche intralobulaire, après avoir parcouru un trajet de 2 ou 3 millimètres dans le lobule, se bifurque, et que ses branches de bifurcation se divisent dichotomiquement jusqu'au fond du lobule, de manière à former seize ramifications. La question est, du reste, fort peu importante (voy. les fig. 68 et 69).

Quoi qu'il en soit, on voit partir de la bronche intralobulaire, un nombre variable de courts ramuscules qui aboutissent aux acini et qui portent le nom de *bronches acineuses* ou *bronchioles terminales*.

La bronche suslobulaire et la bronche intralobulaire ont de un millimètre à un demi millimètre de diamètre. Leur surface présente des saillies longitudinales formées par les faisceaux élastiques de la muqueuse, saillies très accusées surtout dans la bronche intralobulaire, à tel point que, sur une coupe, la muqueuse présente un aspect festonné très caractéristique (fig. 77).

Bronches acineuses. — Elles sont très courtes et mesurent un quart de millimètre de diamètre, et quelquefois moins, de sorte que l'air, avant d'arriver aux vésicules pulmonaires, doit traverser les tubes capillaires représentés par les bronches acineuses. Leur surface est lisse et polie. Vers leur extrémité terminale, ou acineuse, on voit des vésicules rudimentaires sur leur paroi. Elles se rétrécissent légèrement à l'ouverture périphérique, ou vestibulaire.

Acinus. — L'acinus est un petit polyèdre, d'un à deux millimètres de diamètre pressé contre les acini voisins. Il y en a de 5 à 18 par lobule, selon le volume de ce dernier. Suspendus à leurs branches acineuses, et celles-ci à la branche intralobulaire, les acini donnent l'image d'une petite grappe dont les grains seraient fortement serrés les uns contre les autres. La bronche acineuse est à l'acinus ce que la bronche intralobulaire est au lobule.

Chaque acinus est entouré par une petite capsule conjonctive fournie par la capsule générale du lobule. L'air de la respiration après avoir traversé un système de tubes conducteurs allant toujours en diminuant de calibre, larynx, trachée, bronches, divisions bronchiques, bronches terminales, bronches suslobulaires, bronches intralobulaires, bronches acineuses, arrive dans les espaces dilatés des acini, siège de l'hématose.

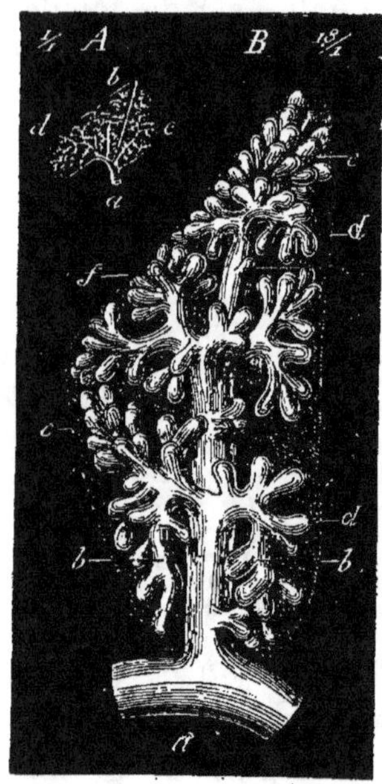

Fig. 71. — Schéma d'un lobule d'après Robin.

A, un lobule, dimensions normales. — *a*, bronche suslobulaire. — *b, c, d*, limites du lobule .

B, lobule grossi 18 fois. — *a*, bronche suslobulaire sur laquelle naît la bronche intralobulaire. — *b, b, c*, groupes de bronches acineuses. — *d, d*, acini pariétaux. — *e*, acinus terminal.

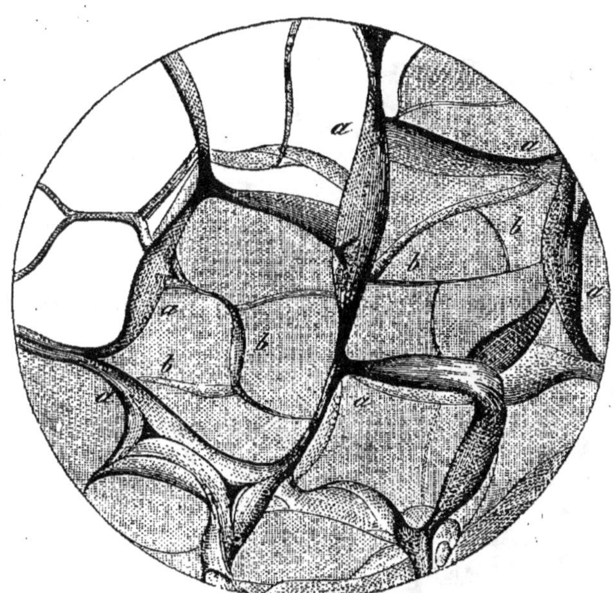

Fig. 72. — Intérieur d'un conduit alvéolaire.

a, a, fond des alvéoles. — *b, b,* grandes et petites cloisons séparant les alvéoles qui regardent la cavité de l'acinus.

La cavité de l'acinus comprend le vestibule, les conduits alvéolaires et les alvéoles.

Vestibule. — La bronche acineuse, après un trajet variable de 2 à 4 millimètres, se dilate à l'entrée de l'acinus. Cette partie détachée est le *vestibule*, qui a 250 à 300 μ de diamètre.

Conduits alvéolaires. —Dans le vestibule s'ouvrent plusieurs prolongements, au nombre de trois, quatre, ou cinq, appelés *conduits alvéolaires.* Ces conduits, qui ont de 300 à 400 μ de diamètre et 1 ou 2 millimètres de longueur, sont des culs-de-sac en forme de doigt de gant, légère-

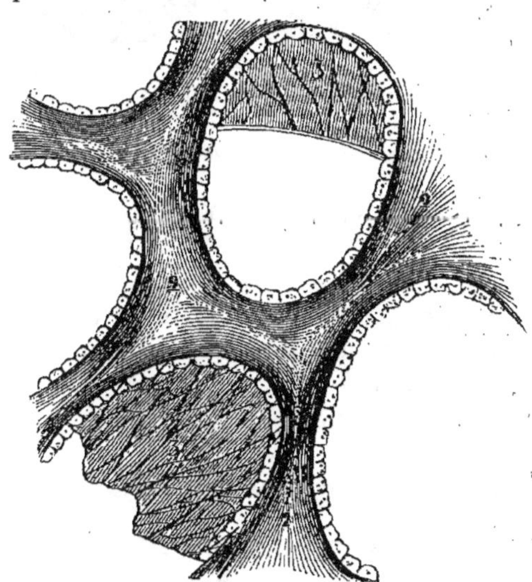

Fig. 73. — Alvéoles pulmonaires d'un fœtus vus de face à un grossissement de 350 diamètres (d'après Kölliker).

2, 2, 2, cloisons élastiques séparant les alvéoles. — 3, 3, 3, alvéoles et leur épithélium.

ment divergents, réunis les uns aux autres par le tissu conjonctif dépendant de la capsule conjonctive périlobulaire.

Alvéoles et infundibula. — La surface interne des conduits alvéolaires présente des dépressions, des culs-de-sac séparés les uns des autres par de petites cloisons incomplètes. Ces dépressions sont les *alvéoles* ou *vésicules pulmonaires*, *s'ouvrant dans les conduits alvéolaires.* Vus extérieurement, les conduits alvéolaires présentent des saillies, des bosselures, formées par les alvéoles intérieurs (fig. 76).

Charcot compare les alvéoles s'ouvrant dans les conduits alvéolaires aux cellules s'ouvrant dans le cor-

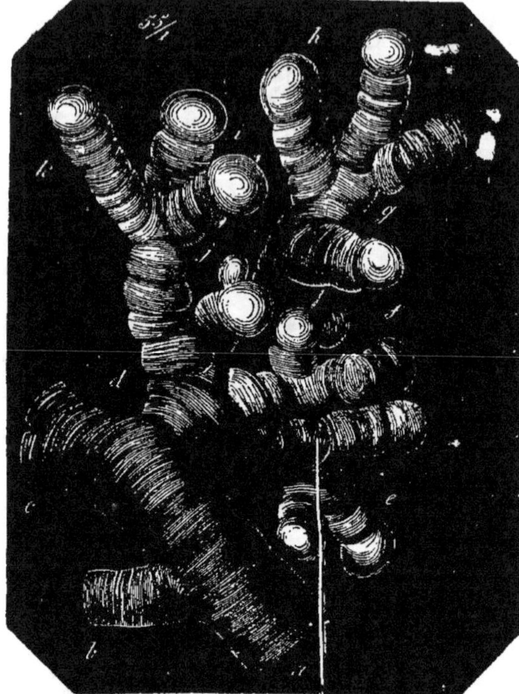

Fig. 74. — Surface extérieure d'un acinus. On y voit une bronche intralobulaire, une bronche acineuse divisée et une bronche acineuse complète avec les conduits alvéolaires et les infundibula.

ridor d'une prison! Miller les compare à une maison pompéienne!!

Quelquefois plusieurs alvéoles se groupent et forment une saillie extérieure plus considérable que celle d'un seul alvéole; on donne à ce petit groupe le nom de *complexus alvéolaire.*

Sur les parois, et au fond des conduits alvéolaires, on observe de grands alvéoles dans lesquels existent des alvéoles plus petits et qui

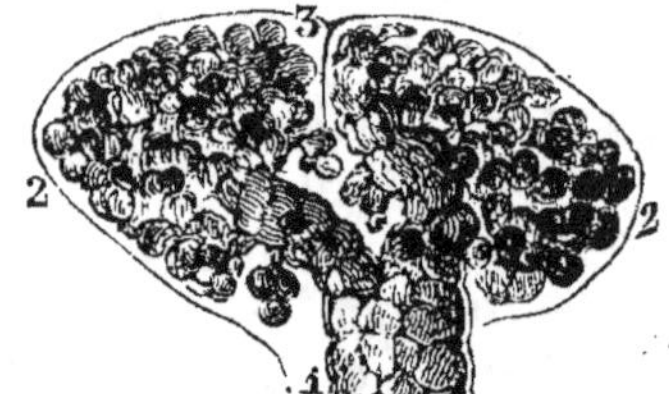

Fig. 75. — Moule de deux acini préparé par corrosion.

1, bronche acineuse. — 2, 3, tissu conjonctif interlobulaire, gaine périlobulaire.

ont reçu de Rossignol le nom d'infundibula. L'*infundibulum pariétal* est celui qui se montre sur les parois, celui qui se trouve au fond du conduit est l'*infundibulum terminal.*

Les *dimensions des alvéoles* ou *vésicules pulmonaires* augmentent avec l'âge. Rossignol a établi que ceux d'un enfant nouveau-né, peu d'heures après sa naissance, ont 50 μ; à un an ils ont 100 μ; à quatre ans 120 μ; à quinze ans 170 μ; à vingt ans 200 μ; à soixante ans 300 μ. et à quatre-vingt ans 350 μ.

Les *parois des conduits alvéolaires* et des alvéoles creusés sur leur surface intérieure sont très minces. C'est à leur surface interne que se font les échanges gazeux à travers l'épithélium respiratoire ; leur surface extérieure est en rapport avec le tissu conjonctif qui entoure l'acinus.

Structure du lobule pulmonaire.

Je suivrai l'ordre de la description ci-dessus, et j'examinerai d'abord la structure de la bronche sus-lobulaire, puis celle de la bronche intralobulaire, enfin celle de la bronche acineuse, des conduits alvéolaires et des alvéoles pulmonaires.

1° Structure de la bronche sus-lobaire. — Les divisions bronchiques changent de structure avant d'atteindre le lobule et forment les *bronches suslobulaires.* Les noyaux cartilagineux ont disparu,

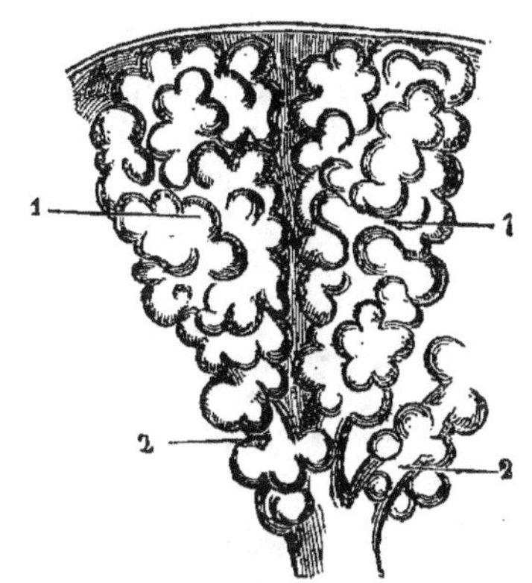

Fig. 76. — Deux acini d'un enfant nouveau-né grossis 25 fois (d'après Kölliker).

1, 1. surface extérieure bosselée des alvéoles. — 2, 2, bronches acineuses pourvues de quelques alvéoles.

ainsi que les glandes de la muqueuse bronchique. La bronche suslobulaire a 13 millimètres de long, selon Sappey. Elle commence au moment où cessent les noyaux cartilagineux. La bronche suslobulaire est formée de trois couches, qui sont, de dehors en dedans : *fibreuse, musculaire, muqueuse.*

Couche fibreuse. — La couche fibreuse continue celle des divisions bronchiques ; elle est très mince et forme du tissu conjonctif avec un grand nombre de fibres élastiques.

Couche musculaire. — Les muscles de Reisseisen ne forment pas une couche continue, comme dans les bronches terminales, mais des petits faisceaux circulaires, isolés, comme des *sphincters.*

Couche muqueuse. — La muqueuse est doublée, à sa face profonde, d'une couche de *tissu conjonctif sous-muqueux* qui la sépare de la couche musculaire. Le *derme* est composé de fibres de tissu conjonctif avec de *nombreuses fibres élastiques* (1). Entre

(1) Selon Ch. Robin, le tissu élastique forme plus de la moitié de la masse totale du poumon.

le derme et l'épithélium, il y a une *membrane vitrée* ou *basale*. Enfin, l'*épithélium* est formé de cellules cylindriques stratifiées à cils vibratiles, avec interposition de *cellules caliciformes*. Cette muqueuse ne renferme pas de *glandes*. Elle est plissée longitudinalement, de même que les bronches intralobulaires, dont il va être question.

Les *cellules caliciformes* situées entre les cellules épithéliales sont considérées comme des *vestiges de glandes* par Schültze et Charcot (1).

2° Structure des bronches intralobulaires. — Les mêmes éléments entrent dans la structure des bronches intralobulaires, ramifications de la bronche suslobulaire. Elles possèdent également trois couches : *fibreuse, musculaire, muqueuse.*

Couche fibreuse. — Cette couche fait suite à celle de la bronche suslobulaire, mais elle est plus mince.

Couche musculaire. — Il y a une mince couche de *muscles de Reisseisen.* Comme le fait remarquer justement Grancher, la couche musculaire est plus épaisse que dans les bronches suslobulaires.

Couche muqueuse. — Elle fait suite à celle de la bronche suslobulaire dont elle a la structure. Son derme en diffère, en ce que les fibres élastiques longitudinales du tissu conjonctif sous-muqueux prennent

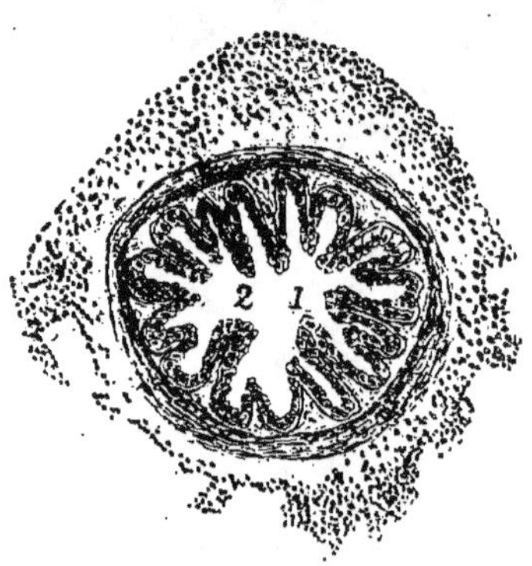

Fig. 77. — Coupe transversale d'une bronche intralobulaire, montrant une série de pistons formés par la saillie de la muqueuse 1 et 2 (d'après Renaut).

un grand développement et soulèvent la muqueuse à tel point que, dans une coupe de la bronche, la muqueuse présente un aspect festonné, ainsi que l'a fait remarquer Joffroy. L'*épithélium* est formé d'une seule couche de cellules cylindriques à cils vibratiles.

3° Structure de la bronche acineuse. — La bronche acineuse, encore appelée *bronchiole terminale*, intermédiaire à la bronche intralobulaire et à l'acinus, renferme les trois couches de cette dernière, mais complètement modifiées.

(1) Les ramifications bronchiques ont un épithélium cylindrique stratifié à cils vibratiles jusqu'à la bronche suslobulaire. La bronche suslobulaire et les bronches intralobulaires ont un épithélium cylindrique simple à cils vibratiles. Cet épithélium devient cubique dans la première moitié de la bronche acineuse et il prend les caractères de l'épithélium respiratoire dans la deuxième moitié de la même bronche.

La *couche fibreuse* est très mince, formée de fibres de tissu conjonctif et de fibres élastiques mélangées et contenant un grand nombre de *cellules migratrices*. La *couche musculaire* existe dans toute la longueur de la bronche acineuse, mais pas à l'état de couche continue ; ce sont des fibres musculaires éparses, disséminées le long du trajet de la bronche acineuse

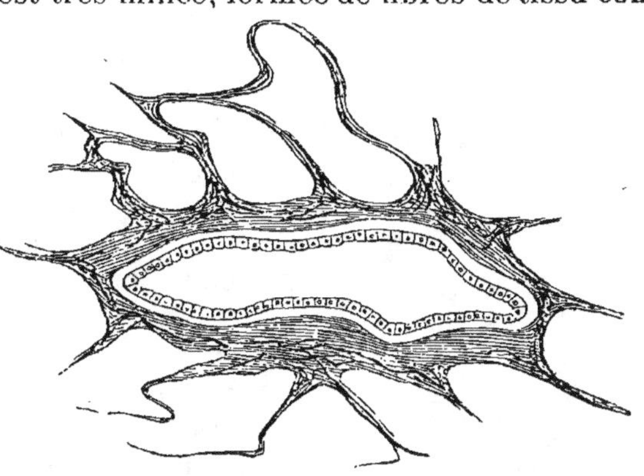

Fig. 78. — Coupe transversale d'une bronche acineuse montrant sa couche fibro-élastique et son épithélium cubique.

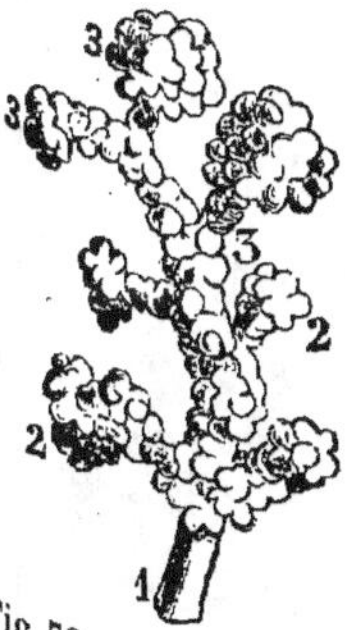

et formant une sorte de sphincter à l'extrémité terminale. La *couche muqueuse* est formée d'un *derme* très mince qui n'a plus que quelques rares fibres conjonctives, mais une grande quantité relative de fibres élastiques. La muqueuse est couverte à l'origine d'un *épithélium cylindrique simple*, sans cils vibratiles. Vers le milieu de la bronche acineuse, l'épithélium est formé de *cellules cubiques*, aussi hautes que larges. Enfin, vers l'extrémité terminale de la bronche acineuse, les cellules épithéliales deviennent plates et forment le commencement de l'*épithélium respiratoire*.

4° **Structure des conduits alvéolaires et des alvéoles** (1). — Les conduits alvéolaires et les alvéoles creusés sur leur surface interne présentent encore les trois couches des bronches acineuses, avec des modifications plus profondes. Nous trouvons ici une *couche externe élastique* faisant suite à la couche fibro-élastique de la bronche acineuse, une *couche moyenne* faisant suite à celle de la muqueuse de la bronche acineuse, et une *couche épithéliale*.

Couche externe élastique. — Les conduits alvéolaires et les alvéoles qui en dépendent possèdent une couche externe formée presque uniquement de fibres élastiques, étudiées surtout par

Fig. 79.—Moule d'un lobule préparé par corrosion.

1, bronche intra-lobulaire. — 2, 3, acini.

(1) Synonymes : *Vésicules pulmonaires, alvéoles pulmonaires, cellules aériennes, cellules pulmonaires pariétales, aréoles, utricules pulmonaires.*

Grancher, qui les divise en *fibres communes*, *fibres du sac* et *fibres d'orifice*.

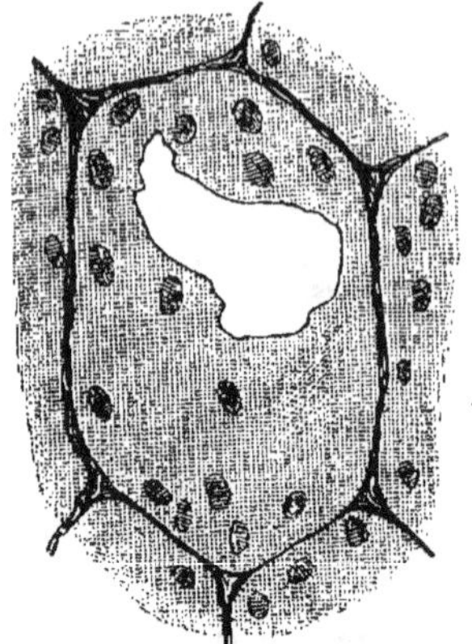

Fig. 80. — Noyaux de l'épithélium d'une bronche acineuse mis en évidence par l'hématoxyline. On ne voit pas la limite des cellules parce que la surface n'a pas été en contact avec une solution argentique Cadiat.

Les *fibres communes*, entrecroisées ou entrelacées, forment le fond des alvéoles, leur paroi externe. Les *fibres du sac* sont des fibres communes qui partent du fond des alvéoles et se dirigent vers les cloisons interalvéolaires, où elles se confondent et s'entrelacent avec les suivantes. Les *fibres d'orifice*, situées du côté du conduit alvéolaire, forment des anneaux, des espèces de sphincters élastiques autour de l'embouchure des alvéoles. Quelques-unes se dirigent vers la paroi de l'alvéole pour former des fibres du sac. L'ensemble des fibres élastiques d'un alvéole lui donne la forme d'une corbeille dont les mailles sont formées par les fibres élastiques et des fibres lisses rares existant dans les parois.

Couche moyenne. — La *couche moyenne*, située entre la couche élastique et l'épithélium, est conjonctive pour les uns, anhiste et contenant seulement des noyaux, pour les autres. Cette couche, extrêmement mince, sépare l'épithélium de la paroi élastique.

Fibres musculaires des parois des alvéoles et des conduits alvéolaires. — Existe-t-il des fibres lisses dans ces parois? Les avis sont partagés en deux camps presque égaux. Schultze, Kölliker, Frey, etc., ne les admettent pas.

Perforation des parois alvéolaires. — Quelques auteurs ont pensé que, chez le vieillard, il se produit une sorte d'atrophie des cloisons séparant les alvéoles, de sorte que deux alvéoles voisins communiqueraient par des portions détruites des cloisons. On n'admet pas ces perforations. Cependant on les observe parfois, même chez des

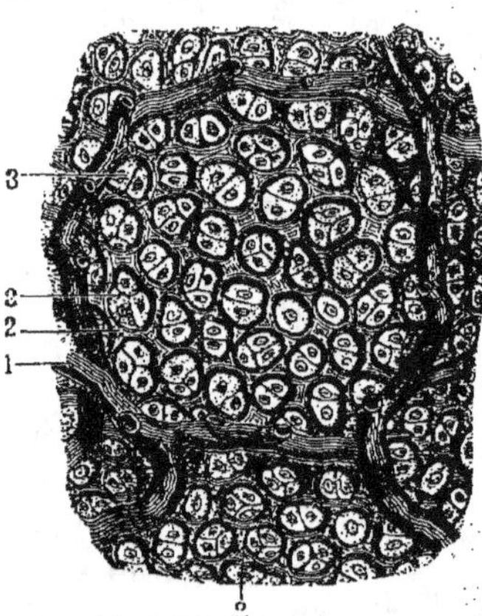

Fig. 81. — Vaisseaux d'un alvéole pulmonaire de veau (d'après Frey).

1, gros capillaires. — 2, petits capillaires. — 3, 3, cellules de l'épithélium pulmonaire (portion nucléée) comblant le creux de la maille vasculaire.

individus parfaitement sains, et récemment, Haussmann les a constatées sur le chien.

Couche épithéliale. Epithélium respiratoire. — Cet épithélium, auquel Kölliker a donné ce nom, tapisse l'intérieur des acini,

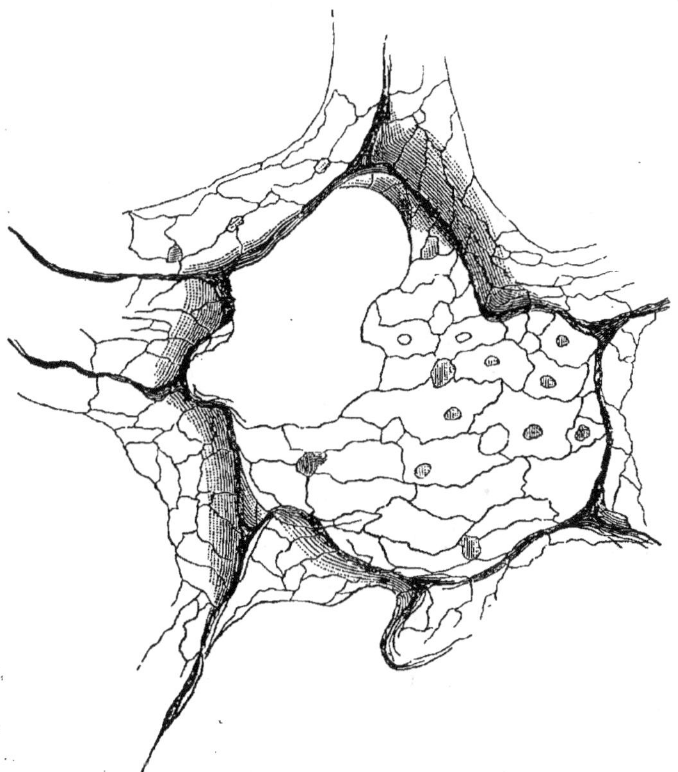

Fig. 82. — Epithélium alvéolaire mis en évidence par le nitrate d'argent.

c'est-à-dire la surface interne des alvéoles pulmonaires et le réseau capillaire situé à l'intérieur des alvéoles.

Les capillaires forment dans les alvéoles un réseau à mailles arrondies, tellement abondant que les intervalles qui les séparent sont plus étroits que les capillaires eux-mêmes. Les cellules épithéliales recouvrent les capillaires et les intervalles qui séparent.

Chez l'embryon, ces cellules sont cylindriques et remplissent la cavité des alvéoles. Chez le fœtus, la hauteur de ces cellules diminue, elles s'aplatissent de manière à former, à la naissance, à la surface des capillaires, une couche extrêmement mince. Pendant que la circulation pulmonaire se prépare au moment de la naissance, par l'occlusion du trou de Botal et l'atrophie du canal artériel, la respiration pulmonaire se prépare également par l'aplatissement des cellules épithéliales des alvéoles dont la partie amincie se laissera traverser par l'*oxygène sanguipète* et par l'*acide carbonique sanguifuge*.

Les *capillaires* de l'acinus font saillie dans la cavité des alvéoles; néanmoins, la surface interne de ces alvéoles est lisse et polie. Cet état lisse de l'alvéole tient à la forme des cellules de l'épithélium respiratoire qui tapisse les capillaires par une mince pellicule, et qui comble les intervalles par la partie épaisse et nucléaire de la cellule épithéliale. C'est pour cela que Mathias Duval a appelé l'épithélium respiratoire, *épithélium comblant*.

Chaque cellule, de 50 μ, est polygonale et formée de deux parties: une mince, transparente, qui recouvre les vaisseaux capillaires, et une épaisse, granuleuse, qui contient le noyau et qui comble l'intervalle des capillaires. Dans chaque maille du réseau, il existe deux ou trois cellules adossées par leur partie granuleuse (fig. 83).

On décèle le bord de ces cellules au moyen d'une solution au 500e de nitrate d'argent dans l'eau distillée, ainsi que l'a fait Cadiat chez l'homme.

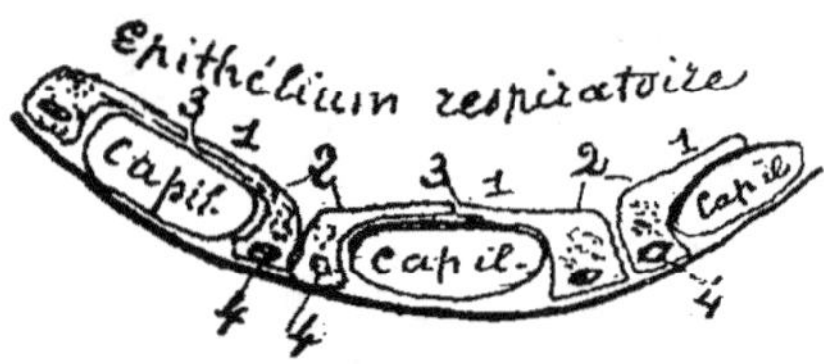

Fig. 83. — Schéma de l'épithélium respiratoire.

1, portion de la cellule épithéliale amincie recouvrant les capillaires. — 2, portion épaissie granuleuse et nucléée des cellules épithéliales. — 3, point d'union des cellules. — 4, noyau de ces cellules.

Elenz, élève d'Eberth, avait déjà montré la continuité de cet épithélium chez les animaux (fig. 82).

La portion mince et aplatie de l'épithélium respiratoire est plus large au fond des alvéoles que sur les parois, selon Küttner et Charcot (13 μ sur les parois, 50 μ au fond). Sur les capillaires, son épaisseur est de 1 μ. La portion granuleuse des cellules épithéliales, qui comble les intervalles du réseau capillaire, offre 8 μ d'épaisseur et le noyau qui y est contenu mesure de 1 à 2 μ.

La plupart des auteurs allemands ne pensent pas que la portion épaissie des cellules épithéliales, située dans les mailles du réseau capillaire, soit continue à la portion mince, plate, étalée à la surface des capillaires. La partie plate, anucléée, et la partie épaisse granuleuse, nucléée, seraient deux cellules distinctes, de petites cellules et de grandes cellules. Les *petites cellules*, granuleuses, de 7 à 15 μ de diamètre, auraient un noyau et sont situées dans les mailles du réseau capillaire. Il y aurait, en outre, de *larges lamelles* dont on peut observer les contours par les imprégnations au nitrate d'argent, lamelles de 22 à 45 μ, selon Kölliker. Ces lamelles, qui s'étalent sur les capillaires, seraient des petites cellules fusionnées et ayant perdu leur noyau, *anucléées*.

Des *cellules caliciformes* furent signalées autrefois par Gegenbaur entre les cellules épithéliales des alvéoles du poumon des amphibies. Plus tard, en 1866, Colberg les rencontra dans le poumon d'un fœtus de sept mois. Grancher, qui les a observées également sur le fœtus humain, croit qu'elles sont plus nombreuses dans les derniers mois de la vie intra-utérine, et qu'elles préparent les alvéoles à leur nouvelle fonction.

Vaisseaux du lobule pulmonaire. — J'ai déjà parlé des vaisseaux du poumon (voy. p. 98). Nous avons vu que les vaisseaux bronchiques sont les *vaisseaux nourriciers* du poumon et que les vaisseaux pulmonaires sont les *vaisseaux de l'hématose*. Les premiers s'épuisent dans les divisions bronchiques, qu'ils accompagnent jusqu'à la bronche suslobulaire, mais ils n'entrent pas dans le lobule. Nous examinerons la terminaison de l'artère pulmonaire et l'origine des veines pulmonaires dans le lobule.

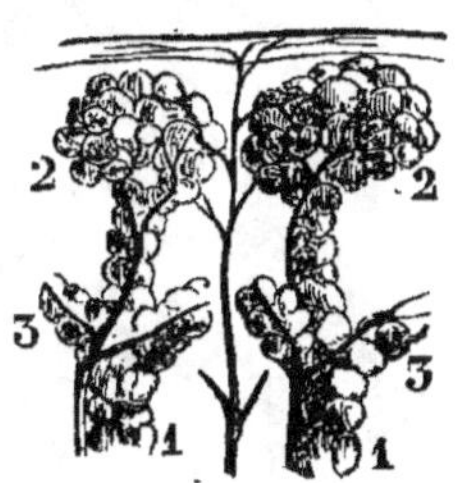

Fig. 84. — Deux lobules et deux artérioles.

1, 1, artères intralobulaires. — 3, 3, bronches acineuses. — 2, 2, acini. Entre les deux acini on voit une veine pulmonaire.

Artère pulmonaire. — Après avoir accompagné les divisions bronchiques jusqu'à leur extrémité terminale, après s'être divisée de la même façon que les ramifications bronchiques, l'artère pulmonaire envoie à chaque lobule une branche artérielle, *artère lobulaire*, qui concourt à la formation du pédicule du lobule. Cette artère suit le trajet de la bronche suslobulaire et se divise en autant de rameaux qu'il y a de bronches intralobulaires, *artères intralobulaires*, qui se divisent à leur tour en autant de ramuscules qu'il y a de bronches acineuses, *artères acineuses*.

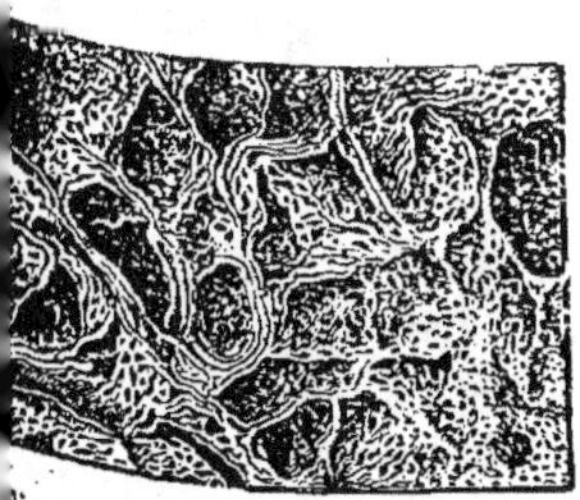

Chaque artère acineuse accompagne la bronche acineuse jusqu'aux alvéoles, où elle forme un réseau capillaire qui recouvre toute la surface des alvéoles *immédiatement au-dessous du revêtement épithélial* (P. Poirier, t. IV, p. 526). Chaque acinus reçoit une artériole. L'artère pulmonaire se termine donc par un nombre considérable d'artérioles à la face interne des acini.

Réseau capillaire. — Ce réseau forme des mailles arrondies plus étroites que le diamètre des capillaires. Il est situé entre la couche élastique et la portion mince et plate des cellules de l'*épithélium respiratoire*.

Fig. 85. — Réseau capillaire étalé à la surface interne des alvéoles.

Les capillaires de ce réseau sont de différentes dimensions ; les plus petits ont 8 μ, à peu près le diamètre d'un globule ; les plus gros ont jusqu'à 25 et 30 μ.

Pendant l'inspiration, les vaisseaux deviennent rectilignes. Pendant l'expiration, les parois alvéolaires revenant sur elles-mêmes, les vaisseaux deviennent onduleux.

L'étendue totale de la surface respiratoire des acini des deux poumons est évaluée à 200 mètres carrés. Si nous retirons le quart de cette surface occupé par les mailles, nous voyons que les capillaires forment une nappe de sang de 150 mètres carrés, qui se renouvelle sans cesse.

Cette nappe sanguine si étendue représente un volume de sang égal à 2 litres. Il passe 200 hectolitres de sang en vingt-quatre heures par les deux poumons (Mathias Duval. *Phys.*, 5e édition, p. 355).

Le réseau capillaire de la surface respiratoire des acini est extrêmement riche. On a calculé que les mailles, ou espaces qui séparent les vaisseaux capillaires, sont à ces vaisseaux comme 1 est à 3. Il est à noter que beaucoup de ces capillaires sont tellement petits que les globules sanguins les traversent un à un ; leur lumière est si petite que le globule y passe tout juste.

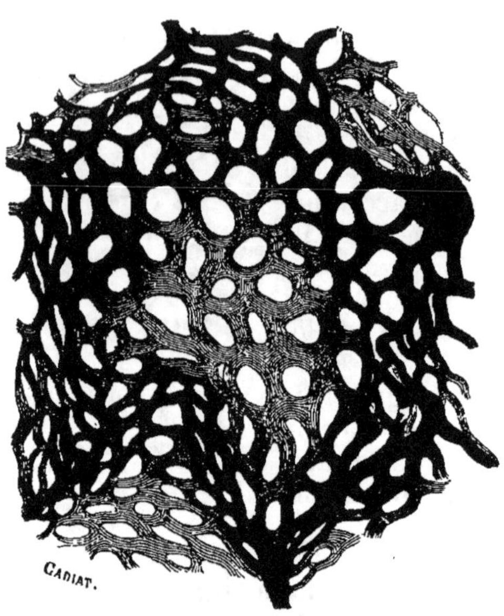

Fig. 86. — Réseau capillaire d'une bronche acineuse, vu à un plus fort grossissement. On voit bien les mailles arrondies (Cadiat).

Veines pulmonaires. — Les veines pulmonaires naissent du réseau capillaire des alvéoles, et quittent l'acinus par l'extrémité terminale, opposée à celle par où l'artère a abordé l'acinus. Toutes les *veines acineuses* se portent à la périphérie du lobule où elles s'anastomosent de manière à entourer le lobule d'un *réseau veineux*. Ces veines suivent les divisions bronchiques en sens inverse des artères et se jettent les unes dans les autres au fur et à mesure de la division des artères.

On peut donc dire que les veines pulmonaires du lobule sont *extralobulaires*, tandis que les artères sont *intralobulaires*.

Les veines pulmonaires grossissent à mesure qu'elles se rapprochent du hile, puis elles se jettent dans l'oreillette gauche. en formant deux veines pour chaque poumon : une veine *supérieure* et une veine *inférieure*, et non comme on le dit parfois, antérieure et postérieure.

Lymphatiques. — Ils sont superficiels et profonds. Les *lymphatiques superficiels* forment, à la surface du poumon, un réseau dont les troncs arrivent au hile pour se jeter dans les *ganglions bronchiques*. Les *lymphatiques profonds* sont de deux ordres, ceux du *système aérien*, qui naissent dans l'épaisseur des ramifications bronchiques, et ceux du *système vasculaire*, qui naissent des ramifications bronchiques, en particulier de la muqueuse, et qui accompagnent les vaisseaux. Ces deux systèmes communiquent à leur origine.

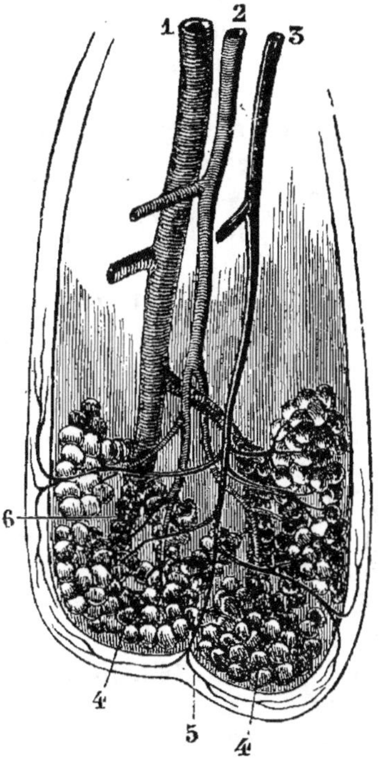

On ne connaît pas exactement leur origine sur les parois des alvéoles. Mais chaque acinus est entouré par un vrai sac lymphatique. Les vaisseaux qui forment ce sac constituent le *système lymphatique périaérien* de Grancher.

Ce sac lymphatique est si complet que Renaut et Pierret ont pu dire que la *paroi propre des alvéoles a une face externe lymphatique*, et une *face interne sanguine et épithéliale*.

Les lymphatiques vasculaires se dirigent vers le hile du poumon, en suivant le trajet des veines pulmonaires et en se jetant les uns dans les autres. Ils viennent se jeter dans les ganglions pulmonaires et bronchiques.

Fig. 87. — Dessin schématique de la structure du poumon, d'après Lefort. On voit les vaisseaux du poumon.

1, bronche donnant naissance à deux bronches sus-lobulaires. — 2, artère pulmonaire. — 3, veine pulmonaire. — 4, 4, surface bosselée des lobules. — 5, veine naissant dans la plèvre. — 6, bronche intra-lobulaire.

Anastomoses entre les divers vaisseaux du poumon. — La terminaison des vaisseaux du poumon a beaucoup préoccupé les anatomistes. A leurs extrémités les ramifications de l'artère pulmonaire s'anastomosent entre elles. Il en est de même des ramifications veineuses. De plus, les artères bronchiques s'anastomosent avec les veines pulmonaires. Examinons ces diverses anastomoses.

1° *Anastomose des branches terminales de l'artère pulmonaire entre elles.* — Tout le monde s'accorde à considérer l'*artère lobulaire* comme *terminale*, c'est-à-dire que cette artère forme un énorme *pinceau vasculaire* destiné au lobule seul, et ne s'anastomosant pas avec les lobules du voisinage.

Mais chaque acinus possède-t-il une branche terminale, une circulation indépendante ? Les uns admettent avec Sappey les anastomoses entre vaisseaux des acini; les autres, avec Rindfleisch, les rejettent.

Les expériences instituées par Cohnhein et Litten, Lalesque et François Frank, les portent à admettre la circulation indépendante de chaque acinus (ils produisent des embolies dans les ramifications des artérioles pulmonaires ; colorant ensuite le sang, ils voient partout la matière colorante excepté dans les parties alimentées par les vaisseaux qui sont le siège d'embolies. Si ces parties ne sont pas colorées, c'est qu'elles recevaient le sang des artérioles oblitérées).

D'un autre côté, Kuttner a institué des expériences donnant des résultats opposés. Avec Joffroy et Grancher, nous serons éclectiques et nous admettrons que des connexions peuvent s'établir entre les capillaires des divers acini ; mais ces connexions doivent être rares.

2° *Anastomoses des veinules pulmonaires.* — Les veinules pulmonaires, je l'ai déjà dit, forment un *réseau veineux périlobulaire*. Ce réseau donne naissance à de petits troncs veineux qui rampent entre les facettes correspondantes des deux lobules, qui donnent chacun des rameaux. Tous ces réseaux veineux réunis se jettent dans deux veinules qui font partie du pédicule avec la bronche suslobulaire, l'artère pulmonaire, les lymphatiques et les nerfs, et se dirigent vers le hile du poumon en se jetant les uns dans les autres.

3° *Anastomoses entre artère bronchique et artère pulmonaire.* — Ces deux artères s'anastomosent par les réseaux capillaires et par des artérioles visibles à l'œil nu. Depuis qu'elles furent découvertes par Ruysch, l'anatomiste hollandais qui se rendit si célèbre par ses injections, elles ont été niées par les uns et admises par les autres. En général, elles sont admises en Allemagne et niées en France. En 1881, Zuckerkandl les aurait démontrées, au dire de P. Poirier.

Selon cet auteur, l'artère bronchique donne, vers le hile, des rameaux longs et grêles, qui rampent sous la plèvre, vers les bords du poumon et qui pénètrent dans l'épaisseur du poumon pour s'anastomoser avec des rameaux interlobulaires de l'artère pulmonaire.

Des rameaux artériels analogues, venus de la bronchique ou des œsophagiennes, se rencontreraient selon le même auteur, sur la face externe du poumon.

On constate des anastomoses, entre les deux artères bronchique et pulmonaire, sur les divisions bronchiques petites et moyennes, mais non sur les grosses, de sorte que les parois bronchiques recevraient de l'artère pulmonaire du sang veineux qui lui serait apporté par l'artère bronchique.

4° *Anastomoses entre veine bronchique et veine pulmonaire.* — Les branches terminales de l'artère bronchique forment un réseau terminal superficiel à la face interne des divisions bronchiques. Les capillaires du réseau sont fort minces, et l'air exerce son action sur les capillaires, de sorte que les veinules sont chargées de sang artériel. Ces veinules, chargées de sang artériel, au lieu d'aller dans les veines bronchiques, se rendent dans les veines pulmonaires. Cette anastomose, entre veine bronchique et veine pulmonaire, décrite par Meckel, a été étudiée par Le Fort, qui a donné à ces veines le nom de *broncho-pulmonaires*.

Zuckerkandl a montré que des rameaux veineux bronchiques, nés des grosses divisions bronchiques, se jettent également dans les veines pulmonaires.

5° *Anastomoses entre veines pulmonaires et veines médiastines*. — Le même auteur prétend avoir injecté les veines œsophagiennes aortiques, diaphragmatiques et péricardiques par les veines pulmonaires, et il assure qu'il a même injecté les ramifications de la veine porte, probablement par l'intermédiaire des œsophagiennes.

Coup d'œil général sur la structure du parenchyme du poumon.

Les médecins de l'antiquité n'avaient aucune idée du tissu pulmonaire, qu'ils ont considéré longtemps comme un amas de chair poreuse à travers laquelle l'air de la respiration se purifiait, pour descendre ensuite à l'état d'*esprits vitaux* dans le cœur gauche, qu'ils supposaient vide de sang. Descendant vers le cœur par les veines pulmonaires, qu'ils appelaient *artères veineuses*, ils croyaient que le cœur lançait ces esprits vitaux dans tout l'organisme, pour donner aux organes la chaleur et la vie. La portion d'air, qui était envoyée par le cœur dans les ventricules du cerveau par les carotides, s'élaborait dans les ventricules pour former les esprits animaux.

Cette erreur persista longtemps, jusqu'à ce que l'espagnol Michel Servet, né dans l'Aragon, au commencement du XVI° siècle, et brûlé vif à Genève par les ordres de Calvin en 1553, découvrit la petite circulation, et affirma que le sang allait du ventricule droit à l'oreillette gauche, par l'intermédiaire des vaisseaux du poumon.

Dans ce même siècle, que Cruveilhier appelait avec raison le siècle de l'anatomie (parce que jusqu'alors les dissections avaient été interdites et qu'on fit de l'anatomie avec fureur au xvi⁰ siècle),

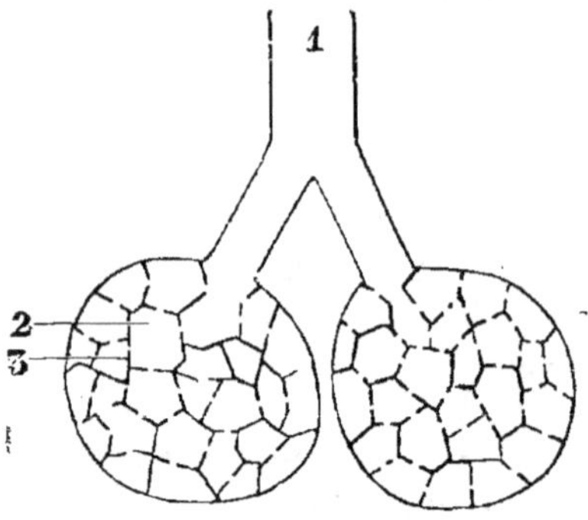

Fig. 88. — Lobule d'après Malpighi.

1, bronche intralobulaire. — 2, alvéoles. — 3, cloisons incomplètes séparant les alvéoles.

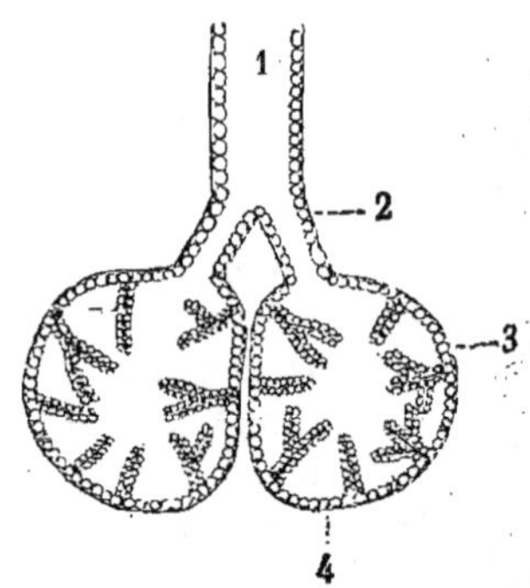

Fig. 89. — Deux acini (schéma).

1, bronche intra-lobulaire. — 2, bronche acineuse. — 3, paroi de l'alvéole. — 4, alvéole.

Réaldus Colombus, disciple de Vésale, né à Crémone et professeur d'anatomie à Padoue, à Pise, puis à Rome, confirma la découverte de Michel Servet et démontra que la cloison interventriculaire n'était pas percée de trous comme on le croyait. (*De re anatomicâ*, lib. XV. Venise, 1559.)

Un peu plus tard, André Césalpin, né à Arezzo, en Toscane, compléta et perfectionna, pour ainsi dire, la découverte de Michel Servet (*Questionum peripateticarum*, lib. V, p. 125. Florence, 1569), et introduisit le premier dans la science, le mot *circulation du sang*.

Malgré cette découverte, on n'était guère avancé sur la structure du poumon, puisqu'on ne connaissait pas encore les vaisseaux capillaires, qui furent découverts un siècle plus tard par Malpighi, découverte que Leeuwenhoek confirma

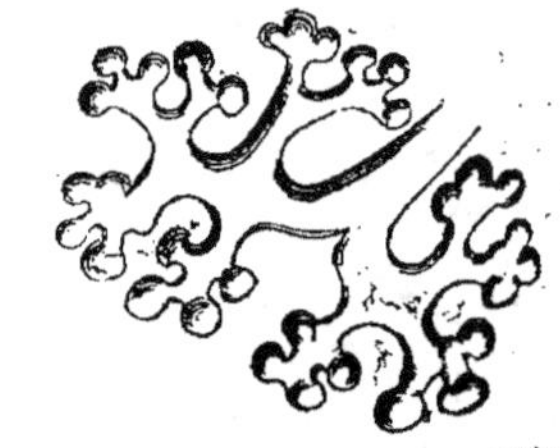

Fig. 90. — Ampoules terminant les divisions bronchiques, d'après Willis.

plus tard en saisissant le passage des globules sanguins un à un dans les capillaires du poumon.

Les lobules pulmonaires furent découverts par Malpighi (*De viscerum, nominatum pulmonum*, etc. Amsterdam, 1669). Malpighi montra leur situation aux extrémités des bronches, et leur indépendance. Il compara les culs-de-sac terminaux aux alvéoles d'une ruche d'abeille s'ouvrant dans le lobule, et il démontra que l'air et le sang ne se mélangent pas dans le poumon. Il comparait le lobule à une petite éponge.

Quelques années plus tard, 1675, Thomas Willis (*De respiratio et usu*) prétendit que chaque alvéole, indépendant, recevait une des innombrables ramifications des bronches.

Un demi siècle après la publication de Malpighi, l'anatomiste Helvétius communiqua à l'Académie des Sciences un mémoire sur le même sujet. Il admit, comme Malpighi, la communication des alvéoles du même lobule, mais comme lui, il commit l'erreur de croire qu'il y avait des cavités dans le tissu conjonctif interlobulaire, et que ces cavités communiquaient avec les alvéoles des lobules.

Les anatomistes se divisèrent en deux camps, les uns admettant l'indépendance des alvéoles situés aux extrémités des divisions bronchiques (Willis), les autres pensant que les alvéoles du même lobule communiquent entre eux.

Sœmmering (1804) crut que la trame capillaire des alvéoles formait la paroi du lobule. Reisseisen soutint l'opinion de Willis (1822) en ajoutant que les alvéoles forment de petites dilatations aux extrémités terminales des divisions bronchiques.

En 1846, Rossignol présenta à l'*Acad. roy. de méd. de Belgique* le résultat de ses recherches, obtenu avec une injection très pénétrante faite dans l'artère pulmonaire. Il décrivit le lobule tel qu'il est connu aujourd'hui, sauf quelques perfectionnements de détails. Il montra les divisions de la bronche intralobulaire, les conduits alvéolaires et les culs-de-sac latéraux et terminaux qu'il appela *infundibules*. Sappey, Rindfleisch, Charcot, Grancher, etc., etc. ont adopté les opinions émises par Rossignol, dont ils ont perfectionné la découverte.

Malpighi et Leeuwenhoek avaient simplement vu les capillaires des lobules. La terminaison des vaisseaux bronchiques a été décrite par Reisseisen, en 1822 ; il a suivi l'artère jusqu'au lobule, et il a montré que la sphère d'origine de la veine est aussi étendue que la sphère de distribution de l'artère. Rossignol a constaté le premier les deux réseaux terminaux de l'artère pulmonaire, l'un extralobulaire, l'autre intralobulaire.

§ 5. — DÉVELOPPEMENT ET FONCTIONS DU POUMON

Le poumon naît, vers le deuxième mois de la vie intra-utérine, par un bourgeon qui se forme aux dépens de la cavité pharyngienne, bourgeon pharyngien ectodermique. Ce premier bourgeon se divise lui-même, plus tard, en deux bourgeons secondaires qui représentent les poumons et sont rattachés à un pédicule commun, formé par un cordon plein, destiné à former plus tard la trachée. Ce cordon se creuse d'une cavité, et se divise en bourgeonnant pour donner naissance aux bronches.

Les bronches, pleines d'abord, creuses ensuite, bourgeonnent à leur tour, et ces bourgeonnements vont sans cesse en se multipliant, jusqu'à la formation des lobules.

Vers l'âge de quatre mois de la vie embryonnaire, on peut distin-

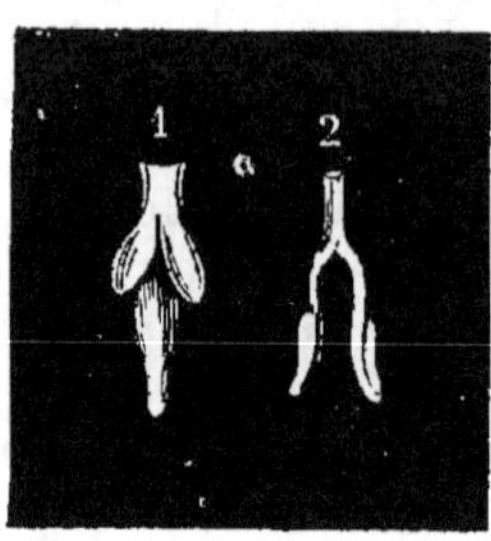

Fig. 91. — Développement
du poumon.

1, bronche droite donnant trois bourgeons qui doivent former plus tard les trois lobes. — 2, bronche gauche donnant deux bourgeons qui formeront deux lobes.

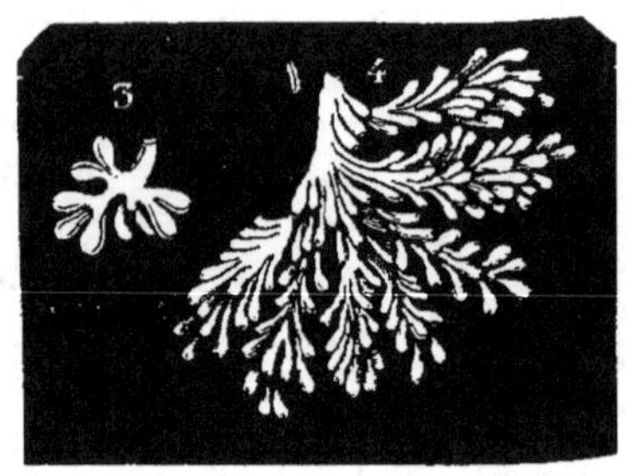

Fig. 92. — Développement du
poumon.

3 et 4, développement plus avancé. — 3, bourgeonnement d'une bronche. — 4. ramifications de ces bourgeonnements devant former plus tard les lobules pulmonaires, d'après J. Müller.

guer les canaux bronchiques et leurs bourgeonnements, tous revêtus d'épithélium cylindrique.

Au sixième mois, l'épithélium reste cylindrique sur les gros tubes, mais il s'aplatit un peu et devient cubique sur les nouvelles ramifications. On commence à apercevoir le groupement des éléments qui constitueront les lobules. Le lobule se perfectionnera jusqu'à la naissance.

Le développement se poursuit après la naissance. Ce n'est que vers l'âge de dix à quinze ans que la structure du poumon atteint sa perfection.

Fonctions du poumon. — Le poumon sert à *l'absorption de l'oxygène* et à la *sécrétion des gaz du sang*. Cet organe, qui compose le *trépied vital* de Bichat, avec le cœur et le cerveau, sert à l'importante fonction de la respiration. C'est au fond des lobules pulmonaires et des bronches acineuses que se passe le phénomène le plus essentiel, l'hématose. C'est là, en effet, que l'air vient au contact du réseau capillaire du poumon, que se passe le phénomène d'osmose gazeuse du sang vers l'air atmosphérique et de l'air vers le sang, en un mot l'*hématose*.

Respiration. — L'*inspiration*, détermine le vide dans les cavités du poumon, vide que remplit instantanément l'air atmosphérique par la pression qu'il exerce.

L'*expiration* chasse du poumon l'air qu'il contient et qui a déjà servi à l'hématose.

La *durée de l'expiration* est d'un tiers plus longue que celle de l'inspiration. Le *bruit de la respiration*, ou murmure vésiculaire, se fait entendre dans l'expiration comme dans l'inspiration ; seulement ce bruit ne se produit que dans les deux premiers tiers de la durée de l'expiration. L'*expiration normale*, tranquille, naturelle,

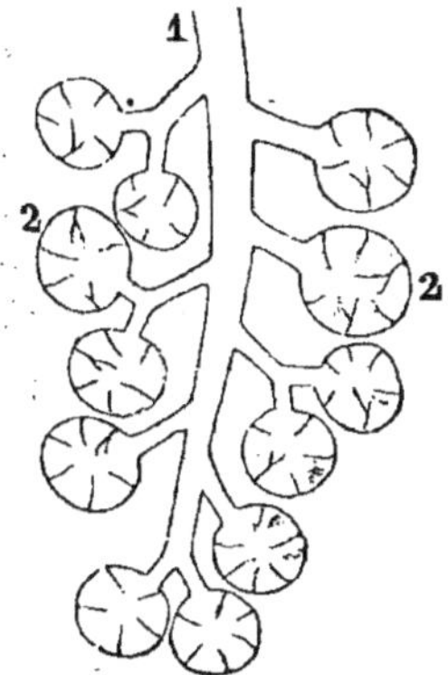

Fig. 93. — Schéma montrant les lobules dilatés pendant l'inspiration.

1, bronche suslobulaire. — 2, 2, acini réunis à la bronche intralobulaire par les bronches acineuses.

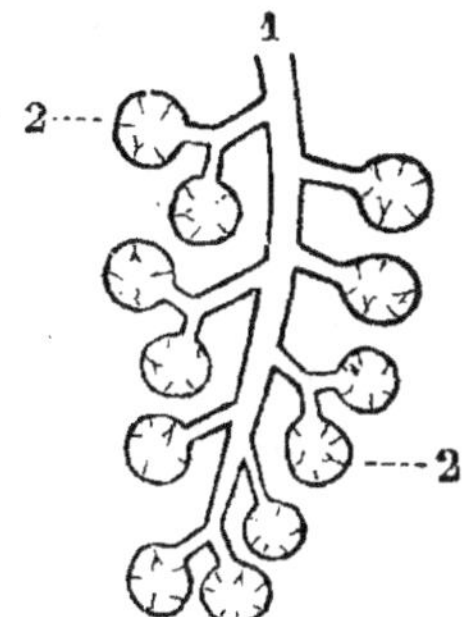

Fig. 94. — Mêmes lobules, pendant l'expiration.

1, bronche intralobulaire. — 2, 2, acini.

se fait simplement par le retour à leur état primitif des organes du thorax, contenant et contenu.

Les côtes, les cartilages costaux et par-dessus tout le poumon, sont élastiques. Lorsque les muscles inspirateurs cessent de se contracter, les parties déplacées reviennent à leur forme primitive en vertu de leur élasticité. Cette élasticité est dominée par celle du poumon, de sorte que l'expiration se fait par la seule élasticité de cet organe. Des expériences nombreuses démontrent cette élasticité.

L'*expiration forcée* consiste dans l'expulsion brusque de l'air contenu dans la cavité thoracique, comme, par exemple, dans la *toux*. Les *muscles expirateurs*, puissances actives sur lesquelles la volonté a une influence, se contractent pour rétrécir la cage thoracique et précipiter le retour du poumon sur lui-même.

Les *phénomènes physico-chimiques de la respiration* consistent dans les modifications qui surviennent dans l'air inspiré et dans le sang, lorsque ces deux éléments sont en contact.

L'*air inspiré*, supposé pur, est formé de 79,1 d'azote et de 20,9 d'oxygène, sur 100 parties, en volume. En poids, l'air renferme 76,9 d'azote et 23,1 d'oxygène. Nous faisons abstraction de la petite quantité d'acide carbonique et de vapeur d'eau contenus dans l'air.

Au contact du sang et de l'air dans les lobules pulmonaires, il se fait des *échanges gazeux* au travers de la paroi des capillaires et de l'épithélium qui tapisse le lobule. Cet échange de gaz, endosmose et exosmose, consiste dans deux courants en sens inverse, l'un d'*acide carbonique*, qui se porte du sang vers l'air, et l'autre d'*oxygène*, qui va de l'air vers le sang. Avec l'oxygène, certaines substances volatiles s'introduisent dans le sang.

De même, avec l'acide carbonique exhalé par le sang, certains principes volatils, tels que aldéhyde, éther, principe odorant de l'ail etc., s'échappent du poumon.

Il existe un rapport constant entre la quantité d'oxygène absorbé par le sang et celle de l'acide carbonique qu'il exhale. Il est admis que pour 4,87 d'oxgène absorbé par le sang, il y a 4,26 d'acide carbonique exhalé. L'excès d'oxygène sur l'acide carbonique est destiné à former de l'eau en se combinant avec l'hydrogène dans l'intimité des tissus.

La quantité d'air de chaque inspiration est évaluée en moyenne à un demi litre, tandis qu'elle peut atteindre 3 et 4 litres dans une forte inspiration.

L'étendue de cet ouvrage ne me permet pas de m'appesantir sur ce sujet, comme je le désirerais.

L'exhalation pulmonaire est une *excrétion gazeuse*. Parmi tous les auteurs qui se sont occupés de la structure du poumon, plusieurs ont dit que le poumon présente une certaine analogie avec une glande en grappe. Un seul, Mandl, parle un peu plus longuement de cette analogie et considère la fonction du poumon comme une excrétion.

C'est une glande qui est destinée à prendre dans le sang toutes les parties gazeuses, ou volatiles, dont celui-ci doit se débarrasser : acide carbonique, azote, vapeur d'eau, matière organique venue du sang, pour les matériaux d'excrétions journaliers ; principe volatil de l'ail, de l'oignon, éther, chloroforme, alcool plus ou moins modifié, et des gaz divers, pour les matériaux d'excrétion accidentels.

Qu'est-ce qui constitue une glande ? C'est sa fonction ; si un organe sécrète, cet organe est une glande. Quant à leur structure, toutes les glandes *donnant des liquides*, ayant par conséquent des fonctions identiques, doivent avoir une structure analogue ; aussi les glandes à sécrétion liquide sont-elles toutes construites sur le même plan ; l'élément glandulaire possède un réseau vasculaire extérieur, d'où la partie liquide du sang s'extravase pour traverser la paroi propre de l'acinus et dissoudre les grosses cellules glandulaires.

La nouvelle glande que je propose, le poumon, ne sécrète pas un liquide, mais *des gaz et des substances volatiles ;* ces substances n'auraient jamais pu traverser la paroi élastique, presque imperméable, des lobules ; il fallait bien que le sang ne fût séparé de l'air que par une membrane organique mince, accessible à l'osmose gazeuse. Le poumon n'aurait jamais pu remplir ses fonctions s'il avait eu ses vaisseaux capillaires en dehors des acini. Du reste, si je suis dans l'erreur, je le suis avec la plupart des micrographes les plus distingués, qui admettent l'identité du poumon et d'une glande en grappe composée.

Voyez le développement de cet organe : il se fait exactement comme celui des glandes en grappe (p. 126).

Les bronches, pleines d'abord, creuses ensuite, bourgeonnent à leur tour, et ces bourgeonnements vont sans cesse en se multipliant, jusqu'à ce que le poumon soit constitué par une foule de cavités terminales.

En même temps que ce bourgeonnement s'opère, il s'élève, à la surface intérieure de la paroi des acini, de minces cloisons qui en divisent la cavité en petits compartiments, ou alvéoles. Les glandes acineuses se développent de la même manière, c'est-à-dire par bourgeonnement, depuis le canal jusqu'aux culs-de-sac.

Les ouvrages de physiologie ne contiennent que des idées vagues sur les poumons considérés comme *organes de sécrétion.*

Analogie entre les voies aériennes et les voies d'excrétion des glandes. — Si nous comparons l'appareil de la respiration à un appareil de sécrétion, il semble au premier abord qu'il y ait de grandes différences entre les voies aériennes et les voies d'excrétion des glandes. C'est précisément à cause de ces différences, plutôt apparentes que réelles, qu'on a méconnu l'identité de structure de ces deux appareils et, partant, l'identité de leurs fonctions. Si les parois des conduits excréteurs du poumon sont rigides, cela tient à la destination physiologique du poumon qui doit recevoir l'air pendant l'inspiration. Si ces parois étaient membraneuses et souples comme celles des conduits excréteurs des glandes, elles s'appliqueraient sur elles-mêmes, et l'air ne pénétrerait point dans le thorax. Cette rigidité des parois des conduits excréteurs des poumons était nécessaire, autant que le tissu fibreux de la région cervicale, qui maintient béantes les veines jugulaires et empêche leur affaissement pendant l'inspiration (car le phénomène de l'inspiration précipite en même temps vers la poitrine le courant de l'air et du sang veineux).

Les différences que présentent les conduits excréteurs du poumon sur les divers points de leur trajet n'impliquent pas que ces conduits ne soient identiques aux conduits excréteurs des autres glandes ;

ces différences montrent seulement qu'un même appareil peut servir à plusieurs fonctions (respiration et sécrétion).

Les conduits excréteurs des poumons présentent une structure différente, au centre de ces organes et en dehors d'eux, ce qui ne se montre pas dans les voies d'excrétion des glandes. Hors des poumons, les conduits excréteurs sont formés de parois rigides qui permettent à peine le rétrécissement et l'élargissement de leur calibre. Dans l'épaisseur du poumon, au contraire, ces conduits ont une structure telle qu'ils peuvent se dilater ou se rétrécir, selon que le poumon se dilate ou se rétracte. Pourquoi cette différence qui n'existe point dans les conduits excréteurs des glandes en grappe ordinaires ? Cette différence s'explique. Pendant l'inspiration, cet organe élastique ne pourrait point se dilater aisément et suivre les parois thoraciques, si les tuyaux bronchiques, auxquels adhère le tissu pulmonaire, ne participaient point en partie à ce mouvement d'expansion.

Analogie entre la portion sécrétante du poumon et celle d'une glande acineuse. — Si l'on compare la portion sécrétante des glandes en grappe avec celle du poumon, nous trouvons encore, non plus une analogie, mais une identité parfaite entre ces organes. Nous verrons ensuite que la différence qui existe entre la portion sécrétante d'une glande en grappe et la portion excrétante se rencontre aussi entre les portions sécrétante et excrétante de la glande pulmonaire.

Que trouvons-nous dans la portion qui sécrète ? 1° De petits tubes étendus des radicules des conduits excréteurs aux acini ; 2° à l'extrémité de chaque petit tube, une dilatation présentant plusieurs culs-de-sac dont la cavité communique avec celle de la dilatation. Cette portion dilatée, ou acinus, constitue l'*élément glandulaire*, tandis que les tubes forment les *tubes sécréteurs;* la partie qui sécrète dans la glande est formée d'acini et de tubes. Ces tubes, ces acini, ont une structure identique dans toutes les glandes, c'est-à-dire qu'ils sont tous formés de trois couches : une intérieure, *épithéliale ;* une moyenne, de *tissu propre*, presque toujours amorphe ; une extérieure, *vasculaire.*

Nous savons que l'épithélium des acini se modifie en prenant une part active à la sécrétion, tandis que l'épithélium pulmonaire ne subit aucune modification, qu'il a un rôle passif. Cette différence était indispensable pour la fonction, l'épithélium des acini devant se détruire pour former le liquide, celui des lobules devant simplement se laisser traverser par des gaz.

a. Les *bronches acineuses sont identiques aux canaux sécréteurs des glandes.* — Dans le poumon, comme dans la glande en grappe, il existe une portion sécrétante formée : 1° de petits tubes (bronches acineuses) étendus des ramifications de l'artère intralobulaire (canaux excréteurs) aux lobules pulmonaires (acini) ; 2° de dilatations (lobules primitifs, acini) placées aux extrémités terminales des petits tubes.

Les tubes sécréteurs du poumon sont représentés par les bron-

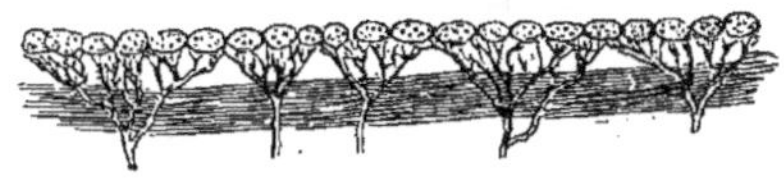

Fig. 95. — Paroi étalée des lobules du poumon.

On y voit les vaisseaux, entre la paroi propre et l'épithélium, tandis que, dans la membrane des glandes, c'est la paroi qui est placée au milieu, comme on le voit dans la figure suivante.

ches acineuses, et les acini glandulaires, par les acini pulmonaires. Les culs-de-sac des acini glandulaires ne sont autre chose que les alvéoles pulmonaires.

b. *Le lobule pulmonaire est identique à l'acinus des glandes en grappe*. — De même que dans la glande en grappe, les tubes sécréteurs de la glande pulmonaire et les acini sont revêtus à l'intérieur par une couche d'épithélium pavimenteux, variété que l'on rencontre presque toujours dans les glandes en grappe. Il existe éga-

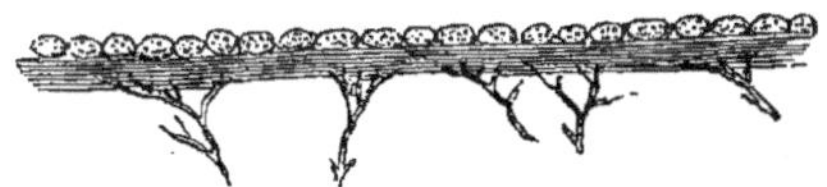

Fig. 96. — Paroi étalée des acini des glandes en grappe.

Les vaisseaux se ramifient sur la face opposée à celle que recouvre l'épithélium.

lement ici une paroi propre, spéciale à la glande pulmonaire, et une couche vasculaire.

Au premier abord, on pourrait se laisser induire en erreur, car le poumon diffère des glandes par deux côtés : 1° il existe une différence entre la nature de la paroi propre de la portion sécrétante du poumon et celle de la glande en grappe ; 2° le réseau capillaire est situé en dehors de la paroi propre dans les glandes acineuses, tandis qu'il est situé entre l'épithélium et la paroi propre dans la glande pulmonaire. Ces différences trouvent leur explication dans les fonctions mêmes des poumons.

En effet, si les parois des tubes sécréteurs et des acini du poumon sont formées uniquement de fibres de tissu élastique, c'est pour permettre l'*ampliation* de l'organe pendant l'inspiration et *son retrait* pendant l'expiration. Comment le poumon pourrait-il remplir ses fonctions s'il n'était point élastique ? S'il eût été nécessaire, pour les besoins de la vie, que le pancréas ou le foie fus-

sent soumis à des alternatives de dilatation et de resserrement,
certainement leur tissu eût été un tissu élastique.

Le tissu élastique des parois des tubes sécréteurs et des acini,
de même que la fonction de sécrétion du poumon, nous fait entre-
voir pourquoi le réseau capillaire est placé, dans cette glande,
entre l'épithélium et la paroi propre. Loin de voir dans cette différence de siège du réseau capillaire un motif de distinction entre
le poumon et les glandes en grappe, je la considère, au contraire,

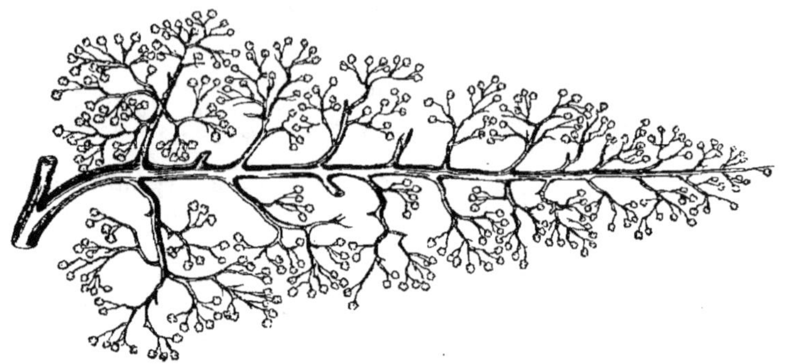

Fig. 97. — Schéma du pancréas (glande en grappe).

On y voit les acini, les tubes sécréteurs et les canaux excréteurs qui forment, par leur réunion, le canal principal ou de Wirsung. On y voit aussi la réunion de ce canal avec le canal
cholédoque à leur terminaison. — Analogie de cette glande en grappe avec une grappe de raisin
et un poumon.

comme une preuve de la ressemblance entre ces organes ; en voici
la preuve physiologique.

Les éléments élastiques se laissent difficilement traverser par
les liquides et par les gaz, lorsque ces éléments forment une paroi
continue ; si les capillaires sanguins étaient situés à la surface extérieure de cette paroi, l'exhalation pulmonaire se ferait difficilement.

Mais les produits de la sécrétion pulmonaire sont gazeux ; il
n'est pas douteux que ces produits ne soient exhalés avec plus de
facilité à travers une simple couche épithéliale à cellules aplaties,
extrêmement minces, qu'ils ne pourraient l'être à travers une
paroi double formée d'une couche de tissu élastique et d'une
couche de cellules d'épithélium. Les mouvements du poumon et la
nature des produits de l'excrétion pulmonaire expliquent suffisamment la structure élastique du poumon et le siège sous-épithélial
du réseau capillaire.

En résumé : 1° les acini du poumon, comme ceux des glandes en
grappe, sont séparés les uns des autres par une trame celluleuse
plus ou moins serrée ;

2° Les acini, en se groupant, forment de petites masses, ou
lobules, comme cela se voit dans les glandes en grappe ;

3° Les acini et les conduits sécréteurs des poumons et des autres glandes en grappe sont disposés aux extrémités des conduits excréteurs, de la même manière que les grains de raisin et leur pédoncule sont disposés aux extrémités des ramifica-
tions de l'axe d'une grappe.

Excrétion du poumon. — J'ai établi l'analogie de structure de l'appareil respiratoire et d'un appareil de sécrétion ; je vais maintenant prouver que le poumon fonctionne à la manière d'une glande.

Ce qui distrait l'esprit de l'observateur relativement à l'*excrétion du poumon*, c'est l'importance de la haute fonction d'*hématose* que remplit cet organe.

*Le poumon sert à deux fonc-
tions.* — D'après mes observa-
tions, je suis convaincu que le poumon est chargé de deux

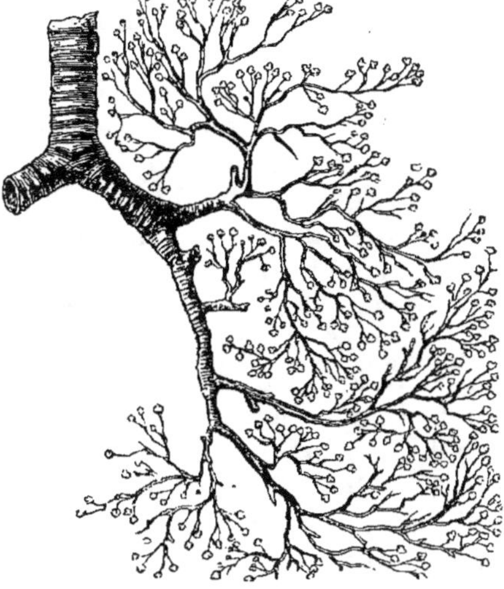

Fig. 98. — Trachée, bronches et ramifications bronchiques du poumon gauche.

On voit les lobules pulmonaires aux extrémités des dernières divisions. L'ensemble représente les acini des glandes en grappe et leurs conduits.

fonctions qu'il remplit alternativement et qui sont intimement liées l'une à l'autre.

L'état anatomique du poumon est disposé de telle sorte qu'il ne peut exécuter en même temps ces deux fonctions, qui sont la *respiration* et l'*excrétion*.

De même que le larynx sert au passage de l'air de la respiration et en même temps à la phonation, de même que le pharynx sert tour à tour à la déglutition et à la respiration, de même aussi le poumon sert à la respiration et à l'excrétion.

Si nous étudions la sécrétion de la glande pulmonaire, nous remarquons qu'elle ne diffère pas des autres.

La sécrétion du poumon est une vraie excrétion, et, à ce titre, la glande pulmonaire se rapproche du rein et des glandes sudoripares dont les conduits excréteurs s'ouvrent à l'intérieur.

Moment de l'excrétion pulmonaire. — L'excrétion du poumon est essentiellement intermittente et intimement liée à la respira-
tion, si intimement que l'une est la conséquence forcée de l'autre. Cette fonction a donc lieu de 16 à 18 fois par minute. Le moment où le poumon excrète est celui qui correspond à l'expira-

tion, tandis que, celui de l'absorption correspond à l'inspiration.

Nature de l'excrétion pulmonaire. — L'excrétion du poumon est toute spéciale ; elle est *gazeuse*, et il est évident que cet organe est la glande destinée à éliminer du sang les gaz qui y sont contenus. Nous verrons, en effet, que ses produits sont des vapeurs, des gaz, ou des substances volatiles.

Certainement, dans l'étude de la respiration, on parle de l'exhalation de l'acide carbonique et de la vapeur d'eau ; mais cela prouve-t-il que cette exhalation ne soit pas une excrétion ? L'élimination de quelques substances volatiles : principe volatil de l'ail, éther, chloroforme, alcool, ne prouve-t-elle pas qu'il y a là autre chose que l'acte respiratoire ?

Mécanisme de l'excrétion. — La structure du poumon et des glandes étant la même, le mécanisme de la sécrétion doit être le même. En effet, le sang veineux prend dans les capillaires les produits de l'absorption intestinale et une partie de ceux de la désassimilation des tissus qui composent notre corps. Ces produits de désassimilation rendent le sang impur, et doivent, pour la plupart, être rejetés par les glandes, comme les reins, sous forme d'excrétion. Parmi eux, il s'en trouve de gazeux, comme l'*acide carbonique* qui sature le sang veineux. Il existe aussi dans le sang une *matière organique volatile*, résultant de la désassimilation de nos tissus, et en même temps toutes les substances volatiles que la digestion introduit dans le sang : principe volatil de l'*ail*, de l'*oignon*, *éther*, *chloroforme*, *alcool*, etc. Toutes ces substances gazeuses ou volatiles ne pouvant être excrétées par les glandes sudoripares et par les glandes rénales, il est naturel de penser que le poumon est une glande spécialement destinée à l'excrétion de ces substances, qui sont toujours, du reste, éliminées par cette voie.

Le sang, chargé des matériaux de désassimilation et de ceux qu'il a pris par l'absorption intestinale, circule dans les veines, les artères et les capillaires. Dans la course circulaire qu'il décrit au sein de nos tissus, soixante-dix fois par minute, le sang se débarrasse, à chaque expiration, d'une partie de ses produits gazeux.

Les capillaires de la *glande pulmonaire* forment un réseau très serré au-dessous de l'épithélium des alvéoles du poumon. Le sang n'est donc séparé de l'air que par la paroi du vaisseau et par la couche épithéliale, fort mince, doublée de la mince couche de la paroi alvéolaire.

Produits d'excrétion. — Les produits d'excrétion du poumon sont gazeux ou volatils. Les uns sont accidentels, les autres permanents. Ces derniers sont les gaz azote et acide carbonique, la vapeur d'eau et une matière organique particulière exhalée par le poumon. Les produits accidentels sont toutes les substances gazeuses et volatiles introduites dans le sang par les voies de l'absorption intestinale, cutanée ou pulmonaire, telles que alcool, éther, camphre, etc., ou par une injection hypodermique. Toutes ces substances traversent la paroi des capillaires et la couche épithéliale, qui séparent le sang de l'air contenu dans les vésicules pulmonaires.

a. On trouve, dans les produits d'excrétion de la glande pulmonaire, une fort petite quantité d'*azote*.

b. L'*acide carbonique* est un des nombreux produits de désassimilation de nos tissus, un produit gazeux. Il est pris par les capillaires au sein des organes, et il est porté au poumon par le système circulatoire du cœur droit, par le sang veineux. Arrivé au niveau des capillaires de la glande pulmonaire, il se dégage et passe dans les vésicules du poumon, d'où il sera bientôt expulsé.

Les lois de l'osmose gazeuse nous apprennent que cette excrétion de l'acide carbonique marche, en général, de front avec l'absorption de l'oxygène, que l'une diminue quand l'autre diminue, et qu'elles augmentent également en même temps. La séparation de l'acide carbonique du sang nécessite donc l'intervention de l'oxgène, et c'est, à coup sûr, pour cette raison que le poumon a été chargé de ces deux fonctions de respiration et d'excrétion. Dans cet échange gazeux se trouvent liées de la manière la plus intime la respiration et l'excrétion du poumon.

Je ne vois, dans ces deux phénomènes, absorption d'oxygène et excrétion d'acide carbonique, qu'une succession de deux fonctions se portant mutuellement secours, et une foule de faits se présentent à l'esprit du physiologiste pour lui prouver que l'un de ces actes peut continuer pendant que l'autre cesse complètement ou à peu près complètement. Malgré l'affinité qui existe entre les phénomènes produits par ces deux courants gazeux, on ne doit point les croire inséparables ; nous allons le démontrer.

L'absorption de l'oxygène peut continuer, l'excrétion de l'acide carbonique étant suspendue, dans les cas suivants :

1° Vierordt et Duchek ont démontré que la quantité d'acide carbonique exhalé diminue au bout de peu de temps, après l'ingestion d'une certain quantité d'alcool. Introduit dans le sang par l'absorption intestinale, l'alcool se transforme en aldéhyde, qui est excrété par le poumon, tant qu'il en existe dans les vaisseaux. Lorsque cette substance a complètement disparu du liquide sanguin, on voit l'acide carbonique, qui avait considérablement diminué et presque disparu, revenir à son état normal. Et cependant, tandis que le poumon se débarrassait de l'aldéhyde, il absorbait l'oxygène comme à l'état normal.

2° Les cholériques absorbent de l'oxygène et n'excrètent que fort peu d'acide carbonique.

On peut voir, au contraire, *l'excrétion de l'acide carbonique continuer, pendant que l'absorption de l'oxygène est interrompue.*

Dans le cas d'asphyxie par l'acide carbonique, par exemple dans le cas où un homme respire l'acide carbonique provenant d'un brasier ardent, ou bien dans le cas où un homme respire dans une pièce trop étroite, l'oxygène diminue rapidement, et il arrive un instant où la quantité de ce gaz absorbé par le patient est presque nulle. A ce moment, cependant, l'excrétion de l'acide carbonique n'a pas cessé, et ce gaz vient s'ajouter à celui que l'air contenait déjà. On peut répéter facilement cette expérience en privant d'oxygène certains animaux, tels que les grenouilles. Elles continuent à vivre pendant plusieurs jours, et excrètent de l'acide carbonique.

Donc, absorption d'oxygène et excrétion d'acide carbonique pouvant avoir lieu séparément dans certaines conditions déterminées; nous croyons devoir conclure que ces deux phénomènes sont le résultat de deux fonctions intercalées, et qu'ils ne sont pas chacun le *sine quâ non* de l'autre.

En même temps que l'acide carbonique se dégage et qu'il est remplacé par l'oxygène, une certaine quantité d'*eau* passe du sang dans l'air, à l'état de vapeur.

Comment pourrait-on refuser le nom d'excrétion à ce phénomène qui sépare l'eau du sang de la glande pulmonaire?

Pendant que la nutrition s'opère au sein de nos tissus, une *matière organique* particulière passe dans le sang; elle est transportée par les veines dans le poumon. Là, cette matière passe, comme la vapeur d'eau, à travers la paroi des capillaires et la couche épithéliale qui les recouvre; elle se mélange aux autres produits d'excrétion. Cette substance, qui détermine la mauvaise haleine de quelques personnes, est inconnue dans son essence, mais son existence peut être prouvée. Il suffit, en effet, de faire passer, par l'intermédiaire d'un tube, les gaz excrétés par les poumons à travers une solution de nitrate d'argent ou de l'acide azotique. La première se colore en rose, et le second prend une coloration jaunâtre. Or, ces colorations ne sont produites dans ces liquides que par les matières organiques.

Si le poumon n'était pas véritablement un organe de sécrétion, comment pourrait-on admettre, dans les produits de l'expiration, une substance qu'on ne rencontre pas dans l'air de l'inspiration?

Action élective du poumon sur les substances introduites dans le sang. — *Produits accidentels.* — D'autres substances gazeuses ou volatiles se rencontrent dans les produits d'excrétion du poumon. Cette glande possède une action élective analogue à celle des autres glandes. Ainsi, le foie prend dans le sang des substances qui y ont été introduites sous forme de médicaments, de poisons, etc., les sels de plomb et le phosphore, par exemple ; le rein extrait du sang le nitrate de potasse, l'iodure de potassium, etc.; les glandes salivaires choisissent les sels mercuriaux. Aucune glande ne prendrait la partie volatile des substances introduites dans le corps? Aucune glande n'excréterait les gaz ? Cependant, notre organisme se débarrasse de substances volatiles gazeuses, de même qu'il rejette des substances liquides contenant ou non des matières en dissolution. Eh bien ! les organes chargés de l'élimination de ces substances gazeuses sont les poumons et les glandes sudoripares. Ingérez de l'ail dans l'estomac ; ayez soin d'enlever, au moyen de lavages, tous les débris qui ont pu s'arrêter dans la bouche, cette cavité n'exhale aucune odeur alliacée ; mais une heure après, deux heures même, lorsque l'ail a été digéré et pris par l'absorption, à la surface des villosités intestinales, et qu'il est passé dans le torrent de la circulation, une odeur très pénétrante se manifeste et persiste pendant vingt-quatre heures, quarante-huit heures même, selon que la quantité de cette substance a été plus ou moins considérable. Que s'est-il passé? L'ail a été absorbé avec les autres matériaux de la digestion. A chaque expiration, le sang, imprégné de cette substance, se débarrasse d'une certaine quantité de son principe volatil en traversant le poumon, et cette excrétion persiste tant que dure la présence de l'ail dans les vaisseaux.

Il est facile de s'assurer qu'une personne qui a ingéré de l'ail n'exhale cette odeur qu'au moment de l'excrétion pulmonaire (expiration), et qu'elle peut supprimer volontairement cette odeur en retenant sa respiration.

Ce que nous venons de dire de l'ail s'applique à toutes les substances possédant une matière volatile, telles que l'éther, le camphre, le musc, le chloroforme et les liquides alcooliques. Tout le monde sait que l'odeur vineuse exhalée par un homme en état d'ivresse vient du poumon, et que cette odeur se manifeste surtout au moment de l'expiration.

En 1811, Nysten fit de nombreuses expériences sur l'injection des substances gazeuses dans le sang. Il injecta de l'air, de l'oxygène, de l'hydrogène sulfuré et d'autres gaz encore. On pouvait constater la présence de ces gaz dans les produits de l'expiration.

Des expériences de Cl. Bernard, reproduites dans ses *Leçons de physiologie expérimentale*, ont conduit ce savant physiologiste à conclure que le poumon excrète tous les gaz que l'on injecte dans le sang.

Rôle des cils vibratiles des voies respiratoires. — Si l'air impur, que l'on respire si souvent, pénétrait jusqu'à la surface interne des lobules, on comprend que les impuretés contenues dans ce fluide s'accumuleraient rapidement dans la portion sécrétante du poumon, et formeraient à la surface épithéliale des lobules une couche plus ou moins épaisse qui gênerait extrêmement les phénomènes d'osmose gazeuse.

Le rôle des cils vibratiles est double. Non seulement les cils retiennent les corpuscules de l'air, mais encore ils les rejettent au dehors, ainsi que les mucosités. C'est pour cela qu'ils sont doués d'un mouvement d'inclinaison et de redressement.

La poussière charbonneuse qui se dépose dans les voies aériennes, surtout chez les personnes vivant dans une atmosphère remplie de poudre de charbon, s'arrête sur les cils des dernières ramifications bronchiques, et l'obstruction de la petite bronche précède l'affaissement des vésicules pulmonaires correspondantes (1). Si la poussière charbonneuse pénétrait jusqu'à la face interne de la portion sécrétante des poumons, elle s'y accumulerait rapidement et ne permettrait pas au malade une longue existence, tandis que les sujets peuvent vivre dix, vingt et trente ans dans une telle atmosphère. Le même phénomène se passerait dans les maladies graves du poumon que l'on rencontre chez les mouleurs en cuivre, chez les ouvriers des fabriques de meules, des fabriques d'armes, etc. Chez ces ouvriers, la poussière pénètre, avec le courant d'air de la respiration, dans les voies aériennes, et s'arrête sur les cils auxquels elle adhère. Elle est tellement abondante que les cils sont impuissants à la repousser au dehors : elle s'accumule dans les petites divisions bronchiques, les obstrue, et, à la longue, finit par déterminer des lésions pulmonaires graves, offrant des symptômes qui ne manquent pas d'une certaine analogie avec ceux de la phtisie pulmonaire (1).

Absorption du poumon. — La surface des voies respiratoires est une vaste surface d'*absorption*. Elle absorbe les substances tenues en dissolution dans l'eau pulvérisée. Elle absorbe les poussières solubles contenues dans l'air et peut être ainsi la voie d'absorption des poisons salins et métalliques. Chez les ouvriers qui travaillent le cuivre, Poincaré a démontré chimiquement ce métal dans les excrétions. On connaît, du reste, la coloration spéciale du squelette des chaudronniers. Une partie du cuivre absorbé

______

(1) Cette oblitération des bronches et des vésicules a été indiquée par plusieurs auteurs : Desayvres, Tardieu, etc.

s'élimine par les urines, l'autre partie est immobilisée dans l'organisme, pour un certain laps de temps. Les gencives et les dents prennent une teinte verdâtre. Les sels de zinc et de plomb, de même que l'arsenic, sont également absorbés.

— La *bronchite*, inflammation de la muqueuse bronchique, de même que la *dilatation des bronches*, affecte les ramifications bronchiques.

La bronchite siège sur les grosses ou sur les petites bronches. L'épaississement peu considérable de la muqueuse enflammée ne détermine aucun phénomène important lorsque l'inflammation envahit les grosses divisions (rhume) ; mais, quand la phlegmasie atteint les petites bronches, *bronchite capillaire*, l'épaississement de la muqueuse suffit pour oblitérer en partie ces conduits, et empêcher la libre circulation de l'air vers les lobules. Cet obstacle au passage de l'air dans les lobules explique la *dyspnée intense* qui accompagne la bronchite capillaire, et la *cyanose de la face*, qui indique une hématose incomplète. Cette maladie grave peut produire l'asphyxie.

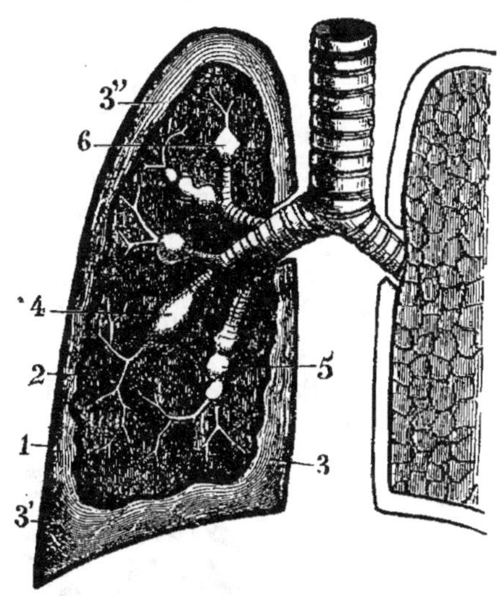

Fig. 99. — Dilatation des bronches survenue à la suite d'une pleurésie chronique.

1, feuillet pariétal de la plèvre. — 2, feuillet viscéral. — 3, 3', 3", fausse membrane réunissant les deux feuillets. — 4, dilatation fusiforme. — 5, dilatation moniliforme. — 6, dilatation globuleuse.

La dilatation des bronches est produite par une inflammation chronique des bronches ou par des adhérences du poumon ; elle siège tantôt au milieu du poumon, tantôt à la base, tantôt au sommet (fig. 99). Les portions dilatées se remplissent de mucosité ou de muco-pus, que le malade expectore de temps en temps. Ces mucosités peuvent être assez abondantes pour faire croire à une *vomique* au moment où elles sont rejetées.

Une seule maladie affecte spécialement le lobule pulmonaire : c'est l'*emphysème vésiculaire*, qui coïncide ordinairement avec une bronchite, et qui est caractérisé par la dilatation des culs-de-sac constituant les lobules pulmonaires. La figure 100 montre comment se développe l'emphysème. Il y a du mucus dans les

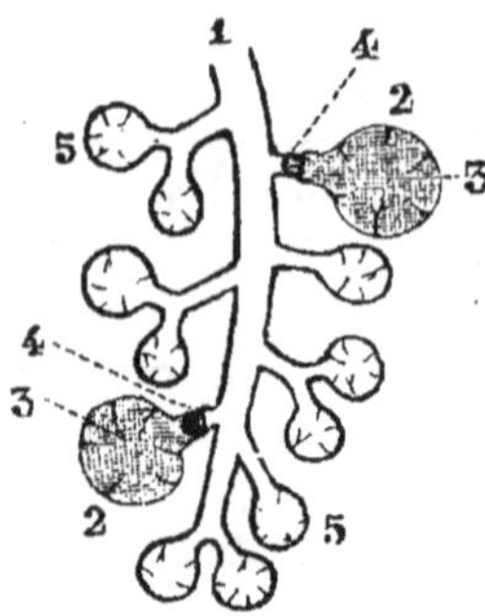

Fig. 100. — Deux acini dilatés par l'air emprisonné, et devenant emphysémateux.

1, bronche intra-lobulaire. — 2, 2, acini dilatés par l'air emprisonné. — 3, 3, intérieur du lobule rempli d'air. — 4, 4, bouchon formé par le mucus bronchique. — 5, 5, lobules revenus sur eux-mêmes pendant l'expiration.

petites bronches (fig. 100,4). Pendant l'inspiration, l'air traverse le mucus, mais le mouvement de retrait ne pouvant pas chasser, pendant l'expiration, l'air emprisonné par le bouchon de mucus, cet air s'échauffe, se dilate et presse de dedans en dehors la paroi du lobule qui se dilate.

L'*emphysème interlobulaire* se montre à la suite de violents efforts chez les sujets dont le tissu pulmonaire est altéré.

Le poumon se déchire, et l'air pénètre entre les lobules pulmonaires, d'où il peut s'étendre au loin.

Le tissu pulmonaire peut être affecté par la *congestion*, l'*apoplexie*, la *pneumonie*, la *gangrène*, le *cancer*, les *tubercules*.

La conception de la *tuberculose pulmonaire* est absolument modifiée depuis les remarquables travaux de Koch. Les *tubercules* ne se développent pas dans le poumon sans le *bacille* de la tuberculose. Le microbe s'arrête généralement au niveau des petites bronches, dont les éléments anatomiques

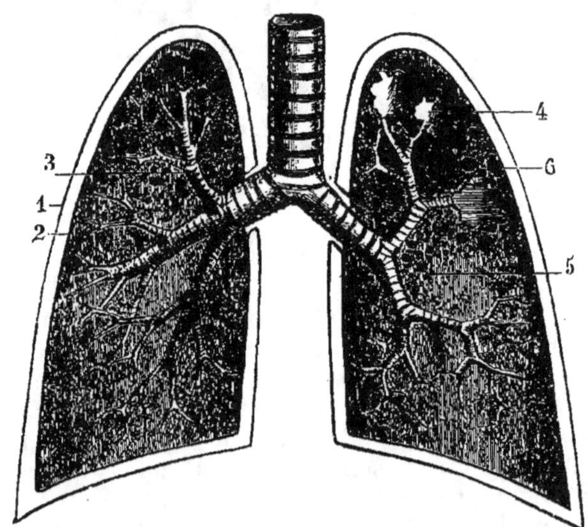

Fig. 101. — Tubercules pulmonaires et caverne.

1, feuillet pariétal de la plèvre. — 2, feuillet viscéral. — 3, division bronchique. — 4, caverne communiquant avec une bronche. — 5, granulations tuberculeuses. — 6, tubercule en voie de ramollissement.

irrités s'enflamment d'abord, puis dégénèrent et forment un amas plus ou moins dur, jaune ou gris, le *tubercule*.

Le siège de prédilection des tubercules pulmonaires est le sommet du poumon ; mais ils peuvent se développer en tout autre point de l'organe. Ils subissent peu à peu une sorte de ramollissement et de fonte purulente. Ces modifications se manifestent cliniquement par des râles humides et de l'expectoration purulente ; et anatomiquement, par la formation d'anfractuosités plus

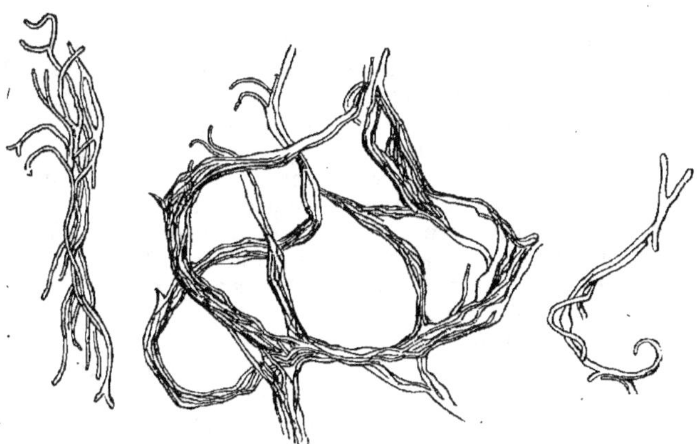

Fig. 102. — Fibres élastiques trouvées dans les crachats d'un phtisique
(d'après Bennett).

ou moins étendues, les *cavernes*. Il est ordinaire de voir se développer en même temps, sur la plèvre, des tubercules qui finissent par produire des adhérences plus ou moins considérables entre les poumons et les parois thoraciques.

Le poumon des phtisiques se détruit peu à peu et il n'est pas rare de voir ces malades cracher des fragments de tissu pulmonaire (fig. 102).

ARTICLE V

PLÈVRES

Dissection. — Il faut choisir pour ce genre de préparation un sujet qui n'ait pas d'adhérences dans la poitrine :

« Dans la préparation des plèvres, il faut enlever une portion des parois latérales de la poitrine, sans cependant endommager les séreuses. A cet effet, on divise la peau de la poitrine depuis la partie inférieure du cou jusqu'au creux de l'estomac ; on dirige une incision transversale le long des clavicules, et des incisions obliques le long du bord inférieur des cartilages des fausses côtes ; puis, après avoir enlevé la peau et les muscles grand et petit pectoral, on incise les muscles intercostaux dans le troisième espace intercostal, qui ordinairement est le plus large. Cette incision doit être faite avec beaucoup de précaution, pour ne pas piquer en même temps la plèvre ; on enlève de dessus cette membrane une portion des muscles intercostaux, en s'aidant des doigts et du manche du scalpel, qu'on fait agir très doucement. De cette manière, on continue à passer les doigts entre la plèvre et la quatrième côte, et, après en avoir effectué la séparation jusqu'à sa partie antérieure, en poussant doucement la membrane en dedans, on coupe le cartilage de la côte près du sternum, et l'on divise la côte à sa partie postérieure au moyen de tenailles incisives. On enlève de la même manière les deux côtes placées au-dessus et les deux placées au-dessous, afin d'obtenir un espace suffisant pour étudier la plèvre. Il est à observer que cette membrane ne doit pas être détachée en avant plus loin que jusqu'à l'extrémité des cartilages des côtes ; on la laissera attachée au sternum pour pouvoir étudier la disposition du médiastin antérieur. Une préparation semblable sera faite du côté opposé. »

« Le sac de la plèvre s'étendant plus haut que la première côte, il faut pour bien voir cette disposition, désarticuler en avant une clavicule, et la scier près de l'omoplate ; on dissèque ensuite avec soin, au-dessus de la première côte, les vaisseaux sous-claviers, dont les rapports avec la plèvre sont importants à connaître ; on détache enfin cette membrane de la première côte, en employant le procédé que nous avons indiqué précédemment ; mais il est à observer que la plèvre y est ordinairement plus adhérente qu'aux autres côtes. Cette première côte servant de mesure pour connaître la hauteur à laquelle s'élève la plèvre, on fera bien de la laisser en place. Du côté opposé, on tâchera de faire une préparation analogue, mais en laissant en position la clavicule et le muscle sterno-cléido-mastoïdien. »

« Pour étudier ensuite la plèvre, on l'insuffle en y faisant une petite ouverture, et l'on observera ainsi la forme de ce sac membraneux. »

« Pour voir ensuite les parties logées entre les lames des médiastins, il suffit d'inciser la plèvre d'un côté de la cloison, et de disséquer le tissu cellulaire qui s'y trouve. » (Lauth.)

Si l'on voulait préparer une pièce sèche, on se comporterait de même, en ayant soin de se conformer aux règles générales que nous avons données au commencement du tome II.

Les plèvres sont deux membranes séreuses indépendantes l'une de l'autre, situées dans la cavité thoracique, et destinées à faciliter le glissement des poumons dans cette cavité. Les plèvres sont séparées par le *médiastin*.

La plèvre représente un sac sans ouverture qui recouvre le poumon et qui se réfléchit sur le pédicule pulmonaire, auquel il forme une gaine, pour tapisser ensuite la surface interne de la cavité qui contient le poumon. Cette membrane, partout continue, n'a aucune ouverture. C'est une cavité close ayant une *face superficielle*, ou libre, qui limite la cavité de la plèvre, et une *face profonde*, ou adhérente, qui adhère à la surface du poumon, à la face supérieure du diaphragme, à la face interne des côtes, etc.

Comme toutes les séreuses, la plèvre présente à l'anatomiste deux feuillets : l'un *viscéral*, appliqué sur le poumon ; l'autre *pariétal,* tapissant la paroi de la cavité. Entre ces deux feuillets on trouve la cavité de la plèvre.

§ 1. — FEUILLET VISCÉRAL DE LA PLÈVRE.

La plèvre viscérale, ou pulmonaire (fig. 103) est transparente ; elle recouvre le poumon dans toute son étendue. Elle adhère intimement au tissu de l'organe dont il est impossible de la séparer.

C'est elle qui donne au poumon son aspect lisse et poli. Elle ne présente nulle part, à la surface du poumon, d'adhérence avec la plèvre pariétale, de sorte que le poumon sain peut glisser avec facilité dans la cavité thoracique. Elle tapisse les deux surfaces des *scissures interlobaires*, et se réfléchit d'un lobe à l'autre au fond de ces scissures.

Des adhérences se rencontrent souvent entre la plèvre pariétale et la plèvre viscérale, à cause de la fréquence des lésions pulmonaires (chez le tiers des sujets).

§ 2. — FEUILLET PARIÉTAL DE LA PLÈVRE

La plèvre pariétale recouvre la face interne des côtes, le médiastin et le diaphragme, et comme elle est partout continue à elle-même, elle constitue *deux culs-de-sac*, l'un *supérieur* qui forme une sorte de calotte au-dessus du sommet du poumon, calotte débordant la première côte d'environ 2 centimètres, l'autre *inférieur* qui entoure la circonférence

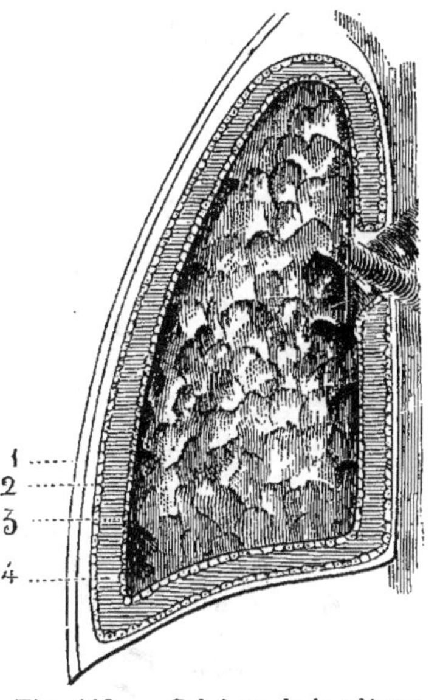

Fig. 103. — Schéma de la plèvre.

1, ligne indiquant la paroi du thorax. — 2, feuillet pariétal de la plèvre. — 3, feuillet viscéral de la plèvre. — 4, cavité de la plèvre.

de la base du poumon, et qui est situé entre la face supérieure du diaphragme et les dernières côtes. La plèvre pariétale présente un aspect et des rapports différents dans les divers points de son étendue. Elle diffère sur les côtes, sur le diaphragme, sur le médiastin et dans les culs-de-sac supérieur et inférieur. Je décrirai donc à la plèvre une portion *costale*, une *diaphragmatique*, une *médiastine*, enfin les deux *culs-de-sac*.

Plèvre costale. — La portion costale de la plèvre est épaisse, doublée d'un feuillet aponévrotique qui la sépare de la face interne des côtes, et qui permet de l'arracher dans toute son étendue. Elle n'est point transparente comme les autres portions de la plèvre, et l'on ne distingue pas nettement les organes sous-jacents. Elle recouvre la face interne des côtes et les muscles intercostaux internes. A la partie postérieure des espaces intercostaux, où il n'y a pas de muscles intercostaux internes, la plèvre costale recouvre l'artère intercostale, la veine intercostale, les lymphatiques et les ganglions lymphatiques intercostaux ; elle recouvre aussi la tête des côtes, le nerf grand sympathique, et se réfléchit d'arrière en avant, pour se continuer avec la plèvre médiastine. Les veines intercostales, avant leur terminaison, sont adhérentes à la face externe de la plèvre, tendue entre la tête des côtes et la colonne vertébrale, de sorte que ces veines restent béantes, lorsqu'on les divise à ce niveau.

Du côté droit, la plèvre costale recouvre les cartilages costaux jusqu'au bord du sternum, ainsi que les vaisseaux mammaires

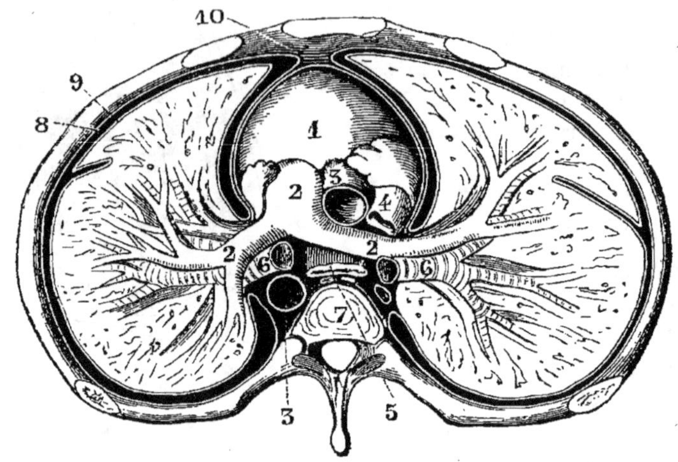

Fig. 104. — Coupe transversale et horizontale du thorax. On y voit les plèvres et les organes du médiastin.

1, cœur. — 2, artère pulmonaire. — 3, 3, coupe de l'aorte. — 4, coupe de la veine cave supérieure. — 5, coupe de l'œsophage ; en arrière de cet organe, on voit la coupe du canal thoracique et de la grande veine azygos. — 6, bronches. — 7, corps de la troisième vertèbre dorsale. — 8, feuillet pariétal de la plèvre. — 9, feuillet viscéral de la plèvre. — 10, péricarde.

internes. Du côté gauche, elle est généralement distante du sternum de 6 ou 7 centimètres, ce qui permet de ponctionner le péricarde sans léser la plèvre.

Plèvre diaphragmatique. — La portion diaphragmatique de la plèvre adhère solidement au diaphragme qu'elle recouvre, de chaque côté du péricarde. Lorsqu'elle s'enflamme, elle donne lieu aux symptômes particuliers qui constituent la pleurésie diaphragmatique.

Plèvre médiastine. — Le *médiastin* est une cloison verticale étendue du sternum à la colonne vertébrale et du cou au diaphragme. Il sépare les deux plèvres qui tapissent ses deux faces. On trouve dans le médiastin : le cœur et les gros vaisseaux qui y adhèrent, la trachée, l'œsophage, les veines azygos, le canal thoracique, les nerfs pneumogastriques et phréniques, enfin tous les organes qui sont situés entre les deux poumons. Quelques auteurs appellent *médiastin antérieur* la portion du médiastin qui se trouve en avant de la trachée, et *médiastin postérieur* celle qui est en arrière. D'autres divisent le médiastin en *supérieur* et *inférieur*, établissant la limite au niveau des artères de la base des ventricules du cœur. Ces divisions n'ont aucune importance, nous n'admettons qu'un médiastin.

La portion médiastine de la plèvre pariétale se moule sur les organes contenus dans le médiastin. Elle se continue en bas avec la plèvre diaphragmatique, en haut avec le cul-de-sac supérieur de la plèvre, en avant et en arrière avec la plèvre costale. Elle présente une certaine épaisseur. Au niveau du pédicule du poumon, elle se réfléchit sur les organes du pédicule, auxquels elle fournit une gaine séreuse faisant communiquer le feuillet pariétal avec le feuillet viscéral de la plèvre.

Au-dessus du pédicule pulmonaire, la plèvre médiastine du *côté gauche* est en rapport avec la crosse de l'aorte, le pneumogastrique gauche et l'origine des artères carotide primitive et sous-clavière gauches. Tout à fait en arrière, la plèvre médiastine, qui se continue avec la plèvre costale, est séparée de la colonne vertébrale par la partie postérieure de la crosse aortique. Du *côté droit*, elle est en rapport avec la trachée, l'œsophage, la veine cave supérieure, le tronc artériel brachio-céphalique et le tronc veineux du côté droit. Tout à fait en arrière, elle recouvre le côté droit de la colonne vertébrale, les vaisseaux intercostaux droits, et la crosse formée par la grande veine azygos, au moment où elle se jette dans la veine cave supérieure.

Au-dessous du pédicule pulmonaire, l'espace est assez restreint et ne dépasse pas 4 centimètres en moyenne. A ce niveau, la plèvre s'adosse à elle-même pour former le *ligament du poumon*. Le repli qu'elle forme, variable comme étendue, s'étend du pédicule pulmonaire au diaphragme d'une part, et du poumon au médiastin d'autre part.

En avant du pédicule pulmonaire, la plèvre médiastine s'adosse au péricarde et forme avec lui une cloison qui sépare la cavité de la plèvre de la cavité du péricarde. Dans cette cloison, dans le tissu cellulaire serré qui unit ces deux membranes, on aperçoit le nerf phrénique qui descend sur les côtés du péricarde avec les vaisseaux diaphragmatiques supérieurs.

Tout à fait en avant, il est utile de mentionner la manière dont la plèvre médiastine s'unit à la plèvre costale. Des deux côtés, la plèvre forme un cul-de-sac mince qui longe le bord antérieur du poumon. Celui du côté droit suit régulièrement le bord du sternum, excepté au niveau du deuxième cartilage costal, où les deux plèvres s'adossent dans une étendue variable en hauteur. Les deux plèvres adossées à ce niveau forment une sorte de ligament de 4 ou 5 millimètres d'épaisseur, où l'on voit du tissu graisseux séparant les deux séreuses. Le cul-de-sac antérieur gauche, formé par la réunion de la plèvre médiastine et de la plèvre costale, descend obliquement du milieu de l'articulation des deux premières pièces du sternum vers la face antérieure du péricarde, à une distance variable du sternum, 7 centimètres en moyenne.

En arrière du pédicule pulmonaire, la plèvre médiastine, en se dirigeant vers la plèvre costale, de chaque côté de la colonne vertébrale, est en rapport avec les organes du médiastin postérieur. Immédiatement au-dessus de l'oreillette gauche, et de chaque côté, la plèvre médiastine est en rapport avec l'œsophage et le nerf pneumogastrique qui l'accompagne. Ce rapport ne doit pas être oublié, parce que, dans les cas de rétrécissements œsophagiens au-dessus de ce point, le cathétérisme est dangereux.

Cul-de-sac supérieur de la plèvre. — Ce cul-de-sac, appelé encore *dôme pleural*, représente une petite poche, une sorte de chapeau qui recouvre le sommet du poumon. Il déborde la première côte et se met en rapport avec la partie interne de la clavicule. Sa hauteur, variable selon les individus, est de 15 millimètres en moyenne. Il est recouvert par l'artère et la veine sous-clavières, qui décrivent une courbe au-dessus de lui. Ce rapport ne doit pas être oublié, parce qu'il est arrivé qu'en voulant lier l'artère sous-clavière, on a ouvert la plèvre. Le dôme pleural est en rapport *en dedans* avec les gros vaisseaux de la base du cou, la terminaison du canal thoracique à gauche, et la grande veine lymphatique à droite; *en dehors*, avec les muscles scalènes et les nerfs du plexus brachial; *en avant*, avec la clavicule et le muscle sterno-cléido-hyoïdien, et l'artère mammaire interne qui descend en dedans et en avant de la plèvre; *en arrière* avec le col de la première côte, la branche antérieure du premier nerf dorsal, le ganglion inférieur du grand sympathique, l'artère intercostale supérieure et le muscle long du cou.

Appareil suspenseur de la plèvre. — Cet appareil a été décrit en 1891 par Sebileau et Zuckerkandl. Il se compose d'un muscle et d'un ligament.

Le *muscle*, appelé *petit scalène* (scalenus minimus), fut découvert par Winslow et étudié plus tard par Albinus. Il s'insère en haut sur les apophyses transverses des 6e et 7e vertèbres cervicales, quelquefois seulement sur la 7e. Ses fibres se dirigent en bas et en dehors et se divisent en deux groupes : les unes s'insèrent au bord interne de la première côte, les autres au cul-de-sac de la plèvre. Ce muscle, *suspenseur de la plèvre*, manque dans le quart des cas.

Les *ligaments* sont des prolongements des aponévroses profondes du cou. Le plus souvent, ces ligaments ne sont que des traînées celluleuses qui se condensent en certains points, de sorte qu'on a pu décrire un ligament costo-pleuro-vertébral et un ligament costo-pleural.

Le *ligament costo-pleuro-vertébral*, qui manque souvent, a les mêmes insertions que le muscle petit scalène, auquel je renvoie le lecteur.

Le *ligament costo-pleural* s'étend du col de la première côte au cul-de-sac de la plèvre ; il manque fréquemment, et ce n'est, après tout, qu'un épaississement du tissu conjonctif.

Cul-de-sac inférieur de la plèvre. — Il forme une gouttière interposée à la face supérieure du diaphragme et à la face interne des côtes. Ce cul-de-sac inférieur, beaucoup plus déclive en arrière qu'en avant, correspond : en avant, à l'extrémité antérieure de la septième côte ; sur les côtés, à l'extrémité des huitième, neuvième et dixième côtes ; en arrière, au bord supérieur de la douzième. Cependant, sur les côtés, un intervalle de 3 centimètres environ sépare ce cul-de-sac de l'extrémité antérieure des côtes, tandis qu'en avant il est séparé de la septième côte par un intervalle de 2 centimètres.

La plèvre costale et la plèvre diaphragmatique, qui forment le cul-de-sac inférieur, s'écartent l'une de l'autre pendant l'inspiration. A ce moment le poumon, se dilatant et augmentant d'étendue dans tous les sens, s'insinue entre ces deux feuillets par la circonférence de sa base à mesure que la partie musculeuse du diaphragme s'abaisse. Pendant l'expiration, la base du poumon remonte de 7 centimètres environ, selon les recherches de Sappey, et les plèvres diaphragmatique et costale s'adossent l'une à l'autre dans toute cette étendue.

Ces détails montrent comment tous les organes de cette région changent de rapports pendant les deux temps de la respiration, et comment un instrument piquant, introduit en arrière, dans le onzième espace intercostal, pendant l'inspiration, atteindra successivement la plèvre, la base du poumon, le diaphragme, le péritoine et les viscères abdominaux. Si cet instrument est introduit horizontalement pendant l'expiration, le poumon ne sera pas blessé.

§ 3. — COMMUNICATION ENTRE LES DEUX FEUILLETS

Le feuillet viscéral de la plèvre, après avoir recouvert la surface pulmonaire, tapisse les deux faces des scissures interlobaires. Au niveau du hile du poumon, la plèvre se jette autour des organes qui constituent le pédicule pulmonaire, pour leur former une gaine complète. Cette gaine se confond, de l'autre côté, avec la plèvre médiastine. C'est à l'intérieur de cette gaine que se trouvent la bronche, les vaisseaux pulmonaires artériels, veineux et lymphatiques, les vaisseaux et les ganglions bronchiques, les nerfs pulmonaires, et une certaine quantité de tissu conjonctif qui réunit tous ces organes, tous organes formant la racine du poumon. Ce tissu conjonctif établit une communication entre celui du médiastin et celui qui entoure les divisions bronchiques dans le poumon. Ceci explique comment l'emphysème interlobulaire du poumon peut arriver jusqu'au tissu conjonctif sous-cutané du cou, en passant par le pédicule pulmonaire et le médiastin.

§ 4. — CAVITÉ DE LA PLÈVRE

Comme la cavité de toutes les séreuses, celle-ci n'existe qu'à l'état virtuel, et ne se montre réellement que lorsqu'elle devient le siège d'un épanchement gazeux ou liquide, ou bien lorsqu'on l'insuffle. Les deux feuillets, pariétal et viscéral, sont toujours en contact et glissent l'un sur l'autre à l'état normal. Un liquide très peu abondant facilite ces glissements. Venu par exhalation des vaisseaux de la plèvre, ce liquide, véritable lymphe, n'est jamais assez abondant pour pouvoir être recueilli en certaine quantité.

La *sérosité pleurale* est citrine et contient toujours en suspension quelques leucocytes pâles, peu grenus, devenant quelquefois granuleux ; on y trouve aussi quelques cellules épithéliales en suspension.

§ 5. — STRUCTURE

La plèvre est formée de deux couches. L'une, *épithéliale*, limite la cavité virtuelle de la séreuse et facilite le glissement des deux feuillets l'un sur l'autre. Elle est constituée par des cellules *endothéliales* plates, polygonales, régulièrement disposées et s'écartant par place pour former des *puits lymphatiques* ou *stomates*.

L'autre couche, de nature *conjonctive*, diffère suivant chaque feuillet.

1° Sur le *feuillet viscéral*, cette couche est formée de fibres conjonctives fines et délicates, mélangées de fibres élastiques rares ; elle se continue avec le tissu conjonctif qui sépare les lobules pulmonaires les plus superficiels ; elle adhère intimement au poumon dont on ne peut la séparer.

2° Le *feuillet pariétal* possède un tissu conjonctif plus épais et plus compact, des fibres élastiques plus nombreuses et plus développées. Il contracte des adhérences lâches avec le tissu cellulaire du médiastin, la face interne des côtes, des muscles intercostaux, et de tous les organes des parois thoraciques.

Vaisseaux. — Les *artères* de la plèvre viennent des *artères dia-phragmatiques* supérieures et inférieures pour la plèvre diaphragmatique. La plèvre médiastine les reçoit des *artères médiastines postérieures*, du tronc de la *diaphragmatique supérieure*, directement de la mammaire interne sous le nom de *médiastines antérieures*, et de quelques rameaux des *artères bronchiques*. Les *artères intercostales* fournissent à la plèvre costale. Quant à la plèvre pulmonaire, elle n'a pas de vaisseaux propres ; elle est alimentée par les artères bronchiques.

Les *veines* suivent le trajet des artères.

Les *lymphatiques* du feuillet pariétal sont très nombreux et communiquent avec les lymphatiques sous-jacents. Ceux du feuillet viscéral, également très nombreux, sont intimement unis aux lymphatiques pulmonaires.

On ne connaît pas les *nerfs* de la plèvre viscérale ; cependant Kölliker a suivi des rameaux qui accompagnaient l'artère bronchique jusqu'à la plèvre ; ces rameaux, de 73 μ de largeur, étaient formés de tubes minces et moyens, présentaient sur leur trajet des cellules ganglionnaires et paraissaient venir du pneumogastrique ; ceux de la plèvre pariétale viennent du pneumogastrique, du phrénique et du grand sympathique (Luschka).

§ 6. — FONCTION DE LA PLÈVRE

La plèvre a pour fonction : 1° de faciliter les mouvements du poumon par le glissement du feuillet viscéral sur le feuillet pariétal ; 2° d'attirer vers tous les points de la cavité thoracique la surface du poumon, par le vide qui tend à se faire entre les deux feuillets.

— Les rapports de la plèvre viscérale nous expliquent la facilité avec laquelle la phlegmasie du poumon se communique à la plèvre pour constituer une *pleuro-pneumonie*.

Les rapports des deux feuillets entre eux nous expliquent comment des fausses membranes, développées dans la cavité de la plèvre, forment des *adhérences* entre les deux feuillets et gênent considérablement les mouvements de glissement du poumon.

Les rapports de la plèvre pariétale nous expliquent la fréquence de la *pleurésie* dans la fracture des côtes, l'inflammation de cette membrane consécutive aux *abcès* de la paroi thoracique, la *perfo-ration* par un abcès de ces parois. Des *abcès du foie*, des *kystes du foie*, après avoir déterminé des adhérences du péritoine, peuvent s'ouvrir dans la plèvre et déterminer la formation d'une pleurésie.

Lorsqu'il existe une *perforation des poumons*, elle se fait de la plèvre vers le poumon, par action du liquide d'un épanchement, ou du poumon vers la plèvre (tubercule, etc.). L'air s'introduit dans la plèvre, il y a *pneumo-thorax*.

Le pneumo-thorax n'existe pas toujours seul ; fréquemment, on trouve au fond de la plèvre un épanchement plus ou moins abondant ; la maladie prend alors le nom d'*hydro-pneumo-thorax* ou de *pyo-pneumo-thorax*, selon qu'il y a mélange de sérosité et d'air, ou

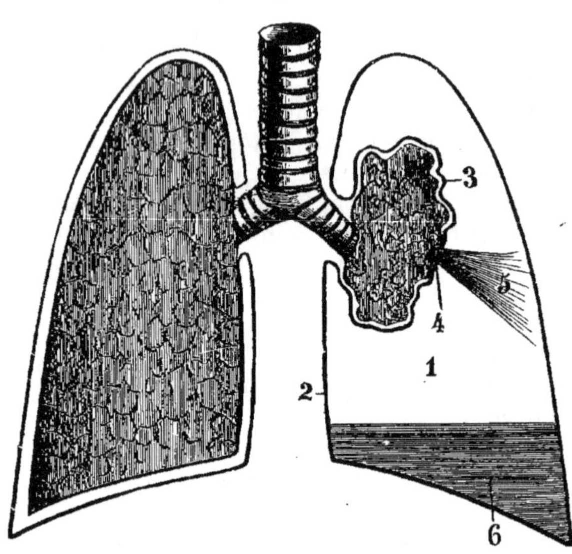

Fig. 105. — Schéma de la formation de l'hydro-pneumo-thorax, lorsqu'il n'y a pas d'adhérences de la plèvre.

1, cavité de la plèvre qui se remplit d'air. — 2, feuillet pariétal. — 3, feuillet viscéral. — 4, perforation du poumon, fistule par laquelle passe le courant d'air 5. — 6, épanchement à la partie déclive de la plèvre.

de pus et d'air. Dès que cette perforation a lieu, l'air pénètre dans la plèvre par la perforation, et le poumon, élastique, revient sur lui-même et s'affaisse. La respiration ne se fait plus de ce côté.

Une plaie de la plèvre peut être produite pendant un effort violent. Si le poumon n'est pas perforé, il fait immédiatement issue au dehors de la poitrine et constitue une *hernie du poumon*.

Epanchement liquide. — Une hydropisie de la plèvre, *hydro-thorax*, une inflammation, une *hémorragie*, donnent les mêmes symptômes locaux. Dans tous les cas, nous avons dans la cavité pleurale un liquide interposé entre le feuillet pariétal et le feuillet viscéral de la plèvre.

La compression du poumon explique la *dyspnée*, la *cyanose* de la face, l'*asphyxie* imminente si l'épanchement est double et abondant, et l'exagération du murmure vésiculaire du côté sain.

Dilatation du thorax lorsque l'épanchement est abondant ;

voussure des muscles intercostaux refoulés par le liquide chez les personnes amaigries ; *matité absolue* au niveau du liquide occupant les parties les plus déclives, quelle que soit la position du malade, excepté dans les cas où l'épanchement est limité par des fausses membranes. Ces épanchements expliquent encore l'absence du murmure vésiculaire au niveau du liquide, l'absence de *vibra-*

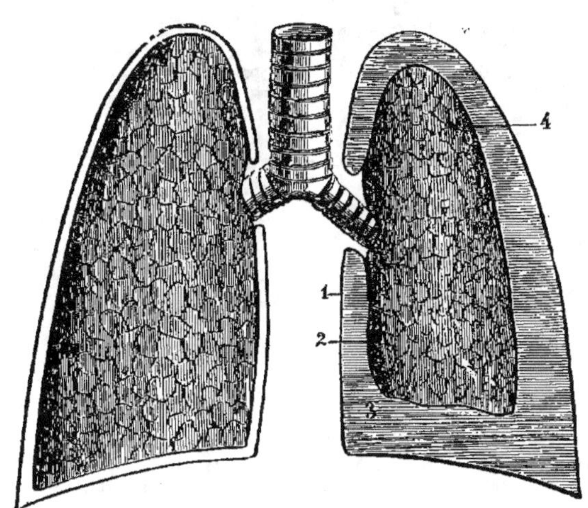

Fig. 106. — Schéma d'une pleurésie au moment où l'épanchement commence à se former, lorsque les adhérences de la plèvre n'apportent pas d'obstacle à la formation libre de l'épanchement.
1, feuillet pariétal de la plèvre. — 2, feuillet viscéral. — 3, liquide albumino-fibrineux entourant le poumon. — 4, poumon comprimé.

tions thoraciques, et la présence du *souffle bronchique* et de l'*égophonie*, qui peuvent quelquefois faire défaut.

Inflammation de la plèvre. — Lorsque la plèvre s'enflamme, le premier phénomène qui se produit, phénomène analogue à celui de la péritonite, consiste dans la *desquamation* du point enflammé. En même temps, la surface libre de la plèvre devient poisseuse et comme *chagrinée*. Elle devient le siège d'une exhalation de lymphe plastique, qui forme d'abord une couche liquide autour du poumon (fig. 106) et qui se collecte ensuite au fond de la plèvre (fig. 107). Si on ausculte la poitrine du malade à ce moment, on perçoit un *bruit de frottement* correspondant à l'inspiration et à l'expiration. L'exhalation du liquide fibrineux augmente et constitue l'épanchement pleural. La fibrine se dépose sur les parois de cette cavité et constitue les *fausses membranes* (fig. 108), se montrant aussi bien sur le feuillet pariétal que sur le feuillet viscéral, et plus épaisses dans la partie déclive de la plèvre. Quelquefois, le liquide est presque nul, les fausses membranes existent seules et constituent une *pleurésie sèche*. — La pleurésie détermine une douleur de côté très vive, *point pleurétique*.

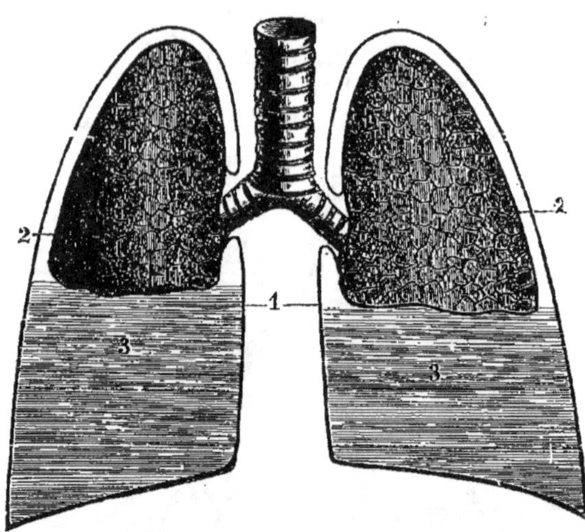

Fig. 107. — Schéma de la formation des épanchements pleuraux lorsqu'il n'y a pas d'adhérences de la plèvre.

1, feuillet pariétal de la plèvre. — 2, 2, poumons refoulés par le liquide de l'épanchement. — 3, liquide épanché, contenant de l'albumine en dissolution et se montrant le plus ordinairement des deux côtés.

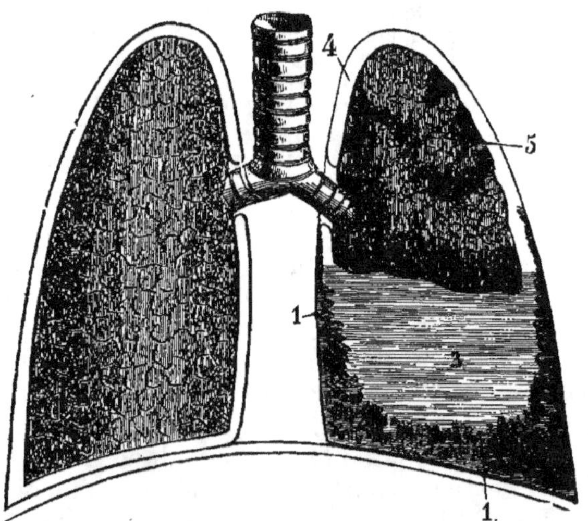

Fig. 108. — Schéma d'une pleurésie dont l'épanchement occupe la moitié inférieure de la plèvre gauche.

1, 1, fausses membranes déposées sur les parois de la cavité pleurale. — 3, épanchement albumino-fibrineux refoulant le poumon. — 4, partie supérieure de la cavité pleurale. — 5, poumon comprimé par l'épanchement et refoulé vers le cul-de-sac supérieur de la plèvre.

Lorsque l'inflammation affecte la plèvre qui recouvre le diaphragme (pleurésie diaphragmatique), il existe une douleur extrê-mement vive à la région épigastrique, au-dessous du sternum. Cette douleur, qui correspond à l'épaule du côté correspondant, accompagne une dyspnée intense.

Dans la pleurésie chronique, le poumon est refoulé par l'épan-chement pleural en haut et en dedans. Des fausses membranes entourent cet organe revenu sur lui-même et s'organisent à sa surface ; elles deviennent fibreuses, cartilagineuses, voire même calcaires.

Il y a dans la plèvre une tendance au vide qui devra être comblé ou par l'air ou par les tissus voisins. Le plus souvent, surtout lorsque la résorption du liquide est spontanée et graduelle, la paroi thoracique se laisse déprimer par la pression atmosphérique et se porte au-devant du poumon ; de sorte que la dépression latérale du thorax est une des meilleures preuves de l'existence d'une pleu-résie chronique dont le liquide a diminué.

ARTICLE VI

GLANDE THYROÏDE OU CORPS THYROÏDE

Cet organe est une *glande close* située à la partie antérieure du cou, et entourant la partie supérieure de la trachée, à laquelle elle adhère.

Le corps thyroïde est le produit d'une végétation épithéliale embryonnaire. Elle se développe par trois bourgeons, un médian et deux latéraux.

Le *bourgeon médian*, ou tractus thyréo-glosse, se montre au-dessous de la langue sur la paroi ventrale de l'intestin antérieur. Le *foramen cæcum* de la langue est le vestige de l'orifice supérieur de ce tractus.

Les *bourgeons latéraux* sont produits par l'endoderme de la qua-trième fente branchiale. Ces bourgeons se confondent rapidement avec le bourgeon médian.

Rapports. — La partie moyenne rétrécie, qu'on appelle *isthme,* réunit les deux parties latérales ou *lobes ;* ceux-ci se prolongent en haut et en bas et forment, par ces prolongements, les *cornes.* D'une couleur rouge terne, d'une consistance un peu ferme, cette glande est recouverte, au niveau de l'isthme, par les deux muscles sterno-thyroïdiens et le feuillet aponévrotique qui les réu-nit. Elle recouvre à ce niveau les premiers anneaux (quatre à cinq) de la trachée et souvent le cartilage cricoïde. Les *lobes* se portent de chaque côté de la trachée. S'ils sont peu développés, ils se pla-cent devant la carotide primitive et la jugulaire interne ; s'ils sont volumineux, ils déplacent quelquefois ces vaisseaux pour s'interposer entre eux et la trachée. Ils sont recouverts par les muscles sterno-thyroïdiens, sterno-hyoïdiens, omoplat-hyoïdiens, et sur les côtés par le sterno-cléido-mastoïdien. Ils s'appuient contre la colonne vertébrale, dont ils sont séparés par la carotide et la jugulaire interne.

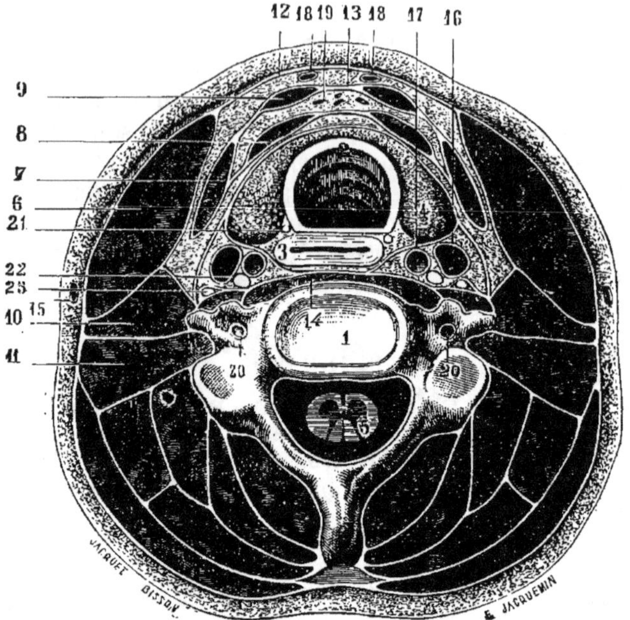

Fig. 109. — Coupe du cou au niveau du corps thyroïde.

1, corps de la 4e vertèbre cervicale. — 2, trachée. — 3, œsophage. — 4, corps thyroïde. — 5, moelle épinière. — 6, sterno-cléido-mastoïdien. — 7, omoplato-hyoïdien. — 8, sterno-thyroïdien. — 9, sterno-cléido-hyoïdien. — 10, scalène antérieur. — 11, scalène postérieur. — 12, aponévrose cervicale superficielle se dédoublant sur le sterno-cléido-mastoïdien. — 13, aponévrose cervicale moyenne se dédoublant sur les muscles sous-hyoïdiens. — 14, aponévrose cervicale profonde ou prévertébrale (les intervalles qui séparent les muscles sont remplis de tissu cellulo-graisseux). — 15, veine jugulaire externe ; l'appliquer par la pensée contre l'aponévrose sur le peaucier. — 16, veine jugulaire interne. — 17, artère carotide primitive. — 18, 18, veines jugulaires antérieures. — 19, veinules non constantes. — 20, 20, artère vertébrale. — 21, nerf récurrent. — 22, nerf pneumogastrique. — 23, nerf grand sympathique. En arrière, on voit la coupe des muscles de la nuque et leurs aponévroses d'enveloppe.

Cet organe présente, au bord supérieur de l'*isthme*, un petit prolongement, *pyramide de Lalouette*, qui se porte vers l'os hyoïde, quelquefois plus haut. Ce prolongement, qui manque parfois, a été l'objet de nombreuses recherches, car beaucoup d'auteurs s'imaginaient trouver à son centre un canal excréteur qui n'a jamais pu être démontré.

Le corps thyroïde, moins volumineux chez l'homme, concourt à arrondir le cou de la femme et à lui donner une forme gracieuse, lorsque le développement n'en est pas trop considérable.

Structure.

Tout à fait au début le corps thyroïde est une simple masse épithéliale avec prolongements cylindriques anastomosés en forme de réseau. Un peu plus tard, il se produit un remaniement de l'organe, par suite de l'évolution des vaisseaux et du tissu conjonctif. La masse épithéliale, qui constitue la glande, se segmente en petits fragments de 1/10 de millimètre environ, qui se transformeront rapidement en petits corpuscules arrondis, ou *vésicules closes.*

Vers la périphérie de l'organe, on trouve de petits amas épithéliaux isolés, composés d'un petit nombre de cellules épithéliales, jusqu'à 20; ce sont les *îlots cellulaires* qui n'ont pas été transformés.

La glande thyroïde est formée de tissu conjonctif au milieu duquel sont disséminées des vésicules closes et des îlots cellulaires.

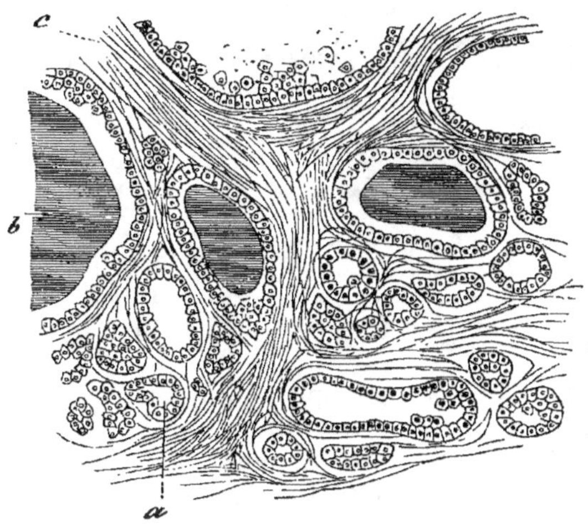

Fig. 140. — Coupe d'un fragment de glande thyroïde de l'homme.

a, petites vésicules closes tapissées par un épithélium cubique. — *b*, masses colloïdes dilatant les vésicules. — *c*, tissu conjonctif rempli de vaisseaux sanguins. Grossissement 250 (Cadiat).

Tissu conjonctif. — Ce tissu forme une enveloppe mince dans laquelle on trouve une certaine quantité de fibres élastiques. Au-dessous de cette *capsule* fibreuse, on trouve la *zone corticale* (Woëlfler) formée par des lamelles conjonctives concentriques. Cette zone conjonctive envoie des cloisons qui se divisent, en s'amincissant de plus en plus, jusqu'aux vésicules, qu'elles entourent.

Il est important de distinguer la glande thyroïde chez l'enfant, l'adulte et le vieillard. Chez l'enfant, les cloisons sont très nettes et les vésicules parfaitement séparées. Les cloisons conjonctives sont très réduites chez l'adulte et ont complètement disparu chez le vieillard.

Vésicules closes ou grains glandulaires. — L'ensemble des vésicules closes de la glande thyroïde constitue son *parenchyme.* Chaque vésicule, variant de 50 à 100 µ, arrondie ou allongée, renferme une substance liquide. Les dimensions des vésicules n'ont pas grande importance, attendu qu'elles varient chez les divers animaux. Leur volume est généralement proportionné à la taille de l'individu. Les chiffres précédents sont les chiffres moyens des vésicules de l'homme.

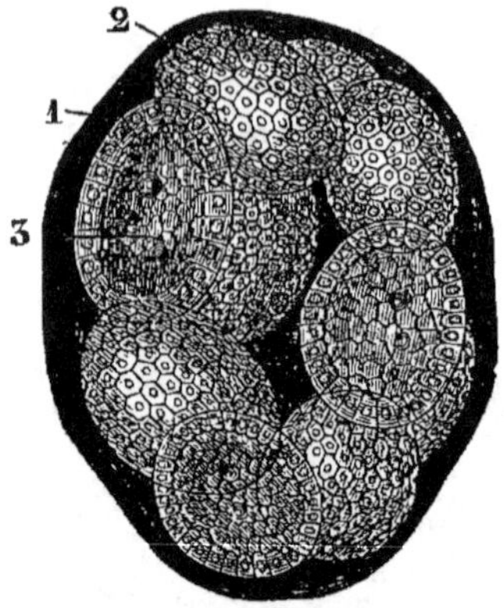

On constate, dans les coupes, que deux vésicules communiquent souvent entre elles par un orifice étroit. Cette communication s'observe surtout sur les jeunes animaux.

La vésicule thyroïdienne est composée d'une paroi doublée d'épithélium et d'un contenu.

Paroi. — Elle est tellement mince, que quelques-uns la nient. Selon Mathias Duval, c'est une membrane amorphe, membrane basale, ou vitrée, admise par Rivière, Garnier et Renaut.

Fig. 111. — Glande thyroïde protée (*Proteus anguinus*).

1, tissu qui forme la charpente de la glande. — 2, vésicule ouverte. On distingue nettement l'épithélium.

Epithélium. — L'épithélium forme une seule couche à la surface interne de la paroi de la vésicule. Les cellules épithéliales sont cubiques, et, selon Langendoff, d'autant plus hautes que le sujet est plus jeune.

Chaque cellule offre un petit noyau central, un ou deux nucléoles, et un protoplasma souvent strié. On distingue deux sortes de cellules épithéliales, les cellules principales et les cellules colloïdes.

Les *cellules principales* sont les plus nombreuses; elles ont un protoplasma transparent.

Les *cellules colloïdes* ont un protoplasma granuleux, opaque, se colorant par les substances qui colorent la matière colloïde. On croit que les cellules colloïdes sont des cellules principales modifiées.

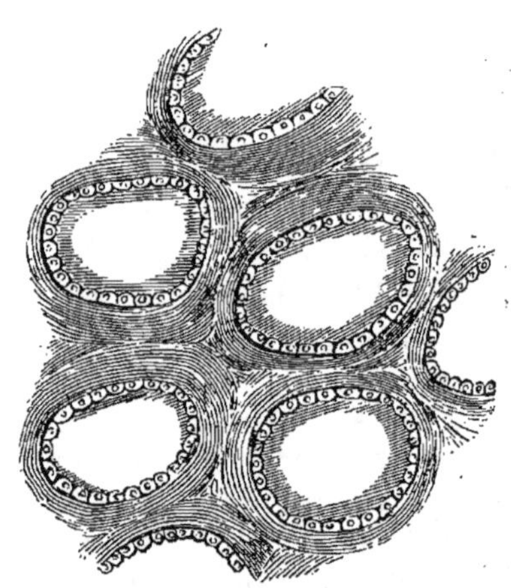

Fig. 112. — Plusieurs vésicules glandulaires de la glande thyroïde d'un enfant. On y voit l'épithélium, la cavité centrale et le tissu conjonctif qui sépare les vésicules (grossissement 250). (Kolliker.)

Contenu. — Selon Renaut, le *produit de sécrétion* des cellules épithéliales, qu'il nomme *thyromucigène*, se développe dans le protoplasma des cellules, sous forme de petites boules réfringentes analogues au *mucigène* des cellules muqueuses.

Le *thyro-mucigène*, ou *substance colloïde*, se rétracte sous l'influence des réactifs, et se creuse de vacuoles. Cette substance a l'apparence de la mucine, mais elle en diffère par ses réactions et son affinité pour les matières colorantes, qui sont sans action sur la mucine.

Depuis les travaux de Biondi, on pense que la substance colloïde est le *véritable produit de sécrétion* de la thyroïde, transformation du protoplasma cellulaire.

Ilots cellulaires. — On donne ce nom à de petits amas de cellules répandues à la périphérie de la thyroïde et n'ayant pas de membrane d'enveloppe. On ne sait au juste si ce sont des vésicules revenues sur elles-mêmes, comme le veut Garnier, des vestiges des travées épithéliales du fœtus, devenues inutiles, comme le pense Renaut, ou des matériaux de réserve, capables de se transformer en nouvelles vésicules, comme le dit Hürthle.

— Chez les vertébrés inférieurs, le corps thyroïde contient un amas de vésicules sans tissu conjonctif interposé ; la surface extérieure de la glande est bosselée. Chez quelques animaux, le corps thyroïde est formé uniquement par un petit nombre de vésicules closes. Trois vésicules, entourées de capillaires, forment tout le corps thyroïde de la grenouille ; il y en a de trois à huit chez le protée, comme on peut le voir dans la figure 111.

Vaisseaux. — Les *artères* thyroïdiennes supérieures et inférieures, et la thyroïdienne moyenne lorsqu'elle existe, se terminent dans le corps thyroïde ; leurs ramifications s'insinuent dans les cloisons du tissu conjonctif et arrivent aux plus petits lobules. Chaque lobule reçoit

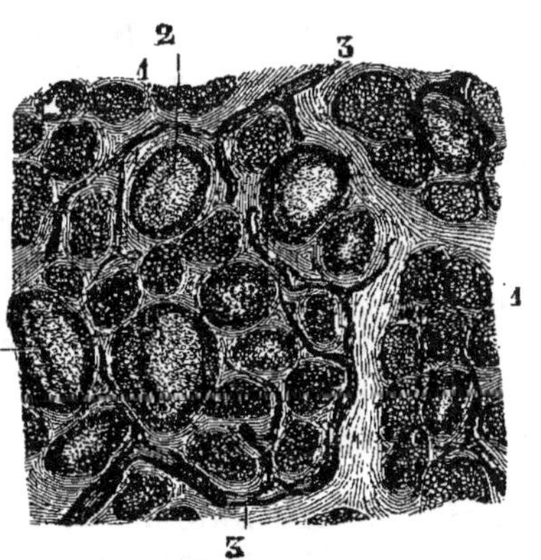

Fig. 113. — Lymphatiques du corps thyroïde (Frey).

1, 1, cloisons de tissu conjonctif. — 2, 2, canaux lymphatiques entourant un certain nombre de vésicules. — 3, 3, deux vésicules remplies de matière colloïde.

plusieurs artérioles qui se divisent en fins *capillaires* ; ceux-ci forment *autour de chaque vésicule un magnifique réseau*, à mailles arrondies ou ovalaires, de 25 à 30 μ de largeur. Ils rappellent les capillaires des lobules pulmonaires, par le diamètre des vaisseaux, de 7 à 10 μ, et par l'aspect général du réseau.

Les *veines* naissent de ce réseau capillaire, cheminent dans les cloisons du tissu conjonctif et ne suivent pas régulièrement le trajet des artères ; elles n'ont pas de valvules.

Les *lymphatiques*, d'après les recherches de Frey, naissent de *canaux lymphatiques* (voy. ce mot), autour des lobules secondaires, où ils forment un réseau à larges mailles. Ces canaux envoient des lymphatiques capillaires en forme de culs-de-sac, jusqu'aux vésicules. De ces canaux lymphatiques partent des vais-

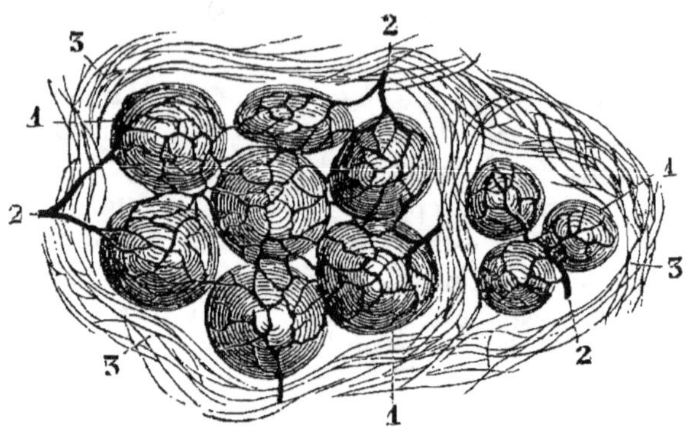

Fig. 114. — Deux lobules du corps thyroïde.

1, 1, 1, vésicules closes. — 2, 2, 2, leurs vaisseaux. — 3, 3, 3, cloisons celluleuses entourant les lobules.

seaux qui s'insinuent au milieu des cloisons du tissu conjonctif, pour se jeter dans de gros troncs qui sillonnent la surface de l'organe. Ceux-ci se dirigent en haut et en bas, vers des ganglions situés au-devant du larynx, près de la fourchette du sternum.

Les vaisseaux lymphatiques ont été étudiés principalement par Boéchat et Rivière. Selon ce dernier, d'énormes capillaires lymphatiques, tapissés d'une couche d'endothélium continue, seraient situés dans les minces cloisons qui séparent les vésicules. Selon Renaut, l'endothélium des capillaires lymphatiques serait étalé à la surface externe des vésicules, endothélium formant, avec la paroi de la vésicule, un véritable dialyseur, d'où cet auteur conclut que la glande thyroïde déverse son produit de sécrétion dans les lymphatiques.

Nerfs. — Les nerfs glandulaires se termineraient, d'après Crisafulli, par des boutons en forme de poire, au voisinage du pied des cellules épithéliales. De même que Sacerdotti, il a constaté la présence de cellules ganglionnaires sur le trajet des filets nerveux.

Fonctions du corps thyroïde. — Les usages du corps thyroïde sont encore entourés d'un profond mystère. Ce canal étant dépourvu de canal excréteur, il est probable que le produit de sécrétion des vésicules closes est repris par le sang et la lymphe, ce qui constitue une *sécrétion interne*. Lorsqu'on enlève la totalité du corps thyroïde, il se produit une altération du tissu conjonctif, dont les éléments retournent à l'état muqueux ou embryonnaire, imbibés d'une grande quantité de mucine. Cette lésion est nommée *myxœdème* ou *œdème muqueux*, qui amène parfois un *état crétinoïde;* d'où la recommandation de ne pas faire l'extirpation complète de cet organe. On a conclu que la sécrétion interne du corps thyroïde, transportée par le sang dans tous les tissus, a pour fonction de modifier ou de détruire les toxines produites par la désassimilation des substances collogènes. En tout cas, il n'est pas douteux que la fonction thyroïdienne a une grande influence sur l'ensemble de la nutrition de l'organisme.

On extrait du corps thyroïde une substance nommée *thyroïdine*, qui joue un grand rôle dans l'opothérapie.

On peut activer la sécrétion du corps thyroïde. En enlevant à un animal les trois quarts du corps thyroïde, on remarque les phénomènes suivants dans la partie non enlevée ; dans le protoplasma des cellules épithéliales des vésicules, il se forme de petites boules nombreuses, de substance colloïde homogène, semblable à la matière colloïde contenue dans les vésicules. L'iode et le nitrate de pilocarpine sont aussi des stimulants de l'activité glandulaire.

Comment la sécrétion thyroïdienne est-elle versée dans l'organisme? La matière élaborée par les cellules de la vésicule distendent cette dernière ; quand la distension est arrivée au maximum, elle éclate et vide son contenu, soit dans une cavité lymphatique, soit dans une vésicule voisine. La vésicule vidée se reconstitue, et la même opération recommence.

Il est probable que les cellules de la vésicule se transforment en se chargeant de granulations, et que, de *cellules principales*, elles deviennent *cellules colloïdes*, celles-ci s'ouvrant et versant leur contenu dans la vésicule. Elle redevient ensuite cellule claire, susceptible de se charger de nouveau de granulations et de vider encore son contenu, et ainsi de suite.

Le corps thyroïde peut être affecté d'inflammation, de cancer, de tubercules, etc. ; mais ces maladies s'y développent rarement. Celles qu'on y trouve surtout sont le goitre, les kystes du corps thyroïde. Un moyen de diagnostic applicable à toutes les tumeurs du corps thyroïde consiste dans l'adhérence intime de cette glande au larynx et dans les mouvements d'ascension et de descente de ces tumeurs accompagnant le larynx pendant les mouvements de déglutition.

Le goitre est caractérisé par l'hypertrophie des éléments du corps thyroïde ; il est fréquent dans certains pays, où il se montre à l'état endémique. Dans quelques contrées, en Italie, en Suisse, dans certaines vallées des Pyrénées, les habitants sont atteints en même temps de *goitre* et d'*idiotie*. Tout le monde sait aujourd'hui que leur réunion constitue le *crétinisme*. Le goitreux et l'idiot sont deux malades distincts, et le goitreux idiot est un crétin.

Il se développe dans le corps thyroïde des *kystes* plus ou moins volumineux simulant le goitre. Ces kystes ont ceci de singulier, que lorsqu'on évacue le liquide qu'ils contiennent, leur surface interne exhale du sang en grande quantité et peut déterminer des hémorragies inquiétantes.

On pratique assez volontiers de nos jours l'ablation du corps thyroïde, la *thyroïdectomie*. Il faut avoir soin de décortiquer la membrane d'enveloppe avant d'enlever la glande. La thyroïdectomie est le point de départ fréquent du *myxœdème*.

Parathyroïdes.

On donne ce nom à quatre formations glandulaires indépendantes, situées dans le voisinage de la glande thyroïde.

Il y a deux parathyroïdes internes, et deux parathyroïdes externes. Elles sont situées aux extrémités du bord postérieur de chaque lobe.

Elles dépassent rarement le volume d'une lentille et elles ressemblent si bien aux ganglions lymphatiques qu'on les confond souvent avec ces organes.

Les parathyroïdes ont une enveloppe de tissu conjonctif et un contenu épithélial. Ce sont probablement des organes suppléants du corps thyroïde.

ARTICLE VII

THYMUS

Le thymus est une *glande close* (1), comme le corps thyroïde, très développée chez l'enfant, dans le cours de la deuxième année, atteignant son maximum de développement à huit ans et s'atrophiant peu à peu dans l'adolescence. Le *ris de veau* n'est autre chose que le thymus.

A partir de huit ans, le thymus s'atrophie rapidement jusqu'à l'âge de seize ans, où il disparaît entièrement.

Il est *situé* dans le médiastin antérieur, en arrière du sternum et en avant du péricarde, des plèvres et des vaisseaux artériels et veineux de la base du cou.

(1) On ne connaît pas la sécrétion du thymus. On pense qu'il sert à l'assimilation, parce que l'appétit augmente considérablement chez les jeunes animaux auxquels on fait l'extirpation du thymus.

Son *poids* est de 10 grammes à la naissance et de 16 grammes à huit ans.

Le thymus est une masse d'apparence charnue embrassant la trachée par deux prolongements de son extrémité supérieure. Il a donc la *forme* d'un fer à cheval à concavité dirigée en haut. On donne le nom de *lobes* aux deux branches du fer à cheval.

Des cloisons de tissu conjonctif séparent les lobules.

Les *lobules* du thymus sont suspendus à un cordon central comme les grains d'un chapelet. Chaque lobule est formé par la réunion de *follicules clos*.

On distingue dans chaque folli-cule, large de 300 à 600 µ, une *zone corticale*, communiquant avec les follicules voisins, comme dans la zone corticale des ganglions lym-phatiques, et une *zone médullaire* dirigée du côté du cordon central.

Zone corticale. — Elle est formée d'un tissu réticulé condensé, dans les mailles duquel on trouve de nombreuses cellules lymphatiques, comme dans les follicules des gan-glions lymphatiques.

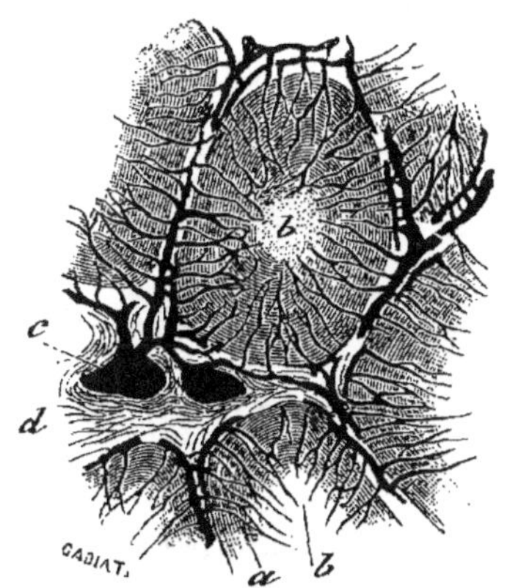

Fig. 115. — Fragment de thymus de chat.

a, masses glandulaires. — *b*, cavités centrales. — *c*, vaisseaux sanguins in-jectés.

Zone médullaire. — Elle est for-mée par le même tissu réticulé, à mailles plus larges, et contenant des cellules beaucoup moins nombreuses.

Le tissu des follicules renferme, en outre, des éléments anato-miques sur la nature desquels on n'est pas bien fixé : 1° des *cel-lules granuleuses jaunâtres* ; 2° de *grandes cellules à noyaux multiples* ; 3° les *corpuscules de Hassal*.

On ne sait rien des deux premiers éléments. Quant au troisième, on en connaît la structure, mais on ignore ses usages. Découvert en 1846, par Hassal, étudié plus tard par Virchow, le *corpuscule de Hassal* est formé de *cellules superficielles*, disposées concentrique-ment comme celles des globes épidermiques, ou comme les écailles d'un oignon, et d'une énorme *cellule centrale* ayant subi la dégé-nérescence colloïde. Parfois, la cellule se trouve détruite et la cel-lule colloïde occupe seule le centre du corpuscule.

Le picro-carmin colore fortement en rouge la substance colloïde centrale et en jaune les cellules périphériques.

On ne sait si ces corpuscules sont une néo-formation développée aux dépens de l'endothélium des vaisseaux, une agglomération d'éléments lymphoïdes modifiés, ou des vestiges de l'épithélium embryonnaire.

Comme la glande thyroïde, le thymus est une production épithéliale naissant par des bourgeons dans la quatrième fente branchiale. C'est d'abord un tube épithélial qui s'atrophie et dont les amas épithéliaux persistants se trouvent *remaniés* par le développement du tissu conjonctif et des vaisseaux.

Lorsque l'atrophie de l'organe se produit, on voit se développer du tissu graisseux à la place du thymus.

CHAPITRE II

APPAREIL DE LA DIGESTION

L'appareil de la digestion est formé par un grand canal, le *canal alimentaire* ou *tube digestif*, et par les *annexes du tube digestif*, situés sur son trajet.

Cette division est toute physiologique. En effet, le canal alimentaire, par les mouvements de ses parois et de quelques organes du voisinage, détermine les phénomènes mécaniques de la digestion. Le long de ce canal, on voit les annexes, constituées par des glandes, fournir des liquides qu'elles déposent sur la muqueuse du tube digestif pour réagir chimiquement sur les aliments et les transformer en substance assimilables.

ARTICLE PREMIER

CANAL ALIMENTAIRE

Le canal alimentaire, ou tube digestif, est un long tube à peu près droit à ses deux extrémités, très flexueux à sa partie moyenne. Il s'étend de la bouche à l'anus. Si nous l'étudions de haut en bas, nous le trouvons formé par la *bouche*, le *pharynx*, l'*œsophage*, l'*estomac*, l'*intestin grêle* et le *gros intestin*.

Considéré d'une manière générale, on peut le diviser en deux parties : la portion *sus-diaphragmatique* et la portion *sous-diaphragmatique*.

A un autre point de vue, on peut le diviser en trois parties : une portion *ingestive*, étendue de la bouche à l'estomac, une portion *digestive*, qui comprend l'estomac et l'intestin grêle, et une portion *éjective*, constituée par le gros intestin.

§ 1. — BOUCHE

La *bouche*, ou *cavité buccale,* est une cavité située à la partie supérieure du canal alimentaire, et divisée en deux parties par les arcades dentaires. La portion qui se trouve en avant est le *vestibule* de la bouche ; celle qui est en arrière forme la *bouche* proprement dite.

Le *vestibule* a la forme d'un fer à cheval à concavité postérieure. Il est limité en avant par les lèvres et les joues, et en arrière par les arcades dentaires. Ses deux extrémités correspondent à la dernière petite molaire chez l'enfant, pendant toute la durée de la première dentition, et à la dernière grosse molaire chez l'adulte. A ce niveau, le vestibule de la bouche communique avec la cavité buccale proprement dite par un orifice situé derrière la couronne des dernières molaires. Cet orifice, dans lequel on peut introduire l'extrémité du doigt, même lorsque les arcades dentaires sont rapprochées, est limité en arrière par un repli muqueux, s'étendant de la mâchoire supérieure à la mâchoire inférieure. Cet orifice peut laisser passer une sonde et servir à porter des aliments liquides ou demi-liquides dans la bouche d'un malade dont les muscles masticateurs sont contracturés, comme dans le tétanos.

La *cavité buccale* a six parois : antérieure, postérieure, latérales, supérieure et inférieure.

La *paroi antérieure* est formée par les lèvres. La *paroi postérieure,* ou isthme du gosier, est un orifice qui fait communiquer la bouche avec le pharynx. Les joues forment les *parois latérales*. Sur la *paroi supérieure,* on voit la voûte palatine et le voile du palais, tandis que la *paroi inférieure* est constituée par le plancher de la bouche et par la langue.

A. — Paroi antérieure. Lèvres.

Cette paroi est complète lorsque les deux lèvres sont rapprochées, et présente seulement une ligne transversale que les peintres nomment bouche. Chaque lèvre a deux faces, deux bords et deux extrémités.

1° *Face antérieure ou cutanée.* — 1° A la lèvre supérieure, on voit un sillon vertical médian, concave en avant, étendu de la sous-cloison du nez au bord libre de la lèvre. Les deux bords de ce sillon forment la limite interne d'un long triangle sur lequel s'implantent les moustaches, triangle limité en bas par le bord libre de la lèvre, et en haut par le sillon *naso-labial.* 2° A la lèvre inférieure, la face antérieure présente une légère convexité très régulière, interrompue seulement sur la ligne médiane par une dépression peu marquée.

2° *Face postérieure* ou *muqueuse*. — La face postérieure, concave, repose sur les gencives et sur la face antérieure des dents. Elle présente, à la lèvre supérieure, un repli muqueux médian, étendu de cette face aux gencives : c'est le *frein de la lèvre*. On trouve un repli semblable, mais bien moins développé, à la lèvre inférieure.

3° *Bord adhérent*. — Ce bord se confond en avant avec la peau du reste de la face. Il est limité, à la lèvre supérieure, par la base du nez au milieu, et le sillon naso-labial sur les côtés. A la lèvre inférieure, il est limité par un sillon concave en haut, *sillon mento-labial*. En arrière, le bord adhérent des lèvres se confond avec les gencives.

4° *Bord libre*. — Le bord libre des lèvres est rosé et arrondi. Sa couleur, due à la transparence de la muqueuse qui permet d'apercevoir la coloration du muscle sous-jacent, cesse brusquement en avant par une ligne très régulière qui le sépare nettement de la peau. En arrière, elle se confond par un angle arrondi avec la face postérieure. A la lèvre supérieure, il présente un tubercule médian au-dessous du sillon de la face antérieure, et de chaque côté une légère dépression. A la lèvre inférieure, ce bord présente une dépression médiane, et de chaque côté une légère convexité qui se met en rapport avec la concavité de la lèvre supérieure.

5° *Extrémités*. — Les extrémités des lèvres se confondent pour former les angles, ou *commissures*.

Structure. — Quatre couches distinctes constituent les lèvres. On y trouve, en outre, du tissu cellulo-graisseux, des vaisseaux et des nerfs. D'avant en arrière, les couches sont superposées dans l'ordre suivant: couche cutanée, couche musculaire, couche glanduleuse, couche muqueuse.

La *couche cutanée* des lèvres présente la structure générale de la peau, avec une grande quantité de follicules pileux et de glandes sébacées.

La *couche musculaire* se compose d'un grand nombre de muscles. Ces muscles appartiennent tous à la face ; ils prennent, pour la plupart, leur point d'insertion fixe sur les surfaces osseuses qui avoisinent la bouche, tandis que leur extrémité mobile vient s'insérer à la face profonde du derme de la peau. Au niveau de leur insertion à la lèvre, ces muscles s'insinuent entre la peau et la face antérieure de l'orbiculaire, qui occupe surtout le bord libre des lèvres. Les muscles des lèvres sont ainsi répartis : l'*orbiculaire* occupe le bord libre des deux lèvres et entoure l'orifice buccal ; la lèvre supérieure reçoit l'insertion des muscles *canin*, *élévateur propre* de la lèvre supérieure, *élévateur commun* de l'aile du nez et de la lèvre supérieure ; la lèvre inférieure contient des fibres du *carré* du menton, du *triangulaire* des lèvres et du muscle de la houppe du menton ; enfin, les commissures reçoivent le *grand zygomatique*, le *petit zygomatique* et le *risorius de Santorini*. Le jeu de la physionomie dépend de ces muscles.

La *couche glanduleuse* est formée par l'agglomération de petites glandes en grappe, dont le volume varie depuis celui d'un grain de millet jusqu'à celui d'un pois. Ces glandes, dites *labiales* à cause de leur situation, sécrètent un mucus qui se mélange à la salive ; elles sont juxtaposées et forment un plan sous-muqueux très régulier.

La *couche muqueuse* tapisse la face postérieure des lèvres. Elle est si mince, qu'on peut constater, au moyen de la pointe de la langue, la présence des glandules sous-jacentes.

Entre les diverses couches qui constituent les lèvres, on trouve du *tissu conjonctif*, un peu plus abondant en arrière des muscles qu'au-dessous de la peau.

Les *artères* des lèvres viennent de la faciale sous le nom d'*artères coronaires*. Elles sont situées près du bord libre, et plus rapprochées de la muqueuse que de la peau. On peut, en pinçant le bord libre de la lèvre entre les doigts, percevoir les battements artériels du côté de la muqueuse. Ces artères s'anastomosent, sur la ligne médiane, à plein canal avec celles du côté opposé, et forment autour de l'orifice buccal un cercle artériel complet. De ce cercle partent de nombreuses ramifications qui se perdent dans l'épaisseur des lèvres. Parmi ces ramifications, on en trouve une volumineuse qui se porte vers le lobule du nez et qui s'anastomose avec l'artère de l'aile du nez.

Les lèvres reçoivent d'autres artères. La lèvre supérieure reçoit quelques branches de l'*artère sous-orbitaire*. L'*artère dentaire inférieure* en envoie quelques-unes dans la lèvre inférieure.

Les *veines* forment un réseau sous-cutané qui donne naissance à de petits troncs. Ceux de la lèvre supérieure, après avoir communiqué avec les veines de la cloison du nez, se jettent dans la veine faciale. Ceux de la lèvre inférieure descendent et se jettent dans la veine sous-mentale.

Les *lymphatiques* sont nombreux. Ils naissent de la muqueuse, surtout de la peau, et se jettent dans les *ganglions sous-maxillaires postérieurs*. Les lymphatiques de la lèvre inférieure se divisent en trois groupes : un groupe médian qui descend verticalement vers les deux *ganglions sus-hyoïdiens*, situés sous la peau du milieu de la région sus-hyoïdienne, et deux groupes latéraux qui se portent en bas et en arrière pour se jeter dans les *ganglions sous-maxillaires antérieurs*. (Voy. *Lymphatique de la face.*)

Les *nerfs* viennent du grand sympathique, du facial et du trijumeau. Le premier, nerf *vaso-moteur*, arrive aux lèvres avec les artères coronaires. Le facial anime les muscles, et le trijumeau donne aux lèvres la sensibilité par le nerf sous-orbitaire pour la lèvre supérieure, et par le mentonnier pour la lèvre inférieure.

Usages. — Les lèvres ont des usages variés. Elles concourent à l'articulation des sons, et les lettres qu'elles forment par leurs mouvements sont appelées *labiales* : β, π, φ et leurs dérivées. Les lèvres servent à la préhension des aliments solides chez un grand nombre d'animaux, et des aliments liquides chez l'homme. Ces replis servent aussi à la succion. L'enfant, en effet, pour opérer la succion, moule, pour ainsi dire, le bord libre de ses lèvres sur le mamelon de la mère, afin d'empêcher toute communication entre l'air extérieur et la cavité buccale.

Enfin, les lèvres servent à la mastication, en ramenant sous les dents les aliments qui tombent dans le vestibule de la bouche.

Développement. — Les lèvres se développent aux dépens des cinq bourgeons qui doivent former la bouche de l'embryon. La lèvre inférieure, est divisée en deux parties jusqu'au vingtième jour, époque à laquelle elles se soudent sur la ligne médiane. La lèvre supérieure est divisée en trois parties : une partie médiane correspondant à la cloison du nez et à la portion médiane de la lèvre supérieure, et deux parties latérales qui correspondent aux deux larges surfaces situées de chaque côté du sillon vertical médian de la lèvre. (Voy. *Embryologie*, p. 141.)

L'adhérence des fibres musculaires à la face profonde du derme des lèvres empêche les *collections purulentes* de se former au-dessous de la peau : c'est pourquoi, dans les phlegmons des lèvres, dans le furoncle, dans l'anthrax, le pus s'infiltre entre les divers éléments qui composent les couches superficielles de ces replis.

Cette disposition rend compte de l'étranglement qui accompagne ces phlegmasies, de la difficulté que l'on éprouve à faire sortir le pus après l'incision, et enfin de l'œdème de voisinage qui les accompagne si fréquemment. Les inflammations de la lèvre, le furoncle, l'anthrax, peuvent se compliquer de phlébite de la veine faciale. Cette phlébite peut se communiquer à la veine ophtalmique et de là aux méninges. C'est ainsi que mourut, il y a quelques années, un médecin de grand avenir, le Dr Muron.

Par la terminaison des lymphatiques, on peut prévoir d'avance où siégeront les *engorgements ganglionnaires* symptomatiques d'une maladie des lèvres, gerçures, épithéliomas ulcérés, chancres.

Les lèvres sont quelquefois frappées *d'arrêt de développement* (*bec-de-lièvre*). L'histoire de leur développement nous fait voir que, si la lèvre inférieure est arrêtée dans son évolution avant le vingtième jour de la vie embryonnaire, il reste une scissure médiane, et le bec-de-lièvre occupe la ligne médiane. Ces cas sont rares.

Si la lèvre supérieure est arrêtée dans son développement avant le quarantième jour, il pourra arriver, ou que l'une des parties latérales ne se réunira pas à la portion médiane (on aura alors un *bec-de-lièvre unique*, division située toujours au-dessous de la narine et jamais sur la ligne médiane), ou que la partie médiane et les deux parties latérales seront complètement séparées (on aura alors un *bec-de-lièvre double*, division occupant le dessous des deux narines et présentant sur la ligne médiane, suspendu à la sous-cloison du nez, un *tubercule* incomplètement développé). Lorsque le bec-de-lièvre n'occupe que les lèvres, on le dit *simple* ; mais, lorsque la division produite par l'arrêt du développement s'étend à la voûte palatine et même plus loin, on dit que le bec-de-lièvre est *compliqué*. (Voy. *Embryologie*.)

B. — Paroi postérieure.

La partie postérieure de la cavité buccale est formée par un orifice, *isthme du gosier* (1). Cet orifice est limité en bas par la base de la langue, en haut par la luette et le bord libre du voile du palais, et sur les côtés par les piliers antérieurs de ce voile. Cet orifice, qui fait communiquer la bouche et le pharynx, sépare le premier temps de la déglutition du second (2).

C. — Parois latérales.

Elles sont constituées par les joues. La *joue* est une région étendue verticalement de l'arcade zygomatique au bord inférieur de la mâchoire. Elle est limitée en avant par le sillon *naso-génien*, qui la sépare du nez, et le sillon *naso-labial*, qui la sépare de la lèvre, tandis qu'en arrière elle se prolonge jusqu'au bord postérieur de la branche du maxillaire inférieur.

On trouve dans la joue quatre couches distinctes, qui sont de dehors en dedans : la *peau*, l'*aponévrose*, les *muscles* et la *muqueuse*. Indépendamment de ces couches, on y trouve quelques glandes, des vaisseaux, des nerfs, du tissu cellulaire et le canal de Sténon qui traverse la région.

La *peau* ne présente aucun caractère important. Le tissu sous-cutané est chargé de graisse qui s'accumule surtout dans

(1) Les anciens disaient plus justement *détroit du gosier*. (G. Brissaud, *Histoire des expressions populaires*, 1892.)

(2) Le gosier est la réunion de deux conduits par où sortent les bons mots et par où entrent les bons morceaux. (Pantagruel.)

l'angle rentrant qui sépare le bord antérieur du masséter de la face externe du buccinateur. Il constitue là une masse, variable selon les sujets, et ne disparaissant jamais complètement : c'est la *boule graisseuse* de Bichat, autour de laquelle Verneuil a trouvé une *bourse séreuse*.

L'*aponévrose* de la joue est formée par les feuillets fibreux qui recouvrent le buccinateur et le masséter (voy. *Myologie*). Au niveau du bord antérieur du masséter, les aponévroses buccinatrice et massétérine, en se confondant, forment l'angle rentrant qui loge la boule graisseuse de Bichat.

Les *muscles* de la joue sont constitués par le buccinateur, dans la plus grande partie de son étendue, et par le masséter en arrière. Nous ferons remarquer que le buccinateur est mince et qu'il est traversé de dehors en dedans par le canal de Sténon. On trouve encore dans la joue quelques petites muscles qui se rendent aux lèvres, tels que les zygomatiques et le risorius de Santorini.

Pour la *muqueuse* (voy. plus loin).

Les *glandes* n'occupent pas la surface profonde de la muqueuse, comme l'a démontré Sappey. Elles se montrent en un petit groupe sur la face externe du buccinateur, au niveau du point où le canal de Sténon traverse ce muscle. Ce groupe de glandes en grappe a reçu le nom de *parotide accessoire*.

Les *artères* de cette région viennent de la maxillaire interne. Ce sont surtout l'artère buccale, qui se termine dans la joue, et quelques rameaux des artères alvéolaire, sous-orbitaire et faciale.

Les *veines* se jettent dans les veines correspondantes.

Les *lymphatiques* naissent de la peau et de la muqueuse, et se dirigent en arrière et en bas, dans les *ganglions parotidiens et sous-maxillaires postérieurs*.

Les *nerfs* viennent de deux sources : du facial qui anime le muscle buccinateur, et du trijumeau qui donne la sensibilité à la peau et à la muqueuse, et le mouvement au masséter.

Le *canal de Sténon* traverse d'arrière en avant cette région ; il est situé à un centimètre environ au-dessous de l'arcade zygomatique. Vers le bord antérieur du masséter, ce canal dévie de sa direction primitive et traverse obliquement en dedans l'épaisseur du buccinateur. Il soulève ensuite la muqueuse et s'ouvre, par un petit orifice, au niveau du collet de la deuxième grosse molaire supérieure.

D. — Paroi supérieure.

Connue sous le nom de palais, la paroi supérieure ou voûte peut être divisée en deux parties : une antérieure, c'est la *voûte palatine* ou portion dure du palais ; l'autre postérieure, c'est le *voile du palais* ou portion molle du palais.

1° *Voûte palatine.*

La voûte palatine, ou *portion dure du palais*, est uniquement formée par les os recouverts par une muqueuse. Pour les os, voyez *Ostéologie*. La muqueuse sera étudiée un peu plus loin.

2° *Voile du palais.*

Dissection. — La meilleure manière, sans contredit, de préparer le voile du palais consiste à faire la *coupe du pharynx*, comme si l'on voulait préparer ce conduit. On divise ensuite verticalement, et sur la ligne médiane, la paroi postérieure du pharynx, de manière à découvrir la face supérieure du voile du palais, comme dans la figure 117. Les deux portions latérales du pharynx étant écartées, on voit, de haut en bas, les orifices postérieurs des fosses nasales, le bord postérieur de la cloison du nez, la face supérieure du voile du palais, le détroit du gosier, la base de la langue et le larynx.

On incise la muqueuse de la face supérieure du voile du palais sur la ligne médiane, et on la dissèque en se rapprochant des parties latérales, qu'on découvre insensiblement ; on met ainsi à nu les muscles palato-staphylins et péristaphylins, en même temps qu'on étudie les glandes de la face profonde de la muqueuse. On suit le péristaphylin interne jusqu'à son insertion supérieure, puis on le rejette vers la partie inférieure pour découvrir le péristaphylin externe, que l'on peut voir se réfléchir sur le crochet de l'aile interne de l'apophyse ptérygoïde. Ensuite, on continue à disséquer la muqueuse vers le bord libre du voile du palais et vers les piliers.

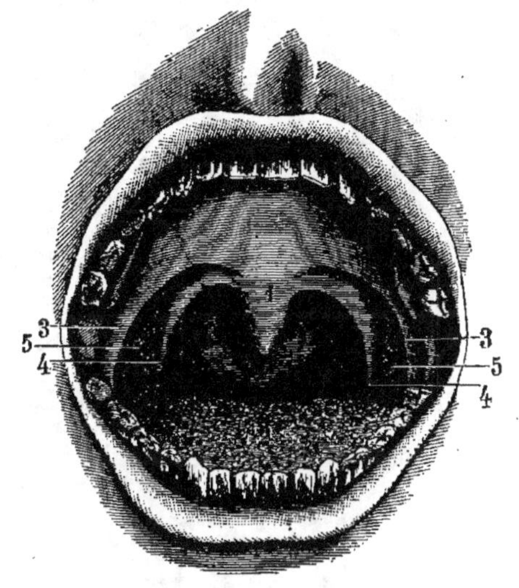

Fig. 116. — Fond de la bouche ; piliers du voile du palais ; luette et isthme du gosier.

1, luette. — 2, base de la langue. — 3, 3, piliers antérieurs du voile du palais. — 4, 4, piliers postérieurs limitant l'isthme du gosier. — 5, 5, amygdales.

Le voile du palais est une cloison mobile, continuant en arrière la voûte palatine, entre l'arrière-cavité des fosses nasales et la bouche.

La *conformation extérieure* du voile du palais varie selon qu'on l'examine du côté des fosses nasales ou du côté de la bouche. Il présente deux faces et quatre bords.

La *face inférieure* ou *buccale* est concave, rosée, et présente une crête médiane antéro-postérieure, *raphé*. On voit sur cette face des trous nombreux, orifices des glandes sous-muqueuses.

Cette face est plus étendue transversalement, 4 à 5 centimètres, que d'avant en arrière, 3 à 4 centimètres.

La *face supérieure* ou *nasale* est plus colorée. Elle présente une grande longueur, 4 à 5 centimètres, et peu de largeur, 2 1/2 à 3 centimètres.

Le *bord antérieur* se continue avec la voûte palatine.

Le *bord postérieur*, libre, présente, sur la ligne médiane, un prolongement, *luette*, et, de chaque côté, deux replis muqueux qui décrivent une arcade en se portant en bas et en dehors, *piliers du voile du palais*.

Luette. — La luette est un petit appendice qui a de 1 centimètre à 1 centimètre et demi de long ; il se termine en pointe et présente une conformation qui varie avec les individus. Elle est quelquefois tellement développée, qu'elle arrive au contact de l'épiglotte et qu'elle détermine un chatouillement incommode, point de départ de *toux rebelle* pouvant simuler le début de la phtisie pulmonaire.

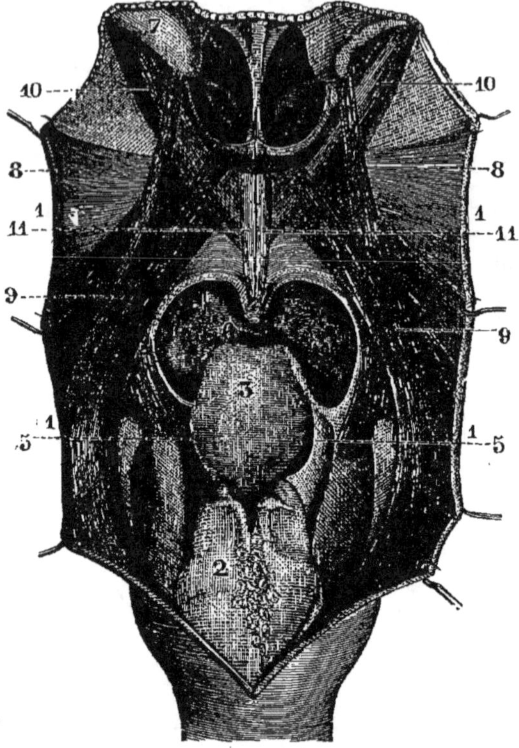

Fig. 117. — Muscle du voile du palais. Cette préparation montre les muscles du voile du palais, la langue et le larynx formant ensemble la paroi antérieure du pharynx.

1, 1, 1, 1, parties latérales du pharynx écartées avec des crochets. — 2, face postérieure du larynx ; on y voit les glandules sous-muqueuses. — 3, épiglotte. — 4, luette. — 5, 5, replis aryténo-épiglottiques. — 6, isthme du gosier et base de la langue. — 7, 7, portion cartilagineuse de la trompe d'Eustache. — 8, 8, constricteur supérieur du pharynx. — 9, 9, pharyngo-staphylin avec ses trois faisceaux supérieurs. — 10, 10, péristaphylin interne. — 11, 11, palato-staphylin.

Piliers. — Les piliers du voile du palais sont au nombre de deux ; ils partent de la base de la luette et se dirigent à droite et à gauche. Les deux piliers du même côté s'écartent insensiblement en s'éloignant du voile du palais et limitent une cavité, *fosse amygdalienne*, qui renferme l'amygdale. Le *pilier antérieur* descend au-devant de l'amygdale.

et se porte à la base de la langue en limitant l'isthme du gosier. Il contient dans son épaisseur le muscle glosso-staphylin ou palato-glosse. Le *pilier postérieur* descend en arrière de l'amygdale et se porte sur les parois latérales du pharynx. Il contient dans son épaisseur le muscle pharyngo-staphylin. Il est situé dans la cavité du pharynx, comme l'amygdale, et limite, avec celui du côté opposé,

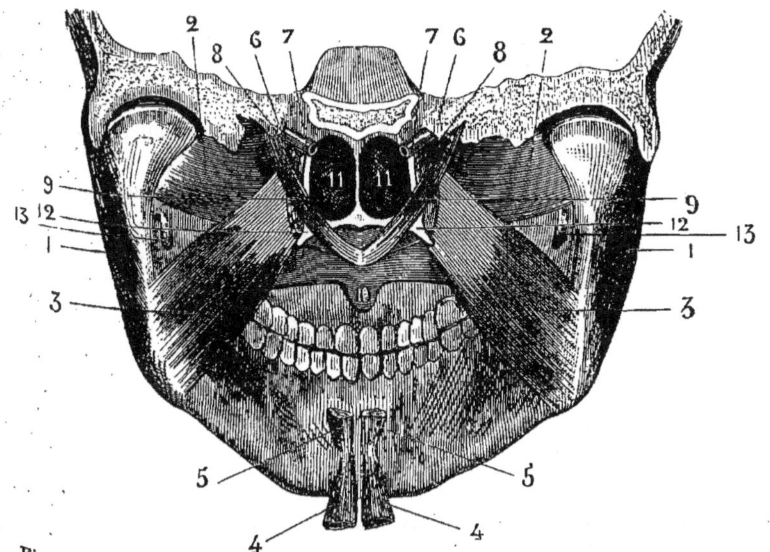

Fig. 118. — Muscles du voile du palais et ptérygoïdiens vus par leur partie postérieure.

1, 1, masséter. — 2, 2, ptérygoïdien externe. — 3, 3, ptérygoïdien interne. — 4, 4, génio-hyoïdien. — 5, 5, génio-glosse. — 6, 6, coupe du sommet du rocher. — 7, 7, portion carti-lagineuse de la trompe d'Eustache. — 8, 8, péristaphylin externe se réfléchissant sur le crochet 12 de l'apophyse ptérygoïde. — 9, 9, péristaphylin interne passant en arrière du précédent. — 10, luette. — 11, 11, orifice postérieur des fosses nasales. — 12, 12, crochet terminal de l'aile interne de l'apophyse ptérygoïde. — 13, 13, orifice du canal dentaire.

un orifice analogue à l'isthme du gosier et qui sépare la cavité des fosses nasales de la cavité du pharynx.

Les *bords latéraux* du voile du palais sont adhérents; ils se confondent avec les tissus voisins. D'avant en arrière, ces bords sont confondus avec la partie postérieure des gencives supérieures, avec le sommet de l'apophyse ptérygoïde et avec les parois laté-rales du pharynx.

Structure. — Dans la structure du voile du palais, nous étu-dierons un *squelette fibreux*, des *muscles*, des *vaisseaux*, des *nerfs*, du *tissu conjonctif*, des *glandes*, et la *membrane muqueuse* qui le recouvre.

Squelette fibreux. — La charpente fibreuse du voile du palais est constituée par une mince aponévrose qui s'insère au bord postérieur de la voûte palatine, au sommet de l'aile interne de l'apophyse ptérygoïde, et qui se porte en arrière pour se perdre dans l'épaisseur du voile du palais, dont elle n'occupe que la moitié antérieure. C'est sur ce feuillet aponévrotique que s'insèrent en grande partie les muscles du voile du palais. Il est situé au-dessous de la muqueuse nasale et des muscles péristaphylin interne et palato-staphylin, et au-dessus des autres muscles.

Muscles. — Les muscles sont au nombre de six de chaque côté de la ligne médiane. Ils sont peu volumineux et assez grêles. Le nom de tous ces muscles se compose de deux mots réunis ; le dernier est le mot staphylin, de σταφυλή, luette ; le premier rappelle l'organe sur lequel le muscle prend insertion, exemple : glosso-staphylin, ou la situation du muscle, exemple : péristaphylin.

Les six muscles du voile du palais sont :
> Glosso-staphylin.
> Pharyngo-staphylin.
> Péristaphylin interne.
> Péristaphylin externe.
> Palato-staphylin.
> Occipito-staphylin.

Glosso-staphylin. — Ce muscle occupe l'épaisseur du pilier antérieur du voile du palais.

Il *s'insère* en haut à la face inférieure de l'aponévrose du voile du palais.

De là, il se dirige en bas et en avant, dans l'épaisseur du pilier antérieur, pour se terminer à la langue, dont il concourt à former les fibres longitudinales superficielles.

Ce muscle est *constricteur* de l'isthme du gosier.

Pharyngo-staphylin. — Il occupe l'épaisseur du pilier postérieur du voile du palais.

Il *s'insère* en haut, à la face inférieure du voile du palais, par un faisceau principal qui se réunit à deux faisceaux plus petits. L'un de ces faisceaux s'insère sur le cartilage de l'orifice de la trompe d'Eustache, tandis que l'autre naît de la face supérieure de l'aponévrose du voile du palais (Sappey).

Ces trois faisceaux convergent, constituent le pilier postérieur, et se portent sur les parties latérales de la face interne du pharynx. Arrivées sur le pharynx, les fibres de ce muscle s'étalent à la face interne de l'aponévrose du pharynx. Les plus internes arrivent sur la ligne médiane et s'insèrent sur l'aponévrose du pharynx, en s'entre-croisant avec celles du côté opposé ; les moyennes se perdent sur l'aponévrose, tandis que les plus externes se portent en avant et s'insèrent au bord postérieur du cartilage thyroïde.

Les fibres internes s'entre-croisent sur la ligne médiane et limitent une ouverture analogue à l'isthme du gosier, qui sépare la cavité pharyngienne de l'arrière-cavité des fosses nasales. Ce muscle est *constricteur* de cet orifice. Il complète ainsi l'occlusion des fosses nasales. Il concourt aussi à l'élévation du pharynx et du larynx pendant la déglutition. Enfin par quelques fibres, ce muscle concourt à la dilatation de la trompe d'Eustache.

Péristaphylin interne. — Le point fixe de ce muscle est situé sur les côtés du voile du palais.

Il *s'insère* au sommet du rocher et à la partie inférieure de la portion cartilagineuse de la trompe d'Eustache.

De là, il se dirige en bas et en dedans vers le voile du palais pour s'insérer à la surface supérieure de l'aponévrose du voile du palais, en se confondant sur la ligne médiane avec celui du côté opposé. De la fusion de ces deux muscles résulte une anse, dont les deux points fixes sont situés à la base du crâne, et dont le point mobile correspond au voile du palais.

Il est *élévateur* du voile du palais.

Dans sa moitié supérieure, le péristaphylin interne est situé en arrière du ptérygoïdien interne et du péristaphylin externe, en dehors de la muqueuse. Dans sa moitié inférieure, il est situé entre la muqueuse nasale et l'aponévrose du voile du palais. Quand ce muscle est paralysé, la voix est nasonnée et les liquides déglutis reviennent par le nez.

Péristaphylin externe. — Charnu dans sa moitié supérieure, tendineux dans sa moitié inférieure, ce muscle *s'insère* en haut dans la fossette scaphoïde, qui est située au-dessus de la fosse ptérygoïde, et par quelques fibres à la portion cartilagineuse de la trompe d'Eustache.

De là, il se dirige verticalement en bas, en suivant l'aile interne de l'apophyse ptérygoïde. Arrivé au crochet qui termine cette aile, le muscle devient tendineux et se réfléchit à angle droit sur ce crochet, dont il est séparé par une petite synoviale. Il se porte ensuite transversalement en dedans, en s'épanouissant, pour se confondre avec celui du côté opposé et s'insérer à la face inférieure de l'aponévrose du voile du palais.

Dans sa moitié supérieure, ce muscle est situé en dedans du ptérygoïdien interne et en avant du péristaphylin interne. Dans sa moitié inférieure, il est situé entre l'aponévrose du voile du palais et les muscles glosso-staphylin et pharyngo-staphylin sous-jacents.

Ce muscle est *tenseur* du voile du palais. Il appartient au groupe des muscles réfléchis; or nous savons que les muscles réfléchis tirent le point mobile vers leur point de réflexion. Par son faisceau de la trompe d'Eustache, il dilate ce conduit.

Palato-staphylin. — Petit muscle vermiforme, tellement rapproché de celui du côté opposé qu'ils semblent n'en former qu'un seul, qu'on appelait autrefois *azygos* de la luette.

Ce muscle *s'insère* en avant à l'épine nasale postérieure, et en arrière à la face profonde de la muqueuse qui entoure la luette. Il est situé entre la muqueuse nasale et l'aponévrose du voile du palais. Il est *élévateur de la luette*.

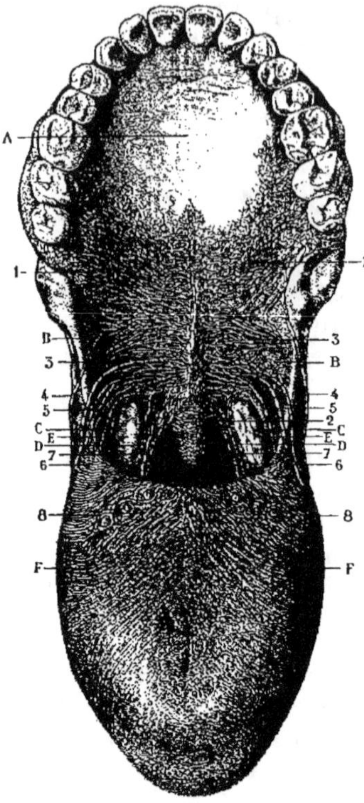

Occipito-staphylin. — Sappey donne ce nom à quelques fibres du constricteur supérieur du pharynx, qui s'insèrent à l'aponévrose du voile du palais.

Vaisseaux et nerfs. — Les *artères* du voile du palais sont au nombre de deux de chaque côté.

La *palatine supérieure*, venue de la maxillaire interne, descend le long du canal palatin postérieur jusqu'au voile du palais ; arrivée là, elle donne des rameaux au voile du palais, et se termine surtout à la voûte palatine, à la face profonde de la muqueuse.

La *palatine inférieure*, venue de la faciale, s'applique aux parties latérales du pharynx, pour se terminer plus haut, dans le voile du palais et dans les tissus environnants.

Les *veines* se jettent, après avoir traversé les parois du pharynx, dans la jugulaire interne ou l'un de ses affluents.

Les *lymphatiques* naissent des deux faces. Ils se dirigent en arrière et de chaque côté. Ils suivent le pilier postérieur du voile du palais et viennent se jeter dans les ganglions situés entre les muscles styliens et sur les côtés du larynx.

Fig. 119. — Lymphatiques du palais et de la langue (Sappey).

1, réseau lymphatique de la voûte palatine. — 2, lymphatiques de la luette. — 3, lymphatiques traversant les parois du pharynx pour se rendre aux ganglions du cou. — 4, 5, lymphatiques venant de la voûte palatine et du voile du palais, croisant le pilier antérieur du voile du palais et se réunissant aux lymphatiques postérieurs de la face dorsale de la langue. — 6, autres troncs lymphatiques traversant le pharynx pour aller aux ganglions du cou. — 7, lymphatiques du voile du palais descendant le long du pilier postérieur. — 8, réseau de la face dorsale de la langue.

A, voûte palatine. — B. face inférieure du voile du palais. — C, piliers antérieurs. — D, piliers postérieurs. — E, amygdales. — F, face dorsale de la langue.

Les *nerfs* du voile du palais peuvent être distingués en vaso-moteurs et sensitifs.

Les *nerfs vaso-moteurs* sont constitués par quelques filets que le grand sympathique envoie au voile du palais avec les artères palatines.

Les *nerfs moteurs* viennent du facial, du glosso-pharyngien, du spinal et du trijumeau. Le *facial* anime le glosso-staphylin par un filet qui va du facial au stylo-glosse et au glosso-staphylin. Le *glosso-pharyngien* anime le péristaphylin interne et le palato-staphylin. Le *spinal* anime, par quelques filets, le pharyngo-staphylin et l'occipito-staphylin. Enfin, le péristaphylin externe est animé par un filet de la portion motrice du *trijumeau*.

Les *nerfs sensitifs* proviennent du trijumeau, du glosso-pharyngien et du pneumogastrique. Le *trijumeau* abandonne au voile du palais des rameaux palatins sensitifs venus du ganglion sphéno-palatin. Le *glosso-pharyngien* et le *pneumogastrique* abandonnent aussi quelques rameaux sensitifs aux piliers du voile du palais.

Tissu conjonctif. — Le tissu conjonctif existe en petite quantité dans le voile du palais; il occupe l'interstice des organes qui concourent à former ce repli membraneux. Dans l'épaisseur de la luette, il est un peu plus abondant, ce qui explique la tuméfaction facile de cet organe dans l'inflammation.

Muqueuse. — Celle qui recouvre la face supérieure a une couleur foncée et présente des caractères identiques à ceux de la muqueuse pituitaire. La muqueuse de la face inférieure du voile du palais a les caractères de la muqueuse buccale.

Glandes. — Les glandes du voile du palais sont en grand nombre. Elles occupent les deux faces et sont situées au-dessous de la muqueuse. Celles de la face supérieure, ou nasale, du voile du palais sont des glandes analogues à celles de la pituitaire, tandis que celles de la face inférieure sont des glandes en grappe, comme les autres glandes de la cavité buccale. Elles sont très nombreuses et font saillie chez quelques sujets.

— Les mouvements du voile du palais se produisent dans plusieurs actes : pendant la *phonation*, la *déglutition* et la *succion*.

1° Pendant la phonation, le voile du palais s'élève pour empêcher la pénétration de l'air dans les fosses nasales et lorsque, pour une cause quelconque, *paralysie*, etc., l'élévation de cet appareil n'est plus possible, le courant d'air passe en partie par la bouche, en partie par les fosses nasales, et la voix est nasillarde.

2° Pendant la déglutition des liquides et des solides, le voile du palais est soulevé aussi par le muscle péristaphylin interne et tendu par le péristaphylin externe. En même temps, le palato-staphylin relève la luette pour mieux assurer l'occlusion de la partie postérieure des fosses nasales. Pour compléter encore cette occlusion le muscle pharyngo-staphylin et l'occipito-staphylin se contractent aussi. Le soulèvement et la tension du voile du palais ont pour but d'empêcher les aliments de refluer par les fosses nasales, pendant la déglutition, et d'opposer au bol alimentaire un plan résistant, au moment où la langue le chasse vers le pharynx, en le comprimant contre la voûte palatine.

3° Pendant la succion, le voile du palais est abaissé sur la base de la langue ; il ferme complètement en arrière la cavité buccale, et il fait communiquer librement les fosses nasales avec le pharynx et le larynx, ce qui assure la liberté de la respiration pendant la succion. Lorsque la cavité buccale est suffisamment remplie de liquide, le voile du palais s'élève, et un mouvement de déglutition s'opère. Il s'abaisse de nouveau et se relève ensuite, etc. — Le voile du palais se comporte de la même manière lorsqu'on boit à *la régalade*, c'est-à-dire en versant du liquide d'une certaine hauteur dans la cavité buccale.

Développement. — Le voile du palais se développe par deux moitiés latérales marchant à la rencontre l'une de l'autre, et provenant des bourgeons maxillaires supérieurs de l'embryon. La soudure des deux moitiés du voile du palais est complète vers le quarantième ou le cinquantième jour de la vie embryonnaire. Le bec de lièvre se complique parfois d'arrêt de développement de la voûte palatine et du voile du palais.

— La *palatite*, ou *angine gutturale*, peut affecter le voile du palais et se montrer à l'état d'inflammation franche ou d'inflammation syphilitique. Je ferai remarquer qu'on y trouve fréquemment des *pertes de substance*, des *paralysies* et des *vices de conformation*.

Les pertes de substance sont ordinairement syphilitiques, elles perforent le voile. L'étude physiologique du voile du palais nous laisse deviner que ces perforations sont caractérisées par une voix nasillarde et par le reflux des aliments et des boissons dans les fosses nasales à travers la perforation. Ces perforations, lorsqu'elles ne sont pas trop considérables, sont traitées par suture ou *staphylorraphie*.

La *paralysie* du voile du palais est fréquente et variée. On peut l'observer à la suite d'une fièvre grave. Elle succède souvent à la variole. On la voit fréquemment aussi se montrer à la suite de l'angine couenneuse (paralysies diphtéritiques). Enfin, la paralysie du voile du palais s'observe dans certains cas de paralysie du nerf facial. Toutes ces paralysies ont des caractères communs : le voile du palais ne peut plus être relevé, la voix devient nasonnée, et les aliments, de même que les boissons, refluent vers les fosses nasales si la paralysie est bien complète.

E. — Paroi inférieure.

La paroi inférieure de la cavité buccale est formée par la langue et par le plancher de la bouche. Le plancher de la bouche n'est autre chose que la face supérieure de la région sus-hyoïdienne, recouverte par la muqueuse buccale, que nous allons étudier immédiatement.

Muqueuse buccale.

La cavité de la bouche est revêtue, dans toutes ses parties, par une membrane muqueuse qui se modifie en passant d'un point à un autre, tout en conservant dans ces divers points des caractères communs.

On lui donne le nom de *muqueuse palatine* sur la voûte palatine et sur le voile du palais ; sur la langue elle forme la *muqueuse linguale*, sur les lèvres la *muqueuse labiale*, sur les joues la *muqueuse génienne*. Enfin, la muqueuse qui tapisse le bord alvéolaire des maxillaires constitue les *gencives*.

La muqueuse *palatine* appartient à la classe des membranes fibro-muqueuses. Confondue avec le périoste, la muqueuse palatine peut être détachée des os sur le vivant, au moyen de la rugine, comme le pratiquent les chirurgiens dans la réparation des perforations de la voûte palatine. Elle renferme des glandes en grappe, et présente une saillie médiane et antéro-postérieure, et des papilles nombreuses répandues à sa surface.

Au niveau du bord alvéolaire des maxillaires, la muqueuse buccale forme une membrane dure et résistante, *gencives*, très adhérente aussi au périoste de l'os. Cette membrane s'élève vers la couronne de la dent, dans une étendue de 2 à 5 millimètres, en même temps qu'elle envoie un prolongement fort mince, *périoste alvéolo-dentaire*, entre la racine de la dent et l'alvéole.

Structure. — La membrane muqueuse de la bouche offre en certains points les caractères des fibro-muqueuses (gencives, voûte palatine) ; elle est formée par trois couches, *épithélium, derme, tissu sous-muqueux* ; elle est pourvue de *glandes*, de *vaisseaux* et de *nerfs*.

1° **Épithélium**. — Un *épithélium pavimenteux stratifié* forme la couche la plus superficielle de la muqueuse buccale. Il offre dans sa structure une certaine analogie avec l'épiderme cutané et il en diffère physiologiquement par sa perméabilité aux liquides. Il se laisse traverser de dehors en dedans par des liquides que les lymphatiques superficiels absorbent ensuite. De même que l'épiderme de la peau, l'épithélium de la muqueuse buccale est le siège d'une desquamation incessante ; les cellules les plus superficielles, aplaties, se détachent et sont entraînées le plus souvent vers l'estomac avec les aliments. Une fois détachées, elles macèrent dans la cavité buccale et produisent un léger enduit blanchâtre, visible surtout le matin et disparaissant après le premier repas.

Les cellules épithéliales forment plusieurs couches superposées. La membrane qu'elles constituent offre une épaisseur qui varie entre 250 et 500 μ ; cette couche est transparente, légèrement blanchâtre, peu résistante.

La disposition des cellules, ainsi que leur structure, rappelle les éléments épithéliaux de l'épiderme ; nous trouvons donc ici un grand nombre de couches de cellules superposées, dont les plus anciennes s'aplatissent en forme de lamelles ou d'écailles, comme à la surface de l'épiderme.

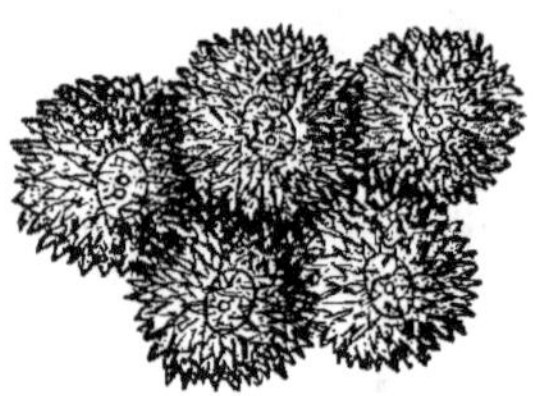

Fig. 120. — Cellules dentelées de la couche profonde de l'épiderme et de la couche moyenne de la muqueuse buccale.

Les *cellules profondes* sont vésiculeuses ; elles ont de 9 à 11 μ ; elles sont arrondies ou polyédriques ; mais dans la couche la plus profonde, elles sont un peu allongées et s'implantent perpendiculairement sur la surface muqueuse. Le noyau de ces cellules est de 4 à 6 μ, rond ou ovalaire, sans nucléole appréciable.

Les cellules sont transparentes et entourées d'une membrane délicate qui renferme un contenu visqueux.

Les *cellules moyennes* forment plusieurs couches ; elles sont polyédriques, à angles mousses, et s'aplatissent à mesure qu'elles deviennent superficielles. Elles sont un peu plus volumineuses que les cellules profondes ; elles renferment un beau noyau vésiculeux à un ou deux nucléoles. On trouve souvent, dans ce plan moyen, des *cellules épineuses* ou *engrenées* (fig. 120), telles que M. Schultze les décrivit, en 1864, dans les couches molles de l'épiderme.

Les *cellules superficielles* forment de vraies lamelles : ce sont les cellules profondes qui s'aplatissent en devenant superficielles. Ces cellules, en forme de plaques polygonales, mesurent de 40 à 80 μ ; leur noyau est plus petit que dans les cellules profondes, aplati, homogène et quelquefois en partie atrophié.

2° Derme. — Son épaisseur n'atteint pas un demi-millimètre ; il est surmonté d'un grand nombre de *papilles*. Celles-ci, petites ou grosses, ont généralement une forme conique ; elles sont tellement nombreuses, en certains points, qu'elles se touchent presque par leur base. Ces papilles sont, pour la plupart, les mêmes que Sappey a décrites à la langue sous le nom de papilles hémisphériques. A la partie antérieure de la voûte palatine, immédiatement en arrière des incisives médianes, le même auteur a décrit une véritable *papille caliciforme*, déjà observée par Albinus, et se prolongeant en partie dans le canal palatin antérieur, où elle reçoit le nerf sphéno-palatin interne.

Le derme est formé principalement de tissu conjonctif et de fibres élastiques. Les fibres de tissu conjonctif se montrent sous forme de faisceaux qui s'entre-croisent dans les sens les plus variés, de manière à former un tissu feutré, mélangé à une quantité considérable d'éléments élastiques fins et surtout de moyenne grosseur, de 2 à 4 µ, anastomosés en réseaux serrés.

Dans les couches superficielles du derme, le feutrage mélangé de ces éléments est plus serré, il se continue d'une manière insensible avec une couche amorphe homogène, membrane vitrée qui sépare le derme et l'épithélium. Quant aux papilles, elles sont formées par une substance conjonctive un peu granuleuse, renfermant quelques cellules. Au niveau des gencives, les papilles deviennent quelquefois très longues chez les vieillards, jusqu'à un millimètre et demi.

3° **Tissu sous-muqueux.** — Ce tissu n'existe, pour ainsi dire, qu'au plancher de la bouche, à la base de la langue, et aux frein des lèvres et de la langue ; dans les autres points, on voit le derme se confondre par sa face profonde avec le périoste, et adhérer à l'os pour former une *membrane fibro-muqueuse*, dans laquelle on trouve des éléments de tissu conjonctif, mais surtout des éléments élastiques.

Le tissu sous-muqueux est lâche et mince ; les faisceaux de tissu conjonctif s'entre-croisent dans tous les sens, et sont mélangés à quelques fibres élastiques fines. Il permet un certain degré de mobilité à la muqueuse, excepté dans les parties où il y a des glandules, comme à la région des lèvres. Des cellules graisseuses, isolées, ou en lobules, peuvent se montrer dans le tissu sous-muqueux.

4° **Glandes.** — Les glandes de la muqueuse buccale ont de l'analogie avec les glandes en grappe ; on a cru pendant longtemps qu'elles sécrétaient de la salive, mais il est certain qu'elles ne sécrètent que du *mucus* : leur structure ne diffère pas énormément de celle des glandes en grappe. On les décrit communément aujourd'hui sous le nom de *glandes muqueuses*. Ces glandes sont situées ordinairement dans le tissu conjonctif sous-muqueux, elles ont un volume variable qui ne dépasse pas 4 à 6 millimètres. On peut les sentir sur la face postérieure des lèvres en appliquant

FORT. — Anatomie, t. III.   12

fortement la pointe de la langue contre la muqueuse, où l'on éprouve la sensation d'une surface grenue.

Ces glandes se trouvent particulièrement à la face postérieure des deux lèvres où elles prennent le nom de *glandes labiales*, à la voûte palatine où on les décrit sous le nom de *glandes palatines*, et en arrière des dernières molaires, *glandes molaires*. Les auteurs décrivent des *glandes géniennes*, petites et peu nombreuses, sous la muqueuse des joues : Sappey en nie l'existence.

Le *corps* de la glande, ou *portion sécrétante*, d'une couleur blanc jaunâtre, offre une surface bosselée. Il se compose d'un certain nombre de lobules. Chaque *lobule* — leur nombre varie avec le volume de la glande, — est polyédrique, arrondi ou piriforme, et représente une granulation de la grosseur d'un petit grain de millet, depuis un demi-millimètre jusqu'à 2 millimètres. Le lobule représente en petit, pour la structure, une vésicule séminale. Au lieu d'être formé par la réunion de plusieurs acini s'ouvrant chacun par un petit conduit dans un canal excréteur plus considérable,

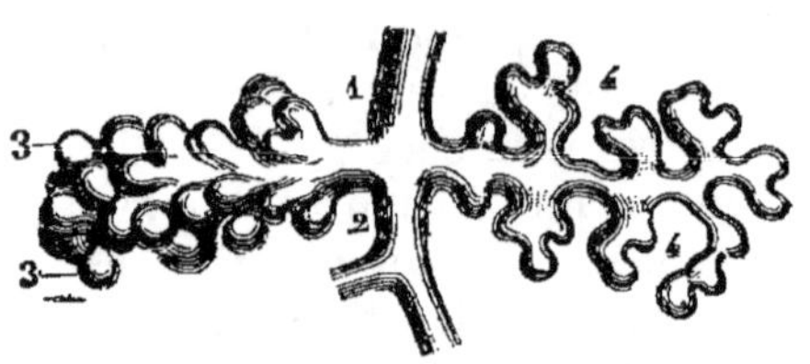

Fig. 121. — Figure schématique représentant deux lobules de glande muqueuse.

1, canal excréteur. — 2, branche secondaire s'ouvrant dans le canal excréteur. — 3, 3, culs-de-sac, vésicules glandulaires. — 4, 4, culs-de-sac d'un lobule écartés les uns des autres.

le lobule est constitué par un tube tortueux (fig. 121) présentant un grand nombre de prolongements latéraux, en forme de diverticulum, de 50 à 200 μ ; mais il n'y a pas d'acini, en sorte que ces glandes ne sont glandes en grappe que par l'apparence extérieure. Chaque prolongement du tube est un cul-de-sac simple ou ramifié. Le tube dont nous parlons, étant enroulé sur lui-même, a beaucoup d'analogie avec les lobules des glandes en grappe. La paroi des culs-de-sac, de 10 à 12 μ, de même que celle des prolongements tubuleux, est formée de deux couches, la paroi propre et l'épithélium : la *paroi propre*, très mince, 2 à 2 μ 5, est amorphe ; l'*épithélium*, disposé en une simple couche continue, est formé de cellules cylindriques à noyau arrondi et à nucléoles évidents.

Des *conduits excréteurs* font suite à ceux qui constituent les lobules, ils convergent et se confondent entre eux pour former le canal excréteur commun. Tous ces conduits excréteurs ont une paroi formée de tissu conjonctif et de fibres élastiques en réseau, abondantes au niveau du canal excréteur commun. On trouve à sa surface interne une couche d'épithélium cylindrique stratifié, dont l'épaisseur, de 23 à 26 μ, diminue à mesure qu'on se rapproche des conduits excréteurs plus petits.

Le corps de la glande est entouré par une *enveloppe de tissu conjonctif entremélé de fibres élastiques.*

5° **Vaisseaux.** — La muqueuse buccale est extrêmement vasculaire. Le réseau capillaire est formé par la terminaison des *artères palatine supérieure, palatine inférieure* et *sphéno-palatine interne* pour les portions palatine et gingivale de la muqueuse buccale, de la *sublinguale* pour la muqueuse du frein, de la *dentaire inférieure* et de la *sous-mentale* pour les gencives inférieures, de l'*alvéolaire*, de la *sous-orbitaire,* pour les gencives externes de la mâchoire supérieure. La muqueuse des joues reçoit des branches de la *faciale* et la *transversale de la face* ; enfin, le réseau de la muqueuse des lèvres est formé par les *coronaires* et quelques ramifications voisines insignifiantes.

Les *lymphatiques* de la muqueuse buccale ont été injectés par Sappey. 1° Dans la région *labiale*, ils forment un réseau superficiel extrêmement fin ; celui de la lèvre supérieure donne naissance à des vaisseaux qui suivent le trajet de l'artère faciale pour se rendre aux ganglions sous-maxillaires postérieurs ; du réseau de la lèvre inférieure partent des vaisseaux lymphatiques médians qui vont se jeter dans les deux ganglions médians de la région sus-hyoïdienne, et des vaisseaux latéraux qui se portent en bas et en arrière dans les ganglions sous-maxillaires antérieurs. 2° Dans la région *palatine*, il existe un réseau lymphatique qui couvre la portion dure et la portion molle du palais. De ce réseau naissent plusieurs troncs qui se dirigent vers les amygdales ; ceux qui viennent de la voûte palatine passent sur la face externe et sur le bord de l'amygdale pour se porter aux ganglions situés sur les côtés de la membrane thyro-hyoïdienne. La plupart des vaisseaux qui naissent sur la voûte du palais se mêlent aux vaisseaux lymphatiques de la face dorsale de la langue et se portent les uns, en suivant le pilier antérieur, vers les ganglions qui entourent les muscles styliens ; les autres, en passant en dehors de l'amygdale, dans des gan-

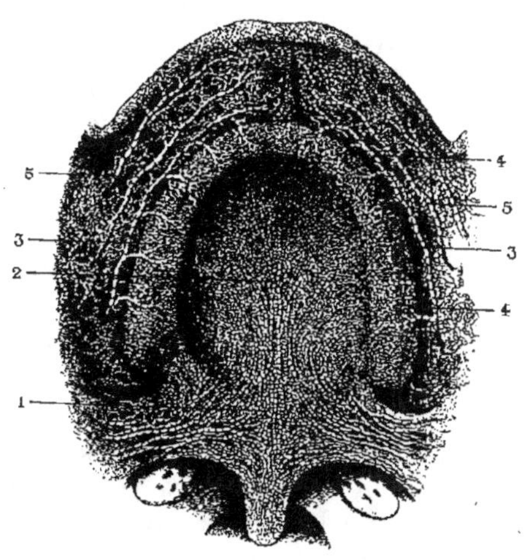

Fig. 122. — Lymphatiques de la muqueuse gingivale d'un fœtus à terme. (Sappey.)

1, lymphatiques du voile du palais et leurs troncs latéraux. — 2, lymphatiques de la voûte palatine. — 3, lymphatiques de la muqueuse gingivale donnant les troncs 4. — 5, lymphatiques de la lèvre supérieure allant aux ganglions sous-maxillaires.

glions un peu inférieurs aux précédents et voisins de la bifurcation de la carotide primitive. 3° Dans la région *génienne*, ils sont difficiles à injecter ; on y parvient néanmoins ; ils donnent naissance à des vaisseaux qui se portent dans les ganglions parotidiens et dans les ganglions sous-maxillaires. 4° Dans la région *gingivale*, les lymphatiques sont peu développés ; ils se jettent pour la plupart dans les ganglions sous-maxillaires ; ceux des gencives supérieures et postérieures se mêlent aux lymphatiques du palais et se portent avec eux dans les ganglions parotidiens (Sappey).

6° Nerfs. — Les nerfs sont extrêmement nombreux ; ils viennent tous du trijumeau. Ceux de la voûte palatine et des gencives internes de la mâchoire supérieure sont fournis par le *sphéno-palatin interne* et les *palatins du trijumeau* (ces derniers se rendent également à la muqueuse du voile du palais) ; ceux de la muqueuse du plancher de la bouche et des gencives internes de la mâchoire inférieure viennent du *nerf lingual* ; ceux de la muqueuse des joues, du *buccal* ; ceux des gencives externes de la mâchoire inférieure et de la muqueuse de la lèvre inférieure, du *dentaire inférieur* ; enfin, ceux des gencives externes de la mâchoire supérieure et de la muqueuse de la lèvre supérieure, des branches du *nerf maxillaire supérieur*.

Les nerfs de la muqueuse sont difficiles à observer à leur terminaison. On peut voir, en traitant la muqueuse par les alcalis caustiques, que les filets nerveux s'anastomosent en réseau dans la portion voisine des papilles ; ils se bifurquent quelquefois. On ne sait pas au juste comment ces nerfs se terminent ; cependant on a vu, dans certaines papilles, un ou deux filets nerveux se réduire à un filament de 1 à 2 μ, et échapper ensuite aux investigations. Dans les papilles des lèvres, on a constaté quelques filets nerveux se terminant sur des corpuscules de Krause (Kölliker).

— La muqueuse buccale est fréquemment affectée de *stomatite*, et celle-ci se montre sous des formes diverses qui sont : la stomatite simple ou érythémateuse, souvent consécutive à une brûlure ; la stomatite aphtheuse, fréquente, facilement curable avec le jus de citron ; la stomatite ulcéreuse ; la stomatite pseudo-membraneuse ; la stomatite mercurielle se montrant souvent pendant le traitement mercuriel. Il en est une autre, d'une nature toute particulière, qu'on observe très fréquemment chez les nouveau-nés et dans les périodes ultimes des maladies graves, le *muguet*, et qui est caractérisée par le développement d'un parasite végétal, *l'oïdium albicans*.

Ce parasite se montre sur toute l'étendue du tube digestif jusqu'à l'anus. Il se développe surtout dans les milieux acides, selon

Gübler. Il est surtout abondant dans la bouche, ou il simule de petits fragments de lait coagulé sur la muqueuse buccale des nouveau-nés. La stomatite s'accompagne d'entérite et d'érythème de la région fessière. La diarrhée épuise rapidement ces malades.

§ 2. — PHARYNX

Le pharynx est la portion du tube digestif située entre la bouche et l'œsophage.

Dissection. — Après avoir examiné les rapports de position entre la trachée artère et l'œsophage dans la région cervicale, divisez ces canaux à peu de distance au-dessus du sternum, et séparez-les de la colonne vertébrale, en les repliant peu à peu en haut; mais usez de précautions vers la partie supérieure du pharynx, et dirigez l'instrument plutôt vers la colonne vertébrale que vers le pharynx, afin de ne pas intéresser ses muscles. Divisez ensuite la tête par une section verticale et transversale, qui commence immédiatement au-devant de la colonne vertébrale, et qui passe derrière les apophyses styloïdes. Lorsqu'on opère cette section, on fait la *coupe du pharynx*.

Couchez ensuite la tête sur la face, et enlevez le tissu cellulaire lamelleux qui recouvre en arrière le pharynx. Cette préparation sera plus facile si vous avez préalablement distendu cette cavité avec du crin. Les *constricteurs* présentent beaucoup de variétés dans leur distribution, surtout le supérieur. Quelquefois, les fibres des constricteurs sont tellement unies, qu'on a de la peine à les distinguer : on se rappellera alors qué l'inférieur vient du larynx, le moyen de l'os hyoïde, et le supérieur de la tête. Le *stylopharyngien* se trouve facilement. Après avoir étudié les muscles, on fend le pharynx en arrière, sur la ligne médiane, pour étudier sa disposition intérieure et les *amygdales*.

Il est *situé* dans la région du cou, au-devant de la colonne vertébrale, comme suspendu à l'apophyse basilaire de l'occipital.

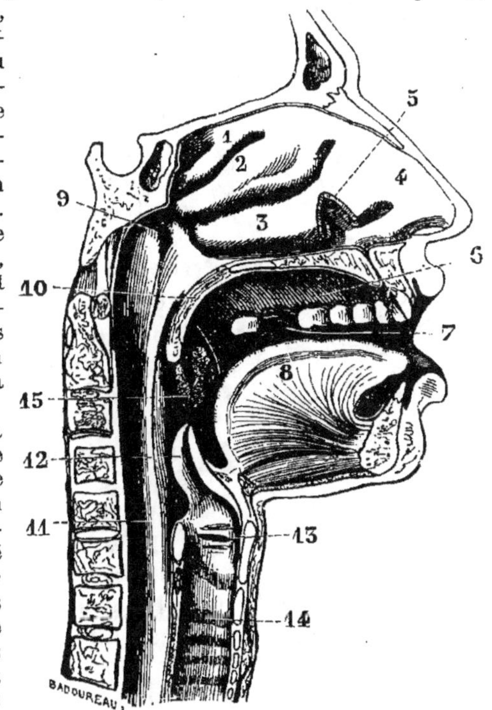

Fig. 123. — Coupe antéro-postérieure de la face et du cou, montrant le pharynx, l'œsophage, les fosses nasales.

1, cornet supérieur. — 2, cornet moyen. — 3, cornet inférieur. — 4, partie antérieure de la paroi externe des fosses nasales. — 5, portion de ce cornet enlevée pour montrer l'ouverture du canal nasal. — 6, voûte palatine. — 7, deuxième grosse molaire enlevée pour montrer l'orifice du canal de Sténon. — 8, coupe de la langue. — 9, orifice de la trompe d'Eustache. — 10, voile du palais. — 11, continuité du pharynx et de l'œsophage. — 12, épiglotte. — 13, larynx. — 14, trachée. — 15, amygdale.

Ses *limites* sont : en haut, l'apophyse basilaire ; en bas, la sixième vertèbre cervicale.

Il est *dirigé* verticalement. Quant à sa forme, elle est assez singulière, et je crois que c'est pour n'avoir pas assez cherché à se rendre compte de sa forme, que beaucoup d'élèves n'ont jamais pu comprendre les détails anatomiques du pharynx. Ce n'est pas, comme on l'a dit, un canal, un entonnoir : c'est simplement une *gouttière ;* c'est, si l'on veut, un cylindre appliqué contre la colonne vertébrale et ouvert par devant. Cette gouttière présente sa *convexité* du côté des vertèbres ; sa *concavité* est en avant, c'est elle qu'on aperçoit lorsqu'on examine le pharynx d'un malade ; ses bords sont tournés en avant et insérés sur différents points qui seront indiqués avec la structure.

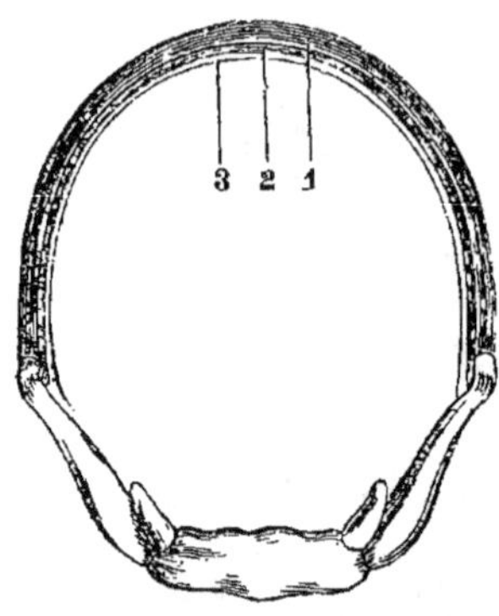

Fig. 124. — Coupe du pharynx au niveau de l'os hyoïde ; on voit l'insertion du pharynx sur les grandes cornes de l'os hyoïde.

1, couche musculeuse. — 2, couche fibreuse. — 3, couche muqueuse.

Pour être complet, j'ajouterai que cette gouttière se rétrécit vers la partie inférieure et qu'elle reçoit six ouvertures. Quatre d'entre elles se trouvent directement en avant du pharynx : ce sont, de haut en bas, l'ouverture postérieure des *fosses nasales*, celle de la bouche ou *isthme du gosier*, celle du *larynx* et celle de l'*œsophage*. Les deux autres sont situées à la partie supérieure du pharynx et sur les côtés : ce sont les deux orifices gutturaux de la *trompe d'Eustache*.

La *longueur* du pharynx à l'état de repos est de 14 centimètres. Son diamètre transversal présente une plus grande étendue vers le milieu de sa longueur. En effet, au niveau du tiers supérieur, il est de 4 centimètres ; au niveau du tiers moyen, il est de 5 ; et au niveau du tiers inférieur, il atteint à peine 2 centimètres.

Ces trois portions du pharynx ont reçu des noms qu'on a tirés de leurs rapports. On appelle *portion nasale* le tiers supérieur, tandis que la partie moyenne s'appelle *portion buccale*, et la partie inférieure *portion laryngienne*.

Rapports. — J'examinerai séparément les rapports : en arrière, sur les côtés et en avant.

1° *En arrière*, le pharynx est en rapport avec l'aponévrose prévertébrale, qui le sépare des muscles prévertébraux et du corps des vertèbres. Il glisse facilement sur cette aponévrose au moyen d'un tissu conjonctif lâche, *rétro-pharyngien*.

2° *Sur les côtés*, le pharynx affecte des rapports avec un grand nombre de vaisseaux et de nerfs. La partie supérieure de la caro-

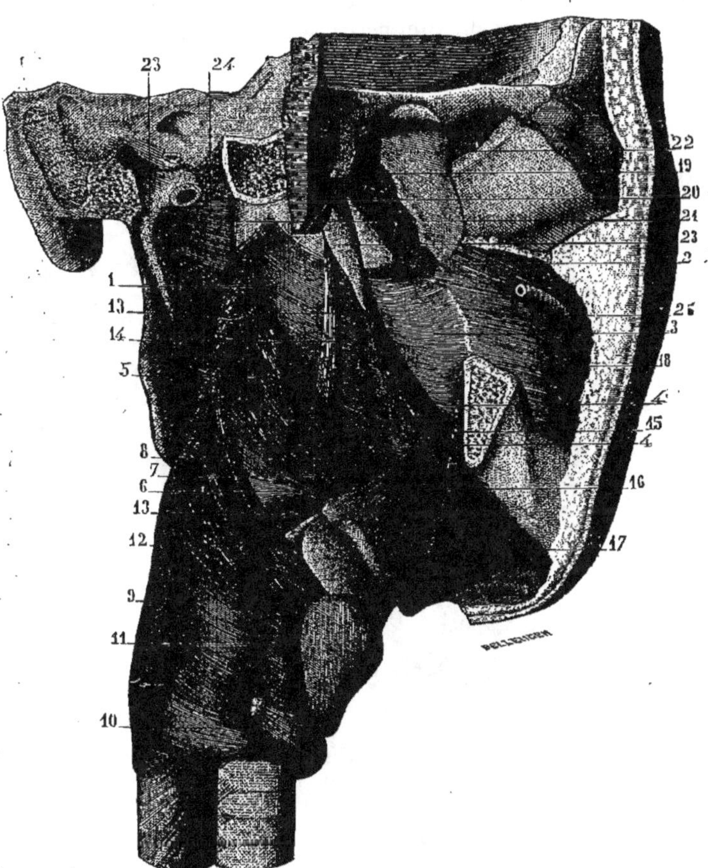

Fig. 125. — Pharynx vu en arrière et en dehors (d'après Sappey).

1, constricteur supérieur. — 2, faisceau de ce muscle s'insérant au bord postérieur de l'aile interne de l'apophyse ptérygoïde. — 3, faisceau plus important du même muscle, qui s'attache à l'intersection fibreuse étendue du sommet de l'apophyse ptérygoïde à la partie la plus reculée de la ligne mylo-hyoïdienne. — 4, 4, faisceau lingual du constricteur supérieur ou muscle glosso-pharyngien. — 5, constricteur moyen. — 6, faisceau inférieur de ce muscle, constitué par des fibres qui viennent du sommet de la grande corne de l'os hyoïde. — 7, faiscéau supérieur du même muscle, formé par les fibres qui naissent du bord supérieur de la grande corne et de toute l'étendue de la petite. — 8, fibres linguales du constricteur moyen. — 9, constricteur inférieur. — 10, 10, son faisceau inférieur, ou muscle crico-pharyngien. — 11, son faisceau moyen. — 12, son faisceau supérieur en partie confondu avec le précédent. — 13, 13, muscle stylo-pharyngien. — 14, muscle stylo-hyoïdien profond. — 15, muscle stylo-glosse. — 16, muscle hyo-glosse. — 17, muscle mylo-hyoïdien. — 18, muscle buccinateur traversé par le conduit de Sténon. — 19, muscle péristaphylin externe. — 20, muscle péristaphylin interne.

tide primitive et ses deux branches de bifurcation sont en contact avec le pharynx. La carotide interne quitte la paroi de ce conduit vers la base du crâne pour se porter dans le canal carotidien du rocher, et, au niveau du point où elle est le plus distante du pharynx, elle se trouve à 12 millimètres seulement en dehors. La carotide externe, appliquée d'abord sur le pharynx, de même que l'origine des premières branches qu'elle fournit, linguale, faciale,

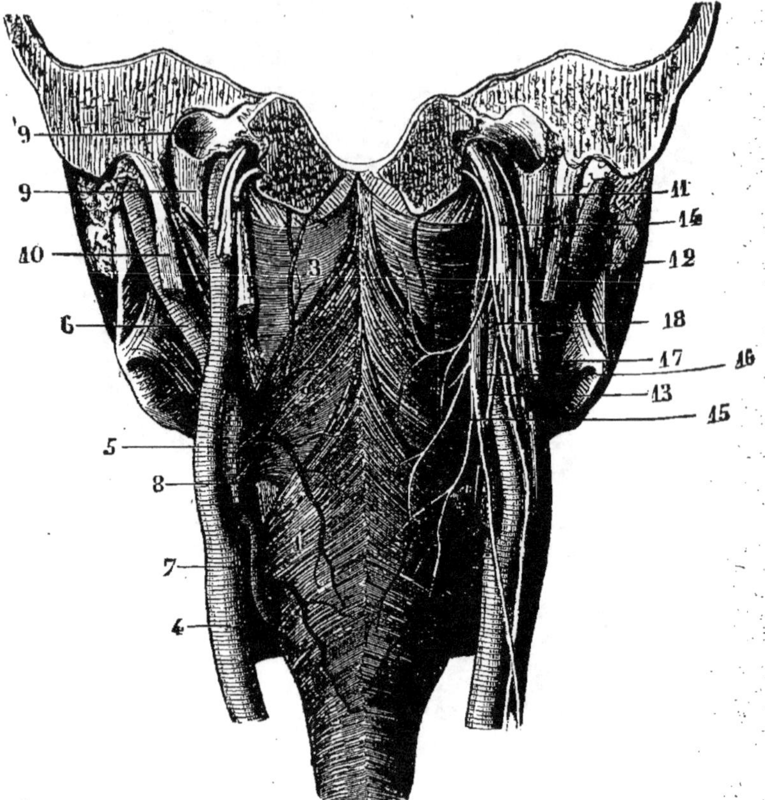

Fig. 126. — Face postérieure du pharynx. Rapports avec les vaisseaux et les nerfs.

1, constricteur inférieur du pharynx. — 2, constricteur moyen. — 3, constricteur supérieur. On voit sur les constricteurs l'artère pharyngienne inférieure. — 4, artère carotide primitive. — 5, carotide interne. — 6, carotide externe. — 7, artère thyroïdienne supérieure. — 8, linguale et faciale au-dessus. — 9, veine jugulaire interne gauche. — 9', golfe de la jugulaire interne. — 10, muscle stylo-hyoïdien. — 11, veine jugulaire interne droite. — 12, carotide externe droite. — 13, ganglion cervical supérieur du grand sympathique. — 14, pneumogastrique. — 15, rameau pharyngien du grand sympathique. — 16, nerf laryngé supérieur. — 17, nerf spinal. — 18, glosso-pharyngien. Les mêmes nerfs sont divisés du côté opposé.

thyroïdienne supérieure, se porte en haut dans l'épaisseur de la glande parotide. Dans tout leur trajet, les artères carotides primitive et interne séparent le pharynx de la veine jugulaire interne.

De nombreux ganglions lymphatiques se rencontrent sur les côtés du pharynx autour des artères carotides. L'un de ces ganglions, étudié spécialement par Sappey, est situé immédiatement

au-dessous de la base du crâne et appliqué sur les côtés du pharynx ; il est volumineux et constant.

Des nerfs nombreux sont en rapport avec le pharynx. Le *glosso-
pharyngien* et l'*hypoglosse* se portent en bas et en avant, accolés
au pharynx et décrivant une courbe à concavité supérieure. La plus
élevée des deux courbes appartient au glosso-pharyngien. Un peu
plus bas et sur le pharynx, se voit une troisième anse nerveuse :
c'est le *laryngé supérieur*, venu du pneumogastrique. Celui-ci ne
contracte aucun rapport direct avec le pharynx. Il descend, en
effet, du trou déchiré postérieur en suivant la face postérieure de
la carotide interne et de la carotide primitive. Le *sympathique* ne
présente aussi que des rapports de voisinage, les trois ganglions de
ce nerf étant échelonnés en dehors du nerf pneumogastrique. Le
plexus pharyngien est situé sur les parties latérales du pharynx.

Le pharynx est, en outre, en rapport avec la partie supérieure du
muscle ptérygoïdien interne et avec le sommet de la glande parotide.

3° *En avant*, le pharynx est largement ouvert et présente sa
concavité. Mais les organes placés au-devant du pharynx forment,
pour ainsi dire, la paroi antérieure qui lui manque ; ce sont ces
organes qui constituent les *rapports antérieurs*. On trouve de haut
en bas : 1° l'orifice postérieur des fosses nasales ; 2° la face supérieure du voile du palais et la luette ; 3° l'isthme du gosier ; 4° la
portion verticale de la face dorsale de la langue ; 5° l'orifice supérieur du larynx ; 6° enfin, la face postérieure du larynx. Deux
organes sont situés à l'intérieur du pharynx. Ce sont les amygdales.
Elles sont situées immédiatement en arrière de l'isthme du gosier,
protégées par le pilier antérieur du voile du palais. Elles sont
situées immédiatement en dedans de l'aponévrose pharyngienne.

Structure. — Trois tuniques superposées constituent le pharynx.
Ces tuniques sont, en procédant de dedans en dehors : *couche
muqueuse, couche fibreuse, couche musculeuse.* Après leur étude,
nous passerons en revue les vaisseaux et les nerfs.

1° *Couche muqueuse.*

La muqueuse pharyngienne recouvre toute l'étendue de la surface interne du pharynx et se continue, sans ligne de démarcation
sensible, avec les muqueuses de l'œsophage, du larynx, de la
bouche, des fosses nasales et des trompes d'Eustache. Elle recouvre
aussi le pilier postérieur du palais et l'amygdale (voy. *Amygdale*).

Cette muqueuse, d'un blanc rosé, est en général assez adhérente
à la couche fibreuse sous-jacente ; mais, à la partie inférieure, sur
la face postérieure du larynx, au moment où elle va se continuer
avec celle de l'intérieur du larynx, elle est plissée et mobile sur un
tissu cellulaire lâche.

Le *tissu conjonctif sous-muqueux* forme une couche mince entre la muqueuse et la fibreuse.

Derme. — Le derme de la muqueuse est constitué par un entre-croisement irrégulier de faisceaux de tissu conjonctif et de fibres élastiques, comme le derme de la muqueuse linguale ; seulement ici, les fibres élastiques sont beaucoup plus nombreuses. Dans les parties profondes du derme, ces fibres constituent des membranes élastiques très serrées, comme dans les artères. A mesure qu'on se rapproche de la partie supérieure du pharynx, on rencontre des traces de tissu lymphoïde qui devient abondant au-dessous de l'apophyse basilaire de l'occipital.

Il faut distinguer deux portions dans la muqueuse du pharynx : la *portion respiratoire*, située au-dessus du bord libre du voile du palais, et la *portion digestive*, située au-dessous. La limite entre ces deux portions est nettement établie au point où le voile du palais et la paroi postérieure du pharynx se rencontrent dans l'occlusion de l'arrière-cavité des fosses nasales, pendant la déglutition.

La portion sous-épithéliale du derme varie dans ces deux régions. Elle est plus rouge dans la *portion respiratoire* et dépourvue de papilles. Dans la *portion digestive*, il y a quelques papilles, mais elles sont peu développées et peu nombreuses ; à ce niveau, la muqueuse est plus pâle que la muqueuse buccale. Le derme est plus épais dans la portion respiratoire.

Epithélium. — L'épithélium est tout à fait différent dans les deux régions.

Dans la *portion respiratoire*, il est identique à celui du larynx et de la trachée : on y trouve, par conséquent, un *épithélium cylindrique stratifié à cils vibratiles*, de 50 à 100 μ d'épaisseur, à cellules coniques, de 35 à 45 μ, ayant un filament terminal très mince, dirigé du côté du derme ; les cellules profondes sont ovalaires ou arrondies. Cet épithélium repose sur une couche amorphe, *membrane vitrée*, de 10 μ d'épaisseur environ. Il se continue avec celui des fosses nasales et des trompes d'Eustache.

Dans la *portion digestive*, on trouve, comme dans la bouche, un *épithélium pavimenteux stratifié*, dont les cellules superficielles sont disposées sous forme de lamelles polygonales, de 40 à 80 μ, tandis que les cellules des couches moyenne et profonde représentent de véritables vésicules, polygonales pour celles de la couche moyenne, arrondies ou allongées vers le derme pour les cellules de la couche profonde, qui mesurent 10 μ environ.

Glandes. — Les glandes du pharynx sont de deux espèces : des glandes en grappe et des glandes folliculeuses.

Les *glandes en grappe* occupent principalement la portion respiratoire ; elles forment une couche presque régulière à la paroi postérieure, jusqu'aux trompes d'Eustache, et sur la face postérieure du voile du palais. Au-dessous du voile du palais, dans l'arrière-bouche, elles sont disséminées sur la paroi postérieure, puis elles deviennent de plus en plus rares, à mesure qu'on descend vers l'œsophage.

Le volume de ces glandes varie depuis un demi-millimètre jusqu'à 2 millimètres et demi ; elles s'ouvrent sur la muqueuse par des orifices distincts ; de temps en temps, on en rencontre qui s'ouvrent dans la cavité des glandes folliculeuses.

Les *glandes folliculeuses* ont exactement la même structure que celles de la base de la langue ; on les trouve disséminées dans la portion moyenne, ou buccale, de la muqueuse pharyngienne, et l'on n'en trouve pas dans la portion inférieure ou laryngienne. Mais, à mesure qu'on se porte vers la partie supérieure du pharynx, elles deviennent plus nombreuses. Au niveau de la voûte du pharynx, contre l'apophyse basilaire et dans les dépressions situées en arrière de l'orifice des trompes d'Eustache, les glandes folliculeuses forment une couche épaisse qui peut atteindre un centimètre. Cette couche de glandes, décrite par Kölliker, offre une telle analogie de structure avec l'amygdale, que Frey lui donne le nom d'*amygdale pharyngienne*.

Chaque follicule isolé est formé, de dedans en dehors, par l'épithélium de la muqueuse et par le derme transformé, qui peut montrer une épaisseur d'un demi-millimètre à un millimètre ; ce derme contient, entre les éléments de tissu conjonctif réticulé, des follicules clos avec paroi lymphoïde et des cellules lymphatiques.

Avant de quitter ce sujet, je dirai que la région de l'isthme du gosier est complètement entourée de glandes folliculeuses, et que ces glandes se trouvent limitées à cette région : *base dc la langue, amygdales, partie postérieure et voûte du pharynx*.

2° *Couche fibreuse.*

La couche fibreuse du pharynx, ou *aponévrose pharyngienne*, occupe toute l'étendue du pharynx. C'est elle qui lui donne sa forme, c'est par elle qu'il prend ses insertions, c'est sur elle que les fibres musculaires se fixent en partie. Cette aponévrose est épaisse et résistante.

Elle a, comme le pharynx lui-même, la forme d'une gouttière allongée de haut en bas. Sa *face interne* est recouverte par la muqueuse qui lui est très adhérente, et sa *face externe* par les muscles du pharynx. De ses deux extrémités, l'inférieure se continue sans ligne de démarcation, en s'amincissant, avec la tunique conjonctive de l'œsophage, tandis que la supérieure se fixe à la base du crâne. Ce mode d'insertion au crâne se fait de la manière suivante : elle prend attache à l'apophyse basilaire de l'occipital par une petite languette médiane (fig. 127,3) ; sur les côtés elle se fixe au sommet du rocher par une languette fibreuse analogue

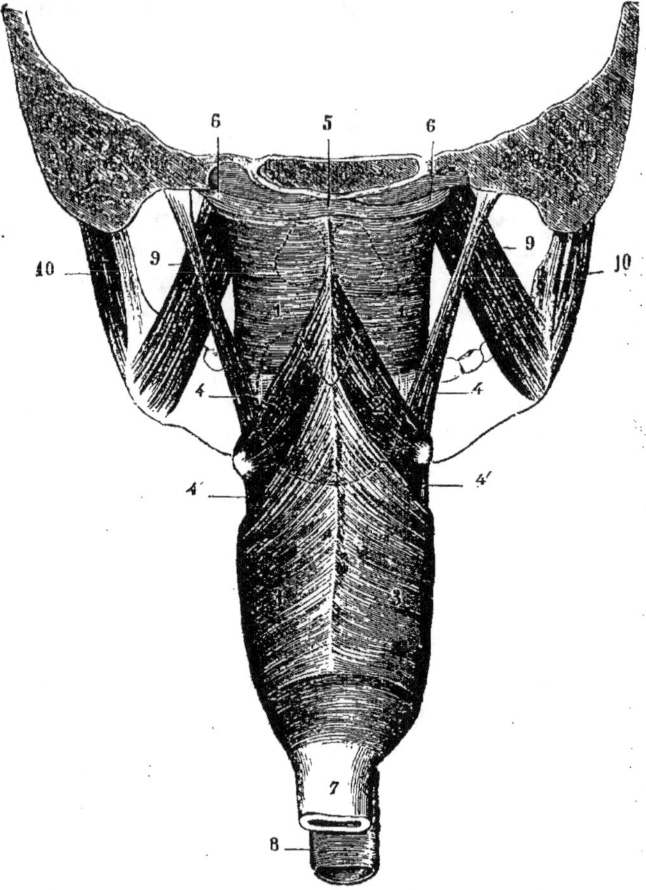

Fig. 127. — Muscles du pharynx vus par leur face postérieure.

1, 1, constricteurs supérieurs. — 2, 2, constricteurs moyens. — 3, 3, constricteurs inférieurs. 4, 4, stylo-pharyngiens. — 4', 4', le même muscle vu entre les constricteurs moyen et inférieur. — 5, partie supérieure et médiane de l'aponévrose pharyngienne (aponévrose céphalo-pharyngienne). — 6, 6, partie supérieure et latérale de l'aponévrose pharyngienne (aponévrose pétro-pharyngienne). — 7, œsophage. — 8, trachée. — 9, 9, ptérygoïdiens internes. — 10, 10, masséters.

(fig. 127,5). Ces petites languettes, séparées par des échancrures, ne sont que des dentelures de l'aponévrose pharyngienne ; c'est à ces petites dentelures qu'on a donné les noms pompeux d'*aponévrose céphalo-pharyngienne* et *pétro-pharyngienne.*

Les *bords* de cette gouttière sont irréguliers ; cette irrégularité provient de l'absence d'un support solide à la partie antérieure de cou : aussi, ces bords s'insèrent-ils de haut en bas sur toutes les parties osseuses, cartilagineuses et fibreuses, qui se trouvent au-devant du pharynx, c'est-à-dire de haut en bas, au bord posté-rieur de l'aile interne de l'apophyse ptérygoïde, à l'aponévrose buccinato-pharyngienne, à la partie postérieure de la ligne myloï-dienne, au ligament stylo-hyoïdien, aux grandes et petites cornes de l'os hyoïde, à la membrane thyro-hyoïdienne, au bord posté-rieur du cartilage thyroïde et à la face postérieure du cartilage cricoïde.

3° *Couche musculaire.*

Cette couche est formée par un ensemble de muscles appliqués à la face externe de l'aponévrose pharyngienne. Ces muscles sont au nombre de cinq de chaque côté de la ligne médiane ; parmi ces cinq muscles, deux sont longs et trois sont larges.

Les deux muscles longs sont : le stylo-pharyngien et le pha-ryngo-staphylin ;

Les trois muscles larges sont : les constricteurs supérieur, moyen et inférieur.

A. Constricteur supérieur. — Muscle quadrilatère, aplati, dont les fibres parallèles se dirigent horizontalement.

Son insertion *fixe* se fait sur la partie inférieure de l'aile in-terne de l'apophyse ptérygoïde, sur l'aponévrose du voile du palais, sur l'aponévrose buccinato-pharyngienne et sur la partie posté-rieure de la ligne myloïdienne. Son insertion *mobile* se fait, en arrière, sur la ligne médiane, à l'aponévrose pharyngienne. Quel-ques fibres s'entre-croisent avec celles du constricteur du côté opposé.

B. Constricteur moyen. — Muscle triangulaire, aplati.

Il s'insère en avant aux petites et aux grandes cornes de l'os hyoïde. De là, ses fibres se portent en arrière, en divergeant comme les plis d'un éventail. Les supérieures se portent en haut et en dedans et recouvrent le constricteur supérieur ; les inférieures se portent en bas et en dedans, tandis que les moyennes sont transver-sales. Ces fibres, ainsi dirigées, arrivent à la ligne médiane, en contournant la face externe de l'aponévrose pharyngienne sans y prendre insertion. Sur la ligne médiane, elles s'insèrent en partie sur l'aponévrose du pharynx, et s'entre-croisent en partie avec celles du constricteur moyen du côté opposé. On voit, en outre, quelques-unes des fibres inférieures de ce muscle se continuer avec celles du constricteur inférieur du côté opposé.

C. Constricteur inférieur. — Ce muscle occupe la limite infé-rieure du pharynx.

Il s'insère, par son point fixe, en avant, sur les cartilages du larynx : 1° par un faisceau, *muscle thyro-pharyngien*, sur le bord postérieur du thyroïde et sur la portion triangulaire de la face externe de ce cartilage, située en arrière de la corde fibreuse; 2° par un autre faisceau, *muscle crico-pharyngien*, sur les parties latérales du cartilage cricoïde.

De ces divers points, les fibres se portent en arrière, les inférieures horizontalement, les supérieures en haut et en dedans. Arrivées vers la ligne médiane, après avoir contourné l'aponévrose pharyngienne, ces fibres s'insèrent sur cette aponévrose, s'entre-croisent en partie avec celles du côté opposé, et en partie avec les fibres inférieures du constricteur moyen du côté opposé.

Ce muscle, dont le bord inférieur est horizontal, présente un bord supérieur en pointe qui recouvre le constricteur moyen (fig. 128).

D. Stylo-pharyngien. — Petit muscle long et grêle faisant partie du bouquet de Riolan.

Il s'insère à la partie supérieure et interne de l'apophyse styloïde. De là, il se porte en bas et en dedans, pour s'insérer en s'épanouissant au bord postérieur du cartilage thyroïde (fig. 128).

A son origine, ce muscle s'applique à la face externe du constricteur supérieur, passe ensuite entre la face interne du constricteur moyen et l'aponévrose pharyngienne, où il s'épanouit pour se porter à ses insertions.

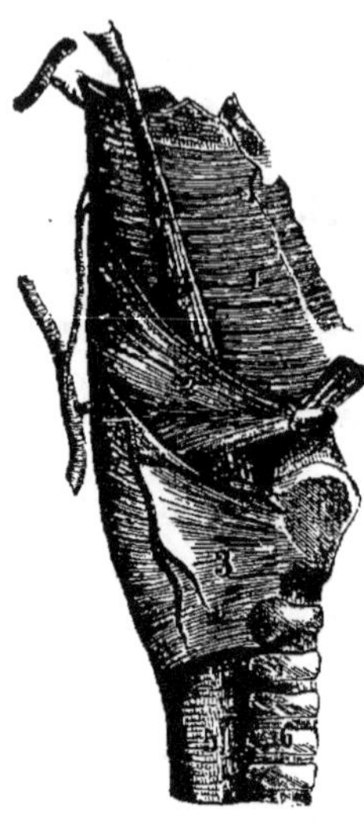

Fig. 128. — Parties latérales des muscles du pharynx (côté droit).

1, constricteur supérieur. — 2, constricteur moyen. — 3, constricteur inférieur. — 4, stylo-pharyngien. — 5, œsophage. — 6, trachée.

E. Pharyngo-staphylin. — Voyez *Voile du palais*.

Des muscles du pharynx en général. — Ces muscles sont pairs et au nombre de cinq de chaque côté. Les trois constricteurs forment, sur le milieu de la face postérieure de l'aponévrose pharyngienne, une ligne solide, une sorte de suture, point d'entrecroisement des constricteurs droits et gauches. Ce raphé adhère intimement à l'aponévrose.

Les fibres, parties de la ligne médiane, se portent en dehors et en avant, sans adhérer à l'aponévrose, de sorte qu'on peut facilement les séparer sur les côtés. Puis, elles forment des faisceaux plus ou moins considérables qui prennent insertion sur les points osseux, fibreux et cartilagineux qui se trouvent à ce niveau.

Chacun de ces faisceaux était autrefois désigné d'après la nomenclature de Chaussier, et c'était certainement préférable. C'est ainsi

qu'on appelait *crico-pharyngien* la portion du constricteur inférieur qui s'insère au cricoïde ; *thyro-pharyngien*, celle qui s'insère
au thyroïde ; *hyo-pharyngien*, le constricteur moyen, et *ptérygo-
pharyngien*, la portion du constricteur supérieur qui se fixe à
l'apophyse-ptérygoïde.

Les *rapports* de ces muscles sont les mêmes que les rapports
généraux du pharynx ; ce sont ces muscles qui forment sa couche
la plus extérieure. Ils sont tous en contact par leur face interne
avec l'aponévrose. De plus, ils sont superposés comme les tuiles
d'un toit ; le moyen recouvre le supérieur, l'inférieur recouvre le
moyen.

Leur *action* est difficile à étudier isolément. Ils ont tous une
action commune : c'est de rétrécir la cavité pharyngienne et de
rapprocher la partie postérieure du pharynx, point mobile, de la
partie antérieure. En raison de l'obliquité de leurs fibres, les constricteurs moyen et inférieur ont une action plus compliquée : ils
concourent à élever le pharynx par leurs fibres obliques. Que se
passe-t-il alors ? Nous savons que l'aponévrose pharyngienne est
fixée à la base du crâne par trois languettes aponévrotiques. Lorsque
le constricteur moyen, par exemple, se contracte, ses fibres supérieures, adhérant en haut à l'aponévrose et en bas à l'os hyoïde,
doivent nécessairement soulever cet os, et par conséquent le larynx
qui y est fixé. La même explication s'applique aux fibres obliques
du constricteur inférieur. Or, comme, d'un autre côté, nous avons
vu la charpente fibreuse du pharynx s'insérer sur ces divers points,
nous pouvons conclure que l'action des muscles constricteurs est
non seulement de resserrer la cavité du pharynx et de comprimer
le bol alimentaire pendant la déglutition, mais encore d'élever
l'extrémité inférieure du pharynx et le larynx.

Ajoutons que l'élévation de la partie inférieure du pharynx,
venant au-devant du bol alimentaire, est en grande partie déterminée par la contraction du stylo-pharyngien et du pharyngo-staphylin.

La *structure* de ces muscles pharyngiens est celle de tous les
muscles extérieurs. Ils ont des fibres striées.

Vaisseaux et nerfs du pharynx.

1° **Artères**. — L'*artère pharyngienne inférieure*, branche de la
carotide externe, et l'*artère pharyngienne supérieure*, de la maxillaire interne, se distribuent au pharynx. Cette dernière, très grêle,
ne se rend qu'à la muqueuse de la partie supérieure du pharynx,
au niveau de l'embouchure de la trompe d'Eustache. En outre, l'*artère palatine inférieure* et les *thyroïdiennes supérieure* et *inférieure* lui abandonnent quelques rameaux.

2° Veines. — Les veines, nées des divers points du pharynx traversent les diverses couches et se portent en dehors des muscles, où elles s'anastomosent pour former un plexus veineux qui verse son sang dans la jugulaire interne.

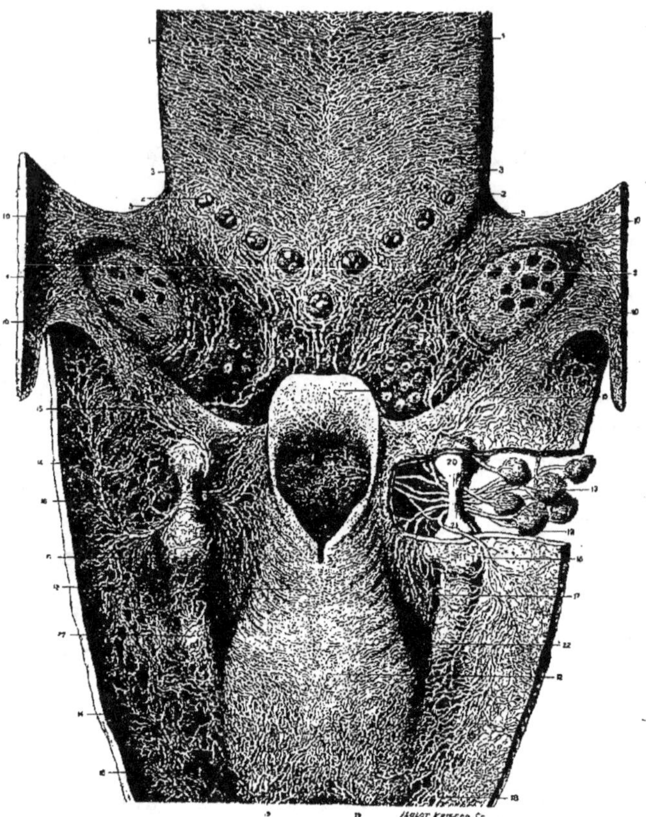

Fig. 129. — Lymphatiques du fond de la bouche (Sappey).

1, réseau lymphatique de la langue. — 2, papilles caliciformes. — 3, lymphatiques entourant ces papilles. — 4, lymphatiques partant de la papille caliciforme médiane. — 5, 6, les mêmes lymphatiques se portant dans les ganglions latéraux hyoïdiens. — 7, 8, lymphatiques venant des papilles caliciformes et traversant le pharynx pour aller aux ganglions latéraux hyoïdiens 13. — 9, réseau lymphatique des amygdales et lacunes amygdaliennes. — 10, lymphatiques du voile du palais et de ses piliers divisé et rejeté en dehors. — 11, réseau lymphatique de l'épiglotte. — 12, réseau de la face postérieure du larynx. — 14, lymphatiques de la muqueuse du pharynx. — 15, lymphatiques des piliers du voile du palais se rendant aux ganglions hyoïdiens latéraux. — 16, 17, 18, lymphatiques de la partie inférieure du pharynx. — 19, lymphatiques de la partie inférieure du pharynx se rendant aux ganglions œsophagiens. — 20, 21, sommet des grandes cornes de l'os hyoïde et du cartilage thyroïde. — 22, saillie du bord postérieur du cartilage thyroïde.

3° Lymphatiques. — Les lymphatiques sont nombreux et viennent de la membrane muqueuse.

De ce réseau lymphatique, on voit partir un grand nombre de vaisseaux qui se dirigent vers deux points principaux. Les uns convergent en haut et en dehors vers la partie la plus élevée du pharynx, qu'ils traversent pour se jeter dans un ganglion situé à ce niveau au-dessous de la base du crâne (Sappey). Les autres se portent en bas vers la membrane thyro-hyoïdienne, qu'ils traversent de dedans en dehors pour se jeter dans les ganglions carotidiens situés au même niveau.

4° Nerfs. — Les nerfs du pharynx viennent du plexus pharyngien, plexus inextricable, situé sur les parties latérales du pharynx et formé par des ramifications des nerfs glosso-pharyngien, pneumogastrique, spinal et grand sympathique.

Fonctions. — Le pharynx est un canal à double usage. Il sert au passage de l'air de la respiration et au passage des aliments. C'est dans le pharynx que s'entre-croisent ces deux voies, qui ne peuvent jamais être parcourues en même temps. C'est pour cette raison que la respiration est impossible pendant la déglutition, et *vice versa*. Si, volontairement ou non, on fait une inspiration, si l'on rit, par exemple, le courant d'air fait dévier les aliments, solides ou liquides, de leur route naturelle et les engouffre dans les voies respiratoires, d'où les accès de suffocation. On dit alors qu'on *avale de travers*. Pendant la respiration, le pharynx est immobile, mais, pendant l'acte de la déglutition, il agit énergiquement. C'est dans le pharynx que se passe le deuxième temps de la déglutition. Dès que le bol alimentaire se présente à l'isthme du gosier, où il est amené par les mouvements de la langue, l'extrémité inférieure du pharynx est brusquement soulevée pour le saisir et le transporter immédiatement à l'orifice de l'œsophage.

— Des collections purulentes se développent quelquefois en arrière du pharynx. Ces abcès, dits *rétro-pharyngiens*, survenant spontanément, ou le plus souvent à la suite d'une carie vertébrale, soulèvent d'arrière en avant le fond du pharynx et éprouvent une difficulté, pour ainsi dire insurmontable, à s'ouvrir dans la cavité pharyngienne. Après avoir soulevé fortement cette paroi, ils peuvent former une saillie telle qu'ils gênent la respiration et qu'ils obturent l'orifice supérieur du larynx. Dans ces cas, le chirurgien, en ouvrant ces abcès par le pharynx, peut conjurer des accidents terribles. Dans d'autres cas, le pus, éprouvant trop de résistance du côté du pharynx, glisse le long de cet organe et de l'œsophage jusque dans le médiastin.

L'inflammation aiguë et chronique, les inflammations spécifiques affectent fréquemment la muqueuse pharyngienne. Parmi ces angines, il en est quelques-unes de très remarquables : *l'angine diphthéritique*, par exemple, qui détermine si fréquemment des paralysies locales et même des paralysies de tout ou d'une partie du corps. L'une des plus fréquentes, sans contredit, de ces inflammations, est l'*angine granuleuse*, si bien étudiée par Guéneau de Mussy. C'est une inflammation chronique de la muqueuse pharyngienne occupant souvent aussi la muqueuse laryngée. Elle est caractérisée par le développement exagéré des glandes du pharynx qui se montrent sous forme de grosses granulations rouges et par une sensation de gêne, de sécheresse, de douleur même de la région. Cette inflammation détermine de petits accès de toux, l'enroulement de la voix, et cède merveilleusement à l'action des eaux sulfureuses. C'est l'angine granuleuse des prêtres et des professeurs, qu'on rencontre si souvent aux eaux de Cauterets. Enfin, les nombreux follicules et vaisseaux lymphatiques, qui existent dans la muqueuse du pharynx, deviennent le point de départ fréquent des *tumeurs adénoïdes* du pharynx.

§ 3. — ANNEAU ADÉNOIDE BUCCO-PHARYNGIEN

Je désigne sous ce nom l'ensemble des organes lymphoïdes situés autour de l'isthme du gosier. Cet anneau que Waldeyer nomme *grand cercle du pharynx*, comprend : 1° en haut, l'*amygdale pharyngienne*, impaire, et les *amygdales tubaires;* 2° sur les côtés, les *amygdales latérales;* 3° en bas, l'*amygdale linguale* (je comprends sous ce nom, l'ensemble des organes lymphoïdes situés à la base de la langue).

L'anneau adénoïde bucco-pharyngien forme donc un cercle complet, dirigé obliquement de haut en bas, et d'arrière en avant, et entourant l'ouverture postérieure des fosses nasales et l'isthme du gosier. Il envoie au voile du palais un prolongement antérieur qu'on pourrait appeler *amygdale palatine*.

Situation. — Cet anneau, composé d'un tissu spécial, est situé sous la muqueuse, qu'il soulève et à laquelle il donne une apparence bosselée.

Division. — Je décrirai séparément les diverses portions de cet anneau, en commençant par la partie supérieure, ou pharyngienne, et en terminant par sa partie inférieure, ou linguale. J'ai donc à décrire : 1° l'amygdale pharyngienne et les amygdales tubaires; 2° les amygdales latérales ; 3° l'amygdale linguale.

Tissu adénoïde. — Avant de décrire ces diverses amygdales, je dirai quelques mots du tissu adénoïde. Ma description gagnera en clarté. Je dois reconnaître que les auteurs ne se sont pas toujours accordés sur l'opinion qu'on doit se faire de ce tissu, qui a reçu, pour cette raison, différents noms.

L'expression de *tissu adénoïde* vient de His. Kölliker lui a donné le nom de *tissu cytogène ;* Frey le nomme *tissu réticulé,* et enfin

Ranvier, dont nous adoptons l'interprétation, le décrit sous le nom de *tissu conjonctif réticulé*. J'ajoute que quelques auteurs l'appellent *tissu lymphoïde* ou *tissu lymphatique*.

Le tissu adénoïde de la région bucco-pharyngienne, que je décris en ce moment, est très abondant chez l'enfant. Il augmente d'épaisseur, surtout à la partie supérieure du pharynx, jusqu'à l'âge de douze ou treize ans, où il atteint l'apogée de son développement. Puis il diminue insensiblement de volume et finit par s'atrophier chez l'adulte. Voilà pourquoi les affections de la région bucco-pharyngienne sont si fréquentes chez les enfants. Sous l'influence de l'inflammation, ce tissu s'hypertrophie et donne naissance à des saillies mamelonnées de volume variable, qui obstruent l'orifice de la trompe d'Eustache et l'ouverture postérieure des fosses nasales, en formant ce qu'on est convenu d'appeler les *tumeurs adénoïdes de l'arrière-gorge*. Obstruant le passage de l'air, les tumeurs adénoïdes des enfants produisent de la surdité.

Les petits malades dorment la bouche ouverte et la maintiennent également souvent ouverte dans la journée, ce qui leur donne un air légèrement hébêté. Ils ont de plus une voix nasonnée caractéristique. Il faut les débarrasser de ces tumeurs.

Structure du tissu adénoïde. — Le tissu adénoïde est fort répandu dans l'économie. Il forme la substance des ganglions lymphatiques, des follicules clos de l'intestin, des plaques de Peyer, des follicules de la rate, etc. Il est répandu en nappe en certaines régions, comme dans le derme de la muqueuse intestinale et dans la région bucco-pharyngienne.

On peut dire, en résumé, que le tissu adénoïde est un *tissu conjonctif spécial infiltré de cellules lymphatiques*. Ce tissu est, pour Kölliker, un réseau, un feutrage de cellules étoilées du tissu conjonctif anastomosées par leurs prolongements, les cellules formant des nœuds au point d'entre-croisement des filaments. Chaque cellule renferme un noyau. Frey et His ont adopté l'interprétation de Kölliker. Mais Ranvier soutient, contre les auteurs allemands, que le tissu adénoïde est formé de fascicules déliés de tissu conjonctif anastomosés en réseau et recouverts de cellules endothéliales, en sorte que les noyaux ne seraient point situés aux points nodaux de l'entre-croisement. Ce tissu n'est donc pas formé par les filaments, prolongements des cellules entre-croisées. On comprend pourquoi Ranvier donne à ce tissu le nom de *tissu conjonctif réticulé*. Je préfère l'expression de *tissu adénoïde*, employée par His, parce qu'on trouve ce tissu répandu dans des organes glanduloïdes, pour me servir d'une heureuse expression de Mathias Duval, et parce qu'en pathologie on donne à l'hypertrophie de ce tissu le nom de *tumeur adénoïde*. Renaut se sert aussi de l'expression *tissu réti-*

culé ; selon cet auteur, les noyaux, dits nodaux, sont les noyaux des cellules fixes du tissu conjonctif appliqués contre les faisceaux de fibres et non les noyaux des cellules endothéliales.

Follicules clos. — On rencontre, à chaque instant, dans les auteurs l'expression *follicules clos*, sans explication suffisante, à mon avis. L'expression est mauvaise parce qu'elle donne l'idée d'une cavité close comme le sont les vésicules closes du corps thyroïde. Or, rien n'est plus dissemblable qu'une vésicule close et un follicule clos. Les follicules qu'on trouve dans la couche corticale des ganglions lymphatiques, dans la muqueuse de l'estomac et de l'intestin, dans l'anneau adénoïde bucco-pharyngien, est une petite masse de tissu adénoïde, de tissu conjonctif réticulé condensé, et imprégné de leucocytes. Ce sont de petites boules, de petites sphères plus ou moins volumineuses, formées de tissu adénoïde et répandues au milieu d'une *nappe de tissu adénoïde* lâche. Dans les follicules clos, les faisceaux sont serrés les uns contre les autres, surtout à la surface des follicules.

Le tissu serré réticulé des follicules clos, de même que le tissu réticulé lâche des *nappes adénoïdes*, est infiltré de cellules lymphatiques très mobiles, cellules migratrices. Ces cellules qui ne sont autre chose, ne l'oublions pas, que des leucocytes de diverses espèces, des cellules lymphatiques jouent dans le tissu adénoïde un rôle considérable. Ces éléments sont les agents modificateurs et transformateurs des tissus par excellence. C'est ainsi qu'ils transforment les séreuses en membranes fenêtrées et les aponévroses en membranes réticulées. Ces cellules lymphatiques sont accumulées dans les tissus adénoïdes ; elles arrivent presque au contact, mais elles restent libres cependant les unes par rapport aux autres.

Ces cellules migratrices sont en mouvement incessant, elles se déplacent rapidement, passent entre les filaments du tissu conjonctif et traversent la couche épithéliale de la muqueuse et la couche endothéliale des lymphatiques avec une égale facilité. Ce sont elles qui, une fois sorties, forment les globules du *mucus*.

Le tissu adénoïde de l'anneau adénoïde bucco-pharyngien forme une glande close circulaire, dont le produit, constamment élaboré par les cellules lymphatiques, est versé dans les lymphatiques.

L'anneau adénoïde bucco-pharyngien est donc formé de tissu adénoïde. Revenons maintenant à notre description.

1° Amygdales pharyngienne et tubaire.

L'*amygdale pharyngienne*, signalée en 1775 par Santorini, décrite en 1863 par Kölliker et mieux encore par Luschka en 1868, porte encore le nom de *glande de Luschka*. Elle est située sous la muqueuse de la voûte du pharynx, entre les deux trompes d'Eustache, en avant de l'arc antérieur de l'atlas. Elle occupe 25 millimètres d'avant en arrière, 20 d'un côté à l'autre. Son épaisseur est d'environ 6 millimètres. On trouve à sa partie postérieure et médiane une fossette appelée *bourse pharyngienne*.

Sa surface libre est fortement plissée. L'épithélium de la surface de ces replis est pavimenteux stratifié, celui des sillons qui les séparent présente des cils vibratiles. On voit déjà sur un embryon de trois mois le rudiment de l'amygdale pharyngienne; c'est une sorte de fente qui sera plus tard la *bourse pharyngienne*. Elle augmente graduellement jusqu'à treize ou quatorze ans, puis elle diminue, elle entre en régression et on n'en trouve plus trace chez l'adulte.

La *bourse pharyngienne*, ou *recessus médian du pharynx*, ou *bourse pharyngienne de Luschka*, est cette dépression médiane de l'amygdale pharyngienne que j'ai signalée plus haut. Elle a été décrite par Luschka en 1868. C'est une fossette située sur la ligne médiane, persistant chez l'adulte et le vieillard après l'atrophie de l'amygdale pharyngienne. Sa profondeur varie de 1 à 6 millimètres. Comme les intervalles des replis de l'amygdale pharyngienne, la surface de la bourse est recouverte d'un épithélium cilié. Au-dessous de l'épithélium on trouve du tissu adénoïde.

Cette bourse peut s'oblitérer à son ouverture et devenir le siège d'un kyste dans la pharyngite chronique, c'est la *maladie de Tornwaldt*. La bourse pharyngienne n'est pas constante. On n'est pas fixé sur sa signification. Est-ce un vestige du *canal pharyngo-hypophysaire de l'embryon*, comme le pense Kölliker ? Est-ce un *vestige de l'extrémité antérieure de la corde dorsale* comme le suppose Froriep ? On ne le sait pas.

L'*amygdale tubaire*, ou *amygdale de Gerlach*, est, comme l'amygdale pharyngienne, un amas de follicules clos, de tissu adénoïde par conséquent, situé sous la muqueuse de la trompe d'Eustache, vers la partie moyenne de sa portion cartilagineuse. Elle est reliée à l'amygdale pharyngienne par une couche de tissu adénoïde. Très développée chez l'enfant, l'amygdale de Gerlach s'atrophie chez l'adulte.

2° Amygdales latérales ou tonsilles.

On donne ce nom à un organe glanduloïde situé dans le pharynx, en arrière de l'isthme du gosier.

L'amygdale est *située* dans la fosse amygdalienne, entre le pilier antérieur et le pilier postérieur du voile du palais.

Elle a la *forme* et le *volume* d'une grosse amande. Mais ce volume est susceptible d'augmentation, et il est très fréquent de voir des amygdales assez volumineuses pour déborder les piliers du voile du palais.

Elle a une *direction* oblique de haut en bas et d'avant en arrière comme le pilier postérieur du voile du palais dont elle suit la direction.

Cet organe *varie* avec les sujets. J'ai indiqué le type ordinaire; mais il n'est pas rare de voir des amygdales plus ou moins volumineuses. On en voit qui se dirigent verticalement, d'autres qui sont aplaties, etc.

Rapports. — L'amygdale présente une face interne libre, une face externe adhérente, un bord antérieur, un bord postérieur, une extrémité supérieure et une extrémité inférieure.

Face interne. — Libre, cette face proémine dans la cavité du pharynx. Elle est convexe et présente de petits orifices, visibles à l'œil nu, qui conduisent dans des cavités, *cryptes* ou *lacunes amygdaliennes*.

Face externe. — Adhérente, cette face n'est point recouverte par la muqueuse comme la face interne; elle est en rapport avec le muscle amygdalo-glosse et l'aponévrose pharyngienne qui la sépare de l'artère carotide interne. Elle en est séparée par un intervalle de 10 à 20 millimètres environ (1). *Bord antérieur.* — Appliqué contre le pilier antérieur du voile du palais à sa partie supérieure, il en est séparé à sa partie inférieure par un angle dont l'ouverture regarde en bas. *Bord postérieur.* — Il est parallèle au pilier postérieur, dont il est séparé par une dépression que forme la muqueuse en se portant du pilier sur l'amygdale. *Extrémité supérieure.* — Cette extrémité est placée au-dessous du point de réunion des deux piliers, dans une excavation, *fosse sus-amygdalienne*, qu'un repli muqueux cache en partie. Pour voir cette fosse, il faut soulever ce repli. *Extrémité inférieure.* — Elle correspond aux parties latérales de la base de la langue, dont la sépare un intervalle d'un centimètre environ.

Structure. — Elle est recouverte par la muqueuse pharyngienne qui se prolonge sur elle, pour s'étendre ensuite à la langue en bas, et au voile du palais en haut. Elle s'enfonce dans l'amygdale en divers points de la face interne, et forme, en se déprimant, des culs-de-sac connus sous le nom de *lacunes de l'amygdale*. Il en existe quelques-unes plus volumineuses à l'extrémité supérieure de l'amygdale, dans la fosse sus-amygdalienne. Ces culs-de-sac ont une profondeur plus ou moins considérable ; quelques-uns

(1) Testut dit 20 à 25 millimètres ; Rieffel, 17. Comment expliquer alors l'accident arrivé, dit-on, à Chassaignac, qui aurait blessé la carotide interne en enlevant une amygdale avec la *guillotine amygdalienne*.

sont si profonds qu'ils atteignent presque la surface de la glande : c'est pour cela que leurs orifices paraissent sous forme de points ou de lignes courtes et étroites.

Nous étudierons : 1° les lacunes de l'amygdale ; 2° la muqueuse avec son épithélium et ses papilles ; 3° le tissu propre de l'amygdale ; 4° le tissu conjonctif ; 5° ses vaisseaux et ses nerfs.

Lacunes amygdaliennes. — Lorsqu'on regarde sa face superficielle, du côté du pharynx, on aperçoit des ouvertures irrégulières dont le nombre varie, mais toujours peu nombreuses. Ces trous conduisent dans des cavités de plusieurs millimètres de profondeur, qui dépassent quelquefois un centimètre, *lacunes amygdaliennes*. Parmi ces cavités, quelques-unes sont simples, d'autres sont ramifiées ; c'est dans leur intérieur que s'accumule quelquefois une matière jaunâtre, à odeur fétide, surtout chez les personnes qui sont sujettes aux inflammations des amygdales, et qui est expulsée, sous forme de petites masses jaunes, dans un effort d'éternuement ou simplement d'expulsion.

Épithélium et papilles. — L'amygdale, d'après Rœtterer, n'est qu'un bourgeon de la muqueuse bucco-pharyngienne ; c'est pourquoi on retrouve, dans la muqueuse qui recouvre cet organe, l'*épithélium pavimenteux* et le *derme papillaire* de la muqueuse buccale. Les *papilles* sont cependant très peu développées.

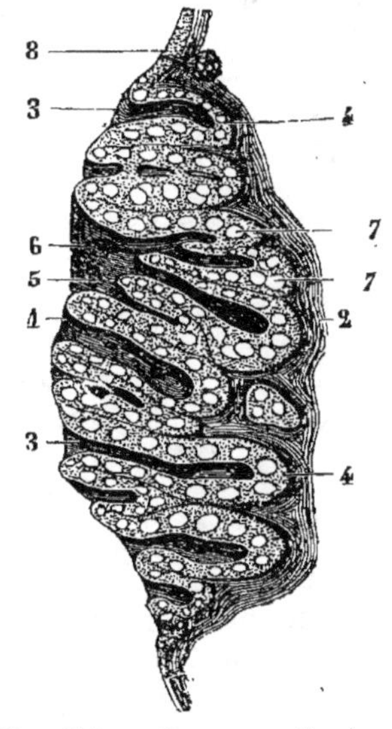

Fig. 130. — Coupe verticale et transversale de l'amygdale ; la face libre ou interne se trouve à gauche.

1, saillies séparant deux lacunes amygdaliennes. — 2, tissu conjonctif entourant les follicules et l'amygdale entière. — 3, 3, ouverture de deux lacunes amygdaliennes. — 4, fond d'une lacune. — 5, énorme lacune dans laquelle s'ouvrent de plus petites. — 6, orifice d'une lacune secondaire dans une grande. — 7, 7, 7, bourgeons épithéliaux. — 8, glande en grappe sur les limites de l'organe.

Tissu propre de l'amygdale. Bourgeon épithéliaux. — Jusqu'à ces dernières années, on avait considéré comme des follicules clos les corpuscules qui s'observent dans les parois mêmes des lacunes amygdaliennes. Rœtterer a démontré que ces prétendus follicules clos n'étaient pas autre chose que des *bourgeons épithéliaux*. Ils sont formés par des cellules épithéliales agglomérées et entourées par une membrane basale formée aux dépens des cellules les plus superficielles de chaque bourgeon. Chez l'enfant, ces bourgeons, peu développés, existent seuls ; mais, avec la croissance, ils augmentent de volume et sont envahis par les vaisseaux sanguins et du tissu conjonctif réticulé. L'organe est alors *remanié*.

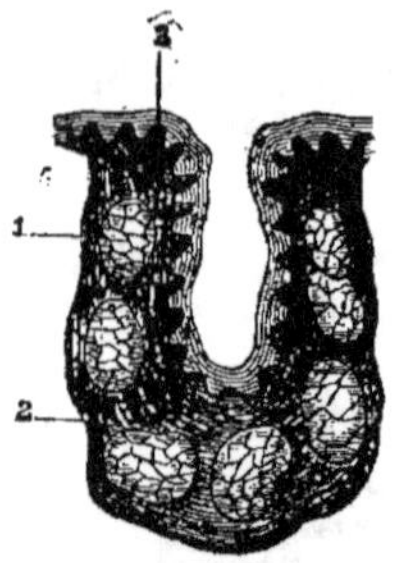

Fig. 131. — Coupe d'une lacune amygdalienne.

1, bourgeon épithélial. — 2, tissu conjonctif. — 3, papilles et muqueuse.

Le tissu amygdalien est alors désigné par Rœtterer sous le nom de *tissu angio-épithélial*.

Tissu conjonctif. — Le tissu conjonctif est très peu développé dans l'amygdale, il est formé aux dépens du derme de la muqueuse et représente en quelque sorte le squelette de l'organe. Il forme une sorte de capsule d'où partent des cloisons intérieures. Cette mince enveloppe conjonctive ne mérite pas le nom de capsule amygdalienne qu'on lui donne quelquefois.

Glandes en grappe. — Il en existe tout autour de l'amygdale; elles s'ouvrent à la surface de l'amygdale ou dans ses lacunes.

Vaisseaux et nerfs. — Les *artères* de l'amygdale, peu volumineuses, ramifications venues de la pharyngienne inférieure, des palatines supérieure et inférieure, et de la linguale, forment un *réseau capillaire* très serré et très élégant qui envahit la périphérie des follicules clos et qui pénètrent dans leur intérieur.

Les *veines* naissent du réseau des follicules et vont se jeter dans un petit plexus veineux situé sur la face externe de l'amygdale, et dépendant du plexus pharyngien.

Les *lymphatiques* des amygdales sont mal connus. Cependant Sappey les a injectés (voy. fig. 129).

Les *nerfs* des amygdales viennent du glosso-pharyngien ; quelques filets sont fournis par le pneumogastrique. On ne connaît pas leur mode de terminaison.

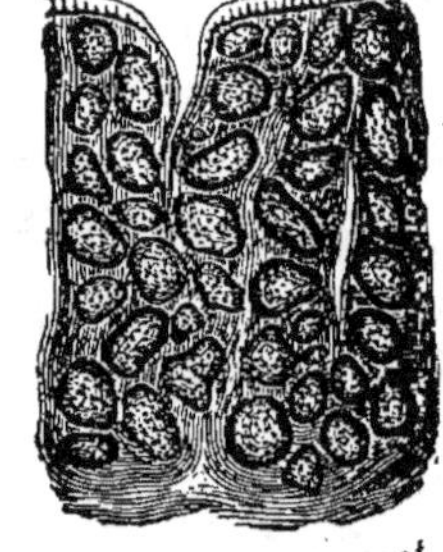

Fig. 132. — Fragment de l'amygdale du porc. On y voit les bourgeons épithéliaux, des enfoncements qui indiquent les lacunes amygdaliennes et les papilles de la muqueuse.

Développement. — D'après Rœtterer, qui a étudié chez les mammifères le développement des amygdales, elles sont formées par un bourgeonnement de la muqueuse bucco-pharyngienne. Elles apparaissent au 4e mois de la vie fœtale; les bourgeons épithéliaux sont d'abord rudimentaires (stade épithélial). A la naissance, on constate peu de modifications dans la structure des amygdales; vers l'âge de 15 ans, elles sont envahies par les vaisseaux et le tissu réticulé. A 20 ans, le *tissu angio-épithélial*, qui les caractérise, est arrivé à parfait développement (stade réticulé). Puis le tissu s'atrophie et devient fibreux (stade fibreux).

Fonctions. — Les amygdales sécrètent un liquide qui facilite la descente du bol alimentaire.

3° Amygdale linguale.

De même que le tissu adénoïde forme deux masses latérales ou amygdales, une masse supérieure ou amygdale pharyngienne, de même il forme entre les deux amygdales latérales une nappe réunissant ces deux derniers organes. Cette nappe de tissu adénoïde, ou *amygdale linguale*, occupe la base de la langue. Elle s'étend d'avant en arrière, des papilles caliciformes à l'épiglotte, et transversalement d'une amygdale latérale à l'autre.

L'amygdale linguale donne à la muqueuse de la base de la langue un aspect bosselé. Au centre de chaque bosselure est une ouverture qui conduit dans une cavité, crypte ou lacune dont les parois sont tapissées par l'épithélium pavimenteux de la muqueuse. Au-dessous de l'épithélium est une couche de tissu adénoïde sous forme de grains, ou *follicules clos*, et sous forme de nappe unissant tous les follicules clos.

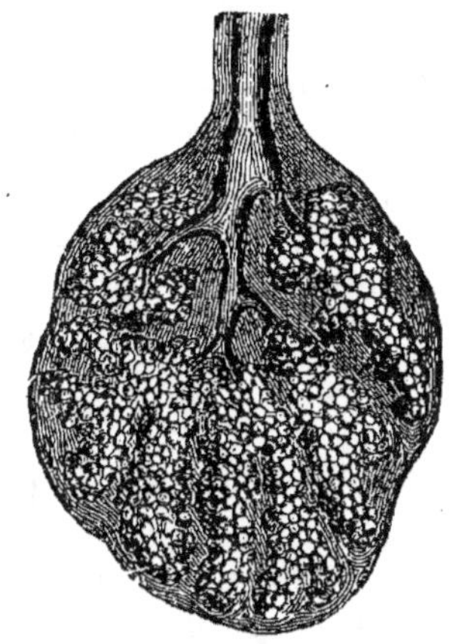

Fig. 133. — Glande muqueuse de la langue (grossissement, 40).

Des glandes en grappe, *glandes muqueuses*, forment un plan au-dessous des cryptes de l'amygdale linguale. Ces glandes muqueuses ont leur corps au-dessous de la nappe adénoïde linguale ; le conduit excréteur de ces glandes s'ouvre sur la muqueuse linguale, et souvent dans la cavité même du follicule.

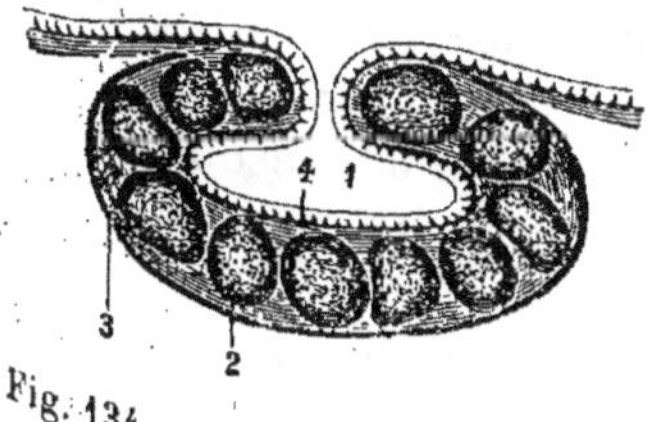

Ces glandes en grappe sont plus étendues que l'amygdale linguale. Elles forment dans leur ensemble un fer à cheval dont la partie moyenne est située au-dessous des follicules de la base de la langue ; les deux extrémités passent sur la partie postérieure des bords de la langue et se terminent au-dessous de la pointe.

Fig. 134. — Coupe d'un crypte et des follicules clos de la base de la langue (grossissement, 25). 1, cavité de la langue tapissée d'épithélium. — 2, follicules. — 3, tissu conjonctif réticulé, tissu adénoïde. — 4, papilles de la muqueuse qui tapisse la cavité de la lacune.

Ces glandes, dépassant la base, forment deux groupes : 1° un groupe latéral, qui occupe les bords de la langue et qui a reçu le nom de glandes de Weber ; 2° un groupe antérieur, situé sous la pointe de la langue, aux extrémités du fer à cheval, et nommé *glande de Blandin*, 1823, ou *glande de Nuhn*, 1845. La glande de Weber est formée par un groupe de glandules disséminées; la glande de Nuhn est une masse glandulaire plus serrée, de la forme et du volume d'un petit haricot.

§ 4. — ŒSOPHAGE

L'œsophage est un conduit étendu du pharynx à l'estomac.

Situation. — Il est situé dans le médiastin postérieur, qu'il dépasse en haut et en bas, au-devant de la colonne vertébrale.

Forme. — Ce conduit, toujours fermé, est aplati d'avant en arrière dans sa partie supérieure, tandis que sa moitié inférieure est cylindrique. Il résulte de cette forme que la muqueuse offre des plis longitudinaux ; facile à constater sur une coupe transversale.

Limites. — L'œsophage *commence* au niveau du corps de la sixième vertèbre cervicale, où il se continue avec le bord inférieur du constricteur inférieur, et se *termine* à la onzième vertèbre dorsale, un peu à gauche de la ligne médiane. L'extrémité supérieure est séparée de l'arcade dentaire supérieure par un intervalle de 16 centimètres, d'où il faut conclure qu'on ne peut atteindre ce point avec le doigt.

Direction. — Son trajet n'est pas rectiligne. A son origine, il se porte immédiatement à gauche, où il déborde de quelques millimètres le côté gauche de la trachée. Un peu plus bas, il pénètre dans le thorax et se porte un peu à droite (à cause de la présence de la crosse de l'aorte) jusqu'à la quatrième vertèbre dorsale. Arrivé là, il s'incline de nouveau à gauche jusqu'à sa partie inférieure. En sorte que, dans sa direction, ce conduit présente deux courbures : une supérieure, *cervicale*, à concavité droite, et une inférieure, *thoracique*, à concavité gauche.

Dimensions. — La longueur moyenne de l'œsophage est de 22 à 25 centimètres, selon les sujets.

Les *rétrécissements* de l'œsophage étant assez fréquents, on conçoit l'importance qu'il y a à connaître les diamètres de ce conduit.

L'œsophage étant en place sur le cadavre, on trouve trois légers détroits : 1° à l'origine du conduit ; 2° à sept centimètres au-dessous ; 3° à deux centimètres au-dessus de sa terminaison. Le moule en plâtre de l'œsophage offre, en ces trois points, 14 millimètres de diamètre. Le détroit inférieur, correspondant à l'ouverture du diaphragme, disparaît lorsqu'on divise cette ouverture.

Les deux détroits supérieurs constituent deux points d'élection pour l'arrêt des corps étrangers de l'œsophage.

Les rétrécissements de l'œsophage se montrent plus fréquemment dans les trois points plus étroits, sans doute parce que les liquides corrosifs y séjournent un peu plus longtemps. Je dois dire cependant que j'ai rencontré le plus grand nombre des rétrécissements à l'orifice supérieur de l'œsophage et surtout à 33 centimètres des dents incisives.

Les deux détroits supérieurs, dilatés brusquement, peuvent atteindre 18 à 19 millimètres; tandis que l'inférieur peut, dans les mêmes conditions, atteindre 25 millimètres. Vers son milieu, l'œsophage peut être dilaté jusqu'à 35 millimètres.

Je ferai remarquer que des corps étrangers énormes, comme une pièce de cinq francs en argent, peuvent pénétrer dans l'œsophage en le distendant dans une seule direction. La pièce pénètre toujours en travers, parce que la partie supérieure de l'œsophage n'est dilatable que dans ce sens.

L'épaisseur des parois œsophagiennes est de 3 à 4 millimètres, mais lorsque l'œsophage est distendu, ces parois s'amincissent considérablement, ce qui doit rendre très circonspect dans le cathétérisme, surtout dans le cas de rétrécissement. On a parfois perforé le conduit dans le cathétérisme. Or, la rupture de ce conduit est extrêmement grave, ainsi qu'on peut en juger par les rapports de l'œsophage.

Division. — On considère à l'œsophage trois portions : *cervicale*, *thoracique* et *abdominale*.

Rapports. — 1° *Portion cervicale.* — La portion cervicale comprend la portion d'œsophage surmontant un plan qui passerait par la fourchette du sternum. Elle mesure une longueur, variable selon les sujets, de 5 à 6 centimètres en moyenne, la tête étant légèrement étendue. Elle est en rapport, *en avant*, avec la trachée, qui lui adhère ; *en arrière*, avec la colonne vertébrale, et *sur les côtés*, avec l'artère carotide primitive, le nerf récurrent, les lobes du corps thyroïde et l'artère thyroïdienne inférieure. A gauche, il est en rapport avec la terminaison du canal thoracique, le long de la carotide primitive.

L'inclinaison à gauche de cette portion de l'œsophage fait que ce conduit n'affecte pas exactement les mêmes rapports avec les deux nerfs récurrents. Celui du côté droit est situé à droite de l'œsophage, derrière la trachée, tandis que celui du côté gauche se trouve sur la face antérieure de l'œsophage, au niveau de l'angle rentrant qu'il forme avec la trachée.

La déviation de la portion cervicale à gauche met ce conduit plus directement en rapport avec la carotide primitive gauche, et avec l'artère thyroïdienne inférieure gauche. C'est de ce côté qu'on l'attaque pour les opérations faites au cou sur cet organe.

La trachée, que l'on sent avec le doigt pendant l'opération de l'œsophagotomie, est le meilleur *point de repère* pour aller à la recherche de l'œsophage, du côté gauche, où il est le plus accessible.

2° *Portion thoracique.* — Située dans le médiastin postérieur, cette portion présente les rapports suivants :

En avant et de haut en bas, l'œsophage est en rapport avec la face postérieure de la trachée, et l'origine de la bronche gauche ; avec le péricarde, qui le sépare de l'oreillette gauche du cœur. *En arrière*, il est en rapport avec la colonne vertébrale, dont il est séparé par le canal thoracique, la grande veine azygos, les artères intercostales du côté droit, et, à sa partie inférieure, par l'aorte. A droite, il est séparé du poumon droit par la plèvre médiastine droite. A gauche, il est séparé du poumon gauche par la plèvre médiastine gauche ; mais, à la partie supérieure, il est en rapport avec la crosse de l'aorte et l'origine de l'artère carotide primitive gauche.

Dans toute l'étendue de la portion thoracique, on trouve un grand nombre de ganglions lymphatiques œsophagiens qui entourent ce conduit. Il est, de plus, en rapport avec le nerf récurrent gauche au-dessus de la crosse de l'aorte, le récurrent droit n'existant que dans la région cervicale ; et au-dessous des bronches, avec les deux nerfs pneumogastriques, qui suivent ses parties latérales, et l'enlacent de leurs ramifications.

Le rapport de l'œsophage avec la crosse de l'aorte est important à connaître. Un anévrisme de la crosse peut amener la dysphagie ; il peut aussi s'ouvrir dans l'œsophage en l'ulcérant et donner lieu à un vomissement de sang. La crosse de l'aorte comprimant légèrement l'œsophage peut arrêter un corps étranger ; Denonvilliers a déposé au musée Dupuytren la pièce anatomique d'un homme qui avait avalé sa dernière pièce de cinq francs. Elle s'arrêta à la crosse de l'aorte, l'ulcéra, et il mourut d'une hématémèse foudroyante.

3° *Portion abdominale.* — Elle traverse l'orifice œsophagien du diaphragme au-devant de l'aorte et des piliers du diaphragme avec les deux nerfs pneumogastriques ; le gauche passe en avant, le droit en arrière. Cette portion, qui présente deux centimètres de longueur environ, est recouverte en partie par le péritoine ; à droite, elle est en rapport avec le foie et le lobule de Spigel.

Quatre tuniques superposées forment l'œsophage. Ces tuniques sont, en procédant de dedans en dehors : une *couche fibro-élas-*

tique, une *couche musculaire*, une *couche celluleuse* et une *couche muqueuse* ; elles donnent aux parois de ce conduit une épaisseur de 3 à 4 millimètres. Nous étudierons ensuite les vaisseaux et les nerfs.

Couche fibro-élastique. — Cette couche est très mince, elle recouvre uniformément la couche musculaire, et elle est formée de faisceaux de tissu conjonctif entre-croisés et mélangés, de fibres élastiques anastomosées en réseau. Elle cesse à l'orifice du diaphragme où le péritoine entoure l'œsophage.

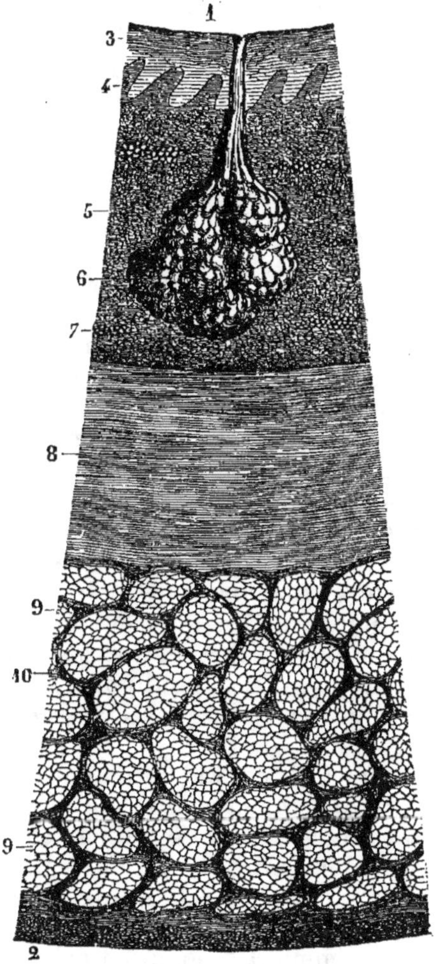

Couche musculeuse. — Elle forme les trois quarts de l'épaisseur du conduit. On y trouve deux plans de fibres : fibres superficielles longitudinales et fibres profondes circulaires.

Fibres longitudinales. — Ces fibres forment un plan régulier, dans lequel on peut voir des faisceaux assez volumineux s'anastomoser. Ce plan offre une epaisseur de plus d'un millimètre environ. Elles s'insèrent presque toutes par une sorte de *tendon suspenseur*, sur la crête médiane du cartilage cricoïde, entre les deux muscles crico-arythénoïdiens postérieurs. De ce tendon, naissent deux bandes latérales de fibres musculaires s'épanouissant en éventail et recouvrant les faces latérales et postérieure de l'œsophage. De sa partie moyenne part un faisceau de fibres longitudinales réunissant les deux bandes latérales.

Fig. 135. — Portion d'une coupe transversale de l'œsophage.

1, surface interne. — 2, surface externe limitée par la tunique fibreuse. — 3, couche épithéliale. — 4, papilles. — 5, muqueuse. — 6, glande œsophagienne. — 7, lobules de graisse dans la muqueuse. — 8, fibres musculaires transversales. — 9, 9, coupe des faisceaux musculaires longitudinaux. — 10, périmysium de ces faisceaux.

En bas, les fibres longitudinales arrivent jusqu'à l'estomac, où celles du côté droit se continuent avec la *cravate de Suisse*, pendant que celles du côté gauche s'écartent en s'irradiant sur la grosse tubérosité de l'estomac.

Les fibres longitudinales de l'œsophage sont des fibres *striées* dans son tiers supérieur (1) et *lisses* dans ses deux tiers inférieurs. Les fibres lisses se montrent aussitôt que ce conduit a pénétré dans le thorax.

Les fibres striées descendent plus bas sur la face postérieure de l'œsophage (Jolyet).

Chez certains sujets, le système musculaire de l'œsophage est renforcé par des faisceaux venus du voisinage, décrits par quelques auteurs sous le nom de *fibres musculaires accessoires*. On observe parfois un faisceau musculaire venu des parties latérales de la trachée, de la bronche gauche, de la plèvre médiastine, et même des bords de l'ouverture œsophagienne. Le premier de ces faisceaux, a été nommé muscle *trachéo-œsophagien*. Hyrtl a nommé muscle *broncho-œsophagien* le deuxième de ces faisceaux et *pleuro-œsophagien*, celui qui naît de la plèvre gauche, jamais de la droite. On a encore décrit un muscle *aortico-œsophagien*, et Gillette a décrit un muscle *phréno-œsophagien* venu des bords de l'ouverture œsophagienne du diaphragme et se jetant sur l'œsophage. Rouget a signalé encore un faisceau de fibres parti de chaque pilier du diaphragme, entrecroisé sur la ligne médiane avec celui du côté opposé, et se continuant avec des fibres de l'œsophage. Il s'agit peut-être là du muscle *phréno-œsophagien* dont je viens de parler.

Quelques fibres, indépendantes de ces faisceaux, se fixent à la face profonde de la *couche fibreuse* de l'œsophage.

Fibres circulaires. — Le plan des fibres circulaires, sous-jacent au précédent, offre un millimètre d'épaisseur. En haut, ces fibres se continuent avec celles du constricteur inférieur du pharynx ; en bas, avec les fibres circulaires de l'estomac. Ces fibres sont striées comme les longitudinales ; dans le tiers supérieur du conduit, elles se transforment en fibres lisses sur un point un peu plus élevé que les fibres longitudinales. La transition ne se fait pas brusquement : on voit d'abord des fibres lisses isolées apparaître au milieu des fibres striées, puis elles augmentent insensiblement.

La contracture des fibres musculaires de l'œsophage donne lieu aux *rétrécissements spasmodiques*, qu'on rencontre assez fréquemment chez les femmes hystériques. Il ne faut pas confondre ces

____

(1) Chez certains mammifères, comme le lapin, l'œsophage renferme des fibres striées dans toute son étendue.

rétrécissements passagers avec les rétrécissements permanents cicatriciels et organiques.

Couche celluleuse. — Elle est formée par une mince couche de tissu conjonctif lâche ; cette couche est beaucoup plus lâche en bas, où la muqueuse se sépare facilement des parties profondes.

Couche muqueuse. — La muqueuse offre une épaisseur d'un millimètre environ ; elle est un peu pâle, presque blanchâtre.

Derme. — Le derme forme les trois quarts de l'épaisseur de la membrane ; il est composé de faisceaux de tissu conjonctif mêlés à des fibres élastiques fines (Kölliker, Henle). On trouve à la surface du derme, des papilles nombreuses, de 100 μ de hauteur environ.

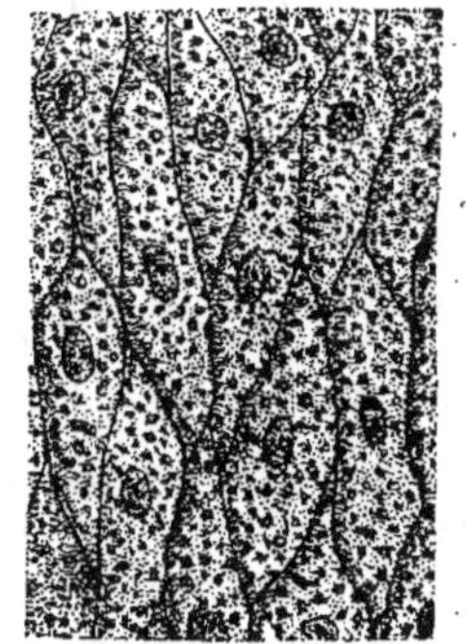

Fig. 136. — Epithélium de l'œsophage (d'après Morel et Villemin).

Épithélium. — L'épithélium mesure souvent un quart de millimètre ; c'est un *épithélium pavimenteux stratifié*, comme dans les muqueuses pharyngienne et buccale, avec des cellules profondes, rondes ou allongées, des cellules intermédiaires polyédriques, et des cellules superficielles aplaties, lamelliformes.

Il existe à la face profonde du derme, une couche de fibres musculaires lisses, longitudinales, dans la moitié supérieure de l'œsophage. Dans la moitié inférieure de l'œsophage, on rencontre en outre un plan profond de fibres circulaires : *muscularis mucosæ*.

Glandes. — Ce sont de petites glandes en grappe répandues à la face profonde du derme de la muqueuse et dans son épaisseur ; elles sont isolées ou groupées. Ces glandes, assez nombreuses, ont des conduits excréteurs qui s'ouvrent isolément dans la cavité œsophagienne, après s'être réunis au nombre de deux ou trois, d'après Sappey ; elles sont plus nombreuses dans le tiers inférieur du condüit. Elles sécrètent une matière visqueuse très abondante dans le cas de rétrécissement.

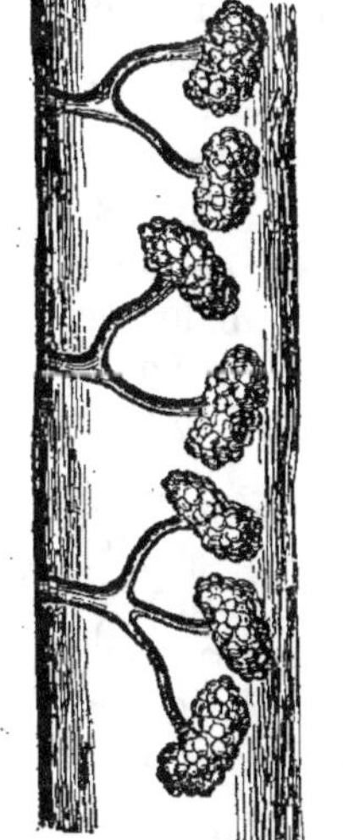

Fig. 137. — Glandes de l'œsophago.

Vaisseaux et nerfs. — Les *artères* de l'œsophage proviennent de plusieurs sources. Les *œsophagiennes supérieures*, destinées à la portion cervicale, viennent de la thyroïdienne inférieure ; les *œsophagiennes moyennes* naissent de l'aorte thoracique, et les *œsophagiennes inférieures* viennent de la diaphragmatique inférieure, ou de l'artère coronaire stomachique.

Les *veines* naissent surtout de la muqueuse. Elles forment dans le tissu cellulaire sous-muqueux un riche réseau, surtout à la partie inférieure. De ce réseau partent des troncs veineux qui vont se jeter dans les veines qui entourent ce conduit.

Les *lymphatiques* naissent de la muqueuse. Ils se jettent dans les ganglions qui entourent l'œsophage.

Les *nerfs* sont fournis par le pneumogastrique ; quelques filaments viennent de la portion thoracique du grand sympathique.

Selon Ranvier, les fibres lisses de l'œsophage présentent des terminaisons nerveuses en forme de *bouton*, et les fibres striées sont pourvues de *plaques motrices*. Une même fibre musculaire peut recevoir une fibrille nerveuse de chacun des pneumogastriques. Les fibres nerveuses forment, dans l'épaisseur de la tunique musculaire, un plexus avec cellules nerveuses au point d'entrecroisement des fibres, plexus analogue au plexus d'Auerbach dans l'intestin.

Il existe des théories nombreuses pour expliquer le rôle des nerfs dans le mécanisme de la *déglutition*. Ni celle de Marshal Hall, ni celle de Volkmann, ni celle de Wild, ni celle de Mosso, ni celle de Ranvier ne parviennent à expliquer ce rôle. Dans la théorie de Ranvier, qui n'est même pas à l'abri de critique, selon son auteur, il faut, pour expliquer le mécanisme de la déglutition, l'action simultanée des nerfs pneumogastriques et du plexus œsophagien, les premiers produisant une excitation transmise aux cellules du plexus œsophagien, dont l'ébranlement se communique de proche en proche à toutes les cellules. Telle est la théorie du *clavier périphérique de Ranvier*, opposée à celle du *clavier central de Wild*.

Fonctions. — L'œsophage est la portion du tube digestif dans laquelle se passe le troisième temps de la déglutition. Le bol alimentaire chemine dans ce conduit fermé, non par son propre poids, mais par les contractions des fibres musculaires qui entrent dans la composition de ses parois, puisque le bol alimentaire chemine dans l'œsophage sur un homme qui se maintient debout sur la tête.

Développement. — On croyait autrefois que les deux extrémités de l'œsophage se développaient séparément chez l'embryon, la supérieure étant formée par une dépression du feuillet externe du blastoderme, l'inférieure par le feuillet interne. Elles finissaient par s'aboucher par un phénomène analogue à celui qui se produit dans le développement du rectum.

Des études récentes ont démontré que l'œsophage, quoique recouvert d'épithélium pavimenteux, est un prolongement de l'estomac endodermique, qui va à la rencontre de l'ectoderme dans la fosse bucco-nasale.

Le Dr Bougon, de Paris, a publié un cas d'arrêt de développement de l'œsophage sur un enfant nouveau-né. Cet enfant, mort d'inanition, avait un œsophage perméable jusqu'au cardia, mais aucune sonde n'a pu aller plus loin. Il a été sondé par Félizet. Ce cas donne raison à Renaut, de Lyon, et à Robin et Cadiat qui prétendent que l'œsophage est une extension de l'ectoderme formant la cavité buccale, et non de l'endoderme formant l'estomac.

— Les maladies les plus fréquentes sont les *rétrécissements*. Il y a des rétrécissements *spasmodiques* dus à une contraction d'une certaine étendue de la couche musculaire de l'œsophage. Ces contractions, en général, passagères, peuvent persister pendant un certain temps. Les rétrécissements non spasmodiques sont, les uns *accidentels*, succédant à l'ingestion de substances liquides caustiques, les autres *organiques* à marche lente, produits par une dégénérescence des parois œsophagiennes. Ces derniers, les plus fréquents, sont absolument incurables, parce qu'on ne peut pas les extraire. On peut les dilater par divers moyens, diminuer la dysphagie, prolonger pendant quelque temps la vie des malades, qui finissent toujours par succomber aux progrès du mal. Les rétrécissements accidentels sont *cicatriciels*. A la suite de la brûlure produite par un liquide caustique, il se produit une ou plusieurs cicatrices annulaires qui diminuent insensiblement le calibre de l'œsophage, d'où dysphagie. Par suite du progrès du mal, les malades, qui ne pouvaient d'abord prendre que des aliments liquides, finissent par ne plus avaler les liquides et sont menacés d'inanition. On pratique à ces malades l'opération de la *gastrostomie*, opération grave et antiphysiologique, puisqu'on alimente ensuite ces malades par la fistule gastrique établie par l'opération. Je suis le premier chirurgien qui ai guéri plusieurs cas (13) de rétrécissement cicatriciel au moyen de l'*électrolyse linéaire* combinée à la dilatation sans plaie extérieure.

§ 5. — ESTOMAC

Avant d'étudier les organes contenus dans la cavité abdominale, j'ai cru nécessaire d'indiquer les régions de cette cavité. Faites passer deux lignes horizontales, l'une au dessous des fausses côtes et l'autre au-dessus des crêtes iliaques ; vous divisez ainsi l'abdomen en trois zones. La supérieure est la *zone épigastrique*, la moyenne la *zone ombilicale*, et l'inférieure la *zone hypogastrique*.

Fort. — Anatomie, t. III.   14

Conduisez deux lignes verticales du milieu de l'arcade crurale vers le thorax, vous diviserez chaque zone en trois régions. La zone épigastrique sera divisée en *région épigastrique*, région de l'*hypochondre droit* et région de l'*hypochondre gauche*. La zone ombilicale sera divisée en *région ombilicale, flanc droit* et *flanc gauche*. La zone hypogastrique présentera aussi trois régions, la *région hypogastrique* au milieu, et la *région iliaque ou fosse iliaque* de chaque côté.

L'estomac est un gros renflement du tube intestinal situé entre l'œsophage et l'intestin grêle.

Situation. — Il occupe la région épigastrique et empiète sur la région des hypochondres, de l'hypochondre gauche surtout. Il est situé au-dessous du foie, au-dessus du mésocôlon transverse et du côlon transverse, en avant du pancréas et de l'arrière-cavité des épiploons, en arrière de la paroi abdominale et des fausses côtes gauches, dont il est séparé par le diaphragme.

Volume. — Son volume est fort variable selon les individus. D'une manière générale, il est réduit à un petit volume lorsqu'il est vide d'aliments, et peut augmenter extraordinairement lorsqu'il est à l'état de plénitude. Son volume diminue considérablement chez les personnes soumises à une abstinence prolongée : on l'a même vu, dans quelques-uns de ces cas, dans un état voisin de l'atrophie. Après chaque repas, devenu le réceptacle des aliments, il détermine une voussure considérable de la région épigastrique. On voyait autrefois, au musée de Strasbourg, l'estomac colossal d'un Hongrois qui pouvait boire incontinent 12 litres de bière.

Mobilité. — L'estomac est très mobile ; nous verrons bientôt dans quel sens s'exécutent ses mouvements. Il se déplace rarement ; aussi est-il peu commun de le rencontrer dans les hernies. Il jouit donc d'une certaine mobilité sur place. La difficulté de déplacement est due à la présence de l'épiploon gastro-hépatique qui le fixe au foie, à l'adhérence du duodénum et dans la région qu'il occupe, à l'œsophage qui soutient son extrémité gauche.

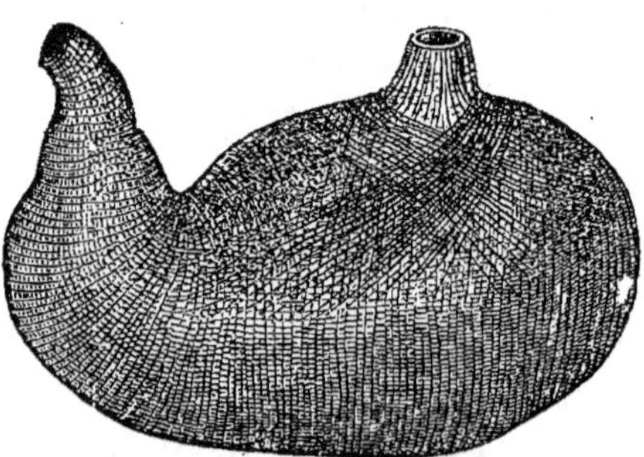

Fig. 138. — Forme de l'estomac extrait de l'abdomen.

Forme. — On l'a comparé à une cornemuse, et mieux à un cône, dont la base, située à gauche, serait arrondie, et dont l'axe décrirait une légère courbure à concavité supérieure et droite.

Dimensions. — Dans son état de moyenne distension, l'estomac présente un diamètre transversal de 25 centimètres, un diamètre antéro-postérieur de 11 centimètres, et un diamètre vertical de 8 centimètres et demi.

Direction. — L'axe de l'estomac n'est pas directement transversal ; il se porte de gauche à droite, et de haut en bas.

Les anatomistes ne sont pas d'accord sur la direction de l'estomac. Les allemands, d'après Luschka, affirment qu'il est presque vertical. Tillaux et Testut se sont rangés à cette opinion. Il y a là une certaine exagération ; la vérité est entre cette opinion et celle de Sappey qui donne à l'estomac une direction transversale. L'estomac est vertical chez l'embryon, mais après la naissance, de même que chez l'adulte, il présente une direction intermédiaire à l'horizontale et à la verticale.

Si l'on considère seulement l'intervalle qui sépare le cardia du pylore chez un adulte, il est certain qu'une ligne droite allant du cardia au pylore sera presque verticale, légèrement oblique en bas et à droite, de la ligne médiane (cardia) au hile du foie (pylore). Mais cette ligne, très courte (5 à 6 centimètres) n'indique pas la direction de l'estomac. L'axe de cet organe doit être pris du centre du grand cul-de-sac, qui remonte à gauche du foie, entre le foie et la rate, contre le diaphragme, à la région pylorique. Or cet axe est oblique de gauche à droite et de haut en bas, il se rapproche autant de l'horizontale que de la verticale, et les auteurs qui représentent l'estomac vertical dans les figures donnent à cet organe une fausse direction.

Régions et rapports.

Pour faciliter l'étude de cet organe, on considère à l'estomac une face antérieure, une face postérieure, un bord supérieur, un bord inférieur, une grosse tubérosité, une petite tubérosité, une extrémité gauche ou *cardia*, une extrémité droite ou *pylore*.

1° Face antérieure ou supérieure. — Cette face, convexe, est en rapport avec le diaphragme qui la sépare des fausses côtes du côté gauche, avec le foie, avec la partie supérieure de la paroi abdominale. La partie la plus supérieure de la région épigastrique, au niveau de l'appendice xiphoïde du sternum, n'est pas en rapport avec l'estomac, car le bord antérieur du foie les sépare à ce niveau. L'opération qui se pratique sur l'estomac, *gastrostomie*, et l'extraction de la fameuse fourchette, qui fut si heureuse pour L. Labbé, donnent un intérêt particulier aux rapports de l'estomac. Dans l'état de plénitude, les rapports de l'estomac et de la paroi abdominale sont plus étendus; mais, dans l'état de vacuité, état ordinaire d'un estomac que l'on va opérer, le point le plus favorable pour découvrir cet organe est le suivant, sur lequel se fait l'incision de la paroi abdominale. L'incision, oblique, de 4 centim. de long, est faite à 1 centim. en dedans des fausses côtes du côté gauche, de telle sorte que l'extrémité inférieure de l'incision corresponde à une ligne horizontale réunissant les cartilages des neuvièmes côtes.

L. Labbé indique ainsi ce rapport, qui a une importance capitale au point de vue de la gastrostomie : la grande courbure est toujours inférieure à la ligne horizontale passant par le bord inférieur du neuvième cartilage costal; l'estomac vient donc au contact de la paroi abdominale dans une région triangulaire limitée à gauche par le rebord des fausses côtes, à droite par le bord antérieur du foie, et en bas par la ligne horizontale signalée plus haut. Cette région triangulaire est connue sous le nom de *triangle de L. Labbé*. On comprend que, dans quelques cas, l'estomac se trouve refoulé en arrière et qu'on est obligé, pour le trouver, d'abaisser le côlon transverse qui a pris sa place.

2° Face postérieure ou inférieure. — Cette face repose sur le mésocôlon transverse et sur le côlon transverse. Elle est, en outre, en rapport avec le pancréas, la troisième portion du duodénum, les vaisseaux mésentériques supérieurs, les vaisseaux spléniques. Le pancréas sépare l'estomac de l'aorte et de la veine cave inférieure. Il est lui-même séparé de l'estomac par l'arrière-cavité des épiploons.

3° Bord supérieur ou bord droit. — Le bord supérieur ou *petite courbure* s'étend du cardia au pylore, il n'est pas susceptible d'allongement. C'est au niveau de ce bord qu'on trouve un faisceau musculaire longitudinal, appelé *cravate de Suisse*. Il est en rapport avec le lobe de Spigel, le tronc cœliaque et le plexus solaire. Le long de ce bord, sont situés un grand nombre de ganglions lymphatiques. C'est sur lui que s'insère le petit épiploon et que cheminent les vaisseaux coronaires stomachiques.

4° Bord inférieur ou gauche. — Appelé aussi *grande courbure*, ce bord donne insertion au grand épiploon. Il est situé contre la paroi abdominale, au-dessus du côlon transverse. Les artères gastro-épiploïques droite et gauche sont en rapport avec ce bord.

5° Grosse tubérosité. — La grosse tubérosité est le renflement qu'on voit à gauche de l'estomac. Elle répond à toute la portion d'estomac comprise en dehors de l'insertion du cardia. Située dans l'hypochondre gauche, elle est en rapport avec le diaphragme, qui la sépare des fausses côtes gauches en avant; avec la queue du pancréas, l'extrémité supérieure du rein gauche, la capsule surrénale gauche et les vaisseaux spléniques en arrière. La grosse tubérosité repose sur l'extrémité gauche de l'arc du côlon. Elle est en rapport, par sa partie gauche, avec la face interne de la rate qui s'applique contre l'estomac à l'état de plénitude de cet organe, et qui en est séparée par l'épiploon gastro-splénique à l'état de vacuité.

6° Petite tubérosité. — On a donné ce nom au renflement situé à droite de l'estomac au voisinage du pylore. Sa cavité est connue sous le nom d'*antre du pylore*. La petite tubérosité est en rapport, en avant, avec la paroi abdominale ; en arrière, avec la tête du pancréas et la troisième portion du duodénum ; en bas, avec l'extrémité droite de l'arc du côlon.

7° Cardia. — On donne ce nom à l'orifice œsophagien de l'estomac. Il est situé au-dessous et en arrière du foie, dont le bord postérieur présente une échancrure pour le recevoir. Il est en rapport en arrière avec l'aorte et les piliers du diaphragme. Il est entouré par le péritoine ; à sa droite, commence le repli gastro-hépatique ou petit épiploon ; à sa gauche, se trouve un petit repli péritonéal, triangulaire, qu'on appelle gastro-diaphragmatique. Le tronc cœliaque est, en outre, situé à droite et un peu au-dessus du cardia.

Le cardia est remarquable par les plis rayonnés qu'on observe du côté de la muqueuse, et par la différence de coloration qui se montre entre la muqueuse œsophagienne et la muqueuse stomacale. On remarque aussi à sa face interne une sorte de couronne formée par la saillie des glandes en tube de l'estomac.

8° Pylore (1). — C'est l'orifice droit de l'estomac, l'orifice duodénal. Cet orifice regarde en haut, à droite et en arrière. Une dépression extérieure, circulaire, indique son siège. Il est un peu dur au toucher, ce qui tient à l'épaississement considérable de ses parois. Il est situé en avant de la tête du pancréas et de l'artère hépatique, en arrière de la paroi abdominale et du côlon transverse, au-dessous du col de la vésicule biliaire.

Le pylore présente la structure suivante : des fibres musculeuses circulaires forment une sorte de sphincter. Ces fibres cessent d'exister brusquement au niveau de la valvule pylorique. A la face interne de ce sphincter, les tuniques celluleuse et muqueuse s'adossent à elles-mêmes pour former une valvule circulaire.

Valvule pylorique. — Cette valvule, annulaire, est percée au centre d'un trou ovalaire admettant à peine l'extrémité du petit doigt. Vue du côté de l'estomac, cette valvule paraît peu saillante et dépasse à peine la surface interne de l'estomac ; vue du côté du duodenum, elle présente une large surface. Cette différence d'as-

(1) πυλωρός, portier destiné à ouvrir et à fermer la porte.

pect des deux côtés tient à ce que les fibres du sphincter pylorique cessent brusquement à ce niveau, et présentent du côté du duodenum une surface taillée à pic (fig. 139).

Structure.

L'estomac se compose de quatre couches qui sont, en allant de dehors en dedans : la couche séreuse, la couche musculeuse, la couche celluleuse et la couche muqueuse. Après les avoir étudiées successivement, nous verrons les vaisseaux et les nerfs.

Couche séreuse. — Cette couche est formée par le péritoine, qui entoure l'estomac de toutes parts. Le péritoine est régulièrement étalé sur les deux faces de l'estomac ; il est plus adhérent au centre de ces faces que vers les limites où il glisse sur le tissu cellulaire pour permettre la dilatation de l'estomac. Arrivés aux courbures de l'estomac, les deux feuillets du péritoine qui tapissent les faces s'adossent à eux-mêmes et forment des replis. L'un d'eux se porte de la petite courbure de l'estomac vers le foie (épiploon gastro-hépatique ou petit épiploon) ; un autre se porte de la grosse tubérosité vers le hile de la rate (épiploon gastro-splénique) ; le troisième s'étend de la grande courbure de l'estomac au côlon transverse (épiploon gastro-côlique ou grand épiploon).

Couche musculeuse. — Cette couche, formée de fibres lisses, comprend trois ordres de fibres : des fibres superficielles longitudinales, des fibres moyennes circulaires et des fibres profondes obliques.

Les *fibres longitudinales* ne forment pas un plan régulier. On les rencontre à la petite courbure et aux deux extrémités de l'estomac. A la petite courbure, ces fibres établissent la continuité entre celles de l'œsophage et celles du duodénum. Elles constituent un faisceau assez considérable, appelé *cravate de Suisse* [1]. A l'extrémité gauche de l'estomac, sur le renflement de la grosse tubérosité, on voit une sorte d'éventail dont les irradiations partent du cardia : c'est une partie des fibres longitudinales œsophagiennes qui se terminent à ce niveau. Sur la petite tubérosité, on observe une disposition analogue, quoique plus irrégulière, due à l'insertion des fibres qui viennent du duodénum.

Les *fibres circulaires* se trouvent dans toute l'étendue de l'estomac, depuis le cardia jusqu'au pylore. Elles forment sur le corps de l'estomac un plan très mince, qu'on aperçoit facilement à l'œil nu ; mais, au niveau du pylore, elles se multiplient et constituent une couche musculaire considérable qui joue le rôle d'un vrai

(1) Suisse (ou Jean-Claude-Adrien-Helvétius), né à Paris en 1685, mort en 1755, a publié un mémoire sur la musculeuse stomacale en 1719.

muscle sphincter (*sphincter pylorique*) (fig. 139). Les fibres circulaires forment des anneaux souvent incomplets, et se fixent par leurs extrémités sur la tunique celluleuse sous-jacente.

Les fibres obliques ou en *anses* présentent une partie moyenne qui embrasse la grosse tubérosité de l'estomac, et deux extrémités qui viennent se fixer sur les deux faces de cet organe, à une distance plus ou moins considérable de la grande courbure.

Ainsi superposées de dehors en dedans : plan longitudinal, plan circulaire, plan oblique, ces couches musculaires ne sont pas aussi distinctes que l'indiquent les descriptions. Et si, pour certaines fibres, il est facile de dire à quel plan elles appartiennent, il faut convenir que cette détermination est impossible pour un grand nombre.

La couche musculaire de l'estomac augmente graduellement d'épaisseur de gauche à droite ; elle mesure un demi-millimètre à la grosse tubérosité, un millimètre au milieu de l'estomac, et plus de deux millimètres au pylore.

Les faisceaux des fibres obliques s'insèrent par de petits tendons élastiques à la couche celluleuse (Treitz). Nous ne pouvons que renvoyer le lecteur à la description du tissu musculaire lisse (1er vol., p. 983) : il y trouvera les détails relatifs aux fibres musculaires de l'estomac, qui sont, du reste, exactement les mêmes que celles de l'intestin grêle.

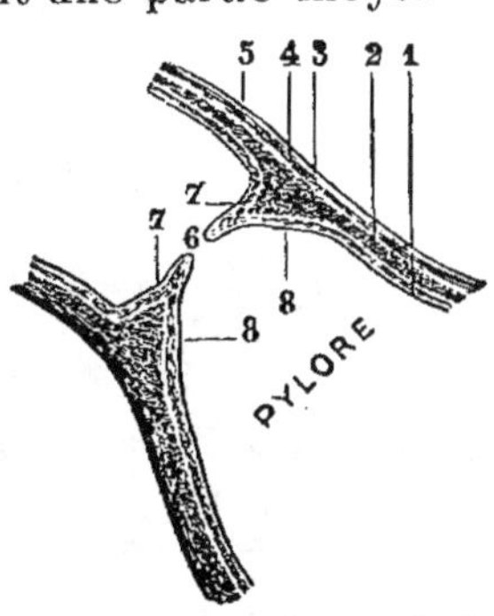

Fig. 139. — Coupe de la région pylorique (figure schématique).

1, tunique muqueuse stomacale. — 2, tunique celluleuse. — 3, épaississement des fibres circulaires formant le sphincter pylorique. — 4, fibres longitudinales se continuant avec celles du duodénum. — 5, tunique séreuse. — 6, orifice formé par le bord libre de la valvule pylorique. — 7, 7, surface de la valvule regardant le duodénum. — 8, 8, valvule pylorique vue du côté de l'estomac ; elle paraît infundibuliforme.

Couche celluleuse. — Cette couche, que l'on pourrait ne point décrire comme couche spéciale et désigner sous le nom de *tissu conjonctif sous-muqueux,* ce qui est la même chose, est formée de tissu conjonctif lâche.

Couche muqueuse. — Les auteurs ne s'entendent pas suffisamment en ce qui concerne la couleur, l'épaisseur et la structure de la muqueuse. Frey donne deux millimètres à la portion pylorique de la muqueuse stomacale, et de un à quatre millimètres à la portion qui avoisine le cardia. Kölliker lui décrit un demi-millimètre près du cardia et deux millimètres environ près du pylore. Sappey dit que ces différences tiennent à ce que les auteurs n'ont étudié que la muqueuse du cadavre, chez lequel elle s'amincit en certains points, en se ramollissant ; cet auteur assure que la muqueuse mesure un millimètre dans toute son étendue. J'ai toujours noté une épaisseur plus grande dans la portion pylorique.

La surface de la muqueuse est rosée sur le vivant et d'un rouge vif pendant la digestion. Elle présente, lorsque l'estomac revient sur lui-même, des plis longitudinaux anastomosés en réseau et dus au plissement de la muqueuse, moins élastique que la musculeuse. Si l'on distend l'estomac, ces plis s'effacent. La muqueuse gastrique est, en outre, mamelonnée, c'est-à-dire couverte d'une foule de saillies, ou *mamelons*, de 2 à 4 millimètres de diamètre, qui n'ont pas grande importance. Des trous microscopiques innombrables évalués à plus de cinq millions par Sappey (100 à 150 par millimètre carré)

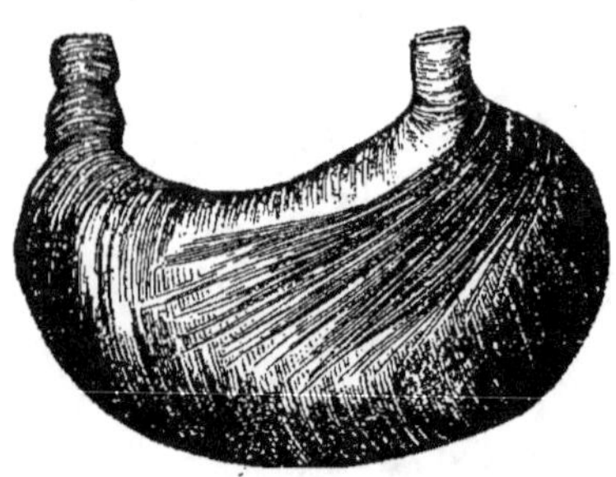

Fig. 140. — Fibres obliques de l'estomac. L'organe a été retourné et la muqueuse enlevée, de manière à mettre à nu le plan musculaire oblique.

criblent la surface de la muqueuse, ce sont les ouvertures des glandes gastriques.

A part les plis, les mamelons et les orifices glandulaires, la muqueuse de l'estomac est parfaitement lisse et ne renferme ni papille ni villosité. Cependant Henle a signalé, au voisinage du pylore, quelques villosités de 50 μ de hauteur.

La muqueuse comprend, dans sa structure, l'épithélium, le derme la musculeuse sous-muqueuse, les glandes, les vaisseaux et les nerfs.

La muqueuse de l'estomac présente ceci de particulier. Elle produit deux liquides : 1° par l'épithélium ; 2° par les glandes contenues dans le derme. Le liquide qui vient des glandes est un liquide acide qui digère les viandes crues ou cuites, mortes ou vivantes (aliments, animaux vivants) et même la muqueuse elle-même où il produit parfois des ulcères ; c'est le *suc gastrique*. Le liquide produit par les cellules épithéliales est le *mucus*, qui forme à la surface de la muqueuse une couche protectrice empêchant l'action destructive du suc gastrique.

Épithélium. — C'est un épithélium cylindrique simple. Les cellules cylindriques qui forment cet épithélium, ont de 20 à 25 μ de longueur. Elles sont juxtaposées et disposées perpendiculairement à la muqueuse. Leurs extrémités libres, plates, serrées les unes contre les autres, forment une mosaïque. Leurs extrémités adhérentes sont émoussées chez l'homme, et reposent sur une *membrane vitrée* hyaline.

Les cellules épithéliales de l'estomac exhalent le *mucus gastrique*. Ce sont des *cellules muqueuses* analogues aux *cellules caliciformes*. Leur protoplasma est granuleux dans la partie profonde des cellules, où se trouve un noyau allongé ; dans la moitié superficielle de la cellule, le protoplasma est transparent. Le mucigène contenu dans les vacuoles du protoplasma s'échappe avec le liquide des vacuoles aqueuses pour former le mucus (fig. 141).

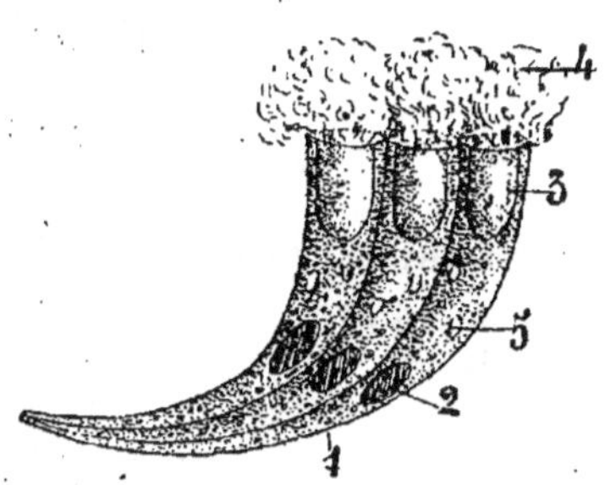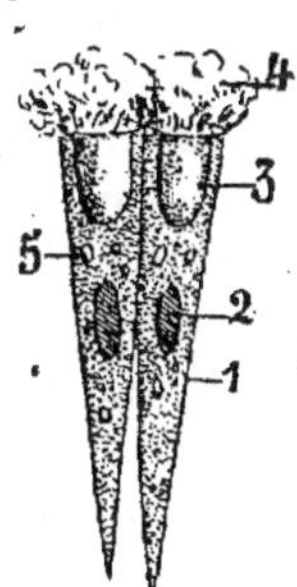

Fig. 141. — Cellules épithéliales de l'estomac de grenouille d'après Ranvier. A gauche, trois cellules dont le pied est couché sous les cellules voisines ; à droite, deux cellules droites.

1, pôle d'insertion. — 2, noyau. — 3, cavité dans le protoplasma. — 4, mucus. — 5, vacuoles du protoplasma.

Le *suc gastrique*, ou *liquide stomacal*, est le produit des glandes cardiaques. Il résulte de la fonte des cellules glandulaires de ces glandes innombrables. Le suc gastrique renferme un ferment spécial, la *pepsine* et de l'*acide chlorhydrique* libre. L'acide est nécessaire à l'action de la pepsine. Le suc gastrique n'est sécrété qu'au contact d'un aliment spécial, de nature albuminoïde. 25 grammes de suc gastrique seraient nécessaires pour modifier complètement 1 gramme d'albumine concrète. La quantité de suc gastrique sécrétée en vingt-quatre heures est de 26 litres environ. Les animaux font en vingt-quatre heures 100 grammes de suc gastrique par kilogramme d'animal.

Le suc gastrique, qui dévore avec avidité les aliments albuminoïdes qui descendent de l'œsophage, est également un agent destructeur pour les matières organiques vivantes avec lesquelles il est en contact. Produit par l'estomac, il en digérerait ses parois mêmes, si celles-ci n'étaient pas sans cesse recouvertes d'un enduit de mucus faisant l'office d'un vernis protecteur. Lorsque ce mucus vient à faire défaut en certains points de l'estomac, l'action destructive du suc gastrique se manifeste, et les tuniques de l'estomac sont rongées jusqu'aux vaisseaux, d'où hématémèse, et même jusqu'au péritoine, d'où péritonite. Telle est l'origine de l'*ulcère rond* de l'estomac, qui est une véritable auto-digestion. Lorsque le chirurgien fait une bouche stomacale, il est obligé de lutter contre l'action de ce liquide corrodant qui tend à détruire les bords de la bouche stomacale. Le suc gastrique digère les animaux vivants que le hasard lui envoie (huîtres, escargots, sangsues avalées accidentellement). Pour se rendre compte de l'action corrosive du suc gastrique il suffit de maintenir dans une fistule gastrique l'un des membres postérieurs d'une grenouille : on constate au bout de quelques heures, que ce membre est digéré. On observe dans l'estomac certaines cellules muqueuses ouvertes et d'autres fermées, selon Ranvier.

L'épithélium cylindrique de la muqueuse pénètre dans les glandes dont il tapisse le tube excréteur.

Chez certains animaux, comme la grenouille, les cellules épithéliales sont très allongées, et leur pied, effilé, se courbe au-dessous des cellules voisines comme on le voit dans la figure 141.

A la face profonde de l'épithélium se trouve une *membrane vitrée*, transparente, dans laquelle s'enfonce le pied des cellules. Entre la membrane vitrée, basale, et les cellules épithéliales, on rencontre des cellules rondes que quelques-uns regardent comme des *cellules de remplacement* (Schultze), et que d'autres prennent pour des *cellules migratrices* venues des parties profondes de la muqueuse (Nicolas).

Derme. — Le *derme* est formé de tissu conjonctif, à faisceaux déliés, et de fibres élastiques. Il forme une couche régulière au-dessous des glandes et de très minces cloisons entre ces dernières. On y trouve quelques *follicules clos* et de nombreuses cellules lymphatiques infiltrées, dans la région pylorique, dans une couche de tissu adénoïde.

Musculeuse sous-muqueuse. — Il existe à la face profonde du derme, une *musculeuse sous-muqueuse*, à fibres lisses, composée d'un *plan longitudinal superficiel* et d'un *plan circulaire profond* : *muscularis mucosæ.*

La couche musculeuse sous-muqueuse a une épaisseur de 80 à 100 μ. Elle envoie de minces cloisons musculaires entre les glandes, de sorte que celles-ci sont contenues dans une sorte de *corbeille musculaire*, qui doit agir probablement au moment ou les glandes se vident de leur contenu.

Dans la *région du pylore* le derme est un peu modifié. Le tissu conjonctif prend un aspect spécial et s'infiltre de cellules lymphatiques, c'est un véritable *tissu réticulé* ou *adénoïde*. Chauffard, Stöhr, y ont signalé des *follicules clos*, situés entre la musculeuse sous-muqueuse et la face profonde du derme.

Lame de Zeissell. — On donne ce nom à une lamelle homogène brillante située entre la *muscularis mucosæ* et la couche celluleuse profonde. Elle est admise par les uns, rejetée par les autres.

Glandes de l'estomac. — Décrites pour la première fois par Sproth Boyd, selon Launois, ces glandes sont extrêmement nombreuses, puisque Sappey en a trouvé de 100 à 150 par millimètre carré ce qui porte leur nombre total à plus de cinq millions. Elles sont serrées les unes contre les autres (fig. 142). Ces glandes sécrètent le suc gastrique dont la quantité peut s'élever à 6 litres en vingt-quatre heures. Ces glandes sont contenues dans l'épaisseur du derme qu'elles pénètrent perpendiculairement jusqu'à la *muscularis mucosæ*. L'épaisseur du derme donne donc la longueur de ces glandes. Elles sont si minces qu'elles ne sont pas visible à l'œil nu. Elles sont séparées par de minces cloisons contenant quelques fibres de la musculeuse sousmuqueuse, quelques faisceaux conjonctifs et des capillaires.

Ces innombrables glandes s'appellent *glandes gastriques* ou *glandes cardiaques*. Dans la région pylorique elles sont légèrement modifiées et sont nommées *glandes pyloriques*.

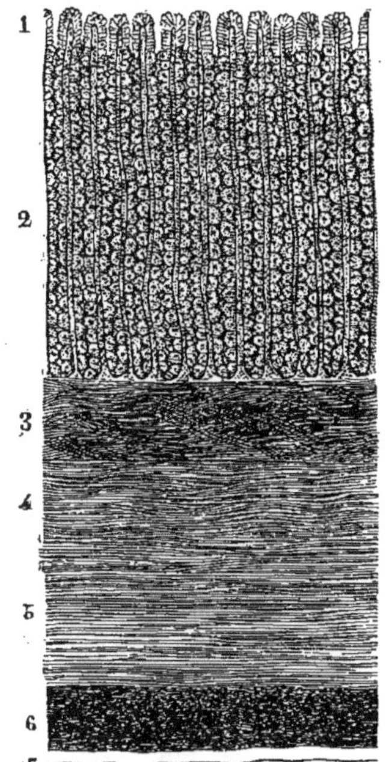

Fig. 142. — Section perpendiculaire de l'estomac du porc.

1, surface épithéliale, et ouverture des glandes. — 2, couche des glandes cardiaques — 3, musculeuse sous-muqueuse, — 4, 5, fibres musculaires transversales. — 6, fibres longitudinales. — 7, séreuse (Kölliker) grossissement, 40.

1° Glandes cardiaques. — Elles existent dans toute l'étendue de l'estomac. La portion voisine de la surface de la muqueuse est le *tube excréteur* dans lequel se prolonge l'épithélium gastrique : sa longueur est d'environ 100 μ. Ce tube se continue avec la *portion sécrétante* qui peut être simple ou ramifiée. Les tubes simples (fig. 143) pénètrent dans le derme en décrivant des flexuosités. Les tubes ramifiés sont les plus nombreux. Ils sont en nombre variable, de 8 à 12, chez l'homme (Renaut). Frerichs avait donné à ces glandes le nom de *glandes à pepsine*.

Que les glandes soient simples ou ramifiées elles sont formées par une *paroi* mince amorphe, véritable membrane vitrée, doublée extérieurement de cellules plates du tissu conjonctif.

Dans la portion sécrétante de la glande, on observe un *épithé-*

lium glandulaire, sécrétant, qui a été étudié par Heidenhain, dont la description est généralement adoptée.

Cet épithélium se compose de deux sortes de cellules : des cellules profondes et des cellules superficielles.

Les cellules profondes sont appelées *cellules bordantes* ou *de revêtement*. Elles sont espacées et ne forment pas une couche continue. Elles sont situées à la face interne de la paroi propre du

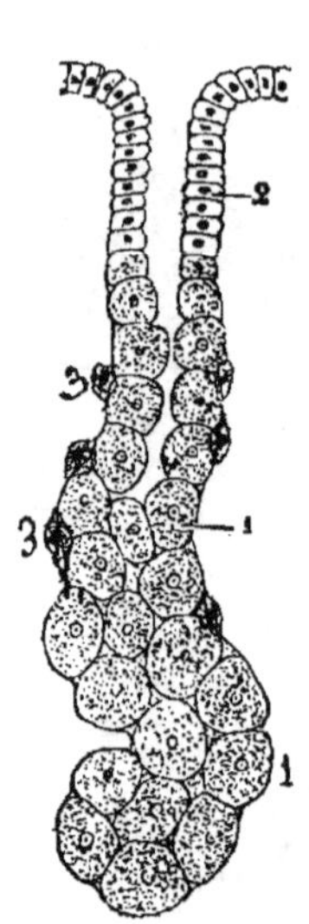

Fig. 143. — Glande cardiaque simple.

1, cellules principales superficielles. — 2, cellules de l'épithélium stomacal tapissant le tube excréteur. — 3, cellules bordantes profondes.

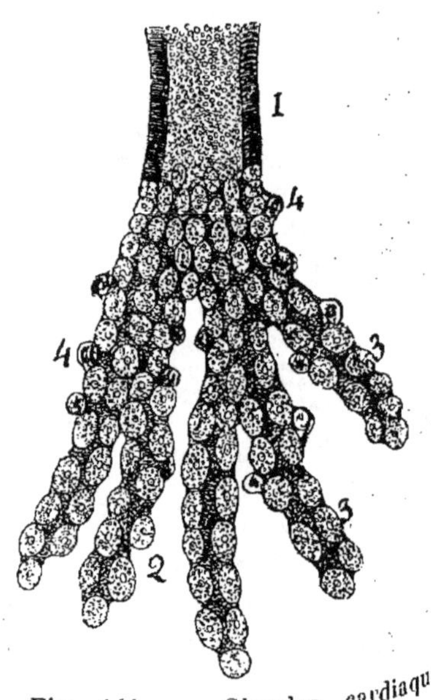

Fig. 144. — Glandes cardiaques ramifiées.

1, tube excréteur. — 2, ramifications de la glande. — 3, cellules principales. — 4, cellules bordantes.

tube, plus nombreuses chez l'homme dans la partie du tube sécréteur voisine du tube excréteur. Le *noyau* est central, le protoplasma granuleux, renferme des granulations de zymogène comme les cellules des croissants de Giannuzzi. Le contour des cellules est net et leur substance prend facilement les colorants. Rollet les a appelées *cellules délomorphes* (de δῆλος clair et μορφή forme). Les cellules bordantes repoussent la paroi propre de la glande, font saillie à l'extérieur et donnent aux glandes un aspect bosselé (fig. 143,3).

Les cellules superficielles, appellées *cellules principales*, sont cubiques, à contours mal limités, d'où le nom de *cellules adélomorphes* donné par Rollet (ἄδηλος, peu clair, trouble). Les cellules principales forment une couche continue, limitant la lumière du conduit. Leur noyau est profond. Leur protoplasma, clair, se colorant difficilement, renferme les *gra-nulations de Langley*, granulations protéiques contenues dans les travées du protoplasma séparant des vacuoles incolores.

Selon Golgi Erick Müller et Renaut, il existerait, autour des cellules principales, un système de *fins canalicules* analogues à ceux que nous verrons autour des cellules glandulaires du pancréas.

2° Glandes pyloriques. — Ces glandes furent découvertes en 1839 par Wasmann qui leur donna le nom de *glandes à mucus*. Elles forment près du pylore une zone circulaire et étroite.

Les glandes pyloriques sont plus ou moins volumineuses, et présentent de 6 à 8 ramifications contournées en forme de glomérules, entre lesquelles on trouve des faisceaux conjonctifs tapissés des cellules migratrices. Le tube glandulaire est plus large que dans les autres, les cellules qui en tapissent l'intérieur

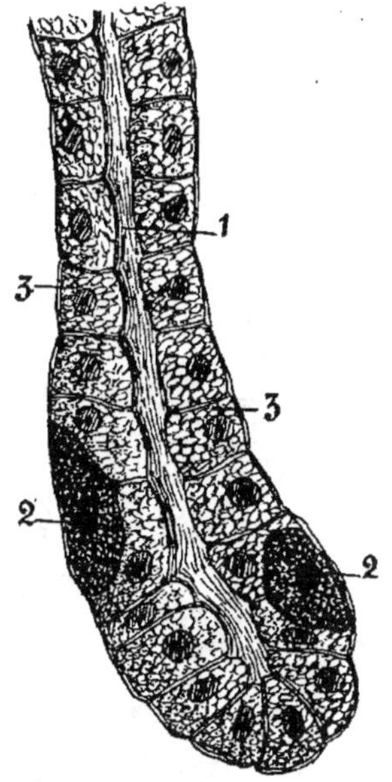

Fig. 145. — Extrémité profonde d'une glande de la grosse tubérosité de l'estomac du chien (d'après Renaut).

1. lumière du tube glandulaire. — 2,2, cellules bordantes. — 3, 3, paroi propre et cellules principales.

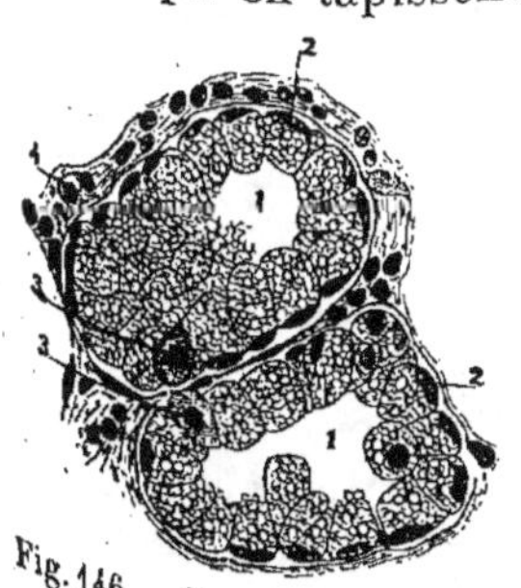

Fig. 146. — Coupe transversale des glandes pyloriques de l'homme au voisinage d'un néoplasme (d'après Renaut). 1, 1, lumière de la glande. — 2,2, noyaux des cellules excavés en cupule. — 3, 3, cellules granuleuses de revêtement renfermant des grains zymogènes. — 4, cellules lymphatiques occupant le tissu conjonctif interlobulaire.

ont une forme cylindrique régulière à protoplasma clair. On n'est pas complètement d'accord sur la nature des cellules et sur leurs fonctions. Quelques auteurs leur donnent la même valeur qu'aux cellules principales des glandes cardiaques.

Fonctions. — L'estomac est le *moulin* qui broie les aliments. Il a des mouvements incessants dus à ses fibres musculaires pendant les quelques heures que dure la digestion stomacale. Les aliments sont brassés sans cesse, de sorte que la muqueuse se trouve sans cesse en contact avec de nouvelles parties de la masse alimentaire. Pendant ce temps, la salive agit sur les aliments féculents qu'elle transforme en glucose ; les corps gras ne subissent aucune altération ; mais les matières albuminoïdes sont attaquées par le suc gastrique qui les désagrège, les réduit en petites particules qui seront dissoutes par le suc pancréatique et la bile. Le suc gastrique commence la transformation chimique des albuminoïdes en une albumine assimilable, *l'albuminose.*

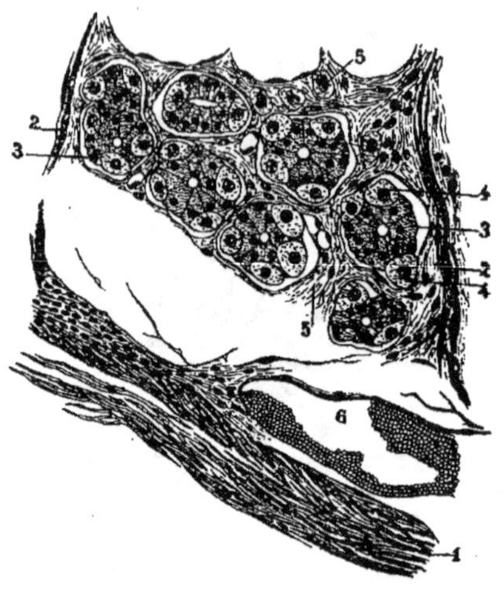

Fig. 147. — Coupe transversale de la muqueuse gastrique du chien près du cardia (d'après Renaut). Chaque couronne est la coupe d'une glande, le point blanc central et la lumière du tube sécréteur.

1, muscularis mucosæ. — 2, 2, faisceaux musculaires inter-glandulaires. — 3, 3, cellules séreuses. — 4, 4, cellule granuleuse à granulations zymogènes. — 5, cellules migratrices. — 6, vaisseau sanguin.

Au bout de quelques. heures, lorsque les matières sont réduites à l'état de bouillie liquide, grisâtre, appelée *chyme,* le pylore s'ouvre et les laisse passer par *ondées.* Lorsque la digestion stomacale est terminée, le suc gastrique cesse d'être sécrété et la muqueuse se recouvre d'une couche de mucus.

L'action du suc gastrique sur les albuminoïdes est due au ferment de ce liquide, la *pepsine,* et à son acide libre *l'acide chlorhydrique.* On a beaucoup discuté sur l'origine de ces deux substances et les savants sont loin d'être d'accord sur ces deux points.

Il est certain que ce sont deux produits de sécrétion des glandes. Heidenhain et Ebstein pensent que les *cellules superficielles* ou *principales* des glandes cardiaques fournissent la *pepsine* et que les *cellules profondes* ou *bordantes* fournissent *l'acide,* parce que les cellules bordantes apparaissent avant les cellules principales et qu'on ne trouve de pepsine dans le suc gastrique de l'embryon qu'après l'apparition de ces dernières. Les glandes pyloriques fourniraient de la pepsine et pas d'acide.

Selon Langley, les granulations des cellules principales sont zymogènes ou *pepsinogènes.* Les glandes pyloriques seraient des *glandes à pepsine,* les autres glandes cardiaques seraient des glandes *oxyntiques,* de ὀξύς, acide, sécrétant l'acide.

Nusbaüm, se basant sur ce que l'acide osmique colore les cellules bordantes, comme les cellules zymogènes du pancréas et des glandes salivaires, croit que les *cellules bordantes forment la pepsine.*

Un grand nombre de physiologistes pensent que la pepsine provient de toutes les glandes de l'estomac et que ces glandes ne sécrètent pas d'acide. *L'acide chlorhydrique* naîtrait dans l'estomac même et serait produit par les matériaux chlorurés élaborés par le protoplasma des cellules glandulaires.

Renaut déclare franchement qu'il est impossible de dire si la pepsine et l'acide viennent des granulations des cellules principales ou de celles des cellules bordantes.

La sécrétion du mucus est une *sécrétion mérocrine* (voy. 1er vol. *Glandes et sécrétions*), c'est-à-dire que le protoplasma de chaque cellule épithéliale, ou *glande muqueuse*, se transforme partiellement en mucus, tandis que le protoplasma du fond de la cellule persiste pour former du nouveau mucigène et par conséquent du nouveau mucus.

Le *suc gastrique* est également une sécrétion mérocrine, comme celle du pancréas. La partie superficielle de la cellule éclate et la cellule verse une partie de son contenu dans l'estomac. La partie restante de la cellule élabore un nouveau protoplasma chargé de granulations et la sécrétion continue.

Toutes les cellules des glandes de l'estomac différent à l'état de repos et à l'état d'activité. Dans les *glandes pyloriques*, le protoplasma des cellules épithéliales, granuleux dans les glandes au repos, devient clair pendant la sécrétion. Dans les autres glandes gastriques, les cellules principales, se remplissent également, pendant le repos, de granulations qui disparaissent pendant la digestion. De plus, les cellules bordantes de Heidenhain, qui sont volumineuses et globuleuses pendant le repos, deviennent plates pendant la digestion.

Vaisseaux et nerfs de l'estomac. — Les *artères*, venues toutes du tronc cœliaque, se placent sur les bords de l'estomac, au-dessous de la séreuse, où elles distribuent leurs rameaux. Les *artères coronaire stomachique* et *pylorique* sur le petit bord, les *artères gastro-épiploïques* et les *vasa-breviora* sur le grand bord forment le *grand cercle périgastrique*. De ce cercle artériel partent des branches qui se portent dans l'épaisseur de la tunique musculeuse, et sur les deux faces de l'estomac : celles-ci se ramifient dans le tissu conjonctif sous-muqueux et donnent naissance au *réseau capillaire* de la muqueuse. Le réseau capillaire est formé par des vaisseaux très fins qui montent verticalement entre les glandes de la couche sous-muqueuse, vers la surface épithéliale, en s'anastomosant par des capillaires transversaux, de manière à former des mailles quadrilatères allongées entre les glandes : diamètre des vaisseaux, 5 à 7 µ. Vers la surface du derme, tous les capillaires s'anastomosent entre eux et donnent naissance à un beau réseau fin à mailles régulièrement arrondies.

Les *lymphatiques* de l'estomac sont très nombreux. Ils ont été injectés par Sappey. Ils naissent à la surface du derme, où ils forment un réseau superficiel qui entoure les orifices des glandes; ils passent dans la couche sous-muqueuse, où ils s'anastomosent

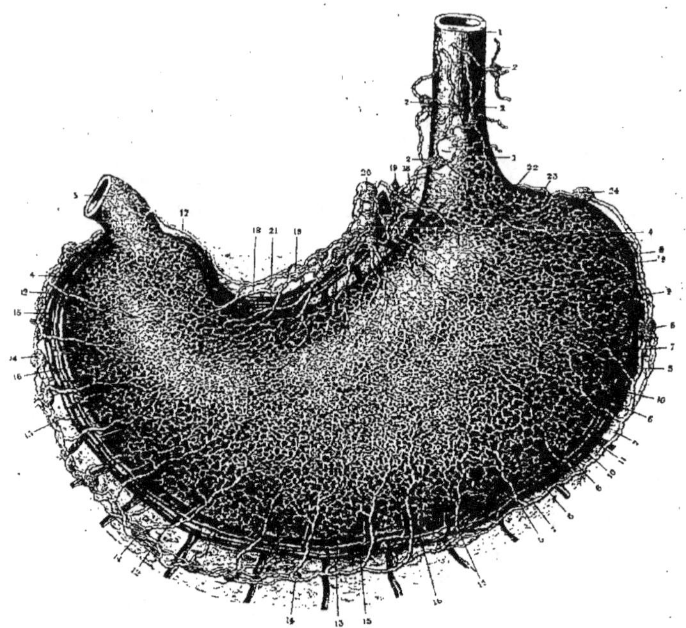

Fig. 148. — Vaisseaux et ganglions lymphatiques de l'estomac (Sappey).

1, œsophage. — 2, ganglion œsophagien. — 3, duodenum. — 4, réseau lymphatique de la tunique musculeuse. — 5, lymphatique venant de ce réseau. — 6, 13, lymphatiques venant de la face postérieure. — 7, lymphatiques suivant l'artère gastro-épiploïque gauche et se jetant dans un ganglion 8 de la grande courbure. — 9, lymphatique de la grosse tubérosité de l'estomac allant au même ganglion 8. — 10, 11, vaisseaux sanguins gastro-épiploïques gauches. — 14, ganglion recevant les lymphatiques descendant du côté droit de l'estomac. — 15, 16, vaisseaux gastro-épiploïques droits. — 17, lymphatiques efférents du pylore et du duodenum. — 18, gros tronc lymphatique venant de la face antérieure de l'estomac et se jetant dans une douzaine de ganglions 19, 20 le long de la petite courbure. — 21, vaisseaux sanguins, coronaires stomachiques. — 22, ganglion voisin du cardia. — 23, lymphatiques partis de ce ganglion et se rendant au ganglion situé en avant du cardia. — 24, gros ganglion surmontant la grosse tubérosité de l'estomac.

pour donner naissance à un nouveau réseau plus profond. Les troncs lymphatiques partent de ce point, traversent la tunique musculeuse et se jettent dans les nombreux ganglions lymphatiques situés au niveau des bords de l'estomac, entre les deux feuillets du péritoine.

Les *ganglions* qui reçoivent les lymphatiques de l'estomac sont surtout nombreux au niveau du pylore. Ils sont envahis dans le *cancer du pylore* et il est impossible, même au plus habile, de savoir, pendant la vie, jusqu'à quels ganglions s'étend la lésion. Cette seule raison suffit pour faire condamner la résection du pylore dans le cancer. J'en parle savamment parce que je l'ai pratiquée une fois à Rio-de-Janeiro, voulant imiter ainsi des chirurgiens dont le nom fait autorité. Mais, je le répète, cette opération est impossible dans la plupart des cas, et elle doit être condamnée, parce que le chirurgien ne sait jamais ce qu'il rencontrera.

Les *nerfs* sont fournis par le pneumogastrique et le grand sympathique. Ils sont décrits sous le nom de *réseau nerveux de Meissner*. Cet auteur et Billroth ont trouvé sur les filets nerveux des ganglions microscopiques signalés par Remak. On poursuit jusque dans les couches musculeuse et sous-muqueuse les filaments nerveux, qui se divisent souvent; mais on les perd dans la muqueuse, où ils se terminent probablement par des fibres pâles. Billroth a trouvé, dans la muqueuse de la grenouille et de la salamandre, les mêmes réseaux de fibres nerveuses pâles, que j'ai décrits dans la muqueuse du pharynx.

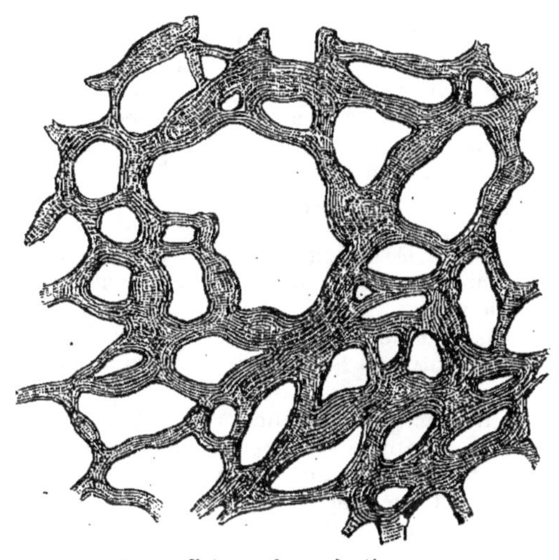

Fig. 149. — Réseau lymphatique sous-muqueux de l'estomac. Grossissement 40 (Cadiat).

Ces nerfs forment le plexus d'Auerbach dans la couche musculeuse, et le plexus de Meissner dans la tunique celluleuse. Des fibres nerveuses ont été suivies récemment jusqu'aux cellules glandulaires par Caparelli et Müller.

Absorption. — Il est généralement admis que l'estomac n'absorbe pas; l'estomac est uniquement le *moulin* broyant les aliments que l'intestin grêle doit absorber. Il paraît du reste difficile que l'estomac absorbe, étant donnés les mouvements énergiques de ses parois pendant la digestion stomacale. L'épithélium gastrique et la mince couche de mucus qui le recouvre faisant obstacle à l'action digestive du suc gastrique, il paraît difficile que l'absorption puisse avoir lieu.

Cependant Schiff, pour satisfaire aux exigences de sa théorie sur les *Matières peptogènes*, admet l'absorption stomacale. Bouley a prouvé depuis longtemps que l'estomac n'absorbe pas la strychnine lorsqu'on a lié le pylore sur un animal. Mais des expériences récentes ont montré que l'empoisonnement n'a pas lieu après qu'on a enlevé la ligature du pylore. Il faut admettre dans ce cas que l'effet de la strychnine a été neutralisé dans l'estomac, ou que son absorption a eu lieu si lentement que le poison a été éliminé insensiblement par le rein, comme le voudrait Schiff.

Pour quelques auteurs, l'estomac absorberait seulement les liquides. Quant à moi, j'ai l'intime conviction, basée sur l'observation, que l'estomac n'absorbe pas.

La flore du corps humain, d'après E. Metchnikoff (1). — Aussitôt après sa naissance, l'homme, né sans microbe, donne hospitalité à une foule de microbes, dont le nombre croît au fur et à mesure que l'enfant grandit. La science n'a pas dit son dernier mot sur la flore du corps humain. On peut cependant avancer d'une façon approximative que nous hébergeons sur nos téguments, ainsi que dans le tube digestif, de 60 à 70 espèces microbiennes différentes.

La peau est la région la moins riche en microbes. La plupart d'entre eux appartiennent à la variété de cocci et ont pour siège de prédilection les follicules pileux.

Dans la bouche, on compte jusqu'à 30 espèces, dont les plus caractéristiques sont les leptotrix et les spirochaètes, qui pullulent principalement autour des dents.

Le milieu acide de l'estomac est surtout favorable au développement des champignons. On y trouve cependant jusqu'à 30 espèces de microbes aérobies (Coyon). Le contenu stomacal, pauvre en cocci, renferme beaucoup de sarcines, de levures et quelques bacilles.

L'intestin grêle abrite 14 espèces différentes, dont les plus constantes sont le colibacille et le bacille du lait aigri.

Mais la plus riche flore microbienne de l'homme se trouve dans le gros intestin, dans lequel on a déjà découvert 45 espèces environ. Pour donner une idée de la richesse en microbes de cette région, rappelons que l'homme adulte rejette par la voie anale de 30 à 50 milliards de microbes par jour.

Ayant constaté cette richesse de la flore microbienne du corps humain, M. Metchnikoff se demande quel est leur rôle dans la vie de notre organisme. Leur présence est-elle utile, indispensable ou bien plutôt nuisible ?

Si les microbes de la peau ne sont d'aucune utilité, ceux de la bouche paraissent jouer un certain rôle dans la défense de cette région contre les infections locales. Les produits solubles sécrétés par les microbes de la bouche attirent dans cette cavité un grand nombre de leucocytes qui jouent un rôle important dans la guérison rapide des plaies de la bouche.

Pasteur croyait à une intervention efficace des microbes de l'intestin dans l'utilisation de certains aliments, mais cette intervention n'est pas démontrée. Au contraire, certaines recherches (Nencki et d'autres) prouvent que les microbes de l'intestin ne sont pour rien dans la digestion des substances albuminoïdes. D'autre part, on sait que les sucs digestifs digèrent très bien *in vitro* les substances albuminoïdes en l'absence complète de microbes.

Si on ne peut pas faire la preuve de l'utilité des microbes intestinaux dans la digestion des aliments, on connaît quelques faits à l'appui de la thèse que certains microbes de l'intestin exercent une action empêchante, c'est-à-dire qu'ils ne permettent pas la pullulation d'autres espèces microbiennes, dange-

(1) Résumé de la conférence faite par M. Metchnikoff, à la Société philosophique et littéraire de Manchester, le 22 avril 1901.

reuses pour l'organisme. Ainsi, le vibrion cholérique, mortel pour le petit lapin nourri à la mamelle, est absolument inoffensif, même à haute dose, pour le lapin qui a commencé à se nourrir avec des herbes, alors que son gros intestin devient très riche en différentes espèces microbiennes.

Bienstock suppose que le colibacille et le bacille du lait aigri empêchent le développement des microbes de putréfaction, car le lait cru qui renferme ces deux microbes ne se putréfie point.

M. Metchnikoff se demande si la présence des microbes est absolument indispensable à la vie de l'organisme, d'autant plus qu'il y a des êtres vivants, comme les scorpions et les larves de diverses mittes, dont l'intestin grêle est presque stérile. Et cependant il ne faut pas oublier que les derniers de ces êtres vivent dans les milieux poussiéreux riches en microbes.

Quelques savants ont voulu résoudre ce problème en expérimentant sur des animaux de laboratoire. Nuttall et Thierfelder ont réussi à élever des cobayes extraits par opération césarienne, placés dans une atmosphère stérile, et nourris au moyen d'aliments stérilisés. Les cobayes ont augmenté de poids, quoique à un degré moindre que les témoins élevés dans des conditions ordinaires. A l'autopsie, on trouvait leur intestin dépourvu de microbes.

Un autre savant allemand (Schottelius) a voulu élever des poussins dans les mêmes conditions. Au dix-septième jour, il a été obligé d'arrêter son expérience, car les petits animaux dépérissaient par trop.

Ainsi, ces deux expériences sont contradictoires et ne peuvent pas encore nous indiquer si la présence de la flore microbienne est absolument indispensable au bon fonctionnement de notre organisme.

Mais si nous possédons encore peu d'arguments irréfutables en faveur de l'utilité ou bien de la nécessité absolue de la présence de la flore microbienne chez l'homme, nous avons, par contre, toute une série de faits précis indiquant tout le mal que nous causent les microbes et leurs toxines.

A ce point de vue, l'étude de l'intestin présente le plus grand intérêt.

Dans l'expérience citée déjà de MM. Nuttal et Thierfelder, il a été constaté que les cobayes dont l'intestin est entièrement privé de microbes n'éliminent ni skatol, ni phénol, alors qu'on en trouve dans l'urine de ces mêmes animaux élevés en liberté.

Les savants, qui ont pu étudier la flore intestinale de l'homme sur les sujets ayant une fistule au niveau de l'intestin grêle, ont prouvé que l'indol, le phénol et d'autres dérivés de ces substances ne se trouvent ni dans le liquide intestinal, ni dans l'urine, tant que la communication de l'intestin grêle avec le gros intestin est supprimée. Mais aussitôt que le cours normal des matières fécales est rétabli, on voit immédiatement apparaître dans l'urine le phénol, l'indol, le skatol, etc. M. Nencki a trouvé également que les microbes du gros intestin sécrètent aussi de l'hydrogène sulfuré et du mercaptan.

La plupart des produits sécrétés par les microbes de l'intestin et surtout par ceux du gros intestin sont autant de poisons pour notre organisme. Il y a plus de quinze ans que M. Bouchard a appelé l'attention du monde médical sur ce fait important, en créant la théorie des auto-intoxications. Cette théorie a été vivement discutée au Congrès de médecine interne de Wiesbaden (1898). Il résulte des travaux de ce Congrès que l'auto-intoxication d'origine intestinale est capable d'amener une foule d'états maladifs, comme maux de tête, fatigue, neurasthénie, certaines formes d'épilepsie, quelques affections de la peau, prurit, etc.

On sait aussi actuellement qu'une série d'altérations graves des organes très importants comme le foie, le rein, le cœur et le cerveau, peuvent être occasionnées par les microbes du tube digestif ou par leurs toxines.

Il est très intéressant de constater que même l'athérome artériel peut être tributaire du microbe intestinal. M. Lignières et après lui M. Nocard ont montré que la pasteurelle bovine qui provoque une maladie spéciale sévissant sur les veaux de l'Amérique du Sud, peut occasionner, à la longue, chez des sujets ayant survécu à la crise aiguë, un état chronique spécial connu chez les indigènes sous le nom d' « enteke » et caractérisé surtout par l'inflammation chronique des grosses artères et la calcification du poumon. Ces savants ont pu reproduire les mêmes lésions chez les veaux, en leur injectant la culture pure de pasteurelle bovine.

Sans oser conclure du veau à l'homme, d'autant plus que la pasteurelle bovine n'est pas un hôte habituel et constant de l'intestin de ce dernier animal, il est cependant important d'enregistrer ce fait, que les microbes qui choisissent pour leur principal champ de bataille le gros intestin peuvent amener à la longue l'artério-sclérose chez les animaux atteints.

Nous subissons pendant toute notre existence l'action nocive des poisons sécrétés par notre flore intestinale. Il est très intéressant d'opposer ce fait à la notion actuellement acquise que l'homme peut très bien se passer d'une grande partie de son tube digestif.

En effet, la physiologie expérimentale nous apprend que les animaux sur lesquels on a pratiqué la gastrectomie continuent à vivre. D'autre part, il existe actuellement quatre malades auxquels on a enlevé l'estomac et qui ne sont pas gênés par l'absence de la digestion stomacale.

M. Roux (de Lauzanne) a déclaré au dernier Congrès de Paris, que l'homme peut vivre avec 1 m. 1/2 de son jéjunum.

Quant au gros intestin, nous pouvons nous en passer. L'établissement d'un anus artificiel est actuellement une opération banale, et nombreux sont les malades qui en ont profité. La preuve convaincante qu'un sujet peut vivre vieux et bien portant, privé de gros intestin est fournie par l'observation curieuse suivante. Une femme, ayant dépassé la cinquantaine, se présente à la consultation de M. Ciechomski (de Varsovie). En examinant sa cliente, ce chirurgien constate une fistule abdominale qui, au dire de la malade, existe depuis trois ans. Cette infirmité n'a pas empêché la femme en question de gagner sa vie par un travail très pénible, de se marier et d'élever trois enfants. Ayant pratiqué la laparotomie pour essayer de supprimer la fistule, M. Ciechomski a dû renoncer à cette tentative, car il a trouvé le gros intestin complètement atrophié.

Ainsi, le gros intestin nous est très nuisible par sa flore intestinale, et sa présence ne paraît pas indispensable à la vie.

L'anatomie comparée jette de son côté une lumière nouvelle sur cette question encore à l'étude, en apportant des faits très intéressants.

De tous les vertébrés, les mammifères possèdent le gros intestin le plus développé, tandis que les oiseaux n'en possèdent généralement pas. Il faut expliquer le développement considérable du gros intestin chez les mammifères par les exigences de la lutte pour la vie, ces animaux étant obligés très souvent de courir très vite, soit pour échapper à leurs ennemis, soit pour attraper leur proie ; et pendant cette course, ils sont gênés pour vider leurs intestins.

Parmi les mammifères, ce sont le cheval et le lièvre qui possèdent le gros intestin le plus développé. Les oiseaux possèdent rarement un gros intestin développé, comme, par exemple, l'autruche et le casoar.

Si on compare la longévité moyenne des mammifères avec celle des oiseaux, on est frappé de ce fait que c'est justement ces derniers qui vivent le plus longtemps, tandis que les mammifères meurent généralement après une vie relativement courte. Les perroquets, les corbeaux vivent de soixante à cent ans ; le cheval ne vit que vingt ans (ce dernier dépasse rarement trente ans).

Il est vrai que l'éléphant vit cent vingt ans, mais cette longévité est exceptionnelle chez les mammifères. D'un autre côté, parmi les grands oiseaux, nous trouvons les autruches et les casoars qui ne vivent que de vingt-trois à trente-cinq ans. Mais il se trouve justement que ces oiseaux possèdent un gros intestin.

En général, la vie des vertébrés dépourvus de gros intestin et ne possédant qu'une flore intestinale pauvre est plus longue que celle des mammifères, chez lesquels le gros intestin est fortement développé et la flore intestinale est très riche.

Pour revenir à l'homme, on est étonné de constater deux faits frappants ; d'abord, l'homme n'est pas immunisé contre sa flore microbienne ; ensuite, la sélection naturelle ne l'a pas débarrassé du gros intestin, organe absolument nuisible et dangereux. Et cependant l'histoire naturelle ne manque pas de faits d'atrophie des organes chez des animaux, auxquels ils sont devenus inutiles.

Si le gros intestin n'est pas encore complètement atrophié chez l'homme, c'est que la sélection naturelle se fait lentement. Ce fait est d'autant plus regrettable que le gros intestin nous est nuisible, non seulement en servant de bon milieu de culture à une flore microbienne néfaste à notre existence, mais encore par ce fait que cet organe est souvent lui-même le siège d'une série de lésions mortelles (dysenterie, cancer, etc.).

Nous savons maintenant d'où viennent la plupart des poisons qui nous intoxiquent, affaiblissent lentement et vieillissent avant le temps.

Cette constatation nous trace le devoir de nous armer contre nos ennemis que nous portons en nous-même.

S'il nous est encore impossible de couper le mal dans sa racine, c'est-à-dire de nous débarrasser, par la main du chirurgien, du gros intestin, il nous est cependant possible de tracer le programme des recherches qui nous amène-raient à la découverte des moyens de lutte rationnels.

On a essayé de faire de l'antisepsie intestinale avec les différents antisep-tiques. Or, il est actuellement démontré (Stern) que l'administration métho-dique même de naphtol β, très en vogue chez les praticiens, ne diminue nulle-ment la quantité des microbes de l'intestin.

Le meilleur moyen de se débarrasser de la flore microbienne consisterait à faire comme les oiseaux, c'est-à-dire à se débarrasser du contenu intestinal aussitôt la digestion finie.

Pour lutter contre les poisons produits par des microbes du gros intestin, il faut préparer des sérums microbicides et antitoxiques contre les espèces microbiennes qui y habitent.

Enfin, n'oublions pas que si nous voulons assurer l'organisme contre le vieillissement précoce, nous devons encore renforcer les éléments nobles de nos organes. Les recherches poursuivies dans ces dernières années au labo-ratoire de M. Metchnikoff et à l'étranger permettent d'espérer que cela n'est pas impossible.

On a réussi à préparer les cytotoxines destructives des globules rouges, des spermatozoïdes, des cellules rénales, hépatiques, etc. Or, injectées à des doses très faibles, ces substances, au lieu de tuer, excitent les fonctions des éléments en question.

Développement.—Chez l'embryon, la portion abdominale du tube intestinal est rectiligne et séparée du pharynx ainsi que de la partie inférieure du rectum. L'estomac est dirigé verticalement comme le reste de l'intestin. Insensiblement la portion stomacale se dilate, se courbe et prend sa position ordinaire. Les glandes se dévelop-pent par des bourgeons des cellules de l'épithélium (endoderme) qui pénètrent dans l'épaisseur de la muqueuse. Au troisième mois, elles sont complètement formées. Les cellules bordantes des glandes de l'estomac se montrent avant les principales (Heidenhain).

§ 6. — INTESTIN GRÊLE

On donne le nom d'intestin grêle à la portion du tube digestif intermédiaire à l'estomac et au gros intestin.

Dissection. — Le duodenum et l'intestin grêle proprement dit doivent être étudiés isolément.

Après avoir étudié les intestins en place, on les enlève, en ayant grand soin de ne pas léser les organes urinaires, qui devront être examinés plus tard et qui sont plus profondément situés. A cet effet, on place sur la partie inférieure du rectum deux ligatures à trois centimètres l'une de l'autre, et l'on divise l'intestin entre elles ; puis, on sépare les intestins, en coupant peu à peu le mésentère là où il s'unit à eux. Il vaut mieux ne pas se presser dans cette préparation, car il est plus facile d'isoler les intestins quand ils sont encore en place que lorsqu'ils ont été grossièrement enlevés. Quand tous les replis du péritoine ont été détachés, on enlève la ligature placée sur l'extrémité inférieure de l'intestin, et l'on fait peu à peu ressortir les matières qui y sont contenues, en faisant doucement passer ce canal entre deux doigts, et en commençant à la partie supérieure de l'intestin grêle. On achève de nettoyer l'intestin en y faisant passer de l'eau. On replace ensuite la ligature sur le rectum, et l'on insuffle tout l'intestin par sa partie supérieure pour en étudier la configuration.

Les *tuniques* sont en général plus faciles à disséquer sur des portions d'intestin que l'on a laissé macérer pendant quelque temps dans de l'alcool affaibli ; comparativement, on emploiera aussi à cet effet des bouts d'intestin bien injectés. Pour voir la disposition de la *tunique péritonéale*, on prend une portion d'intestin grêle, à laquelle restera attaché un lambeau du mésentère correspondant ; on l'insuffle, et l'on sépare ensuite les deux lames du mésentère, en suivant les rameaux vasculaires qui rampent dans leur interstice : quand on est arrivé au bord concave de l'intestin, on poursuit le péritoine sur un point, par-dessus la tunique musculeuse, pour voir comment il la recouvre. Les appendices épiploïques du côlon s'aperçoivent facilement.

Tunique musculaire. — On la voit déjà en partie à travers la péritonéale. On met à nu les fibres longitudinales sur un bout d'intestin grêle insufflé, en y circonscrivant un lambeau de la séreuse vers le bord convexe de l'intestin : le scalpel devra à peine effleurer cette tunique péritonéale, qui se divise très facilement ; il est aisé d'en rabattre le lambeau. Les intestins injectés sont surtout propres à ce genre de recherches. La couche circulaire se préparera d'une manière analogue, en choisissant, de préférence, le bord concave ou les côtés de l'intestin, ou bien en enlevant la couche longitudinale vers le bord libre. Sur le gros intestin, on fait une préparation un peu différente : après avoir insufflé un fragment de côlon, on détache à l'une des extrémités les bandes de fibres longitudinales, en les disséquant vers le bout opposé ; on verra alors, à mesure que la séparation se fera, l'intestin s'allonger et les bosselures disparaître en grande partie ; en sorte que, quand la préparation sera achevée, les bandes seront de près d'un tiers plus courtes que le bout d'intestin.

La *tunique celluleuse* étant très mince, il est assez difficile de l'isoler dans une grande étendue : on y parvient cependant sur un bout d'intestin ouvert et tendu sur une planche au moyen d'épingles placées d'espace en espace ; il suffit ensuite d'enlever la tunique musculaire avec la péritonéale pour arriver sur la celluleuse, que l'on peut, après cela, séparer facilement de la muqueuse ; ou bien, on commence la dissection par la muqueuse. et l'on peut alors laisser la celluleuse appliquée contre la musculeuse, dont elle se distingue suffisamment. Si l'on a choisi pour cette préparation une portion d'intestin injectée, on pourra s'assurer de la richesse vasculaire de cette tunique.

On voit ensuite la *tunique muqueuse*, ses valvules conniventes et ses villosités sur différentes portions d'intestin ouvertes que l'on fait flotter dans de l'eau claire. Les villosités, très distinctes alors à l'œil nu, pourront être encore étudiées à la loupe et au microscope ; avec ce dernier instrument exclusivement, si c'est pour y examiner la distribution vasculaire, qui est très évidente. A cet effet, on fera bien de choisir une valvule connivente, que l'on coupera à sa base et que l'on examinera par son bord libre. Il est facile de séparer la membrane muqueuse des autres tuniques sur un bout d'intestin tendu sur une planchette ; si l'on a choisi pour cet objet une portion de duodenum ou de jéjunum, on trouvera, après avoir séparé un lambeau de muqueuse dans toute la largeur de l'intestin, que les valvules conniventes se sont effacées, et que, si l'on applique de nouveau cette tunique sur l'intestin. elle a beaucoup augmenté en longueur par le fait même de cette disparition des valvules conniventes. La muqueuse est donc réellement plus longue que les autres tuniques, et, pour s'adapter à leurs dimensions, elle est obligée de former des replis valvulaires.

Duodenum. — Il suffit de soulever le foie, d'abaisser l'arc du côlon et d'inciser la lame supérieure du mésocôlon transverse, pour voir le duodenum qu'elle recouvre. On arrive encore à cette portion d'intestin en rejetant en haut l'arc du côlon et en incisant la lame inférieure du mésocôlon transverse ; l'intestin lui-même restera en place jusqu'à ce que l'insertion du canal cholédoque ait été préparée et étudiée. On place une ligature à l'extrémité inférieure du duodenum, et on le divise au-dessus de la ligature ; puis, pour voir l'intérieur de cet intestin et surtout l'ampoule de Vater, où s'ouvrent les conduits biliaire et pancréatique, on incise le duodenum dans toute sa longueur par sa partie antérieure et inférieure. Les tuniques du duodenum sont examinées avec celles de l'intestin.

Les *glandes* se voient, soit à travers les tuniques péritonéale et musculeuse, sur des intestins insufflés, soit sur des intestins ouverts que l'on place entre l'œil et le jour, soit sur la face externe de la membrane muqueuse qui vient d'être enlevée. Dans le duodenum, elles sont souvent appréciables au tact. Dans les cas où ces glandes sont moins visibles, on peut les rendre apparentes en versant de l'eau chaude sur l'intestin.

Dimensions. — L'intestin grêle de l'homme a une *longueur* de 6 à 8 mètres environ. Son *diamètre* moyen est de 3 à 4 centimètres. Il diminue insensiblement de calibre de haut en bas. Il a une largeur de 2 centimètres 1/2 à sa partie inférieure.

La longueur de l'intestin grêle, siège de l'absorption alimentaire, est en rapport avec la nature des aliments. Ainsi, un carnassier, comme le lion, n'aura que 2 mètres d'intestin grêle, tandis qu'un *herbivore*, comme le mouton, en aura 30 ; le *têtard*, se nourrissant de substances végétales, a un intestin grêle qui égale neuf fois la distance qui sépare la bouche de l'anus, tandis que lorsqu'il est devenu *grenouille*, c'est-à-dire carnivore, son intestin n'a que deux fois cette longueur.

Direction. — A son origine, l'intestin grêle décrit une courbure autour de la tête du pancréas; il passe ensuite horizontalement au-dessous des vaisseaux mésentériques supérieurs, se porte à gauche et décrit une courbure à concavité droite ; puis il se porte à droite, revient à gauche, et ainsi de suite jusqu'à la fosse iliaque droite, où il se termine dans le cæcum. Ces replis intestinaux prennent le nom de *circonvolutions intestinales*.

Divisions. — On divise l'intestin grêle en deux portions : 1° le *duodenum* ; 2° *l'intestin grêle* proprement dit. La limite entre ces deux dernières portions n'est pas bien marquée ; l'usage veut qu'on appelle *jéjunum* les trois cinquièmes supérieurs, et *iléon* les deux cinquièmes inférieurs. C'est à ces deux dernières portions que s'appliquent les détails qui précèdent.

Duodenum (du latin *duodeni*, douze) (1).

Il y a 23 siècles qu'Hérophile a donné ce nom à la première portion de l'intestin grêle. Il avait évalué sa longueur à douze travers de doigt, ce qui est fort possible pour de petites mains, car le duodenum a 17 centimètres de longueur. A cause de sa fixité et de la situation profonde qu'elle occupe, cette première portion de l'intestin méritait un nom spécial. Hérophile avait établi comme limite inférieure du duodenum, le rapport si important qu'il affecte avec les vaisseaux mésentériques sur la ligne médiane du corps. Ce rapport est net, précis et facile à retenir. Depuis un temps immémorial, les médecins sont accoutumés à dire que la partie fixe de l'intestin grêle s'arrête à l'artère mésentérique supérieure. Des anatomistes de nos jours, jaloux sans doute de n'avoir point à faire de ces grandes découvertes qui ont illustré le XVIe siècle, ont imaginé de prolonger le duodenum et de lui adjoindre la première portion du jéjunum. De sorte que la limite du duodénum serait pour eux un petit faisceau musculaire, non constant, récemment découvert (1873), à peu près inconnu, et en tout cas, difficile à trouver, le *muscle de Treitz*. Je ne décrirai au duodenum que 3 portions.

Limites. — Il est limité en haut par le pylore, en bas par les vaisseaux mésentériques supérieurs qui passent au-devant de lui et qui établissent la limite entre le duodenum et l'intestin grêle.

Direction et divisions. — On lui considère trois portions : la première, ou *portion pylorique*, qui se porte obliquement en haut, à droite et en arrière (5 centimètres); la deuxième, ou *portion pancréatique*, dirigée verticalement (8 centimètres) et la troisième, ou *portion mésentérique*, horizontalement (6 centimètres). L'ensemble

(1) Le duodenum était appelé par les Grecs dodécadactulon (de δωδεκα, douze et δακτυλον, doigt).

de ces trois portions forme un fer à cheval à concavité gauche, qui embrasse la tête du pancréas.

Mobilité. — Le duodenum est mobile dans la première portion, fixe dans les deux autres. Les deux dernières portions sont fixées par le péritoine contre la paroi abdominale postérieure. On ne rencontre jamais le duodenum dans les hernies.

Rapports. — D'une manière générale, le duodenum est profon-

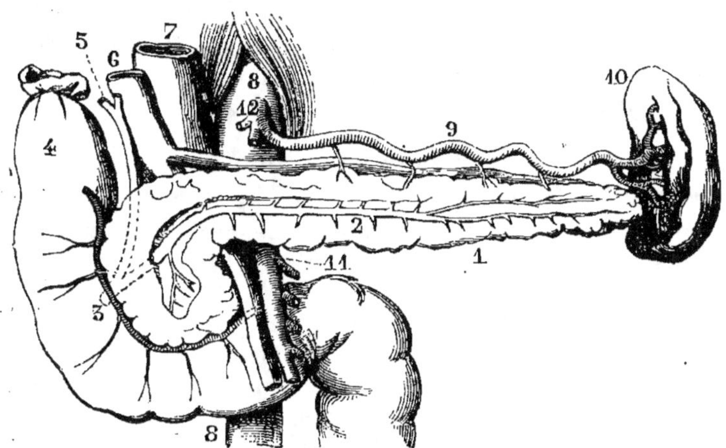

Fig. 150. — Rapports du duodenum avec le pancréas.

1, pancréas. — 2, canal pancréatique. — 3, embouchure de ce canal dans la deuxième portion du duodenum — 4, première portion du duodenum. — 5, canal cholédoque. — 6, veine porte. — 7, veine cave inférieure. — 8, troisième portion du duodenum. — 9, artère splénique. — 10, rate. — 11, artère mésentérique supérieure. — 12, tronc cœliaque.

dément situé au-dessous du foie, contre la paroi abdominale posté-rieure.

1re portion. — Elle est en rapport, en avant, avec le foie et le col de la vésicule biliaire; en arrière, avec le tronc de la veine porte, les artères hépatique et gastro-épiploïque droite. Le petit épiploon se prolonge à la partie supérieure de la première portion, tandis que le grand épiploon se prolonge à sa partie inférieure.

2e portion. — Elle est en rapport, en avant, avec le coude que forme le côlon ascendant avec le côlon transverse; en arrière, avec le hile du rein, le canal cholédoque, le canal pancréatique et la veine cave inférieure; en dehors, avec le côlon ascendant; en dedans, avec la tête du pancréas qui adhère intimement aux parois du duodenum. Le péritoine applique la deuxième portion du duodenum contre les parties profondes de la cavité abdominale et ne recouvre pas sa face postérieure, de sorte qu'on pourrait pénétrer dans cette por-tion de l'intestin par sa face postérieure, sans blesser le péritoine.

3e portion. — Dans son trajet horizontal, la troisième portion du duodenum est en rapport, en avant, avec le bord adhérent du mésocôlon transverse dont les deux feuillets l'embrassent. Le feuillet supérieur la sépare de l'estomac pour aller former la paroi postérieure de l'arrière-cavité de l'épiploon, tandis que le feuillet inférieur la sépare de l'intestin grêle. Au-devant de cette portion, sont encore situés l'artère mésentérique supérieure, la veine grande mésaraïque et trois gros troncs lymphatiques qui se rendent à la *citerne de Pecquet.* En arrière, elle est en rapport avec l'aorte, la veine cave inférieure et les piliers du diaphragme.

La structure est la même que celle de l'intestin grêle en général.

La troisième portion du duodenum forme la lèvre inférieure de l'*hiatus pancréatico-duodénal* par lequel passent les vaisseaux sanguins et lymphatiques que je viens de nommer.

Jéjunum et iléon.

Le jéjunum et l'iléon forment l'intestin grêle proprement dit. Le premier a reçu son nom de ce qu'il est généralement vide (de *jéjunus,* vide); le nom d'iléon vient de εἴλειν, tortiller, à cause de ses circonvolutions.

La première partie du jéjunum a une longueur de 6 à 7 centimètres. Elle fait suite à la troisième portion du duodenum et se dirige en haut et à gauche, vers le côté gauche de la colonne vertébrale. Tout à fait en haut, au moment où elle se courbe pour former la première circonvolution intestinale, elle reçoit l'insertion du *muscle de Treitz,* petit faisceau musculaire à fibres lisses, venant du pilier gauche du diaphragme, près du tronc cœliaque, et passant entre le pancréas et le pédicule du rein gauche. On donne improprement à ce muscle le nom de *muscle suspenseur du duodenum.*

C'est cette première portion de l'intestin grêle que les jeunes anatomistes veulent faire rentrer dans la description du duodenum sous le nom de *portion ascendante,* ou *quatrième portion.* Elle est en rapport en avant, avec la petite tubérosité de l'estomac; en arrière, avec le psoas et les vaisseaux rénaux gauches. A droite, elle est en contact avec l'aorte et la colonne vertébrale. A gauche, elle côtoie le bord interne du rein gauche.

La direction de cette portion de l'intestin présente de grandes variétés anatomiques, et il arrive souvent que l'intestin grêle fait directement suite au duodenum et se dirige transversalement à gauche.

L'intestin grêle est cylindrique et toujours plein de gaz. Pendant la digestion, il est parcouru par les aliments, dissous ou délayés par les liquides qu'ils ont rencontrés dans leur parcours.

Les anses intestinales étant remplies de gaz, sont légères et surmontent les épanchements liquides du péritoine ; ils surnagent toujours à la surface de ces épanchements. Lorsque le malade est couché sur le dos, ils s'appliquent contre la paroi abdominale antérieure qui est sonore ; si le malade est couché sur le côté, c'est le côté opposé qui devient sonore. S'il y a, au contraire, une grande tumeur, comme un kyste de l'ovaire ou une tumeur utérine, la tumeur s'applique à la paroi abdominale antérieure qui est mate à la percussion, tandis que les parois latérales sont sonores. Cela explique comment le grand clinicien Rostan, médecin de l'Hôtel-Dieu en 1860, distinguait un kyste de l'ovaire d'une ascite, en donnant une chiquenaude sur l'ombilic d'une malade.

La légèreté des anses intestinales explique pourquoi elles ont une grande tendance à sortir à travers une plaie de la paroi abdominale. Cette tendance de l'intestin à faire issue au dehors gêne souvent le chirurgien qui pratique une *laparotomie*. Si le malade n'est pas en résolution profonde, il fait des efforts et l'intestin grêle fait saillie au dehors.

Quoique l'intestin grêle soit cylindrique, on lui décrit quatre faces, deux latérales, une antérieure et une postérieure.

Faces latérales. — Elles sont en contact avec celles des circonvolutions voisines. Comme elles sont recouvertes par le péritoine, elles adhèrent entre elles dès le début de la péritonite, de manière à former une sorte de paquet ou plastron.

Face antérieure. — Appelée encore *bord antérieur*, cette face est en rapport avec le grand épiploon qui la sépare de la paroi abdominale antérieure. Chez le fœtus ce rapport est direct parce que le grand épiploon n'existe pas encore. Dans les blessures de la face antérieure de l'intestin grêle, il est rare qu'il y ait effusion de sang, parce qu'il n'y a que des capillaires dans cette partie de l'intestin.

Face postérieure. — Cette face, ou *bord postérieur*, ou *bord mésentérique*, correspond au mésentère. C'est par la face postérieure que les vaisseaux sanguins abordent l'intestin.

Ses deux *extrémités* sont profondément situées : l'extrémité *supérieure* est située contre la colonne vertébrale, au milieu de la deuxième vertèbre lombaire ; l'extrémité *inférieure* correspond à la partie droite de la cinquième vertèbre lombaire. L'intestin grêle forme donc une grande courbe, décrivant de nombreuses flexuosités, comme le bord antérieur festonné du mésentère.

L'intestin grêle, partout recouvert de péritoine, est en rapport avec presque tous les points des parois limitant la cavité abdominale. Il plonge dans le bassin, il se porte dans les flancs, où il recouvre le côlon ascendant et le côlon descendant ; il recouvre la colonne vertébrale, l'aorte et la veine cave inférieure. Il est placé au-dessous du côlon transverse et du mésocôlon transverse, qui forment, pour ainsi dire, une cloison séparant l'estomac, qui est au-dessus, de l'intestin grêle qui se trouve au-dessous.

Mobilité. — L'intestin grêle est extrêmement mobile, si ce n'est à son origine, qui est fixée autour de la tête du pancréas. Il se moule sur les organes du voisinage, remplit les vides qui se font par suite du déplacement des autres viscères, et se précipite au dehors dès qu'une ouverture est faite à la paroi abdominale. Il est maintenu en position par le duodenum, qui est fixé à la paroi abdominale postérieure, et par un large repli du péritoine (mésentère), repli vertical qui se fixe d'une part à la portion lombaire de la colonne vertébrale, et d'autre part à toute la longueur de l'intestin grêle.

Diverticule de Meckel. — Au moment où l'intestin se forme, chez l'embryon, aux dépens du feuillet interne du blastoderme, il communique avec la portion extrafœtale de ce feuillet, ou *sac vitellin*, par le conduit omphalo-mésentérique. Lorsque les circonvolutions sont dessinées, l'intestin se sépare complètement du conduit omphalo-mésentérique et n'en porte aucune trace. Mais dans quelques cas, une portion de ce conduit se détache avec l'anse intestinal qui se continue avec lui et constitue une sorte d'appendice en forme de doigt de gant. Cet appendice, décrit par Meckel sous le nom de *diverticulum ilei*, est nommé aujourd'hui *diverticule de Meckel*.

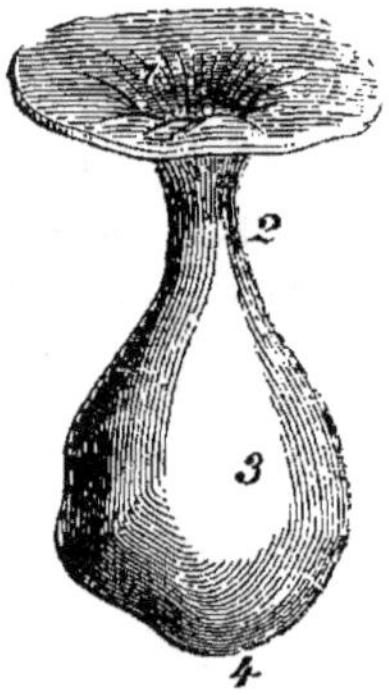

Le diverticule de Meckel existe rarement, une fois sur quarante environ. Il est situé sur l'iléon, un peu au-dessus de la valvule iléo-cæcale. Il est recouvert par le péritoine et il a la structure de l'intestin grêle.

Fig. 151. — Péritoine refoulé, formant un sac herniaire.

1, collet du sac et vestiges des plis, entouré par le péritoine pariétal. — 2, partie supérieure du sac. — 3, son corps. — 4, son fond.

Hernies.

Cette tendance de l'intestin à sortir par les plaies de la paroi abdominale s'exerce aussi sur des points de l'abdomen dont la résistance est affaiblie, surtout sous l'influence des efforts. C'est ainsi que se produisent les *hernies*.

Une hernie est une saillie anormale située aux environs de la cavité abdominale, et formée par les viscères abdominaux sortis de cette cavité. Je veux expliquer ici ce qu'est une *hernie commune*, laissant de côté les *hernies exceptionnelles*, ainsi que les hernies du poumon et du cerveau.

La hernie commune est formée par l'intestin grêle et se nomme *entérocèle* (de ἔντερον, intestin et κηλη, hernie), ou par le grand épiploon, et s'appelle *épiplocèle*, de επιπλοον et de κηλη, hernie (épiploon, de επί, sur et πλεῖν, flotter, parce que l'épiploon flotte sur l'intestin).

La figure 152 montre comme se forme une hernie. L'intestin, qui a son péritoine propre, refoule le péritoine pariétal qui tapisse la paroi abdominale. Ce refoulement peut être *brusque*, de manière à former la hernie d'un seul coup, ou *lent*, de sorte que la hernie

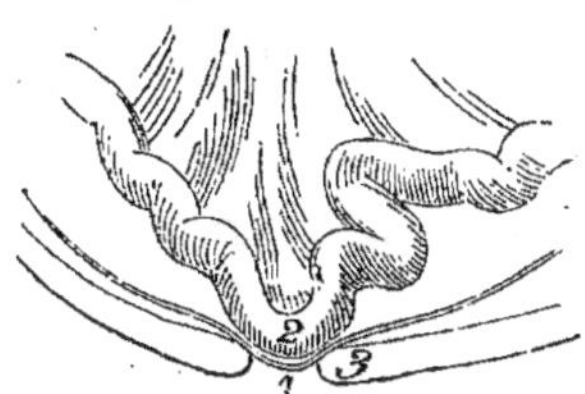

Fig. 152.

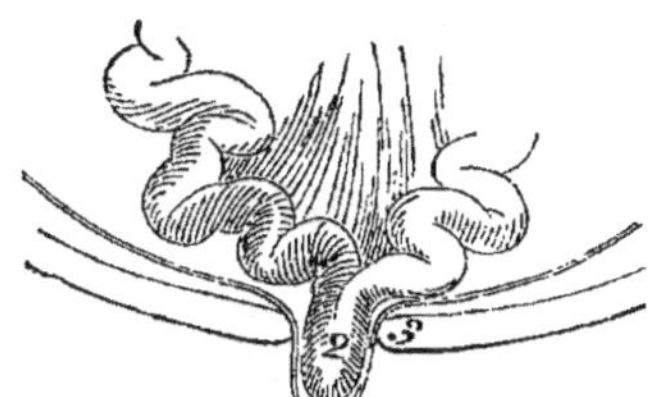

Fig. 154.

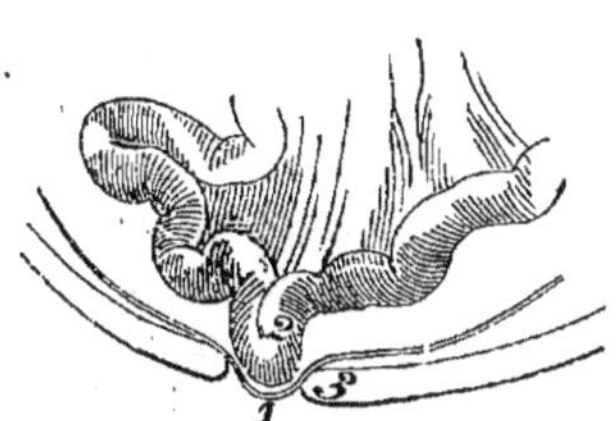

Fig. 153.

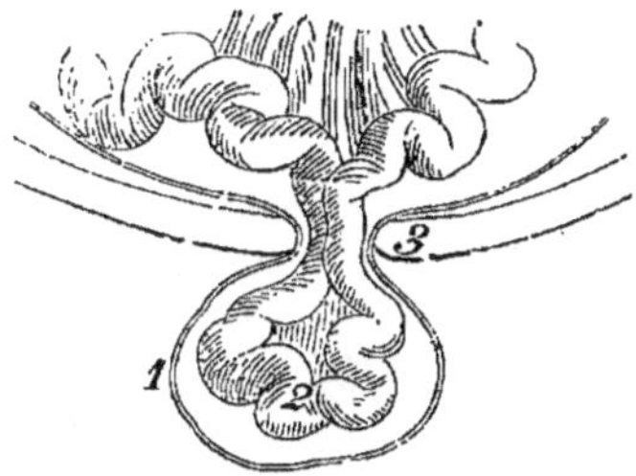

Fig. 155.

Les divers degrés d'une hernie.

se forme graduellement. Le péritoine pariétal refoulé forme autour de l'intestin une poche appelée *sac herniaire*.

On appelle *collet du sac*, l'ouverture qui fait communiquer le sac avec la cavité du péritoine. Ce collet, formé au début, par les plis du péritoine, s'organise ensuite sous l'influence d'une inflammation lente, et constitue un anneau, un organe indépendant, parfaitement organisé.

L'intestin hernié fonctionne aussi bien dans la hernie que dans la cavité abdominale. Mais il peut arriver que les matières alimentaires remplissant l'anse intestinal hérnié, n'en sortent pas facilement. Ce léger accident se nomme *engouement*. Le péritoine qui recouvre l'intestin, et celui qui forment le sac herniaire, peuvent s'enflammer, *péritonite herniaire*. L'accident le plus grave est l'*étranglement herniaire*. Dans l'étranglement, le collet du sac s'étant considérablement rétréci, il peut arriver une constriction telle de l'intestin, que sa vitalité se trouve en grand danger : la circulation sanguine, dans les parois de l'intestin, ne se fait plus, les parois intestinales deviennent œdémateuses et se gangrènent, d'où surviennent des accidents mortels si le chirurgien ne lève pas l'étranglement. Cet étranglement peut se faire au moment où une hernie intestinale se produit brusquement à travers une petite ouverture dont les bords sont inextensibles.

Structure de l'intestin grêle.

L'intestin grêle est formé de quatre couches superposées, qui sont, de dehors en dedans : couche séreuse, couche musculeuse, couche celluleuse, couche muqueuse.

Des vaisseaux et des nerfs complètent cette structure.

1° Couche séreuse. — La séreuse péritonéale recouvre l'intestin dans toute son étendue excepté sur les portions verticale et horizontale du duodenum.

Sur la *portion verticale* (2ᵉ portion), le péritoine applique le duodenum contre la paroi abdominale postérieure, contre le psoas droit et le hile du rein droit. Le péritoine qui recouvre cette portion se porte à droite vers la face antérieure du rein, à gauche sur la tête du pancréas, en bas vers le feuillet supérieur du mésocôlon transverse, en haut vers la première portion du duodenum.

Sur la *portion horizontale*, 3ᵉ portion, comme sur la verticale, il n'y a pas de péritoine et on pourrait atteindre le duodenum par derrière sans toucher au péritoine. Le bord postérieur du mésocôlon transverse est en rapport avec la partie antérieure de cette portion du duodenum. Les deux feuillets du mésocôlon s'écartent à ce niveau. Le supérieur passe au-dessus du duodenum et se porte sur la face antérieure du pancréas. L'inférieur passe au-dessous et se continue avec le feuillet droit du mésentère et à droite avec la portion du péritoine qui se porte au-dessus du rein droit.

Sur le reste de l'intestin grêle, jéjunum et iléon, le péritoine est très adhérent à la face antérieure, de sorte qu'on entraîne quelques fibres musculaires quand on en arrache des lambeaux. L'adhérence est moindre sur les faces latérales et moindre encore à la face postérieure où est situé le mésentère. C'est du côté du mésentère que l'intestin se dilate, en écartant les deux feuillets séreux de ce repli qui se continuent avec le péritoine des faces latérales. Cette dilatation de l'intestin est facilitée par le tissu conjonctif lâche qui unit la séreuse à la face postérieure de l'intestin.

Couche musculaire. — Cette couche est formée par deux ordres de fibres, circulaires et longitudinales. Les *fibres circulaires* forment un plan profond et régulièrement étendu du pylore au cæcum. Les *fibres longitudinales,* superposées aux autres, s'étendent du pylore au cæcum. Les faisceaux aplatis que forment ces fibres recouvrent toute la surface de l'intestin. Cependant, au niveau de son bord concave ou adhérent, l'intestin est plus mince et plus fragile, à cause de la grande ténuité de ces faisceaux à ce niveau. Le plan des fibres circulaires a le double d'épaisseur du plan longitudinal.

L'épaisseur moyenne de la couche musculaire de l'intestin grêle est d'un demi-millimètre ; les fibres circulaires sont toujours plus développées que les fibres longitudinales.

Les fibres musculaires de l'intestin sont des fibres lisses. Elles ont une longueur variable de 100 μ jusqu'à un demi-millimètre ; leur noyau, long et allongé en forme de bâtonnet, comme dans toutes les fibres lisses, offre une longueur de 15 à 25 μ et une largeur de 5 μ environ. Ce noyau sort facilement de l'intérieur des fibres, de sorte qu'on trouve quelquefois dans la préparation des noyaux libres à côté de fibres dépourvues de noyau. On rencontre souvent des renflements noueux sur le trajet de ces fibres.

Les fibres musculaires de la troisième portion du duodenum se confondent avec le *muscle de Treitz,* dont j'ai parlé plus haut.

Les fibres musculaires de l'intestin grêle déterminent, par leur contraction, les mouvements péristaltiques (de haut en bas) et les mouvements antipé-ristaltiques (de bas en haut) qui font pro-gresser les matières alimentaires dans le tube digestif. Ce sont des mouvements ver-miculaires, lents à se produire, lents à s'éteindre. Cette progression est lente, gra-duelle. Le chyme, acide sorti de l'estomac, par petites ondées, subit l'action du suc pancréatique et de la bile en passant par le duodenum. Devenue alcaline, la bouillie ali-mentaire descend en imbibant les villosités qui absorbent la partie nutritive et absor-bable des aliments, c'est-à-dire le *chyle.*

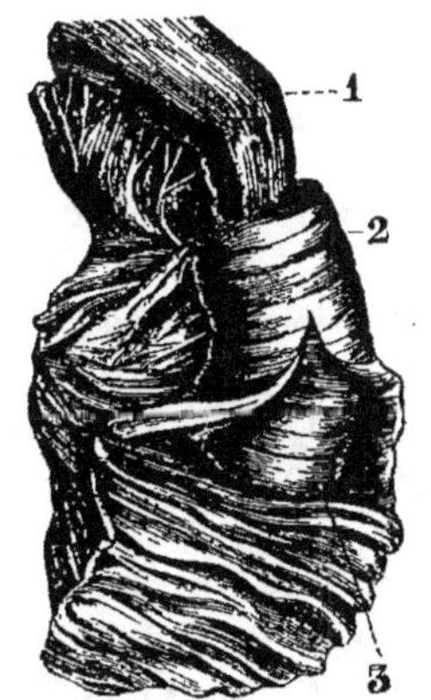

Fig. 156. — Occlusion intestinale par inva-gination.

1, bout supérieur de l'in-testin. — 2, bout inférieur. — 3, portion du bout supé-rieur invaginée dans le bout inférieur.

Occlusion intestinale.

On ne saurait s'imaginer combien sont fréquentes et graves les maladies de l'intes-tin. Soudainement, à la suite d'un saut, et souvent sans qu'on puisse en connaître la cause, le cours des matières intestinales est interrompu, il ne sort plus de gaz ni de matières fécales par l'anus, et les matières alimentaires rétrogradent dans l'estomac et sont rejetées sous forme de vomissements. Telle est l'occlusion intestinale produite par des causes diverses. Cet accident, du reste, sort de la chirurgie, doit être rapidement diagnostiqué si l'on veut sauver le malade.

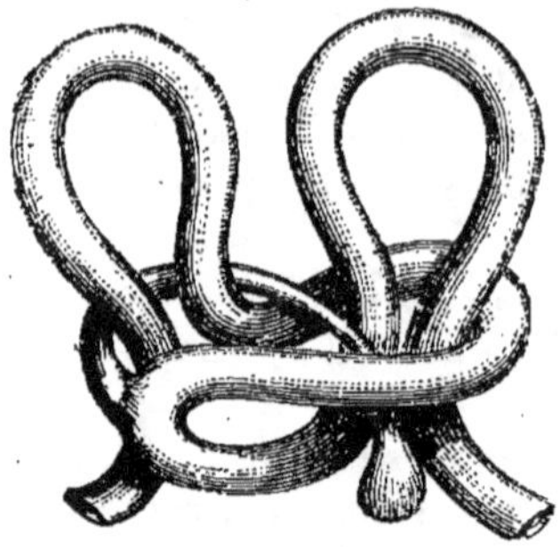

L'occlusion peut être produite par l'invagination de l'intestin comme dans la figure 156.

L'intestin peut se tordre, se nouer, comme on dit vulgairement. Souvent, l'occlusion est due au diverticule de Meckel s'enroulant autour d'une anse intestinale, ou à un diverticule anormal, comme dans la figure 157, ou bien à une bride accidentelle, résultat d'une lésion intérieure du péritoine, comme dans la figure 158.

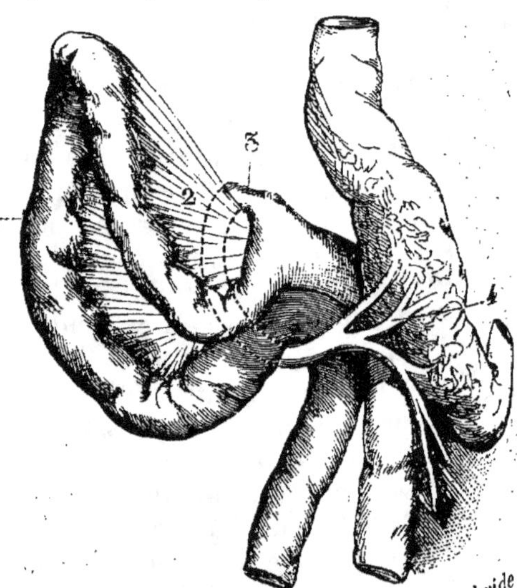

Fig. 157. — Diverticule produisant l'occlusion.

L'occlusion donne lieu à des douleurs violentes qui leur ont fait donner le nom de *colique de miserere*; on appelle encore cet accident *volvulus* ou *ileus*. Lorsqu'il est produit par une bride ou un diverticulum, on l'appelle *étranglement interne*.

Rétrécissements de l'intestin.

On observe des rétrécissements de l'intestin. Ils peuvent être *inflammatoires*, mais, le plus souvent, ils sont *organiques* et produits par le *cancer* de l'intestin. Le produit morbide, dans son évolution, diminue le calibre de l'intestin, et finit par donner des symptômes plus ou moins complets d'occlusion intestinale. Généralement, ce sont des *constipations opiniâtres* durant plusieurs jours, avec coliques, suivies de *débâcles*, c'est-à-dire d'évacuation de matières très abondantes. Ce symptôme, joint au *melœna* (selles hémorragiques), suffit pour diagnostiquer un cancer de l'intestin.

Fig. 158. — Occlusion intestinale par bride pathologique ou diverticulum.
1, anse intestinale étranglée. — 2, mésentère.
3, 4, bride, agent de l'étranglement.

Couche celluleuse. — Formée uniquement de tissu conjonctif cette couche est située entre la musculeuse, qui y prend des insertions, et la muqueuse. Elle se laisse facilement infiltrer par la macération dans l'eau. Elle envoie des prolongements au centre des valvules conniventes ; c'est aussi sur cette couche que repose le fond des glandes en tube de la muqueuse.

Le tissu qui la constitue est un tissu conjonctif ordinaire, dans lequel on trouve de nombreuses cellules conjonctives, aux points d'anastomose des fibres. Elle offre la plus grande analogie avec la couche celluleuse de l'estomac.

Cette couche est signalée par quelques auteurs, comme nous l'avons vu aussi pour l'estomac, sous le nom de *couche sous-muqueuse*. Elle renferme un grand nombre de vaisseaux et de nerfs qui forment des réseaux dans son épaisseur : les uns, avant de pénétrer dans la muqueuse ; les autres, au moment où ils en sortent.

Couche muqueuse. — La muqueuse de l'intestin grêle (*membrane veloutée* des anciens anatomistes, *membrane cribriforme* de Galéati) présente des caractères particuliers qui la distinguent de celle de l'estomac et de celle du gros intestin. C'est à sa surface que se fait presque uniquement l'absorption intestinale ; c'est aussi à sa surface que nous trouverons très manifestes les conditions qui favorisent l'absorption. Son épaisseur est un peu moindre que celle de la muqueuse de l'estomac.

La face externe est adhérente à la tunique celluleuse ; une fine couche de tissu musculaire lisse, *la musculeuse de la muqueuse*, les sépare. La face interne, libre, est hérissée de saillies ou *villosités*, de replis de la muqueuse ou *valvules conniventes*, et criblée de trous nombreux, orifices glandulaires.

La muqueuse est formée d'une couche épithéliale, d'un derme, de glandes variées et très nombreuses, de vaisseaux et de nerfs ; nous étudierons toutes ces parties dans l'ordre suivant : épithélium, derme, valvules conniventes, villosités, glandes. Les vaisseaux et les nerfs seront décrits immédiatement après avec les vaisseaux et les nerfs de l'intestin proprement dit.

Épithélium de la muqueuse de l'intestin grêle. — Depuis le pylore jusqu'à la valvule iléo-cæcale, le revêtement épithélial de la muqueuse intestinale est constitué par une seule couche continue de *cellules cylindriques* et de *cellules caliciformes* entre lesquelles on trouve des cellules migratrices. L'épaisseur moyenne de cette couche est de 25 à 30 µ.

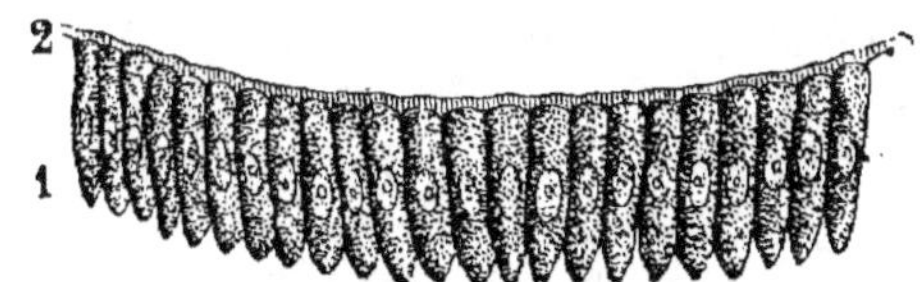

Fig. 159. — Epithélium de l'intestin grêle
(Kölliker).

1, cellule. — 2, cuticule.

Les *cellules cylindriques* sont allongées et granuleuses. Elles ont la forme de pyramides à 5 ou 6 pans par suite de la pression exercée par les cellules voisines. Le noyau se trouve vers le milieu de la cellule un peu plus près de son pôle d'implantation ; il est volumineux.

Au pôle libre on trouve une *cuticule* assez épaisse, légèrement striée. On avait cru autrefois que ces stries étaient des canalicules. On sait aujourd'hui que ce sont des prolongements du protoplasma de la cellule.

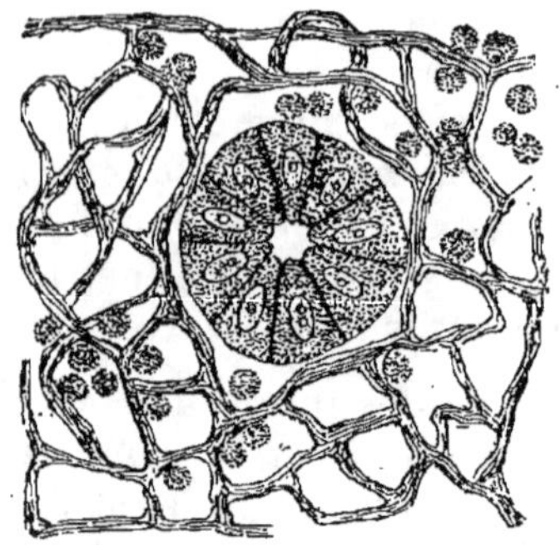

Fig. 160. — Coupe transversale d'une glande de Lieberkühn de l'intestin grêle. Les cellules forment dans cette coupe une couronne régulière. Autour, on voit les cellules lymphoïdes et le réticulum au milieu duquel elles sont plongées.

Si le lecteur veut bien se reporter à l'article *Épithélium*, il verra que cette cuticule est une production exoplastique du protoplasma cellulaire. A la partie profonde de ces cellules Davidoff et Renaut admettent un plateau profond non strié formant une couche profonde mince qui double la membrane vitrée.

Les *cellules caliciformes* offrent la même structure que dans l'estomac ; leur extrémité libre est généralement remplie par un bouchon de mucus.

Derme de la muqueuse de l'intestin grêle. — Le derme de la muqueuse intestinale diffère complètement de celui des autres muqueuses. Le tissu conjonctif qui le forme résulte de l'assemblage de fibres excessivement ténues, anastomosées pour former un réticulum qui contient dans ses mailles des cellules lymphatiques. Il a, en somme, tous les caractères du tissu adénoïde, comme *His* l'a enseigné, pour la première fois, en 1861-62.

De plus, ce derme contient des follicules lymphatiques, que nous étudierons plus loin sous le nom de *follicules clos isolés* et de *follicules clos agminés* ou *plaques de Peyer*.

Les cellules caliciformes ne sont pas connues depuis longtemps. Gruby et Delafosse, qui les découvrirent, mais qui ne les connurent pas, les nommèrent *épithélium capitatum*. Plus tard, Letzerich les prit pour des ouvertures qu'il appela *bouches absorbantes*. Ce sont des cellules muqueuses identiques à celles que j'ai décrites dans l'estomac. Ces cellules ne sont autre chose que des cellules épithéliales cylindriques se chargeant de mucus et reprenant leur forme primitive après élimination du mucus (Paneth).

Les *thèques intra-épithéliales* de Renaut sont des espaces inter-cellulaires de l'épithélium formés par des amas de cellules migratrices qui ont émigré, changé de place.

Valvules conniventes. — Signalées par Fallope et décrites par Kerkring, qui leur a donné leur nom en 1670 (1), les valvules conniventes sont de simples replis de la muqueuse, siégeant sur toute l'étendue de l'intestin grêle, excepté dans la partie la plus inférieure et dans la première portion du duodenum. Elles sont très abondantes dans la première partie de l'intestin grêle, surtout dans les deuxième et troisième portions du duodenum. Ces replis n'occupent pas toute la circonférence de l'intestin, mais une partie seulement, les deux tiers, les trois quarts. Leurs extrémités se perdent insensiblement sur les parois de la muqueuse. Leur bord libre, étant couché par les ma-

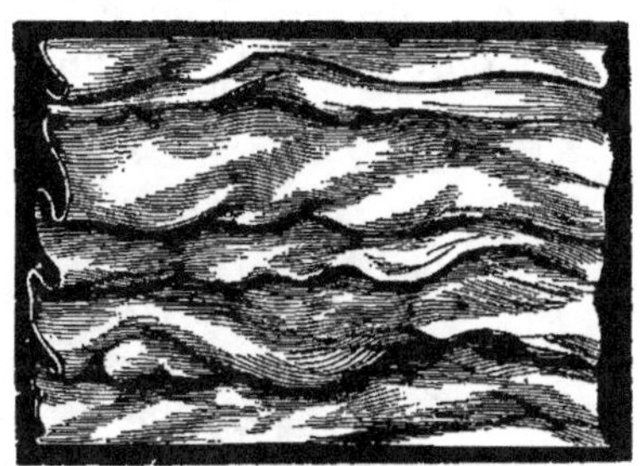

Fig. 161. — Valvules conniventes de l'intestin grêle.

tières alimentaires, est toujours incliné du côté de l'anus. Les valvules conniventes sont hérissées de villosités ; elles présentent, au centre du repli, un prolongement de la tunique celluleuse qui porte les vaisseaux et les nerfs aux villosités de ces replis. Il y a des valvules conniventes de toutes les dimensions. Sappey en a compté de 800 à 900. Leur usage est de multiplier la surface de l'intestin. L'intestin a de 6 à 8 m., mais la muqueuse déplissée en a 12 à 14.

Villosités. — Les *villosités* sont des saillies, des prolongements de la muqueuse intestinale. Elles sont connues depuis longtemps. Lieberkühn les décrivit vers la fin de la première moitié du XVIIIe siècle. Il les compara à des poils, *villi*, et il vit que chaque villosité contient une artère, une veine, un nerf et un vaisseau lacté (chylifère). Il parle même de l'injection de ces vaisseaux. Les villosités sont des organes d'absorption qui revêtent toute la surface de l'intestin grêle ; elles commencent à se montrer sur la face duodénale de la valvule pylorique, et cessent aux bords de la valvule iléo-cæcale. Ces organes peuvent être comparés aux extrémités des racines d'une plante, qui absorbent les sucs nourriciers destinés à la plante.

(1) Kerkring (Spicilegium anatomicum, c'est-à-dire glanage anatomique), 1670, p. 85. « In colo et in ileo plurimæ reperiuntur valvulæ, quæ, quia non totum applent spatium, *valvulas conniventes* appellamus. »

Elles occupent tous les points de la muqueuse, la surface des valvules conniventes, ainsi que leurs intervalles. Leur nombre est considérable ; on peut en compter 100 par centimètre carré, soit 10,125,000 sur la muqueuse intestinale (Sappey). Elles sont lamelliformes dans le duodenum, coniques, filiformes, ou cylindriques, dans le reste de l'intestin. Leur longueur varie de un quart de millimètre à un millimètre. La largeur des villosités coniques est ordinairement la moitié de leur longueur ; celle des villosités du duodenum, en forme de lamelles, est double de longueur. Elles sont disposées sur la muqueuse comme les filaments du velours.

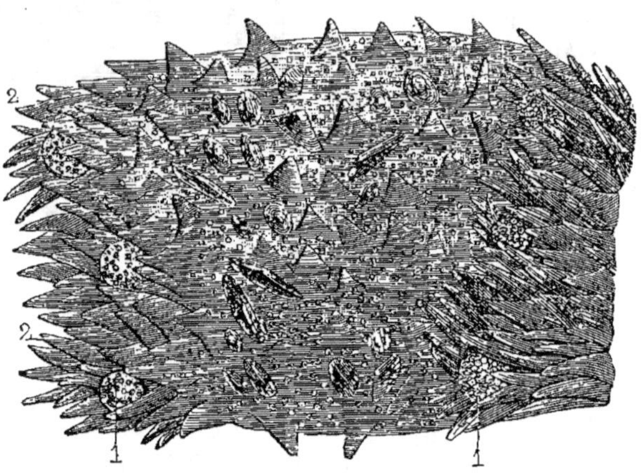

Fig. 162. — Muqueuse intestinale ; on y voit les follicules clos isolés, les villosités et les orifices des glandes de Lieberkühn.

1, 1, follicules clos. — 2, 2, villosités. — 3, 3, orifices des glandes de Lieberkühn.

Chaput a fait des villosités une étude spéciale (thèse de Benoît 1891). Selon lui, les villosités ont la forme de prismes à base pentagonale et à bords ondulés. Elles sont tellement nombreuses et si bien juxtaposées que la surface intestinale a l'aspect d'une mosaïque ou d'une surface épithéliale. Les orifices glandulaires sont ouverts à la base des interstices villeux et le liquide sécrété glisse dans ces interstices pour arriver à la surface de la muqueuse.

La villosité se compose d'une partie centrale, d'une couche d'épithélium et de vaisseaux.

Partie centrale des villosités. — La villosité est formée à sa partie centrale par du tissu conjonctif, qui contient surtout de nombreuses cellules étoilées. Elle diffère par là du tissu lymphoïde que nous avons décrit dans le derme. Un appareil musculaire lisse, très développé, s'ajoute au tissu conjonctif. Ce sont ces fibres musculaires qui amènent le raccourcissement des villosités après la mort, comme l'a observé Lacauchie. Brücke, qui a découvert ces fibres musculaires, assure qu'on peut voir le raccourcissement des villosités sur l'animal vivant, phénomène qui exerce probablement une influence sur la progression du chyle et du sang.

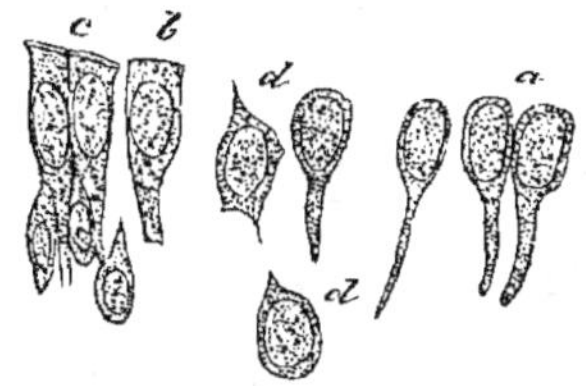

Fig. 163. — Cellules épithéliales de l'intestin de l'homme à l'état normal.

a, b, cellules isolées appartenant à la couche superficielle. — *c*, cellules réunies par un plateau. — *d*, petites cellules de la couche profonde.

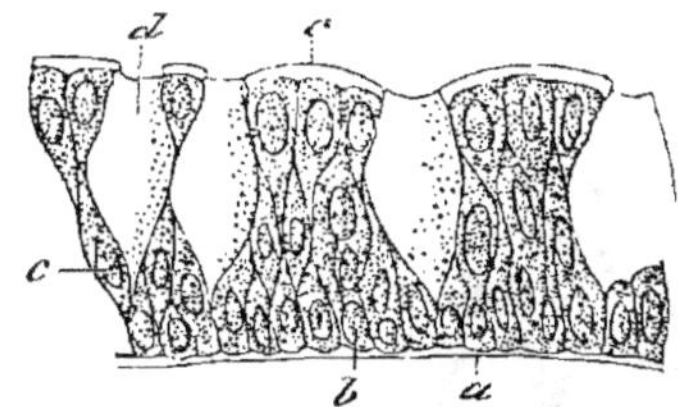

Fig. 164. — Cellules épithéliales de la muqueuse intestinale du chat.

a, b, petites cellules de la couche profonde. — *c*, plateau. — *d*, cellules caliciformes (Cadiat).

Épithélium des villosités. — Les villosités sont revêtues d'une gaine épithéliale complète, en continuité avec l'épithélium qui recouvre l'intestin dans leurs interstices. Entre la couche épithéliale et le tissu de la villosité, on trouve aussi, comme dans le reste de la muqueuse, une *membrane vitrée*. Pendant la vie, les cellules épithéliales des villosités *ne se renouvellent pas* comme les cellules épithéliales stratifiées; elles sont intimement unies aux parties profondes, dont elles ne se détachent que dans certaines maladies comme le *choléra*. Après la mort, elles tombent rapidement, comme celles de l'estomac, de sorte qu'il faut, pour les examiner, se servir d'intestins très frais. Ces cellules sont *très adhérentes entre elles* et elles se détachent par lambeaux plus ou moins considérables; il est fréquent de voir le revêtement entier d'une villosité se séparer comme un chapeau.

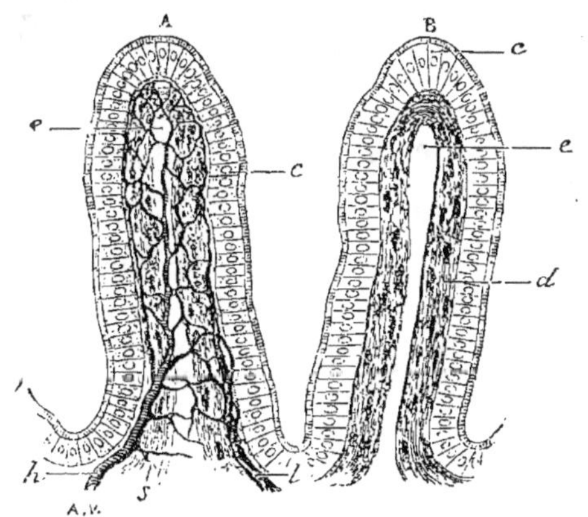

Fig. 165. — Structure des villosités.

A, villosité avec ses vaisseaux. — *c*, épithélium cylindrique. — *e*, origine du chylifère. — *h*, artère. — *l*, veine. — *s*, substance de la villosité.
B, villosité sans vaisseaux sanguins. — *c*, épithélium cylindrique. — *d*, substance de la villosité. — *e*, origine du chylifère.

Ces cellules sont des cellules d'*épithélium cylindrique*, ayant environ 22 µ de longueur sur 6 µ de largeur. Leur contenu, finement granuleux, entoure un noyau ovalaire à un ou deux nucléoles. .

Lorsqu'on examine la surface libre de ces cellules du côté de la cavité intestinale, elles se montrent sous forme d'une mosaïque, comme l'épithélium pavimenteux résultant de l'arrangement des plateaux des cellules.

Les cellules épithéliales qui recouvrent les villosités dépendent en somme, de la couche épithéliale de la muqueuse intestinale ; c'est pourquoi, à côté des cellules cylindriques, on rencontre des cellules caliciformes.

Vaisseaux des villosités. — La disposition la plus générale est la suivante : une, deux ou trois *artérioles*, de 20 à 30 μ environ, traversent la muqueuse et pénètrent dans la villosité par sa base. Elles arrivent au sommet et descendent en formant une *veine* de 40 μ environ, qui va se réunir aux veines des parois intestinales. Les artérioles et la veine communiquent par un *réseau capillaire,* dont les mailles ont

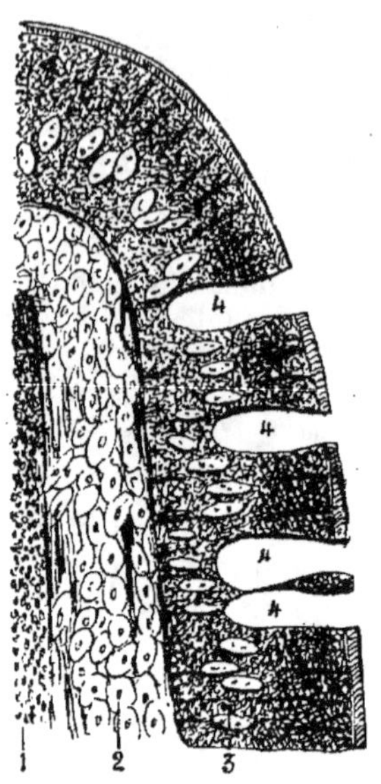

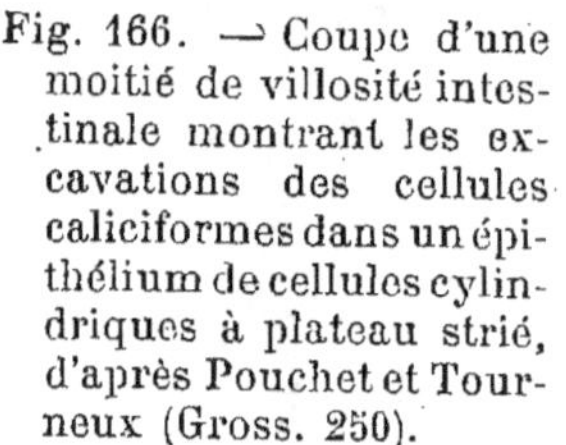

Fig. 166. — Coupe d'une moitié de villosité intestinale montrant les excavations des cellules caliciformes dans un épithélium de cellules cylindriques à plateau strié, d'après Pouchet et Tourneux (Gross. 250).

1, ampoule lymphatique. — 2, substance de la villosité. — 3, épithélium. — 4, 4, 4, excavations des cellules caliciformes.

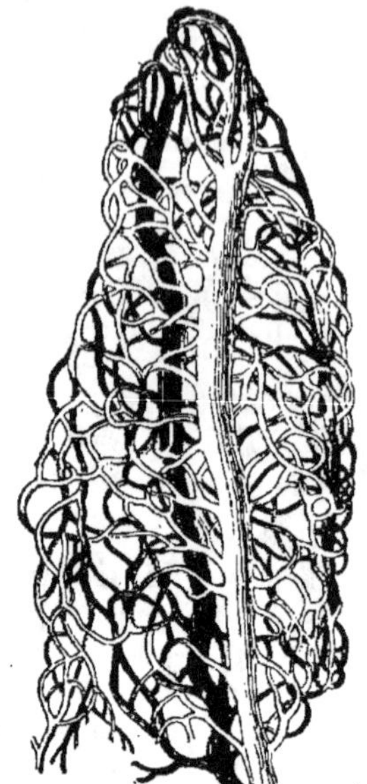

Fig. 167. — Vaisseaux des villosités dans la muqueuse (cage vasculaire de Mathias Duval).

une forme variable, les unes allongée, les autres circulaire ; celles du sommet sont en forme d'anse. Les capillaires, de 6 à 8 μ, sont tellement rapprochés, qu'une villosité injectée se montre comme une saillie uniformément colorée.

La position des vaisseaux est superficielle ; les capillaires sont situés en grande partie à la surface même de la villosité, au-dessous de la membrane vitrée. Il n'y a pas de vaisseaux sanguins au centre même de la villosité, dont l'axe est parcouru par un chylifère.

Le *chylifère* est unique et tout à fait central. Ce vaisseau lym-

phatique, destiné à porter du chyle, commence au sommet de la villosité par un cul-de-sac de 20 à 40 μ environ, distant du sommet par
un intervalle de 40 μ ; il parcourt l'axe de cette saillie et vient se
confondre avec d'autres lymphatiques dans l'épaisseur de la muqueuse, où nous le retrouverons. Ce canal lymphatique est formé

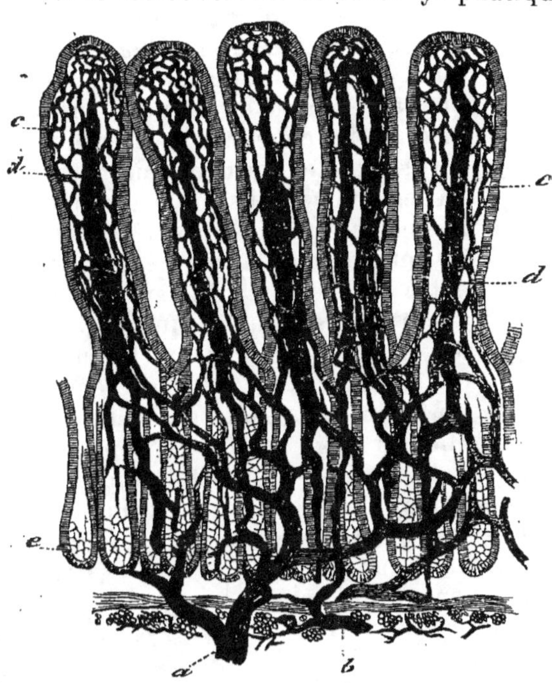

Fig. 168. — Villosités de la muqueuse intestinale du chien injectées.
a, artère. — b, lymphatique collecteur. — c, réseau capillaire sanguin. — d, lymphatique
central. — e, glandes en tube.

par l'engrenage des bords sinueux des cellules endothéliales,
telles que nous les avons décrites dans les vaisseaux lymphatiques, c'est-à-dire en forme de feuilles de chêne.

Le chylifère central ne communique avec la cavité de l'intestin
qu'indirectement ; il en est séparé par les cellules épithéliales qui
revêtent la muqueuse.

Les *nerfs des villosités* se terminent par un réseau de fibres
motrices, sensitives et vasomotrices.

Glandes de la muqueuse de l'intestin grêle. — Ces glandes
sont extrêmement nombreuses. On en distingue trois sortes : des
glandes en tube ou glandes de Lieberkühn, des *glandes en grappe*
ou glandes de Brunner, et des *organes lymphoïdes* qui constituent les follicules clos solitaires et les follicules agminés, ou plaques de Peyer, de l'intestin grêle.

1° *Glandes de Lieberkühn*. — Découvertes par Malpighi, vers la fin du xviie siècle, ces glandes furent décrites par Brunner en 1715, et par Galeati en 1731. Lieberkühn les étudia de nouveau en 1760, méconnaissant leur forme en tube. C'est donc à tort qu'elles portent son nom.

Je ne laisserai pas passer cette occasion sans dire que Lieberkühn, né à Berlin en 1711 et mort en 1758, fut un micrographe distingué et que, à l'exemple du grand Leeuwenhoek, il fabriquait lui-même ses microscopes.

Ces glandes forment une couche continue ; on les trouve dans toute l'étendue de la muqueuse intestinale, à la surface des valvules conniventes et dans leurs intervalles ; elles siègent entre les éléments du derme et n'arrivent pas jusqu'au tissu sous-muqueux. Ce sont des glandes en tube simple ou en cæcum, comme celles de l'estomac, avec cette différence que celles de l'intestin grêle sont plus élargies vers le fond.

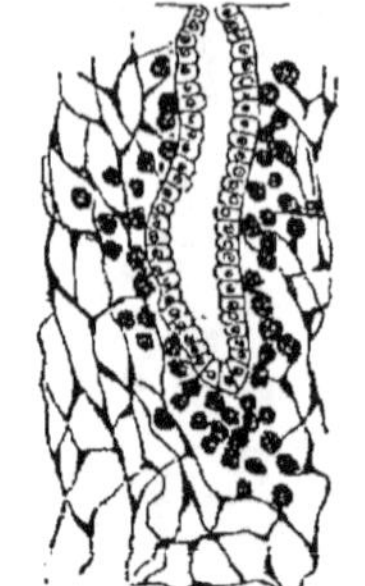

Fig. 169. — Une glande de Lieberkühn isolée au milieu du tissu adénoïde de l'intestin.

Au niveau des follicules clos superficiels, il n'y a pas de glandes de Lieberkühn : alors, celles-ci se placent autour du follicule, et leurs orifices forment une sorte de couronne autour de la saillie du follicule clos (fig. 175).

Ces glandes sont fort petites, et leurs dimensions sont néanmoins très variables ; longueur, de 120 μ à un demi-millimètre (limite extrême) ; largeur, au fond, de 50 à 80 μ ; à l'orifice, de 20 à 50 μ. Sappey n'hésite pas à dire que la muqueuse intestinale en renferme de 40 à 50 millions.

La *paroi* des glandes de Lieberkühn est formée d'une lame vitrée, en rapport par sa face externe avec le tissu conjonctif voisin. Leur épithélium ne diffère pas de celui de la muqueuse intestinale ; il est donc formé par des cellules épithéliales cylindriques caliciformes. Entre les

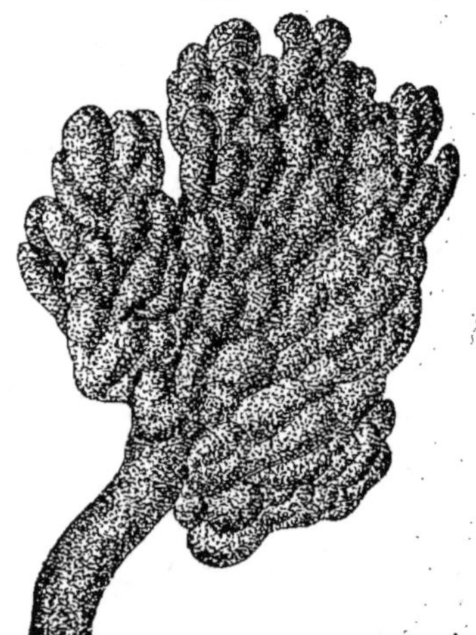

Fig. 170. — Glande de Brunner (grossissement, 50).

cellules épithéliales et caliciformes des glandes de Lieberkühn, Paneth (1888) a découvert des cellules volumineuses renfermant de nombreuses granulations situées surtout au fond du tube. Ces cellules sont connues sous le nom de *cellules granuleuses de Paneth*.

2° *Glandes de Brunner* (1). — Ces glandes, entrevues par Wepfer en 1679, et décrites en 1687 par Brunner, n'existent que chez les mammifères et quelques poissons. Ce sont des glandes en grappe composées, occupant seulement le duodenum, et appelées aussi, pour cette raison, glandes duodénales, siégeant au-dessous de la muqueuse. Elles sont très abondantes sur la première portion du duodenum, moins abondantes sur la seconde, moins encore sur la troisième à partir de l'ampoule de Vater, où elles disparaissent complètement. Les unes ont le volume d'une tête d'épingle, d'autres sont grosses comme de petits pois et très sensibles au toucher, depuis 200 μ jusqu'à 3 millimètres et demi. Renaut décrit deux couches de glandes, une couche su-perficielle *intra-dermique* entre le derme et la musculeuse sous-muqueuse, et une profonde *sous-dermique*, entre la celluleuse et la mus-culeuse.

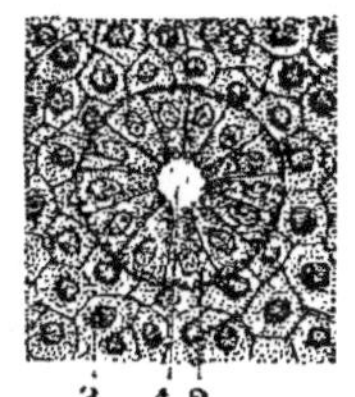

Fig. 171. — Ouver-ture d'une glande de Lieberkühn.

1, lumière de la glande. — 2, cellules épithéliales cylindriques de la glande. — 3, cellules cylindri-ques de l'intestin vues de face.

Ces glandes ont la structure des glandes en grappe de la bouche et de l'œsophage.

Le *corps* de la glande, d'une couleur jau-nâtre, est formé par des acini de 70 à 140 μ en moyenne. Leurs culs-de-sac ont une *paroi propre*, amorphe, très mince, de 1 μ environ, et une couche intérieure de cellules cylindriques muqueuses. Le conduit excréteur traverse la muqueuse ; il est formé de tissu con-jonctif et entouré de quelques fibres musculaires lisses ; il est ta-pissé par une couche d'*épithélium cylindrique* dont les cellules sont moins hautes et moins volumineuses que dans le cul-de-sac. Le diamètre de ce conduit varie de 100 à 250 μ. Il s'ouvre parfois dans la cavité d'une glande de Lieberkühn. Tout autour du corps de la glande, il existe de minces faisceaux de fibres musculaires lisses. Les acini de ces glandes sont allongés et représentent aussi bien un tube ramifié qu'une glande acineuse.

Les glandes de Brunner sécrètent un suc qui a une action toute spéciale sur les graisses. Il les saponifie et les dédouble en acides gras et en glycérine. Ces glandes jouent donc un rôle important dans la digestion intestinale. Elles ne sont comparables ni aux glandes salivaires, ni aux acini pancréatiques.

Sécrétion des glandes de l'intestin. — Les glandes de l'intestin fournissent un liquide abondant, le *suc intestinal*, ou *suc enté-rique*, que l'on obtient en isolant une certaine longueur d'intestin

(1) Brunner (Conrad), né près de Schaffouse en 1653, mort en 1727, profes-seur à Heidelberg.

par deux sections, et en recueillant le liquide exsudé. Son unique action est de *délayer les matières* qui constituent le chyme et de favoriser ainsi l'absorption, avec l'aide des micro-organismes peu étudiés jusqu'à ce jour. Ce liquide est sécrété abondamment dans certaines irritations intestinales, et produit la *diarrhée*.

3° *Organes adénoïdes ou lymphoïdes.* — Nous l'avons dit en parlant du derme de la muqueuse, His a bien démontré que ce tissu

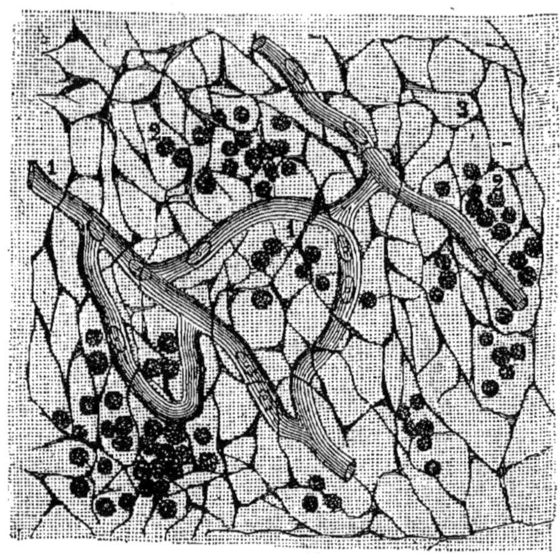

Fig. 172. — Tissu adénoïde de la muqueuse intestinale.

1, 1, capillaires traversant le tissu et pourvus de noyaux. — 2, amas de cellules lymphatiques. 3, réticulum formé par les fibres anastomosées. — 4, 4, deux cellules conjonctives.

est presque entièrement composé de tissu adénoïde, c'est-à-dire de substance conjonctive réticulée, contenant des cellules lymphatiques (fig. 172). En certains points de la muqueuse, ce tissu s'accumule et forme des masses arrondies plus ou moins considérables, qui constituent les *follicules clos*, isolés ou agminés, de l'intestin grêle. Nous verrons que ces follicules ne diffèrent ni des follicules des ganglions lymphatiques, ni des follicules des glandes folliculeuses amygdaliennes de la bouche et du pharynx. Ils sont tous formés de substance conjonctive réticulée, et contiennent des cellules lymphatiques. Ils ont tous des connexions intimes avec les origines du système lymphatique, et il est probable que les cellules lymphatiques passent des follicules dans les lymphatiques, pour donner naissance aux corpuscules de la lymphe et du chyle.

Selon qu'ils sont isolés ou réunis dans l'intestin, les follicules lymphoïdes portent le nom de *follicules clos solitaires* ou de *follicules clos agminés* (plaques de Peyer) (1).

a. Follicules clos solitaires (2) — Ce sont des corpuscules arrondis, blanchâtres, d'un volume variant entre un quart de millimètre et 2 millimètres, situés au-dessous de la muqueuse de l'intestin grêle.

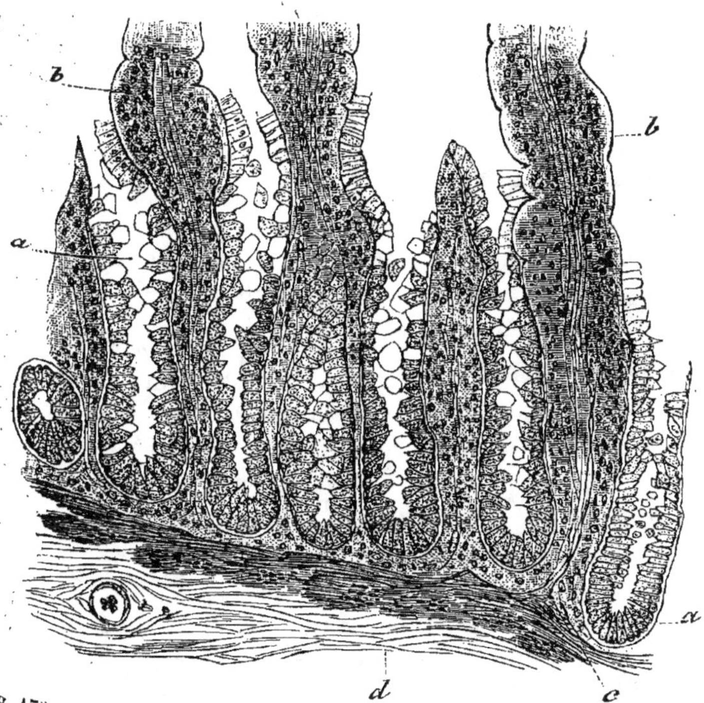

Fig. 173. — Glandes en tube de la muqueuse intestinale d'un supplicié. *a*, glandes avec un épithélium irrégulier, prismatique et granuleux. — *b*, villosités. — *c*, musculaire de la muqueuse. — *d*, tissu conjonctif sous-muqueux. On voit dans les glandes quelques cellules caliciformes.

Leur nombre est en général considérable, et leur situation irrégulière. Ils existent dans toute l'étendue de l'intestin grêle et sont beaucoup plus nombreux sur la face antérieure, opposée à l'insertion du mésentère.

(1) Peyer (Conrad), né en 1653, mort en 1712, médecin à Schaffouse. Sur toute la longueur, on voit des glandes qui font saillie çà et là sous la muqueuse, et qu'on peut appeler pour cette raison, solitaires ou isolées, *solitarias vel sporades*. Il en est d'autres qui forment des groupes, des plexus, des amas, et que j'ai nommées associées ou agglomérées *socias vel gregulus*.

(2) Appelés encore *follicules lymphatiques* (Frey), *follicules de Peyer* (Leydig), les follicules clos solitaires furent vus par Marc Aurèle Séverin en 1645 sur les animaux (*Zootomia democritea*, p. 299, et décrits chez l'homme, en 1662, par Pechlin, en 1679, par Wepfer et en 1682 par Peyer.

Quoiqu'ils soient situés dans l'épaisseur de la muqueuse la profondeur à laquelle ils se trouvent varie un peu : les uns sont sous-épithéliaux et font saillie dans l'intestin (dans ce cas, ils ne sont recouverts ni par des glandes ni par des villosités) ; les autres sont situés à une certaine profondeur, et leur fond est entouré par le tissu sous-muqueux ; d'autres, enfin, se montrent encore plus profondément et adhèrent à la tunique musculeuse (ceux-ci sont ordinairement recouverts par les villosités, et même par les glandes de Lieberkühn). Souvent, la muqueuse est déprimée au niveau du follicule, et la dépression est entourée par un bourrelet muqueux. Quelques auteurs appellent *cupule* la partie qui fait saillie dans l'intestin ; *base*, l'extrémité opposée qui regarde du côté du péritoine, et *zone moyenne*, la portion intermédiaire par laquelle deux follicules se touchent lorsqu'ils sont rapprochés.

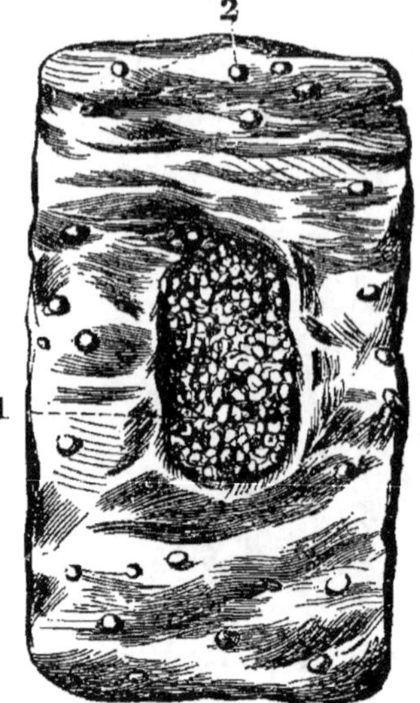

Fig. 174. — Muqueuse intestinale montrant une plaque de Peyer et des follicules clos.

La surface externe du follicule n'est pas facilement isolable, elle se continue insensiblement avec le réticulum conjonctif du derme de la muqueuse. Quant à la *structure*, elle est exactement la même que celle d'un follicule de ganglion lymphatique : un *tissu conjonctif réticulé* très serré à la surface, de manière à former une sorte de membrane, une paroi ; à l'intérieur, un réticulum, découvert par Billroth, partant de la paroi et parcourant l'intérieur du follicule, réticulum formé par les mêmes éléments que la paroi et se confondant avec elle. C'est le même tissu, plus dense à la surface, plus lâche au centre. Entre ces éléments, dans la paroi et surtout au centre du follicule, on trouve une quantité prodigieuse de *cellules lymphatiques*. Parmi ces cellules lymphatiques, plusieurs contiennent de la graisse, surtout au moment de la digestion intes-

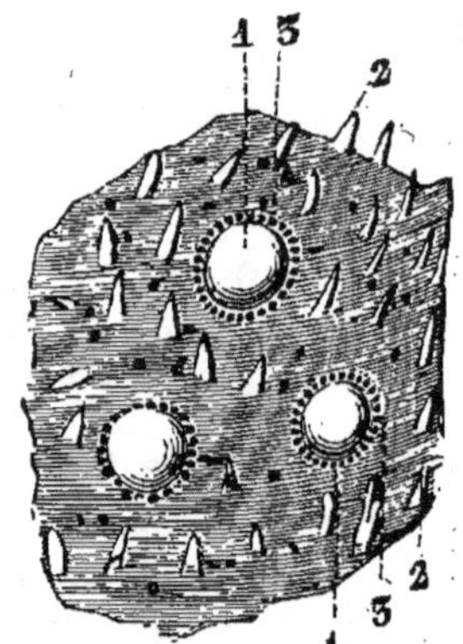

Fig. 175. — Figure montrant des follicules clos superficiels entourés par une couronne de glandes de Lieberkühn.

tinale. On trouve, en même temps, au centre du follicule, un peu de liquide dans lequel nagent ces cellules. La paroi n'a pas d'enveloppe ; c'est un tissu très serré, mais perméable aux cellules.

De nombreux *vaisseaux* existent autour des follicules ; ils forment des anneaux vasculaires et se confondent avec les vaisseaux qui vont aux villosités. De ces anneaux partent des capillaires qui pénètrent dans le follicule en rayonnant vers le centre. Le *réseau* qu'ils forment est très serré, et les vaisseaux qui le constituent ont de 4 à 7 μ. (Le réseau capillaire du centre du follicule a été découvert par Ernst et Frey sur les animaux ; Kölliker l'a observé ensuite chez l'homme.)

Les follicules clos isolés, ou agminés, affectent les rapports les plus intimes avec le *système lymphatique* ; ils sont entourés, à leur face profonde et sur leurs parties latérales, par de véritables *sinus lymphatiques*. Aussi, Frey les décrit-

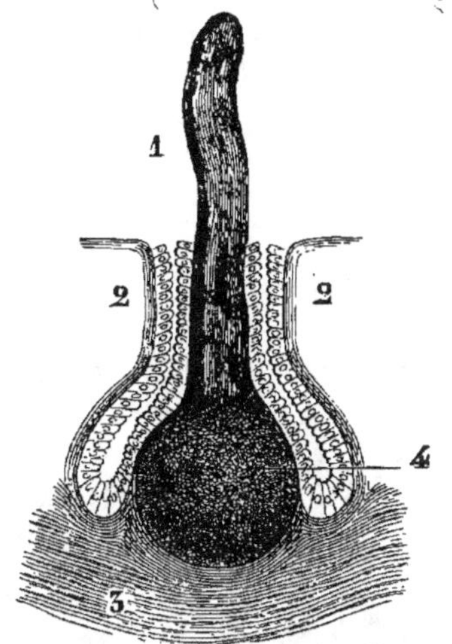

Fig. 176. — Glandes de l'intestin, chez l'oie.

1, villosité intestinale. — 2, 2, deux glandes de Lieberkühn. — 3, tissu réticulé de la muqueuse. — 4, un follicule de Peyer.

il comme des ganglions lymphatiques, et leur attribue-t-il les mêmes fonctions (voy. plus loin, *Vaisseaux de l'intestin grêle*).

b. Follicules clos agminés ou *glandes de Peyer* (*plaques de Peyer, glomérules de Peyer, amas de Peyer, glandulæ Peyera-niæ*). — Lorsque plusieurs follicules clos se groupent, et qu'ils forment une couche plus ou moins étendue, ils constituent les plaques de Peyer, ainsi que le montra Peyer en 1682. On comprend donc qu'une glande de Peyer n'est qu'un amas de follicules clos. Nous allons voir, en effet, que la disposition des follicules et leur structure sont les mêmes, qu'ils soient solitaires ou agminés.

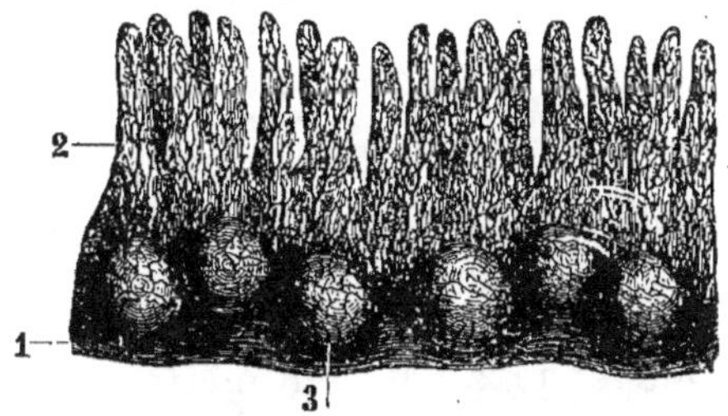

Fig. 177. — Coupe d'une plaque de Peyer.

1, tissu de la muqueuse. — 2, follicules lymphoïdes de Peyer. — 3, villosités intestinales.

Le nombre de ces plaques est variable, 35 à 40 (Sappey), 20 à 30 (Kölliker) ; on peut en observer jusqu'à 60. Comme les follicules clos, les plaques de Peyer sont situées sur la face antérieure de l'intestin grêle, sur le côté opposé à l'insertion du mésentère. Elles occupent le cinquième inférieur de l'intestin grêle, c'est-dire la fin de l'iléon ; on en rencontre quelquefois plus haut, jusque dans la portion horizontale du duodenum (Kölliker). On en trouve une aussi dans l'appendice iléo-cæcal ; elle peut causer des accidents particuliers dans la fièvre typhoïde.

Ces plaques sont ovalaires, et leur grand axe est dirigé suivant

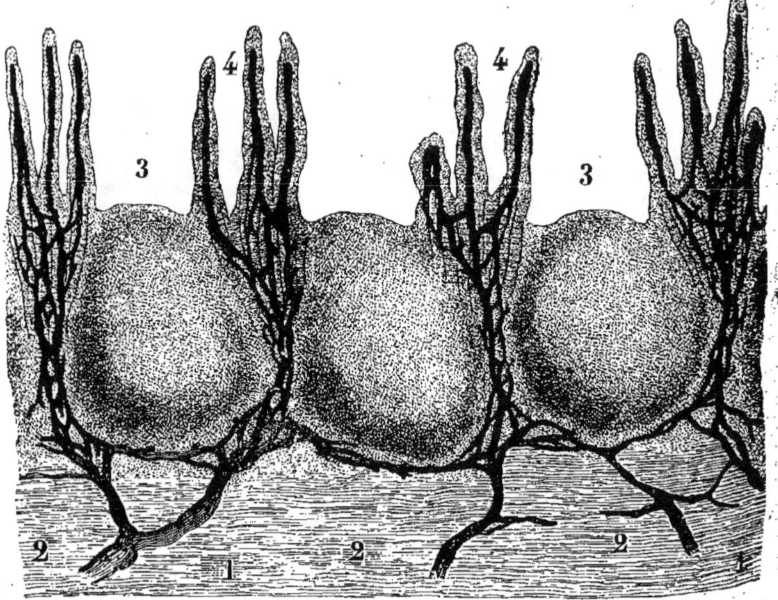

Fig. 178. — Disposition des lymphatiques dans une plaque de Peyer, section verticale.

1, 1, tissu réticulé. — 2, 2, 2, canaux lymphatiques prenant leur point de départ dans les sinus lymphatiques qui entourent les follicules. — 3, 3, follicules clos. — 4, 4, villosités intestinales avec leurs vaisseaux chylifères. On voit quelques glandes de Lieberkühn entre les follicules clos.

la longueur de l'intestin. Leur longueur est fort variable ; il y en a qui n'atteignent pas un centimètre ; on en a vu de 12, 15, 20, et même 30 centimètres (Kölliker) ; on peut admettre avec Sappey, en moyenne 2 à 10 centimètres : Kölliker dit de 1 à 4 centimètres, ce qui prouve une grande variété. Le nombre des follicules contenus dans une plaque peut être évalué de 10 à 60 en moyenne.

Chez le lapin, on observe une plaque de Peyer, dite *sacculus rotundus*, qui occupe toute la circonférence de l'intestin, à l'extrémité de l'iléon ; on trouve encore des glandes de Peyer à l'entrée du côlon, chez le même animal, et dans le cæcum chez le cochon d'Inde.

Si l'on examine la *structure* d'une plaque de Peyer, on voit que chaque follicule a la structure d'un follicule clos solitaire ; il en a aussi les dimensions, et il offre les mêmes variétés de situation. Lorsque les follicules sont très voisins de l'épithélium, ils ne sont pas recouverts de villosités, la muqueuse est lisse à leur niveau ; s'ils sont un peu profonds, il y a des villosités et même de petits plis anastomosés, variétés que Sappey décrit fort inutilement sous les noms de *plaques lisses* et de *plaques plissées*. Dans les points où les follicules ne sont pas trop pressés les uns contre les autres, il y a des glandes de Lieberkühn, dont on aperçoit les orifices autour des follicules.

Les *vaisseaux* des glandes de Peyer offrent dans chaque follicule la disposition que nous avons signalée plus haut dans les follicules solitaires. Les vaisseaux *lymphatiques* affectent également la même disposition, sur laquelle nous allons revenir en étudiant les vaisseaux de l'intestin grêle.

— Les follicules clos sont le siège d'une légère inflammation et parfois d'une petite ulcération, dans l'*entérite aiguë*. Dans l'*entérite chronique*, la muqueuse est rouge et épaissie par places. Il y a fréquemment des *ulcérations* qui peuvent aboutir à la perforation. La tunique musculaire est épaissie et les glandes de Lieberkühn sont souvent atrophiées.

La *fièvre typhoïde* a une action spéciale sur les plaques de Peyer. Les follicules clos des plaques sont le siège d'un afflux sanguin intense, d'où rougeur et épaississement des plaques de Peyer. Une ulcération se montre ensuite, elle augmente en étendue et en profondeur. Elle produit assez souvent des *hémorragies intestinales* par destruction des vaisseaux et parfois la *perforation du péritoine*, complication généralement mortelle.

Vaisseaux sanguins. — L'*artère mésentérique supérieure*, qui se ramifie dans le mésentère, fournit des branches nombreuses qui atteignent l'intestin par sa face postérieure ou mésentérique. Elles se divisent en deux branches qui se portent sur les deux faces de l'intestin où elles se ramifient en s'anastomosant avec les branches voisines. De plus, le duodenum reçoit des rameaux formant une succession d'arcades artérielles, de l'*artère pancréatico-duodénale*, branche de la gastro-épiploïque droite, et des rameaux de l'ar-

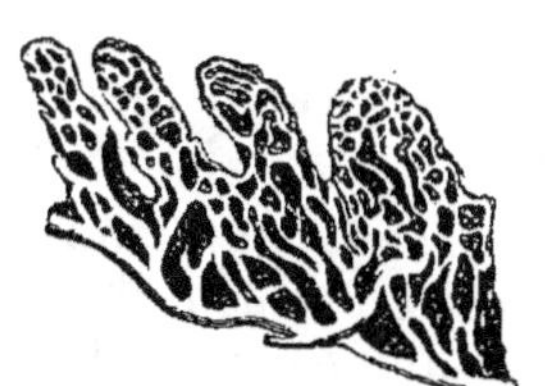

Fig. 179. — Vaisseaux de quelques villosités d'une souris (grosseur, 40).

tère *pylorique*, branche de l'hépatique, au niveau de la première portion duodénale.

Les branches terminales de ces artères donnent naissance aux capillaires qui vont s'anastomoser en réseau dans la couche musculaire et dans la muqueuse.

Dans la *couche musculaire*, les capillaires, de 6 à 9 μ environ, forment un réseau serré à mailles rectangulaires caractéristiques.

Nous connaissons déjà les *capillaires des villosités ;* nous avons vu que chaque villosité reçoit une, deux ou trois petites artères, et que le réseau capillaire, extrêmement serré, occupe la surface du tissu de la villosité, de même que les artères et la veine. Le centre de la saillie renferme le chylifère.

Au niveau des *follicules clos* solitaires et des glandes de Peyer, les vaisseaux sont plus nombreux ; les follicules clos sont entourés par de petites artères qui envoient des capillaires vers le centre du follicule.

Autour des *glandes de Lieberkühn*, les capillaires forment un réseau à mailles allongées dans le sens de la glande, comme autour des glandes tubuleuses de l'estomac (capillaires de 6 à 7 μ de diamètre).

Enfin, au niveau des *glandes de Brunner*, la disposition des vaisseaux est la même que dans les glandes salivaires (réseau capillaire à mailles arrondies).

De tous ces points naissent des veinules qui s'anastomosent dans le plexus sous-muqueux et constituent les racines de la *grande veine mésaraïque*, la plus volumineuse des trois racines de la veine porte. Toutes ces veines sont dépourvues de valvules. Une seule branche veineuse accompagne chaque branche artérielle.

Vaisseaux lymphatiques. — Les lymphatiques de l'intestin naissent de deux sources : de la muqueuse et de la couche musculeuse de l'intestin ; ils se portent dans le mésentère en suivant le trajet des vaisseaux sanguins et traversent les ganglions mésentériques, pour se jeter enfin dans le *réservoir de Pecquet*, à l'origine du canal thoracique en passant du mésentère dans *l'hiatus pancréatico-duodénal*.

Origine des lymphatiques dans la couche musculeuse. — Auerbach a découvert, entre les deux plans de fibres musculaires, un réseau de canaux lymphatiques, qu'il a appelé *réseau interlaminaire*, accompagnant un plexus nerveux sur lequel nous reviendrons bientôt, le *plexus myentericus* d'Auerbach. Ce réseau lymphatique rapporte la lymphe des couches musculaires de l'intestin. Il est formé par la réunion de plusieurs réseaux lymphatiques plus fins, à mailles allongées et serrées, qui se trouvent entre les fibres musculaires longitudinales, et surtout entre les fibres circulaires. Ces capillaires lymphatiques mesurent de 12 à 20 μ. Du réseau interlaminaire partent des vaisseaux lymphatiques pourvus de valvules, qui se confondent avec le réseau des lymphatiques venus des villosités.

Origine des lymphatiques dans la muqueuse (chylifères). — Lorsqu'on examine les vaisseaux chylifères, pendant la digestion, au moment où ils sortent de l'intestin grêle, on voit que les plaques

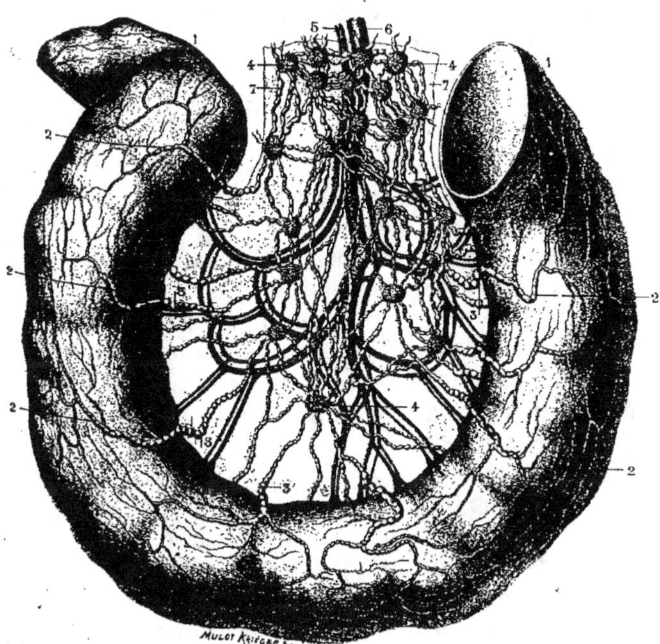

Fig. 180. — Une anse intestinale avec ses vaisseaux chylifères.

1, anse intestinale. — 2, lymphatiques naissant dans la tunique musculaire. — 3, renflements de ces vaisseaux au niveau de l'insertion du mésentère. — 4, ganglions chylifères. — 5, 6, ramifications de l'artère et de la veine mésentériques. — 7, coupe du péritoine formant le mésentère.

de Peyer sont plus volumineuses qu'à l'état normal ; elles sont turgescentes. On constate, en même temps, que les chylifères sont beaucoup plus nombreux au niveau des points où existent ces plaques de Peyer.

Les chylifères traversent les villosités du sommet à la base. *Dans les régions où il n'existe pas de follicules clos solitaires ou de plaques de Peyer*, les chylifères, après s'être anastomosés par des branches transversales, de manière à former un réseau superficiel plus ou moins régulier, pénètrent dans la muqueuse, en passant entre les glandes de Lieberkühn, et viennent former un réseau à canaux étroits dans la partie la plus superficielle du tissu conjonctif sous-muqueux.

De ce réseau sous-muqueux, on voit partir des vaisseaux lymphatiques pourvus de valvules, qui se réunissent à ceux qui naissent du plexus interlaminaire d'Auerbach et se portent dans l'épaisseur du mésentère.

Au niveau des plaques de Peyer (follicules clos agminés), la disposition des lymphatiques, c'est-à-dire des chylifères, est des plus curieuses. Elle offre la plus grande analogie avec celle qu'affectent les vaisseaux lymphatiques au niveau des ganglions qu'ils traversent. Frey, His, Hyrtl et Teichmann, par des injections multipliées, sont arrivés à démontrer qu'il n'y a pas de vaisseaux lymphatiques dans l'intérieur des follicules clos. Ceux-ci affectent avec les chylifères les mêmes rapports que les follicules des ganglions lymphatiques avec les vaisseaux lymphatiques. On voit, en effet, les chylifères venus des villosités se porter sur les parois des follicules clos, et là, former des *réseaux* qui entourent ces follicules sur les côtés et au-dessous. Au niveau d'un grand nombre de follicules clos, ces réseaux se fusionnent et constituent un véritable *sinus lymphatique* qui entoure la moitié profonde du follicule. Il résulte de cette disposition qu'une partie du follicule est baignée par le chyle. De ces sinus lymphatiques partent des vaisseaux chylifères efférents qui se rendent dans le mésentère, comme ceux que j'ai décrits plus haut.

Les canaux lymphatiques, les sinus dont je viens de parler et la paroi des culs-de-sac terminaux des chylifères sont tous tapissés par des cellules endothéliales analogues à celles qui forment la paroi des capillaires lymphatiques (cellules en forme de feuilles de chêne, ou découpées en *jeu de patience*, His et Recklinghausen).

La fonction des plaques de Peyer et des follicules clos solitaires, d'après ce qui précède, doit être comparée à celle des ganglions lymphatiques. Il est très probable que les cellules lymphatiques de ces follicules, sous l'influence de leurs mouvements amiboïdes, passent des follicules dans les sinus lymphatiques, de manière à former les corpuscules du chyle. *Il y a donc une masse de ganglions lymphatiques disséminés dans le derme de la muqueuse de l'intestin.*

Nerfs. — Les nerfs viennent du plexus solaire, formé par la réunion du grand sympathique et du pneumogastrique. Ils se portent à l'intestin grêle sous le nom de *plexus mésentérique supérieur*, et s'accolent aux parois de l'artère de même nom. Ils arrivent aux parois intestinales avec l'artère, et se terminent dans les diverses couches. *On ne sait rien du mode exact de leur terminaison.* Cependant, en 1857, Meissner a découvert, dans la couche de tissu conjonctif sous-muqueux, un riche plexus nerveux contenant de nombreux ganglions, plexus étendu depuis l'estomac jusqu'à l'anus. Presque tous les observateurs ont constaté son existence, et on le désigne aujourd'hui sous le nom de *plexus sous-muqueux de Meissner* (Billroth, Frey, Krause, etc.).

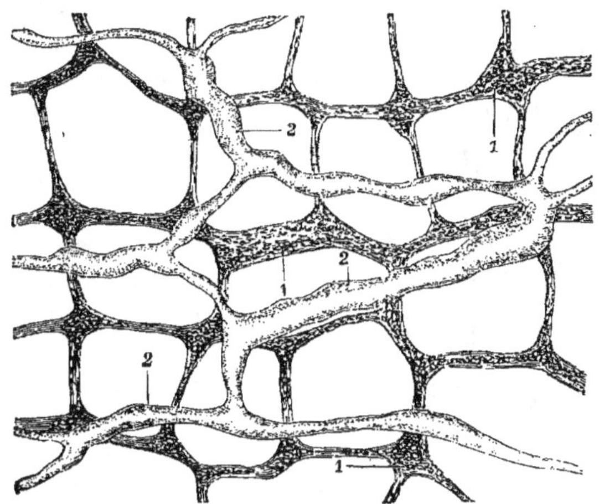

Fig. 181. — Plexus myentericus d'Auerbach chez le cochon d'Inde. 1, 1, ganglions sur le trajet des nerfs anastomosés en réseau. — 2, 2, 2, vaisseaux lymphatiques.

En 1862, Auerbach a trouvé un autre plexus nerveux entre les deux plans de fibres circulaires et longitudinales de la couche musculeuse : on l'appelle *plexus myentericus d'Auerbach*. Ces deux plexus communiquent par des anastomoses, de sorte qu'ils

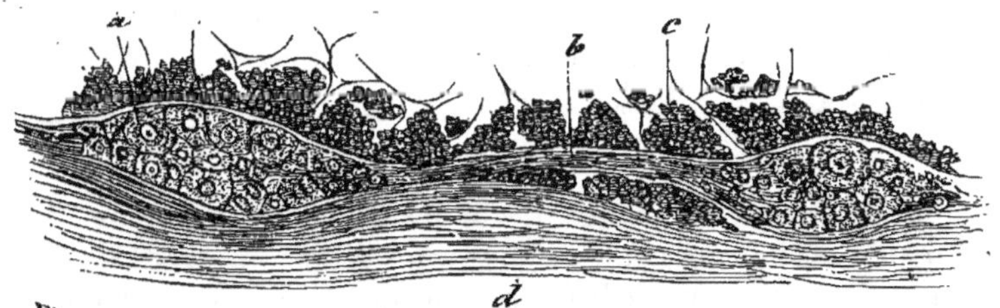

Fig. 182. — Nerfs et ganglions de la couche musculaire de l'intestin de l'homme.
a, ganglion nerveux. — b, faisceaux de fibres nerveuses. — c, couche de fibres musculaires circulaires. — d, couche de fibres longitudinales.

constituent, pour ainsi dire, un lacis nerveux qui entoure presque toutes les parties de l'intestin (fig. 181).

Ces plexus sont formés par un entre-croisement des fibres nerveuses et un grand nombre de ganglions microscopiques ; on trouve plusieurs centaines de ganglions par pouce carré dans le plexus de Meissner, et plus de deux mille dans le plexus d'Auerbach (Frey).

Les deux plexus ont entre eux une grande analogie ; cependant, le plexus sous-muqueux offre des ganglions moins nombreux et plus volumineux, et un grand nombre de cellules ganglionnaires isolées. Des fibres de Remak partent de ce plexus pour se porter à la couche de fibres musculaires de la muqueuse et aux villosités (on ne sait pas comment elles s'y terminent). Le plexus myentericus se distribue aux deux couches de fibres musculaires de l'intestin ; il s'entrecroise avec le plexus des canaux lymphatiques situé dans la même couche. Les ganglions et les rameaux nerveux de ce plexus ont une disposition réticulée et forment des mailles ; ils semblent percés de trous. Des fibres nerveuses de ce plexus naissent dans les ganglions mêmes.

Récemment, Ramon y Cajal a décrit les fibres nerveuses terminales dans les villosités.

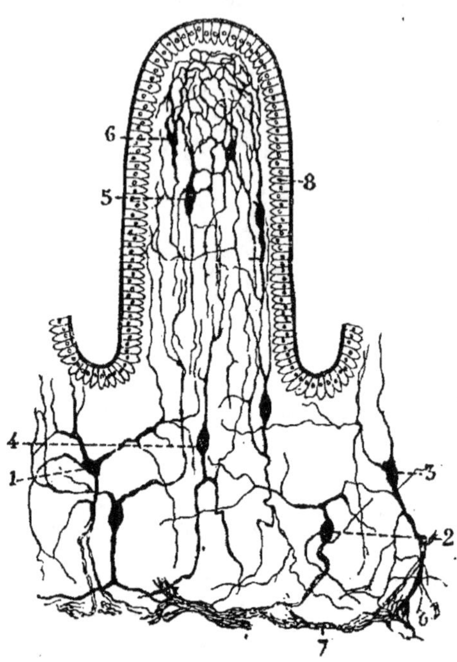

Fig. 183. — Nerfs de la muqueuse intestinale (d'après Ramon y Cajal).

1, 2, 3, 4, cellules nerveuses des interstices glandulaires. — 5, 6, lobule nerveux du centre et du sommet de la villosité. — 7, plexus de Meissner. — 8, épithélium cylindrique de la villosité.

Développement. — L'intestin, formé par le feuillet interne du blastoderme, est primitivement en communication avec la vésicule ombilicale. Puis, la séparation s'opère, et l'intestin est rectiligne. Peu à peu les circonvolutions se forment, mais il en reste quelquefois une dans l'épaisseur de l'origine du cordon ombilical. L'extrémité supérieure s'abouchera plus tard avec l'œsophage, l'inférieure avec la dépression anale.

Les villosités apparaissent dans le cours du troisième mois sur toute la longueur de l'intestin. Après la naissance, elles s'atrophient sur le gros intestin et sur l'estomac.

Les glandes de Lieberkühn se montrent au quatrième mois, celles de Brunner au cinquième, et les follicules clos, isolés et agminés, du sixième au septième. Les glandes se forment par une végétation des cellules de la face profonde de l'endoderme, comme des bourgeons pleins qui se creusent plus tard d'une cavité.

Usages. — L'intestin grêle est le siège de la digestion intestinale et de l'absorption. Ses usages ont été indiqués dans le cours de sa description d'une manière suffisante.

Rôle de l'épithélium et absorption intestinale.

L'avenir nous éclairera probablement sur le rôle des divers épithéliums, sur l'action élective si curieuse qu'ils jouent dans le phénomène de l'absorption et de la sécrétion. Cette espèce d'intuition des cellules épithéliales, dirigée évidemment par le système nerveux, présente encore quelque chose d'inconnu. On tend aujourd'hui à faire jouer un rôle important au protoplasma et aux cellules migratrices dans la fonction si importante de l'absorption. Les cellules épithéliales et les cellules migratrices sont capables d'englober les substances avec lesquelles elles sont en contact ; elles peuvent les modifier et les transformer pour les rendre assimilables.

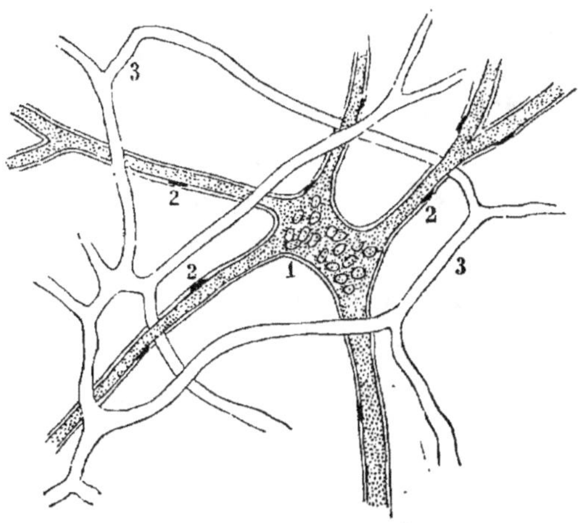

Fig. 184. — Plexus sous-muqueux de Meissner de l'intestin grêle, chez un enfant de dix jours (Frey).

1, ganglion. — 2, 2, 2, filets nerveux partant du ganglion et noyaux de leur gaine. — 3, 3, 3, réseau capillaire.

L'épithélium intestinal jouit, à un haut degré, de la propriété d'absorption. Les éléments du chyle traversent la substance des cellules épithéliales des villosités et pénètrent dans les capillaires sanguins à travers leur paroi épithéliale, de même qu'ils pénètrent dans le chylifère de la villosité, par *voie vasipète*, à travers l'endothélium limitant les chylifères.

Cette absorption s'exerce pendant plusieurs heures sur toute l'étendue de la muqueuse intestinale, depuis la valvule pylorique jusqu'à la valvule iléo-cæcale. Tout ce qui est dissous dans le chyme, substance nutritive des aliments, boissons, médicaments, poisons, est absorbé et traverse la substance des villosités.

J'ai dit : *tout ce qui est dissous*. Il faut faire une exception pour les *graisses*. Les corps gras ne sont attaqués et transformés par aucun des liquides du tube digestif. Ils subissent une sorte d'action mécanique de la part du suc pancréatique, qui les émulsionne, c'est-à-dire les pulvérise, les porphyrise, en les divisant en petites particules microscopiques de 1 à 2 µ de diamètre, qui pénètrent en nature dans la substance de la villosité, et prennent la voie des chylifères. Ces particules graisseuses, infiltrées dans la villosité pendant la période digestive, déterminent une opacité manifeste dans la substance de la villosité et dans les cellules épithéliales. Le protoplasma de l'épithélium, et le noyau lui-même, se trouvent obscurcis par les particules graisseuses. Après la digestion, toutes ces parties reprennent leur transparence.

On sait que les aliments sont groupés chimiquement sous trois formes : les aliments gras, les féculents et les aliments albuminoïdes. A l'exception des aliments gras, qui pénètrent en nature dans les villosités, les autres aliments doivent subir une préparation préalable qui facilite leur absorption. Cette préparation se fait dans le tube digestif, au contact des liquides qui y sont versés par des glandes, et qui sont : la salive, le suc gastrique, le suc pancréatique, la bile, et le suc intestinal.

Les féculents ne peuvent être absorbés en nature, ils doivent être transformés chimiquement, en dextrine d'abord et en glucose ensuite.

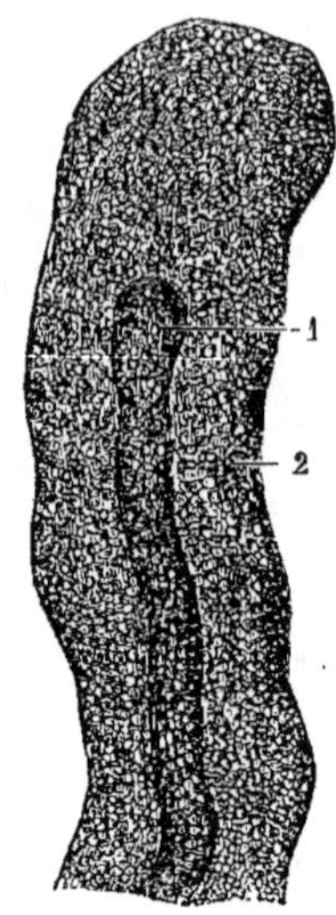

Fig. 185. — Villosité chargée de granulations graisseuses pendant la digestion.

1, chylifère. — 2, substance de la villosité.

C'est à l'état de glucose dissous qu'ils sont absorbés par les villosités. L'agent essentiel de cette dissolution est la salive, dont l'action commence à la bouche, se poursuit dans l'estomac, pendant la digestion stomacale, et se complète dans l'intestin grêle, avec l'aide du suc pancréatique. Le suc gastrique n'a aucune action sur les féculents.

Les matières albuminoïdes (viande, fibrine, albumine, etc.) pénètrent dans l'estomac où elles sont soumises à l'influence du suc gastrique. J'ai déjà dit à propos du suc gastrique, que ces substances sont modifiées par la pepsine et l'acide chlorhydrique de l'estomac. Elles sont réduites à l'état de particules extrêmement fines, et passent ainsi dans l'intestin à travers le pylore. La bile, qui est versée par le canal cholédoque dans la deuxième portion du duodenum, et probablement aussi le suc intestinal, qui suinte de la muqueuse intestinale dans toute l'étendue de l'intestin grêle, complètent l'action du suc gastrique. De toutes ces réactions successives et simultanées résulte une substance assimilable, pouvant être absorbée par les villosités. Cette substance, isomérique avec l'albumine, a été désignée sous le nom d'*albuminose* par Miahle et de *peptone* par Lehmann. Je préfère albuminose, ce mot rappelant son origine.

La substance qui pénètre dans les villosités est un mélange de matières grasses, de glucose, d'albuminose, de savons, de sels et d'eau tenant presque toutes ces substances en dissolution. Ces diverses substances prennent deux voies différentes. Les matières grasses pénètrent dans les chylifères avec une faible quantité de sels et d'eau ; quant au glucose, à l'albuminose, aux savons et aux sels, ils passent, avec l'eau qui les tient en dissolution, dans les capillaires de la veine porte.

En résumé, les chylifères absorbent la graisse, et la veine porte les autres substances.

Dans le *choléra*, la muqueuse de l'intestin grêle se dépouille de son épithélium. La diarrhée abondante de cette maladie est due à la transsudation de l'eau du sang à travers la muqueuse intestinale, transsudation tellement abondante, que le sang s'épaissit. Cet épaississement peut être porté au point que la circulation capillaire devient difficile et parfois impossible.

Il y a longtemps que l'absorption est connue : on l'avait bien constatée autrefois, mais on ne l'expliquait pas. On inventait pour la comprendre, des bouches absorbantes imaginaires. Lorsque Harvey découvrit la circulation, il expliqua l'absorption, il montra comment le virus vénérien et le virus rabique sont portés dans la circulation par les veines. Il expliqua aussi comment l'aloès, la coloquinte, les cantharides, appliqués sur la peau, pénètrent, par absorption, dans l'économie. Il expliquait aussi comment on facilitait l'expectoration en appliquant de l'ail sur les pieds. Il comparait l'action de ces veines absorbantes à celle des chylifères qui pompent le chyle dans l'intestin.

§ 7. — GROS INTESTIN

Le gros intestin est cette portion renflée du tube digestif étendue de l'intestin grêle à l'anus.

Direction. — Après avoir reçu l'intestin grêle à angle presque droit, le gros intestin s'élève verticalement jusqu'au foie ; arrivé là, il se porte à gauche, en décrivant une courbe le long de la paroi abdominale, jusqu'à la rate. Il dévie de nouveau en ce point et descend verticalement jusqu'à la crête iliaque, au niveau de laquelle il décrit des flexuosités en se dirigeant à droite et en dedans, puis il plonge dans l'excavation pelvienne. La direction générale du gros intestin est telle, qu'il embrasse dans son parcours l'intestin grêle tout entier. Il entoure l'intestin grêle à la manière d'un *parafe*.

Division. — L'origine du gros intestin, un peu renflé dans la fosse iliaque droite, constitue le *cæcum*. La portion suivante, jusqu'au foie, porte le nom de *côlon ascendant* ; viennent ensuite le *côlon transverse* et le *côlon descendant*. Au niveau de la fosse iliaque gauche, il constitue le *côlon iliaque* ou *S iliaque*, qui prend le nom de *rectum* dans le petit bassin.

Conformation extérieure. — Le gros intestin n'est point cylindrique et uni comme l'intestin grêle ; il présente, sur la plus grande partie de sa longueur, trois dépressions longitudinales entre lesquelles on voit une série très nombreuse de saillies et de dépressions.

Longueur. — Sa longueur moyenne est de 1^m,65. (Sappey).

Cæcum.

Le cæcum est le cul-de-sac qui termine la partie inférieure du côlon ascendant. Il est situé dans la fosse iliaque droite ; il a la forme d'une petite cuvette, dont les bords se continuent avec les parois du côlon ascendant.

On est convenu de limiter le cæcum au niveau d'un plan horizontal qui passerait par l'ouverture de la valvule iléo-cæcale. Comme il est fermé en bas, on l'a appelé cæcum, de *cæcus*, aveugle.

Le cæcum présente, à sa partie inférieure, un prolongement nommé *appendice cæcal* ou *appendice vermiculaire*. Nicolas Massa, qui s'en attribua la découverte (*Anatomiæ liber int.*, lib. III, p. 15, Venise, 1536), et lui donna le nom de *cæcum* ou *saccum*. Mais cette expression parut impropre à Ambroise Paré et à Habicot qui dépossédèrent l'appendice de ce nom et donnèrent au cul-de-sac du gros intestin le nom de *cæcum*, qu'il porte depuis.

Description générale. — La hauteur du cæcum qui augmente un peu avec l'âge et qui varie selon les individus, est de 5 à 7 centimètres. Il peut contenir 250 grammes d'eau environ.

Comme la fosse iliaque forme avec la paroi abdominale un angle aigu incliné vers le bassin, le fond du cæcum se porte vers cette région et présente une direction oblique en bas et à gauche.

La *situation* du cæcum est assez variable. Après la naissance, il est situé un peu haut, à quelques centimètres au-dessus de l'arcade crurale. Mais il descend à mesure qu'on avance en âge, et ce n'est que chez les vieillards qu'on trouve le cæcum voisin des vaisseaux iliaques externes.

Les matières fécales, étant, pour ainsi dire, momentanément en dépôt dans le cæcum, on comprend que cette portion d'intestin doit remplir la fosse iliaque. Aussi le médecin peut-il reconnaître à la palpation et à la pression de la fosse iliaque droite, le volume, la sensibilité et même le *gargouillement* produit par le mélange de gaz et de liquide, comme on l'observe dans la fièvre typhoïde.

Entouré par le péritoine, le cæcum est *mobile* dans la fosse iliaque, mais sa mobilité est limitée par deux replis, étudiés par Tuffier et désignés sous le nom de *ligaments du cæcum*. L'un de ces ligaments est long, l'autre court. Le *long ligament* s'étend de la partie inférieure de la paroi abdominale postérieure, immédiatement au-dessous du rein, jusqu'à la face externe du cæcum, à son point d'union avec le côlon ascendant. Le *ligament court* n'est pas à vrai dire un ligament, c'est l'extrémité inférieure du mésentère.

Rapports. — *En avant*, le cæcum est en rapport avec la paroi abdominale, dont le séparent les circonvolutions intestinales, à l'état de vacuité. *En arrière*, il est en rapport avec le psoas-iliaque et l'aponévrose lombo-iliaque qui sépare deux couches de tissu conjonctif graisseux, et qui sépare également les abcès superficiels ou sus-aponévrotiques de la fosse iliaque des abcès profonds ou sous-aponévrotiques. *En dehors*, le cæcum répond à la partie externe de la fosse iliaque interne. *En dedans*, il est en rapport avec le psoas, les circonvolutions intestinales, et il est plus ou moins rapproché des vaisseaux iliaques externes, selon qu'il est plus ou moins distendu.

— Les *abcès* de la fosse iliaque ne sont pas rares. Les abcès *sous-aponévrotiques* peuvent dépendre d'une psoïtis, et le plus souvent, d'une carie ou d'une lésion tuberculeuse de la colonne vertébrale. Ce sont des abcès par congestion qui se dirigent généralement vers le pli de l'aine, au-dessous de l'arcade fémorale. Les abcès superficiels, ou *sus-aponévrotiques*, sont consécutifs à des phlegmons sous-péritonéaux, dont le pus vient se collecter au-dessus de l'arcade fémorale, où on les ouvre généralement.

Côlon ascendant.

Cette portion du gros intestin, limitée en bas par la valvule iléo-cæcale, en haut par la face inférieure du foie, est profondément située dans la région lombaire. Elle est fixée dans cette région par le péritoine qui passe au-devant d'elle, et qui, dans quelques cas, s'adosse à lui-même à la face postérieure du côlon pour former le *mésocôlon ascendant*. Susceptible de dilatation et de rétrécissement, ses rapports varient moins cependant que ceux de beaucoup d'autres portions du tube digestif. Le côlon ascendant est en rapport, en avant et sur les côtés, avec les circonvolutions de l'intestin grêle ; en arrière, avec le carré des lombes et le rein droit.

Côlon transverse.

Le côlon transverse ou *arc du côlon* sépare les côlons ascendant et descendant. Il décrit une courbe à convexité antérieure et suit le contour de la paroi abdominale, entre les régions épigastrique et ombilicale.

Il est retenu à la colonne vertébrale par un repli péritonéal extrêmement mince et large, le *mésocôlon transverse*. Il est en rapport, en avant, avec la paroi abdominale, dont il est séparé par les deux feuillets antérieurs du grand épiploon ; en arrière, avec le mésocôlon transverse dont les deux feuillets horizontaux se séparent pour entourer le côlon transverse : en haut, avec la grande courbure de l'estomac ; en bas, avec les circonvolutions intestinales. En outre, le coude qu'il forme avec le côlon ascendant est en rapport, en avant, avec la paroi abdominale ; en haut et en arrière, avec la petite tubérosité de l'estomac, la seconde portion du duodenum, la vésicule biliaire. Le coude qu'il forme avec le côlon descendant est en rapport avec la portion gauche du diaphragme et avec la rate. Le côlon transverse et le mésocôlon transverse, situés au-dessous de l'arrière-cavité des épiploons établissent une cloison transversale très mince entre la zone épigastrique et la zone ombilicale de l'abdomen. Le mésocôlon transverse est si mince et si peu vasculaire qu'on le déchire facilement et qu'on attire l'estomac par cette déchirure pour aboucher cet organe avec l'intestin (gastro-entérostomie).

Côlon descendant.

Analogue du côlon ascendant, il est limité en haut par le coude qu'il forme avec le côlon transverse, et en bas par la crête iliaque. Le côlon descendant est en rapport, en avant et sur les côtés, avec les anses intestinales ; en arrière avec le rein gauche et le carré des lombes. Le péritoine se comporte à son égard comme avec le côlon ascendant.

Le rein gauche descendant moins que le rein droit, le rapport du côlon avec le carré des lombes est plus étendu. C'est pour cela et aussi parce que ce côté est plus rapproché de l'anus, qu'on fait l'*anus contre nature* à gauche dans le cas d'imperforation de l'anus, par le procédé de Littre et d'Amussat.

Côlon iliaque.

Cette portion iliaque du gros intestin est rattachée à la fosse iliaque par le *mésocôlon iliaque*. Il présente de nombreuses variétés et pour cette raison, on lui a donné différents noms : *S iliaque, anse oméga, anse sigmoïde, côlon ilio-pelvien*. Il est certain qu'il décrit parfois deux courbures en S, qu'il a quelquefois une grande courbure moyenne et deux petites latérales comme un oméga, enfin qu'il envahit parfois le bassin et même la fosse iliaque droite.

Sés limites sont : en haut, le point de terminaison du côlon descendant à la crête iliaque ; en bas, le point où il atteint le rectum. Quand il a la forme d'un S, il prend le nom de rectum à la symphyse sacro-iliaque gauche. Quand il vient de la fosse iliaque droite, c'est à la symphyse sacro-iliaque droite que le côlon iliaque perd son nom.

La *mobilité* du côlon iliaque est très grande ; il peut monter jusqu'à l'ombilic. On le trouve quelquefois dans les hernies.

Sa *situation* varie chez le fœtus et après la naissance.

Chez le fœtus, on le trouve dans la fosse iliaque droite, constamment selon Huguier, très souvent selon Sappey. Après la naissance il s'éloigne peu à peu de la fosse iliaque droite et se porte vers la gauche. Dans certains cas, assez fréquents du reste, le côlon iliaque s'appuie sur les organes contenus dans le petit bassin.

Ses *rapports* sont les suivants. En avant, il est en rapport avec la paroi abdominale, s'il est dilaté par des matières fécales. S'il est rétracté les anses de l'intestin grêle s'interposent entre le côlon et la paroi abdominale. En arrière, il est en rapport avec le muscle psoas-iliaque l'aponévrose iliaque et avec les vaisseaux iliaques externes.

On peut, par la palpation et la percussion, limiter le côlon iliaque.

Rectum.

Le rectum est la dernière portion du gros intestin, étendue de la symphyse sacro-iliaque gauche à l'anus.

Dissection. — Le rectum réclame une préparation particulière. La meilleure manière de montrer sa direction et ses rapports consiste à désarticuler les symphyses pubienne et sacro-iliaque d'un côté. On enlève l'os coxal et le membre inférieur du côté de la symphyse sacro-iliaque désarticulée, en ayant soin de fendre les parties molles du périnée à égale distance de la ligne médiane et de la racine du membre enlevé. On aperçoit un côté des organes contenus dans le petit bassin ; il suffit ensuite d'enlever les débris de muscles, et de préparer la cavité des organes creux du petit bassin en les remplissant de crin. On doit injecter la vessie et s'opposer à l'issue du liquide.

Longueur. — Sa longueur est, en moyenne, de 20 centimètres.

Direction. — Sa cavité est toujours fermée, comme celle de l'œsophage et celle de l'urèthre, à moins qu'il ne contienne des matières fécales. Il décrit dans son trajet des courbures latérales et des courbures antéro-postérieures.

Il décrit deux courbures antéro-postérieures : une concave en avant, moulée sur celle du sacrum ; une autre concave en arrière, embrassant le coccyx par sa concavité. Des deux courbures latérales la supérieure, plus marquée, est concave à gauche ; l'inférieure, située à la partie inférieure du sacrum et peu marquée, présente une concavité droite.

Calibre. — Les diamètres du rectum se réduisent à peu de chose lorsque cet intestin est vide ; il peut ne pas dépasser alors le calibre de l'intestin grêle ; mais lorsqu'il se dilate par suite de l'accumulation des matières fécales, il déplace les organes voisins, les refoule et peut envahir la presque totalité de l'excavation pelvienne. Cet état, habituel chez beaucoup de sujets, gêne singulièrement le jeu des organes qui sont contenus avec le rectum dans l'excavation pelvienne.

Division. — On a l'habitude de diviser le rectum en trois portions. Cette division me paraît irrationnelle et ne repose sur aucune considération importante. J'aime mieux, — et il y aura ici un grand intérêt pratique, — diviser le rectum en deux portions : une supérieure, recouverte par le péritoine, et une inférieure, dépourvue de cette séreuse. Il n'est pas utile d'indiquer la longueur de ces deux portions, qui diffèrent dans les deux sexes. Les auteurs ne s'accordent pas à ce sujet. Selon Sappey, la distance qui sépare l'anus du cul-de-sac péritonéal serait de 5 à 6 centimètres chez l'homme et de 6 centimètres chez la femme. Cette distance serait de 2 à 3 pouces (7 centimètres et demi) pour Velpeau, de 4 pouces (12 centimètres) selon Lisfranc, Sanson et Malgaigne. Richet admet 10 centimètres. Il est probable que ces observateurs n'ont pas tous opéré leurs recherches dans les mêmes conditions, et il est utile de savoir que l'embonpoint du sujet augmente considérablement la distance qui sépare l'anus du cul-de-sac péritonéal. L'état de vacuité ou de plénitude de la vessie est aussi une des causes qui font varier le point où se trouve le cul-de-sac péritonéal.

Rapports. — 1° *Portion supérieure ou péritonéale*. — Cette portion, qui comprend la plus grande partie de la première courbure antéro-postérieure du rectum, est en rapport, en avant, avec le péritoine qui la sépare de la vessie chez l'homme, de l'utérus et du vagin chez la femme. Le péritoine forme là un cul-de-sac plus spacieux chez l'homme, dans lequel viennent s'accumuler les anses intestinales. Sur les côtés, il est en rapport aussi avec le péritoine qui remonte insensiblement jusqu'à la partie postérieure, où il s'adosse à lui-même pour former le *mésorectum*. En arrière, il est en rapport avec le sacrum, l'artère sacrée moyenne, et, lorsqu'il est fortement dilaté, avec le muscle pyramidal et le plexus sacré. Un tissu cellulaire lâche et chargé de graisse le sépare du sacrum.

2° *Portion inférieure*. — Ses rapports varient chez l'homme et chez la femme.

Chez l'homme, la portion inférieure du rectum est en rapport, en avant et de haut en bas, avec le bas-fond de la vessie, les vésicules séminales, la prostate et une partie de la portion musculeuse de l'urèthre ; en arrière, avec le sommet du sacrum, la face antérieure et la pointe du coccyx ; sur les côtés et de haut en bas, avec le tissu cellulaire sous-péritonéal et le muscle releveur de l'anus qui sépare le rectum de la fosse ischio-rectale. La partie la plus inférieure du rectum est située au milieu des muscles du périnée, et entourée par le sphincter externe de l'anus (voy. *Périnée*).

Chez la femme, la portion inf. du rectum est en rapport, en avant, avec le vagin, dans une grande partie de son étendue, où il constitue la cloison recto-vaginale ; en arrière, avec le sacrum et le coccyx ; sur les côtés, avec le muscle releveur de l'anus qui sépare le rectum de la fosse ischio-rectale. A son extrémité anale, le rectum plonge au milieu des muscles du périnée, comme chez l'homme.

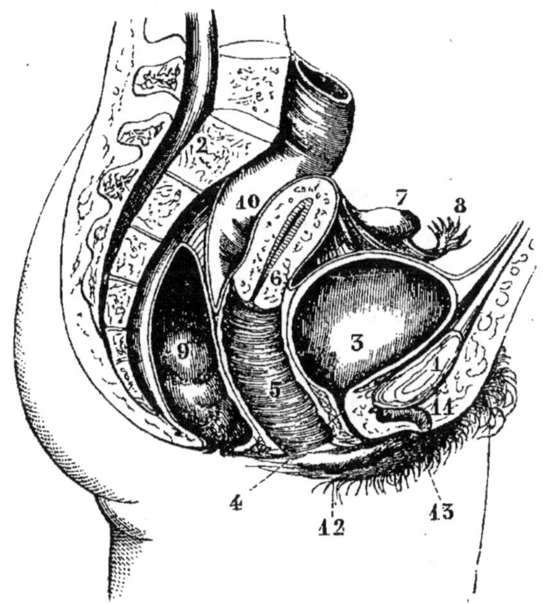

Fig. 186. — Coupe antéro-postérieure du bassin, montrant les rapports du rectum chez la femme.

1, pubis. — 2, sacrum. — 3, vessie. — 4, urèthre. — 5, vagin. — 6, utérus. — 7, ovaire. — 8, trompe de Fallope. — 9, rectum. — 10, cul-de-sac péritonéal recto-vaginal. — 11, mont de Vénus. — 12, grande lèvre. — 13, partie supérieure de la nymphe gauche et clitoris.

La courbure inférieure du rectum est plus marquée chez l'homme que chez la femme, de telle sorte que l'anus de l'homme est situé à 1 centimètre et demi de la pointe de coccyx, tandis que celui de la femme est situé à 3 centimètres.

Structure du gros intestin.

Le gros intestin est formé de quatre couches superposées, qui sont, en procédant de dehors en dedans : tunique séreuse, tunique musculaire, tunique celluleuse, tunique muqueuse. Des vaisseaux et des nerfs complètent cette structure.

Couche séreuse. — Le péritoine se comporte avec le gros intestin d'une façon telle qu'il faut l'examiner sur tous les points :

1° Nous avons vu d'abord que le péritoine entoure le cæcum. Dans quelques cas rares, il forme un *mésocæcum*. 2° De même, sur les côlons ascendant et descendant, le péritoine passe au-devant de lui, l'applique contre le rein et lui forme quelquefois un *mésocôlon* ascendant ou descendant. 3° Le côlon transverse est complètement entouré par le péritoine, qui forme en arrière de lui le *mésocôlon* transverse, et en avant les deux feuillets postérieurs du grand épiploon. 4° Au niveau du côlon iliaque, l'intestin est complètement entouré par le péritoine, qui forme le *mésocôlon* iliaque. 5° Enfin, au niveau du rectum, le péritoine ne recouvre que les deux tiers supérieurs de cet organe.

La manière dont se comporte le péritoine avec le cæcum a été l'objet de recherches spéciales, et on doit admettre que le péritoine entoure complètement le cæcum 9 fois sur 10. Selon Pérignon le cæcum est toujours libre chez l'enfant ; chez l'adulte 86 fois sur 100 ; 94 fois sur 100 selon Legueu, et 93 fois sur 100 selon Tuffier. Lorsqu'il n'est pas complètement entouré par le péritoine, on trouve quelquefois un mésocæcum et, dans des cas exceptionnels, le cæcum est en contact direct avec le fascia iliaca.

Sur toute l'étendue du gros intestin on voit, plus ou moins développés, surtout chez les personnes qui ont de l'embonpoint, de petits paquets jaunâtres ; ce sont des paquets graisseux plus ou moins longs, qui soulèvent le péritoine : ils sont connus sous le nom d'*appendices épiploïques*.

Couche musculaire. — Formée de deux ordres de fibres lisses, les unes longitudinales et superficielles, les autres circulaires et profondes. Les dernières forment une couche régulière dans toute l'étendue de l'intestin, si ce n'est au niveau du rectum. Les autres forment trois bandelettes (2, 2, 2, fig. 113) qui semblent prendre naissance au niveau de l'appendice vermiculaire du cæcum. Ces trois bandelettes divergent : l'une se porte sur la face antérieure du cæcum et du côlon ascendant, les deux autres sont situées de chaque côté de la face postérieure. Elles continuent leur trajet sur le côlon transverse et sur le côlon descendant. Arrivées au côlon iliaque, on peut à peine distinguer ces bandelettes, qui forment une couche uniforme au niveau du rectum. Leur longueur est beaucoup moindre que celle du gros intestin ; cependant elles s'étendent d'une extrémité à l'autre de ce tube. Il fallait, pour que l'adhérence de ces bandes à l'intestin se fît dans toute l'étendue, que celui-ci fût plissé, et c'est ce qui a lieu ; il se plisse de telle sorte qu'au niveau de ces bandelettes l'intestin présente des lignes aplaties, longitudinales, au nombre de trois, entre lesquelles on voit trois séries de bosselures et de dépressions, résultant de ce plissement, qui ne se montre pas dans les dernières portions du gros intestin.

Couche celluleuse. — Analogue à celle de l'intestin grêle, elle réunit la musculeuse à la muqueuse.

Couche muqueuse. — Comme celle de l'intestin grêle, la muqueuse du gros intestin offre à étudier l'épithélium, le derme et les glandes. On y trouve également une couche musculeuse.

Épithélium. — Les cellules épithéliales, qui recouvrent la muqueuse, sont *cylindriques* et *caliciformes*, comme dans l'intestin grêle.

Derme. — Le derme de la muqueuse est constitué, dans sa couche profonde, par la couche de fibres musculaires de Brücke ou *muscularis mucosæ* (fibres longitudinales et transversales), couche de 29 μ d'épaisseur selon Brücke, plus mince chez l'homme que chez la plupart des animaux. Dans toutes ses autres parties, le derme est formé de tissu adénoïde ou lymphoïde, c'est-à-dire de tissu conjonctif réticulé infiltré de cellules lymphoïdes, absolument comme dans l'intestin grêle. Le derme de la muqueuse offre une épaisseur intermédiaire à celle du derme de l'intestin grêle (demi-millimètre), et à celle du derme de la muqueuse stomacale (un millimètre environ). Le derme de la muqueuse, dans le gros intestin, présente quelques villosités selon Frey.

Glandes. — On observe des glandes en tube de Lieberkühn, qui offrent la même forme que celles de l'intestin grêle ; elles sont seulement un peu plus évasées dans leur partie profonde et un peu plus longues. Leur longueur est d'un demi-millimètre (500 μ selon Sappey), leur largeur est de 150 μ environ. Leur structure est iden-

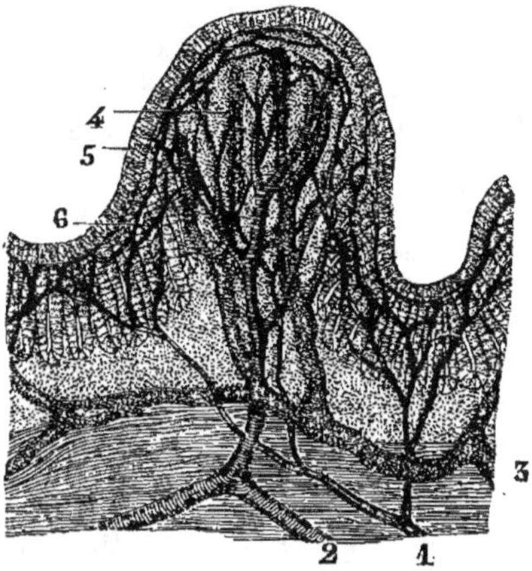

Fig. 187. — Villosité du gros intestin couverte d'épithélium.

1, veine. — 2, artère. — 3, lymphatique. — 4, cul-de-sac terminal du lymphatique. — 5, épithélium. — 6, réseau capillaire.

tique à celle des glandes en tube de l'intestin grêle. On les rencontre depuis la valvule iléo-cæcale jusqu'à l'anus, et leur nombre est tellement considérable qu'elles se touchent presque partout.

Les *follicules clos solitaires* ressemblent aux follicules isolés de l'intestin grêle; c'est le même tissu lymphoïde, plus dense à la surface du follicule. Ils sont un peu plus volumineux que ceux de l'intestin grêle, 1 millimètre 1/2 à 3 millimètres, et déterminent, par conséquent, une saillie à la surface intestinale. Leur partie profonde repose souvent sur la tunique muscuseuse; leur partie superficielle fait saillie et offre une dépression de la muqueuse, autour de laquelle on voit les glandes en tube former une couronne (fig. 188, 5). Il est facile de prendre cette dépression pour une ouverture de glande; mais, si l'on examine le fond, on aperçoit le sommet du follicule.

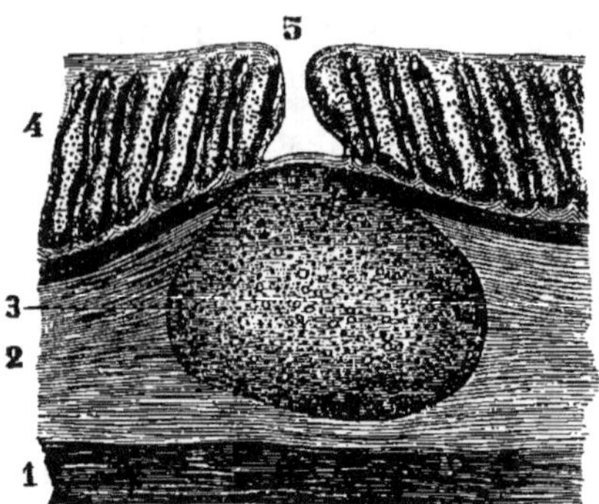

Fig. 188. — Follicule solitaire du côlon d'un enfant.

1, fibres musculaires. — 2, tissu sous-muqueux. — 3, follicule. — 4, glandes en tube. — 5, dépression de la muqueuse au-dessus du follicule (grossissement, 45).

Les follicules sont nombreux; on les observe en grand nombre dans le cæcum et dans le rectum, et surtout dans l'appendice vermiculaire du cæcum.

Il n'existe pas de plaques de Peyer dans le gros intestin.

Artères. — Les artères du gros intestin viennent de plusieurs sources. La mésentérique supérieure, déjà décrite, fournit les artères côliques droites au cæcum, au côlon ascendant et à la moitié droite du côlon transverse. La mésentérique inférieure fournit les artères côliques gauches à la moitié gauche du côlon transverse, au côlon descendant, au côlon iliaque et à la partie supérieure du rectum (fig. 189).

Veines. — Les veines du gros intestin, nées de la muqueuse et aussi des autres couches, se divisent en deux groupes; celles de la moitié droite se jettent dans la grande veine mésaraïque, tandis que celles de la moitié gauche se jettent dans la petite veine mésaraïque. Ces veines constituent deux des principales origines de la veine porte (voy. *Veine de la digestion*).

Lymphatiques. — Ces vaisseaux naissent par un *réseau muqueux* à larges mailles, qui reçoit des capillaires sous-épithéliaux commençant par des culs-de-sac. Des lymphatiques partent du réseau muqueux et donnent naissance à un deuxième réseau, *sous-muqueux*, situé dans la couche celluleuse, et recevant les nombreux lymphatiques des follicules clos. De ce dernier réseau partent d'autres lymphatiques qui traversent la tunique musculaire et vont former dans le péritoine un *plexus sous-séreux*, pour

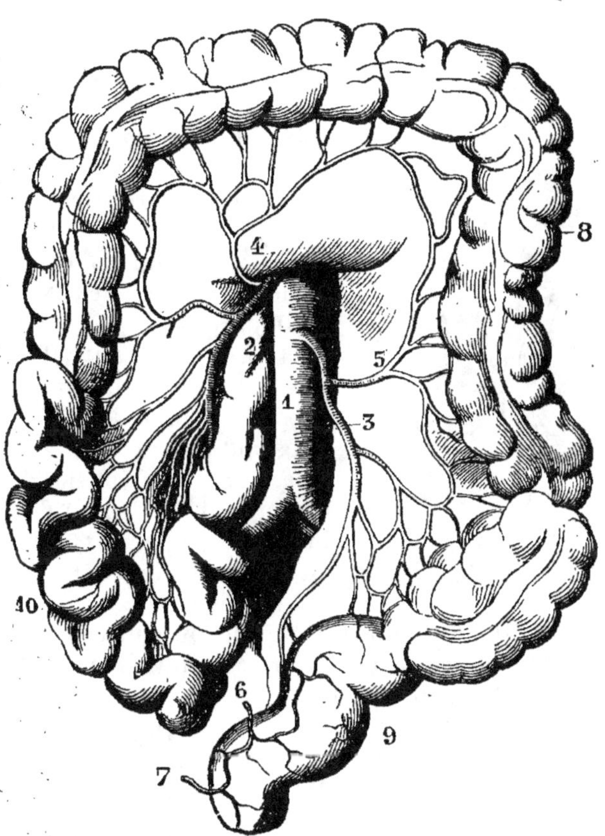

Fig. 189. — Vaisseaux du gros intestin.

1, aorte. — 2, mésentérique supérieure. — 3, mésentérique inférieure. — 4, colique supérieure droite. — 5, colique supérieure gauche. — 6, hémorroïdales supérieure et moyenne. — 7, hémorroïdale inférieure. — 8, gros intestin. — 9, rectum. — 10, intestin grêle cachant le cæcum.

aller se jeter ensuite dans les ganglions situés le long du bord postérieur du gros intestin.

Nerfs. — Les nerfs arrivent au gros intestin en suivant le trajet des artères. Le plexus mésentérique supérieur qui accompagne l'artère mésentérique inférieure fournit à la moitié droite du gros intestin, et le plexus mésentérique inférieur à la moitié gauche. On ne connaît pas exactement leur mode de terminaison.

FORT. — Anatomie, t. III.   18

Valvule iléo-cæcale.

On donne ce nom à un repli de l'intestin établissant la limite entre l'intestin grêle et le gros intestin. Elle fut découverte par Varole, qui mourut en 1575, ce qui n'empêcha pas Gaspard Bauhin (1) de s'attribuer cette découverte en 1579. On lui donne encore le nom de *valvule de Bauhin*, ou *barrière des apothicaires*, en vertu de la propriété qu'elle a d'empêcher la pénétration des injections rectales dans l'intestin grêle et le retour des excréments.

Remarquons que la dernière portion de l'intestin grêle, presque horizontale, rencontre le gros intestin à angle droit. En adossant sa paroi à celle du gros intestin, l'intestin grêle forme deux replis, l'un supérieur, l'autre inférieur, séparés par une fente antéro-postérieure en forme de boutonnière.

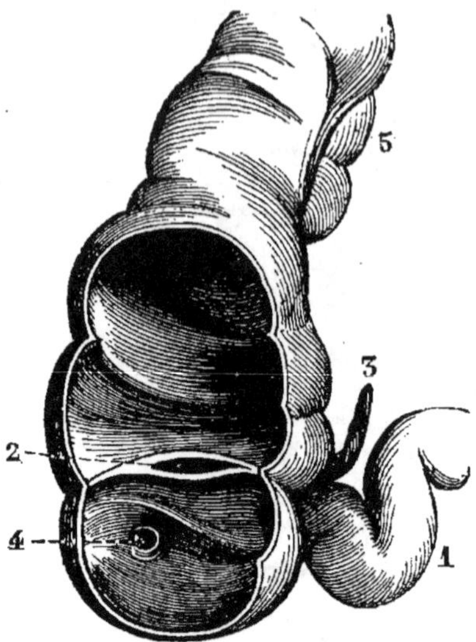

Fig. 190. — Valvule iléo-cæcale.

1, intestin grêle. — 2, valvule avec ses deux lèvres. — 3, appendice vermiculaire. — 4, son ouverture dans le cæcum avec sa valvule circulaire. — 5, gros intestin.

En regardant du côté de l'intestin grêle, on voit le calibre de ce conduit diminuer graduellement pour se terminer par une ouverture elliptique au niveau du bord libre de ces replis. Du côté du gros intestin, c'est une ouverture horizontale, en forme de boutonnière, placée sur la paroi interne du cæcum.

(1) Bauhin (Gaspard), né à Bâle, le 17 janvier 1550 selon les uns, 1560 selon les autres, mourut dans la même ville, le 5 décembre 1624 en laissant d'un troisième mariage un fils unique, Jean-Gaspard Bauhin. Il suivit les leçons de Fabricio d'Acquapendente à Padoue; il cultiva surtout l'anatomie et la botanique, visita l'Italie, l'Allemagne et la France, et revint à Bâle, où il fit des cours particuliers d'anatomie et de médecine. Il occupa à Bâle, la chaire d'anatomie et de botanique pendant vingt-cinq ans.

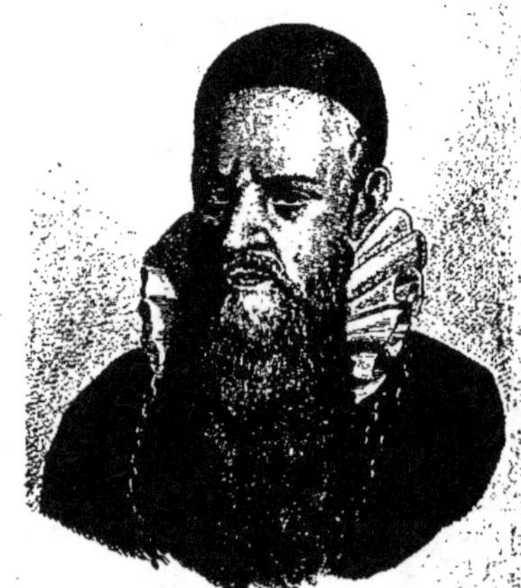

Fig. 191.

Cette ouverture s'efface lorsque le cæcum se dilate par suite, de la superposition des deux lèvres qui la limitent.

Aux extrémités de l'ouverture, on voit une sorte de bride qui semble relier les deux lèvres. Celle que l'on voit en arrière est plus marquée que l'antérieure. On les connaît sous le nom de *freins* de la valvule.

Les deux lèvres de cette ouverture ne sont pas situées sur le même plan; la lèvre supérieure est plus rapprochée de la cavité du cæcum et elle déborde en bas l'ouverture, de sorte qu'une pression venant à agir de l'intérieur du cæcum sur la lèvre supérieure, celle-ci s'applique sur l'inférieure et ferme l'ouverture. Tel est le mécanisme qui empêche les matières de remonter du cæcum dans l'intestin grêle.

Les lèvres de la valvule iléo-cæcale ne sont pas deux membranes séparables de l'intestin; elles sont formées par un adossement de l'intestin grêle à lui-même, par une sorte d'invagination de l'intestin grêle dans le cæcum. Toutes les parties du tube ne prennent point part à cette invagination. En effet, lorsque, avec un scapel bien tranchant, on a divisé, en dehors de la valvule, le péritoine et les fibres musculaires longitudinales, si l'on vient à exercer une traction, même peu énergique sur l'intestin grêle, on voit les lèvres de la valvule disparaître et l'intestin s'allonger par leur dédoublement. Ce qui veut dire que les parties de l'intestin grêle, qui prennent part à la constitution de la valvule, sont la tunique muqueuse, la tunique celluleuse et les fibres circulaires de la tunique musculaire. La valvule est une invagination des couches internes de l'intestin grêle dans le gros intestin.

Appendice cæcal ou vermiculaire.

L'appendice cæcal, vu extérieurement, est un petit cordon flexueux fixé à la partie inférieure du cæcum sous lequel il est situé. Si on le divise, on voit que c'est un tube, dont la cavité très étroite se termine à l'extrémité libre, amincie et effilée, par un cul-de-sac, et du côté du cæcum, par une ouverture de 4 à 5 millimètres que limite un repli muqueux circulaire décrit sous le nom de *valvule de Gerlach*. Cette valvule n'est pas constante, mais elle existe manifestement sur un certain nombre de sujets.

L'appendice est très développé chez les herbivores, presque atrophié chez les carnassiers.

Qu'est-ce que l'appendice cæcal, et à quoi sert-il? Nous verrons plus loin qu'il renferme à peu près les mêmes éléments que ceux qui entrent dans la constitution du gros intestin. Jusqu'à ce jour, on ne lui connaît d'autre usage que d'avoir causé la mort d'un grand nombre de malades par l'*appendicite*, et d'avoir donné l'occasion aux chirurgiens, surtout aux Américains, de pratiquer de nombreuses laparotomies. On considère l'appendice comme une portion du gros intestin, ayant subi un arrêt de développement, et s'étant rétréci peu à peu, car il manque chez l'embryon, et il est plus large chez le fœtus. Cette explication manque certainement de clarté, aussi, dit-on qu'il s'agit là probablement d'une *disposition ancestrale* aujourd'hui perdue.

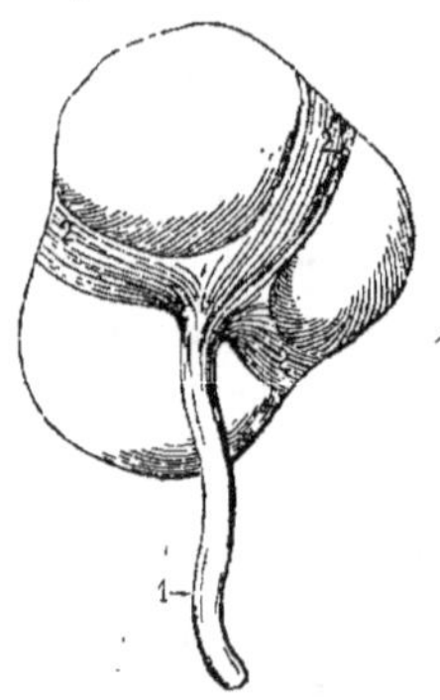

Fig. 192. — Cæcum et appendice iléocæcal. On voit les trois bandelettes de fibres musculaires longitudinales partir de l'appendice.

L'appendice a une *longueur* de 7 à 11 centimètres et une *largeur* de 6 à 7 millimètres. Sa *situation* exacte est très variable. Il s'insère, au moment de la naissance, au fond même du cæcum au point de réunion des trois bandes musculaires longitudinales, mais plus tard il se trouve de plus en plus en dedans, en arrière et en haut, par suite du développement de la partie inférieure et externe du cæcum chez l'adulte, de sorte qu'on le trouve, le plus souvent, en dedans du cæcum.

Il est maintenu dans sa position par un petit *repli méso-appendiculaire*.

Sa *direction* n'a rien de fixe, et il se dirige en dedans, en dehors, en haut et en bas. Sur 195 sujets, Lafforgue l'a trouvé 26 fois en haut, 83 fois en bas, 52 fois en dedans et 34 fois en dehors (Testut). Quand on regarde l'un des côtés du cæcum avec l'appendice, on songe à un rat un peu gros dont on apercevrait la queue contournée.

Rapports. — L'appendice vermiforme du cæcum est situé, comme le cæcum, dans la fosse iliaque. Quand on introduit la main dans la cavité abdominale, on peut faire le tour du cæcum et on trouve l'appendice au-dessous, en dedans, plus ou moins adhérent au cæcum par le *méso-appendiculaire*. Il est en rapport en haut avec le cæcum, sur lequel il est implanté, et en bas avec le péritoine qui recouvre la fosse iliaque. On comprend que le sphacèle de l'appendice, produit par l'appendicite, développe une inflammation localisée ou généralisée du péritoine, de la fosse iliaque interne et des parois du cæcum.

Le point d'implantation de l'appendice sur le cæcum correspond au milieu d'une ligne étendue de l'épine iliaque antéro-supérieure à l'ombilic (Mac-Burney); c'est au niveau de ce point que siège le plus souvent une vive douleur dans l'appendicite, *point de Mac-Burney*.

Il existe dans l'appendice un *canal appendiculaire*, dont la lumière mesure ordinairement de 3 à 4 millimètres, et parfois un millimètre seulement. Le calibre de l'appendice augmente chez l'adulte et surtout chez le vieillard à cause de l'amincissement de la muqueuse par atrophie du tissu adénoïde qui la constitue.

Structure de l'appendice cæcal.

Comme le cæcum, l'appendice cæcal est composé de quatre couches, qui sont, de dehors en dedans : la séreuse, la musculeuse, la celluleuse sous-muqueuse et la muqueuse.

Couche séreuse. — Le péritoine, au niveau de l'appendice, présente certaines particularités dignes d'être signalées.

Le péritoine s'enroule autour de l'appendice, comme autour de l'intestin grêle et il forme un petit mésentère en s'adossant à lui-même. Ce *méso* appendiculaire, analogue au mésorectum, au mésocôlon, etc., se porte vers le fond du cæcum et vers la partie inférieure du mésentère pour confondre ses deux feuillets avec le péritoine de ces parties. Le *méso* appendiculaire a la forme d'un triangle dont le *sommet* répond ordinairement à l'extrémité libre de l'appendice. La *base* du triangle se trouve en dedans du cæcum, et s'étend du point d'implantation de l'appendice à l'angle que forme l'intestin grêle en s'unissant au gros intestin. L'un des *bords* tient à l'appendice, l'autre est libre dans le péritoine.

Entre les deux feuillets du *méso*, on trouve souvent du tissu graisseux, toujours l'*artère appendiculaire*, branche terminale de la mésentérique supérieure. On trouve chez la femme, un petit repli péritonéal étendu de l'appendice à l'ovaire en passant sur les vaisseaux iliaques externes (une fois sur cinq, pour Lafforgue).

Les choses étant ainsi et l'inflammation de l'appendice se propageant au péritoine on comprend tous les désordres qui peuvent résulter de cette lésion, étant donné surtout que l'appendice se gangrène et constitue un corps étranger qui tue le plus souvent le malade, s'il n'est pas extrait.

Couche musculeuse. — Elle est formée de deux ordres de fibres comme sur le gros intestin, des fibres *circulaires profondes*, et des fibres *longitudinales superficielles*. Ces dernières, au lieu de former trois bandes comme sur le gros intestin, sont disposées sur une seule couche.

Couche celluleuse ou muqueuse. — Cette couche est constituée par une mince lame de tissu conjonctif presque complètement dépourvue de fibres élastiques. Elle unit la muqueuse à la musculeuse. Elle devient plus épaisse vers l'extrémité libre de l'appendice où l'on constate la disparition des fibres musculaires et des glandes de la muqueuse.

Couche muqueuse. — La muqueuse de l'appendice est une continuation de celle du cæcum. Elle est recouverte d'*épithélium cylindrique simple* avec quelques *cellules caliciformes*. Le *derme de* la muqueuse présente une grande analogie avec celui de la muqueuse du cæcum. Il est constitué par un tissu réticulé infiltré des cellules lymphatiques, autrement dit par du tissu adénoïde ou lymphoïde. On y trouve de nombreux follicules clos, tellement nombreux, qu'on a pu dire qu'il existe dans l'appendice une *vaste plaque de Peyer*, et des glandes en tube, analogues à celles du cæcum. Les cellules lymphatiques y sont si abondantes qu'elles déforment les cellules épithéliales en dévorant leur propre substance.

La muqueuse est doublée par une *muscularis mucosæ*.

De même que le tissu adénoïde de l'*anneau adénoïde bucco-pharyngien*, siège des tumeurs adénoïdes chez les enfants, celui de l'appendice diminue de volume chez l'adulte et a complètement disparu chez le vieillard. Comme ce tissu est le siège probable de l'appendicite, on comprend pourquoi l'appendicite est plus rare chez l'adulte et surtout chez le vieillard; c'est surtout une maladie de l'enfance et de la jeunesse.

Vaisseaux et nerfs. — Il existe une *artère appendiculaire*, l'une des branches de division terminale de la mésentérique supérieure. Elle suit le bord libre du *méso* appendiculaire. A son origine, elle croise la face postérieure de la partie inférieure de l'iléon, dans l'angle iléo-cæcal postérieur. Selon la longueur de l'appendice, l'artère appendiculaire donne de deux à huit branches qui se portent à l'appendice en suivant l'interstice des deux feuillets péritonéaux du *méso* appendiculaire. Arrivées à l'appendice, ces branches se bifurquent pour se rendre sur ses deux faces. Souvent un rameau anastomotique part du tronc de l'artère appendiculaire et remonte pour s'anastomoser avec les autres branches terminales de la mésentérique supérieure.

Une *veine appendiculaire*, dépourvue de valvules, naît des

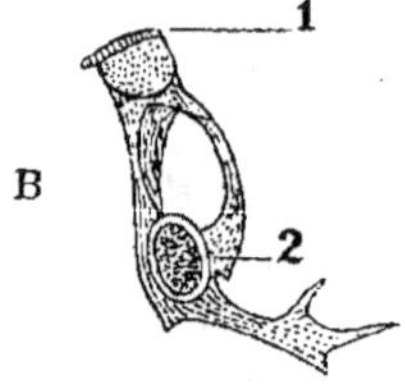

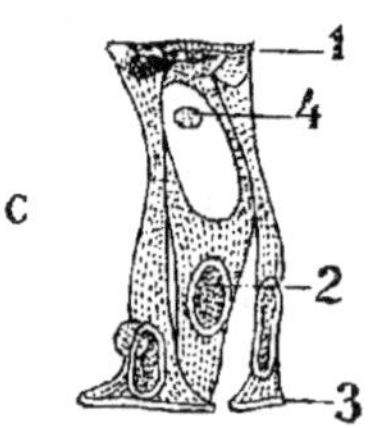

Fig. 193. — Cellules épithéliales de l'appendice vermiculaire prises autour d'un follicule clos, d'après Renaut.

1, 1, 1, plateau cuticulaire strié du pôle libre. — 3, plateau sans structure du pôle adhérent ou basal. — 2, 2, 2, noyau. — A, cellule courbe. — B. C, cellules fenêtrées par l'action des cellules migratrices lymphatiques. — 4, l'une de ces cellules dans la fenêtre d'une cellule.

capillaires de l'artère et va former l'une des origines de la veine grande mésaraïque. Elle reçoit une veinule de la face antérieure du cæcum et une autre de la face antérieure de l'iléon.

Les *lymphatiques* se terminent dans un des derniers ganglions de la chaîne intestinale, mais rien n'autorise à dire qu'il existe un *ganglion appendiculaire*.

Des *filets nerveux*, émanant du plexus mésentérique supérieur, accompagnent les vaisseaux appendiculaires.

— *Quelques mots sur l'appendicite.* — L'appendicite est une maladie nouvelle, malheureusement très fréquente. On ne la conaissait pas autrefois et on lui donnait les noms de *typhlite*, *pérityphlite*, *engorgement fécal, typhlite stercorale.* Toutes ces maladies ont disparu ; il n'y a plus que des appendicites, sauf de rares exceptions.

Tout à coup, le plus souvent après un malaise de quelques heures ou de quelques jours, une douleur violente éclate dans la fosse iliaque droite, avec fièvre, le ventre se ballonne, il y a des vomissements. Si le sujet est jeune, on peut diagnostiquer l'appendicite. Il faut ouvrir la fosse iliaque avec ménagement sans produire de dégâts dans le voisinage (opération à chaud). La péritonite péri-appendiculaire est parfois cantonnée dans la fosse iliaque grâce aux adhérence péritonéales qui se montrent rapidement. Le plus souvent, il s'écoule du pus. Le chirurgien met les doigts, bien aseptisés, au-dessous du cæcum, il attire l'appendice et en fait la résection après avoir posé une ligature solide. On lave antiseptiquement, on ferme ou on draine, selon les cas. Quand on laisse passer les accidents aigus et qu'on opère ensuite, on *opère à froid*. Souvent on trouve un corps étranger, une sorte de calcul dont la grosseur varie entre le volume d'un grain de blé et celui d'un haricot. Ce calcul est trop gros le plus souvent pour qu'on puisse supposer qu'il est venu du cæcum. Ces calculs ont été trouvés formés de sels minéraux commùns, calcaires, et d'une matière organique dite stercorale, le tout uni par du mucus. La composition en est variable et les couches sont stratifiées le plus souvent. Comment expliquer le mode d'origine de ce calcul. Je suppose qu'il s'agit de couches successives de mucus se concrétant et ne pouvant être éliminées parce quelles deviennent rapidement plus volumineuses que l'ouverture de l'appendice elle-même. Elles s'incrustent de sels calcaires et forment un corps étranger qui cause l'appendicite.

Le calcul intérieur détermine une compression des parois de l'appendice, d'où inflammation et mortification.

Structure du rectum.

Le rectum présente les mêmes tuniques que le gros intestin; seulement elles offrent ici quelques modifications.

Couche séreuse. — Le péritoine, formant la couche séreuse, n'en recouvre que les deux tiers supérieurs; il se porte ensuite sur ses côtés, en remontant, pour venir s'adosser à lui-même à la partie postérieure du rectum et former le *méso-rectum.*

Couche musculaire. — Les fibres musculaires qui forment cette couche sont, les unes superficielles et longitudinales, les autres profondes et circulaires.

Les premières font suite à celles du côlon iliaque et se dirigent vers l'anus en formant deux bandelettes : l'une assez large sur la face antérieure du rectum, l'autre grosse et épaisse sur sa face postérieure. Arrivées à la partie inférieure du rectum, ces fibres se termineraient, selon Sappey, de la manière suivante : les plus profondes arrivent à l'anus et se fixent à la face profonde de la peau de la région anale, soit directement, soit après avoir traversé le muscle sphincter externe de l'anus. Les fibres longitudinales du rectum, moins profondes que les précédentes, se continuent de chaque côté du rectum avec les fibres du muscle releveur de l'anus, de manière à former avec ces muscles des anses à concavité supérieure. Quelques-unes se continuent avec la portion musculeuse de l'urèthre. Enfin, les plus superficielles se terminent ainsi : en arrière, elles forment un faisceau qui se redresse en haut pour s'insérer au sommet du sacrum : c'est le *faisceau rétracteur de l'anus;* en avant, quelques-unes se fixent à l'aponévrose prostato-péritonéale; sur les côtés, certaines fibres s'insèrent à l'aponévrose périnéale profonde.

Les fibres circulaires du rectum forment une forte couche non interrompue sur toute la longueur du rectum, et d'inégale épaisseur. Les points épaissis sont appelés sphincters.

Le plus important de ces sphincters est, sans contredit, le *sphincter interne*, situé en dedans du sphincter externe dont la description appartient à celle du périnée. Ce muscle a une hauteur moyenne de 4 centimètres. Il n'a pas de limite précise en haut, où il se confond insensiblement avec les fibres circulaires du rectum; en bas, il est limité par une ligne circulaire qui sépare la peau de la muqueuse. Indépendamment du sphincter interne, dont l'existence est constante, nous trouvons un prétendu *sphincter supérieur*, étudié par Nélaton, et celui qu'a décrit O'Beirne. Nélaton a dit que fréquemment, au niveau de la base de la prostate, à 6 ou 8 centimètres au-dessus de l'anus, on rencontre un épaississement de fibres circulaires de 3 à 4 millimètres d'épaisseur. Ce sphincter supérieur serait rarement complet. Le plus souvent, il n'occupe que la moitié ou les 3/4 de la circonférence du rectum ; et dans quelques cas, au lieu d'un seul faisceau, on en trouve deux, trois ou quatre superposés, que l'on peut étudier en renversant le rectum sur lui-même et en disséquant du côté de la muqueuse. C'est au niveau de ce sphincter supérieur que siègent ordinairement les rétrécissements pathologiques du rectum. Quant au sphincter supérieur de O'Beirne, cet auteur a décrit comme tel des fibres circulaires qui siègent sur le tiers supérieur du rectum, et qui sont ordinairement un peu plus épaisses que sur le reste de cet intestin. Selon lui, ce sphincter aurait pour usage de retenir les matières fécales qui s'accumulent dans l'S iliaque.

Ces fibres circulaires limitent la partie supérieure de l'*ampoule rectale*. (On appelle ainsi une portion du rectum un peu plus large et surtout plus dilatable que les autres, siégeant vers la partie moyenne de cet organe, où les fibres circulaires sont moins accusées que sur les autres points.) Ces faisceaux musculaires, signalés par ces deux savants, ne méritent nullement le nom de sphincters.

Couche celluleuse. — Elle fait suite à celle du côlon iliaque ; vers la partie inférieure, son adhérence est plus faible, de sorte qu'à ce niveau la muqueuse rectale se détache facilement et se laisse entraîner au dehors.

Couche muqueuse. — La muqueuse rectale présente les caractères généraux de la muqueuse du gros intestin. Elle en diffère cependant par quelques points. Elle est pourvue de glandes plus volumineuses que le reste de la muqueuse. On trouve deux espèces de replis vers la partie inférieure : les uns, verticaux, partent de l'anus et remontent à quelques centimètres, pour se perdre insensiblement sur la muqueuse ; ils sont connus sous le nom de *colonne de l'anus*. Au niveau même de l'anus, à l'extrémité inférieure de ces colonnes muqueuses, on trouve, à 1 centimètre de l'ouverture plusieurs replis muqueux qui ont une certaine analogie avec les valvules sigmoïdes de l'aorte et dont la concavité regarde en haut : ce sont les valvules *semi-lunaires* du rectum, qui forment là une couronne très régulière sur la limite de la peau et de la muqueuse. On trouve fréquemment sur la muqueuse du rectum, vers l'épaississement que Nélaton désigne sous le nom de *sphincter supérieur*, un repli muqueux circulaire, souvent incomplet, que quelques anatomistes désignent sous le nom de *valvule de Houston*. Au niveau de l'anus, la muqueuse rectale se continue directement avec la peau, et à ce niveau son épithélium se rapproche de la structure de l'épiderme.

Vaisseaux et nerfs. — 1° *Artères*. — Les artères du rectum, appelées hémorroïdales, sont au nombre de trois de chaque côté. Les hémorroïdales supérieures, qui se rendent à la partie supérieure et postérieure du rectum, sont deux branches terminales, assez volumineuses de la mésentérique inférieure. Les hémorroïdales moyennes, variables pour le nombre et le volume, étudiées avec soin par Dolbeau, sont, en général, très petites et proviennent de l'artère iliaque interne. Les hémorroïdales inférieures, peu volumineuses, mais très nombreuses ordinairement, sont fournies par la honteuse interne, au moment où elle s'applique à la face interne de l'ischion. Toutes ces artères traversent les tuniques musculeuse et celluleuse, auxquelles elles abandonnent quelques rameaux, et se terminent dans la muqueuse.

2° *Veines*. — Les veines du rectum, veines *hémorroïdales*, sont nombreuses et volumineuses à leur origine. Au niveau de la partie inférieure du rectum, elles s'anastomosent avec quelques branches veineuses qui vont se jeter dans la veine iliaque interne ; mais presque toutes remontent le long du rectum et se jettent dans la veine porte. Dans le tiers inférieur du rectum, il existe un réseau veineux sous-muqueux, situé dans la tunique celluleuse même de cet intestin : c'est le *plexus hémorroïdal*. Au niveau de ce plexus hémorroïdal, on trouve, d'après Duret, de petites ampoules qui reçoivent : d'une part, les branches des veines hémorroïdales supérieures, dépendant du *système porte* ; d'autre part, les veines hémorroïdales inférieures, appartenant au *système cave*, de sorte que les deux systèmes communiquent par le plexus hémorrhoïdal.

3° *Lymphatiques*. — Étudiés surtout par Sappey, les vaisseaux lymphatiques du rectum naissent en grand nombre de la muqueuse et vont se jeter dans de nombreux ganglions situés sur les faces postérieure et latérales du rectum, le long des vaisseaux hémorroïdaux supérieurs. Ces ganglions forment une chaîne qui se continue avec celle de la région lombaire.

4° *Nerfs*. — Les nerfs du rectum viennent du grand sympathique et des nerfs de la vie animale. Ce conduit reçoit le plexus hémorroïdal supérieur fourni par le plexus mésentérique inférieur et une partie du plexus hypogastrique.

Anus.

L'*anus*, ou *région anale*, comprend en hauteur le petit conduit qui s'étend de la peau aux replis semi-lunaires du rectum. Ce conduit a un centimètre et demi à deux centimètres. En étendue, en largeur, la région anale comprend la peau qui correspond au sphincter externe. Elle est limitée par une ligne circulaire située à 2 centimètres de l'orifice anal.

Développement. — Le conduit anal est formé de très bonne heure, chez l'embryon, par la fusion du *proctodœum* de Balfour, ou *fossette anale*, et du cul-de-sac terminal de l'intestin de l'embryon. Avant cette fusion, l'intestin proprement dit, ou endodermique, est séparé de la fossette anale ou intestin ectodermique, par une membrane dite *membrane anale* ou *cloacale*. Lorsque cette membrane se détruit, ce qui a lieu de très bonne heure, le canal anal est constitué. Sur sa moitié inférieure, la muqueuse de l'anus aura les caractères des muqueuses ectodermiques, tandis qu'elle aura ceux des muqueuses endodermiques au-dessus de la membrane anale.

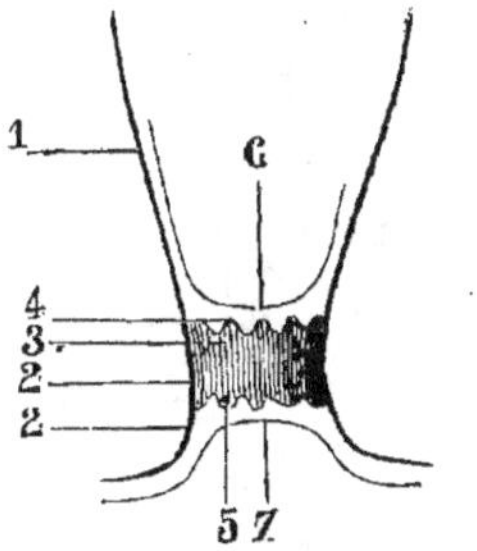

Dans quelques cas, l'intestin postérieur de l'embryon et la fossette anale ne se fusionnent pas ; il en résulte une *imperforation de l'anus*. Dans cet arrêt de développement, la fossette anale est séparée de l'intestin par une simple membrane qu'il suffit de diviser. Dans d'autres cas, l'intestin est très éloigné, et comme il faut donner issue aux matières fécales du nouveau-né, on fait dans la région lombaire, sur le côlon descendant, un anus artificiel, dit *anus contre nature*.

L'anus se présente sous *forme* d'une ouverture fermée, de laquelle divergent des *plis radiés* dus à la rétraction des sphincters de l'anus, dont quelques fibres s'insèrent à la face profonde de la peau. Le doigt n'y pénètre qu'en forçant la résistance des sphincters.

L'anus est *toujours fermé* par la force tonique, non par la contraction des sphincters. Les sphincters sont des ressorts circulaires toujours tendus, qui empêchent l'issue des matières fécales à l'extérieur. Le sphincter externe, le plus vigoureux, ne se contracte que pour diviser le boudin fécal pendant sa sortie, ou pour lutter contre l'issue intempestive des matières.

Fig. 194. — Formation de l'anus.

1, rectum. — 2, peau de la région anale. — 3, substance intermédiaire entre la fossette anale ou *proctodœum* 7 et le cul-de-sac de l'intestin 6. — 4, 5, bord festonné de la substance intermédiaire.

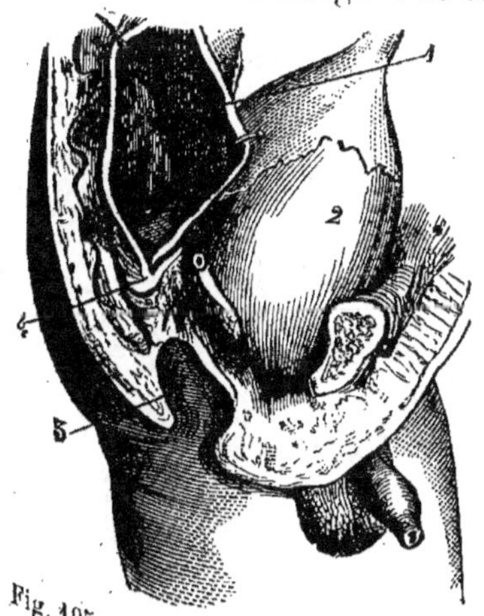

Fig. 195. — Imperforation de l'anus.

1, rectum ouvert. — 2, vessie. — 3, dépression ou fossette anale. — 4, partie imperforée du rectum.

Le canal anal est *dirigé* obliquement de bas en haut et d'arrière en avant, ce dont il faut se souvenir quand on introduit le doigt ou un instrument dans le rectum.

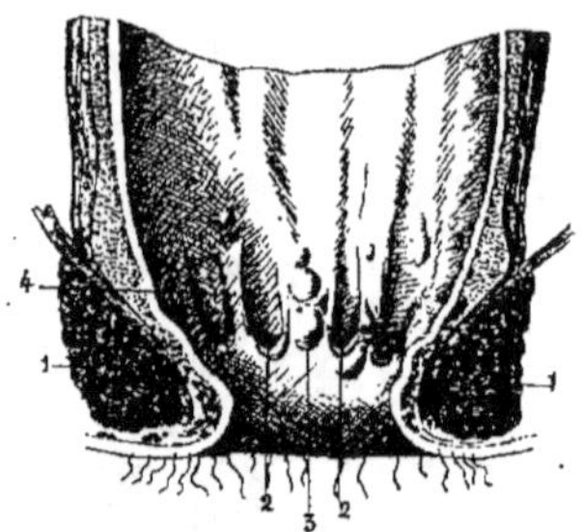

Fig. 196. — Intérieur de l'a-
nus (coupe transversale et
verticale).

1, coupe du sphincter externe. —
2, replis ou valvules semi-lunaires.
— 3, dilatations veineuses sous-muqueuses (hémorroïdes). — 4, colonnes de Morgagni. Au-dessous des
replis semi-lunaires on voit la muqueuse anale.

Lorsque l'orifice anal est distendu par un spéculum ou pendant la défécation, les plis radiés s'effacent et la peau de l'anus devient lisse et unie.

L'ouverture anale est un peu différente chez l'homme et chez la femme. Chez l'homme, elle est située à 2 centimètres et demi de la pointe du coccyx ; chez la femme, à 3 centimètres. Chez l'homme, le système pileux de la marge de l'anus est plus développé que chez la femme. Chez la femme, l'anus paraît un peu plus superficiel.

La marge de l'anus est ordinairement humectée par une sécrétion très odorante fournie par les glandes anales.

Structure. — De dedans en dehors, l'anus est formé, en haut par la muqueuse, en bas par la peau, puis par un appareil musculaire, des vaisseaux et des nerfs.

Muqueuse et peau de l'anus. — La muqueuse est limitée en haut par les replis semi-lunaires du rectum, point qui correspond à l'insertion de la membrane anale ou buccale. La limite supérieure de la peau est difficile à déterminer, cela se conçoit, puisqu'elle se continue insensiblement avec la peau du voisinage. Au-dessus de l'ouverture extérieure, elle constitue la peau de la marge de l'anus.

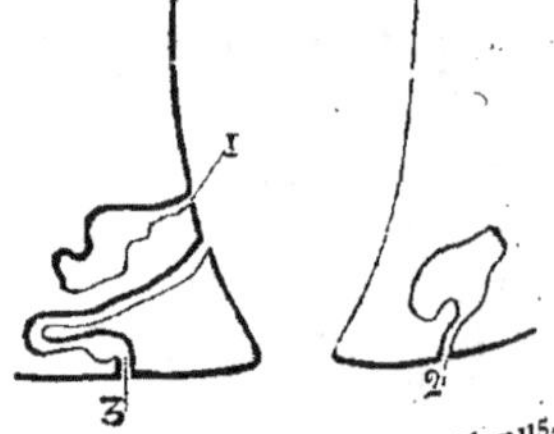

Fig. 197. — Fistules à l'anus.

1, fistule borgne interne, ouverte
dans le rectum. — 2, fistule borgne
externe, ouverte du côté de la peau.
— 3, fistule complète.

La *muqueuse* présente un épithélium cylindrique stratifié et à cellules plutôt cubiques que cylindriques, avec quelques glandes en tubes. Le derme est formé de tissu conjonctif, de quelques fibres élastiques et de petits follicules clos.

La *peau* est parsemée de petites papilles inégales, qui augmentent de nombre à mesure qu'on s'éloigne de la muqueuse. Puis on voit apparaître peu à peu les glandes sébacées et les follicules pileux, et quelques glandes sudoripares très développées et connues, depuis Gay, sous le nom de *glandes circumanales*.

La muqueuse anale s'excorie quelquefois, surtout chez les jeunes femmes fortement constipées. Ces excoriations constituent la *fissure à l'anus*. Quelques-unes sont si douloureuses que la malade n'ose pas aller à la garde-robe, ce qui augmente la constipation et par conséquent la douleur. On les guérit par la dilatation forcée.

Les érosions anales sont quelquefois la porte d'entrée *du virus syphilitique*.

La *fistule à l'anus* est une ouverture fistuleuse de la région anale, produite par des causes diverses. On en observe trois variétés, comme on le voit dans la figure 197.

Appareil musculaire de l'anus. — L'appareil musculaire de l'anus est formé de fibres circulaires entremêlées de fibres longitudinales.

Les *fibres circulaires* sont disposées sur deux plans : un plan interne formé de *fibres lisses, sphincter interne* de l'anus ; ce n'est qu'un épaississement des fibres circulaires lisses du rectum ; un plan externe, formé de *fibres striées, sphincter externe* de l'anus.

Le sphincter externe entoure le sphincter interne et descend plus bas. Il entoure la portion muqueuse ainsi que la portion cutanée du conduit anal.

Les *fibres longitudinales* sont de plusieurs ordres. Ce sont des fibres lisses longitudinales du rectum qui croisent les fibres circulaires, la plupart étant situées entre les deux plans, et s'insèrent à la face profonde de la peau et de la muqueuse de l'anus. Des fibres striées longitudinales, venues du releveur de l'anus croisent aussi les fibres circulaires et s'insèrent à la face profonde de la peau.

Les *artères* de l'anus sont principalement l'*artère hémorroïdale inférieure*, branche de la honteuse interne, et les artérioles terminales des hémorroïdales supérieure et inférieure, ainsi que de la sacrée moyenne.

Les *veines* ont été bien étudiées par Quénu (*Bull. de la Soc. anat.*, 1892). Elles constituent une anastomose importante entre l'origine de la veine porte et les veines de la région qui se rendent à la cave inférieure. C'est à Quénu qu'on doit de savoir que les veines de l'anus sont faciles à injecter par la petite mésaraïque, dépourvue de valvules et non par les autres veines de la région.

Le sang stagne facilement dans ces veines dépourvues de valvules. Elles deviennent quelquefois fortement variqueuses et constituent les *hémorroïdes*. Ces veines traversant les couches musculaires, on conçoit que la constipation et la contraction musculaire qui l'accompagne favorisent le développement des hémorroïdes.

Les *lymphatiques* sont nombreux, ils s'anastomosent avec ceux du périnée et du rectum. Ils se jettent dans les ganglions inguinaux superficiels internes, parfois dans les ganglions inférieurs, mais le plus souvent dans les ganglions supérieurs d'après les recherches de Quénu (*Bull. de la Soc. anat.*, 1893) et de Gerota (1895).

Les *nerfs* sont petits et nombreux ; des filets sympathiques accompagnent les artères et se terminent avec elles dans la muqueuse et les fibres lisses. Des filets cérébro-spinaux venus du plexus sacré, se rendent à la peau de l'anus et au sphincter externe.

Pendant la défécation, l'anus s'ouvre, par pression sur les matières fécales de la part des muscles abdominaux et du rectum. La résistance des sphincters est vaincue. Pendant cet acte, l'anus est soulevé d'une manière intermittente par les fibres longitudinales du rectum et les fibres du releveur de l'anus. Le sphincter externe, par ses contractions, divise les matières fécales par fragments.

L'anus offre un *rapport* important. Il constitue la partie inférieure de la paroi interne de la *fosse ischio-rectale* (voy. *Périnée*).

L'anus est assez souvent affecté de rétrécissements, de nature cancéreuse principalement.

Fonctions du gros intestin. — Les usages du gros intestin sont : 1° de compléter l'absorption de l'intestin grêle ; 2° de collecter et d'évacuer le résidu de la digestion.

L'*absorption* a lieu dans la première moitié du gros intestin, dont les lymphatiques, après l'ingestion de matières grasses, ont le même aspect que les chylifères de l'intestin grêle. Il est probable que cette absorption a lieu par les saillies de la muqueuse, analogues aux villosités et décrites par Frey.

Le gros intestin est le siège d'une autre absorption, mais celle-ci a lieu par les vaisseaux sanguins, surtout au niveau du rectum. On sait que les substances, dissoutes et contenues dans les lavements, sont absorbées par le rectum. Il en est de même des substances liquides qui composent les lavements nutritifs, dont l'usage est capable d'entretenir la vie chez les sujets qui ne peuvent pas être alimentés par l'estomac.

Les matières liquides de l'intestin grêle prennent plus de consistance à mesure qu'elles arrivent dans le cæcum, parce que la partie essentielle du chyme, c'est-à-dire le *chyle*, a été absorbée par les villosités intestinales.

Les matériaux de la digestion, une fois qu'ils ont traversé la valvule iléo-cæcale, qu'ils ne doivent plus franchir, à moins de circonstances exceptionnelles, *s'accumulent dans le cæcum* et prennent le nom de *fèces*. Du cæcum, les résidus sont dirigés à travers le côlon, jusqu'à l'S iliaque où ils s'accumulent. Leur propulsion est déterminée par les mouvements péristaltiques du gros intestin.

Les fèces, qui vont constituer les matières fécales, sont formées par les parties non assimilables des substances alimentaires, ayant résisté à l'action des sucs digestifs (cellulose des végétaux, parois artérielles, tendons, poils, cholestérine, matière colorante de la bile, etc.). On y trouve aussi une grande quantité de cellules épithéliales provenant de la desquamation de la muqueuse de l'intestin, et ce qui le prouve, c'est la présence du *méconium*, matières fécales du fœtus, qui sont expulsées à la naissance. Le méconium est surtout formé de débris de cellules épithéliales.

L'*évacuation* des matières fécales prend le nom de *défécation*. Le côlon iliaque, où elles s'accumulent, leur sert, pour ainsi dire, de réservoir. Les matières se portent, d'une manière intermittente, dans le rectum, où elles produisent cette sensation de *besoin*, difficile à définir, mais consistant surtout en une sorte de pesanteur. Si les matières sont liquides ou très molles, la contraction des fibres musculaires du rectum suffit à les expulser. Dans le cas contraire, les muscles des parois abdominales entrent en jeu et exercent sur le rectum une compression qui vient en aide à sa contraction.

La quantité de matières fécales produites en vingt-quatre heures par un homme adulte peut être évaluée à 200 grammes. Mais, que de variétés individuelles inexplicables ! Comment expliquer, par exemple, que certaines femmes, habituellement constipées et se nourrissant assez abondamment, puissent passer huit jours sans avoir de selle, et sans augmenter de poids. Il n'est pas rare d'observer des aliénées, parfaitement nourries, n'avoir pas de garde-robe pendant un mois.

Les herbivores, se nourrissant de substances peu nutritives, ont des matières très abondantes.

ARTICLE II

ANNEXES DU TUBE DIGESTIF

Par annexes du tube digestif, on entend un certain nombre d'organes glanduleux situés sur le trajet du canal intestinal, et destinés à verser dans sa cavité des liquides qui servent à l'élaboration des substances alimentaires.

Nous y trouvons les glandes salivaires, le foie et le pancréas. Il est d'usage de décrire la rate à la suite de ces organes.

§ 1. — GLANDES SALIVAIRES

Les glandes salivaires sont des glandes en grappe composées, situées au voisinage de la bouche, ou dans ses parois et destinées à fournir la *salive*. Les unes sont placées sous la muqueuse de la cavité buccale : on les appelle *intra-pariétales ;* les autres, situées en dehors de cette cavité, sont *extra-pariétales.*

Dissection. — *Parotide.* Pour la mettre à découvert, on fait une incision cutanée le long de l'arcade zygomatique ; une autre, parallèle à celle-ci, au niveau de l'angle de la mâchoire, et une troisième qui les réunit en passant verticalement à 3 centimètres en avant du masséter. On dissèque en arrière le lambeau ainsi circonscrit, et on enlève en même temps le pavillon de l'oreille. La glande devient aussitôt visible ; le conduit qui s'en détache en avant est superficiellement situé sur le masséter, en sorte qu'il faut enlever la peau avec précaution pour ne pas le couper. Au-devant du masséter, le conduit s'enfonce dans un paquet graisseux que l'on enlève peu à peu, et il traverse ensuite le buccinateur ; on ne la poursuivra pas plus loin. On sépare alors la glande des parties environnantes, et on ne la laisse attachée qu'à sa partie supérieure. On fera bien de ménager la veine faciale qui passe par-dessus la glande et l'artère carotide qui la traverse ; le nerf facial qui y entre au-devant de l'apophyse mastoïde sera également conservé en rapport avec la glande.

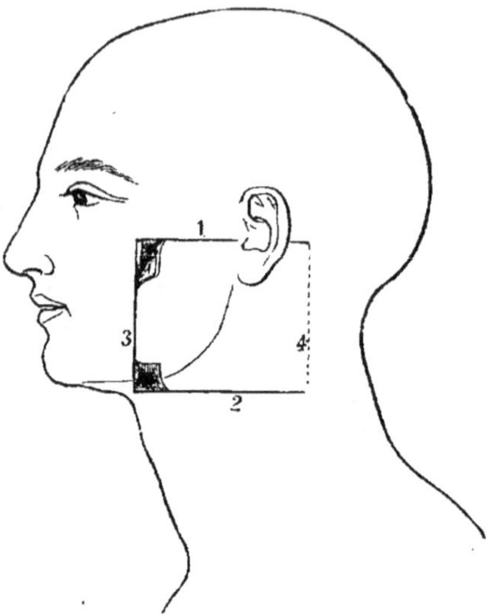

Fig. 198. — Lignes de dissection pour la glande parotide.

La *glande sous-maxillaire* est en grande partie visible entre les deux ventres du digastrique et la mâchoire, dès que la peau et le peaucier sont détachés ; pour préparer son conduit, qui est souvent difficile à trouver parce qu'il ressemble assez à une artère, on sépare de la mâchoire le ventre antérieur du digastrique, et l'on incline un peu la glande en bas et en arrière, tout en la conservant en rapport avec l'artère faciale, qui est souvent logée dans une gouttière de la glande et qui lui donne des rameaux. On sépare le mylo-hyoïdien de la mâchoire pour voir la continuation du conduit, dans lequel on introduit ensuite une soie de sanglier.

Dès que le muscle mylo-hyoïdien est détaché de la mâchoire, la *glande sublinguale* se voit au-devant de la glande sous-maxillaire.

Structure et sécrétion des glandes salivaires en général.

Les anciens ne s'expliquaient pas le mécanisme de la formation des divers liquides fournis par les organes glandulaires. Ils s'imaginaient que ces liquides, tout formés dans le sang étaient pris par les glandes, *où il se produisait une sorte de filtration.*

Lorsque Malpighi eut découvert les acini des glandes (1686), on supposa que les parois de ces acini étaient *percées de pores* à travers lesquels passait le liquide.

On n'avait encore aucune idée des cellules glandulaires ni d'aucune cellule.

Beaucoup plus tard, Schwann, presque notre contemporain, professeur à Louvain (1839), reconnut que l'embryon était uniformément constitué par des cellules semblables, comme les végétaux. Cette découverte fut le point de départ de travaux importants.

Goodsir (1842) étudia les *cellules glandulaires* (glandes sébacées, mamelle, foie) et aussi celles de la glande qui donne l'*encre* chez la *sèche* (céphalopode). Il vit que ces dernières contenaient des grains de pigment, et que l'*encre* résultait de la destruction et de la fonte de ces cellules. On admit alors que les liquides de sécrétion étaient le résultat de la *fonte des cellules glandulaires*, et la théorie des pores glandulaires fut enterrée. Depuis, la sécrétion glandulaire par fonte cellulaire a été l'objet de travaux de la part de Ludwig (1851), de Claude Bernard, de Giannuzzi (1865), d'Heidenhain (1868), et de Ranvier (1870), qui ont étudié principalement la sécrétion salivaire.

Diverses glandes salivaires. — Un grand nombre d'organes glandulaires constituent l'*appareil salivaire*.

Les *glandes intra-pariétales* forment trois groupes principaux : *glandes labiales*, sous la muqueuse des lèvres ; *glandes géniennes*, dans l'épaisseur de la joue, sur la face externe du

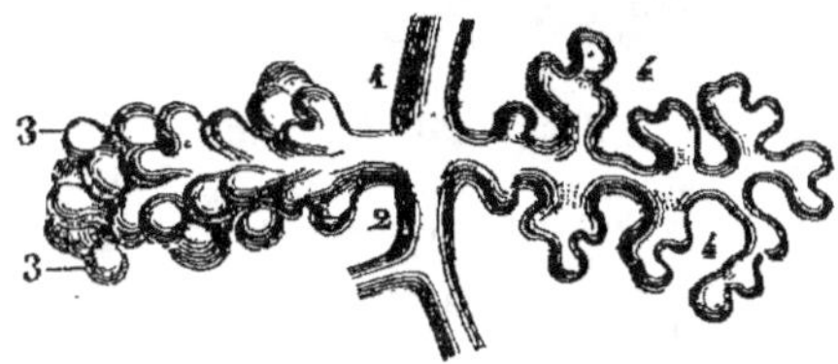

Fig. 199. — Figure schématique représentant deux lobules d'une glande labiale.

1, canal excréteur. — 2, branche secondaire s'ouvrant dans le canal excréteur. — 3, 3, culs-de-sac glandulaires. — 4, 4, culs-de-sac d'un lobule écartés les uns des autres.

muscle buccinateur, traversé par leurs conduits excréteurs ; *glandes palatines*, sous la muqueuse de la voûte et du voile du palais. Ces glandes ont été étudiées avec la muqueuse buccale.

Les *glandes extra-pariétales*, au nombre de trois, sont situées contre le maxillaire inférieur ; ce sont, d'avant en arrière : la *glande sublinguale*, la *glande sous-maxillaire* et la *glande parotide*.

Structure.

Comme toutes les glandes en grappe composées, ces glandes sont formées par des *culs-de-sac glandulaires* se groupant pour former des *acini*. Un certain nombre d'acini se réunissent pour former les *lobules* qui se groupent pour donner naissance à des *lobes*. Des acini, des lobules et des lobes se dégagent des *conduits* de plus en plus volumineux s'ouvrant dans la cavité buccale, de sorte qu'on considèrera à ces glandes une portion sécrétante, *acinus*, et une portion excrétante, *conduits excréteurs*.

Portion sécrétante. — L'acinus présente, à l'extérieur, des bosselures correspondant aux culs-de-sac de l'intérieur. Il est formé d'une *paroi propre,* mince, hyaline, sans structure, véritable membrane vitrée, qui sépare le réseau capillaire extérieur de l'*épithélium glandulaire* qui en recouvre la surface interne.

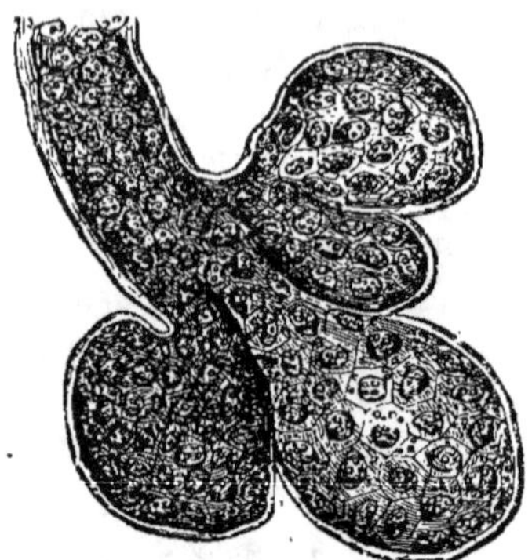

Fig. 200. — Schéma d'un acinus.

On y voit : 1° quatre culs-de-sac glandulaires avec les cellules glandulaires juxtaposées par leur base et formant une mosaïque ; 2° un conduit de passage de Boll ; 3° le col intermédiaire à l'acinus et au conduit de passage.

Entre l'épithélium et la paroi propre se trouve une couche de cellules spéciales aplaties, connues sous le nom de *cellules en panier de Boll.*

Paroi propre. — Cette paroi, très mince et transparente, est recouverte à sa face externe par les capillaires qui rampent sur l'acinus en formant un réseau à larges mailles arrondies. Ces capillaires, larges de 6 à 9 μ, enveloppent l'acinus à la manière d'un filet.

Cellules en panier. — Ces cellules, découvertes par Boll et étudiées, en 1894, par Lacroix, sont des corpuscules étoilés, anastomosés entre eux par leurs prolongements et formant un réseau continu entre la paroi propre et l'épithélium glandulaire. Ces cellules présentent un noyau à leur surface et une fibrillation qui leur a fait supposer une certaine contractilité.

Épithélium glandulaire. — La salive est produite par l'épithélium qui tapisse les acini des glandes salivaires. Un mot d'abord de ce liquide.

La *salive mixte* est le produit de toutes les glandes salivaires intra-pariétales et extra-pariétales. C'est un liquide alcalin contenant près de 6 parties de matières solides, contre 994 parties d'eau. Les parties solides sont représentées par 2,13 d'épithélium et de mucus, 0,07 de graisse, 1,41 de mucine et d'extrait alcoolique, 0,10 de sulfocyanure de potassium, et 2,19 de chlorures, phosphates et oxyde de fer.

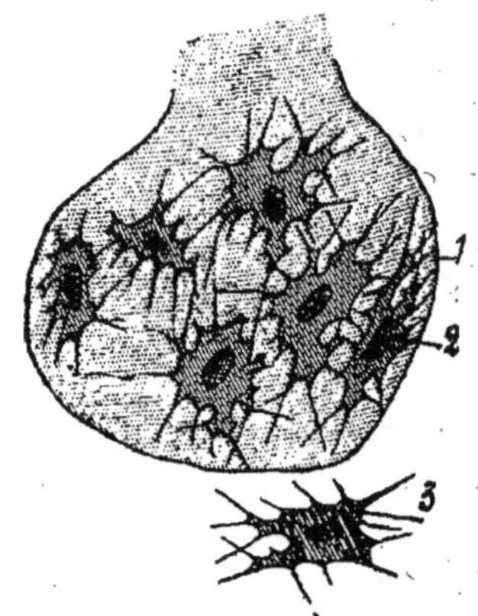

Fig. 201. — Cellules en panier, contractiles, de Boll.

1, cul-de-sac glandulaire. — 2, cellules en panier avec noyau central et protoplasma strié anastomosé par ses prolongements. — 3, une cellule en panier isolée.

Le mucus buccal, produit par les glandes muqueuses de la bouche, renferme 99 p. 100 d'eau ; il est visqueux, filant, et contient des cellules épithéliales et des débris de mucus.

La *salive sublinguale* est visqueuse et filante, c'est un véritable mucus : elle contient du sulfocyanure de potassium chez l'homme seulement.

La *salive sous-maxillaire*, fluide au moment de la sécrétion, devient visqueuse par le refroidissement. Elle renferme de la mucine et des substances albuminoïdes ; elle ne contient pas de ptyaline, mais on y trouve, chez l'homme, du sulfocyanure de potassium.

La *salive parotidienne* est toujours très fluide, même après refroidissement. On y trouve de l'albumine, du sulfocyanure de potassium et de la *ptyaline*.

Il est remarquable de voir que, contrairement à ce qui s'observe chez l'homme, la salive parotidienne du chien ne renferme pas de ptyaline,

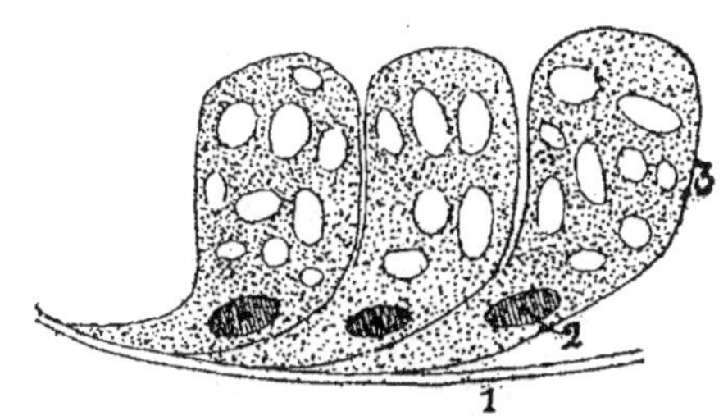

Fig. 202. — Schéma de trois cellules muqueuses des glandes salivaires (les grains noirs entourant les vacuoles, sont les *boules de mucigène*).

1, membrane vitrée ou membrane basale. — 2, noyau et pied de la cellule s'insinuant au-dessous des cellules voisines. — 3, vacuoles du protoplasma devant entraîner les boules de mucigène dans la cavité de l'acinus.

et que, chez le même animal, la salive sous-maxillaire puisse transformer les féculents en sucre (Cl. Bernard, Bidder et Schmidt.)

Vue *au microscope*, la salive contient des cellules épithéliales pavimenteuses et des boules de mucus détachées des cellules muqueuses.

La *salive mixte*, telle qu'elle est produite pendant la mastication, est un mélange de deux liquides. L'un visqueux, le *mucus*, est formé de mucigène dissous dans l'eau qui sort des vacuoles du protoplasma des cellules mucipares ou muqueuses, et ne contient pas de ferment ; l'autre, fluide, contenant les matières salines et le *ferment* (ptyaline) en dissolution. Le mucus agit mécaniquement pendant la mastication, sur les aliments qu'il agglutine. Le liquide contenant le ferment agit chimiquement sur eux et les transforme.

Ces deux liquides sont le résultat de la *fonte cellulaire partielle* de deux espèces de cellules épithéliales qui tapissent les culs-de-sac glandulaires : les cellules muqueuses et les cellules séreuses ; les *cellules muqueuses* produisent le mucus visqueux, tandis que la partie fluide de la salive est produite par les *cellules séreuses*.

Cellules muqueuses. — Ces cellules, identiques aux cellules caliciformes que j'ai décrites dans le premier volume, page 223, sont volumineuses, claires, se terminant par un *pied* effilé et courbé qui s'insinue au-dessous des cellules voisines.

Le *noyau*, ovalaire, légèrement excavé en cupule, est situé au fond de la cellule, au voisinage du pied.

Les cellules muqueuses sont des masses de *protoplasma* contractile, légèrement condensé à la surface de la cellule, mais celle-ci est dépourvue d'enveloppe. Le protoplasma est granuleux et se laisse colorer en rouge par l'éosine.

A l'état de repos, on distingue nettement de petites masses dis-

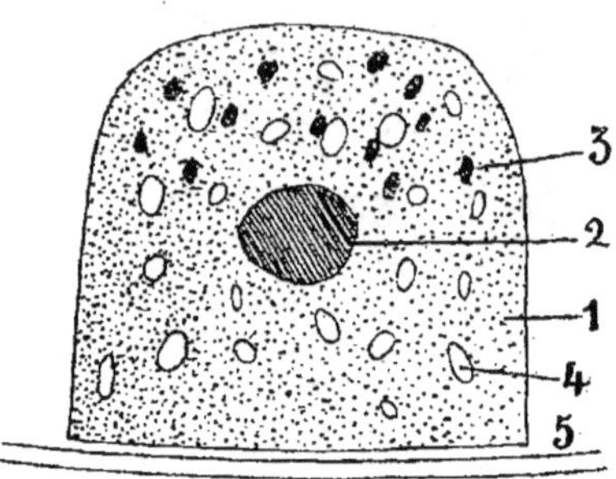

Fig. 203. — Cellule mucipare considérablement grossie.

1, protoplasma. — 2, noyau. — 3, grains de mucigène. — 4, vacuoles. — 5, pôle d'insertion sur la lame vitrée.

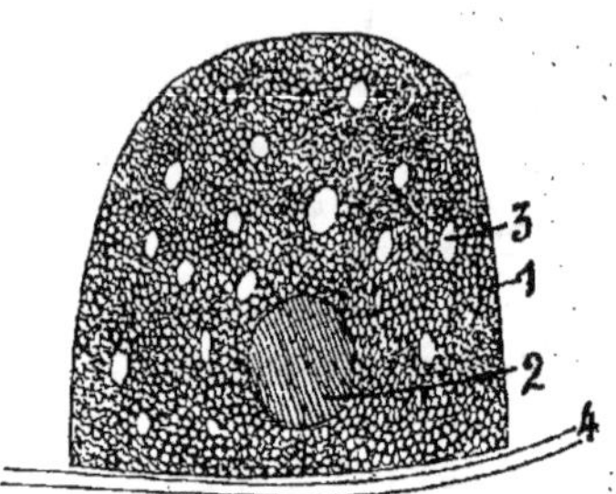

Fig. 204. — Cellule granuleuse considérablement grossie.

1, grains de zymogène. — 2, noyau. 3, vacuoles. — 4, pôle d'insertion sur la lame vitrée.

persées dans le protoplasma, et des *vacuoles* contenant du liquide. Lorsque ces cellules muqueuses fonctionnent, par contraction du protoplasma, le liquide des vacuoles entraîne les petites masses, qui ne sont que des *boules de mucigène*, et le mucus se trouve formé. Le mucus est donc le produit de la transformation du mucigène par le liquide des vacuoles.

Cellules muqueuses en activité. — Pendant la sécrétion du mucus, le noyau augmente de volume, devient sphérique, et remonte vers le centre de la cellule.

Glandes muqueuses pures. — Les acini des *glandes salivaires muqueuses*, telles que les glandes intra-pariétales, ne renferment que des cellules muqueuses, et ne donnent par conséquent que du mucus.

Cellules séreuses. — Les cellules séreuses, exhalent la partie fluide de la salive, ainsi que la *ptyaline;* on les nomme pour cette raison *cellules à ferment.* Moins volumineuses que les cellules muqueuses, et formées comme elles d'une masse de protoplasma sans membrane d'enveloppe, ces cellules sont de forme cylindrique ou cubique, et mesurent une certaine hauteur. Leur *noyau* occupe le côté basal de la cellule, présente une forme arrondie, et ne s'excave jamais en forme de cupule. Le *protoplasma*, fortement granuleux, présente, comme celui des cellules muqueuses, des corpuscules et des vacuoles pleines de liquide. Les corpuscules sont des *granulations protéiques* qui se laissent teindre en rouge par le picro-carmin, et qui renferment la ptyaline, d'où leur nom de *granulations ptyalogènes*, appelées aussi *grains de zymogène*. Le ferment est rejeté par les cellules séreuses dans la cavité de l'acinus par les contractions du protoplasma, et le liquide des vacuoles dissout les granulations ptyalogènes, de la même manière que le liquide des vacuoles des cellules muqueuses se mêle aux boules de mucigène.

Cellules séreuses en activité. — Pendant la sécrétion, les cellules séreuses diminuent également de volume par destruction de leur pôle libre, d'où agrandissement de la cavité de l'acinus. En même temps, la cellule devient plus claire, du pôle d'insertion vers le pôle libre.

Les cellules muqueuses et séreuses qui ont produit la salive par destruction d'une partie de leur protoplasma, se reconstituent pendant le repos, de manière à être prêtes pour une nouvelle sécrétion.

Glandes séreuses pures. — La glande parotide est une *glande salivaire séreuse*; elle ne produit que la partie fluide de la salive, tenant la ptyaline en dissolution. Les culs-de-sac glandulaires des acini de la parotide ont une forme allongée, et sont quelquefois flexueux; de sorte que l'acinus parotidien tient, pour ainsi dire, le milieu entre une glande acineuse et une glande en tube. Les cellules glandulaires séreuses, qui tapissent les acini, sont tellement hautes, qu'elles laissent à peine une lumière très étroite au centre de l'acinus, quoiqu'elles ne forment qu'une seule couche.

Canalicules intercellulaires. — On constate entre les cellules épithéliales de petits espaces, ou *canalicules intercellulaires*, dont la paroi est formée par la substance même de la cellule, canalicules qui s'ouvrent dans la cavité même de l'acinus, de sorte qu'une injection pénétrante poussée par un conduit excréteur, remplirait l'acinus et les canalicules intercellulaires.

Glandes mixtes. — Les glandes salivaires qui renferment en même temps des cellules muqueuses et des cellules séreuses sont dites *glandes salivaires mixtes*. Ces deux espèces de cellules sont associées en proportion variable. Tantôt ce sont des acini ne contenant que des cellules muqueuses à côté d'acini tapissés seulement de cellules séreuses, tantôt les deux espèces de cellules se rencontrent dans le même acinus, comme aussi dans le même cul-de-sac glandulaire. Il y a donc des *glandes muqueuses pures*, des *glandes séreuses pures* et des *glandes mixtes*.

Croissants de Giannuzzi. — Dans les glandes mixtes, les cellules séreuses se rencontrent plutôt au fond des acini et sont disposées par petits groupes de 5 à 6 cellules. Ces groupes sont disposés de telle façon, qu'ils affectent, en coupe, la forme de *croissants* dont la concavité regarde la cavité de l'acinus. Découverts en 1865 par Giannuzzi, ils furent mieux étudiés en 1868 par Heidenhain, qui leur donna le nom de *lunules*, ou *demi-lunes de remplacement*.

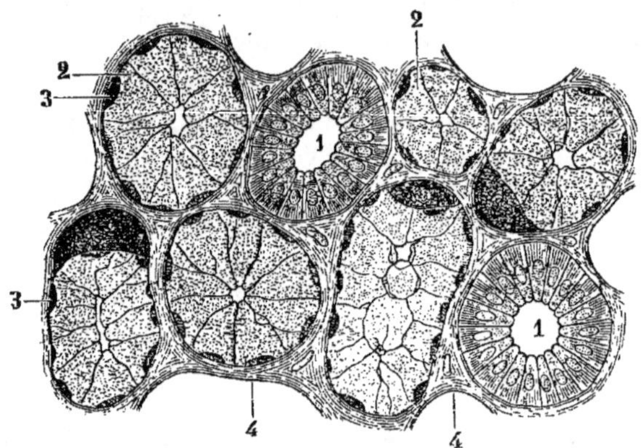

Fig. 205. — Section d'un fragment de glande sous-maxillaire du chien, durcie dans l'alcool et traitée par le carmin et l'acide acétique. (Les demi-lunes foncées sont les croissants de Giannuzzi.)

1, 1, conduits interlobulaires divisés ; on voit l'épithélium cylindrique qui les recouvre. — 2, 2, acini avec leurs cellules muqueuses ou mucipares. — 3, 3, noyaux des cellules muqueuses avec pôle d'insertion. — 4, 4, tissu conjonctif interlobulaire.

Stomates des glandes. — Boll a constaté sur les parois des culs-de-sac glandulaires de petites perforations ou *stomates* de la lame vitrée. Ces perforations sont réelles, et elles sont très nombreuses dans les *conduits de passage de Boll*. Elles ne sont pas permanentes ; elles sont produites par les *cellules migratrices* situées à l'extérieur des acini, qui traversent la paroi de l'acinus pour se mêler au liquide de sécrétion. Ces stomates sont plus nombreux dans les acini des glandes qui ont été épuisées par la sécrétion.

Théorie de la sécrétion de la salive. — Il existe deux théories, basées toutes les deux sur la fonte cellulaire de l'épithélium glandulaire. La première, datée de 1868, est la théorie de Heidenhain. Pour cet auteur, la salive mixte serait le résultat de la *dissolution totale des cellules* dans l'eau du sang, traversant la paroi propre de l'acinus et entraînant les cellules dissoutes. Les cellules des croissants de Giannuzzi se multiplieraient pour *remplacer* les cellules dissoutes.

Dans la deuxième théorie, qui est celle de Ranvier, les cellules séreuses ne subissent aucune transformation, elles se bornent à sécréter la partie fluide de la salive. Les cellules muqueuses se *dissolvent partiellement*, mais le fond, ou *pied* des cellules, persiste de manière à reconstituer la cellule muqueuse pendant le repos de la glande.

Glandes mérocrines. — Ranvier a donné le nom de *glandes mérocrines* aux glandes dont la destruction cellulaire est partielle, comme dans les glandes salivaires, et il a donné le nom de *glandes holocrines* à celles dont l'épithélium glandulaire est complètement détruit, comme dans la glande qui forme l'*encre* de la sèche (céphalopode).

La théorie de Ranvier repose sur les faits suivants : 1° même après une excitation prolongée de la corde du tympan, qui produit une grande quantité de salive, les cellules muqueuses n'ont pas disparu ; 2° les croissants de Giannuzzi ne sont pas modifiés par une sécrétion très active. On comprend d'après cela pourquoi Ranvier a rangé les glandes salivaires parmi les glandes méro-crines (1).

Portion excrétante. — L'appareil excréteur des glandes sali-vaires, petites ou grandes, consiste en un canal de volume variable,

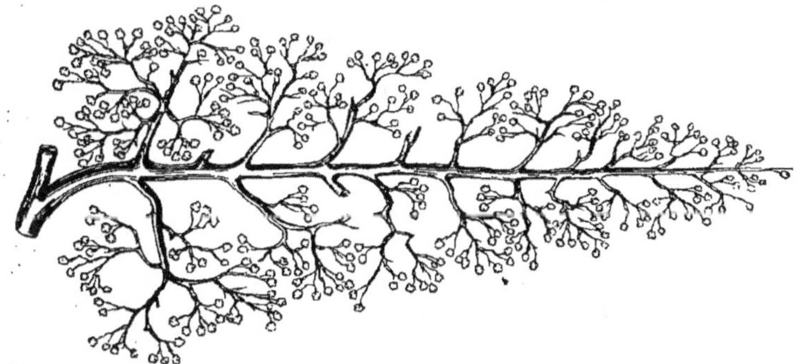

Fig. 206. — Disposition ramifiée du conduit excréteur d'une glande acineuse.

se ramifiant de plus en plus, jusqu'à fournir de minces conduits atteignant les acini. Les premières ramifications du *canal collec-teur commun* se portent aux lobes de la glande. De ces *conduits lobaires* se détachent des conduits plus petits appelés *interlobu-laires*. Ces derniers, en se ramifiant, donnent des conduits encore plus fins, les *conduits intralobulaires*, qui se portent à un groupe

(1) Mérocrine, de *méros* μέρος partiel et de *crino* κρινω je sécrète. Holocrine, de olos ὅλος entier, et de κρινω.

d'acini. A leur extrémité terminale, les conduits intralobulaires donnent naissance à de petits canalicules, connus sous le nom de *canaux ou passages de Boll*, et s'abouchent avec les acini par une ouverture nommée *col*.

Membrane propre. — Les canaux excréteurs les plus gros possèdent une *membrane propre*, épaisse, constituée par du tissu fibreux, dont les fibres sont entremêlées avec des réseaux élastiques. On y trouve parfois des fibres musculaires lisses, surtout chez quelques animaux. Selon Kölliker, le canal de Wharton de l'homme renfermerait une couche de fibres musculaires lisses, en forme de plexus. Au niveau des *conduits interlobulaires* la mem-

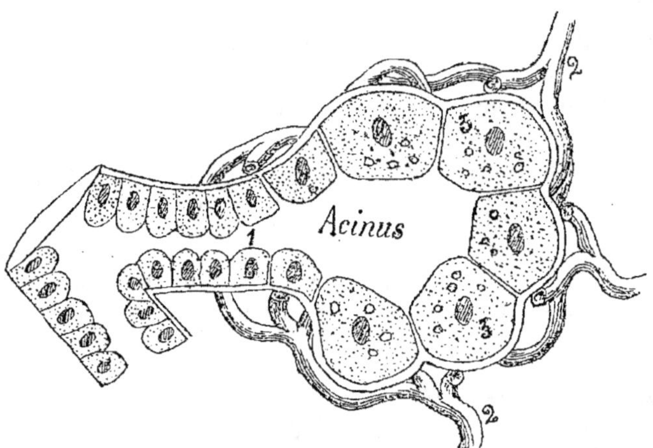

Fig. 207. — Acinus de glande salivaire muqueuse formé d'un seul cul-de-sac. 1, conduit de passage de Boll. — 2, réseau capillaire de l'acinus. — 3, cellule muqueuse avec son noyau, ses vacuoles et ses boules de mucigène.

brane propre se trouve réduite à une couche conjonctive mince, qui s'amincit encore davantage, au niveau des *conduits intralobulaires*. Cette couche conjonctive disparaît complètement dans les canaux de passage de Boll.

Épithélium. — L'épithélium des *canaux excréteurs* est formé de cellules cylindriques stratifiées. Les cellules profondes, petites, sont arrondies, tandis que les cellules superficielles sont étroites et longues, et présentent un léger renflement au niveau des noyaux. Ceux-ci sont situés à des niveaux différents. On constate la présence d'un *plateau*, ou *cuticule*, sur l'extrémité de la cellule qui regarde la lumière du conduit.

Membrane vitrée. — Entre la couche épithéliale et la membrane propre, on trouve la *membrane vitrée*, doublée à sa face interne d'une *couche de cellules en panier* de Boll. Les canaux excréteurs présentent donc en réalité quatre couches, de dehors en dedans : membrane propre, membrane vitrée, couche de cellules en panier, épithélium.

Dans les *canaux interlobulaires*, la paroi est formée : 1° d'une couche conjonctive mince, continuation de la membrane propre ;

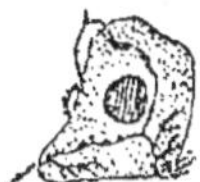 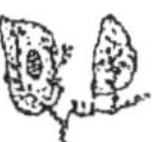

Fig. 208. — Terminaisons nerveuses au contact des cellules glandulaires (d'après Arnstein).

A gauche, cellule de la parotide du lapin : les ramifications nerveuses se terminent autour de la cellule par une série de boutons terminaux. A droite, cellule de la glande mammaire d'une chatte en gestation. Les fibrilles nerveuses se terminent à la surface des cellules par une série de boutons terminaux en grappe.

2° de la membrane vitrée ; 3° d'une couche de cellules en panier, contractiles, de Boll ; 4° d'une couche d'épithélium cylindrique simple.

Dans les *canaux intralobulaires*, on trouve également quatre couches : une mince couche conjonctive, une membrane vitrée de peu d'épaisseur, une couche de cellules en panier et une couche d'épithélium prismatique à noyaux arrondis. Sur le protoplasma qui avoisine le pôle d'insertion, on trouve des stries qui donneraient au protoplasma, selon certains auteurs, la propriété de se contracter.

Quant à la structure des *conduits de Boll*, elle ne diffère de celle des acini que par la nature de l'épithélium, dont les cellules sont courtes, claires et de forme cubique. Ces conduits présentent, comme les acini, de dedans en dehors, la couche d'épithélium glandulaire, la couche de cellules contractiles en panier, la paroi propre, amorphe, et le réseau capillaire.

Tissu conjonctif des glandes salivaires. — Les glandes salivaires sont entourées d'une sorte de *capsule fibreuse*, formée de tissu conjonctif lâche, comme dans la glande sublinguale, ou de tissu fibreux résistant, comme dans la sous-maxillaire et la parotide.

De la face profonde de la *capsule ou gaine fibreuse* partent des cloisons de plus en plus minces de tissu conjonctif, qui séparent les lobes, les lobules et les acini, et dans lesquelles rampent les vaisseaux et les nerfs.

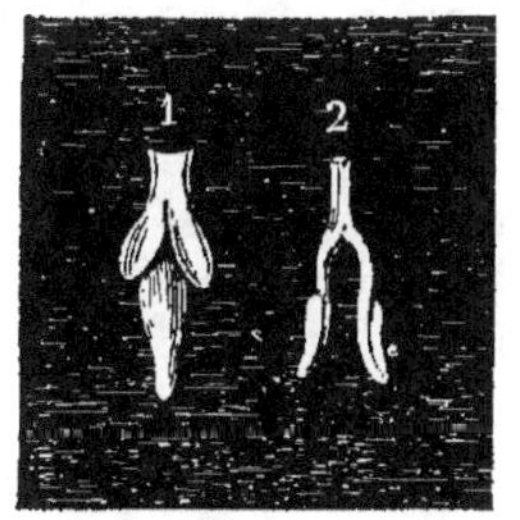

Fig. 209. — Développement des glandes en grappe ou acineuses.

1, canal excréteur et trois dépressions épithéliales. — 2, un canal excréteur avec deux prolongements épithéliaux. Le poumon se forme de la même manière.

Vaisseaux et nerfs. — Les glandes salivaires reçoivent de nombreuses *artères*, qui se dilatent considérablement, ainsi que les capillaires, pendant la sécrétion des glandes, de sorte que pendant la sécrétion le sang oxygéné et de couleur rutilante passe par les veines (Cl. Bernard).

Les *lymphatiques* naissent par des interstices tapissés d'endothélium, entre les faisceaux du tissu conjonctif. Ils forment des troncs lymphatiques qui se jettent dans les ganglions du voisinage.

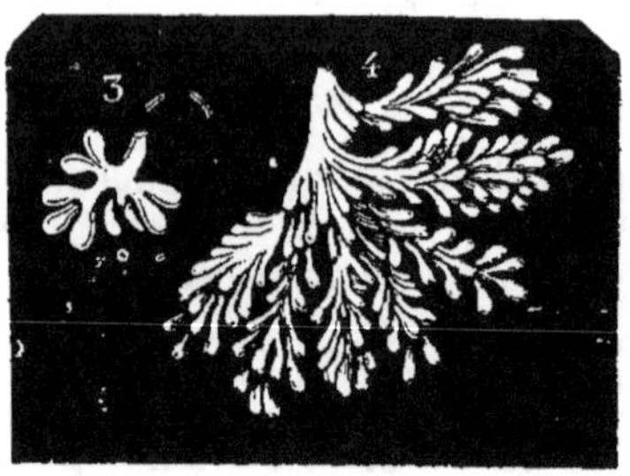

Fig. 210. — Prolongements ramifiés des glandes acineuses.

3, 4, divers degrés du bourgeonnement.

Les *nerfs* des glandes salivaires sont nombreux : nerfs excito-sécréteurs, nerfs vasculaires, nerfs sensitifs. Formés de fibres à myéline et de fibres de Remak mélangées, ils suivent les canaux excréteurs et se terminent par des cylindraxes nus. Paladino, confirmant les vues de Pflüger, a constaté que certaines fibres se rendent aux parois vasculaires et d'autres aux cellules glandulaires. Par la méthode Golgi, Fusari, Panasci, Arnstein et Ramon y Cajal ont vu les fibres nerveuses se terminer autour des cellules glandulaires en formant des plexus.

Développement. — Les glandes salivaires se montrent par des bourgeons végétants de l'ectoderme de la cavité buccale. Le bourgeon formateur de la glande sous-maxillaire se montre, chez l'embryon, vers la 6ᵉ semaine et celui de la parotide, vers la 8ᵉ. Comme toutes les glandes en grappe, elles bourgeonnent du canal excréteur vers la périphérie, et leur extension ressemble à la pousse des feuilles sur une plante.

1° *Description de la glande sublinguale.*

Située au-dessous de la langue, dans le plancher de la bouche, la glande sublinguale est la moins volumineuse de toutes les glandes salivaires.

Volume et forme. — Cette glande ressemble à un haricot de volume ordinaire. Sa surface présente de nombreuses bosselures.

Direction. — Son grand axe est dirigé d'avant en arrière et de dedans en dehors.

Poids et dimensions. — Son poids varie de 2 à 3 grammes; sa longueur de 2 à 3 centimètres; sa largeur de 1 centimètre, et son épaisseur de 1/2 centimètre.

Rapports. — Elle est située de telle façon qu'elle présente une extrémité antéro-interne, une extrémité postéro-externe, une face interne, une face externe, un bord supérieur et un bord inférieur.

L'extrémité antéro-interne est en contact avec celle du côté opposé, au-dessus des tendons des muscles génio-glosses en arrière de la symphyse du menton.

L'extrémité postérieure paraît se continuer avec le prolonge-

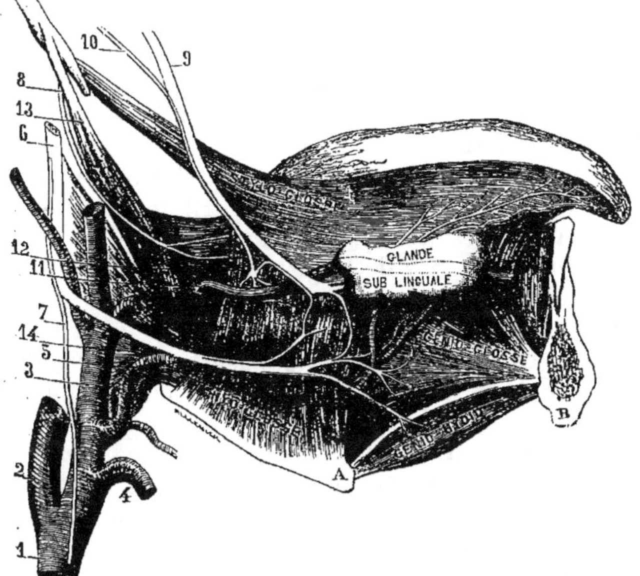

Fig. 211. — Glande sublinguale, nerfs et muscles de la langue.
1, carotide primitive. — 2, carotide interne. — 3, carotide externe. — 4, thyroïdienne supérieure. — 5, linguale. — 6, nerf hypoglosse. — 7, branche descendante de l'hypoglosse. — 8, nerf glosso-pharyngien. — 9, nerf lingual. — 10, corde du tympan. — 11, canal de Warthon. — 12, ganglion nerveux sous-maxillaire. — 13, muscle stylo-pharyngien. — 14, muscle constricteur moyen du pharynx. — A, corps de l'os hyoïde. — B, coupe du maxillaire inférieur sur la ligne médiane.

ment antérieur de la glande sous-maxillaire, sur la face supérieure du muscle mylo-hyoïdien.

La *face interne* est en rapport avec les muscles lingual inférieur et génio-glosse. Elle est croisée de bas en haut et d'arrière en avant par le canal de Wharton, le nerf lingual et les veines linguales.

La *face externe* est logée dans la *fossette sublinguale* du maxillaire inférieur, près des apophyses géni.

Le *bord supérieur* est situé sous la muqueuse. C'est le long de ce bord que s'ouvrent les conduits excréteurs de la glande.

Le *bord inférieur* est situé dans l'angle rentrant formé par la réunion du mylo-hyoïdien et du génio-glosse,

On peut constater la situation, la direction et la forme de la glande sublinguale en faisant le vide dans la cavité buccale, comme si l'on voulait pratiquer la succion. Le vide étant fait, il suffit de porter la pointe de la langue en bas, vers la région sus-hyoïdienne, pour se rendre compte de la forme et du volume de cette glande.

Structure. — La glande sublinguale présente une disposition toute spéciale. D'abord, elle n'a pas d'*enveloppe fibreuse*. Ensuite, tous ses lobules ne se réunissent pas pour former un canal excréteur commun. Cette glande est simplement un petit groupe de *glandes muqueuses* très rapprochées les unes des autres. Ces glandes sont, en effet, séparables, et l'on voit que chacune d'elles possède un canal excréteur particulier, que l'on peut isoler des autres. Voyez ci-dessus, la *structure des glandes salivaires*.

La portion sécrétante de la glande est telle que je l'ai décrite plus haut, avec cette particularité que les cellules glandulaires sont en presque totalité des *cellules muqueuses*.

Les *conduits excréteurs* de la glande sublinguale sont diversement décrits par les auteurs.

Ces conduits, fort variables, sont au nombre de cinq ou six en moyenne ; ils s'ouvrent sur la muqueuse buccale, au niveau du bord supérieur de la glande, après avoir reçu chacun un grand nombre de petits conduits provenant des lobules glandulaires. L'un de ces conduits se dirige vers l'embouchure du canal de Wharton pour s'ouvrir sur les côtés du frein de la langue. Aucun d'eux ne paraît s'ouvrir, contrairement à l'opinion de beaucoup d'auteurs, dans le canal de Wharton.

Les conduits excréteurs de la glande sublinguale sont improprement connus sous le nom de *conduits de Rivinus*. Rivinus ne les a jamais vus, et on devrait les appeler *conduits de Frédéric Walther*, du nom de l'anatomiste qui les a, le premier, exactement décrits, en 1724, dans un travail remarquable. On appelle généralement *canal de Bartholin* le conduit excréteur oblique qui s'ouvre sur les côtés du frein de la langue et que Bartholin, après Rivinus, n'avait vu que sur quelques animaux.

Vaisseaux et nerfs. — La glande sublinguale reçoit ses artères de la sublinguale et de la sous-mentale. Les *veines* se jettent dans la veine ranine. Les nerfs sont des ramifications du lingual ; quelques filaments du nerf sympathique se rendent à la glande avec les artères.

2° Description de la glande sous-maxillaire.

Glande en grappe composée, située dans la région sus-hyoïdienne, dans la fossette sous-maxillaire du maxillaire inférieur. Elle est d'une couleur jaunâtre, d'une consistance un peu ferme. Elle remplit le triangle que forment par leur réunion le maxillaire inférieur et le muscle digastrique.

Forme. — La glande sous-maxillaire se moule dans l'angle que forme le muscle mylo-hyoïdien avec le maxillaire inférieur sur lequel il s'insère. Elle a, par conséquent, la forme d'un prisme triangulaire.

Volume et poids. — Elle est moins volumineuse que la parotide, et beaucoup plus que la glande sublinguale. Son poids est de 8 grammes environ.

Rapports. — Comme un prisme triangulaire auquel je l'ai comparée, elle présente trois faces, trois bords et deux extrémités. Les trois faces sont : externe ou *osseuse*, interne ou *musculaire*, inférieure ou *cutanée*. Les extrémités sont antérieure et postérieure.

Face externe. — Elle est en rapport avec l'os, creusé à ce niveau de la fossette sous-maxillaire. Moins étendue que les deux autres, cette face est séparée de l'os par les ganglions sous-maxillaires, au nombre de six à huit, et par le nerf myloïdien, branche du dentaire inférieur. Vers son bord inférieur, cette face est en rapport avec l'artère et la veine sous-mentales.

Face interne. — Elle est en rapport avec le muscle mylo-hyoïdien, dont elle embrasse le bord postérieur, avec le muscle hyoglosse qui sépare la glande de l'artère linguale, et avec le nerf hypoglosse. Cette face se prolonge souvent et recouvre le tendon moyen du muscle digastrique.

Face inférieure. — Elle est plus étendue que les deux autres. Elle est en rapport avec le feuillet superficiel de l'aponévrose cervicale, avec le peaucier et la peau. La veine faciale croise cette face presque verticalement. On y trouve aussi quelques ramifications du nerf facial et du plexus cervical.

La position des *bords* découle naturellement de celle des faces.

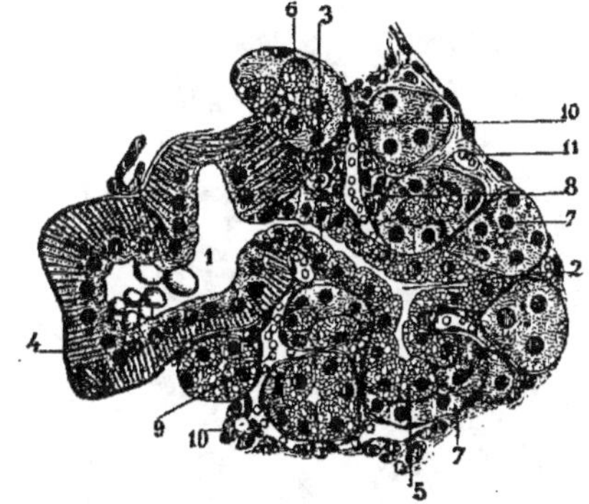

Fig. 212. — Coupe de la glande sous-maxillaire de l'âne après excitation prolongée de la corde du tympan.

1, canal excréteur. — 2, cavité d'un acinus. — 3, passage de Boll. — 4, membrane vitrée du canal excréteur et épithélium intérieur strié. — 5, cellule mucipare. — 6, cellule mucipare ayant échappé à l'excitation. — 7, cellules granuleuses formant en bas un croissant de Giannuzzi. — 8, cellules en panier de Boll entre la vitrée et les cellules glandulaires. — 9, vaisseaux sanguins et globules. — 10, cellules lymphatiques. — 11, coupe d'un vaisseau sanguin.

Extrémité antérieure. — Elle s'applique contre le ventre antérieur du digastrique.

Extrémité postérieure. — Elle est adossée à l'extrémité inférieure de la parotide, dont la sépare une cloison fibreuse dépendant de l'aponévrose cervicale superficielle. Elle présente un sillon oblique en haut et en dehors, dans lequel est logée l'artère faciale.

Indépendamment de ces régions, la glande sous-maxillaire présente deux prolongements. Le prolongement antérieur, *glande sous-maxillaire accessoire,* né de la face interne de la glande, embrasse le bord postérieur du mylo-hyoïdien, se porte sur la face buccale de ce muscle contre le lingual inférieur, et vient ordinairement se mettre en contact avec l'extrémité postérieure de la glande sublinguale. Il suit le côté inférieur et externe du conduit de Wharton. Le prolongement postérieur part de la même face et se continue quelquefois avec les glandes muqueuses situées au niveau de la dernière molaire.

Structure. — La glande sous-maxillaire est contenue dans un dédoublement de l'aponévrose cervicale superficielle qui forme sa *gaine fibreuse.* Son tissu propre a été décrit plus haut. Cette glande reçoit des *artères,* de la faciale principalement, et accessoirement de la sous-mentale. Les *veines* se jettent dans la faciale et dans la sous-mentale. Les *lymphatiques* se jettent dans les ganglions sous-maxillaires. Les *nerfs* proviennent du grand sympathique et du ganglion sous-maxillaire qui transmet à la glande la *corde du tympan* dont l'excitation augmente la sécrétion de la glande.

Le conduit excréteur de la glande sous-maxillaire, ou *conduit de Wharton,* naît de la face interne de la glande, et reçoit aussitôt après deux petits conduits provenant des deux prolongements de la glande. Le conduit de Wharton se porte en avant et en dedans vers le frein de la langue, à la partie inférieure duquel il s'ouvre en s'adossant à celui du côté opposé. Au niveau de son ouverture

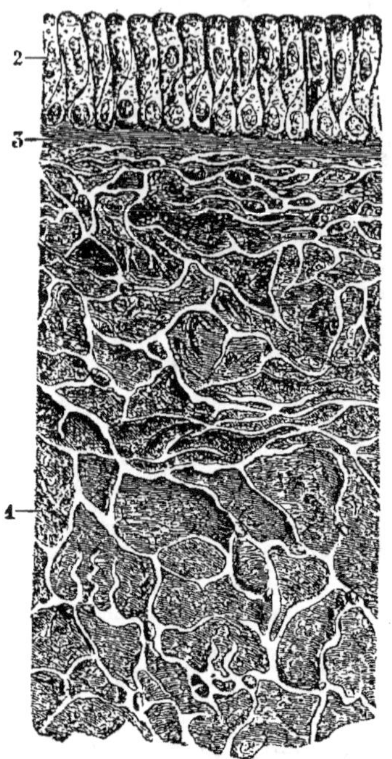

Fig. 213. — Coupe transversale du canal de Wharton.

1, tunique fibreuse avec éléments élastiques. — 2, épithélium cylindrique stratifié, couche superficielle. — 3, lame vitrée.

il existe une petite saillie qu'on appelle *ostium ombilicale*, depuis l'anatomiste Bordeu.

Sa longueur est de 4 à 5 millimètres, son calibre de 2 à 3 millimètres. Ses rapports sont les suivants. Il se place, immédiatement après son origine, entre le mylo-hyoïdien et le lingual inférieur. Plus loin, il se trouve entre le génio-glosse et la face interne de la glande sublinguale. Avant sa terminaison, il est sous-muqueux ; le nerf lingual, situé en dehors de lui, l'accompagne dans une grande partie de son trajet. Ce conduit a une paroi extrêmement mince. Il est formé de deux couches : l'une externe, fibreuse, très élastique, et contenant quelques fibres musculaires lisses anastomosées en plexus ; l'autre interne épithéliale. C'est un épithélium cylindrique stratifié, avec *cellules en panier de Boll* sous-jacentes à l'épithélium, et entremêlées de quelques cellules caliciformes. Ce conduit, très dilatable, revient facilement sur lui-même, en raison de son élasticité. Il reçoit quelques branches nerveuses du ganglion sous-maxillaire.

3° *Description de la glande parotide.*

La plus volumineuse de toutes les glandes salivaires, la glande parotide occupe la région parotidienne.

Forme. — Cette glande présente une forme très irrégulière, car elle se moule sur les parois très anfractueuses de la région qu'elle occupe. Les auteurs cependant lui donnent la forme d'un prisme triangulaire.

Poids et volume. — Son poids moyen est, selon Sappey, de 25 à 28 grammes. Elle s'étend, en hauteur, depuis l'articulation temporo-maxillaire jusqu'à quelques millimètres au-dessous de l'angle de la mâchoire. En profondeur, elle s'étend jusqu'au pharynx. D'avant en arrière, cette glande remplit l'espace qui sépare la branche de la mâchoire du muscle sterno-mastoïdien.

Couleur. — La parotide est d'une couleur jaunâtre qui se confond avec la couleur du tissu adipeux environnant. Ce qui l'en distingue, c'est que le tissu de la glande est un peu plus foncé, plus dur au toucher, et qu'on voit manifestement les cloisons celluleuses qui en séparent les lobules.

Rapports. — Elle est en rapport avec tous les organes qui forment les parois de l'excavation parotidienne. On y trouve des os, des aponévroses, des muscles, des vaisseaux et des nerfs. En outre, il y a quelques organes importants qui traversent la glande.

a. *Rapports de la surface de la glande parotide.*

1° *Os.* — Elle est en rapport avec le bord postérieur de la branche du maxillaire qu'elle embrasse, en avant; avec le bord antérieur de l'apophyse mastoïde, en arrière; avec le conduit auditif externe, en haut; avec l'apophyse styloïde et l'apophyse transverse de l'atlas, en arrière et profondément.

2° *Aponévrose.* — Une aponévrose entoure cette glande, mais elle n'est pas complète. Elle manque dans le point où la glande correspond à l'interstice des ptérygoïdiens, au niveau du pharynx et au-dessous du conduit auditif externe. Dans les autres points, elle sépare la glande des organes environnants. On la trouve sur la face externe de la parotide où elle a une certaine épaisseur, sur la face postérieure où elle sépare la glande de l'apophyse styloïde de l'atlas des muscles styliens, de l'artère carotide interne et de la veine jugulaire interne. On en trouve encore une partie qui sépare la parotide de la sous-maxillaire.

3° *Muscles.* — En arrière, la parotide est en rapport avec le muscle sterno-mastoïdien et le digastrique qui se trouvent en dedans de lui, avec les muscles et les ligaments qui constituent le *bouquet de Riolan*. En avant, elle est en rapport avec les muscles ptérygoïdiens. Entre ces muscles et la branche de la mâchoire, il existe un espace triangulaire qui reçoit un prolongement de la glande parotide. Profondément, la glande arrive au niveau du pharynx, dont la sépare une petite quantité de tissu cellulo-adipeux.

4° *Vaisseaux.* — L'artère carotide interne et la veine jugulaire interne, qui sont parallèles, se trouvent en contact avec la face postérieure de la glande parotide par l'intermédiaire de l'aponévrose.

5° *Nerfs.* — Plusieurs nerfs sont en rapport avec la face postérieure de la parotide. Ces nerfs sont le glosso-pharygien, le pneumogastrique, le spinal, l'hypoglosse et le grand sympathique.

Enfin, en dehors, par l'intermédiaire de l'aponévrose, la glande parotide est en rapport avec la partie postérieure du peaucier, des rameaux du plexus cervical superficiel et de la peau.

b. *Rapports intérieurs de la glande parotide.*

Des organes importants et assez nombreux traversent l'épaisseur de cette glande et doivent rendre très circonspect l'opérateur qui doit diriger un instrument piquant ou tranchant dans cette région. 1° *L'artère carotide externe* la traverse de bas en haut; elle est partout entourée de tissu glanduleux, excepté dans quelques cas où elle se creuse seulement une gouttière sur sa face postérieure.

Toujours rapprochée de la face postérieure de la glande, cette artère donne naissance, dans son épaisseur même, aux branches suivantes : auriculaires postérieure et antérieure, maxillaire interne et temporale superficielle. 2° La *veine jugulaire externe* traverse aussi la glande. Elle est située en dehors de l'artère carotide externe, et reçoit les branches veineuses correspondant aux branches artérielles nées dans l'épaisseur de la glande. On trouve assez rarement une branche veineuse transversale, qui se porte de la jugulaire externe à la jugulaire interne. 3° De nombreux *ganglions lymphatiques* se trouvent dans l'épaisseur de la glande. Ces ganglions intra-parotidiens sont assez nombreux ; on ne sait pas encore quels sont les lymphatiques qui s'y rendent. Il n'en est pas de même d'autres ganglions placés en dehors de la glande, et sur lesquels nous reviendrons. 4° Le *nerf facial* traverse la parotide. Sorti de l'aqueduc de Fallope par le trou stylo-mastoïdien, ce nerf se porte en avant, en bas et en dehors à travers la glande parotide, dont il parcourt le tiers supérieur. Arrivé au niveau du bord antérieur de la glande, il se dégage entre ce bord et la face externe du masséter, pour se ramifier dans l'épaisseur des muscles de la face. 5° Le *nerf auriculo-temporal* traverse aussi, l'extrémité supérieure de la glande avant de contourner le col du condyle du maxillaire inférieur.

Pour résumer sous une autre forme les rapports de la glande parotide, nous dirons qu'elle représente un prisme triangulaire. Sa *face externe* est en rapport avec des ganglions lymphatiques, l'aponévrose parotidienne, le peaucier, des filets du plexus cervical et la peau. Sa *face antérieure* est en rapport avec le bord postérieur de la branche de la mâchoire, les deux muscles ptérygoïdiens et l'interstice de ces muscles, dans lequel la parotide envoie un prolongement. Sa *face postérieure* est en rapport avec l'apophyse mastoïde, le sterno-mastoïdien, le digastrique, l'apophyse styloïde, les muscles styliens, l'apophyse transverse de l'atlas, la veine jugulaire interne, l'artère carotide interne, et les nerfs glosso-pharyngien, pneumogastrique, spinal, hypoglosse et grand sympathique. Son *bord antérieur* empiète sur la face externe du masséter, qu'il recouvre en partie. Son *bord postérieur* correspond au sterno-mastoïdien. Son *bord interne* s'enfonce vers le pharynx, dont il est séparé par un intervalle de quelques millimètres rempli de tissu cellulaire.

Structure. — La parotide a une assez grande consistance, due aux prolongements fibreux que l'enveloppe envoie entre les lobules. Les minces cloisons qui séparent les acini ont ceci de particulier qu'elles contiennent une grande quantité de cellules graisseuses.

Le tissu propre a été étudié plus haut. Je rappellerai seulement ici que les acini sont longs et qu'ils renferment uniquement des cellules séreuses, de sorte que la parotide est une glande séreuse pure, donnant la partie liquide, fluide, de la salive, celle qui est chargée de ptyaline. De tous les lobules partent de petits conduits qui se réunissent entre eux, et qui forment un canal commun, le *conduit de Sténon.*

Le conduit de Sténon doit être étudié sans injection préalable, parce que la matière à injection, en remplissant le canal, le fait dévier de sa situation normale. C'est pour cette raison que la description de Sappey diffère de celle des auteurs. Le conduit de Sténon se dégage de la glande vers le tiers supérieur de son bord antérieur, et se porte en avant et un peu en haut, à 2 centimètres environ au-dessous de l'arcade zygomatique. Parvenu au bord antérieur du masséter, ce conduit s'incline en dedans et traverse le muscle buccinateur jusqu'à la muqueuse de la joue. Arrivé à la muqueuse, il la soulève dans une étendue de 1 centimètre et demi à 2 centimètres, et va s'ouvrir par un orifice très petit sur la face interne de la joue, au niveau du collet de la deuxième grosse molaire de la mâchoire supérieure.

Le canal de Sténon a une paroi fibreuse et élastique, contenant chez quelques animaux des fibres musculaires lisses. En dedans de cette paroi, on trouve une lame vitrée et des cellules épithéliales cylindriques stratifiées.

La paroi du conduit de Sténon est très résistante, très épaisse et son calibre est très petit. Dans son trajet à travers le muscle buccinateur et sous la muqueuse de la joue, il est réduit à une paroi extrêmement mince.

On trouve souvent sur le trajet du conduit de Sténon, au niveau du point où il traverse le buccinateur, un petit lobe isolé dont le conduit excréteur se jette dans celui de Sténon : ce lobe est désigné sous le nom impropre de *parotide accessoire.*

Vaisseaux et nerfs. — Les *artères* de la parotide sont fournies par la carotide externe, l'auriculaire postérieure et la temporale superficielle. Les *veines* se jettent dans la jugulaire externe pendant que celle-ci traverse la glande. Les *lymphatiques* ne sont pas connus. Les *nerfs* viennent de l'auriculo-temporal principalement et de la branche auriculaire du plexus cervical.

§ 2. — FOIE

Dissection. — On commence par étudier les rapports du foie avec les parties voisines et les *ligaments* qui l'unissent au diaphragme ; pour voir ceux-ci, il faudra tirer à soi le foie dans diverses directions, comme l'indique suffisamment la position variée de ces replis.

Après avoir pris connaissance de la configuration extérieure du foie, autant qu'il est possible de le faire tant qu'il reste dans sa position naturelle, on en-lève l'épiploon gastro-hépatique pour disséquer les *vaisseaux* et *nerfs* qui entrent dans le viscère et le conduit hépatique qui en sort ; on suivra ce der-nier conduit dans son trajet, et il sera facile de préparer les canaux *cystique* et *cholédoque* ; à l'extrémité intestinale de ce dernier, on fera cependant atten-tion de ne pas intéresser le canal pancréatique qui s'unit à lui. Ce n'est que quand on aura achevé d'étudier la direction de ces deux canaux que l'on séparera du reste du corps le foie, le duodenum et le pancréas, afin de pouvoir plus aisément prendre connaissance de la forme de ces parties. Pendant qu'on séparera le foie du diaphragme, on aura égard à la disposition du *ligament coronaire*. Mais, avant de diviser la veine cave inférieure, qui traverse le dia-phragme, on fera bien de séparer de la colonne vertébrale le duodenum et le pancréas, ce qui serait plus difficile à faire si ces parties étaient inondées de sang. Dans cette dissection, on aura soin de ne séparer que ces parties, car si l'on portait le scalpel trop profondément sur les côtés de la colonne vertébrale, on risquerait d'enlever en même temps les capsules surrénales. La veine cave inférieure devra être coupée en deux endroits entre des ligatures si c'est pos-sible : d'abord, au-dessus de la naissance des veines rénales, au point où elle entre dans le sillon du foie destiné à la recevoir, et, ensuite, là où elle quitte le foie pour traverser le diaphragme. Dans ce dernier point, la ligature sera bien difficile.

On procède alors à la dissection du foie. Il est facile de séparer les deux *tuniques du foie*, en faisant dans l'externe une incision très légère, et en in-sinuant ensuite sous elle le manche du scalpel, ou en détachant des lambeaux de cette tunique en l'arrachant avec des pinces. Cette séparation se fait sur-tout très facilement au voisinage des ligaments triangulaires. Quand on aura mis à nu les vaisseaux logés dans le sillon transverse du foie, on n'enlèvera pas en entier la fibreuse qui les entoure ; mais on la divisera simplement sur le trajet des vaisseaux, de manière à en former deux lambeaux dont l'un sera peu à peu replié vers le lobe de Spigel, tandis que les vaisseaux resteront cou-chés sur l'autre.

Pour voir comment la *capsule de Glisson* n'est que la tunique propre du foie réfléchie, on sépare de la substance de ce viscère un lambeau de ses tuniques, près du sillon transverse, en passant toujours avec le manche du scalpel entre les membranes et le foie, dont on râcle peu à peu la substance ; de cette manière on peut facilement poursuivre dans son intérieur la capsule de Glisson dans toutes ses divisions.

Quelquefois, on a de la peine à apercevoir le *sillon longitudinal*, parce qu'il est interrompu par des ponts de substance du foie, qui passent par-dessus lui d'un lobe à l'autre ; mais on le trouve aisément, si l'on se rappelle que le cordon ligamenteux de la veine ombilicale, renfermé dans le ligament falciforme, se rend dans ce sillon.

Il est facile de poursuivre les *vaisseaux* bien avant dans la substance du foie, qu'ils soient injectés ou non : il suffit d'enlever peu à peu la substance du viscère qui les entoure, en la râclant avec le manche du scalpel. Les veines hépatiques simples sont tout de suite visibles par ce procédé ; mais il est nécessaire de fendre la capsule de Glisson sur le trajet de l'artère hépatique, de la veine porte, des nerfs et des canaux hépatiques, pour pouvoir les isoler.

Qu'est-ce que le foie (1). — Le plus volumineux et le plus lourd des organes, le foie a joui d'une grande considération chez les

(1) A l'époque de Galien et dans les siècles qui suivirent, le foie était con-

les anciens. C'est une masse glandulaire énorme, d'apparence charnue, d'un rouge brun, remplissant la partie supérieure droite de la cavité abdominale, et séparant la masse intestinale du diaphragme, sur lequel il se moule par une large surface arrondie.

Le foie est *informe* et n'est pas un segment d'ovoïde comme on le dit. Il ressemble bien moins encore à un pied de bœuf, comparaison faite par Dionis, dans son *Anatomie* de 1694. Si l'on pouvait faire une comparaison, on dirait qu'il ressemble plutôt à un immense *champignon* à face supérieure arrondie et lisse, à bords irrégulièrement contournés, dont le pédicule du foie formerait le *pied*. Il se moule sur la partie droite de la concavité du diaphragme.

Situation. — Le foie est situé dans l'hypochondre droit, dans la région épigastrique et un peu dans l'hypochondre gauche, au-dessous du diaphragme qui le sépare de la plèvre (il n'y a pas un centimètre d'épaisseur entre la face supérieure du foie et la base du poumon), au-dessus de l'estomac, de la rate, du pancréas et des intestins.

Mobilité. — Il est sujet à peu de déplacements, et l'on ne connaît guère que les épanchements liquides de la plèvre droite qui puissent déterminer son abaissement. Le foie présente cependant des mouvements isochrones aux mouvements de la respiration. Il s'abaisse, en effet, quand le diaphragme s'abaisse pendant l'inspiration ; il remonte, au contraire, pendant l'expiration. On se rend bien compte de ce phénomène lorsqu'on introduit des aiguilles ou un trocart explorateur dans un kyste du foie. Ce déplacement n'atteint pas 1 centimètre.

Le foie est maintenu en position : 1° par le péritoine hépatique qui se réfléchit du foie sur le diaphragme et sur la paroi abdomi-

sidéré comme l'organe le plus essentiel de l'organisme, puisqu'il était le siège de la *sanguification*, et le point d'origine de toutes les veines du corps, dans lesquelles il lançait le sang, principe de la vie et de la chaleur.

Longtemps avant Galien, le foie jouait déjà un grand rôle.

Les prêtres romains, Aruspices, qui consultaient les entrailles des victimes, avaient nommé les parties saillantes de la face inférieure du foie : la *porte*, la *table*, le *glaive* et l'*ongle*, en latin *mensa, porta, gladius, unguis*.

On lit dans l'*Anthropographie* de Riolan, page 291, les lignes suivantes qui montrent l'influence que l'on attribuait au foie sur la santé générale :

« Les anciens, dit Vitruve, qui vivait un siècle avant l'ère chrétienne (livre I, chap. iv) ayant à choisir des lieux propres à l'assiette de leurs camps et de leurs bourgades, en remettoient la délibération dernière à l'*inspection des foyes des animaux*. On les nourrissoit aux lieux où ils se rencontroient. Ils changeoient de terre et de dessein, lorsque la santé n'en estoit pas entière. Mais aussi lors que tout s'y portoit bien, ils en choisissoient le séjour, et y faisoient bâtir leurs édifices, sur la croyance qu'ils avoient que ce qui estoit favorable aux bestes, ne pouvoit estre que souverain aux hommes. »

nale (ligaments triangulaires, droit et gauche, ligament coronaire, ligament suspenseur du foie); 2° par les intestins, qui lui forment un coussin élastique ; 3° par le vide de la plèvre qui sollicite sans cesse le diaphragme et le foie vers la cavité thoracique.

Malgré ces moyens de fixité, on rencontre quelquefois le *foie mobile*, dont on trouvera une relation détaillée et fort bien faite dans la *Gazette des hôpitaux* du 6 avril 1901, par M. Maurice Soupault, médecin des hôpitaux de Paris.

Poids et volume. — Cet organe, placé sur une table, présente chez l'adulte les dimensions suivantes : diamètre transversal d'une extrémité à l'autre, 28 centimètres ; diamètre antéro-postérieur, 20 centimètres ; diamètre vertical, 6 centimètres. Ce volume est variable sur le vivant. La respiration n'est pas sans influence sur ces variations. Pendant une respiration active, lorsqu'on fait de grandes inspirations, on accélère la circulation de la veine cave inférieure et, par conséquent, des veines sus-hépatiques ; le volume du foie peut diminuer ainsi de 1 à 2 centimètres dans le sens vertical. Lorsque au contraire, on retient la respiration, le sang s'accumule dans ces veines, et le foie augmente de volume de la même quantité. J'ai vu Piorry montrer maintes fois aux élèves cette influence de la respiration sur le volume du foie.

Le foie des animaux est un aliment préféré de certaines personnes. On mange le foie en nature et le foie gras. C'était un régal pour les Romains (1).

Le volume du foie est considérable chez l'enfant et surtout chez le fœtus. A l'âge d'un mois, le foie de l'embryon remplit la plus grande partie de la cavité abdominale. Vers quatre mois, le bord antérieur correspond à l'ombilic. Puis, ce bord remonte insensiblement, de sorte que, vers l'âge de six ans, il est situé au niveau du rebord des fausses côtes, position qu'il occupera toujours.

Le *poids* du foie est de 1 451 grammes sur le cadavre. Le poids du foie à l'état physiologique, c'est-à-dire plein de sang, est de 1 937 grammes (Sappey).

Ainsi que le fait remarquer judicieusement Winslow dans son ouvrage, on ne saurait se faire une idée de la conformation extérieure du foie en l'étudiant sur une table. Il en est du foie comme du cœur, qu'on doit étudier directement sur le sujet pour s'en faire une idée exacte.

Si l'on fait une section verticale antéro-postérieure du thorax

(1) Les Romains recherchaient le foie gras préparé aux figues, c'est-à-dire farci de figues, *jecur ficatum* en latin et, absolument, *ficatum*. Ce dernier mot arriva à désigner non seulement le foie au pâté de figues, mais encore le foie tout simplement (Arsène Darmesteter. *La vie des mots*, p. 56).

et de l'abdomen en passant par le foie sur un sujet congelé on est
étonné de l'aspect que présente la coupe du foie. On voit que la face
supérieure est également antérieure, et qu'elle descend dans une
hauteur de 12 à 14 centimètres du mamelon vers les fausses côtes.

On constate également que la face inférieure est postéro-inférieure.

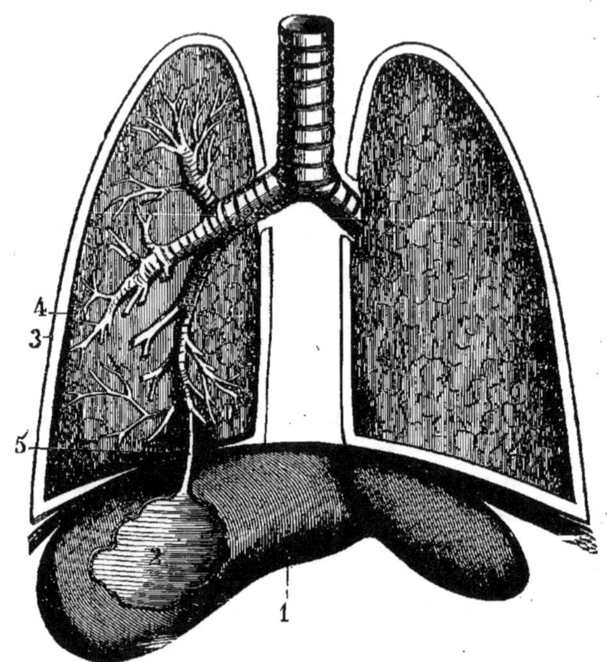

Fig. 214. — Abcès du foie évacué par la bouche.

1, foie. — 2, abcès. — 3, 4, les deux feuillets de la plèvre. — 5, trajet du pus à travers
le péritoine, le diaphragme et la plèvre adhérente.

Pour le médecin, le foie mesure en hauteur, de 12 à 14 centimètres, du mamelon au rebord costal, hauteur de la matité du foie.

Le foie présente à étudier une face antéro-supérieure, une face
postéro-inférieure, un bord antéro-inférieur un bord postéro-supérieur, une extrémité droite et une extrémité gauche.

Face supérieure. — Cette face est convexe et lisse. Elle est en
rapport avec le diaphragme qui la sépare des poumons et du cœur.
Sur cette face s'insère, d'avant en arrière, le ligament suspenseur
du foie, repli du péritoine qui divise la face supérieure de cet organe en deux parties, *lobe droit* et *lobe gauche*. Cette face est, en
outre, en rapport avec une portion de la paroi abdominale au
niveau de la région épigastrique.

La face supérieure du foie correspond exactement, dans sa partie la plus élevée, à une ligne horizontale tracée à un centimètre au-dessous des mamelons, ligne indiquant également la voûte du diaphragme et la face inférieure du cœur.

Le foie est fréquemment le siège d'abcès (1) surtout dans les pays chauds où il complique souvent la dysenterie. Il arrive parfois que les *abcès de la face supérieure* de cet organe, produisant une péritonite locale, déterminent l'adhérence du foie au diaphragme.

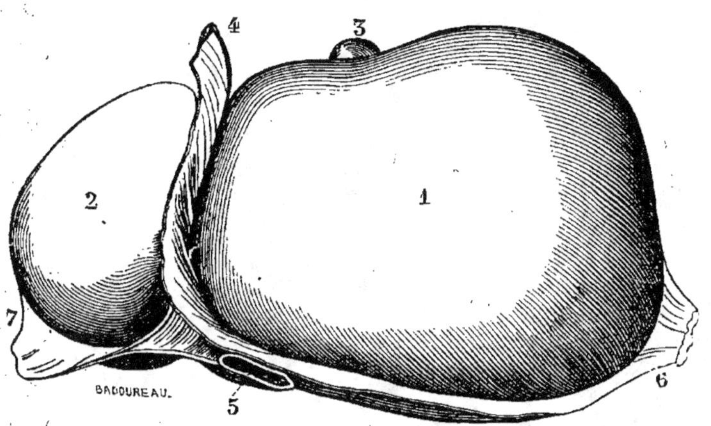

Fig. 215. — Face supérieure du foie étalé sur une table.

1, lobe droit. — 2, lobe gauche. — 3, fond de la vésicule biliaire débordant le bord antérieur. — 4, ligament suspenseur du foie. — 5, coupe de la veine cave inférieure. — 6, ligament triangulaire droit. — 7, ligament triangulaire gauche.

phragme. L'inflammation se propageant par en haut, il se produit de la même manière des adhérences entre le poumon et le diaphragme; et il n'est pas rare de voir un abcès du foie être évacué dans un vomissement, par l'intermédiaire d'une bronche, à travers les adhérences que je viens de signaler, comme on le voit dans la figure 214.

Face inférieure. — Très irrégulière, la face inférieure est à peu près plane si l'on examine le foie étalé sur une table, tandis que dans sa position normale elle est concave et dirigée obliquement de haut en bas et d'arrière en avant.

La face inférieure du foie présente trois sillons, deux saillies et quatre dépressions.

(1) Le professeur Boinet, de Marseille, a signalé l'*hyperleucocytose polynucléaire* chez des malades atteints d'abcès du foie (symptôme important pour le diagnostic) ; on compte une quarantaine de leucocytes sur le champ de la préparation à un grossissement de 420 diamètres, leucocytose intensive analogue à la *leucémie de suppuration* signalée par Malassez, en 1873, dans les suppurations (*Gaz. des hôp.*, 29 décembre 1900).

Les *sillons* sont situés sur le milieu de la face inférieure et forment, d'après la comparaison de Meckel, la lettre H.

L'un, étendu du bord antérieur au bord postérieur, divise le foie en *deux lobes*, droit et gauche. C'est le *sillon antéro-postérieur longitudinal* ou *de la veine ombilicale*. Il contient la veine ombilicale chez le fœtus, ou le cordon fibreux qui la remplace chez l'adulte. Ce sillon est quelquefois converti en canal, dans une partie de son étendue, par un pont de tissu hépatique.

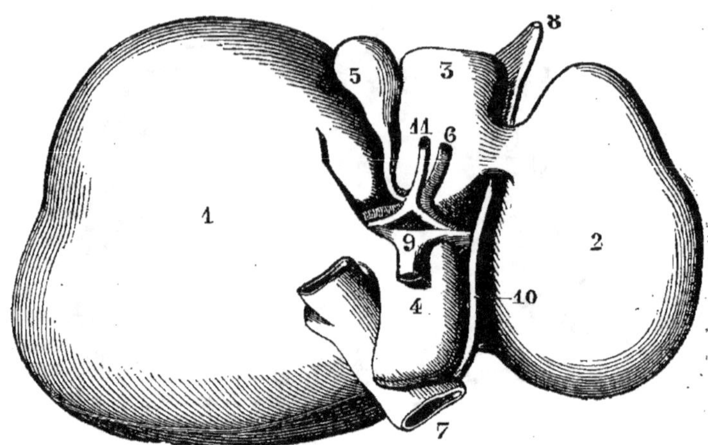

Fig. 216. — Face inférieure du foie renversé sur une table.

1, lobe droit. — 2, lobe gauche. — 3, lobe carré ou éminence porte antérieure. — 4, lobule de Spigel ou éminence porte postérieure. — 5, vésicule biliaire. — 6, artère hépatique rejetée en avant avec le canal hépatique. — 7, veine cave inférieure. — 8, veine ombilicale. — 9, veine porte rejetée en arrière. — 10, canal veineux. — 11, canal hépatique formé par les conduits biliaires.

Le *sillon transverse* ou *hile du foie*, est perpendiculaire au précédent ; il est plus rapprochr du bord postérieur du foie que du bord antérieur. Ce sillon a 6 centimètres de longueur et une profondeur considérable ; c'est par ce sillon que passent la plupart des organes qui pénètrent dans le foie ou qui en sortent. Ceux qui y pénètrent sont : la *veine porte*, l'*artère hépatique*, les *nerfs*. Ceux qui en sortent sont les *conduits biliaires* et les *vaisseaux lymphatiques*.

A ce niveau, la membrane fibreuse qui enveloppe le foie se continue à l'intérieur de l'organe sous le nom de *capsule de Glisson* pour former une gaine à presque tous les organes qui pénètrent par le hile.

Le troisième sillon est appelé *sillon de la vésicule biliaire et de la veine cave inférieure*. Il est parallèle à celui de la veine ombilicale et s'étend comme lui du bord antérieur au bord postérieur du foie. Le sillon transverse tombe perpendiculairement sur lui et le divise en deux parties, dont l'*antérieure* loge la vésicule biliaire et la *postérieure* la veine cave inférieure.

Les *saillies* sont au nombre de deux. Elles sont situées entre ces sillons et séparées l'une de l'autre par le sillon transverse. L'antérieure, *éminence porte antérieure*, ou *lobe carré* du foie, est limitée par le sillon transverse en arrière, la vésicule biliaire à droite et le sillon antéro-postérieur à gauche.

La postérieure, *éminence porte postérieure*, ou *lobule de Spigel* (1), est située en arrière du sillon transverse, entre la partie postérieure du sillon longitudinal qui loge le canal veineux chez le fœtus, et le sillon de la veine cave inférieure qui est à sa droite.

Les *dépressions* se trouvent à droite et à gauche des sillons de la face inférieure. L'une, assez étendue, est située sur le lobe gauche, c'est la *dépression gastrique*. Les trois autres sont situées sur le lobe droit ; l'antérieure est la *dépression côlique*, la moyenne la *dépression rénale*, et la postérieure la *dépression surrénale*.

Les rapports de cette face inférieure sont les suivants : elle est en rapport avec des organes de l'*appareil digestif ;* la grosse tubérosité de l'estomac répond au lobe gauche ; le pylore et la première portion du duodenum correspondent aux environs du sillon transverse ; le coude droit du côlon est logé dans la dépression côlique. L'extrémité gauche du foie recouvre un peu l'extrémité supérieure de la rate. Enfin, le bord supérieur du pancréas, sans être en contact avec le foie, est peu éloigné de cette glande.

Le foie est en rapport avec des organes de l'*appareil urinaire ;* avec la face antérieure et l'extrémité supérieure du rein droit qui se creuse sur lui une fossette, *dépression rénale*, de même que la capsule surrénale droite, *dépression surrénale*. Ces derniers rapports sont immédiats sans interposition du péritoine.

Le foie est en rapport aussi avec une grande quantité de *vaisseaux* et de *nerfs*. Dans le *sillon transverse* se rencontrent une foule de ces organes ; dans le *sillon longitudinal* on trouve la veine ombilicale chez le fœtus. Cette veine se bifurque au niveau du sillon transverse et fournit une *branche de communication* transversale qui se jette dans la branche gauche de la veine porte, par conséquent dans le foie, et une branche qui se porte dans la veine cave inférieure, à gauche du lobe de Spigel, sous le nom de *canal veineux*. On voit par là que chez le fœtus le sang de la veine ombilicale se divise en deux courants au niveau du foie, l'un qui traverse le foie et l'autre qui se rend directement dans la

(1) Spigel (Adrien van der Spieghel), né à Bruxelles en 1578, mort en 1625. Élève de Fabrizio d'Aguapendente et de Cassérius. Professeur à Padoue, où il succéda à Cassérius.

veine cave inférieure. En outre, le lobe de Spigel est en rapport par sa face inférieure avec le tronc cœliaque. Ce lobe envoie vers le lobe droit du foie un petit prolongement qui sépare la fossette de la vésicule biliaire de la gouttière de la veine cave inférieure.

Bord antéro-inférieur. — Le bord antéro-inférieur du foie, mince et tranchant correspond au rebord des fausses côtes qu'il dépasse rarement. Ce bord, vers le côté gauche, se met un peu en rapport avec la paroi abdominale au niveau de l'appendice xiphoïde du sternum. On trouve deux échancrures sur les côtés du lobe carré du foie : l'une, droite, est en rapport avec le fond de la vésicule biliaire qui le déborde de quelques millimètres ; l'autre, gauche, assez profonde, indique l'extrémité antérieure du sillon antéro-postérieur où se rend la veine ombilicale. Le rapport du bord antérieur du foie avec le rebord des fausses côtes est très important pour le médecin. Mettez les doigts sur le bord des fausses côtes, vous touchez le bord inférieur du foie ; matité au-dessus, sonorité au-dessous. Prenez 14 centimètres au-dessus, vous arrivez à la partie supérieure du foie. Pour que cette mesure soit exacte, il faut la prendre un peu à droite d'une ligne verticale descendant du mamelon.

Bord postéro-supérieur. — Très épais, le bord postérieur présente une échancrure considérable, près de son extrémité gauche, pour loger la colonne vertébrale. Ce bord est plus épais à droite qu'à gauche. Dans presque toute son étendue, surtout à droite il est en rapport direct avec la face inférieure du diaphragme, sans intermédiaire de péritoine. Au niveau de la colonne vertébrale, ce bord est en rapport avec l'œsophage qui s'y creuse une petite échancrure, avec l'aorte, les piliers du diaphragme et la veine cave inférieure. Cette veine se creuse un sillon sur ce bord postérieur auquel elle adhère, sillon très profond converti souvent en canal par une languette de tissu hépatique. Au fond de ce sillon, que forme la veine cave, on voit un grand nom-

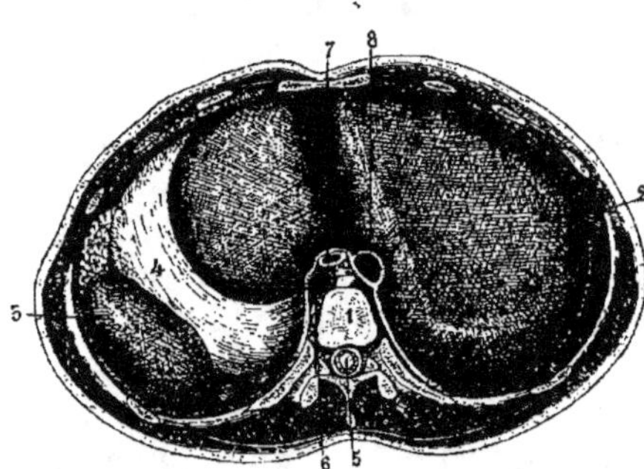

Fig. 217. — Face supérieure du foie en place et rapports de son bord postérieur. (Cette figure montre bien la saillie considérable que fait la colonne vertébrale dans la cavité thoracique).

1, douzième vertèbre dorsale. — 2, coupe du diaphragme. — 3, rate. — 4, grosse tubérosité de l'estomac. — 5, canal rachidien. — 6, aorte descendante. — 7, œsophage. — 8, veine cave inférieure.

bre d'orifices béants, embouchures des *veines sus-hépatiques* dans la veine cave, dont trois principaux.

Extrémité droite. — Très volumineuse, cette extrémité remplit l'hypochondre droit ; elle est en rapport avec le diaphragme qui la sépare des fausses côtes et de la circonférence de la base du poumon droit. Elle mesure : à la percussion, 13 à 14 centimètres, en montant au-dessus du rebord des fausses côtes ce qui veut dire que le foie est comme refoulé dans cette région.

Extrémité gauche. — Elle est amincie et plus ou moins allongée. Elle s'insinue ordinairement entre le diaphragme et l'extrémité supérieure de la rate chez les très jeunes sujets. Chez l'adulte, le plus souvent, cette extrémité recouvre la grosse tubérosité de l'estomac.

Rapports du foie avec le péritoine. — La plupart des auteurs décrivent le péritoine hépatique comme une membrane constituante du foie, description qui n'est pas justifiée. Est-ce qu'on décrit le péritoine rénal comme une membrane du rein ? Le péritoine, quoique adhérent, doit être décrit à part. Je considérerai donc le péritoine hépatique en rapport avec le foie.

A la face antéro-supérieure du foie, le péritoine adhère intimement à la tunique fibreuse de cet organe. Un peu à droite de la ligne médiane cette membrane s'adosse à elle-même pour former le *ligament suspenseur du foie* qui sépare le lobe droit du lobe gauche. De chaque côté de la face supérieure, le péritoine atteint les extrémités du foie, où il rencontre celui de la face inférieure et il forme, en s'adossant à lui les *ligaments triangulaires* droit et gauche. Ces deux ligaments se rendent aux points correspondants du diaphragme, où les deux feuillets s'écartent pour tapisser ce muscle.

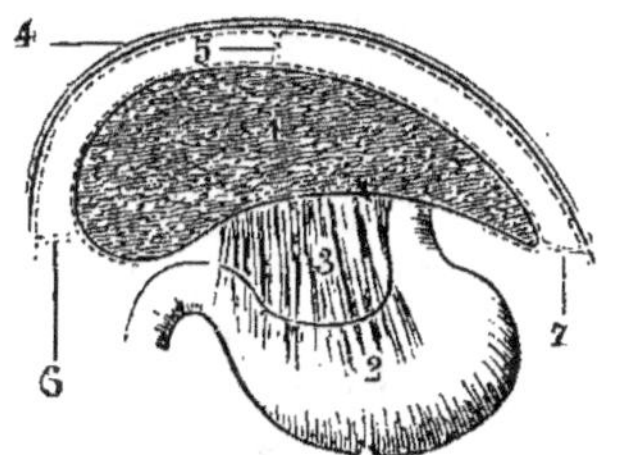

Fig. 218. — Figure schématique. Coupe transversale et verticale du foie et du péritoine hépatique.

1, foie. — 2, estomac. — 3, petit épiploon ou épiploon gastro-hépatique. — 4, diaphragme recouvert par la plèvre et par le péritoine. — 5, coupe du ligament suspenseur du foie formé par un repli du péritoine étendu du diaphragme au foie. — 6, ligament triangulaire droit formé par l'adossement du péritoine des deux faces du foie. — 7, ligament triangulaire gauche et ses deux feuillets étendus du lobe gauche ou diaphragme.

Arrivé à la partie postérieure de la face antéro-supérieure, le péritoine se réfléchit, de bas en haut, sur la face inférieure du diaphragme où il constitue le *feuillet supérieur* du *ligament coronaire*. Ce feuillet se continue à droite et à gauche, avec le feuillet supérieur des ligaments triangulaires. Si on passe la main entre le diaphragme et le foie, on est arrêté en arrière par ce feuillet.

De plus on constate que le ligament suspenseur sépare deux culs-de-sac, de sorte que la main, empêchée par le ligament suspenseur ne peut aller de l'un à l'autre. Chacun des feuillets du ligament suspenseur se confond avec les parties latérales du feuillet supérieur du ligament coronaire. De plus, les deux feuillets qui constituent le ligament suspenseur se séparent en haut et en bas, pour recouvrir le diaphragme et le foie.

A la face inférieure du foie, le péritoine couvre le lobe gauche et le lobe droit. De l'extrémité du côté gauche, il se porte au diaphragme en formant le feuillet inférieur du *ligament triangulaire gauche*. Du lobe droit, il se porte également à la partie droite du diaphragme pour former le feuillet inférieur du *ligament triangulaire droit. En avant*, le péritoine se continue, au niveau du bord antéro-inférieur du foie, avec celui de la face antéro-supérieure. *Au niveau du hile*, il descend du foie pour envelopper le pédicule hépatique et former un repli péritonéal, *petit épiploon* ou *épiploon gastro-hépatique*. De toute la longueur de la face inférieure du foie, entre les ligaments triangulaires droit et gauche, le péritoine se réfléchit sur la partie postérieure du diaphragme pour se continuer en bas. A son point de réflexion, le péritoine constitue le *feuillet inférieur du ligament coronaire* (voy. *Péritoine*).

Le ligament coronaire est donc bien mal nommé, car il n'a nullement la forme d'une couronne, et puis il n'a pas la forme d'un ligament puisque ses deux feuillets sont séparés par un intervalle considérable, de toute l'épaisseur du bord postérieur du foie. A ce niveau, le bord postérieur du foie est en rapport direct avec le diaphragme sans péritoine, de telle sorte qu'un instrument vulnérant passant par la partie postérieure des quatre ou cinq derniers espaces intercostaux léserait la plèvre droite le poumon et le foie, sans intéresser le péritoine.

Cette région, dépourvue de péritoine, s'étend au-dessous de ce point et correspond encore, à la face postérieure du rein droit, de la capsule surrénale droite, des 2e et 3e portions du duodénum, et de la tête et du corps du pancréas. Cette région, dans laquelle les organes peuvent être atteints en arrière sans lésion du péritoine, s'étend, en largeur, de la colonne vertébrale à 8 centimètres à droite et en hauteur de la huitième côte à la crête iliaque droite. C'est la région de la néphrotomie et de la néphrectomie.

Structure et fonctions du foie.

Le foie doit être considéré comme une énorme éponge formée par les innombrables vaisseaux capillaires qui lui apportent le sang de la veine porte et de l'artère hépatique. Ces capillaires s'anastomosent avec les radicules des veines sus-hépatiques qui en reçoivent le sang chargé de matériaux nutritifs élaborés par le foie.

Cette glande a de nombreux usages que j'indiquerai plus tard. Voici les deux principaux : 1° elle fabrique du *sucre* qui passe par les veines sus-hépatiques et se répand dans le sang. C'est là le type d'une *sécrétion interne* ; 2° le foie forme la *bile* qui est portée dans le duodenum par les voies biliaires, *sécrétion externe*.

Théorie de la sanguification de Galien. — Selon le médecin de Pergame, les radicules de la veine porte *pompaient* le chyle dans l'intestin comme les racines des plantes pompent le suc dans la terre. Le chyle était porté au foie qui le transformait en sang. Ce liquide, dès qu'il était perfectionné par le foie, était envoyé par les veines, qu'on croyait naître de cet organe dans tous les points de l'organisme où il portait la chaleur et la vie. Il est étonnant que cette théorie, basée sur des erreurs anatomiques aussi considérables, ait pu être adoptée pendant quinze siècles sans avoir été l'objet d'aucune contestation.

Cette doctrine fut affermie par la découverte des veines lactées, en 1622, par Gaspard Aselli de Pavie. Aselli, en effet, dans sa foi aveugle en Galien, ne vit pas le point de terminaison des veines lactées (vaisseaux chylifères), et les conduisit au foie, de sorte que l'organe de la sanguification recevait le chyle par deux voies différentes, celle de la veine porte et celle des veines lactées.

La doctrine de Galien fut ébranlée jusque dans ses fondements, lorsque la découverte de la circulation du sang fut publiée par Harvey en 1628.

Elle s'effondra complètement, lorsque Jean Pecquet, de Dieppe, en 1649, découvrit le point de terminaison des veines lactées qui, au lieu de se rendre au foie, comme on l'avait cru, se jettent dans le canal thoracique qui va verser le chyle directement dans le système de la veine cave supérieure.

La vénération qu'on avait pour Galien était portée à un tel degré, que quelques fanatiques refusaient de se rendre à l'évidence. De ce nombre fut Riolan, partisan enthousiaste de la gloire des anciens et tellement envieux de celle de ses contemporains, qu'il combattit à outrance les découvertes de Harvey et de Pecquet.

Thomas Bartholin, grand admirateur de Harvey, prouva le premier que le foie préside à la sécrétion de la bile. Il fit tous ses efforts pour convaincre Riolan, déjà vieux et malade de la pierre, mais il ne put y parvenir. C'est alors qu'il résolut de tuer le foie par le ridicule.

Il fit ses obsèques. Son oraison funèbre, fut placée sur sa tombe sous forme d'épitaphe : Voici comment elle était conçue :

Siste viator. Clauditur hoc tumulo qui tumulavit plurimos, princeps corporis tui cocus et arbiter.

Hepar notum seculis, sed ignotum naturæ, quod nominis majestatem et dignitatis fama firmavit.

Tamdiu coxit, donec cum cruento imperio seipsum decoxerit.

Abi sine jecore, viator, bilemque hepati concede, ut sine bile tibi coquas illi preceris.

C'est-à-dire : *Arrête, voyageur. Dans ce tombeau est enfermé celui qui a mis au tombeau bien des gens.*

De ton corps le principal cuisinier et arbitre, le Foie, connu depuis des siècles, mais ignoré dans sa nature, qui a affermi dans la renommée, a conservé dans l'opinion la majesté de son nom et de sa dignité (fonction).

Il a si longtemps cuit (digéré, assimilé) que lui-même, avec son sanglant empire, il s'est recuit.

Va-t-en sans regret, voyageur, et abandonne la bile au foie; afin que, sans bile tu fasses ta coction. Adresse-lui tes prières !

Thomas Bartholin (1). — *Les vaisseaux lymphatiques récemment découverts à Copenhague dans les animaux et dans l'homme, et les obsèques du foie.* — Copenhague, 1653, in-4°.

On peut résumer la structure du foie en quelques mots : *le foie est un immense lacis vasculaire, au milieu duquel sont disséminés de très nombreux groupes de cellules hépatiques, formatrices du sucre et de la bile.*

Le sang est très abondant dans le foie. — Ce qui prouve l'immense vascularité du foie, c'est que, si l'on ouvre le ventre d'un animal et qu'on comprime avec les doigts la veine porte, de manière à interrompre le courant sanguin, on voit le foie diminuer rapidement et considérablement de volume, pour augmenter ensuite dès qu'on cesse la compression. L'énorme quantité de sang contenue dans le foie est versée dans la veine cave inférieure.

Flügge a établi que la quantité de sang qui traverse le foie en vingt-quatre heures peut être évaluée à plus de sept hectolitres. On dit généralement que le foie contient un cinquième de la masse totale du sang.

Si l'on fait retenir à un individu sa respiration, ce qui ralentit le cours du sang veineux, on voit le foie augmenter de volume et son bord dépasser le rebord costal.

Par contre, si l'on fait faire à un individu plusieurs inspirations rapides et successives, on constate que le bord inférieur du foie remonte et que cet organe diminue de volume.

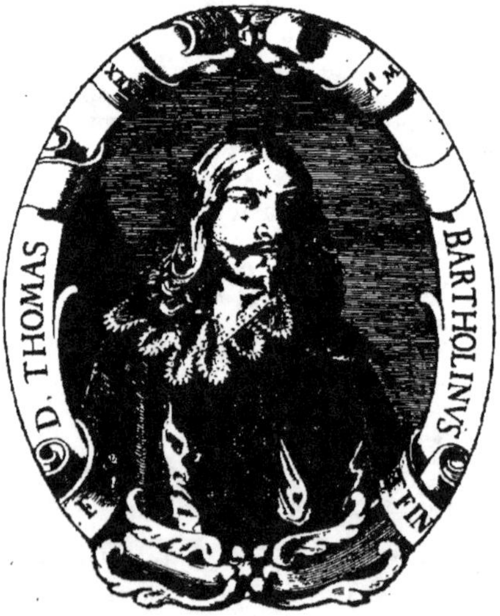

— Le foie se compose de *vaisseaux sanguins* et de *cellules hépatiques*, qui sont, avec les vaisseaux, le *centre de l'élaboration du foie*. Nous trouverons, en outre, dans le foie, les *conduits biliaires*, qui charrient la bile, *des lymphatiques* et des *nerfs*.

Tous ces organes sont reliés et recouverts par du *tissu conjonctif*.

Fig. 219.

(1) Thomas Bartholin, fils de Gaspard Bartholin, né à Copenhague en 1616, mort en 1680. Reçut le bonnet doctoral à Bâle en 1645, des mains de Gaspard Bauhin. Il fit à Olaüs Rüdbeck une opposition systématique au sujet de la découverte des lymphatiques.

Vaisseaux sanguins du foie.

Le foie, je l'ai déjà dit, est un énorme réservoir de sang. C'est un immense réseau, sans cesse parcouru par le sang de la veine porte que les veines sus-hépatiques transmettent à la veine cave inférieure.

Le foie reçoit deux vaisseaux *afférents*, l'artère hépatique et la veine porte. Il émet un *vaisseau efférent*, la veine, ou mieux les

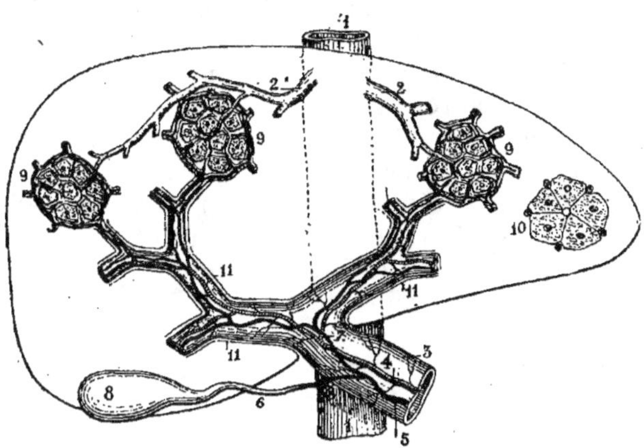

Fig. 220. — Schéma de la structure du foie.

1, veine cave inférieure. — 2, veines sus-hépatiques naissant au centre des îlots de cellules hépatiques. — 3, veine porte. — 4, artère hépatique. — 5, canal cholédoque. — 6, canal cystique. — 7, canal hépatique. — 8, vésicule biliaire. — 9, îlots de cellules hépatiques ou lobules. On voit les cellules hépatiques avec la veine intralobulaire centrale (sus-hépatique) et les veines extralobulaires à la périphérie, dans les espaces portes, avec les canaux biliaires. — 10, îlot de cellules isolé. On voit les capillaires sanguins aux arêtes des cellules. Les interstices biliaires ne sont pas représentés. — 11, capsule de Glisson entourant les vaisseaux et les nerfs.

veines sus-hépatiques. Ce courant sanguin parcourt sans cesse le foie, concourant à la formation de la bile et du sucre.

Artère hépatique dans le foie. — L'artère hépatique, branche droite du tronc cœliaque, est située dans le petit épiploon, où elle fournit trois branches : la *pylorique*, la *gastro-épiploïque droite*, et la *cystique*. Elle atteint le hile du foie, située en avant de la veine porte, et se divise en deux branches, pour les deux lobes du foie. Contenue dans la capsule de Glisson, comme la veine porte, elle donne d'innombrables collatérales. Celles-ci se perdent dans les parois de la veine porte, dont elles forment les *vasa vasorum*, dans les parois de la capsule de Glisson, et surtout dans celles des conduits biliaires où elles forment un réseau capillaire très riche. Elle donne donc des branches *vasculaires*, des branches *capsulaires* et des branches *lobulaires*. De plus, quelques rameaux sortent de la capsule de Glisson pour se terminer dans les parois des veines sus-hépatiques et dans la capsule fibreuse du foie.

Les artères que l'hépatique fournit à l'enveloppe fibreuse du foie s'anastomosent avec plusieurs artères des environs du foie : 1° avec les branches de la *mammaire interne* qui arrivent au foie par le ligament suspenseur ; 2° avec des branches de la *diaphragmatique inférieure* qui se montrent au niveau du bord postérieur ; 3° avec des branches de la *coronaire stomachique* et de la *pylorique* montant entre les deux feuillets du petit épiploon ; 4° avec l'*artère cystique* qui donne des rameaux au foie dans le voisinage de la vésicule biliaire ; 5° avec des branches des *artères capsulaires et rénale* du côté droit, selon Theile, et quelquefois de la *mésentérique supérieure*, d'après Sappey.

On voit que l'artère hépatique est l'artère nourricière du foie. Elle est au foie ce que l'artère bronchique est au poumon.

Arrivée aux dernières divisions de la capsule de Glisson, l'artère hépatique est presque épuisée, elle est réduite à une artériole terminale qui se ramifie entre les cellules du foie, en se confondant avec les capillaires de la veine porte, dont il sera question plus tard.

Dans les espaces interlobulaires, il y a deux artérioles pour un ramuscule veineux de la veine porte.

Veine porte hépatique. — J'ai dit, en décrivant la veine porte, que Winslow l'avait divisée en deux portions, la *veine porte ventrale* et la *veine porte hépatique*, confondues par leur tronc, et se ramifiant chacune de leur côté. La veine porte hépatique se rend au foie. Elle se divise en deux branches transversales destinées, comme celles de l'artère hépatique, la droite au lobe droit, la gauche au lobe gauche. Ces deux branches énormes pénètrent dans le foie avec l'artère hépatique, les nerfs qui accompagnent ces deux vaisseaux, et les conduits biliaires allant en sens inverse. Tous ces organes, réunis par un tissu conjonctif lâche, sont entourés par la *capsule de Glisson*. La veine porte se divise et se subdivise comme l'artère hépatique, ainsi que la capsule de Glisson, qui l'accompagne dans tout son trajet. La veine porte fournit quelques *branches collatérales* de petit volume qui se détachent à angle droit du tronc principal et traversent la paroi de la capsule de Glisson pour se jeter dans les lobules les plus voisins.

Les *dernières divisions* de la veine porte, *branches terminales*, sont des ramuscules veineux se terminant autour des groupes de cellules hépatiques ou lobules. Ces ramuscules veineux sont situés dans les interstices qui séparent les lobules, et qu'on nomme *espaces interlobulaires de Kiernan*, *espaces portes* ou *espaces portebiliaires*. Ils constituent les *veines interlobulaires*, qui forment

une couronne veineuse autour des lobules du foie. Les branches
terminales de la veine porte sont *indépendantes*, si ce n'est au
niveau des lobules où elles communiquent par les capillaires.

Les petits ramuscules veineux qui terminent la veine porte se
continuent avec des vaisseaux capillaires qui pénètrent dans le

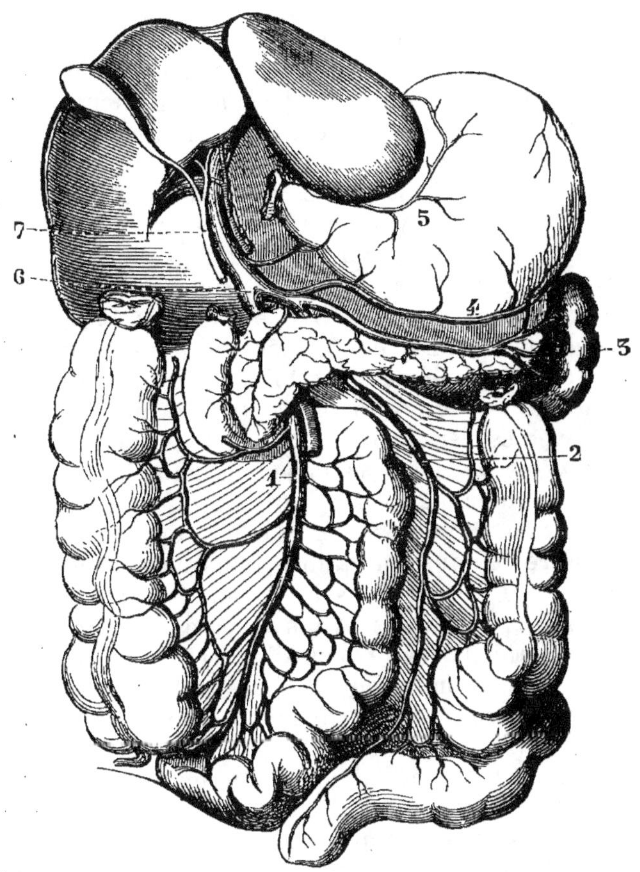

Fig. 221. — Origine des veines qui constituent la veine porte.
1. Grande mésaraïque. — 2. Petite mésaraïque. — 3. Splénique. — 4. Gastro-épiploïque
gauche. — 5. Coronaire stomachique. — 6. Origine du tronc de la veine porte. — 7. Canal
cholédoque.

lobule par sa surface externe, et qui vont s'anastomoser avec les
capillaires radiés de la veine sus-hépatique, en cotoyant les
cellules hépatiques. On voit déjà que l'anastomose des extrémités terminales de la veine porte forme autant de petits *pelotons
vasculaires* qu'il y a de lobules, c'est-à-dire 1 200 000. Je dirai
plus loin que la veine sus-hépatique naît au centre de chaque

lobule, d'où son nom de *veine intralobulaire* donné par Kiernan.

On comprend déjà comment, dans la congestion physiologique ou pathologique du foie, les vaisseaux portes dilatés par le sang peuvent écarter les lobules les uns des autres.

En outre des trois racines que possède la veine porte (splénique et mésaraïques), cette veine reçoit plusieurs petites racines venues de l'intérieur du foie, racinettes ramenant à la veine porte le sang des artères vasculaires et capsulaires fournies par l'artère hépatique. Les *veines vasculaires*, découvertes par Ferrein, viennent des capillaires situés dans les parois des conduits biliaires et de tous ceux qui sont fournis par les artères vasculaires ; elles se jettent dans la veine porte sans sortir de la capsule de Glisson. Les *veines capsulaires* naissent du réseau artériel que j'ai signalé dans l'enveloppe du foie, ainsi que dans les parois de la capsule de Glisson, et se portent dans les rameaux de la veine porte.

Veines portes accessoires. — Sappey n'admet pas que les veines vasculaires de la capsule de Glisson se jettent dans la veine porte, il les fait terminer dans les lobules du foie, et il les range, par conséquent, dans le groupe des petites veines qui convergent de régions diverses vers le foie, sous le nom commun de *veines portes accessoires* : 1° les unes pénètrent dans le foie par le petit épiploon ; elles viennent de la petite courbure de l'estomac et se terminent dans les lobules voisins du hile de foie ; 2° quelques-unes, au nombre de douze ou quinze, naissent du fond de la vésicule biliaire et se jettent dans les lobules du voisinage : 3° les veines vasculaires que nous avons décrites dans la capsule de Glisson traverseraient cette capsule, selon Sappey, pour se rendre aux lobules sous-jacents ; 4° les autres enfin, très nombreuses et très minces, se portent au foie en suivant le ligament suspenseur. (Voy. *Veine porte.*)

Ces dernières ont été spécialement étudiées par Sappey (1859). Elles communiquent du côté du foie avec la veine porte. Du côté opposé, elles sont en communication avec les veines diaphragmatiques, épigastriques, mammaires internes et sous-cutanées abdominales. Parmi ces veines, qui cheminent entre les feuillets du ligament suspenseur du foie, et dont la plupart sont pourvues de valvules, on en trouve quelques-unes qui enlacent le cordon fibreux formé par la veine ombilicale oblitérée, au niveau du bord inférieur du ligament suspenseur. L'une d'elles, ou deux d'entre elles, s'ouvrent dans la branche gauche de la veine porte, vers le hile du foie, selon Sappey. Elle sert de débouché au sang de la veine porte, lorsqu'il ne peut pas traverser le foie, comme dans la cirrhose, et elle se dilate à divers degrés, selon les cas. Sappey a vu deux sujets dans lesquels ces veines étaient énormément dilatées, à côté du cordon fibreux, vestige de la veine ombilicale oblitérée ; or, dans les deux circonstances, on avait cru à la persistance de la veine ombilicale chez l'adulte. D'où cet auteur conclut que tous les cas cités de persistance de la veine ombilicale, doivent être considérés comme autant d'exemples de dilatation, avec hypertrophie, de l'une des veines comprises dans le ligament suspenseur du foie. Cette conclusion est peut-être exagérée.

Lorsque cette dilatation a lieu, elle constitue une voie dérivative pour la veine porte, parcourue de haut en bas par le liquide sanguin de cette veine. Ce courant se dirige vers les veines crurales, en passant par les veines sous-cutanées de l'abdomen.

Dépourvue de valvules comme les veines sus-hépatiques, la veine porte possède des parois musculaires qui concourent à la progression du sang qu'elle contient. Cette progression est facilitée par la pression qu'exercent sur elle les muscles de la paroi abdominale, et par les mouvements d'inspiration pendant lesquels l'abaissement du diaphragme augmente la compression exercée par les viscères. Toutes ces forces, aidées par la *vis a tergo*, poussent le sang à travers les capillaires, jusque dans les veines sus-hépatiques.

Les échanges sont facilités dans le foie par la pression du sang de la veine porte qui est plus élevée que celle des autres veines.

Si l'artère hépatique distribue au foie un sang nutritif destiné surtout aux parois des canaux vasculaires et biliaires, contenus dans la capsule de Glisson, la veine porte amène à cet organe une quantité considérable de liquide formé d'un mélange de sang et de chyle, à l'exception des matières grasses. Indépendamment du sang que la veine porte reçoit des organes de la digestion, elle contient encore le *sucre* produit par les aliments féculents, transformés au moyen de la ptyaline et de l'amylapsine du pancréas, ainsi que l'*albuminose*, ou *peptone*, résultant de la tranformation des albuminoïdes par le suc gastrique. On comprend donc que le sang spécial de la veine porte donne aux cellules hépatiques de nombreux matériaux pour la réalisation de leurs deux *sécrétions, interne et externe* (1).

(1) Fr. Glénard et Sérégé (de Vichy) soutiennent une thèse inattendue et tout à fait originale, appuyée sur des faits cliniques. Le sang apporté par la veine splénique et par les veines mésaraïques ne se mélangerait pas d'une manière absolue dans le tronc de la veine porte. Le sang de la splénique et de la petite mésaraïque irait directement au *lobe gauche*, celui de la grande mésaraïque au *lobe droit*.

L'injection faite dans la splénique et la petite mésaraïque irait au lobe gauche, celle de la grande mésaraïque au lobe droit, ce qui démontrerait un double courant dans le sang de la veine porte. Sérégé montre que les abcès du foie coïncidant avec une lésion de l'intestin démontrent l'indépendance des deux courants veineux. Dans quatorze cas d'abcès du foie compliquant

Veines sus-hépatiques. — Si nous prenons la veine sus-hépatique en sens inverse du courant sanguin, nous voyons qu'elle est formée par plusieurs troncs principaux, trois au minimum, qui partent de la veine cave inférieure et qui pénètrent dans le foie, de sorte qu'on peut indiquer indifféremment cette veine au singulier et au pluriel. Elle se ramifie à l'infini et se termine en autant de branches terminales qu'il y a d'îlots cellulaires dits lobules, c'est-à-dire plus d'un million (il y a, d'après Sappey, un million deux cent mille lobules dans le foie).

Les veinules, naissant au centre de chaque lobule, sont formées par le réseau capillaire du lobule qui apporte à la veine sus-hépatique le sang de la veine porte. Elle constitue la *veine intralobulaire*.

Si on les isole par la pensée, on voit que les lobules, qui ont la dimension de grains de très petit millet d'oiseau, sont suspendus aux extrémités des

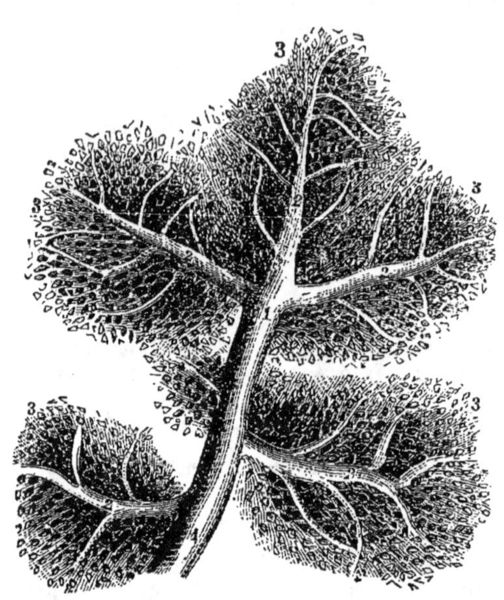

Fig. 222. — Disposition des veines sus-hépatiques ou intra-lobulaires à leur origine.

1, 1, tronc d'une veine sus-hépatique. — 2, 2, rameaux de la même veine sortant des lobules (veines intra-lobulaires). — 3, 3, réseau capillaire des veines sus-hépatiques s'anastomosant avec ceux de la veine-porte.

radicules de la veine sus-hépatique comme des fruits aux branches d'un arbre.

On peut comparer les veines sus-hépatiques à des branches d'arbre se divisant et se subdivisant en une quantité innombrable de ramuscules qui se terminent par plus d'un million de feuilles. Cette disposition rappelle en tous points celle des ramifications bronchiques

la dysenterie, l'abcès siégeait dans le lobe droit, et les ulcérations de l'intestin se trouvaient dans le territoire de la grande veine mésaraïque. Dans deux observations, l'abcès siégeait au lobe gauche et les ulcérations dans le rectum, territoire de la petite mésaraïque. Quatre cas de cancer du rectum et deux gastrites ont donné lieu à un abcès du foie dans le lobe gauche. Deux appendicites, territoire de la grande mésaraïque, ont donné un abcès dans le lobe droit. Tels sont les faits et les expériences d'où Glénard et Sérégé concluent à l'indépendance des deux lobes du foie,

chiques se terminant aux lobules pulmonaires. Le sang des veines sus-hépatiques marche des capillaires vers les troncs des veines.

En étudiant la structure des îlots cellulaires du foie, je dirai comment sont disposés les capillaires qui donnent naissance aux veines sus-hépatiques. Je dois signaler ici quelques particularités de ces veines.

1° Les veines sus-hépatiques ne se voient pas à l'extérieur du foie, elles s'ouvrent directement dans la veine cave inférieure, au point où cette veine traverse le bord postérieur
du foie ;

2° Elles n'ont pas de
valvules ;

3° Elles ont des parois
minces, parois dont la
surface externe est adhé-
rente aux lobules, de sorte
que, quand on les divise,
elles restent béantes, ce
qui sert à les distinguer
sur une coupe du foie ;

4° Les ramifications des
veines sus-hépatiques ont
généralement une direc-
tion antéro-postérieure,
tandis que celles de la
veine porte sont pour la plupart transversales, ce dont on se rend compte en pratiquant des coupes sur le foie ;

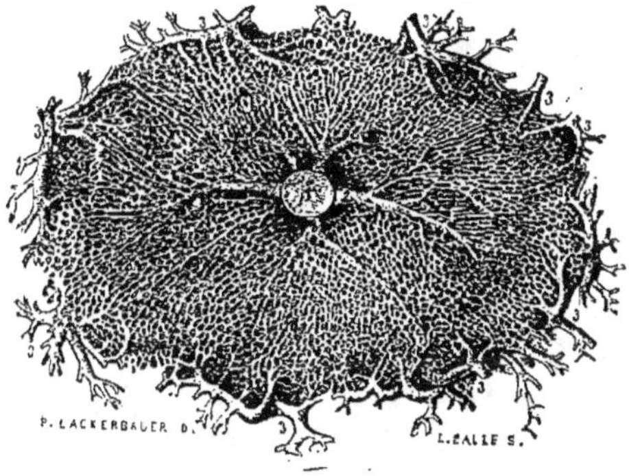

5° Le sang de ces veines est plus chaud que celui des autres vais-seaux ; sa température monte à 41° par suite des réactions chi-miques qui se produisent dans le foie. Ce sang diffère de compo-sition de celui de la veine porte ; il est, en effet, chargé des subs-tances éliminées par le foie, la graisse, l'urée, le sucre entre autres, qui est très abondant dans les veines sus-hépatiques.

— Telle est la circulation générale du foie. On voit que, dans le foie, tout est vasculaire jusqu'à ce moment. Je vais maintenant parler de la partie essentielle du foie, des *cellules hépatiques.*
Les cellules hépatiques constituent la partie sécrétante du foie. Ce sont elles qui, affectant les rapports les plus intimes avec les capillaires sanguins et avec l'origine des voies biliaires, fournis-sent les *éléments de la bile* et le *sucre animal.* Les auteurs les décrivent sous le nom inutile de *tissu propre* ou *parenchyme du*

Fig. 223. — Vaisseaux capillaires d'un lobule
hépatique (d'après Sappey).

1, veine intra-lobulaire ou sus-hépatique. — 2, veinules d'un îlot cellulaire se jetant dans la veine intralobulaire. — 3, terminaison de la veine-porte, veines
interlobulaires dont les capillaires s'anastomosent avec
ceux de la veine intra-lobulaire.

foie (1). Je trouve également inutile l'expression *lobule du foie*, donnée aux amas ou îlots de cellules hépatiques, parce qu'elle donne l'idée d'un petit organe creux comparable au lobule du poumon ou à celui d'une glande en grappe. Je donnerai donc aux lobules du foie celui de *groupes* ou *îlots cellulaires*, et je dirai que ces amas celluleux sont groupés, tassés, dans chacun des pelotons vasculaires formés par les anastomoses des branches terminales de la veine porte avec les radicules des veines sus-hépatiques. Je donnerai ici une description complète de la cellule hépatique.

Cellule hépatique.

La cellule hépatique est l'élément essentiel, l'élément fonctionnant du foie. Elle a été découverte vers 1839 par Valentin et Henle peu après que Schwann eût montré que les tissus animaux étaient formés de cellules comme les végétaux.

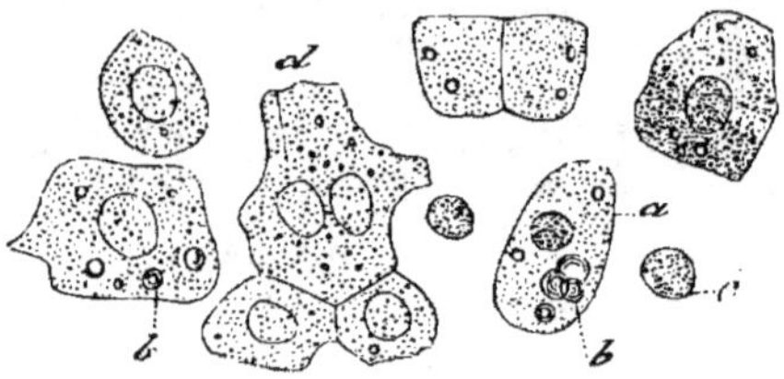

Pour préparer ces cellules, on râcle la surface d'une tranche nette de foie de cadavre; on met ainsi en liberté des cellules. Mais si l'on veut constater leur structure il faut pour ainsi dire figer les cellules en plongeant de petits

Fig. 224. — Cellules isolées du foie de l'homme.

fragments de foie dans l'acide osmique. La substance de la cellule se trouve saisie, fixée, et on peut étudier la cellule dans tous ses détails.

Le *nombre* des cellules est incalculable. On en compte, d'après Sappey, plus de 300 000 dans un îlot cellulaire dit *lobule hépatique*. Comme il y a plus de 1 200 000 groupes cellulaires, on voit le chiffre colossal fourni par 1 200 000 × 300 000. Sappey dit que 60 à 80 cellules placées bout à bout font un millimètre.

Leur *forme* est celle de petits polyèdres ayant souvent huit faces, ou de prismes à 5 ou 6 pans. Elles présentent des échancrures, des encoches, le long des arêtes qui séparent les facettes; ce sont les empreintes des vaisseaux capillaires.

Leurs *dimensions* varient entre 20 et 25 μ. Elles ont un *volume* trois fois supérieur à celui des hématies. Il y en a de plus petites et de plus volumineuses, 13 μ et 30 μ sont les dimensions extrêmes.

(1) Avant les beaux travaux de Glisson et de Malpighi, on disait, d'après Érasistrate, que le foie, comme d'ailleurs tous les organes à structure compliquée, était un *parenchyme*, mot vague qui veut dire *épanchement d'un suc particulier* autour des vaisseaux (Cruveilhier, 4ᵉ édit., t. II, p. 187).

Leur *consistance* est molle *sur le vivant*, tellement molle qu'elles conservent après la mort l'empreinte des capillaires sanguins et des petits ruisseaux de bile qui coulent dans les interstices intercellulaires. *Après la mort*, elles durcissent par une sorte de coagulation de leur protoplasma.

La réaction des cellules hépatiques, *alcaline* pendant la vie, devient *acide* après la mort.

Elles sont *élastiques* et se laissent déprimer par les capillaires congestionnés qui impriment sur les cellules une gouttière plus profonde qu'à l'état normal. Sur les cellules d'animaux morts d'hémorragie, on ne constate pas cette gouttière.

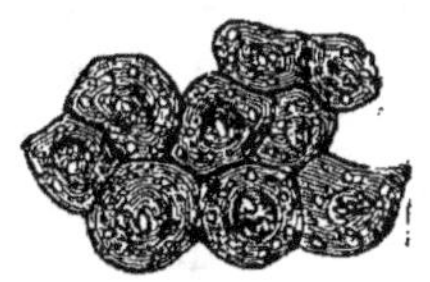

Fig. 225. — Cellules hépatiques en contact pour former un cordon de Remak.

Leurs *rapports* sont les suivants : Elles sont en contact les unes avec les autres par de petites facettes qui rappellent celles des grains d'une grenade pressés les uns contre les autres. Entre deux cellules, il existe une couche très mince d'un ciment particulier (1) qui se dissout quelques heures après la mort, ce qui facilite la chute des cellules par le râclage d'une tranche de foie. Entre les cellules existent les capillaires sanguins et les interstices intercellulaires, les vides, dans lesquels coulent de petits ruisseaux de bile. Andréjevic, en 1861, a noté cette particularité, que jamais *un capillaire sanguin n'est en rapport avec un canalicule biliaire. Ils sont toujours séparés par une épaisseur ou une demi-épaisseur de cellule hépatique.*

Structure de la cellule hépatique. — C'est une cellule *nue* sans membrane d'enveloppe, comme la plupart des cellules de l'organisme. La surface qu'on a prise autrefois pour une enveloppe est une condensation de la couche superficielle du protoplasma, couche protoplasmique marginale.

Cette cellule contient un *noyau* de la dimension d'un globule sanguin, de 6 a 8 μ, noyau vésiculeux, arrondi, occupant à peu près le centre de la cellule. On rencontre souvent des cellules à deux noyaux, mais il n'en existe pas *d'anucléées*. Du reste, il n'y a pas de cellule vivante sans noyau ni de noyau sans cellule. La purpurine et l'hématoxyline le colorent faiblement. Le réseau chromatique du noyau mesure 1 μ d'épaisseur.

Le *protoplasma* de la cellule hépatique est formé de travées protoplasmiques entre-croisées et séparées par des vacuoles.

(1) Ce ciment intercellulaire réduit en noir le nitrate d'argent, selon Ranvier, comme le ciment qui unit les cellules épithéliales des glandes. L'hématoxyline le colore en bleu violet, ce qui n'a pas lieu pour les autres ciments. Il est mou et se dissout rapidement après la mort.

Des granulations protéiques se voient aux points d'entre-croisement des travées, et un liquide remplit les vacuoles. Ce liquide, de consistance épaisse, sirupeuse, est le *glycogène* ; il se colore en *brun acajou* au contact du sérum fortement iodé ou d'une solution iodo-iodurée. L'action de l'iode sur le glycogène est tout à fait caractéristique. (1)

On avait cru autrefois, d'après Cl. Bernard, que le glycogène existait dans les cellules hépatiques sous forme de grains solides. Ce savant physiologiste se servait d'alcool fort qui coagulait le glycogène, mais on sait aujourd'hui que cette substance est de consistance demi-liquide

On ne peut étudier le glycogène que sur les cellules vivantes ou fixées sur le foie vivant par l'acide osmique. Après la mort, le glycogène sort de la cellule sous forme de gouttes sarcodiques.

Le glycogène disparaît des cellules hépatiques après un jeûne absolu de quarante-huit heures, comme l'a observé Ranvier sur le rat. Le glycogène est remplacé alors par un liquide aqueux dans les vacuoles du protoplasma. Il résulte de cette expérience que le glycogène se forme dans les cellules hépatiques sous l'influence de l'alimentation.

Des *granulations graisseuses* existent aussi dans le protoplasma des cellules hépatiques, surtout chez les femelles au commencement de la lactation ; elles sont colorées en noir par l'acide osmique. Lorsqu'on soumet un animal à une alimentation féculente forcée, ces granulations augmentent, la cellule hépatique se remplit d'une grosse goutte de graisse liquide et le foie devient gras. C'est ainsi qu'on prépare les foies destinés aux *pâtés de foie gras*.

On ne trouve dans la cellule hépatique aucun indice de sécrétion biliaire.

On trouve aussi des *granulations pigmentaires*, bilirubine, dans les cellules hépatiques. On dénote la présence du pigment biliaire dans les cellules hépatiques en les traitant par l'acide nitrique nitreux (réactif de Gmelin) qui leur donne une teinte jaune verdâtre caractéristique. Les sels biliaires y sont reconnus par le réactif de Pettenkoffer (sucre et acide sulfurique) qui rend les cellules rouge pourpre.

On ne sait rien du mode de renouvellement des cellules, mais comme elles ont souvent deux noyaux et même trois ou quatre, on peut supposer qu'elles se renouvellent dans le foie.

L'*activité* de la cellule hépatique commence à se montrer six

(1) Le sucre de l'alimentation s'emmagasine dans les cellules hépatiques sous forme de *glycogène* et passe dans le sang au fur et à mesure des besoins de l'organisme.

heures environ après le repas. La cellule se gonfle, sous l'action des matériaux amenés par la veine porte, et les granulations remplissent la cellule. Au bout de douze heures, la cellule est encore plus turgescente ; le noyau, plus volumineux, devient apparent, et les travées protoplasmiques sont en partie masquées par les granulations très abondantes. Ces granulations se confondent par places et donnent naissance à de petits amas de glycogène. Trois ou quatre heures plus tard, le glycogène abandonne la cellule et se dissout dans le sang de la veine sus-hépatique. Ces phénomènes se reproduisent après chaque repas.

Affanassiew a montré que l'aspect du foie change selon qu'on excite artificiellement la fonction *glycogénique* ou la fonction *biliaire*. Une alimentation très riche en féculents excite la formation du sucre : le foie *devient mou*, couleur d'argile ; les capillaires deviennent plus petits. Les cellules hépatiques sont rapidement détruites par les alcalis. Si on augmente la production de la bile en coupant les nerfs du foie, ou en injectant de la pilocarpine, le foie *devient dur*, les capillaires se dilatent, les cellules grossissent, ainsi que leurs noyaux, et ne sont pas détruites par les alcalis.

Groupes cellulaires, îlots cellulaires, lobules hépatiques. — Les cellules hépatiques sont groupées dans le peloton vasculaire résultant des anastomoses des branches terminales de la veine porte et des radicules des veines sus-hépatiques. Elles sont tassées les unes contre les autres et contre les capillaires, comme une matière qu'on aurait coulée entre les vaisseaux capillaires. J'étudierai le mode de groupement des cellules hépatiques, les rapports des divers groupes entre eux, la continuité du réseau capillaire qui unit la veine porte à la veine sus-hépatique, et l'origine des voies biliaires.

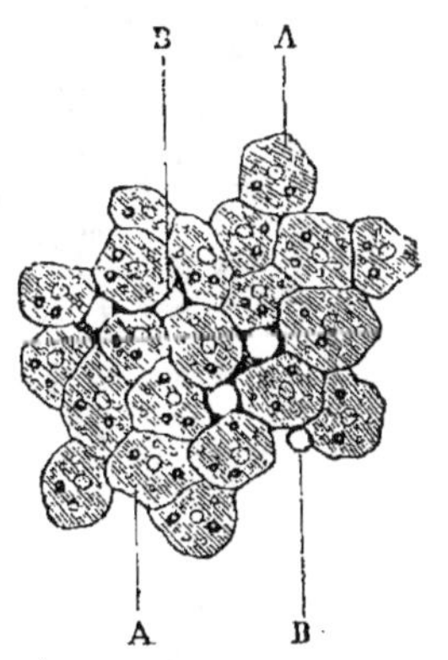

Fig. 226. — Un îlot hépatique isolé.

A, cellules hépatiques. — B, capillaires sanguins divisés.

Le *groupement des cellules* est, en général, radié. Les cellules, placées bout à bout et unies par la mince couche de ciment déjà signalée, forment des cordons étendus de la périphérie du lobule au centre. Ces trainées de cellules, signalées par Remak, sont appelées *cordons de Remak*. Certains cordons sont formés de deux rangées de cellules. On observe souvent des anastomoses entre eux.

Les *îlots de cellule*, ou *lobules hépatiques*, sont séparés les uns des autres par des intervalles remplis par les veinules de la

veine porte, les artérioles terminales de l'hépatique, les conduits
biliaires issus du lobule et un peu de tissu conjonctif. Les cloisons
conjonctives sont les *bandelettes de Kiernan* ; au point où elles se

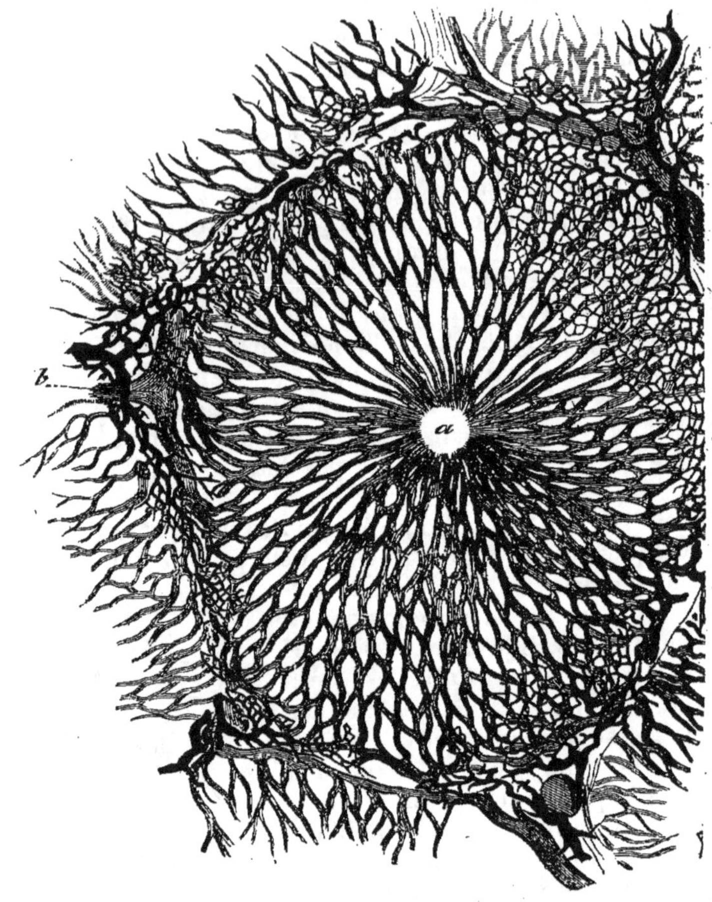

Fig. 227. — Peloton vasculaire formé par l'anastomose de la veine sus-hépatique avec les veines portes périphériques (lapin).

a, veine sus-hépatique au centre du lobule (veine intra-lobulaire). — *b*, *b*, rameaux de la veine
porte autour du lobule (veines extra-lobulaires). — *c*, *c*, canaux biliaires. On distingue nettement
la veine intra-lobulaire formant le moyeu de la roue, les vaisseaux radiés formant les rayons
et les espaces interlobulaires périphériques avec les ramuscules de la veine porte et l'origine des
conduits biliaires.

croisent, ces bandelettes forment une sorte d'étoile appelée par
Kiernan *espace interlobulaire*, et par Charcot *espace porte-biliaire*.

Les *capillaires* terminaux de la veine porte pénètrent dans le
lobule de la périphérie et forment un réseau qui vient se terminer à
la veine sus-hépatique. Cette veine occupe le centre du groupe cellu-

laire. Sur des coupes transversales du lobule, ce réseau ressemble
à une roue dont la veine sus-hépatique représenterait le *moyeu*,
les veines portes la *jante* et le réseau capillaire les *rayons*. Mais

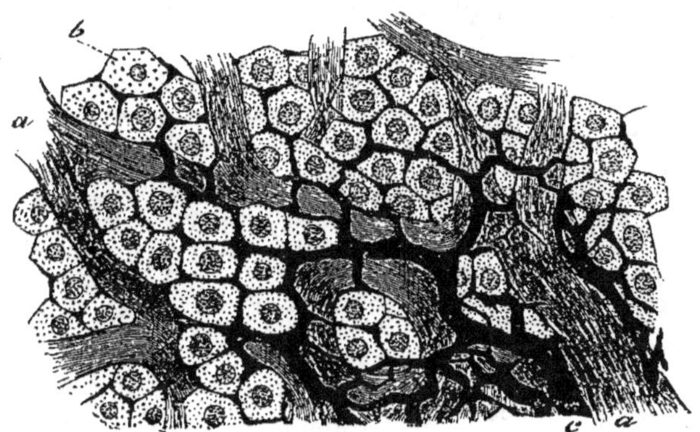

Fig. 228. — Ilot cellulaire. Les vaisseaux sanguins et les canaux biliaires
ont été injectés.

a, a, capillaires sanguins. — *b, b,* cellules hépatiques. — *c,* conduits biliaires.

il n'en est pas de même sur une couche longitudinale qui passerait par la veine sus-hépatique centrale.

Ce qu'il y a d'intéressant dans les capillaires c'est que ce sont
des *capillaires embryon-*
naires comme dans les glomérules du rein, ainsi que
l'a démontré Ranvier. Ces
capillaires sont caractérisés
par la présence d'une pa-
roi amorphe, extrêmement
mince, contenant des noyaux
saillants du côté de la lumière du vaisseau, et à grand
axe dirigé selon la longueur
du capillaire. Cette paroi
ne présente pas de lignes de
ciment pouvant faire croire
à la présence de cellules
endothéliales. C'est donc
une mince couche de protoplasma facilitant au plus haut degré

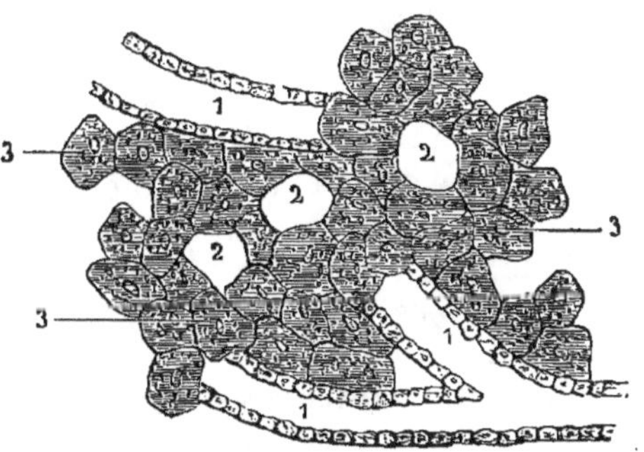

Fig. 229. — Coupe d'un îlot de cellules
hépatiques au milieu du XIX° siècle
(d'après Kölliker).

1, conduits biliaires. — 2, coupe des capillaires
sanguins. — 3, cellules hépatiques.

les échanges entre la cellule hépatique et le sang. Elle est tellement
adhérente aux cellules que toute cellule qui se détache emporte
avec elle une portion de la paroi capillaire.

Sur les limites des lobules, on voit quelques anastomoses vasculaires avec les lobules voisins.

L'origine des voies biliaires a lieu entre les cellules d'îlots hépatiques. On ne peut pas démontrer leurs parois, ce sont des simples *interstices interlobulaires*, des espaces. Ces interstices ont été signalés par Gerlach en 1854 ; ils sont analogues à ceux que j'ai décrits entre les cellules glandulaires des glandes salivaires et ils communiquent entre eux. Ces interstices ont la forme de canalicules, ils sont situés entre deux cellules présentant chacune une gouttière. C'est la réunion des gouttières de deux cellules voisines qui constitue une sorte de canal sans paroi propre, un *ruisseau* dans lequel s'écoulent les éléments de la bile. A la surface de l'îlot cellulaire du lobule, dans

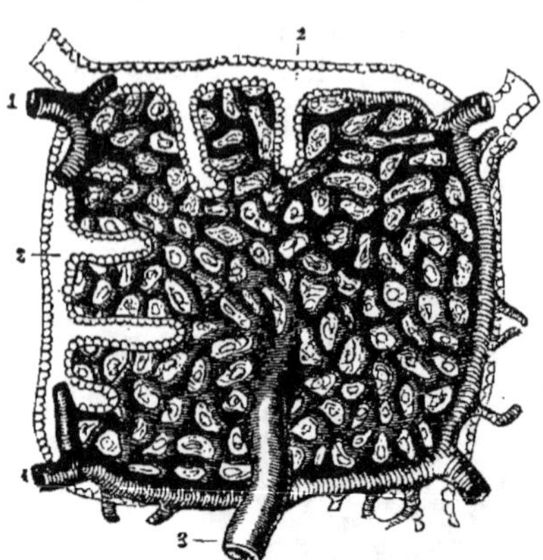

Fig. 230. — Un îlot de cellules hépatiques.

1, veines interlobulaires (veine porte) dans es espaces interlobulaires. — 2, conduits biliaires pénétrant dans l'îlot. — 3, veine intralobulaire (sus-hépatique).

les espaces *porte-biliaires ou interlobulaires*, ces interstices intercellulaires biliaires se continuent avec de véritables conduits biliaires à paroi distincte. Je ferai remarquer que quelques auteurs donnent à tort le nom de capillaires biliaires à ces interstices. Le mot capillaire donne l'idée d'une paroi vasculaire. J'en dirai autant du mot canalicule. C'est pourquoi j'ai préféré dire *interstices intercellulaires biliaires* (1).

Les interstices biliaires sont toujours situés entre deux faces des cellules hépatiques, tandis que les vaisseaux capillaires suivent les bords, les *arêtes* des cellules.

Résumé de l'îlot cellulaire, dit lobule hépatique. — Les innombrables cellules si actives du foie sont groupées en petits amas d'un millimètre cube environ, au nombre d'un million deux cent mille, chiffre

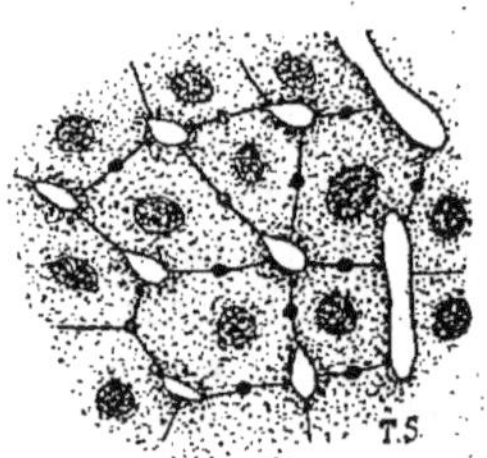

Fig. 231. — Coupe d'un îlot cellulaire ; rapports des cellules hépatiques avec les capillaires sanguins et les interstices biliaires. Les espaces blancs sont les capillaires sanguins cheminant le long des arêtes des cellules ; les petits espaces noirs sont les interstices biliaires entre les faces des cellules hépatiques (d'après Kölliker).

(1) Avant les recherches d'Andrejevic, d'Hering, etc., on ne savait pas comment les conduits biliaires prennent naissance dans le lobule. Dans l'édition

approximatif. Les cellules, ainsi groupées, étant molles, se compriment réciproquement et prennent une forme polyédrique. Leurs facettes sont unies par une mince couche de ciment mou ; elles sont disposées en séries linéaires radiées, de la périphérie du lobule au centre, séries nommées *cordons de Remak*. Les cellules sont en rapport par leurs arêtes, leurs bords, avec les capillaires sanguins dans lesquels elles versent le sucre animal, et par leurs faces avec les interstices biliaires dans lesquels elles sécrètent les éléments de la bile. Les capillaires sanguins et les interstices biliaires ne se rencontrent jamais sur le même côté de la cellule.

Les capillaires sanguins partent, en s'irradiant, de la *veine centrale* de l'îlot cellulaire, ou *veine intralobulaire de Kiernan*, origine des radicules des veines sus-hépatiques, et se dirigent vers l'extérieur de l'îlot. Arrivés à l'extérieur de l'îlot cellulaire, ils se jettent dans les rameaux terminaux de la veine porte. Ces derniers forment une couronne autour du lobule ; ils sont placés dans les interstices qui les séparent les uns des autres et ils constituent les *veines interlobulaires de Kiernan*. Ces interstices sont les *espaces interlobulaires*. Ils se continuent de l'un à l'autre sous le nom de *fissures interlobulaires*. De sorte qu'on voit, dans la coupe d'un groupe de cellules hépatiques, des espaces interlobulaires qui les séparent des groupes voisins, et des fissures interlobulaires qui unissent les espaces. Les veines interlobulaires s'anastomosant entre elles, forment une véritable enveloppe veineuse autour de chaque lobule. C'est au niveau des espaces interlobulaires que se termine la veine porte par les veines interlobulaires, ainsi que la capsule de Glisson qui l'entoure. C'est là également que les rameaux terminaux de l'artère hépatique abordent le lobule.

C'est également dans les espaces interlobulaires que prennent naissance les conduits biliaires qui se continuent par les passages de Hering, avec les petits ruisseaux interstitiels biliaires situés entre les cellules hépatiques.

Quelques histologistes admettent que les interstices biliaires situés entre les cellules se prolongent en forme de doigts de gant dans la substance même des cellules hépatiques (résultats obtenus par la méthode de Golgi).

Le lobule vasculaire des auteurs et le lobule biliaire de Sabourin. — Sabourin a fait, comme tant d'autres, la remarque que le foie ne ressemble à aucune autre glande. Pour en faire une glande tubulée on est vraiment obligé de forcer les analogies.

française de 1856 Kölliker représente ainsi cette origine, on ne connaissait pas les interstices intercellulaires des îlots hépatiques. Un peu plus tard, on les vit pénétrer dans l'îlot, mais on ne se rendit pas compte de leur disposition,

Ayant remarqué que le foie du phoque présente des *lobules intervertis* et que certaines cirrhoses fragmentent le lobule, et en font également un lobule interverti, Sabourin a constitué un *lobule biliaire*.

Le lobule que j'ai décrit est appelé *lobule vasculaire*, parce que les vaisseaux y jouent un rôle prédominant ; ils apportent et ils emportent les matériaux de la sécrétion interne, et les conduits biliaires n'y remplissent qu'un rôle accessoire.

Voici donc le raisonnement de Sabourin.

Chaque espace interlobulaire, limité par plusieurs lobules, a une forme étoilée, irrégulièrement triangulaire sur une coupe transversale. Dans cet espace se trouvent comme dans toute glande, une sorte de pédicule formé par une artère, une veine, un conduit biliaire et une enveloppe de tissu conjonctif. Ce conduit biliaire, canal excréteur, reçoit les canalicules biliaires de toute la portion des îlots cellulaires regardant l'interstice. Il en résulte qu'on peut par la pensée partager le lobule vasculaire en autant de fragments, ou même de segments, qu'il y a d'espaces interlobulaires dans son voisinage. Chacun de ces segments envoie la bile dans le conduit biliaire de l'espace interlobulaire correspondant.

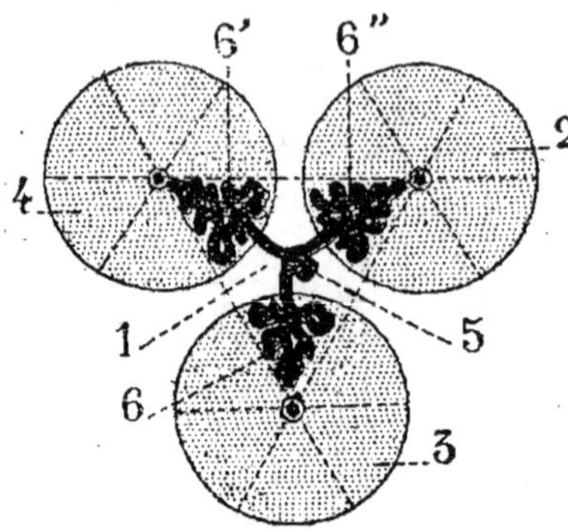

Fig. 232. — Schéma d'un lobule biliaire (d'après Sabourin).

1, espace interlobulaire (espace porte). — 2, 3, 4, trois îlots cellulaires. — 5, conduit biliaire formé par la réunion des interstices biliaires venus de la partie voisine de trois lobules. — 6, 6, 6, portion de trois îlots envoyant la bile dans le même conduit biliaire et formant le lobule biliaire de Sabourin.

Sabourin appelle lobule biliaire l'ensemble des segments des lobules vasculaires qui versent la bile dans un espace interlobulaire, dans le même conduit biliaire. Autrement dit, il faut de cinq à huit segments de lobule vasculaire pour faire un lobule biliaire, selon la conception de Sabourin. Comme dans cette conception, le lobule est formé de plusieurs segments de lobules vasculaires, on dit que le lobule biliaire est un *lobule interverti*.

Le foie au XVIIIe siècle. — Si les détails de la structure du foie sont de date récente, fin du XIXe siècle, il ne faudrait pas croire que les anatomistes du siècle précédent ignoraient cet organe. Leurs descriptions sont précises. Ils savaient que le foie forme la bile, mais ils n'avaient aucune idée de la glycogénie, découverte par Cl. Bernard il y a cinquante ans à peine.

Dionis, dans son ouvrage intitulé l'*Anatomie de l'homme suivant la circulation du sang et les dernières découvertes* (1694), dit encore que le foie contribue à purifier le sang. A cette époque, on supposait que les liquides de sécrétion étaient contenus, tout formés, dans le sang, et que les organes glandulaires avaient pour fonction de les extraire, d'où le mot *sécrétion*, de *secernere*, choisir. Le foie était donc chargé d'extraire du sang la bile et les impuretés qu'il contenait, pour les rejeter dans les matières fécales : de sorte que le sang, épuré par les diverses glandes, arrivait au cœur à l'état de pureté (1).

Selon Winslow, dont l'*Exposition anatomique* date de 1732, le foie n'extrait pas seulement la bile du sang, mais il la forme. « La bile formée, dit Winslow, s'insinue dans les *pores* (canaux) *biliaires*, en partie se dépose dans la vésicule du fiel, et en partie coule immédiatement dans l'intestin duodenum ».

Winslow décrit à cet organe deux faces, deux bords et deux extrémités. Il décrit le ligament suspenseur qui sépare le lobe droit du lobe gauche. Sur la face inférieure du foye, il rattache le lobule de Spigel et le petit lobe carré au grand lobe, et il ajoute que les Grecs ont donné le nom de *portes* à ces deux éminences.

Il décrit les *enfoncements* du foye et principalement la *grande scissure*, qui est, dit-il, en partie comme un tuyau entier (sillon antéro-postérieur). Le second enfoncement, situé en travers, entre les deux éminences, est occupé par le *sinus de la veine porte*, ainsi nommée par les anciens parce qu'elle est placée entre les éminences du même nom. Un troisième enfoncement est en arrière, entre le corps du grand lobe et le lobule de Spigel. Il sert au trajet de la veine cave. Un quatrième enfoncement, est une espèce de sillon entre le lobule de Spigel et le petit lobe du foye, lequel sillon a servi dans le fœtus, à loger un *canal veineux*, effacé dans l'adulte et paraissant être une espèce de ligament. Il décrit aussi la *dépression rénale* sur le lobe droit et la *dépression gastrique* sur le lobe gauche, et indique parfaitement la grande échancrure située au bord postérieur du foie « elle fait place à l'épine du dos et à l'extrémité de l'œsophage ; elle est attenant le passage de la veine cave ».

Winslow dit que la convexité du foie est attachée au diaphragme par trois ligaments, continuation du péritoine ; ligaments *droit, gauche* et *moyen* ou *ligament suspensoir*. Il fait remarquer que le ligament coronaire n'est pas un ligament et qu'il a été nommé *mal à propos*. Il fait observer également que le ligament suspenseur a la forme « d'une faulx tranchante par le bord, convexe et arrondie par l'autre ». Les ligaments ne suspendent pas le foie, cet organe est soutenu par l'estomac et le paquet intestinal. Pour Winslow, la *sensation de la faim* n'est pas dans l'estomac, mais dans le foie qui, n'étant pas assez soutenu par l'estomac et les intestins, descend, tiraille et entraîne le diaphragme.

Remarque judicieuse de Winslow : « Quand on examine un foye détaché et tiré hors du corps, il arrive facilement, même aux plus exercés, de se tromper par rapport à la situation des parties de la face concave du foye. Le trajet de la veine cave, entre le grand lobe et le lobule de Spigel, peut servir de règle pour tenir dans sa position naturelle un foye détaché. Le grand lobe est fort incliné, et son extrémité épaisse descend fort bas, dans une direction presque perpendiculaire jusqu'au rein droit, sur lequel il est posé par une petite cavité, remarque

(1) Dionis (Pierre), né vers 1650 à Paris où il mourut en 1718. Brillant professeur d'anatomie, il fut nommé par Louis XIV chirurgien de la Reine, de Madame la Dauphine et des enfants de France.

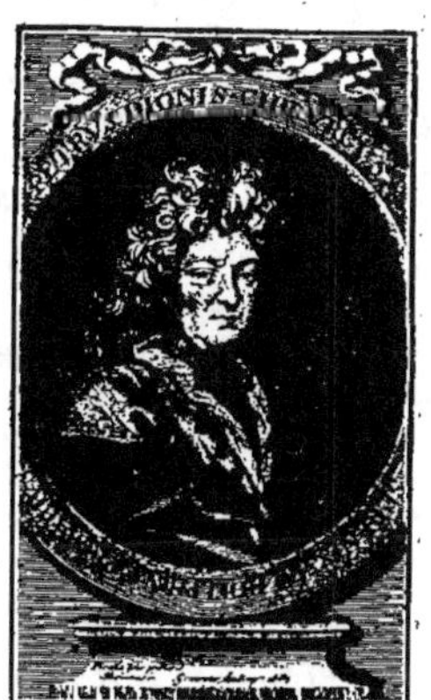

Fig. 233.

très nécessaire pour bien distinguer les endroits du foye par rapport aux playes et aux opérations chirurgicales. »

Relativement à la *structure du foie*, il n'est nullement question de cellules hépatiques, ni d'îlots, mais seulement de vaisseaux « dont les ramifications sont multipliées d'une manière étonnante et forment, par l'entrelacement de leurs capillaires, un amas innombrable de petits *grains pulpeux* ou *glanduleux*, et friables, que l'on prend pour autant d'organes propres à séparer de la masse du sang un suc particulier auquel on donne le nom de *bile*.

Winslow parle de la capsule de la veine porte, ou *capsule de Glisson* (auteur anglais qui en a le premier fait une description particulière). La capsule renferme d'un bout à l'autre la majeure partie des différents vaisseaux, et elle enveloppe les grains pulpeux par une expansion particulière, tenant ensemble par des cloisons communes « à peu près comme les loges des abeilles ».

C'est Winslow qui a donné le nom de *veine porte ventrale* et de *veine porte hépatique* aux deux extrémités de la veine porte. Il les représente comme deux grosses veines adossées à contre-sens par leurs troncs, et jetant ensuite des ramifications à contre-sens l'une de l'autre, l'une se ramifiant dans le foie, l'autre dans les viscères du bas ventre (Winslow donne le nom de bas ventre à l'ensemble de la cavité abdominale).

Il fait remarquer que cinq grosses branches partent du sinus de la veine porte et « se partagent à un millier de ramifications par tout le volume du foye ».

« La veine porte hépatique, dit Winslow, change l'office de veine ordinaire et devient une artère en se ramifiant dans le foye. Toutes ces ramifications aboutissent aux petits grains pulpeux qui paraissent être des *follicules épaisses et veloutées* ».

Cet auteur montre la bile se filtrant dans ces follicules et s'amassant dans les extrémités des canaux biliaires, qu'il appelle *pores biliaires*, se rendant dans le *conduit hépatique*. Il montre que les conduits biliaires, la veine porte, l'artère hépatique et les nerfs, sont contenus dans la capsule de Glisson. Il fait voir également que la *veine hépatique* (appelée depuis *sus-hépatique*) fait suite aux capillaires de la veine porte qui lui transmet son sang, après qu'il a été dépouillé du liquide bilieux. Il n'ignore pas que les veines sus-hépatiques ne sont pas contenues dans la capsule de Glisson, qu'elles restent ouvertes quand on les coupe « toute la circonférence étant attachée comme à des moules pratiquées dans le foye ». Il fait remarquer également que l'artère hépatique, très petite par rapport au gros volume du foie, paraît plutôt servir à le nourrir qu'à contribuer à la sécrétion biliaire.

Selon Winslow, « en soufflant par un tuyau dans la veine porte, dans la veine cave, dans l'artère hépatique, ou dans le tronc des pores biliaires, on voit le foye se gonfler et les grains voisins de la surface devenir plus sensibles. Si on souffle plus fort, on crève ces grains, le vent s'échappe entre eux, et la membrane externe du foye se soulève à la manière d'ampoule ». Il décrit très bien la vésicule biliaire, le conduit cystique, le conduit hépatique et le conduit qu'il appelle *cholidoque*. Il assure avoir observé, à l'embouchure du conduit hépatique dans le conduit cystique « une petite membrane flottante et comme valvulaire, propre à empêcher la bile de retourner du conduit cholidoque dans le conduit hépatique ». Il appelle *bile hépatique* celle qui passe du conduit hépatique dans le conduit cholidoque, et bile cystique, celle qui s'amasse dans la vésicule. La bile hépatique, dit-il, « coule continuellement par le conduit cholédoque dans le duodenum, au lieu que la bile cystique n'y va que par plénitude ou par compression ».

Vaisseaux lymphatiques du foie.

Les lymphatiques du foie sont extrêmement nombreux. Je suis obligé de me borner à leur description anatomique, mais il est probable que ce n'est point en vain que cette énorme glande donne naissance à une si grande quantité de vaisseaux blancs. Il est à désirer qu'on étudie dans l'avenir la composition de la lymphe qui vient des divers viscères; car aucune partie de l'organisme n'est inutile, et si le foie a de nombreux lymphatiques, c'est pour une cause encore ignorée.

Les nombreux lymphatiques du foie naissent des groupes de cellules hépatiques, ou lobules, qui constituent le foie, ou d'organes annexés à cette glande.

Ils paraissent naître à la périphérie des lobules et forment de petits canaux lymphatiques qui prennent naissance dans les espaces interlobulaires de Kiernan, où se trouvent aussi les ramuscules de la veine porte et de l'artère hépatique, ainsi que les conduits biliaires.

De même que les conduits biliaires, les lymphatiques interlobulaires s'anastomosent entre eux, et forment un vaste plexus dans les mailles duquel sont compris les lobules hépatiques.

Les lymphatiques qui naissent des lobules superficiels du foie rampent à la surface de cet organe, et sont désignés sous le nom de *lymphatiques hépatiques superficiels;* ceux qui viennent des lobules profonds se divisent en deux groupes : les uns suivent le trajet de la veine porte et atteignent le hile du foie, les autres suivent les veines sus-hépatiques. Ce sont les *lymphatiques hépatiques profonds.*

Trajet et terminaison des lymphatiques.

1° **Lymphatiques superficiels.** — Ces vaisseaux existent sur toute l'étendue de la surface du foie et vont dans diverses directions.

a. A la *face antéro-supérieure* du foie, on voit des vaisseaux naître de la *partie moyenne* de cette face, et se porter vers le ligament suspenseur. Sur les *parties latérales* existent d'autres vaisseaux, qui passent entre les deux feuillets des ligaments triangulaires; d'autres enfin se dirigent au-dessous du feuillet supérieur du ligament coronaire.

1° Parmi les lymphatiques du ligament suspenseur, les uns, *ascendants*, se jettent dans un *ganglion* situé au-devant de la base du péricarde, en arrière de l'appendice xiphoïde, après avoir traversé la partie antérieure du diaphragme. Ce ganglion fait partie de la chaîne des ganglions mammaires internes. D'autres lymphatiques, *descendants*, se dirigent vers le sillon antéro-postérieur du foie, pour se confondre avec d'autres lymphatiques situés au niveau du hile.

2° Les lymphatiques des parties latérales, après avoir passé

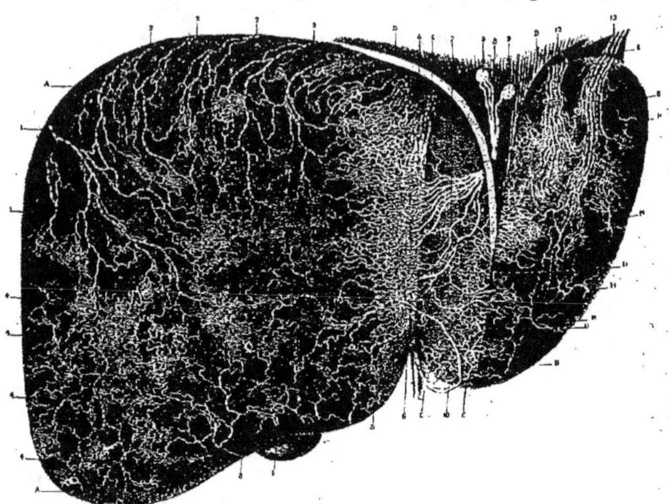

Fig. 234. — Lymphatiques superficiels de la face supérieure du foie.

A, A, lobe droit du foie. — B, B, son lobe gauche. — C, C, son ligament suspenseur qui recouvre en partie la face supérieure du lobe gauche. — D, D, un segment triangulaire du diaphragme qui a été incisé au niveau de l'attache du ligament suspenseur. — E, ligament triangulaire gauche du foie. — F, extrémité inférieure ou fond de la vésicule biliaire.

1, 1, gros tronc lymphatique situé sur le bord droit du grand lobe : ce tronc descend sur la concavité du diaphragme pour se rendre dans l'un des ganglions qui surmontent la tête du pancréas. — 2, 2, 2, 2, 2, troncs plus courts et moins volumineux qui contournent le bord supérieur du foie ; tous vont se terminer dans les petits ganglions situés autour de la veine cave inférieure, immédiatement au-dessus du diaphragme. — 3, autre tronc qui se dirige en sens inverse des précédents et qui contourne le bord inférieur ou tranchant de la glande pour cheminer ensuite sur la face opposée et se porter vers les ganglions du hile. — 4, 4, 4, 4, troncules qui prennent naissance à la surface du foie par un petit groupe de rameaux convergents et qui plongent presque aussitôt dans le tissu hépatique pour cheminer ensuite dans les canaux de la capsule de Glisson. — 5, 5, très beau et très élégant réseau qui répond au bord adhérent du ligament suspenseur. — 6, 6, troncs dans lesquels se jettent tous les ramuscules de ce réseau. — 7, ensemble des troncs convergents qui partent des mêmes vaisseaux et qui cheminent obliquement entre les deux lames du ligament suspenseur. — 8, très gros tronc formé par la fusion des troncs précédents ; il traverse obliquement aussi le diaphragme et rampe ensuite sur la partie antérieure de sa face convexe. — 9, 9, ganglions dans lesquels se perdent ses divisions. — 10, autre tronc situé aussi dans le ligament suspenseur ; il naît du réseau qui répond à la base de ce repli, se dirige en bas et s'engage ensuite dans le sillon longitudinal du foie pour aller se ramifier dans l'un des ganglions du hile. — 11, 11, réseau dépendant du lobe gauche du foie. Ce réseau n'est vu ici que par transparence ; mais il se trouve en pleine lumière dans la figure sous-jacente. — 12, un groupe de troncs qui monte vers le bord supérieur du lobe gauche, et qui se réfléchit à ce niveau pour se porter vers les ganglions situés autour de la veine cave inférieure. — 13, autre groupe plus important qui suit d'abord le même trajet ; mais après avoir traversé le ligament triangulaire gauche, il s'incline en bas et en dedans, vers les ganglions de la partie terminale de l'œsophage, dans lesquels il se perd. — 14, 14, 14, troncules qui disparaissent presque aussitôt pour pénétrer dans la capsule de Glisson.

entre les deux feuillets du ligament triangulaire, descendent sur la partie postérieure de la face inférieure du diaphragme, et vont rejoindre les ganglions sus-pancréatiques, dans lesquels ils se terminent.

3° Les lymphatiques de la partie supérieure et moyenne glissent en arrière du feuillet supérieur du ligament coronaire, et remontent, pour traverser la partie postérieure du centre phrénique. Ils se terminent aussitôt dans un petit groupe de ganglions situés entre

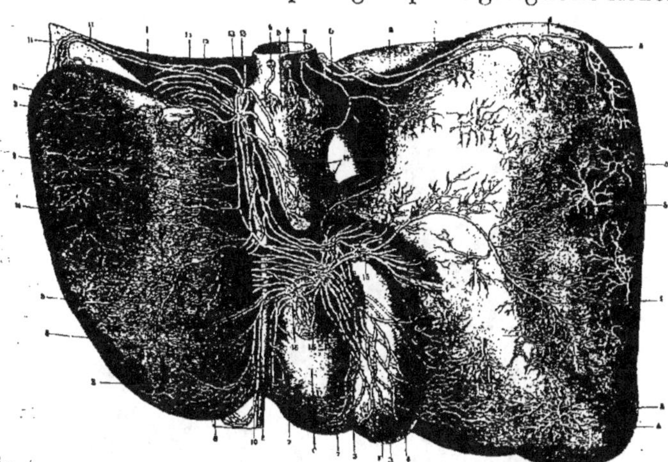

Fig. 235. — Lymphatiques superficiels de la face inférieure du foie.
A, A, grand lobe ou lobe droit du foie. — B, B, petit lobe ou lobe gauche. — C, lobe carré. — D, lobe de Spigel. — E, cordon résultant de l'oblitération de la veine ombilicale. — F, vésicule biliaire. — G, veine cave inférieure recevant les veines sus-hépatiques au moment où elle traverse le diaphragme. — H, ligament triangulaire gauche du foie. — I, partie correspondante du diaphragme. — K, portion la plus saillante du bord supérieur ou convexe du foie. 1, 1, deux gros troncs lymphatiques qui naissent dans le voisinage du bord droit du foie, et qui longent son bord supérieur pour aller se terminer dans l'un des ganglions qui entourent la veine cave ascendante à son entrée dans le thorax. — 2, grand tronc lymphatique provenant de la partie centrale de la face inférieure du lobe droit et se rendant au hile du foie pour se jeter dans le ganglion qui répond au col de la vésicule biliaire. — 3, 3, autres troncs importants aussi, qui naissent autour de la vésicule biliaire, et qui s'anastomosent sur la face inférieure de celle-ci pour se porter ensuite jusqu'aux ganglions situés sur le bord inférieur du hile du foie. — 4, deux troncs qui offrent la même origine que les précédents; mais au lieu de cheminer sur la face libre de la vésicule, ils passent au-dessus de sa face adhérente, et aboutissent aux mêmes ganglions ; leur trajet est indiqué par des lignes ponctuées, ces troncs ne se montrant que lorsqu'on a préalablement détaché la vésicule biliaire. — 5, 5, troncs qui prennent également naissance sur la face inférieure du lobe droit, par un réseau lymphatique, mais qui disparaissent presque aussitôt pour suivre les divisions de la veine porte et se diriger vers le hile. — 6, 6, 6, troncules émanés du lobe de Spigel et ganglions dans lesquels ils se terminent. — 7, 7, vaisseaux qui ont comme point de départ le lobe carré. — 8, 8, troncs lymphatiques principaux du lobe gauche. — 9, 9, autres troncs qui partent de la surface du même lobe, mais qui plongent dans le tissu du foie dès leur naissance pour s'acheminer dans les canaux de la capsule de Glisson. — 10, tronc que nous avons vu naître de la face supérieure du lobe gauche; il accompagne le cordon de la veine ombilicale et se termine dans l'un des ganglions du hile de la glande. — 11, 11, deux troncs, en général volumineux, qui naissent aussi de la face supérieure du lobe gauche, et qui traversent le ligament triangulaire correspondant pour venir se jeter dans un ganglion situé à l'extrémité postérieure du sillon longitudinal ; de ce ganglion partent des vaisseaux qui aboutissent aux ganglions du hile. — 12, autres troncs émanés également de la face supérieure du lobe gauche et aboutissant aux mêmes ganglions que les précédents. — 13, 13, ganglions dans lesquels se perdent les vaisseaux provenant de la face supérieure du foie. — 14, ganglions qui répondent à la partie terminale de l'œsophage. — 15, 15, 15, 15, ganglions qui reçoivent tous les vaisseaux satellites de la veine porte, et la plupart de ceux qui dépendent de la face inférieure du foie.

le centre phrénique, le sac fibreux du péricarde et la terminaison de la veine cave inférieure dans l'oreillette droite.

b. A la face *postéro-inférieure* du foie, on voit également de nombreux lymphatiques.

1° Quelques-uns se voient à droite de la vésicule biliaire. Ils se réunissent à ceux du ligament triangulaire droit, pour se terminer avec eux dans les ganglions sus-pancréatiques.

2° En avant et en arrière du hile du foie, des lymphatiques, nés

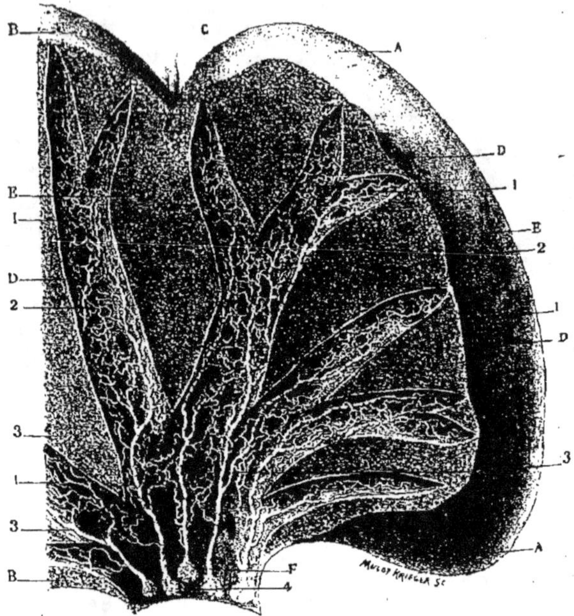

Fig. 236. — Lymphatiques profonds du foie accompagnant les veines sus-hépatiques (quelques-unes de ces veines seulement ont été ouvertes pour injecter les vaisseaux sous-jacents).

A, A, lobe gauche du foie vu par sa face inférieure ; une grande partie de celle-ci a été excisée pour découvrir les veines et les lymphatiques correspondants. — B, B, très petite partie du lobe droit qui se continue sans ligne de démarcation avec le précédent, au niveau du sillon longitudinal. — C', cordon de la veine ombilicale et ligament suspenseur, disparaissant dans l'extrémité inférieure de ce sillon. — D, D, D, veines sus-hépatiques incisées longitudinalement et dont les deux lèvres ont été ensuite écartées. — E, E, grains glanduleux du foie. — F, veine cave inférieure dans laquelle viennent s'ouvrir toutes les veines précédentes ; elle a été incisée aussi, puis étalée.

1, 1, 1, 1, réseaux lymphatiques sous-jacents aux veines sus-hépatiques. — 2, 2, troncules qui en proviennent et qui ont été divisés en même temps que les parois des veines. — 3, 3, 3, troncs lymphatiques qui ont pu être suivis jusqu'à leur terminaison dans les ganglions. — 4, ces ganglions situés autour de la veine cave, immédiatement au-dessus du diaphragme ; ils sont toujours multiples, et au nombre de trois ou quatre en général, mais presque toujours d'un très petit volume ; ces ganglions, comme les vaisseaux lymphatiques, sont vus ici par transparence.

sur les éminences portes, se réunissent aux vaisseaux lymphatiques profonds qui émergent au niveau du hile, et dont ils partagent la terminaison.

3° De la face inférieure du lobe gauche, partent des lymphatiques superficiels qui vont vers la région du cardia, où ils se mêlent aux lymphatiques coronaires de l'estomac, dont ils partagent la terminaison.

4° Des lymphatiques biliaires, nés de la vésicule, forment un plexus donnant naissance à deux ou trois troncs lymphatiques qui se jettent dans des ganglions situés entre la tête du pancréas et le pylore.

2° Lymphatiques profonds. — Ceux qui accompagnent la veine porte, ou *lymphatiques portes*, sont séparés de cette veine, pendant la première partie de leur trajet, par la capsule de Glisson, puis ils pénètrent dans la capsule, et rampent à la surface de la veine porte jusqu'au hile du foie, où ils se terminent dans un gros ganglion en rapport avec le col de la vésicule biliaire. Ce ganglion, je l'ai déjà dit, reçoit quelques lymphatiques superficiels de la face inférieure du foie.

Les *lymphatiques sus-hépatiques*, qui accompagnent les veines sus-hépatiques, suivent la face externe de ces veines, autour desquelles ils s'anastomosent en forme de réseau. Ils accompagnent les veines sus-hépatiques jusqu'au bord postérieur du foie, où ils se réduisent à 4 ou 5 troncs qui traversent l'ouverture veineuse cave du diaphragme et se jettent dans les ganglions signalés plus haut à l'occasion des lymphatiques de la face moyenne et supérieure du foie. Il ne font que traverser ces ganglions, situés entre le centre phrénique, le sac fibreux du péricarde et la veine cave inférieure. Ils descendent ensuite le long de la colonne vertébrale pour se terminer dans le canal thoracique, au voisinage de la citerne de Pecquet.

Nerfs du foie.

Les nerfs du foie viennent du pneumogastrique et du grand sympathique. Le pneumogastrique gauche pénètre dans le hile du foie, après avoir donné des rameaux à la face antérieure de l'estomac. Les autres nerfs viennent du plexus solaire, plexus inextricable, formé par des ramifications du grand sympathique, par la totalité du pneumogastrique droit, et par quelques ramifications du phrénique droit. Tous ces nerfs pénètrent dans le foie en suivant, les uns l'artère hépatique sur laquelle ils forment le *plexus hépatique*, les autres la veine porte sur laquelle ils constituent le *plexus mésentérique supérieur*. Les uns et les autres accompagnent ces vaisseaux, et sont contenus comme eux dans la capsule de Glisson. Quelques-uns se jettent sur les conduits biliaires et envoient, avant de pénétrer dans la capsule de Glisson, quelques filaments à la vésicule biliaire, au canal cystique et au canal cholédoque, filaments qui accompagnent l'artère cystique et donnent une vive sensibilité aux parties auxquelles ils se distribuent.

Selon Berkley (1894), il existe, dans le foie, quatre plexus nerveux : 1° celui de la veine porte ; 2° celui de l'artère hépatique ;

3° celui des veines sus-hépatiques; 4° celui des conduits biliaires.

Comment se terminent les nerfs du foie? Selon Ranvier, on peut rendre évident, au moyen du chlorure d'or, un riche *plexus nerveux* autour des vaisseaux afférents terminaux et des vaisseaux efférents des lobules, à leur origine.

Par la méthode d'Ehrlich, au bleu de méthylène, Korolkow a signalé, sur le foie du pigeon, des filaments nerveux émanés des plexus interlobulaires et rampant le long des capillaires. Il a signalé aussi un réseau nerveux périlobulaire, d'où partent de fines fibrilles nerveuses, formant de minces cordons variqueux autour des cellules hépatiques.

Ranvier (1886) admet l'existence de fibres à myéline dans le foie, tandis que Berkley (1894), n'en a rencontré aucune.

Quelle est l'action de ces nerfs sur le foie? Il est extrêmement probable qu'ils tiennent sous leur dépendance la sécrétion de la bile et du sucre. Mais comment agissent-ils? Les expériences faites jusqu'à ce jour sont, il faut l'avouer, peu concluantes. Relativement à la *fonction glycogénique* du foie, Cl. Bernard croyait que les fibres sécrétoires, présidant à la formation du sucre dans le foie, seraient *centripètes*. De leur extrémité périphérique, située dans le poumon, ces fibres exciteraient par acte reflexe, les nerfs vaso-moteurs qui activeraient la formation du sucre dans le foie.

Si l'on excite le pneumogastrique, la quantité de sucre sécrété par le foie augmente. Cette fonction glycogénique n'est nullement troublée par la section de ce nerf au-dessous des poumons, mais, si la section est faite au-dessus de ces organes, le sucre diminue. Le pneumogastrique a sur le foie une action réflexe qui passe du pneumogastrique dans le bulbe, et du bulbe dans le grand sympathique, pour se rendre au foie. Il est à noter que la galvanisation du pneumogastrique au cou produit une augmentation de la quantité de sucre à tel point que les urines contiennent du sucre (diabète artificiel).

La production du sucre par le foie est la transformation en glycose du glycogène découvert par Cl. Bernard. Cette transformation a lieu d'une manière continue, mais surtout au moment de l'absorption des produits de la digestion.

Si l'on excite le bout périphérique du pneumogastrique après sa section, son excitation est sans action sur le foie; si l'on excite au contraire le bout central, la quantité de sucre augmente.

On sait que la piqûre du plancher du 4° ventricule, au niveau de l'origine des pneumogastriques, produit un diabète temporaire. Il faut, pour l'obtenir, d'après Cl. Bernard, que la piqûre porte entre les deux ailes grises, autrement dit, entre les tubercules de Wenzel. De plus, on a constaté maintes fois que des tumeurs affectant cette région du bulbe produisent le diabète. Malgré tous ces renseignements expérimentaux et cliniques, nous sommes dans la plus grande ignorance sur les causes, la nature et le pronostic du diabète.

Le sang de l'homme contient une grande quantité déterminée de sucre produit par le foie, puisqu'il est très abondant dans les veines sus-hépatiques, et qu'il en existe à peine dans la veine porte. Lorsque la dose physiologique, qui est d'un à deux grammes, est dépassée, l'excès de sucre est éliminé par le rein, comme un déchet de l'organisme, et l'individu est dit *diabétique*. Il y a des diabètes *physiologiques* et *temporaires* dus à l'absorption d'une grande quantité de sucre qui se transforme dans l'organisme en sucre animal. Il y a des diabètes *nerveux*, qui se montrent par intermittences. Il y a enfin des diabètes *permanents*, les uns bénins, les autres graves. Il faut avoir le courage de l'avouer : malgré tout ce qu'on sait de la fonction glycogénique du foie, on ignore bien des points de la physiologie pathologique et de la pathogénie du diabète. Ce qui est certain, c'est qu'à l'autopsie des diabétiques on ne trouve aucune lésion, ni du foie ni des reins.

Tissu conjonctif du foie.

Le tissu conjonctif existe à la surface et dans l'épaisseur du foie.

Tunique fibreuse. — A la surface du foie, il forme une mince membrane qui a reçu le nom de *tunique fibreuse* (1).

La tunique fibreuse, qui recouvre toute la surface de l'organe, pénètre dans le foie au niveau du hile, pour former la *capsule de Glisson* dont je parlerai plus loin (1).

Par sa surface externe, elle adhère au péritoine. Elle est en rapport avec le diaphragme, au niveau du bord postéro-supérieur du foie, entre les deux feuillets du ligament coronaire.

Par sa surface interne, la tunique fibreuse adhère à la substance du foie par de très minces cloisons de tissu conjonctif, qu'elle envoie dans l'épaisseur de l'organe.

L'épaisseur de la tunique fibreuse varie de 30 à 45 μ en moyenne; elle est un peu plus épaisse vers les sillons de la face inférieure, et un peu plus mince entre la veine cave inférieure et le tissu du

(1) Je suis très surpris de lire dans la description du foie de A. Soulié que la découverte de la tunique fibreuse du foie est due à Laënnec, attendu que Winslow l'a parfaitement indiquée dans son *Exposition anatomique*. « Le foye, dit-il, p. 532, est extérieurement revêtu d'une membrane particulière qui lui sert de tunique. C'est une continuation du péritoine. La substance du foye est encore parsemée d'un tissu membraneux ou filamenteux qui lie les ramifications et les extrémités de tous ces vaisseaux ensemble, et qui paraît être une production de la capsule de la veine porte et de la membrane externe du foye ».

foie, ainsi qu'au niveau de la dépression rénale et de la dépression surrénale.

Elle est formée de tissu conjonctif dans lequel on trouve une certaine quantité de fibres élastiques.

Capsule de Glisson (1). — Découverte par Glisson en 1654, la capsule de Glisson est un tube ramifié à l'intérieur du foie à la manière des bronches à l'intérieur du poumon. Ce tube se continue au niveau du hile avec la tunique fibreuse du foie. Il offre la même structure que cette tunique. Par sa surface externe, il est en rapport avec les lobules du foie auxquels il adhère. Par sa surface interne, il est en rapport avec les vaisseaux afférents du foie, artère hépatique et veine porte, qui sont contenus dans la capsule de Glisson jusqu'à leurs ramifications terminales. La capsule renferme encore les conduits biliaires et les nerfs. Tous ces organes sont entourés de tissu conjonctif, le tout contenu dans la capsule de Glisson. Les parois du tube fibreux reçoivent des ramifications de l'artère hépatique, comme, du reste, les parois de la veine porte et les conduits biliaires.

La capsule tubuleuse de Glisson diminue de volume comme les bronches, et se réduit à des dimensions très petites au niveau des dernières divisions de la veine porte et de l'artère hépatique. Elle atteint les lobules avec ces vaisseaux, et elle s'étale avec eux, dans les espaces interlobulaires, où elle commence en recevant l'origine des conduits biliaires, aux mêmes points où se dégagent les dernières ramifications des vaisseaux afférents.

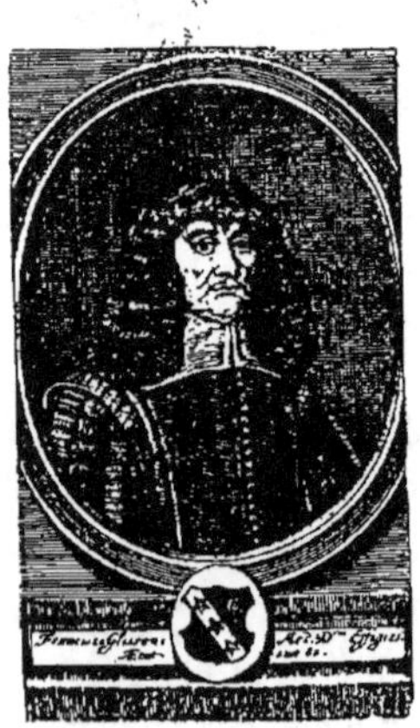

Fig. 237.

Chez le porc, le tissu conjonctif interlobulaire, qui fait suite à la capsule de Glisson, est très manifeste ; mais chez l'homme, il est très réduit, de sorte qu'à un certain point, les groupes de cellules hépatiques dits lobules, se confondent entre eux.

De la face interne de la capsule conjonctive, plus ou moins complète, qui entoure les lobules, partent des travées très minces de tissu conjonctif, qui se porte sur les capillaires intralobulaires, ainsi que l'ont démontré Henle et Kölliker. En 1876, Küpffer a signalé dans le foie de plusieurs

(1) Glisson (François), anatomiste anglais, naquit en 1597, et mourut à Londres en 1677, après avoir publié plusieurs ouvrages, notamment sur le rachitisme et le foie. Il occupa pendant un grand nombre d'années la chaire d'anatomie et de médecine à Cambridge ; il publia l'anatomie du foie en 1654.

mammifères, des cellules étoilées à caractère indéterminé, mais dans un mémoire plus récent (1899), le même auteur a déclaré qu'il s'agit des cellules endothéliales des capillaires de la veine porte.

De la face externe de la capsule de Glisson, comme de la face interne de la tunique fibreuse, partent de minces trabécules qui se confondent avec le tissu conjonctif interlobulaire dont il a été question plus haut.

Voies biliaires.

On désigne sous ce nom, l'ensemble des conduits qui transportent la bile des cellules hépatiques au duodenum. A ces conduits

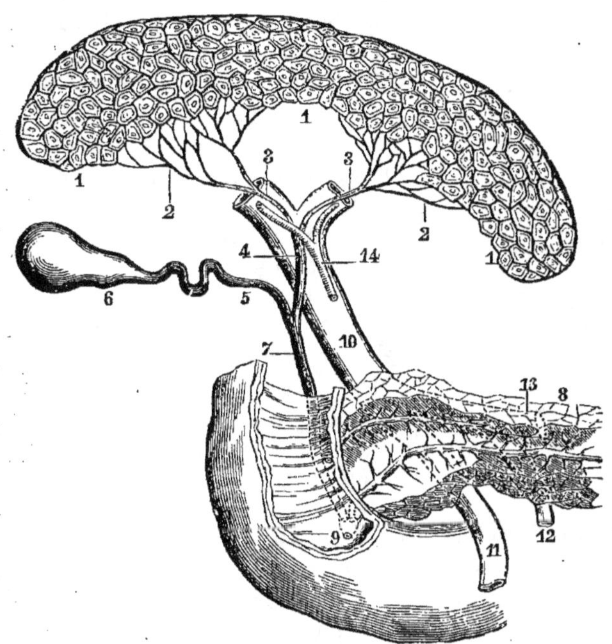

Fig. 238. — Schéma de la structure du foie et des voies biliaires.
1, 1, 1, cellules du foie. — 2, 2, conduits biliaires dans les deux lobes du foie. — 3, 3, troncs des conduits biliaires. — 4, canal hépatique. — 5, canal cystique. — 6, vésicule biliaire. — 7, canal cholédoque. — 8, pancréas et ses deux canaux excréteurs. — 9, ampoule de Vater. — 10, tronc de la veine porte. — 11, grande veine mésaraïque. — 12, petite veine mésaraïque. — 13, veine splénique. — 14, tronc de l'artère hépatique.

est annexée la vésicule biliaire, réservoir de la bile, et son conduit excréteur, le canal cystique.

Les canaux conducteurs de la bile comprennent : 1° la portion hépatique, à laquelle on donne le nom de *conduits biliaires;* 2° la portion sous-hépatique par laquelle se terminent les conduits biliaires. Cette portion, étendue du foie au duodenum, prend le nom de *canal hépatique* dans sa première partie et celui de *canal cholédoque* dans la seconde ; 3° le *canal cystique*, conduit excréteur de la *vésicule biliaire*, s'ouvre au point d'union du canal hépatique et du canal cholédoque. Je terminerai cette étude per celle des *vasa aberrantia*, et par un résumé de la *bile*.

1° Conduits biliaires, portion intra-hépatique des voies biliaires.

Origine. — Les conduits biliaires sont situés, à leur origine, dans les espaces interlobulaires (1). Ils font suite aux *interstices* intra-cellulaires des cellules hépatiques, aux *vides canaliculés* cheminant entre les facettes des cellules. On conçoit que chaque groupe de cellules hépatiques, ou lobule hépatique, étant entouré par un certain nombre d'espaces interlobulaires, les interstices biliaires communiquent avec un certain nombre de conduits biliaires entourant le lobule. Nous savons déjà que ces interstices, dépourvus de parois propres, sont limités par la substance même des cellules hépatiques. Les conduits biliaires, au contraire, présentent, dès leur origine, une paroi. La manière dont les interstices intra-cellulaires s'abouchent dans les conduits biliaires a été bien décrite par Hering, et depuis par Ranvier. On donne le nom de *passages de Hering* à ces ouvertures. Il existe donc plusieurs millions de passages de Hering. A leur niveau, on voit une transition brusque entre l'épithélium du conduit biliaire et les cellules hépatiques qui limitent l'interstice biliaire. Les cellules hépatiques qui limitent cet interstice sont volumineuses et granuleuses, comme les cellules hépatiques déjà

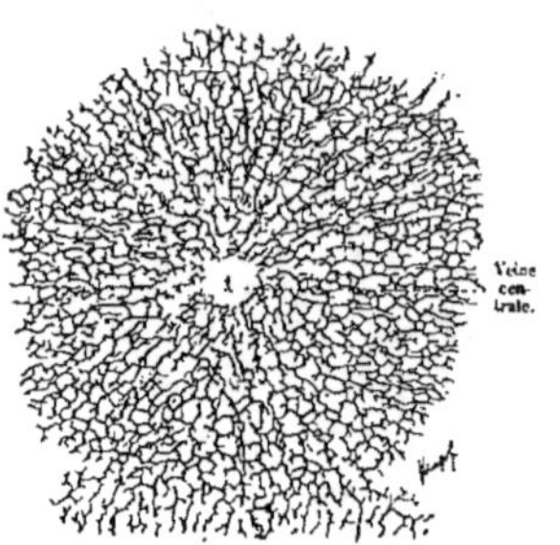

Fig. 239. — Réseau des interstices biliaires de l'homme, préparé par la méthode de Golgi (d'après Bohm et Davidoff).

1, coupe de la veine sus-hépatique, veine centrale, ou veine intra-lobulaire. — 2, continuité du réseau des interstices biliaires (canalicules) avec ceux des îlots voisins.

(1) Ramifiés dans la capsule de Glisson, de la même manière que les vaisseaux sanguins efférents du foie, les conduits biliaires commencent par des divisions extrêmement fines, au nombre de plusieurs millions, dans les espaces interlobulaires de Kiernan, entre les lobules du foie. Le calcul est facile à faire ; admettant que le foie de l'homme contienne 1 200 000 lobules, et qu'il existe autour de chacun d'eux plusieurs espaces interlobulaires, on aura autant de fois 1 200 000 conduits biliaires qu'il y a d'espaces. Ils communiquent tous entre eux autour des lobules, de façon à former un vaste réseau biliaire dans lequel sont plongés les lobules.

décrites. Au moment où le conduit biliaire prend naissance contre le lobule, on voit la lumière du conduit s'élargir par suite de l'aplatissement des cellules épithéliales qui le tapissent. Les conduits biliaires naissent donc des interstices biliaires, à travers les passages de Hering.

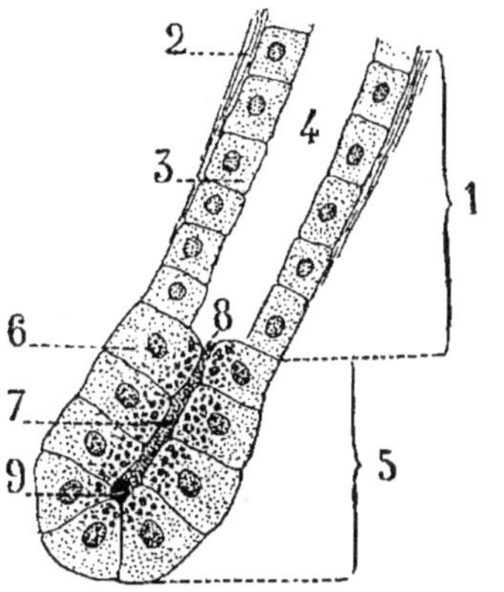

Trajet. — Les innombrables conduits biliaires s'élargissent de plus en plus, convergent les uns vers les autres, dans la capsule de Glisson, et arrivent en définitive au hile du foie, pour former deux troncs, dont la réunion constitue le canal hépatique (1). Si on les suit du hile du foie vers les lobules, on voit qu'ils se ramifient de la même manière que la veine porte et l'artère hépatique, contenues comme eux dans la capsule de Glisson.

A leur origine, les conduits biliaires, situés dans les espaces interlobulaires, sont accompagnés par les ramifications terminales de la veine porte et de l'artère hépatique. Ces trois organes sont entourés par les divisions terminales de la capsule de Glisson.

Fig. 240. — Passage de Hering, entre le conduit biliaire et l'interstice intercellulaire (d'après Testut).

1, origine d'un conduit biliaire. — 2, paroi conjonctive du conduit biliaire. — 3, son épithélium. — 4, lumière du conduit. — 5, îlot cellulaire (lobule). — 6, cellules hépatiques. — 7, interstice biliaire. — 8, passage de Hering. — 9, cul-de-sac terminal de l'interstice biliaire (canalicule).

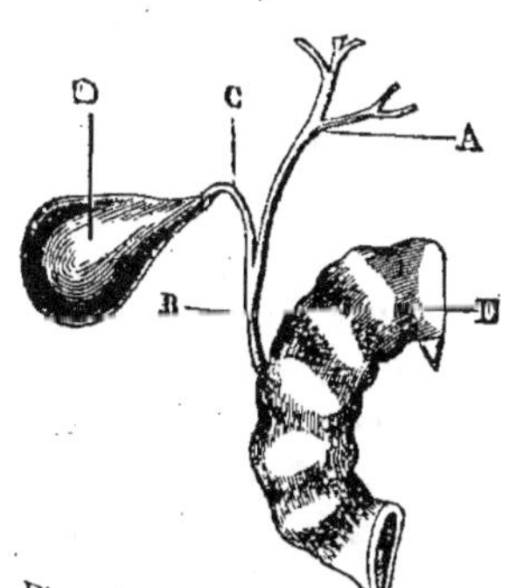

Fig. 241. — Voies biliaires.

A, canal hépatique formé par la réunion des conduits biliaires. — B, canal cholédoque. — C, canal cystique. — D, vésicule biliaire. — E, duodenum.

Anastomoses. — On admet généralement, depuis Kiernan (2), que les anastomoses des conduits biliaires, à leur origine, sont extrêmement fréquentes. Kiernan avait remarqué qu'une injection faite au hile du foie, dans l'un des conduits biliaires, revenait par l'autre conduit. Selon Sappey, ces anastomoses seraient moins nombreuses chez l'homme que chez les mammifères. Il paraîtrait que ces anas-

(1) Fallope avait décrit dès 1561 (*Observ. anat.*, Venise) une infinité de petits canaux du foie (conduits biliaires) se réunissant au canal hépatique qui verse la bile dans la vésicule.

(2) C'est Duverney, qui signala, dit-on, en 1761, le réseau anastomotique des

tomoses font défaut dans le foie de l'agneau, selon Soulié, qui a représenté une radiographie de Marie des conduits biliaires injectés au vermillon, et ne présentant aucune anastomose.

Structure des conduits biliaires. — Nous avons à étudier ici la *paroi* de ces conduits, leurs glandes, leurs vaisseaux et leurs nerfs.

Paroi. — Très mince à son origine, elle s'épaissit à mesure qu'on se rapproche du hile du foie, et en même temps qu'augmente le diamètre des conduits.

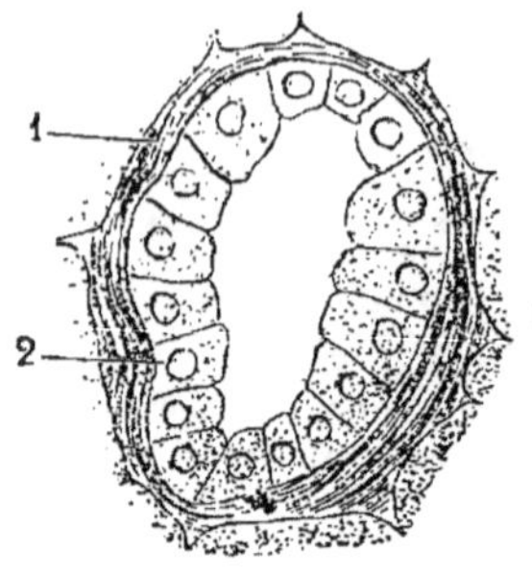

Fig. 242. — Coupe d'un conduit biliaire (d'après Schenk).

1, paroi propre. — 2, épithélium.

Dans les espaces interlobulaires, c'est-à-dire à leur origine, les conduits biliaires mesurent 25 μ en moyenne. Leur paroi a une épaisseur de 10 μ, ce qui fait 20 μ de paroi et 5 μ de lumière. Cette paroi est formée d'une couche amorphe, homogène, de 2 μ, et d'un épithélium de cellules cubiques, presque pavimenteuses, de 8 μ d'épaisseur.

Après que les conduits biliaires ont quitté les espaces interlobulaires, au niveau de leurs nombreuses anastomoses, leur diamètre augmente, et atteint 45 μ. Leur paroi est un peu plus épaisse; la couche amorphe reste homogène, mesure 4 μ environ, et les cellules cubiques qui en tapissent l'intérieur atteignent 14 μ de hauteur. En même temps, la lumière du conduit augmente. Chez les mammifères, dont les amas cellulaires sont séparés par des couches de tissu conjonctif, les conduits biliaires sont entourés d'une légère couche conjonctive.

Puis, les capillaires, atteignant 150 μ, deviennent visibles à l'œil nu, et lorsqu'ils présentent 1 millimètre de diamètre, leur paroi est alors constituée. La couche amorphe, qui existait sur les conduits biliaires interlobulaires, est devenue une paroi conjonctive formée de deux couches distinctes : une *couche interne*, dans laquelle on trouve des lames conjonctives à disposition circulaire, et possédant des fibres élastiques très fines; une *couche externe*, à faisceaux conjonctifs longitudinaux, contenant de grosses fibres élastiques. Les cellules épithéliales deviennent plus longues, et mesurent jusqu'à 40 μ.

Glandes biliaires. — On nomme ainsi de petites dépressions des parois des conduits biliaires, simples ou ramifiés, se montrant

conduits biliaires chez le serpent. Avant les travaux récents, la meilleure description de ces anastomoses, chez les mammifères, est due à Natalis Guillot (1847).

sur ces conduits. Elles n'existent pas dans les conduits interlobulaires, mais on commence à les apercevoir une fois qu'ils ont pénétré dans la capsule de Glisson.

Dans les plus petits conduits, ce sont des dépressions, des utricules, des *cryptes*, comme les appelle Renaut; ces cryptes ont de 100 à 300 μ. Plus loin, dans les conduits plus volumineux, elles atteignent jusqu'à 1 millimètre de longueur et leur canal intérieur se ramifie dans un petit nombre de culs-de-sac pouvant atteindre chacun 100 μ.

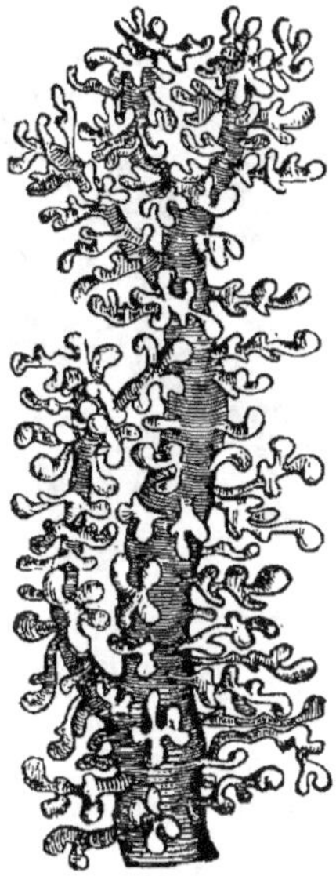

Ces glandes sont formées d'une paroi conjonctive, et d'un épithélium identique à celui des conduits biliaires.

A quoi servent ces glandes ? On ne le sait pas positivement. Selon Ch. Robin, elles sécrètent la bile, tandis que les cellules hépatiques sécrètent le sucre. Kölliker en a fait des réservoirs de la bile. Il est probable qu'elles jouent un certain rôle dans la formation de la bile, attendu qu'on a constaté la présence de la cholestérine dans les cellules épithéliales de ces conduits.

Vaisseaux et nerfs. — La paroi des conduits biliaires est très vasculaire ; on constate un riche réseau capillaire sous-épithélial, dans les injections fines, fourni par les ramifications de l'artère hépatique.

Des *nerfs*, assez nombreux, existent dans les conduits biliaires. Ils sont formés de fibres sans myéline.

Fig. 243. — Glandes des conduits biliaires du cheval (Grossissement, 60).

2° *Canal hépatique et canal cholédoque, portion sous-hépatique des voies biliaires.*

Les deux conduits biliaires venus des deux lobes du foie se réunissent au hile pour former un conduit qui porte la bile du foie au duodenum. Ce conduit est le conduit hépatique, qui change de nom et prend celui de cholédoque au moment où il reçoit le canal cystique.

1° Canal hépatique. — Il est situé, comme le canal cystique, dans le petit épiploon, en avant de la veine porte, et à droite de l'artère hépatique. Dilatable, comme les autres canaux biliaires, il offre un diamètre moyen de 5 millimètres. Sa longueur moyenne est de 3 centimètres, mais elle présente de grandes variétés individuelles. Dans la seconde moitié de son trajet il est parallèle au canal cystique, puis les deux conduits se confondent pour former le canal cholédoque.

2° Canal cholédoque. — Ce canal se dirige en bas et un peu en dedans, jusqu'à l'ampoule de Vater. Il se rétrécit à mesure qu'il descend, de sorte qu'il a la forme d'un entonnoir. Il offre, selon Quénu, un peu plus de 4 millimètres de diamètre à sa partie supérieure, et 2 millimètres à sa partie inférieure.

Ce conduit est très dilatable, comme le prouvent les injections cadavériques, et surtout sa distension considérable lorsqu'un calcul, oblitérant le canal, met obstacle au cours de la bile (1).

Ses rapports sont importants à connaître. D'une manière générale, le canal cholédoque est situé à 3 centimètres à droite de la ligne médiane, un peu moins à sa partie inférieure. Il est en regard de la deuxième et de la troisième vertèbres lombaires.

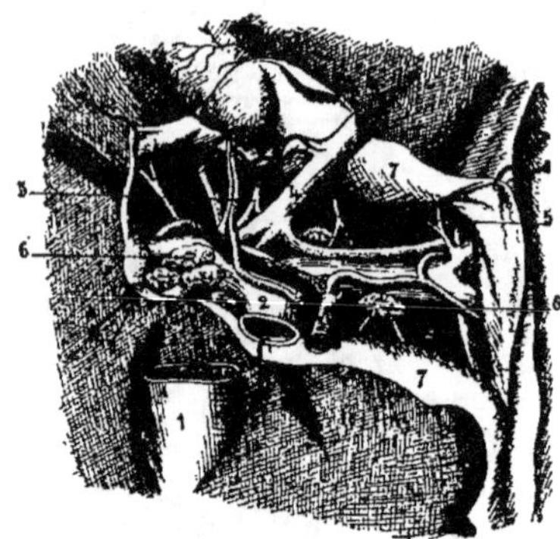

Fig. 244. — Organes du hile du foie.

1, veine cave inférieure. — 2, veine porte. — 3, une veine porte accessoire. — 4, canal cholédoque. — 5, canal veineux. — 6, branche de l'artère hépatique allant au lobe gauche. — 7, 7, les deux feuillets de l'épiploon gastro-hépatique.

Le cholédoque présente une portion au-dessus du duodenum, une portion en arrière, et une troisième dans l'épaisseur de la paroi duodénale.

Au-dessus du duodenum, le canal cholédoque, dont la longueur varie de 1 à 3 centimètres, occupe le bord libre de l'épiploon gastro-hépatique qui forme le bord antérieur de l'hiatus de Winslow. Il est situé en avant de la veine porte et à droite de l'artère hépatique. Deux ou trois petits ganglions lymphatiques sont situés sur son trajet. Pour le trouver à ce niveau, il faut, après avoir ouvert l'abdomen, suivre la face inférieure du foie, et passer le doigt en arrière du petit épiploon, dans l'hiatus de Winslow, pour soulever le canal.

En arrière du duodenum, le canal cholédoque suit la paroi postérieure de l'intestin, en décrivant une courbe à concavité antérieure, jusqu'à la tête du pancréas, qui est souvent creusée d'une gouttière pour le recevoir. Souvent, il se creuse un canal dans le tissu même de cette glande. En arrière et en dedans du cholédoque

---

(1) Les douleurs occasionnées par la distension considérable des voies biliaires sous-hépatiques ou du canal cystique par un calcul biliaire constituent la *colique hépatique*.

se trouvent la veine porte et la veine cave inférieure. Tous ces organes sont entourés de tissu cellulaire. Un ou deux ganglions, situés en arrière du cholédoque, forment avec les ganglions de la portion sus-duodénale, une petite chaîne ganglionnaire.

Dans l'épaisseur du duodenum, le canal cholédoque traverse la tunique musculeuse, et chemine, sur une certaine étendue, dans la tunique celluleuse, avant de s'ouvrir dans le duodenum, ou mieux dans l'*ampoule de Vater*.

Ces trois portions du canal cholédoque ont une longueur sensiblement égale.

Divers anatomistes ont étudié les rapports et les dimensions de la portion sous-hépatique des voies biliaires. Il existe entre eux un grand désaccord. Cela tient uniquement à ce que les dimensions des divers conduits qui constituent les voies biliaires varient d'individu à individu. Il en est de même de tous les organes abdominaux et thoraciques. Ne sait-on pas que les uns ont un long thorax, au détriment de l'abdomen et réciproquement?

Structure des voies biliaires sous-hépatiques. — Du hile du foie au duodenum, les voies biliaires, formées par le canal hépatique et le canal cholédoque, ont sensiblement la même structure dans toute leur étendue. On y trouve deux couches : une *couche fibro-musculaire* extérieure et une mince *muqueuse* intérieure.

Couche fibro-musculaire. — La couche externe du canal hépatique et du canal cholédoque est la même jusqu'au point où le cholédoque pénètre dans l'épaisseur du duodenum. Elle est formée principalement de faisceaux de tissu conjonctif circulaires, entremêlés de fibres élastiques fines peu nombreuses. Ces fibres sont un peu plus abondantes dans le cholédoque. Quelques faisceaux de *fibres lisses à direction longitudinale*, mais ne formant pas une couche régulière, existent à la face externe de cette couche. Selon Hendrickson, les fibres masculaires du canal hépatique et de la première portion du canal cholédoque formeraient trois plans, longitudinal, oblique, et circulaire.

Muqueuse. — Le *derme* de la muqueuse est formé de tissu conjonctif, avec fibres élastiques de plus en plus nombreuses à mesure qu'on se rapproche de sa surface externe. Il n'y a pas de tissu sous-muqueux ; les deux couches se confondent. Entre le chorion et la couche épithéliale, il existe une lame vitrée très mince. L'*épithélium* est un épithélium *cylindrique simple*. Les cellules, allongées, ont 20 μ de long sur 5 de large. Elles sont granuleuses et leur base est pourvue d'un plateau strié, analogue à celui des cellules épithéliales de l'intestin grêle. Leur noyau est central, ovalaire, à grand axe correspondant à l'axe de la cellule.

Ces cellules ont ceci de spécial qu'elles sont difficiles à observer parce que la bile les détruit très rapidement après la mort. On n'est pas bien certain qu'il existe des cellules arrondies, cellules de remplacement, au-dessous de la couche épithéliale superficielle.

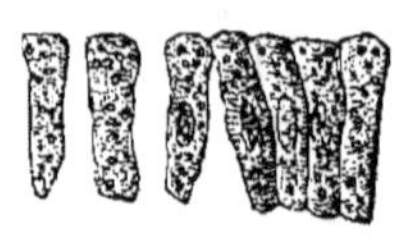

Fig. 245. — Cellules d'épithélium cylindrique des voies biliaires.

La surface de la muqueuse est lisse dans le canal hépatique. Dans le canal cholédoque, on voit des saillies de la muqueuse, sortes de plis qui limitent les aréoles et qui représentent en miniature les plis de la muqueuse de la vésicule biliaire.

Ces conduits sont très riches en glandes biliaires. Celles-ci sont volumineuses, depuis un demi-millimètre jusqu'à deux millimètres. Les plus petites sont situées dans l'épaisseur de la paroi du conduit; les plus volumineuses sont saillantes à l'extérieur. Leurs culs-de-sac, selon Kölliker, mesurent jusqu'à 90 μ.

Les *lacunes biliaires* de Hyrtl sont des dépressions, des cryptes, au fond desquelles s'ouvrent les glandes biliaires par des ouvertures mesurant de 200 à 300 μ.

Vaisseaux et nerfs. — Ces conduits reçoivent des rameaux *artériels* des artères les plus voisines, de la cystique pour le canal hépatique et de la pancréatico-duodénale pour le cholédoque. Les *veines* vont dans les veines cystiques et pancréatico-duodénale. Les *lymphatiques* vont aux ganglions du hile. Les nerfs, étudiés par Ranvier (1886) et par Doyon (1893), sont formés de fibres de Remak émanées des plexus nerveux qui entourent l'artère hépatique et la veine porte. Ils se rendent presque tous aux éléments musculaires. En excitant les nerfs, Doyon a vu la contraction des parois de ces canaux. C'est Gerlach qui les a étudiés le premier, en 1873, sur le cholédoque du cobaye.

Portion intra-duodénale du canal cholédoque. — A sa partie terminale, le canal cholédoque passe entre les fibres musculaires du duodenum, glisse sous la muqueuse pendant un trajet de quelques millimètres et s'ouvre, tantôt dans la cavité de l'*ampoule de Vater*, tantôt au sommet du *tubercule de Vater*.

Ampoule de Vater. — L'ampoule de Vater est une saillie de la muqueuse duodénale, située à la partie interne de la deuxième portion du duodenum, contre la tête du pancréas. Elle présente à son sommet une *ouverture* par laquelle s'écoulent le suc pancréatique et la bile mélangés.

Elle a été décrite, au milieu du xviiie siècle, par l'anatomiste saxon Abraham Vater.

L'ampoule de Vater a la forme d'un cône légèrement aplati

d'avant en arrière, et mesurant 7 millimètres de haut en bas et 5 d'avant en arrière. On désigne souvent cette saillie sous le nom de *tubercule de Vater* ou *grande caroncule de Santorini*, réservant l'expression d'*ampoule de Vater* pour la cavité intérieure.

La situation du tubercule de Vater présente de grandes variétés individuelles; il est situé ordinairement à la partie moyenne de la seconde portion du duodenum.

Le tubercule de Vater, *caruncula major*, est couvert à sa partie supérieure, par un *pli transversal* de la muqueuse, sous lequel il s'abrite comme le clitoris sous son capuchon. De sa partie infé- rieure part un *pli vertical* de la muqueuse, quis'efface après une longueur de 1/2 centi- mètre environ.

Le tubercule de Vater est situé à 3 centi- mètres environ au-dessous et un peu en ar- rière de la *petite caroncule*, au sommet de laquelle se trouve l'ouverture du *canal de Santorini*.

Si l'on pénètre par l'ouverture dans la ca- vité de l'ampoule de Vater, on voit, à sa par- tie supérieure, les deux ouvertures du canal cholédoque et du canal pancréatique. Mais, dans quelques cas, les deux conduits arri- vent jusqu'à l'ouverture du tubercule de Vater, étant adossés comme les deux canons d'un fusil. Schirmer

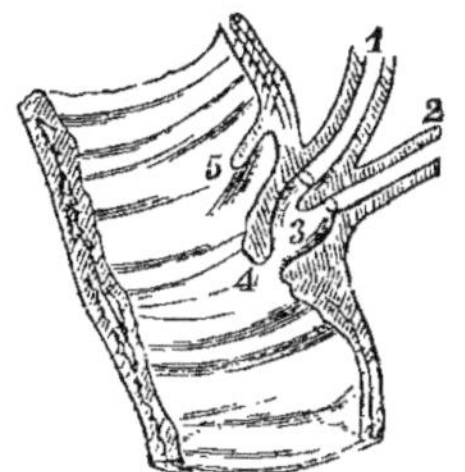

Fig. 246. — Coupe ver- ticale de l'ampoule de Vater et du tubercule de Vater.

1, canal cholédoque. — 2, canal de Wirsung. — 3, am- poule de Vater et éperon sé- parant les deux canaux. — 4, tubercule de Vater.— 5. pli transversal de la muqueuse au-dessus du tubercule.

assure que cette disposition a lieu une fois sur deux. A la partie inférieure de l'ampoule de Vater, se voient des replis muqueux qui paraissent s'opposer au reflux des liquides.

A la partie supérieure de l'ampoule, lorsque les deux canaux s'ouvrent isolément, on distingue un *éperon* séparant le canal cholédoque, qui se trouve en haut et en avant, du canal pancréatique situé en bas et en arrière. Ce dernier, plus étroit, admet à peine l'extrémité d'un stylet.

La disposition du tubercule de Vater est telle, que les liquides et les gaz, injectés avec force dans le duodenum, ne peuvent pas pénétrer dans l'ampoule. Cependant, les vers lombrics peuvent s'y introduire grâce à leurs mouvements.

Sphincter cholédoque. — On trouve, à l'ouverture des canaux cholédoque et pancréatique dans l'ampoule de Vater, un système de fibres musculaires. Les fibres du canal cholédoque ont été décrites sous le nom de *sphincter du cholédoque.* Déjà en 1681, Glisson avait remarqué que l'ouverture du cholédoque se contractait après le passage d'une sonde. Ce muscle fut étudié par l'anatomiste italien

Oddi, en 1887, et, depuis, on l'appelle sphincter d'Oddi. Ce muscle formé de fibres circulaires propres au canal cholédoque, forment un véritable manchon autour de l'ouverture de ce conduit. Des fibres longitudinales se mêlent aux fibres circulaires et vont s'attacher à la face profonde de la muqueuse, au sommet du tubercule

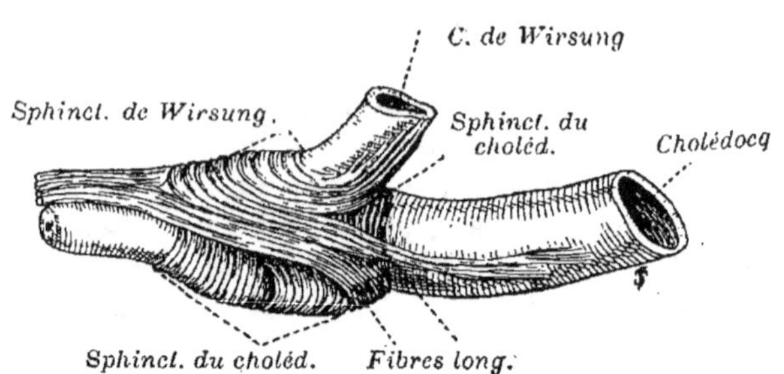

Fig. 247. — Sphincter du cholédoque chez l'homme (d'après Hendrickson).

de Vater. On voit que cet *appareil musculaire cholédocien* représente, en petit l'appareil musculaire de l'anus, avec ses fibres circulaires et ses fibres longitudinales. Ces muscles sphincters sont de *véritables pylores*, ainsi que le disait l'illustre anatomiste Winslow.

3° *Réservoir de la bile et son canal excréteur.*

Le réservoir de la bile, *vésicule biliaire*, est une poche en forme de poire allongée, dans laquelle s'accumule la bile dans l'intervalle des digestions. Parlons du fond, du corps et du col de la vésicule.

Le fond de la vésicule, partie la plus déclive, déborde le foie de 1 à 2 centimètres, et se met en rapport avec la paroi abdominale, contre laquelle elle glisse, comme le bord antérieur du foie.

Elle adhère au foie par sa face supérieure, au moyen d'une mince couche de tissu conjonctif. Sa partie inférieure, est recouverte, de même que son fond, par le péritoine, qui passe du lobe droit du foie sur le lobe carré.

La vésicule biliaire a la même direction que la face inférieure du foie. Elle se dirige en haut, en arrière et un peu à gauche, où elle se continue avec le canal cystique, par une partie rétrécie appelée **col.**

D'une longueur moyenne de 9 centimètres, elle mesure 3 ou 4 centimètres dans sa partie moyenne, la plus large. Elle peut contenir de 30 à 40 grammes d'eau, mais, dans certains cas pathologiques, on l'a vue dilatée à tel point, selon Cruveilhier, qu'on pouvait la prendre pour une ascite.

Le *fond* de la vésicule correspond au bord externe du muscle droit de l'abdomen, tout près du rebord des cartilages costaux.

Le *corps* de la vésicule est en rapport avec le côlon transverse et la première portion du duodenum. On trouve quelquefois un *épiploon cystico-côlique* unissant le côlon à la vésicule. On a vu des calculs biliaires enflammer la paroi de la vésicule, provoquer des adhérences avec le côlon, et, consécutivement, une ulcération à travers laquelle peuvent passer les calculs de la vésicule biliaire dans le côlon. Sur le vivant, le côlon et le duodenum ne sont point teints par la bile, mais sur le cadavre, où la circulation n'existe plus, les liquides, obéissant aux lois de la pesanteur, transsudent et donnent au côlon et au duodenum une couleur verdâtre. Parfois, l'extrémité droite de l'estomac est en contact avec la vésicule biliaire, et on a vu, comme dans le cas ci-dessus, des calculs passer de la vésicule dans l'estomac.

Le *col* de la vésicule, comparé par Heister à un bec d'oiseau, a une longueur moyenne de 2 centimètres et une largeur de 8 millimètres. La vésicule, son col et le canal cystique, forment deux courbures qui représentent une s italique à courbures très rapprochées, de sorte qu'il existe à l'intérieur deux saillies en forme d'éperon, au milieu de deux dilatations.

A l'extérieur du col, on remarque des sillons, espèces d'étranglements qui ont fait comparer, par Sappey, le col de la vésicule à une coquille de limaçon.

On trouve, dans l'angle rentrant que forme le col avec le corps de la vésicule, un *ganglion lymphatique* non constant, qui reçoit des lymphatiques de la vésicule et des parties environnantes.

Canal excréteur de la vésicule biliaire. — Ce canal est le *canal cystique.* Plus étroit que le canal cholédoque, et même que le canal hépatique, le canal cystique a un diamètre de 2 à 3 millimètres. Près de son embouchure, il présente fréquemment une dilatation en forme d'ampoule, signalée par Faure. Il se dirige en bas, à gauche et en arrière.

Dans sa moitié inférieure, il est presque parallèle au canal hépatique, puis ces deux canaux s'unissent à angle aigu, ce qu'il ne faut pas oublier, pour ne pas être exposé à lier les deux canaux en même temps.

Le canal cystique est situé dans la partie droite du petit épiploon, en avant de la veine porte, dans la même direction que le canal cholédoque.

Le canal cystique est lisse et aplati quand il est vide, mais quand il est distendu ou insufflé, il est bosselé et présente souvent une saillie en spirale. On trouve à sa surface interne une sorte de crête en spirale, appelée *valvule spirale de Heister*, parfois séparée en plusieurs fragments formant des valvules, qui sont les vestiges de la *crête spiraliforme* de l'embryon.

Structure de la vésicule biliaire et du canal cystique. — La *vésicule biliaire* est formée de deux couches comme les canaux biliaires sous-hépatiques : une couche fibro-musculeuse et une couche muqueuse.

Couche fibro-musculeuse. — Cette couche a beaucoup d'analogie avec celle des canaux hépatique et cholédoque, mais elle est plus perfectionnée, qu'on me passe l'expression. Dès 1761, Duverney avait indiqué sa nature musculaire. La couche musculaire a 80 µ en moyenne, selon Kölliker. Elle est formée de faisceaux de fibres lisses plexiformes, c'est-à-dire entre-croisés dans diverses directions. Cependant les faisceaux superficiels ont surtout une direction irrégulièrement circulaire, tandis que les profonds sont plutôt dirigés longitudinalement. Cette couche est très adhérente à la muqueuse.

Couche muqueuse. — Elle présente à sa surface libre des plis lamelliformes entre-croisés de manière à limiter des aréoles.

L'*épithélium* est le même que celui des canaux hépatique et cholédoque, c'est-à-dire formé de cellules cylindriques allongées, de 25 µ de long sur 5 µ de large, pourvues d'un plateau à leur base, mais contenant des granulations graisseuses (Ranvier, 1886). Quelques cellules caliciformes sont intercalées entre les cellules épithéliales.

Le *derme* de la muqueuse est formé de fibres de tissu conjonctif entremêlées de fibres élastiques ; il est séparé de l'épithélium par une *lame vitrée*. Du côté de la lame vitrée, les faisceaux conjonctifs et les fibres élastiques sont rares ; on y trouve surtout des cellules conjonctives enfouies dans une matière amorphe. Sur la face opposée, du côté de la couche fibro-musculaire, les faisceaux conjonctifs et les fibres élastiques sont plus nombreux.

Des *glandes biliaires* existent dans les parois de la vésicule, mais elles sont moins développées et moins nombreuses que celles du canal hépatique et du canal cholédoque, les unes en forme de cryptes, les autres en forme de culs-de-sac ramifiés. Mais les glandes de la vésicule diffèrent des autres en ce qu'elles renferment entre leurs cellules épithéliales des cellules muqueuses, ou caliciformes, ce qui permet de supposer qu'elles sécrètent du mucus.

Luschka en a compté 15 sur la vésicule d'un adulte. La connaissance de ces glandes date de plus d'un siècle ; elles furent signalées par Vicq d'Azyr.

Les *artères* viennent de rameaux perforants, fournis par l'hépatique à l'intérieur du foie et se rendant à la paroi supérieure de la vésicule, et de l'artère cystique fournie par l'hépatique avant son entrée dans le foie. La cystique donne deux rameaux qui suivent les bords de la vésicule et qui s'anastomosent en arcade vers le fond. Les *veines* se rendent : les unes dans le foie, ce sont celles de la paroi supérieure de la vésicule (elles font partie des veines portes accessoires); les autres, inférieures, se jettent dans le sinus de la veine porte hépatique. On peut donc diviser ces veines en *cystiques profondes* et *cystiques superficielles*. Les *lymphatiques* se rendent au ganglion lymphatique situé au niveau du *col*. Quelques lymphatiques naissent de la paroi supérieure de la vésicule et se rendent aux ganglions du hile. Les *nerfs*, formés de fibres sans myéline, forment un plexus en dehors des faisceaux musculaires et un plexus intra-muqueux signalé par Ranvier. Dans le plexus extérieur, Dogiel a signalé des cellules nerveuses isolées et d'autres réunies en *îlots ganglionnaires*. Ce sont autant de neuronnes variés, pour le mouvement, la sensibilité et le resserrement des vaisseaux.

Le *canal cystique* offre sensiblement la même structure que le canal hépatique. Les fibres musculaires y sont plus rares surtout dans sa moitié supérieure, d'après Znaniecki (1894). Les glandes manquent presque complètement à la partie supérieure du canal. A sa partie inférieure elles sont analogues à celles du canal hépatique. L'épithélium est le même.

Le canal cystique reçoit une ou deux *artères* de la cystique. Les *veines* se rendent dans les veines cystiques superficielles et dans le sinus de la veine porte (J.-L. Faure).

Vasa aberrantia.

Il existe à la surface du foie des conduits biliaires sans connexion avec les cellules hépatiques. E.-H. Weber leur a donné le nom de vasa aberrantia, en 1842.

On les trouve dans le ligament triangulaire gauche du foie où Ferrein les a signalés le premier en 1753. Toldt et Zuckerkandl ont précisé leur siège en 1875. On en trouve fréquemment dans la bandelette fibreuse passant derrière la cave inférieure et attenant au lobule de Spigel, autour de la vésicule biliaire et dans le sillon longitudinal du foie. On les trouve chez la plupart des mammifères.

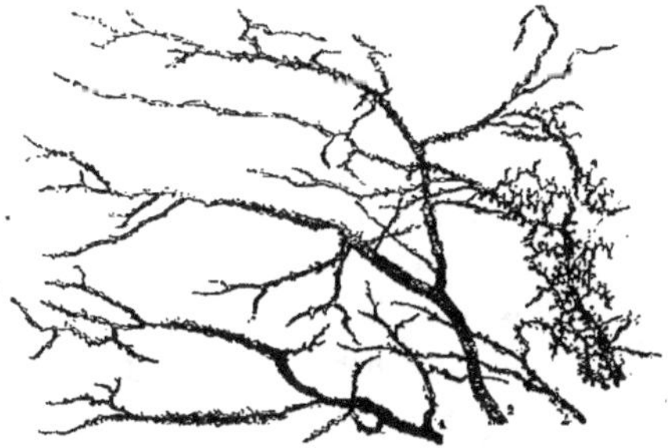

Fig. 248. — Vasa aberrantia du foie de l'homme, grossis 6 fois (d'après Sappey). Sur le vaisseau de droite, on aperçoit des glandes biliaires (réduit d'un tiers).

On les rencontre sous forme de petites taches d'un millimètre tout au plus. Ils sont formés par un réseau de huit à dix tubes anastomosés. Ils ont, comme les conduits biliaires, une paroi conjonctive et un épithélium cylindrique, mais ils n'ont pas de cellules hépatiques à leurs extrémités. Ils possèdent aussi des glandes biliaires, le plus souvent atrophiées.

Sappey pensait que ce sont des conduits biliaires dont les lobules se sont atrophiés. On croit généralement qu'il s'agit d'un arrêt de développement et que ce sont des conduits biliaires aux extrémités desquels ne se sont pas développées des cellules hépatiques.

Les vasa aberrantia existent chez le fœtus comme chez l'adulte. On ne sait pas s'ils ont une signification physiologique.

Développement.

Dans le courant du troisième jour de l'incubation chez le poulet, vers la fin de la deuxième semaine chez les mammifères, on peut voir un diverticule creux de l'endoderme se montrer dans la partie de l'intestin qui sera le duodenum. Ce diverticule, en forme de tube, se bifurque et chacune des branches de bifurcation se divise et se subdivise en refoulant le mésoderme.

Dans les premiers temps de la vie embryonnaire, le foie est une glande en tubes ramifiée. A mesure que les tubes se développent ils sont remaniés par les nombreux vaisseaux qui s'anastomosent entre eux et qui proviennent du mésoderme. Il en résulte une fragmentation de l'épithélium formant les tubes, et la formation de groupes cellulaires hépatiques. Chez les poissons, les reptiles et les oiseaux, le foie présente une texture tubuleuse pendant toute la vie.

Le foie se développe rapidement. Chez l'embryon de trois semaines, il représente la moitié du poids de son corps. A trois mois, il n'en est plus que le tiers, et à la naissance la 23ᵉ partie seulement.

Après la naissance, l'augmentation de volume du foie se ralentit surtout dans son lobe gauche, qui se trouve pressé de haut en bas par le diaphragme qui se contracte, et de bas en haut, par l'estomac rempli d'aliment.

On n'est pas bien fixé sur les fonctions du foie de l'embryon et du fœtus, mais il est extrêmement probable qu'il joue un rôle important.

La veine porte, pendant la vie intra-utérine, n'apporte au foie que le sang du tronc cœliaque et des artères mésentériques, sans mélange de chyle, puisque l'intestin n'absorbe aucune substance alimentaire.

Mais il reçoit de première main le sang nourricier que les vaisseaux fœtaux du placenta prennent aux vaisseaux maternels, c'est-à-dire l'oxygène et les substances alimentaires transformées, autrement dit, le glucose, l'albuminose, etc.

Le sang revivifié dans le placenta maternel est amené au foie du fœtus par la veine ombilicale. Celle-ci traverse l'ombilic et se dirige vers le sillon longitudinal du foie, le long du bord inférieur du ligament suspenseur. Arrivée au sillon transverse ou hile du foie, elle se bifurque. L'une de ses branches continue le trajet primitif de la veine ombilicale et verse son contenu dans la veine cave inférieure où il se mélange avec le sang venu des membres inférieurs. Cette portion de veine ombilicale, située entre le sillon transverse et la veine cave inférieure, constitue le *canal veineux* du fœtus. L'autre branche de bifurcation se jette dans la veine porte hépatique et se répand, avec le sang de cette veine, dans les îlots cellulaires du foie.

Le foie du fœtus reçoit donc un sang nutritif comme chez l'adulte. Ce sang lui apporte les matériaux de sa sécrétion interne et de sa sécrétion externe.

Il n'est pas douteux que le foie du fœtus fonctionne puisque le sang du fœtus contient du sucre et que le méconium renferme une grande quantité de bile.

Le foie du fœtus, indépendamment de ces deux fonctions, est encore un organe hématopoiétique ; il donne naissance à des globules rouges (voy. *Globules du sang*). De plus, il reçoit un grand nombre de leucocytes fournis par la rate, mais on n'est pas bien fixé sur la question de savoir s'il modifie ces leucocytes d'origine splénique.

Bile.

La bile est sécrétée par les cellules hépatiques, cellules hautement différenciées, dont le protoplasma a la singulière propriété de fournir du sucre par le côté de la cellule qui est en contact avec les capillaires sanguins, et d'exhaler de la bile du côté des interstices biliaires, lacunaires, séparant les cellules.

Des interstices lobulaires, la bile, traversant les passages de Hering, remplit les conduits biliaires interlobulaires et se dirige vers le hile du foie pour emplir le canal hépatique et le canal cholédoque. Comme l'ouverture du cholédoque au sommet de l'ampoule de Vater, rétrécie par le muscle d'Oddi, est plus étroite que le conduit lui-même, la bile remplit bientôt le canal cystique et la vésicule biliaire. Mais, au moment de la digestion, sous l'influence de l'excitation produite par les matières alimentaires sur la muqueuse intestinale, la vésicule biliaire se contracte par acte réflexe et se vide rapidement de son contenu.

La sécrétion biliaire a lieu d'une manière continue et plus ou moins lente entre les repas, mais pendant la digestion, la sécrétion présente une activité plus grande (1). On admet que la quantité de bile sécrétée en vingt-quatre heures peut être évaluée à 1 300 grammes.

Puisque je viens de parler de la contraction de la vésicule biliaire, j'ajouterai que les fibres musculaires lisses des voies biliaires donnent à ces voies un certain degré de contractilité. En 1873, Laborde a publié, dans le *Bulletin thérapeutique*, des expériences qui prouvent que les voies biliaires peuvent être prises de spasme. Du reste, n'est-il pas admis que l'ictère survenant à la suite d'un accès de colère, est dû au passage des éléments de la bile dans le sang à la suite d'une contraction spasmodique des voies biliaires?

La bile est d'un jaune tirant légèrement sur le vert. Sa couleur est due à une matière colorante appelée *bilifulvine* ou *bilirubine*, matière analogue au pigment sanguin, dont elle dérive. Sa réaction est neutre, ou légèrement alcaline, sa saveur amère. Sa densité, analogue à celle de l'urine, est 1026 en moyenne.

La bile contenue dans la vésicule biliaire du cadavre est fortement alcaline et verte. Cette alcalinité est due au mucus biliaire sécrété par les parois de la vésicule et mélangé à la bile. Sa couleur verte est produite par une décomposition de la bilifulvine qui, décomposée, donne diverses matières colorantes telles que *biliverdine*, etc.

La bile contient 85 p. 100 d'eau. Les matières solides, qui forment le résidu de l'évaporation, sont un mélange de cholestérine, de mucus et de sels minéraux, 5 p. 100, de sels biliaires, 8 p. 100, et de pigment biliaire, 2 p. 100.

La cholestérine, insoluble dans l'eau, est tenue en dissolution dans la bile, grâce à la présence du choléate de soude. On ne sait guère l'origine ni les usages de cette cholestérine. Flint, de New-York, la considère, sans raison suffisante, comme un déchet, produit de désassimilation des éléments nerveux.

Selon Dufourt, 1896, la cholestérine serait sécrétée par les glandes biliaires. On constate la présence de cette substance dans le protoplasma des cellules épithéliales des conduits biliaires. De plus,

(1) Galien avait dit que la bile était portée à la vésicule biliaire par de petits vaisseaux naissant à l'intérieur du foie, et qu'elle sortait de la vésicule par le cholédoque. Jasolin, professeur d'anatomie à Naples, *crut voir* ces vaisseaux et les fit représenter (*Jul. Jasolini de poris choledoc*, 1577). Gaspard Bauhin, professeur d'anatomie à Bâle fit de même. (Bauhin, *Théat. anat.* 1621). Telle était, à travers les siècles, la puissance hypnotisante de Galien qui faisait voir des vaisseaux imaginaires!

Cette triple autorité subjugua pendant quelque temps la plupart des anatomistes, mais Fallope réfuta cette erreur en prouvant que la bile venait du foie par les canaux biliaires.

lorsque le choléate de soude se trouve en quantité insuffisante dans la bile, la cholestérine se précipite et forme les calculs biliaires, qui donnent si souvent lieu à cette horrible douleur de la *colique hépatique*.

Les sels biliaires sont le cholate de soude et le choléate de soude. Chez certains animaux, comme les poissons, ce sont le cholate et le choléate de potasse.

Les deux sels de soude, que je viens de nommer, sont formés par la combinaison de la soude avec l'acide cholique et l'acide choléique, deux acides gras, sécrétés par le foie.

L'acide cholique est une combinaison de l'acide dit cholalique, avec la taurine : voilà pourquoi on donne encore à l'acide cholique le nom d'acide taurocholique. De même, on appelle encore le cholate de soude taurocholate de soude.

L'acide choléique est une combinaison du même acide cholalique combiné au glycocolle, substance provenant des tissus collagènes. On donne aussi au choléate de soude le nom de glycocholate de soude.

Le rôle que jouent ces sels dans l'organisme est peu connu. On sait cependant que le principe azoté appelé *taurine*, et faisant partie du taurocholate de soude, contient du soufre. Par sa décomposition dans l'intestin, il concourt à la production de l'hydrogène sulfuré.

La bile renferme encore du *mucus*, produit de la vésicule biliaire, des *graisses*, des savons, des *sels minéraux*, chlorure de sodium et de potassium, phosphate de chaux, de soude, de magnésie et des traces de fer.

Il y a trois cents cinquante ans environ, que Thomas Bartholin fit les obsèques du foie et dit que le foie pompe la bile dans le sang pour le rejeter dans l'intestin. Nous savons aujourd'hui que les éléments de la bile ne sont pas dans le sang, et que les cellules hépatiques les fabriquent de toutes pièces. Nous allons voir que, cette différence à part, nous ne sommes guère plus avancés sur l'action de la bile, qu'il y a trois siècles et demi.

Quels sont donc les usages de la bile ? Chaque physiologiste a donné son opinion, mais d'une façon si contradictoire que Blondlot, de Nancy, a écrit en 1851 sur l'*inutilité de la bile dans la digestion proprement dite*. Cl. Bernard a pensé que la bile réduisait les substances albuminoïdes à l'état d'albuminose, après que ces substances avaient été broyées et pulvérisées par l'estomac. On a dit encore que la bile, alcaline, neutralisait le chyme, acide ; que la bile émulsionnait les graisses.

Selon Dastre (*Arch. de phys*, avril 1890) le suc pancréatique seul et la bile seule sont impuissants à digérer les corps gras, mais réunis, ils déterminent l'absorption des graisses.

La bile est susceptible d'émulsionner les graisses, mais cette émulsion n'est pas stable comme celle du suc pancréatique. Lorsque ces deux liquides agissent ensemble, le suc pancréatique met en liberté les acides gras qui s'unissent aux bases des sels biliaires. Les savons ainsi formés, mêlés aux acides gras libres, sont doués d'un pouvoir émulsionnant considérable.

Mathias Duval, dans son *Cours de Physiologie* de 1897, 8e édit., pense que la bile sert à provoquer la chute de l'épithélium intestinal après la digestion, de sorte que l'épithélium se renouvellerait par de nouvelles cellules épithéliales, se reproduisant rapidement, de manière à être prêtes pour une nouvelle digestion. Ainsi l'intestin grêle ne serait jamais privé de son épithélium.

Pour conclure, nous admettrons que la bile *favorise l'absorption des matières grasses*.

Mais il est certains effets de la bile que je dois porter à la connaissance des lecteurs.

1° Quand on détourne la bile de l'intestin, sur un animal, sa santé n'est pas altérée, sa digestion ne souffre pas, mais il lui faut une triple ration. L'animal est incapable d'absorber, surtout les matières grasses.

2° La bile étant détournée sur un animal, si l'on empêche celui-ci de lécher la fistule biliaire, et qu'on le prive ainsi complètement de bile, on constate au bout d'un certain temps qu'il maigrit. Il n'absorbe pas les matières grasses qu'on retrouve dans les excréments. Les poils se sèchent et finissent par tomber. Il est probable que cet état du système pileux est dû à la privation du soufre contenu dans la bile. Il paraîtrait que l'animal, à l'état normal, opère une résorption partielle de la bile dans le tube intestinal, et que l'intégrité des poils, des ongles et de l'épiderme, serait due au soufre résorbé. On évalue à 3 grammes la quantité de soufre contenu dans la bile de 24 heures.

3° Le fait suivant prouve que la bile n'a pas grande action sur le chyme. Lorsque la bile arrive dans le duodeuum, les matières alimentaires sont déjà parvenues dans l'iléon, et l'absorption est presque terminée.

4° On sait que la bile se combine aux matières grasses, et peut servir à détacher les habits.

5° La bile s'oppose à la fermentation putride des matières alimentaires. Les animaux, chez lesquels on supprime la bile par l'établissement d'une fistule biliaire, ont des matières fécales extrêmement fétides. Gley (*Revue Biol. du nord de la France*, 1888) a contaté que la bile arrête la putréfaction bactérienne des matières albuminoïdes, pourvu que le milieu soit acide.

Usages du foie. — J'ai insisté plus haut sur la fonction glycogénique du foie. Nous venons de voir que le foie sécrète la bile. Cet organe joue encore un rôle sur la constitution du sang. Il joue un rôle important dans la formation de l'urée et de l'acide urique. Meissner découvrit le premier que le sang de la veine sus-hépatique contient plus d'urée que celui de la veine porte. On a constaté la diminution de l'urée de la veine sus-hépatique dans les maladies qui altèrent les cellules du foie, comme la cirrhose et l'atrophie jaune aiguë.

Le foie est un organe de défense pour l'organisme en accumulant ou en décomposant les poisons qui y pénètrent. Indépendamment de la propriété qu'il a d'emmagasiner certains poisons minéraux, comme le cuivre, l'arsenic et le phosphore, il a aussi celle d'atténuer la toxicité de certains poisons végétaux : la nicotine injectée sous la peau est plus toxique que lorsqu'elle est absorbée dans l'intestin par la veine porte. Le foie détruit aussi les ptomaïnes et les produits toxiques des fermentations intestinales, comme le phénol et l'indol, avec lesquels il forme des composés non toxiques éliminés ensuite par le rein.

On pense que le foie est un lieu de destruction pour les vieux globules. De plus, il est admis aujourd'hui que le foie de l'embryon est le siège d'une hématopoièse assez active. Je renvoie pour l'étude de cette question, à l'origine des hématies, que j'ai traitée dans le premier volume.

Les globules du sang sont fabriqués par le foie de l'embryon; nous voyons aussi que cet organe concourt à la formation du plasma en lui donnant du sucre et en transformant les diverses substances qui lui sont amenées par la veine porte. Il me semble que nous revenons peu à peu, après 18 siècles, à la doctrine de Galien, qui prétendait que *le foie était l'organe de la sanguification*. On peut répéter aujourd'hui ce que disait Galien, car le sang est en grande partie formé dans le foie.

§ 3. — PANCRÉAS

Le pancréas est une glande en grappe composée, destinée à la sécrétion du suc pancréatique, et située transversalement au devant de la colonne vertébrale, sur les limites des régions épigastrique et ombilicale.

Cet organe est si profond qu'il n'est pas accessible aux moyens d'exploration.

Dissection. — La position et les rapports du pancréas doivent avoir été examinés avant que le duodenum et le foie aient été enlevés du bas-ventre. La tête du pancréas restera attachée au duodenum, et son *canal excréteur* sera recherché en commençant la dissection au niveau de l'ampoule du duodenum. Comme le canal est situé dans l'intérieur du pancréas, il faudra enlever les granulations glandulaires placées sur son trajet. On a quelquefois de la peine à trouver le conduit, parce qu'il est très mince et translucide, et que ses parois reviennent facilement sur elles-mêmes quand il est vide ; on cherchora alors à le sonder par l'orifice de l'ampoule dans le duodenum ; c'est aussi par cet orifice que l'on introduit le tube, si l'on veut injecter le canal pour en examiner toute la marche. Avec un peu d'habitude, on parvient aussi à trouver promptement le canal pancréatique, en le recherchant dans un point quelconque de la glande ; il suffit de faire une légère incision dans son tissu pour apercevoir tout de suite les petites racines du conduit qui proviennent de chaque grain glanduleux ; en suivant une de ces radicules, on arrive bientôt au conduit principal.

Consistance et forme. — D'une consistance un peu ferme, cette glande est aplatie d'avant en arrière, et allongée dans le sens transversal.

La tête, un peu plus volumineuse que le reste de l'organe, l'a fait comparer par Meckel à un marteau. Winslow l'a comparée à une langue de chien.

Couleur et mobilité. — Elle est d'une couleur blanc grisâtre et peu mobile. On ne la rencontre jamais dans les hernies ; sa fixité est due au duodenum qui entoure complètement sa tête, et au péritoine qui applique le corps et la tête du pancréas contre la paroi-postérieure de l'abdomen. La partie gauche, la queue, est cependant un peu mobile.

Division. — La forme allongée du pancréas et le renflement de son extrémité droite ont fait diviser cet organe en partie moyenne ou *corps*, extrémité droite ou *tête*, extrémité gauche ou *queue*. La tête est séparée du corps par une échancrure située sur le bord inférieur de l'organe, échancrure dans laquelle passent les vaisseaux mésentériques supérieurs. Le tiers droit est situé à droite de la ligne médiane. Le pancréas s'étend donc davantage à gauche.

Poids et volume. — Son poids moyen est de 65 grammes. Sa longueur est de 15 à 16 centimètres, sa hauteur de 4 centimètres et son épaisseur de 1 1/2 à 2 centimètres.

Rapports. — On lui considère généralement une face antérieure, une face postérieure, un bord supérieur, un bord inférieur, une extrémité droite et une extrémité gauche.

Face antérieure. — Recouverte par le péritoine, cette face est en rapport avec la première portion du duodenum et l'estomac, dont elle est séparée par l'arrière-cavité des épiploons.

Face postérieure. — *Au niveau de la tête*, cette face est en rapport avec le tronc de la veine porte et de la veine cave inférieure.

Au niveau du corps, elle est en rapport avec l'aorte, l'origine de l'artère mésentérique supérieure, la veine splénique et l'origine de la veine porte que forment, en se réunissant, la grande mésaraïque et le tronc commun de la splénique et de la petite mésaraïque ; elle est encore en rapport avec les piliers du diaphragme et la deuxième vertèbre lombaire.

Au niveau de la queue, cette face est en rapport avec la capsule surrénale gauche et quelquefois avec la face antérieure du rein.

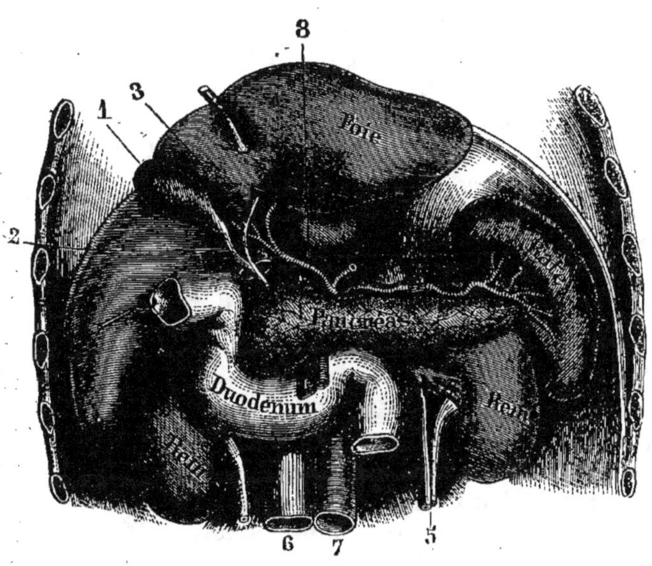

Fig. 249. — Rapports du pancréas.

1, vésicule biliaire. — 2, pédicule hépatique, artère hépatique, canaux biliaires, veine porte. — 3, bord antérieur du foie relevé. — 6, veine cave inférieure. — 7, artère aorte. — 8, artère hépatique et tronc cœliaque.

Les rapports, au niveau de la tête et du corps, se font *sans intermédiaire de péritoine*.

Bord supérieur. — Le bord supérieur du pancréas est plus épais que l'inférieur, au point que, dans certains cas, cette glande a la forme d'un prisme triangulaire. Ce bord est creusé, dans sa moitié gauche, d'une gouttière, qui loge l'artère splénique, tandis que la veine est en arrière de l'artère et un peu sur la face postérieure de l'organe. Il est encore en rapport avec le tronc cœliaque, le lobule de Spigel, le plexus solaire et une chaîne de ganglions lymphatiques.

Le pancréas est situé, en général, devant la première vertèbre lombaire, à 8 centimètres au-dessus de l'ombilic.

Bord inférieur. — Ce bord correspond au bord postérieur du mésocôlon transverse ; il est en rapport, de droite à gauche, avec la troisième portion du duodenum, avec les vaisseaux mésentériques supérieurs qui passent par l'*hiatus pancréatico-duodénal*, et avec l'intestin grêle dont le sépare le mésocôlon transverse.

Extrémité droite. — Cette extrémité, appelée aussi *tête* ou *extrémité duodénale*, est embrassée par le duodenum, qui décrit autour d'elle une courbure en fer à cheval. Ce rapport est intime, car la tête du pancréas est creusée dans le sens vertical d'une gouttière qui reçoit le duodenum, et l'on trouve même quelques grains glanduleux de cet organe s'insinuant entre les éléments qui constituent cette portion d'intestin. Elle est en rapport, en avant, avec le pylore, la première portion du duodenum et l'artère gastro-épiploïque droite; en arrière, avec la veine cave et la veine porte, rapport déjà signalé. Enfin, à son union avec le duodenum, le pancréas est en rapport avec deux ou trois troncs lymphatiques volumineux, qui passent entre ces deux organes pour se jeter dans le canal thoracique, et avec le canal cholédoque qui se creuse une gouttière dans le tissu du pancréas, près du duodenum, au moment où il s'unit au canal pancréatique.

Quelquefois la tête est complètement séparée du reste de l'organe. On lui donne alors le nom de *petits pancréas de Winslow*.

Extrémité gauche. Cette extrémité, *queue*, est ordinairement effilée, quelquefois arrondie. Elle est en rapport avec la face interne de la rate, à laquelle elle est unie par un petit repli séreux, *épiploon pancréatico-splénique*, dans lequel on trouve quelques ganglions lymphatiques. Elle est encore en rapport avec l'artère gastro-épiploïque gauche qui passe au-devant d'elle.

Structure du pancréas.

Le pancréas comprend dans sa structure les mêmes éléments que les autres glandes en grappe, particulièrement les glandes salivaires, avec lesquelles il offre plusieurs points de contact. Nous étudierons : ses *canaux excréteurs;* son *tissu propre* ou *portion sécrétante;* le *tissu conjonctif* qui unit les diverses parties de la glande; les *vaisseaux* et les *nerfs.* Le pancréas ne renferme aucun élément musculaire, ni dans le tissu conjonctif, ni dans les canaux excréteurs.

1° *Canaux excréteurs du pancréas.*

Canal de Wirsung (1) et *canal de Santorini.* — Les tubes sécréteurs d'un même lobule convergent pour donner naissance à un

(1) Wirsung (Jean-George), médecin d'origine bavaroise, fut assassiné à Padoue en 1643, l'année même où il publia sa découverte du canal pancréatique.

conduit excréteur ; celui-ci se réunit aux conduits excréteurs des lobules voisins du même lobe, pour former un conduit excréteur plus grand, qui se jette dans le canal excréteur commun ou

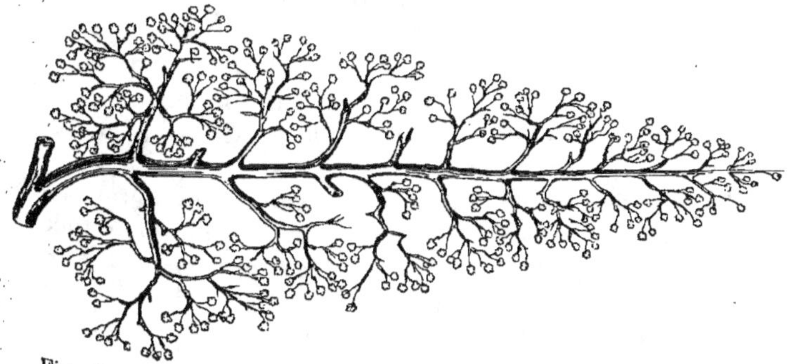

Fig. 250. — Figure schématique de la structure du pancréas.
On y voit le canal pancréatique, ses ramifications et son anastomose avec le canal cholédoque. Aux extrémités des conduits excréteurs, on voit les conduits sécréteurs et les acini.

canal de Wirsung (1). Ce canal, placé dans l'épaisseur de la glande, à égale distance du bord supérieur et du bord inférieur, plus rapproché de la face postérieure, se porte de l'extrémité gauche à l'extrémité droite du pancréas, où il s'incline un peu en bas, et s'ouvre dans l'ampoule de Vater avec le canal cholédoque, à la partie postérieure et inférieure de la deuxième portion du duodenum.

(1) Le conduit excréteur principal du pancréas a été découvert, en 1622, par Wirsung, anatomiste bavarois et élève de Riolan. Cette importante découverte lui a été contestée par G.-M. Hoffmann, dont la réclamation fut appuyée par Bartholin et par Schenk. Il parait certain, en effet, qu'Hoffmann avait aperçu le canal pancréatique dans le coq. Mais à Wirsung appartient incontestablement le mérite d'avoir, le premier, démontré l'existence de ce canal chez l'homme ; c'est du moins ce que nous apprend Vesling qui devait être bien renseigné sur ce point, puisque Wirsung était alors son préparateur ; il s'exprime ainsi : « On observe dans le pancréas un singulier canal qui a été récemment découvert par *notre* Wirsung (*nuperum Wirsungi nostri inventum*) (G. Vesling, *Syntagma anat.*, 1664, p. 56).
Wirsung fit graver sur cuivre ce conduit et dédia sa découverte à l'Allemagne, sa patrie (G. Wirsung. *Figura ductus cujusdam cum multiplicibus suis ramulis noviter in panc. observ.*, Padoue, 1643. [Cette planche est extrêmement rare]). R. de Graaf, Kerkring, Munnicks, etc., ont annoncé qu'il était mort victime de l'envie que sa découverte avait inspirée. Mais Haller repousse cette allégation comme fabuleuse ; et Morgagni, qui avait enseigné avec tant d'éclat l'anatomie à Padoue, en a fait complètement justice, en consultant les actes déposés aux archives de la ville ; or, ces actes attestent que : « Wirsung a été assassiné à Padoue, le 22 août 1643, sur le seuil de sa demeure, au moment où il conversait avec quelques-uns de ses concitoyens, par un certain Dalmate du nom de Cambier, qui lui avait voué une haine particulière pour un motif tout à fait étranger à la science. » (Morgagni, *Epistola anatomica*, 1, 85).
Le conduit accessoire a été observé par les premiers anatomistes qui vou-

Tous les canaux excréteurs principaux et secondaires du pancréas sont minces et blanchâtres; ils sont formés de deux couches : une couche interne que constitue une simple rangée de cellules d'*épithélium cylindrique*, comme dans presque tous les canaux excréteurs, depuis le point où la réunion des tubes sécréteurs des acini a donné naissance aux canaux excréteurs, jusqu'à l'ampoule de Vater même, cellules ayant 13 à 18 μ de long sur 4 à 5 de large; la couche externe est formée d'un mélange de tissu conjonctif et d'éléments élastiques entre-croisés.

De même que les canaux biliaires, les canaux excréteurs du pancréas sont pourvus, dit Kölliker, de petites glandes situées dans l'épaisseur de leur paroi : glandes en grappe, de 130 à 180 μ de diamètre, selon Kölliker; à culs-de-sac de 35 à 45 μ, tapissées par un épithélium dont les cellules contiennent quelques granulations graisseuses. Frey parle aussi de ces glandes, que Leydig, se fondant sur des considérations d'anatomie comparée, regarde comme de petites portions de substance pancréatique. Sappey n'a pas

lurent vérifier ou contrôler la découverte de Wirsung. Ainsi Vesling fait déjà remarquer que le conduit excréteur du pancréas est quelquefois double, *duplex interdum in homine occurrit*. Il ajoute que ces deux conduits n'offrent pas la même longueur, et que G. Rhadius a observé un exemple de cette duplicité. R. de Graaf (*Opera omnia*, Amstelod., 1705, p. 539) et Winslow (*Exposit. anat.*, 1732, p. 538), un peu plus tard, ont aussi reconnu que le canal pancréatique était tantôt simple, tantôt double.

Mais le second conduit du pancréas n'avait été qu'entrevu par les auteurs qui précèdent. Santorini le premier, en 1775 le décrivit dans tous ses détails, avec une exactitude qui ne laisse rien à désirer, et le fit en outre représenter dans une très bonne planche (Santorini, *Septemdecim tabulæ*, Parmæ, 1775, tab. XI, XII, XIII). Cependant, d'après Portal, t. VI, p. 625, de Graaf a parlé de pancréas humains qui avaient deux canaux. Selon lui, quand le canal pancréatique est double, il y en a un qui communique avec le cholédoque et l'autre avec l'intestin duodenum. Le premier aussi, il annonce que ce conduit est constant, qu'il communique toujours avec le conduit de Wirsung, qu'il appartient exclusivement à la tête du pancréas, qu'il s'ouvre au-dessus du précédent, au sommet d'un petit tubercule, qu'on peut l'insuffler en insufflant celui-ci, etc.

Malgré l'exactitude de cette description, malgré la planche qui l'accompagne, malgré le grand nom de cet auteur, ce conduit fut bientôt oublié. Les anatomistes de la fin du xviiie siècle et de la première moitié du xixe ne firent que reproduire les assertions de R. de Graaf et de Winslow à peu près dans les mêmes termes.

En 1856, parurent les recherches de Cl. Bernard, qui rappela celles de Santorini. A dater de ce moment, l'existence du conduit accessoire n'a plus été contestée. On a eu le tort, seulement, de trop multiplier les variétés qui peuvent se produire dans la disposition respective de deux conduits, et surtout de trop croire à la fréquence de ces variétés. » Sappey, *Anatomie descriptive*, 4e édit., 1889.

Haller a entendu dire que les médecins d'Aldorf (pays natal de Wirsung) célébraient une fête tous les ans le jour qu'ils croyaient que Wirsung avait découvert le canal du pancréas.

constaté leur présence. Pour les apercevoir, il faut traiter les deux canaux excréteurs par l'acide acétique.

Canal pancréatique accessoire ou *canal de Santorini.*—Presque constamment, on trouve un second canal pancréatique, canal accessoire, au niveau de la tête du pancréas. Il a la même structure que le canal principal et offre cette particularité qu'il est ouvert aux deux extrémités. Ce canal reçoit les petits canaux excré-

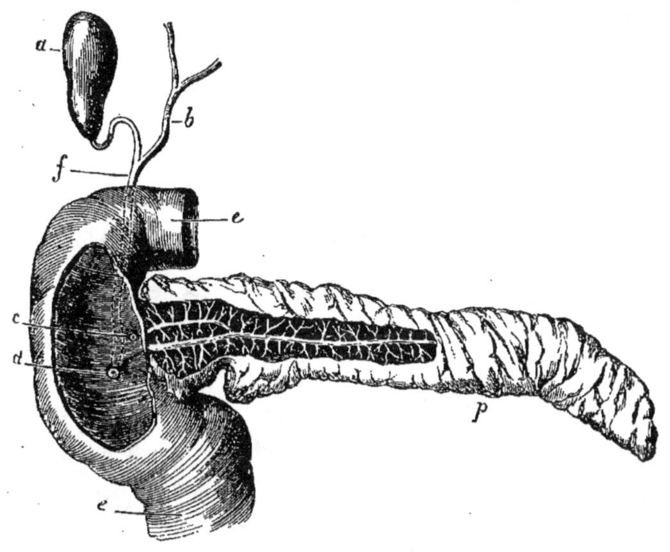

Fig. 251. — Canaux excréteurs du pancréas.

a, vésicule biliaire. — *b*, canal hépatique. — *c*, embouchure du canal pancréatique accessoire. — *d*, embouchure du canal cholédoque et du canal pancréatique. — *c, e*, duodenum — *f*, canal cholédoque. — *p*, pancréas.

teurs des lobules de la partie supérieure de la tête du pancréas. La grosse extrémité, qui se porte à gauche, s'ouvre à plein canal dans le canal de Wirsung, en dedans de la tête ; la petite extrémité, légèrement ascendante, s'ouvre par une ouverture particulière, un peu au-dessus de l'ampoule de Vater, sur une petite saillie appelée *caruncula minor.*

<h3 align="center">2° Portion sécrétante, acini.</h3>

Les acini, décrits aussi sous le nom d'*utricules pancréatiques*, sont un peu allongés et quelquefois contournés ; ils présentent des culs-de-sac formés d'une paroi propre et d'un épithélium.

Paroi propre des culs-de-sac glandulaires. — Cette paroi propre a été diversement interprétée par les anatomistes. Saviotti la considère comme une paroi amorphe, doublée à sa face externe de cellules étoilées, anastomosées par leurs prolongements, à noyau

très visible, et formant une sorte de panier autour du cul-de-sac
glandulaire. D'après Boll, la paroi propre des culs-de-sac glandulaires serait doublée à sa face interne d'une couche de *cellules contractiles de Boll* (voy. *Glandes*). Pour d'autres histologistes, la paroi
propre serait une membrane amorphe comme dans les autres
glandes.

Épithélium glandulaire. — Cet épithélium, très actif, est variable
selon les moments auxquels on l'examine. Je l'étudierai au repos
et en activité.

Épithélium au repos. — Les cellules épithéliales sont des masses

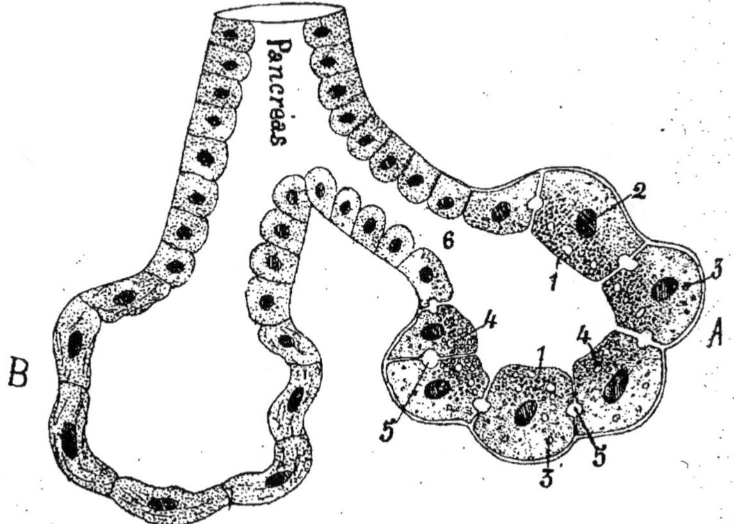

Fig. 252. — Deux acini du pancréas. On voit la différence de l'épithélium
glandulaire et de l'épithélium des conduits excréteurs.

A. acinus dont les cellules sont remplies de zymogène et prêtes à le verser dans la cavité
glandulaire. — 1, granulations de zymogène. — 2, noyau de la cellule glandulaire. — 3, grains
de prézymogène. — 4, vacuoles du protoplasma. — 5, interstices lacunaires entre les cellules
glandulaires. — 6, col de l'acinus. — B, cellules glandulaires après l'évacuation du zymogène.

de protoplasma nu, correspondant aux cellules voisines par des
facettes, entre lesquelles je signalerai plus loin des interstices analogues à ceux que j'ai décrits entre les cellules des îlots cellulaires
du foie. La cellule est volumineuse.

Son *protoplasma* est granuleux. Dans la portion qui est en contact avec la paroi propre, les granulations sont fines et disposées
en séries linéaires, de manière à donner au protoplasma un aspect
strié, tandis que dans la portion du protoplasma qui regarde la
cavité de la glande, on observe de véritables grains, ou amas de
granulations, solubles dans l'eau et l'acide acétique, et se colorant

en brun par l'acide osmique. L'éosine et la safranine les colorent également.

Ces grains, analogues au mucigène des cellules caliciformes, sont connus sous le nom de *substance zymogène*, destinée à former le ferment pancréatique.

Le *noyau* est volumineux, arrondi, et possède un nucléole. Il est situé au centre du protoplasma, entre la zone granuleuse profonde et la zone zymogène superficielle. En 1881, Nüssbaum a découvert, dans le pancréas de la salamandre, un petit corps semi-lunaire appliqué contre le noyau et présentant les caractères de la chromatine. On donne à ce petit corpuscule le nom de *noyau accessoire*.

Épithélium en activité. — Pendant que la glande sécrète, ce qui a lieu généralement pendant les six heures qui suivent l'ingestion des aliments, la cellule se débarrasse de son zymogène, qui est éliminé dans la cavité du cul-de-sac glandulaire.

En même temps, le *protoplasma* de la cellule diminue de volume. Immédiatement après, de nouveaux grains apparaissent et la cellule augmente de nouveau de volume, comme l'a démontré Heidenhain. Mouret, 1895, a décrit, outre les gros grains de zymogène, de petites granulations, auxquelles il a donné le nom de *prézymogènes*. Il a constaté qu'il se forme, dans le protoplasma de la cellule pancréatique, des vacuoles contenant un liquide incolore, dans lequel se dissolvent les grains de zymogène, pour constituer le suc pancréatique. Pendant que les grains de zymogène sont évacués les grains de prézymogène deviennent plus volumineux et se transforment en grains de zymogène.

Le *noyau* de la cellule, à la fin du travail, présente une surface déchiquetée ; il joue évidemment un rôle important mais inconnu ; il en est de même du noyau accessoire.

Cellules centro-acineuses. — Décrites en 1869, par Langherans, ces cellules sont situées au centre du cul-de-sac glandulaire, dans la cavité limitée par les cellules de sécrétion que je viens de décrire. Autrement dit, ces cellules forment une couche épithéliale à la surface interne des cellules de sécrétion. Les cellules centro-acineuses n'ont été observées que sur le pancréas. Ce sont des cellules fusiformes, possédant un noyau sans nucléole. Au fond de l'acinus, elles sont irrégulières, tandis qu'au niveau du col, elles forment une couche continue, faisant suite à la couche épithéliale des conduits excréteurs, et séparant les cellules glandulaires de la lumière de l'acinus.

Interstices cellulaires. — Langherans a découvert, en 1869, des espèces de canaux situés entre les cellules de sécrétion, et communiquant avec la cavité de l'acinus. Ces interstices s'étendraient jusqu'à la moitié de la hauteur de la cellule, tandis que Saviotti les prolonge jusqu'à la paroi propre, et même entre cette paroi et les cellules. Mais des recherches récentes, faites par Ramon y Cajal, Dogiel et Sala, ont démontré que ces fins canalicules ne dépassent pas le milieu de la cellule, et qu'ils paraissent pénétrer sous forme de culs-de-sac dans l'épaisseur de ces cellules mêmes.

Ilots de Langherans — Cet auteur, qui a fait du pancréas l'objet de prédilection de ses études, indépendamment des cellules centro-acineuses et des interstices cellulaires, a découvert encore, en 1869, chez l'homme et le lapin, de petits *amas cellulaires*, qu'on nomme *îlots de Langherans*. Ces îlots, situés entre les acini, sont des amas de cellules tassées les unes contre les autres, avec un noyau rond et volumineux. Ces cellules, disposées sans ordre, et quelquefois en rangées régulières, sont situées au milieu de capillaires formant de véritables *pelotons*, ou *glomérules vasculaires*. Renaut considère les îlots de Langherans comme des follicules clos. Selon Kölossow et Laguesse, les glomérules vasculaires du pancréas seraient des portions de glande à l'état de repos.

Le premier de ces auteurs a signalé des filaments d'union entre les glomérules et les acini. Quant à Laguesse, il a constaté la transformation des culs-de-sac glandulaires en îlots de Langherans, de sorte que la sécrétion externe des acini glandulaires se transformerait en une sécrétion interne.

Il résulte de ces faits que le pancréas, comme le foie, posséderait une sécrétion interne et une sécrétion externe. La communauté d'origine, l'embryologie, et quelques analogies de structure, ont fait admettre à Küpfer des rapports génétiques très étroits entre le foie et le pancréas.

On sait qu'au point de vue physiologique, le liquide pancréatique et la bile présentent de grandes analogies. Je dirai avec Launois : *Le foie et le pancréas apparaissent donc au triple point de vue anatomique, embryologique et physiologique, comme les deux parties d'un même tout.*

3° Tissu conjonctif du pancréas.

Autour du pancréas, il existe une couche très mince de tissu conjonctif lâche, mais sans enveloppe fibreuse, comme il en existe sur la plupart des organes. Des cloisons de tissu conjonctif un peu plus épaisses se dirigent de la surface de la glande vers le canal excréteur, en passant entre les lobes ; ces cloisons donnent naissance à des prolongements plus minces qui s'insinuent entre les lobules ; de sorte que toutes les parties du pancréas, si petites qu'elles soient, ont une mince enveloppe de tissu conjonctif. Cependant, ce tissu ne s'interpose pas entre les culs-de-sac des acini, qui sont contigus. Il est formé de tissu conjonctif ordinaire, un peu lâche, renfermant des fibres élastiques fines et une certaine quantité de vésicules graisseuses.

4° *Vaisseaux et nerfs du pancréas.*

Artères. — Elles sont nombreuses et peu volumineuses. Un certain nombre naissent de l'artère splénique, pendant le trajet de celle-ci le long du bord supérieur du pancréas ; une ou deux artères pancréatico-duodénales naissent de l'origine de la mésentérique supérieure, mais la principale est la pancréatico-duodénale fournie par la gastro-épiploïque droite. Ces artères se portent dans les cloisons de tissu conjonctif qui séparent les lobes et les lobules, et se ramifient en capillaires nombreux qui se comportent sur les acini du pancréas comme sur les acini des glandes salivaires. Le réseau formé par ces capillaires offre des mailles larges et arrondies ; il est situé à l'extérieur des acini, qui ont par conséquent trois couches, vaisseaux, paroi propre, épithélium, comme presque tous les éléments glandulaires. Les capillaires mesurent de 7 à 9 μ ; les artérioles qui leur donnent naissance accompagnent presque toujours les petits canaux excréteurs.

Veines. — Dépourvues de valvules comme toutes les racines de la veine porte, les veines se rendent dans les veines splénique, grande et petite mésaraïques, et dans le tronc de la veine porte.

Lymphatiques. — Ces vaisseaux naissent, d'après Sappey, par des réseaux qui entourent les acini ; ils se portent dans les cloisons qui séparent les lobules et les lobes, et se réunissent pour former des troncs plus ou moins volumineux, se dirigeant dans tous les sens vers les nombreux ganglions qui entourent le pancréas. Parmi ces ganglions, les uns forment une chaîne le long du bord supérieur, les autres une petite masse au-dessous de la glande, à l'origine de l'artère mésentérique supérieure ; on en trouve quelques-uns aux extrémités du pancréas ; ceux de la tête se placent en avant, dans le sillon, à peine visible, qui sépare la tête du pancréas du duodenum ; ceux de la queue sont situés dans le repli péritonéal pancréatico-splénique.

Nerfs. — Les nerfs du pancréas arrivent à cet organe en suivant le trajet des artères. Ils proviennent du plexus solaire, du plexus splénique, du plexus hépatique et du plexus mésentérique supérieur. Ils accompagnent les vaisseaux avec lesquels ils pénètrent dans la glande, jusqu'aux acini. Ces nerfs se composent presque exclusivement de fibres de Remak, selon Ramon y Cajal. On trouve sur le trajet de ces fibres un grand nombre de cellules nerveuses. La plus grande partie des fibres nerveuses vient d'un ganglion sympathique situé au voisinage du pancréas (Ramon y Cajal, Barcelone, 1891).

Développement. — Vers le quatrième jour de l'incubation, chez le poulet, vers le treizième jour chez les mammifères, on constate un bourgeonnement de l'endoderme, au niveau de la partie qui sera la seconde portion du duodenum. Le bourgeon se creuse d'une cavité et se prolonge dans le mésoderme, en se bifurquant et en se ramifiant de plus en plus. Les parties canaliculées donneront naissance au canal pancréatique et les extrémités fermées constitueront les acini.

Fonctions. — Le pancréas (1) sécrète le suc pancréatique. Ce liquide, qui exerce une action très manifeste sur les diverses substances alimentaires, est sécrété en petite quantité.

Cette quantité est si faible, que Cl. Bernard n'a pu en recueillir que 5 à 6 grammes par heure.

Visqueux, gluant, d'une densité de 1030, incolore et inodore, d'un goût salé, le suc pancréatique a une réaction fortement *alcaline*. Au contact des acides il fait effervescence. La chaleur le coagule comme elle coagule le blanc d'œuf.

Le suc pancréatique a la plus grande analogie avec une solution d'albumine. Il se putréfie très rapidement.

(1) Avant la découverte du canal pancréatique de l'homme par Wirsung, ce conduit avait été découvert, par hasard, sur un coq d'Inde, en 1641, par Maurice Hoffmann, qui le montra à Wirsung, chez qui il était logé à Padoue. Wirsung le chercha et le trouva chez l'homme. Mais ignorant l'usage du pancréas, il écrivit de Padoue, le 7 juillet 1643, à son maître Riolan, à Paris, et lui demanda son opinion. Réponse de Riolan, reflétant l'opinion de tous les anatomistes de l'époque : 1° le pancréas sert d'émonctoire au foie et à la rate; 2° il s'imbibe de la partie impure du chyle; 3° il est le coussin de l'estomac; 4° il soutient la veine porte ; 5° il absorbe les vapeurs du bas ventre (*Riolani opera*, Paris, 1649, p. 812).

Quelques années après la mort de Virsung, Sylvius de Le Boë et Régnier de Graaf, son disciple, constatèrent que le pancréas sécrétait une liqueur limpide et visqueuse. En 1662, de Graaf recueillit une once de suc pancréatique dans l'espace d'une heure, *en introduisant un tuyau de plume dans le canal pancréatique d'un chien et en le recueillant dans une fiole*. On crut à tort que ce liquide était acide. Un matelot ayant été écrasé à Angers, de Graaf goûta son suc pancréatique, qu'il trouva acide, de même que tous les assistants. On croyait que du mélange de ce suc, acide, et de la bile, alcaline, résultait une fermentation nécessaire à la digestion des aliments. On crut que les fièvres intermittentes étaient produites par la trop grande acidité du suc pancréatique, et comme on attribuait à cette acidité le frisson qui précède la fièvre, on traitait la fièvre par les alcalins, les absorbants, et les huileux.

Toutes ces erreurs furent réfutées par Péchlin, en 1673, par Drelincourt, en 1680, et enfin par Brunner en 1683.

Depuis, on sait que ce liquide est alcalin.

Ce liquide contient 90 p. 100 d'eau. Les matériaux solides, 10 p. 100, sont des substances minérales, 1 p. 100 : chlorure de sodium, carbonate et phosphate de chaux, et des matières organiques, 9 p. 100, comprenant albumine et *ferments*.

Le suc pancréatique est l'agent essentiel de la digestion, il agit sur tous les aliments ; il saccharifie les *féculents*, il transforme les *albuminoïdes* en albuminose, et il émulsionne et saponifie les *matières grasses*.

Cette triple action du suc pancréatique est sous l'influence de trois ferments : la *trypsine* (Kühne) qui agit sur les albuminoïdes ; l'*amylopsine* ou *ferment diastasique*, qui saccharifie les féculents ; et un ferment spécial, *la stéapsine,* qui émulsionne les corps gras.

L'action du suc pancréatique sur les albuminoïdes a été découverte par Cl. Bernard et Corvisart. Cette action a lieu surtout dans un milieu neutre ou alcalin. L'action saccharifiante de ce liquide a été découverte par Valentin ; elle est plus énergique que celle de la salive. C'est Eberlé qui a constaté l'action émulsionnante du suc pancréatique.

Cl. Bernard a démontré l'action saponifiante du suc pancréatique, qui dédouble les graisses en glycérine et acides gras.

On peut détruire le pancréas d'un animal en injectant de la graisse dans le canal de Wirsung (Cl. Bernard) ; on peut l'extraire (Hédon). Les aliments, passent alors dans les matières fécales sans être digérés ; on y trouve de l'amidon, de la viande et des corps gras : 56 p. 100 de matières albuminoïdes ingérées, 30 p. 100 de féculents, 10 p. 100 de matières grasses solides et 30 p. 100 de graisse déjà émulsionnée comme dans le lait (Abelmann). La santé de l'animal s'altère ; il devient vorace, maigrit et devient diabétique.

§ 4. — HIATUS PANCRÉATICO-DUODÉNAL

Je donne ce nom à l'ouverture située entre le bord inférieur du pancréas et la troisième portion du duodenum, dans laquelle passent les vaisseaux sanguins et lymphatiques de l'intestin grêle et de la moitié droite du gros intestin.

L'hiatus pancréatico-duodénal est situé exactement sur la ligne médiane, généralement au niveau du bord inférieur de la seconde vertèbre lombaire.

Tantôt cette ouverture est très étroite, et les organes qui la traversent paraissent presque comprimés par le pancréas et le duodenum. Dans d'autres cas, les deux lèvres de l'ouverture sont très écartées. J'ai vu une fois le bord inférieur du pancréas être séparé de la troisième portion du duodenum par un intervalle de 5 centimètres. Il est donc bien établi que cette ouverture présente de grandes différences individuelles, en rapport, le plus souvent, avec les variétés de forme du pancréas.

L'hiatus est limité à droite par un angle aigu résultant de l'union du duodenum avec la tête du pancréas. Le sommet de cet angle est situé à 1 centimètre environ à droite de la ligne médiane.

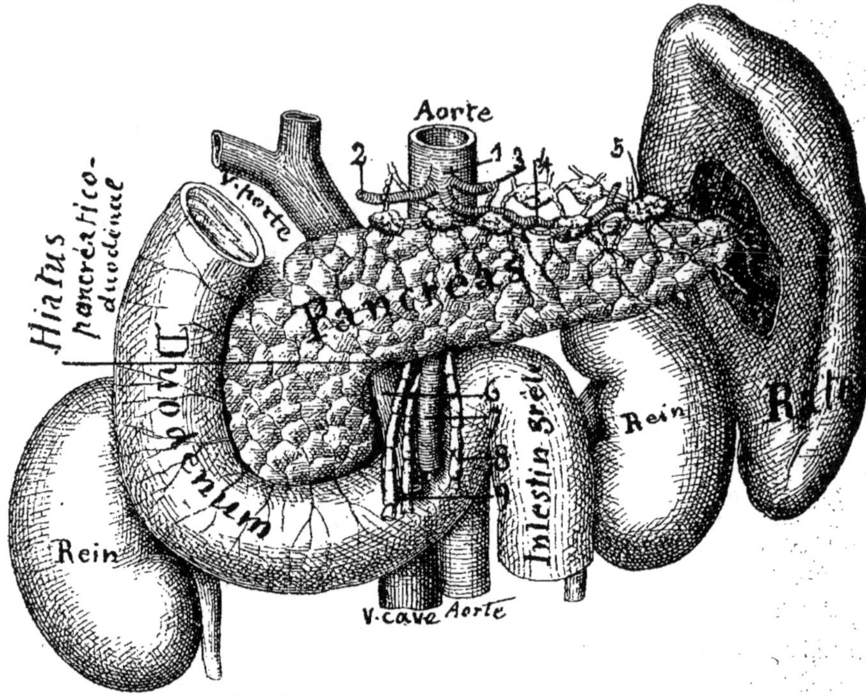

Fig. 253. — Hiatus pancréatico-duodénal.
1, tronc cœliaque. — 2, artère hépatique. — 3, artère coronaire stomachique.
4, artère splénique. — 5, ganglion.

Du côté opposé, à gauche, les deux lèvres présentent un écartement variable qui peut être porté jusqu'à 4 à 5 centimètres.

Lèvre supérieure. — Le bord supérieur de l'hiatus pancréatico-duodénal est formé par l'échancrure du pancréas, qui sépare la tête et le corps de cet organe. Cette lèvre, adhérente aux organes qui traversent l'hiatus, est située sur un plan un peu antérieur à celui de la lèvre inférieure.

Lèvre inférieure. — La troisième portion du duodenum et le commencement de l'intestin grêle forment la lèvre inférieure de l'hiatus. Cette ouverture correspond donc à l'origine de l'intestin grêle.

Organes qui le traversent. — L'hiatus pancréatico-duodénal, lorsqu'il a des dimensions normales, c'est-à-dire lorsque ses lèvres ne sont pas très écartées, se trouve complètement rempli par les organes qui le traversent.

Sur la ligne médiane exactement, on trouve l'*artère mésentérique supérieure* qui descend de l'aorte, obliquement en bas et en avant, entre le pancréas et le duodenum, pour pénétrer entre les feuillets du mésentère. A droite de l'artère, contre l'angle de l'hiatus, on voit la *grande mésaraïque* qui descend parallèlement à l'artère mésentérique supérieure. Ces deux vaisseaux établissent une limite si naturelle, et de si longue date, entre le duodenum et l'intestin grêle proprement dit, que je ne puis me résoudre à considérer la première partie du jéjunum comme la quatrième partie du duodenum.

L'hiatus pancréatico-duodénal est encore traversé par *trois grands troncs collecteurs* de la lymphe et du chyle. Deux de ces troncs passent en avant du duodenum et traversent l'hiatus, pour passer ensuite en arrière du pancréas et se jeter dans la citerne de Pecquet. Ces deux troncs lymphatiques sont accolés aux parois de l'artère mésentérique supérieure, et portent au canal thoracique la lymphe des membres inférieurs, des organes du bassin, des testicules, des reins et du gros intestin.

Un troisième tronc lymphatique traverse l'hiatus et porte au canal thoracique la lymphe de l'intestin grêle, de l'estomac, du foie et de la rate.

Ce dernier tronc lymphatique, antérieur et ascendant, accompagne tantôt l'artère mésentérique supérieure, tantôt la grande veine mésaraïque.

Le *plexus mésentérique supérieur*, fourni par le plexus solaire, accompagne les deux vaisseaux sanguins qui traversent l'hiatus. Les ramifications de ce plexus sont accolées à la surface des vaisseaux.

A deux centimètres à gauche de l'artère mésentérique supérieure, dans le prolongement gauche de l'hiatus, on voit pénétrer la *veine petite mésaraïque* qui passe en arrière du pancréas, pour se réunir à la veine splénique et former un petit tronc qui se confond avec la veine grande mésaraïque, pour constituer le tronc de la veine porte.

Si j'ajoute qu'un *tissu cellulaire lâche* réunit tous ces organes et qu'on y trouve quelques petits *ganglions lymphatiques*, j'aurai décrit tous les organes qui traversent l'hiatus pancréatico-duodénal.

§ 5. — RATE (1)

Définition. — La rate est un organe formé principalement de tissu adénoïde et situé dans l'hypochondre gauche, entre le dia-

(1) Cet organe a été incompris des anciens, qui n'en connaissaient pas la

phragme et la grosse tubérosité de l'estomac. Elle donne naissance aux globules du sang.

Dissection. — Nous avons dit, en parlant de l'estomac, que la rate y restera d'abord attachée pour qu'on puisse examiner les liens vasculaires et membraneux qui les unissent. On peut séparer la *tunique péritonéale* de la *tunique propre* de la rate dans une petite portion de son étendue; cette préparation, que l'on facilite par la macération, doit être faite lentement, en se servant alternativement de la lame et du manche du scalpel. Les cloisons que la tunique propre envoie vers l'intérieur s'observent au moment où l'on cherche à la séparer de la substance de la rate; l'enveloppe réfléchie que la tunique interne envoie autour des vaisseaux, *capsule de Malpighi*, se voit après avoir

---

structure. On ne s'imagine pas la quantité d'opinions émises sur les usages de ce viscère.

On ne sait rien de ce que pensaient de la rate les médecins de l'antiquité. Galien, qui avait inventé des trous mystérieux dans la cloison interventriculaire du cœur, à travers lesquels le sang du ventricule droit passait dans le ventricule gauche, pensait qu'il existait une veine courte, étendue du foie à la rate, qui retirait du foie le suc mélancolique, ou atrabilaire. La rate conservait, préparait, cuisait, et se nourrissait de ce suc atrabilaire, qu'elle rejetait dans l'estomac par une autre veine, que Galien appelait *vas breve*, pour aider à la digestion en excitant l'estomac.

Riolan et Bartholin assurèrent avoir vu ce conduit, quoique depuis longtemps Vésale eût révoqué en doute son existence. Il appartenait à Schneider de détruire cette vieille erreur en même temps qu'il détruisit celle de la descente de la pituite des ventricules du cerveau dans les fosses nasales, à travers les trous de la lame criblée.

Il ne faudrait pas croire que le renversement de la théorie de Galien apprît quelque chose sur la rate.

On la prit d'abord pour un viscère inutile, remplissant un vide et faisant équilibre au foie.

Pline et Sérénus Sammonicus y placèrent le siège du rire et de la gaîté.

D'autres, au contraire, pensant que la rate obstruée causait des vapeurs et de la mélancolie, cherchaient à faire rire les mélancoliques, d'où l'expression, encore usitée de nos jours, de *désopiler la rate*, c'est-à-dire, de détruire ses obstructions.

Une course longue et rapide, produisant une douleur dans le côté gauche, on avait supposé aussi qu'elle était due à la compression de la rate; cette opinion se généralisa au point qu'on prétendit rendre les chiens meilleurs coureurs en leur extirpant la rate, en les dératant, d'où cette expression *courir comme un dératé*.

On avait également observé, ce qui est vrai, que la rate peut acquérir rapidement un volume excessif, ce qui faisait dire à l'empereur Trajan que la rate ressemblait au Trésor public, qui ne se remplit qu'en absorbant la fortune des particuliers, attendu que la rate, en augmentant de volume appauvrissait les autres parties du corps.

Croyant cet organe inutile, et pouvant être la cause d'une infinité de maladies, on en fit la résection, et on proposa même cette opération à des mélancoliques.

Terminons-en avec les anciens et avouons que, de nos jours, malgré la connaissance de la structure de la rate, il reste encore quelques doutes sur ses fonctions. Ce qui est certain, c'est qu'elle n'est pas un organe essentiel à la vie, puisqu'on peut vivre tout en étant *dératé*.

débarrassé ces derniers de la graisse qui les entoure et du péritoine qui les recouvre, là où ils pénètrent dans le hile de la rate. On s'assure du tissu presque exclusivement vasculaire de ce viscère en le soumettant à des lavages répétés, après avoir arraché les membranes qui le revêtent et en examinant la pièce sous l'eau. De petits corpuscules blanchâtres, *corpuscules de Malpighi*, se remarquent dans le tissu d'une rate qui a été incisée ; mais ils n'existent pas toujours.

Dans l'étude du tissu de la rate, on ne négligera pas les injections, qui sont si propres à jeter du jour sur la structure des parties ; nous n'en dirons pas autant de l'insufflation, qui ne donne guère que des idées fausses ; on conçoit que l'air soufflé dans les vaisseaux puisse passer de là dans le tissu cellulaire, et qu'un organe quelconque insufflé, desséché et coupé par tranches, devra nécessairement prendre un aspect celluleux, quelle que soit d'ailleurs sa structure.

Couleur. — Cet organe présente une couleur lie de vin.

Forme. — Il a la forme d'un croissant, dont la concavité repose sur la grosse tubérosité de l'estomac, et dont la convexité est moulée sur la face inférieure du diaphragme.

Consistance. — Sa consistance est peu considérable, et son tissu se laisse facilement déchirer. Il n'est pas rare de le voir se rompre à la suite des violences extérieures.

Nombre. — La rate est un organe unique, mais quelquefois on en trouve plusieurs. Dans ce cas, l'une est principale, les autres sont surnuméraires. Les rates surnuméraires ne sont que des lobules de la rate qui sont restés separés, et qui reçoivent chacun une des ramifications de l'artère splénique.

Poids et volume.—Le poids moyen de la rate est de 195 grammes, lorsqu'elle est séparée du cadavre. Celui de la rate, remplie du sang qu'elle contient chez le vivant, serait de 225 grammes (Sappey). Cet organe présente une longueur de 12 centimètres, une largeur de 8 et une épaisseur de 3 centimètres.

La rate augmente de volume pendant la digestion et à la suite d'une longue course. Elle augmente aussi de volume dans la fièvre typhoïde, et surtout dans les accès de la fièvre intermittente. Elle se dilate également à la suite de la section des nerfs qui constituent le plexus splénique.

La quinine et la strychnine diminuent le volume de la rate, de même que l'excitation du plexus splénique (Cl. Bernard.) Elle diminue également de volume lorsqu'on excite les splanchniques et même la moelle épinière. Comme elle possède des fibres musculaires, elle peut présenter des alternatives de resserrement et de dilatation.

Mobilité. — Elle est très mobile et ses rapports sont variables. Ses déplacements peuvent être anormaux, pathologiques ou physiologiques. Les déplacements physiologiques sont placés sous l'influence de la contraction du diaphragme, de l'ampliation de l'estomac, de la grossesse, etc.

Rapports.

La rate présente une face externe, une face interne, un bord antérieur, un bord postérieur, une extrémité supérieure et une extrémité inférieure.

Face externe. — Elle est convexe et unie. Elle est en rapport avec le diaphragme, qui la sépare des fausses côtes et de la base du poumon gauche.

Face interne. — Elle présente une série de trous disposés sur une ligne verticale, et qui constituent le *hile* de la rate. La portion de face interne, qui est placée en avant du hile est un peu plus grande que l'autre, à peu près plane, et se met en rapport avec la grosse tubérosité de l'estomac. La partie postérieure de cette face est en rapport avec le pilier gauche du diaphragme et la queue du pancréas.

Bord antérieur. — Mince et tranchant, ce bord, convexe, est en rapport avec le diaphragme et un peu avec la paroi abdominale.

Lorsque la rate est fortement hypertrophiée, ce bord est sensible au toucher, et il peut descendre jusque dans la fosse iliaque. On observe quelquefois, dans la *cachexie paludéenne*, des rates qui acquièrent un volume si considérable, qu'on peut les prendre pour des kystes de l'ovaire.

Bord postérieur. — Moins convexe et un peu plus épais que l'autre, ce bord est en rapport avec la partie supérieure du rein gauche et la capsule surrénale gauche. Les deux bords de la rate présentent ordinairement des incisures plus ou moins profondes, indice de la division primitive de la rate en plusieurs lobes.

Extrémité supérieure. — Un peu plus grosse que l'autre, cette extrémité est en rapport avec le diaphragme et quelquefois avec l'extrémité gauche du foie, surtout chez l'enfant.

Extrémité inférieure. — Elle est en rapport avec le coude du côlon transverse. Sappey décrit un petit sac séreux accroché comme un nid de pigeon à la partie latérale gauche du diaphragme et dans lequel l'extrémité inférieure de la rate serait reçue.

On appelle encore l'extrémité supérieure *tête*, et l'extrémité inférieure *queue*.

Structure.

La rate offre de l'*analogie avec un ganglion lymphatique*, à tel point que Frey a dit : la rate est une *glande lymphatique sanguine*, et que Mathias Duval a pu dire : la rate est un *ganglion lympha-tique placé sur le trajet de la circulation sanguine.*

La structure de la rate comprend deux enveloppes, l'une séreuse, l'autre fibreuse qui forme la charpente de l'organe, des vaisseaux et des nerfs, une substance molle intérieure ou *boue splénique,* et des follicules clos ou *corpuscules de Malpighi.*

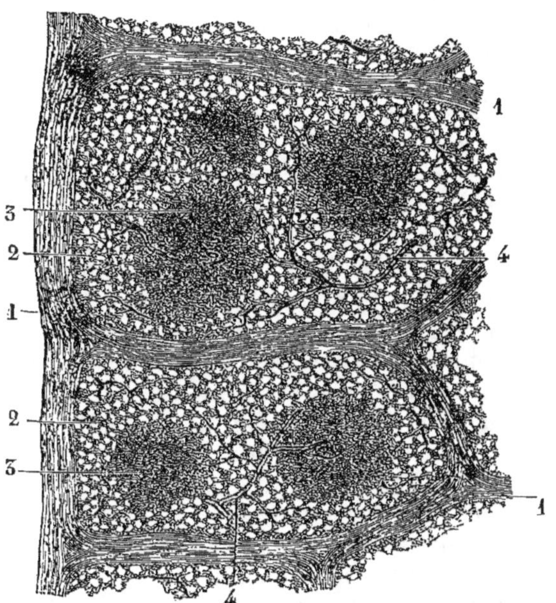

Fig. 254. — Section de la partie superficielle de la rate de l'homme
(Grossissement, 40).

1, 1, 1, enveloppe fibreuse et cloisons intérieures. — 2, 2, espaces veineux de la pulpe splénique.
3, 3, corpuscules de Malpighi. — 4, ramifications artérielles.

Membrane séreuse. — Formée par le péritoine, cette membrane, très mince et très adhérente à la membrane fibreuse, recouvre complètement la rate. Elle s'adosse à elle-même au niveau du hile et forme un repli qui se porte à la grosse tubérosité de l'estomac, *épiploon gastro-splénique.* Elle forme un repli analogue, mais très petit, qui s'étend de la partie supérieure de la face interne de la rate à la partie supérieure du pilier gauche du diaphragme, *ligament phréno-splénique.* De l'extrémité inférieure de la rate, part un autre petit repli péritonéal qui se porte vers la queue du pancréas, *ligament pancréatico-splénique.*

Membrane fibreuse. — La membrane fibreuse, *tunique propre* de la rate, est analogue à celle qui enveloppe le foie ; elle est, de plus, élastique et contractile. Comme celle du foie, elle se réfléchit au niveau du hile, pour pénétrer dans la rate en accompagnant les vaisseaux. Cette portion réfléchie, qui forme dans le foie la capsule de Glisson, constitue ici la *capsule de Malpighi*. Des cloisons, ou *trabécules*, d'un millimètre d'épaisseur à leur origine, se détachent de la face interne de la tunique propre et de la surface externe de la capsule de Malpighi ; elles deviennent de plus en plus minces, s'entre-croisent pour former une charpente fibreuse creusée de cavités ou aréoles communiquant les unes avec les autres, de sorte qu'on pourrait, au moyen d'un courant d'eau, débarrasser les aréoles de la rate de la pulpe qu'elles renferment. Cette tunique contient, dans son épaisseur, des fibres de tissu conjonctif, des fibres élastiques et des fibres musculaires lisses. A la surface interne de la tunique fibreuse, on en trouve une seconde très mince, qui la double et qui se prolonge sur les cloisons ; elle est pourvue de fibres musculaires lisses, très petites, qui se trouvent aussi dans les cloisons. La présence des fibres élastiques et musculaires dans la tunique propre de la rate donne à cet organe deux propriétés : 1° l'*élasticité*, qui ne peut être révoquée en doute ; 2° la *contractilité*, qu'on démontre facilement en plaçant aux deux extrémités de la rate les deux conducteurs d'un appareil électro-magnétique énergique sur un animal vivant. On peut ainsi, chez le chien, déterminer un raccourcissement de 2 centimètres. Des phénomènes de contraction beaucoup plus prononcés sont obtenus en galvanisant les nerfs (Cl. Bernard).

Les fibres musculaires ont une forme spéciale qui les distingue de celles qu'on rencontre dans les autres parties du corps : elles sont petites, incurvées sur elles-mêmes, et contiennent un noyau allongé, faisant saillie à la surface et du côté de la concavité.

Si l'enveloppe fibreuse de la rate et la capsule de Malpighi sont formées de tissu conjonctif mélangé de fibres élastiques et de quelques fibres lisses, il faut bien savoir que ce tissu se modifie à mesure que les artères deviennent de plus en plus petites. Elles se transforment en tissu lymphoïde, ou adénoïde, tissu qui forme la charpente principale de l'intérieur de la rate, comme celle d'un ganglion lymphatique (Ranvier, Mathias Duval, etc.). De sorte que la gaine des petites artères s'est transformée en tissu réticulé, lequel envahit même les parois des artérioles, et se confond avec la substance des fines trabécules de la rate.

De petits corpuscules, les *corpuscules de Malpighi*, au nombre de 8 à 10 000 pour une rate humaine, sont suspendus aux artérioles comme des fruits aux branches d'un arbre. Découverts en 1666 par Malpighi, ces corpuscules n'atteignent pas tout à fait un demi millimètre de diamètre. Ils sont arrondis, de couleur grisâtre, très développés sur la rate du bœuf, selon Winslow. Ils sont séparés les uns des autres par un intervalle de 2 à 4 millimètres.

Ces corpuscules sont identiques à un follicule de la substance corticale d'un ganglion, et leur substance se continue avec celle de la paroi artérielle, transformée en tissu adénoïde. Comme dans le follicule ganglionnaire, on y trouve du tissu conjonctif réticulé infiltré de leucocytes, de la variété lymphocyte. Des espaces, limités par les faisceaux de tissu réticulé, communiquent avec la pulpe splénique.

Vaisseaux et nerfs. — *Artère splénique.* — Cette artère se divise en 6 à 8 branches, qui pénètrent par les trous du hile et qui sont entourées par la capsule de Malpighi. Chacune de ces branches artérielles se porte dans un département spécial de la rate, sans s'anastomoser avec les branches voisines. Chaque branche artérielle est accompagnée par une veine, contenue avec l'artère dans la même gaine de la capsule de Malpighi. Ces deux vaisseaux cheminent côte à côte jusqu'à ce que les divisions artérielles acquièrent un diamètre inférieur à un demi-millimètre. A ce moment, l'artère et la veine se séparent, et elles ont une destination différente.

1° Les *artères* diminuent peu à peu de volume, et se terminent par des *capillaires pénicillés,* c'est-à-dire analogues aux poils d'un pinceau. Les artères envoient des artérioles dans l'épaisseur des corpuscules de Malpighi. Ces vaisseaux offrent des solutions de continuité qui permettent au sang de s'épancher librement dans la pulpe splénique.

Veines. — Les *veines,* après s'être divisées plusieurs fois, présentent un tel amincissement de leur paroi, que celle-ci se trouve réduite à la couche endothéliale. Mais cette couche n'est pas uniforme, et elle présente des ouvertures communiquant avec les aréoles de la charpente fibreuse de la rate. Puis la paroi veineuse disparaît complètement et l'extrémité de la veine communique avec la pulpe contenue dans les aréoles.

Les *anneaux de Henle* sont formés par une condensation du tissu réticulé autour des veinules.

Quelques auteurs, comme Ch. Robin, Sokoleff, Hoffmann, n'ont pas admis ces solutions de continuité des vaisseaux et ont pensé que l'appareil vasculaire de la rate était clos de toutes parts.

Lymphatiques. — Sappey n'admet pas de lymphatiques superficiels ; il affirme qu'ils n'ont pas encore été démontrés. Les *lymphatiques profonds,* les seuls qui existent, viennent de la pulpe splénique, mais on ne connaît pas leur origine ; ils s'accolent ensuite aux parois des principales veines. Les petites veines n'en ont pas, et sont contenues dans la capsule de Malpighi. Chaque veine est accompagnée d'un seul vaisseau lymphatique, de sorte que ceux-ci sortent de la rate au nombre de six à huit, selon le nombre des vaisseaux sanguins. Ils se portent ensuite dans les ganglions situés au niveau de la queue du pancréas ; Sappey dit qu'il est difficile de les injecter, mais qu'il est facile de les apercevoir, en injectant l'artère splénique avec une solution gommeuse colorée qui passe en partie dans les lymphatiques.

Selon Billroth, Frey, Kölliker et Teichmann, chez les animaux qui ont un tissu conjonctif sous-séreux abondant (ruminants, solipèdes), les *vaisseaux lymphatiques superficiels forment un réseau très développé*, dont les vaisseaux, remplis d'un liquide clair, sont pourvus de valvules et présentent des renflements en forme de chapelet. Ce réseau a été observé chez le porc, le mouton et le bœuf ; il est difficile à injecter chez ce dernier animal. Il n'y en a pas chez l'homme, le chien, etc.

Quant aux *lymphatiques profonds*, Ecker, Kölliker et Tomsa en auraient vu, au niveau du hile, colorés en rouge par des globules sanguins. Tomsa les aurait injectés récemment sur le cheval ; il prétend les avoir suivis jusque dans la pulpe, où ils forment des gaines lymphatiques autour des artères (Frey). Kölliker et Teichmann ont constaté, chez certains animaux, que des vaisseaux lymphatiques superficiels pénètrent directement dans l'organe, traversent la pulpe splénique et sortent par le hile. D'après Kölliker, les lymphatiques traverseraient quelques ganglions au niveau du hile, puis formeraient un tronc unique qui s'ouvre dans le canal thoracique, au niveau de la douzième vertèbre dorsale.

Nerfs. — Les nerfs de la rate sont apportés par le plexus splénique. On y trouve des fibres sans myéline, ou de Remak, et des fibres à myéline en moins grand nombre. On trouve des cellules nerveuses sur le trajet de ces fibres. Les fibres se terminent dans les parois vasculaires et dans les corpuscules de Malpighi.

Pulpe splénique. — La pulpe splénique (1), contenue dans les aréoles, forme cette espèce de pulpe rougeâtre que l'on fait sortir par pression au niveau des points où la rate a été déchirée. Il ne faut pas croire qu'il s'agisse là d'un liquide : c'est bien un tissu véritable.

Nous avons vu, dans la muqueuse de l'intestin grêle entre autres, comment le tissu adénoïde ou lymphoïde peut se montrer sous une forme lâche, et comment aussi ce tissu peut se condenser pour former des organes arrondis, de dimensions variables, les follicules clos ou follicules lymphatiques. La même chose existe dans la pulpe de la rate ; ce qu'on appelle pulpe splénique n'est

(1) Encore appelée *boue splénique, tissu splénique, parenchyme de la rate, substance rouge de la rate, tissu glandulaire, tissu propre*.

autre chose qu'un tissu conjonctif réticulé, tissu lymphoïde délié, qui remplit les aréoles de la rate. En certains points, ce tissu se condense pour donner naissance aux follicules clos, ou *corpuscules de Malpighi* (1), et pour former une sorte de gaine lymphoïde aux branches terminales de l'artère splénique. Au milieu des éléments déliés de ce tissu lymphoïde on trouve un liquide qui l'humecte pour ainsi dire.

a. *Tissu conjonctif réticulé.* — On ne le voit pas à l'œil nu; au microscope, il offre le même aspect que les trabécules qu'on examine à l'œil nu. Ce tissu est donc un système de trabécules de plus en plus déliées, faisant suite aux trabécules principales, et formées d'un tissu différent. On sait que la couleur de la rate est variable; qu'elle soit rouge clair ou rouge foncé, bleuâtre, livide, noire, cela ne dépend nullement du tissu qui nous occupe, mais du liquide au milieu duquel il est plongé.

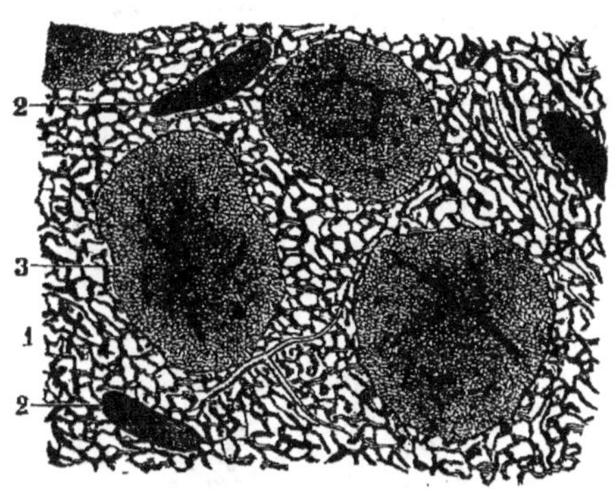

Fig. 235. — Fragment de rate durcie dans l'acide chromique et dans l'alcool (Billroth).

On y voit trois corpuscules de Malpighi, 3, les trabécules et les aréoles, 1, 2, 2.

Ces filaments microscopiques ont une épaisseur de 20 à 60 μ. Ils forment, en s'entre-croisant, un réticulum très fin, étendu dans tous les espaces limités par les trabécules. Ce réticulum s'insère, d'une part, sur les nombreuses trabécules que nous avons déjà décrites, et, d'autre part, sur les corpuscules de Malpighi et les gaines artérielles dont le tissu s'est transformé en véritable tissu lymphoïde. Dans ce réticulum, on trouve des cellules lymphatiques, comme dans toutes les régions où nous avons rencontré du tissu lymphoïde. Ces cellules sont identiques à celles qui existent dans les corpuscules de Malpighi et dans les follicules des ganglions lymphatiques et des plaques de Peyer. Frey a constaté leur contractilité par des mouvements amiboïdes sur la grenouille et la salamandre. Cohnheim, il y a longtemps (*Virchow's Archiv.*, t. 38),

(1) Malpighi (Marcel), né en 1628, mort à Rome en 1694, alors qu'il était médecin du pape. Fut professeur à Pise, à Bologne, puis à Messine. Créa l'anatomie de texture. Malpighi fut considéré comme le plus grand, le phénix des anatomistes, l'œil de l'Italie (*ocellus Italiæ*), Malpighi aux yeux de lynx (*lynceus Malpighius*).

observa ces mouvements amiboïdes sur les cellules d'autres animaux, et même sur des mammifères. Nous avons dit, en décrivant les mouvements amiboïdes des cellules, qu'une cellule peut s'incorporer, en les prenant avec les prolongements de sa propre substance, des particules colorées, des globules de lait, et même des globules rouges du sang ; il ne faut pas l'oublier.

b. *Corpuscules de Malpighi, follicules clos, follicules lymphatiques.* — Ces corpuscules, étant assez volumineux, sont faciles à distinguer ; mais on ne les rencontre pas sur toutes les rates.

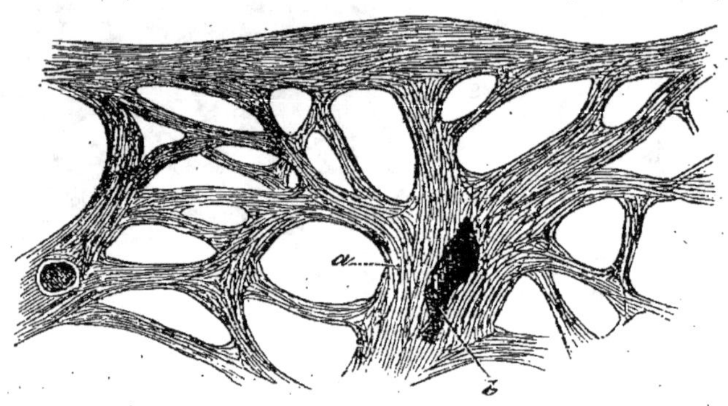

Fig. 256. — Fragment d'une rate de chat.

a, trabécules. — *b*, veine.

Sappey les a observés 3 fois sur 40 rates, Hessling en a trouvé 115 fois sur 950 sujets ; à mesure qu'il s'est rapproché du moment de la naissance, il les a vus plus constamment ; 1 fois sur 16, de dix à quatorze ans ; 1 fois sur 3, de deux à dix ans, 1 fois sur 2, de un à deux ans. Kölliker les a observés 4 fois sur quatre suppliciés. Ces faits ont conduit les auteurs à dire qu'on ne trouve les corpuscules de Malpighi que sur des rates fraîches et saines, qu'ils n'existent plus chez les individus qui ont succombé après une longue maladie ou une abstinence prolongée. Sappey a constaté que plus la rate d'un cadavre offre de résistance plus elle contient de corpuscules ; les rates ramollies n'en renferment jamais. L'un des sujets qu'il a examinés était à l'amphithéâtre depuis quatre jours ; de plus, il a mis la rate dans de l'eau, qu'il renouvelait tous les jours, et, au bout de douze jours, les corpuscules étaient encore plus visibles. Disons cependant que tout le monde pourrait avoir raison ; il est possible qu'on rencontre les corpuscules principalement sur les rates fraîches, et surtout lorsqu'elles sont consistantes.

Les follicules clos ne sont pas disséminés sans ordre dans la rate, ils sont *adhérents aux branches artérielles.* Chez la plupart des animaux, ils sont appliqués sur la paroi de l'artère, dont les branches simulent une petite grappe ; mais, chez l'homme, ces corpuscules sont traversés, au centre ou sur l'un des côtés, par la branche artérielle qui les supporte. Quelquefois, ils sont placés dans l'angle de bifurcation d'un vaisseau.

Leur *structure* est identique à celle des follicules clos solitaires de l'intestin, aux follicules des ganglions lymphatiques. C'est du

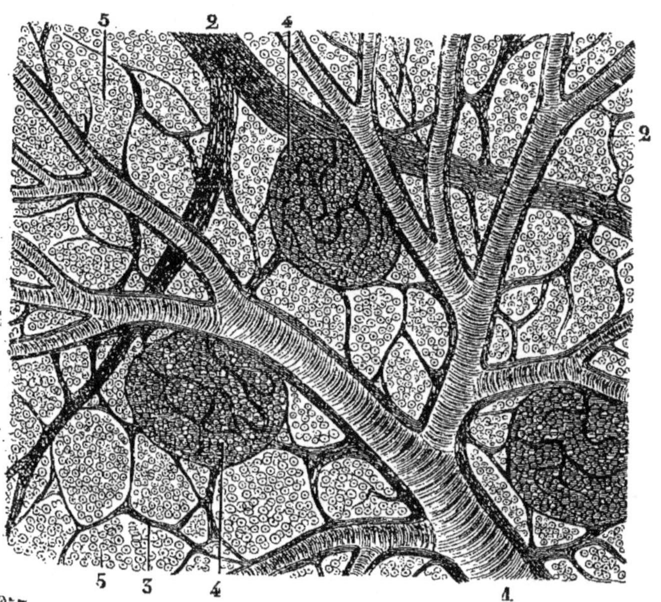

Fig. 257. — Figure schématique montrant la section d'un fragment de la rate (Leydig).

1, artère avec sa gaine, capsule de Malpighi. 2, 2, 3, trabécules de dimensions différentes. — 4, 4, deux corpuscules de Malpighi. — 5, 5, pulpe ou tissu splénique, situé dans les aréoles. Le tissu conjonctif réticulé de la pulpe n'est pas représenté.

tissu conjonctif réticulé, formant un réseau lâche au centre du corpuscule, et se condensant de plus en plus à mesure qu'il se rapproche de la surface, de manière à former une sorte d'enveloppe. En ce point, il est tellement condensé, qu'on le prendrait pour une membrane. Or, ce n'est pas une véritable membrane, mais un réticulum serré et poreux, pouvant laisser passer les cellules lymphatiques qui sont contenues au centre.

Il existe, en effet, au centre du follicule, des *cellules lymphatiques*, ou lymphoïdes, en tout semblables à celles que nous avons vues dans le réticulum délié de la pulpe, dans les follicules clos de l'intestin, en un mot, dans tous les organes formés de tissu adénoïde, ou lymphoïde. Ces cellules, plongées au milieu d'un peu de liquide albumineux et transparent, sont petites ou grosses, de 4 à

13 μ, incolores, arrondies, et ressemblent à celles des ganglions lymphatiques ; quelques-unes contiennent des granulations graisseuses. Ces caractères prouvent une prolifération incessante de ces cellules lymphatiques dans les follicules de la rate.

Des *globules rouges du sang* pénètrent quelquefois dans le réticulum du centre du corpuscule de Malpighi ; ces globules sont libres ou contenus dans des cellules incolores, normaux ou ayant subi des modifications.

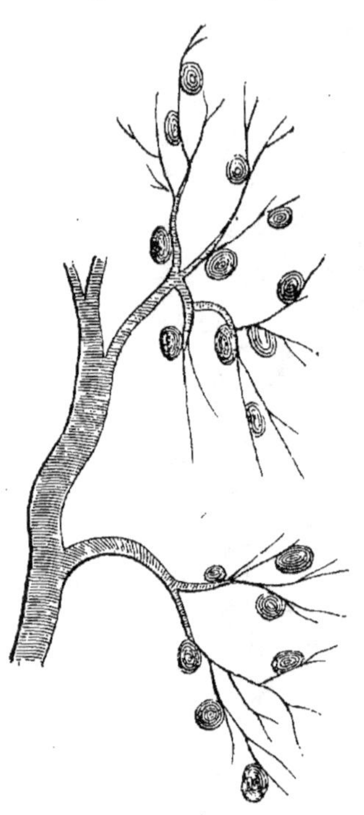

Fig. 258. — Branche artérielle de la rate du chien avec des corpuscules de Malpighi (Kölliker) Gross. 10.

Les *rapports des follicules avec les artères* constituent l'un des points les plus intéressants de la structure interne de la rate. En parlant des gaines fibreuses formant autour des artères la capsule de Malpighi, nous avons dit qu'à un certain moment la veine et l'artère contenues dans la même gaine se séparent, et qu'à ce niveau le tissu de la gaine se modifie. En effet, tant que les artères ont plus d'un demi-millimètre, elles sont accolées aux veines, et la gaine fibreuse, qui leur forme une enveloppe commune, offre la structure que nous avons indiquée pour la capsule de Malpighi. On ne trouve jamais de follicules clos sur ces gaines ; ils ne se présentent que sur les parois des artères qui ont moins d'un demi ou d'un quart de millimètre. Nous laissons de côté les veines, dont il sera question plus loin ; nous nous occupons ici des artères seulement. La modification de la capsule de Malpighi, c'est-à-dire de la gaine fibreuse de l'artère, consiste en un passage insensible du tissu fibreux et élastique de la gaine au tissu conjonctif réticulé, avec un mélange de cellules lymphoïdes, et c'est précisément sur ces petites artères, et seulement sur elles, qu'on trouve les follicules clos.

Les corpuscules de Malpighi ne siègent que sur la gaine lymphoïde des artères. La transformation de la gaine artérielle est telle que la tunique externe de l'artère y participe : ainsi les petites artères de la rate n'ont plus de tunique adventice, elles sont formées seulement par la tunique interne et par une couche de fibres musculaires circulaires, le tout étant entouré par du tissu lymphoïde formant une sorte de gaine lymphatique adhérente à l'artère.

c. *Liquide de la pulpe splénique.* — Ce liquide, *formé par le sang sorti des vaisseaux*, remplit toutes les aréoles de la rate. Il est d'une couleur rouge plus ou moins foncée ; c'est lui qui donne à la rate sa coloration. Ce liquide est composé d'une matière amorphe, tenant en suspension des éléments anatomiques figurés, libres ou adhérents aux filaments du reticulum.

Les éléments anatomiques figurés contenus dans les mailles du reticulum lâche de la pulpe splénique sont très nombreux ; on y remarque :

1° Une quantité considérable de cellules rondes, pâles, de 4 à 13 µ, en tout semblables à celles qui sont contenues dans les corpuscules de Malpighi et dans les follicules lymphatiques. Ces cellules sont tellement nombreuses, qu'on les considère comme essentielles, et, pour cette raison, on les a appelées *cellules du tissu splénique*, *cellules parenchymateuses de la rate*. Ce sont, en un mot, des leucocytes, ou globules blancs du sang. On trouve toutes les variétés de leucocytes : lymphocytes, leucocytes mononucléaires, leucocytes polynucléaires, etc. Ces cellules sont presque en contact ; on admet qu'à elles seules elles constituent la moitié de la substance liquide qui remplit les aréoles ;

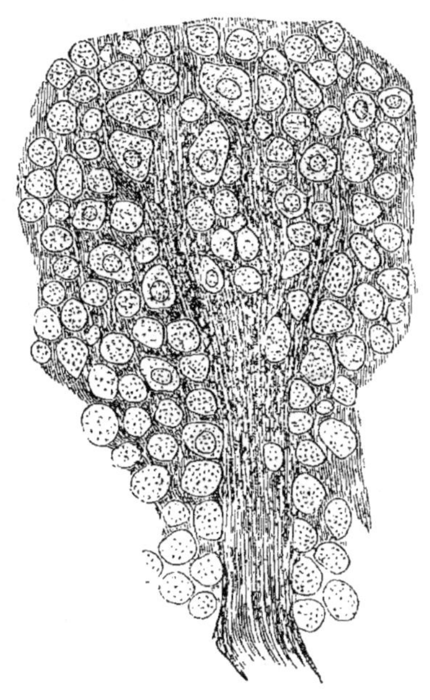

Fig. 259. — Veine de la rate injectée au point où elle s'abouche avec les aréoles de la pulpe.

2° Des *globules rouges du sang*, les uns normaux, les autres ayant subi diverses modifications par suite de leur séjour dans les aréoles de la rate ; tantôt ils sont rapetissés, plissés, tantôt brisés en fragments plus ou moins foncés et formant des granulations pigmentaires (voy. ci-dessous, *Fonctions*) ;

3° Des *cellules hémoglobiques* de Neumann et des *granulations pigmentaires*.

Fonctions. — Nous commencerons par dire que la rate n'est pas un organe essentiel à la vie. Pour le prouver, il suffirait de citer les belles opérations de splénectomie exécutées par divers chirurgiens : Péan ; Thomas Jonnesco, de Bucharest (23 splénectomies avec 16 guérisons. *Gaz des hôp.*, 27 oct. 1898) ; Michaïlowsky de Sofia (*Gaz. de Strasbourg*, 1900, n° 12, 16 splénectomies pour splénomégalie malarique) ; Auvray, chirurgien des hôpitaux de Paris (*Gaz. des hôp.*, 20 avril 1901, 47 splénectomies avec 26 guérisons).

On dit, depuis Haller, que la rate est un *diverticulum du système veineux abdominal*, qu'elle gonfle pendant la digestion et après l'ingestion d'une certaine quantité de liquide. Faut-il voir là autre chose qu'un simple phénomène d'élasticité ? On sait que la rate est très dilatable ; on peut s'en assurer par une injection d'eau.

En décrivant la rate après le foie et le pancréas, on continue l'erreur des anciens anatomistes qui faisaient jouer à cet organe un rôle dans la digestion. La description de cet organe doit être logiquement placée après celle des vaisseaux sanguins ou lymphatiques.

La rate joue en effet un grand rôle dans la vie des globules blancs et des globules rouges. Elle est formée par une énorme quantité de petites cavités ou aréoles que je ne saurais mieux comparer qu'à la substance spongieuse des os. Dans ces cavités, les artères versent le sang par une quantité innombrable d'ouvertures. Ce sang, qui fait partie de la pulpe splénique, est repris par les veines après élaboration.

Elle forme des globules blancs. — La possibilité de son ablation, sans trouble apparent dans l'organisme, prouve d'abord que d'autres organes jouent le même rôle qu'elle, et qu'ils peuvent la suppléer. On a remarqué en effet que les ganglions lymphatiques s'hypertrophient chez les animaux auxquels on a pratiqué la splénectomie, d'où l'on a conclu que *la rate forme des globules blancs.* Lorsqu'elle est enlevée, elle est remplacée dans cette fonction par les ganglions lymphatiques. Sur les jeunes animaux splénectomisés, les globules blancs sont formés également par la moelle rouge des os, ce qui explique pourquoi la splénectomie est mortelle chez les vieux animaux dont la moelle devenue graisseuse ne remplit plus ses fonctions hématopoiétiques.

Hirt a examiné le sang de l'artère splénique et celui de la veine, dans le but de comparer les globules blancs de ces vaisseaux ; il a trouvé 1 globule blanc pour 2 200 globules rouges dans l'artère, et 1 pour 60 dans la veine, différence considérable. Dès 1845, Virchow avait assuré que la rate verse des globules blancs dans le sang. Les malades affectés de *leucocytémie,* qui offrent quelquefois un nombre prodigieux de globules blancs, ont une affection de l'un des organes qui forment à l'état normal des globules blancs : tantôt ce sont les ganglions lymphatiques qui sont irrités, alors la maladie s'appelle *leucocytémie lymphatique* ; tantôt c'est la rate, *leucocytémie liénale* ou *splénique* (Virchow). Dans cette dernière maladie, l'organe s'hypertrophie, et à mesure qu'il s'hypertrophie, il donne naissance à un plus grand nombre de globules blancs. L'existence de cette maladie, portant tantôt sur les ganglions, tantôt sur la rate, tantôt même sur tous ces organes en même temps, et donnant toujours lieu à l'augmentation du nombre des globules blancs du sang, devrait suffire pour faire considérer ces organes comme appartenant au même groupe. Du reste, nous l'avons assez répété dans le cours de cet article, on ne peut s'empêcher, en étudiant le tissu lymphoïde de la substance propre de la rate, de la comparer à un énorme ganglion lymphatique.

D'où viennent ces globules blancs? — Nous savons que les cellules lymphatiques, les cellules lymphoïdes, les globules blancs du sang et les leucocytes sont un seul et même élément; nous savons aussi que les cellules des tissus lymphoïdes prolifèrent avec activité, et que, du reste, elles ne sont pas très adhérentes au tissu conjonctif réticulé entre les mailles duquel elles sont situées. Il faut donc admettre que les globules blancs du sang viennent directement du tissu lymphoïde de la rate, soit par prolifération, soit par migration des cellules lymphoïdes elles-mêmes. En vertu de leurs mouvements amiboïdes, ces cellules se déplacent avec la plus grande facilité; leur migration a souvent été constatée; elles passent facilement du centre des corpuscules de Malpighi dans la pulpe splénique, absolument comme elles passent, dans les ganglions, du milieu du follicule lymphoïde dans la lymphe (cellules migratrices).

Elle forme des globules rouges. — Il est admis que la rate forme des globules rouges, mais les expériences à ce sujet ont été contradictoires. Selon Malassez et Picard, le sang contenu dans la veine splénique contient plus de globules rouges que le sang artériel. Cette différence est surtout marquée quand la rate est en activité. Donc, *la rate forme des globules rouges.* Comme la moelle rouge des os, elle est hématopoiétique.

D'autre part, les mêmes expérimentateurs ont constaté que le sang des animaux privés de rate avait moins de globules, et que, dans ces globules, l'hémoglobine était en moindre quantité. Il y avait en même temps diminution des globules rouges.

Elle détruit les globules rouges. — En 1847, Funke et Kölliker ont constaté dans la rate la présence de gros leucocytes renfermant des grains jaunes de la même nature que les globules rouges. Il a été reconnu depuis que ces grains jaunes étaient des fragments d'hématies. On admet aujourd'hui que la rate est un lieu de destruction des globules rouges, des globules altérés devenus impropres à leurs fonctions, en un mot des globules vieux. C'est une véritable *phagocytose.*

En résumé, la rate donne naissance à des globules blancs et à des globules rouges, en même temps qu'elle détruit les vieux globules rouges. On comprend donc maintenant pourquoi on trouve en même temps dans la boue splénique diverses variétés de leucocytes, des débris de globules rouges englobés par ces derniers et une certaine quantité d'hématoblastes devant donner naissance à de nouveaux globules rouges (voy. *Globules du sang*).

Développement. — La rate apparaît, chez les mammifères, dans la deuxième semaine de la vie embryonnaire. C'est d'abord une petite masse de cellules mésenchymateuses étoilées recevant des vaisseaux de la veine intestinale, vaisseaux qui deviendront l'origine de la veine splenique. Plus tard, les artères s'y développent et se mettent en communication avec les mailles de la pulpe déjà constituée. Selon Laguesse, qui a fait des recherches sur l'embryon de la truite, vertébré ovipare, la plupart de ces cellules mésenchymateuses se transforment en fibres de tissu conjonctif réticulé, tandis que d'autres cellules, perdant leurs prolongements, deviennent cellules arrondies, analogues aux cellules migratrices. Ces cellules arrondies ont un gros noyau et une petite couche de protoplasma ; ce sont en un mot, des lymphocytes. Laguesse a constaté que ces lymphocytes deviennent, les uns, des leucocytes proprement dits, les autres, des hématoblastes nucléés, origine des hématies.

Pendant que la rate évolue, les artères s'ouvrent dans les mailles du tissu réticulé. Les corpuscules de Malpighi se développent, et l'on voit sortir de ces petites masses des lymphocytes en voie de formation. Cette production des leucocytes s'arrête plus ou moins complètement chez le vieillard, et le volume des corpuscules de Malpighi diminue à cet âge.

On voit donc que, dès l'origine, la rate a une double fonction, lymphopoiétique et hématopoiétique.

CHAPITRE III

APPAREIL URINAIRE

Préposé à l'excrétion de l'urine contenant les déchets dissous de l'organisme, cet appareil se compose : 1° du *rein*, organe qui sépare l'urine du sang ; 2° de l'*uretère*, conduit vecteur ; 3° de la *vessie*, réservoir ; 4° de l'*urèthre*, conduit excréteur. Ce dernier conduit, servant à la fois à l'émission de l'urine et à celle du sperme, sera étudié avec l'appareil de la génération.

ARTICLE PREMIER

REIN

§ 1. — CONSIDÉRATIONS GÉNÉRALES

Le rein est un organe double, destiné à extraire du sang les matériaux excrémentitiels dont se débarrassent les éléments anatomiques des tissus et dont l'accumulation dans le sang serait nuisible à l'économie.

Dès que les cellules du corps de l'embryon commencent à se différencier pour former les ébauches des organes, dès que l'embryon commence à vivre de son propre sang, aux premières ondulations des globules sanguins, c'est-à-dire vers le onzième jour après la fécondation, la sécrétion urinaire s'établit.

On comprend combien doit être réduite la proportion des éléments de l'urine d'un embryon de quelques semaines.

Alors qu'il n'est formé presque exclusivement que de cellules à peine différenciées, les substances excrémentitielles sont presque nulles. Est-ce pour cette raison qu'il existe deux reins successifs, le *rein primitif*, le *corps de Wolff*, qui est remplacé ensuite par le *rein définitif*?

Je ne m'occuperai que de ce dernier, le seul important au point de vue médico-chirurgical (1).

Dissection. — Pour préparer les reins ou leurs rapports principaux, on enlève l'intestin grêle et le gros intestin avec ménagement, en laissant en place le duodenum, à la terminaison duquel on aura appliqué une ligature. On enlève également l'estomac avec la rate, et l'on fait une ligature à la partie supérieure du duodenum, qu'on laisse en place. On soulève le bord antérieur du foie. Ensuite, on détache, de dehors en dedans, le péritoine qui recouvre la paroi abdominale profonde ; on le sépare facilement du rein, de l'uretère et des vaisseaux spermatiques qui se trouvent ainsi découverts. Du côté droit, cette séparation doit être faite avec ménagement, à cause des rapports qu'affecte le rein avec le duodenum et le foie.

Pour étudier la structure du rein, on divise cet organe en deux moitiés, au moyen d'une incision conduite le long du bord convexe et qui pénètre profondément dans l'organe. Sur le profil de la coupe, on voit alors les deux substances du rein ; profondément, vers le hile, on aperçoit la poche membraneuse qui forme le bassinet, sa continuation vers le sommet des cônes pour former les calices, etc. En comprimant les cônes, on fait tomber des gouttelettes d'urine dans les calices. On sépare alors la membrane propre du rein de la substance de ce viscère, ce qui se fait très facilement, et on la pour-

---

(1) Les reins furent décrits pour la première fois, en 1563, par Eustachi, qui compara leur forme à celle d'un haricot. Il avait indiqué la substance corticale, la substance tubuleuse, et avait signalé les tuyaux urinaires se rendant aux mamelons, au nombre de 10 à 12, percés de trous pour le passage de l'urine. Il décrivit aussi les calices et le bassinet.

suit jusque dans le hile pour voir comment elle se continue avec les calices. La structure du rein sera examinée au microscope ; on facilite ces recherches par la macération et les injections. Ces dernières, poussées dans les vaisseaux sanguins du rein, passent assez souvent dans l'uretère. Lorsque ce passage a lieu, c'est toujours par suite d'une rupture des vaisseaux, et non d'une communication entre les vaisseaux et les tubes urinifères.

On reconnaît la forme intérieure des bassinets en prenant leur empreinte avec de la cire injectée par l'uretère. Les tuniques du bassinet et de l'uretère seront disséquées sur une portion de ce canal, ouvertes et fixées sur une plaque de liège avec des épingles. La manière dont les uretères s'unissent à la vessie sera étudiée avec ce réservoir.

Situation. — Situés sur les côtés de la colonne vertébrale, dans la région lombaire, les reins occupent la partie la plus élevée et la plus profonde de la cavité abdominale, au-dessous du foie, dans la région lombaire.

Les deux reins ne sont pas à la même hauteur. Celui du côté droit est situé un peu plus bas que l'autre, à cause de la présence du foie qui le refoule vers la partie inférieure. Cependant, il ne faut pas exagérer ce déplacement qui est parfois presque insensible, ainsi que le fait remarquer Sappey.

Direction. — Les reins sont situés en avant du carré des lombes, et dirigés de haut en bas et de dedans en dehors ; par leur extrémité supérieure, ils sont, par conséquent, plus rapprochés que par l'inférieure.

Nombre et forme. — Au nombre de deux, les reins ont la forme d'un haricot dont le hile regarderait la ligne médiane.

Mobilité. — Ces organes sont immobiles dans la position qu'ils occupent ; jamais on ne les a vus entrer dans la composition des hernies.

On observe cependant des *déplacements* du rein, *rein flottant* : les uns *congénitaux*, les autres *accidentels*. Les premiers se reconnaissent, sur le cadavre, à ce que l'artère rénale provient de l'artère la plus voisine du rein déplacé ; c'est le plus souvent une des artères du bassin. Dans les déplacements accidentels, l'artère vient toujours de l'aorte, seulement elle a subi une élongation plus ou moins considérable.

Les déplacements accidentels, connus sous le nom de *rein flottant* ou *rein mobile*, ne sont pas rares. Ils sont cinq fois plus fréquents chez la femme que chez l'homme, et le rein droit se déplace deux fois plus souvent que le gauche, ce qui dépend probablement de la mobilité que le foie imprime au rein droit. Le corset et les grossesses ne sont pas sans influence sur la fréquence du rein mobile chez la femme.

Ordinairement, le rein flottant n'occasionne pas de douleurs et on peut le faire mouvoir avec la main. Dans quelques cas, il donne lieu à des douleurs telles qu'on est obligé de pratiquer son extirpation, c'est-à-dire la *néphrectomie*. Lorsque les douleurs sont supportables, on peut maintenir le rein flottant avec une ceinture spéciale.

Poids et volume. — D'après les recherches de Sappey, faites sur quarante reins, les dimensions de ces organes ont été les suivantes, à deux millimètres près : longueur, 12 centimètres ; largeur, 7 centimètres ; épaisseur, 3 centimètres. Ces organes ont sensiblement le même volume dans les deux sexes.

Leur poids est de 170 grammes ; celui du côté gauche est souvent un peu plus lourd que celui du côté droit.

Couleur et consistance. — D'un rouge sombre, le rein est formé d'un tissu très ferme dont la densité est supérieure à celle de toutes les autres glandes. Il est cependant friable et, plusieurs fois, on a observé des ruptures du rein accompagnant des contusions profondes, telles que coups de pied de cheval, chute d'un lieu élevé, etc.

Variétés anatomiques. — *Variétés de situation.* — Nous avons vu que les reins, situés dans la région lombaire, se déplacent quelquefois vers les parties inférieures, *reins flottants*.

Variétés de direction. — On voit assez rarement les deux reins se rapprocher et arriver au contact, et même se confondre par l'une de leurs extrémités, plus fréquemment par l'extrémité supérieure. Ainsi dirigés, les deux reins forment une sorte de fer à cheval dont la partie moyenne repose sur la colonne vertébrale.

Variétés de nombre. — Quelquefois, l'un de ces organes peut manquer ; dans ce cas, il est fréquent de voir le rein existant acquérir un volume assez considérable. Lorsqu'il n'existe qu'un seul rein, il peut occuper sa place ordinaire ou se placer en travers sur la colonne vertébrale, le hile regardant en bas. La possibilité de cette anomalie doit rendre fort prudent le chirurgien qui se propose de pratiquer la néphrectomie. Si on enlevait un rein unique, l'urine resterait dans le sang et produirait la mort rapidement.

Quelques auteurs ont signalé trois, quatre et même cinq reins. Dans ces cas, on doit admettre que, lors du développement, quelques lobes du rein se sont isolément développés, comme cela se voit parfois pour la rate.

Variétés de volume. — On voit fréquemment la longueur de ces organes varier, selon les individus, depuis 10 centimètres jusqu'à 15 centimètres. On voit aussi des variétés de poids, depuis 107 grammes jusqu'à 264 grammes, pour un seul rein. Il y a donc de petits reins et de grands reins sans que rien puisse les faire reconnaître pendant la vie.

Moyens de fixité du rein. — Le rein est fixé dans la région lombaire par les vaisseaux rénaux, par le péritoine, et par le tissu cellulo-adipeux qui l'entoure.

Le tissu cellulo-adipeux, situé entre le péritoine et le muscle carré des lombes, protège le rein de la manière suivante : il existe autour du rein une sorte d'enveloppe cellulo-fibreuse appelée *fascia rénal*, au-dessous duquel se développe une couche graisseuse, dite *atmosphère graisseuse du rein*.

Fascia rénal. — Le fascia rénal, récemment étudié par Glantenay et Gosset (*Ann. des mal. des org. gén. ur.*, 1898), est une continuation du fascia propria qui double la face profonde du muscle transverse, et qui se divise, au niveau du bord externe du rein, en deux feuillets, l'un qui passe en avant du rein, *feuillet pré-rénal*, l'autre en arrière, *feuillet rétro-rénal*. Ces deux feuillets entourent le rein à la manière d'une gousse ouverte au niveau du bord interne du rein et de son extrémité inférieure.

Le *feuillet pré-rénal* renforce le péritoine auquel il adhère.

Le *feuillet rétro-rénal* décrit en 1882 par Zuckerkandl, et qui porte le nom de cet anatomiste, est situé entre la face postérieure du rein et le carré des lombes (fascia de Zuckerkandl).

Les deux feuillets, vers le bord interne du rein, se comportent de la manière suivante : le feuillet rétrorénal, après avoir recouvert le carré des lombes et le diaphragme, se porte en avant du psoas et des vertèbres lombaires, en se confondant avec le tissu conjonctif rétro-aortique. Le feuillet pré-rénal, après avoir recouvert la face antérieure du rein, passe au-devant de l'aorte et de la veine cave inférieure, pour se confondre avec le même feuillet du côté opposé.

Les deux feuillets du fascia rénal forment une loge cellulofibreuse, ouverte vers la ligne médiane et laissant communiquer la capsule graisseuse du rein avec le tissu conjonctif prévertébral. A la partie supérieure du rein, les deux feuillets du fascia rénal passent en avant et en arrière de la capsule surrénale, puis se confondent et adhèrent à la face inférieure du diaphragme, en se continuant avec le tissu conjonctif sous-péritonéal.

A la partie inférieure du rein, les deux feuillets du fascia rénal restent indépendants et se perdent, sans se confondre, dans le tissu conjonctif de la fosse iliaque interne.

De la disposition de ces feuillets cellulo-fibreux il résulte que le fascia rénal forme une *loge* commune au rein et à la capsule surrénale, loge ouverte en dedans et en bas.

La *loge fibreuse rénale* envoie, de toute la périphérie, de minces travées conjonctives qui la rattachent au péritoine en avant, au carré des lombes et au psoas en arrière.

La loge rénale envoie également, par sa surface interne, d'innombrables travées de tissu conjonctif qui vont se fixer à la capsule fibreuse du rein. Ces prolongements de tissu conjonctif, plus nombreux et plus condensés vers le bord interne et l'extrémité supérieure du rein, peuvent être considérés comme des ligaments suspenseurs, ainsi que l'a fait Legueu en 1895.

Atmosphère graisseuse du rein, capsule graisseuse. — On donne ce nom à une couche de graisse, presque nulle chez les enfants, assez abondante chez l'adulte, où elle peut acquérir de 2 à 3 centimètres d'épaisseur. L'atmosphère graisseuse entoure le rein ; elle est située exactement entre la capsule fibreuse et la face interne du fascia rénal. Ce tissu graisseux est très mou et très mobile ; il fuit sous le doigt pendant les opérations ; aussi n'est-il pas toujours facile de saisir le rein qu'on veut opérer.

L'atmosphère graisseuse renferme un grand nombre de veines faisant suite à celles de la capsule fibreuse, véritable circulation veineuse dérivative de celle du rein, par ses nombreuses anastomoses avec les veines du voisinage. (Voy. *Vaisseaux du rein*).

L'inflammation et la suppuration de l'atmosphère graisseuse du rein constituent les *phlegmons* et les *abcès périnéphrétiques*. Le pus franchit ordinairement le fascia rénal pour former une saillie au niveau du bord externe du carré des lombes. C'est là qu'on doit ouvrir ces abcès.

§ 2. — RAPPORTS DU REIN

Les rapports du rein doivent être étudiés avec une grande précision, à cause des opérations qui se pratiquent assez fréquemment sur cet organe.

Le rein présente une face antérieure, une face postérieure, un bord interne, un bord externe, une extrémité supérieure et une extrémité inférieure.

Face antérieure. — Le rein, s'il n'est pas augmenté de volume, ne peut être perçu, à la palpation, sur les sujets chargés d'embonpoint. Chez les sujets maigres, l'exploration est facile, principalement du côté gauche. Le rein droit, en partie caché par le foie, ne peut être atteint par les doigts explorateurs que dans son extrémité inférieure.

Pour explorer le rein gauche, il faut se placer à droite du sujet, appliquer les deux mains à plat sur son flanc gauche, après avoir eu soin de lui faire fléchir les cuisses et lui avoir recommandé de respirer librement, la bouche ouverte, afin de relâcher la paroi abdominale. On ramène les doigts, en pressant, vers la colonne vertébrale, et l'on sent nettement, par une palpation profonde, la face convexe du rein. On peut ainsi juger de son volume.

Le *rein droit* est enfoui, pour ainsi dire, au-dessous du foie, dans ses trois-quarts supérieurs. Il se creuse une fossette dans cet organe. Il est en rapport, en outre, avec le côlon ascendant et le duodenum.

Les **rapports** que le rein droit affecte avec le tube digestif expli-

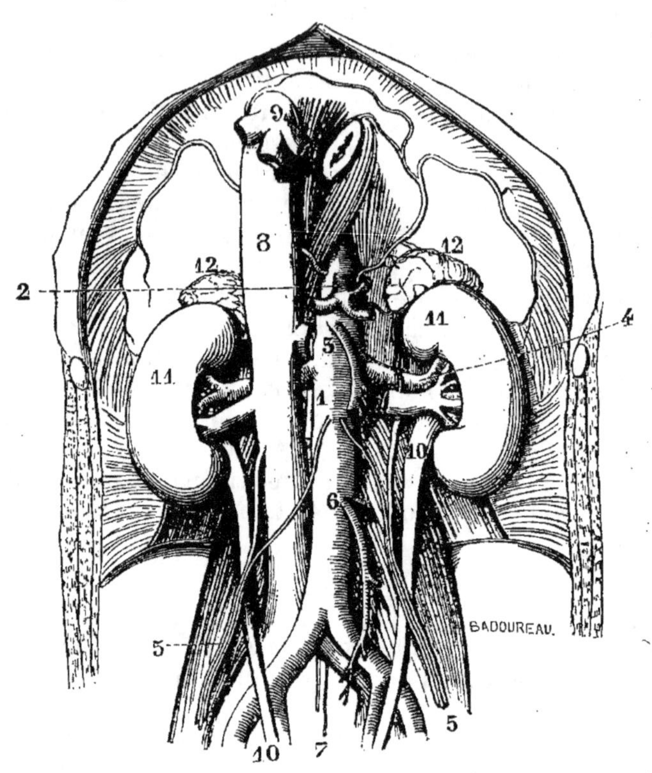

Fig. 260. — Reins, uretères et vaisseaux rénaux.

1, aorte. — 2, tronc cœliaque. — 3, artère mésentérique supérieure. — 4, artère rénale. — 5, 5, vaisseaux spermatiques. — 6, artère mésentérique inférieure. — 7, artère sacrée moyenne. — 8, veine cave inférieure. — 9, veine sus-hépatique. — 10, 10, uretères. — 11, 11, reins. — 12, 12, capsules surrénales.

quent certaines curiosités pathologiques fort intéressantes. On a vu des calculs rénaux et des abcès périnéphrétiques ulcérer l'intestin et s'y introduire pour descendre ensuite vers l'anus.

Du côté du foie, on trouve dans quelques cas un repli péritonéal, le *ligament hépato-rénal*.

La partie supérieure du côlon ascendant est en rapport avec la partie inférieure de la face antérieure du rein. Ce rapport est immédiat, mais quelquefois un court méso-côlon relie le rein à cette portion de l'intestin.

La deuxième portion du duodenum est en rapport immédiat, sans intermédiaire de péritoine, avec la partie interne de la face antérieure du rein, son hile et les vaisseaux rénaux.

Les rapports du rein avec le foie, le duodenum, et parfois avec le côlon ascendant, se font sans l'intermédiaire du péritoine, de sorte que cette séreuse ne recouvre que la partie inférieure du rein droit (voy. la planche IX).

Le *rein gauche,* un peu plus élevé, est complètement appliqué contre la partie postérieure de la paroi abdominale par le péritoine, qui passe au-devant de lui à la manière d'un rideau adhérent. Par l'intermédiaire du péritoine, il est en rapport avec le pancréas, la rate, le côlon transverse et l'estomac.

La queue du *pancréas,* recouverte également de péritoine, est en rapport avec la partie supérieure du rein.

La *rate*, entourée également de péritoine, est en rapport plus ou moins immédiat, par sa partie postérieure, avec le bord externe du rein.

Le coude gauche du *côlon,* de même que la partie supérieure du côlon descendant, est en rapport avec le rein. Très souvent, un repli du péritoine, mésocôlon descendant, relie ces deux organes; parfois, ils sont en contact immédiat, et il n'est pas rare, si le côlon descendant est un peu dilaté, de le voir recouvrir une grande partie de la face antérieure du rein. Règle générale : le côlon ascendant est situé un peu en avant du rein droit, tandis que le côlon descendant est situé un peu en dehors du rein gauche.

L'*estomac* est en rapport avec la partie supérieure du rein gauche par sa grosse tubérosité.

Les rapports du pancréas, de la rate et de l'estomac avec le rein gauche peuvent varier selon le volume de la rate et de l'estomac.

De plus, la veine mésentérique inférieure passe fréquemment au-devant du rein gauche.

Face postérieure. — J'insisterai particulièrement sur ces rapports, qui sont de la plus grande utilité pour le chirurgien.

Rapports superficiels. — Le malade étant couché sur le ventre ou sur le côté, traçons les limites du rein.

Il faut, avec le doigt, chercher la dernière côte et l'épine iliaque postéro-supérieure, deux *points de repère* très importants. Si l'on trace une ligne horizontale à 6 centimètres au-dessus de la partie moyenne du bord inférieur de la douzième côte, on aura la limite de la partie supérieure du rein ; car, il ne faut pas l'oublier, la partie supérieure du rein est en rapport en arrière avec le poumon, la plèvre et les deux dernières côtes.

Si l'on trace une ligne horizontale à 6 centimètres au-dessous, on aura la limite inférieure, limite qui sera séparée de l'épine iliaque postéro-supérieure par un intervalle variable de 3 à 5 centimètres.

Ces rapports ne sont qu'approximatifs, à cause des variétés anatomiques du rein et de la douzième côte.

Les rapports superficiels que je viens d'indiquer sont ceux du rein gauche. Il ne faut pas oublier que, d'après les recherches de Helm, le rein droit est situé un peu plus bas (1 à 2 centimètres) que le rein gauche, et que, chez la femme, les deux reins sont situés un peu plus bas que chez l'homme (1 à 2 centimètres).

Le chirurgien doit savoir qu'il ne saurait atteindre l'extrémité supérieure du rein par la face postérieure.

Rapports profonds. — N'oublions pas qu'il n'y a jamais de péritoine, à moins d'anomalie, en arrière du rein.

Le fascia rénal adhère au diaphragme et au carré des lombes par les tractus conjonctifs qu'il envoie à ces organes. Immédiatement en arrière, le rein est en rapport, par sa partie moyenne, avec le *ligament cintré* du diaphragme, arcade fibreuse étendue du sommet de l'apophyse transverse de la première vertèbre lombaire à l'extrémité de la douzième côte. Ce ligament s'appelle aussi *arcade du carré des lombes*.

Au-dessus du ligament cintré, la face postérieure du rein est en contact immédiat avec le diaphragme.

Au-dessous du ligament cintré, le rein est en rapport avec le carré des lombes dont il est séparé par le feuillet antérieur de l'aponévrose du muscle transverse, et par une abondante couche de tissu adipeux.

La partie externe de la face postérieure du rein correspond généralement au bord externe du carré des lombes. C'est au niveau de ce bord externe qu'on peut faire une incision pour aller à sa recherche.

Comme il est d'usage d'attaquer le rein par derrière, il est nécessaire de connaître exactement le point extrême où finit la plèvre. En incisant à 9 centimètres environ des apophyses épineuses, au-dessous de la 12ᵉ côte, on est certain de ne pas rencontrer la plèvre. Comme l'ouverture de cette séreuse pourrait avoir des conséquences graves, il me paraît plus prudent de s'écarter un peu plus lorsqu'on fait l'incision pour aller à la recherche du rein. Quant à la situation exacte du bord externe de cet organe, elle est à huit centimètres et demi des apophyses épineuses, d'après Récamier.

Les parties molles situées en arrière du rein ont une épaisseur considérable, aussi est-il difficile d'obtenir de bonnes limites du rein par la percussion. Il faut s'attacher, par conséquent, à bien connaître ses rapports (planche IX).

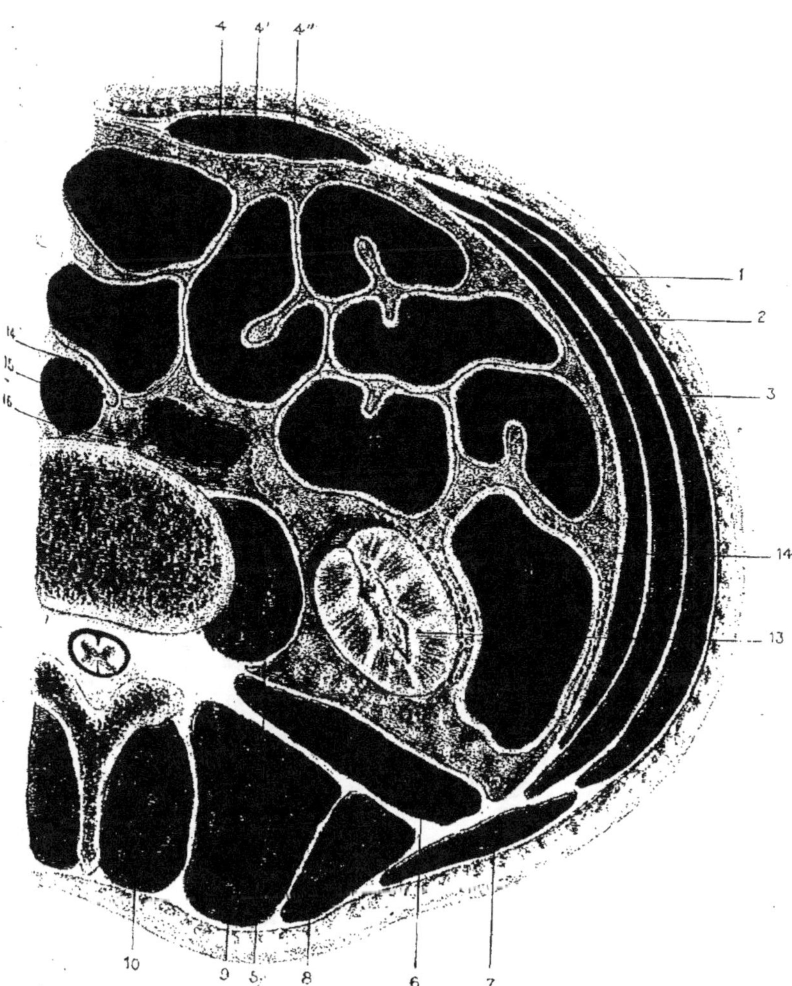

J.-A. Font *prep.*

E. Jacquemin *ad nat. del.*

PLANCHE IX. — Coupe transversale du tronc, coupe faite sur un sujet congelé, au Val-de-Grace, pendant le siège de Paris

1, grand oblique. — 2, petit oblique. — 3, transverse. — 4, droit. — 4', feuillet antérieur de l'aponévrose du petit oblique. — 4", feuillet postérieur de la même aponévrose. — 5, psoas. — 6, carré des lombes. — 7, grand dorsal. — 8, sacro-lombaire. — 9, long dorsal. — 10, transversaire spineux. — 11, côlon ascendant. — 12, circonvolutions intestinales. — 13, rein droit (la coupe a eu lieu au niveau de la 4° vertèbre lombaire). — 14, péritoine ponctué. — 15, aorte. — 16, veine cave inférieure.

Pour atteindre la face postérieure de cet organe, à 3 ou 4 centimètres des apophyses épineuses, il faudrait traverser toute l'épaisseur des muscles spinaux et du carré des lombes, épaisseur de 5 à 7 centimètres, ce qui ne serait pas praticable.

Indépendamment de ces muscles, situés en arrière du rein, il faudrait songer aux artères et aux veines lombaires, obliques en bas et en dehors, au nombre de 3 ou 4, entre les muscles spinaux et le carré des lombes. Il est vrai qu'avec les moyens d'hémostase dont on dispose aujourd'hui, le chirurgien ne devrait pas s'émouvoir outre mesure de la présence de ces vaisseaux.

Il résulte de tous ces rapports, que *la meilleure incision pour arriver sans encombre sur le rein*, sera celle qui s'étendra obliquement en bas et en dehors, de la partie moyenne de la 12e côte, au milieu de la crête iliaque. Dans cette incision, on traverse, d'arrière en avant : la peau, les fibres postérieures du grand oblique, le petit oblique, l'aponévrose du transverse. On arrivera ainsi sur le bord externe du carré des lombes qu'il faudra rechercher avec grand soin. Le bord de ce muscle constitue un excellent point de repère. En dehors du carré des lombes, on trouve un tissu adipeux mou qui entoure le rein. Si l'incision a été faite avec précaution, on sera obligé d'inciser la face postérieure du fascia rénal pour atteindre le tissu adipeux qui est d'une belle couleur jaune. La recherche du rein peut être facilitée par un aide, qui comprime en avant la paroi abdominale, ainsi que l'aorte en cas de besoin. Il sera facile ensuite de saisir, d'accrocher le rein, ainsi que son pédicule.

Au-dessus du ligament cintré, le rein est en rapport avec la partie postérieure du diaphragme qui le sépare de la plèvre. Je dirai quelques mots de ce rapport.

Les inflammations du tissu cellulo-adipeux qui entoure le rein retentissent parfois du côté de la cavité thoracique. On a vu des abcès périnéphrétiques déterminer des inflammations de propagation vers la plèvre, et même s'ouvrir dans la cavité pleurale, de même qu'on voit, dans certains cas, des abcès du foie s'ouvrir dans la plèvre et dans les bronches. Cet accident ne peut s'observer que pour le rein gauche, parce que le rein droit est séparé de la plèvre par le foie et l'épaisseur du ligament coronaire.

La face postérieure du rein est en rapport immédiat, dans sa moitié supérieure, avec les fibres ascendantes du diaphragme qui s'insèrent au ligament cintré.

Il existe au-dessus de la dernière côte un petit intervalle entre les fibres du diaphragme, intervalle triangulaire limité en bas par le ligament cintré ; c'est l'*hiatus diaphragmatique*. Cet intervalle manque quelquefois.

Fort. — Anatomie, t. III.   26

Immédiatement en arrière du diaphragme, se trouve le cul-de-sac inférieur de la plèvre, qui n'est séparé du rein que par les fibres de ce muscle. Mais, dans l'hiatus diaphragmatique, où les fibres musculaires manquent, le fascia rénal est en rapport direct avec la plèvre et la douzième côte. On voit donc le peu d'épaisseur qui sépare le rein de la cavité de la plèvre et la possibilité de l'ouverture d'un abcès périnéphrétique dans la cavité de cette séreuse.

Bord interne. — Le bord interne du rein est un peu concave, comme le hile d'un haricot. Ce bord est creusé d'une échancrure appelée *hile du rein*. C'est dans le hile que pénètrent les vaisseaux rénaux, la veine étant située en avant de l'artère.

La partie postérieure du hile est plus échancrée que la partie antérieure, de sorte que la face postérieure du rein est plus étroite que l'antérieure.

En arrière des vaisseaux rénaux se trouvent les calices et le bassinet, mais ce rapport n'existe qu'à la partie externe des vaisseaux, c'est-à-dire du pédicule rénal.

Le hile du rein droit est en rapport avec la deuxième portion du duodenum ; celui du rein gauche est en rapport avec le péritoine.

Le bord interne du rein est situé sur un plan plus antérieur que le bord externe parce qu'il est légèrement soulevé par le psoas. Cette projection du bord interne en avant produit une inclinaison telle que la face antérieure du rein regarde un peu en dehors ; elle est *antéro-externe*.

Bord externe. — Ce bord est convexe et correspond au bord externe du carré des lombes. C'est à son niveau que le fascia propria se dédouble pour former les deux feuillets du fascia rénal.

Le bord externe déborde un peu le bord du muscle carré des lombes. A ce niveau, il est accessible à la palpation. C'est là qu'on attaque le rein dans les opérations. C'est aussi là que viennent faire saillie les abcès périnéphrétiques.

Extrémité supérieure. — Elle est adhérente à la capsule surrénale qui la coiffe, pour ainsi dire.

Extrémité inférieure. — Elle est séparée de la crête iliaque par un intervalle variable de 3 à 5 centimètres. A l'extrémité inférieure du rein, les deux feuillets du fascia rénal ne sont pas confondus, et le tissu cellulo-adipeux du rein se continue avec le tissu conjonctif de la fosse iliaque.

§ 3. — STRUCTURE DU REIN

A l'œil nu, la substance rénale se présente sous un aspect charnu, d'un rouge violacé. Si on l'examine avec des instruments grossissants on constate que cette substance n'est autre chose qu'un amas, inextricable au premier abord, de petits tubes, presque innombrables, entrecroisés, entremêlés, formant avec les vaisseaux un véritable *labyrinthe*. Ces tubes deviennent rectilignes, se jettent les uns dans les autres en grossissant, et se terminent enfin au bord interne du rein par des ouvertures visibles au sommet de chaque papille, où ils versent l'urine.

Le rein se compose d'un nombre infini de *tubes*, de nombreux *vaisseaux sanguins*, de *lymphatiques*, de *nerfs*, et d'un peu de *tissu conjonctif*. Il est recouvert par une *capsule fibreuse*.

Enveloppe du rein, capsule fibreuse.

Une enveloppe fibreuse, mince et assez résistante, existe immédiatement à la surface du rein. Autour de cette enveloppe, on trouve une enveloppe graisseuse, déjà décrite plus haut.

L'épaisseur de cette enveloppe n'atteint pas un demi-millimètre. Elle est formée de tissu fibreux contenant de fins réseaux de fibres élastiques fines (fig. 261). Eberth a décrit un plexus de fibres musculaires lisses à la surface interne de cette capsule. Selon Jardet, on trouve les mêmes fibres lisses dirigées longitudinalement à la surface des mamelons, et quelques fibres circulaires à leur sommet.

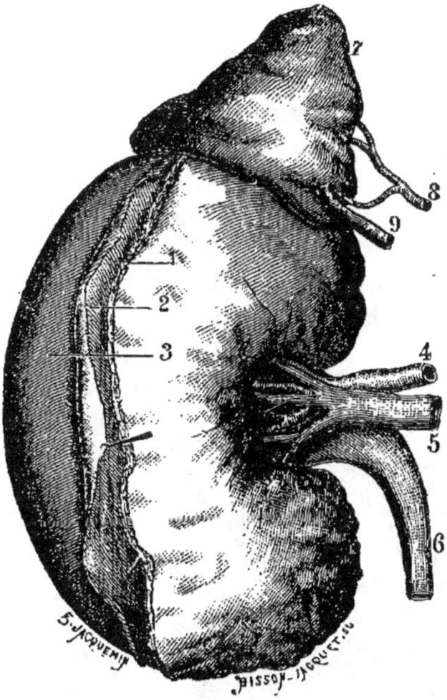

Par sa surface interne, la capsule fibreuse du rein adhère à la substance rénale au moyen de petits tractus de tissu conjonctif et de vaisseaux. Le rein se laisse facilement dépouiller de son enveloppe fibreuse sur le cadavre.

Sa face externe adhère faiblement à l'enveloppe graisseuse par de minces cloisons de tissu conjonctif.

Au niveau du hile, la capsule fibreuse se continue avec la paroi des calices et du bassinet. Selon quelques auteurs, la capsule péné-

Fig. 261. — Face antérieure et enveloppes du rein.

1, coupe de la couche cellulo- graisseuse du rein. — 2, capsule fibreuse. — 3, substance corticale. — 4, artère rénale. — 5, veine rénale. — 6, uretère. — 7, capsule surrénale. — 8, l'une des artères capsulaires. — 9, veine capsulaire.

trerait dans le rein au niveau du hile, en formant aux vaisseaux une gaine analogue à la capsule de Glisson du foie.

La capsule fibreuse du rein contient des vaisseaux assez nombreux qui s'anastomosent d'une part avec les vaisseaux du rein, et d'autre part avec les vaisseaux du carré des lombes, de telle sorte qu'une injection de solution de nitrate d'argent, poussée dans l'artère rénale d'un lapin dont on a lié la veine rénale, traverse la capsule du rein et va imprégner l'endothélium des vaisseaux sanguins du muscle carré lombaire. Cette communication des vaisseaux capsulaires rénaux avec ceux de la circulation générale a été indiquée en 1890 par Renaut (*C. rendus de l'Académie de médecine*) et confirmée en 1891 par Tuffier et Lejars (*Arch. de physiol.*).

Tubes du rein.

La substance *du rein* est formée presque uniquement de petits tubes, dits *tubes urinifères*, ou *tubuli*, invisibles à l'œil nu, et de vaisseaux sanguins. Ces tubes sont presque innombrables. Cependant, Sappey a essayé de les compter et d'en mesurer la longueur. Selon cet anatomiste, il y aurait dans un seul rein 560 000 tubes d'une longueur de 4 centimètres chacun. Placés bout à bout, ils mesureraient plus de 22 kilomètres. Placés côte à côte ils occuperaient une étendue de 28 mètres.

Mais Sappey (1) ne donne pas aux tubes urinifères la longueur qu'ils ont réellement. Chaque tube a 7 centimètres; il y en a 75 en moyenne par pyramide de Ferrein = 5 mètres 25 centimètres. Il y a 450 pyramides de Ferrein par pyramide de Malpighi = 2 362 mètres. Or il y a en moyenne 10 pyramides = 23 620, soit 23 kilomètres et demi de tubes placés bout à bout. dans un seul rein.

En raison des anastomoses des tubes du rein qui se jettent les uns dans les autres, on ne doit considérer ces chiffres que comme approximatifs.

Chaque tube urinifère prend naissance dans la substance rénale par une dilatation, une capsule en forme de ballon, dans laquelle s'introduisent les ramifications de l'artère rénale qui

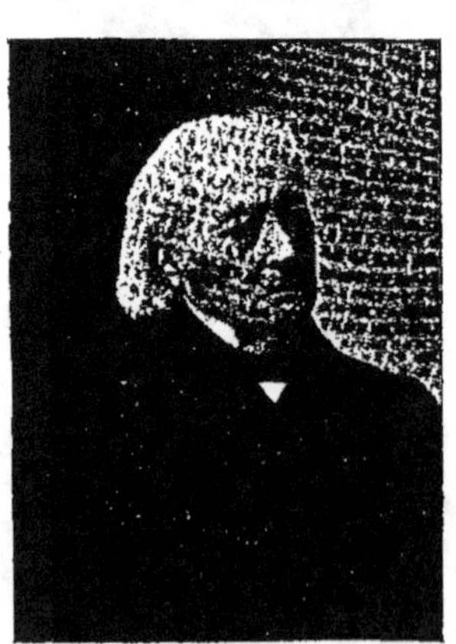

Fig. 262.

(1) Sappey (Marie-Philibert-Constant), né en 1810, mort en 1896. Agrégé de chirurgie en 1847, chef des travaux anatomiques en 1859, professeur d'anatomie à la Faculté de Paris, de 1867 à 1886.

fournissent l'urine. Cette capsule, décrite pour la première fois par J. Müller, s'appelle *capsule de Müller*, ou *capsule de Bowman*.

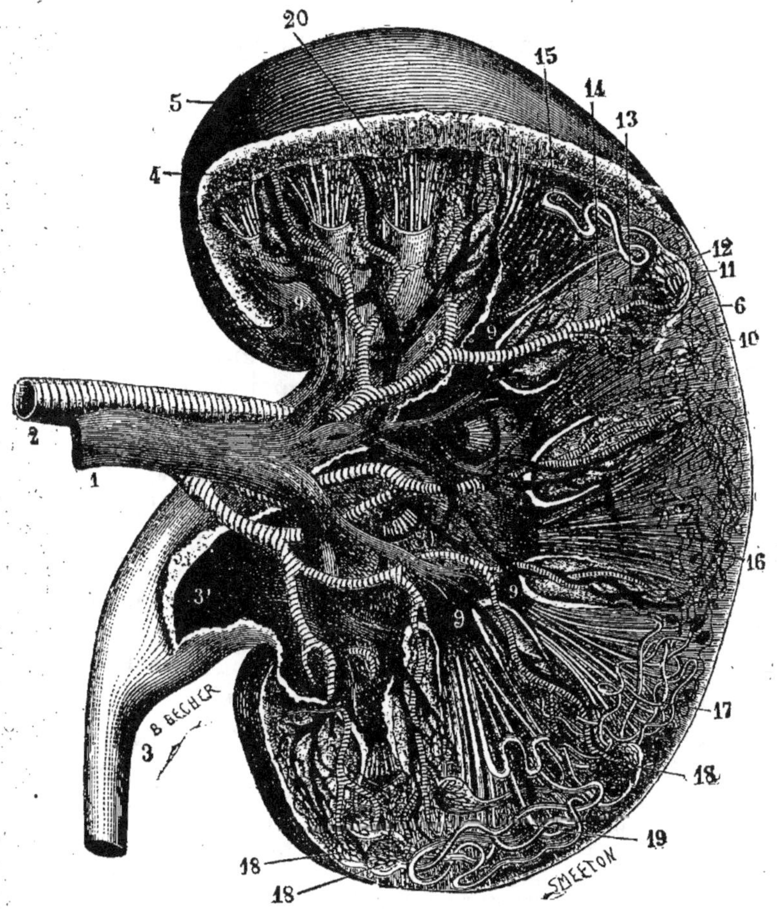

Fig. 263. — Structure du rein.

1, veine rénale. — 2, artère rénale. — 3, uretère se continuant avec le bassinet ouvert. — 4, surface coupée. — 5, surface du rein. — 6, substance corticale. — 7, une pyramide de Malpighi avec ses artères. — 8, 8, mamelons de pyramides qui n'ont pas été divisées. — 9, calice divisé embrassant un mamelon ; les lignes blanches indiquent la section des calices et du bassinet. — 10, branche de l'artère rénale entre deux pyramides. — 11, un glomérule de Malpighi grossi 40 fois. — 12, vaisseaux du centre du glomérule. — 13, vaisseau efférent du glomérule. — 14, réseau capillaire. — 15, tube contourné de la substance corticale grossi 20 fois. — 16, flexuosités des tubes contournés. — 17, quelques tubes contournés grossis 40 fois. — 18, 18, 18, plusieurs glomérules grossis de 10 à 20 fois. — 19, tubes contournés grossis 20 à 25 fois. — 20, quelques tubes coupés.

Cette figure est schématique ; elle ne représente pas les tubes de Henle, qu'on retrouve ailleurs ; elle ne doit être considérée que comme une figure d'ensemble, destinée à donner une idée générale de la structure du rein.

Nous verrons bientôt que la dilatation initiale du tube urinifère et les ramifications vasculaires qui y sont contenues constituent un corpuscule appelé *glomérule de Malpighi*. Il y aurait dans chaque rein, d'après Sappey, autant de glomérules que de tubes, c'est-à-dire 560 000.

Substance médullaire et substance corticale.

— La structure du rein, quoique bien connue, est assez compliquée. Pour cette raison, j'éviterai les synonymes que j'indiquerai dans des notes. Pour bien se rendre compte de la différence des deux substances qui constituent le rein, différence à peu près nulle, je le dis tout de suite, il faut diviser le rein en deux moitiés égales, par une longue incision allant du bord convexe au bord concave. Pour bien comprendre les détails qui vont suivre, il faut jeter les yeux sur la figure 264, ainsi que sur la grande figure 263, qui représentent l'ensemble de la structure du rein.

Il est dangereux de faire cette coupe du rein dans la main; il est préférable de placer l'organe sur une table et de l'y maintenir avec la main gauche pendant que la droite dirige le couteau.

Sur les deux surfaces de la coupe, on voit de petits triangles d'une couleur blanc grisâtre, variant de 8 à 12, à sommet dirigé vers le hile du rein. On donne le nom de *substance médullaire* (1) à l'ensemble de toutes ces surfaces triangulaires.

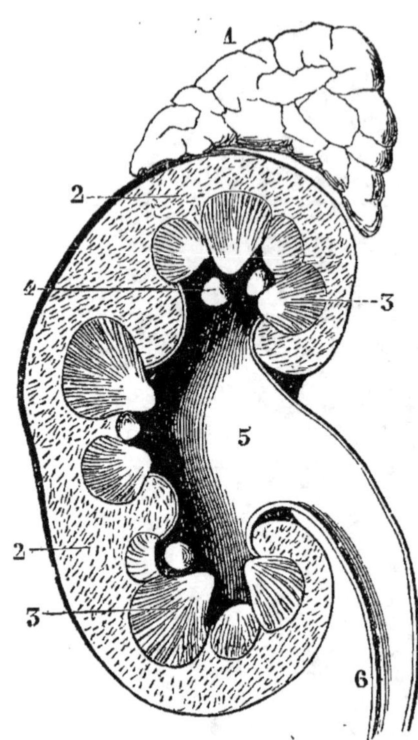

Fig. 264. — Coupe du rein, du bord convexe au bord concave.

1, capsule surrénale. — 2, substance corticale du rein. — 3, surfaces triangulaires formées par la coupe des pyramides de Malpighi. — 4, mamelon ou sommet d'une pyramide qui n'a pas été divisée. — 5, bassinet. — 6, uretère.

La substance qui les entoure constitue la *substance corticale* (2). Ces expressions, datant d'une époque où la structure du rein n'était pas connue, sont d'une médiocre importance, attendu que les deux substances sont continues, entièrement formées de tubes, et pour ainsi dire identiques.

(1) Synonymes : *substance intérieure, substance fibreuse, substance tubuleuse.*

(2) Synonymes : *substance extérieure, substance glanduleuse, labyrinthe.*

Pyramides de Malpighi. — C'est Malpighi qui a indiqué la coupe précédente. Les surfaces triangulaires dont il vient d'être parlé, au nombre de 8 à 12, représentent la coupe de cônes (fig. 265) dont le sommet est dirigé du côté du hile du rein, et dont la base, confondue avec la substance corticale, émet un grand nombre de tubes. Ces cônes, entièrement formés de tubes, sont les *pyramides de Malpighi*. Le sommet de ces pyramides est dirigé vers le hile du rein. Il est entouré par les calices. On lui donne le nom de *mamelon* ou *papille* de la pyramide.

On décrivait autrefois une *substance mamelonnée* qui n'a plus sa raison d'être, puisque le mamelon est également formé de tubes.

En jetant un regard sur la grande figure 263, de la structure du rein, on se rendra parfaitement compte des rapports des deux substances.

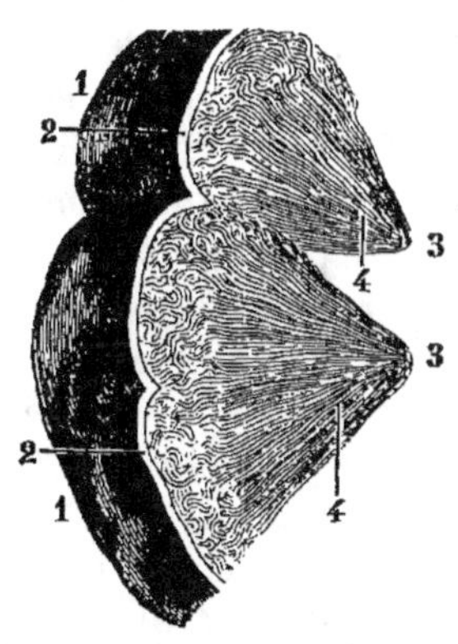

Fig. 265. — Deux lobules, ou pyramides de Malpighi, du rein du dauphin (grossissement, 2).

1, 1, surface bosselée. — 2, 2, tubes contournés de la substance corticale. — 3, 3, mamelon ou papille. — 4, 4, deux pyramides de Malpighi.

Je ne dois pas omettre de dire que la substance médullaire du rein est formée par l'ensemble des pyramides de Malpighi.

La figure 265, représentant deux lobules du rein d'un dauphin, montre bien la manière dont se continuent les tubes tortueux de la substance médullaire et les tubes droits de la substance corticale.

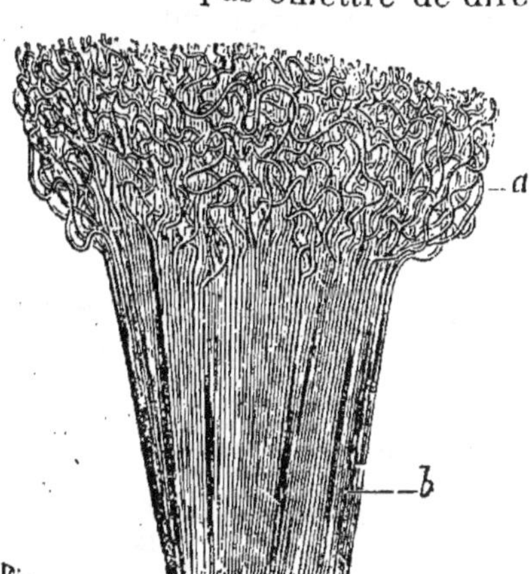

Fig. 266. — Substance corticale et substance médullaire.

a, tubes contournés de la substance corticale, — b, tubes droits de la substance médullaire ou tubes de Bellini.

Substance corticale et colonnes de Bertin. — De la base des pyramides de Malpighi, s'échappent une infinité de tubes urinifères flexueux, qui s'entremêlent et forment la *substance corticale*, ou *labyrinthe,* nom donné par Ludwig. On remarque dans la figure 266 que les tubes, rectilignes et divergents dans la substance médullaire, deviennent flexueux dans la substance corticale.

Le changement de direction des tubes du rein ne se fait pas aussi simplement qu'on pourrait le supposer. Les tubes droits de la pyramide de Malpighi, atteignent la base des pyramides, se séparant par groupes, connus aujourd'hui sous le nom de *pyramides de Ferrein*. C'est des pyramides de Ferrein que partent les tubes flexueux et contournés.

Les pyramides de Malpighi n'arrivent pas au contact; elles sont séparées les unes des autres par les prolongements de la substance corticale, qui forme une couche de quelques millimètres à la surface du rein. La substance corticale n'existe donc pas seulement à la surface du rein, mais aussi autour des pyramides, qu'elle enveloppe jusqu'au voisinage des mamelons. Sur une coupe du rein, qui partage en deux parties égales les pyramides de Malpighi, on voit la coupe de la substance corticale entre les pyramides. On donne à ces prolongements interpyramidaux le nom de *colonnes de Bertin*. Bertin (1) les signala en 1744.

Dans la substance du rein l'urine parcourt les tubes urinifères depuis les glomérules jusqu'aux mamelons, où elle se déverse par une douzaine d'orifices. S'il y a, par pyramide, ainsi que le dit Sappey, 56 000 tubes venant s'ouvrir par 10 orifices sur le mamelon de la pyramide, il faut que ces tubes se jettent les uns dans les autres en convergeant. Je ferai remarquer que les tubes urinifères de chaque pyramide constituent un système de tubes indépendants de ceux des pyramides voisines, de sorte qu'on peut considérer le rein comme la fusion de dix lobes isolés, comme on le voit chez le fœtus et chez quelques animaux.

Tubes de Bellini.

Canaux collecteurs. — L'urine est formée dans les tubes urinifères flexueux de la substance corticale et dans les glomérules de Mal-

(1) Bertin (Exupère-Joseph) était fils d'un médecin d'Ille-et-Vilaine. Il naquit en 1712 et mourut de pneumonie en 1781. Travailleur infatigable, passionné pour l'anatomie, il étudia dans le *Traité d'anatomie* de Verheyen, et reçut le bonnet de doctorat à Rennes, en 1737, et à Paris, en 1741. D'une grande honnêteté, d'un caractère faible et d'une grande pusillanimité, il quitta l'hospice de Valachie et de Moldavie dont il était premier médecin, parce qu'il était effrayé du despotisme et de la férocité de son Seigneur. Ayant eu peur des gardes chargés de l'accompagner à la frontière d'Autriche par ordre de l'impératrice-reine, il leur échappa et resta longtemps plongé jusqu'au cou dans l'eau d'un marais.

Il a fait des recherches sur les nerfs récurrents, sur l'anastomose de l'artère mammaire interne et de l'épigastrique, sur la circulation du foie du fœtus, sur l'anatomie comparée du canal lacrymal. Il publia une ostéologie et n'eut pas le temps de publier un volume sur les artères.

pighi. On appelle ces tubes *tubuli contorti*, à cause de leurs flexuosités. Des tubes contournés, l'urine gagne les tubes rectilignes de la
pyramide de Malpighi, qui ont pour unique usage de transporter
l'urine sécrétée, à la manière des conduits excréteurs. C'est
parce qu'ils recueillent l'urine qu'on leur donne le nom de *ca-*
naux collecteurs. Ceux-ci se jettent les uns dans les autres et ils
augmentent de diamètre à mesure qu'ils se rapprochent des mamelons.

Les canaux collecteurs portent le nom de *tubes de Bellini* (1).
Cet homme extraordinaire les décrivit en
1662, à l'âge de dix-neuf ans, avant d'être
nommé professeur à Pise.

Trajet des tubes urinifères. — Je suivrai les tubes du rein en sens inverse de
la marche de l'urine.

Les *tubes de Bellini*, ou *canaux collec-*
teurs, commencent aux ouvertures des
mamelons et se dirigent vers la base des
pyramides de Malpighi en se ramifiant,
ainsi qu'on peut le voir dans la figure 267.

J'ai déjà dit que ces tubes, rectilignes,
représentant des conduits excréteurs, ne
prennent aucune part à la formation de
l'urine.

Pièces intermédiaires, canaux d'u-
nion. — Des divers *canaux collecteurs*,
on voit partir de petits conduits flexueux,
indiqués sur la figure 268 par les chiffres
2, 2, conduits qui ont reçu le nom de *ca-*
naux d'union parce qu'ils unissent les
canaux collecteurs aux tubes contournés
de la substance corticale. Schweigger-Seidel, qui les a découverts,
les a appelés *pièces intermédiaires*.

Anses de Henle. — On voit que la continuité de ces canaux paraît
au premier abord assez simple. En 1862, cette continuité s'est
légèrement compliquée par l'addition de tubes disposés en anse,
qui n'avaient pas encore été aperçus, et qui furent signalés à cette
époque par Henle. Ces tubes, connus sous le nom d'*anses de Henle*,
sont disséminés entre les tubes de Bellini et décrivent des courbes,
des anses, dont la convexité regarde le sommet des pyramides de
Malpighi.

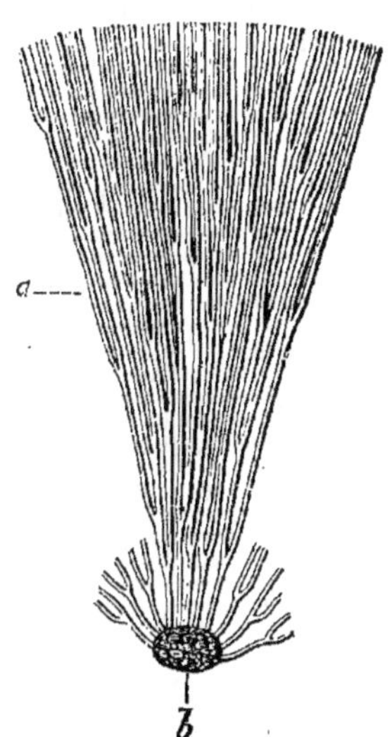

Fig. 267. — Les canaux
collecteurs se jettent les
uns dans les autres en
se rapprochant du ma-
melon *b*.

(1) Bellini (Laurent), né en 1643, mort en 1703. Professeur à Pise, puis à
Florence.

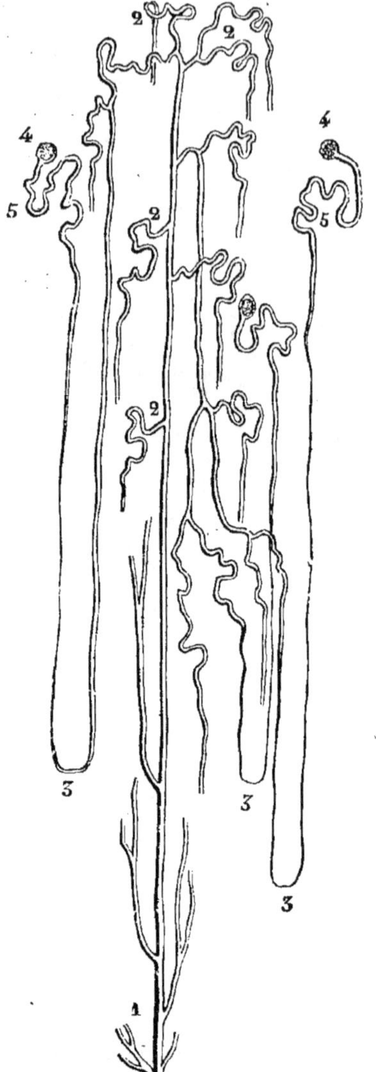

Fig. 268. — Continuité des tubes du rein. Toutes les ramifications d'un tube de Bellini (figure schématique).

1, tube collecteur central étendu du mamelon à la surface du rein, et formant le centre d'une pyramide de Ferrein. — 2, 2, 2, 2, ramifications de ce tube (canaux d'union, ou pièces intermédiaires). — 3, 3, 3, anses de Henle dont la branche ascendante, plus large, se continue avec les pièces intermédiaires; l'autre branche descendante, mince, se dirige vers les tubes contournés. — 4, 4, capsules de Bowmann. — 5, 5, tubes contournés, étendus du glomérule au tube de Henle.

L'une des extrémités de l'anse, en continuité avec les tubuli contorti, est la *branche étroite descendante;* l'autre extrémité, ou *branche large ascendante,* se continue avec le canal d'union. Parmi les anses de Henle, il y en a de courtes qui dépassent à peine la base de la pyramide, et de longues, qui se rapprochent plus ou moins des mamelons (fig. 268, 3, 3).

L'urine, issue des glomérules de Malpighi, parcourt les tubuli contorti entremêlés de mille manières dans le labyrinthe, puis elle descend le long de la branche descendante de Henle, remonte, et par la branche ascendante, parcourt la pièce intermédiaire, ou canal d'union, qui la déverse dans les canaux collecteurs.

Les tubes du rein, fonctionnant sans cesse, sont toujours pleins d'urine, et l'on peut bien admettre que, dans un *rognon brochette* de 30 grammes, il existe vingt grammes de parties solides et dix d'urine. Cependant ce plat est très estimé de certaines personnes.

— Examinons maintenant la continuité de la base des pyramides de Malpighi avec les tubes de la substance corticale.

Pyramides de Ferrein. — Antoine Ferrein constata (*Acad. des sc.,* 1749, *mémoire sur la structure du foie et du rein*) que les tubes urinifères de Bellini ne deviennent pas tous tortueux au sortir de la base des pyramides de Malpighi. Les canaux collecteurs des pyramides se portent par groupes jusqu'au voisinage de la surface du rein, en conservant leur direction rectiligne. Ces groupes de tubes, au nombre de 450, en moyenne, pour chaque pyramide, forment des cônes allongés, dont le *sommet* atteint la surface du rein et dont la *base* se confond avec la base des pyramides de Malpighi. Ces cônes sont appelés *pyramides de Ferrein* (1).

Chacune de ces pyramides va en diminuant de volume de la base au sommet, parce que les tubes droits s'en détachent successivement pour devenir tortueux et faire partie du labyrinthe, à mesure que la pyramide s'amincit. Chaque pyramide de Ferrein contient près de 100 tubes (fig. 269).

Les pyramides de Ferrein traversent donc la substance corticale comme des rayons, *rayons médullaires de Ludwig,* de sorte que cette substance est formée par les pyramides de Ferrein et par le labyrinthe qui les entoure. Il suffit de jeter les yeux sur les figures pour s'en rendre compte.

Lobules du rein. — On appelle *lobules du rein* l'ensemble d'une pyramide de Ferrein et des tubes tortueux qui en dépendent. Ces lobules n'ont pas de limites bien fixes et ils se confondent avec les

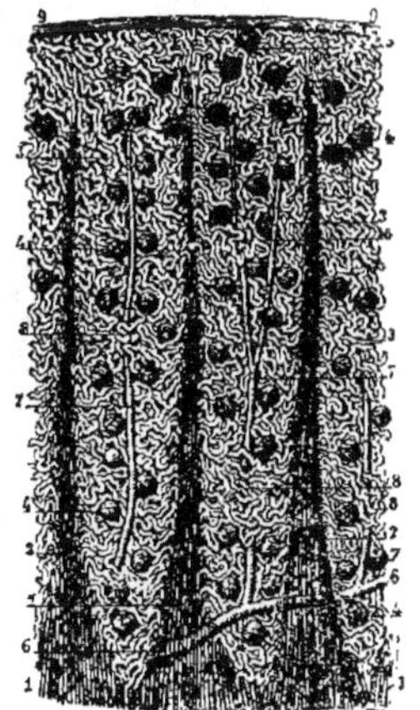

Fig. 269. — Coupe longitudinale de trois pyramides de Ferrein, selon Sappey.

1, base des pyramides de Ferrein, continuation des pyramides de Malpighi. — 2, diminution de volume des pyramides à mesure que les tubes deviennent tortueux. — 4, 5, glomérules. — 6, une branche de la voûte artérielle donnant les artères interlobulaires. — 7, artère interlobulaire. — 8, 3, tubuli contorli. — 9, capsule fibreuse du rein.

lobules voisins. Cependant, il est à remarquer que les artères, qui vont de la voûte artérielle située à la base des pyramides de Malpighi à l'écorce du rein, suivent plus ou moins les interstices interlobulaires, d'où le nom d'*ar-*

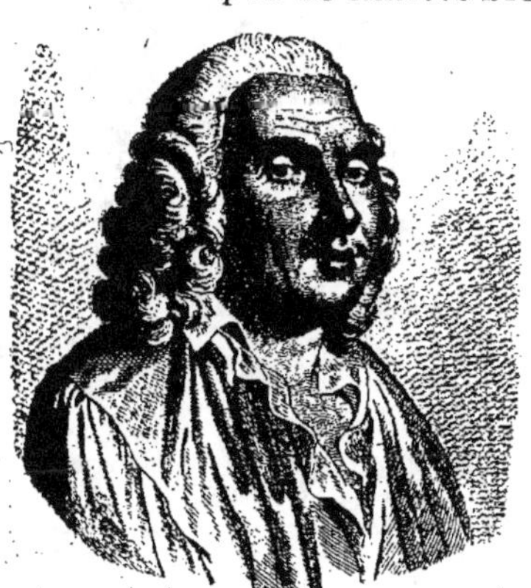

Fig. 270.

chirurgie à la Faculté de Paris, en 1745. Succéda à Winslow comme professeur au Jardin du Roi. Son buste se trouve à la Faculté de Paris.

(1) Ferrein (Antoine), né en 1693 aux environs d'Agen, mort à 76 ans d'une attaque d'apoplexie, en 1769. Médecin de la Faculté de Montpellier, en 1728. Fit à Paris des cours d'anatomie très suivis ; partit pour l'Italie en 1733, en qualité de chirurgien en chef des hôpitaux de l'armée. Membre de l'Académie des sciences en 1741, professeur de

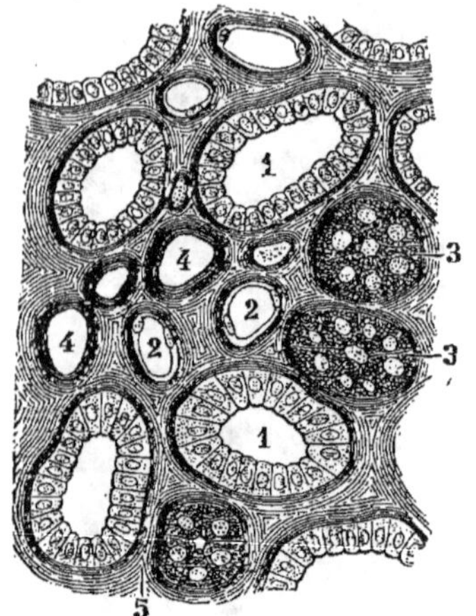

Fig. 271. — Section d'une pyramide du rein d'un nouveau-
né, près du mamelon (d'après
Frey).

1, 1, coupe des tubes urinifères, tubes
collecteurs, tapissés d'épithélium cylindrique. — 2, 2. Branches descendantes
des tubes de Henle avec leurs cellules
plates. — 3, 3, branches ascendantes des
mêmes tubes avec leurs cellules volumineuses — 4, 4, vaisseaux. — 5, tissu
conjonctif.

tères *interlobulaires*. Il y a en
moyenne 450 pyramides de Ferrein
par chaque pyramide de Malpighi,
autrement dit, par lobe. Chaque lobule comprend donc un groupe de
tubes de Bellini (75 en moyenne),
c'est-à-dire une pyramide de Ferrein, avec les pièces intermédiaires
correspondantes, les anses de Henle
et les tubuli contorti. Comme les
tubes du rein n'ont entre eux aucune
communication, on voit que chaque
pyramide de Ferrein commande tous
les tubes partis de la pyramide et
formant un lobule.

On peut comparer un tube de Bellini avec ses divisions jusqu'aux glomérules, à ces fusées qui montent
en droite ligne et se répandent en
filaments flexueux qui se terminent
par de larges étoiles rappelant les
glomérules.

Diamètre des tubes urinifères.

Nous verrons, en étudiant les glomérules de Malpighi, que la capsule de Bowman, qui forme l'ori-
gine des tubes du rein, a un diamètre un peu inférieur à 1/4 de
millimètre (130 à 220 μ). Les tubuli
contorti qui lui font suite ont de 45
à 50 μ de diamètre et une longueur
de 13 millimètres en moyenne. A
leur point d'union avec la capsule
de Bowman, ces tubes présentent
un léger étranglement appelé *col de
la capsule*. Chacun des tubuli contorti quitte la substance corticale du
rein et se continue avec la branche
descendante de l'anse de Henle, qui
a de 9 à 15 μ. La branche ascendante, un peu plus large, mesure de
24 à 28 μ. Puis le tube s'élargit de

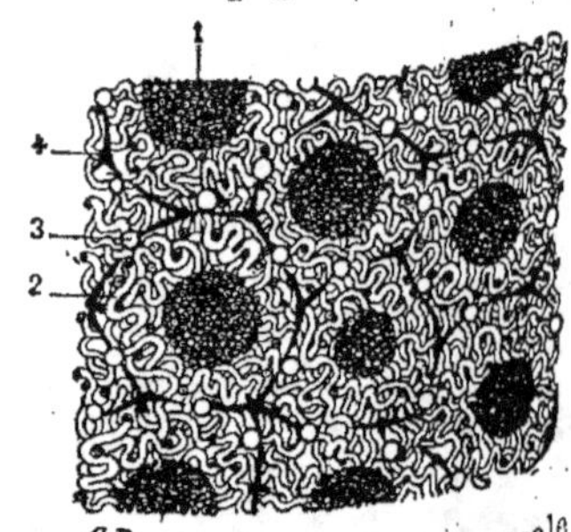

Fig. 272. — Coupe transversale
des pyramides de Ferrein et
des lobules.

1, coupe des tubes constituant la pyramide de Ferrein. — 2, tubuli contorti
du labyrinthe — 3, glomérule. Les
lignes noires indiquent les espaces interlobulaires où sont situés la plus grande
partie des glomérules.

plus en plus. Il mesure 40 μ en moyenne dans la pièce intermédiaire ; il acquiert 50 μ dans les petits tubes collecteurs, puis 55

à 60 μ dans les grands canaux collecteurs. Les plus gros sont visibles à l'œil nu.

Structure des tubes urinifères. — La membrane qui forme la capsule de Bowman a été décrite la première fois par J. Müller. Elle a une épaisseur de 1 à 2 μ; c'est une membrane hyaline non attaquable par les acides. C'est une *membrane vitrée sous-épithéliale*.

Les *tubuli contorti* sont formés d'une paroi propre et d'un épithélium. La *paroi propre*, hyaline, est identique à celle de la capsule de Bowman à laquelle elle fait suite. Les *cellules épithéliales* qui en tapissent l'intérieur, ou *cellules de Heidenhain*, décrites par cet auteur en 1874, sont opaques, allongées, implantées perpendiculairement sur la paroi du tube. Leur *noyau*, parfaitement sphérique, parfois irrégulièrement arrondi, est situé à égale distance des deux pôles de la cellule. Le carmin et l'hématoxyline le colorent très faiblement.

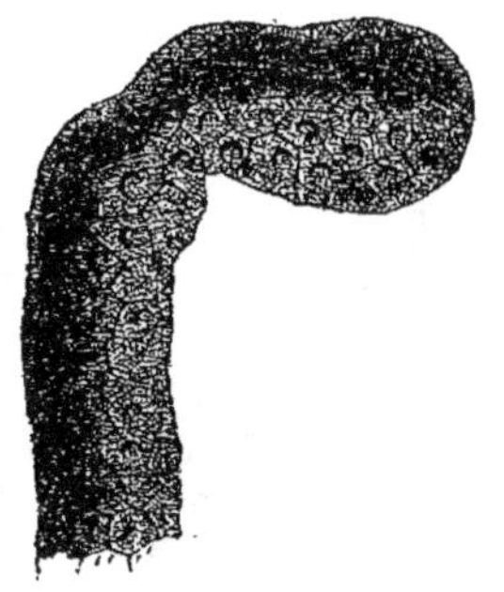

Fig. 273. — Revètement épithélial d'un tube. d'après Henle.

Les cellules épithéliales sont des masses de protoplasma nues, séparées par un *ciment intercellulaire* dont on peut se rendre compte en poussant par l'artère rénale une solution de nitrate d'argent à 1 p. 300 qui colore le ciment en noir. Ce ciment se détruit rapidement après la mort, ce qui rend l'épithélium rénal très délicat (vulnérable) et difficile à observer.

Le pourtour de la cellule est cannelé. de sorte que les cellules épithéliales s'engrènent entre elles par emboîtement réciproque de ces cannelures.

Le *pôle d'insertion* de la cellule épithéliale forme sur la paroi propre, à cause des cannelures latérales, une surface à bords festonnés qui rappellent le

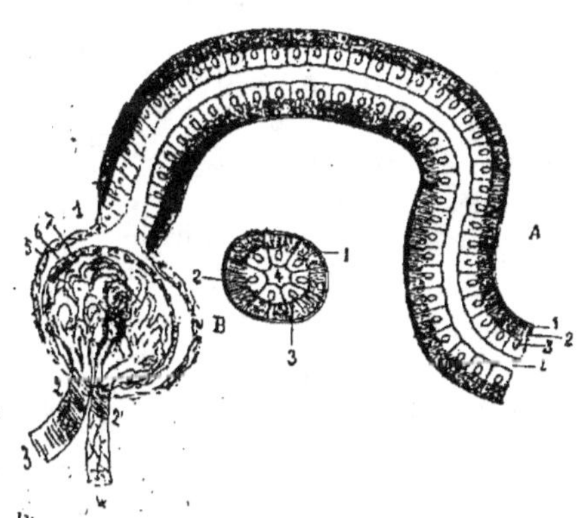

Fig. 274. — Origine d'un tube urinifère avec son glomérule.

A, coupe longitudinale d'un tube. — B, coupe transversale. — 1, paroi propre. — 2, épithélium de Heidenhain. — 3, noyau. — 4, lumière du canal. On voit, à l'extrémité du tube, le glomérule avec son col (1), sa capsule (5), son peloton vasculaire et les deux couches épithéliales du glomérule (6 et 7), ses artères afférente (2) et efférente (2').

contour des cellules endothéliales des vaisseaux lymphatiques.

Le pôle libre est cilié. Il est recouvert de *cils vibratiles* courts formant une *bordure en brosse*, découverte en 1888 par Nussbaum (*Pflüger's Archiv.*) Nicolas assure que ces cils s'insèrent sur de petits grains du protoplasma de la cellule, parfaitement colorables, et formant une série régulière sur la limite du pôle libre. Il les a vus se continuer dans le protoplasma par des fibrilles très fines.

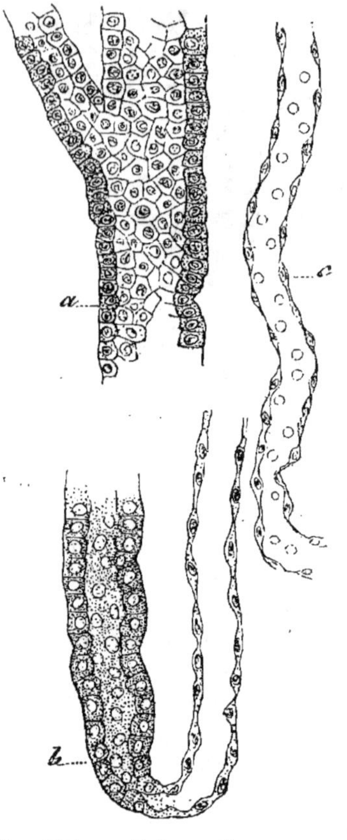

La *longueur* des cellules est variable selon l'état de sécrétion urinaire, de sorte que la lumière du tube est petite, mais toujours libre, quand elles sont longues, large au contraire quand elles sont courtes. Dans des expériences sur des grenouilles et des mammifères, Sauer a remarqué que dans l'anurie (absence de sécrétion urinaire), les cellules sont longues, gonflées, bombées, de manière à rétrécir la lumière du tube, tandis que, dans la polyurie (urine abondante), les cellules, courtes et aplaties, augmentent la lumière du tube.

Le *protoplasma* de la cellule n'est point transparent. Il présente une striation longitudinale due à la présence de fins bâtonnets parallèles parcourant toute la longueur de la cellule et décrivant des courbes au détour du noyau. Ces bâtonnets, découverts en 1874 par Heidenhain, sont considérés par quelques auteurs, peut-être à la suite d'altérations par les réactifs chimiques,

Fig. 275. — Tube collecteur et anse de Henle.

a, tube collecteur avec ses cellules. — *b*, anse de Henle avec sa branche ascendante et sa branche descendante. — *c*, branche descendante isolée.

comme des séries linéaires de petits grains en chapelet.

Telle est la structure des tubes contournés du labyrinthe du rein. L'état différent des cellules pendant les périodes d'activité et de repos de la sécrétion rénale, et une expérience de Heidenhain, semblent prouver que les *tubuli contorti* sont le point de passage des éléments de l'urine. Heidenhain injectant dans le sang du carmin d'indigo, cette matière colorante est extraite du sang par les tubes contournés ; or l'urée dialysant comme le carmin d'indigo, il en conclut que l'urée passe par les *tubuli contorti*.

La *branche descendante* de l'anse de Henle est également formée

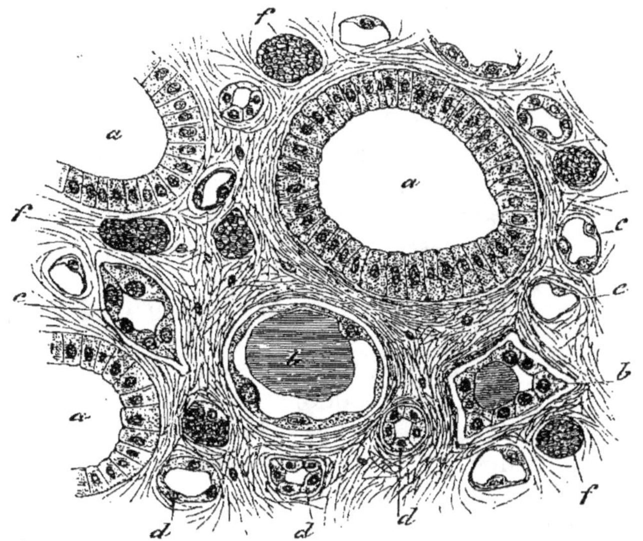

Fig. 276. — Coupe transversale du sommet d'une pyramide chez l'homme.
a, gros tubes de Bellini avec leurs cellules cylindriques. — *b*, tubes droits de la substance médullaire. — *c*, *d*, *e*, anses de Henle. — *f*, vaisseaux sanguins pleins de globules.

de deux couches : une paroi propre, hyaline et une seule couche de cellules pavimenteuses, tellement aplaties que les noyaux font saillie dans la cavité du tube.

La *courbe* de l'anse de Henle présente la même structure, mais celle-ci change dans la *branche ascendante*, qui devient plus large. A la face interne de la paroi propre, les cellules épithéliales ont

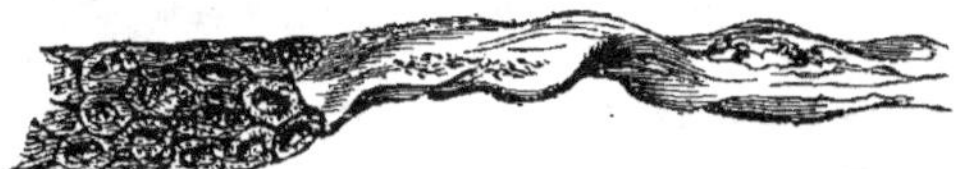

Fig. 277. — Fragment d'un tube du rein. A gauche, on voit l'épithélium à travers la paroi propre ; à droite, on aperçoit la paroi propre plissée et dépourvue d'épithélium.

augmenté de volume. Elles sont étroites, longues et inclinées les unes sur les autres, comme les tuiles d'un toit, dans le sens du courant de l'urine. Ces cellules épithéliales *n'ont pas de bâtonnets* comme celles des tubuli contorti.

Dans la *pièce intermédiaire*, on trouve toujours la même paroi hyaline tapissée par une couche d'épithélium cubique dont la partie profonde présente les mêmes *bâtonnets* que j'ai décrits dans l'épithélium des tubuli contorti. Ces cellules épithéliales, inclinées également les unes sur les autres, envoient un prolongement, une sorte de *pied*, qui s'insinue sous la base des cellules voisines.

Les *petits tubes collecteurs*, qui font suite aux pièces intermédiaires, ont également une paroi propre, hyaline, recouverte d'une couche d'épithélium pavimenteux, de 10 à 12 μ d'épaisseur. Puis ces cellules s'allongent et deviennent franchement cylindriques dans les *gros canaux collecteurs*. La paroi propre disparaît au niveau des mamelons, et l'épithélium est doublé, à ce niveau, par le tissu conjonctif du rein.

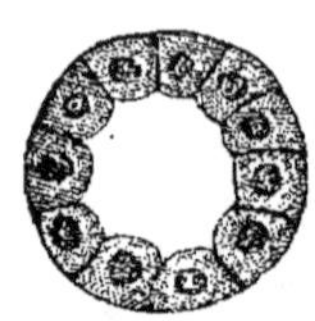

Fig. 278.—Coupe de la portion ascendante d'un tube de Henle (grossissement, 400).

En *résumé*, il existe une paroi propre, hyaline, dans toute l'étendue des tubes urinifères, paroi mince ne dépassant pas 2 μ, et disparaissant au niveau des mamelons. La couche épithéliale qui tapisse l'intérieur des tubes varie dans les divers points de leur étendue. A partir de la capsule de Bowman, et par conséquent du glomérule de Malpighi qui la remplit, l'*épithélium présente des bâtonnets* à la base des cellules, et des cils vibratiles à leur surface libre. En pénétrant dans la branche descendante de l'anse de Henle, les cellules se modifient et s'aplatissent au point de ressembler à des *cellules endothéliales*. Ces cellules se modifient de nouveau après avoir dépassé la courbe de l'anse de Henle. Devenu *prismatique* dans la branche ascendante, et *cubique* dans la pièce intermédiaire, cet épithélium devient *pavimenteux* dans les petits tubes collecteurs et *cylindrique* dans les gros.

Vaisseaux sanguins du rein et glomérules de Malpighi.

La quantité de sang qui traverse le rein est colossale, étant donné le petit volume de cet organe. Un seul rein reçoit, chose curieuse, autant de sang que le membre inférieur, car l'artère rénale est aussi volumineuse que l'artère fémorale. Le mode de distribution

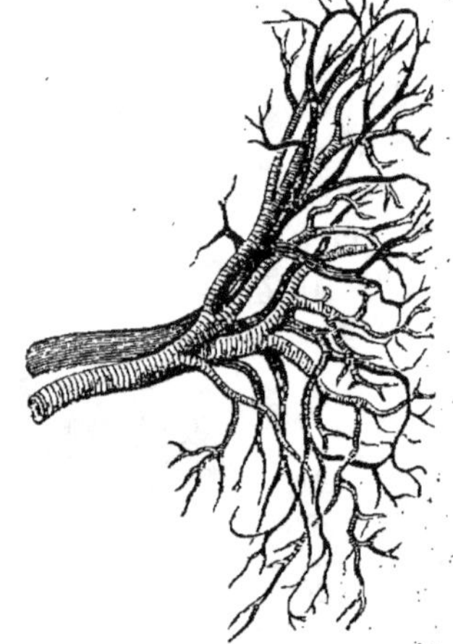

Fig. 279. — Vaisseaux du rein d'un enfant (injection par corrosion).

de cette artère dans le rein est tout à fait spécial à cet organe et ne se rencontre nulle part ailleurs. Nous verrons en effet que les ramifications de l'artère rénale forment de petits bouquets artériels, de petits pelotons. Ces bouquets, situés dans les capsules de Bowman, forment les *glomérules de Malpighi* qui versent les éléments de l'urine dans les tubes urinifères.

Puis, après avoir formé les glomérules, les ramifications artérielles se résolvent en capillaires comme dans les autres tissus.

Le sang de l'artère rénale, après s'être débarrassé des déchets solubles qui constituent l'urine, revient par la veine rénale d'où il passe dans la veine cave inférieure.

Artères du rein. — Le rein reçoit l'*artère rénale* et quelques *artères accessoires* qui lui sont fournies par les artères du voisinage.

L'artère rénale, branche viscérale de l'aorte abdominale, avant d'atteindre le hile du rein, se divise en deux ou trois branches se subdivisant de manière à former de neuf à douze branches artérielles qui pénètrent dans le rein en avant du bassinet, entre les pyramides de Malpighi, dans l'épaisseur des colonnes de Bertin.

Ces *artères interpyramidales* se subdivisent et cheminent vers la base des pyramides. Arrivées à la base des pyramides, à l'union des substances médullaire et corticale, ces artères se ramifient et s'anastomosent entre elles de manière

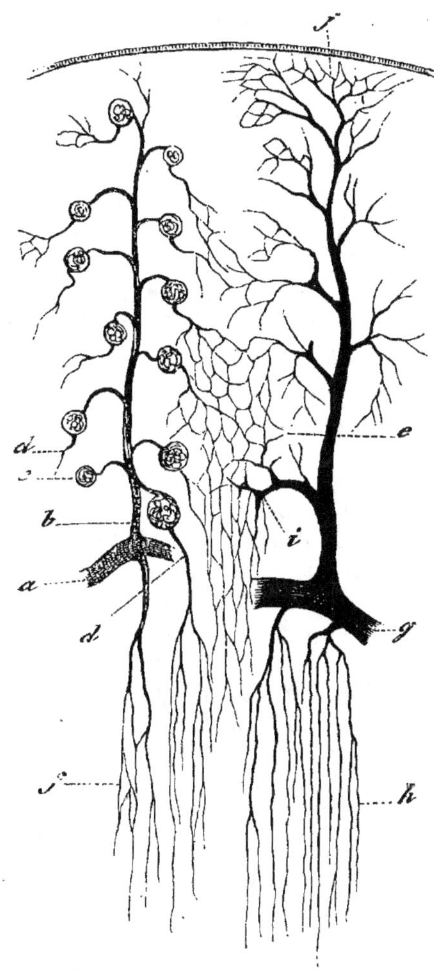

Fig. 280. — Vaisseaux de la substance corticale du rein.

a, branche de la voûte artérielle du rein. — *b*, artère interlobulaire d'où naissent les artères afférentes des glomérules. — *c*, glomérule. — *d*, artère afférente du glomérule. — *e*, réseau capillaire de la substance corticale. — *f*, réseau capillaire de la substance médullaire. — *g*, veine de la voûte veineuse. — *h*, veines de la substance médullaire. — *i*, veine intra-lobulaire. — *j*, origine des étoiles de Verheyen.

à former un réseau artériel dont les mailles principales, arrondies, entourent la base des pyramides de Ferrein.

Ce riche réseau artériel, situé à l'union des substances médullaire et corticale, forme une sorte de *voûte artérielle* dont la concavité embrasse la base des pyramides de Malpighi. De la convexité
de la voûte artérielle partent des branches extrêmement nombreuses qui se dirigent perpendiculairement vers la surface du
rein, passant entre les lobules rénaux. Ces artères *radiées* sont
appelées, en raison de leurs rapports, *artères interlobulaires*. Elles
sont destinées à porter aux glomérules de Malpighi, situés à la surface des lobules, l'*artère afférente* qui contient les éléments tout
formés de l'urine.

Dans leur trajet, les artères interlobulaires émettent de tous
côtés des ramuscules courts au bout desquels sont situés les glomérules de Malpighi. Ce sont les *artères afférentes*. Ces rameaux
artériels et leurs glomérules peuvent être comparés à de petites
grappes de groseille.

De la concavité de la voûte artérielle et des artères afférentes
les plus rapprochées des pyramides de Malpighi, partent de petits
rameaux qui se dirigent en droite ligne dans les pyramides de Malpighi, vers le hile. Ce sont les *artères droites* qui, dans l'intérieur
des pyramides, se terminent par des capillaires dont le réseau
embrasse les tubes collecteurs et se continue avec les *veines droites*
qui accompagnent les artères.

Aussitôt nées, les artères droites se divisent comme un bouquet
de branches longitudinales comparable à une *queue de cheval*.
Leur tunique musculaire est peu développée. Elles donnent naissance à un réseau capillaire dont les mailles sont allongées dans
le sens des tubes collecteurs. Ce réseau s'étend jusqu'aux mamelons où il forme une maille circulaire autour de chacun des orifices
des tubes de Bellini, au niveau de l'*area cribrosa*.

L'accord n'existe pas sur l'origine des artères droites. Les uns,
avec Kölliker et Ludwig, les font naître des artères efférentes les
plus rapprochées de la base des pyramides de Malpighi. Arnold les
fait venir de la voûte artérielle et des artères interlobulaires. Klein
les fait naître des artères efférentes et des artères interlobulaires.
Je pense qu'elles naissent à la fois des artères de la voûte artérielle et des artères efférentes.

Glomérule de Malpighi (1) *et capsule de Bowman.* — Chaque
tube urinifère se terminant par une capsule de Bowman, nous

___

(1) Les glomérules furent découverts par Malpighi, en 1666. Malpighi observe
dans la substance corticale du rein de petites glandes dont le nombre égale
probablement celui des conduits. Ces glandes sont rondes comme des œufs
de poisson : « *rotundas veluti piscium ova* ». Chacune d'elles reçoit une

admettons avec Sappey qu'il existe 56 000 capsules dans chaque pyramide de Malpighi, puisque cette dernière contient 56 000 tubes. Les glomérules, dont la paroi est formée par la capsule de Bowman, sont répandus dans toute l'étendue de la substance corticale et dans les colonnes de Bertin comme de petits grains disséminés. Ils ont près d'un quart de millimètre de diamètre et ils peuvent

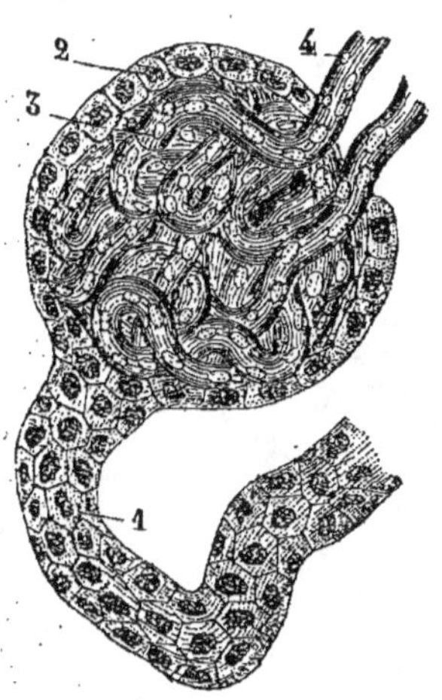

Fig. 281. — Un glomérule du rein du cabiai.

1, canalicule tortueux et son épithélium. — 2, épithélium tapissant la face interne de la capsule de Bowman. — 3, capillaires du glomérule. — 4, artères afférente et efférente.

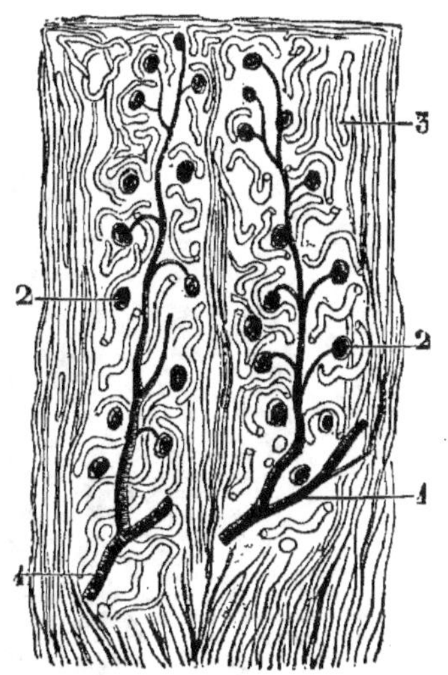

Fig. 282. — Glomérules de Malpighi échelonnés sur le trajet des artères interlobulaires.

1, 1, deux rameaux de la voûte artérielle du rein donnant naissance aux artères interlobulaires. — 2, 2, glomérules disséminés entre les lobules. — 3, tubuli contorti.

atteindre un millimètre chez le bœuf, qui offre les glomérules les plus volumineux.

La paroi de la capsule se continue avec le tube urinifère qui est légèrement rétréci à ce niveau et qui forme le *col* du glomérule. Au point opposé, la capsule est perforée pour laisser passer les vaisseaux du glomérule, de sorte que le glomérule a deux pôles, un *pôle tubaire* qui correspond au tube urinifère et un *pôle artériel* qui donne passage aux deux artères afférente et efférente. La paroi de la capsule est une *lame vitrée* se continuant avec la lame vitrée sous-épithéliale des tubuli contorti.

La surface interne de la capsule de Bowman est revêtue par des

artère qui se ramifie dans son épaisseur, en sorte qu'elles sont appendues aux divisions artérielles comme des pommes aux branches d'un arbre : « *veluti poma appendentia* ».

cellules endothéliales aplaties. Il existe également une couche épithéliale à la surface du peloton vasculaire, très nette chez l'embryon
(fig. 285), couche qui se continue, selon Gegenbaur, avec celle de
surface interne de la capsule de Bowman. Ces deux feuillets formeraient une véritable séreuse. L'étude de l'endothélium gloméru-
laire n'est pas facile et l'accord n'existe pas à son sujet parmi les
histologistes.

L'urine exhalée par les capillaires du glomérule remplit la cavité

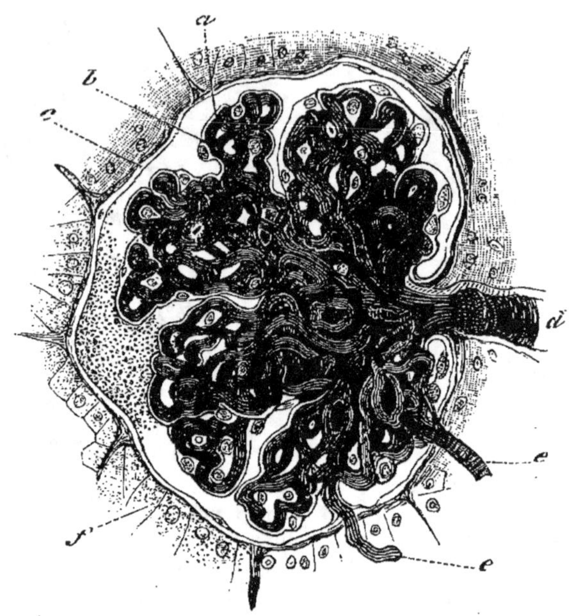

Fig. 283. — Variété du glomérule de Malpighi d'un rein de l'homme injecté
par les artères avec la gélatine colorée.

a, vaisseaux du glomérule. — b, capsule du glomérule. — c, épithélium doublant la capsule.
— d, artère du glomérule. — e, artères efférentes. — f, épithélium des tubes (Cadiat).

de la capsule et passe dans les tubuli contorti en communication
directe avec elle.

La capsule est entourée par une couche de tissu conjonctif sur
lequel je reviendrai.

Le *glomérule de Malpighi* est un amas de capillaires remplissant la capsule de Bowman. Ces capillaires sont situés entre deux
artères, l'*artère afférente* qui apporte le sang et l'*artère efférente*
qui sort du glomérule pour se continuer ensuite avec les capillaires de la circulation rénale.

L'*artère afférente*, née de l'artère interlobulaire, se jette dans le
glomérule, après un court trajet, sans s'être ramifiée. Elle est

pourvue d'une couche musculaire uniforme jusqu'à son entrée dans le glomérule.

On peut observer chez le lapin, de distance en distance, sur les artères afférentes, un renforcement des fibres lisses circulaires disposées comme de petits sphincters.

Les capillaires, qui constituent le glomérule et qui sont fournis par l'artère afférente, donnent naissance à une nouvelle artère, l'artère efférente, qui traverse la paroi de la capsule de Bowman à côté de l'artère afférente.

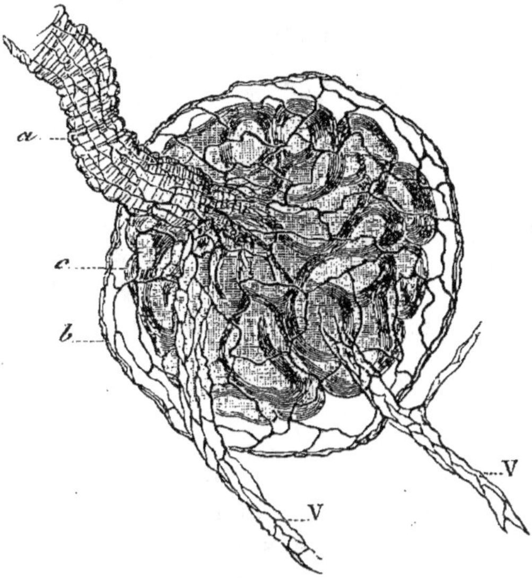

L'*artère efférente* est un peu plus large que l'afférente. Cette artériole a ceci de particulier qu'elle ne possède que quatre ou cinq fibres lisses groupées à son point de sortie du glomérule et jouant le rôle de *sphincter*.

Cette artère, après un court trajet, se divise en capillaires qui donneront naissance aux veines interlobulaires.

Les *capillaires* du glomérule ne sont pas pelotonnés ; ce sont des anses multiples dont la convexité regarde la surface interne de la capsule de Bowman. Ils sont disposés par petits groupes, ou bouquets, appelés *floccules*.

Ces capillaires se distinguent en ce qu'*ils sont embryonnaires,* car le ciment, qui unit les cellules endothéliales de leur paroi, ne réduit pas l'argent après les injections de nitrate (on sait que ce défaut de réaction est particulier au ciment intercellulaire embryonnaire).

Ces capillaires embryonnaires ont une paroi poreuse à travers laquelle les éléments de l'urine filtrent avec la plus grande facilité.

On trouve quelques cellules de tissu conjonctif dans les mailles du lacis capillaire.

Je fais remarquer la disposition de l'artère efférente entre deux systèmes capillaires. C'est une *artère porte rénale* analogue à la veine porte située aussi entre deux réseaux capillaires.

Fig. 284. — Variété de glomérule de Malpighi injecté au nitrate d'argent par les artères.

a, artère du glomérule. — *b*, capsule avec son épithélium. — *c*, glomérule vu par transparence. — *v, v*, artères efférentes.

Capillaires du rein. — Les capillaires du rein forment deux systèmes distincts, celui de la substance médullaire, intermédiaire aux artères et aux veines droites, et celui de la substance corticale y compris les colonnes de Bertin, intermédiaire aux artères efférentes et aux veines interlobulaires.

Le premier de ces réseaux capillaires, à mailles allongées, entoure les tubes collecteurs et les anses de Henle; l'autre entoure les tubes urinifères contournés autour desquels il forme des mailles adhérentes.

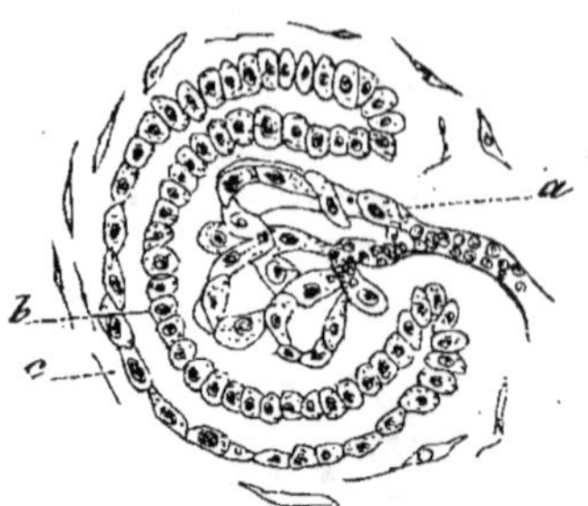

Fig. 285. — Formation d'un glomérule du rein chez un embryon de poulet.

a, vaisseaux capillaires du glomérule. — *b*, feuillet viscéral de la capsule à l'état cellulaire. — *c*, feuillet pariétal (Cadiat).

Veines du rein. — Ainsi que l'a fait remarquer Cl. Bernard, le sang de la veine rénale est moins noir que celui des veines en général, car il vient d'un organe à sécrétion constante, et l'on sait que le sang artériel des glandes perd peu de son oxygène en traversant ces organes pendant qu'ils fonctionnent.

La veine rénale et toutes ses branches sont dépourvues de valvules.

Si nous la prenons en sens inverse du courant sanguin, nous voyons que ses branches sont situées, comme celles de l'artère, dans l'épaisseur des colonnes de Bertin et qu'elles s'anastomosent pareillement, de manière à former une *voûte veineuse* semblable à la voûte artérielle dont j'ai parlé plus haut.

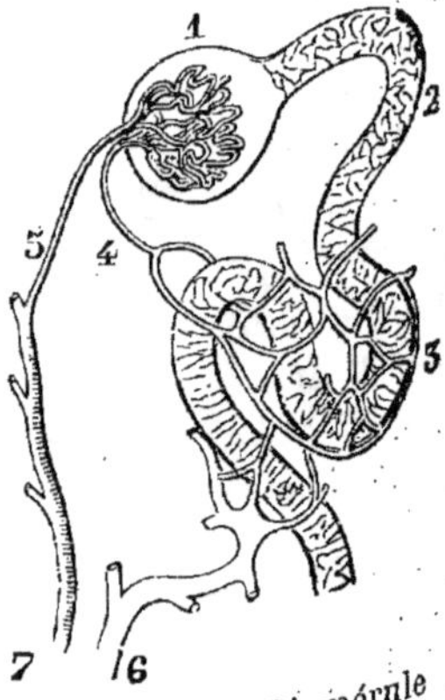

Ces arcades reçoivent par leur convexité les *veines interlobulaires* qui cheminent parallèlement aux artères interlobulaires qu'elles accompagnent.

Il semblerait naturel de constater que les arcades veineuses reçoivent les veines qui accompagnent les artères droites nées de la concavité des arcades artérielles. Il n'en est cependant pas ainsi, toutes les *veines droites* se réunissant dans les veines intralobulaires au moment où celles-ci viennent se jeter sur les arcades veineuses.

A leur origine, les veines de la substance corticale du rein offrent

Fig. 286. — Glomérule de Malpighi.

1, capsule de Müller ou de Bowman. — 2, tube urinifère. — 3, réseau capillaire autour du tube. — 4, artère efférente du glomérule formant le réseau capillaire extraglomérulaire. — 5, artère afférente. — 6, veine. — 7, artère interlobulaire.

un grand nombre d'anastomoses avec les veines des organes environnants.

Je dois mentionner d'abord les *étoiles de Verheyen* (1). Ce sont des veinules en forme d'étoiles parsemant la surface du rein et faisant suite aux capillaires du voisinage.

Ces veinules s'anastomosent avec des veines de la capsule fibreuse du rein et de l'atmosphère cellulo-graisseuse, très vasculaire.

Par l'intermédiaire des veines des enveloppes du rein, les branches originelles de la veine rénale se mettent en communication avec des veines encore plus éloignées. Ces anastomoses ont été étudiées par Steinach à Vienne, en 1884, par Renaut, à Lyon, en 1890, et par Tuffier et Lejars, à Paris, en 1891.

Les *veines capsulo-adipeuses* forment un riche réseau veineux qui se jette dans une veine en forme d'arcade suivant le bord externe du rein.

L'extrémité supérieure de cette *arcade veineuse* communique avec les veines surrénales et avec les veines diaphragmatiques inférieures.

L'extrémité inférieure de la même arcade communique avec le réseau veineux de l'uretère et plus loin avec les veines spermatiques.

Tuffier et Lejars ont montré des anastomoses entre le réseau veineux de la capsule adipeuse et les veines coliques, racines de la veine porte.

En arrière du rein, le réseau des veines capsulo-adipeuses communique avec les veines musculaires et sous-cutanées de la région lombaire, avec

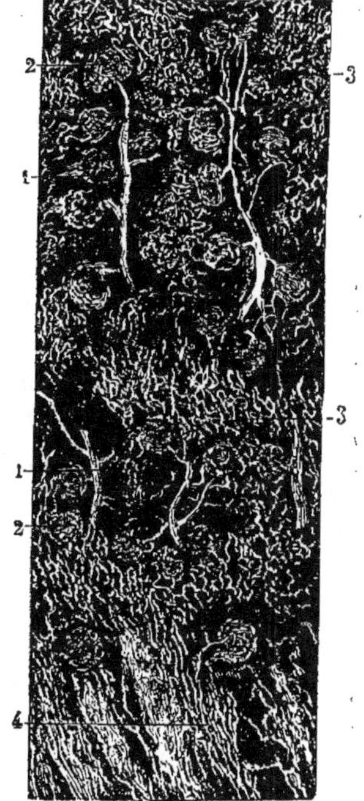

Fig. 287. — Injection du rein d'après Morel et Villemin (grossis., 60).

1, 1, artères interlobulaires. — 2, 2, glomérules de Malpighi disposés en séries autour de ces artères. — 3, 3, réseau capillaire de la substance corticale. — 4, réseau capillaire de la substance tubuleuse.

les veines azygos en haut et les veines du bassin en bas. De plus, le réseau veineux s'anastomose avec un plexus veineux très fin qui accompagne le douzième nerf intercostal et les nerfs grand abdomino-génital et petit abdomino-génital (*venæ nervorum*).

Il résulte de ces anastomoses qu'en cas d'oblitération de la veine rénale, il peut s'établir une circulation veineuse collatérale sup-

(1) Verheyen (Philippe), né en 1648, mort en 1710, professeur à Louvain.

plémentaire, qui déversera le sang par quatre voies différentes :
par les veines surrénales et diaphragmatiques inférieures ; par les
veines uretériques et spermatiques ; par les veines musculaires et
cutanées de la région lombaire ; enfin par le plexus veineux des
trois nerfs nommés plus haut.

Vaisseaux lymphatiques du rein.

Ces vaisseaux sont mal connus. Il est probable, comme le dit
Renaut, que les lymphatiques font totalement défaut à l'intérieur
de la substance du rein et que la vie et le fonctionnement par le
sang y règnent seuls.

Ces vaisseaux ont été étudiés en 1864 par Ludwig et Zawa-
rykin, mais leur description, qui date d'une époque où l'on admettait la théorie des cellules et des canaux plasmatiques, manque de
la précision qu'on doit exiger dans ce genre de recherches.

Quoi qu'il en soit, ces auteurs admettent des *lymphatiques profonds* nés dans le labyrinthe, accompagnant les vaisseaux sanguins
et se jetant dans les ganglions lombaires voisins du hile du rein.
Les *lymphatiques superficiels* chemineraient à la surface de l'organe et iraient se jeter dans les mêmes ganglions.

Nerfs du rein.

Les nerfs du rein sont uniquement des vaso-moteurs fournis par
le plexus solaire et le petit splanchnique. Ils accompagnent les
artères autour desquelles, par leurs anastomoses, ils forment le
plexus rénal dans lequel on trouve un mélange de filets nerveux
du pneumogastrique et du grand sympathique. Ils présentent de
petits ganglions sur leur trajet.

Berkley, en 1893, a pu suivre de fines fibrilles nerveuses jusqu'à
l'épithélium des tubuli contorti. Azoulay, en 1894, les a suivies
jusque dans le glomérule, où elles pénètrent avec l'artère afférente
et se ramifient à la surface interne de la capsule de Bowman, donnant de fines branches collatérales aux capillaires du glomérule.
Les vaisseaux du glomérule n'ayant pas de fibres musculaires,
Azoulay pense que ce sont des fibres sensitives en rapport avec la
tension sanguine. Plus récemment, en 1899, d'Evant a suivi les
ramifications nerveuses sur les tubes et sur les glomérules, et a
constaté qu'elles se terminent par de petits renflements en forme
de bouton.

Tissu conjonctif du rein.

Ce tissu accompagne l'artère rénale et toutes ses divisions. Il
entoure les arcades artérielles de la base des pyramides de Malpighi. Il envoie des prolongements qui accompagnent les artères

droites du côté du hile ; il émet aussi de petites bandelettes conjonctives qui se dirigent vers la surface du rein en entourant les artères interlobulaires. De ces bandelettes se détachent : 1° de minces tractus qui sortent du rein et vont adhérer à la capsule fibreuse ; 2° des ramifications qui entourent les artères afférentes et vont former une enveloppe autour des capsules de Bowman. On voit, en un mot, que le tissu conjonctif est très répandu dans le rein.

Le tissu conjonctif qui accompagne les artères interlobulaires est un tissu délicat, entre les faisceaux duquel existe un réseau de cellules fixes et de nombreuses cellules migratrices.

Le tissu conjonctif qui entoure la capsule de Bowman se montre sous forme d'une ou deux minces lamelles qui se terminent au col du glomérule et sur lesquelles existent des cellules plates. On donne à l'enveloppe conjonctive du glomérule le nom de *lamelles péricapsulaires*.

Le tissu conjonctif qui entoure les arcades vasculaires de la base des pyramides de Malpighi envoie de minces prolongements qui accompagnent les artères droites. Ce tissu conjonctif, contenant des faisceaux de fibres et des cellules, n'est qu'un *tissu muqueux* vers la base des pyramides, tissu muqueux avec cellules étoilées anastomosées. Dans la région voisine du sommet des pyramides, autour des tubes droits, des anses de Henle et des vaisseaux, on observe des cellules migratrices et un mouvement de diapédèse.

§ 4. — DÉVELOPPEMENT DU REIN

Cette question a été traitée dans le premier volume. Je rappellerai seulement ici que, dès les premières formations embryonnaires, les cellules de l'embryon sont sujettes, comme tous les éléments anatomiques, à l'assimilation et à la désassimilation. L'embryon, à la première période, n'a pas de rein, et l'excrétion, si minime qu'elle soit, des éléments constitutifs de l'urine, rejetée dans la cavité de l'œuf, doit suivre une voie urinaire quelconque.

La *voie urinaire*, dans les premiers jours de l'état embryonnaire, est constituée uniquement par le *canal de Wolff*. C'est un conduit, ouvert d'un côté dans la cavité pleuro-péritonéale, et de l'autre dans le cloaque. On lui donne le nom de *rein précurseur* ou *pronéphros*.

La *voie urinaire* devient plus complète au bout de quelques heures, et il se forme ce qu'on a appelé le *rein secondaire*, ou *corps de Wolff*. Je renvoie au premier volume, page 150, pour l'évolution du *corps de Wolff* et du *rein définitif*.

§ 5. — FONCTIONS DU REIN

L'urine, dont les éléments constituants sont pris par le rein au sang qui le traverse sans cesse, parcourt les tubes du rein d'une manière continue, et arrive à la vessie par l'uretère (15 gouttes par minute, 55 grammes par heure, 1 320 grammes environ en vingt-quatre heures). On estime que chaque kilogramme du poids d'un homme fournit 20 grammes d'urine par jour.

Les deux reins fonctionnent en même temps d'une manière régulière et continue, sauf dans quelques cas exceptionnels dont il sera question. On peut supprimer un rein sans porter atteinte à la santé.

Le rein sépare les éléments de l'urine du liquide sanguin et n'entre pour rien dans la formation de ce liquide. Cet organe agit donc à la manière d'un filtre. Ce n'est pas, à vrai dire, un filtre, mais un *dialyseur*. Il suffit pour s'en rendre compte de connaître la définition d'un filtre et d'un dialyseur.

Le rein excrète. — Tandis que les déchets alimentaires sont rejetés par le gros intestin, les déchets de nos tissus, tels que l'urée sont éliminés par le rein. Notre organisme se débarrasse par le rein des substances résultant de la désassimilation des tissus, substances nuisibles à l'organisme, toxiques et jouant le rôle de poisons quand elles ne peuvent être éliminées et qu'elles s'accumulent dans le sang, comme dans l'*urémie*.

Action élective du rein. — Pourquoi les matériaux de l'urine passent-ils par le rein et non par les autres glandes? Parce que l'épithélium des tubes du rein a pour attribut spécial de prendre au sang les matériaux de l'urine en dissolution. L'épithélium de toutes les glandes possède une action élective spéciale sur les diverses substances qui circulent avec le sang : aliments, médicaments, poisons. Le rein, qui nous occupe en ce moment, retient et élimine, non seulement l'urée, l'acide urique et les divers éléments qui constituent l'urine normale, mais encore certaines substances introduites accidentellement dans le sang, telles que : asparagine, essence de térébenthine, iodure de potassium, morphine, etc. J'ajoute, à propos de ce dernier médicament, qu'il faut s'assurer de la perméabilité du rein avant de faire des piqûres de morphine, de crainte que le poison ne s'accumule dans le sang et ne devienne toxique. Tant que le rein conserve sa structure normale, la sélection des éléments de l'urine en dissolution dans le plasma du sang se poursuit régulièrement, et l'urine est éliminée nuit et jour, pendant le sommeil comme à l'état de veille. Mais si le rein est lésé, s'il n'est pas *perméable*, il n'en est pas ainsi. Le Dr Léon Bernard a fait une intéressante communication au Congrès de médecine de 1900 sur la perméabilité du rein. J'en donne les conclusions dans cette note (1).

Agents de la sécrétion. — La formation de l'urine est sous la dépendance directe des vaisseaux du rein et indirectement sous celle des nerfs vaso-moteurs qui exercent leur action sur les vaisseaux rénaux, dont ils produisent la dilatation et la constriction.

Sous l'influence de certains états nerveux, et dans certaines maladies, la sécrétion peut s'arrêter ; on a alors l'*anurie ;* dans d'autres circonstances au contraire, cette sécrétion est exagérée d'une manière considérable : c'est la *polyurie.* Sous le coup d'une émotion l'urine peut devenir tout à fait *aqueuse* et contenir peu de matériaux solides en dissolution. On appelle cette variété d'urine *urine nerveuse.* Dans d'autres cas, dans la fièvre par exemple, les matériaux dissous dans l'urine sont abondants, parce que la désassimilation est plus considérable ; l'urine est alors rouge et dépose, c'est l'*urine fébrile.* L'urine du matin est plus chargée que celle du jour ; cela se conçoit, puisqu'il y a l'eau des boissons en moins.

(1) Il nous a semblé que la diminution de la perméabilité rénale marchait de pair avec l'existence de lésions de sclérose, quelle qu'en soit l'origine, au niveau du rein. C'est ainsi qu'elle n'est pas diminuée dans la première période de la *néphrite parenchymateuse chronique,* et que l'imperméabilité n'apparaît qu'avec la seconde période, où les lésions de sclérose envahissent le rein. Au contraire, la perméabilité rénale est d'emblée diminuée dans les néphrites interstitielles médicales, comme dans les scléroses rénales des urinaires.

La perméabilité rénale est notablement diminuée dans la pyélo-néphrite infectieuse et dans les rétentions rénales. De même la tuberculose chirurgicale du rein entrave considérablement la perméabilité de l'organe. Ce fait est à opposer à la perméabilité conservée des reins atteints de la néphrite, surtout épithéliale, que détermine l'élimination des poisons tuberculeux élaborés en dehors du rein.

J'ai récemment observé un malade atteint de reins polykystiques, chez qui l'élimination du bleu de méthylène, comme l'élimination moléculaire, montrait une diminution accusée de la perméabilité rénale.

Il semble, d'après quelques recherches entreprises avec René Monod, que les néphrites aiguës à grands œdèmes s'accompagnent également d'imperméabilité rénale.

Il n'existe pas de sclérose dans les reins de néphrite aiguë, et il est probable que dans ces cas l'imperméabilité rénale est due à la congestion intense qui les caractérise.

Quoi qu'il en soit, l'imperméabilité rénale entraîne une série d'accidents dont le complexus n'est pas exactement l'urémie, et que nous avons essayé de grouper sous le nom de *syndrome d'imperméabilité.* Ce syndrome s'observe à l'état pur dans les néphropathies locales, de nature chirurgicale, avec sclérose ; notamment nous l'avons observé chez le sujet atteint de reins polykystiques dont il a été question plus haut.

En résumé, nous pensons que la perméabilité rénale n'est pas toujours modifiée et de la même manière dans les diverses néphropathies ; il n'y a pas nécessairement diminution de la perméabilité là où il y a lésion rénale. C'est

Où se forment les éléments de l'urine. — Les éléments qui composent l'urine normale sont, ainsi que je l'ai déjà dit, les produits de désassimilation des tissus de l'organisme. Mais l'urine renferme, indépendamment des produits azotés, dont les principaux sont l'urée et l'acide urique, des matières salines, etc., une foule de substances alimentaires ou médicamenteuses.

Ces substances, prises par l'absorption, dans l'intestin grêle, sont portées par la veine porte au foie, puis au cœur qui les lance dans la circulation générale. Mêlées au sang, ces substances parcourent les capillaires des tissus, et sont éliminées, en partie ou en totalité, par les glandes. J'ai déjà dit que le rein est chargé de l'élimination de la plupart d'entre elles, qui sont généralement modifiées et transformées dans le sang avant d'être éliminées.

Il ne faudrait pas s'imaginer que les substances absorbées sont éliminées en nature ; elles se trouvent modifiées : 1° par leur contact avec les liquides du tube digestif ; 2° par leur mélange avec le sang, dans lequel il se produit des réactions chimiques, souvent mystérieuses. Ne croyez pas qu'on puisse détruire l'alcalinité du sang au moyen des substances acides ingérées, telles que vinaigre, fruits acides, etc. Ces acides sont complètement détruits, ou tout au moins modifiés dans le sang, avant leur passage à travers le rein. J'en dirai autant des liquides alcooliques absorbés par les villosités

là un phénomène contingent, qui ne tient sous sa dépendance qu'une certaine catégorie d'accidents morbides que le médecin doit savoir reconnaître dans chaque cas par l'analyse clinique et les recherches techniques, et qu'il ne faut pas invoquer *a priori*, sous l'empire de conceptions théoriques. Au lieu de réunir les variétés de néphrites chroniques sous l'appellation vague de « mal de Bright » et de leur imputer la même physiologie pathologique, il convient désormais de distinguer entre ces variétés, dont l'évolution symptomatique différente est, comme nous avons essayé de le montrer dans notre thèse, précisément déterminée par une physiologie pathologique différente.

Diagnostic de la perméabilité rénale par le procédé du bleu de méthylène.

Achard et Castaigne, internes des hôpitaux, ont proposé le procédé d'exploration de la perméabilité rénale par le bleu de méthylène. *Soc. méd. des hôp.*, 30 avril 1897.

Son injection sous-cutanée n'est pas douloureuse, comme l'est celle de certains médicaments, et notamment de l'iodure de potassium ; son élimination rénale se traduit sans réactions chimiques délicates, par une exploration nettement appréciable, impossible à confondre avec les diverses colorations accidentelles de l'urine, auxquelles donne lieu l'usage de certains médicaments ou aliments. L'emploi du bleu n'empêche pas de continuer l'administration de certains remèdes usuels comme les composés iodés ou salicylés, qu'il faudrait nécessairement suspendre si l'on voulait s'en servir comme de substances indicatrices pour faire l'épreuve de la perméabilité rénale. Enfin l'élimination du bleu de méthylène par l'urine n'est pas extrêmement rapide, et par conséquent les différences de temps qu'elle peut subir sont aisément suivies et précisées.

intestinales qui n'arrivent pas en nature au rein. Tout le monde connaît les modifications subies par l'alcool dans le sang. Comme il s'agit ici d'une substance volatilisable, les produits transformés de l'alcool, volatilisables également, sont éliminés par le poumon, cette *glande extraordinaire*, chargée d'excréter tout ce qui est gazeux ou volatilisable dans le sang.

A l'époque où l'on n'avait aucune idée précise sur la digestion, l'absorption, et même sur la composition du sang, les médecins, voulant se donner quelque importance aux yeux de leurs malades, leur imposaient toutes sortes de privations plus ou moins bizarres, relativement à leur régime alimentaire. Ces idées anciennes n'ont pu encore être déracinées, malgré les progrès de la science. Je n'en veux pour preuve que les ordonnances extravagantes qui sortent de la plume des médecins dits célèbres. Chacun, du reste, peut en faire une expérience concluante. Envoyez le même malade chez deux célébrités médicales. S'il demande quel régime alimentaire il doit suivre, vous verrez les prescriptions les plus disparates. L'un prescrira ce que l'autre défendra. Je possède deux consultations écrites de Germain Sée et Dujardin-Beaumetz tout à fait probantes.

Prenons pour exemple un malade affecté de maladie commune des voies urinaires : urétrite, cystite, rétrécissement, etc. Neuf médecins sur dix lui interdiront de la manière la plus absolue tout liquide alcoolique, et le condamneront au régime de l'eau, du lait, ou d'une tisane innocente. Pas de fromage fermenté, pas de charcuterie, pas de mets épicés, pas de salade, pas d'asperges, etc., et une foule d'autres recommandations plus ou moins absurdes ! Pourquoi ?

Certes, il faut faire la part des idiosyncrasies, et tout le monde sait que certaines constitutions sont fâcheusement impressionnées par certaines substances alimentaires ou médicamenteuses qui sont facilement tolérées par la plupart des individus. Qui ne sait que certains aliments sont, pour quelques personnes, de véritables poisons. Certaines personnes ne peuvent manger des *fraises*, des *huîtres*, des *écrevisses*, ou un *poisson* quelconque, sans avoir une poussée plus ou moins violente d'urticaire. Je connais un homme pour qui un *œuf* produit un effet toxique des moins équivoques. Dans ces cas d'idiosyncrasie, que le malade vous fait connaître, supprimez ces aliments particuliers, mais, de grâce, ne généralisez pas et ne proscrivez pas le poisson, les fraises, etc. dans tous les cas de maladie de peau.

Revenant aux voies urinaires, nous constatons également des idiosyncrasies, et il n'est pas douteux qu'un petit verre de vin pur rend la miction douloureuse chez quelques malades. Ce n'est pas une raison suffisante pour condamner tous les urinaires au régime de l'eau et du lait.

J'ai le droit de parler ainsi, et on ne pourra pas crier au paradoxe, étant donnée ma vieille expérience dans les maladies des voies urinaires. Quand je traite un malade chez lequel un traitement local est nécessaire, je lui dis invariablement, excepté dans les cas d'idiosyncrasie spéciale : fumez si vous en avez l'habitude ; ne changez rien à votre régime ; buvez ce qu'il vous plaira ; vous pouvez boire de l'eau rougie ; prenez du café si cela vous est agréable. Mais évitez les excès et ne négligez jamais le traitement local. Si quelque chose d'anormal survient, faites-m'en part.

Je suis surpris de voir que la question de l'action des substances alimentaires sur l'organisme malade n'ait pas encore été traitée.

Action du système nerveux. — Nous avons vu que le plexus rénal est un mélange de ramifications du pneumogastrique et du grand sympathique.

Selon Arthaud et Batte, le *pneumogastrique* exerce sur le rein une action *vaso-constrictive*. Si on l'excite au-dessous du diaphragme la circulation sanguine du rein diminue, s'arrête même, et la sécrétion rénale cesse.

Le *grand sympathique* exerce aussi une action énergique sur le rein et il est probable que le bon fonctionnement du rein, comme celui du cœur, dépend de l'intégrité de ces deux nerfs.

Les lésions du plancher du quatrième ventricule produisent sur les animaux un *diabète expérimental*, ou la *polyurie* avec ou sans *albumine*, selon le point lésé (Cl. Bernard) (1).

Vulpian coupe l'un des nerfs splanchniques, branches du grand sympathique. Aussitôt le rein correspondant se congestionne, grossit, la veine se distend et le sang qu'elle contient est rutilant comme le sang artériel ; il survient de la polyurie et de l'albuminurie. Le grand sympathique exerce donc une action vaso-dilatatrice.

Mécanisme du passage de l'urine. — Comment se fait le passage de l'urine à travers le rein ? L'énorme quantité de sang apporté au rein par l'artère rénale arrive aux glomérules par les artères afférentes, branches des artères interlobulaires. Le sang circule dans les anses capillaires du glomérule, et sort par l'artère effé-

(1) Bernard (Claude), né le 12 juillet 1813, mort en 1878. Professeur de médecine expérimentale au collège de France (1855), professeur de physiologie générale au Muséum (1868). Fondateur de la physiologie générale, élève de Magendie. Ses recherches expérimentales ont porté sur toutes les parties de la physiologie ; on peut citer comme les plus célèbres celles sur la glycogénie, sur les liquides digestifs, le curare, la chaleur animale, les nerfs vaso-moteurs, les poisons, etc. Candidat à l'agrégation d'anatomie et de physiologie (1844), il échoua contre Jules Béclard.

rente pour passer dans les capillaires généraux du rein. Il se produit dans les glomérules des différences de pression sous l'influence de la contraction des fibres musculaires des artères afférente et efférente du glomérule. Il est facile de comprendre que la contraction, et par conséquent la diminution de calibre de l'artère efférente, augmentera la pression dans le glomérule et par conséquent la formation de l'urine, tandis que la contraction de l'artère afférente produira un effet contraire. Tout est là dans la sécrétion du rein, tout est subordonné à la dilatation et à la contraction des artères du glomérule, par conséquent à l'action des nerfs du rein.

Théorie de Bowman. — Deux expériences de Heidenhain ont donné lieu à une théorie, dite *théorie de Bowman*, pour expliquer la formation de l'urine.

1° Heidenhain injecte une solution de sulfate de soude et d'indigo, dite *carmin d'indigo,* dans les veines d'un chien vivant. Puis il constate que la veine rénale, qui rapporte le sang du rein, renferme moins de matière colorante que l'artère, d'où il conclut que la différence est restée dans le rein. Ensuite il examine l'état des tubes du rein et il constate que l'épithélium granuleux des tubes contournés est gorgé de matière colorante, tandis qu'il n'en existe pas dans les glomérules.

2° Supprimant presque complètement la tension sanguine dans le rein d'un animal en lui coupant la moelle au-dessous du bulbe rachidien, Heidenhain injecte dans les veines la même solution de carmin d'indigo. Puis il examine le rein, et constate que les glomérules sont incolores tandis que l'épithélium des tubes contournés et celui de la branche ascendante des anses de Henle est plein de matière colorante.

D'où il conclut que le glomérule forme seulement l'eau de l'urine, et que l'épithélium des tubes contournés et de la branche ascendante des anses de Henle est chargé d'extraire du sang les matériaux que l'eau du glomérule dissout en passant dans les tubes.

Rien, dans ces expériences n'autorise une telle conclusion. Ne sait-on pas la diversité des propriétés des cellules épithéliales? De ce que ces cellules éliminent le carmin d'indigo, il ne s'ensuit pas qu'elles éliminent l'urée.

Admettons donc que l'eau et les matériaux de l'urine dissous passent à travers la paroi des capillaires du glomérule, comme à travers l'épithélium granuleux, glandulaire, qui tapisse les tubes contournés, la branche ascendante de l'anse de Henle et les canaux intermédiaires.

Théorie de Küss. — La tension sanguine étant exagérée dans le glomérule par la disposition de ses capillaires, il se passerait ici, d'après Küss, ce qui se passe lorsque la tension sanguine augmente dans les capillaires des autres régions, c'est-à-dire une extravasation du plasma du sang, par conséquent de l'eau avec de l'albumine. Il se ferait donc dans le glomérule une *infiltration du sérum sanguin*. Le sérum ne différerait de l'urine que par l'albumine qu'il contient en plus. Les tubes urinifères interviennent alors pour résorber l'albumine de l'urine. Dans une première phase, les glomérules formeraient l'urine albumineuse; dans une deuxième phase, les tubes urinifères absorberaient cette albumine au passage, pour former l'urine normale.

Mathias Duval soutient la théorie de son maître Küss; il fait observer : 1° que dans la maladie de Bright et dans la néphrite scarlatineuse, l'épithélium malade, ou desquamé, ne peut plus absorber l'albumine de l'urine albumineuse sécrétée par les glomérules; 2° que la pression des capillaires qui entourent les tubes urinifères est moindre que celle des capillaires ordinaires et que cette faible pression favorise l'absorption; 3° enfin que l'urine des serpents, concrète et pierreuse, est d'abord liquide au commencement des tubes contournés et que, par conséquent, la partie liquide est résorbée dans le trajet de l'urine.

Urine.

L'urine, dont tout le monde connaît la couleur et l'odeur, est formée par l'eau du sang ayant traversé la paroi des glomérules du rein, entraînant avec elle des matériaux en dissolution, provenant de la désassimilation des tissus.

Densité. — La densité de l'urine est en moyenne de 1020; elle est donc un peu plus dense que l'eau.

Réaction. — L'urine de l'homme est acide comme celle des carnivores. Elle est alcaline chez les herbivores. La réaction acide ou alcaline de l'urine dépend du mode d'alimentation. Ce qui le prouve, c'est qu'on peut rendre alcaline l'urine d'un carnivore en le soumettant au régime d'un herbivore, et réciproquement. L'urine du jeune veau est acide, parce que l'animal qui tète se nourrit d'un aliment azoté, le lait (régime animal). Il est en de même de tout herbivore qu'on soumet à l'abstinence; il devient autophage, se nourrit par conséquent de ses propres tissus, et ses urines ont une réaction acide. Dès que le veau se nourrit d'aliments végétaux, son urine devient alcaline. Lorsqu'un individu surcharge son estomac de viande, l'acidité de l'urine augmente. Il en est de même dans la fièvre, puisque le malade se nourrit alors de ses propres tissus.

L'*acidité* de l'urine est due au phosphate acide de chaux selon les uns, à une combinaison de phosphate de soude et d'acide urique selon les autres.

L'*acalinité* de l'urine des herbivores est due à la grande quantité de carbonates alcalins qu'elle renferme.

Après l'ingestion d'une certaine quantité de carbonates alcalins, l'urine acide de l'homme peut devenir alcaline (Wöhle). Elle peut devenir alcaline également à la suite d'exercices violents. Après un bain prolongé, on trouve quelquefois l'urine neutre ou alcaline.

Pasteur a montré que l'urine de l'homme peut se conserver sans altération, si elle est à l'abri des germes qui en provoquent la fermentation ; mais, si elle est en contact avec l'air, elle absorbe de l'oxygène, et devient plus acide. Elle fermente alors rapidement, sous l'influence des germes, l'urée se décompose, et il se forme du carbonate d'ammoniaque ; elle devient alcaline et présente une odeur ammoniacale. L'odeur pénétrante des vêtements souillés par l'urine tient au carbonate d'ammoniaque.

Odeur. — On ignore la cause de l'odeur naturelle de l'urine ; elle est due probablement à la combinaison des divers matériaux qui la composent. Les aliments et les diverses substances ingérées, ou même absorbées par les voies respiratoires, peuvent modifier l'odeur de l'urine. On sait que ce liquide prend une odeur de violette quand on respire l'air d'un appartement fraîchement peint, ou quand on a absorbé de l'essence de térébenthine ; on sait également que l'urine prend une odeur fétide pendant la digestion des asperges. Je profite de cette question pour trancher une question qui divise les médecins. Les asperges ne sont nullement nuisibles dans les affections des voies urinaires ; au contraire, elles sont diurétiques. Mais il faut excepter certains individus à idiosyncrasie particulière, chez qui les asperges, de même que l'essence de térébenthine, produisent une congestion douloureuse des reins. Ceux-là doivent s'abstenir.

Composition de l'urine. — Rien n'est difficile comme une analyse exacte de l'urine, parce que sa composition doit varier à tout instant, selon une foule de circonstances, physiologiques et pathologiques, qu'il est très difficile d'apprécier. Je n'en veux pour preuve que la différence des analyses présentées par les auteurs, et l'impossibilité dans laquelle ils se trouvent de définir la matière colorante de l'urine. Ce qu'il y a de certain, c'est que dans l'urine d'un homme qui en rejette 1320 grammes en vingt-quatre heures, à raison de 15 gouttes par minute, il y a 60 grammes de matières solides dissoutes dans 1 260 grammes d'eau (1).

(1) D'après mes propres expériences, la *quantité* moyenne d'urine excrétée en un jour est de 2 320 grammes chez les Français. Elle est un peu plus faible chez la femme. Les Anglais et les Allemands, qui boivent beaucoup de bière

Ces matériaux, supposés secs, constituent l'*urine anhydre*. L'urine contenant beaucoup d'eau est très claire ; l'urine du matin est plus foncée que l'urine de la digestion ; l'urine des herbivores est troublée par l'énorme quantité des carbonates alcalins dont la dissolution est incomplète ; enfin, l'urine des serpents, presque privée d'eau, est réduite à ces matériaux solides, de sorte que cette urine est de consistance presque pierreuse.

Les 50 grammes de matériaux solides de l'urine se composent de substances constantes, normales, régulières, et de substances non constantes, ou indéterminées.

Parmi les premières, nous trouvons l'*urée*, l'*acide urique*, les *sels*. Un mot, tout d'abord, de ces substances.

Urée. — L'urée représente la moitié de la totalité des matériaux solides (30 grammes). Cette substance azotée provient de la désassimilation des albuminoïdes de l'organisme. Le régime carné augmente la quantité d'urée et le régime végétal la diminue. Dans l'inanition, l'excrétion de l'urée diminue considérablement, mais non complètement, parce que l'organisme emprunte à sa propre substance les aliments azotés dont il a besoin. La quantité d'urée est encore augmentée à la suite d'un violent exercice, dans la fièvre, et après l'administration des substances phosphorées et des sels organiques d'ammoniaque. On a remarqué que l'urée augmente à la suite de la plupart des laparotomies, probablement à cause de la résorption des tissus du pédicule, à mortification lente (substances azotées).

On n'explique pas très bien le mode de formation de l'urée dans l'organisme. On a supposé qu'elle se forme dans le foie, mais cela n'est pas bien certain, quoique les lésions du foie diminuent la quantité d'urée.

L'urée renferme presque tout l'azote éliminé par l'organisme. On peut le recueillir sous forme de cristaux prismatiques, incolores, solubles dans l'eau et dans l'alcool. N'oublions pas que, sous l'influence de la fermentation, l'urée se décompose, produit du carbonate d'ammoniaque, et donne aux urines l'odeur ammoniacale.

Gréhant a mis les physiologistes d'accord sur la question de savoir si l'urée qui passe par le rein est contenue dans le sang ou si le rein fabrique de l'urée, en se servant du *réactif de Millon* qui a la propriété de décomposer l'urée en un égal volume d'acide carbonique et d'azote. Il a démontré que la quantité d'urée qui

font une moyenne journalière de 200 grammes en plus. Les boissons augmentent la quantité d'urine, la bière principalement. L'humidité de l'atmosphère l'augmente également. La diarrhée, l'abstinence des boissons, la transpiration la diminuent au contraire.

s'accumule dans le sang dans un temps donné, après l'extirpation des deux reins, est égale à celle qui aurait été éliminée par ces organes. Il a encore démontré que si l'on empêche la sortie de l'urine par la ligature d'un uretère, le sang de la veine rénale contient la même quantité d'urée que celui de l'artère. Enfin, à l'état normal, il y a moins d'urée dans la veine que dans l'artère, et la quantité en moins correspond précisément à celle qui a été sécrétée. Donc le rein ne fait pas l'urée ; cette substance traverse le rein comme elle traverserait un filtre.

Acide urique. — La quantité d'acide urique, libre, ou combiné aux bases pour former les urates, n'atteint pas 1 gramme.

L'acide urique pur peut se rencontrer dans les sédiments de l'urine. Il se montre ordinairement sous forme de tablettes losangiques isolées ou réunies en étoile, ou en fuseau, incolores et solubles seulement dans les alcalis concentrés.

On n'est pas bien fixé sur l'origine de l'acide urique. On l'a con-

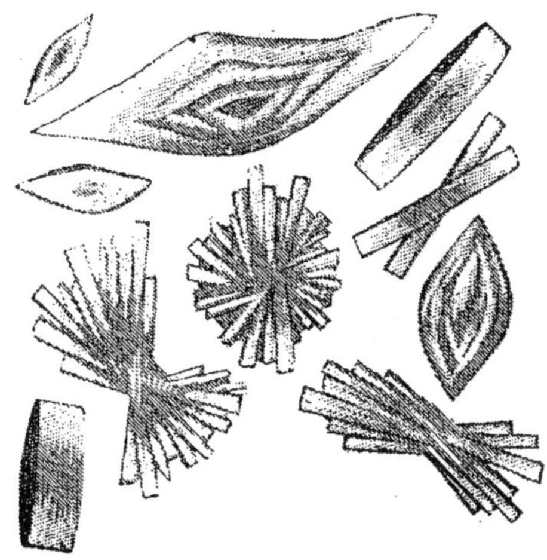

Fig. 288. — Cristaux d'acide urique.

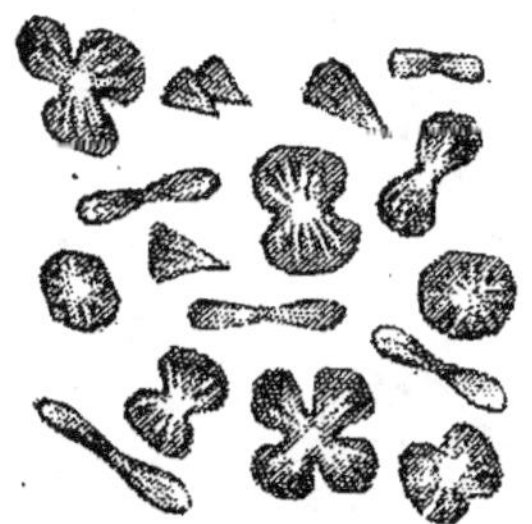

Fig. 289. — Cristaux d'urate de soude.

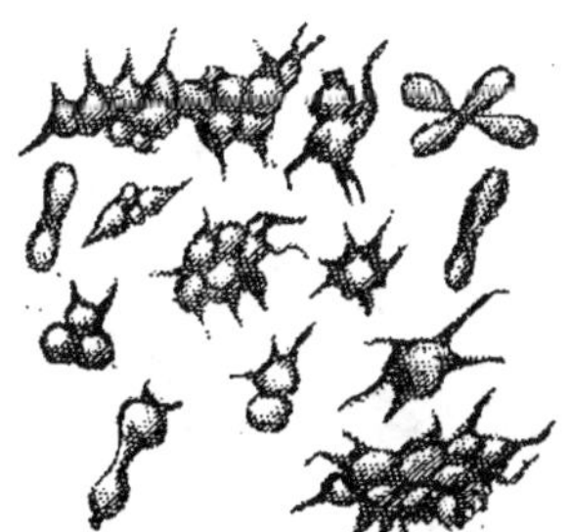

Fig. 290. — Cristaux d'urate d'ammoniaque.

sidéré sans raison comme un produit de désassimilation incomplète des matières albuminoïdes. On a dit aussi qu'il est produit par la décomposition de la nucléine des noyaux de cellules, mais on ne trouve jamais d'acide urique dans les végétaux où la nucléine est très abondante. La quantité d'acide urique est augmentée par un régime carné, dans le rhumatisme, dans la goutte, ainsi que pendant la fièvre et dans la leucocytémie.

Les *urates* sont des urates de soude et d'ammoniaque principalement. On les rencontre, à l'état pathologique sous forme de dépôts dits *tophacés*, chez les goutteux.

Sels. — Les *sels* représentent 20 grammes des matériaux solides.

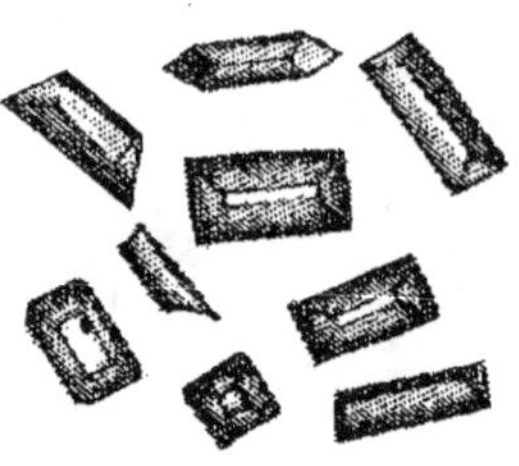

Fig. 291. — Cristaux de phosphate ammoniaco-magnésien (forme commune).

Fig. 292. — Cristaux de phosphate ammoniaco-magnésien (forme rare).

Ce sont, en dehors des urates indiqués ci-dessus, des chlorures, des phosphates, des sulfates et des oxalates. Parmi les chlorures il existe de 10 à 12 grammes de chlorure de sodium. Il y a 3 grammes de phosphate de soude, de chaux, d'ammoniaque et de magnésie, et 4 grammes de sulfates divers.

Il n'est pas sans intérêt de dire deux mots du chlorure de sodium.

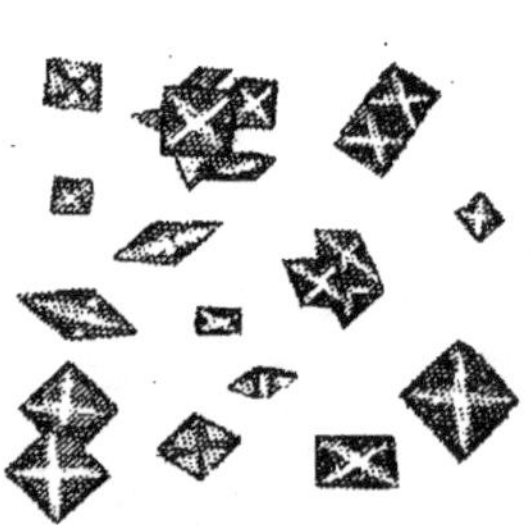

Fig. 293. — Cristaux d'oxalate de chaux.

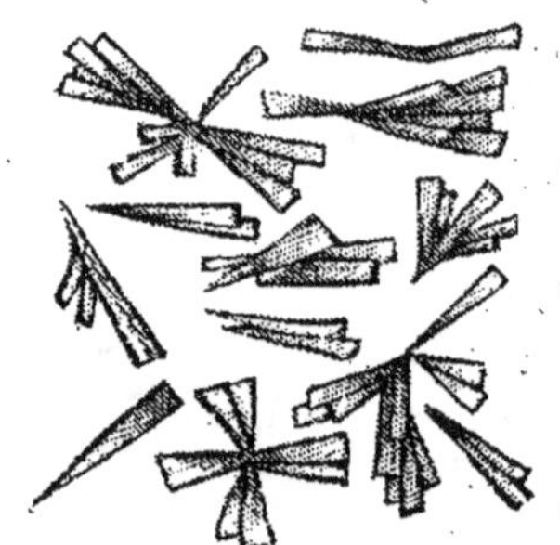

Fig. 294. — Cristaux de phosphate acide de chaux.

Ce sel se trouve en dissolution dans le sang, où il est introduit par l'alimentation. Les médecins sont peu d'accord sur la question de savoir s'il faut saler peu ou beaucoup les aliments. Il est certain que le chlorure de sodium fait partie de la constitution normale du sang, et que la privation absolue du sel est nuisible aux animaux. Les maquignons savent fort bien que lorsqu'une vache ou un cheval a le poil terne et hérissé, on lui donne du poli en ajoutant du sel aux aliments de l'animal. N'est-ce point à l'absorption de l'air marin, chargé de particules du chlorure de sodium, que les habitants du bord de la mer, comme les Biarrots, doivent leur constitution robuste, et que les santés délabrées se reconstituent rapidement?

Parmi les substances *non constantes* ou *indéterminées*, et provenant de la désassimilation des tissus ou des aliments, nous trouvons : 1° l'*acide hippurique,* provenant de la combinaison de l'acide benzoïque de l'alimentation végétale avec le glycocolle ; 2° la *créatine* et la *créatinine,* probablement produites par la viande. L'exercice musculaire augmente leur quantité et le régime lacté la diminue ; 3° la *xanthine,* la *sarcine* et l'*hypoxanthine,* corps peu connus.

Les matières colorantes de l'urine, peu connues, sont l'*urochrome,* pigment jaune, et d'autres pigments, aussi peu connus, l'*urobiline* et l'*urolutéine.*

On trouve dans l'urine des sels résultant de la combinaison d'acides sulfo-conjugués : *phényl-sulfates, iodoxyl-sulfates, scatoxyl-sulfates.*

On a encore trouvé dans l'urine du *sulfate acide de phényl,* un *acide phénol,* nommé *acide paraoxyphénylacétique,* et enfin des corps ternaires, tels que *acide oxalique, acide lactique, acide phosphoglycérique, acide glycuronique,* et de plus, *glucose, alcool, acétone, inosite, acides gras,* etc.

Il est inutile, je pense, de faire remarquer combien la plupart de ces sels sont problématiques et combien leur quantité est variable avec chaque individu.

L'urine est un poison. — Quand on enlève les deux reins à un animal, ou quand on lie les deux uretères, ou quand un malade est pris d'*anurie,* les matériaux de l'urine s'accumulent dans le sang et la mort survient par empoisonnement, par *urémie.* Il en sera de même, on le comprend, lorsqu'une lésion mettra obstacle, dans une étendue suffisante, à la perméabilité du rein.

L'urine d'un individu est également toxique pour un autre individu. D'après ce que j'ai dit plus haut, on comprend qu'un homme du poids de 60 kilogrammes, sécrétant 60 grammes de matériaux solides en vint-quatre heures, produit 1 gramme de déchet par kilogramme d'individu. On appelle, *urotoxie,* la quantité d'urine nécessaire pour tuer 1 kilogramme d'animal vivant. Cette quantité est de 50 grammes d'urine humaine, égale à 22 centigrammes de matériaux solides, pour tuer 1 kilogramme de lapin.

Bouchard (1), qui a étudié avec grand soin la toxicité de l'urine, a remarqué que l'urine pathologique est plus toxique que l'urine saine. L'urine du sommeil produit des convulsions, tandis que l'urine de l'état de veille produit, au contraire, un effet narcotique.

On ne sait pas exactement quelle est la substance de l'urine qui donne la toxicité à ce liquide. Ce n'est pas l'urée. On n'est pas certain de l'action des sels de potasse. Mairet et Bosc accusent les matières colorantes. Il est préférable d'avouer qu'on ne sait rien.

— Le rein peut être le siège de *traumatismes*, il peut être contusionné, déchiré, broyé. Ces lésions déterminent des symptômes en rapport avec le degré d'altération de la substance du rein.

Au point de vue médical, on peut constater la congestion du rein et son inflammation.

Néphrites. — Parmi les inflammations du rein, on distingue les néphrites aiguës et chroniques.

La *néphrite aiguë* est dite *parenchymateuse*, ou *épithéliale*, parce que les lésions siègent ordinairement sur l'épithélium des tubes urinifères.

La *néphrite chronique* s'appelle encore *interstitielle*, ou *scléreuse*, parce que la lésion siège dans les interstices des tubes urinifères. Cette lésion est caractérisée par le développement exagéré du tissu conjonctif, qui comprime et qui finit par étouffer, pour ainsi dire, les canaux de l'urine. A mesure qu'il se développe, le tissu conjonctif devient dur et sclérosé, d'où le nom de *néphrite scléreuse*.

Bright considérait la néphrite parenchymateuse et la néphrite scléreuse comme les deux phases d'une même maladie. Aujourd'hui, ces idées ont encore cours et on étudie, sous le nom de *mal de Bright*, la succession des lésions épithéliales et scléreuses du rein.

La *néphrite parenchymateuse*, ou *épithéliale*, représente donc la première phase de la maladie de Bright. Elle peut se développer dans des conditions très diverses. Dans les maladies infectieuses, les épithéliums peuvent être altérés par le contact direct des agents microbiens ou par leurs produits solubles, ptomaïnes,

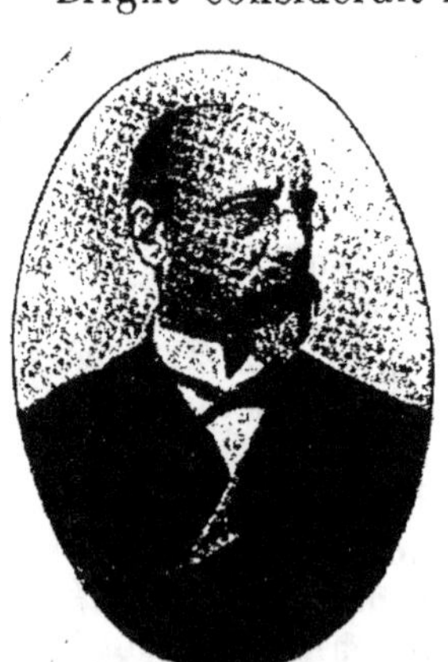

Fig. 295.

(1) Bouchard (Charles-Jacques), né le 6 septembre 1837, à Montier-en-Der, Haute-Marne. Professeur de pathologie générale de la Faculté de médecine de Paris depuis le 21 juin 1879 ; agrégé en 1869, membre de l'Institut en 1887.

qui traversent le rein ; les néphrites qu'on observe dans la pneumonie, la fièvre typhoïde, la diphtérie, la variole, la scarlatine, etc., sont de nature microbienne.

On a décrit un certain nombre de néphrites dites *a frigore ;* mais leur pathogénie devient de plus en plus obscure.

Glomérulite. — Par l'importance physiologique du glomérule de Malpighi on pouvait prévoir que ce petit organe doit occuper une certaine place dans les lésions rénales. C'est ce qu'a démontré le professeur Cornil, dans une remarquable leçon faite en 1900 à la Faculté de Médecine.

La glomérulite n'est, au fond, qu'une des lésions multiples des néphrites. Elle est constante dans les *néphrites aiguës,* qu'on peut développer expérimentalement en faisant éliminer la *cantharidine* par le rein.

Dès 1880, Cornil (1) avait remarqué les lésions de la glomérulite produites par l'action de la cantharidine.

Trois quarts d'heure après l'injection hypodermique d'un centigramme de cantharidine dissoute dans l'éther acétique, on constate la production de leucocytes entre la capsule de Bowman et le peloton vasculaire du glomérule. Les capillaires sont rétractés et pour ainsi dire ratatinés. Quelques-unes des cellules qui tapissent la face interne de la capsule de Bowman sont tuméfiées, granuleuses, et en partie détachées. En même temps, il se produit une desquamation des cellules plates qui recouvrent le peloton vasculaire. Les cellules des tubuli contorti sont irrégulières, en partie détachées du tube, avec un contour irrégulier et frangé.

Ces lésions de la glomérulite sont légères dans les néphrites subaiguës qui se produisent dans le cours de la fièvre typhoïde, de la scarlatine, de la pneumonie, etc., plus prononcées cependant dans la *néphrite scarlatineuse*, où la diapédèse des globules blancs est si intense qu'elle peut gêner la circulation dans le peloton vasculaire. Si la maladie se prolonge, les lésions peuvent s'organiser : la paroi de la capsule de Bowman s'épaissit, le glomérule augmente de volume par formation de tissu conjonctif à la surface des vaisseaux, d'où résulte un épaississement

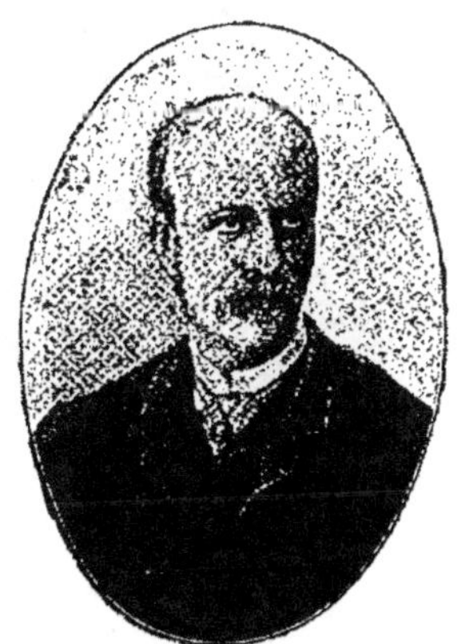

Fig. 296.

(1) Cornil (André-Victor), né le 17 juin 1837 à Cusset (Allier). Professeur d'anatomie pathologique à la Faculté de médecine de Paris, depuis le 25 mars 1882. Agrégé en 1869.

de la paroi des capillaires et une atrophie fibreuse du glomérule.

Dans les *néphrites chroniques*, la paroi des capillaires, épaissie, subit la *transformation hyaline*. De là, rétrécissement et oblitération des vaisseaux du glomérule, qui peut devenir totalement fibreux.

Il existe aussi, selon Cornil, une *glomérulite bactérienne*. Les microbes injectés dans les veines traversent les glomérules, ainsi que cela a été démontré pour le bacille du charbon, le staphylocoque doré, etc.

Selon R. Durand Fardel, l'injection de bacilles tuberculeux dans l'artère rénale, provoque une glomérulite intense.

Le rein est assez souvent atteint de *tuberculose*. Lorsqu'elle est unilatérale et que le diagnostic est certain, on fait la *néphrectomie*.

ARTICLE II

CONDUIT VECTEUR DE L'URINE

Du rein, qui fournit l'urine, ce liquide est transporté à la vessie par un long canal appelé *uretère*, canal présentant une dilatation à sa partie supérieure, le *bassinet*. Celui-ci s'attache au sommet des pyramides de Malpighi par des prolongements, en forme de tubes ou de manchons, appelés *calices*.

L'appareil urinaire étant le même chez tous les mammifères, on comprend que le conduit vecteur de l'urine ait été connu des médecins les plus anciens. Il y a 18 siècles que Galien (1) a

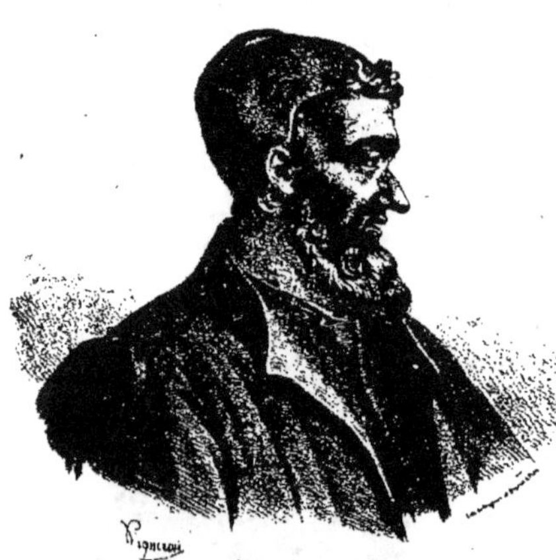

CLAUDE GALIEN.

Fig. 297.

(1) Galien naquit l'an 128 de l'ère chrétienne à Pergame en Asie Mineure, et il mourut à Rome, vers la fin du IIe siècle sous le règne de Caracalla selon les uns, sous celui de Septime-Sévère, pour qui il prépara de la *thériaque*, selon les autres. (La thériaque avait été inventée par Andromachus, médecin de Néron, vers le milieu du Ier siècle, contre les poisons que Néron redoutait, probablement parce qu'il s'en servait pour se débarrasser des gênants. La thériaque était une imitation d'un électuaire inventé l'an 131 avant J.-C., également contre les poisons, par Mithridate, roi asiatique.) Cet homme extraordinaire fut grand pharmacien, grand médecin, grand anatomiste, grand physiologiste et grand chirurgien. Pendant quatorze siècles et plus, les médecins ne juraient que par Galien; il exerçait sur eux une influence hypnotisante. Galien avait une officine de pharmacie à Rome, dans la voie Sacrée, comme il le dit lui-même.

dit : « *les uretères ont, à leur insertion dans la vessie, une espèce de valvule qui empêche la liqueur de refluer. Si l'on souffle dans la vessie, l'air ne peut sortir par les uretères, et si l'on met une ligature à ces canaux, l'urine ne pourra plus couler dans la vessie* » (Galen. *De usu part.*, lib. 5, cap. 13) (1). Tout cela est parfaitement exact, sauf la valvule.

Calices. — Les calices, décrits au XVIe siècle par Eustachi, sont des tubes de 10 millimètres de long sur 6 de large environ, qui s'insèrent solidement autour du mamelon de chaque pyramide de Malpighi par l'une de leurs extrémités, et qui se réunissent par l'autre extrémité pour former le bassinet (fig. 298, 3). Souvent les calices de deux ou trois pyramides se réunissent avant d'arriver au bassinet. On voit quelquefois deux mamelons s'ouvrir dans le même calice, de sorte qu'il y a 8 ou 9 calices en moyenne.

Bassinet. — Le bassinet est la partie dilatée du conduit vecteur située entre les calices et l'uretère.

Il est situé derrière l'artère rénale et entouré de tissu cellulo-graisseux.

Sa longueur est de 3 centimètres et sa largeur de 2 en moyenne. Il est aplati d'avant en arrière.

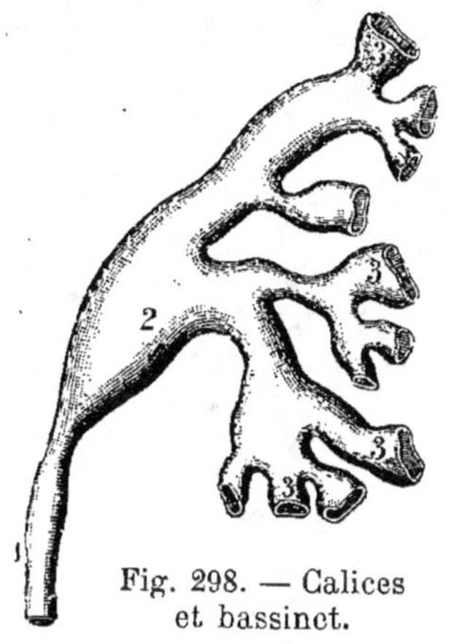

Fig. 298. — Calices et bassinet.

1, extrémité supérieure de l'uretère. — 2, bassinet. — 3, 3, 3, 3, calices.

Une partie du bassinet est logée dans l'échancrure que forme le hile sur la face postérieure du rein. L'autre partie, plus interne, offre les rapports suivants. En arrière, elle repose directement sur le psoas. En avant, le bassinet est en rapport avec les vaisseaux rénaux et plus bas avec le péritoine. Le bassinet du côté droit est aussi en rapport avec la 2e portion du duodenum.

Uretère. — L'uretère, long de 22 à 25 centimètres, s'étend du bassinet à la vessie. Il est plus étroit en bas, de sorte qu'il a la forme d'un entonnoir très allongé. Son diamètre est de 10 millimètres environ à sa partie supérieure et de 4 à 5 à sa partie inférieure. Dans aucun cas, excepté sur un géant, l'uretère n'a 30 centimètres de longueur.

(1) Eustachi a montré qu'il n'existe pas de valvule à l'orifice vésical de l'uretère, comme le croyaient Vésale et Columbus. Il fit voir aussi qu'il n'existait pas de canaux conduisant les boissons de l'estomac à la vessie, comme on le croyait. Il montra comment la contraction de la vessie ferme l'uretère et empêche l'urine de rétrograder vers le rein. (*Eustachi Opusc. anat.*, p. 147, Venise, 1564).

Un peu au-dessous de son origine, généralement à un centimètre au-dessous du bassinet, l'uretère est un peu rétréci, *détroit de l'uretère*. Entre ce détroit et le détroit supérieur du bassin, l'uretère est régulièrement cylindrique, puis il présente un nouveau point étroit, *détroit pelvien*, pour devenir de nouveau régulier jusqu'à la vessie.

Il est en *rapport*, dans sa *portion abdominale*, avec le muscle psoas, sur la face antérieure duquel il est appliqué jusqu'au détroit supérieur du bassin. Il est fixé contre ce muscle par le péritoine qui passe au-devant de lui, et par les vaisseaux spermatiques, qui le croisent en descendant obliquement en bas et en dehors.

L'uretère du côté droit est recouvert, à sa partie supérieure, par la 2e portion du duodenum.

Dans sa *portion pelvienne*, l'uretère, après avoir croisé les vaisseaux iliaques primitifs, pénètre dans le bassin. Il descend, au-

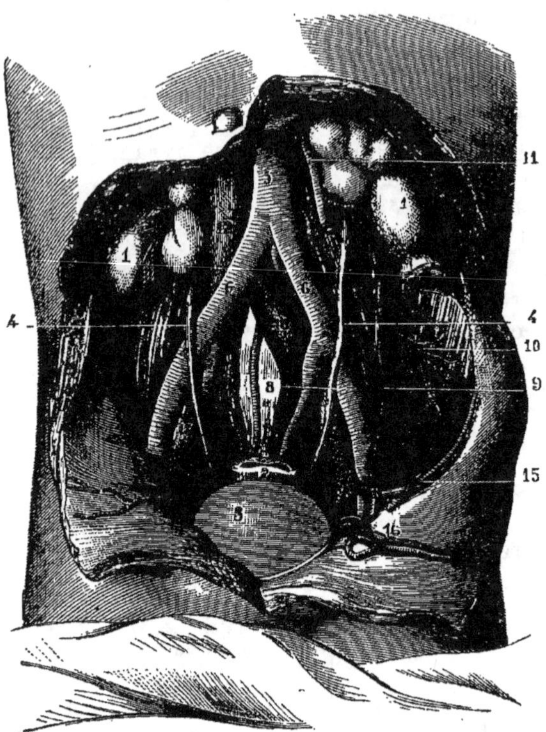

Fig. 299. — Uretères, direction et rapports.

1, 1, masse intestinale relevée. — 2, coupe du rectum. — 3, vessie. — 4, 4, uretères. — 5, artère aorte. — 6, 6, artères iliaques primitives. — 7, artère iliaque interne. — 8, sacrum. — 9, vaisseaux spermatiques du côté gauche. — 10, branche iliaque de l'artère ilio-lombaire. — 11, artère mésentérique inférieure. — 12, veine cave inférieure. — 13, veine iliaque primitive gauche. — 14, veine iliaque externe droite. — 15, vaisseaux circonflexes iliaques. — 16, vaisseaux épigastriques.

dessous du péritoine, jusqu'à la grande échancrure sciatique, puis il se porte vers la vessie, dans la paroi de laquelle il pénètre. En descendant vers l'échancrure sciatique, il contracte des rapports de voisinage avec les vaisseaux iliaques internes situés en avant de l'uretère.

Chez l'homme, l'uretère, après avoir abandonné les parois du bassin, se dirige en dedans, en bas et en avant, en soulevant légèrement le péritoine. Puis il croise le canal déférent en arrière duquel il passe, et il s'insinue entre la vessie et la paroi antérieure de la vésicale séminale correspondante.

Chez la femme, les rapports doivent être connus, à cause des opérations qu'on pratique dans la région du bassin, et, avouons-le, à cause de la blessure assez fréquente de l'uretère pendant ces opérations. En quittant la paroi du bassin, l'uretère s'engage immédiatement entre les deux feuillets du ligament large, puis il descend obliquement en bas et en dedans en contractant des rapports avec les vaisseaux utérins. Arrivé sur les côtés du col utérin, l'uretère s'insinue entre la vessie et la paroi antérieure du vagin en se dirigeant obliquement en avant et en dedans. Après un trajet variable de 1 à 2 centimètres entre le vagin et la vessie, l'uretère pénètre dans les parois vésicales.

On comprend toute l'importance de ce rapport. Le chirurgien doit être très circonspect lorsqu'il pratique une opération aux environs du col utérin et du bas-fond de la vessie. Il doit toujours songer à l'uretère et maintenir sans cesse l'instrument tranchant contre le tissu utérin. Si le couteau s'égare de quelques millimètres seulement, gare à l'uretère. C'est surtout dans l'hystérectomie que le conduit urinaire peut être blessé. J'insiste sur ces rapports, importants surtout au point de vue chirurgical, et je n'aime pas à me perdre dans des détails absolument inutiles avec les *organes précités* ou *non précités.*

La *portion vésicale* de l'uretère est contenue dans l'épaisseur des parois de la vessie. Cette portion *intra-pariétale* passe entre les fibres musculaires et chemine sous la muqueuse vésicale dans une étendue de 10 à 15 millimètres, pour s'ouvrir aux angles postérieurs du triangle de Lieutaud. La lèvre supérieure de l'ouverture de l'uretère fait l'office de valvule; elle s'appuie contre la paroi inférieure. Plus la vessie se distend, plus l'occlusion de l'uretère est parfaite, et il est impossible qu'une seule goutte d'urine remonte vers le rein.

Structure du conduit vecteur de l'urine. — Le conduit vecteur de l'urine est formé de trois couches; couche fibreuse, couche musculeuse, couche muqueuse. On y trouve aussi des vaisseaux et des nerfs. La paroi de l'uretère a un millimètre environ.

1° *Couche fibreuse.* — Cette couche est mince et formée de tissu conjonctif ordinaire et de fibres élastiques fines, mélangées; elle se continue en haut avec l'enveloppe fibreuse des reins; en bas elle se perd sur les parois de la vessie.

2° *Couche musculeuse.* — La couche musculeuse est formée de fibres musculaires lisses. Ces fibres sont disposées suivant deux plans : un plan de fibres longitudinales profondes, et un plan de fibres circulaires superficielles. Les fibres longitudinales s'arrêtent aux calices et n'arrivent pas aux mamelons.

Au moment où l'uretère pénètre dans la vessie les fibres musculaires passent entre les faisceaux des deux plans superficiels de la vessie. Arrivées au plan profond, elles se divisent en deux faisceaux : un faisceau externe qui se confond avec le plan profond des fibres musculaires vésicales, et un faisceau interne qui se porte en dedans et un peu en avant, vers celui du côté opposé, avec lequel il se confond pour former le *muscle des uretères*. On dit que ce muscle peut dilater l'uretère en se contractant, et contribuer ainsi à favoriser l'accès de l'urine dans la vessie.

La couche musculeuse forme la moitié ou les deux tiers de l'épaisseur de la paroi de l'uretère, un demi-millimètre à peu près.

3° *Couche muqueuse*. — La muqueuse, mince, assez résistante, légèrement grisâtre, ne contient ni papilles ni glandes. Elle a 70 µ d'épaisseur en moyenne, et elle est formée de deux couches.

La *couche épithéliale* est formée par un épithélium pavimenteux *stratifié*. Les cellules profondes et moyennes sont *polyédriques*, déformées par la compression. Les *cellules superficielles* plates portent à leur face profonde l'empreinte des cellules qu'elles recouvrent. Elles ont beaucoup d'analogie avec celles de la vessie, mais elles sont plus petites.

La *couche sous-épithéliale*, formée de tissu conjonctif seulement, est très mince, 15 µ. Dans cette couche dermique, certains auteurs signalent de *petites glandes utriculaires*.

On a même décrit des glandes dans la muqueuse de l'uretère. Elles ne sont pas admises.

4° *Vaisseaux et nerfs*. — On trouve un réseau capillaire dans la tunique externe et dans la tunique moyenne, comme dans les artères. Ce réseau est le résultat de la division de plusieurs artères grêles qui se portent au conduit vecteur de l'urine ; la rénale, la spermatique ou utéro-ovarienne, les branches de l'iliaque interne et les vésicales sont, de haut en bas, les sources d'où naissent les artères de l'uretère, des calices et du bassinet.

Les *veines* sont multiples et variables ; elles se jettent dans la veine iliaque primitive (Sappey), dans les spermatiques ou utéro-ovariennes, dans la rénale, et quelquefois dans les veines situées dans l'atmosphère graisseuse du rein.

Les *lymphatiques* ne sont pas connus.

Les *nerfs*, venus des plexus rénal, spermatique et hypogastrique, se rendent à l'uretère en accompagnant les artères.

Cathétérisme de l'uretère. — Le cathétérisme de l'uretère peut rendre de grands services dans le diagnostic de certaines lésions du rein, par exemple dans le cas de tuberculose. On le pratique avec de longues bougies fines spéciales, mais il faut éclairer la région du trigone, ce qui se fait avec le *cystoscope*. Albarran a acquis une grande habileté dans la pratique de ce cathétérisme. Bazy et Routier en sont moins enthousiastes.

L'emploi du cystoscope est souvent utile pour savoir si une hématurie prend sa source dans le rein. On voit parfois sourdre le sang par l'orifice de l'un des uretères.

ARTICLE III

VESSIE

Dissection. — Pour préparer les rapports de la vessie, on se comporte de la même manière que pour le rectum (voy. *Rectum*). Après en avoir étudié la conformation extérieure, on l'ouvre longitudinalement par sa partie antérieure et supérieure pour voir le trigone, les orifices des uretères et la luette vésicale. Relativement aux orifices des uretères, on aura remarqué sur la vessie insufflée que l'air ne passe pas de là dans ces canaux ; mais, en faisant l'expérience inverse, c'est-à-dire en poussant de l'air des uretères dans la vessie, on verra que ce passage se fait librement ; cela tient au trajet oblique des uretères à travers les parois de la vessie, en sorte que, si ce réservoir est distendu d'air ou d'urine, les parois des uretères sont appliquées les unes contre les autres, et forment une espèce de soupape. On mesurera la longueur de l'espace que les uretères parcourent entre les tuniques de la vessie, en y introduisant un stylet de haut en bas. Les tuniques de la vessie seront préparées sur un lambeau détaché de cette poche.

Il est facile d'enlever le péritoine d'une vessie insufflée et de suivre les fibres musculaires jusqu'au col vésical.

Situation. — La vessie, réservoir de l'urine, est située dans le petit bassin, entre la symphyse pubienne et le rectum chez l'homme, entre la symphyse et l'utérus chez la femme.

Forme. — Ovale chez l'homme adulte, son grand diamètre est oblique de haut en bas et d'avant en arrière. Chez l'enfant, elle a la forme d'une poire dont le sommet regarderait l'ombilic ; chez la femme, la vessie devient très large, à cause des dimensions considérables des diamètres horizontaux de son bassin.

Dimensions. — Les dimensions de la vessie sont très variables. Elle se rétracte complètement, et se cache derrière le pubis lorsqu'elle est vide. Lorsqu'elle est dilatée, au contraire, elle s'élève dans la cavité abdominale, peut envahir la région épigastrique dans certaines rétentions d'urine et contenir jusqu'à 20 litres d'urine (1). Mais, dans son état de moyenne dilatation, elle contient 500 à 600 grammes de liquide.

(1) Étant externe de l'aliéniste Baillarger, en 1858, j'ai vu une aliénée qu'on croyait enceinte. Elle était inscrite sous la rubrique *monomanie puerpérale*.

Mobilité. — La vessie n'a pas de mouvements de totalité, mais sa partie supérieure s'élève dans la cavité abdominale à mesure qu'elle se remplit de liquide. Pendant qu'elle s'élève, elle s'applique par son sommet à la paroi abdominale antérieure ; et, si son ampliation continue, elle vient former à l'hypogastre une tumeur arrondie.

Elle est fixée, dans la position qu'elle occupe, par sa partie inférieure qui adhère au périnée. Son sommet est toujours dirigé vers l'ombilic, à cause de l'insertion de l'ouraque, ligament qui s'étend de l'ombilic au sommet de la vessie.

Corps de la vessie. Surface extérieure et rapports.

Pour faciliter l'étude des rapports de la vessie, on lui considère six régions : une face antérieure, une face postérieure, deux faces latérales, un sommet et une base.

Face antérieure. — Elle regarde en avant et en bas. Lorsque la vessie est vide, cette face est en rapport avec le pubis et la symphyse pubienne ; dans l'état de plénitude, la vessie monte et s'applique contre la paroi abdominale. Toutefois, comme le fait voir Sappey, le péritoine se déprime entre cette paroi et la vessie, de manière à former un cul-de-sac qui n'est distant de la symphyse que de 3 à 4 centimètres dans l'état de dilatation excessive. L'intervalle qui sépare le péritoine du pubis est fort variable. Voici le conseil que je donne. Lorsqu'on veut pénétrer dans la vessie, on n'aura jamais à se repentir de diriger l'instrument en bas et en arrière en rasant exactement la symphyse. Il faut avoir soin d'injecter préalablement 100 ou 150 grammes d'eau tiède dans la vessie.

On appelle *cavité de Retzius* (1) ou *espace prévésical* l'espace celluleux qui est situé entre la vessie et le pubis. Il est limité en haut par le cul-de-sac du péritoine. On y observe des abcès et des kystes.

A ceux qui voudraient approfondir la question de la cavité de Retzius et des aponévroses prévésicales, je signale un bon travail de Cunéo et Veau dans le *Journal de l'Anatomie et de la Physiologie*, 1899.

C'est par la face antérieure qu'on attaque la vessie, lorsqu'on

Tous les matins, invariablement, la surveillante disait au chef : elle urine bien. Elle urinait par regorgement. Je la sondai et retirai 20 litres d'urine. Elle fut guérie.

(1) Retzius (André-Adolphe), professeur à Stockholm, né en 1796, mort en 1860.

Retzius divisa le premier les crânes en *longs* (dolichocéphales) et *courts* (brachycéphales). Pour cet auteur les races dolichocéphales seraient supérieures aux brachycéphales. Il est bon d'ajouter que Retzius était dolichocéphale.

veut y pénétrer pour en extraire un calcul, une tumeur, ou simplement quand on veut délivrer un malade des tortures qu'il éprouve par suite de mictions fréquentes et douloureuses, comme dans certains cas de *cystite tuberculeuse*, etc. (cystostomie sus-pubienne). Il faut, lorsqu'on porte des instruments piquants et tranchants sur cette paroi, se rapprocher le plus possible de la symphyse pour ne point léser le péritoine. La cystotomie sus-pubienne n'est pas grave, et elle donne de bons résultats. Je l'ai pratiquée souvent, toujours avec succès.

Si l'on est appelé pour un cas grave de rétention d'urine, et si l'état de l'urèthre ne permet pas l'introduction d'une sonde, il faut faire la *ponction de la vessie* avec un trocart filiforme, et mieux avec l'aspirateur de Dieulafoy. Mais ces cas sont tout à fait exceptionnels dans la pratique des chirurgiens qui sondent les malades avec patience.

On reconnaît la vessie distendue par l'urine à une saillie arrondie située au-dessus du pubis et donnant de la matité.

Face postérieure. — Dans l'état de moyenne dilatation, cette face, plus convexe que l'antérieure, regarde en arrière et en haut. Nous fixerons sa limite au cul-de-sac du péritoine. Elle sera, par conséquent, un peu plus étendue chez l'homme, car chez lui le cul-de-sac péritonéal descend plus bas. Cette face, recouverte par le péritoine, est en rapport avec le rectum chez l'homme, et les deux tiers supé-

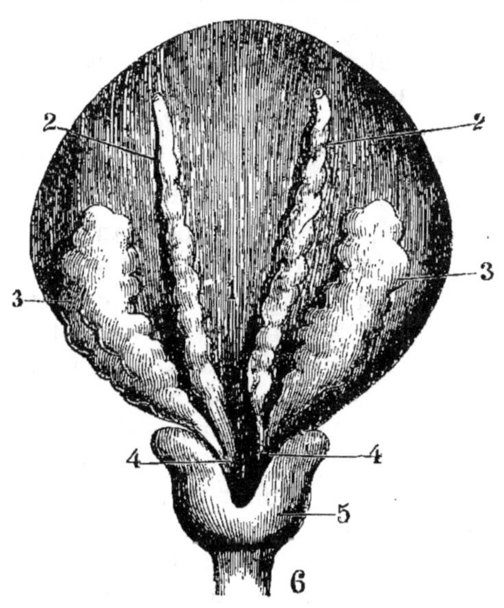

Fig. 300. — Vessie, vésicules séminales, canaux déférents, prostate.

1, face postérieure de la vessie. — 2, 2, portion terminale des canaux déférents. — 3, 3, vésicules séminales. — 4, 4, canaux éjaculateurs, réunion de la vésicule et du canal déférent ; la prostate a été divisée à leur origine. — 5, prostate. — 6, origine de la portion membraneuse de l'urètre.

rieurs du corps de l'utérus chez la femme. Elle est séparée de ces organes, dans les deux sexes, par un cul-de-sac péritonéal, plus large chez l'homme, et dans lequel se placent des anses intestinales lorsque les organes qui limitent le cul-de-sac reviennent sur eux-mêmes. Vers la partie inférieure de cette face, le cul-de-sac péritonéal est limité de chaque côté par des replis-antéro-postérieurs

qu'on a improprement appelés *ligaments postérieurs* de la vessie.
(Voy. *Utérus et rectum*.)

Faces latérales. — Ces faces se montrent lorsque la vessie se remplit; si la vessie est vide, il n'y a pas de faces latérales. Elles sont en rapport avec le releveur de l'anus et le muscle obturateur interne, avec le canal déférent et avec les artères ombilicales oblitérées chez l'adulte. Il existe, en outre, sur les côtés de la vessie, lorsqu'elle est un peu distendue, un cul-de-sac péritonéal qui ne descend pas jusqu'à la partie inférieure de cet organe, et qui est formé par le péritoine qui passe de la fosse iliaque interne sur la vessie.

Sommet. — Le sommet de la vessie regarde l'ombilic. Il présente trois cordons et trois replis péritonéaux. L'ouraque forme le cordon médian, et les artères ombilicales oblitérées constituent les cordons latéraux. Chaque cordon soulève un repli du péritoine. L'ouraque est une sorte de ligament, vestige de la vésicule allantoïde, conservant quelquefois sa perméabilité. Il peut, dans ce cas, être le siège d'une *fistule urinaire ombilicale* (1).

Base. — La base de la vessie doit être divisée en deux parties : l'une antérieure, correspondant au trigone vésical, c'est la base proprement dite; l'autre postérieure ou *bas-fond* de la vessie. Le bas-fond forme une sorte de cul-de-sac peu prononcé en arrière du trigone; l'urine y séjourne quelquefois; c'est là que se développent le plus souvent les calculs vésicaux.

Ce cul-de-sac n'existe à vrai dire, que chez le vieillard, et principalement dans le décubitus dorsal. Lorsqu'on étudie la vessie sur un sujet placé verticalement, on constate que le bas-fond de la vessie forme un plan fortement incliné en bas et en avant. Dans cette position, le col vésical, c'est-à-dire l'ouverture de l'urèthre, est la partie la plus déclive. La vessie étant, à ce niveau, appliquée sur le rectum ou sur le conduit vagino-utérin, la base suit nécessairement la direction de ces organes.

La base de la vessie, étendue du cul-de-sac péritonéal à l'urèthre, est en rapport, chez l'homme, avec le rectum, dont elle est séparée par l'aponévrose prostato-péritonéale, avec les vésicules séminales et les canaux déférents qui sont appliqués contre la vessie. Par

(1) Les médecins Grecs de l'antiquité ont donné le nom d'*ouraque*, c'est-à-dire *conduit urinaire*, au cordon qui s'étend du sommet de la vessie à l'ombilic. Fallope, et les autres anatomistes de son temps, savaient que l'ouraque fait communiquer la vessie avec l'allantoïde chez les quadrupèdes, mais, ne connaissant pas l'embryologie humaine, ils affirmaient que l'ouraque de l'homme est un ligament solide et sans aucune cavité, de forme conique, à base adhérente à la vessie. Arantius pensait qu'il était impossible d'y faire pénétrer une aiguille ou une soie. Tel était également le sentiment de Varole et d'Ambroise Paré.

leur adossement, ces deux réservoirs forment la *cloison recto-vési-cale*. Chez la femme, elle est en rapport, de haut en bas, avec la partie inférieure du corps de l'utérus, avec le col et avec la face antérieure du vagin, *cloison vésico-vaginale*. Le rapport est plus intime entre la vessie et le vagin qu'entre la vessie et le col utérin. Les uretères sont aussi en rapport, par leur partie terminale, avec la face inférieure de la vessie.

On peut attaquer la vessie par le rectum, pour y faire la ponction. Les rapports de la vessie avec le rectum permettent d'explorer le premier organe par le toucher rectal. Le doigt introduit dans l'anus peut percevoir l'extrémité d'une sonde métallique introduite dans la vessie ; il peut faire constater la présence d'un calcul et même d'une tumeur vésicale. Ce rapport permet de comprendre comment un topique, un suppositoire, un lavement, etc., peuvent agir efficacement dans les maladies de la vessie.

La pression exercée par la tête de l'enfant contre le pubis, au moment de l'accouchement, ne produit pas de lésion des tissus, si elle ne se prolonge pas au delà d'un certain temps. Mais si le travail est trop long, si la tête reste au passage suffisamment longtemps, les tissus pressés contre le pubis, c'est-à-dire la *cloison vésico-vaginale*, deviennent exsangues ; le sang n'y circule plus, et il se produit une gangrène locale, une eschare. A la chute de l'eschare, on constate qu'il existe une perforation à travers laquelle l'urine s'écoule d'une manière continue, *fistule vésico-vaginale*.

Surface intérieure de la vessie.

La surface intérieure de ce réservoir présente une teinte blanc grisâtre, et, vers la partie inférieure, une surface triangulaire lisse qu'on a appelée *trigone vésical, trigone de Lieutaud* (1). C'est un triangle équilatéral, situé en avant du bas-fond, et présentant une ouverture à chacun des angles. L'angle antérieur est formé par l'orifice de l'urèthre, et les deux angles latéraux par les orifices des uretères. Les côtés du triangle varient selon l'état de vacuité ou de plénitude de la vessie, depuis 2 centimètres jusqu'à 4 centimètres. Les parois de la vessie sont plus épaisses au niveau du trigone.

Il est rare que la surface interne de la vessie soit parfaitement unie. Il arrive quelquefois qu'on y trouve quelques faisceaux musculaires hypertrophiés, faisant saillie à l'intérieur de l'organe ; on appelle ces vessies *vessies à colonnes*. D'autres fois, on voit la muqueuse se déprimer entre les divers faisceaux musculaires, et former de petites cavités ou cellules, *vessies à cellules*.

(1) Lieutaud (Joseph), né en 1703, mort en 1780. Médecin à Aix, puis à Paris.

Col de la vessie.

On appelle *col* de la vessie la portion de vessie qui correspond à l'orifice vésical de l'urèthre.

Le col comprend donc l'ouverture du canal et les parois qui l'entourent. L'orifice de l'urèthre, toujours fermé, a une forme généralement triangulaire. Il est fermé, à l'état de repos, par la tonicité des fibres musculaires du sphincter vésical. Pendant la miction, l'urine pressée de toutes parts par la contraction du corps de la

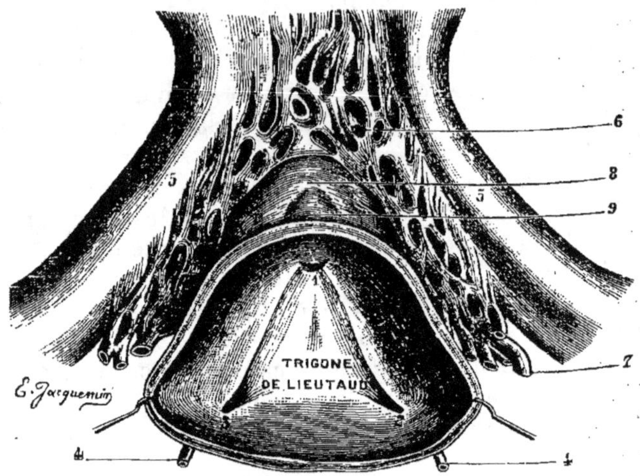

Fig. 301. — Rapports du col de la vessie et trigone vésical.

1, orifice vésical de l'urètre. — 2, 3, orifices des urètres. — 4, 4, uretères. — 5, branche descendante du pubis. — 6, plexus de Santorini. — 7, veines entourant le col vésical. — 8, 9, portion prostatique de l'urètre.

vessie, tend à forcer l'ouverture de l'urèthre qui cède enfin et laisse passer l'urine.

La *rétention d'urine* est souvent causée par une saillie qui se développe sur la paroi inférieure de l'orifice uréthral et qui est due à l'hypertrophie de quelques glandules uréthrales dépendant de ce qu'on est convenu d'appeler *prostate*. Les personnes affectées de cette lésion ne peuvent pas uriner sans le secours de la sonde.

Mercier, qui a été célèbre dans le traitement des maladies des voies urinaires, et de la rétention d'urine en particulier, donnait à tort à cette saillie le nom de *valvule du col vésical*.

Les parois du col vésical sont constituées par la muqueuse vésicale se continuant avec celle de l'urèthre, et surtout par le sphincter vésical, muscle à fibres lisses, très épais et formé principalement par des fibres circulaires.

Les fibres musculaires du sphincter vésical ont ceci de particulier qu'elles se continuent dans la première portion de l'urèthre, de sorte que leur contraction se produit en même temps au col vésical et à la partie postérieure de l'urèthre.

Structure de la vessie.

Trois tuniques forment la vessie : l'externe est séreuse, la moyenne musculeuse, et l'interne muqueuse. On y trouve des vaisseaux et des nerfs. Eustachi connaissait parfaitement les trois tuniques vésicales.

Tunique séreuse. — Dépendante du péritoine, cette tunique recouvre le sommet, la face postérieure et les faces latérales de la vessie. Elle passe ensuite sur les parties environnantes, en formant un *cul-de-sac périvésical* qui entoure l'organe, et qui est bien plus prononcé en arrière. En avant, le péritoine se porte de la vessie sur la paroi abdominale ; en arrière, sur l'utérus chez la femme, sur le rectum chez l'homme ; sur les côtés, il se porte vers la fosse iliaque interne. Il semble que la vessie ait été introduite dans l'excavation pelvienne par le périnée, en soulevant le péritoine qui forme autour de la vessie un *cul-de-sac* circulaire. Lorsqu'elle se distend, le péritoine l'accompagne, et le cul-de-sac qui l'entoure ne s'efface pas.

Lorsque la vessie, distendue outre mesure chez un sujet abandonné ou qui refuse des soins, vient à se rompre, c'est ordinairement en arrière que se produit la rupture ; l'urine s'épanche dans le péritoine, d'où il résulte une *péritonite* mortelle.

Le péritoine vésical est assez adhérent à sa partie supérieure ; mais tout autour, au niveau du cul-de-sac circulaire qui entoure la vessie, il existe une certaine quantité de tissu cellulaire sous-péritonéal. Celui qui se trouve en avant, entre la face antérieure de la vessie et le pubis, celui de la cavité de Retzius en un mot, est tellement lâche qu'il forme parfois une véritable séreuse. Ce tissu s'enflamme quelquefois et donne lieu au *phlegmon vésical*. Il s'y développe quelquefois un *kyste prévésical*, énorme hygroma qui peut égaler le volume de la tête d'un homme. J'en ai observé un exemple il y a quelques années. (*Revue chirurgicale des maladies des voies urinaires*, 2ᵉ année, 1890.)

Tunique musculeuse. — Les fibres musculaires de la vessie sont des fibres lisses qui se montrent sous forme de faisceaux plus ou moins volumineux ; elles sont d'une couleur plus rouge que les fibres musculaires lisses en général. La contraction de ces fibres, qui expulsent l'urine, étant volontaire, on pourrait croire qu'il s'agit de muscles striés ; non, la volonté n'agit pas sur la fibre musculaire, mais sur les nerfs qui s'y rendent. Or, nous verrons que des

nerfs de la vie animale, les nerfs sacrés, animent ces fibres musculaires. Les faisceaux se termineraient souvent par de petits tendons
élastiques. Entre ces faisceaux, il existe une très faible quantité de
tissu conjonctif.

Les fibres musculaires de la vessie ont une direction fort irrégulière ; ajoutez à cela qu'elles offrent quelques variétés individuelles ; on comprend donc que les auteurs ne s'accordent pas dans
la description de ces fibres. Nous trouvons dans la vessie trois plans
de fibres : des fibres *longitudinales superficielles*, des fibres *circulaires,* et des fibres *plexiformes* situées profondément. Nous
devons à la vérité de dire que les directions que nous mentionnons
ne sont pas rigoureuses ; elles indiquent seulement que cette direction est celle qui prédomine dans les fibres du même plan.

Fibres longitudinales. — Ces fibres ont une couleur rouge assez
intense ; elles naissent toutes autour du col vésical et se portent
vers la partie supérieure de la vessie, en
passant sur la périphérie de ce réservoir.

Leur *origine* est distincte, en avant, en
arrière et sur les côtés. *En avant*, elles
naissent de la symphyse et de l'arcade
sous-pubiennes par des tendons décrits, jusqu'à Sappey, sous le nom de ligaments
antérieurs de la vessie. Ces tendons, qui
se portent au col de la vessie et forment
la paroi supérieure de la loge prostatique,
sont traversés par des veines nombreuses.
En arrière, elles naissent dans l'épaisseur
de la prostate chez l'homme, au niveau de
l'insertion du vagin et sur le col de l'utérus chez la femme. *Sur les côtés*, on les
voit sortir des parties latérales de la prostate chez l'homme, et se confondre avec
l'aponévrose périnéale supérieure chez
la femme.

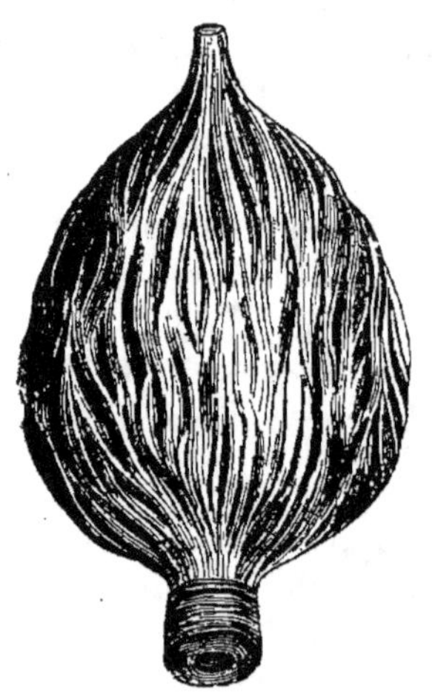

Fig. 302. — Fibres longi-
tudinales de la vessie.

Le *trajet* et la *terminaison* diffèrent pour les unes et les autres.
Les *antérieures* montent vers le sommet de la vessie en s'irradiant, de telle sorte que les moyennes arrivent à l'ouraque, qu'elles
embrassent à sa partie postérieure où elles s'entre-croisent ; les
latérales se portent sur les côtés et en arrière de la vessie en décrivant des courbes concaves en arrière. Les *postérieures* montent
comme un ruban contre le rectum, et viennent s'épanouir vers le
sommet, en passant sur les faces latérales, où elles s'entre-croisent avec les précédentes, en décrivant des courbes concaves en
avant. Les *latérales,* moins considérables, s'épanouissent sur les

côtés de la vessie, sans arriver au sommet; elles s'entre-croisent en s'incurvant en avant et en arrière, avec les fibres antérieures et postérieures dont nous avons parlé. Ce sont les fibres longitudinales seules qui constituent le *musculus detrusor urinæ*.

Fibres circulaires. — Les fibres circulaires, sous-jacentes aux précédentes, sont surtout accusées en avant. Elles forment des faisceaux parallèles et dirigés transversalement sur la face antérieure de la vessie; ces faisceaux contournent les deux côtés de l'organe, deviennent moins distincts et ne peuvent plus être aperçus sous forme de couche distincte à la partie postérieure. Au niveau du trigone, les fibres circulaires forment de minces faisceaux régulièrement parallèles et juxtaposés.

Fibres plexiformes. — Ces fibres sont les plus profondes; elles constituent des faisceaux aplatis, très pâles et anastomosés en forme de réseau à mailles dirigées de haut en bas. Ces faisceaux, dont les plus considérables soulèvent la muqueuse, sont, pour la plupart, dirigés de haut en bas, de l'ouraque vers le col de la vessie. Ils sont plus marqués en avant, où ils croisent perpendiculairement les fibres circulaires; mais sur les côtés et en arrière, ils sont peu apparents. Ils existent bien peu au niveau du trigone, formé presque uniquement de fibres circulaires. Les fibres longitudinales qu'on y trouve vont se terminer au veru-montanum.

Le plan profond de la couche musculeuse se continue en haut, dans l'épaisseur de l'ouraque, par des faisceaux longitudinaux. Il se continue aussi avec la couche musculeuse de l'uretère et avec celle de l'urèthre.

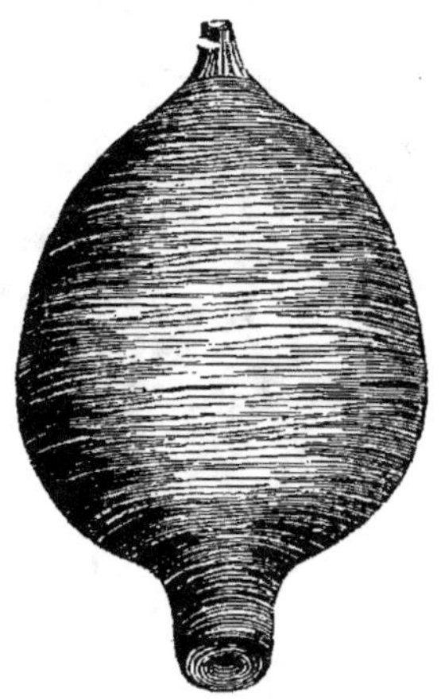

Fig. 303. — Fibres circulaires de la vessie.

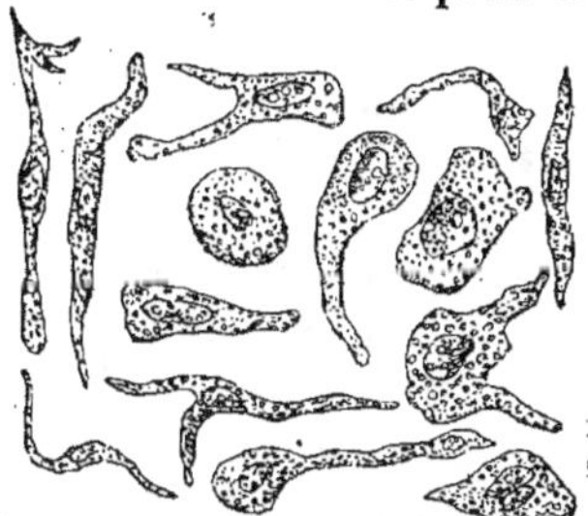

Fig. 304. — Épithélium stratifié de la vessie. Certaines cellules sont tellement déformées qu'elles ressemblent aux cellules cancéreuses. Grossissement. 400.

Entre les deux uretères, on observe, dans cette couche, un faisceau musculaire étendu entre les embouchures des deux conduits, et se continuant avec les fibres des uretères : c'est le *muscle des uretères* de quelques auteurs.

Tunique muqueuse. — La muqueuse vésicale est mince (un

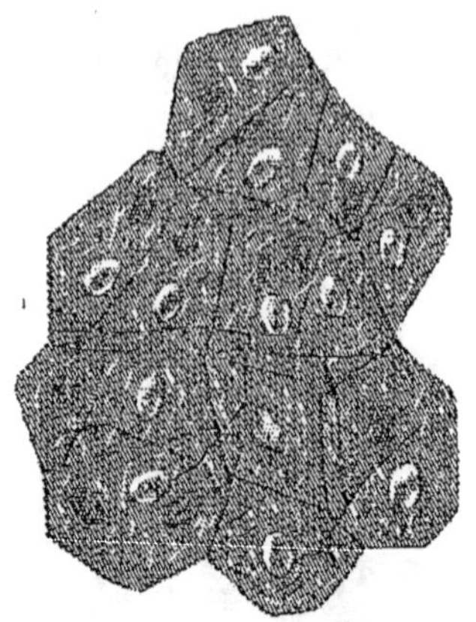

Fig. 305. — Cellules épithéliales superficielles de la muqueuse vésicale.

Ces cellules forment, par leur juxtaposition, une mosaïque. Plusieurs ont deux noyaux. Les points obscurs sont les noyaux de la couche moyenne, vus par transparence.

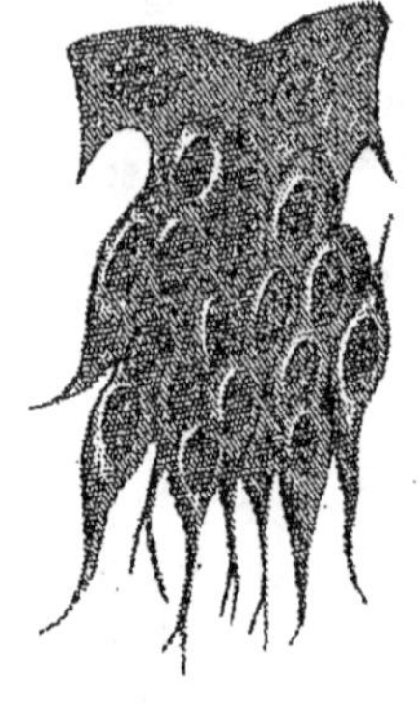

Fig. 306. — Cellules épithéliales superficielles et moyennes de la muqueuse vésicale (coupe verticale).

On voit, en haut, deux cellules épithéliales se moulant sur les cellules moyennes dont on voit les prolongements effilés (cellules en raquette).

quart de millimètre), mais assez résistante. Elle est formée de deux couches : l'épithélium et le derme.

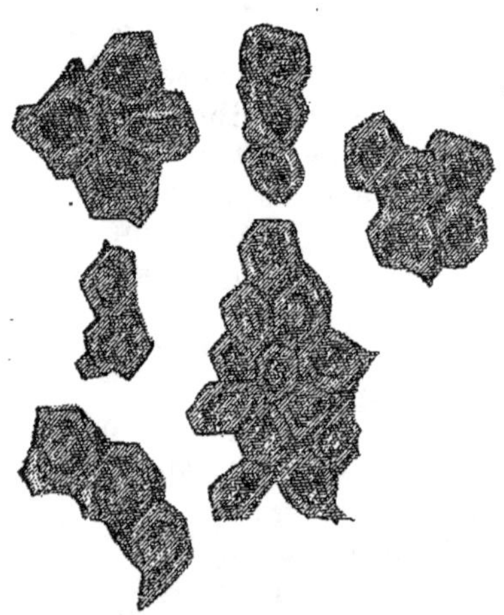

Fig. 307. — Cellules épithéliales de la couche moyenne vues de face.

Épithélium. — La surface épithéliale est lisse et unie comme celle de l'uretère ; on n'y trouve ni papilles, ni villosités. Cette couche épithéliale est formée par trois séries de cellules : 1° des *cellules profondes*, polyédriques, qui reposent directement sur le derme de la muqueuse ; 2° des *cellules moyennes*, plus ou moins déformées, qui présentent souvent une extrémité effilée, allant se perdre dans les interstices des cellules profondes ; d'où leur nom de *cellules en raquette;* 3° des *cellules superficielles, plates,* qui recouvrent uniformément toute la surface interne de la vessie et sont en contact permanent avec l'urine, *cellules géantes superficielles* de Dogiel.

Derme. — Il est excessivement délicat et dépourvu de glandes.

Au niveau du trigone vésical, il possède quelques papilles.

Sphincter. — Ce muscle constricteur, placé à l'orifice vésical, est formé de fibres lisses ; il embrasse l'urèthre à son origine. Sa face externe est entourée par la prostate qui lui adhère, excepté à son extrémité supérieure. Il a la forme d'un anneau qui entoure l'orifice vésical, et qui se continue, en diminuant d'épaisseur, sur la première moitié de la portion prostatique de l'urèthre. Cet anneau musculeux offre, selon Cruveilhier, 1 centimètre d'épaisseur à sa partie supérieure ; 3 à 4 millimètres seulement, selon Sappey.

Depuis Galien, le sphincter vésical est considéré comme un épaississement des fibres circulaires du corps de la vessie. C'est là une vérité incontestable, et l'on voit manifestement que ces fibres, de même nature que celles de la vessie, se continuent avec les fibres circulaires de cet organe. Il faut ajouter cependant que ce sphincter siège surtout à l'origine de l'urèthre. A sa surface externe on voit quelques fibres longitudinales superficielles de la vessie ; à sa surface interne, des fibres profondes de la vessie qui se continuent avec les fibres longitudinales de l'urèthre. (Voy. *Col de la vessie.*)

Vaisseaux sanguins. — De nombreuses *artères* se ramifient dans les parois vésicales, où elles constituent un réseau délié dans le derme de la muqueuse. Ce réseau est beaucoup plus serré au niveau du col et du trigone. Les artères qui forment ce réseau capillaire sont les *vésicales inférieures* venues de l'hypogastrique, les *vésicales supérieures* nées de la portion perméable de l'ombilicale, les *vésicales antérieures*, branches de la honteuse interne et de l'obturatrice, les *vésicales postérieures* venues de l'hémorroïdale moyenne, de l'utérine et de la vaginale. Ces nombreuses artères se portent sur les différents points de la vessie, mais principalement vers le trigone, où se trouve la portion la plus vasculaire.

Les *veines* se montrent sur tous les points de la vessie ; elles suivent un trajet irrégulier et se jettent autour du col dans le *plexus veineux vésico-prostatique* qui entoure la prostate, le col de la vessie et les vésicules séminales. (Voy. *Prostate.*)

Lymphatiques. — Ils ont été démontrés par M. et Mme Hoggan qui les ont injectés en 1881, et par Gerota en 1896. Ils naissent de la muqueuse et de la musculeuse. Quelques-uns vont se jeter dans le réseau lymphatique de la paroi abdominale, en suivant l'ouraque (Hoggan) ; les autres se rendent à la base de la vessie, et se jettent, de chaque côté, dans les *ganglions hypogastriques*. Quelques-uns se rendent dans des *ganglions vésicaux latéraux* signalés en 1896 par Gerota, et situés sur les côtés de la base de la vessie, et dans les *ganglions vésicaux antérieurs* situés dans le tissu cellulo-graisseux rétro-pubien. Les lymphatiques efférents de tous les ganglions vésicaux se rendent aux ganglions hypogastriques.

Nerfs. — Les nerfs vésicaux sont très intéressants, en ce sens qu'ils renferment des fibres du grand sympathique et des fibres des nerfs sacrés, nerfs de la vie animale, nerfs volontaires. Ils sont fournis par le plexus hypogastrique situé sur les parties latérales de la vessie. Les *filets moteurs* se terminent dans les faisceaux musculaires comme tous les nerfs des muscles lisses. Les *sensitifs* se terminent par des filaments *inter-épithéliaux* (Kisselew, 1868 ; Retzius, 1892 ; Grünstein, 1900).

Ces filaments interépithéliaux, arrivés à la surface de l'épithélium, rétrogradent vers les couches profondes de l'épiderme du col, où ils se terminent, ainsi que leurs ramifications, par des *extrémités libres*.

On trouve de nombreuses cellules nerveuses sur le trajet des filets nerveux de la vessie.

Glandes. — La vessie n'a pas de glandes. On trouve, au voisinage du col, des dépressions épithéliales, des *cryptes*, qui ne sont pas de véritables glandes. Le mucus vésical n'est pas produit par des glandes, mais par des *cellules caliciformes* situées au milieu des cellules épithéliales, et donnant du mucus, dans le cas d'inflammation de la muqueuse.

Fonction de la vessie.

La vessie est une poche musculo-membraneuse, destinée à recevoir l'urine excrétée par le rein et à l'expulser d'une manière intermittente.

Réplétion de la vessie. — L'urine sort d'une manière continue des mamelons des pyramides de Malpighi, et descend le long du conduit vecteur. Les calices, le bassinet et l'uretère ne sont jamais distendus par l'urine à l'état normal (1), et leurs parois, appliquées sur elles-mêmes, laissent glisser lentement le liquide excrété. Je dis lentement, parce que la quantité d'urine qui descend dans chaque uretère n'excède pas 7 à 8 gouttes par minute. L'urine descend par son propre poids, mais surtout par les contractions des parois du conduit vecteur. A l'aide de ces contractions, ce liquide s'insinue dans la vessie en soulevant la muqueuse, qui est disposée comme une valvule, à l'entrée de l'uretère.

Une fois qu'elle a pénétré dans la vessie, elle ne peut plus rétro-

___

(1) Dans les cas d'obstacle au cours de l'urine, l'uretère devient tortueux et peut acquérir un volume énorme. On l'a vu aussi gros que l'intestin.

grader vers le rein, même pendant les violentes contractions de la vessie, ainsi que l'avait déjà constaté Eustachi, au xvie siècle.

En pénétrant dans la vessie, que je suppose vide, l'urine distend ce réservoir, dont elle soulève peu à peu la partie supérieure. Ainsi distendue, la partie supérieure de la vessie vient s'appliquer contre la paroi abdominale antérieure, où son sommet est maintenu par l'ouraque, en refoulant les anses intestinales qui s'appuyaient sur elle. Dans ce mouvement, la partie postérieure de la vessie s'applique contre le rectum ou l'utérus, et le péritoine qui recouvre sa face antérieure, à la manière d'une calotte, se trouve soulevé.

Séjour de l'urine dans la vessie. — La distension de la vessie se continue pendant six ou sept heures en moyenne, c'est-à-dire jusqu'à ce que la quantité de son contenu atteigne 300 à 400 grammes. Cette quantité est sujette à de grandes variations, car certaines personnes n'urinent que 3 fois en vingt-quatre heures, tandis que d'autres, non moins bien portantes, urinent jusqu'à 6 ou 7 fois. A l'état normal, si aucun germe ne pénètre dans la vessie, et ils n'y pénètrent le plus souvent que si on les introduit par l'urètre, l'urine conserve ses qualités normales et ne subit aucune sorte d'altération.

Quelle que soit la durée de son séjour dans la vessie, il ne se fait aucune absorption. Contrairement aux autres épithéliums, l'épithélium vésical, ainsi que l'épithélium de l'uretère, n'est pas perméable, et l'urine n'est pas plus absorbée que si elle se trouvait dans un vase émaillé. Il est à remarquer que cet épithélium imperméable est très voisin de l'épithélium urétral, dont la perméabilité est extrême, ainsi que le prouvent les accidents légers et presque immédiats qui suivent parfois une injection de cocaïne au centième.

Comment se fait-il que l'urine ne s'écoule pas sans cesse par l'urètre ? Parce que l'orifice vésical, c'est-à-dire le *col*, se trouve constamment fermé par un *portier*, analogue au pylore, qui ferme sans cesse l'ouverture. Ce portier est le *sphincter vésical*, qui ferme l'ouverture par sa seule tonicité, de même que la tonicité du sphincter anal ferme l'ouverture du rectum.

Formation des calculs. — Pour que l'intégrité de l'urine se maintienne, il faut que les voies urinaires soient parfaitement saines. Mais, s'il existe dans la vessie un corps étranger ayant été introduit de l'extérieur, comme un tuyau de pipe cassé, des noyaux de cerise, chez l'homme, un étui, un crayon, une épingle à cheveux, un morceau de bois, chez la femme, un caillot de sang, un peu de mucus concret, des débris d'épithélium, il peut se produire un calcul vésical, à la surface du corps étranger, par une sorte de cristallisation des matériaux salins contenus dans l'urine. Ces sels se déposent à la surface du corps étranger, de la même manière que les sels minéraux de la fontaine pétrifiante de Saint-Alyre se déposent sur les objets qu'on laisse séjourner dans son eau fortement minéralisée.

Il est difficile d'expliquer pourquoi la composition de ces calculs est si variée ; les uns sont formés d'urates, d'autres de phosphates, d'autres d'oxalates, etc. Je ne serais pas étonné qu'on démontrât un jour que la production des gros calculs urinaires est impossible s'ils n'ont pas un corps étranger comme noyau (1). Quand on scie un calcul par le milieu, on le trouve formé de couches concentriques, souvent formées autour d'un caillot sanguin ou d'un fragment de mucus durci.

Besoin d'uriner, envie d'uriner. — L'expulsion de l'urine, *miction*, est précédée d'une sensation, sorte de pesanteur dans la région vésicale, qu'on appelle le *besoin d'uriner*. La cause de ce

(1) Si la récidive est plus fréquente après la lithotritie qu'après la taille, c'est parce qu'il est bien difficile, après cette opération, de ne pas laisser dans la vessie un fragment de calcul servant de noyau à une nouvelle pierre. — La cause de la production des calculs est restée inexpliquée jusqu'à ce jour. Il est évident que leur formation est due au dépôt des sels de l'urine. Mais par quel mécanisme ? On l'ignore. Personne n'a jamais prouvé que l'introduction d'oxalates dans les voies de la circulation favorise la production des calculs d'oxalates. Rien n'autorise une semblable supposition. Cependant, les médecins ont l'habitude d'interdire aux malades l'usage des aliments contenant des oxalates tels que oseille, tomate, etc. Sur quoi sont basées ces théories ? Sur rien, ou mieux, sur la routine.

Traitement des calculs urinaires. — Les calculs urinaires, lorsqu'ils sont petits, peuvent être expulsés par les voies naturelles. Lorsqu'ils sont formés dans les reins, il arrive qu'ils peuvent descendre jusqu'à la vessie, en distendant douloureusement l'uretère, et en produisant les *coliques néphrétiques*, qui durent rarement au delà de deux jours. Lorsque les calculs sont un peu volumineux, ils ne peuvent pas être expulsés ; il faut les extraire.

On a prétendu que certains médicaments, désignés sous le nom de *lithotriptiques*, étaient capables de dissoudre les calculs, et on a pensé que certaines eaux minérales avaient cette propriété. C'est une illusion, et je recommande aux jeunes médecins de ne pas se laisser prendre à ces promesses fallacieuses. Ce qui est certain, c'est qu'une saison d'eau minérale peut apporter quelque soulagement aux calculeux, en diminuant la cystite qui accompagne les calculs, et en améliorant l'état général. « Il n'y a, dit Montaigne, que les fols qui se laissent persuader que le corps dur et massif, qui se cuict dans nos rognons, se puisse dissouldre par bruvage ». Donc, nul espoir de ce côté.

Lithotritie. — Il faut extraire le calcul, soit en le broyant et l'extrayant par morceaux, par les voies naturelles, ce qui constitue la *lithotritie*, soit en ouvrant la vessie et en pratiquant la *taille*, ce qui permet d'extraire le ou les calculs en entier.

Dans la lithotritie, on introduit dans la vessie des instruments dits *lithotriteurs*, formés de deux branches, mâle et femelle, se pénétrant, et broyant le

besoin est due à l'excitation des nerfs sensitifs de la vessie, sous l'influence de la distension de ce réservoir. Ce besoin n'est pas impérieux. Chez la plupart des individus, la miction peut se remettre à plus tard. Il ne faudrait pourtant pas exagérer ce délai, parce que la contraction de la vessie se ferait involontairement. Il est des personnes nerveuses dont la vessie ne sait pas atten-

calcul au moyen d'un marteau ou d'une manivelle. C'est Civiale (1) qui a inventé cette merveilleuse opération, qui ne peut être pratiquée que par des mains longtemps exercées, comme celles de Guyon. Mais en outre de l'inconvénient qui consiste à trouver des mains adroites et exercées, on rencontre souvent des urètres rétrécis ne permettant pas le passage des lithotriteurs. Je sais bien que cet obstacle n'en est pas un pour les nombreux Guzman de la chirurgie urinaire, qui vous disent : nous ferons l'urétrotomie d'abord et la lithotritie ensuite. Ceci est parfait, mais, quand on a quelque souci de la vie des malades, on doit savoir que l'urètre n'aime pas à être tripoté outre mesure, de sorte que, dans ces cas, la lithotritie est une opération grave.

Taille. — On appelle *taille*, une opération qui consiste à ouvrir la vessie, soit par le périnée, *taille périnéale*, soit par la région hypogastrique, *taille hypogastrique* ou *sus-pubienne.*

La *taille périnéale* a été fort en vogue au commencement du XIXe siècle. « Bien que le détroit périnéal soit protégé par les membres abdominaux, dit Cruveilhier, les viscères peuvent encore être intéressés par les corps vulnérants dirigés de bas en haut, et si les législateurs de certains peuples ont utilisé cette disposition pour des supplices barbares, l'art, au contraire, s'en est emparé pour l'exécution de certaines opérations, celle de la taille, par exemple ».

Des flots d'encre ont été versés au sujet des différents procédés de taille,

(1) Civiale (Jean), né en juillet 1792, mort en juin 1867. Inventeur de la lithotritie. Sa première opération eut lieu le 13 janvier 1824. En juin 1829 il opéra Antoine Dubois.

Dans le cours de la même année, l'administration des hôpitaux créa, à l'hôpital Necker, pour les calculeux, un service spécial, dont elle confia la direction à Civiale.

Ce service a été transporté à l'hôpital Lariboisière.

Civiale avait acquis une immense réputation dans les deux Mondes, comme opérateur de la pierre, par le procédé du broiement. Ses échecs furent assez rares.

Ayant débarrassé de la pierre Léopold Ier, roi des Belges, Civiale ne reçut d'abord, pour honoraires, que 80 000 fr. ; mais il ne voulut pas s'en contenter ; il refusa la décoration et réclama 150 000 francs qui lui furent remis.

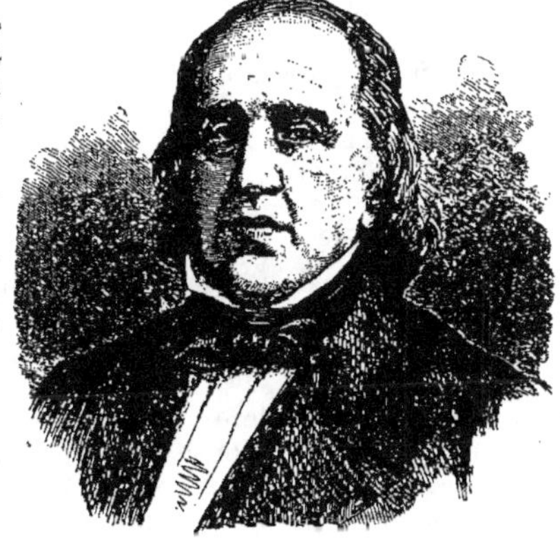

Fig. 308.

Civiale laissa une fortune qu'on peut évaluer à 5 millions, dont 2 millions en immeubles.

dre, et chez qui les besoins d'uriner sont très fréquents, même à l'état physiologique. Mais ce besoin devient très fréquent, et même impérieux chez les malades, surtout chez ceux qui sont atteints de cystite ou de rétrécissement urétral.

Miction. — Lorsque la vessie est suffisamment distendue, l'homme, ou l'animal, urine *volontairement*. Quoique les muscles de la vessie soient des muscles lisses, comme ceux de l'intestin, de l'utérus, etc., sur lesquels la volonté est impuissante, il se trouve que les muscles de la vessie obéissent à la volonté. C'est que la vessie ne reçoit pas seulement des nerfs du grand sympa-

mais cette opération est grave, et ne peut pas être comparée, au point de vue de ses résultats, à la taille hypogastrique, ou sus-pubienne, dont je vais dire quelques mots.

La *taille sus-pubienne* ou *taille de Franco*, se fait sur la ligne blanche, immédiatement au-dessus du pubis (1).

J'ai pratiqué la taille sus-pubienne une douzaine de fois, toujours avec succès. On réussira toujours, si l'on suit les préceptes suivants : 1° dilater la vessie par 200 grammes d'eau tiède, qu'on empêche de sortir ; 2° atteindre la vessie en rasant le bord supérieur de la symphyse pubienne ; 3° ne pas perdre la paroi vésicale une fois ouverte et maintenir les bords de l'ouverture avec une pince ou un fil ; 4° inciser la vessie verticalement, sur la ligne médiane, pour éviter les gros vaisseaux, et diriger le bistouri boutonné vers le pubis pour éviter la blessure du péritoine ; 5° extraire le ou les calculs avec les tenettes, et s'assurer avec le doigt qu'il n'en reste pas ; 6° ne faire *aucune suture* et mettre en place deux sondes de Pezzer, l'une pénétrant dans la vessie par la plaie abdominale, l'autre mise à demeure dans l'urètre, d'arrière en avant, c'est-à-dire de la vessie vers l'extérieur. Les sondes étant ainsi placées, faire communiquer la sonde urétrale, au moyen d'un tube, avec un seau placé sous le lit, et faire communiquer la sonde abdominale avec un réservoir placé au-dessus du lit du malade, et contenant un liquide antiseptique, réglé d'avance, de manière à ce qu'il donne une goutte d'eau boriquée par seconde. Il suffit ensuite d'appliquer un pansement antiseptique des plus simples sur la plaie abdominale.

Par ce procédé, il n'y a jamais d'accident, pas même de fièvre ; on peut enlever la sonde abdominale vers le huitième jour, et la sonde urétrale, le dixième ou le onzième.

---

(1) Franco (Pierre), simple inciseur, moins qu'un chirurgien barbant, fut un véritable génie chirurgical, et, comme le dit fort justement son biographe et éditeur Nicaise, *il n'est pas de chirurgien qui ait doté la chirurgie d'autant de découvertes.*

Né à Turriers, près Sisteron, vers 1500, Franco paraît être mort à Orange vers 1560. D'abord chirurgien ambulant, ou coureur, il fut, pendant dix ans, aux gages de la ville de Berne, puis il revint en Provence. Comme les inciseurs, il opérait spécialement la pierre, la cataracte et les hernies.

Franco inventa l'opération qui porte son nom sur un enfant de dix ans au moment de faire l'opération. Malgré le brillant succès qu'il obtint, il termine modestement son récit, en disant : « Combien que je ne conseille à un homme d'ainsi faire. »

thique, soustraits à l'influence de la volonté, mais elle reçoit des nerfs de la vie animale, les nerfs sacrés, comme les muscles des membres. Or, les muscles animés par ces nerfs obéissent à la volonté. Il se passe un certain temps entre le moment où la volonté intervient et celui où l'urine sort. Pourquoi ? Lorsque la volonté exige la contraction d'un muscle strié, comme le biceps, cette contraction, est pour ainsi dire, instantanée ; mais la contraction des fibres lisses se produit lentement. La vessie, formée de fibres lisses, est, donc incapable d'obéir immédiatement à l'ordre donné. Pour la même raison, nous sommes incapables d'arrêter instantanément l'issue de l'urine, car si la contraction des fibres lisses se produit lentement, elle cesse de même.

Le *mécanisme de la miction* est le suivant. Les fibres musculaires du corps de la vessie se contractent sous l'influence de la volonté, et exercent un certain degré de pression sur le liquide qui y est contenu, pression analogue à celle qu'exercent les parois des ventricules du cœur sur le sang. Mais l'issue de l'urine est empêchée par la résistance, par la tonicité du sphincter vésical. Cette résistance, n'étant pas excessive, finit par céder à la pression de l'urine, et l'écoulement dure tant que dure la contraction vésicale.

— A l'état normal, la vessie se vide complètement, mais il est certain que quelques malades ne vident pas leur vessie. L'urine, surtout si on les sonde, s'altère, devient trouble, et prend souvent une odeur ammoniacale, par suite de la décomposition de l'urée. C'est l'*atonie*, la *parésie* de la vessie, c'est-à-dire une demi-paralysie. Le malade urine une partie du liquide, mais il ne peut vider complètement le réservoir. Cet état est curable. Mais, lorsque la paralysie est complète, le malade est incapable d'expulser une seule goutte d'urine, et, bon gré malgré, il faut pratiquer le cathétérisme.

Dans les *rétrécissements*, les mictions sont fréquentes, parce qu'il se produit de la *cystite,* ou bien parce qu'il existe un certain degré d'irritabilité de la vessie qui augmente les envies d'uriner sans qu'il y ait cystite. La preuve, c'est que si l'on opère, du moins par mon procédé, un rétréci, qui urine de quart d'heure en quart d'heure, la fréquence des mictions disparaît tout à coup, et il n'est pas rare de voir un malade, qui urinait 50 fois par jour, n'uriner plus que 3 fois.

Les conditions de la miction sont considérablement modifiées chez les rétrécis. Ils urinent souvent, et le jet s'amincit à mesure que le rétrécissement augmente. Les progrès de la coarctation s'accentuent de plus en plus jusqu'à ce que la miction se fasse goutte à goutte. Il est exceptionnel de voir une occlusion complète de l'urètre ; mais ce qu'on observe souvent, c'est un réflexe consistant dans l'impossibilité absolue d'uriner (rétention d'urine).

On ne s'imagine pas à quel degré de délabrement peuvent parvenir les voies urinaires chez les rétrécis : rupture de l'urètre, abcès urineux, tumeurs urinaires, infiltration d'urine, néphrite et pyélonéphrite, fausses routes. La figure 309 est un exemple de fausse route, à peu près inévitable, faite par une sonde en avant d'une saillie de la paroi vésicale.

L'*hypertrophie de la prostate* apporte aussi un grand obstacle

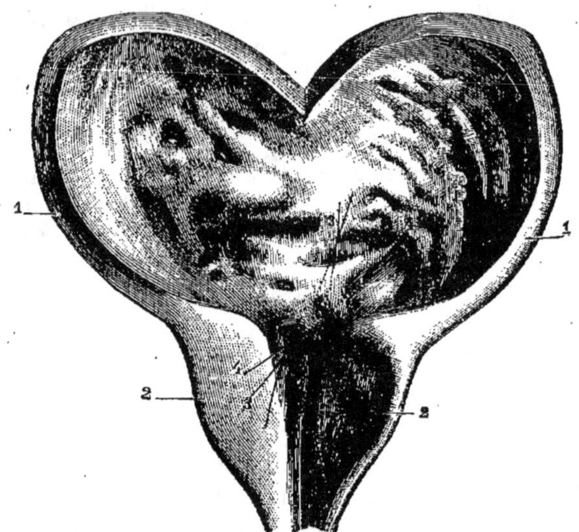

Fig. 309. — Fausses routes (Civiale).

1, paroi hypertrophiée de la vessie dont l'intérieur présente plusieurs cellules ou dépressions. — 2, prostate hypertrophiée. — 3, 4, soie de sanglier passée dans les fausses routes.

à la miction. Cette maladie qui se montre surtout chez les vieillards, consiste dans une augmentation de volume, lente, chronique et irréductible de la prostate. Cet organe, que l'on peut sentir par le toucher rectal, à 4 ou 5 centimètres au-dessus de l'anus, peut acquérir le volume d'une orange, sans incommoder le sujet, parce que l'hypertrophie se fait d'une manière excentrique, ne comprime pas l'urètre, et laisse toute sa liberté au sphincter vésical.

Souvent, la partie moyenne de la prostate s'hypertrophie, fait saillie dans l'urètre, et oppose une barrière invincible à la sortie de l'urine. La rétention est si complète et si permanente, que le malade est obligé de recourir au cathétérisme chaque fois que les envies d'uriner se font sentir. Cette lésion s'accompagne souvent d'un état scléreux de la vessie, moins fréquent toutefois que ne l'a prétendu Guyon (1), ainsi qu'il résulte d'un travail publié par le Dr Ciechanowski de l'Université de Cracovie (*Ann. des mal. des org. gén.-ur.*, mai 1901).

Le cathéthérisme répété, auquel sont soumis ces malades, est pour eux une source de préoccupation constante, allant quelquefois jusqu'à éveiller des idées de suicide.

Il est naturel qu'on ait cherché à remédier à cet inconvénient, et on a été jusqu'à faire l'ablation de la prostate, opération détestable, dangereuse et absolument impossible dans la majorité des cas. On a fait la prostatectomie partielle, soit par le périnée, soit en pratiquant une cystostomie préalable. La mortalité est trop élevée à la suite de ces opérations, pour qu'on doive les conseiller, et je préfère ouvrir une voie à l'urine en faisant un nouveau canal, ou plutôt en augmentant le calibre de l'urètre en usant la paroi inférieure de la partie prostatique, au moyen de l'*électrolyse linéaire*. Ce procédé est inoffensif mais parfois insuffisant. Il n'offre pas les dangers du sillon fait à la prostate avec le galvano-cautère (procédé de Bottini). J'ai cependant pratiqué plusieurs fois cette dernière opération avec succès.

Des *tumeurs* peuvent se développer à l'intérieur de la vessie. On y voit quelquefois des *polypes*, qui peuvent être pédi-

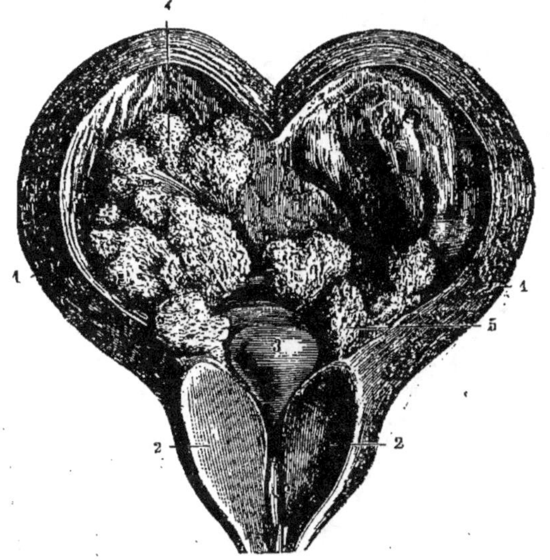

Fig. 310. — Fongus de la vessie (Civiale).

1, 1, parois de la vessie hypertrophiées. — 2, 2, lobes de la prostate hypertrophiés. — 3, lobe moyen hypertrophié. — 4, 5, touffes pédiculées de substance fongueuse.

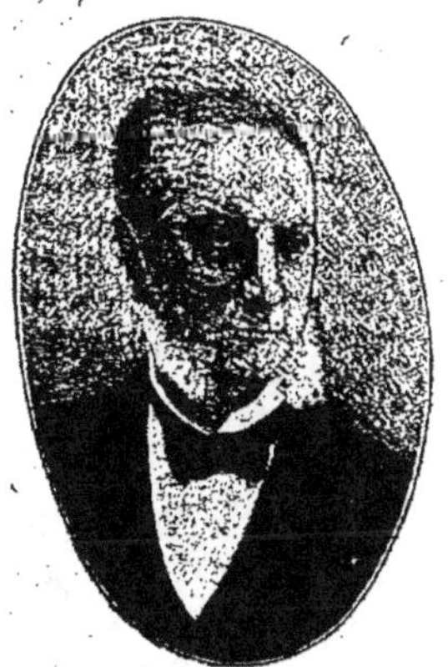

Fig. 311.

(1) Guyon (Félix-Jean-Casimir), né en 1831, à l'île de la Réunion. Agrégé en 1863. Professeur de pathologie chirurgicale en 1877, de clinique des maladies des voies urinaires en 1890. Membre de l'Institut en 1892.

culés, et dont l'extraction ne présente pas de difficulté. Ils se rencontrent souvent, aux environs du col vésical. J'en ai enlevé un avec succès complet, chez un malade de Saint-Pourçain (Allier). Les *fongus* ne sont pas rares dans la vessie. Ce sont des végétations, ordinairement sessiles, qui envoient des prolongements dans l'épaisseur des parois vésicales. La figure 310 en est un exemple.

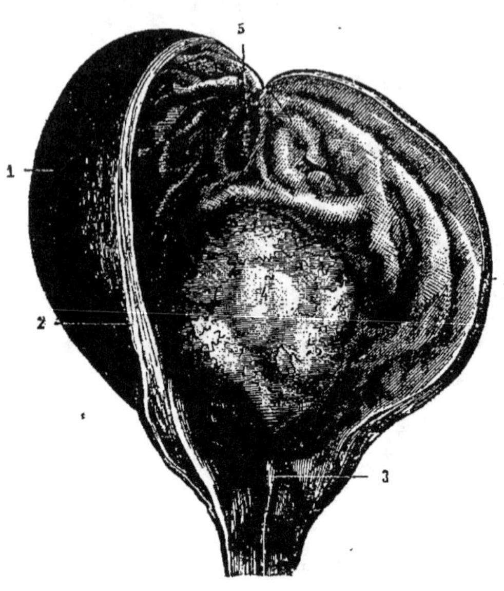

Fig. 312. — Cancer de la vessie (Civiale).

1, corps de la vessie. — 2, 2, coupe des parois de la vessie.— 3, veru-montanum plus saillant qu'à l'état normal. — 4, masse cancéreuse étendue depuis l'orifice interne de l'urètre jusqu'au milieu du bas-fond de la vessie, — 5, petite tumeur cancéreuse isolée occupant le sommet de la vessie.

Dans d'autres cas, ce sont des tumeurs cancéreuses, comme on le voit dans la figure 312. Ces tumeurs, à l'exception du cancer, ne sont pas douloureuses : gêne, pesanteur. Elles donnent lieu à de la *cystite* et elles altèrent les qualités de l'urine, qui devient fétide.

Le symptôme le plus constant est l'*hématurie*. Ce dernier symptôme sert beaucoup au diagnostic, avec le *toucher rectal* et le *cathétérisme*. Le diagnostic se complète par la *cystoscopie*.

ARTICLE IV

CAPSULES SURRÉNALES (1)

On donne ce nom à une glande à sécrétion interne située à l'extrémité supérieure du rein, auquel elle adhère plus ou moins intimement.

Les capsules surrénales sont aplaties d'avant en arrière, et concaves au niveau de leur base, qui coiffe l'extrémité rénale à la manière d'un bonnet phrygien. Elles empiètent un peu par leur base sur la face antérieure du rein, et non sur la face postérieure ; elles

(1) Les *capsules surrénales* furent découvertes par Eustachi, qui avait remarqué leur volume plus grand chez le fœtus ; Bartholin les nomma *glandes atrabilaires*, et Cassérius *glandes surrénales* ou *reins succenturiaux*.

sont plus épaisses au niveau de leur bord interne, surtout du côté droit, parce que la capsule surrénale touche la veine cave inférieure qui la déprime légèrement.

Le sommet regarde en haut, en avant et en dedans. La face antérieure est couverte à droite par le foie auquel elle est adhérente, à gauche par la rate et la grosse tubérosité de l'estomac. La face postérieure repose sur la portion lombaire du diaphragme ; les bords sont convexes. Leur poids est de 6 à 7 grammes.

La surface des capsules surrénales paraît plissée, tuberculeuse, ridée ; on remarque sur la face antérieure plusieurs sillons dans lesquels rampent des vaisseaux, et, au niveau de la base, une scissure, ou *hile*, par laquelle sort la veine capsulaire.

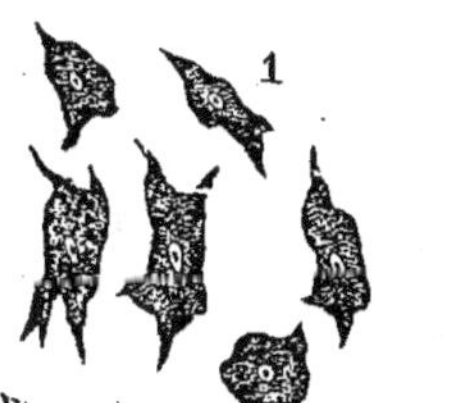

Fig. 313. — Cellules de la capsule surrénale de l'homme (grossissement, 250), d'après Kölliker.

1, cellules contenant des granulations pigmentaires. — 2, cellules contenant de la graisse, provenant de cellules colorées en jaune. — 3, plusieurs cellules de la partie externe d'un cylindre remplies d'une substance pâle.

Structure. — La capsule surrénale est entourée d'une couche de tissu conjonctif, sorte de capsule, qui envoie, à l'intérieur de l'organe des cloisons minces qui séparent les cylindres intérieurs les uns des autres.

Cylindres intérieurs. — La substance propre de la capsule surrénale est formée de *cylindres pleins de cellules*. Ces cylindres *surrénaux*, de longueur et de forme variables, ont des parois uniquement formées de cellules juxtaposées et limitant une lumière centrale. Les cellules qui constituent les parois des cylindres ont de 15 à 20 μ. Leur protoplasma est granuleux et jaunâtre, et contient au centre un noyau nucléolé. A la surface interne de cette paroi épithéliale granuleuse, on trouve des cel

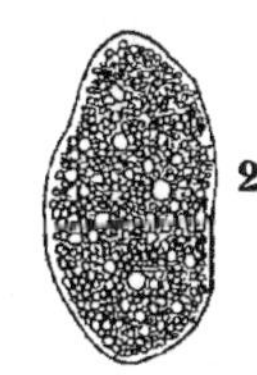

Fig. 314. — Cellules de la capsule surrénale de l'homme (grossissement, 350), Kölliker.

1, cellules dont quelques-unes sont munies de prolongements. — 2, grosse cellule remplie de gouttelettes graisseuses, provenant d'une capsule surrénale colorée en jaune.

lules claires à noyau atrophié, à contours mal limités.

Au milieu de ces cylindres, appelés *cordons granuleux*, on rencontre des *cordons hyalins*, formés de cellules très réfringentes. Ces cordons tortueux, s'entrelacent, se mêlent et se mettent en rapport avec les vaisseaux sanguins.

FORT. — Anatomie, t. III.   30

Vaisseaux et nerfs. — Les *artères capsulaires*, au nombre de trois, se rendent à la capsule surrénale ; la *supérieure* vient de la diaphragmatique inférieure, la *moyenne* de l'aorte, et l'*inférieure* de la rénale. Elles se ramifient dans l'épaisseur de l'enveloppe et donnent naissance à un réseau capillaire, qui occupe les cloisons de tissu conjonctif ; les vaisseaux ne pénètrent pas au centre des cylindres.

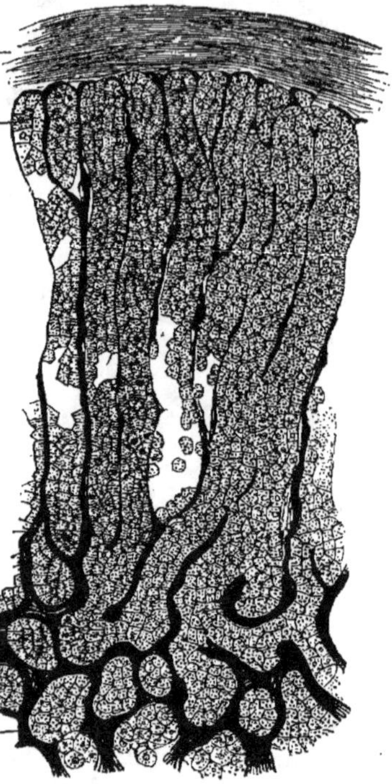

Le réseau capillaire central a des mailles arrondies, très serrées, et des capillaires un peu plus volumineux que ceux de la surface de l'organe.

La *veine capsulaire*, ordinairement unique, naît à la surface de l'organe par des veinules qui se réunissent pour former un tronc dépourvu de valvules, qui se jette dans la veine rénale, et souvent, à droite, dans la veine cave inférieure. Parfois, quelques veinules, ne se jetant pas dans le tronc de la veine capsulaire, se portent directement dans la veine rénale, en accompagnant le tronc principal.

Les *lymphatiques* décrits par Stilling, naissent entre les cylindres surrénaux et se jettent dans les ganglions du voisinage.

Les *nerfs* sont nombreux et arrivent à la capsule surrénale

Fig. 315. — Capsules surrénales d'un supplicié.

a, enveloppe fibreuse. — *b*, cordons glandulaires de l'écorce. — *c*, réseau glandulaire de la substance médullaire. — *d*, vaisseaux sanguins (Cadiat).

avec les artères, sur lesquelles ils cheminent, en prenant le nom de *plexus surrénal*. Ce plexus est formé par des nerfs venant du plexus rénal et du plexus solaire ; celui du côté gauche reçoit des filets du phrénique gauche, et celui du côté droit en reçoit du pneumogastrique droit. Ces nerfs portent de petits ganglions que l'on trouve même dans l'épaisseur de l'organe (Virchow). Ils se portent dans la substance centrale, où ils forment un plexus nerveux, parfaitement visible chez les mammifères. On y trouve des tubes nerveux de toutes dimensions. Selon Fusari et Dogiel, les filaments nerveux pénètrent dans les cylindres surrénaux.

Développement et fonctions. — Les capsules surrénales naissent, comme le corps de Wolff et comme les glandes génitales, de *l'épithélium germinatif du cœlome* ; mais elles ne sont pas confondues avec lui. Chez l'homme, elles sont d'abord plus volumineuses que les reins, qu'elles recouvrent ; puis, vers la dixième semaine, ceux-ci les égalent en volume. Chez les mammifères, les capsules surrénales sont toujours plus petites que les reins, quelle que soit l'époque à laquelle on les examine.

La *composition chimique* des glandes vasculaires sanguines n'est pas très connue. Cependant, pour ce qui concerne les capsules surrénales, Vulpian a signalé dans ces organes l'existence d'une matière particulière qui se colore en rose par l'iode et prend une teinte glauque par les sels de fer. Il signale aussi, parmi les substances qui déterminent la coloration rose ou une teinte analogue, les chlorures de manganèse, de cobalt, de nickel, de platine, d'or, dont l'action est vive et instantanée ; le bichlorure de mercure dissous à l'aide de quelques gouttes d'alcool, le sesquioxyde de fer, après que l'eau contenant les capsules écrasées a été soumise à l'ébullition. Vulpian a remarqué que cette substance est plus abondante pendant la vie extra-utérine que pendant la vie fœtale. Elle se rencontre aussi dans le sang des veines capsulaires, et non dans celui des artères.

Les capsules surrénales jouissent d'une grande *sensibilité*. Brown-Séquard, en les pinçant, a reconnu qu'elles sont plus sensibles que la peau des membres.

Chez les cochons d'Inde, ce savant a vu que la section latérale des portions dorsale et lombaire de la moelle épinière produisait d'abord de la congestion, et, après plusieurs mois, une sorte d'hypertrophie des capsules surrénales. Il a trouvé aussi une congestion de ces organes dans quelques cas de fracture de la colonne vertébrale.

Le même physiologiste a appelé l'attention des savants sur un rôle particulier des capsules surrénales, rôle qui serait en rapport avec la destruction du pigment. Il arriva à cette conclusion, en rapprochant les faits qu'Addison avait recueillis, sur des malades atteints de *peau bronzée*, de ceux qu'il avait observés lui-même, en expérimentant sur les animaux. Sur soixante-cinq cas de maladie de peau bronzée, Addison avait signalé la coexistence du dépôt de pigment dans la peau avec une altération profonde des deux capsules. La mort était survenue dans tous les cas.

Dans les expériences de Brown-Séquard, les animaux mouraient tous dans un temps généralement très court ; dans les dernières heures de la vie, ils étaient pris de convulsions épileptiformes, avec tendance à rouler tantôt d'un côté, tantôt de l'autre. Le sang de ces animaux contenait plus de pigment qu'on n'en rencontre ordinairement.

Cette opinion fut combattue d'abord par Gratiolet qui, sur des cochons d'Inde, s'était aperçu que l'ablation de la capsule surrénale gauche n'amenait pas toujours la mort, tandis que l'extirpation de celle du côté droit faisait périr l'animal par suite d'une inflammation du foie et du péritoine.

Philippeaux, de son côté, vit survivre à l'ablation des capsules surrénales quatre rats albinos, et plus tard des animaux à poils colorés. A la même époque, Martin-Magron conserva pendant sept semaines un chat auquel il avait enlevé les deux capsules surrénales. Pendant toute la vie de l'animal, Martin-Magron a examiné chaque jour le sang avec Ordoñez : ces deux observateurs n'y ont jamais trouvé de pigment.

Cuvier (1) avait dit qu'on ne connaîtrait les usages des capsules surrénales que par l'anatomie comparée et l'expérimentation.

Charrin, Langlois et Abelous pensent que le rôle de la sécrétion interne des capsules surrénales versée dans le sang, est de *neutraliser les substances toxiques*. Elles augmentent de volume dans les infections. Elles sécréteraient aussi une substance qui augmente le tonus des vaisseaux et agit par conséquent sur la pression artérielle.

La vérité est qu'on ne sait pas grand chose de leurs usages.

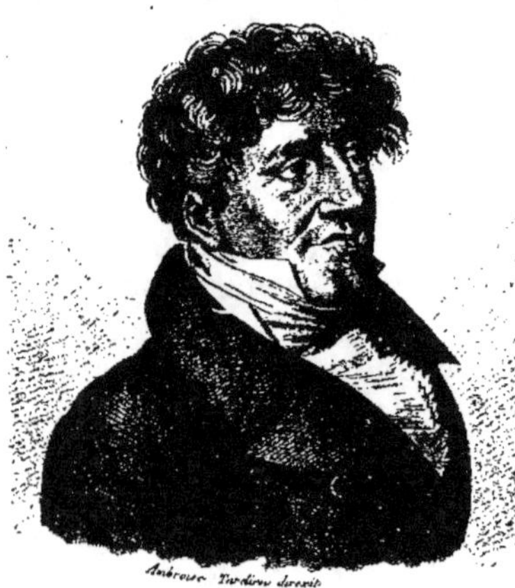

Fig. 316.

(1) Cuvier (Georges), célèbre naturaliste, né en 1769 à Montbéliard, mort à Paris en 1832. Il fut professeur au Muséum et au Collège de France, membre de l'Institut, grand Maître de l'Université, pair de France en 1831. Il a créé la *paléontologie* ; il a deviné les animaux et les végétaux fossiles. Il a été le premier naturaliste.

CHAPITRE IV

APPAREIL GÉNITAL DE L'HOMME

Les organes qui président, chez l'homme, à la fonction génitale, constituent un appareil de sécrétion complet dont le produit est le sperme. Le testicule est l'organe *sécréteur* ; le conduit *vecteur* est formé par l'épididyme et le canal déférent ; la vésicule séminale forme le *réservoir* du sperme ; enfin le canal éjaculateur et l'urèthre forment par leur réunion le canal *excréteur*.

Dissection. — Pour enlever la totalité des organes génitaux et urinaires, on divise la symphyse des pubis, si la coupe en profil n'a pas [été préalablement exécutée, et on l'écarte en portant les cuisses dans l'abduction ; puis, on rejette en avant les reins, les capsules surrénales, l'aorte et la veine cave ; on suit avec le scalpel la concavité du sacrum et du coccyx, en tirant peu à peu en avant toutes les parties molles contenues dans le petit bassin, et en les renversant au dehors à travers l'écartement des branches pubiennes ; on achève enfin de couper des deux côtés les parties qui n'ont pas encore été divisées, et l'on emporte la préparation pour l'étaler sur une planche après l'avoir lavée. On continue ensuite la dissection après avoir insufflé la *vessie*, ce qui permet de mettre au net la *tunique musculaire* ; sa face postérieure devra cependant rester recouverte du péritoine. Le rectum pourra être enlevé en entier, en divisant la peau du périnée au-devant de l'anus ; en procédant ainsi, on gagne l'espace nécessaire pour préparer les *vésicules séminales* et les *canaux éjaculateurs*, qui pénètrent dans la prostate par sa partie postérieure.

La *prostate* elle-même sera soigneusement préparée ; nous recommandons de disséquer avec beaucoup de précaution à sa partie antérieure, pour ne pas couper la portion membraneuse de l'urèthre ; pour cela, il est bon d'introduire dans la vessie une sonde épaisse qui puisse guider dans la dissection. On aura soin de rechercher par le tact les glandes de Cooper, si elles n'ont pas déjà été mises à découvert. La dissection de la *verge* se fera facilement en enlevant la peau, que l'on divisera longitudinalement. Le canal de l'urèthre pourra être séparé des corps caverneux, et on ne les laissera en rapport qu'à la partie antérieure.

Nous étudierons : 1° le testicule ; 2° l'épididyme et le canal déférent ; 3° la vésicule séminale ; 4° le canal éjaculateur et l'urèthre. Nous compléterons cette étude par celle du périnée.

Sous le titre : parties accessoires, nous étudierons aussi les enveloppes du testicule et le cordon spermatique.

A. — PARTIES ESSENTIELLES DE L'APPAREIL GÉNITAL CHEZ L'HOMME

ARTICLE PREMIER

TESTICULE

Dissection. — On prendra connaissance de l'étendue de la tunique vaginale en y insufflant de l'air, puis on l'incisera longitudinalement par sa face antérieure, afin de voir comment elle se réfléchit sur l'épididyme pour tapisser le testicule. On incisera ensuite la tunique albuginée par son bord inférieur, opposé à l'épididyme, pour examiner la substance du testicule, que l'on pourra dévider comme un peloton de fil ; on ne tardera pas à rencontrer alors des conduits séminifères qui présentent des ramifications. En renversant les lambeaux de l'albuginée incisée, on aperçoit quelques-uns de ses prolongements internes ; mais, pour voir parfaitement toutes les cloisons qu'elle forme, il faut extraire lentement la substance entière du testicule, soit en la retirant avec des pinces fines, soit en la râclant avec le manche du scalpel ; on rend ces cloisons plus apparentes par l'immersion du testicule dans l'alcool. Le corps d'Highmore sera étudié au moyen de deux coupes, l'une conduite suivant le bord inférieur du testicule et divisant l'organe en deux moitiés dans ce sens ; l'autre coupe sera verticale, antéro-postérieure, de manière à séparer le tiers interne du testicule de ses deux tiers externes : le corps d'Highmore se voit sur le profil des coupes. Si l'on enlève toute la portion de l'albuginée opposée à l'épididyme et au corps d'Highmore, mais sans intéresser la substance du testicule, et qu'on suspende cette pièce dans l'eau, en la fixant au conduit déférent, on pourra, après quelque temps de macération, dévider un grand nombre de vaisseaux séminifères ; on verra alors comment ils sortent du testicule, en traversant le corps d'Highmore. En ajoutant un peu de potasse à l'eau dans laquelle on plonge le testicule, la séparation des vaisseaux séminifères peut être obtenue plus promptement ; mais alors il faut plus tard faire séjourner la pièce dans l'alcool, pour lui rendre la consistance dont l'alcali l'avait privée. La constitution de l'*épididyme :* un seul canal replié sur lui-même à l'infini, sera démontrée par des injections mercurielles faites par le canal déférent. On se convaincra alors de la vérité de cette assertion, soit en observant la progression du métal, soit en divisant en travers l'épididyme, dont on ne verra alors ressortir le mercure que par un seul point. Avec un peu de patience, on parvient à redresser une portion d'épididyme au moyen d'une aiguille, et à évaluer ainsi sa longueur totale.

Les testicules (1) ou glandes séminales, au nombre de deux, sont des organes préposés à la sécrétion du sperme.

Situation. — Ils sont situés dans les bourses (voy. *Enveloppes du testicule*) qui les maintiennent comme suspendus au-dessous de la racine de la verge, en avant de la région périnéale. Les organes qui vont au testicule et qui en viennent forment le *cordon testiculaire*. La situation des deux testicules n'est pas la même, car le gauche est placé ordinairement un peu plus bas que celui du côté droit (1 à 2 centimètres).

Nombre. — Ces organes sont ordinairement au nombre de deux. Mais il est assez fréquent de rencontrer des sujets qui n'ont qu'un testicule et d'autres qui en sont complètement dépourvus. Par contre, on a cité des exemples de sujets porteurs de trois testicules. On a beaucoup discuté sur l'absence de ces organes.

(1) Les testicules, ou *didymes* de δίδυμος ont reçu différents noms, dont les uns très vulgaires : les *témoins*, les *compagnons*, les *couillons*, les *couilles*, les *roupettes*, les *amourettes*, les *couillets* (en Touraine), les *dates*, les *trébillons*. L'ensemble s'appelait autrefois les *génitoires*. (La plupart de ces expressions

Voici l'état actuel de la science. L'absence de deux et même d'un testicule est excessivement rare. Dans presque tous les cas, les

sont tirées de l'ouvrage de E. Brissaud (1). *Histoire des expressions populaires*, 1892.)

Le mot testicule vient de *testis* (témoin). Témoin de quoi ? De la virilité ? De l'acte copulateur ?

« Au reste, dit Riolan (2), dans son *Anthropographie*, p. 387, on les appelle *testicules*, pour autant que ce sont eux qui donnent tesmoignage du sexe masculin, d'où la bouffonnerie de *Plaute*, en son *Curculio*, a esté tirée : *Ayme*, dit-il, *tout ce que tu aymeras en présence de tesmoins*, comme aussi la rencontre de l'Autheur des vers de Priapus, *ceste chose se doit traicter par devant bons et vallables tesmoins.* »

Les Anciens juraient par leurs testicules, ou par ceux de leurs Maîtres. Abraham dit au plus ancien des serviteurs de sa maison, qui en avait le gouvernement général : « mets, je te prie, ta main sous ma cuisse. » Genèse, XXIV, 2). Alors le serviteur mit la main sous la cuisse d'Abraham, son maître, et s'engagea par serment à faire ce qu'il avait dit. (Genèse, XXIV, 10).

— Voici un dicton rimé, très répandu au moyen âge.

> *Testiculos qui non habet*
> *Esse papa non potest.*

Une légende datant du ixe siècle prétend qu'une femme fut élue pape sous le nom de Jean VIII (872-882), sans qu'on se fût préalablement assuré de son sexe, au grand scandale de la chrétienté.

Jean Bouchet et le père Mabillon ont contribué à donner quelque créance au conte de la papesse Jeanne, en déclarant très gravement, le premier, dans ses *Annales de l'Aquitaine*, le second, dans son *Diarium italicum*, que, depuis cette époque, les cardinaux chargés d'élire le successeur de saint Pierre font constater *de visu* (d'autres disent *de tactu*) si *testiculos habet* (Ledouble : *Rabelais, anatomiste et physiologiste*, p. 210 et 211).

« Bérenger, de Carpi, rapporte un usage de la cour de Rome, d'après lequel les cardinaux touchent les testicules du nouveau pape, pour s'assurer de son sexe ». (Lauth, *Histoire de l'anatomie*, p. 339).

Pour avoir parlé un peu trop librement de ce mode de vérification des pouvoirs du Saint-Père, Bérenger de Carpi fut inquiété par le tribunal de l'Inquisition, et obligé de s'exiler de Bologne à Ferrari, où il mourut en 1550.

C'est peut-être pour cette raison que Bérenger fut accusé d'avoir disséqué des hommes vivants.

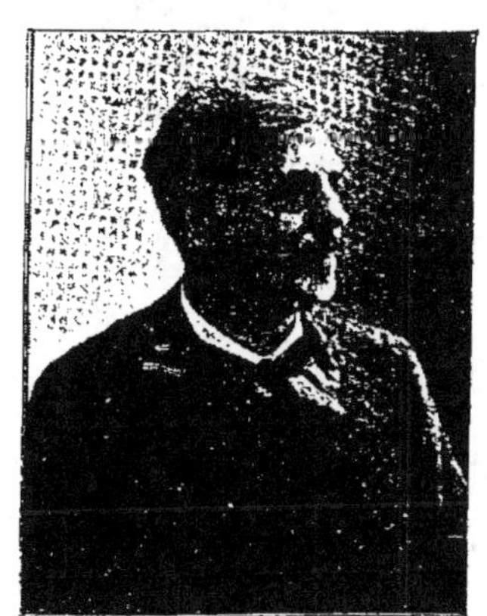

Fig. 317.
Brissaud.

---

(1) Brissaud (Edouard), né à Besançon en 1852. Agrégé en 1886 ; professeur d'histoire de la médecine à la Faculté de Paris en 1899, professeur de pathologie médicale en 1900.

(2) Riolan (Jean), anatomiste hargneux et intolérant, le Farabœuf du xviie siècle. Voir sa notice, page 313 du 2e volume.

testicules existent, mais ils sont cachés soit dans le canal inguinal, soit dans la fosse iliaque, c'est-à-dire que le testicule a été arrêté dans sa marche descendante.

Les sujets qui ne portent dans les bourses qu'un testicule sont dits *monorchides ;* ceux qui en sont dépourvus portent le nom de *cryptorchides ;* on dit alors, pour exprimer l'anomalie de situation du testicule, qu'il y a ectopie (de ἐκ hors, τόπος lieu). Selon la situation qu'occupe normalement le testicule, on dit qu'il y a ectopie *abdominale, inguinale, crurale* et *périnéale.*

L'ectopie testiculaire a été l'objet d'importants travaux de la part de Godard, de Leconte, de Follin et de Goubaux. Ces auteurs ne s'accordent pas sur l'un des points les plus importants de ces anomalies, c'est-à-dire sur la fécondité des sujets monorchides et cryptorchides. On voit d'un côté Godard affirmer que les testicules contenus dans le canal inguinal, la cavité abdominale, etc., fournissent un

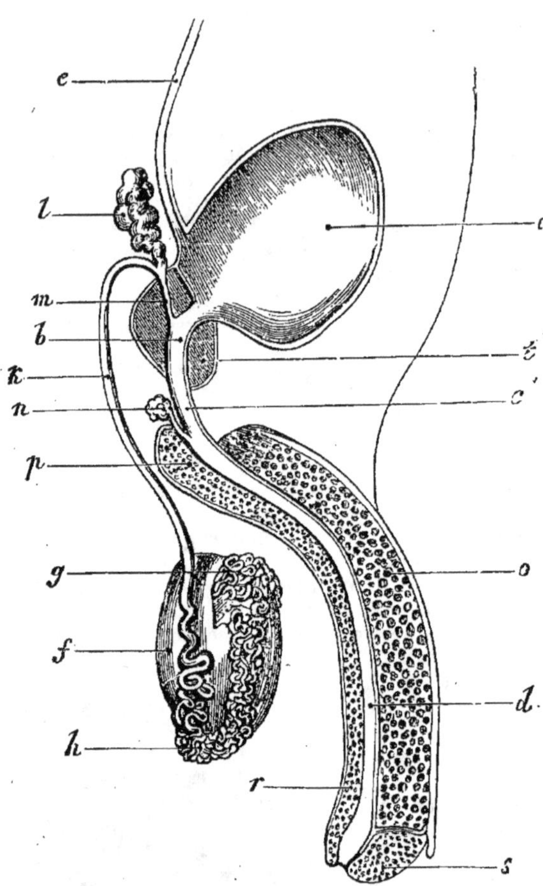

Fig. 318. — Appareil génital de l'homme.

a, vessie. — *b,* portion prostatique de l'urèthre. — *c,* portion membraneuse. — *d,* portion spongieuse. — *e,* uretère. — *f,* testicule. — *g,* tête de l'épididyme. — *h,* queue de l'épididyme. — *k,* canal déférent. — *l,* vésicule séminale. — *m,* canal éjaculateur. — *n,* glandes de Méry ou de Cowper. — *o,* corps caverneux. — *p,* bulbe. — *r,* paroi spongieuse de l'urèthre. — *s,* gland et fosse naviculaire

sperme parfait, et conclure à la fécondité des hommes affectés d'ectopie ; tandis que, de l'autre côté, Goubaux et Follin prétendent que tout testicule en état d'ectopie contient un sperme sans spermatozoïdes, d'où l'opinion que les cryptorchides sont inféconds, et que le pouvoir fécondant des monorchides dépend uniquement du testicule apparent. Des observations nombreuses confirment l'opinion de ces deux derniers auteurs contre Godard, qui avait des raisons personnelles pour soutenir le contraire.

Selon Godard, ce testicule, en état d'ectopie, serait seulement moins volumineux, et moins consistant qu'à l'état normal.

L'absence complète d'un testicule a cependant été observée. Cet état constitue l'*anorchidie*. L'anorchidie peut présenter plusieurs degrés : 1° le testicule seul est absent ; 2° le testicule et l'épididyme manquent ; 3° ces deux organes et le canal déférent font défaut ; 4° enfin, tout l'appareil est complètement absent.

Des auteurs ont cité des exemples de trois et quatre testicules chez le même individu. Ces observations ne sont pas très authentiques ; on croit que des tumeurs graisseuses ou autres ont pu faire supposer la présence d'un testicule supplémentaire.

Mobilité. — Les testicules sont doués d'une grande mobilité. Ils se déplacent facilement pendant le rapprochement des cuisses et dans les divers mouvements de notre corps ; la tunique vaginale, séreuse qui les entoure, facilite ce déplacement. Ils présentent aussi un déplacement ascensionnel par les contractions du muscle crémaster, déplacement qui se manifeste brusquement pendant le coït, par exemple. Dans ces cas, le testicule est porté vers l'anneau inguinal, et les enveloppes restent pendantes au-dessous. Sous d'autres influences, celle du froid par exemple, le testicule est aussi soulevé ; mais ici ce déplacement est déterminé par la contraction lente et vermiculaire du dartos, qui, en se contractant, entoure et entraîne avec lui la glande séminale.

Poids. — Chaque testicule avec l'épididyme présente un poids moyen de 21 grammes.

Volume. — Dimensions des testicules ; ces chiffres sont les moyennes de mesures prises sur trente testicules. Longueur, 4 1/2 centimètres ; largeur, 2 1/2 centimètres ; hauteur, 3 centimètres.

Consistance. — Ces organes sont d'une consistance molle et élastique. Leur contenu demi-liquide et leur enveloppe fibreuse leur donnent une consistance comparable à celle du globe oculaire.

Direction. — Suspendus à l'extrémité inférieure du cordon spermatique, les testicules sont dirigés d'avant en arrière, de haut en bas et de dehors en dedans.

Forme. — Le testicule a la forme d'un rein qui adhérerait au cordon spermatique par le hile, et qui serait libre dans les bourses par tous les autres points. On pourrait dire encore qu'il a la forme d'un œuf aplati sur les côtés. D'après cette forme, on peut considérer à cet organe deux faces, deux bords et deux extrémités.

Faces. — Les faces sont convexes ; la convexité de la surface externe est plus marquée.

Bords. — Le bord inférieur, convexe et libre, regarde un peu en avant. Le bord supérieur, presque rectiligne et même un peu concave, regarde un peu en arrière. Il est recouvert par l'épididyme qui empiète un peu sur la face externe de la glande. Les vaisseaux testiculaires sont aussi en rapport avec ce bord ; ils côtoient le bord interne de l'épididyme.

Extrémités. — Les extrémités sont arrondies ; l'antérieure présente, immédiatement au-dessous de la tête de l'épididyme, une saillie de la grosseur d'une lentille, d'une couleur variable, connue sous le nom de *hydatide de Morgagni*. Cette saillie, que l'on rencontre à tout âge, même chez le fœtus, n'est autre chose qu'un des débris du corps de Wolff.

Quand on presse le testicule, même légèrement, on développe une douleur spéciale extrêmement pénible. Un choc violent sur les testicules peut produire une syncope.

Le testicule roule sous le doigt ; son glissement est favorisé par la tunique vaginale qui l'entoure.

On reconnaît aisément ses faces et son bord libre par le toucher ; on peut aussi distinguer la tête et la queue de l'épididyme.

Structure.

Le testicule est une glande en tube dont la structure comprend une charpente fibreuse, un tissu glandulaire, des vaisseaux et des nerfs.

1° Charpente fibreuse. — La charpente fibreuse du testicule se compose d'une enveloppe qui recouvre la surface de l'organe, et de cloisons intérieures qui divisent la substance propre en lobules.

Enveloppe ou tunique albuginée. — La tunique albuginée est une membrane qui offre une certaine analogie avec la sclérotique ; elle est résistante, presque inextensible, et mesure une épaisseur d'un millimètre en moyenne.

La tunique albuginée est formée uniquement de tissu conjonctif condensé.

Cette membrane recouvre exactement le tissu glandulaire. Sa surface externe est confondue avec le tissu conjonctif profond du feuillet viscéral de la tunique vaginale, excepté au niveau du bord postérieur du testicule, où l'épididyme est accolé à la tunique albuginée. A ce même niveau, la tunique albuginée se dédouble et envoie à la surface de l'épididyme une lamelle fibreuse qui le recouvre, jusqu'au niveau de la queue, où elle se transforme en une mince couche de tissu conjonctif. Sa surface interne est unie au tissu glandulaire par de fines cloisons conjonctives qu'elle envoie dans la glande.

Lorsqu'on fait des coupes perpendiculaires de la tunique albuginée ou de son épaississement, le *corps d'Highmore*, on est surpris de la quantité de pertuis qu'offre la préparation. Ce sont les coupes de nombreux canaux dont cette membrane est remplie, car elle est traversée dans tous les sens par les artères, les veines et les lymphatiques. Dans le corps d'Highmore, ces trous sont encore beaucoup plus nombreux.

En 1651, Highmore décrivit ce corps, mais il se trompa, et le prit pour un canal destiné à verser le sperme dans l'épididyme. On lui donna le nom de *corps d'Highmore*. Un examen plus attentif démontra à l'anatomiste hollandais, qui avait inventé la seringue à injection, que le corps d'Highmore est une cloison fibro-celluleuse très adhérente à la face interne de l'albuginée. C'est donc à Regnier de Graaf (1) que revient le mérite de la véritable description du corps d'Highmore.

Cloisons. — En ouvrant le testicule sur son bord convexe et en

(1) Regnier de Graaf, célèbre anatomiste hollandais, né à Schoonhove en 1641, mort en 1673. Il fut élève de De le Boë Sylvius (a), dont il adopta les doctrines. Il se perfectionna à Angers et se fixa à Delft, où il exerça jusqu'à sa mort. On lui doit l'invention de la seringue à injection, et des travaux importants sur le suc pancréatique, sur les organes génitaux, sur la fécondation, etc.

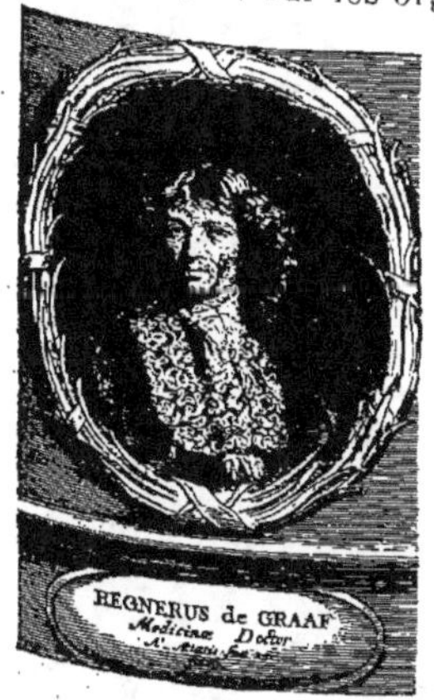

Fig. 319.

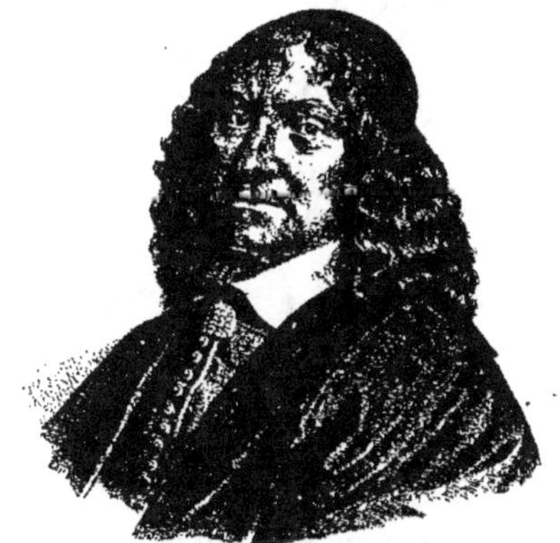

FRANÇOIS DE LE BOE SYLVIUS

Fig. 320.

(a) Sylvius De le Boë (François), né à Hanau en 1614, mort en 1672, à l'âge de 58 ans. Professeur à Leyde. Fondateur de la médecine clinique et de l'anatomie pathologique dans les hôpitaux. Sa devise, dit Guardia, (*Hist. de la médecine*, p. 87), était : *Bene agere et lætari* ; son système chimiatrique était fondé sur l'âcreté des humeurs qui engendraient la plupart des maladies.

écartant les deux moitiés, on voit une cloison épaisse, qu'on peut considérer comme un épaississement de la tunique albuginée et qui s'enfonce dans l'épaisseur du tissu glandulaire, à une profondeur de 6 à 8 millimètres. Cette cloison, appelée *corps d'Highmore* ou *médiastin du testicule*, offre de 2 centimètres à 2 centimètres et demi de longueur; elle est dirigée le long du bord supérieur du testicule et se rapproche plus de l'extrémité antérieure de cet organe que de son extrémité postérieure. Le corps d'Highmore a la forme d'un prisme triangulaire; la face par laquelle il se continue avec l'albuginée offre de 5 à 6 millimètres de largeur.

Le corps d'Highmore donne naissance à une foule de cloisons minces, formées de tissu cellulaire lâche et se dirigeant dans tous les sens vers la surface interne de la tunique albuginée. Toutes ces lamelles divergentes sont continues : elles séparent les uns des autres les lobules du tissu glandulaire, et servent de support aux vaisseaux, de sorte que, si on les suppose isolées, elles représentent une masse de 275 petits cornets, dont le sommet serait adhérent au corps d'Highmore, et dont l'ouverture serait appliquée à la surface interne de la tunique albuginée. Ces cornets logent les lobules.

2° **Tissu glandulaire**. — C'est le *parenchyme* de quelques auteurs, la *pulpe testiculaire*, la *substance propre*. Ce tissu, mollasse, est divisé en un certain nombre de lobules (175 en moyenne, Kölliker; 275, Sappey) piriformes, à sommet convergeant vers le corps d'Highmore, autour duquel ils sont groupés comme les grains serrés d'une grappe (fig. 321). Chaque lobule est formé de tubes dont voici la description.

On donne à ces tubes le nom de *canalicules séminifères* (1). Ils sont minces, comme des cheveux; lorsqu'on tiraille une pulpe fraîche, on dirait qu'on tire une mèche de cheveux embrouillée, parce que les tubes se déroulent dans une certaine étendue; leur diamètre est de 100 à 200 μ, dans toute leur longueur.

Le nombre de canalicules contenus dans chaque lobule est de 1 à 6.

Leur longueur moyenne est de 75 à 80 centimètres (30 centimètres minimum, 175 centimètres maximum) (2).

(1) C'est Ruysch qui a recommandé une longue macération de la pulpe testiculaire dans l'eau pour reconnaître les canalicules. Il les découvrit vers 1666.

(2) De tout temps, les anatomistes ont eu la curiosité de placer bout à bout tous les canalicules séminifères et d'en mesurer la longueur.

En 1778, Monro disait qu'il y avait 300 canalicules, qui, placés bout à bout, feraient une longueur totale de 1,574 mètres.

En 1833, Lauth admettait 840 canalicules, formant une longueur totale de 583 mètres.

En 1854, Sappey compte 1100 canalicules formant ensemble une longueur

L'origine des tubes séminifères se fait par des extrémités en cul-de-sac arrondi, en *cæcum*, suivant l'expression consacrée.

Leur direction est flexueuse ; ils s'enroulent sur eux-mêmes depuis leur origine jusqu'au sommet du lobule. En parcourant cette direction flexueuse, ils ne restent pas indépendants : on voit fréquemment les tubes de deux lobules voisins s'anastomoser ; souvent deux conduits du même lobule s'anastomosent entre eux ; on voit parfois un canalicule se diviser pour se reconstituer plus loin.

Les canalicules séminifères ne sont pas en contact immédiat, ils sont plongés dans une trame de tissu conjonctif presque insignifiante, mais suffisante pour les séparer les uns des autres. Cette trame adhère à la tunique externe des canalicules.

Après avoir décrit un grand nombre de flexuosités, les canalicules d'un même lobule se jettent les uns dans les autres, en se dirigeant vers le corps d'Highmore, puis ils constituent un conduit unique, presque rectiligne, qui pénètre, avec les canalicules des lobules voisins, dans le corps d'Highmore, où ils vont former le *réseau de Haller*. Ces canalicules, devenus presque parallèles et droits, sont connus sous

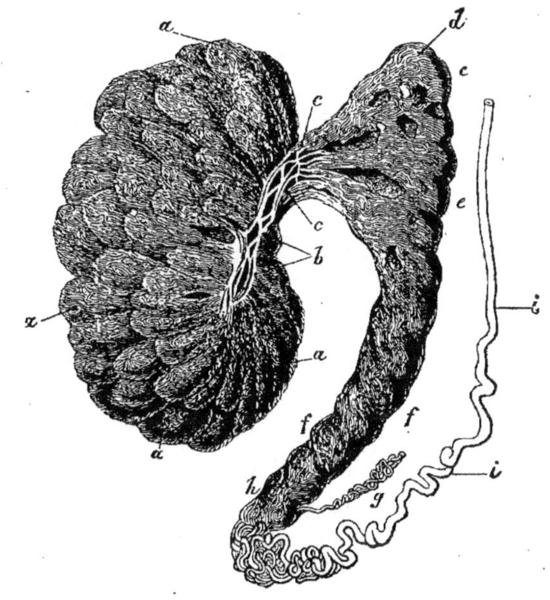

Fig. 321. — Testicule dépouillé de la tunique albuginée pour montrer les lobules.

a, a, a, a, lobules du testicule montrant les canalicules spermatiques flexueux. — *b, c, c,* rete testis. — *d,* cônes efférents. — *e, e,* tête de l'épididyme. — *f, f,* corps de l'épididyme. — *g,* Vas aberrans. — *h,* queue de l'épididyme. — *i,* origine flexueuse du canal déférent. — *l,* canal déférent.

de 850 mètres, un kilomètre même, si l'on tient compte des anastomoses et des diverticules.

La différence entre ces chiffres tient à ce que Monro et Lauth ne connaissaient ni la lougueur ni le nombre des canalicules. Pour le premier, le canalicule avait plus de 5 mètres et demi, pour Lauth 75 centimètres environ. Pour arriver au chiffre exact de Sappey, il faut se rappeler qu'il y a quatre canalicules en moyenne par lobule, que chacun a 75 à 80 centimètres : ce qui fait 3 mètres 10 centimètres par lobule. Comme il y a 275 lobules, on obtient, en multipliant 275 par 3,10 le chiffre total de 850 mètres.

le nom de *canalicules droits*, *ductuli recti* de Haller (1) ; ils ont de 200 à 250 μ de largeur.

Les canalicules sont composés d'une tunique fibreuse, d'une paroi propre et d'un épithélium.

Structure des tubes séminifères. — Les tubes séminifères n'ont pas de paroi conjonctive spéciale ; mais on leur distingue : 1° une *paroi* propre ; 2° une *couche épithéliale*.

1° *Paroi propre.* — Elle comprend une *couche interne* amorphe rudimentaire, qui devient plus épaisse avec l'âge ; une *couche externe*, formée de cellules plates superposées et dans lesquelles

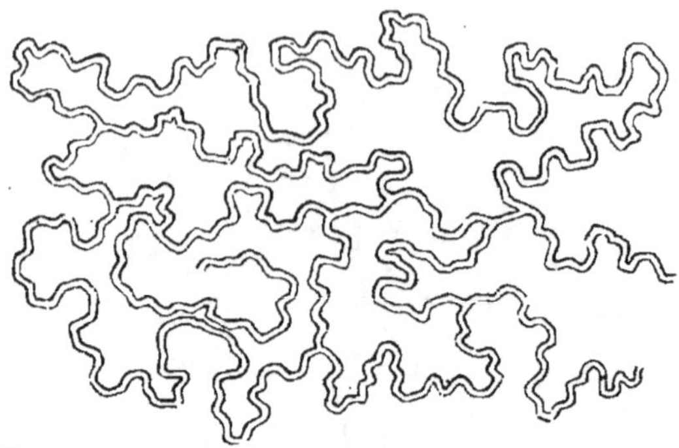

Fig. 322. — Anastomoses et flexuosités d'un tube séminifère déroulé et étalé (grossissement, 10).

existent de très beaux *noyaux* conjonctifs. La vérité est qu'on n'est pas encore bien fixé sur la structure de la paroi propre. Regaud à cru devoir affirmer en 1897, que les figures polygonales de la surface des tubes séminifères sont dues à la base des cellules intérieures vues par transparence.

2° *Couche épithéliale.* — Cette couche est constituée par des cellules épithéliales qui se renouvellent constamment. L'épithélium est cylindrique, gra-

(1) Haller naquit à Berne le 16 octobre 1708 et mourut à l'âge de soixante-neuf ans, en 1777, épuisé par un travail incessant.

Haller a été le plus grand physiologiste de son temps. Doué d'une intelligence supérieure, il fut aussi grand poète que grand médecin. Il étudia à Leyde sous Boerhaave et Albinus. Il admira le vieux Ruysch travaillant encore à quatre-vingt-dix ans. Il était si laborieux qu'il prenait ses repas dans sa bibliothèque et qu'il se faisait aider dans ses travaux par sa femme et sa fille. S'étant cassé un jour le bras droit, le chirurgien le condamna au repos, mais, à sa première visite, il le trouva au travail, écrivant de la main gauche. Cet homme étonnant par sa puissance de travail, publia plus de 150 volumes de toutes dimensions.

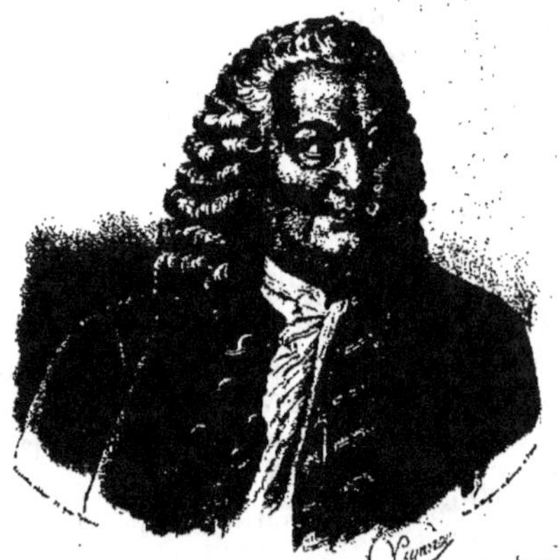

ALBERT DE HALLER.

Fig. 323.

nuleux, quand l'organe n'est pas en activité fonctionnelle. Au moment de la spermatogenèse, on trouve deux variétés de cellules : les *cellules à pied* et les *cellules rondes*.

Les *cellules à pied* présentent une extrémité effilée, qui les rattache à la paroi propre ; leur autre extrémité, qui regarde la lumière du tube séminifère, est renflée et recouverte, comme nous le verrons plus loin, par un bouquet d'organismes cellulaires, qui ne sont autres que des spermatozoïdes en voie de développement.

Les *cellules rondes* sont des éléments cellulaires assez volumineux, disposés en série dans l'intervalle des cellules à pied. Elles présentent fréquemment des figures de karyokinèse. Ces dernières cellules représenteraient l'état jeune des cellules à pied.

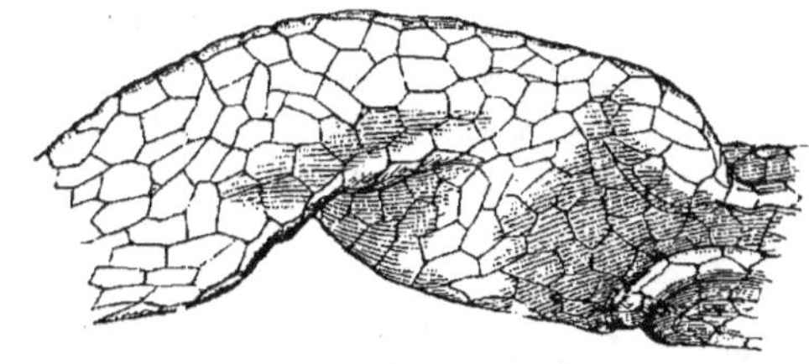

Fig. 324. — Paroi propre d'un canalicule spermatique dont la composition cellulaire a été mise en évidence avec le nitrate d'argent. Préparé par **M.** Hermann (Cadiat).

Les *canalicules droits* de Haller ont exactement la même structure ; mais leur épithélium est moins élevé et plus large que dans les tubes séminifères.

Nous avons terminé l'étude du parenchyme testiculaire ; on remarquera que nous n'avons parlé ni du réseau de Haller, ni des cônes efférents, comme le font quelques auteurs. Cette division étant arbitraire, nous aimons mieux, pour éviter des complications, décrire ces parties avec l'organe vecteur du sperme, et limiter la pulpe au niveau du point où les canalicules traversent le corps d'Highmore. Du reste, la structure de ces canalicules se modifie complètement au moment où ils vont constituer le réseau de Haller.

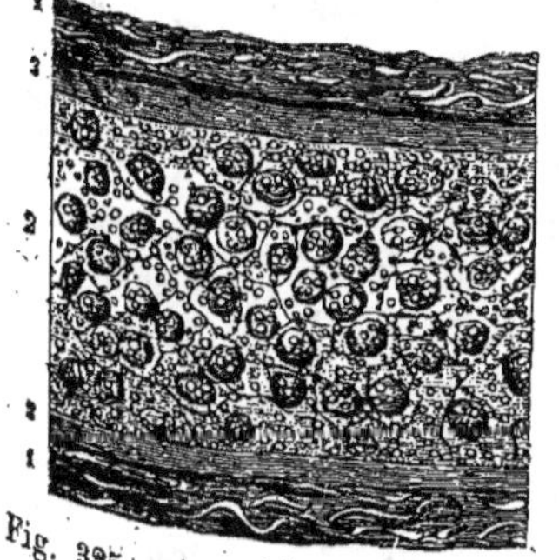

Fig. 325. — Canalicule spermatique frais.

1, 1, tissu conjonctif entourant le tube. — 2, épithélium à gros noyaux. — 3, 3, paroi interne amorphe (grossissement, 400).

3° Vaisseaux et nerfs. — a. *Vaisseaux sanguins.* — Chaque canalicule séminifère est entouré d'un *réseau capillaire* à larges mailles allongées, suivant la longueur du canicule. Les vaisseaux qui le constituent sont de moyenne largeur, 12 μ en moyenne ; ils sont appliqués sur la tunique externe du canalicule.

Les *artères* qui donnent naissance au réseau capillaire viennent toutes de l'artère spermatique. Elles pénètrent dans l'épaisseur du corps d'Highmore, où elles se divisent en deux ordres de rameaux : les uns se portent dans les cloisons de tissu conjonctif situées entre les lobules, dont ils suivent la direction rayonnante. Les autres se portent latéralement et cheminent dans l'épaisseur de la tunique albuginée, qui est creusée, pour ainsi dire, d'une foule de petits canaux artériels. Puis, ils abandonnent cette tunique en une foule de points, pour pénétrer dans les cloisons du tissu conjonctif et aller à la rencontre des premiers, avec lesquels ils s'anastomosent. C'est de ces petits vaisseaux artériels anastomosés dans les cloisons que partent les capillaires des canalicules.

Les *veines*, sans suivre exactement le trajet des artères, forment un plexus ; puis, elles se dirigent, comme les artères, les unes vers la tunique albuginée, dans l'épaisseur de laquelle elles cheminent ; les autres vers le corps d'Highmore. A ce niveau, toutes ces veines se confondent et constituent l'origine des veines spermatiques.

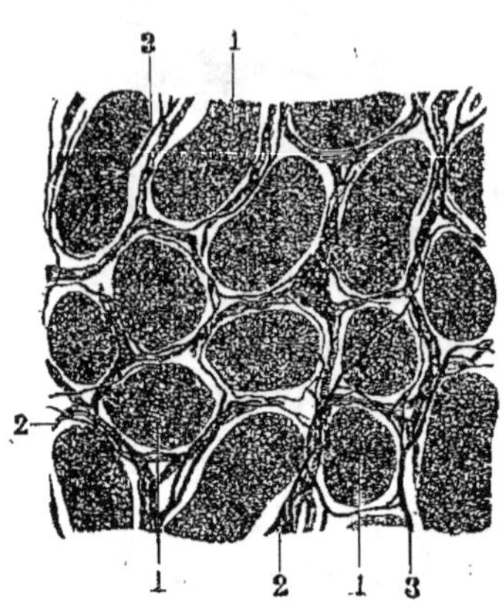

Fig. 326. — Coupe faite dans le testicule d'un veau (Frey).

1, 1, 1, canaux séminifères coupés en travers ou un peu obliquement (ils sont remplis de cellules très petites). — 2, 2, canaux lymphatiques en réseau autour des canalicules. — 3, 3, capillaires sanguins.

b. Vaisseaux lymphatiques. — Ces vaisseaux ont été parfaitement décrits par Sappey, qui les a suivis jusqu'à leur origine. Cette origine a été étudiée avec soin par plusieurs auteurs, parmi lesquels il faut citer Frey, His, Kölliker, Ludwig, Tommasi, Tomsa, et Regaud. Il résulte des recherches de ces savants que les lymphatiques des testicules naissent autour des canalicules séminifères, dans le tissu conjonctif interstitiel, par un vaste réseau de *canaux lymphatiques* larges et délicats, entremêlé avec le réseau capillaire sanguin ; ces canaux se renflent au niveau de leurs anastomoses. En quelques points, les canaux lymphatiques forment des gaines lymphatiques aux capillaires sanguins (Frey).

His a démontré, au moyen des injections de solution de nitrate d'argent, les cellules endothéliales qui tapissent les canaux lymphatiques d'origine. Kölliker, qui a confirmé ce fait, a donné des canaux et des cellules les dimensions suivantes, chez le taureau : diamètre des canaux, 40 à 110 µ ; longueur des cellules, 90 à 110 µ ; largeur, 10 à 20 µ.

Tommasi a décrit encore, à l'origine des lymphatiques, des sinus assez vastes, dont il a démontré les grandes cellules endothéliales polygonales et la position autour des canalicules spermatiques. On n'a pu, jusqu'à présent, démontrer la communication de ces sinus avec les lymphatiques (1).

Les canaux lymphatiques, nés dans l'épaisseur des lobules, se portent dans les cloisons du tissu conjonctif, où ils suivent la même direction que les veines : les uns se dirigent vers le corps d'Highmore, les autres vers la tunique albuginée, qu'ils traversent en s'anastomosant entre eux. C'est au moment où ils atteignent la tunique albuginée que les canaux lymphatiques se transforment en vrais vaisseaux pourvus de valvules.

Après avoir traversé la tunique albuginée, les vaisseaux lymphatiques forment un beau réseau qui recouvre toute la periphérie du testicule, au-dessous du feuillet viscéral de la tunique vaginale. Tous ces vaisseaux se réunissent avec ceux qui sortent au niveau du corps d'Highmore, pour donner naissance à six ou huit troncs qui se jettent autour de l'artère spermatique et se rendent aux ganglions lombaires.

c. *Nerfs.* — Le plexus spermatique accompagne l'artère de même nom ; les filaments nerveux qui le constituent pénètrent dans le testicule, accompagnant les branches artérielles dont ils sont évidemment les nerfs vaso-moteurs. On ne sait de quelle manière ils se terminent.

— Le testicule est assez souvent malade. Il peut être *enflammé, orchite* ; il peut être *syphilitique*, et il peut devenir le siège de *tumeurs* diverses, *graisseuses, fongueuses, fibreuses, tuberculeuses, cancéreuses*, et même de *kystes.*

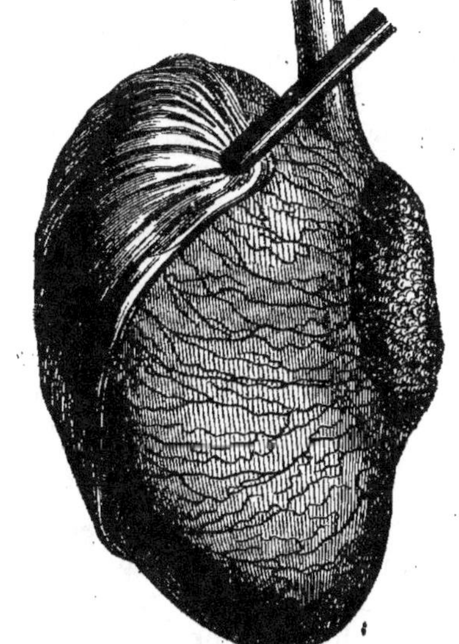

Fig. 327. — Tubercules de l'épididyme, testicule augmenté de volume, tunique vaginale fortement vascularisée. (*Atlas d'anatomie pathologique de Cruveilhier*).

L'*orchite* véritable est rare, et l'inflammation du testicule se borne à une *épididymite.* Elle se montre surtout dans le cours d'une maladie qui entretient une suppuration de l'urètre : *blennorragie, rétrécissement*, et elle est

(1) Thommasi, in *Virch. Arch.*, t. XXVIII.

Fort. — Anatomie, t. III.   31

produite par une propagation de l'inflammation urétrale au testicule, par le canal déférent. Le cathétérisme favorise son développement, et il ne faut pas oublier de faire uriner ces malades avant de les sonder. Le repos et les compresses d'eau blanche laudanisée triomphent en quelques jours de l'épididymite et de la vaginalite qui l'accompagne ordinairement. Dans des cas rares, le testicule suppure et se vide complètement de ses canalicules spermatiques. Si les douleurs sont très violentes, on les fait disparaître avec une application de sangsues à la partie supérieure du cordon spermatique. L'orchite se montre presque toujours du côté gauche.

Le *testicule syphilitique* se montre des deux côtés. Ces organes deviennent insensibles à la pression; ils sont volumineux, présentent des bosselures, et ont une surface comme chagrinée. Il y a souvent un peu d'épanchement de la tunique vaginale. Enfin le diagnostic se complète par les commémoratifs et les symptômes syphilitiques concomitants.

Les *tumeurs* diverses qui peuvent envahir le testicule sont du ressort de la chirurgie, et ne peuvent être traitées que par la castration, excepté les kystes, qui se développent le plus souvent dans les débris du corps de Wolff, et que l'on peut traiter par la ponction et une injection irritante.

Cependant, on a vu des tumeurs volumineuses du testicule, de nature indéterminée, guérir par un traitement par l'iodure de potassium.

La *tuberculose du testicule* est unilatérale ou double. Au toucher on sent les bosselures tuberculeuses. Les tubercules déterminent l'inflammation des parties voisines, et il se produit des adhérences entre les masses tuberculeuses et les enveloppes du testicule.

Sperme (1). — Le sperme est un liquide blanchâtre, épais et filant, d'une odeur caractéristique, d'une réaction alcaline.

Examiné au microscope, il contient en suspension des éléments divers, des granulations, des cellules, et surtout de petits corpuscules mouvants appelés *spermatozoïdes*. On y trouve aussi quelques cellules d'épithélium qui se sont détachées des voies spermatiques pendant le trajet du sperme.

Le sperme éjaculé contient plusieurs liquides mêlés au produit de sécrétion du testicule : le liquide de la prostate, celui des vésicules séminales, des glandes de Cowper et des glandes de Littre.

____

(1) Les anciens médecins avaient les idées les plus fausses sur la fécondation. Galien (*De usu part.*, lib. 14, cap. 3) dit : Ce n'est pas le sang menstruel qui produit le fœtus, c'est le mélange de la liqueur spermatique de l'homme avec celle de la femme.

C'est en 1677 que furent découverts les spermatozoïdes par Louis Hamm, étudiant allemand ; son maître, Leeuwenhoek (1), les étudia ensuite.

Les spermatozoïdes et la spermatogénèse ont été décrits dans le premier volume, page 37.

ARTICLE II

CONDUIT VECTEUR DU SPERME, VOIES SPERMATIQUES

Les voies spermatiques se composent du réseau de Haller, des cônes efférents, de l'épididyme et du canal déférent.

J'ai dit plus haut que je limiterai la pulpe du testicule au niveau du point où le sperme passe des canalicules droits dans le réseau de Haller. Nous allons voir que les voies spermatiques ont une structure différente dès le moment où le sperme pénètre de la pulpe testiculaire dans le corps d'Highmore.

Du testicule, le sperme passe dans le réseau de Haller et les cônes efférents, qu'on peut considérer comme les racines de l'épididyme, puis dans l'épididyme et dans le canal déférent, qui verse ce liquide dans les vésicules séminales. La réunion de tous ces canaux constitue le *conduit vecteur* du sperme.

1° *Réseau de Haller.*

On décrit sous ce nom, et encore sous celui de *rete vasculosum testis*, donné par Haller, un réseau de canaux situé dans l'épaisseur

(1) Le hollandais Leeuwenhoek n'était ni professeur ni même médecin, et il a fait des découvertes suffisantes pour immortaliser un savant. Il naquit à Delft, le 24 octobre 1632 de parents obscurs, et mourut à l'âge de 91 ans, le 29 août 1723, dans sa ville natale, où l'on peut encore voir le tombeau que lui fit élever sa fille. A 16 ans, il était employé chez un drapier et il apprit à se servir du petit instrument usité pour compter les fils des tissus. Il se passionna pour les instruments grossissants, renonça à sa profession et obtint une place d'huissier à la Chambre des échevins de Delft. Il occupa ses loisirs à fabriquer des microscopes et à observer. On lui doit la description des spermatozoïdes, la découverte des globules du sang et des capillaires, et une foule d'autres découvertes. Voir la savante notice que le Dr Launois, le brillant agrégé de notre Faculté, a publiée sur Leeuwenhoek en 1899. *Les origines du microscope. Leeuwenhoek ; sa vie ; son œuvre.*

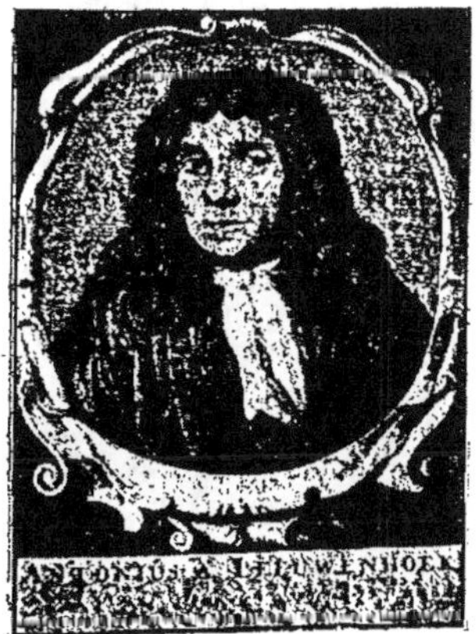

Fig. 328. — LEEUWENHOEK.

du corps d'Highmore (fig. 321, *b, c, c*). Ce réseau, placé sur le trajet du sperme, occupe la moitié inférieure ou centrale du corps d'Highmore, et toute la longueur de cette cloison. Il est formé par dix à douze canaux antéro-postérieurs, qui s'anastomosent, par de petites branches obliques et très courtes, de sorte que les mailles du réseau sont allongées d'arrière en avant. Il reçoit de tous côtés les *canaux séminifères droits*, terminaison des lobules du testicule, au nombre de 200 à 300 (Sappey), qui versent leur contenu dans les canaux du *rete testis*. A son extrémité antérieure, au niveau de la tête de l'épididyme, les canaux du rete testis traversent la tunique albuginée au nombre de 10 à 12, et se jettent dans l'épididyme sous le nom de *cônes* ou *vaisseaux efférents*.

Les canaux du réseau de Haller ont 300 μ de diamètre en moyenne ; le chiffre maximum de 180 μ donné par Kölliker est assurément trop faible.

Ces canaux n'ont pas de paroi séparable du corps d'Highmore, ce sont de vrais *canaux creux rétiformes*, comme les appelle Leydig. Ils ont une structure qui rappelle celle des sinus de la dure-mère : une couche épithéliale, à cellules cylindriques, de 15 à 16 μ d'épaisseur, reposant sur la paroi propre des tubes.

2° *Canaux efférents.*

Les canaux efférents du testicule, en nombre variable, 10 à 12 en moyenne, font suite au réseau de Haller et traversent isolément la tunique albuginée, au-dessous de la tête de l'épididyme. D'abord presque rectilignes dans une étendue de 6 millimètres environ, ces canaux deviennent flexueux en se rapprochant de l'épididyme, de sorte que chacun a la forme d'un petit cône dont le sommet correspond à la tunique albuginée. Le canal le plus antérieur forme l'origine du canal de l'épididyme, les autres se jettent dans ce canal à des intervalles différents.

Chacun des cônes efférents, sans être déroulé, mesure une longueur de 1 à 2 centimètres ; leur diamètre est de 400 à 450 μ au sortir de la tunique albuginée, et de 150 à 250 μ seulement dans leur portion flexueuse.

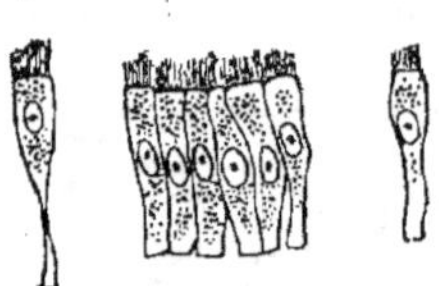

Fig. 329. — Cellules épithéliales à cils vibratiles des voies spermatiques. A droite les cellules appartiennent à l'origine des canaux efférents. La cellule de gauche est extraite de la portion flexueuse de ces canaux (grossissement, 100).

Ils sont réunis par du tissu conjonctif, et constituent dans leur ensemble une grande partie de la tête de l'épididyme.

Ces canaux ont une *paroi fibreuse*. Dans la partie la plus large de ces canaux, on trouve une mince couche de *fibres musculaires* lisses, longitudinales et transversales selon Kölliker, transversales seulement d'après Frey et Henle. L'*épithélium* des cônes efférents est formé de *cellules cylindriques à cils vibratiles*. Ces cellules, remplies de granulations foncées, ont une longueur de 20 μ environ dans la portion directe de ces canaux, et de 25 μ dans la portion flexueuse.

Cet épithélium, et surtout les cils dont il est recouvert, s'altèrent rapidement sur le cadavre. Ces cils commencent à se montrer sur la première portion de ces canaux, où ils mesurent une longueur moyenne de 7 μ ; ils sont très nombreux et plus longs, 10 μ, dans la portion flexueuse et dans l'épididyme. Ces cils ont été observés par Kölliker sur un suicidé.

3° *Épididyme* (1).

On donne ce nom à un petit corps allongé, situé sur le bord supérieur du testicule, formé par un long tube replié sur lui-même, et dont les circonvolutions sont adhérentes entre elles.

L'épididyme a la même *longueur* que le testicule.

Il est *situé* sur le bord supérieur de cet organe, dont il recouvre une petite portion de la face externe.

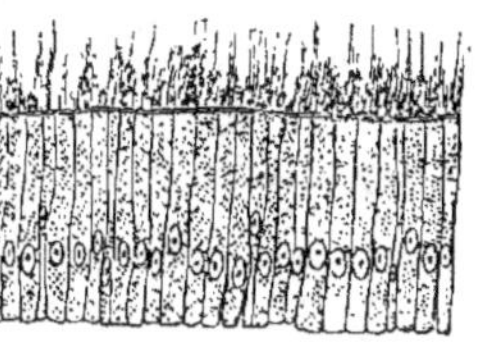

Fig 330. — Cellules épithéliales d'un épididyme frais (grossissement, 70).

Sa *conformation* lui a fait considérer par les anatomistes une partie moyenne, libre de toute adhérence au testicule, le *corps* ; une partie antérieure plus volumineuse, la *tête* ; et une partie postérieure amincie, la *queue*.

Son *adhérence* n'est pas la même dans tous les points. La tête est intimement unie au testicule, au niveau du corps d'Highmore. C'est à ce niveau que les cônes efférents du testicule se réunissent pour former le canal de l'épididyme. La queue adhère fortement à la tunique albuginée, par l'intermédiaire d'un tissu très dense. Quant au corps de l'épididyme, il peut être comparé à une anse de panier, au-dessous de laquelle la tunique vaginale se déprime en cul-de-sac.

Les *rapports* de l'épididyme sont les suivants : sa face supérieure est recouverte par le feuillet viscéral de la tunique vaginale. Sa face inférieure adhère à la tunique albuginée, excepté au niveau de la partie moyenne, où l'on trouve la tunique vaginale. Son bord externe, aminci, est appliqué contre la face externe du

(1) Épididyme veut dire *sur le testicule* de επι, sur, et διδυμος, double jumeau, c'est-à-dire testicule, car les grecs appelaient les testicules, les *jumeaux*.

testicule par la tunique vaginale. Son bord interne, plus épais, est en contact avec les vaisseaux testiculaires et avec l'origine du canal déférent.

L'épididyme acquiert 6 mètres de longueur environ lorsqu'il est déroulé (1) ; son diamètre, très variable, est en moyenne de 400 μ (2). Il commence au cône efférent le plus antérieur, il se termine en donnant naissance au canal déférent.

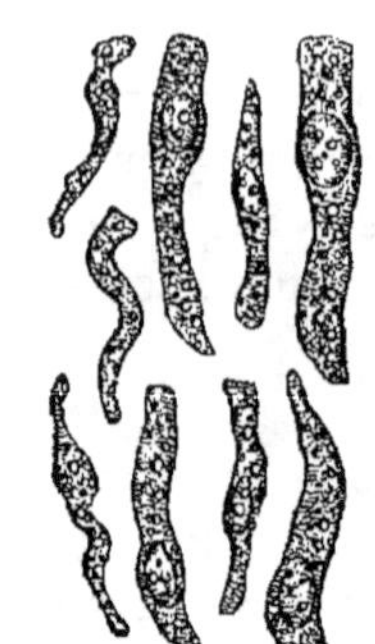

Trois couches forment le canal de l'épididyme : une couche externe fibreuse, une moyenne musculeuse et une interne épithéliale.

La *couche fibreuse* est mince ; elle se continue avec celle du canal déférent et des canaux efférents.

La *couche musculeuse* est apparente surtout dans les portions les plus larges, principalement vers l'origine du canal déférent. Elle renferme deux plans de fibres musculaires, un plan superficiel formé de *fibres longitudinales*, et un plan profond à *fibres circulaires*. Les fibres de cette couche sont réunies par un peu de *fibres de tissu conjonctif* et entremêlées avec quelques *fibres élastiques* très fines. Elles

Fig. 331. — Cellules épithéliales de l'épididyme isolées et dépouillées des cils, prises sur un cadavre.

mesurent 22 μ de long, sur 10 μ de large en moyenne.

La *couche épithéliale* paraît reposer directement sur les fibres musculaires ; mais nous savons qu'il existe toujours une *membrane vitrée*, sur laquelle repose le pôle d'implantation des cellules. C'est un *épithélium cylindrique stratifié à cils vibratiles* qui tapisse la surface de l'épididyme, et non un épithélium cylindrique simple, comme on le croyait autrefois ; on peut s'en assurer, non seulement sur les animaux et sur les suppliciés, mais simplement en étudiant l'épididyme au moment où un chirurgien vient de pratiquer la castration. Cet épithélium a été découvert par Becker en 1856 (*Wiener med. Wochenschr.*).

Les cellules épithéliales de l'épididyme sont minces et très longues, 50 μ de longueur en moyenne (fig. 330) ; leur noyau est plus rapproché de l'extrémité adhérente de la cellule que de l'extrémité ciliée ; elles renferment des granulations foncées. Les cils sont très longs également, 20 à 25 μ ; leur mouvement est dirigé vers le canal déférent. Au-dessous de ces cellules cylindriques, on trouve une couche de petites cellules arrondies. Lorsqu'on exa-

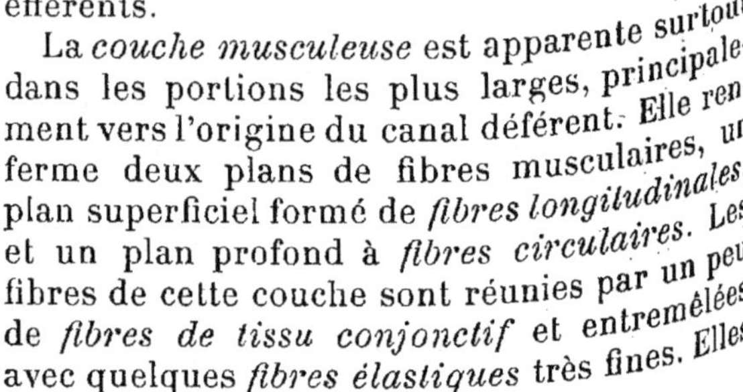

(1) 9 m. 40 (Monron), 6 m. 30 (Lauth), 4 m. 65 minimum, 7 m. 28 maximum (Sappey).

(2) 500 μ (Cruveilhier), 200 à 400 μ (Frey), 350 à 450 μ (Kölliker), 350 μ (Sappey).

mine une section transversale du canal de l'épididyme frais, on est surpris de voir la longueur des cils, qui rendent la lumière du canal extrêmement petite, et l'épaisseur de la couche épithéliale, qui est presque supérieure à celle du reste de la paroi.

On trouve, en outre, dans la composition de l'épididyme, du tissu conjonctif serré et en petite quantité qui réunit les diverses circonvolutions de ce canal.

Vaisseaux et nerfs. — L'*artère épididymaire*, branche de la spermatique, se rend à l'épididyme, ainsi que l'*artère déféren-tielle* d'A. Cooper, qui se porte surtout à la queue de cet organe pour s'anastomoser avec la précédente ; ces artères donnent nais-sance à un réseau capillaire à mailles allongées dans la direction du canal de l'épididyme. Ce réseau est plus lâche que celui des canalicules séminifères, auquel il ressemble, du reste ; les capil-laires qui le constituent ont un diamètre moyen de 10 μ.

Les *veines* se réunissent à un petit groupe de veines venues du testicule, et montent en arrière du canal déférent, qui les sépare du faisceau principal des veines spermatiques situées en avant.

Les *lymphatiques* sont nombreux ; leurs troncs se mêlent à ceux du testicule, dont ils partagent la terminaison. Il est probable qu'ils affectent à leur origine la même disposition que les lym-phatiques du testicule.

Les *nerfs* pénétrent dans l'épididyme avec les artères ; ils viennent du plexus déférentiel et du plexus spermatique, par conséquent du grand sympathique ; on ne sait pas comment ils se terminent.

On trouve à la queue de l'épididyme un canal tortueux, sorte de diverticulum qui s'ouvre dans le canal de l'épididyme : c'est le *vas aberrans* de Haller. (Voy. sa description plus loin, à l'article *Débris du corps de Wolff*.)

4° *Canal déférent* (1).

Conduit vecteur du sperme, le canal déférent s'étend de l'épidi-dyme à la vésicule séminale.

Il présente 40 à 45 centimètres de *longueur* sur 2 millimètres de *diamètre* environ. Son *calibre* augmente insensiblement jus-

(1) Les conduits qui émanent du testicule, dit Galien, se replient d'eux-mêmes et se terminent dans l'urètre où ils versent la liqueur séminale. Ces conduits s'appellent, depuis Hérophile, *parastates variqueuses*, pour les distin-guer de deux glandes situées derrière le col de la vessie, qu'Hérophile a nommées *parastates glanduleuses* ou *prostates*, lesquelles séparent un liquide non prolifique, destiné à enduire l'urètre. Ainsi, ajoute-t-il, on aperçoit dans ce canal quatre conduits, dont deux appartiennent aux parastates variqueuses et deux autres aux glandes prostates. (*Galen. de semine*, lib. I).

qu'à 4 millimètres, à mesure qu'il se rapproche de la vésicule séminale.

Ses *parois* sont très épaisses ; son calibre, très petit, admet à peine une soie de sanglier. Cette épaisseur fait qu'il peut être facilement senti à travers les parties molles dans le cordon spermatique et isolé des autres éléments du cordon, comme cela se pratique dans l'opération du varicocèle.

On lui considère plusieurs portions qui tirent leur nom de la position qu'il occupe. Du testicule à la vésicule séminale, on trouve successivement la portion *testiculaire*, la portion *funiculaire*, la portion *inguinale* et la portion *pelvienne*.

a. **Portion testiculaire.** — La portion testiculaire présente une longueur de 3 centimètres environ. Faisant suite à la queue de l'épididyme, elle remonte le long du bord interne du corps de l'épididyme pour se mêler ensuite aux éléments du cordon. Dans cette première portion, le canal déférent présente des flexuosités disposées en forme de tresse.

b. **Portion funiculaire.** — La portion funiculaire, qui fait suite à la précédente, se place dans l'épaisseur du cordon spermatique, en arrière des vaisseaux spermatiques et en avant d'un très petit groupe de veines. (Voy. *Cordon spermatique*).

c. **Portion inguinale.** — La portion inguinale, qui réunit la précédente à la portion pelvienne, est située dans le canal inguinal au-dessus de l'arcade crurale. Les vaisseaux spermatiques sont situés au-dessus du canal déférent, tandis qu'au-dessous, entre ce canal et l'arcade crurale, se trouve le petit groupe de veines déjà mentionné, et l'artère déférentielle.

d. **Portion pelvienne.** — La portion pelvienne franchit l'orifice péritonéal du canal inguinal, croise la face supérieure du psoas et les vaisseaux iliaques externes, pour se porter ensuite sur les parties latérales de la vessie, puis sur sa partie inférieure, jusqu'au sommet de la vésicule séminale. En sortant du canal inguinal, le canal déférent présente une courbe qui embrasse celle que décrit l'artère épigastrique à son origine. Sur les côtés de la vessie, il soulève légèrement le péritoine. Enfin, à la partie inférieure de ce réservoir, le canal déférent est situé entre la vessie et le rectum, dans le triangle qu'interceptent les deux vésicules séminales. En arrivant dans ce triangle, il croise obliquement la direction de l'uretère.

Dans toute son étendue, le canal déférent est accompagné par des vaisseaux et nerfs déférentiels.

Structure. — Les parois du canal déférent sont tellement épaisses, que la lumière du conduit n'a pas un demi-millimètre, ce qui explique pourquoi ce canal est si dur au toucher. Son extrémité vésicale, la plus large, constitue l'*ampoule du canal déférent* de Henle, et offre des bosselures, des culs-de-sac, vésicules séminales en miniature. Son extrémité testiculaire, plus large également, est tellement sinueuse, qu'on a pu la comparer à une natte de cheveux. Trois couches le constituent : une couche fibreuse, une musculeuse et une muqueuse.

La *couche fibreuse* est formée par des fibres conjonctives, contenant des cellules conjonctives très développées. Les fibres élastiques y sont nombreuses.

La *couche musculeuse* est très épaisse ; elle forme les deux tiers de la paroi. Elle est constituée par trois plans de fibres ; un plan externe de fibres longitudinales, un plan moyen de fibres circulaires, et un plan interne de fibres longitudinales. Ce dernier plan est beaucoup moins épais que les deux autres ; le plan moyen est le plus épais. Les fibres musculaires qui constituent cette couche sont pâles, comme celles de l'épididyme, et présentent les mêmes dimensions, 22 μ de longueur sur 10 μ de largeur. De même que dans l'épididyme, on trouve entre ces fibres un peu de tissu conjonctif et des fibres élastiques extrêmement fines.

La *couche muqueuse*, de couleur blanchâtre, offre des plis longitudinaux dans la portion vésicale, un peu dilatée, du canal déférent. Entre ces plis sont les culs-de-sac dont nous avons parlé plus haut, et qui simulent des glandes. La muqueuse a une épaisseur de 200 à 250 μ ; elle est formée d'un épithélium et d'une couche sous-épithéliale.

La muqueuse du canal déférent est recouverte par un *épithélium cylindrique simple*.

La *couche sous-épithéliale*, qui représente le derme de la muqueuse, forme deux plans presque distincts : un plan externe appliqué contre la couche musculeuse, et formé d'un peu de tissu conjonctif et d'un réseau extrêmement riche de fibres élastiques fines ; un plan interne, situé immédiatement au-dessous de l'épithélium, et constitué par une mince couche de tissu conjonctif, parsemé de noyaux et imparfaitement strié. On trouve beaucoup de cellules conjonctives étoilées dans la couche sous-épithéliale.

Vaisseaux et nerfs. — L'*artère déférentielle*, branche de la vésicale inférieure, abandonne des rameaux au canal déférent, dans le trajet qu'elle décrit d'une extrémité à l'autre de ce canal. Ces nombreux rameaux s'anastomosent en réseau dans l'épaisseur de la tunique fibreuse et envoient des capillaires aux couches musculeuse et muqueuse. Le réseau de la muqueuse a des mailles larges et des capillaires étroits. Les *veines* forment aussi un réseau, un plexus, à la surface du canal déférent, puis elles se jettent dans la veine déférentielle.

Les *lymphatiques* ne sont pas connus ; cependant, Sappey les aurait vus dans la portion terminale, ou vésicale, du canal.

Les *nerfs* se détachent du plexus déférentiel, lequel est fourni par le plexus hypogastrique et accompagne le canal déférent dans toute son étendue. Ils renferment des fibres fines et des fibres de Remak ; mais on n'a pas pu les suivre jusqu'à leur terminaison.

Quelques auteurs décrivent des glandes dans l'*ampoule* du canal déférent ; elles n'existent pas : ce sont de simples dépressions de la muqueuse.

Au niveau de cette même *ampoule*, il faut ajouter aux trois couches décrites une enveloppe assez mince, formée d'un mélange de tissu conjonctif et de tissu musculaire (Rouget, Sappey), qui sépare le canal déférent de la vessie et du rectum, et qui fait partie d'une lame conjonctive et musculaire se dédoublant de chaque côté pour entourer les vésicules séminales.

ARTICLE III

VÉSICULES SÉMINALES

Les vésicules séminales, ou *parastates variqueuses* (1) des Grecs, sont deux petites poches allongées servant de réservoir au sperme. Ces organes ont été trouvés, dit-on, chez l'homme, par Bérenger de Carpi, puis par Charles Estienne, Fallope, Varole, Eustachi, Dulaurens et autres.

Dissection. — Il suffit d'enlever la vessie et de la séparer avec soin du rectum. Les vésicules séminales adhèrent au bas-fond de ce réservoir. On dissèque avec soin leur contour pour les séparer du tissu cellulaire voisin. Il faut prendre garde de les piquer, parce que le sperme s'écoule par les blessures de ces organes, qui perdent leur forme. On étudiera les rapports des canaux déférents situés entre les deux vésicules.

Situation. — Au nombre de deux, les vésicules séminales sont situées entre le rectum et la vessie, en arrière de la prostate.

(1) Quelle confiance peut-on accorder aux historiens ? Lassus dit positivement à la page 60 de son *Discours sur l'Anatomie* qu'Hérophile a donné le nom de *parastates variqueuses* aux canaux déférents. Il dit, plus loin, page 114, que les Grecs donnaient le nom de *parastates variqueuses* aux vésicules séminales. Et si on ouvre l'anatomie de Nathaniel Highmore, 1651, page 92, on voit qu'il donne à l'épididyme le nom de *parastata*. La tête est appelée *parastatæ principium*, et le corps *parastatæ tortuosæ pars descendens*. Dans le même ouvrage, les vésicules séminales sont nommées *vesiculæ seminales*.

Direction. — Dirigées de dehors en dedans, d'arrière en avant et de haut en bas, elles interceptent un espace triangulaire au niveau duquel le rectum et la vessie s'adossent.

Forme et dimensions. — Très allongées, les vésicules séminales présentent une surface bosselée. Elles sont aplaties d'avant en arrière, et présente une extrémité postérieure ou *fond*, une extrémité antérieure ou *sommet*, une face antérieure ou *vésicale*, une face postérieure ou *rectale*, et deux bords, interne et externe. Elles présentent de 4 à 6 centimètres de longueur, 1 1/2 de largeur et 1/2 d'épaisseur.

Mobilité. — Les vésicules séminales sont peu mobiles. Leurs mouvements, très peu étendus, sont simplement des déplacements produits par la dilatation du rectum ou de la vessie. Du reste, elles sont intimement unies à ce dernier organe par un tissu cellulaire et musculaire très dense.

Rapports. — Dans toute leur étendue, elles sont enveloppées par un tissu d'aspect cellulo-fibreux, mais de nature fibro-musculaire.

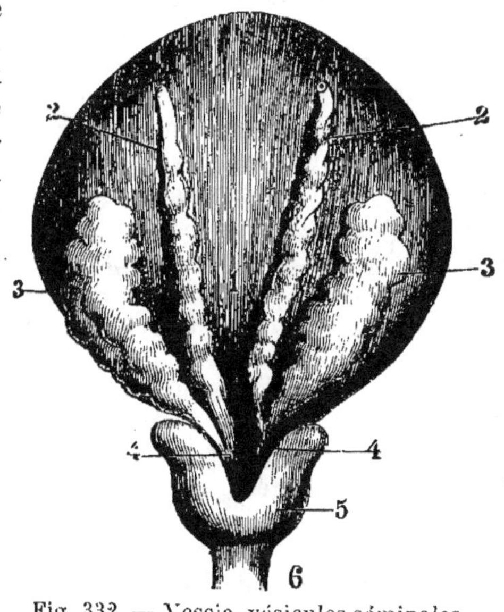

Fig. 332. — Vessie, vésicules séminales, canaux déférents, prostate.

1, face postérieure de la vessie. — 2, 2, portion terminale des canaux déférents. — 3, 3, vésicules séminales. — 4, 4, canaux éjaculateurs, réunion de la vésicule et du canal déférent ; la prostate a été divisée à leur origine. — 5, prostate. — 6, origine de la portion membraneuse de l'urèthre.

Par l'intermédiaire de ce tissu, elles présentent les rapports suivants :

La *face antérieure* est en rapport avec la vessie.

La *face postérieure* avec le rectum.

Le *bord interne*, en rapport avec le canal déférent du même côté, forme avec celui du côté opposé un triangle au niveau duquel le rectum et la vessie sont adossés.

Le *bord externe* est en rapport avec les veines vésicales, avec du tissu cellulaire et musculaire.

L'extrémité postérieure est entourée par du tissu cellulo-graisseux et arrive quelquefois au contact du péritoine.

Le *sommet*, ou extrémité antérieure, se rapproche de celui du côté opposé, et adhère à la prostate qu'il pénètre dans une étendue de quelques millimètres. Au niveau de ce sommet se trouve un petit conduit qui s'adosse au canal déférent pour se confondre avec lui et donner naissance au canal éjaculateur. A ce niveau, les deux canaux déférents arrivent presque à contact.

Structure. — La vésicule séminale n'est pas une poche analogue à la vessie et à la vésicule biliaire. Elle n'est pas non plus comparable à l'épididyme, qui est un canal enroulé sur lui-même ; c'est un canal qui présente, après une dissection minutieuse, 14 centimètres de long sur 6 à 7 millimètres de large. Le long de ce canal sont échelonnés des diverticules ou prolongements nombreux, irréguliers, dont la profondeur varie depuis 1 jusqu'à 6 centimètres. Ces prolongements, de même que le canal, sont pelotonnés sur eux-mêmes pour donner naissance à des poches mesurant une longueur de 4 à 6 centimètres. Le tissu qui les entoure sert à faire adhérer entre eux les diverticules et les replis du conduit principal.

Comme les canaux déférents, les vésicules séminales sont formées de trois couches : une couche fibreuse, une couche musculeuse et une couche muqueuse ; ces couches sont superposées dans le même ordre que celles du canal déférent, dont la structure est sensiblement la même. Toutes ces couches réunies ne dépassent point en épaisseur un millimètre et demi.

Enveloppe des vésicules séminales. — Autour des vésicules séminales, on voit une couche de tissu conjonctif assez dense qui entoure les faces, les bords et le fond de ces petits réservoirs. Cette enveloppe se continue avec celle du côté opposé au moyen d'une lamelle que Denonvilliers appelait *aponévrose prostato-péritonéale,* en raison de ses adhérences à la prostate et au cul-de-sac péritonéal, situé entre la vessie et le rectum. Ch. Rouget a démontré qu'il y avait dans cette enveloppe une grande quantité de fibres musculaires lisses entre-croisées, de même que dans l'aponévrose prostato-péritonéale, qu'il regarde, avec Sappey, comme une lame musculaire à fibres transversales. Du reste, Rouget a trouvé du tissu musculaire lisse dans le tissu conjonctif péritonéal de l'excavation pelvienne, et même dans l'épaisseur du péritoine du petit bassin.

Couche fibreuse. — Comme dans le canal déférent, on y trouve du tissu conjonctif, quelques fibres élastiques et de rares fibres musculaires lisses. Cette couche est remarquable par le nombre considérable d'artères, de veines et de nerfs qui se ramifient dans son épaisseur.

Couche musculeuse. — Celle-ci est la plus épaisse des trois couches ; elle forme plus des deux tiers de l'épaisseur des parois. Il n'est pas possible d'assigner une direction particulière aux fibres musculaires : les unes sont longitudinales, les autres transversales, d'autres enfin obliques ; elles s'entre-croisent en divers sens et constituent plusieurs plans superposés qui s'envoient réciproquement des fibres ; en somme, cette couche musculaire est *plexiforme*.

Couche muqueuse. — La muqueuse est très mince, à peine atteint-elle un quart de millimètre. La couche profonde est constituée profondément par un riche réseau de fibres élastiques fines et un peu de tissu conjonctif, et superficiellement par du tissu conjonctif homogène, à peine strié, et à noyaux. Les cellules épithéliales qui la recouvrent appartiennent au type *cylindrique simple*.

C'est dans les vésicules séminales qu'on retrouve le plus fréquemment les *sympexions* décrits par Robin.

Vaisseaux et nerfs. — Les *artères*, venues de la vésicule inférieure et de l'hémorroïdale moyenne, se ramifient dans la couche fibreuse, et donnent naissance à un réseau capillaire situé dans l'épaisseur des deux autres couches ; celui de la muqueuse est très serré et à capillaires étroits. Les *veines* forment une sorte de plexus autour des vésicules séminales, et vont se jeter ensuite dans le plexus veineux vésico-prostatique. Les *lymphatiques* seraient très multipliés selon Sappey ; ils traversent les parois et s'anastomosent à leur surface externe, pour former un réseau d'où partent deux ou trois troncs qui se jettent dans les ganglions pelviens. Les *nerfs*, venus du plexus hypogastrique, sont nombreux ; on les voit pénétrer dans les parois des vésicules, mais on n'a pas pu les suivre au delà de la tunique musculeuse.

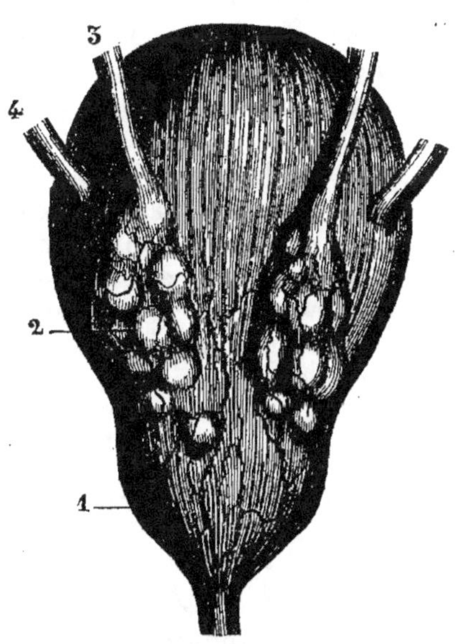

Fig. 333. — Tubercules de la prostate et des vésicules séminales, vésiculite tuberculeuse.

1, prostate hypertrophiée. — 2, vésicules séminales tuberculeuses. — 3, canal déférent. — 4, uretère.

Usages. — Les vésicules séminales sont généralement considérées comme les réservoirs du sperme ; mais, en raison de leur structure assez compliquée et de la multiplicité des anfractuosités qu'elles présentent, on peut aussi les considérer comme des glandes annexes du système génital, dans lesquelles le sperme prendrait sa consistance normale.

Les vésicules séminales se contractent pendant l'éjaculation pour lancer le sperme dans l'urèthre. Leur contraction amène également la sortie du sperme dans la maladie connue sous le nom de *pertes séminales*.

Les vésicules séminales s'enflamment parfois, mais leur inflammation complique surtout la tuberculose des réservoirs du sperme. Il est rare que cette tuberculose soit primitive, elle accompagne surtout la tuberculose de la prostate et de la vessie. La *vésiculite* donne lieu à des symptômes communs à toutes les maladies de la vessie ; on ne peut la reconnaître que par le toucher rectal. Le doigt, après avoir dépassé la prostate, arrive sur les vésicules séminales, au niveau desquelles il a la sensation de petites masses douloureuses, indurées, formées par les tubercules.

Les *pertes séminales*, ou *spermatorrhée*, constituent une maladie sérieuse qui épuise les malades et finit par les rendre cachectiques. Les vésicules séminales se contractent brusquement au moindre contact des organes génitaux : une pensée, une lecture excitante produit l'émission du sperme. Un traitement général approprié modifie souvent l'état du malade.

Lorsqu'un malade est affecté de *rétrécissement* profond de l'urèthre, il y a en même temps *uréthrite postérieure*, et le mucus sécrété par l'urèthre enflammé s'accumule dans l'urèthre en arrière du point rétréci. Ce mucus est expulsé au moment de la défécation et le malade prend souvent cet accident pour de la spermatorrhée.

ARTICLE IV

CONDUITS ÉJACULATEURS

Dissection. — Ces conduits, contenus dans la prostate, seront étudiés après les vésicules séminales, sur une vessie isolée du bassin.

Ce sont deux conduits situés au centre même de la prostate, parallèles, et s'étendant du sommet des vésicules séminales à la portion prostatique du canal de l'urèthre.

Ces deux conduits sont obliques d'arrière en avant et de haut en bas. Ils présentent une longueur de 2 centimètres 1/2 à 3 centimètres. Ils sont parallèles et presque adossés ; au niveau de leur extrémité postérieure, formée par la réunion du canal déférent et de la vésicule séminale, ils s'écartent de quelques millimètres, de même qu'à leur extrémité antérieure ils sont séparés par l'utricule prostatique et le sommet du veru-montanum, de chaque côté duquel ils s'ouvrent.

Les conduits éjaculateurs, complètement cachés dans la prostate, sont dilatables. Leur paroi est très mince ; elle est formée par les mêmes couches que le canal déférent.

Structure. — On trouve, dans l'épaisseur des canaux éjaculateurs, une *tunique fibreuse* très mince, adhérant intimement au tissu conjonctif qui entoure les lobules de la prostate. En arrière, sur la portion extra-prostatique de ces canaux, la couche fibreuse est entourée de tissu conjonctif et musculaire lisse, comme les vésicules séminales et la partie terminale du canal déférent.

En dedans de la fibreuse, on voit une *couche musculaire* très mince, formée d'un plan superficiel longitudinal et d'un plan profond circulaire.

Dans la muqueuse des canaux éjaculateurs, on trouve : 1° une *paroi propre* extrêmement mince ; 2° un *épithélium cylindrique*, qui devient *pavimenteux simple* quand les conduits deviennent parallèles à l'utricule prostatique.

Les *vaisseaux* et les *nerfs* sont les mêmes que ceux de la prostate. Dans leur portion extra-prostatique, on voit des branches de la vésicale inférieure et des nerfs du plexus hypogastrique pénétrer dans l'épaisseur de leurs parois.

B. — PARTIES ACCESSOIRES DE L'APPAREIL GÉNITAL DE L'HOMME

ARTICLE V

ENVELOPPES DU TESTICULE

Connues vulgairement sous le nom de bourses, les enveloppes du testicule sont au nombre de six. En procédant de dehors en dedans, ces enveloppes sont : le scrotum, le dartos, la tunique celluleuse, la tunique musculaire, la tunique fibreuse et la tunique vaginale. Ces tuniques sont superposées. Considérablement amincies, elles forment au testicule une enveloppe commune peu épaisse. Elles sont unies entre elles, d'une manière générale, par un tissu cellulaire lâche. Il est difficile de les séparer, et l'on peut à volonté créer, par un tour de scalpel, un nombre plus ou moins considérable de couches. Ce qui existe à l'état normal existe, à plus forte raison, à l'état pathologique ; et, lorsque le chirurgien est en face d'une tumeur des bourses, une hernie, par exemple, il doit savoir qu'il ne faut pas compter avec le nombre des couches à inciser sans s'exposer à de fâcheux mécomptes.

Parmi les enveloppes du testicule, la plus superficielle est commune aux deux testicules. Les autres sont doubles.

Scrotum.

On donne ce nom à la peau des bourses. Continu avec la peau du pénis en avant, du périnée en arrière et des cuisses sur les côtés, le scrotum est remarquable par son peu d'épaisseur, par la grande quantité de pigment qu'il renferme, par le développement énorme de ses follicules pileux, par la rareté des poils qui y sont implantés, et par les rides nombreuses qu'il forme lorsqu'il se rétracte.

Le scrotum présente, en outre, sur la ligne médiane, une crête saillante ou raphé médian.

Sa face profonde adhère au dartos dans toute son étendue.

Dartos.

Jusqu'à ce jour, les anatomistes s'accordaient à dire que le dartos faisait suite au tissu cellulaire sous-cutané du reste du corps, et qu'il représentait le tissu sous-cutané du scrotum, modifié par la présence de quelques faisceaux musculaires. On admettait aussi que, sur la ligne médiane, le dartos formait une cloison verticale. Sappey a fait une étude spéciale des enveloppes du testicule; il a particulièrement modifié la description du dartos. D'après cette description, le dartos forme une enveloppe commune aux deux testicules.

La face superficielle adhère intimement au scrotum, qu'elle n'abandonne jamais.

La face profonde est en contact avec du tissu cellulo-graisseux qui la sépare des enveloppes profondes.

Le dartos est formé par un mélange de fibres élastiques, de fibres de tissu conjonctif et surtout de fibres musculaires lisses. Ces fibres musculaires sont très abondantes sur le raphé médian où elles s'entre-croisent pour passer de droite à gauche et *vice versâ.* Au niveau du raphé médian, cependant, quelques-unes remontent pour s'appliquer à une cloison spéciale dont il sera bientôt question.

Le dartos n'est pas une tunique particulière, c'est une couche du scrotum formée par l'élément musculaire de la peau, tandis que les autres éléments de cette membrane forment le scrotum proprement dit. Il n'y a donc plus ici ce tissu spécial, *tissu dartoïque,* admis autrefois par les auteurs; le microscope fait voir que ce tissu est de nature musculaire.

S'il est facile de voir comment le scrotum se continue avec la peau des régions environnantes, il n'est plus aussi aisé de voir quelles sont les limites du dartos. Quelques auteurs admettent qu'il se continue avec le tissu cellulaire sous-cutané; il n'en est rien. Vers la partie supérieure des bourses, les éléments du dartos disparaissent et sont remplacés par des lames plus ou moins épaisses de tissu élastique, de sorte que le dartos formerait une couche musculaire à la partie inférieure, et élastique à la partie supérieure.

Ces lames élastiques sont désignées par Sappey, qui les a étudiées le premier, sous le nom d'*appareil de suspension et de cloisonnement des bourses*. Ce sont elles qui, par leur adhérence au scrotum et leur fixité à la racine des bourses, rendent cette racine immobile. Il est à remarquer, en effet, que la distension du scrotum a lieu ordinairement par sa propre élasticité et bien rarement aux dépens de la peau des régions voisines.

Cet appareil élastique est constitué, à la partie postérieure, par une lame élastique qui s'insère en haut sur l'aponévrose périnéale inférieure, et qui se confond en bas avec la face profonde du scrotum. Sur les côtés, on voit des lames élastiques descendre des branches descendante du pubis et ascendante de l'ischion et se perdre à la face profonde du scrotum. En avant, on voit de nombreux faisceaux élastiques qui viennent de la région hypogastrique et qui, en descendant, se divisent en deux parties. 1° Les uns sont médians ; ils constituent le *ligament suspenseur* de la verge, qui adhère à la racine de la verge et se bifurque pour entourer cet organe. Quelques fibres s'insèrent à la face inférieure de la verge, tandis que les autres forment, en s'épanouissant, une cloison médiane, antéro-postérieure, qui s'insère sur la ligne médiane du scrotum et divise l'intérieur des bourses. C'est cette cloison que les auteurs ont prise pour la cloison du dartos. 2° Les fibres élastiques, qui forment les parties latérales de ces faisceaux, recouvrent la partie supérieure du cordon spermatique et vont s'insérer à la face profonde du scrotum.

Tunique celluleuse.

Admise par les uns, rejetée par les autres, cette tunique est double. On la voit manifestement se continuer en haut avec l'aponévrose d'enveloppe du muscle grand oblique de l'abdomen, et, si elle n'est pas distincte comme membrane séparable, elle n'en existe pas moins et facilite l'étude des enveloppes du testicule.

La tunique celluleuse est formée de tissu cellulaire lâche. C'est elle qui facilite le glissement de la tunique musculaire, lorsque celle-ci se contracte et qu'elle soulève brusquement le testicule.

Tunique musculaire.

La tunique musculaire, appelée aussi *érythroïde*, ainsi appelée à cause de sa couleur rouge, est une couche mince formée par les faisceaux musculaires du crémaster. Variable selon les individus, cette tunique est réduite à quelques fibres musculaires chez les sujets délicats, tandis que, chez les hommes fortement musclés, elle peut acquérir un développement considérable. Elle est formée par des fibres musculaires qui se terminent à des hauteurs variables, en s'insérant sur la tunique fibreuse. Ces fibres, rassemblées en faisceaux au niveau du cordon, constituent le muscle *crémaster*, que les uns considèrent comme une dépendance du petit oblique et du transverse de l'abdomen (Cloquet, Richet), tandis que d'autres le décrivent comme un muscle isolé (Sappey, Cruveilhier). Les fibres qui constituent cette tunique sont des fibres musculaires striées.

Tunique fibreuse.

Commune au testicule et au cordon, cette tunique, aussi appelée *élytroïde,* ou en forme d'étui, est formée d'éléments de tissu cellulaire condensé. Douée de peu de résistance, elle présente une face interne tapissée par le feuillet pariétal de la tunique vaginale, et une face externe qui donne insertion aux fibres musculaires de la tunique érythroïde. Elle se continue avec le fascia transversalis à la partie postérieure du canal inguinal.

Tunique vaginale.

La tunique vaginale est une membrane séreuse qui présente deux feuillets. Le feuillet pariétal tapisse la face interne de la tunique fibreuse ; le feuillet viscéral recouvre le testicule et la face supérieure de l'épididyme. Ces deux feuillets se continuent entre eux au niveau de la partie inférieure des vaisseaux spermatiques, au moyen d'une gaine séreuse qui se confond en haut avec le feuillet pariétal, et à la partie inférieure avec le feuillet viscéral. Cette gaine n'est pas plus élevée d'un côté que de l'autre ; elle offre une longueur de 1 centimètre à un 1 centimètre et demi.

Le feuillet pariétal présente une couche celluleuse profonde et une couche superficielle formée par un épithélium pavimenteux simple. Le feuillet viscéral est formé par la seule couche épithéliale sur le testicule ; mais, au niveau du corps de l'épididyme, ce feuillet présente les deux couches du feuillet pariétal. A ce niveau, la tunique vaginale forme un cul-de-sac qui s'enfonce entre le corps de l'épididyme et le tes-

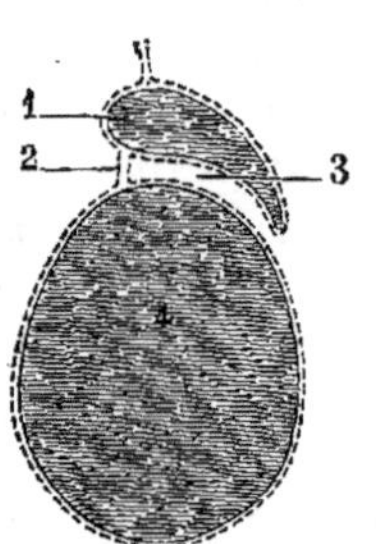

Fig. 334. — Cul-de-sac de la tunique vaginale situé entre le corps de l'épididyme et le testicule.

1, coupe de l'épididyme. — 2, feuillet de la séreuse descendant du bord interne de l'épididyme sur la face interne du testicule. — 3, cul-de-sac ouvert au niveau du bord externe de l'épididyme. — 4, coupe du testicule.

ticule (fig. 334). Ce cul-de-sac présente son ouverture au niveau du bord externe de l'épididyme et son fond au niveau du bord interne, où il s'adosse au feuillet qui recouvre le côté interne du testicule pour former avec lui une sorte de mésentère.

La cavité de la tunique vaginale, comme celle de toutes les séreuses, est une cavité virtuelle qui ne devient apparente que par l'insufflation, l'injection ou la présence d'un liquide de nature pathologique (hydrocèle, hématocèle).

La tunique vaginale a pour usage de faciliter les mouvements du testicule.

ARTICLE VI

DÉVELOPPEMENT DES ORGANES GÉNITO-URINAIRES CHEZ L'HOMME

Cette étude comprend : 1° celle du tissu dans lequel se développent les organes sécréteurs de l'urine et du sperme ; 2° celle du développement des deux organes ; 3° celle de leurs conduits sécréteurs ; 4° celle des organes contenus dans le petit bassin et des organes génitaux externes.

§ 1. — TISSU DANS LEQUEL SE DÉVELOPPENT LE REIN ET LE TESTICULE

Dans le tome premier, j'ai dit que, sur les parties latérales de l'axe de l'embryon, par les points appelés *lames vertébrales*, le mésoderme donne naissance à la *masse cellulaire intermédiaire*, et à la *lame germinative*, d'où naîtront les organes génito-urinaires.

Masse cellulaire intermédiaire. — On donne ce nom à une petite masse de cellules allongées, étendue le long des protovertèbres, depuis la cinquième jusqu'à l'extrémité caudale de l'embryon. On la distingue dès le commencement du deuxième jour de l'incubation. Elle est en rapport en avant avec l'endoderme, feuillet interne du blastoderme, et en arrière avec l'ectoderme, feuillet externe. On pourrait dire également que la masse cellulaire intermédiaire est située entre la somatopleure et la splanchnopleure, dont les cellules se confondent avec les siennes propres. La *masse cellulaire intermédiaire* est formée uniquement de cellules arrondies.

Lame germinative. — On donne ce nom à une *lamelle épithéliale* de peu d'étenduc, située dans l'angle de séparation de la somatopleure et de la splanchnopleure, sur les limites de la masse cellulaire intermédiaire. Cette couche épithéliale est formée de cellules d'épithélium cylindrique allongées ; elle est en rapport par sa face profonde avec la masse cellulaire intermédiaire, et par sa face superficielle avec la cavité pleuro-péritonéale. Ses bords se continuent insensiblement avec les cellules d'épithélium pavimenteux de la cavité pleuro-péritonéale.

Lorsque la masse cellulaire intermédiaire s'accroît par suite du

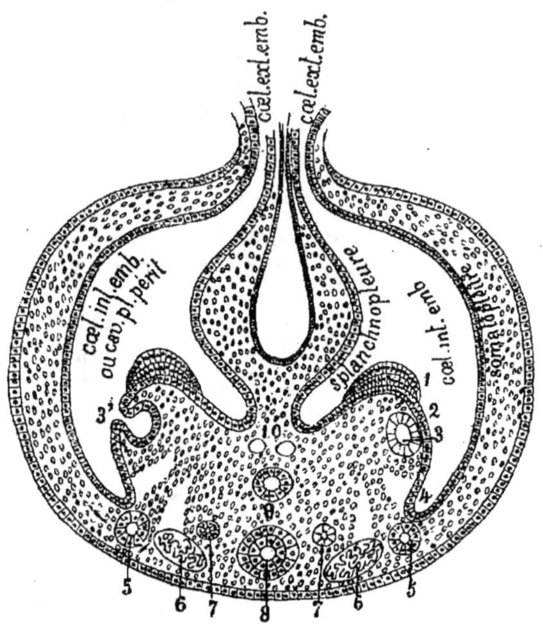

Fig. 335. — Coupe schématique de la plaque embryonnaire au deuxième jour de l'incubation (pour complément voir la figure 160). Cette figure montre le pédicule vitello-intestinal et la continuité de la somatopleure, de la splanchnopleure, du cœlome et de la cavité intestinale avec les parties extra-embryonnaires de l'œuf.

1, épithélium germinatif. — 2, éminence sexuelle, crête génitour-inaire. — 3, canal de Müller. — 3', formation du canal de Müller par une gouttière verticale. — 4, cul-de-sac entre la somatopleure et la crête génito-urinaire. — 5, 5, canal de Wolff. — 6, 6, corps de Wolff. — 7, 7, uretères. — 8, 8, moelle et son canal central. — 9, corde dorsale. — 10, les deux aortes.

développement des organes qui s'y montrent, la *lame germinative* s'étale, et ses cellules se multiplient de manière à former plusieurs couches dans les parties centrales de la lame germinative et une seule vers les bords.

Nous verrons que le testicule et le rein se développent dans la masse cellulaire intermédiaire et dans la lame germinative.

§ 2. — DÉVELOPPEMENT DU REIN ET DU TESTICULE

Rein. — Il se forme deux reins successifs, les reins primitifs et les reins définitifs qui leur succèdent.

Les *reins primitifs, faux reins,* mieux connus sous le nom de *corps de Volff,* se développent dès la fin du troisième jour de l'incubation, aux dépens des cellules de la masse cellulaire intermédiaire. Les cellules se modifient et se disposent de telle façon qu'elles donnent naissance à des tubes flexueux et contournés, dirigés de dedans en dehors. Chacun des tubes présente à son extrémité interne un glomérule de Malpighi, analogue à ceux des reins, tandis que son extrémité externe s'ouvre dans le canal de Wolff.

Les corps de Wolff remplissent les fonctions des reins pendant la première période de la vie embryonnaire, jusqu'à ce que ceux-ci soient formés. Leur existence est transitoire. Ils s'atrophient dans le cours du second mois, mais on en trouve quelques vestiges chez l'adulte.

Les *reins définitifs,* les *vrais reins,* commencent à se montrer au commencement du cinquième jour. L'uretère, qui s'est déjà montré en arrière du corps de Wolff, donne naissance à de nombreux petits canaux qui se dirigent vers la ligne médiane de l'embryon, en se divisant dichotomiquement. Des vaisseaux sanguins naissent sur place et forment les *glomérules de Malpighi.* On croit que le peloton vasculaire du glomérule refoule le fond du canalicule, pour s'en coiffer sans pénétrer dans sa propre cavité.

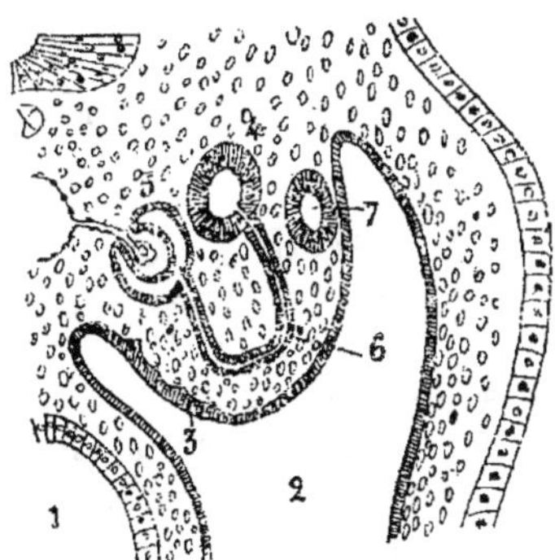

Fig. 336. — Coupe schématique de la partie gauche de la plaque embryonnaire montrant le cœlome, la somatopleure, la splanchnopleure et la crête génito-urinaire.

2, cœlome. — 3, épithélium germinatif sur l'éminence sexuelle. — 4, coupe du canal de Wolff. — 5, glomérule du corps de Wolff. — 6, tube allant du glomérule au corps de Wolff. — 7, canal de Müller.

Testicule. — Le testicule se développe aux dépens d'une saillie dite *éminence sexuelle,* située en avant et en dedans du corps de Wolff, au voisinage de la splanchnopleure. L'éminence sexuelle est formée par un épaississement de la masse cellulaire intermédiaire et de la lame germinative.

Bientôt l'éminence sexuelle diminue, disparaît, et le testicule naît dans l'épaisseur de la masse cellulaire intermédiaire, très près du corps de Wolff. Les cellules mésenchymateuses se modifient de façon à former, les unes l'épithélium des canaux séminifères, les autres la paroi propre, d'autres les cloisons de tissu conjonctif qui les séparent. Les canaux, pleins au début, se creusent ensuite d'une cavité ; puis ils deviennent flexueux.

Quelques auteurs, tels que Schenck et Waldeyer, assurent que les canaux séminifères ne viendraient pas directement des cellules du mésoderme qui forment la masse cellulaire intermédiaire, mais qu'ils dériveraient des canalicules du corps de Wolff.

§ 3. — DÉVELOPPEMENT DES CONDUITS SÉCRÉTEURS DES REINS ET DU TESTICULE

Nous avons à étudier ici le mode de formation de plusieurs canaux, qui sont le canal de Wolff, le conduit de Müller, l'uretère et le canal déférent.

Canal de Wolff. — On donne ce nom à un petit canal qui reçoit à son extrémité supérieure les canalicules du corps de Wolff et qui s'ouvre en bas dans le cloaque.

Il a de particulier son apparition précoce, sa migration et sa transformation en canal déférent.

Il se montre au commencement du deuxième jour de l'incubation. Il forme d'abord un cordon plein, qui se creuse ensuite. Les cellules qui forment sa paroi s'allongent et prennent la forme d'épithélium cylindrique.

Sa migration n'est qu'apparente. En effet, il est, dès le début, sous-jacent à l'ectoderme; le lendemain, la masse cellulaire intermédiaire se développe en arrière du canal, et celui-ci se trouve porté en avant par la lame germinative. Le lendemain, on le trouve de nouveau en arrière et en dehors de la masse cellulaire, dans le voisinage de la somatopleure; mais ces déplacements ne sont qu'apparents et dépendent du développement de la masse cellulaire intermédiaire.

Lorsque le corps de Wolff disparaît, le canal de Wolff persiste. Son extrémité supérieure s'effile et se contourne de manière à donner naissance à l'*épididyme*, tandis que le canal lui-même forme le *canal déférent*. L'union de l'épididyme au testicule a lieu ensuite.

Conduit de Müller. — Le conduit de Müller se montre à la partie antéro-externe de la masse cellulaire intermédiaire. Il a d'abord la forme d'une gouttière, et le canal se complète dans l'épithélium de la lame germinative elle-même, de la même manière que le sillon médullaire formé par l'épiblaste se transforme en canal pour former le canal de la moelle épinière.

L'extrémité supérieure du conduit de Müller est dilatée et ouverte dans la cavité pleuro-péritonéale. Son extrémité inférieure s'ouvre dans le canal de Wolff, mais elle s'en sépare rapidement pour s'ouvrir isolément dans le cloaque, entre l'embouchure du canal de

Wolff qui est au-dessous et celle de l'uretère qui est au-dessus.

Les canaux de Müller disparaissent chez l'homme, excepté à la partie inférieure, où ils forment l'*utricule prostatique*. Nous verrons qu'ils donnent naissance à la trompe de Fallope chez la femme.

Uretère. — L'uretère, comme le canal de Wolff, se montre avant l'organe sécréteur auquel il doit se rattacher. Il procède de l'extrémité inférieure du canal de Wolff, près du cloaque, par une sorte de bourgeon creux qui monte, sous forme de canal, en arrière du corps de Wolff, dans l'épaisseur de la masse cellulaire intermédiaire. C'est de son extrémité supérieure que naissent les canalicules urinifères.

En étudiant le développement de la vessie, nous verrons comment s'opère la séparation entre l'uretère et le canal de Wolff devenu canal déférent.

Canal déférent. — C'est le canal de Wolff qui le constitue (voy. plus haut).

§ 4. — DÉVELOPPEMENT DES ORGANES CONTENUS DANS LE PETIT BASSIN ET DES ORGANES GÉNITAUX EXTERNES

Vessie. — La vessie est la portion intra-fœtale de la vésicule allantoïde. Elle s'étend de l'ombilic à la région crurale et elle a la forme d'un cylindre. Sa partie inférieure est en communication directe en arrière avec l'intestin, de sorte qu'il n'y a pas de cloison recto-vésicale. Cette cavité, commune à la vessie et au rectum, porte le nom de *cloaque*. C'est dans cette cavité que s'ouvrent l'intestin, la vessie, les deux canaux de Wolff, les deux conduits de Müller et les deux uretères.

Vers le milieu de la vie intra-utérine, la partie supérieure de ce cylindre se rétrécit, s'oblitère et se transforme en un cordon plein qui donnera naissance à l'*ouraque*.

Le cloaque est fermé par en bas dans les quatre premiers jours de l'incubation. L'*anus* se forme au quatrième jour, par résorption du feuillet moyen, application du feuillet externe au feuillet interne et destruction de ces deux derniers.

Ensuite, les bords de la gouttière rectale, qui formaient la partie postérieure du rectum, se rapprochent en se portant en avant et complètent le *rectum*. En même temps, le *sinus uro-génital*, sorte de prolongement tubuliforme de l'allantoïde, se porte en bas et forme la *paroi postéro-inférieure de la vessie*, ainsi que les *portions prostatique* et *membraneuse* du canal de l'urètre.

Vésicules séminales. — Le cloaque présente en haut deux

angles appelés *cornes latérales* du cloaque. Ces deux cornes se portent en avant pour former la paroi antérieure du rectum et concourir à la formation de la cloison recto-vésicale. Les canaux déférents sont entraînés et englobés dans le *sinus uro-génital*, pour donner naissance aux *canaux éjaculateurs*. Ils donnent naissance à un diverticule latéral, qui sera la *vésicule séminale*.

Lorsque l'*anus* est formé, il constitue l'orifice inférieur du cloaque, commun à l'intestin et aux organes urinaires. C'est le bord de la cloison qui divise l'anus en deux parties qui constituera le *périnée*.

Organes génitaux externes. — Nous avons vu que, au début du développement embryonnaire, le cloaque s'ouvre à l'extérieur par un orifice unique qui communique avec la cavité rectale et la cavité de l'allantoïde, qui deviendra la vessie. Il n'y a encore aucune cloison.

On voit apparaître sur la ligne médiane, aux dépens du mésoblaste, un petit *tubercule* qui va atteindre le prolongement allantoïdien que j'ai désigné plus haut sous le nom de *sinus uro-génital* (voy. *Vessie*). Ce tubercule se creuse d'un sillon qui parcourt sa face inférieure, d'arrière en avant, jusqu'à l'ouverture du sinus uro-génital.

A ce moment, le sexe est indécis, et pour cette raison on appelle cette période *période de l'indifférence sexuelle*.

Le tubercule médian, qui formera le clitoris dans le sexe féminin, se développe et donne naissance au *pénis*. Les deux bords de la gouttière située au-dessous du tubercule se rapprochent, se soudent et donnent naissance à un canal qui sera la portion spongieuse de l'*urètre*. Nous avons vu plus haut la formation des portions prostatique et membraneuse. Quelquefois, la soudure des deux bords de la gouttière n'est pas complète; il y a alors *hypospadias*. Le gland est formé par un renflement de l'extrémité antérieure des parois du canal.

Toutes ces parties sont formées aux dépens du mésoderme.

Quant au *scrotum*, il résulte de la soudure de deux replis latéraux situés de chaque côté du tubercule médian. Ces deux replis en se soudant, donnent naissance à cette crête médiane connue sous le nom de *raphé scrotal*.

§ 5. — MIGRATION DU TESTICULE. DÉBRIS DU CORPS DE WOLFF

Le testicule présente dans son évolution deux périodes bien distinctes : avant et après la naissance. Avant la naissance, il n'est pas apparent ; au moment de la naissance, il se montre dans les bourses.

1° Descente du testicule, formation de la tunique vaginale.

Vers la fin du deuxième mois, le corps de Wolff disparaît, l'épididyme et le testicule se réunissent. A ce moment, le testicule est situé au-dessous du péritoine, au-devant du muscle psoas : il soulève un peu le péritoine qui s'adosse à lui-même, en arrière du testicule, et lui forme un repli, *mésotestis,* analogue au *mésocôlon,* au *mésorectum,* etc.

Le testicule doit descendre dans le scrotum. Cette migration du testicule est facilitée par la présence d'un cordon, appelé *gubernaculum testis* (Hunter). Ce cordon s'insère, par son extrémité supérieure, à la partie inférieure du testicule, et par son extrémité inférieure il se divise en trois faisceaux : un externe, qui se fixe à l'arcade crurale, au niveau de l'épine iliaque antéro-inférieure ; un interne, qui pénètre dans le canal inguinal et va s'insérer à l'épine du pubis ; et un moyen, qui passe dans le canal inguinal, et va se fixer au fond du scrotum. Ce cordon, ou *gubernaculum testis,* est placé sous le péritoine, au-devant du psoas. Il est formé de fibres musculaires lisses et d'un faisceau cellulo-vasculaire. Ce faisceau, qui constitue l'axe du cordon, forme la division du gubernaculum qui se porte au fond du scrotum ; les fibres musculaires, en se séparant en bas, constituent les deux faisceaux latéraux du gubernaculum qui viennent d'être indiqués.

Vers la fin du troisième mois de la vie intra-utérine, le testicule quitte la région rénale et se dirige vers le canal inguinal, où il arrive, au sixième mois. A cette époque, il pénètre dans le canal, et atteint l'anneau inguinal. Enfin, dans le cours du neuvième mois, il sort du canal et descend dans les bourses. La descente du testicule dans les bourses ne se fait quelquefois qu'après la naissance.

Il semble que le gubernaculum attire en bas le testicule, car le péritoine se déprime, au niveau du canal inguinal, à mesure que le testicule s'en approche. Plus le testicule avance dans sa marche, plus la dépression du péritoine augmente, jusqu'à ce qu'elle arrive au fond des bourses, où elle constitue la tunique vaginale. Au moment où cette dépression du péritoine traverse le canal inguinal, les deux faisceaux latéraux musculaires se renversent, de sorte que leur extrémité testiculaire, qui était supérieure, devient inférieure. Voici donc, au moment de la naissance, deux phénomènes nouveaux : le passage des testicules de la cavité abdominale dans les bourses, et le prolongement du péritoine dans le même lieu.

Cette migration du testicule nous explique le développement des bourses, ou plutôt elle aide la mémoire pour cette étude.

Sans admettre, avec Carus, que le testicule déprime par sa propre force la paroi abdominale qui serait fermée, et tout en épousant l'opinion de Sappey qui veut que la descente du testicule s'opère grâce à l'absence de développement du gubernaculum, nous ferons

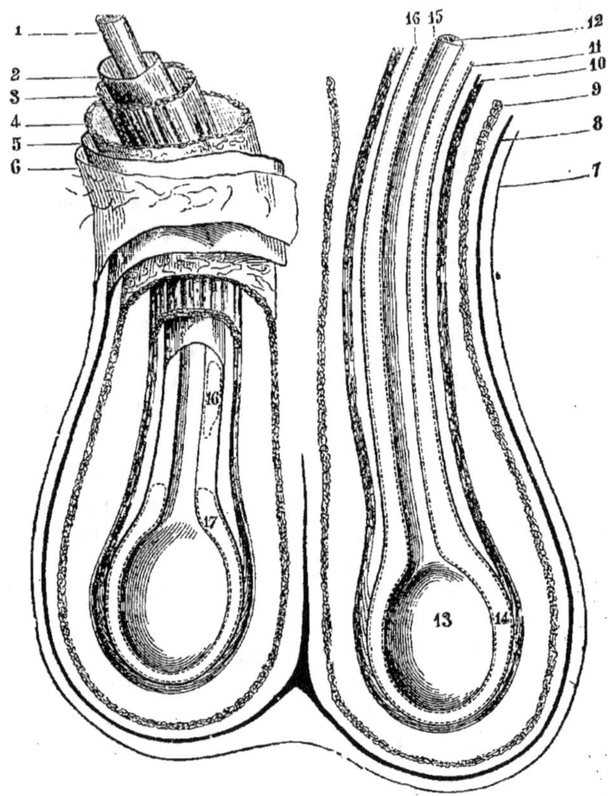

Fig. 337. — Enveloppes des bourses (figure schématique). A gauche de la figure, elles sont complètes à la partie supérieure, tandis qu'à la partie inférieure et à droite on voit la coupe des diverses couches.

1, canal déférent droit. — 2, couche fibreuse. — 3, couche musculeuse. — 4, couche celluleuse. — 5, dartos. — 6, peau ou scrotum. — 7, 8, 9, 10, 11, coupe de la peau du dartos. de la couche celluleuse. de la couche musculeuse et de la couche fibreuse. — 12, canal déférent. — 13, testicule recouvert du feuillet pariétal de la séreuse. — 14, cavité de la tunique vaginale communiquant encore avec le péritoine. — 15, péritoine recouvrant le cordon spermatique. — 16, péritoine doublant la couche fibreuse. L'intervalle qui sépare les lignes ponctuées 15 et 16 constitue le canal vagino-péritonéal. Le chiffre 16, à gauche de la figure, représente une portion du canal vagino-péritonéal non oblitéré: c'est là une des origines des kystes du cordon. — 17, cavité de la tunique vaginale séparée du péritoine.

remarquer que, si *l'on suppose* le canal inguinal fermé à cette époque, ce qui n'est pas, la descente du testicule nous fait comprendre la formation des bourses. En effet, avant le neuvième mois de la vie intra-utérine, le scrotum et le dartos existent seuls dans les bourses, les autres tuniques n'existent pas; mais, si nous *supposons* la paroi abdominale refoulée, nous verrons que les plans, que repousse devant lui le testicule, correspondent précisément aux quatre tuniques les plus intérieures.

Nous venons de voir le péritoine s'enfoncer dans les bourses. Ce prolongement constitue la *tunique vaginale ;* sur un plan plus antérieur, existe le *fascia transversalis,* qui s'enfonce dans le canal inguinal et dans les bourses pour doubler la tunique vaginale et former la *tunique fibreuse,* commune au testicule et au cordon. Enfin, continuant son trajet, le testicule, entraînant péritoine et fascia transversalis, entraînerait aussi la partie inférieure du petit oblique et du transverse pour former la *tunique érythroïde.* C'est cette explication de Carus qui a fait dire à quelques auteurs que le crémaster et la tunique musculaire étaient formés par les muscles de la paroi abdominable. Enfin, le testicule, arrivant à l'anneau inguinal, entraînerait l'aponévrose d'enveloppe du grand oblique, qui recouvre l'anneau inguinal, et qui formerait la *tunique celluleuse.* Si l'on compare le nombre des couches des bourses à celui des couches de la paroi abdominale, on voit qu'elles se correspondent, à l'exception de l'aponévrose du grand oblique, qui présente une ouverture naturelle. Ainsi, si nous les prenons sur la paroi abdominale, du péritoine vers la peau, dans le sens du refoulement, s'il avait lieu, nous voyons le péritoine former la tunique vaginale ; le fascia transversalis, la tunique fibreuse ; les muscles petit oblique et transverse, le crémaster ; l'aponévrose d'enveloppe du grand oblique, la tunique celluleuse. Viennent ensuite le dartos et le scrotum qui préexistaient. Cette théorie, qui est fausse, est fort utile pour la mémoire de l'élève.

Comment la tunique vaginale se sépare-t-elle du péritoine ? — Au moment de la migration du testicule, les deux feuillets se forment. D'abord, la dépression péritonéale qui précède le testicule, et qui est produite par le gubernaculum, formera le feuillet pariétal de la séreuse, tandis que le testicule lui-même, enveloppé par une autre portion de péritoine, entraîne avec lui le feuillet viscéral. Donc, au moment de la naissance, il existe une cavité séreuse dans les bourses, cavité qui communique librement avec celle du péritoine, par l'intermédiaire d'un canal séreux contenu dans le canal inguinal et le long du cordon. Ce canal est appelé *canal vagino-péritonéal.* C'est lui qui laisse passer l'intestin ou le liquide dans la hernie congénitale, et l'hydrocèle congénitale. Mais, d'ordinaire, les choses ne se passent pas ainsi, et le canal s'oblitère, en même temps que, au niveau de la partie inférieure du cordon, le feuillet pariétal et le feuillet viscéral de la tunique vaginale se confondent. L'occlusion du canal vagino-péritonéal se fait après la naissance. Elle est complète vers le sixième mois, et à son niveau on voit une dépression qui forme la *fossette inguinale externe.* Comme je viens de le faire pressentir, le canal reste toujours perméable chez quelques sujets.

2° *Débris du corps de Wolff.*

Le testicule, en descendant vers la région du scrotum, entraîne avec lui les vestiges du corps de Wolff, s'il en existe ; c'est ce qui arrive, en effet. Des canalicules du corps glanduleux, plus ou moins atrophiés, restent dans la région du rein ; ils sont dispersés, autour du testicule et autour de l'épididyme nouvellement développés. Lorsque le testicule descend, quelques-uns de ces tubes accompagnent l'épididyme et le testicule ; d'autres restent épars au milieu des éléments du cordon spermatique.

Ces vestiges, ces débris du corps de Wolff, ont été découverts insensiblement, un à un, et aujourd'hui on les désigne sous des noms particuliers.

On a constaté l'origine de quelques-uns des organes que nous allons nommer : il n'en est pas moins vrai qu'ils sont considérés par la plupart des anatomistes comme des débris du corps de Wolff.

1° Haller en découvrit un à la queue de l'épididyme ; il lui donna le nom de *vas aberrans.*

2° Morgagni a décrit sur la tête de l'épididyme une petite saillie, en forme de sac clos, pourvue d'un pédicule, et une autre du même genre, sans pédicule, à la surface du testicule, dans le voisinage de la tête de l'épididyme. Il donna à ces saillies le nom d'hydatides ; elles sont connues aujourd'hui sous le nom d'*hydatide pédiculée* et d'*hydatide non pédiculée de Morgagni.* Ces petits corps ont été décrits par Gosselin sous le nom d'appendices testiculaires.

3° En 1858, Giraldès a découvert un nouveau débris du corps de Wolff, à la partie inférieure du cordon spermatique. Il lui a donné le nom de *corps innominé ;* Henle l'a appelé *parépididyme ;* aujourd'hui, on lui donne le nom de *corps de Giraldès.*

4° Des *tubes solitaires* ont été signalés, çà et là, au voisinage de l'épididyme, dans le cordon ; ils n'ont pas reçu de nom.

Il est fort utile de connaître les organes que nous venons de nommer ; ils ont les connexions les plus intimes avec les kystes de la région du testicule et du cordon spermatique.

Vas aberrans. — Le vas aberrans est un tube situé à la queue de l'épididyme, dont l'une des extrémités s'ouvre dans le canal de l'épididyme, tandis que l'autre est fermée. Il est flexueux, enroulé à son extrémité libre, ce qui lui donne la forme d'un cône à base libre (voy. fig. 321, *g*).

Sa longueur est de 1 à 5 centimètres (2 1/2 en moyenne). Il atteint 6 à 8 centimètres lorsqu'il est déroulé ; on l'a vu arriver jusqu'à 20 et même 25 centimètres (Sappey). Son calibre est égal à celui de l'épididyme ; il se rétrécit à son embouchure et au niveau de son extrémité fermée.

Il est formé d'une paroi fibreuse et d'un épithélium polyédrique.

Le vas aberrans n'est pas constant ; on le trouve une fois sur six (Sappey), une sur quatre (Monro), une sur trois (Lauth). Rarement, on en trouve deux et même trois.

Monro avait pris le vas aberrans pour un vaisseau lymphatique. Sappey le considère comme un diverticule de l'épididyme comparable à ceux que nous avons décrits le long des canalicules séminifères. Lauth a émis l'opinion que c'était un débris du corps de Wolff. Follin a parfaitement démontré cette origine.

Hydatide pédiculée de Morgagni. — L'hydatide pédiculée de Morgagni est un petit corps, souvent gros comme un grain de millet, situé à l'extrémité antérieure du testicule, *sur la tête de l'épididyme*. Ce petit corps a une couleur jaunâtre, une longueur de quelques millimètres, et ressemble à un lobule graisseux ; il est libre dans la cavité de la tunique vaginale, et il est retenu au testicule par un pédicule plus ou moins long. Il renferme un liquide séreux.

L'hydatide pédiculée de Morgagni ne communique jamais avec les voies spermatiques. On la considère comme un vestige de l'extrémité supérieure du canal de Müller atrophié. Elle a son analogue, chez la femme, dans une petite cavité close retenue par un pédicule au pavillon de la trompe de Fallope.

Hydatide sessile, ou non pédiculée, de Morgagni. — On appelle ainsi une petite masse blanchâtre située sur l'extrémité antérieure du testicule, *dans le voisinage de la tête de l'épididyme*. Cette masse est une petite cavité, tantôt close, tantôt communiquant avec le canal de l'épididyme. Elle est tapissée d'épithélium cylindrique à cils vibratiles. Becker dit que cet épithélium n'existe que dans les cas où l'hydatide communique avec l'épididyme.

Cet organe est considéré comme un débris des culs-de-sac supérieurs du corps de Wolff.

Corps de Giraldès. — Ce corps est situé dans le tissu cellulaire de la partie inférieure du cordon, au voisinage de la tête de l'épididyme ; il est séparé du canal déférent par les vaisseaux spermatiques.

Il consiste en une petite plaque allongée de 13 millimètres, formée de corpuscules blanc jaunâtre. Chacun de ces corpuscules est un tube de 100 à 200 µ. de diamètre, enroulé sur lui-même et terminé par deux extrémités fermées, quelquefois renflées. Parfois, les tubes offrent des ramifications sur leur trajet, comme une glande en grappe en développement. La paroi du tube est formée d'une *tunique fibreuse*, tapissée d'une couche d'*épithélium pavimenteux*. La cavité est remplie par un liquide transparent, et ne communique pas avec les voies spermatiques. Entre ces tubes enroulés, on trouve de la substance conjonctive riche en vaisseaux, et quelques corps vésiculeux.

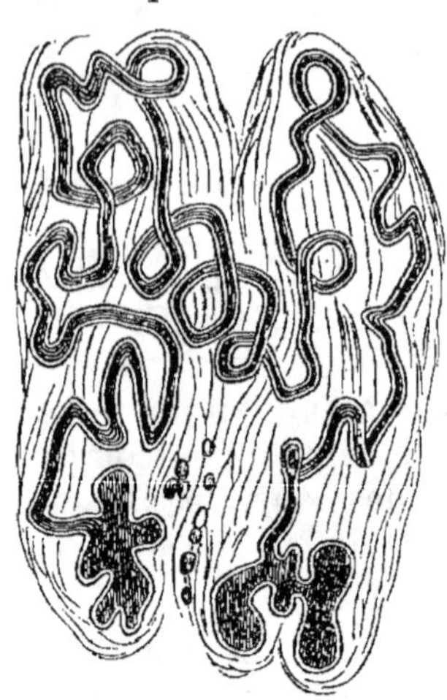

Fig. 338. — Un tube du corps innominé de Giraldès.

Cet organe existe chez le nouveau-né ; il atteint son développement complet entre six et dix ans, selon Giraldès. Il a été considéré avec raison par cet anatomiste comme un débris du corps de Wolff, formé par les canalicules de la partie supérieure de cette glande. Giraldès le compare à l'*organe de Rosen-Müller* de la femme.

Tubes solitaires. — Au voisinage du vas aberrans, du corps de Giraldès et des hydatides, on trouve quelquefois de petits tubes isolés, analogues à ceux du corps de Giraldès et offrant la même structure. On peut les rencontrer un peu plus haut dans le cordon. Ils sont évidemment constitués par des canalicules du corps de Wolff. Leur existence est révélée quelquefois par la production de certains kystes, dont la paroi mince est tapissée par une couche épithéliale. (Voy. ces kystes dans le *Traité des tumeurs* de Broca.)

— Les enveloppes du testicule sont le siège fréquent de lésions diverses. Le but de ce livre ne me permet pas de m'étendre sur toutes ces maladies ; j'indiquerai seulement les plus importantes, et ce qu'il est indispensable à l'élève de connaître.

On rencontre fréquemment l'*infiltration* du tissu cellulaire des bourses, l'*hydrocèle*, l'*hématocèle*.

L'*infiltration* est l'hydropisie du tissu conjonctif. Appelée encore hydrocèle du scrotum, cette lésion est très rarement isolée ; elle est le plus souvent déterminée par des inflammations locales. Dans la majorité des cas, l'infiltration des bourses accompagne l'hydropisie des maladies du cœur, du foie ou de la maladie de Bright. Son diagnostic est des plus faciles.

La tunique vaginale renferme, à l'état sain, une couche de liquide onctueux qui facilite le glissement du testicule, sur la mobilité duquel j'ai déjà insisté. Sous l'influence d'un choc violent, il peut se faire dans cette séreuse un épanchement sanguin nommé *hématocèle vaginale*. Si l'épanchement est abondant, il ne faut pas hésiter à inciser la vaginale, ce qui est absolument sans danger, avec les moyens antiseptiques dont la thérapeutique dispose.

Sous l'influence d'une contusion, du froid, ou après une épididymite, il se produit parfois un épanchement séreux plus ou moins abondant, c'est l'*hydrocèle*. Ces deux épanchements peuvent se combiner et former une *hydro-hématocèle*. On les distingue par la transparence ou la non transparence de l'épanchement. Il faut enlever ce liquide, qui peut nuire à la vitalité du testicule. On peut l'évacuer par la ponction, mais la récidive est certaine. On ne pratique plus aujourd'hui l'injection iodée après la ponction; elle guérit bien, mais elle est douloureuse. Il y a des moyens moins douloureux, tels que l'injection d'eau phéniquée au 1/20, ou d'alcool pur, selon la méthode de Monod. On évacue l'injection d'eau phéniquée, mais on laisse à demeure l'alcool, que l'on emploie à petite dose.

ARTICLE VII

CORDON SPERMATIQUE

On donne ce nom à l'ensemble des organes qui se portent de l'anneau inguinal au testicule. Parmi ces organes, les uns constituent le cordon proprement dit : ils pénètrent d'une part dans le testicule, d'autre part dans le canal inguinal; les autres forment les enveloppes des premiers; ils se confondent d'un côté avec les plans de la paroi abdominale, tandis que de l'autre côté ils entourent le testicule.

Dissection. — On prépare ordinairement le cordon spermatique avec le canal inguinal, ou bien avec le testicule. Cette dissection est minutieuse; elle nécessite une connaissance exacte des organes qui entrent dans la composition du cordon. Nous conseillons de l'étudier avec soin avant de le préparer. On le disséquera ensuite, en même temps que les enveloppes du testicule, par une incision faite avec ménagement depuis l'anneau inguinal jusqu'à la partie la plus déclive du scrotum.

Partie centrale du cordon spermatique. — Cette partie, qui constitue la partie essentielle du cordon, est formée par le canal déférent, les artères spermatique et déférentielle, les veines spermatiques, les lymphatiques du testicule et les nerfs. Tous ces organes sont unis entre eux par du tissu cellulaire lâche.

Canal déférent. — Situé en arrière des autres éléments du cordon, il donne au doigt qui le presse la sensation d'une plume de

corbeau. Cette dureté du canal est due à la grande épaisseur de
ses parois. En arrière de lui, on trouve un petit groupe de veines
spermatiques (fig. 339).

Artère spermatique. — Cette artère, unique, est située à la partie antérieure du cordon, à quelques millimètres en avant du canal déférent. Tantôt elle est située en avant du faisceau principal des veines spermatiques, tantôt elle est au centre de ces veines.

Artère déférentielle. — Elle est accolée au canal déférent, auquel elle donne des rameaux dans son trajet. Son calibre est très petit.

Veines spermatiques. — Ces veines sont nombreuses, et forment deux groupes : un groupe principal, composé de plusieurs veines volumineuses qui entourent l'artère spermatique et qui sont placées en avant du canal déférent, et un groupe accessoire formé de deux ou trois petites veines qui se placent derrière ce canal.

Lymphatiques, — Venus du testicule et de l'épididyme, ils entourent l'artère et les veines spermatiques et se rendent aux ganglions lombaires.

Nerfs. — Ils viennent du grand sympathique ; ils forment le plexus spermatique qui accompagne l'artère spermatique, et le plexus déférentiel qui descend avec le canal déférent.

Tissu cellulaire. — Un tissu cellulaire lâche réunit tous ces organes et les unit à la tunique fibreuse.

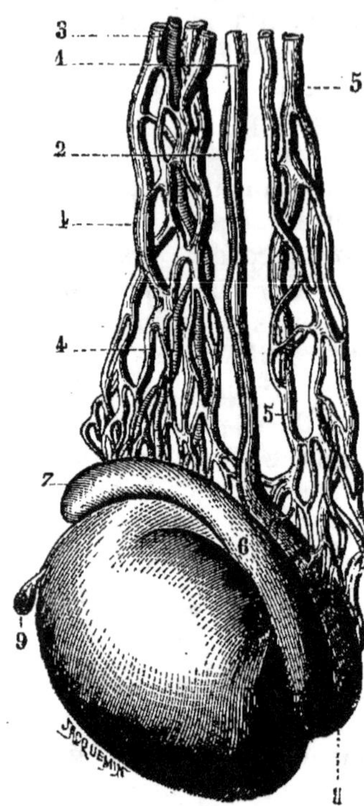

Fig. 339. — Eléments du
cordon spermatique.

1, canal déférent. — 2, artère déférentielle. — 3, artère spermatique.
— 4, 4, veines spermatiques. — 5, 5,
faisceau postérieur des veines spermatiques. — 6, corps de l'épididyme.
— 7, tête de l'épididyme. — 8. sa
queue. — 9, hydatide de Morgagni.

Vers la partie inférieure, avant d'arriver au testicule, tous ces
organes sont entourés par une gaine séreuse, dépendant de la
tunique vaginale.

Tous ces organes se confondent avec le testicule ; mais, de
l'autre côté, que deviennent-ils ? Ils pénètrent dans le canal inguinal,
qu'ils parcourent dans toute son étendue jusqu'à l'orifice péritonéal de ce canal où ils se séparent, de sorte que la partie essentielle du cordon spermatique est contenue en partie dans le canal
inguinal, en partie dans les bourses.

Enveloppes du cordon spermatique. — Le cordon n'est pas formé uniquement par le canal déférent et les organes vasculaires et nerveux que nous venons d'étudier ; il est formé aussi par plusieurs couches de tissus, dépendant des enveloppes des testicules. De dedans en dehors, ces enveloppes sont : la tunique fibreuse, la tunique musculaire et la tunique celluleuse.

Tunique fibreuse. — Elle entoure à sa partie inférieure la surface externe de la tunique vaginale, tandis qu'en haut elle pénètre

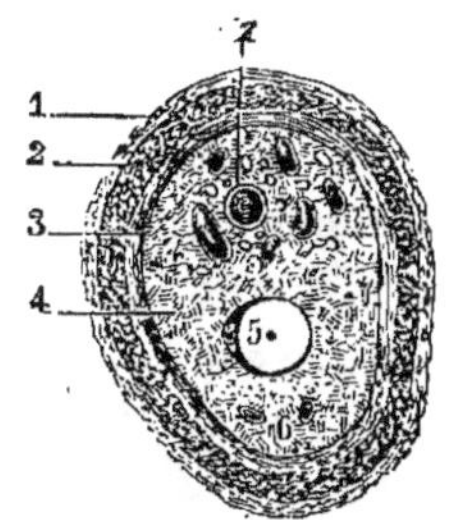

Fig. 340. — Coupe du cordon spermatique.

1, couche celluleuse. — 2, couche musculeuse. — 3, couche fibreuse. — 4, tissu cellulaire réunissant les organes centraux du canal déférent. — 5, coupe du canal déférent et de l'artère déférentielle. — 6, petit faisceau de veines spermatiques situé en arrière du canal déférent. — 7, artère spermatique entourée des veines spermatiques, des lymphatiques et des nerfs.

dans le canal inguinal avec les éléments essentiels du cordon qu'elle accompagne jusqu'au fascia transversalis, avec lequel elle se confond. C'est la plus profonde de ces enveloppes.

Tunique musculaire. — C'est le crémaster, dont les fibres sont interposées à la tunique fibreuse et à la tunique celluleuse. Il se continue autour du testicule, sous le nom de tunique érythroïde, tandis que, de l'autre côté, il se perd dans le canal inguinal.

Tunique celluleuse. — Continue en bas avec la tunique celluleuse des bourses, en haut avec l'aponévrose d'enveloppe du grand oblique, cette couche forme la partie la plus superficielle du cordon spermatique. (Voy. *Vaisseaux et nerfs*, plus loin.)

— Le cordon spermatique est souvent le siège de varicocèle, et quelquefois de kyste du cordon.

Le *varicocèle* est produit par la dilatation permanente, par les varices des nombreuses veines spermatiques contenues dans le cordon.

Le *varicocèle* est toujours situé à gauche : 1° parce que les veines spermatiques gauches sont plus longues que celles du côté droit ; 2° parce que le tronc de la veine spermatique gauche, formé par la réunion des veines du cordon, se jette perpendiculairement dans la veine rénale gauche, dont le courant contrarie le cours du sang de la veine spermatique ; tandis que le sang de la veine du côté droit se jette à angle aigu dans la veine cave inférieure, et dans le sens de son courant sanguin ; 3° parce que le côlon iliaque, chargé de matières fécales, exerce une compression sur la veine spermatique gauche. Le varicocèle gauche est tellement fréquent que

Vidal (de Cassis) diagnostiqua un jour une transposition des viscères par cela seul qu'il observa un varicocèle à droite. Le diagnostic fut confirmé par l'examen du malade.

Les *kystes du cordon* peuvent se montrer à toutes les hauteurs du cordon spermatique. Ils sont formés par des débris du corps de Wolff, qui sont restés en route pendant la migration du testicule, ou dans des portions inoblitérées du canal vagino-péritonéal.

ARTICLE VIII

PÉNIS OU VERGE

Dissection. — Pour la dissection du pénis, nous renvoyons au périnée, ces deux régions devant être préparées en même temps.

La verge est l'organe de la copulation. Flasque, pendant, et d'un petit volume à l'état de repos, cet organe se redresse et devient rigide et volumineux à l'état d'activité. La description anatomique et la conformation extérieure de cet appareil ne présentent aucune considération importante. Chaque organe qui entre dans sa composition devant être étudié séparément, nous commencerons immédiatement l'étude de sa structure.

La verge se compose : d'une partie centrale, l'urètre et les corps caverneux ; d'enveloppes, au nombre de quatre ; de vaisseaux et de nerfs.

Lorsqu'on examine la verge à l'état d'érection, on remarque qu'elle représente un prisme triangulaire ayant une face supérieure et deux latérales, un bord inférieur et deux latéraux. La face supérieure correspond aux corps caverneux, tandis que le bord inférieur est formé par l'urètre.

L'urètre ne fait partie de la verge que par sa portion antérieure. Il sort du périnée, se place au-dessous des corps caverneux, dans le sillon qui résulte de leur réunion, et présente à sa partie terminale un renflement qui coiffe l'extrémité des corps caverneux à la manière d'un casque : c'est le gland. Le gland et l'urètre seront étudiés plus loin. (Voy. *Urètre.*)

§ 1. — CORPS CAVERNEUX

On appelle corps caverneux deux cylindres, deux organes érectiles, destinés à donner à la verge la rigidité nécessaire pour la copulation.

Ces cylindres sont adossés comme les canons d'un fusil double. Ils présentent deux faces et deux extrémités.

La *face supérieure* est parcourue d'avant en arrière par un sillon sensible au toucher pendant l'érection. La *face inférieure* présente un sillon analogue, un peu plus profond, longitudinal, qui loge l'urètre. L'*extrémité antérieure* des corps caverneux est arrondie et forme une double tête, qui est complètement recouverte par le gland. Au niveau de l'*extrémité postérieure*, les deux corps caverneux se séparent et vont s'insérer, en s'amincissant, sur les branches ascendante de l'ischion et descendante du pubis. Ces prolongements constituent les *racines* des corps caverneux.

A l'état de repos, les corps caverneux présentent une longueur de 14 à 15 centimètres, et une largeur de 2 à 3 centimètres et demi. A l'état d'érection, ils ont une longueur de 20 centimètres environ, sur une largeur de 3 à 4 centimètres et demi.

Rapports. — Par la face supérieure, les corps caverneux sont en rapport avec les vaisseaux dorsaux de la verge et avec le ligament suspenseur, qui s'insère au point de réunion des deux racines. Par la face inférieure, ils sont en rapport avec l'urètre, et par les faces latérales avec les enveloppes de la verge. L'extrémité antérieure est en rapport avec la base du gland qui la coiffe. L'extrémité postérieure est en rapport, au niveau de la séparation des deux racines, avec l'urètre qui passe au-dessous des corps caverneux ; le ligament suspenseur de la verge s'insère à ce niveau ; enfin, les racines sont en rapport avec le muscle ischio-caverneux en bas, et la branche ischio-pubienne en haut.

Structure. — Les corps caverneux ont la structure de tous les organes érectiles, c'est-à-dire qu'ils sont formés par une membrane qui les limite, par des prolongements ou *trabécules* qui s'entrecroisent pour limiter des aréoles, et par des vaisseaux qui affectent une disposition particulière.

L'*enveloppe fibreuse et élastique* a 1 millimètre et demi d'épaisseur ; elle est formée de tissu conjonctif et d'une grande quantité de fibres élastiques fines. Elle clôt les corps caverneux de tous côtés. Au milieu des corps caverneux, on voit un prolongement de l'enveloppe fibreuse et élastique qui forme une cloison médiane incomplète, dentelée comme un peigne, d'où le nom de *cloison pectinée*; cette cloison, mince, offre la même structure que l'enveloppe.

Les *trabécules* ont une couleur rougeâtre moins accusée que celle des trabécules du corps spongieux de l'urètre ; elles sont constituées, comme ces dernières, par des filaments et des lamelles venus de la face interne de l'enveloppe, ramifiés et entrecroisés en tous sens pour donner naissance aux aréoles des corps caverneux.

La *structure* de ces trabécules est la même que celle des trabécules du corps spongieux de l'urètre ; elles sont formées de fibres de tissu conjonctif, de fibres élastiques et de fibres musculaires lisses. Selon Kölliker, ces trois ordres de fibres existent à parties égales. Rouget admet que ces trabécules sont presque uniquement composées de fibres musculaires, et Sappey dit que ces dernières en constituent les quatre cinquièmes. Leur surface est tapissée par un *endothélium* analogue à celui des vaisseaux sanguins. Dans l'épaisseur d'un grand nombre de trabécules, on trouve des artères et des nerfs.

Les aréoles communiquent toutes entre elles ; elles sont petites à la périphérie, et augmentent de capacité à mesure qu'on se rapproche du centre des corps caverneux.

Vaisseaux des corps caverneux. — Les *artères* des corps caverneux (voy. *Artères de la verge*) sont remarquables par les nombreux rameaux qu'elles donnent et par les bouquets de ramuscules que ces rameaux fournissent. Ces ramuscules pénètrent dans l'épaisseur des trabécules, en décrivant des flexuosités et en s'enroulant sur eux-mêmes. Müller a, le premier, vu cette disposition, et donné à ces artères le nom d'*artères hélicines*. Ces ramuscules s'ouvrent dans les aréoles, et y versent le sang qui en remplit la cavité. Les *veines* prenant naissance à ce niveau même, on peut dire que les aréoles du tissu du corps caverneux ne sont que les extrémités veineuses dilatées, et que les artères et les veines se continuent, à ce niveau, sans intermédiaire de capillaires. Ce qui permet de parler ainsi, c'est que les parois de ces aréoles sont tapissées par l'endothélium pavimenteux de la surface interne des veines. Nous verrons plus loin ce que deviennent ces vaisseaux. Les *nerfs* se perdent sur les parois artérielles et dans l'épaisseur des trabécules musculaires.

§ 2. — ENVELOPPES DE LA VERGE

D'après Sappey, la verge présente quatre tuniques : les trois premières occupent toute la longueur de la verge et forment le prépuce ; la plus profonde recouvre seulement le corps du pénis.

De dehors en dedans, ces quatre couches sont : cutanée, musculaire, celluleuse et élastique.

Peau. — La peau de la verge est remarquable par sa couleur foncée, sa souplesse, sa finesse et son élasticité. Elle contribue à former le prépuce. (Voy. *Prépuce.*) Son derme est dépourvu, comme celui du scrotum, de fibres musculaires ; il est formé uniquement de fibres de tissu conjonctif et de fibres élastiques. Les fibres conjonctives qui entrent dans sa constitution sont très lâchement unies entre elles, et, par suite, elles se laissent très facilement infiltrer. On ne trouve jamais de graisse accumulée au-dessous de cette couche.

Enveloppe musculaire. — Au-dessous de la peau, on trouve une couche de fibres musculaires lisses, analogue au dartos, et décrite pour la première fois par Sappey sous le nom de *muscle péripénien*. Ces fibres musculaires ont une disposition circulaire ; quelques-unes sont obliques. Elles s'insèrent, pour la plupart, sur la peau de la ligne médiane de la face supérieure de la verge. Elles entrent dans la constitution du prépuce.

Enveloppe celluleuse. — C'est une couche de tissu cellulaire lâche, placée au-dessous du muscle péripénien, et destinée à faciliter ses glissements. Cette couche se prolonge dans l'épaisseur du prépuce.

Enveloppe élastique. — Cette enveloppe est la plus profonde. Mince et transparente, elle fait suite aux fibres élastiques du ligament suspenseur de la verge, et entoure complètement le pénis. Elle recouvre immédiatement les corps caverneux et la portion spongieuse de l'urètre, et envoie un prolongement entre l'urètre et les corps caverneux, de sorte que le canal est contenu dans un dédoublement de cette membrane. Cette enveloppe est extrêmement adhérente à ces parties, de même qu'aux artères, aux veines et aux nerfs qui la traversent, et qui sont sous-jacents.

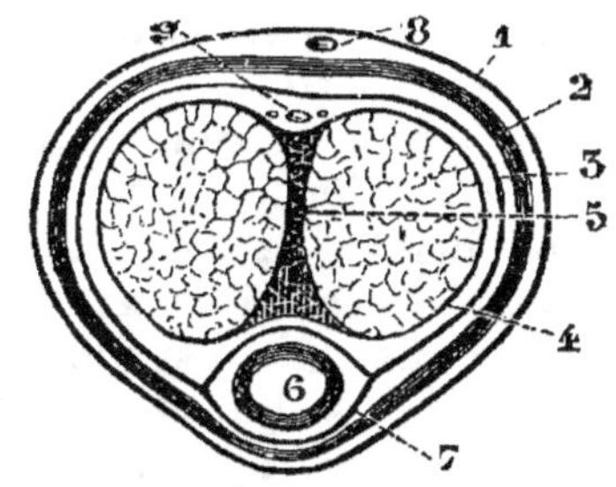

Fig. 341. — Coupe de la verge pendant l'érection.

1, peau. — 2, couche musculaire. — 3, enveloppe fibreuse. — 4, paroi des corps caverneux. — 5, cloison des corps caverneux. — 6, coupe de l'urètre. — 7, enveloppe fibreuse de la verge se dédoublant au niveau de l'urètre. — 8, coupe de la veine dorsale superficielle de la verge. — 9, coupe de l'artère dorsale et des veines dorsales profondes.

Prépuce. — Le prépuce est un repli membraneux qui forme une couronne autour du gland. Sa longueur varie avec les sujets. Il présente une surface externe ou cutanée, une surface interne ou muqueuse en rapport avec le gland, un bord antérieur, ou orifice préputial, et un bord postérieur qui se continue sans ligne de démarcation avec les enveloppes de la verge. L'orifice préputial est quelquefois rétréci, au point de ne pouvoir laisser passer le gland. Cet état du prépuce constitue le *phimosis*, qui peut être congénital ou accidentel.

Le prépuce est très mobile et se porte facilement en arrière de la couronne du gland. Chez quelques sujets, à l'état normal, le gland est à découvert ; dans ce cas, la muqueuse préputiale prend les caractères de la peau. Vers la partie inférieure, au-dessous du méat urinaire, le prépuce adhère au gland au moyen d'un repli muqueux triangulaire : c'est le frein de la verge, dont un des bords adhère à la face inférieure du gland ; l'autre bord adhère au prépuce, tandis que le troisième, inférieur, est libre. On trouve dans ce repli des faisceaux musculaires lisses et quelques vaisseaux.

La *structure* du prépuce est la suivante : il est formé de trois couches repliées sur elles-mêmes et formant, par conséquent, six plans. Ces trois couches sont les trois premières enveloppes de la verge. La plus superficielle, qui forme la peau du prépuce, arrivée à son bord libre, se réfléchit pour former la muqueuse ; elle se confond avec celle de la base du gland. Au-dessous d'elle, se trouve la couche musculaire, qui se réfléchit aussi de la même façon jusqu'à la base du gland, où elle cesse d'exister. On peut donner à ces faisceaux musculaires le nom de *sphincter du prépuce*. Enfin, la troisième couche celluleuse s'adosse à elle-même, et forme la partie centrale de ce repli. Lorsqu'on exerce une traction sur la peau de la verge et qu'on la porte en arrière, le prépuce disparaît en se dédoublant ; ce dédoublement se fait aux dépens du tissu cellulaire qui forme la partie centrale.

§ 3. — VAISSEAUX ET NERFS DES BOURSES, DU CORDON SPERMATIQUE ET DE LA VERGE

1° *Artères*. — L'artère fémorale, l'iliaque interne et l'iliaque externe fournissent toutes ces artères.

Le scrotum reçoit, sur ses côtés et en avant, les honteuses externes venues de la fémorale, et la terminaison de la honteuse interne à sa partie postérieure. Ces rameaux se terminent dans le scrotum et dans la cloison médiane des bourses.

Le cordon reçoit l'artère funiculaire, fournie par l'épigastrique, branche de l'iliaque externe. Cette artère se ramifie dans les enveloppes du cordon, et s'anastomose avec les honteuses externes, qui cheminent dans l'épaisseur du scrotum.

Le pénis reçoit des ramifications des honteuses externes et les deux branches terminales de la honteuse interne, c'est-à-dire la dorsale de la verge et la caverneuse. Les premières se rendent aux enveloppes, tandis que les deux dernières, tout en fournissant, chemin faisant, quelques rameaux à la peau du pénis, se portent dans l'épaisseur de cet organe. La dorsale de la verge, double, s'insinue entre la couche élastique du pénis et la face supérieure des corps caverneux, donne, chemin faisant, quelques ramuscules à la paroi des corps caverneux, et va se terminer dans le gland. (Voy. *Urètre*.) La caverneuse, double aussi, se porte dans le corps caverneux par sa partie supérieure et interne. En pénétrant dans le corps caverneux, cette artère donne un rameau rétrograde à la racine et se continue en avant dans l'épaisseur du corps caverneux.

2° *Veines* — Les veines des bourses et du cordon sont irrégulières et ne suivent pas le trajet des artères. Les unes se jettent dans la saphène interne, d'autres se portent dans la veine honteuse interne. Les veines du pénis, comme celles des membres, comme celles de la langue, doivent être divisées en superficielles et profondes. Les veines superficielles viennent des enveloppes du pénis ; elles se portent en arrière, et forment le plus souvent un tronc veineux à la face supérieure de la verge, *veine dorsale superficielle*, qui va se jeter dans la saphène interne, à sa terminaison. Les veines profondes se rendent à un tronc médian et antéro-postérieur qui chemine entre la couche élastique et le sillon dorsal de la verge, pour se jeter ensuite dans le plexus de Santorini.

3° *Lymphatiques.* — Les lymphatiques de la peau des bourses, de la peau de la verge, du prépuce et du gland, sont extrêmement nombreux ; ils se portent tous dans les ganglions inguinaux superficiels, supérieurs et internes.

4° *Nerfs.* — Les nerfs du scrotum viennent de la terminaison du honteux interne à la partie supérieure du scrotum. On voit aussi quelques ramifications des branches collatérales du plexus lombaire.

Le cordon spermatique reçoit ses nerfs du nerf grand abdomino-génital et du génito-crural.

La verge reçoit ses nerfs de la terminaison du honteux interne.

ARTICLE IX

URÈTRE ET PÉRINÉE CHEZ L'HOMME

§ 1. — URÈTRE

Dissection. — Voyez *Périnée*.

L'urètre est un canal destiné à l'excrétion de l'urine et du sperme (1). Ne dites pas canal de l'urètre, mais *urètre*.

Il s'étend depuis le col de la vessie jusqu'au méat urinaire ; il concourt à former la plus grande partie de la verge.

(1) Une curieuse *anomalie* consiste dans la présence de deux urètres. Cruveilhier a représenté, dans la 39° livraison de son *Anatomie pathologique*, la verge d'un individu chez lequel les deux canaux éjaculateurs, après avoir contourné la prostate, venaient se réunir à angle aigu sur la face dorsale du pénis, au point de réunion des deux racines du corps caverneux. Cet individu avait donc deux urètres, l'un inférieur pour l'urine, l'autre supérieur pour le sperme.

Nous étudierons ce canal dans l'ordre suivant : situation, forme et direction, dimensions et division, mobilité, conformation extérieure et rapports, conformation intérieure, structure.

Situation. — L'urètre est situé en partie dans le périnée, en partie dans la verge, d'où la division de ce conduit en deux portions : *portion périnéale* et *portion pénienne.*

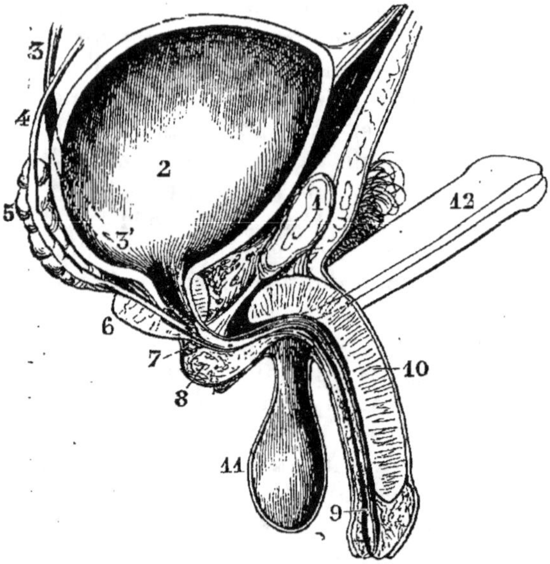

Forme et direction. — A l'extérieur, il représente un tube offrant des parties larges et des parties étroites ; il est très irrégulier. Du côté interne, c'est un canal à surface unie, quoique d'un calibre irrégulier.

L'urètre, depuis la vessie jusqu'au méat urinaire, décrit deux courbures lorsque la verge est à l'état de repos. La courbure postérieure est concave en haut et assez petite ; la courbure antérieure est concave en bas, de sorte que

Fig. 342. — Vessie, urètre, pénis.

1, coupe de la symphyse pubienne. — 2, vessie. — 3, 3, uretère s'ouvrant dans la vessie. — 4, canal déférent. — 5, vésicule séminale. — 6, prostate. — 7, glandes de Méry ou de Cowper. — 8, bulbe. — 9, fosse naviculaire. — 10, corps caverneux. — 11, scrotum. — 12, pénis relevé, en érection.

ces deux courbures réunies représentent assez exactement une *S.* Lorsque la verge est à l'état d'activité, la courbure antérieure disparaît, et la postérieure persiste seule. La courbure postérieure, presque fixe, mérite quelques considérations. On a beaucoup discuté sur sa longueur et ses rapports.

La courbure postérieure de l'urètre, étendue du col de la vessie à l'angle de l'urètre (1), c'est-à-dire au point où la verge pendante est maintenue par le *ligament suspenseur* (2), est de 8 centimètres, et la ligne droite, qui réunirait les deux extrémités de cette courbe, est de 7 centimètres. Cette ligne traverse la symphyse, tout près de sa partie inférieure ; elle n'est pas horizontale,

(1) On appelle angle de l'urètre l'angle que forme la portion pendante de l'urètre avec l'extrémité de la courbe de la portion périnéale.

. (2) Le ligament suspenseur du pénis fut découvert par Achillini en 1521.

mais oblique d'avant en arrière et de bas en haut, car l'extrémité postérieure de la courbure est plus élevée que l'antérieure. Pour parler un autre langage, nous dirons que l'urètre, à son origine, est séparé de la symphyse par un intervalle de 3 centimètres à 3 centimètres et demi, qu'il se porte en bas et en avant, en décrivant une courbe distante de 1 centimètre et demi à 2 centimètres de la symphyse, et qu'il remonte ensuite pour continuer sa courbe jusqu'à l'angle urétral, mais seulement dans une étendue de 1 centimètre. En un mot, l'extrémité antérieure de la courbe urétrale est située à 2 ou 3 centimètres plus bas que l'extrémité postérieure.

Il suffit de se rappeler les chiffres précédents pour imprimer une direction convenable à une sonde rigide.

Division. — La division de l'urètre en portion pénienne et portion périnéale n'est pas la seule admise; on divise encore ce conduit en *urètre postérieur*, comprenant la portion située en arrière du bulbe, et *urètre antérieur*, situé en avant. On a aussi divisé l'urètre, d'après sa conformation extérieure, en trois portions : une postérieure, contenue dans la prostate, *portion prostatique*; une moyenne, *portion membraneuse*, et une antérieure, dont les parois sont spongieuses, *portion spongieuse*. Nous reviendrons sur cette division.

Longueur. — On admet généralement que l'urètre a une longueur moyenne de 16 centimètres. Or, c'est là une erreur grave, ainsi que nous nous en sommes assuré maintes fois. Dans un mémoire présenté en 1891 à l'Académie de médecine, j'ai établi que l'urètre tendu par la main, pendant le cathétérisme, a une longueur moyenne de 26 centimètres. Si on le mesure, la verge étant à l'état de repos, ce canal n'offre plus que 19 à 20 centimètres, mais jamais 16.

Chacun peut se rendre compte de l'exactitude de ces chiffres. Il suffit d'introduire une sonde dans la vessie et de la retirer doucement jusqu'à ce que l'écoulement de l'urine cesse. A ce moment, l'œil de la sonde est hors de la vessie, puisque l'urine ne s'écoule plus. C'est de cette manière que nous avons procédé. Nous reconnaissons que nos chiffres sont bien différents de ceux des auteurs qui ont pris les mesures sur des urètres de cadavres.

On comprendra l'importance de ces chiffres si nous ajoutons qu'il existe des rétrécissements urétraux à une profondeur de 20, 22 et 23 centimètres, la verge étant tendue.

Chez l'enfant naissant, l'urètre n'a que 6 centimètres de longueur; à cinq ans, il en a 7 ; à dix ans, de 8 à 9 ; à quinze ou seize ans, de 12 à 14.

Quelle est la longueur de chacune des trois portions isolées de l'urètre? La portion prostatique a, en moyenne, 2 centimètres et demi à 3 centimètres; la portion membraneuse, 1 centimètre et demi; la portion spongieuse est très variable, c'est elle qui détermine les variétés de longueur de ce canal. Les deux premières portions et une partie de la troisième forment la courbure postérieure.

Mobilité. — L'urètre est très mobile dans sa partie antérieure, et fixe dans sa partie postérieure. La portion fixe correspond à la courbure postérieure ou périnéale. Nous verrons bientôt que cette fixité est due à des plans fibreux résistants, situés dans l'épaisseur du périnée. Cependant, cette fixité n'est pas telle qu'elle ne permette l'introduction d'un instrument rectiligne dans la vessie.

Conformation extérieure et rapports. — Vu extérieurement, l'urètre présente, à son extrémité

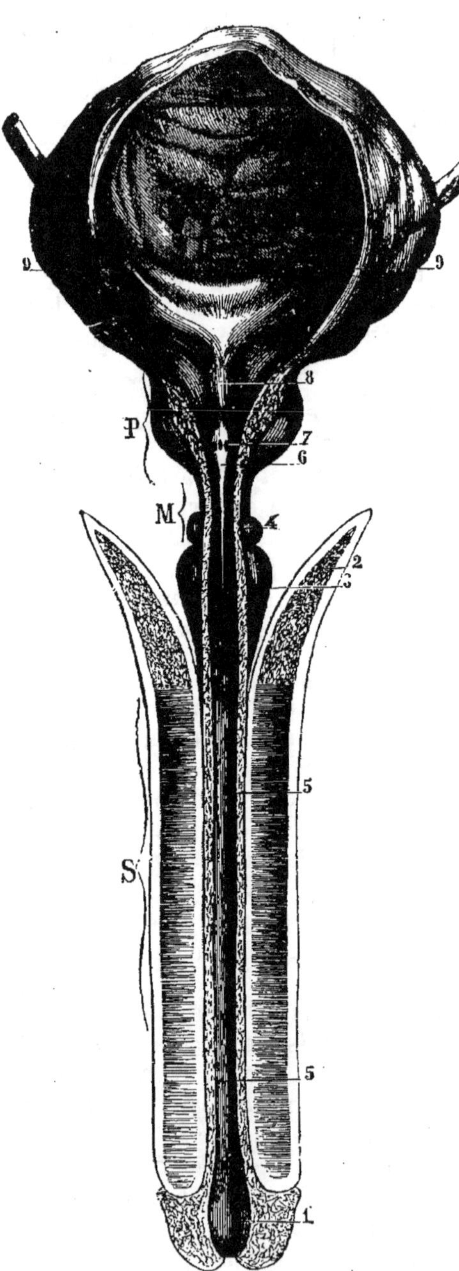

Fig. 343. — Vessie et canal de l'urètre ouverts par la partie supérieure.

P, portion prostatique de l'urètre. — S, M, portion membraneuse. — 1, fosse naviculaire. — 2, l'une des racines des corps caverneux. — 3, bulbe. — 4, glandes de Cooper. — 5, 5, lacunes de Morgagni. — 6, veru-montanum ou crête urétrale. — 7, orifices de l'utricule prostatique et des conduits éjaculateurs sur le veru-montanum. — 8, luette vésicale correspondant au col de la vessie. — 9, 9, embouchure des uretères dans la vessie.

postérieure, un renflement glanduleux, connu sous le nom de prostate. En avant de la prostate, ce canal s'amincit considérablement dans une étendue de 1 centimètre et demi. Il présente ensuite un renflement sur sa face inférieure, et plus loin, à l'extrémité libre, un renflement sur sa face supérieure ; le renflement postérieur constitue le *bulbe*, et le renflement antérieur le *gland*. Entre ces deux renflements, l'urètre est volumineux, à cause de la substance spongieuse qui constitue ses parois. Ce sont ces variétés de conformation qui ont fait diviser l'urètre en trois portions : prostatique, membraneuse et spongieuse.

Rapports de la portion prostatique. — Cette portion de l'urètre est entourée par la prostate, si bien qu'on ne peut pas l'en séparer.

La prostate repose, par sa face inférieure, sur l'aponévrose périnéale moyenne ; elle est située entre les deux muscles releveurs de l'anus, dont elle est séparée par l'aponévrose pubio-rectale. En arrière, elle est en rapport avec l'aponévrose prostato-péritonéale, qui la sépare du rectum ; en avant, elle est séparée de la symphyse pubienne par des veines. (Voy. *Prostate.*)

Rapports de la portion membraneuse. — Appelée *musculeuse* par quelques auteurs, cette portion est divisée, vers sa partie inférieure, en deux parties par l'aponévrose périnéale moyenne qu'elle traverse. La partie qui se trouve située entre la prostate et l'aponévrose moyenne, longue de 1 centimètre environ, est située dans la loge prostatique, et en rapport avec le muscle de Wilson et le plexus de Santorini. La partie qui se trouve en avant de l'aponévrose périnéale moyenne, fort courte, est, en grande partie, recouverte par le bulbe. Entre les deux feuillets de l'aponévrose moyenne, cette portion est en rapport avec le muscle de Guthrie. (Voy. *Périnée.*)

Rapports de la portion spongieuse. — La portion spongieuse est située dans le sillon inférieur des corps caverneux, qu'elle déborde en arrière et en avant. Dans ce sillon, cette portion est maintenue par un dédoublement de la tunique élastique qui entoure la verge.

La partie de l'urètre qui déborde les corps caverneux en arrière, est un renflement connu sous le nom de *bulbe ;* celui-ci est situé sur la face inférieure de l'urètre. Ce renflement présente sur la ligne médiane une petite dépression qui lui donne un aspect bilobé. Il est en rapport, à sa partie supérieure, avec l'aponévrose périnéale moyenne, et à sa partie inférieure, avec le *muscle bulbo-caverneux* qui le recouvre.

La portion spongieuse, qui déborde les corps caverneux en avant et qui termine la verge, constitue le gland. Il coiffe l'extrémité antérieure des corps caverneux, à laquelle il adhère intimement.

Conformation intérieure. — L'urètre est fermé, comme l'œsophage ; ses parois sont appliquées sur elles-mêmes. Cependant, il est très dilatable, et il peut admettre une sonde d'un diamètre supérieur à celui du canal, sonde de 12 millimètres.

En examinant le calibre de ce canal, on voit qu'il n'est pas le même partout, et qu'il existe trois points dilatés et trois points rétrécis. En procédant d'avant en arrière, on trouve un premier point étroit, le *méat urinaire*. En arrière de ce point, est une dilatation correspondant au gland, c'est la *fosse naviculaire;* en arrière de cette dilatation, le canal se rétrécit de nouveau dans toute l'étendue de la portion spongieuse jusqu'au bulbe, où il se dilate de nouveau pour former le *cul-de-sac du bulbe*. Immédiatement en arrière de ce cul-de-sac, se trouve un point plus étroit qui indique le commencement de la portion membraneuse ; ce point s'appelle *collet du bulbe*. Enfin, plus en arrière, est la dilatation prostatique, qui précède l'orifice vésical. Lorsqu'on examine la surface interne de l'urètre, abstraction faite des points dilatés et rétrécis qui viennent d'être indiqués, on remarque des plis longitudinaux dus à la rétractilité de la couche musculeuse. On y remarque aussi des saillies et de nombreux orifices. Un mot d'abord des extrémités du canal.

Le *méat urinaire*, qui forme l'extrémité antérieure, est une fente verticale, de 6 à 7 millimètres de longueur, dont les lèvres sont appliquées l'une contre l'autre. A son niveau, la muqueuse urétrale se continue avec celle du gland. Cet orifice est la partie la moins dilatable de l'urètre ; elle offre de grandes variétés de conformation ; elle est quelquefois si petite qu'on est obligé de l'inciser pour introduire des instruments dans la vessie. Il faut cependant savoir que la blennorragie produit fréquemment l'atrésie du méat urinaire. Chez quelques sujets, le méat est situé un peu plus haut que de coutume, *épispadias;* mais ordinairement il est plus bas, et quelquefois tout à fait au-dessous du gland c'est, dans ces cas, un *hypospadias*.

L'*orifice postérieur*, ou *vésical*, est toujours fermé par la tonicité du sphincter de la vessie. Cet orifice n'a aucune forme déterminée, ou plutôt varie beaucoup quant à sa forme. Cependant, chez les vieillards, il est modifié par la présence de la *luette*, saillie qui s'élève de la paroi inférieure du col, et qui modifie l'aspect de cet orifice. Cette saillie est un obstacle à la miction lorsqu'elle est très développée. Elle a été décrite sous le nom de *valvule du col,* par Mercier, et d'hypertrophie du lobe moyen de la prostate, par Everard Home.

Au niveau de la prostate, on trouve, sur la paroi inférieure du canal urétral, une saillie antéro-postérieure blanchâtre, appelée *verumontanum*, décrite par Eustachi, qui lui donna le nom de *tête de poule*. On l'appelait encore *caroncule*. Cette saillie a, ordinairement, 1 millimètre d'épaisseur, 1 à 2 millimètres de hauteur, et 15 millimètres de longueur ; elle se perd insensiblement en avant et donne naissance à plusieurs petits prolongements appelés *freins* du verumontanum.

Sur le point le plus culminant de cette saillie, on trouve un orifice qui conduit dans une dépression de 1 centimètre de profondeur environ, dépression connue sous le nom d'*utricule prostatique*. Cette dépression est un cul-de-sac, dont on ne connaît pas les usages, placé entre les deux conduits éjaculateurs.

De chaque côté de l'orifice de l'utricule, sur le verumontanum, on trouve un orifice de 1 millimètre de diamètre ; ce sont les orifices des conduits éjaculateurs qui versent le sperme dans l'urètre.

Au même niveau, de chaque côté du verumontanum, on aperçoit une rangée de petits orifices, au nombre de cinq à huit, de chaque côté. Ces orifices, rangés en séries linéaires antéro-postérieures, sont les embouchures principales des conduits prostatiques, par lesquelles s'écoule le produit de sécrétion de la prostate ; on trouve, en outre, de nombreux orifices plus petits.

On trouve encore, le long de la paroi supérieure de l'urètre, sur la portion spongieuse, plusieurs petits orifices qui regardent en avant. Ces orifices conduisent dans des cavités, ou *lacunes de Morgagni*. Ils sont, quelquefois, un obstacle à l'introduction de la sonde dans la vessie, parce que l'instrument peut s'engager dans l'un d'eux. C'est à cause de la conformation intérieure de l'urètre qu'on recommande d'introduire la sonde en rasant avec le bec la paroi inférieure dans la portion spongieuse, et la paroi supérieure dans les portions prostatique et membraneuse. Les lacunes de Morgagni n'existent pas uniquement à la paroi supérieure de l'urètre ; elles existent sur toute sa surface, mais elles sont plus nombreuses en haut. Ces orifices ne sont autre chose que les embouchures des canaux des glandes de Littre. Morgagni avait donné le nom de *foramina* aux plus grands, et de *foraminula* aux autres.

Structure.

Dans l'étude de la structure de l'urètre, nous avons à examiner, en allant de dedans en dehors : 1° la couche muqueuse ; 2° la couche musculaire ; 3° les tissus qui recouvrent la couche musculaire et dans lesquels nous trouvons la prostate, le bulbe, le gland, etc.; 4° enfin, les vaisseaux et les nerfs.

1° *Muqueuse de l'urètre*.

Généralement blanche, la muqueuse urétrale présente une coloration rosée au niveau de la portion musculeuse et de la région naviculaire, coloration due à la stase sanguine. Elle est très adhérente à la couche musculaire par sa face externe.

La muqueuse offre des *papilles* très petites dans la fosse naviculaire, disposées en séries linéaires, et pouvant occuper une étendue de 1 à 4 centimètres, à partir du méat urinaire, selon Jarjavay. D'après le même observateur, ces papilles seraient dis-

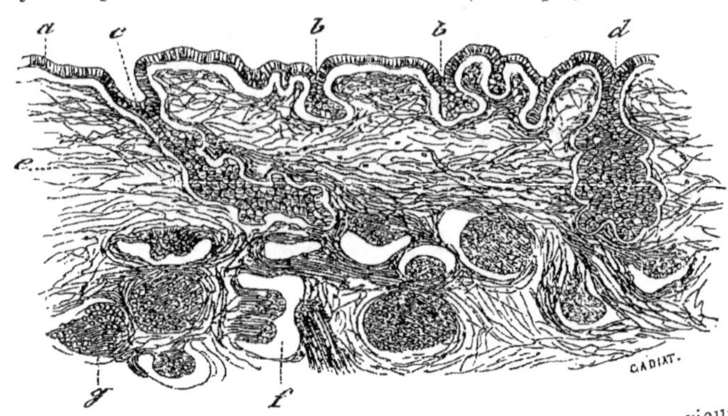

Fig. 344. — Muqueuse de l'urètre de l'homme, portion spongieuse. — *a*, couche épithéliale. — *b*, follicules. — *c*, glandes en grappe à trajet oblique. — *d*, grosse glande en grappe à trajet perpendiculaire. — *e*, trame élastique de la muqueuse. — *f*, tissu érectile. — *g*, faisceaux musculaires du tissu érectile (Cadiat).

posées en triangle à sommet postérieur, sur la paroi supérieure de l'urètre. Sappey dit avoir constaté l'existence des papilles sur toute l'étendue de la muqueuse urétrale.

On voit encore, à la surface de la muqueuse, un grand nombre d'ouvertures : utricule prostatique, conduits éjaculateurs, lacunes de Morgagni, orifices des glandes de Cowper, de la prostate, des glandes de Littre. On y voit, de plus, la valvule de Guérin, ainsi que le veru-montanum.

La *valvule de Guérin* (1) est un repli muqueux situé à la paroi supérieure de la fosse naviculaire, à 2 ou 3 centimètres en arrière du méat urinaire ; elle limite, entre elle et la paroi de l'urètre, un cul-de-sac de 4 à 6 millimètres de profondeur. Sappey affirme que cette valvule n'existe pas, que c'est tout simplement la partie postérieure de l'orifice d'un conduit de glande. Mais Sappey est dans l'erreur. Les médecins qui ont l'habitude du cathétérisme n'oseraient pas en nier l'existence.

Le *verumontanum*, ou *crête urétrale*, qui offre à son sommet l'ouverture de l'utricule prostatique, et, sur les côtés, l'embouchure des conduits éjaculateurs, est une saillie d'un centimètre et demi de longueur. De même que les quatre ou cinq replis, ou

(1) La valvule de Guérin manquerait onze fois sur soixante-dix (Jarjavay).

freins, qui naissent de ce point, le veru-montanum est formé de fibres élastiques et de fibres musculaires, ces dernières dirigées surtout longitudinalement.

La muqueuse urétrale offre à étudier la couche épithéliale, le derme, chorion muqueux, ou muqueuse proprement dite, et des glandes.

Épithélium. — L'épithélium de l'urètre est un *épithélium pavimenteux stratifié* dans une étendue de 1 à 3 centimètres à partir du méat urinaire. La couche profonde est formée de petites cellules cubiques, au-dessus desquelles se voient plusieurs rangées de cellules aplaties, à noyau distinct, jusque dans les couches superficielles.

Dans le reste de l'urètre, l'épithélium a beaucoup d'analogie avec celui du reste des voies urinaires, mais il présente plusieurs des caractères de l'épithélium cylindrique. Il doit cependant présenter des modifications, puisque les auteurs l'ont décrit souvent d'une manière différente. Les uns l'ont dit épithélium cylindrique simple, d'autres, épithélium cylindrique stratifié, d'autres enfin, épithélium pavimenteux. Ce qui le distingue surtout de l'épithélium vésical, c'est qu'il absorbe avec une grande facilité, instantanément pour ainsi dire, tandis que l'épithélium vésical s'oppose absolument à l'absorption.

L'épithélium urétral est formé d'une couche profonde de petites cellules polyédriques. C'est la couche basale, ou couche de cellules de remplacement. Les cellules moyennes forment plusieurs couches ; elles sont ovales, allongées et se terminent par une sorte de queue à leur extrémité profonde. Leur protoplasma est granuleux et leur noyau gros et ovalaire. Les cellules de la couche superficielle sont disposées sur une seule rangée, et elles sont creusées, à leur face profonde, de petites dépressions dans lesquelles s'emboîtent les cellules sous-jacentes.

Chorion muqueux. — La muqueuse proprement dite est représentée par une mince couche de tissu conjonctif, au milieu duquel on trouve une prodigieuse quantité de fibres élastiques anastomosées en réseau serré. Ce réseau élastique est extrêmement adhérent à la couche musculeuse sous-jacente.

Glandes muqueuses. — Elles sont abondantes dans les trois portions de l'urètre.

1° Dans la portion prostatique, elles offrent la plus grande analogie avec les glandes qui constituent la prostate ; seulement elles sont plus petites ; elles s'ouvrent en grand nombre sur toute la périphérie du canal, au niveau du tiers postérieur ou vésical de la portion prostatique. En avant de ce point, les orifices de ces glandes forment un pointillé irrégulier à la paroi supérieure, et des séries linéaires très régulières, entre les freins du verumontanum, à la paroi inférieure.

Les culs-de-sac et les conduits de ces glandes sont tapissés par un épithélium cylindrique.

2° Dans la portion membraneuse et dans la portion spongieuse, ces glandes sont connues, depuis 1700, sous le nom de *glandes de Littre* (1). Ces glandes se montrent principalement sur la paroi supérieure ; elles sont moins nombreuses sur les autres points. Les plus volumineuses ont de 3 à 4 millimètres de diamètre ; leurs canaux excréteurs ont une longueur de 2 à 10 millimètres. Elles ont la forme de glandes en grappe dont les culs-de-sac seraient un peu longs, flexueux et inégaux.

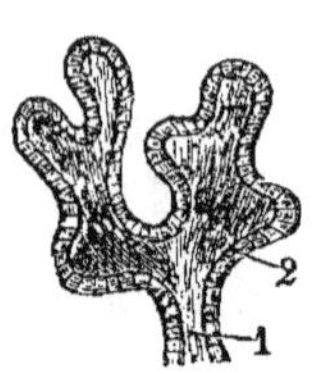

Fig. 345. — Petite glande urétrale prise dans la fosse naviculaire (grossissement, 50).

1, conduit excréteur. — 2, épithélium de la glande.

Les conduits et les culs-de-sac de ces glandes sont tapissés par un épithélium polyédrique, se rapprochant autant du pavimenteux que du cylindrique.

La direction des canaux excréteurs des glandes de Littre offre ceci de particulier, que le canal traverse obliquement la muqueuse d'arrière en avant. Le corps de ces glandes est situé dans la couche musculeuse, quelquefois plus profondément ; il sécrète un mucus grisâtre, très visqueux.

Lacunes de Morgagni (2). — Ce sont des ouvertures que Morgagni a signalées en 1706, et qu'il a divisées en deux espèces : les grandes et les petites, *foramina* et *foraminula*. Les auteurs les signalent comme des culs-de-sac pouvant atteindre un centimètre. Kölliker dit qu'elles ne sont pas constantes, et qu'elles n'offrent aucun caractère glanduleux. D'un autre côté, Robin, Verneuil et Sappey, qui paraissent les avoir étudiées avec soin, affirment que ces lacunes sont les ouvertures des glandes de Littre.

2° Couche musculaire de l'urètre.

Au-dessous de la muqueuse, on trouve une tunique musculaire sur toute l'étendue du canal. On y rencontre les deux sortes de muscles : des muscles lisses et des muscles striés.

Muscles lisses de l'urètre. — Ils forment deux plans : un plan profond longitudinal, et un plan superficiel circulaire. Les *fibres longitudinales* semblent faire suite aux fibres en réseau de la

(1) Littre (Alexis), né en 1658, mort en 1725, chirurgien à Paris.

(2) Les *lacunes de Morgagni* avaient été signalées, avant Morgagni, par Plazzoni, médecin à Padoue, en 1621.

couche musculeuse de la vessie ; elles sont immédiatement appliquées contre le chorion muqueux, dont le réseau élastique pénètre entre les fibres musculaires. Les *fibres circulaires* entourent les précédentes, mais elles sont beaucoup moins nombreuses.

D'une manière générale, les fibres musculaires lisses sont beaucoup moins abondantes au niveau de la portion spongieuse ; elles sont, au contraire, nombreuses dans les régions prostatique et membraneuse. Dans ces deux régions, les fibres circulaires sont tellement accusées, qu'on leur a donné le nom de *sphincter urétral involontaire*, ou *sphincter vésical interne* de Henle. Au niveau de la prostate et de la portion membraneuse, on trouve des fibres musculaires, même dans le chorion muqueux.

Les faisceaux de fibres sont réunis par une petite quantité de tissu conjonctif et par le prolongement du réseau élastique du chorion muqueux. On pourrait considérer ces deux couches comme n'en formant qu'une seule, tant elles sont adhérentes. Les glandes muqueuses sont disséminées entre les faisceaux musculaires.

Muscles striés de l'urètre. — Les fibres musculaires striées sont situées en dehors des précédentes ; elles occupent toute l'étendue de la paroi supérieure des portions prostatique et membraneuse. Ces fibres se confondent, en avant, avec celles qui sont décrites, autour de la portion membraneuse, sous le nom de *muscle orbiculaire de l'urètre* ou de *sphincter urétral*. Elles constituent, entre la portion membraneuse et le col de la vessie, une couche de *fibres musculaires striées*, placée sur la partie antérieure de l'urètre seulement, en avant des lobules de la prostate, et formant des arcs musculaires à concavité postérieure : c'est le *sphincter vésical externe de Henle* (Kölliker).

Le *sphincter urétral* est formé par des *fibres striées*, régulièrement circulaires et non entre-croisées : il a une épaisseur de 5 à 6 millimètres et une longueur de 12 à 14 millimètres ; il adhère en haut au muscle de Wilson, composé de fibres lisses. C'est le sphincter urétral qui est le siège du spasme de l'urètre ; il peut empêcher le passage de la sonde, même après la mort, car il conserve une rigidité assez prononcée.

3° *Tissus placés en dehors de la tunique musculeuse.*

Ces tissus sont celui de la prostate et le tissu spongieux de l'urètre.

A. *Prostate* (1).

La prostate est un organe musculo-glandulaire situé dans

____

(1) Hérophile appelait *parastates variqueuses* les vésicules séminales, et *pa-*

le périnée, au niveau du col vésical, autour de l'urètre.

Forme. — La prostate a la forme d'un cône qui aurait été comprimé de haut en bas.

Direction. — Son axe est oblique d'arrière en avant, et de haut en bas.

Volume. — Son volume, d'après Sappey, n'augmenterait pas chez les vieillards, comme la plupart des auteurs le pensent, et lorsque cette augmentation de volume se montre, elle serait due à un état pathologique. D'après cet anatomiste, les dimensions de cet organe seraient les suivantes. Diamètre transversal, 42 millimètres ; diamètre antéro-postérieur, 27 millimètres. Longueur de la face antérieure, 24 millimètres ; longueur de la face postérieure, 3 centimètres. Il est certain, au contraire, que cet organe s'hypertrophie par les seuls progrès de l'âge.

Couleur. — Cette glande a une couleur jaune rougeâtre.

Consistance. — Elle est très dure au toucher, elle crie presque sous le scalpel. On peut la sentir facilement par le toucher rectal.

Rapports intérieurs. — La prostate est traversée par plusieurs organes. Elle présente à sa partie antérieure le canal urétral. Ce canal traverse complètement la glande, mais il est plus rapproché de sa face antérieure. Il y a union intime entre les parois du canal et la glande prostate. Si l'on prend le centre du canal et qu'on mesure la distance qui le sépare de la surface de la prostate, on trouve qu'il est séparé : 1° de la face antérieure par un intervalle de 5 millimètres ; 2° de la face postérieure par un intervalle de 17 millimètres ; 3° de la face latérale par un intervalle de 15 millimètres. Un intervalle de 25 millimètres le sépare du point qui réunit la face postérieure à la face latérale. C'est à cause de la plus grande longueur de ce rayon que les chirurgiens incisent la prostate en arrière et en dehors pour extraire les calculs de la vessie, dans l'opération de la *taille*.

La prostate est traversée, en outre, par les conduits éjaculateurs (voy. plus haut). On trouve également dans son épaisseur, entre ces conduits, l'utricule prostatique. Enfin, les conduits pros-

---

rastates glanduleuses, ou *prostates*, les deux lobes de la prostate qu'il supposait séparés.

Galien admettait l'existence de quatre ouvertures dans l'urètre, deux appartenant aux parastates variqueuses et deux aux glandes prostates.

Les anciens anatomistes admettaient l'existence de deux glandes prostates chez la femme, sécrétant une liqueur semblable au liquide prostatique de l'homme.

Vésale et Varole démontrèrent plus tard que la prostate n'est pas double.

Prostate, de πρo, en avant et στάω, je me tiens.

tiques traversent cette glande pour s'ouvrir sur la paroi inférieure du canal urétral. Ajoutons, pour terminer, que l'extrémité antérieure des vésicules séminales et celle des canaux déférents s'enfoncent dans la partie postérieure de la glande.

Rapports extérieurs. — La prostate présente quatre faces ; antérieure, postérieure, latérales, une base et un sommet.

La face antérieure est séparée du pubis par un intervalle de 2 à 3 centimètres ; elle est en rapport avcc les ligaments antérieurs de la vessie et le plexus de Santorini. La face postérieure est séparée du rectum par la couche de tissu fibro-musculaire, dite *aponévrose prostato-péritonéale*. Elle repose, par sa partie inférieure, sur la face supérieure de l'aponévrose périnéale moyenne.

Les faces latérales sont en rapport avec la face interne du releveur de l'anus et avec une couche de tissu cellulo-musculaire, dite *aponévrose pubio-rectale*, qui les séparent de ce muscle.

La base embrasse le col vésical et reçoit l'extrémité antérieure des vésicules séminales et des canaux déférents.

Le sommet entoure l'urètre ; il est situé sur la limite de la portion musculeuse, en arrière et au-dessous de la symphyse pubienne et du plexus veineux de Santorini.

Structure. — La prostate diffère des autres glandes en ce que les lobules donnent naissance à des conduits excréteurs qui s'ouvrent isolément dans l'urètre ; elle en diffère encore par la disposition des acini autour des canaux excréteurs. On trouve dans la prostate : les lobules de la glande, du tissu musculaire à fibres lisses et du tissu musculaire à fibres striées, du tissu conjonctif, l'utricule prostatique, des vaisseaux et des nerfs.

a. *Lobules et culs-de-sac glandulaires de la prostate.* — Si l'on examine avec soin la muqueuse de l'urètre, dans l'épaisseur de la prostate, on peut voir qu'il y existe de 50 à 60 petites ouvertures, indépendamment des ouvertures microscopiques des glandes muqueuses. Les orifices les plus volumineux sont situés sur la paroi inférieure du canal. Ce sont les embouchures des canaux excréteurs de la glande, qui rayonnent en tous sens et qui, en se divisant et se subdivisant, arrivent aux acini et aux culs-de-sac glandulaires.

La prostate est donc un assemblage d'un certain nombre de glandules, 40 à 50, de dimensions différentes ; le chiffre de 12 à 15, admis autrefois, est certainement trop faible.

Si l'on prend l'un de ces *canaux excréteurs* qui rayonnent à partir de l'urètre, on voit qu'il est bosselé et tortueux, et qu'il se divise en rameaux de plus en plus petits qui deviennent canaux sécréteurs, dès qu'ils ont moins de 200 μ. La paroi du canal excré-

PLANCHE X. — Coupe transversale du bassin au niveau de la prostate.
(Demi-grandeur.)

Ce dessin a été fait en 1870 par Léveillé au Val-de-Grâce, pendant le siège de Paris. C'est la reproduction d'une coupe très heureuse faite sur le cadavre congelé d'un soldat pendant les froids les plus rigoureux. La scie fut employée d'abord, puis le couteau. Les détails de cette coupe sont des plus intéressants. Elle passe par le milieu du pubis et des grands trochanters, à 4 centimètres au-dessus de l'anus, immédiatement au-dessous de la pointe du coccyx. (Pour se rendre bien compte des détails de cette figure, il faut se rappeler que l'inclinaison du bassin est si considérable que la face antérieure du pubis est plutôt inférieure. Cette inclinaison est telle qu'un instrument introduit horizontalement au-dessus du pubis et venant en arrière, passerait par le col de la vessie et au-dessous du sommet du coccyx.)

i i, ischions. — FF, tête du fémur. — 1, muscle grand fessier. (*Os coxal*, lèvre externe de la crête iliaque, tiers post. de la fosse iliaq. ext., aponévrose lombaire, grand lig. sacro-sciatique, coccyx, et *fémur*, branche de bifurc. sup. et ext. de la ligne âpre ; an. par le n. fessier inférieur, reçoit l'artère fessière ; rot. de la cuisse en dehors. Ce muscle et les pelvi-trochantériens produisent la rotation en dehors dans la fracture du col du fémur.) — 2, partie inférieure du moyen fessier sur le grand trochanter. (*Os coxal*, partie moy. de la fosse iliaq. ext. et *fémur*, face ext. du grand trochanter ; an. par n. fessier sup.; reçoit artère fessière ; abducteur de la cuisse ; rotateur en dedans, par les fibres ant. et rotateur en dehors par les fibres post. ; ce sont les fibres ant. du moy. fessier et du petit fessier qui, seules, produisent la rotation de la cuisse en dedans.) — 3, tenseur du fascia lata. (*Os coxal*, partie ant. de crête iliaque et *tibia*, tubérosité ext. an. par le n. fessier sup.; ext. de la jambe et abd. de la cuisse C'est ce muscle qui, avec le petit et moyen fessier, fait remonter le fragment inférieur dans les fractures du col du fémur, de manière à produire le raccourcissement du membre.) — 4, droit ant. de la cuisse. (*Os coxal*, épine iliaq. ant. et inf., et base de la *rotule* ; an. par n. crural ; ext. de la jambe, fléchisseur de la cuisse.) — 5, couturier. (*Os coxal*, épine iliaq. ant. et sup. et *tibia* face int.; an. par n. musculo-cutané ; fléchisseur de la jambe, fléchis. et abducteur de la cuisse.) et 6, psoas iliaque. (*Os coxal*, fosse iliaque int., parties latérales du corps de la 12e *dorsale* et des 4 *premières lombaires* et *fémur*, petit trochanter ; an. par n. crural ; fléchisseur de la cuisse et abducteur.) — 7, 7, pectiné, en arrière des vaisseaux fémoraux. (*Os coxal*, crête pectinéale et *fémur*, branche de bifurcation sup. et int. de la ligne âpre allant au petit trochanter ; an. par n. musculo-cutané int.; adducteur de la cuisse.) — 9, 10, insertion des obturateurs et des jumeaux au grand trochanter. (Tous rotateurs de la cuisse en dehors ; vont de l'os coxal à la partie int. du grand trochanter ; an. par br. collatér. du plexus sacré. Concourent à la rotation de la cuisse en dehors dans la fracture du col du fémur.) — 11, 11, tendon de l'obturateur interne à son point de réflexion sur l'ischion. (*Os coxal*, bord du *trou obturateur*, membrane obturatrice et *fémur*, face int. du trochanter ; tendon réfléchi ; an. par plexus sacré ; rotateur de la cuisse en dehors.) — 12, obturateur externe, séparé du précédent par la membrane obturatrice. — 13, coupe du droit interne de la cuisse. (*Os coxal*, face ant. du *pubis*, et *tibia* face int., où il concourt à former la *patte d'oie* ; an. par n. obturateur ; adducteur de la cuisse et fléchisseur de la jambe.) — 14, releveur de l'anus se confondant avec celui du côté opposé en arrière du *rectum* ; an. par plexus sacré ; (*Ligne fibreuse* étendue du pubis à l'épine sciatique et partie inf. du *rectum* ; an. par plexus sacré ; élève l'anus et tend à l'ouvrir pendant la défécation ; forme la paroi int. de la fosse ischio-rectale ; en rapport, en dedans, avec l'aponévrose pubio-rectale et le péritoine. La coupe a eu lieu au-dessus du tiers inférieur.) — 15, coupe du cordon spermatique. — 16, ganglion inguinal profond situé dans le canal crural, c'est-à-dire dans le dédoublement de l'aponévrose fémorale en avant du pectiné. — 17, ganglions inguinaux superficiels situés dans le tissu cellulaire souscutané. — 18, 19, veine fémorale et artère fémorale situées également entre les deux feuillets de l'aponévrose fémorale. — 21, coupe du nerf crural dans la gaine du psoas-iliaque. — 22, aponévrose fémorale recouvrant le fascia iliaca et le psoas iliaque. — 23, 23, nerf obturateur. (Branche term. du plexus lombaire, se rend aux trois adducteurs, au droit interne et à l'obturateur externe.) — 25, coupe du rectum. (Entre le rectum et la prostate, il y a l'aponévrose prostato-péritonéale.) — 24, coupe de la prostate, de la portion prostatique de l'urètre, du *veru montanum* et des canaux éjaculateurs. (Dans la taille latéralisée et dans la taille bilatérale, on divise la prostate de l'urètre au côté externe du rectum ; c'est la voie de sortie du calcul. La prostatite est très douloureuse, les matières fécales, en traversant le rectum, augmentent la douleur ; par le doigt, introduit à 4 ou 5 centimètres dans le rectum, on se rend compte de la résistance du tissu de la prostate, de la douleur et de la fluctuation.) — 26, coupe des veines formant le plexus de Santorini. — 27, symphyse pubienne. — 28, feuillet superficiel, ou antérieur, de l'aponévrose fémorale passant au-devant des vaisseaux fémoraux et séparant les ganglions inguinaux superficiels des ganglions profonds. — 29, 30, feuillet profond de l'aponévrose fémorale séparant les vaisseaux fémoraux du pectiné et du psoas-iliaque. Ce feuillet forme avec le précédent la gaine des vaisseaux fémoraux. — 30, nerf grand sciatique en arrière du tendon. (Unique branche term. du plexus sacré, s'étend jusqu'au bout des orteils ; nerf *mixte* donnant le mouvement aux muscles post. de la cuisse et au grand adducteur, à tous les muscles de la jambe et à tous les muscles du pied, il donne la *sensibilité* à tout le membre inférieur, à partir du genou, excepté à la face interne de la jambe, au bord int. du pied et au bord int. du gros orteil.)

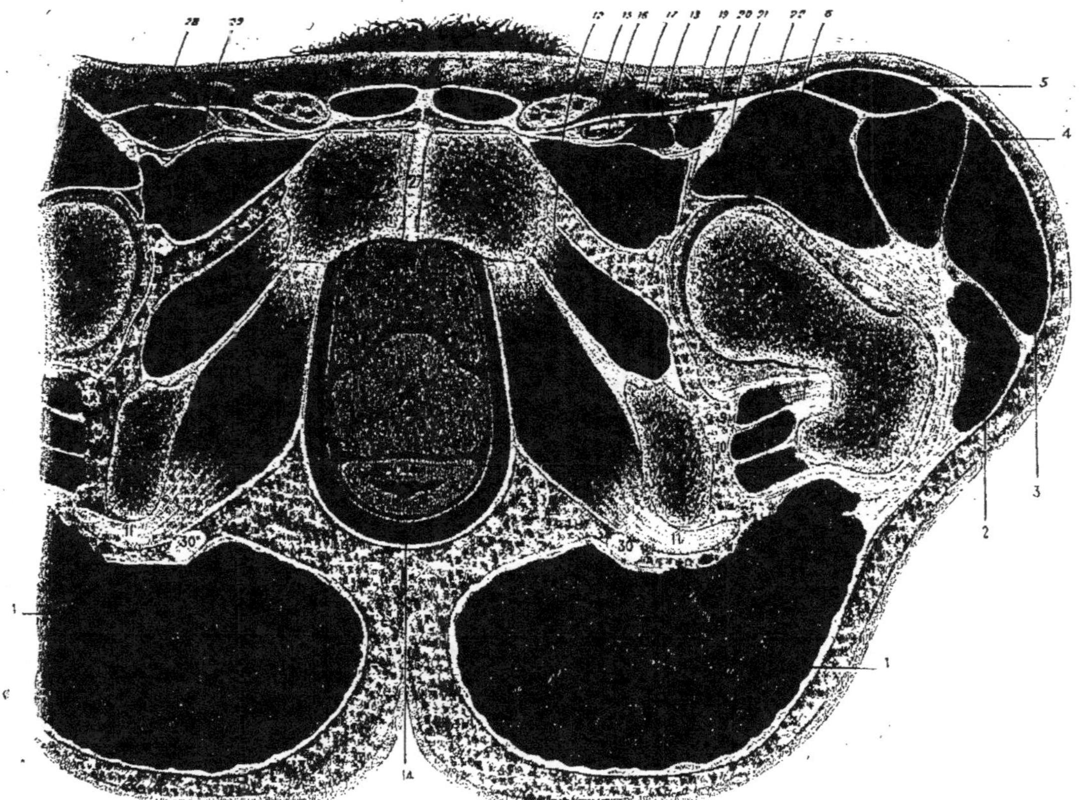

J.-A. Fort *prep.*

E. Jacquemin *ad nat. del.*

PLANCHE X. — Coupe transversale du bassin au niveau de la prostate

teur est formée de fibres de tissu conjonctif et d'une quantité au moins égale de fibres musculaires lisses, sans fibres élastiques. Un *épithélium cylindrique* tapisse le canal excréteur.

Les canaux excréteurs de la prostate ne se divisent pas dichotomiquement à partir de leur embouchure ; ils forment, ordinairement, un conduit central autour duquel viennent s'échelonner, sans ordre, des conduits plus petits. Ceux-ci reçoivent de la même manière l'insertion des canaux sécréteurs.

La *portion sécrétante* de chaque glandule est constituée par des canaux sécréteurs et des culs-de-sac. La disposition des *culs-de-sac* est remarquable ; il n'y a pas, à proprement parler, d'acini ; chaque cul-de-sac s'ouvre isolément dans les canaux sécréteurs, et il est séparé des culs-de-sac les plus voisins par un intervalle de 10 à 90 μ.

Les *culs-de-sac* ou *vésicules glandulaires* sont sphériques, ou allongés en poire, souvent aplatis. Leur diamètre est de 70 à 100 μ ; leur longueur, de 300 à 400 μ (Robin) (le diamètre serait de 110 à 220 μ selon Kölliker). La paroi propre du cul-de-sac a de 2 à 3 μ ; elle est adhérente à la trame et se déchire facilement. D'après Langherans, on trouve deux variétés de cellules : 1° des *cellules cylindriques*, 2° des *cellules cubiques ou sphériques* situées entre les premières.

Les *tubes sécréteurs*, qui reçoivent directement la plupart des culs-de-sac, ont aussi une paroi propre et le même revêtement épithélial.

La prostate sécrète le liquide prostatique, destiné à lubrifier les parois urétrales et à faciliter le passage du sperme (1).

Concrétions prostatiques. — Connues encore sous le nom de *calculs prostatiques*, ces concrétions se développent dans les culs-de-sac de la glande ; leur nombre augmente avec l'âge. Ces calculs finissent par remplir les culs-de-sac et même par les dilater ; cette dilatation des culs-de-sac par les concrétions serait la cause de l'augmentation de volume de la prostate chez le vieillard, selon Sappey, qui ne veut pas voir une hypertrophie dans cette augmentation.

L'hypertrophie de la prostate détermine, quelquefois, une saillie qui soulève la muqueuse de l'urètre sur la paroi inférieure de la région prostatique. C'est cette saillie qui est connue, depuis Lieutaud, sous le nom de *luette vésicale;* c'est ce que Everard Home a appelé le *développement du lobe moyen de la pros-*

(1) Avant de Graaf, les anatomistes croyaient que la prostate donnait une partie de la liqueur spermatique et que les testicules n'étaient pas d'une absolue nécessité.

tate, expression impropre, puisqu'il n'y a pas de lobe moyen.

Les calculs prostatiques sont petits lorsqu'ils ne sont pas trop anciens; ils sont formés de couches stratifiées, et quelques-uns ressemblent à des grains d'amidon, en raison de cette stratifica-

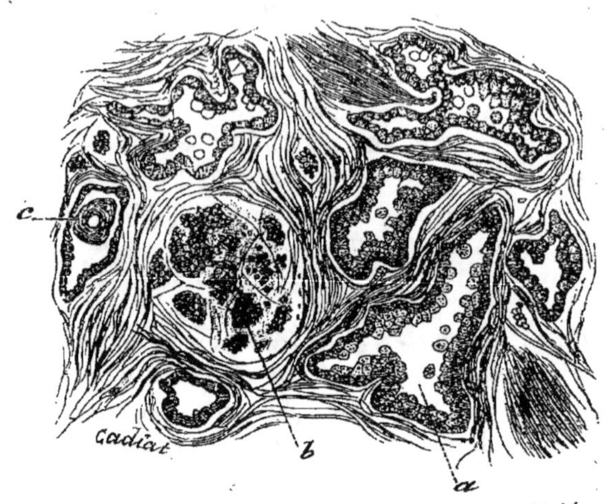

Fig. 346. — Coupe de la prostate d'un supplicié.

a, cavité glandulaire. — *b*, faisceaux de fibres musculaires. — *c*, calcul prostatique (Cadiat).

tion des couches. Ils sont formés d'une matière azotée, protéique, soluble dans l'acide acétique. Il est rare qu'ils atteignent la dimension d'un millimètre.

b. *Trame musculaire et conjonctive*. — Tous les lobules convergent vers l'urètre; ils sont nettement séparés les uns des autres par du tissu conjonctif et du tissu musculaire qui s'insinuent entre les culs-de-sac, les lobules et les canaux. Les fibres musculaires lisses forment de gros faisceaux mélangés à du tissu conjonctif. Ces faisceaux musculaires sont, pour la plupart, en continuité avec le tissu musculaire qui entoure la glande. Ils diminuent de nombre à mesure qu'on avance en âge, et ils forment les deux tiers de l'organe, chez les jeunes sujets (Sappey).

c. *Enveloppe conjonctive et musculaire*. — Les faisceaux musculaires qui sortent de la glande s'étalent à sa surface et se mélangent à une petite quantité de tissu conjonctif et à quelques éléments élastiques, pour former à la glande une enveloppe très mince. Indépendamment de cette enveloppe, il en existe une autre formée aussi de tissu musculaire lisse et d'une plus grande quantité de tissu conjonctif, enveloppe très accusée surtout sur les côtés, en arrière et en bas; elle est formée par les lames fibromusculaires, connues sous les noms d'*aponévroses latérales de la prostate* et *aponévrose prostato-péritonéale*. Ces deux enveloppes sont unies à la glande par des faisceaux musculaires, par des vaisseaux et par des nerfs.

Répartition du tissu musculaire strié et du tissu musculaire lisse. — Outre les *fibres musculaires lisses* dont il vient d'être question, qui cheminent entre les lobules où qui entourent la glande, nous rappellerons les fibres lisses nombreuses qui se trouvent tout autour de l'urètre dans l'épaisseur même de la prostate. Les fibres sous-muqueuses sont longitudinales ; elles sont entourées par un plan épais de fibres circulaires, qui occupe toute la longueur de la prostate, depuis la partie antérieure de cette glande jusqu'au sphincter de la vessie, auquel elles semblent faire suite. Nous avons dit plus haut que cette couche circulaire était appelée par quelques anatomistes, Henle entre autres, *sphincter vésical interne*, on ne sait trop pourquoi, et mieux *sphincter de la prostate*. C'est au milieu de toutes ces fibres, entourant la portion prostatique de l'urètre, que se trouvent les glandes muqueuses, s'ouvrant par une quantité infinie d'orifices microscopiques à côté de ceux des glandules de la prostate qu'on voit à l'œil nu, si l'on a soin de presser cette glande pour en faire sourdre le liquide.

Des *fibres musculaires striées* se montrent à la périphérie de la prostate. Elles existent surtout en avant ; nous en avons déjà parlé avec la couche musculeuse de l'urètre, et nous avons vu qu'elles forment des arcs juxtaposés, à concavité postérieure et inférieure, étendus du muscle orbiculaire de l'urètre au col de la vessie. Ces fibres constituent le muscle *sphincter vésical externe* de Henle, ou *sphincter volontaire*, quoiqu'elles n'entourent pas complètement l'urètre. Les extrémités de ces fibres se confondent latéralement avec l'enveloppe fibro-musculaire de la prostate.

On trouve *d'autres fibres musculaires striées* dans cette glande : quelques-unes existent sur les côtés et en arrière, sur l'enveloppe fibro-musculaire ; elles font suite aux releveurs de l'anus, dont quelques fibres pénètrent dans l'enveloppe de la glande.

Si l'on considère, en outre, que des fibres se portent du corps de la vessie et de la partie antérieure du rectum dans la prostate, on comprendra combien il doit être difficile d'établir une limite bien nette entre ce qui appartient à cette glande et ce qui revient aux parties voisines.

d. *Utricule prostatique.* — L'utricule prostatique est un petit tube, d'un centimètre de longueur en moyenne, en forme de cul-de-sac, situé dans l'épaisseur de la prostate, parallèlement aux deux conduits éjaculateurs qu'il sépare. Son embouchure est située sur le sommet du verumontanum ; le fond, le cul-de-sac, est

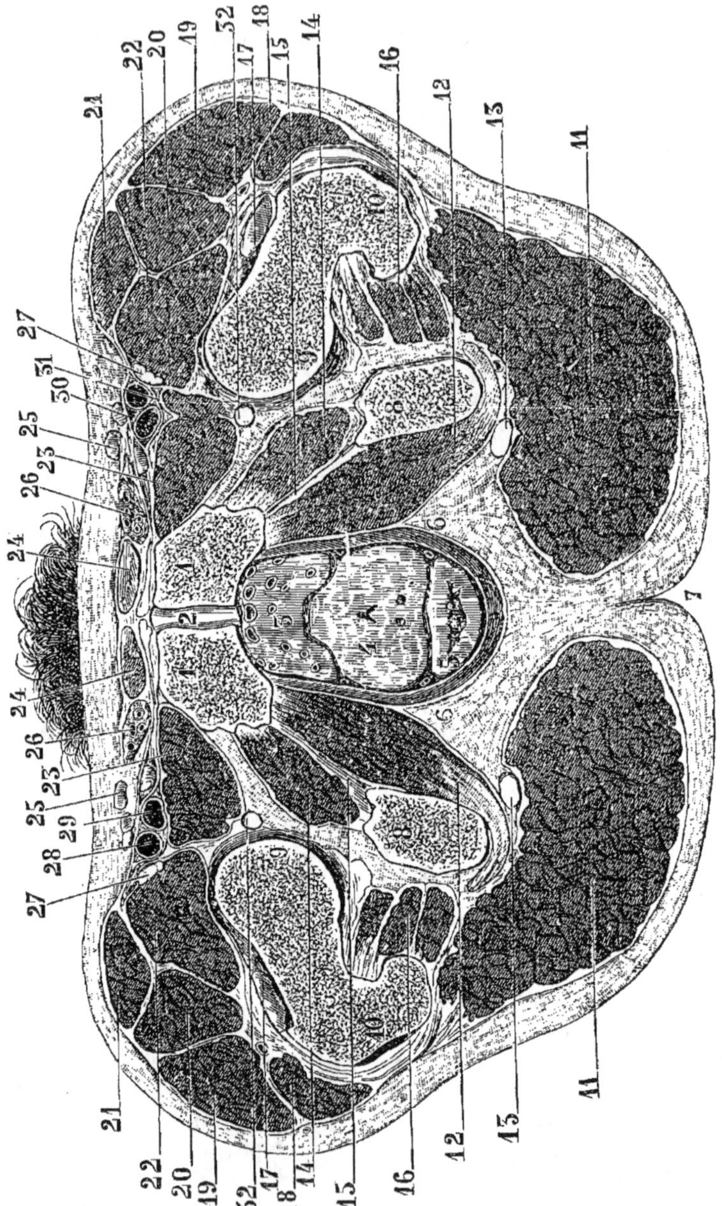

Fig. 347. — Coupe transversale du bassin passant par l'ischion, le pubis,
le grand trochanter et la prostate, au-dessous du coccyx.

(Cette coupe, comme plusieurs autres, contenues dans cet ouvrage, a été
faite au Val-de-Grâce, pendant le siège de Paris, sur le corps d'un militaire
de vingt-deux ans. Le sujet était congelé ; la température était à 16° au-dessous

dirigé en arrière. Cet organe est quelquefois rudimentaire ; dans certains cas, il dépasse la prostate en arrière.

Deux couches le constituent : une couche superficielle épithéliale et une couche profonde fibro-musculaire. La première est un *épithélium pavimenteux stratifié*, selon Tourneux ; il a une épaisseur totale de 40 μ. environ. Cet épithélium est pourvu de cils vibratiles chez certains animaux, comme le cheval.

La *couche fibro-musculaire*, d'une couleur blanc jaunâtre, est formée de tissu conjonctif, de fibres élastiques et de fibres musculaires lisses ; ces dernières sont plus abondantes vers le fond de l'utricule qu'au niveau de son ouverture. La couche fibreuse adhère aux glandules de la prostate, et, sur les côtés, aux canaux éjaculateurs.

Des *glandes* existent dans la paroi de l'utricule : ce sont de petites glandes en grappe, analogues aux glandules prostatiques, les plus grosses atteignant à peine un tiers de millimètre. Il y en aurait de 120 à 150 (Sappey). On y trouve souvent des calculs concentriques formés de matière azotée, comme dans les glandes prostatiques ; de même que ceux de la prostate, ils se montrent de préférence chez le vieillard.

L'utricule prostatique est le vestige de la portion inférieure du *conduit de Müller* du fœtus, l'analogue de l'utérus de la femme.

L'orifice de l'utricule est limité, sur les côtés, par deux faisceaux musculaires longitudinaux du verumontanum, qui ferment, pour ainsi dire, l'ouverture ; les glandes de la paroi exalent un liquide visqueux qui remplit l'utricule et qui comprime les canaux éjaculateurs. Au moment de l'éjaculation, les canaux éjaculateurs, dilatés par le sperme, chassent ce liquide dans l'urètre.

L'*utricule prostatique* n'est pas constant. Cette dépression

de 0°. Après l'action de la scie, nous avons enlevé une mince couche de tissu au moyen d'un long couteau bien tranchant. Ce dessin est très exact ; il a été minutieusement décalqué et dessiné par le Dr Julien, alors mon aide-major aux ambulances-baraques du Luxembourg, annexées au Val-de-Grâce, et par Léveillé.)

1, 1, coupe du pubis. — 2, fibro-cartilage de la symphyse pubienne. — 3, intervalle rempli de tissu conjonctif dans lequel on voit la coupe de plusieurs vaisseaux. — 4, coupe de la prostate ; on y voit la section de l'urètre et des canaux éjaculateurs. — 5, coupe du rectum près de l'anus. — 6, 6, tissu cellulo-adipeux des fosses ischio-rectales et les deux muscles releveurs de l'anus se continuant en arrière du rectum. — 7, partie inférieure de la rainure interfessière. — 8, 8, coupe de l'ischion. — 9, 9, tête du fémur. — 10, 10, grand trochanter. — 11, 11, grand fessier. — 12, 12, obturateur interne dont on voit le tendon contournant la partie postérieure de l'ischion. — 13, 13, grand nerf sciatique. — 14, 14, portion adhérente de l'obturateur externe. — 15, 15, coupe de la membrane obturatrice. — 16, 16, portion des muscles pelvi-trochantériens s'insérant dans la cavité digitale. — 17, 17, ligament de Berlin renforçant la capsule fibreuse de l'articulation. — 18, 18, portion inférieure du moyen fessier. — 19, 19, tenseur du fascia lata. — 20, 20, droit antérieur du triceps. — 21, 21, couturier. — 22, 22, psoas-iliaque. — 23, 23, pectiné. — 24, 24, droit interne. — 25, 25, ganglions inguinaux superficiels. — 26, 26, coupe du cordon spermatique. — 27, 27, nerf crural dans la gaine du psoas. — 28, 28, artère fémorale. — 29, 29, veine fémorale. — 30, 30, feuillet postérieur de la gaine des vaisseaux fémoraux. — 31, 31, feuillet antérieur de la même gaine. — 32, 32, coupe du nerf obturateur.

manque une fois sur cinq. Le mouton u'en possède pas, ni le lama, au dire de Milne Edwards.

e. *Vaisseaux et nerfs.* — L'hémorroïdale moyenne et les vésicales, l'inférieure surtout, fournissent des *artères* à la prostate ; celles-ci se ramifient et donnent naissance à un *réseau capillaire* à mailles serrées, polygonales, et à capillaires minces, qui recouvre la surface externe des culs-de-sac glandulaires. Les *veines* se jettent dans le plexus vésico-prostatique. Les *lymphatiques*, décrits par Sappey en 1854, naissent en grand nombre de la périphérie des culs-de-sac glandulaires ; ils s'anastomosent en réseau à la surface de la glande. En arrière de ce réseau, et en bas principalement, partent, de chaque côté, deux vaisseaux volumineux, qui se rendent à deux ganglions pelviens distincts. Le ganglion qui reçoit le lymphatique supérieur est petit et situé sur la branche horizontale du pubis, entre le trou obturateur et le détroit supérieur du bassin ; l'autre se trouve beaucoup plus bas, sur les côtés de l'excavation pelvienne.

Les *nerfs*, venus du plexus hypogastrique, sont très nombreux ; ils forment des faisceaux composés de tubes minces et de fibres de Remak ; on ne connaît pas exactement leur mode de terminaison.

Remarques. — Je l'ai dit à plusieurs reprises : il n'y a pas de prostate en tant qu'organe distinct et isolable. Cette assertion pourrait passer pour un paradoxe, si nous ne démontrions pas la justesse de ces mots : il n'y a pas de prostate. La prostate est analogue à la glande sublinguale, qui n'est qu'un assemblage de glandules s'ouvrant au-dessous de la langue par des orifices distincts.

Quand on lit la description de la prostate dans un ouvrage, on est convaincu qu'il s'agit d'un organe distinct, isolable, ayant des fonctions déterminées, des vaisseaux et des nerfs. Si on se faisait une idée semblable de la prostate, on se tromperait étrangement. L'urètre est rempli de glandes muqueuses, comme la plupart des canaux tapissés d'une muqueuse. Dans son cinquième postérieur, l'urètre est pourvu de glandes muqueuses considérables, d'une grande longueur, s'enchevêtrant les unes dans les autres, et formant une masse plus ou moins volumineuse qu'on a appelée prostate. Ces glandules s'ouvrent dans l'urètre par des orifices distincts.

N'en est-il pas de même dans le duodenum, où les glandes de Brunner forment une masse, un peu moins compacte, il est vrai, mais dont les glandules s'ouvrent par des orifices distincts ?

Il n'y a donc pas une glande prostate entourant l'urètre, il y a des glandules urétrales volumineuses, glandes muqueuses, s'ouvrant dans le canal par des orifices distincts.

Ces glandes sont tellement volumineuses que leurs culs-de-sac

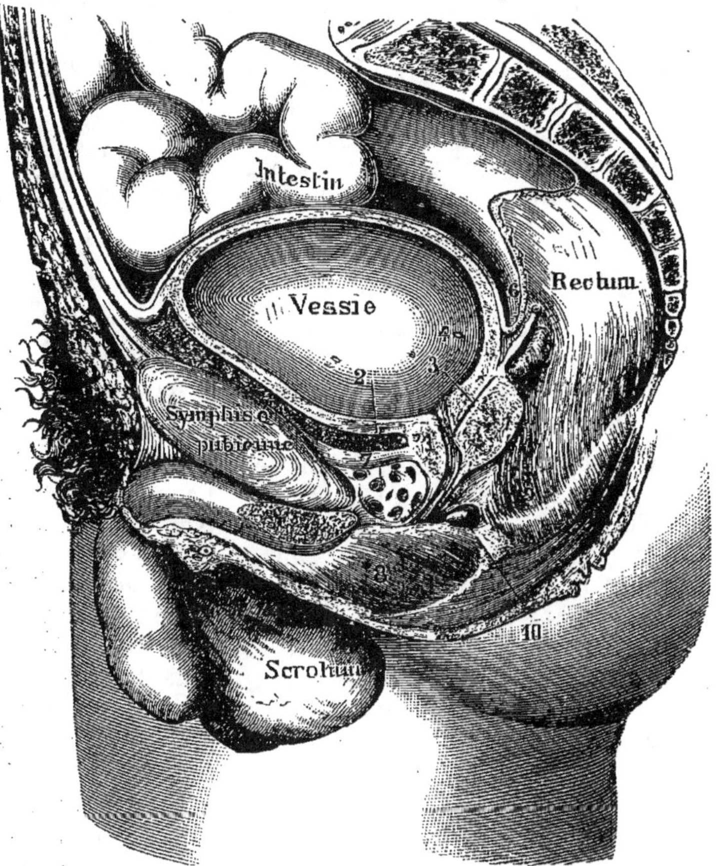

Fig. 348. — Coupe antéro-postérieure du petit bassin de l'homme.

1, prostate. — 2, plexus de Santorini. — 3, canal éjaculateur traversant la prostate. — 4, orifice de l'uretère. — 6, cul-de-sac recto-vésical. — 7, ligaments antérieurs de la vessie. — 8, bulbo-caverneux. — 9, rectum, fibres longitudinales. — 10, glande de Cowper.

les plus profonds pénètrent entre les fibres musculaires du col vésical, des releveurs de l'anus, du rectum, etc. A leur niveau, ces fibres musculaires se mêlent, s'entre-croisent et forment un tout inextricable.

Les vaisseaux et les nerfs de la prostate sont les vaisseaux et les nerfs de l'urètre.

Le mucus prostatique est identique au mucus urétral, et il se forme dans les mêmes conditions, avant l'éjaculation.

D'après cette manière d'envisager la prostate, les maladies de cet organe se trouvent simplifiées.

Qu'est-ce qu'une prostatite ? c'est l'inflammation des glandules urétrales postérieures. Une blennorrhagie produit une prostatite aiguë. Il s'agit ici, non pas d'une affection spéciale, mais de la propagation de l'urétrite à l'urètre postérieur et aux glandules urétrales qui y versent leur contenu. En somme, la prostatite aiguë n'est qu'une *urétrite postérieure aiguë*. Il en est de même de la prostatite chronique, qui n'est autre qu'une urétrite postérieure chronique. Tantôt l'inflammation de la paroi de l'urètre est prédominante, tantôt c'est l'inflammation des glandules.

B. *Tissu spongieux de l'urètre.*

Autour de l'urètre, en avant de la portion membraneuse, on trouve une couche considérable de substance spongieuse, *corps spongieux*. Il présente, autour du canal, une épaisseur de 2 à 3 millimètres, et deux renflements, le bulbe et le gland.

Bulbe. — C'est le renflement postérieur de la portion spongieuse de l'urètre ; il est en rapport, en haut, avec l'aponévrose périnéale moyenne, qui le sépare du muscle de Wilson ; en bas, avec l'aponévrose périnéale inférieure et les muscles bulbo-caverneux ; au même niveau, on trouve les glandes de Cowper, situées un peu en arrière, et la réunion des racines des corps caverneux un peu en avant. Le bulbe se rapproche du rectum chez le vieillard. Tandis que, chez les jeunes sujets, un intervalle de 2 centimètres le sépare de cet intestin, cet intervalle se réduit à 1 centimètre chez le vieillard. Les aréoles du bulbe communiquent avec celles du gland, par l'intermédiaire de la paroi spongieuse du canal.

Gland. — Le gland, ou renflement antérieur de la portion spongieuse, recouvre l'extrémité antérieure des corps caverneux. Il a la forme d'un cône dont la base déborde, de chaque côté, les corps caverneux, en formant un relief circulaire ou *couronne*; cette base est taillée obliquement, de haut en bas et d'arrière en avant. Derrière la couronne, dans le sillon qui la sépare du prépuce, se trouvent des glandes sébacées volumineuses qui sécrètent une matière caséeuse très odorante : ce sont les *glandes de Tyson* (1). Le sommet, situé en avant et en bas, présente le méat urinaire ; la surface est recouverte par la muqueuse qui présente des papilles extrêmement nombreuses. Elle est interrompue en bas par la présence du frein de la verge.

Structure. — Le *corps spongieux* est formé d'une enveloppe

______

(1) Tyson (Édouard) né en 1649, mort en 1703, professeur à Londres.

extérieure, parfaitement close, et de trabécules entre-croisées qui limitent des espaces ou aréoles communiquant les uns avec les autres.

Enveloppe. — L'enveloppe offre près d'un demi-millimètre d'épaisseur, un quart de millimètre au niveau du gland. Elle est formée de tissu conjonctif, d'une grande quantité de fibres élastiques fines, entre-croisées dans tous les sens, et de fibres musculaires lisses. L'élément fondamental de cette enveloppe est l'élément élastique ; les fibres musculaires sont disposées en forme d'anneaux réguliers ; elles sont nombreuses dans la portion cylindrique, éparses dans le bulbe ; elles manquent dans le gland. Sur le gland, l'enveloppe est uniquement formée par un beau réseau élastique et un peu de tissu conjonctif, le tout confondu avec le derme de la muqueuse.

Trabécules. — Les trabécules sont des filaments et de petites lamelles de couleur rougeâtre, qui partent de la face interne de l'enveloppe et qui s'entre-croisent en se ramifiant. Ces trabécules sont formées de fibres musculaires lisses, unies entre elles, dans chaque trabécule, par un peu de tissu conjonctif et un riche réseau de fibres élastiques fines. Les fibres musculaires ont environ 50 µ. de long, sur 5 µ. de large.

Parmi les prolongements partis de l'enveloppe, on remarque une cloison incomplète dans le bulbe ; cette cloison, formée du même tissu que les trabécules, divise en deux la partie postérieure du bulbe ; mais elle se perd en avant, en se confondant avec les trabécules du bulbe, qui s'insèrent en partie sur ses deux faces.

Dans le gland, les éléments fibreux et élastiques forment un faisceau assez considérable, entourant, en forme de collet, d'anneau, le méat urinaire ; c'est, sans doute, ce collet qui met obstacle à la dilatation de cette ouverture. A la partie inférieure, des fibres semblables se portent dans l'épaisseur du frein de la verge.

Aréoles. — On trouve à la surface des trabécules une couche endothéliale analogue à celle des vaisseaux. Les aréoles sont petites, polygonales, plus serrées dans le gland que dans les autres parties. Lorsqu'on les coupe, on dirait qu'on a divisé une éponge fine imbibée de sang.

4° *Vaisseaux et nerfs de l'urètre*.

Les *artères* viennent de la honteuse interne. Le bulbe reçoit les deux *artères bulbeuses* qui le pénètrent en haut et en arrière ; par le gland, il reçoit les branches terminales des *artères dorsales* du pénis, qui s'écartent à la base du gland, pour pénétrer dans son épaisseur par les parties latérales de la couronne ; par la portion cylindrique, intermédiaire au bulbe et au gland, il reçoit des branches collatérales du tronc, des artères dorsales de la verge, qui arrivent à l'urètre en contournant les corps caverneux. Des branches des *artères caverneuses* pénètrent, de haut en bas, dans le corps spongieux de l'urètre.

Une fois que les artères ont pénétré dans le corps spongieux, elles ne sont plus faciles à suivre.

1° Les uns admettent qu'elles s'anastomosent toutes entre elles, et qu'elles donnent naissance à des ramuscules très petits et très flexueux, *artères hélicines* de Müller, qui verseraient le sang dans les aréoles du tissu spongieux (Sappey et un grand nombre d'anatomistes). D'après cette opinion, on admet que l'endothélium de la tunique interne des veines tapisse les trabécules, les aréoles du tissu spongieux étant considérées comme des veinules dilatées. Les *veines*, nées de ces aréoles, sortent de la surface du corps spongieux par plusieurs points correspondant à ceux par où pénètrent les artères. Celles du *gland*, nées de chaque côté de la couronne, forment un riche plexus et se réunissent en haut pour donner naissance à une veine unique, *veine dorsale profonde* de la verge, qui se termine au plexus de Santorini, en arrière de la symphyse. Celles de la *portion cylindrique* du corps spongieux naissent principalement à la face supérieure, entre le corps spongieux et la gouttière des corps caverneux, et sortent de chaque côté, au nombre de cinq ou six, pour se jeter dans le tronc de la veine dorsale profonde en contournant les corps caverneux. Celles du *bulbe* se portent en haut et en arrière, passent entre les racines des corps caverneux, et se jettent directement dans le plexus de Santorini. Quelques veines naissent de la face inférieure du corps spongieux et se jettent, les antérieures dans les veines scrotales, les postérieures dans les veines honteuses internes.

2° D'après une autre manière de voir, le sang artériel ne serait directement versé dans les aréoles du corps spongieux qu'au niveau du bulbe ; mais, au niveau de la portion moyenne et du gland, il y aurait un réseau capillaire très fin, à vaisseaux flexueux, rampant à la surface des trabécules et donnant naissance aux veines (Langer, Kölliker).

En somme, la différence entre ces deux opinions est très minime, car ce que les uns appellent aréoles est appelé veines par les autres ; il faut se rappeler que les aréoles sont assez fines dans le gland pour être comparées à des veinules.

Les artères des couches muqueuse et musculeuse de l'urètre, venues des artères prostatiques, des branches qui se rendent au muscle orbiculaire de l'urètre et de celles qui se portent au corps spongieux, donnent naissance à un réseau capillaire qui enlace les faisceaux musculaires de la tunique sous-muqueuse, et qui devient très serré dans la muqueuse.

Les *lymphatiques* de la muqueuse de l'urètre se réunissent à ceux du gland, et se jettent ensuite dans les ganglions inguinaux superficiels.

Les *nerfs*, venus du honteux interne par les branches périnéale superficielle et dorsale de la verge, forment, dans l'épaisseur du corps spongieux, un réseau nerveux très développé. Une certaine quantité de filets se perdent dans les trabécules; les autres se portent en dedans jusqu'aux couches musculeuse et muqueuse de l'urètre, qui en sont abondamment pourvues; on voit même quelques filets se perdre dans l'épaisseur des papilles de la fosse naviculaire, sans qu'on puisse dire comment ils se terminent. Dans les trabécules, on trouve, au milieu des tubes minces, des fibres de Remak qui viennent du grand sympathique avec l'artère honteuse interne.

— L'urètre peut être atteint de vices de conformation nombreux. La véritable maladie de l'urètre est l'*urétrite* et ses conséquences, les *rétrécissements*. Un mot d'abord des *végétations du gland*.

Choux-fleurs. — Les végétations du gland ne sont pas des productions syphilitiques, comme on l'a cru longtemps.

Ce sont des saillies de forme variée, siégeant surtout sur le prépuce et sur le gland, auxquelles on a donné diffé-

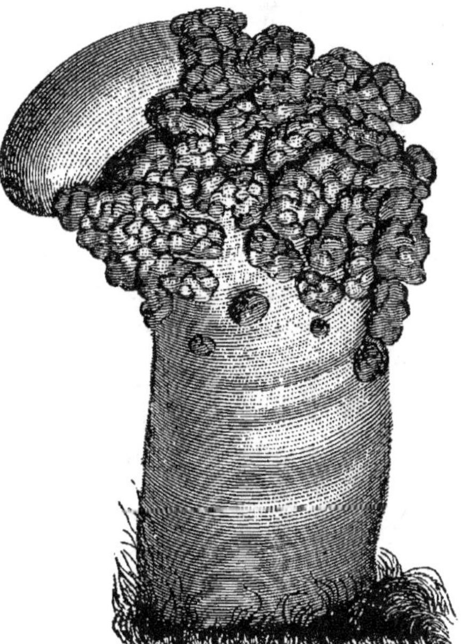

Fig. 349. — Choux-fleurs du gland.

rents noms, d'après leur conformation : *végétations, crêtes de coq, choux-fleurs, framboises*, etc.

Les végétations, lorsqu'elles siègent sur le pénis, font le désespoir des jeunes gens, qui ne manquent jamais de les considérer comme un accident syphilitique, et qui se hâtent, en général, de se soumettre à un traitement mercuriel.

Le traitement des végétations consiste en soins de propreté (elles disparaissent quelquefois par des lavages à l'eau).

L'urétrite est aiguë ou chronique. La forme chronique succède ordinairement à une urétrite aiguë mal soignée ou rebelle
aux médications employées. Il est rare qu'elle s'établisse d'emblée;
mais cela peut s'observer lorsque, dès le début, elle est peu
intense et n'attire pas particulièrement l'attention du malade.

Urétrite aiguë. — Elle reconnaît pour cause, dans la grande
majorité des cas, le contact du pus blennorrhagique, et elle prend
alors le nom de *blennorrhagie* ou de *chaude-pisse*, les inflammations vénériennes ayant, en général, reçu des noms particuliers,
comme, par exemple, l'adénite de cause vénérienne qui s'appelle
bubon.

Lorsqu'on n'a pas soin de prendre des soins préventifs pendant
un coït douteux, comme de graisser l'extrémité de la verge, et
principalement le méat urinaire, avec la vaseline boriquée, d'uriner immédiatement après le coït, ou de faire usage d'un préser-
vatif en caoutchouc, les effets de la contagion se manifestent plus
ou moins rapidement, quelquefois dès le lendemain, selon le
degré de virulence du pus blennorrhagique qui se trouvait dans
le récipient vaginal.

C'est d'abord une cuisson au méat urinaire, puis de la rougeur
et un léger picotement au moment de la miction. Plus ou moins
rapidement, selon l'intensité de l'inflammation, la rougeur se propage, ainsi que la cuisson, et la muqueuse se tuméfie jusqu'à la
fosse naviculaire. Les douleurs sont alors plus vives pendant la
miction. Il y a un écoulement purulent abondant,

Peu à peu la lésion gagne, de proche en proche, toute l'étendue
de la portion spongieuse de l'urètre, et elle arrive au cul-de-sac
du bulbe, où elle paraît se localiser. Quelques auteurs l'ont cru,
mais rien ne prouve qu'il en soit ainsi. C'est une supposition due
à ce qu'on regardait la prostate comme un organe spécial traversé par l'urètre, modifié au niveau de cette glande. La vérité
est que *la prostate n'existe pas*, en tant qu'organe distinct, et qu'on
a pris pour un organe spécial les glandes urétrales si volumineuses de cette région de l'urètre, et que l'inflammation envahit
toute l'étendue du canal. Ce qui le prouve, c'est la facilité avec
laquelle surviennent l'orchite et la cystite compliquant la blennorrhagie.

Il y a 4 à 5 centimètres environ entre le col vésical et le cul-de-
sac du bulbe, et, si la blennorrhagie ne dépassait pas le bulbe,
les complications que nous venons de nommer seraient infiniment
plus rares.

Lorsque l'inflammation occupe toute la longueur de l'urètre, les
douleurs sont parfois intolérables, et le passage de l'urine cause

une brûlure atroce, tellement violente que le vulgaire a l'habitude de dire *qu'on rend des lames de rasoir ;* le méat est rouge et tuméfié. L'écoulement, qui était très modéré au début, augmente d'intensité et se montre sous forme d'un pus jaune verdâtre très abondant, surtout si l'on presse légèrement le canal.

La blennorrhagie est une des maladies qu'on guérit *ordinairement* avec facilité dès le début. Il faut bien se garder de croire certains praticiens qui prétendent qu'il faut laisser couler la blennorrhagie. Non, mille fois non ; il faut arrêter l'écoulement le plus tôt possible, car les conséquences de l'urétrite, les *rétrécissements,* sont consécutifs à l'inflammation et non au traitement employé, comme on le croit trop souvent.

Le *traitement* doit être institué avec la plus grande rigueur, si l'on veut guérir rapidement l'écoulement et se mettre à l'abri des complications.

1° Repos complet ; ne pas rester longtemps debout, éviter la marche autant que possible ; 2° porter un suspensoir pour éviter l'*épididymite* qui survient assez fréquemment ; 3° faire baigner l'organe malade dans un bain tiède de lait, d'eau de son, de décoction de racine de guimauve, en un mot, dans un bain émollient pendant un quart d'heure (3 fois par jour) ; et ne pas presser le canal entre les doigts, comme le font beaucoup de malades, pour constater les progrès du mal ; 4° ne point introduire de sonde, et ne pas faire les injections avec force, afin d'éviter l'introduction du pus blennorrhagique dans la vessie, ce qui occasionnerait une *cystite blennorrhagique,* souvent difficile à guérir.

Blennorrhagie chronique ou blennorrhée. Prostatite. Rétrécissement de l'urètre. — Nous avons dit qu'il est fréquent de constater que la blennorrhagie aiguë résiste au traitement employé, qu'elle s'éternise, qu'elle devient, en un mot, chronique. Elle prend alors le nom de *blennorrhée.* Puis, elle se localise spécialement, dans la majorité des cas, dans la partie postérieure, entre le bulbe et le col vésical, dans l'urètre postérieur, maintenu vigoureusement serré par la contraction de cette portion de l'urètre. C'est ce qu'on appelle l'*urétrite postérieure.*

L'urétrite postérieure se reconnaît aux symptômes suivants : cuisson en urinant, mictions plus fréquentes qu'à l'état normal, goutte de pus au méat quand on presse l'urètre, le matin, avant d'uriner (c'est ce qu'on appelle la goutte militaire), filaments blanchâtres dans les premières gouttes d'urine, écoulement de mucus semblable à un crachat se montrant en plusieurs circonstances, notamment quand les malades vont à la selle. On prend souvent cet écoulement muqueux pour des pertes séminales.

Fort. — Anatomie, t. III.   35

L'inflammation de l'urètre postérieur ne se borne pas toujours à la muqueuse même ; elle se propage aux glandules qui entourent cette portion de l'urètre et dont l'ensemble a reçu le nom de prostate. La *prostatite* n'est donc pas une maladie spéciale d'un organe particulier, c'est une propagation de l'inflammation de l'urètre aux glandes urétrales. Il faut donc confondre la prostatite avec l'urétrite postérieure dont elle fait partie. Lorsque l'inflammation des glandules urétrales est assez intense pour amener la suppuration, il se forme un abcès qui entoure le canal, et qui s'ouvre toujours dans l'urètre. Quelquefois, le pus se vide dans l'urètre postérieur par les orifices naturels des glandules urétrales.

On a beaucoup écrit sur la contagion du pus. Le pus virulent de la blennorrhagie aiguë est extrêmement contagieux, et cette contagion est due au gonocoque de Neisser, microbe contenu dans le pus blennorrhagique.

Le pus de la goutte militaire, dans beaucoup de cas, n'est pas contagieux. Mais, si l'inflammation devient plus aiguë, à la suite d'excès, par exemple, un pus qui n'était pas contagieux peut le devenir. Qu'on songe aux conséquences fâcheuses de cette possibilité de la contagion ! C'est tout simplement effrayant, étant donnée la quantité d'hommes qui sont affectés de goutte militaire. Il ne faut pas s'étonner si certains chirurgiens pensent que la femme est plus fréquemment contaminée qu'on ne le croit généralement, et que les trois quarts des *salpingites*, nécessitant la laparotomie, sont d'origine blennorrhagique.

Formation des rétrécissements. — Lorsque l'inflammation s'est localisée pendant un certain temps dans l'urètre, voici ce qui se passe.

Quelquefois rien, et l'on a vu des blennorrhagies durer pendant plusieurs années sans produire de lésions de la paroi urétrale.

Mais, dans la majorité des cas, l'action prolongée du pus détermine la chute de l'épithélium de la muqueuse, et ce liquide continuant à agir sur le derme, y produit une inflammation de ses éléments, une sclérose, un durcissement. Cette lésion, sclérose du derme de la muqueuse urétrale, se propage en profondeur et en étendue. De circonscrite qu'elle était, elle devient diffuse et envahit toute la circonférence du canal. Le tissu scléreux, d'une nature analogue au tissu inodulaire, se rétracte insensiblement et diminue la lumière du canal jusqu'à obstruction presque complète. Telle est, en résumé, la pathogénie des rétrécissements urétraux.

Unique au début, le rétrécissement siège, en général, dans la portion voisine du bulbe, mais il peut arriver que le pus exerce, en même temps, une action funeste sur plusieurs points du canal, ce qui donne lieu à des rétrécissements multiples.

On peut dire, en thèse générale, que les rétrécissements multiples sont la règle, et le rétrécissement unique l'exception.

Nous avons fait aussi la remarque suivante : lorsqu'un individu est atteint de rétrécissement, celui-ci exerce une influence nocive sur la vitalité des parois urétrales, et, sans qu'on puisse invoquer l'influence d'un pus virulent, on voit se produire spontanément des rétrécissements sur plusieurs points de l'urètre. Il nous est arrivé fréquemment, à nous qui voyons une quantité considérable de rétrécissements, étant donnée notre spécialité de traiter cette maladie, de constater trois ou quatre rétrécissements chez des individus qui n'en présentaient qu'un, six mois auparavant, et qui n'avaient pas contracté de nouvelle blennorrhagie.

Comment guérit-on les rétrécissements urétraux? Trois méthodes sont en usage : la dilatation, l'urétrotomie, l'électrolyse. La *divulsion* est complètement abandonnée.

Dilatation. — La dilatation des rétrécissements se fait au moyen de sondes. C'est à la *dilatation graduelle* qu'on a presque toujours recours. Elle consiste dans le passage de bougies, dont on augmente graduellement la force, tous les jours ou tous les deux jours. Cette méthode est longue, ennuyeuse et douloureuse. De plus, elle n'est pas exempte de dangers, car elle peut produire des accès fébriles très graves. Nous la rejetons complètement, parce qu'elle est de beaucoup inférieure, sous tous les rapports, à l'électrolyse.

Urétrotomie. — L'urétrotomie est une opération qui consiste à diviser l'urètre, au niveau du point rétréci, au moyen d'instruments tranchants. On distingue l'urétrotomie externe et l'urétrotomie interne.

Dans l'*urétrotomie externe*, on fait une incision à la peau du périnée, et l'on va à la recherche du canal (c'est l'opération de la boutonnière).

L'*urétrotomie* interne, beaucoup plus usitée que l'externe, se fait au moyen d'instruments tranchants, dits *urétrotomes*, qu'on introduit dans l'urètre, et au moyen desquels on divise le rétrécissement par incision.

Electrolyse. — La méthode de l'électrolyse est basée sur la propriété que possède le courant des piles à courant continu de détruire les substances animales en général et les tissus vivants, normaux ou pathologiques, en particulier.

L'action électrolytique se produit absolument *à froid*, sans qu'on puisse constater une élévation appréciable de température. Cette action est des plus étranges, et nous avons la certitude qu'elle n'est pas complètement connue, quoiqu'elle ait été étudiée par des savants tout à fait compétents en électrologie. Il est, en effet, fort curieux de constater que, dans la décomposition des tissus organiques, les acides des tissus se portent au pôle positif, tandis que les alcalis se portent au pôle négatif. C'est pour cela que l'on compare l'action destructive du pôle positif à celle que produirait un acide en donnant lieu à une cicatrice dure, non rétractile. On compare l'action du pôle négatif à celle d'un alcali, comme la potasse ou la soude, donnant lieu à une cicatrice molle, non rétractile. Aucune théorie n'explique suffisamment l'action électrolytique.

Il y a plus de vingt ans que je traite les rétrécissements de l'urètre par mon procédé d'*électrolyse linéaire ;* on m'accordera bien que je dois avoir acquis quelque expérience dans la pratique de mon procédé. Je ne comprends pas qu'il existe aujourd'hui un chirurgien, ayant quelque souci de la santé de ses malades, qui ait encore recours à un autre procédé, surtout à l'urétrotomie. L'urétrotomie est une opération détestable, extrêmement dangereuse, et qui sera certainement un jour abandonnée, après moi, par tous les chirurgiens qui ne se laisseront pas guider par la routine et l'entêtement.

L'urétrotomie est cependant en honneur dans la clinique des voies urinaires de la Faculté de médecine de Paris.

Personne ne peut nier qu'il existe deux accidents terribles pouvant se montrer après l'opération de l'urétrotomie interne : *l'hémorragie* et la *septicémie,* comme on peut en lire des exemples dans le *Traité des maladies des voies urinaires* de Voillemier.

On a parfois des *hémorragies mortelles.* Pourquoi ? Parce que la lame tranchante de l'urétrotome incise, à l'aveuglette, les parois de l'urètre, où se distribuent des vaisseaux irréguliers, et dont on ne peut prévoir la direction

Il est impossible d'aseptiser, de nettoyer d'une manière suffisante, les environs d'un rétrécissement très serré, surtout en arrière, d'où il résulte qu'un malade opéré par l'urétrotomie interne peut succomber à la *septicémie.* Si j'ajoute que l'urétrotomie interne n'a jamais guéri son malade, il devient impossible de comprendre pourquoi on pratique encore cette opération.

Comme le dit fort bien Armand Desprès, page 410 de son *Traité de chirurgie journalière :* « *l'urétrotomie a été acceptée avec empressement comme toutes les thérapeutiques lucratives, mais elle a déjà vécu.* »

Le professeur Lefort avait renoncé à l'urétrotomie interne parce que « *les cas de mort étaient trop fréquents après cette opération* » (*Médecine opér.,* 8° édit., p. 765).

Le Dr Grégory, après avoir constaté 38 morts sur 872 urétrotomies, et 8 morts sur 45 dans une autre statistique, condamna en 1879 l'urétrotomie interne par cette conclusion : « *l'urétrotomie interne, considérée comme une opération bénigne et efficace, est dangereuse pour la vie du patient et inutile au point de vue du bénéfice apporté.* »

Le professeur Tillaux a porté à l'urétrotomie interne le coup de grâce dont elle ne peut pas se relever. On trouve dans sa *Thèse d'agrégation*, p. 136, les résultats d'une statistique d'urétrotomie de l'hôpital de la Pitié de 1857 à 1861 : 47 *opérations ont donné 13 morts, c'est-à-dire plus de 25 p. 100*. C'est véritablement épouvantable. Conclusion de Tillaux : « *l'urétrotomie interne est une opération grave qui entraîne assez fréquemment la mort pour qu'on ne doive la pratiquer que le plus rarement possible.* »

Page 152, Tillaux ajoute : « *la récidive est la règle.* »

Et plus loin, page 153, il dit : « *l'urétrotomie interne n'a jamais guéri un rétrécissement de l'urètre.* »

Et cependant, Tillaux continue à pratiquer l'urétrotomie interne. On se demande comment ce professeur, aussi faible de caractère que changeant d'idées, ose aujourd'hui proposer à un malade de lui faire une opération d'urétrotomie interne, lorsqu'il a écrit : que l'urétrotomie est grave, qu'elle récidive ordinairement, et qu'elle n'a jamais guéri un malade. Je sais bien que le célèbre professeur de chirurgie voudrait bien ne point avoir écrit ces lignes, *sed scripta manent.*

On est fort, vraiment fort, quand on peut opposer à cette opération meurtrière, à cette hécatombe déplorable, une pratique d'électrolyse de vingt ans, sans un seul cas de mort. Et je ne suis pas le seul à le déclarer. En décembre 1900, le Dr Lacaille, chargé du service d'électrothérapie et de radiographie à l'Hôtel-Dieu, a fait et publié une leçon sur le *Traitement électrolytique des rétrécissements de l'urètre*, et il a déclaré, en homme complètement impartial, que *l'électrolyse linéaire n'avait à son avoir aucun cas de mort.*

Moi qui ai consacré plus de vingt ans de ma vie à étudier et à perfectionner le traitement des rétrécissements par l'électrolyse linéaire, je puis répéter ce que j'ai exposé au *Congrès de médecine de 1900, section de chirurgie urinaire*, après avoir communiqué un faisceau respectable de 140 observations, toutes suivies de succès : 1° l'électrolyse linéaire est à peine douloureuse ; 2° elle est rapide et ne s'accompagne pas d'un écoulement sanguin appréciable ; 3° elle ne nécessite ni sonde à demeure, ni séjour au lit ; 4° il n'y a jamais d'accident consécutif et la récidive est beaucoup plus rare que dans l'urétrotomie ; 5° un faible courant suffit, et il n'est pas nécessaire de dépasser 10 milliampères.

Chacun se défend comme il peut et je combats avec des armes loyales, ce que n'ont pas toujours fait mes adversaires. A la clinique des maladies des voies urinaires, à l'hôpital Necker, on a fait des expériences, et on s'est placé, peut-être par ignorance, dans les conditions les plus défavorables, afin de pouvoir critiquer mon procédé. Ce que je déclare infâme dans l'opposition qui m'est faite, c'est la distribution gratuite, à la *Clinique des maladies des voies urinaires* de l'hôpital Necker, d'un prospectus, ayant toutes les apparences officielles, à tous les membres du Congrès de médecine de 1900. Il était dit dans ce prospectus que l'électrolyse est une opération détestable, produisant des accidents mortels.

Cette assertion est le mensonge le plus impudent qu'on ait jamais pu commettre.

<h2 style="text-align:center">§ 2. — PÉRINÉE</h2>

La description que je donne du périnée diffère, quant à l'exposition, de celle de certains auteurs qui décrivent, dans des chapitres fort éloignés, les muscles du périnée, les aponévroses, les organes génitaux, les vaisseaux et les nerfs. J'ai remarqué que cette région est généralement mal connue des élèves, et moi-même j'ai éprouvé de grandes difficultés lorsque j'ai voulu l'étudier. Cette difficulté tient évidemment à l'exposition vicieuse que je viens d'indiquer ; j'ai cru bien faire en réunissant toutes ces parties sous forme de région, et en les plaçant immédiatement après les organes génitaux.

Avant d'entrer en matière, je ferai remarquer que, dans cette étude, nous supposerons le sujet debout. Pour éviter la confusion, je ne me suis servi que des mots supérieur, inférieur, qui équivalent aux mots profond et superficiel de beaucoup d'auteurs. Je dois faire remarquer ensuite que l'étude de cette région est facilitée par l'étude préalable des muscles. Par exemple, je crois qu'un élève ne peut connaître l'aponévrose périnéale supérieure sans avoir préalablement étudié le releveur de l'anus. Je le crois également incapable de comprendre la loge prostatique et le muscle de Wilson sans l'étude préalable de l'urètre et de la prostate.

Je dois avouer que la description du périnée diffère un peu sur quelques points dans les divers traités d'anatomie. La description qui me paraît la plus exacte est, sans contredit, celle que Richet en donne dans son *Traité d'Anatomie médico-chirurgicale*. Non seulement elle est la plus exacte, mais encore elle est présentée avec cette méthode, cette lucidité qui donnent un cachet particulier à tous les travaux de ce savant. Dans la description qui suit, j'ai adopté la marche qu'a suivie Richet, et j'ai complété la description isolée de chaque partie.

J'engage les élèves à préparer le périnée par la dissection ; mais si, pour une raison quelconque, ils ne peuvent se procurer des sujets, je crois qu'ils se serviront avec fruit des belles pièces du docteur Auzoux, qui a imité avec un grand talent la région périnéale d'après la description de Richet.

Dissection. — Les muscles du périnée sont très difficiles à préparer sur un cadavre infiltré, en sorte que l'on choisira de préférence un sujet mort d'une maladie aiguë. On place le cadavre comme pour l'opération de la taille, c'est-à-dire que les fesses dépasseront le bord de la table, les cuisses et les jambes seront fléchies, les pieds attachés aux mains et les genoux maintenus écartés par un bâton placé en travers. Le bassin pourra encore être élevé au moyen d'un billot qu'on placera sous lui.

Le scrotum et le pénis étant relevés et fixés au moyen d'une érigne, et le rectum étant rempli de crin, de papier, etc., on fait : 1° une incision transversale réunissant les ischions au-devant de l'anus ; 2° sur le raphé une incision peu profonde, qui, de la base du scrotum, s'étende à l'anus ; 3° une incision semblable sera faite depuis le bord postérieur de l'anus jusque sur le coccyx. En disséquant la peau de côté, on trouve le *sphincter externe*, qui entoure l'anus. Le *sphincter interne* se voit dans l'intérieur de l'anus, après avoir enlevé la membrane muqueuse qui le tapisse.

En continuant la dissection des lambeaux de peau vers la partie supérieure de l'incision, on rencontre les *bulbo-caverneux*, recouverts en bas, dans leur partie moyenne, par la portion supérieure ou sphincter externe. Plus en dehors que les muscles bulbo-caverneux, sont les corps caverneux du pénis, dont le bord interne est recouvert par les muscles *ischio-caverneux*. Au fond d'une légère excavation qui se trouve entre le bulbe de l'urètre et le muscle ischio-caverneux, se trouve le *transverse du périnée*, petit plan musculeux, divisé en plusieurs paquets par les branches des vaisseaux et nerfs honteux qui le traversent.

Au-dessus du bord supérieur du muscle transverse du périnée, on trouve assez profondément le *releveur de l'anus*, espèce de diaphragme qui, du bord de l'anus et du coccyx, se porte dans le petit bassin ; on le met à découvert en enlevant la quantité de graisse qui se trouve entre le transverse et le bord inférieur du grand fessier. A la partie postérieure du releveur, se trouve l'*ischio-coccygien*, très profondément situé, et qui n'est séparé du releveur que par un peu de tissu cellulo-graisseux.

Pour bien voir les rapports de ces deux derniers muscles avec les viscères du bassin, et ceux de ces viscères entre eux, il faut, maintenant, les examiner par une coupe en profil, après avoir enlevé une portion de la moitié droite du bassin. On ouvre, à cet effet, le bas-ventre pour en extraire les viscères de la digestion, et, comme il convient de conserver l'ouraque et les artères ombilicales en rapport avec la vessie, l'incision cruciale ordinaire ne devra pas être faite : mais on commencera par faire un lambeau inférieur médian au moyen de deux incisions, qui, de l'ombilic, se dirigeront vers le tiers externe des arcades crurales. Les viscères de la digestion, à l'exception du rectum, seront enlevés, en ayant soin de ne pas endommager les organes urinaires et ceux de la génération ; ce sont surtout les capsules surrénales qui sont facilement coupées, quand on emporte le foie et la rate ; on aura donc soin de ne pas porter le scalpel trop près de la colonne vertébrale. La veine cave inférieure devant rester en rapport avec les reins, il faut la couper à l'endroit où elle entre dans le sillon du foie. Cela étant fait, on sépare du côté droit les muscles transverse du périnée, releveur de l'anus et ischio-coccygien de leur attache au bassin, le plus près possible de l'os ; on sépare de l'os des îles, du pubis et de l'ischion, du même côté, le péritoine qui les tapisse, à la face externe duquel on laisse attachés le cordon spermatique, le canal déférent, l'uretère et les principaux troncs qui résultent de la division des vaisseaux hypogastriques ; alors, après avoir rejeté à gauche les parties molles renfermées dans l'excavation pelvienne, on scie la branche horizontale du pubis à 3 centimètres environ de la symphyse, et la branche de l'ischion immédiatement au-dessous de l'insertion de la racine du corps caverneux. On divise la symphyse sacro-iliaque droite, en coupant une partie des ligaments qui l'affermissent en avant, et en achevant de la luxer : par là, on peut enlever toute l'extrémité inférieure droite avec la partie correspondante du bassin.

On passe maintenant à la dissection de la *portion membraneuse de l'urètre*, et, pour en faciliter la préparation, on introduit une sonde dans la vessie.

Même avant de commencer la dissection, il sera facile de s'apercevoir que la portion membraneuse de l'urètre est retenue en place au-dessous de l'angle sous-pubien par l'*aponévrose moyenne*, cloison membraneuse très ferme, tendue entre les deux branches du pubis. Il est important de connaître cette disposition, parce que l'ouverture de la cloison, par où passe le canal, étant plus étroite que lui et très peu extensible, c'est elle surtout qui porte obstacle à l'introduction de la sonde dans la vessie ; on verra, en même temps, qu'en tirant en avant la verge, on allonge le canal de l'urètre, qu'on établit le parallélisme entre la portion membraneuse et l'ouverture de la cloison par où elle passe, et que, par ce moyen, la sonde pénètre avec facilité. Il faut donc conserver avec soin cette membrane, ainsi que le faisceau de fibres musculaires qui en recouvre la face postérieure, et qui est connu sous le nom de *muscles de Wilson*. Dans la position où se trouvent maintenant préparées les parties, on remarquera que la portion membraneuse de l'urètre ne se continue pas en ligne droite avec la partie postérieure du bulbe, mais qu'elle s'en détache à angle droit. C'est à la partie postérieure et supérieure de l'extrémité du pubis que se trouvent les *glandes de Cowper* (1).

Pour compléter l'étude des parties vues de profil, on sépare un peu le péritoine, qui recouvre la partie inférieure, de la face antérieure et du rectum, et on suit le canal déférent le long de la face externe de la séreuse, afin de trouver la vésicule séminale appuyée sur le rectum ; au-devant d'elle, on voit la prostate, et, au-dessus de celle-ci, la vessie en rapport avec la face postérieure du pubis. Après toutes ces préparations, on rend la pièce propre à être étudiée en insufflant un peu la vessie.

On appelle périnée les parties molles qui ferment le détroit inférieur du bassin. Ces parties molles sont traversées par la partie inférieure des organes génito-urinaires et du tube digestif. Cette région est divisée presque naturellement en deux régions plus petites par une ligne étendue d'un ischion à l'autre : c'est la *ligne bi-ischiatique*. La portion de périnée qui se trouve en avant constitue la *région périnéale antérieure* ou périnée proprement dit ; l'autre forme la *région périnéale postérieure* ou région anale.

§ 1. — RÉGION PÉRINÉALE ANTÉRIEURE

Cette région est limitée en arrière par la ligne bi-ischiatique, sur les côtés par les branches ischio-pubiennes, et en avant par la région du scrotum. Lorsqu'on procède à sa dissection, on remarque qu'elle est composée de sept couches, qui sont les suivantes, en comptant depuis la peau jusqu'au péritoine : 1° peau et tissu cellulaire sous-cutané ; 2° aponévrose périnéale inférieure ; 3° couche musculaire inférieure ou superficielle ; 4° aponévrose périnéale moyenne ; 5° couche musculaire supérieure ou profonde ; 6° aponévrose périnéale supérieure ; 7° tissu cellulaire sous-péritonéal et péritoine.

Il est bon de remarquer que le périnée est complètement isolé

(1) Cowper (Guillaume), né en 1666, mort en 1709. Anatomiste et chirurgien de Londres.

de la cuisse et qu'il forme une région absolument indépendante. Il a seulement des rapports intimes avec les organes génitaux externes avec lesquels se continuent les couches superficielles.

Si l'on fait abstraction de la peau et du péritoine, doublés de leur tissu cellulaire sous-jacent, on voit que l'étude du périnée comprend trois aponévroses séparées les unes des autres par deux couches musculaires.

1° *Peau et tissu cellulaire sous-cutané.*

La peau de la région périnéale antérieure se continue avec celle du scrotum en avant, de l'anus en arrière et des cuisses sur les côtés. Elle est brune et présente quelques poils. On voit sur la ligne médiane le raphé périnéal qui se continue avec le raphé du scrotum.

Le tissu cellulo-graisseux sous-cutané forme deux couches : l'une superficielle, aréolaire, l'autre profonde, lamelleuse ; c'est dans la première que s'accumule la graisse. La couche lamelleuse est épaisse et résistante sur la ligne médiane ; elle forme à ce niveau une bandelette étendue de l'anus au scrotum, décrite par Velpeau (1) sous le nom d'*aponévrose ano-scrotale*. Le tissu cellulaire de cette région se continue avec celui des régions voisines.

2° *Aponévrose périnéale inférieure.*

Cette aponévrose, appelée aussi *superficielle*, mince, sépare le tissu cellulaire sous-cutané des muscles superficiels du périnée. Elle est triangulaire ; son *bord postérieur* arrive à la ligne bi-ischiatique, et se continue der-rière le muscle transverse avec le feuillet inférieur de l'aponé-vrose périnéale moyenne ; ses *bords latéraux* s'insèrent sur les branches descendante du pubis et ascendante de l'ischion. Les deux *angles postérieurs* de cette aponévrose s'insèrent sur l'is-chion, tandis que l'*angle anté-rieur* se confond avec l'enve-loppe de la verge.

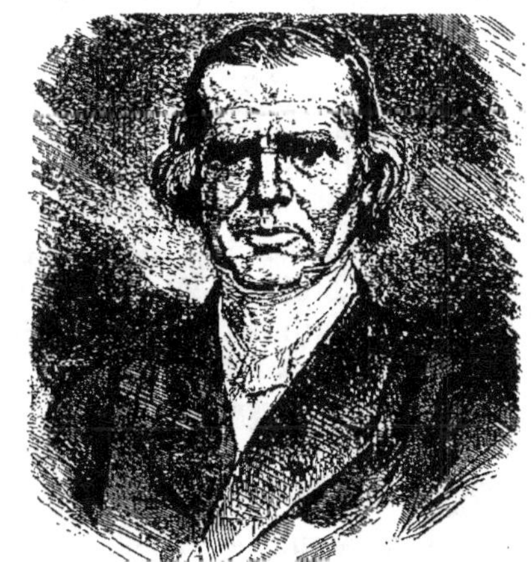

Fig. 350. — VELPEAU.

(1) Velpeau (Afred-Armand-Louis-Marie), né à Brèche (Indre-et-Loire) en 1795, mort à Paris le 24 août 1867, agrégé de médecine en 1824, profes-seur de clinique chirurgicale en 1834. Parti de rien (il était fils d'un maréchal ferrant), Velpeau fit une grande for-tune. On cite de lui plusieurs traits prouvant son économie exagérée.

Inutile de dire que la face supérieure de l'aponévrose périnéale inférieure envoie des gaines cellulo-fibreuses aux muscles de la couche superficielle. Nous avons dit, maintes fois, que tous les muscles de l'économie sont pourvus de gaines.

3° *Couche musculaire superficielle.*

Lorsqu'on a enlevé par la dissection l'aponévrose périnéale inférieure, on trouve dans cette région une couche de muscles, au nombre de trois de chaque côté de la ligne médiane.

Ces trois muscles forment de chaque côté un triangle équilatéral qui a reçu le nom de *triangle ischio-bulbaire*. Ce sont : en dehors l'ischio-caverneux ; en arrière le transverse ; en dedans, le bulbo-caverneux. Chez les sujets bien musclés, on trouve dans le triangle ischio-bulbaire un petit muscle décrit par Jarjavay sous le nom de *muscle ischio-bulbaire*.

Ischio-caverneux. — Petit muscle allongé, situé à la partie interne des branches descendante du pubis et ascendante de l'ischion. Il s'insère, en arrière, à la tubérosité de l'ischion au-dessous du transverse et par quelques fibres à la branche ascendante de l'ischion. En avant, il s'étale sur la racine du corps caverneux à son point de réunion avec celle du côté opposé, et s'y insère ainsi que sur le ligament suspenseur de la verge.

Il est peu développé et entoure les parties inférieure et interne des racines du corps caverneux.

Il a pour action, pendant l'érection, d'attirer la verge en bas et en arrière et de comprimer les racines des corps caverneux pour chasser vers l'extrémité antérieure de ces corps le sang qu'elles contiennent.

Transverse. — Ce muscle est dirigé transversalement. Son épaisseur varie, mais, en général, il est assez mince. Il a la forme d'un triangle à sommet externe. Il s'insère, d'une part, à la face interne de la *tubérosité de l'ischion* entre l'ischio-caverneux et l'obturateur interne ; d'autre part, il s'insère, en se confondant avec celui du côté opposé, sur une *intersection fibreuse* qui sépare le sphincter externe de l'anus du bulbo-caverneux et qu'on nomme *raphé pré-rectal*.

Lorsqu'il se contracte, il tend cette intersection, qui devient ainsi le point fixe sur lequel le bulbo-caverneux prend son point d'appui lorsqu'il se contracte.

Bulbo-caverneux. — Ce muscle forme le côté interne du triangle ischio-bulbaire ; il est si bien confondu avec celui du côté opposé que les deux muscles sont inséparables, et qu'on les décrit ordinairement comme un seul muscle.

Il prend son point d'insertion fixe en arrière sur l'intersection fibreuse commune à ce muscle, au sphincter externe et aux transverses (*raphé prérectal*). De là, ses fibres se portent en avant et s'insèrent sur la face inférieure du bulbe, en se rapprochant de la ligne médiane à la manière des barbes d'une plume sur l'axe.

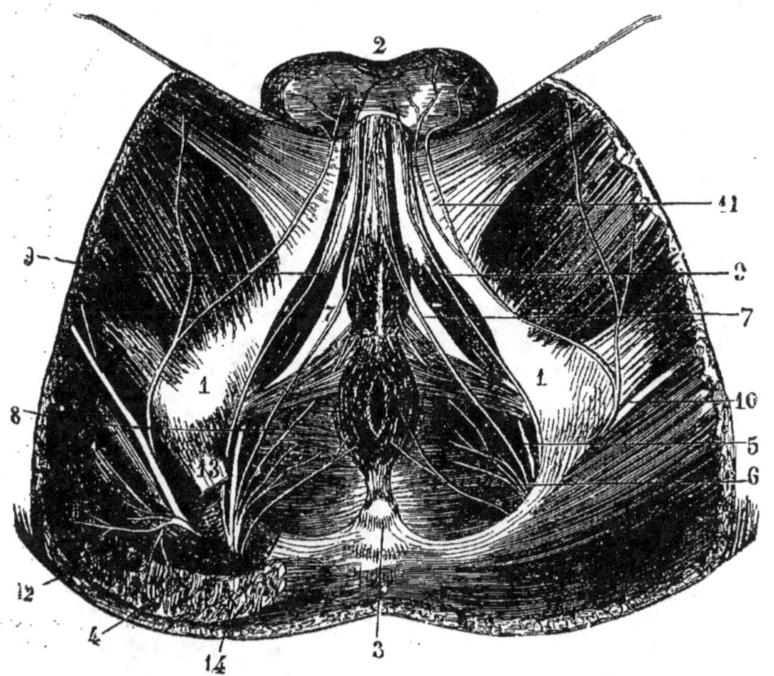

Fig. 351. — Muscles et nerfs du périnée.

1, 1, ischion. — 2, scrotum relevé vers la paroi abdominale. — 3, coccyx. En avant du coccyx, on voit l'anus et le sphincter externe qui l'entoure. De chaque côté du sphincter, on voit le releveur de l'anus, et l'ischio-coccygien dont les fibres sont transversales. — 4, nerf honteux interne. — 5, branche périnéale profonde. — 6, nerf du releveur de l'anus. Il prend naissance sur le plexus sacré. — 7, nerf périnéal superficiel pour la peau du périnée et du scrotum. Le 7 du côté gauche se trouve au milieu du triangle ischio-bulbaire, limité par le transverse du périnée en arrière, le bulbo-caverneux en dedans et l'ischio-caverneux en dehors. — 8, branche du honteux interne se portant au transverse et au bulbo-caverneux. — 9, 9, muscle ischio-caverneux et rameau superficiel du honteux interne. — 10, nerf petit sciatique fournissant un rameau cutané au périnée. — 11, insertion du droit interne de la cuisse.

Les fibres externes, au lieu de se fixer au bulbe, contournent la racine de la verge et vont s'entre-croiser sur le dos de cet organe. Ces fibres constituent le *muscle de Houston*.

Lorsque ce muscle se contracte, il chasse de l'urètre les dernières gouttes d'urine et de sperme qui y sont contenues, d'où le nom que lui donnaient les anciens : *accelerator urinæ et seminis*.

Il agit aussi dans l'érection, en comprimant le bulbe par des mouvements convulsifs. Cette compression du bulbe chasse vers le gland, à travers les aréoles du tissu spongieux de l'urètre, le sang que contient son tissu. Chacune de ces contractions détermine le soulèvement brusque de la verge et la turgescence du gland pendant l'érection.

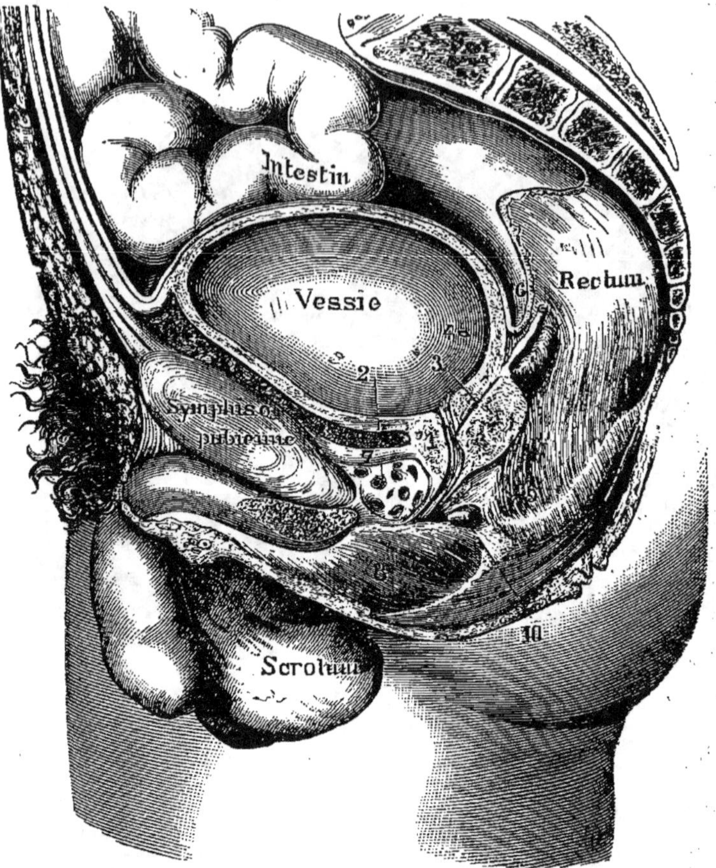

Fig. 352. — Coupe antéro-postérieure du petit bassin de l'homme.

1, prostate. — 2, plexus de Santorini — 3, canal éjaculateur traversant la prostate. — 4, orifice de l'uretère. — 6, cul-de-sac de Douglas. — 7, ligaments antérieurs de la vessie. — 8, bulbo-caverneux. — 9, rectum, fibres longitudinales. — 10, glande de Cowper.

Ischio-bulbaire. — Jarjavay a donné ce nom à des fibres que l'on rencontre quelquefois dans le triangle ischio-bulbaire. Elles s'insèrent sur la face interne de l'ischion, pour se porter vers le bulbe.

Rapports des muscles de la couche superficielle. — Les muscles ischio-caverneux, transverse et bulbo-caverneux forment les trois côtés du *triangle ischio-bulbaire*, dans lequel passe l'artère bulbeuse au milieu du tissu cellulo-graisseux de cette région. Ils sont situés entre deux aponévroses : l'aponévrose périnéale inférieure, qui se trouve au-dessous, et l'aponévrose périnéale moyenne qui se trouve au-dessus. En outre, le *bulbo-caverneux* entoure le bulbe ; l'*ischio-caverneux* entoure la racine du corps caverneux ; il est situé en dedans de la branche ischio-pubienne.

Le *transverse* forme la limite postérieure de la région périnéale antérieure ; c'est sur son bord postérieur que se confondent l'aponévrose périnéale inférieure et la moyenne. Ce muscle limite en avant l'entrée de l'*excavation ischio-rectale*.

Les trois muscles de la couche superficielle du périnée ne dépassent pas en arrière la ligne bi-ischiatique. Ils sont contenus dans une loge fibreuse, fermée en arrière et ouverte en avant, du côté de l'urètre et des corps caverneux.

Leurs aponévroses d'enveloppe se continue en bas avec l'aponévrose périnéale inférieure dont elles sont une dépendance.

4° Aponévrose périnéale moyenne ou ligament de Carcassonne.

Très épaisse et résistante, cette aponévrose a une forme régulièrement triangulaire. Nous étudierons ses trois bords, ses deux faces et sa structure.

Bords. — Ses *bords latéraux* s'insèrent sur la branche ischio-pubienne, un peu au-dessus de l'aponévrose inférieure. Son *bord postérieur* correspond à la ligne bi-ischiatique. Nous verrons, avec la structure de cette membrane, comment il se termine. Cette aponévrose, par son angle antérieur, au lieu de se porter sur la verge comme l'inférieure, se fixe à la symphyse pubienne. Cette aponévrose a été bien décrite par Richet (1) dans son *Anatomie chirurgicale*.

Faces et rapports. — La *face inférieure* de l'aponévrose périnéale moyenne est en rapport avec les muscles ischio-caverneux, transverse et bulbo-caverneux, avec le bulbe et le triangle ischio-bulbaire.

Sa *face supérieure* est en rapport,

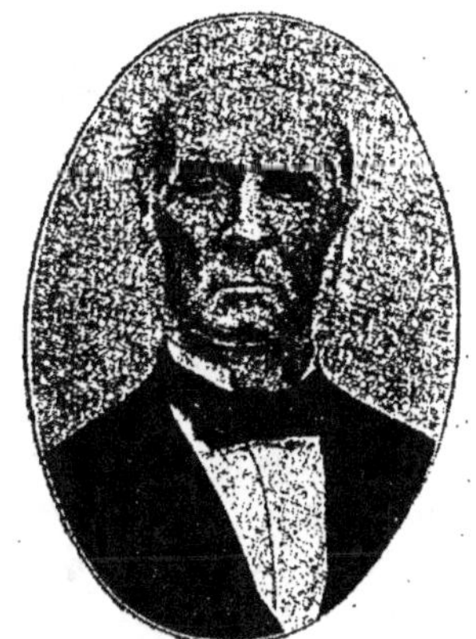

Fig. 353. — RICHET.

(1) Richet (D.-A.), né à Dijon en 1816, mort en 1891. Agrégé en 1847. Professeur de Clinique chirurgicale à la Faculté de médecine de Paris en 1867. Membre de l'Institut en 1883. Juge intègre, examinateur sévère mais juste. Bon professeur, excellent chirurgien.

sur la ligne médiane, avec la prostate, le muscle de Wilson et le plexus de Santorini ; sur les côtés, avec le releveur de l'anus, dont elle est, en partie, séparée par le prolongement antérieur de la fosse ischio-rectale. Sur cette face supérieure s'insère, de chaque côté de la prostate, l'aponévrose pubio-rectale ou latérale de la prostate.

Cette aponévrose présente un *orifice* à 2 centimètres ou 2 centimètres et demi de la symphyse. C'est par là que passe l'urètre. Cet orifice correspond à la partie inférieure de la portion membraneuse de ce canal.

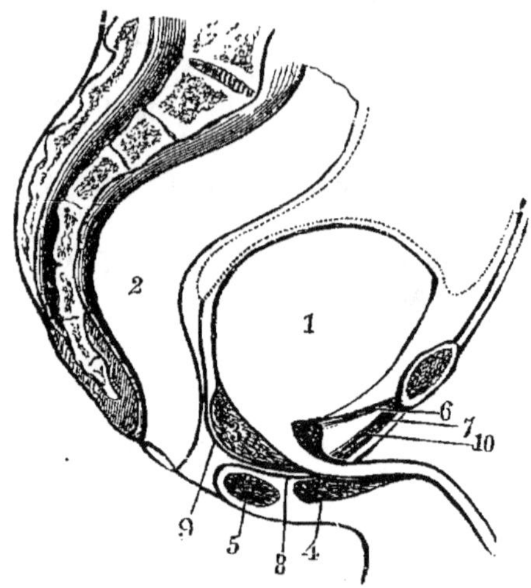

Fig. 354. — Coupe antéro-postérieure du bassin, destinée à montrer les aponévroses du périnée (figure schématique).

1, vessie. — 2, rectum. — 3, prostate. — 4, bulbe, — 5, coupe du muscle transverse. — 6, ligaments antérieurs de la vessie, paroi supérieure de la loge protatiques. —7, aponévrose périnéale moyenne avec ses deux feuillets. — 8, feuillet inférieur se continuant avec l'aponévrose superficielle, et passant sur le bord postérieur du muscle transverse — 9, feuillet supérieur de l'aponévrose moyenne allant former l'aponévrose prostato-péritonéale. — 10, muscle de Wilson.

Dans cette figure, les organes ont été écartés à dessein pour montrer les divers feuillets aponévrotiques.

Structure. — La structure de l'aponévrose périnéale moyenne mérite une grande attention ; elle facilite l'étude de cette région compliquée. Elle est formée de deux feuillets, entre lesquels on trouve plusieurs organes, et elle se comporte d'une manière toute particulière au niveau du bord postérieur de l'aponévrose.

Le *feuillet inférieur* dont le bord postérieur recouvre la face supérieure du muscle transverse, passe derrière ce muscle et descend vers le bord postérieur de l'aponévrose périnéale inférieure, avec laquelle il se confond : de sorte que ces deux aponévroses réunies forment une loge fibreuse, ouverte en avant du côté du pénis, fermée en haut, en bas et en arrière, et contenant la couche musculaire inférieure.

Le bord postérieur du *feuillet supérieur*, au niveau de la ligne bi-ischiatique, se divise en trois parties : deux latérales, une médiane. Les parties latérales se portent, avec le feuillet inférieur, vers l'aponévrose périnéale inférieure, et se confondent avec elle de la même manière que ce feuillet inférieur ; mais la partie médiane, au lieu de descendre, remonte en haut et en arrière, et vient se placer entre le rectum et la prostate, où elle est décrite sous le nom d'*aponévrose prostato-péritonéale*.

Aponévrose prostato-péritonéale. — L'aponévrose prostato-péritonéale est donc une dépendance du feuillet supérieur de l'aponévrose périnéale moyenne. Cette lamelle a été décrite pour la première fois, en 1837, par Denonvilliers. Elle forme la partie postérieure de la *loge fibreuse prostatique*. Ses bords sont peu marqués, et se confondent insensiblement avec le tissu cellulaire du voisinage. Chez beaucoup de sujets, elle est réduite à une lame celluleuse. C'est une lame cellulo-fibreuse, contenant une grande quantité de fibres lisses, décrites dans cette région par Rouget.

Dans l'épaisseur de l'aponévrose moyenne, c'est-à-dire entre les deux feuillets, on trouve plusieurs organes : le muscle de Guthrie, quelquefois les glandes de Méry ou de Cowper, l'artère honteuse interne, et des veines nombreuses.

Muscle de Guthrie. — Le muscle de Guthrie, ou *ishio-urétral*, est un muscle rayonné, formé de quelques fibres qui partent de la symphyse pubienne et de la branche descendante du pubis pour se fixer à la portion membraneuse de l'urètre qui traverse l'aponévrose. Ce muscle, situé entre les deux feuillets de cette aponévrose, dilate l'urètre.

Glandes de Méry ou de Cowper. — Les glandes de Méry ou de Cowper (1), ou *bulbo-urétrales*, sont deux petites glandes en grappe composée, de la grosseur d'un pois ; on les trouve ordinairement au-dessous de l'aponévrose moyenne du périnée. Elles sont situées en arrière du bulbe ; elles donnent naissance à un mince conduit excréteur qui s'ouvre sur la paroi inférieure de l'u-rètre, à une distance plus ou

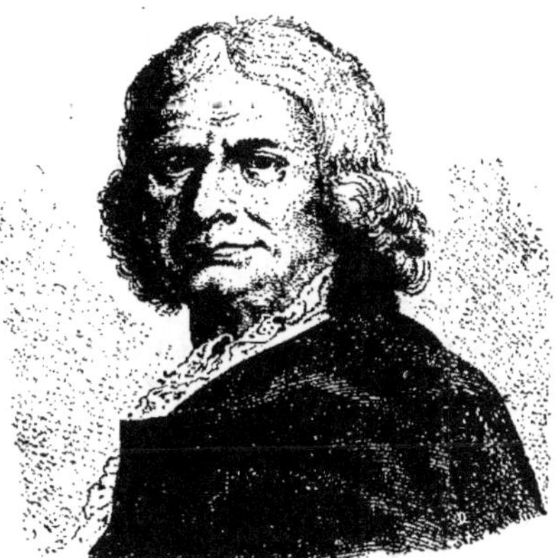

Fig. 355. — Méry.

(1) Méry (Jean), chirurgien du xviiie siècle, naquit à Vatan (Indre) le 6 janvier 1645 et mourut à Paris, le 3 novembre 1722, à l'âge de soixante-dix-sept ans. Il fut membre de l'Académie des sciences en 1688, premier chirurgien de l'Hôtel-Dieu en 1700. Il vécut pendant vingt-deux ans, sans sortir de sa demeure, jusqu'à sa mort. Les glandes de Méry, ainsi que leurs conduits, furent découvertes par Méry en 1684 (*Journal des savants*, 1684, p. 304) et présentées par Cowper, en 1699, à la Société royale de Londres. On a appelé ces glandes *petites prostates, antiprostates, nouvelles prostates, prostates inférieures.*

moins considérable, presque toujours en avant du *verumontanum*.

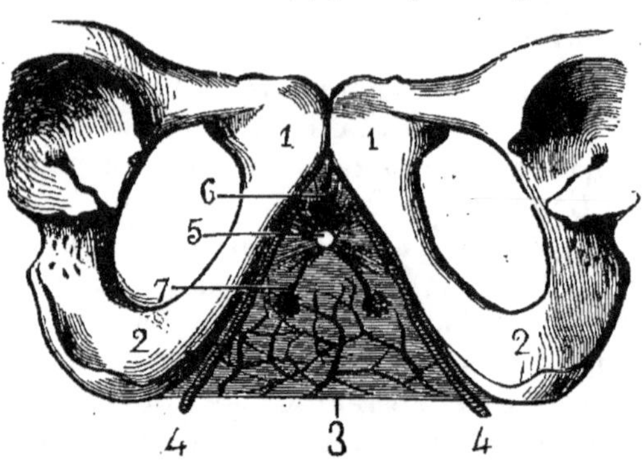

Fig. 356. — Aponévrose périnéale moyenne, avec les organes qui sont contenus entre ses deux feuillets.

1, 1, pubis. — 2, 2, ischion. — 3, bord postérieur de l'aponévrose moyenne. — 4, 4, artère honteuse interne. — 5, orifice indiquant le point où l'urètre traverse l'aponévrose. On voit tout autour les fibres rayonnées du muscle de Guthrie. — 6, angle antérieur de l'aponévrose moyenne inséré à la symphyse pubienne. — 7, glandes de Cowper.

L'*artère honteuse interne* est située entre les deux feuillets du ligament de Carcassonne, contre la branche ischio-pubienne. (Voy. *Vaisseaux et nerfs*.)

Des *veines* nombreuses cheminent entre ces deux feuillets. Elles sont adhérentes à l'un et à l'autre. Elles cheminent irrégulièrement dans l'épaisseur de cette aponévrose, en s'anastomosant. Ces veines vont se continuer autour du col de la vessie avec le *plexus veineux vésico-prostatique*. Elles augmentent considérablement de volume à mesure qu'on avance en âge.

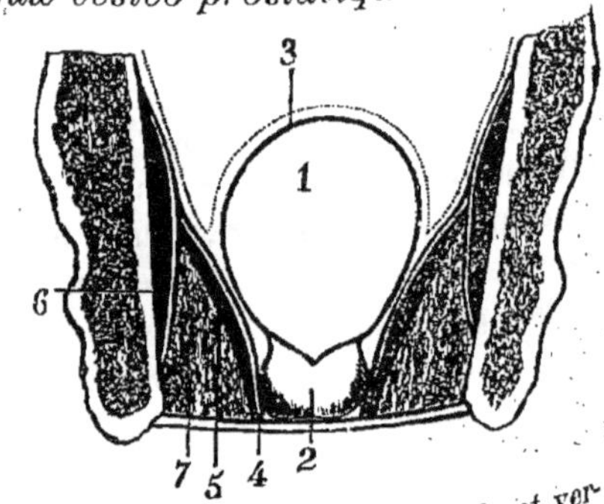

5° *Couche musculaire supérieure.*

Cette couche, dans laquelle se trouve la prostate, est formée par trois muscles : le muscle de Wilson, sur la ligne médiane, et les releveurs de l'anus sur les côtés. Ces muscles sont séparés par deux cloisons aponévrotiques, dont l'étude se rattache à la description de l'aponévrose supérieure.

Un mot, d'abord, de la *prostate* et de la *loge prostatique*.

La *prostate*, qui a été décrite avec l'urètre, repose sur l'aponévrose périnéale moyenne.

Fig. 357. — Coupe transversale et verticale du bassin passant sur la vessie et la prostate.

1, vessie. — 2, prostate. — 3, péritoine recouvrant la vessie et se réfléchissant sur les releveurs de l'anus 5. — 4, aponévrose latérale de la prostate se continuant avec l'aponévrose supérieure du releveur de l'anus. — 5, coupe du releveur de l'anus. — 6, coupe de l'obturateur interne. — 7, tissu cellulo-graisseux remplissant un espace triangulaire qui est un prolongement antérieur de la fosse ischio-rectale. Les deux lignes transversales inférieures indiquent les deux feuillets de l'aponévrose moyenne du périnée.

Elle est située dans une cavité fermée de toutes parts, *loge prostatique*, à laquelle on peut considérer six parois.

La *paroi inférieure* est formée par le ligament de Carcassonne, ou aponévrose moyenne du périnée ; la *paroi supérieure* est constituée par une dépendance de l'aponévrose supérieure, ou, pour mieux dire, par les ligaments antérieurs de la vessie ; les *parois latérales* sont formées par l'aponévrose pubio-rectale ou latérale de la prostate, qui sépare cette glande du releveur de l'anus ; la *paroi antérieure*, par la symphyse pubienne et une partie du pubis ; la *paroi postérieure*, par l'aponévrose prostato-péritonéale qui sépare la prostate du rectum.

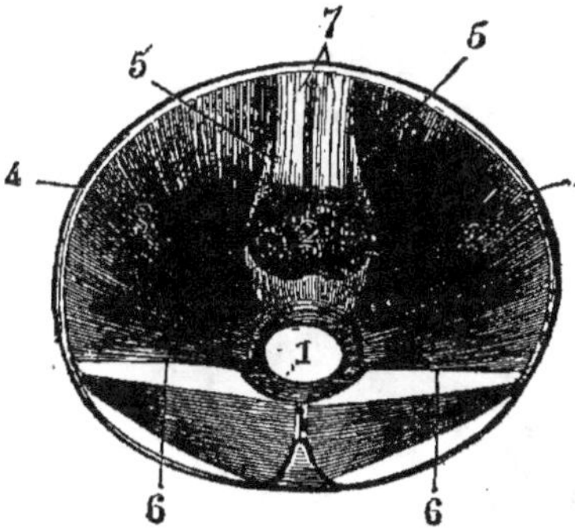

De toutes ces parois, cinq sont immédiatement appliquées sur la glande ; l'antérieure seule en est un peu éloignée, de sorte que la loge prostatique présente, en avant de la glande, un espace entre le sommet de la glande et le pubis. C'est dans cet espace qu'on trouve le *muscle de Wilson*, le *plexus de Santorini* et l'origine de la *portion membraneuse de l'urètre*.

Muscle de Wilson. — Le muscle de Wilson est décrit différemment par les auteurs. Disons d'abord que c'est un muscle strié, composé de faisceaux entre-croisés dans tous les sens. Ces faisceaux, situés dans la partie antérieure de la loge prostatique, adhèrent à la symphyse et aux parois latérales, supérieure et inférieure de cette loge, de même qu'à la portion membraneuse de l'urètre. Les veines du plexus de Santorini sont situées dans l'épaisseur de cette masse musculaire. Contrairement à ce que disent les auteurs, Sappey affirme que ce muscle n'envoie aucun faisceau autour de l'urètre.

Releveur de l'anus. — Le muscle releveur de l'anus est assez généralement mal compris des élèves, et je crois que la difficulté de son étude contribue considérablement à la difficulté apparente de l'étude du périnée.

Ce muscle, dont il importe de donner une description complète,

Fig. 358. — Figure schématique montrant la face supérieure des muscles ischio-coccygiens et releveurs de l'anus, leurs rapports avec la prostate et les ligaments antérieurs de la vessie (coupe horizontale du bassin).

1, coupe du rectum. — 2, coupe de la prostate. — 3, 3, face supérieure concave du releveur de l'anus recouverte par le péritoine. — 4, 4, ligne courbe indiquant l'insertion du releveur de l'anus. — 5, 5, bord interne du releveur de l'anus correspondant à l'aponévrose latérale de la prostate. — 6, 6, bord postérieur du releveur de l'anus parallèle à l'ischio-coccygien. — 7, ligaments antérieurs de la vessie, paroi supérieure de la loge prostatique.

est situé entre l'aponévrose périnéale moyenne et l'aponévrose périnéale supérieure.

Forme. — Il est aplati et large. Lorsqu'on l'examine du côté de la cavité pelvienne avec celui du côté opposé, on voit qu'ils forment une concavité supérieure qui a une certaine analogie avec la concavité du diaphragme, regardant en sens opposé.

Insertions. — Les insertions fixes de ce muscle se font à un cordon fibreux, étendu du corps du pubis à l'épine sciatique, et appliqué contre le muscle obturateur interne. On peut dire encore que ce cordon fibreux n'est qu'un épaississement de l'aponévrose qui recouvre la face interne de l'obturateur. Les insertions mobiles se font aux environs de l'anus, de la façon suivante : les unes se continuent avec les fibres longitudinales du rectum ; d'autres s'entre-croisent avec celles du sphincter externe et se fixent à la face profonde de la peau de la marge de l'anus ; d'autres, enfin, se confondent avec les fibres du sphincter et du transverse, et rendent la dissection de cette région extrêmement difficile (fig. 358 et 359).

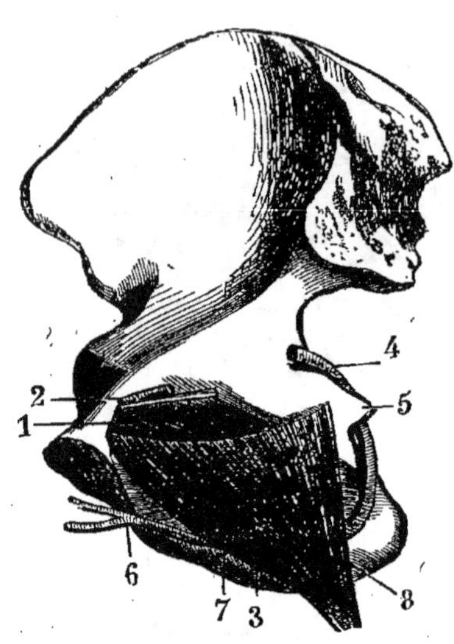

Fig. 359. — Face interne du releveur de l'anus du côté droit.

1, obturateur interne, sur lequel s'insère le point fixe du releveur de l'anus. — 2, vaisseaux et nerf obturateurs. — 3, face interne du releveur de l'anus. — 4, artère honteuse interne. — 5, épine sciatique. — 6, terminaison de la honteuse interne. — 7, bord antérieur du releveur de l'anus dirigé d'avant en arrière. — 8, bord postérieur du releveur de l'anus dirigé de haut en bas et de dehors en dedans.

Direction. — Considéré dans son ensemble, le muscle releveur de l'anus est dirigé de haut en bas et de dehors en dedans, de sorte que son insertion fixe est située sur un point plus élevé que son insertion mobile. Considérées séparément, les fibres de ses diverses portions présentent une direction différente. Les *antérieures*, venues du pubis et de son voisinage, se portent directement en arrière et glissent sur les parties latérales de la prostate, sans y prendre insertion. Les *moyennes* se dirigent obliquement en bas, en arrière et en dedans. Les *postérieures*, parties de l'épine sciatique et de son voisinage, sont transversales. Toutes ces fibres se portent vers le rectum, et s'y comportent comme je viens de le dire.

Rapports. — Ce muscle a deux faces et trois bords. Il est très étendu, et occupe les deux régions : périnéale antérieure et périnéale postérieure, de sorte que, si les deux régions sont naturellement séparées dans les plans inférieurs, ici elles cessent de l'être. La face supérieure de ce muscle, concave, est en rapport avec l'aponévrose périnéale supérieure ; sa face inférieure est en rapport avec l'aponévrose moyenne du périnée en avant, et avec le tissu cellulo-graisseux de la fosse ischio-rectale en arrière. Mais nous savons, d'après ses insertions, que cette aponévrose est transversale, tandis que le muscle est oblique en bas et en dedans. Aussi existe-t-il, entre ce muscle et le ligament de Carcassonne, un espace qui s'étend à toute la face inférieure du muscle ; cet espace, rempli de tissu cellulo-graisseux, est un prolongement antérieur de la fosse ischio-rectale (fig. 357). Le bord externe de ce muscle est en rapport avec le pubis, l'épine sciatique et la face interne de l'obturateur interne. Son bord interne, étendu du pubis au rectum, est en rapport avec la prostate, dont le sépare l'aponévrose pubio-rectale. Son bord postérieur transversal, étendu de l'épine sciatique au rectum, est parallèle au bord antérieur du muscle ischio-coccygien, qui semble continuer en arrière le releveur de l'anus.

Action. — Le releveur de l'anus tend à rapprocher ses insertions mobiles de ses insertions fixes. Il soulève l'anus, en même temps qu'il tend à le dilater. Il agit donc dans la défécation. Il agit aussi dans tous les efforts, en diminuant sa concavité supérieure et en rétrécissant d'autant la cavité abdominale. A ce point de vue, on peut le considérer comme un petit muscle diaphragme à concavité supérieure.

6° *Aponévrose périnéale supérieure*.

Appelé aussi *aponévrose périnéale profonde, aponévrose pelvienne*, ce feuillet aponévrotique est disposé comme il suit. D'abord, il faut dire qu'il n'est pas limité à la région périnéale antérieure, et qu'il s'étend en arrière comme le releveur de l'anus. Cette aponévrose occupe une étendue plus grande que le périnée ; elle est plus étendue même que la face supérieure du releveur de l'anus.

Ce n'est pas, à proprement parler, une aponévrose distincte, mais bien la réunion d'un certain nombre de feuillets aponévrotiques. En un mot, elle est formée par la réunion des lames cellulo-fibreuses qui recouvrent la face pelvienne des muscles situés dans le petit bassin, c'est-à-dire du pyramidal, de l'obturateur interne, du releveur de l'anus et de l'ischio-coccygien. Toutes ces aponévroses, qui ont les mêmes insertions osseuses que les muscles, se portent vers le périnée et se confondent pour former un seul feuillet. Il s'agit maintenant de savoir comment cette aponévrose se comporte sur la ligne médiane, et de connaître ses rapports.

Aponévrose pubio-rectale ou latérale de la prostate. — Sur la ligne médiane, elle rencontre le rectum et la prostate. *Au niveau du rectum*, elle se perd sur les parois de ce conduit. En arrière du rectum, elle se continue et devient celluleuse à son niveau. *Au niveau de la prostate* et jusqu'au pubis, cette aponévrose se comporte de la façon suivante : au lieu de se fixer à la prostate et de se continuer, en avant, d'un côté à l'autre, elle descend entre la prostate et le bord interne du releveur de l'anus pour s'insérer sur la face supérieure du ligament de Carcassonne ; c'est précisément cette portion qu'on appelle *aponévrose pubio-rectale ou latérale de la prostate* (fig. 357). Décrite par Denonvilliers en 1837, en même temps que l'aponévrose prostato-péritonéale, l'aponévrose pubio-rectale s'étend du pubis au rectum. Elle est un peu concave en dehors pour se mouler sur le bord interne du releveur de l'anus.

On considère deux faces, deux bords et deux extrémités à l'aponévrose pubio-rectale ou latérale de la prostate. La *face interne*, un peu convexe, est en rapport avec la face latérale de la prostate, le plexus de Santorini et le muscle de Wilson ; elle forme la paroi latérale de la loge prostatique. La *face externe*, concave, est en rapport avec le releveur de l'anus. Son *bord supérieur* se continue avec la portion d'aponévrose qui recouvre la face supérieure du releveur de l'anus. Son *bord inférieur* s'insère sur la face supérieure du ligament de Carcassonne. Son *extrémité antérieure* est fixée au pubis, et son *extrémité postérieure* se confond avec les parois du rectum.

En résumé, ce petit feuillet aponévrotique divise en trois loges la couche musculaire profonde ou supérieure : 1° la loge médiane, où sont contenus le muscle de Wilson, le plexus de Santorini et la prostate ; 2° les loges latérales, dans lesquelles sont contenus les muscles releveurs de l'anus.

De même que l'aponévrose prostato-péritonéale, celle-ci renferme une grande quantité de fibres lisses.

Que devient cette aponévrose entre les deux releveurs de l'anus, en arrière du pubis ? — Nous venons de voir l'aponévrose périnéale supérieure s'incliner au niveau du bord interne du releveur de l'anus et se continuer avec l'aponévrose latérale de la prostate. La loge prostatique va donc rester ouverte par son côté supérieur ? Non, cette loge est fermée par un feuillet fibreux, mais un feuillet indépendant de l'aponévrose. Ce feuillet, étendu du col de la vessie au pubis, se confond à droite et à gauche avec l'aponévrose périnéale supérieure ; il est recouvert en haut par le péritoine ; en bas, il est en rapport avec la loge prostatique. Il présente, au milieu, quelques petits orifices pour laisser passer des veines. Eh bien, ces feuillets fibreux, formés de deux faisceaux parallèles, et connus sous le nom de *ligaments antérieurs de la vessie*, ne sont autre chose, ainsi que l'a démontré Sappey, que les tendons antérieurs des fibres longitudinales de la vessie (fig. 358).

En résumé, l'aponévrose périnéale supérieure, *formée par la réunion des aponévroses des muscles contenus dans le petit bassin*, a la forme d'une coupe à concavité supérieure. Le bord de cette coupe s'insère sur les os du bassin, comme les muscles ; sa *face supérieure*, concave, est recouverte par le péritoine, et sa *face inférieure*, convexe, recouvre les muscles du petit bassin : releveur de l'anus, ischio-coccygien, pyramidal, obturateur interne. Près de la ligne médiane, au niveau du bord interne du releveur de l'anus, elle s'insère sur le ligament de Carcassonne pour former l'aponévrose pubio-rectale. Au niveau de la ligne médiane même, elle manque, et les ligaments antérieurs de la vessie, qui semblent se continuer avec elle, complètent ce plan fibreux.

7° *Tissu cellulaire sous-péritonéal et péritoine.*

Ce tissu est assez abondant ; il se continue en haut avec celui des fosses iliaques ; on y trouve des fibres musculaires lisses (Rouget). (Voy. *Péritoine, Vessie, Rectum.*)

Résumons ces détails. La *région périnéale antérieure* est formée par une série de couches assez régulièrement superposées, surtout dans les parties superficielles. Dans cette région, de forme triangulaire, limitée par la ligne bi-ischiatique et par les branches ischio-pubiennes, nous avons vu, en allant de bas en haut :

1° La *peau*, colorée, et présentant le raphé périnéal, et le *tissu cellulaire sous-cutané*, divisé en deux couches et présentant dans sa couche profonde l'*aponévrose ano-scrotale.*

2° L'*aponévrose périnéale inférieure*, se continuant avec l'enveloppe de la verge en avant et avec le feuillet inférieur de l'aponévrose moyenne du périnée en arrière, au niveau du bord postérieur du transverse.

3° La *couche musculaire superficielle*, formée de chaque côté de la ligne médiane par les muscles transverse, bulbo-caverneux, ischio-caverneux.

4° L'*aponévrose périnéale moyenne*, ou *ligament de Carcassonne* (1), triangulaire, séparant les deux couches musculaires et, entre les deux feuillets qui la constituent, le muscle de Guthrie,

____

(1) Carcassonne, né à Perpignan, docteur de Montpellier, élève de Delpech, décrivit en 1821, cette aponévrose appelée depuis *ligament de Carcassonne.*

l'artère honteuse interne et des veines nombreuses. Les glandes de Méry ou de Cowper, situées ordinairement au-dessous de l'aponévrose, sont quelquefois dans son épaisseur.

Les deux feuillets de cette aponévrose, qui est traversée à sa partie antérieure par l'urètre, se séparent en arrière ; le *feuillet inférieur* et les *parties latérales du feuillet supérieur* se continuent derrière le muscle transverse avec l'aponévrose périnéale inférieure, tandis que la *partie moyenne du feuillet supérieur* se porte en haut et en arrière pour former l'*aponévrose prostato-péritonéale.*

5° La *couche musculaire supérieure* ou *profonde,* formée par le muscle de Wilson et le releveur de l'anus.

6° L'*aponévrose périnéale supérieure,* ou *profonde,* ou *aponévrose pelvienne,* formée par les feuillets aponévrotiques des muscles contenus dans le petit bassin, et sa dépendance, l'*aponévrose pubio-rectale.*

7° Le *tissu cellulaire sous-péritonéal* et le *péritoine.*

§ 2. — RÉGION PÉRINÉALE POSTÉRIEURE

La *région périnéale postérieure,* ou *région anale,* comprend toute la portion du périnée située en arrière de la ligne bi-ischiatique. Elle est limitée en avant par cette ligne, sur les côtés par le bord inférieur du grand fessier, en arrière par le coccyx. Nous trouvons, au milieu de cette région, l'anus et le rectum, et, de chaque côté, la fosse ischio-rectale.

La *peau* de cette région est fine et présente, chez l'homme, quelques poils aux environs de l'anus. Vers cet orifice, on voit aussi des plis rayonnés qui sont déterminés par l'adhérence à la peau des fibres musculaires du sphincter, du releveur de l'anus et du rectum. Au même niveau, on trouve la peau toujours humide ; cette humidité est due à la présence de nombreuses glandes qui sécrètent un liquide âcre et odorant. La peau se déprime au niveau de l'anus et pénètre dans le rectum, à une hauteur d'un centimètre environ, avant de se continuer avec la muqueuse.

La *couche sous-cutanée* se divise en deux plans. Le plan superficiel, formé d'un tissu cellulaire lamelleux, disparaît presque complètement autour de l'anus, où les fibres musculaires de cette région s'implantent en partie sur la peau. Le plan profond, moins lamelleux, n'existe pas autour de l'anus ; mais, de chaque côté du rectum, ce tissu, chargé de graisse, remonte à une très grande hauteur pour combler une large cavité située entre le rectum et l'ischion : c'est la *fosse ischio-rectale.*

Plus profondément, nous trouvons une couche musculaire formée par le sphincter externe au milieu, par le releveur de l'anus et l'ischio-coccygien sur les côtés.

Sphincter externe. — Ce muscle est situé dans la région anale, autour de l'extrémité inférieure du rectum, qu'il embrasse.

Il s'insère en arrière sur une ligne fibreuse étendue de la pointe du coccyx à l'anus. Parties de ce point, ces fibres décrivent des courbes autour de l'extrémité inférieure du rectum, et vont s'insérer en avant sur une intersection fibreuse qui est commune au sphincter, aux transverses et au bulbo-caverneux. Quelques fibres se fixent aussi à la face profonde de la peau de cette région.

Ce muscle s'entre-croise avec les fibres du releveur de l'anus et avec quelques fibres longitudinales du rectum. Sa face externe est en rapport avec le tissu cellulo-graisseux de la fosse ischio-rectale. Sa face interne est en rapport avec le rectum et le sphincter interne qu'elle déborde, vers son bord inférieur, de 4 à 5 millimètres.

Il sert, par sa tonicité, à maintenir l'occlusion de l'anus ; par ses contractions au moment de la défécation, il divise les matières fécales. Enfin, il se contracte pendant l'érection et pendant l'éjaculation pour fournir un point d'appui au bulbo-caverneux.

Sur les côtés de ces muscles, après avoir enlevé le tissu cellulo-graisseux abondant qui s'y trouve, on rencontre le releveur de l'anus et l'ischio-coccygien. Le premier a déjà été étudié.

Ischio-coccygien. — Petit muscle triangulaire, aplati, situé sur la paroi interne de la fosse ischio-rectale.

Il s'insère, par son sommet, à la face interne de l'épine sciatique et du petit ligament sacro-sciatique. De ce point, les fibres divergent et se portent sur le bord du coccyx et le sommet du sacrum.

La face supérieure de ce muscle est en rapport avec l'aponévrose périnéale supérieure. La face inférieure forme une partie de la paroi interne de la fosse ischio-rectale. Son bord antérieur est contigu au bord postérieur du releveur. Son bord postérieur est parallèle au pyramidal. Il semble former avec le releveur un seul plan musculeux.

Il a pour usage de relever le coccyx lorsqu'il a été abaissé.

Au-dessus de ce muscle, c'est-à-dire profondément, on trouve l'aponévrose périnéale profonde, le tissu cellulaire sous-péritonéal et le péritoine. L'aponévrose, à son niveau, se continue derrière le rectum ; elle est formée, comme nous l'avons déjà vu, par la réunion des feuillets aponévrotiques qui recouvrent les muscles pyramidal, obturateur interne, releveur de l'anus et ischio-coccygien. Le tissu cellulaire sous-péritonéal est assez abondant à ce niveau ; il se continue avec celui de la région périnéale antérieure et avec celui des fosses iliaques. C'est là que fusent quelquefois les abcès de la fosse iliaque, les abcès par congestion eux-mêmes, pour s'ouvrir dans le rectum ou bien dans la fosse ischio-rectale, après avoir traversé l'aponévrose et le muscle ischio-coccygien. L'espace celluleux qui sépare l'aponévrose du péritoine, au niveau du rectum, est décrit par Richet sous le nom d'*espace pelvi-rectal supérieur*, par rapport à l'inférieur, ou fosse ischio-rectale, que Richet appelle *espace pelvi-rectal inférieur*. Le péritoine forme le plan le plus profond ; il se réfléchit sur le rectum et la vessie.

On voit dans cette étude que, vers les parties profondes, la limite entre les deux régions périnéales n'est pas bien tranchée.

En étudiant cette région, nous avons vu sur les côtés du rectum une cavité remplie de tissu cellulo-graisseux. Cette cavité est d'une trop grande importance pour que nous n'y revenions pas. Son étude, du reste, complètera celle du périnée.

Cette cavité est connue sous le nom de *fosse ischio-rectale*, *creux ischio-rectal*.

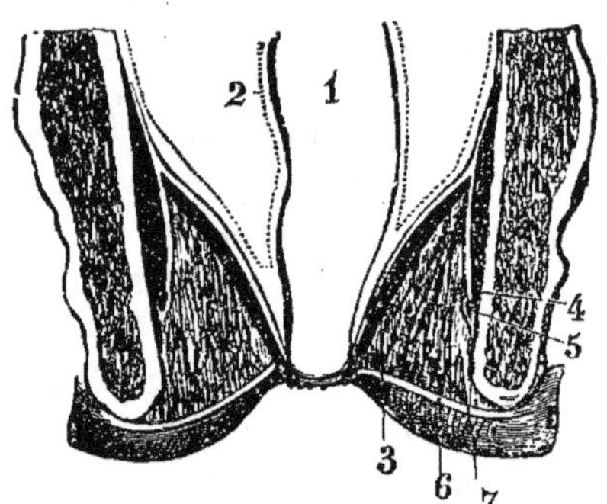

Fig. 360. — Coupe verticale et transversale du petit bassin passant par le rectum, les fosses ischio-rectales et les ischions.

1, rectum. — 2, péritoine, ponctué dans toute son étendue. — 3, coupe du releveur de l'anus recouvert de son aponévrose sur sa face interne, et formant la paroi interne de la fosse ischio-rectale par sa face externe. — 4, coupe de l'obturateur interne concourant à former la paroi externe de la fosse ischio-rectale. — 5, artère honteuse interne dans l'épaisseur de l'aponévrose de l'obturateur. (Cette artère est située un peu trop haut sur ce dessin.) — 6, face profonde du derme. — 7, tissu cellulo-graisseux remplissant la fosse ischio-rectale. Entre le rectum, le releveur de l'anus et le péritoine, on voit un espace sans chiffre indicateur ; c'est l'espace pelvi-rectal de Richet.

Fosse ischio-rectale.

La *fosse* ou *excavation ischio-rectale* est un espace profond, situé de chaque côté du rectum, entre le rectum et la face interne de l'ischion. A l'état normal, elle est comblée par du tissu cellulo-graisseux ; mais lorsque, par la dissection, elle a été débarrassée de ce tissu, elle se présente sous la forme d'une cavité qui présente une ouverture inférieure regardant la peau, un cul-de-sac supérieur ou fond, deux parois, interne et externe, et deux extrémités, antérieure et postérieure.

L'*orifice* est limité par le sphincter externe de l'anus en dedans, par l'ischion en dehors, par le bord postérieur du muscle transverse en avant, par le bord inférieur du grand fessier et le grand ligament sacro-sciatique en arrière.

Le *fond* n'est pas situé directement au-dessus de l'orifice, il est placé sur la paroi externe et formé par l'insertion du bord supérieur du releveur sur l'obturateur interne (fig. 360).

La *paroi externe* est formée par la face interne de l'ischion et par l'obturateur interne qui recouvre cet os. Une aponévrose recouvre le muscle et le sépare du tissu cellulaire qui remplit la cavité ; l'artère honteuse interne est appliquée contre l'ischion et l'obturateur dans un dédoublement de cette aponévrose. La paroi externe est verticale.

La *paroi interne* est formée par la face inférieure des muscles releveur de l'anus et ischio-coccygien, et par le sphincter externe de l'anus.

La paroi externe est immobile, tandis que la paroi interne change d'aspect, selon que le muscle releveur de l'anus est relâché ou contracté. Lorsque ce muscle se contracte, la paroi interne se raccourcit, elle se tend ; lorsqu'il est à l'état de repos, elle s'allonge et se rapproche un peu de la paroi externe.

L'*extrémité antérieure* de cette cavité est un espace situé au-dessus du transverse et de l'aponévrose moyenne, au-dessous du releveur de l'anus. Ce prolongement de la fosse ischio-rectale se dirige assez loin en avant ; il est rempli aussi par le tissu cellulo-graisseux de cette fosse qui s'y introduit (fig. 360).

L'*extrémité postérieure* est un petit cul-de-sac au-dessus du bord inférieur du grand fessier.

§ 3. — VAISSEAUX ET NERFS DU PÉRINÉE

Les *artères* des régions périnéales, antérieure et postérieure, viennent de la *honteuse interne*, branche de terminaison de l'hypogastrique. Cette artère sort du bassin par la grande échancrure sciatique et passe derrière l'épine sciatique, qu'elle contourne pour rentrer dans le bassin par la petite échancrure. Elle s'applique ensuite à la face interne de l'ischion et du muscle obturateur interne, dans un dédoublement de l'aponévrose qui recouvre ce muscle, à 3 centimètres et demi environ du bord inférieur de l'ischion. Puis, cette artère, située à la face interne de la branche ischio-pubienne, se porte en avant, entre les deux feuillets de l'aponévrose périnéale moyenne. Arrivée près de la symphyse, elle se bifurque en *dorsale de la verge et caverneuse.*

Dans son trajet, cette artère donne plusieurs branches *hémorrhoïdales inférieures*, qui traversent le tissu cellulaire de la fosse ischio-rectale pour se terminer dans la partie inférieure du rectum. Vers le muscle transverse, elle fournit l'*artère périnéale superficielle*, qui descend en arrière du muscle transverse et se porte à la peau de la région périnéale antérieure et de la partie postérieure des bourses. Un peu plus loin, elle fournit l'*artère bulbeuse* ou *transverse* du périnée. Cette branche se porte au bulbe, en traversant le triangle ischio-bulbaire.

Indépendamment de ces artères, le périnée, dans ses couches supérieures ou profondes, reçoit des branches de la vésicale.

Les *veines* de la région périnéale antérieure se divisent en deux groupes : les unes se portent vers la honteuse interne, qui accompagne l'artère de même nom pour se jeter dans la veine hypogastrique ; les autres sont situées en arrière de la symphyse. Elles reçoivent les veines des corps caverneux, du gland, du bulbe, et constituent le plexus de Santorini, plexus qui se prolonge vers le col de la vessie et de la prostate pour former le plexus veineux vésico-prostatique. Les veines de la région anale sont nombreuses ; les unes vont se jeter dans la honteuse interne, mais le plus grand nombre gagne les parois du rectum pour former l'origine de la veine porte.

Les *lymphatiques* superficiels se rendent dans les ganglions inguinaux. Les profonds se jettent dans les ganglions pelviens et lombaires.

Les *nerfs* sont fournis par le *honteux interne*. Après avoir pris naissance sur le plexus sacré, le honteux interne se porte en avant et en bas sur la face interne de l'ischion, avec l'artère honteuse interne. A ce niveau, il se divise en deux branches : l'une inférieure ou périnéale, l'autre supérieure ou dorsale de la verge. La *branche périnéale* se divise en un grand nombre de rameaux, qui se distribuent à la peau du périnée, de la partie supérieure de la cuisse, du scrotum et de la face inférieure de la verge, à la muqueuse de l'urètre et aux muscles sphincter externe de l'anus, bulbo-caverneux, ischio-caverneux et transverse. La *branche dorsale* de la verge continue le trajet primitif du nerf et se porte dans le sillon dorsal des corps caverneux, qu'elle suit jusqu'au gland, à la muqueuse duquel le nerf se distribue. Il donne, chemin faisant, des rameaux à la peau des parties supérieure et latérales de la verge, de même qu'au prépuce.

CHAPITRE V

APPAREIL GÉNITAL DE LA FEMME

L'appareil génital de la femme est un appareil de sécrétion ; l'ovaire représente l'*organe sécréteur;* la trompe de Fallope, le *conduit vecteur;* l'utérus, le *réservoir;* le vagin, le *canal excréteur.* Le produit est le fœtus. Cette division, si rationnelle qu'elle soit, ne se prête pas à une étude facile de l'appareil, dans lequel plusieurs organes ne trouveraient pas leur place. A la manière de quelques anatomistes, je préfère la méthode qui consiste à étudier séparément les organes génitaux externes et les organes génitaux internes.

ARTICLE PREMIER

ORGANES GÉNITAUX EXTERNES OU VULVE

L'ensemble de ces organes constitue la vulve ou le vestibule du vagin. On trouve, sur la ligne médiane et de haut en bas : le pénil ou mont de Vénus, le clitoris, le vestibule de la vulve, le méat urinaire, l'orifice du vagin, la membrane hymen et la fosse naviculaire. Toutes ces parties médianes sont recouvertes et protégées de chaque côté par deux replis : l'un interne, muqueux, qui forme la petite lèvre ; l'autre externe, muqueux et cutané, qui constitue la grande lèvre. C'est dans cet ordre que nous étudierons toutes ces parties (1).

§ 1. — PÉNIL OU MONT DE VÉNUS

On donne ce nom à une saillie arrondie située au-devant du pubis, au-dessus des grandes lèvres, et couverte de poils abondants.

§ 2. — CLITORIS (2)

Le clitoris est un petit organe érectile, *situé* à la partie supérieure du vestibule de la vulve, à l'extrémité des petites lèvres.

____

(1) La vulve existe chez toutes les femmes. Cependant je trouve la phrase suivante dans la *Chronique médicale du Dr Cabanès,* 1897, p. 508 : « La reine Élisabeth n'avait pas de vulve. »

(2) Il est à présumer que les anciens anatomistes regardaient comme un péché de jeter les yeux sur une vulve, puisque le clitoris n'est connu que depuis Bérenger de Carpi. Cependant, Fallope et Colombus s'en attribuent la découverte, et Eustachi l'a représenté dans une de ses planches. Fallope et Dulaurens ont décrit le muscle érecteur du clitoris. Colombus appelait le clitoris « la douceur de l'amour et l'aiguillon de Vénus ».

Sa *forme* est variable. Ordinairement, il ressemble à un cône à sommet libre. On l'a vu quelquefois bifide (Dolbeau). Dans presque tous les cas, il présente à sa face inférieure un sillon médian étendu de la base au sommet. Sa surface est parsemée de papilles.

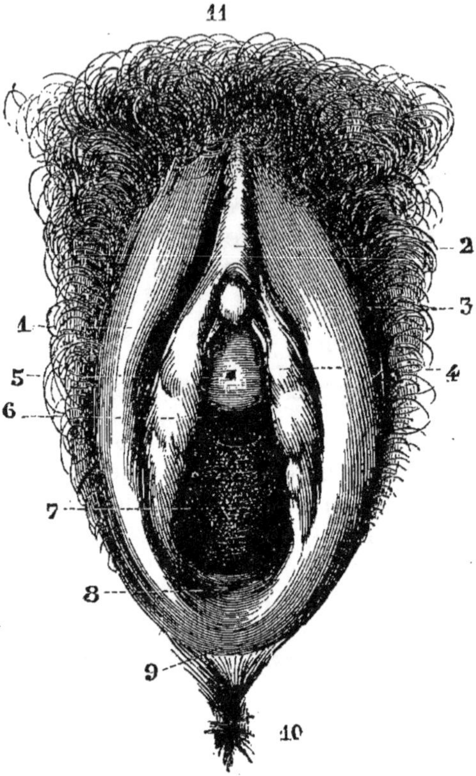

Fig. 361. — Vulve.

1, grande lèvre. — 2, extrémité supérieure des petites lèvres. — 3, clitoris. — 4, vestibule. — 5, méat urinaire. — 6, orifice du vagin. — 7, membrane hymen. — 8, fosse naviculaire. — 9, fourchette de la vulve. — 10, anus. — 11, mont de Vénus.

Sa *longueur* est en général de 3 à 4 millimètres à l'état de repos, et de 8 à 10 millimètres lorsqu'il est en érection. Le sommet, la tête du clitoris, était appelé *tentigo* par les anatomistes du XVIIe siècle. Ce sont des cas de ce genre qu'on a souvent pris pour de l'hermaphrodisme.

« Chez quelques femmes, le clitoris devient volumineux comme le membre viril, de sorte que quelques femmes abusent de cet organe et s'accouplent. Les Grecs les appellent *Tribades*. On écrit qu'une certaine Philœnis a été la première inventrice de cette sorte de sodomie, dont la poétesse Sapho a beaucoup usé. On appelle cette partie « le mépris des hommes ». (*Institutions anatomiques*, C. Bartholin, 1647, p. 206.)

Le même auteur dit dans la même page : « C'est une chose contre nature et presque monstrueuse quand il croist jusques à la grandeur du col d'un oye, comme Platerce en donne un exemple et Tulpius un autre. Or, tant plus il croist, tant plus empesche-t-il l'abord de l'homme parce qu'il enfle dans le coït, comme le membre viril quand il est bandé, et quand il se dresse, il excite à la luxure ».

Sa *direction* est verticale, mais, lorsqu'il est en érection, sa pointe est déviée en bas et en arrière, comme pour se présenter à la face dorsale du pénis et s'exposer plus directement à ses frottements.

Ses *rapports* sont les suivants : il est situé à la partie supérieure du vestibule de la vulve et protégé par les grandes lèvres, qu'il faut écarter pour l'apercevoir. Sa partie antérieure, à l'état de repos, est presque complètement recouverte par un repli des petites lèvres qu'on appelle prépuce. La partie postérieure est confondue en partie avec la branche inférieure de bifurcation des petites lèvres.

A l'état d'érection, le clitoris proémine en avant et se découvre en laissant le prépuce à sa base.

Structure. — On tend à admettre aujourd'hui que le clitoris est analogue du gland du pénis. Il existe dans le clitoris une cloison médiane, en forme de peigne, comme il en existe une entre les deux corps caverneux. Comme les corps caverneux, le clitoris a deux racines qui s'insèrent à la face interne de la branche ascendante de l'ischion. Au niveau du point où les deux racines se réunissent, il présente également un *ligament suspenseur* élastique qui va se fixer à la partie inférieure et antérieure de la symphyse pubienne. Il est formé d'une enveloppe fibreuse, et de trabécules musculaires qui limitent des aréoles communiquant toutes entre elles. De même que les corps caverneux, le clitoris présente dans son épaisseur des *artères* hélicines, qui viennent des artères *caverneuse* et *dorsale* du *clitoris*. Les *veines* se jettent dans les veines bulbeuses et dans le plexus de Santorini.

De petites glandes sébacées, analogues à celles du prépuce de l'homme sont-elles situées dans l'épaisseur du prépuce et fournissent-elles une matière odorante analogue à celle que fournissent, chez l'homme, les glandes de Tyson ? Tourneux et Herrman ne les admettent pas. Cependant la matière sébacée existe.

§ 3. — VESTIBULE DE LA VULVE

On appelle ainsi une surface triangulaire d'une étendue de 2 centimètres environ. Cette surface 'est limitée en haut par le clitoris, en bas par le méat urinaire, et de chaque côté par les petites lèvres qu'il faut écarter pour l'apercevoir. Cette surface est plane et pourvue de petites papilles. Sur la ligne médiane, on trouve la *bride masculine* de Pozzi, étendue du clitoris au méat urinaire où elle se bifurque. Les deux branches descendent de chaque côté du méat. Elle se montre tantôt sous la forme d'une rainure, tantôt d'une simple ligne pâle. Selon Pozzi, la bride masculine serait l'homologue de la partie antérieure du corps spongieux de l'urètre de l'homme. Waldeyer lui donne le nom de *habenulæ urétrales*.

§ 4. — MÉAT URINAIRE

Le méat urinaire est un orifice arrondi, de 3 à 4 millimètres de largeur, et très dilatable. Il est situé au-dessous du vestibule et au-dessus de l'orifice du vagin. Au-dessous de lui, se trouve un tubercule muqueux formé par l'extrémité antérieure de la colonne de la paroi supérieure du vagin, *tubercule vaginal*. Un intervalle de 4 à 6 millimètres le sépare de ce tubercule. En se rappelant ses rapports, il est assez aisé d'introduire une sonde dans l'urètre d'une malade couchée, sans la découvrir. Pour cela, il suffit de rechercher le tubercule signalé avec la pulpe de l'index gauche, et d'introduire immédiatement au-dessus le bec de la sonde, qui pénètre ordinairement dans le canal. Cette opération n'est pas toujours facile ; car il arrive fréquemment que le méat urinaire est dévié, et qu'au lieu de s'ouvrir en avant dans la vulve, il s'ouvre à la paroi supérieure du vagin, comme on l'observe surtout pendant la grossesse, et quelquefois, lorsque l'utérus est à l'état de vacuité chez les femmes qui ont eu un grand nombre d'enfants.

§ 5. — ORIFICE DU VAGIN ET MEMBRANE HYMEN (Voy. *Vagin*.)

§ 6. — FOSSE NAVICULAIRE

On donne ce nom à une dépression située entre l'orifice vaginal et la fourchette de la vulve. Cette dépression, qui disparaît quelquefois par déchirement après l'accouchement, est devenue, dans certains cas, le réceptacle du pénis pendant le coït. On a vu, en effet, des femmes dont l'orifice vaginal était complètement obturé, pratiquer le coït pendant plusieurs années et présenter une fosse naviculaire qui avait acquis par l'usage une profondeur de plusieurs centimètres.

§ 7. — PETITES LÈVRES

Les *petites lèvres* (1), que les Grecs appelaient πτερίγια, ailes ou *nymphes* (nom donné par Galien), sont deux replis muqueux, situés à la face interne des grandes lèvres, de chaque côté de la ligne médiane.

Ces replis, très minces, ont ordinairement une hauteur de 3 à 4 millim., qui peut acquérir de 2 à 4 centim. chez les femmes qui s'adonnent à la masturbation. Le *tablier des Hottentotes* n'est autre chose qu'un prolongement de ces replis muqueux, qui peut acquérir jusqu'à 15 ou 18 centim. de longueur chez quelques peuplades de l'Afrique, comme les Boschimans.

Les petites lèvres sont dirigées d'avant en arrière ; leur extrémité postérieure se perd insensiblement sur les parois de la vulve ; leur extrémité antérieure se divise en deux portions, dont l'une, supérieure, va se confondre avec celle du côté opposé en passant sur le clitoris, auquel elle forme un *capuchon* ou *prépuce*, tandis que l'autre, inférieure, va s'insérer à la face inférieure du clitoris pour se confondre avec lui.

Structure. — Les petites lèvres consistent en un repli muqueux ; leur partie profonde offre la même structure, conjonctive et élastique, que la muqueuse du vagin ; leur partie superficielle est formée d'épithélium pavimenteux stratifié.

De nombreuses papilles se montrent sur toute leur surface ; celles de la face interne sont plus volumineuses, et disposées en séries linéaires beaucoup plus régulières que celles de la face externe.

L'*épithélium* des petites lèvres est un épithélium pavimenteux stratifié, identique à celui de la peau. Pour cette raison quelques auteurs rattachent l'enveloppe du clitoris à la peau ; mais on n'y trouve ni follicules pileux, ni glandes sudoripares, ni tissu cellulo-graisseux.

Les *vaisseaux* sont nombreux ; ils forment un réseau serré et donnent une anse, simple ou ramifiée, aux papilles.

Des *glandes* en grappe, glandes sébacées, se montrent en grand nombre dans les petites lèvres et dans le capuchon du clitoris. Elles existent en plus grande quantité à la face externe. Martin et Léger, qui les ont bien décrites en 1862, en ont trouvé 135 en moyenne, par centimètre carré, sur la face externe, et 28 sur la face interne. Ces glandes sont quelquefois volumineuses, jusqu'à 1 millimètre ; leur surface rappelle celle d'un chou-fleur. Les auteurs que je viens de citer ont trouvé jusqu'à 150 culs-de-sac dans une seule glande.

§ 8. — GRANDES LÈVRES

On donne ce nom à deux saillies verticales étendues du pénil à la fourchette de la vulve, et rapprochées de telle sorte qu'elles dérobent à la vue toutes les autres parties de la vulve. Une vulve bien conformée présente seulement une fente antéro-postérieure entre les deux grandes lèvres, mais la masturbation, les accouchements répétés, les inflammations de cette région déforment souvent la vulve et mettent à découvert les petites lèvres.

Les grandes lèvres présentent une face externe cutanée, couverte de poils à la partie supérieure ; une face interne muqueuse, dépourvue de poils et en contact avec la face interne de la grande lèvre du côté opposé ; un bord libre, parallèle à celui du côté opposé ; un bord adhérent plus épais que le bord libre ; une extrémité supérieure qui se perd insensiblement sur les côtés du clitoris, au-dessous du pénil, et une extrémité inférieure qui se réunit à celle du côté opposé en formant un repli à concavité supérieure. Ce repli constitue la *fourchette de la vulve ;* il limite la partie inférieure de la fosse naviculaire.

Dans la *structure* des grandes lèvres, on remarque : 1° du côté de la peau, une grande quantité de pigment qui lui donne une couleur brun foncé, des bulbes pileux, des glandes sébacées et des glandes sudoripares très nombreuses ; 2° dans l'épaisseur de ce repli, la présence d'un appareil élastique analogue à celui que nous avons vu dans les bourses ; cet appareil a été décrit par Sappey. Broca avait décrit dans la grande lèvre un sac dartoïque analogue au dartos ; ce *sac dartoïque* de Broca a fait son temps ; il est remplacé par le *sac élastique* de Sappey. Les parois de ce sac sont pourvues de fibres élastiques. Ce sac élastique, situé dans l'épaisseur de la grande lèvre, a une grosse extrémité qui regarde en bas et une petite qui regarde en haut. La cavité de ce sac est remplie d'un tissu graisseux qui donne à la grande lèvre sa fermeté.

Ce sac élastique, de même que le ligament suspenseur du clitoris, est un prolongement des lames élastiques nombreuses qui descendent du pubis et de la symphyse, et qui sont entremêlées de tissu cellulo-adipeux.

On trouve souvent, chez le fœtus, un prolongement du péritoine, appelé *canal de Nuck ;* c'est une tunique vaginale en miniature.

Muqueuse de la vulve. — La muqueuse de la vulve se porte du bord libre des grandes lèvres à l'entrée du vagin ; elle recouvre la fosse naviculaire, le clitoris, le vestibule de la vulve ; elle forme les petites lèvres et la membrane hymen.

Un *épithélium pavimenteux stratifié*, de 200 μ d'épaisseur, en moyenne, constitue la couche superficielle de la muqueuse. Cet épithélium est composé de cellules un peu allongées dans les parties profondes, de cellules arrondies ou polyédriques vers le milieu, et de cellules plates, en forme de lamelles, de 30 à 40 μ de largeur, dans la partie superficielle.

Le *derme*, ou partie fondamentale de la muqueuse, fait suite au derme de la peau ; c'est du tissu conjonctif mêlé de fibres élastiques. La partie de cette couche, la plus voisine de l'épithélium, est condensée et mesure environ un demi-millimètre ; la partie profonde est très vasculaire, comme spongieuse. Le derme est surmonté d'un grand nombre de papilles, surtout sur les petites lèvres et sur le clitoris.

Indépendamment des nombreuses glandes sébacées qui existent dans la grande lèvre et dans la petite lèvre, il existe, autour de l'ouverture vaginale, des glandes muqueuses disséminées, qui ont la forme des glandes en grappe, et dont le volume varie entre 1/2 millimètre et 3 millimètres. Ces glandes sont nombreuses autour du méat urinaire et dans le vestibule de la vulve ; elles sont pourvues d'un conduit très mince, qui peut offrir une longueur de plus d'un centimètre.

Les *artères* de la vulve viennent des honteuses externes et de la terminaison de la honteuse interne, qui prend le nom de *dorsale du clitoris*. Le réseau capillaire de cette région est très abondant. Les *veines* s'anastomosent dans l'épaisseur même de là muqueuse de la vulve et lui donnent un aspect spongieux, érectile. Elles se réunissent, constituent des troncs dirigés en arrière et en bas, et se jettent dans les plexus veineux situés sur les côtés du vagin. Les *lymphatiques* se rendent aux ganglions inguinaux internes. Les *nerfs* sont nombreux ; ils viennent du génito-crural et du honteux interne. Krause a signalé des *corpuscules*, dits *de Krause*, dans les papilles du clitoris.

ARTICLE II
ORGANES GÉNITAUX INTERNES

Pour la description de ces organes, nous procéderons de l'extérieur vers l'intérieur, et nous étudierons : 1° le vagin ; 2° l'utérus ; 3° les annexes de l'utérus, qui sont : l'ovaire, la trompe et le ligament rond. Pour l'étude du repli du péritoine qui a reçu le nom de ligament large, voir *Péritoine*.

§ 1. — VAGIN ET URÈTRE

Dissection. — Voyez plus loin la *Dissection du périnée* chez la femme.

Le vagin est un conduit musculo-membraneux destiné à recevoir le pénis pendant l'acte du coït. Les anciens donnaient le nom de matrice au vagin et à l'utérus réunis. Nous étudierons sa direction, sa forme, sa longueur, son élasticité, ses parois, ses extrémités, ses rapports et sa structure.

Direction. — Il est dirigé de haut en bas et d'arrière en avant. Il décrit dans cette direction une courbe à concavité antérieure.

Forme. — Le vagin est aplati de haut en bas, et ses parois sont appliquées l'une contre l'autre, ce dont on s'assure facilement en plongeant les regards dans un spéculum, au moment où on l'introduit dans le vagin. Vers son extrémité postérieure, ses deux parois sont séparées par le col utérin.

Longueur. — Les auteurs ne sont pas d'accord à ce sujet. En général, on dit que le vagin présente une longueur de 12 centimètres. Ce conduit offre, en réalité, de l'ouverture vers la partie la plus reculée, une longueur de 9 centimètres et demi.

Élasticité. — Le vagin, étant élastique, s'allonge facilement, et s'élargit surtout considérablement, soit pendant l'accouchement, soit lorsqu'on pratique le tamponnement. On peut introduire, pour le tamponnement, une quantité énorme de charpie ou de coton. Il faut remarquer que le fond est la partie la plus dilatable tandis que l'orifice antérieur l'est fort peu. On s'aperçoit facilement de cette disposition lorsqu'on introduit un spéculum bivalve ; l'orifice antérieur du vagin s'applique sur la partie arrondie du spéculum, tandis que les deux valves de l'instrument peuvent subir dans le fond du vagin un écartement très considérable, sans provoquer de douleur.

Parois ou surface interne du vagin. — La surface interne du vagin présente une paroi supérieure, une paroi inférieure et deux bords. Dans toute son étendue, cette surface interne est rosée et parsemée d'un grand nombre de saillies qui présentent la disposition suivante : très accusées surtout dans la moitié antérieure du vagin, ces saillies sont dirigées transversalement et présentent quelquefois des sinuosités. Au niveau de la ligne médiane, elles se réunissent à une saillie antéro-postérieure, d'autant plus accusée qu'on se rapproche davantage de l'entrée du vagin. Cette saillie médiane, plus marquée sur la paroi supérieure du vagin que sur la paroi inférieure, se termine à l'ouverture du vagin, par un tubercule muqueux très développé à la paroi supérieure, au-dessous du méat urinaire. Formées par un épaississement des saillies transversales, ces deux saillies médianes constituent la *colonne antérieure* et la *colonne postérieure* du vagin. Les nombreuses saillies ne s'effacent ni par le coït ni par l'accouchement, car elles ne sont pas des replis de la muqueuse, comme on l'a souvent répété. Leur surface est parsemée d'un nombre considérable de papilles analogues à celles qu'on trouve sur le clitoris.

Extrémité antérieure. — L'extrémité antérieure du vagin, l'ouverture, est entourée par plusieurs organes, musculeux et érectiles, dont l'ensemble constitue l'*anneau vulvaire*. Cette ouverture reste toujours la partie la plus étroite et la moins dilatable du vagin, quoiqu'elle se distende et se déchire même souvent, pendant l'accouchement. Elle est, chez quelques femmes, le siège d'une contraction volontaire qui comprime le pénis, lorsque le pourtour de l'anneau vulvaire n'a pas été profondément déchiré pendant l'accouchement. L'anneau vulvaire est ce que les gens du peuple désignent sous le nom vulgaire de *casse-noisette*.

Il n'est pas très rare d'observer chez la femme, chez les jeunes

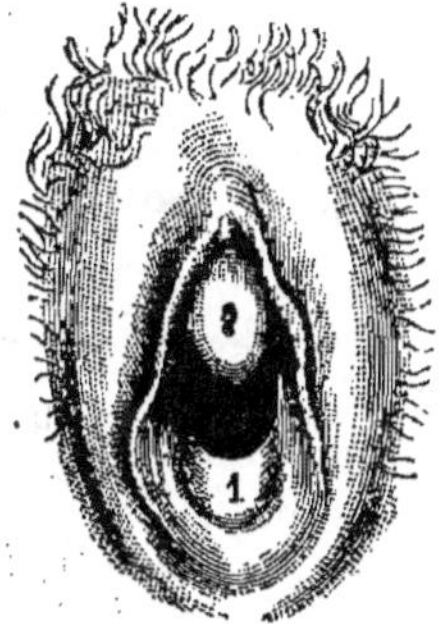

Fig. 362. — Hymen en croissant, 1.

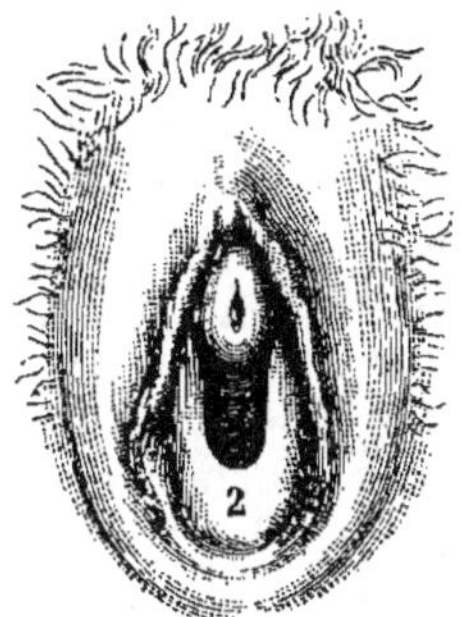

Fig. 363. — Hymen en fer à cheval, 2.

mariées principalement, une contracture de l'anneau vulvaire (vaginisme) qui rend le coït extrêmement douloureux et même impossible. On peut comparer cette contracture à celle du sphincter de l'anus dans la *fissure à l'anus*.

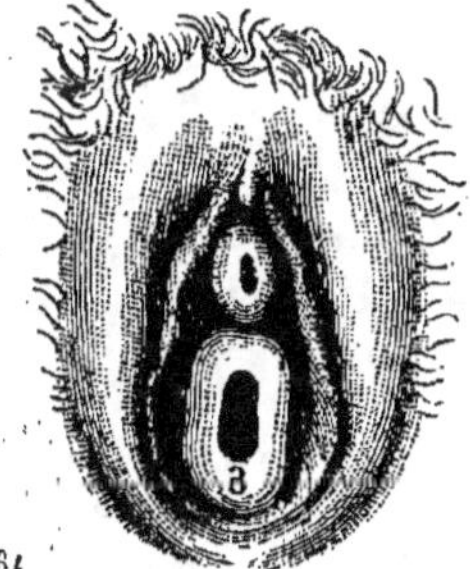

Fig. 364. — Hymen annulaire, 3.

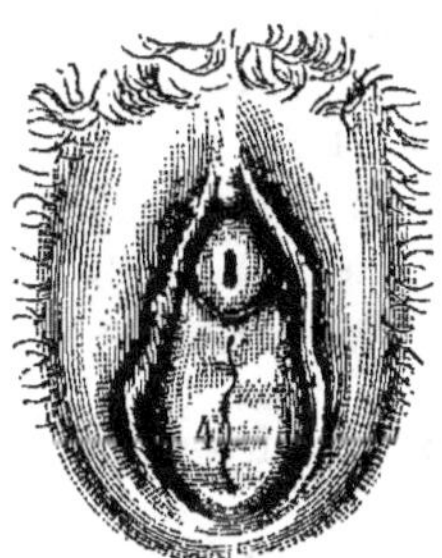

Fig. 365. — Hymen bilabié, 4.

Hymen (1). — Chez la femme vierge, on trouve, au niveau de l'extrémité antérieure du vagin, la membrane *hymen*.
L'hymen est un repli de la muqueuse du vagin. La présence de

(1) Ce sont les Grecs qui ont donné à cette membrane le nom d'*hymen*. On lit dans l'*Anatomie de l'homme* de Dionis, 1694, les lignes suivantes qui prouvent combien les anatomistes étaient en retard sur ce sujet : « Quelques anatomistes prétendent que cet organe est la marque du pucelage... Je ne l'ai point encore vu quoique j'aie souvent ouvert des filles de tout âge, c'est pourquoi je ne puis en convenir... Je ne crois pas qu'il y ait rupture et déchirement de cette membrane imaginaire... On ne doit pas être si prompt à décider sur l'honneur des filles, puisque d'ailleurs, ni l'étrécissement de l'orifice du vagina, ni le linge taché de sang ne sont des marques assurées de la défloration des filles. »

cette membrane chez une femme est une probabilité de la virgi-
nité, mais non une certitude, car on a vu des femmes, non seulement devenir grosses, malgré la persistance de la membrane de
l'hymen, mais encore présenter cette membrane au moment de
l'accouchement.

L'absence de l'hymen n'est pas non plus un signe certain de
défloraison : car, outre que cette membrane peut manquer complètement, elle peut être déchirée accidentellement par une chute
sur le périnée, etc.

Sa forme varie. Quelquefois, cette membrane obture si complètement l'orifice du vagin, que le chirurgien est obligé de la déchirer pour permettre, à l'époque de la menstruation, l'écoulement du sang. L'hymen affecte quatre formes principales, comme
on peut le voir dans les figures ci-jointes : la forme de *croissant*,
celle de *fer à cheval*, la forme *annulaire* et la *bilabiée*.

Lorsque la membrane hymen a été déchirée, les lambeaux qui
résultent de cette déchirure se rétractent vers les bords de l'orifice
du vagin, et forment de petites saillies désignées sous le nom de
caroncules myrtiformes. Sappey croit que ces prétendues caroncules ne sont que des saillies de la paroi vaginale, et que les lambeaux de l'hymen sont trop peu considérables pour les former.

L'hymen est pourvu de petites papilles analogues à celles du
vagin. Cette membrane est recouverte, sur ses deux faces et sur
son bord libre, par un épithélium pavimenteux stratifié. Au-dessous de l'épithélium, on trouve, sur chacune des faces, une couche
de tissu conjonctif avec beaucoup de fibres élastiques. Tout à fait
au centre, on voit des vaisseaux, des nerfs et quelques fibres musculaires lisses.

Les caroncules myrtiformes ont une couche d'épithélium pavimenteux stratifié à leur surface. Profondément, on trouve un mélange d'éléments de tissu conjonctif et d'éléments élastiques, des
vaisseaux et des filets nerveux, en continuité avec ceux des parois
vaginales.

Extrémité postérieure. — L'extrémité postérieure du vagin
s'insère directement autour du col de l'utérus. Cette insertion,
très solide, limite, du côté de la cavité vaginale, un cul-de-sac
circulaire qui entoure le col utérin. Ce cul-de-sac, peu prononcé
en avant, augmente de profondeur sur les côtés, et surtout en
arrière. On a donné aux diverses portions de ce cul-de-sac les
noms de cul-de-sac vaginal *antérieur*, cul-de-sac *latéral*, cul-de-
sac *postérieur*. La différence qui existe entre la profondeur du
cul-de-sac antérieur et celle du cul-de-sac postérieur est due à ce
que l'insertion du vagin se fait beaucoup plus haut en arrière

qu'en avant sur le col de l'utérus. Chez les femmes qui ont eu plusieurs enfants, le col de l'utérus diminuant de longueur, disparaissant même, on conçoit que le cul-de-sac diminue de profondeur.

Rapports. — La face supérieure du vagin est en rapport avec la base de la vessie, *cloison vésico-vaginale*, et avec l'urètre. Elle adhère fortement à la vessie par un tissu cellulaire dense, et plus encore à l'urètre, qui est, pour ainsi dire, creusé dans l'épaisseur de cette paroi. L'extrémité inférieure des uretères est aussi en contact avec cette paroi.

Ces rapports nous expliquent comment on peut extraire un calcul urinaire en incisant la cloison vésico-vaginale, traiter une cystite chronique rebelle en pratiquant une ouverture dans la même cloison, et faire le diagnostic d'un corps étranger de la vessie ou d'une tumeur de cet organe. Les perforations de cette cloison, *fistules vésico-vaginales*, sont dues le plus souvent à la destruction d'une portion de cette cloison par la compression prolongée, contre le pubis, des parties molles de la mère par la tête de l'enfant arrêtée longtemps au passage.

La face inférieure est en rapport, d'arrière en avant : 1° avec le péritoine, qui recouvre la partie la plus reculée de cette paroi, dans une étendue de 1 centimètre et demi environ ; le péritoine forme là le cul-de-sac recto-vaginal ; il n'est séparé de la cavité du vagin que par l'épaisseur de sa paroi ; 2° avec la paroi antérieure du rectum, dans une étendue de 3 à 5 centimètres, *cloison recto-vaginale;* 3° avec la partie postérieure de l'anneau vulvaire et les parties molles du périnée.

Ces rapports sont du plus haut intérêt. On peut extraire un liquide pathologique par le cul-de-sac postérieur en y plongeant un bistouri ou un trocart; il suffit de traverser l'épaisseur du vagin et le péritoine. C'est aussi au même niveau qu'on établit le drainage du péritoine après les opérations graves de l'abdomen. Il se produit des *fistules recto-vaginales* comme des fistules vésico-vaginales, et sous l'influence de la même cause.

Le toucher vaginal est d'un grand secours dans le diagnostic des tumeurs du rectum. Par le même toucher, on peut s'assurer si le rectum est plein ou libre de matières fécales.

Les bords du vagin sont en rapport, de haut en bas : 1° avec la partie inférieure du ligament large ; 2° avec le tissu cellulaire sous-péritonéal, très abondant à ce niveau ; 3° avec l'aponévrose périnéale supérieure ; 4° avec les muscles relevours de l'anus, qui prennent quelques insertions sur le vagin ; 5° avec l'aponévrose périnéale moyenne ou ligament de Carcassonne ; 6° avec le bulbe du vagin.

Structure. — Le vagin est pourvu de parois qui mesurent 3 millimètres d'épaisseur en moyenne. Depuis l'orifice vulvaire jusqu'à son insertion sur l'utérus on trouve dans ses parois trois couches superposées, des vaisseaux et des nerfs. Les trois couches sont de dehors en dedans : une couche fibreuse, une couche musculeuse, une couche muqueuse.

Couche fibreuse. — Elle est composée de tissu conjonctif, mélangé d'un grand nombre de fibres élastiques. Les éléments de cette couche, qui est la plus mince, sont serrés, condensés vers la couche moyenne, tandis qu'ils sont lâches en dehors. Ce tissu conjonctif se confond, en dehors : 1° avec le cul-de-sac du péritoine situé entre le vagin et le rectum ; 2° avec le tissu conjonctif de la partie inférieure des ligaments larges ; 3° avec celui de l'aponévrose moyenne du périnée ; 4° avec les fibres musculaires de la base de la vessie ; 5° avec le tissu conjonctif de la région périnéale.

Couche musculeuse. — La couche musculeuse, de couleur rougeâtre, forme plus de la moitié de l'épaisseur totale des parois du vagin. C'est un mélange de fibres musculaires lisses, de tissu conjonctif et de fibres élastiques. Les fibres musculaires sont disposées suivant deux plans.

1° Dans le *plan superficiel*, les fibres sont *longitudinales ;* elles se rassemblent en faisceaux, mais elles ne constituent pas une membrane régulière. Quelques-unes de ces fibres abandonnent les parois du vagin, en avant, pour aller se fixer à la branche descendante du pubis ; en arrière, on en voit un certain nombre qui se continuent dans l'épaisseur de l'utérus et des ligaments utéro-sacrés.

2° Les fibres du *plan profond* ne sont pas régulièrement circulaires ; elles sont obliques, et entre-croisées sous des angles tellement variés, qu'on peut dire qu'elles constituent une couche plexiforme ; c'est, en effet, un véritable réseau musculaire.

Entre les diverses fibres musculaires du vagin, on trouve un peu de tissu conjonctif et un réseau de fibres élastiques fines.

Le *sphincter lisse du vagin* est un anneau de fibres lisses circulaires situé à l'extrémité antérieure du vagin ; c'est un épaississement de la couche circulaire. Ce muscle est doublé en dehors par une couche musculaire striée, qui fait partie de l'anneau vulvaire et qu'on nomme parfois *constricteur profond du vagin*.

Les dimensions moyennes des fibres musculaires sont les suivantes : longueur 70 μ ; largeur 6 μ. Elles augmentent de volume pendant la grossesse et deviennent plus faciles à observer.

Couche muqueuse. — La muqueuse, de couleur rosée, offre une épaisseur d'un millimètre environ. Au niveau de l'utérus elle se réfléchit sur le col, pour se continuer ensuite dans la cavité utérine.

Un *épithélium pavimenteux stratifié* forme la couche superficielle de la muqueuse vaginale ; il offre de 150 μ à 200 μ d'épaisseur. Il offre une grande analogie avec l'épiderme cutané. Il envoie des prolongements épithéliaux dans l'épaisseur du chorion, sortes de bourgeons pleins, simples ou ramifiés, et se creusant parfois d'une cavité centrale, ce qui leur donne l'apparence de glandes.

Le *derme* de la muqueuse est uni intimement à la couche musculaire, absolument comme nous l'avons vu pour l'utérus ; la muqueuse ne peut donc pas se déplacer. Il est constitué par du tissu conjonctif et par une quantité prodigieuse de fibres élastiques, auxquelles la muqueuse est redevable de sa grande extensibilité.

Dans le chorion de la muqueuse de l'extrémité postérieure du vagin, Henle a signalé la présence de nombreux leucocytes, parfois tellement abondants qu'il existe de véritables follicules clos.

Des *papilles* coniques et filiformes, abondantes surtout dans la moitié inférieure du vagin, sur les replis de la muqueuse, sont totalement effacées par l'épithélium qui les recouvre ; leur longueur moyenne est de 150 μ, leur largeur de 60 μ.

La muqueuse du vagin ne possède pas de glandes ; les cas rares cités par Henle et Huschke peuvent être considérés comme des anomalies.

Vaisseaux et nerfs. — De nombreuses *artères* arrivent au vagin ; elles viennent des artères voisines : utérines, vésicales inférieures, hémorrhoïdales moyennes, honteuses internes et hypogastriques. L'artère principale, venue de l'hypogastrique, *artère vaginale* proprement dite, se ramifie avec les autres dans les parois du vagin. Ces artères traversent les couches fibreuse et musculeuse, et donnent naissance à un réseau capillaire de plus en plus fin, à mesure qu'on se rapproche de la surface du derme de la muqueuse. Au niveau des papilles, on trouve une ou plusieurs anses capillaires.

Les *veines* naissent du réseau capillaire de la muqueuse, en particulier des papilles, où elles forment une sorte de plexus veineux. Elles augmentent de volume et s'anastomosent entre elles dans l'épaisseur de la musculeuse, où elles constituent un nouveau plexus veineux. Dans la couche fibreuse, ce plexus est encore plus serré et plus considérable, de sorte que les parois du vagin offrent, quant à leur apparence, une certaine analogie avec les tissus érectiles. Enfin, les veines se jettent dans les troncs veineux situés le long des bords du vagin.

Les *lymphatiques* naissent de la muqueuse, et se divisent en deux groupes : *ceux des deux tiers antérieurs* sortent du côté de la vulve et se jettent dans les *ganglions inguinaux internes;* ceux *du tiers postérieur* se confondent avec ceux qui naissent de la *surface vaginale du col,* et se portent dans les *ganglions latéraux du petit bassin,* et non aux ganglions lombaires. Aubry les a injectés le premier à Paris, en 1843.

Nerfs. — Les nerfs sont fournis par le plexus hypogastrique et le nerf honteux interne.

Ces nerfs forment, autour du vagin, le plexus périvaginal contenant de petits ganglions nerveux et quelques cellules nerveuses isolées. Les filaments qui partent du plexus sont des nerfs *moteurs* pour les fibres musculaires, des nerfs *sensitifs* pour la muqueuse, et des nerfs *vaso-moteurs* pour les parois vasculaires.

Des cellules nerveuses ont été signalées dans le chorion de la muqueuse par Köstlin (1895). On y trouve aussi des corpuscules de Krause et des corpuscules de Meissner (Dogiel, 1893).

Canal de Gartner. — On donne ce nom à deux petits canaux particuliers à quelques mammifères, mais non à la femme, situés sur les côtés de l'utérus et du vagin, et, s'ouvrant près du méat urinaire. Il est formé par la persistance de la partie inférieure du canal de Wolff.

Anomalies. — On a vu des vagins bifides. On a vu le vagin absent (1).

Bulbes du vagin.

On donne le nom de *bulbes du vagin* à deux organes érectiles situés de chaque côté de l'ouverture du vagin, à la circonférence interne de l'anneau vulvaire, entre le muscle constricteur et la muqueuse de l'entrée du vagin. Ils s'adossent en haut, par leur petite extrémité, qui est située entre le clitoris et le canal de l'urètre.

Les bulbes du vagin offrent, comme le clitoris, la même structure que les tissus érectiles du pénis. Ils ont chacun, à l'état d'érection, une longueur de 3 centimètres et demi, et une largeur qui dépasse un centimètre.

Urètre.

Pour terminer la structure du vagin, il nous reste à parler de l'urètre de la femme; car ce conduit est creusé dans l'épaisseur de la paroi antérieure du vagin, dont on ne peut pas le séparer.

Long de 3 centimètres en moyenne, l'urètre occupe la ligne médiane de la paroi supérieure du vagin. Sa largeur est de 7 millimètres, et il admet facilement des instruments de 12 millimètres.

(1) Je lis dans la *Chronique médicale du Dr Cabanès,* 1897, p. 445. Mme Récamier (1777-1849), si célèbre par son esprit et sa beauté, avait sans doute une absence congénitale du vagin.

Comme chez l'homme, le méat urinaire est la partie la moins dilatable.

Il est en rapport inférieurement avec la paroi du vagin, et supérieurement avec les ligaments antérieurs de la vessie, le constricteur du vagin et le bulbe.

Structure. — L'urètre de la femme est plus large que celui de l'homme ; c'est pour cela, et aussi à cause de sa brièveté, que la femme expulse son urine avec plus de rapidité et de force que l'homme, dont l'urètre est d'une longueur excessive.

Nous croyons que cette facilité d'expulsion de l'urine est cause de la rareté des calculs urinaires chez la femme. Règle générale, les calculs, chez la femme, se développent autour d'un corps étranger trop volumineux pour être expulsé par l'urètre. Si les calculs vésicaux sont infiniment plus rares chez la femme que chez l'homme, cela tient à la facilité avec laquelle elle expulse les petits calculs de la colique néphrétique et les dépôts de l'urine qui sont, chez l'homme, l'origine de la plupart des calculs, sinon de tous.

La dilatabilité de l'urètre de la femme permet d'introduire le doigt dans la vessie pour le diagnostic des tumeurs, des corps étrangers, etc. Comme cette introduction n'est pas exempte de douleurs, on a coutume de soumettre les malades à l'action du chloroforme, ou à l'injection lombaire de cocaïne.

On trouve dans ce canal deux couches superposées, des glandes, des vaisseaux et des nerfs.

Couche musculeuse. — Cette couche est la plus externe ; elle est formée d'un plan de fibres longitudinales et d'un plan de fibres circulaires. Les deux plans réunis ont une épaisseur de 3 à 4 millimètres.

Les *fibres longitudinales* sont profondes ; ce sont des fibres musculaires, lisses, en continuité avec les fibres de la couche plexiforme de la vessie.

Les *fibres circulaires* entourent les précédentes ; elles s'étendent depuis le col de la vessie jusqu'au méat urinaire. Ce sont des fibres striées, au milieu desquelles se trouvent quelques fibres lisses. Quelques-unes de ces fibres circulaires se détachent de l'urètre pour se perdre sur les parois du vagin, ce qui explique l'union intime des deux organes.

Couche muqueuse. — La muqueuse est mince et doublée d'un tissu conjonctif sous-muqueux lâche. Elle est formée de tissu conjonctif et de quelques fibres élastiques ; un *épithélium cylindrique* la recouvre. Cet épithélium passe insensiblement à l'état d'épithélium pavimenteux du côté du méat urinaire, d'épithélium mixte du côté de la vessie.

Glandes. — Les glandes sont très difficiles à observer. Sappey est le seul auteur qui en fasse mention ; il les a vues. On observe, sur la face muqueuse, des orifices plus nombreux que dans la portion spongieuse de l'urètre de l'homme, et rangés en séries linéaires ; à chaque orifice correspond une glande. Ce sont des glandes en grappe *identiques aux glandes muqueuses de l'urètre de l'homme* ; le corps de la glande est situé dans le tissu sous-muqueux ou dans l'épaisseur de la couche musculeuse ; le canal excréteur traverse la muqueuse. Les glandes muqueuses de la vulve existent en grand nombre autour du méat urinaire.

Vaisseaux et nerfs. — Les *artères*, venues des honteuses internes, des vaginales et des vésicales inférieures, se répandent dans l'urètre ; elles donnent naissance à un réseau capillaire qui se porte surtout autour des culs-de-sac glandulaires. Les *veines*, nées de la muqueuse, forment un réseau sous-muqueux, un vrai plexus, d'où elles se rendent sur les parties latérales du vagin. Les lymphatiques vont, d'après Sappey, aux ganglions pelviens. Les *nerfs* sont des ramifications du plexus hypogastrique et du honteux interne.

<h2 style="text-align:center">§ 2. — UTÉRUS</h2>

L'utérus est un organe destiné à recevoir le produit de la conception et à l'expulser au terme de la grossesse. C'est lui qui fournit aussi le sang de la menstruation. L'utérus présente à étudier : sa situation, sa consistance, sa direction, sa mobilité, son poids, son volume, sa conformation extérieure et ses rapports, sa conformation intérieure et sa structure.

<h3 style="text-align:center">1° Considérations générales.</h3>

Situation. — L'utérus est situé dans le petit bassin, entre le rectum et la vessie, avec laquelle il est plus immédiatement en rapport ; il est placé au-dessus du vagin et au-dessous des circonvolutions intestinales, qui, en le recouvrant, le séparent du rectum.

Consistance. — Différent pendant la vie et après la mort, le tissu de l'utérus est mou pendant la vie, comme celui des autres muscles ; il devient rigide après la mort. La mollesse de ce tissu est démontrée par les impressions que laissent sur son fond les anses intestinales (Depaul, Sappey). Cette mollesse de l'utérus, pendant la vie rend compte de certains phénomènes curieux qui, relatifs à la direction et à la mobilité de cet organe, ont échappé à beaucoup d'anatomistes.

Direction. — La direction de l'utérus varie. Ces variations sont en rapport avec l'état de vacuité ou d'ampliation de la vessie, et aussi avec la mollesse du tissu utérin.

Lorsque la vessie est vide, le corps de l'utérus se porte en

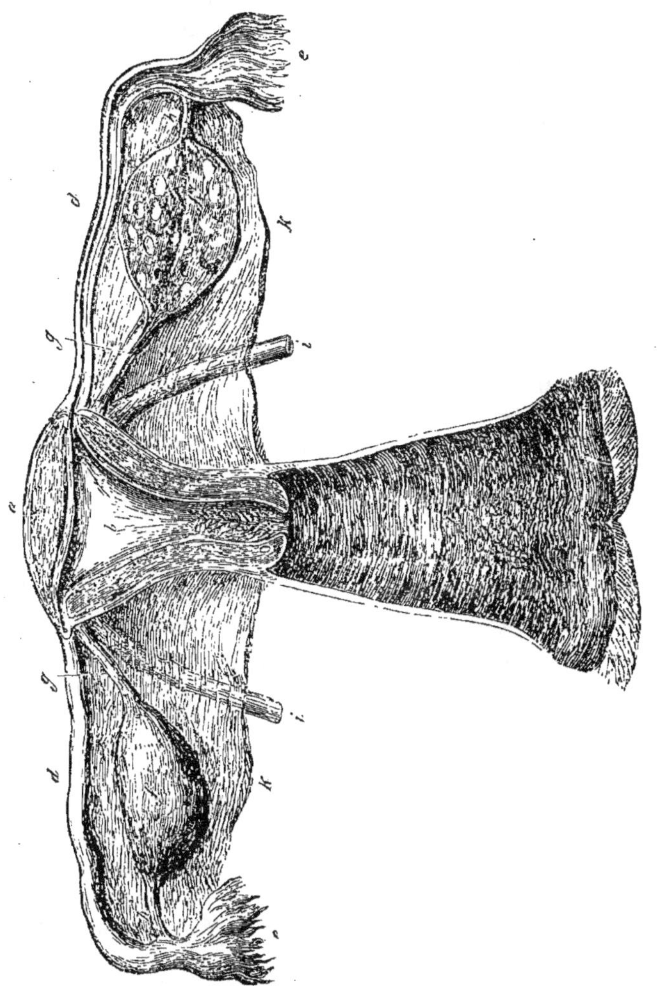

Fig. 366. — Montrant les organes génitaux de la femme.

a, fond de l'utérus. — *b*, cavité du corps de l'utérus. — *c*, cavité du col et arbre de vie. — *d, d*, trompes de Fallope dont l'une est divisée et l'autre entière. — *e, e*, pavillon de la trompe. — *f, f*, ovaires dont l'un est divisé. — *g, g*, ligament de l'ovaire. — *h, h*, frange du pavillon de la trompe adhérant à l'ovaire. — *i, i*, ligament rond. — *k, k*, les deux ligaments larges. — *l*, vagin.

avant et le col un peu en arrière, comme dans l'antéversion ; si elle contient une certaine quantité d'urine, l'axe de l'utérus est oblique de haut en bas et d'avant en arrière ; enfin, si ce réservoir est très distendu, le corps de l'utérus est porté en arrière et son axe dirigé de haut en bas et d'arrière en avant. Lorsque le corps est incliné en avant, on voit ordinairement un léger coude se montrer entre le col et le corps ; cet angle est déterminé par la pression qu'exercent sur le corps de l'utérus les circonvolutions de l'intestin. Cet angle disparaît lorsque la pression cesse ; mais, si la mort survient pendant que l'utérus est ainsi incliné, l'axe fléchi conserve cette direction à cause de la rigidité que prend le tissu de l'utérus.

On conçoit que la disposition du corps de l'utérus à se porter en avant soit bien plus marquée après l'accouchement, car la grossesse relâche les ligaments de l'utérus et augmente le poids de cet organe.

Mobilité. — Nous venons de voir que l'utérus jouit d'une certaine mobilité, et que la partie supérieure de cet organe s'incline facilement soit en avant, soit en arrière. A l'état normal, il ne peut pas s'incliner sur les côtés à cause de la présence des ligaments larges ; il se déplace difficilement aussi, soit en bas, soit en haut. Mais lorsqu'il devient, par suite d'un état pathologique, le siège d'une tuméfaction, lorsqu'il se dilate par le développement du produit de la conception, ses moyens de fixité se relâchent, et cet organe présente des inclinaisons variées. Les déplacements se voient fréquemment aussi, même après la disparition de la grossesse ou de l'état pathologique, parce que les ligaments qui le retenaient ont perdu une partie de leur résistance.

L'utérus est maintenu en position : 1° par les ligaments larges, replis péritonéaux qui se portent de ses parties latérales sur les côtés de l'excavation pelvienne ; 2° par les ligaments utéro-sacrés, qui le fixent aux parties latérales et inférieure du sacrum ; 3° par les ligaments ronds qui vont s'insérer au pubis ; 4° par son adhérence à la vessie ; 5° par son insertion à l'extrémité postérieure du vagin.

La mobilité de l'utérus est d'un grand intérêt en pathologie. Lorsqu'on pratique le toucher vaginal sur une femme en bonne santé, on peut déplacer l'utérus dans tous les sens et le faire danser, pour ainsi dire, sur le doigt. Mais, s'il y a inflammation, métrite, si les annexes sont malades, s'il y a inflammation périutérine, l'organe devient plus lourd, moins mobile, et, dans certains cas, il est comme enclavé, immobilisé dans le bassin.

Poids. — D'après Sappey, le poids moyen de l'utérus est de 42 grammes. Les plus petits ont un poids d'environ 32 grammes, et les plus volumineux de 55 grammes, en dehors de tout état pathologique.

Volume. — Les trois diamètres de l'utérus varient chez les nullipares et chez les multipares. Voici le résultat auquel est arrivé Sappey, d'après des mesures prises sur huit femmes nullipares et sur huit multipares, de seize à cinquante ans :

NULLIPARES.		MULTIPARES.	
Longueur	62 millim.	Longueur.	68 millim.
Largeur.	40	Largeur	43
Épaisseur	23	Épaisseur.	25

Ces dimensions doivent varier considérablement, et il est rare de trouver deux auteurs qui s'accordent sur ces chiffres.

Les dimensions augmentent sous l'influence de la menstruation. Au moment des règles, en effet, le sang tuméfie l'utérus, qui double presque de volume à la manière des organes érectiles. Cette congestion, d'après Rouget, est une vraie érection.

Selon Aran, la longueur de l'utérus augmente jusqu'à l'âge de trente ans, pour diminuer ensuite à mesure que la femme avance en âge.

Les dimensions relatives du col et du corps varient avec l'âge. Chez l'enfant naissant et pendant les premières années, le col est plus volumineux et plus long que le corps ; il forme les trois cinquièmes de la longueur totale de l'organe ; plus tard, le col diminue à mesure que le corps augmente, et celui-ci finit par former les trois cinquièmes de la longueur de l'utérus. L'épaisseur du col est égale à celle du corps ; sa largeur est moins considérable.

2° Conformation extérieure et rapports.

L'utérus a la forme d'une poire un peu aplatie d'avant en arrière. Il présente une partie inférieure plus étroite, le *col*, et une partie supérieure plus large, le *corps*.

Le *corps* offre à étudier : une face antérieure, une face postérieure, deux bords latéraux et le fond.

Face antérieure. — Un peu moins convexe que la postérieure, cette face est en

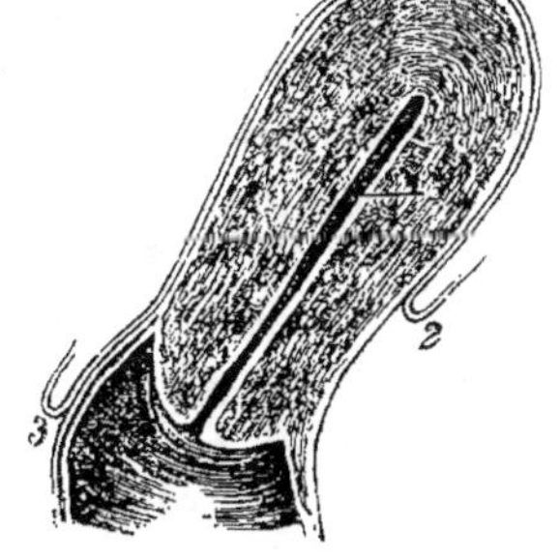

Fig. 367. — Rapports de l'utérus avec le vagin et le péritoine (coupe).

1, cavité utérine. — 2, cul-de-sac vésico-utérin. — 3, cul-de-sac recto-vaginal.

rapport avec la vessie, dont elle est séparée par un cul-de-sac du péritoine, appelé *vésico-utérin*. Ce cul-de-sac ne s'élève pas à la même hauteur chez tous les sujets : on le voit quelquefois recouvrir toute l'étendue du col et arriver au contact du vagin. Ordinairement, la partie inférieure de cette face est immédiatement en rapport avec la vessie.

On peut toucher du doigt la face antérieure de l'utérus, à travers la vessie, en déprimant fortement avec le doigt la paroi antérieure du vagin au voisinage du col.

Face postérieure. — Plus convexe, cette face présente une saillie médiane et verticale. Elle est recouverte par le péritoine, qui se prolonge sur la partie postérieure du vagin pour former le cul-de-sac *recto-vaginal.* Ce cul-de-sac, beaucoup plus considérable que l'antérieur, reçoit les circonvolutions intestinales dans l'état de vacuité de la vessie. Lorsque ce réservoir est plein, les circonvolutions sont déplacées, et la face postérieure de l'utérus, se renversant un peu en arrière, s'applique contre le rectum (1).

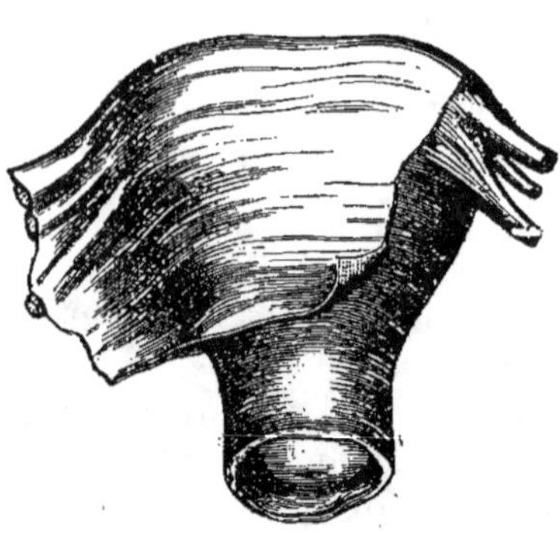

Fig. 368. — Face antérieure de l'utérus. On voit dans cette figure le péritoine se prolongeant à droite pour former le ligament large. A gauche, le ligament a été enlevé; on y voit les organes contenus dans le repli du péritoine.

Deux replis péritonéaux se portent des parties latérales du col utérin à la base du sacrum ; ce sont les *replis de Douglas.* Le cul-de-sac qui les sépare, *cul-de-sac de Douglas,* est situé au-dessous du cul-de-sac postérieur du vagin.

Par le *toucher rectal,* on peut explorer la face postérieure de l'utérus au point de vue des tumeurs, des déplacements ; on explore en même temps le cul-de-sac vagino-péritonéal qui sépare le rectum de l'extrémité supérieure du vagin.

Bords. — Les bords de l'utérus sont sinueux ; convexes en haut, ils deviennent légèrement concaves vers la partie inférieure. A la partie supérieure de ces bords, on trouve l'insertion de la trompe de Fallope, de l'ovaire et du ligament rond. C'est sur les bords de l'utérus que commencent les ligaments larges. Ces ligaments sont formés par l'adossement des deux feuillets du péritoine qui viennent des faces de l'utérus.

Fond. — Le fond de l'utérus est convexe et recouvert par le péritoine. Il est situé à 2 centimètres ou 2 centimètres et demi au-

(1) Th. Bartholin, à propos des rapports de l'utérus, dit, fort peu aimablement du reste : « La matrice est entre le rectum qui est en dessous et la vessie qui est couchée dessus, comme entre deux oreillers. Les hommes ont-ils pas bien raison d'être si orgueilleux et superbes, eux, dis-je, qui naissent parmi les ordures et les excréments ». (*Inst. anat.,* p. 179.)

dessous du détroit supérieur du bassin. Les anses intestinales le recouvrent. Paul Dubois indique le moyen de connaître si une femme a eu des enfants en examinant le fond de l'utérus sur le cadavre. En effet, chez celle qui n'a pas eu d'enfant, le fond est horizontal et se continue directement avec les trompes de Fallope, de sorte que les angles sont très marqués. Chez la femme qui a eu des enfants, le fond de l'utérus est convexe et les angles en partie effacés.

Le *col de l'utérus* est la partie inférieure de cet organe. Il est séparé du corps par un léger rétrécissement.

Le col de l'utérus est relativement plus long, et le corps plus

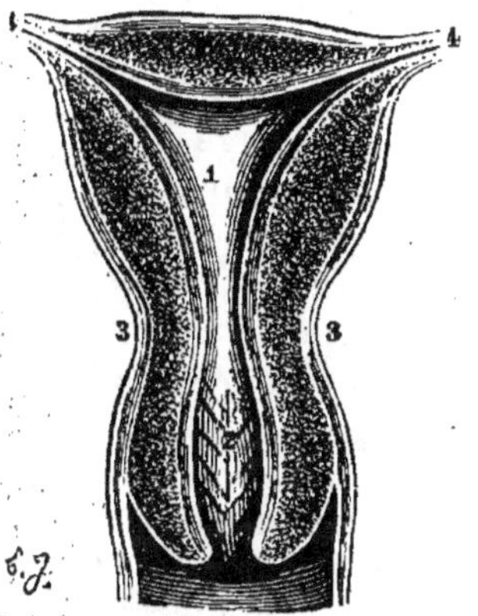

Fig. 369. — Utérus d'enfant de douze ans.

1, cavité cervicale. — 2, arbre de vie. — 3, 3, séparation du corps et du col. — 4, 4, trompes de Fallope.

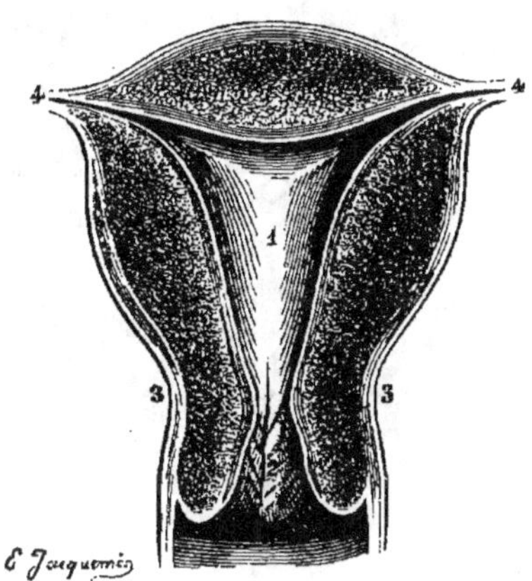

Fig. 370. — Utérus d'une femme ayant eu des enfants.

1, cavité utérine. — 2, cavité cervicale et arbre de vie. — 3, 3, séparation du corps et du col. — 4, 4, trompes de Fallope.

petit chez l'enfant. Ce n'est qu'à l'époque de la puberté et plus tard que cet organe prend son volume normal.

Il est divisé en deux portions par l'insertion du vagin, une portion sus-vaginale et une portion vaginale.

La *portion sus-vaginale du col* est en rapport, en avant, avec la vessie, à laquelle elle est unie par un tissu cellulaire peu résistant, et en arrière avec le péritoine qui se prolonge sur le vagin. A cause de l'insertion plus élevée du vagin en arrière, cette portion du col est presque nulle en arrière, et présente en avant une longueur de 1 centimètre et demi à 2 centimètres. Sur les côtés, la portion sus-vaginale est en rapport avec les ligaments larges et l'artère utérine qui se distribue au col.

Il n'est plus permis aujourd'hui d'ignorer les rapports exacts du col utérin avec le vagin. Le cancer du col utérin se propage directement à la vessie, comme on le voit dans la figure 371.

C'est dans la région du col qu'on porte l'instrument tranchant pour pratiquer l'*hystérectomie vaginale*.

La *portion vaginale* forme le *museau de tanche* (1), c'est elle que l'on aperçoit lorsqu'on introduit un spéculum. A ce niveau, le col a la forme d'un cône à sommet inférieur percé d'une ouverture. Ce cône est très ferme, élastique, rosé, et pointu chez la femme qui n'a pas eu d'enfant (nullipare). Son orifice est très petit et arrondi ; on ne voit alors rien qui ressemble aux lèvres qui se montreront plus tard. Le coït ne change rien à la forme du col ni à l'orifice ; mais il détermine, lorsqu'il est fréquemment répété, une diminution dans la fermeté du col, qui, en même temps, prend une coloration plus foncée. Chez la femme qui a eu un enfant (unipare), le cône est moins pointu, sa consistance moins ferme, sa coloration plus foncée, et son orifice prend l'aspect d'une petite fente transversale de 3 à 4 millimètres de long, présentant sur l'extrémité gauche une ou deux petites incisures. Chez la femme qui a eu

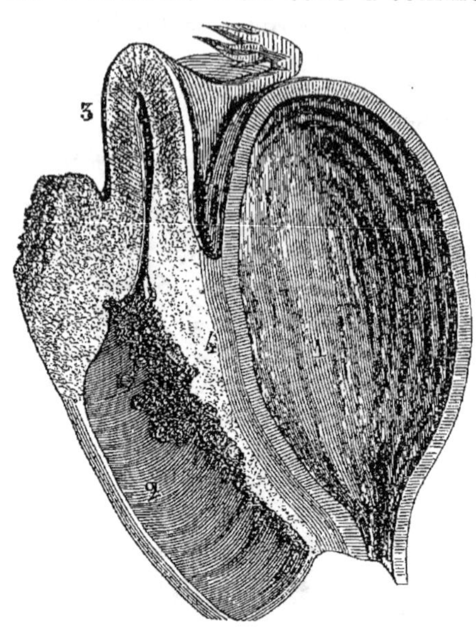

Fig. 371. — Cancer du col de l'utérus se propageant aux parois du vagin, à la vessie et a l'urètre.

1, vessie. — 2, vagin. — 3, utérus. — 4, cloison vaginale envahie.

plusieurs enfants (multipare), le col tend à s'effacer ; le cône qu'il forme diminue considérablement de longueur, il s'aplatit ; en même temps, des incisures se voient tout autour de l'orifice, et si le nombre d'enfants a été jusqu'à huit, dix, etc., le col disparaît complètement, et, à sa place, on ne trouve qu'un large orifice entouré de tubercules et de dépressions de toutes dimensions. Cette disposition du col utérin donne au doigt une sensation assez analogue à celle du cancer de cet organe.

Après un et surtout après plusieurs accouchements, l'orifice du col de l'utérus divise cet organe en deux parties ou lèvres. La

(1) L'orifice externe du col a été ridiculement comparé par Dulaurens et Colombus à un museau de chien nouveau-né, ou à la bouche d'une tanche.

lèvre antérieure sépare l'orifice externe du col du cul-de-sac antérieur du vagin ; elle est peu saillante à cause de l'insertion vaginale sur un point très rapproché de son extrémité libre. La lèvre
postérieure sépare l'orifice externe du col du cul-de-sac postérieur.
Cette lèvre a une longueur considérable, qu'elle doit à l'insertion
du vagin sur un point élevé de la partie postérieure. Lorsque
l'utérus est vertical, les deux lèvres descendent à la même hauteur.
On conçoit que l'une d'elles descende plus bas lorsque l'utérus
s'incline de son côté, ou lorsqu'elle devient le siège d'une tuméfaction.

3° *Conformation intérieure.*

L'utérus présente une cavité qui occupe le corps et le col. Etu-
dions-les séparément.

1° *Cavité du corps.* — Cette cavité est très petite et de forme
triangulaire. Les trois bords du triangle qu'elle forme sont convexes du côté de la cavité chez la
femme qui n'a pas eu d'enfants, rectilignes au contraire, et même concaves chez la femme qui en a eu
plusieurs. Les trois angles de cette
cavité présentent chacun un orifice,
l'orifice interne du col et l'orifice
des deux trompes.

La cavité du corps est peu considérable ; elle est très resserrée entre
les deux parois de l'utérus, qui arrivent presque à contact. Cette cavité
a une longueur de 22 millimètres.

2° *Cavité du col,* appelée aussi
cavité cervicale. — La cavité du col

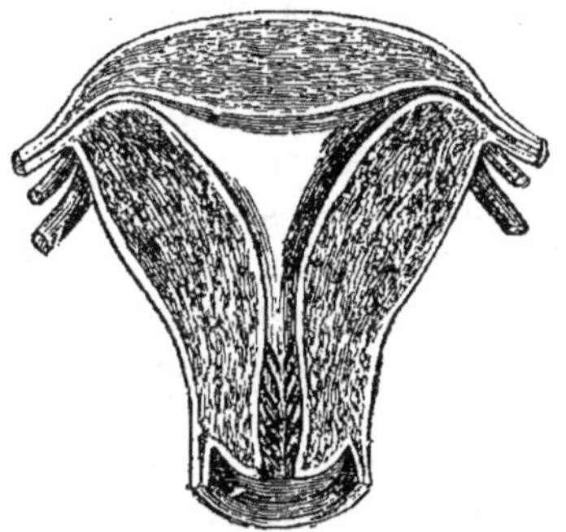

Fig. 372. — Cavité utérine, cavité
cervicale et arbre de vie chez
une femme nullipare.

est plus longue que celle du corps et mesure 25 millimètres.
Cette cavité est fusiforme, c'est-à-dire renflée à sa partie moyenne,
et aplatie d'avant en arrière. Sur les deux parois de la cavité du
col, on trouve une saillie verticale, avec des ramifications comparables à celles d'une feuille de fougère. Ces saillies ramifiées
constituent les *arbres de vie* du col de l'utérus. Leurs branches
s'entre-croisent sur les bords de cette cavité. L'arbre de vie de la
paroi postérieure dévie à gauche en s'approchant de la cavité du
corps, où il disparaît. Celui de la paroi antérieure dévie à droite
pour disparaître de la même façon.

Sa cavité présente deux orifices : l'orifice externe, qui a été étudié avec le museau de tanche, et l'orifice interne, sorte de rétrécissement intermédiaire entre le corps et le col. Ce rétrécissement,

qui n'est pas linéaire, a une longueur de 5 millimètres. C'est au niveau de cet orifice que Richet décrit un anneau musculaire, sphincter de l'utérus. C'est aussi au niveau de cet orifice qu'on rencontre pendant les huit premiers mois de la grossesse une masse visqueuse connue sous le nom de *bouchon gélatineux*.

Il n'est pas rare de voir cette ouverture s'oblitérer complètement après la ménopause.

La cavité du corps ayant 22 millimètres, celle du col 25, et celle de l'orifice interne ou portion intermédiaire 5, nous avons 52 millimètres pour la longueur totale de la cavité utérine ; mais cette longueur a été prise chez les nullipares. Chez les multipares, elle s'élève à 57, dont 28 pour le corps, 24 pour le col et 5 pour la portion intermédiaire.

La cavité cervicale offre des parois dures et résistantes. A l'état normal, on peut y faire pénétrer facilement un instrument dit *hystéromètre*, dont le diamètre correspond à celui d'une sonde n° 10 de la filière Charrière.

Souvent, la cavité cervicale se présente avec un certain degré d'étroitesse ; l'hystéromètre ne pénètre pas et l'écoulement du sang des règles est douloureux, *dysménorrhée*. Il y a alors *atrésie du col*. Cette atrésie peut être combattue par la dilatation, souvent inefficace, par les incisions, toujours dangereuses, ou par l'électrolyse, absolument inoffensive.

Les femmes atteintes d'atrésie sont ordinairement stériles, et il n'est pas rare de guérir la stérilité en guérissant l'atrésie.

La *rigidité* des parois du canal cervical peut être vaincue par la dilatation lente au moyen de tiges de *laminaria* qui écartent les parois de la cavité en se gonflant. On peut aussi dilater le col utérin de manière à introduire le doigt dans la cavité utérine, au moyen de dilatateurs métalliques. On fait alors la dilatation extemporanée. Les fausses couches ramollissent aussi les parois du col, au point qu'après l'avortement on peut y faire pénétrer le bout du doigt. (Ce signe est important pour le médecin légiste.)

4° *Structure*.

L'utérus est formé de trois couches superposées : *séreuse, musculeuse, muqueuse ;* de vaisseaux et de nerfs.

a. *Couche séreuse*.

Le péritoine revêt toute la surface postérieure de l'utérus, le fond et les deux tiers supérieurs de la face antérieure ; sur les côtés, la séreuse des deux faces s'adosse pour former le ligament large. Dans tous ces points, le péritoine est uni à la couche musculeuse, principalement sur la ligne médiane. On trouve même quelques fibres musculaires lisses dans l'épaisseur de la séreuse (voy. *Péritoine*).

b. *Couche musculeuse.*

La *direction* et les *rapports* des fibres musculaires de l'utérus occupent depuis longtemps les anatomistes. Ces fibres ne sont pas régulières comme dans l'intestin ; elles constituent un tissu presque inextricable, dont les divers plans sont entremêlés par des faisceaux de fibres qui passent de l'un à l'autre. On peut, néanmoins, en forçant un peu la description, admettre dans l'utérus trois plans de fibres musculaires.

1° *Plan superficiel.* — Ce plan est mince ; il contient des fibres transversales et des fibres verticales.

Les *fibres transversales* naissent sur toute la surface de l'utérus, en avant, en arrière et sur le fond. Elles se dirigent sur les parties latérales et dépassent l'utérus, pour se porter dans l'épaisseur des ligaments larges. Celles qui sont situées sur le fond de l'utérus se *continuent avec les fibres longitudinales de la trompe de Fallope*. Les fibres nées de la partie supérieure de la face postérieure *donnent naissance au ligament de l'ovaire*. De la partie supérieure de la face antérieure, des fibres transverses superficielles se portent en dehors pour *former le ligament rond*. Toutes les autres fibres constituent des faisceaux minces, rubanés, qui *doublent la face profonde du péritoine dans l'épaisseur du ligament large*.

Appendices musculaires du plan superficiel. — La couche superficielle envoie des faisceaux dans la trompe de Fallope, le ligament de l'ovaire et le ligament rond ; ces organes seront décrits plus loin.

Les *fibres verticales*, déjà connues depuis Weitbrecht, désignées par Hélie sous le nom de *faisceau ansiforme* (1), recouvrent les fibres transversales que nous venons de décrire et s'entre-croisent en partie avec elles. Ces fibres n'appartiennent qu'au corps de l'utérus ; elles parcourent toute la face antérieure, le fond et la face postérieure, pour se perdre insensiblement à la base du col. Ce faisceau, large d'un centimètre environ, est plus large sur la face postérieure de l'utérus ; au niveau du fond de cet organe, il s'anastomose sur ses bords avec les fibres transversales superficielles.

Plan moyen. — Le plan moyen est très épais, beaucoup plus que les plans externe et interne réunis. Il est remarquable par l'abondance de ses vaisseaux. Les fibres qui le composent forment des faisceaux et des lamelles entre-croisés dans toutes les directions, et constituent une *couche plexiforme* dont les fibres s'anastomosent dans tous les sens et forment des mailles dans lesquelles passent les vaisseaux.

(1) Hélie et Chenantais. *Recherches sur la disposition des fibres musculaires de l'utérus*, 1864, avec Atlas.

3° *Plan profond.* — Il est miuce, et il offre des fibres dirigées dans tous les sens et entre-croisées. Quelques-unes affectent, cependant, une direction que l'on retrouve constamment, au niveau de l'embouchure des trompes, à l'orifice interne du col et à l'arbre de vie. 1° *Autour de l'ouverture des trompes*, on voit des fibres circulaires formant des anneaux qui s'agrandissent de plus en plus et qui ont cette ouverture pour centre. 2° A l'*orifice interne du col*, *canal intermédiaire* de quelques auteurs, *isthme* de l'utérus, on peut constater l'existence d'un sphincter qui soulève la muqueuse, *sphincter uteri*. 3° L'*arbre de vie* serait formé, sur les deux parois de la cavité cervicale de l'utérus, par des fibres musculaires qui partent de l'orifice externe du col, et qui se portent en haut, en se ramifiant, pour donner naissance aux plis, aux ramifications de l'arbre de vie.

Le *col de l'utérus*, dans sa portion intra-vaginale, est formé presque *uniquement de fibres circulaires;* on y trouve seulement quelques fibres verticales. Dans la portion extra-vaginale du col, on rencontre les mêmes fibres, avec cette différence que les fibres verticales sont plus nombreuses, et que les fibres transverses superficielles du corps se prolongent sur cette portion du col. A ce niveau, on voit manifestement quelques fibres verticales de l'utérus se perdre dans l'épaisseur des parois du vagin.

Les *fibres de l'utérus sont des fibres musculaires lisses*, offrant une longueur moyenne de 50 à 60 μ, sur une largeur de 5 μ environ. Elles sont très serrées et unies entre elles par un peu de tissu conjonctif, dense, et pourvu de cellules fusiformes, comme celui que nous avons décrit entre les fibres musculaires de la trompe et dans le stroma de l'ovaire. Les fibres musculaires utérines, au moment de l'accouchement et pendant la grossesse, acquièrent des dimensions considérables.

c. *Couche muqueuse.*

La muqueuse utérine offre des particularités remarquables de structure. Sa surface présente, à l'état normal, une couleur rosée dans le corps, une couleur blanche dans le col. La surface d'une coupe de l'utérus offre une teinte uniforme dans la couche muqueuse et dans la couche musculaire. D'autre part, les fibres musculaires de la couche moyenne de l'utérus sont tellement adhérentes à la muqueuse, qu'on ne peut séparer les deux couches. L'épaisseur de la muqueuse utérine est d'environ 1 millimètre. Elle augmente au moment de la menstruation.

Nous étudierons le derme, l'épithélium, les glandes, les vaisseaux et les nerfs.

1° Derme. — Le derme est constitué par un tissu conjonctif presque *embryonnaire*. Du côté de l'épithélium, on ne trouve que des cellules rondes au milieu d'une matière amorphe; du côté des fibres musculaires, ce sont des cellules fusiformes ou étoilées au milieu de faisceaux de tissu conjonctif. Le derme disparaît presque complètement après la mort.

Il existe quelques *papilles* dans la portion vaginale du col.

2° Épithélium. — La cavité de l'utérus est recouverte d'une seule couche d'*épithélium cylindrique à cils vibratiles*. D'après de Sinéty, cet épithélium se montrerait seulement à la puberté et disparaîtrait à la ménopause. Le mouvement des cils a lieu de haut en bas, du fond vers le col.

Dans le col, l'épithélium est plus épais, 50 μ. Entre les cellules épithéliales, on trouve des cellules caliciformes destinées à la sécrétion du mucus. Au niveau de l'orifice externe du col, l'épithélium se transforme en *pavimenteux stratifié*.

3° Glandes de l'utérus. — Les glandes de l'utérus sont extrêmement nombreuses ; elles sont toutes situées dans la muqueuse du col et du corps, dont la surface libre offre l'aspect d'un crible, lorsqu'on l'examine avec le secours d'instruments grossissants. L'intervalle qui les sépare est égal à leur propre diamètre. On en compte 10 000.

Ces glandes sont un peu différentes dans le corps et dans le col.

a. Glandes du corps. — Ce sont des glandes *en tube* qui traversent perpendiculairement la muqueuse, et dont l'extrémité est fermée; le fond repose sur la couche musculeuse. Elles ont, par conséquent, une longueur égale à l'épaisseur de la muqueuse, 1 millimètre à 1 millimètre 1/2 ; leur largeur est de 100 μ environ. Le calibre des glandes utérines, vers l'orifice, est de 70 à 80 μ.

Ces glandes sont cylindriques, rectilignes ou légèrement flexueuses, de même diamètre partout, excepté à leur ouverture, où elles se dilatent un peu, en forme de godet. A part cette dernière particularité, elles ont la disposition des glandes de l'estomac. Rarement elles se bifurquent vers le fond.

La *paroi propre* de ces glandes se confond avec le derme de la muqueuse, leur *épithélium* est cylindrique cilié. On peut, en réa-

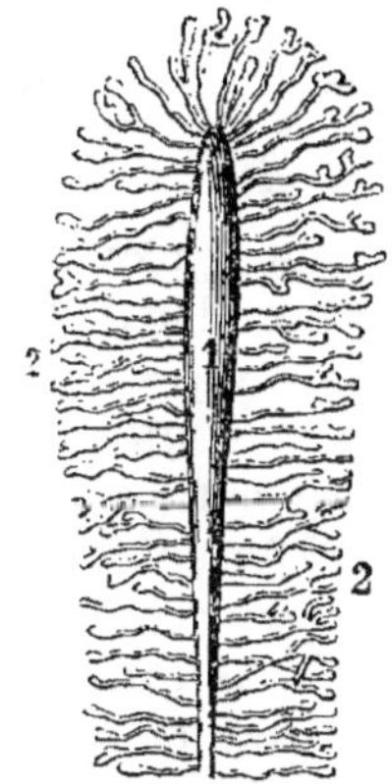

Fig. 373. — Schéma des glandes utérines.

1, cavité de l'utérus.
2, glandes.

lité, considérer ces glandes comme une invagination de la muqueuse du corps.

b. *Glandes du col.* — Les glandes du col sont absolument différentes de celles du corps. Ce sont des *glandes en grappe*. Elles s'enfoncent dans les interstices des fibres musculaires du col. Leur *paroi propre* est peu évidente. Leur *épithélium* est formé par des cellules *caliciformes*, très serrées les unes contre les autres. Ces glandes sécrètent un mucus filant et abondant, qui forme souvent un bouchon muqueux à l'orifice externe du col.

c. *Œufs de Naboth.* — Naboth (1) trouva un jour, sur la muqueuse du col, de petites saillies arrondies, grisâtres, comme perlées ; il les prit pour des œufs tombés de la cavité du corps de l'utérus. Depuis, on les nomme *œufs de Naboth.* Ce sont de petits kystes se montrant fréquemment dans la muqueuse du col, et rarement dans le corps. Ils sont dus à la dilatation des glandes, par l'accumulation d'un mucus très visqueux. L'ouverture des glandes s'obstrue en même temps que le kyste se développe. Ces kystes varient depuis 1/2 millimètre jusqu'à 5 millimètres ; on les rencontre fréquemment chez les vieilles femmes. D'après Sappey, on les trouverait quelquefois au fond de la muqueuse, près de la couche musculeuse, parce que, dit-il, ces kystes sont formés par la dilatation des culs-de-sac des glandes en grappe situées dans la profondeur de la muqueuse du col. Leur mode de formation est le même que celui des kystes sébacés de la peau.

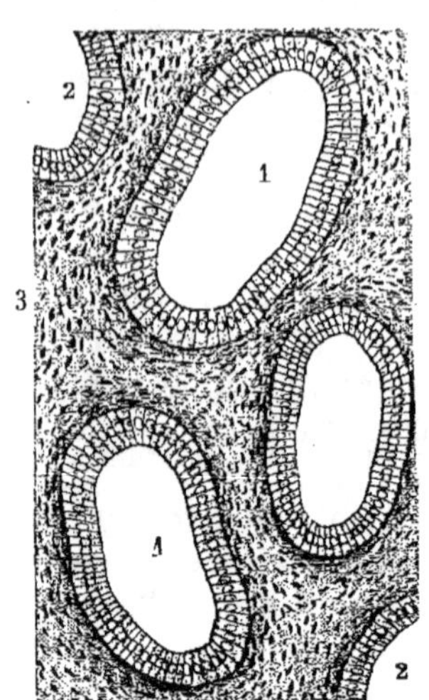

Fig. 374. — Coupe de la muqueuse utérine parallèle à la surface libre.

1, 1, deux glandes utérines avec leur épithélium. — 2, 2, deux glandes divisées. — 3, tissu intermédiaire (grossissement, 200).

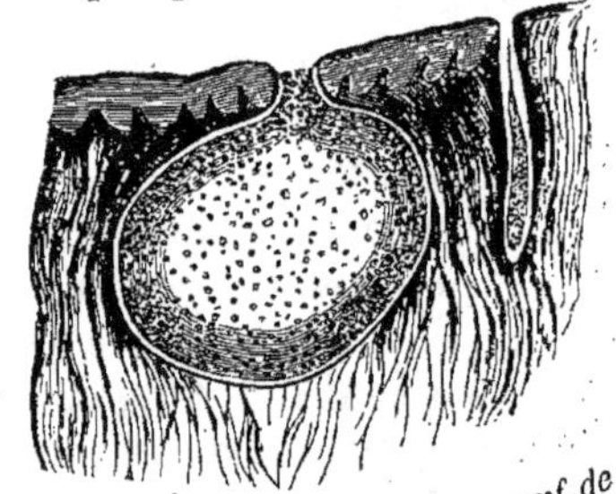

Fig. 375. — Coupe d'un œuf de Naboth sur la muqueuse du col de l'utérus ; à droite, on voit une glande qui commence à se dilater.

Vaisseaux et nerfs. — Les vaisseaux et les nerfs de l'utérus offrent ceci de particulier, que le corps et le col reçoivent chacun

(1) Naboth (Martin), né en 1675, mort en 1721, professeur à Leipzig.

des organes vasculaires et nerveux distincts. Du reste, cette différence de structure entre le corps et le col s'étend plus loin. Le lecteur aura remarqué sans doute que la muqueuse du col diffère de celle du corps, que les fibres musculaires ne sont pas les mêmes dans ces deux parties. Enfin, au point de vue physiologique, le corps diffère du col ; il est seul le siège de l'écoulement sanguin pendant les règles, et seul il se dilate pendant la grossesse ; sa cavité est séparée de la cavité du col par un bouchon gélatineux siégeant à l'isthme de l'utérus, jusqu'au milieu du neuvième mois de la grossesse, époque à laquelle le col participe à la distension de l'utérus.

1° *Vaisseaux et nerfs du corps*. — Deux *artères* arrivent au corps de l'utérus : la branche utérine de l'utéro-ovarienne et une branche longue et grêle, fournie par l'épigastrique ou la funiculaire, qui passe dans le ligament rond pour arriver à l'utérus. Toutes ces artères se portent à la partie supérieure des bords de l'utérus ; les branches utérines s'anastomosent à plein canal avec les artères du col, puis elles pénètrent dans les parois utérines, principalement dans la couche moyenne, en affectant la forme flexueuse, hélicine, que nous avons déjà vue dans plusieurs organes. Elles se ramifient en se rapprochant de la muqueuse, où elles forment un réseau serré qui entoure les glandes.

Les *veines*, extrêmement nombreuses, s'anastomosent dans l'épaisseur de la couche musculaire. Elles sont dépourvues de valvules dans l'épaisseur du corps de l'utérus ; leur paroi, mince, adhère au tissu musculaire au moyen d'un tissu conjonctif dense. Les unes se jettent dans le plexus veineux utéro-ovarien situé entre les deux feuillets du ligament large, d'où naissent les veines utéro-ovariennes. D'autres veines, très petites et pourvues de valvules, passent dans le ligament rond, et vont se jeter, les unes dans la veine iliaque externe ou dans la veine épigastrique, les autres dans les veines des grandes lèvres ou du mont de Vénus, avec lesquelles elles s'anastomosent.

Les *lymphatiques*, nés de la couche muqueuse et de la couche musculaire, sont extrêmement nombreux ; ils forment, sous le péritoine, un réseau plus ou moins serré, d'où naissent des troncs qui accompagnent les veines utéro-ovariennes et se jettent dans les ganglions lombaires.

Les *nerfs* viennent du plexus utéro-ovarien et pénètrent dans l'utérus avec l'artère ; ils sont composés de tubes minces et de quelques tubes larges. Ils paraissent destinés surtout à la couche musculeuse. On n'a pas constaté de ganglions sur leur trajet.

2° *Vaisseaux et nerfs du col*. — Les deux *artères* utérines, branches de l'hypogastrique, arrivent aux parties latérales de la portion extra-vaginale du col, s'anastomosent avec les artères du corps, se répandent dans le tissu du col, en formant aussi des hélices, et donnent naissance à un réseau capillaire très abondant sur les parois glandulaires.

On ne trouve pas de vaisseaux volumineux sur la ligne médiane, où il n'existe que des capillaires. C'est pour cette raison qu'on doit inciser la partie moyenne de l'utérus dans l'opération césarienne.

Les *veines* ont la même disposition que dans le corps; elles s'anastomosent avec celles du corps, sur les bords de l'utérus, et se jettent dans les veines hypogastriques.

Les *lymphatiques* offrent la même origine que ceux du corps; ils s'anastomosent avec eux à la surface de l'organe, et ils vont se jeter dans les ganglions pelviens latéraux.

Les *nerfs* existent dans le col; ils viennent du plexus hypogastrique et pénètrent dans le tissu de l'organe avec les artères. Ils sont peu nombreux. Autrefois, on rejetait leur existence, parce que le col de l'utérus, à l'état normal, est insensible aux irritations physiques. Cependant, la douleur de cette partie de l'utérus, dans la métrite du col et dans la névralgie, aurait dû mettre les anatomistes dans la bonne voie.

Modifications de l'utérus pendant la menstruation. — Il n'est pas facile de se procurer un utérus pendant l'époque menstruelle; aussi, les auteurs ne s'entendent-ils pas, généralement, sur les modifications que la menstruation imprime à cet organe. Les renseignements les plus précis nous sont donnés par Kölliker.

L'organe tout entier augmente de volume; il offre moins de dureté. Toutes les modifications portent sur la muqueuse, et spécialement sur la muqueuse du corps.

La *muqueuse* est hypertrophiée et se plisse; son épaisseur peut atteindre 6 millimètres, et même 12 au niveau des plis. Elle est rouge, molle et friable. Tout le système sanguin est distendu dans l'utérus; mais cette dilatation porte surtout sur la muqueuse du corps de l'organe, dont le réseau capillaire est considérablement injecté, notamment vers le fond.

Les glandes sont augmentées de longueur; elles peuvent atteindre 6 millimètres.

L'*épithélium* est limité en partie dans le corps, au moment où les vaisseaux capillaires superficiels du réseau de la muqueuse se déchirent pour verser le sang. Une fois que l'écoulement a cessé, un nouvel épithélium à cils vibratiles se reproduit.

Pendant l'époque menstruelle, l'épithélium du col reste intact; c'est à peine si la muqueuse, en ce point, offre une teinte rosée, un peu plus foncée qu'à l'état normal.

Modifications de l'utérus pendant la grossesse. — Pendant la grossesse, l'utérus s'hypertrophie. Sa masse devient vingt-quatre fois plus considérable, selon Meckel. A la fin de la grossesse, il offre une longueur de 37 centimètres, une largeur de 26 centimètres, et une épaisseur de près de 2 centimètres. Dans les cinq premiers mois, il se dilate, en même temps que ses parois s'épaississent ; dans les quatre derniers mois, il s'amincit en se dilatant. Toutes les couches, tous les éléments de l'utérus, participent à cette hypertrophie considérable ; mais, il faut le reconnaître, c'est surtout la couche musculaire qui se modifie, qui subit une transformation presque complète. L'utérus devient un muscle creux, analogue au cœur.

Les modifications, que nous allons indiquer, font des progrès depuis le début de la grossesse jusqu'à la fin, car elles se produisent dans le but de fournir un muscle puissant, destiné à expulser le fœtus au moment de l'accouchement.

1° *Couche séreuse.* — Le péritoine n'est pas seulement distendu, il est hypertrophié ; ce qui peut s'expliquer par l'hypertrophie des fibres musculaires sous-séreuses qui adhèrent à sa face profonde. Cette membrane n'est pas seulement soulevée, comme elle l'est par la vessie qui se dilate ; il est certain que sa surface a considérablement augmenté. En certains points, cependant, elle offre des séparations, des solutions de continuité, de sorte qu'une portion du tissu utérin proprement dit fait partie de la surface de la cavité abdominale. Les culs-de-sac persistent en avant et en arrière de l'utérus ; ils sont légèrement remontés. Les ligaments larges sont devenus beaucoup plus considérables.

2° *Couche musculeuse.* — La couche musculeuse offre les trois plans de fibres que nous avons décrits, mais ils sont plus accentués ; les faisceaux ayant la même direction, on comprend qu'on doive étudier ces fibres sur un utérus de femme morte en couches (ce qu'a fait Hélie, qui nous a donné une bonne description de ces fibres).

Les fibres musculaires anciennes s'accroissent en changeant de nature ; en même temps, il s'en produit de nouvelles.

a. *Fibres musculaires anciennes.* — La modification qui frappe le plus, dans ces fibres, c'est leur hypertrophie. Ces fibres, qui offraient auparavant une longueur de 50 μ et une largeur de 5 μ, peuvent acquérir 250 à 500 μ de longueur, sur 25 de largeur. En même temps, la fibre musculaire s'entoure d'une mince enveloppe, sorte de sarcolemme, qui lui donne une certaine ressemblance avec les faisceaux primitifs des muscles striés. Voici un autre caractère qui rapproche ces fibres lisses des fibres striées : vers la fin de la grossesse, au moment où le muscle utérin doit se contracter énergiquement pour expulser le fœtus, les fibres lisses offrent des stries obliques, se rapprochant plus ou moins de la direction transversale. Ces stries disparaissent lorsque l'utérus rétracté revient à son état normal. Nous ayons déjà vu que la striation des fibres musculaires est en rapport avec l'énergie de la contraction ; celle-ci ne peut être vigoureuse qu'à la condition d'être produite par des fibres striées.

Moleschott et Piso-Borme ont décrit des bifurcations dans les fibres musculaires, pendant la grossesse.

b. *Fibres musculaires nouvelles.* — C'est à la partie interne, et un peu à la partie externe de la couche musculaire, que se développent les nouvelles fibres ; elles se montrent surtout pendant les cinq ou six premiers mois. Les unes sont très courtes ; d'autres offrent un développement moyen ; enfin, on trouve toutes les formes intermédiaires entre les plus petites et les fibres colossales dont nous venons de parler.

Retour des fibres à l'état primitif. — Lorsque l'accouchement a eu lieu, l'utérus revient sur lui-même, les fibres musculaires se rétractent. Elles s'atrophient rapidement ; des granulations graisseuses se montrent dans leur épaisseur ; les stries disparaissent, et, trois semaines après l'accouchement, elles ont repris leurs dimensions primitives. Il est probable que les nouvelles fibres formées ont disparu par suite d'une dégénérescence graisseuse.

L'utérus ne reprend jamais sa forme primitive ; il reste toujours un peu plus volumineux.

Le *tissu conjonctif* qui réunit les éléments musculaires participe aussi à l'hypertrophie de l'utérus.

3° *Couche muqueuse.* — La muqueuse s'hypertrophie également et offre des phénomènes particuliers.

Pendant que l'œuf fécondé parcourt la trompe pour se rendre à l'utérus, la muqueuse utérine se congestionne, et sa surface libre présente des replis plus ou moins nombreux, qui comblent la cavité utérine. L'œuf arrive dans l'utérus, s'arrête sur un de ses replis et s'y fixe.

La muqueuse se tuméfie autour de l'œuf et monte insensiblement à sa surface jusqu'à ce que celle-ci soit complètement recouverte. Ce phénomène peut être comparé à ce qui se passe sur un cautère dont les bourgeons charnus s'élèvent autour du pois et tendent à le recouvrir. La portion de muqueuse qui s'est prolongée sur l'œuf est la *caduque réfléchie*. On appelle *caduque directe*, ou *caduque vraie*, le reste de la muqueuse, c'est-à-dire celle qui recouvre l'utérus.

Pendant que la caduque réfléchie recouvre l'œuf, le point de la muqueuse sur lequel celui-ci s'est arrêté, s'épaissit. Ce lieu, qui deviendra le siège du placenta et qui est le point de réunion de la caduque directe et de la caduque réfléchie, a reçu le nom de *caduque inter-utéro-placentaire.*

Dès que l'œuf a acquis un certain volume, la caduque réfléchie qui le recouvre arrive au contact de la caduque directe. Ces deux portions de muqueuse adossées se confondent et forment un seul feuillet qui n'a, vers le septième mois de la grossesse, qu'un millimètre d'épaisseur. On ne trouve plus trace de leur épithélium.

Vers le quatrième mois, la muqueuse utérine, ou caduque directe, est moins adhérente à la couche musculaire de l'utérus. Cette séparation fait des progrès insensibles jusqu'au moment de l'accouchement, où la muqueuse se détache complètement. Dès le quatrième ou le cinquième mois, on peut enlever cette muqueuse par lambeaux.

Pendant que la caduque directe se détache de la couche musculaire de l'utérus, on peut constater, vers le milieu de la grossesse, la reproduction des éléments qui forment la nouvelle muqueuse. Cette

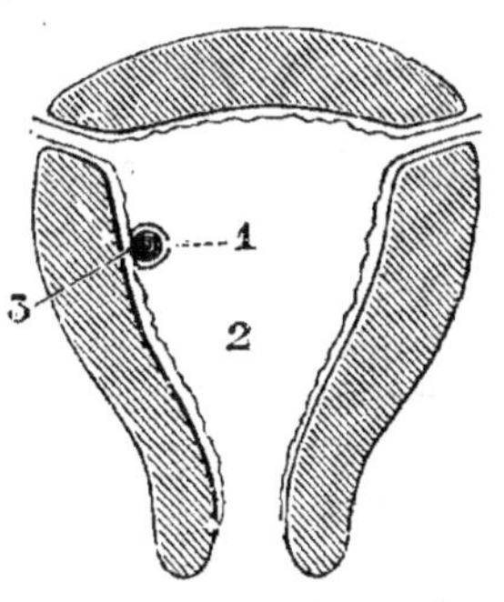

Fig. 375 *bis.* — Formation de la caduque réfléchie.

1, caduque réfléchie. Elle ne recouvre pas encore complètement l'œuf ; le chiffre est en regard du hile. — 2, muqueuse formant la caduque directe. — 3, réunion de la caduque directe et de la caduque réfléchie, ou caduque inter-utéro-placentaire.

régénération fait des progrès insensibles. Elle est terminée à l'époque de l'accouchement.

Au moment de l'expulsion du fœtus, la caduque est rejetée avec l'œuf, autour duquel elle forme une couche mince, rougeâtre, à surface irrégulière.

La muqueuse du col est intacte, ne prend aucune part à la formation de la caduque et conserve son épithélium.

Les glandes participent à l'hypertrophie générale de l'utérus ; dans les premiers mois de la grossesse, elles ont doublé de largeur, et leur longueur est de trois à cinq fois plus considérable.

4° *Vaisseaux et nerfs.* — L'hypertrophie de l'utérus porte aussi sur les vaisseaux et les nerfs. Les flexuosités des *artères* ne diminuent pas, comme on serait tenté de le croire en songeant à la distension de l'utérus ; elles augmentent, au contraire. Les *veines*, abondantes surtout dans la couche musculeuse, se dilatent considérablement et prennent le nom de *sinus*. Elles restent béantes lorsqu'on coupe le tissu de l'utérus, parce qu'elles sont maintenues contre les fibres musculaires par un tissu conjonctif dense. Des fibres musculaires longitudinales s'ajoutent à celles qui existaient déjà dans leur tunique externe ; les fibres musculaires de la tunique moyenne augmentent, et il se développe des faisceaux de fibres longitudinales dans la couche sous-épithéliale de la tunique interne qui en était dépourvue à l'état de vacuité.

Les *lymphatiques* sont également très volumineux ; on les distingue facilement dans leur trajet.

Les *nerfs* sont hypertrophiés aussi. On a voulu savoir si l'hypertrophie consistait dans une augmentation de nombre ou de volume des éléments, ou si elle portait uniquement sur le névrilème. Il est incontestable, aujourd'hui, que les tubes nerveux ne sont pas multipliés ; seulement, ils ont augmenté de volume, et l'hypertrophie des nerfs est due surtout à une prolifération des éléments du tissu conjonctif qui constitue le névrilème du nerf.

Kilian a étudié ces nerfs sur des animaux ; il a remarqué qu'à l'état de vacuité les tubes nerveux perdent leur myéline, pour former des fibres pâles au moment où ils pénètrent dans l'utérus, tandis qu'ils conservent leur myéline, c'est-à-dire leurs contours obscurs, jusqu'à une certaine distance, dans l'épaisseur de l'utérus gravide. Il est probable que les extrémités terminales pâles des nerf se multiplient pour se mettre en rapport avec les éléments musculaires nouvellement développés.

On se fait une idée de la puissance de contraction du muscle utérin ainsi hypertrophié. Ceux qui ont eu l'occasion de pratiquer la version ont pu se rendre compte de l'énergie de ce muscle par l'endolorissement de la main qui se trouve prise entre le fœtus et la paroi utérine pendant une douleur, c'est-à-dire pendant une contraction de l'utérus. Nous avons déjà dit que l'utérus emprunte cette puissance aux stries des fibres musculaires qui le composent et qui le rapprochent des muscles striés.

Les contractions utérines offrent cette particularité d'être excitées par le seigle ergoté et ses préparations.

Quoique les fibres de l'utérus présentent des stries, elles ne sont pas influencées par les anesthésiques. En effet, l'utérus peut se contracter pendant le sommeil des muscles striés, du cerveau, et des nerfs sensitifs. On utilise cette singulière propriété pour chloroformer les femmes auxquelles on veut éviter les douleurs d'un accouchement pénible.

Les fibres de l'utérus, à l'état de vacuité, ne sont pas contractiles ; il semble que leur fonction sommeille. Elle n'est réveillée que vers le troisième mois de la grossesse. C'est pour cette raison que les substances abortives, seigle ergoté par exemple, qui font contracter l'utérus après le troisième mois, sont sans action au commencement de la grossesse.

Opération césarienne. — L'opération césarienne consiste à ouvrir l'utérus, soit *post mortem*, soit avant ou pendant l'accouchement, pour en extraire l'enfant vivant, qui ne saurait sortir intact par les voies naturelles. Beaucoup de personnes croient, par erreur, que cette expression vient de ce qu'on a incisé l'utérus de la mère de César. Le mot *césarienne* vient du latin *cædere*, couper, inciser. On donne aux enfants, extraits du sein de leur mère par l'opération césarienne, le nom de *Cæsar* ou *Cæso*. *Primus Cæsare a cæso matris utero dictus* (Pline). Consulter un mémoire de Depaul (1) sur l'opération césarienne post mortem, 1861.

Les *maladies de l'utérus* sont extrêmement fréquentes, depuis l'inflammation, *métrite*, jusqu'aux diverses tumeurs qui affectent cet organe. La métrite peut être *parenchymateuse*, et envahir toute l'épaisseur de l'organe, ou *muqueuse*, et affecter seulement la muqueuse. Cette dernière est la plus fréquente. Elle est ordinairement chronique et donne lieu à la leucorrhée, *flueurs blanches*, si fréquentes.

Les *tumeurs fibreuses*, myomes utérins se rencontrent très fréquemment. Il est aussi assez commun de constater le cancer de l'utérus, toujours envahissant, dépassant les limites de l'utérus et envahissant les organes voisins.

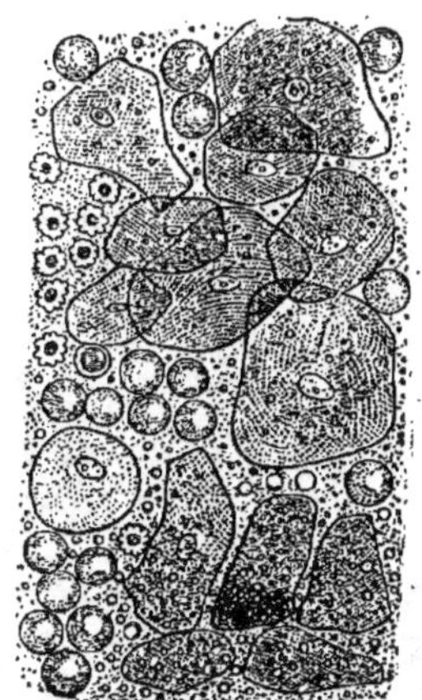

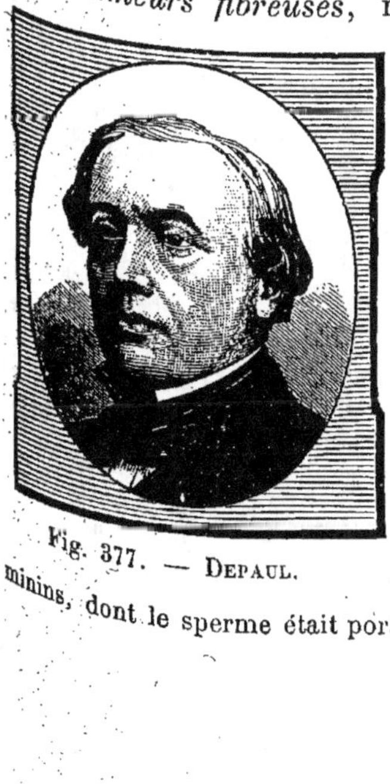

Fig. 376. — Liquide dans la leucorrhée chronique. On y voit : 1° de nombreuses cellules épithéliales plus ou moins polyédriques, venues du col utérin, quelques-unes contenant des gouttelettes graisseuses ; 2° des leucocytes en haut et à gauche de la figure principalement ; 3° quelques globules rouges de sang déformés en haut et à droite de la figure (grossissement, 250. Bennet).

§ 3. — OVAIRE (2)

Les ovaires sont les organes producteurs des *œufs*.

Situés dans l'aileron postérieur

Fig. 377. — DEPAUL.

(1) Depaul (Jean-Anne-Marie), né le 26 juillet 1811 à Morlaas (B.-P.), mort en 1883. Agrégé en 1847. Professeur de clinique d'accouchement à la Faculté en 1862.

(2) Les ovaires de la femme étaient considérés autrefois comme des testicules féminins, dont le sperme était porté à l'utérus par le ligament de l'ovaire que

du ligament large, les ovaires font saillie sur la face postérieure de ce ligament, du côté du rectum.

Ils sont *maintenus* dans cette position par le feuillet du ligament large qui les entoure, et par un cordon musculeux qui les fixe aux bords de l'utérus et qu'on appelle *ligament de l'ovaire.*

Dirigés horizontalement, ces organes ont une couleur blanchâtre. Leur *surface* est régulière et lisse chez la fille vierge, puis elle se couvre de cicatrices qui augmentent de nombre à mesure que la femme avance en âge. Ces cicatrices correspondent à la rupture des vésicules de de Graaf, rupture qui a lieu tous les mois au moment de la menstruation (voy. plus loin).

Le *poids* des ovaires est de 6 à 8 grammes. Le diamètre transversal est de 38 millimètres, le vertical

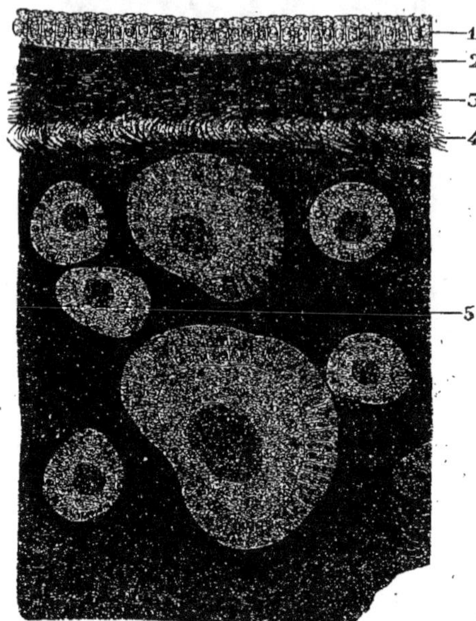

Fig. 378. — Couche ovigène de l'ovaire.

1, épithélium germinatif. — 2, 3, 4, 5, diverses parties du stroma conjonctif. — 6, follicule de de Graaf volumineux. — 7, follicule plus petit.

de 8 millimètres, et l'antéro-postérieur de 15 millimètres.

Ces organes ont la forme d'une amande. Ils offrent à étudier une extrémité interne, une extrémité externe, une face supérieure,

l'on supposait creux. Fallope, n'ayant pu trouver dans leur substance une seule goutte de liqueur séminale, assura, contre le sentiment unanime de toute l'antiquité, que la liqueur séminale n'est pas produite chez la femme par ces prétendus testicules. Cette vérité ne porta aucun fruit parce qu'on voulait absolument trouver chez la femme un abrégé des organes de l'homme. C'est pour cette raison que l'on continua à prendre les ovaires pour des testicules féminins. C'est Sténon (1) qui leur donna le nom d'*ovaires* cent ans plus tard (Lassus, *Discours sur l'Anat.*, 1783. p. 122).

Les testicules des femmes, dit Galien, servent, ainsi que ceux de l'homme, à produire la liqueur spermatique qui est versée dans l'utérus par un conduit spécial. Les deux glandes prostates filtrent aussi une liqueur muqueuse semblable à celle de l'homme (Lassus, *loc. cit.*, p. 62).

---

(1) Sténon (Nicolas), grand anatomiste danois, naquit à Copenhague le 10 janvier 1638, et mourut le 25 novembre 1686. Il fut un des élèves préférés de Thomas Bartholin. En 1669, il embrassa la religion catholique et fut nommé professeur d'anatomie à Copenhague en 1671. Il abandonna la science et fut sacré évêque de Titiopolis, en Grèce.

une face inférieure, un bord antérieur et un bord postérieur.

L'extrémité interne donne insertion, par sa partie inférieure, au ligament de l'ovaire.

L'extrémité externe, libre, donne insertion à une des franges du pavillon de la trompe de Fallope.

La *face supérieure* et la *face inférieure* sont recouvertes par le péritoine, qui adhère intimement au tissu de l'ovaire.

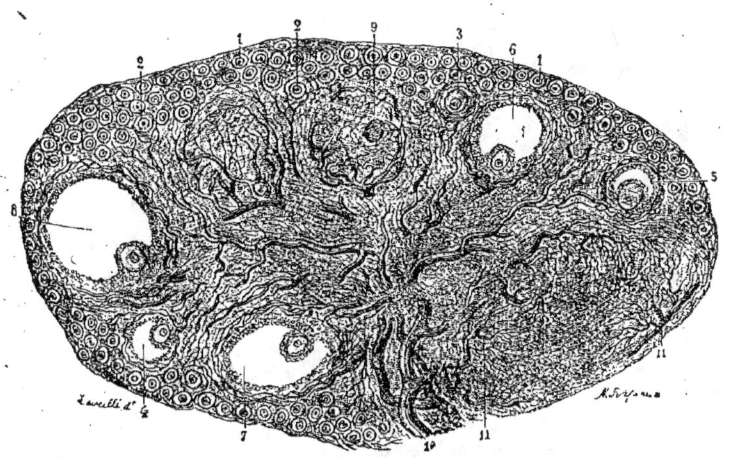

Fig. 379. — Coupe longitudinale de l'ovaire d'une chatte, d'après Otto Schrön.

1, vésicules rudimentaires de de Graaf, répandues en nombre considérable dans la couche corticale ; elles sont dépourvues de vaisseaux. — 2, follicules plus avancés. Les éléments granuleux apparaissent, et les vaisseaux commencent à les entourer. — 3, les éléments granuleux ne remplissent plus les follicules et commencent à former une membrane sur leur paroi. — 4, 5, 6, 7, 8, périodes plus avancées du développement des follicules. Plusieurs ont atteint leur maturité ; mais il ne faut pas perdre de vue que la chatte porte plusieurs petits à la fois, et qu'en conséquence la maturité doit être simultanée pour plusieurs follicules. — 9, follicule entier, a travers lequel on entrevoit les éléments de l'œuf. — 10, gros vaisseaux de l'ovaire dont les ramifications sont apparentes au milieu du parenchyme. — 11, 11, bouquets vasculaires entourant et limitant la masse d'un corps jaune. Dans cette figure, la mince couche qui sépare les vésicules de la surface de l'ovaire représente la membrane albuginée, très mince chez le chat (grossissement, 12).

Le *bord postérieur* est libre, convexe, et recouvert aussi par le péritoine.

Le *bord antérieur,* rectiligne, regarde le centre du ligament large et reçoit les vaisseaux et nerfs ovariens. Ce bord s'appelle *hile*.

Le *ligament de l'ovaire* est un cordon de 3 centimètres à 3 centimètres et demi de longueur sur 3 ou 4 millim. de largeur. Il est situé dans le bord libre de l'aileron postérieur du ligament large. Il est formé de fibres lisses longitudinales qui se portent de la face postérieure de l'utérus à l'extrémité interne de l'ovaire.

Structure de l'ovaire.

Quand on sectionne en deux un ovaire, on constate qu'il est décomposable en deux régions : 1° une région périphérique, couverte d'*épithélium*, blanchâtre, assez mince, qu'on appelle la *couche ovigène* ; 2° une région centrale, beaucoup plus volumineuse,

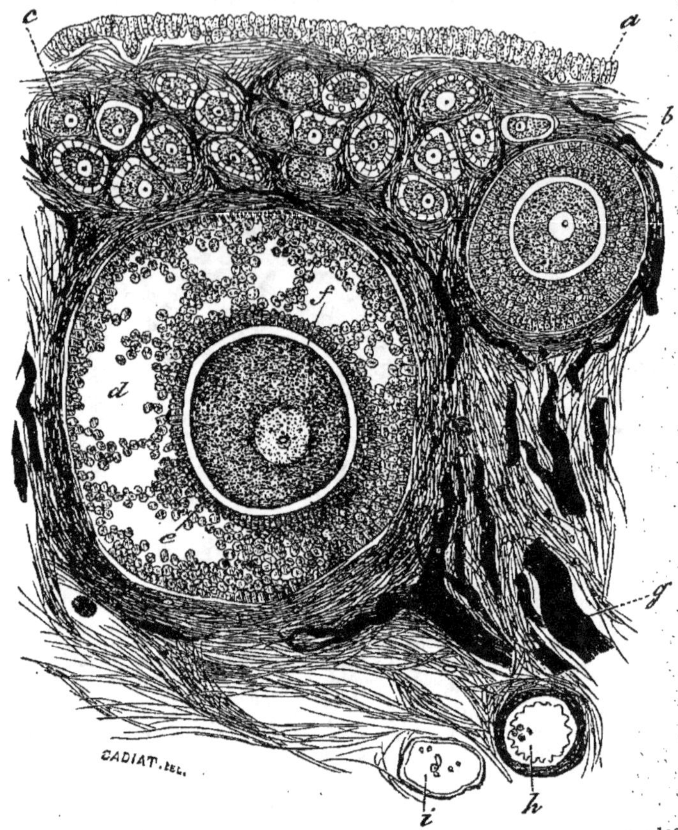

Fig. 380. — Coupe de l'ovaire d'une chatte montrant des vésicules de de Graaf à différentes périodes de leur développement.

a, épithélium germinatif. — *b*, petite vésicule de de Graaf. — *c*, premier degré de la vésicule de de Graaf avant la formation de l'épithélium folliculaire. — *d*, vésicule de de Graaf très développée. — *e*, couche épithéliale prismatique entourant l'ovule. — *f*, membrane vitelline. — *g*, vaisseaux veineux. — *h*, *i*, artérioles.

riche en vaisseaux sanguins ; c'est le *bulbe de l'ovaire*. Nous étudierons successivement ces deux couches, les vaisseaux et les nerfs de l'ovaire, et enfin les ovisacs ou follicules de de Graaf, qui sont contenus dans la couche ovigène.

1° Epithélium ovarien. — L'ovaire de la femme est couvert d'une couche de cellules d'épithélium cylindrique implantées directement sur la substance de l'ovaire. On y trouve quelques cellules à cils vibratiles, tandis que chez certains vertébrés inférieurs toute la surface de l'ovaire est ciliée (de Synéty). Vers le hile l'épithélium ovarien cesse brusquement pour se continuer avec l'endothélium péritonéal. La ligne de séparation de ces deux épithéliums a reçu le nom de *ligne Farre-Waldeyer*.

2° **Couche ovigène**. — Cette couche est la plus importante, elle contient les *ovisacs* ou *follicules de de Graaf*. Elle forme, à la périphérie de l'organe, une enveloppe mince, blanchâtre, résistante. Lisse et régulière chez la fillette qui n'est pas encore réglée,

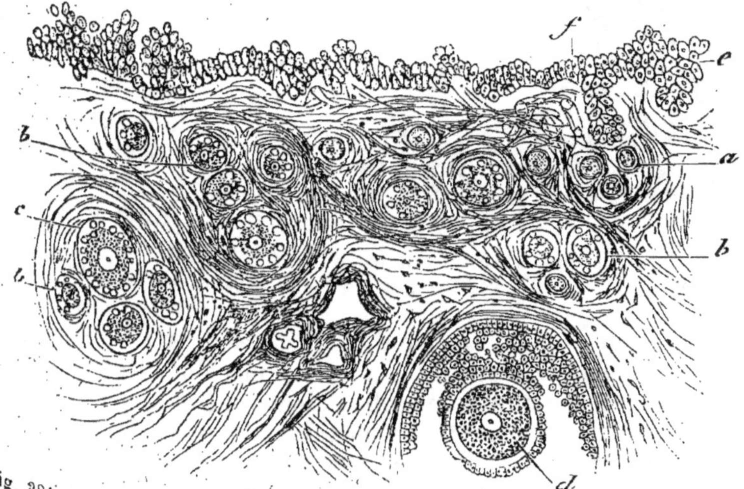

Fig. 381. — Coupe de la couche ovigène d'un ovaire d'enfant de douze ans avant la puberté.

la surface extérieure de la couche ovigène devient irrégulière et fendillée après la menstruation.

Cette couche de l'ovaire est constituée par du tissu conjonctif très serré, entremêlé de fibres musculaires lisses ; au sein de ce stroma, on trouve des ovisacs nombreux et plus ou moins volumineux.

Il n'existe pas autour de l'ovaire de membrane conjonctive, analogue à l'albuginée du testicule.

3° **Bulbe de l'ovaire**. — Cette région est chargée de la nutrition de l'organe. Elle est très riche en vaisseaux ; on y trouve des artères hélicines, des veines variqueuses, des lymphatiques. Tous ces vaisseaux sont plongés dans une trame conjonctive, riche en fibres lisses ; c'est presque une substance érectile.

4° **Vaisseaux et nerfs**. — *Vaisseaux sanguins*. — *L'artère*

Fort. — Anatomie, t. III.   39

utéro-ovarienne fournit à l'ovaire une branche qui pénètre par le bord antérieur, ou hile, et qui se ramifie dans l'épaisseur du bulbe. Ses divisions et subdivisions se dirigent vers la couche ovigène, où elles s'épanouissent en réseau capillaire destiné surtout aux ovisacs, comme nous le verrons bientôt dans la description de ces organes. Les *capillaires* qui ne sont pas destinés aux ovisacs, et qui se dirigent vers la surface de l'ovaire, rétrogradent une fois qu'ils sont arrivés à une petite distance de la périphérie de la glande, en formant des anses ; il résulte de cette disposition qu'il existe à la surface de l'ovaire, immédiatement en dehors de la zone des ovisacs, une mince partie de la couche ovigène, qui est peu vasculaire. Les artères et artérioles de l'ovaire offrent de particulier leur disposition flexueuse ; ce sont de vraies artères hélicines,

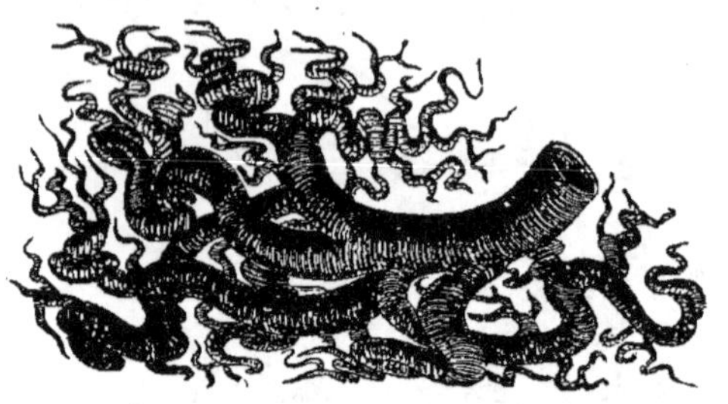

Fig. 382. — Ramifications artérielles dans le plexus utéro-avarien, d'après Rouget.

contournées en tire-bouchon depuis leur entrée dans l'ovaire jusqu'aux capillaires (fig. 382). Des capillaires naissent les *veines*, qui se jettent dans la substance médullaire en s'entre-croisant et en donnant naissance à une sorte de plexus caverneux. Elles vont se jeter dans la veine utéro-ovarienne. Il résulte de cette disposition des veines ovariennes que la substance médullaire offre tout à fait l'aspect des corps caverneux.

Vaisseaux lymphatiques. — Ces vaisseaux sont nombreux et volumineux ; ils accompagnent la veine utéro-ovarienne et se jettent dans les ganglions lombaires. L'origine des lymphatiques a lieu, selon His, à la surface des ovisacs, par un réseau qui se trouve dans l'épaisseur de la paroi même de ces organes. On peut constater les cellules épithéliales propres aux canaux lymphatiques, dans l'épaisseur de l'ovaire, à la suite de l'imprégnation par le nitrate d'argent.

Nerfs. — Les nerfs viennent du *plexus ovarien*, qui accompagne l'artère dans l'épaisseur de l'organe ; ils possèdent des fibres à myéline et des fibres de Remak. On ne sait pas comment ils se terminent.

5° Ovisacs. — Nous avons vu que ces organes microscopiques sont extrêmement nombreux dans la couche ovigène de l'ovaire ; il faut maintenant étudier leur structure, leurs fonctions et leurs modifications. On désigne encore les ovisacs sous les noms de *vésicules ovariennes, follicules de de Graaf, follicules de l'ovaire*.

Structure des ovisacs. — Les ovisacs, aperçus par plusieurs anatomistes, ne furent bien décrits qu'en 1672 par l'anatomiste hollandais Régnier de Graaf . Nous avons vu qu'ils sont extrêmement nombreux, 700 000 d'après Sappey, 72 000 seulement d'après Henle. Ils occupent uniquement la couche ovigène.

Il est question ici des ovisacs de la femme adulte.

Les ovisacs offrent une forme sphérique et un diamètre moyen de 40 μ. Ils sont composés d'une paroi et d'un contenu. Nous supposerons un ovisac volumineux de 1 à 2 millimètres. (Voy. *Ovule*, t. I, p. 50.)

a. **Paroi de l'ovisac.** — La paroi de l'ovisac se compose de deux couches : une *couche externe* dont le tissu conjonctif se confond avec celui du stroma de la couche ovigène ; une *couche interne* formée par un tissu finement réticulé et riche en cellules conjonctives. On y trouve de nombreuses lacunes lymphatiques. C'est également dans cette paroi que se ramifient les capillaires destinés à l'ovisac.

b. **Contenu de l'ovisac.** — Le contenu est, dans les premiers temps de la vie, uniquement formé par une masse de cellules épithéliales, qui remplit complètement la cavité de l'ovisac et qui renferme l'ovule à son centre. Au moment de la puberté, lorsque les ovisacs augmentent de volume, un liquide se développe au milieu de la masse épithéliale, dont il applique les cellules contre la paroi de l'ovisac. L'ovule lui-même est refoulé contre la paroi, entraînant une grande quantité de cellules qui l'enveloppent. Donc, le contenu d'un ovisac se compose chez la femme adulte : d'une couche de cellules épithéliales appelée *membrane granuleuse* ; de l'*ovule*, entouré par une masse de cellules épithéliales qui constitue le *disque proligère*, et d'un *liquide* central.

α. La *membrane granuleuse*, couche d'épithélium stratifié, est mince, 25 à 35 μ. Elle est constituée par des cellules polyédriques à forme variable, se rapprochant parfois de la forme sphérique et mesurant en moyenne de 6 à 9 μ, comme les globules rouges du sang. Chaque cellule possède un gros noyau et souvent des granulations graisseuses.

Les cellules épithéliales de la membrane granuleuse sont superposées et forment plusieurs couches, qu'on ne peut bien observer qu'à l'état frais, parce que les cellules, très délicates, se détruisent rapidement après la mort.

Quelques anatomistes font mention d'une couche amorphe, transparente, qui se montre sous la forme d'un liséré entre l'épithélium et la paroi de l'ovisac, une *membrane vitrée*.

La membrane granuleuse est séparée de la paroi conjonctive de l'ovisac par une couche de tissu homogène, qui forme la *paroi propre* de l'ovisac.

β. L'*ovule* est complètement entouré par les cellules du disque proligère. (Voy. *Ovule*, t, I, p. 50.)

γ. Le disque proligère est également formé des mêmes cellules épithéliales en couches superposées ; cette masse d'épithélium est encore nommée *cumulus proliger*, *disque oophore*, et *disque ovigère* par Kölliker.

δ. Le *liquide* est visqueux, transparent, un peu jaunâtre, albumineux, coagulable par l'alcool, les acides et la chaleur.

c. **Vaisseaux et nerfs de l'ovisac.** — La paroi de l'ovisac est très vasculaire (Robin, Frey, Kölliker). Les capillaires venus de tous côtés, du stroma environnant, forment dans l'épaisseur de la paroi conjonctive de l'ovisac, un réseau serré, à mailles arrondies, qui arrive au contact de la membrane granuleuse. Aucun capillaire ne pénètre dans la cavité de l'ovisac.

Les *lymphatiques* prennent naissance, dans la couche réticulée de la paroi de l'ovisac, par les lacunes que nous y avons décrites.

On n'a pas suivi les *nerfs* jusqu'aux ovisacs.

6° Ovules, œufs. — Pour l'ovule, se reporter au premier volume, page 48.

Développement de l'ovaire. — Lorsque les premiers rudiments de l'embryon commencent à se dessiner, et que la cavité pleuro-péritonéale s'est formée au centre du mésoderme, on voit l'éminence sexuelle faire une légère saillie, de chaque côté de l'axe de l'embryon, sur le bord interne de la cavité pleuro-péritonéale.

Les cellules épithéliales de l'éminence sexuelle prennent l'aspect de l'épithélium cylindrique et se multiplient de manière à former plusieurs plans. Ces cellules constituent l'*épithélium germinatif* décrit par Waldeyer en 1870.

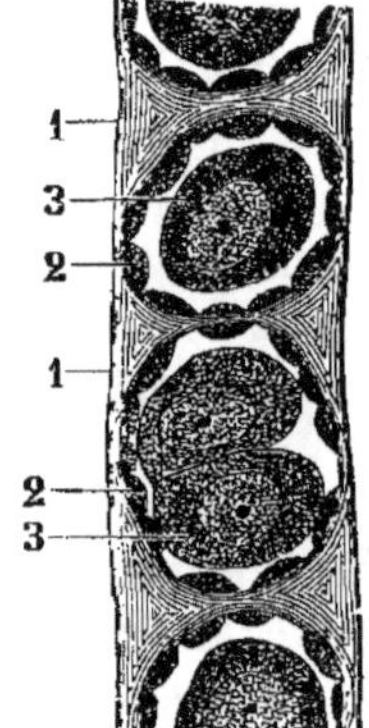

Fig. 383. — Un cordon de Pflüger déjà cloisonné ; on voit les ovisacs au moment de leur formation. Dans l'un, il y a deux ovules, qui se sépareront probablement plus tard.

1, 1, tissu conjonctif. — 2, 2, épithélium de l'ovisac, rudiment de la membrane granuleuse. — 3, 3, ovules récemment formés.

Parmi les cellules épithéliales, on en remarque qui perdent leur forme et deviennent sphériques. Ces cellules arrondies forment les *ovules primordiaux* de l'épithélium germinatif. Pflüger remarqua, en 1863, que ces ovules se multiplient et bourgeonnent, sous forme de cordons, dans l'épaisseur de l'éminence sexuelle, en formant ce qu'on a appelé depuis les *cordons de Pflüger*. Ces cordons sont un mélange de cellules épithéliales et d'ovules primordiaux. Un peu plus tard, il se produit des étranglements dans les points des cordons où il n'existe pas d'ovules, de sorte que chaque cordon donne naissance à des corps arrondis, qui deviendront des *vésicules de de Graaf*, l'ovule primordial devenant l'*œuf* et les cellules épithéliales formant la *membrane granuleuse*.

La substance même de l'éminence sexuelle donne naissance à l'ovaire, qui descendra vers le bassin au moment de la naissance et qui conservera, à sa surface, les cellules épithéliales germinatives dont j'ai parlé plus haut.

On peut voir à l'article *testicule* que cet organe se développe comme l'ovaire, de sorte que, au début de la période embryonnaire, il est impossible de dire si l'épithélium germinatif donnera un testicule ou un ovaire (période de l'indifférence sexuelle).

§ 4. — TROMPES DE FALLOPE

Les trompes de Fallope, ou *trompes utérines*, sont deux conduits étendus de l'ovaire à l'utérus (1).

Elles sont situées dans l'aileron supérieur du ligament large. Leur *direction* est transversale. Rectilignes du côté de l'utérus, elles deviennent sinueuses à mesure qu'elles se rapprochent de l'ovaire.

Leurs *dimensions* sont les suivantes : longueur, 12 centimètres ; largeur, 4 millimètres vers l'utérus, 7 à 8 vers l'ovaire. Leur calibre augmente à mesure qu'on s'éloigne de l'utérus, de sorte qu'elles admettent avec peine une soie de sanglier vers l'orifice utérin et une sonde ordinaire vers l'orifice ovarique.

Les *rapports* qu'elles affectent avec les parties voisines sont les suivants. Entourées par le péritoine, elles forment le bord libre de l'aileron supérieur. Leur extrémité interne s'insère aux angles de l'utérus, à l'extrémité supérieure des bords de cet organe. Leur extrémité externe est située au-dessus de l'ovaire qu'elle surmonte, et auquel elle adhère par une frange du pavillon. Dans toute leur étendue, les trompes sont en contact avec les anses intestinales.

La *cavité* des trompes s'étend de la cavité utérine à la cavité

(1) Les trompes, appelées autrefois *cornes de l'utérus*, reçurent le nom de Fallope et elles l'ont conservé depuis. On croyait, avant Fallope, que ces canaux étaient destinés à porter la liqueur spermatique de la femme, venue des testicules féminins (les *ovaires* d'aujourd'hui). Quelques anatomistes avaient cru aussi que le ligament de l'ovaire, qui rattache cet organe à l'utérus, était un canal chargé de porter le sperme de la femme à l'utérus.

péritonéale, de sorte qu'un instrument très fin, pénétrant par l'orifice externe et conduit par la cavité de la trompe, arriverait dans la cavité utérine.

Le *pavillon* de la trompe est l'extrémité externe dilatée de ce conduit, extrémité autour de laquelle sont disposées des franges analogues à celles des pétales de certaines corolles. Ces franges présentent de particulier qu'elles sont dentelées sur leur bord; ces dentelures se voient parfaitement dans l'eau. L'une des franges du pavillon forme une gouttière qui conduit dans la cavité de la trompe et vient s'insérer par son extrémité inférieure sur la partie externe de l'ovaire, *frange ovarique*. On observe quelquefois deux et même trois pavillons sur une même trompe. (A. Richard.)

Au niveau de l'orifice du pavillon, on voit le péritoine se continuer avec la muqueuse de la trompe, de sorte que la cavité péritonéale et la cavité utérine communiquent entre elles. C'est le seul exemple de la communication d'une séreuse et d'une muqueuse.

L'orifice de l'extrémité interne de la trompe est tellement petit qu'il peut admettre à peine une soie de sanglier.

Structure. — Les trompes de Fallope, dont les parois offrent une épaisseur d'un millimètre, sont formées de trois couches : séreuse, musculeuse, muqueuse; de vaisseaux et de nerfs.

Couche séreuse. — Le péritoine constitue la couche séreuse; il est lâchement uni à la couche musculeuse, dont il ne recouvre pas le quart inférieur. Vers l'extrémité externe de la trompe, le péritoine arrive au bord libre des franges du pavillon, dont il recouvre la surface externe.

Couche musculeuse. — Elle est formée de deux plans de fibres musculaires lisses : un plan longitudinal superficiel, et un plan circulaire profond.

Les *fibres longitudinales* font manifestement suite aux fibres de l'utérus, qui partent du fond et des deux faces de cet organe. Ces fibres n'arrivent pas jusqu'aux franges, elles se terminent sur la face externe du pavillon, excepté un faisceau qui se prolonge dans la frange ovarique, jusqu'à l'ovaire.

Les *fibres circulaires* forment une couche plus épaisse vers la partie interne de la trompe. Elles sont régulièrement disposées depuis le pavillon, où elles constituent une sorte de sphincter, jusqu'à l'utérus, où elles se confondent avec les fibres de cet organe. La portion de trompe qui chemine dans l'épaisseur de la paroi utérine est réduite à sa tunique muqueuse, qui adhère intimement au tissu musculaire de l'utérus.

Au milieu des éléments musculaires, qu'il est assez difficile d'isoler, on trouve du tissu conjonctif, sans fibres élastiques, analogue à celui du stroma de l'ovaire et contenant, comme lui, une certaine quantité de corpuscules fusiformes du tissu conjonctif.

Couche muqueuse. — Elle offre des plis longitudinaux, plis ramifiés et anastomosés entre eux, dans la portion externe, dilatée de la trompe. On y trouve le derme et une couche épithéliale.

Le *derme* de la muqueuse de la trompe est formé par un tissu conjonctif très fin et très délicat, qui forme, dans la cavité de la trompe, de petits plis longitudinaux, sur lesquels vient se poser l'épithélium. Hennig a décrit, dans la trompe de la chienne, de petites glandes en grappe. On ne les retrouve pas dans les trompes de la femme.

L'*épithélium* est un *épithélium cylindrique simple, à cils vibratiles,* c'est-à-dire une rangée simple de cellules coniques, sur la base desquelles on trouve de six à huit cils par cellule. Le mouvement vibratile est dirigé de l'ovaire vers l'utérus ; il est donc destiné à porter l'ovule. Les cellules sont très longues et très larges : leur longueur varie de 50 à 70 μ ; leur largeur est, à la base, de 15 à 25 μ.

L'épithélium de la trompe se continue directement avec celui de la cavité utérine ; du côté de l'ovaire, il arrive jusqu'au bord libre des franges, où il s'arrête brusquement, pour être remplacé par les cellules pavimenteuses du péritoine. L'*ostium abdominale* de la trompe est le seul point du corps où l'on voit une muqueuse se continuer avec une séreuse. La chose vaut la peine d'être signalée aux points de vue anatomique, physiologique et pathologique, bien que Sappey accorde à cette communication une mince importance.

Vaisseaux et nerfs. — Les *artères* sont fournies par l'utéro-ovarienne : elles offrent, encore ici, la disposition des artères hélicines. Les *capillaires* forment un réseau à mailles un peu lâches dans la couche musculeuse, un réseau plus serré dans la muqueuse. Les *veines* se jettent dans la veine utéro-ovarienne. Les *lymphatiques,* d'après Sappey, se réunissent à ceux de l'ováire et se portent avec eux aux ganglions lombaires. Les *nerfs* viennent du plexus qui accompagne l'artère utéro-ovarienne ; on ne connaît pas leur terminaison.

La *salpingite* est l'inflammation des trompes ; elle s'accompagne fréquemment d'ovarite. Cette maladie est extrêmement fréquente, et ce n'est que depuis quelques années qu'on l'a remarquée. Les femmes qui se plaignent de douleurs abdominales fréquentes, qui ont des troubles de la menstruation, des écoulements muqueux, ont fréquemment de la salpingite. Il se forme des abcès et l'existence devient insupportable. Il faut, lorsque la maladie est intense, avoir recours à une opération. On fait l'extraction de la trompe et de l'ovaire malades, des deux ovaires et des deux trompes quelquefois. On peut aborder ces organes par la voie vaginale en détachant de l'utérus le cul-de-sac postérieur du vagin, ou par la voie abdominale, en pratiquant la *laparotomie*.

§ 5. — LIGAMENTS RONDS

Les ligaments ronds sont deux cordons qui partent de la partie latérale, supérieure et un peu antérieure de l'utérus ; ils se portent dans le canal inguinal, qu'ils parcourent dans toute son étendue. A leur origine, ils sont formés par la continuation de quelques fibres lisses de l'utérus, et dans leur moitié antérieure par des fibres striées. Après avoir traversé le canal inguinal, leurs fibres s'insèrent sur la paroi inférieure de ce canal, sur l'épine du pubis et à la face profonde de la peau du pubis.

Ils soulèvent le péritoine et s'en forment un repli connu sous le nom d'aileron antérieur du ligament large. Dans leur trajet, les ligaments ronds croisent la face supérieure des vaisseaux iliaques externes, du muscle psoas-iliaque, et embrassent, par une concavité inférieure, la concavité supérieure de l'origine de l'épigastrique.

Les ligaments ronds (1) sont formés par du tissu conjonctif très serré, contenant de nombreuses fibres élastiques. On y rencontre aussi des fibres musculaires lisses.

Une artère destinée à l'utérus est contenue dans les ligaments ronds. Elle vient de l'épigastrique et souvent de la funiculaire. Les veines, pourvues de valvules, sont assez nombreuses et vont se jeter dans la veine iliaque externe ou dans la veine épigastrique. Pendant la grossesse, les veines deviennent considérables ; on les a vues variqueuses. Les nerfs des ligaments ronds viennent de la branche génitale du nerf génito-crural.

L'étude du *canal de Nuck* se rattache à celle du ligament rond. Le canal de Nuck est un canal séreux qui, existant chez le fœtus, est formé par le prolongement du péritoine sur le ligament rond. Voici comment il se forme : dans les premiers mois de la vie fœtale, les deux orifices du canal inguinal sont superposés. Le ligament rond qui adhère au péritoine est extrêmement adhérent

(1) Les anatomistes du XVI° siècle appelaient *crémasters* les ligaments ronds que Vésale avait comparés aux crémasters de l'homme, les considérant comme des muscles suspenseurs de l'utérus.

Fallope, commettant une erreur aussi grossière que Vésale, disait que les ligaments ronds ne sont pas des muscles, mais des prolongements nerveux qui, après avoir traversé l'anneau du grand oblique, s'unissent aux *crémasters* de la femme, qu'il supposait exister chez la femme comme chez l'homme.

à la région des pubis. On comprend facilement qu'au moment où l'orifice abdominal s'écarte de l'autre, le péritoine s'enfonce dans le canal, où il est maintenu par le ligament rond : c'est ce prolongement qu'on appelle canal de Nuck ; il est le plus souvent oblitéré à la naissance.

§ 6. — CORPS DE ROSEN-MÜLLER

L'organe de Rosen-Müller, formé des débris des tubes glandulaires moyens du corps de Wolff, est situé dans l'aileron supérieur du ligament large, entre la partie externe et supérieure de l'ovaire et le pavillon de la trompe de Fallope. Il occupe l'espace qui sépare les deux feuillets du péritoine.

Il est constitué par *quinze à vingt canalicules* verticaux ou obliques qui montent vers la trompe et se jettent dans un canalicule commun, horizontal, qui était probablement, dans le principe, un canal excréteur secondaire du corps de Wolff. Ces tubes constituent un petit système clos de toutes parts.

L'ensemble de ces tubes forme une *petite plaque* qu'on aperçoit par transparence dans l'aileron supérieur du ligament large, et mieux encore en enlevant le feuillet péritonéal qui la recouvre. Le corps de Rosen-Müller a une forme triangulaire, à sommet dirigé vers le hile de l'ovaire. Son étendue peut être évaluée à 2 centimètres en largeur, à 1 centimètre environ en hauteur. Lorsqu'on déroule le corps de Rosen-Müller, il peut acquérir une longueur de 12 centimètres (Sappey).

Les canalicules qui le constituent sont un peu flexueux, et de longueur inégale ; chacun d'eux commence par un cæcum légèrement dilaté, et se termine dans le canal horizontal commun. Ces canalicules ont une épaisseur moyenne qui varie entre un quart de millimètre et un demi-millimètre. Ils contiennent un liquide séreux, transparent et un peu jaunâtre.

Quant à leur structure, elle est très simple : ils sont constitués par une *membrane fibreuse* et une *couche épithéliale interne*. La couche fibreuse offre, en moyenne, une épaisseur de 50 μ ; la couche interne est constituée par un épithélium cylindrique simple, à cils vibratiles. Les cellules de cet épithélium sont très pâles.

Le corps de Rosen-Müller est l'analogue du corps de Giraldès, que nous avons décrit chez l'homme.

Selon l'âge, l'organe de Rosen-Müller offre une *position* et une *structure* spéciales. Chez le fœtus, il correspond au milieu de l'ovaire et il occupe l'aileron supérieur du ligament large. Il grandit, et à la naissance il mesure 8 millimètres environ. Ce n'est que plus tard qu'il semble se porter en dehors, pour occuper l'intervalle qui sépare l'extrémité externe de l'ovaire du pavillon de la trompe. A la naissance, les canalicules ont un calibre régulier, et, d'après Sappey, ils auraient une *enveloppe musculaire* à fibres longitudinales, et une muqueuse intérieure tapissée d'*épithélium pavimenteux*. Il faut se tenir en garde contre cet épithélium pavimenteux, car la plupart des auteurs signalent un épithélium à cils vibratiles. Du reste, on a rencontré des kystes formés aux dépens des canalicules du corps de Rosen-Müller, et dont la poche était tapissée par de l'épithélium cylindrique à cils vibratiles.

Sappey conseille le moyen suivant pour bien *observer l'organe de Rosen-Müller* : le faire macérer quelque temps dans l'acide tartrique, l'étaler ensuite sur une plaque de verre bleu ou noir, à l'aide d'une lampe de verre transparente, l'examiner d'abord à la loupe, ensuite au microscope

De même qu'il se développe des *kystes* dans les débris du corps de Wolff chez l'homme, de même les canalicules de l'organe de Rosen-Müller sont fréquemment le siège de kystes dits *paraovariens*. Kölliker a constaté que la surface interne de ces kystes était tapissée par un épithélium cylindrique à cils vibratiles; Becker a fait la même observation sur les kystes de la jument.

Hydatide de Morgagni. — On nomme ainsi une petite vésicule, une sorte de kyste suspendu à l'extrémité de la trompe de Fallope. Elle est l'analogue de l'*hydatide pédiculée de Morgagni* chez l'homme. Cette petite vésicule atteint à peine le volume d'un grain de millet ; elle a une paroi mince, et elle contient un liquide séreux et transparent.

ARTICLE III

PÉRINÉE CHEZ LA FEMME

Comme chez l'homme, nous décrirons sous le nom de périnée les parties molles qui remplissent le détroit inférieur du bassin, et nous le diviserons par la ligne bi-ischiatique en deux régions : la région périnéale antérieure et la région périnéale postérieure ou anale. Cette dernière est identique à celle de l'homme, avec cette seule différence que l'anus de la femme est placé un peu plus en avant que celui de l'homme.

Dissection. — Après avoir étudié la conformation extérieure des parties génitales, on passe à la dissection *des muscles du périnée*. Le sujet étant disposé comme pour l'opération de la taille, on distend légèrement le vagin et le rectum avec du crin, et l'on circonscrit les parties génitales externes par une incision passant en dehors des grandes lèvres, et comprenant le mont de Vénus. On fait ensuite sur le raphé une autre incision peu profonde, qui permettra de préparer le sphincter de l'anus et les autres muscles, comme nous l'avons indiqué pour la préparation du périnée chez l'homme. Pour préparer les organes génitaux internes, on enlève une portion de l'un des os iliaques, en ménageant dans toute sa longueur le ligament rond de l'utérus qui traverse l'anneau inguinal, et en le laissant en rapport avec la face externe du péritoine qui tapisse le petit bassin. Le pubis et l'ischion seront sciés à 3 centimètres et demi en dehors de la symphyse, afin de conserver l'attache des racines du clitoris à la branche montante de l'ischion ; la symphyse sacro-iliaque sera désarticulée. Par là, on obtient une coupe en profil qui permet d'examiner toutes les parties génitales dans leurs rapports et de les disséquer, en enlevant la graisse qui les entoure. C'est alors aussi que l'on trouvera aisément le *muscle constricteur du vagin*, à la partie antérieure de ce canal. On prépare ensuite les deux racines clitoridiennes, afin de voir comment elles se réunissent en avant pour s'unir au gland du clitoris.

Quand toutes les parties génitales ont été étudiées en place, on les détache, comme nous l'avons indiqué en parlant des parties génitales de l'homme, en ayant soin surtout de porter l'instrument le plus près possible des branches de l'ischion, afin de conserver les corps caverneux dans leur intégrité. On dispose ensuite la préparation sur une planche et l'on achève de la disséquer. Le rectum pourra être séparé du vagin.

On fendra la *vessie* et l'*urètre* par leur face antérieure pour en examiner l'intérieur ; puis, pour voir le *vagin*, on le fendra non sur sa face antérieure, mais un peu à côté de la ligne médiane, afin de ne pas couper la crête longitudinale que l'on y remarque. Dans le fond du vagin, on étudie la disposition du *col de l'utérus* et celle de son orifice ; puis, on ouvre la matrice elle-même par sa face antérieure, en se guidant au moyen d'une sonde cannelée, introduite dans sa cavité par l'orifice externe. L'incision devra se bifurquer vers le fond de la matrice, afin de pénétrer dans les deux angles supérieurs où se trouvent les orifices des trompes. Si l'on ne parvient pas à voir ces orifices, on introduira dans le pavillon de la trompe une soie de sanglier, et on la fera peu à peu arriver dans la cavité de la matrice, en la tournant sur son axe entre les doigts et en tâchant de redresser les courbures du canal qui pourraient en empêcher le passage ; ou bien, on plongera la matrice dans l'eau, et l'on poussera, dans le pavillon de la trompe, de l'air qui sortira, sous la forme de petites bulles, par l'orifice utérin de la trompe. Cependant, nous croyons devoir le faire observer : il arrive quelquefois que les trompes sont oblitérées ; ces sujets sont, en général, peu propres à l'examen des parties génitales, parce que les différentes parties qui composent ces organes ont alors presque toujours contracté entre elles des adhérences contre nature.

La membrane muqueuse de l'utérus ne peut être facilement séparée qu'après avoir soumis la pièce à la macération. Pour bien voir la disposition du pavillon de la trompe, on le plonge dans l'eau, afin d'en faire flotter les franges dans le liquide. L'intérieur de l'ovaire sera étudié en fendant l'organe sur son bord libre.

§ 1. — RÉGION PÉRINÉALE ANTÉRIEURE

Cette région présente les mêmes limites que chez l'homme, c'est-à-dire les branches ischio-pubiennes en avant et sur les côtés, et la ligne bi-ischiatique en arrière.

On trouve ici les mêmes couches que dans le périnée de l'homme ; seulement, elles sont moins accusées, et les aponévroses surtout sont beaucoup plus minces. Cette région est traversée par le vagin et l'urètre.

1° La peau et le tissu sous-cutané n'ont d'importance que dans l'étude de la vulve, que nous avons déjà vue.

2° Au-dessous de la peau, on trouve l'aponévrose périnéale inférieure ou superficielle. Elle a les mêmes limites et les mêmes rapports que chez l'homme. Elle se confond avec l'enveloppe du clitoris, de même que chez l'homme elle se confond avec l'enveloppe de la verge. Elle en diffère en ce qu'elle est extrêmement mince, quelquefois simplement celluleuse, et qu'elle se laisse traverser par les infiltrations liquides.

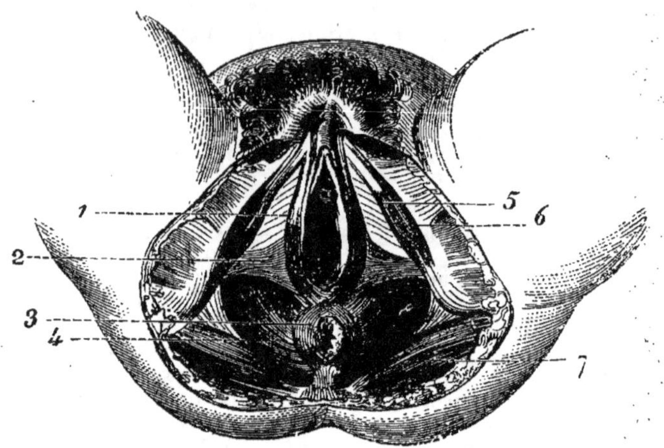

Fig. 384. — Muscles du périnée chez la femme.

1, constricteur du vagin. — 2, transverse du périnée. — 3, sphincter de l'anus. — 4, releveur de l'anus. — 5, 6, ischio-caverneux. — 7, grand fessier.

3° Plus profondément, on rencontre une couche musculaire analogue à celle que nous avons vue chez l'homme. Cette couche est constituée de chaque côté de la ligne médiane par trois muscles qui limitent un triangle. Le transverse du périnée forme le bord postérieur, l'ischio-clitoridien forme le côté externe, et le constricteur du vagin le côté interne. On trouve aussi dans cette couche la glande vulvo-vaginale.

4° Plus profondément, on voit l'aponévrose moyenne qui se continue avec l'inférieure en arrière du transverse. On ne peut pas, comme chez l'homme, reconnaître deux feuillets dans cette aponévrose, ni les fibres musculaires du muscle de Guthrie, qui manque ici.

5° Plus profondément encore, nous trouvons le releveur de l'anus. Le muscle de Wilson n'existe pas.

6° A la face supérieure des muscles releveurs de l'anus, on trouve l'aponévrose périnéale supérieure ou profonde, identique à celle de l'homme.

7° Enfin, on trouve le tissu sous-péritonéal, et le péritoine.

Muscle ischio-clitoridien. — Analogue à l'ischio-caverneux, ce muscle s'insère à la branche ascendante de l'ischion, au-dessus du transverse ; il entoure la racine correspondante du clitoris, et s'insère au ligament suspenseur de cet organe.

Muscle orbiculaire ou constricteur du vagin (1). — Ce muscle représente le bulbo-caverneux de l'homme. Il est formé de fibres arciformes décrivant des courbes autour de l'ouverture du vagin.

En arrière, ce muscle se fixe au point fibreux commun au sphincter externe de l'anus et aux transverses du périnée ; en avant, il vient s'insérer au ligament suspenseur du clitoris.

Ses fibres concourent à la formation de l'anneau vulvaire. Elles entourent en partie le bulbe du va-gin. Ce muscle est constricteur de l'orifice vulvaire. Il est soumis à l'influence de la volonté, et souvent il est déchiré pendant l'accouche-ment.

Glandes vulvo-vaginales. — Les *glandes vulvo-vaginales*, ou *glandes de Bartholin* (2), ont la dimension moyenne d'une petite noisette ; elles sont situées à la partie inférieure de l'anneau vulvaire, de chaque côté de la fourchette de la vulve, à l'ex-trémité inférieure de la grande lèvre. Ce sont des amas de glan-dules dont les acini ont une *paroi propre*, recouverte par un épithé-lium caliciforme. Les acini fournis-sent des tubes sécréteurs qui con-vergent pour donner naissance, après plusieurs anastomoses suc-cessives, au canal excréteur com-mun. Autour des acini, on trouve une couche de tissu conjonctif parsemée de noyaux et dépourvue de fibres musculaires.

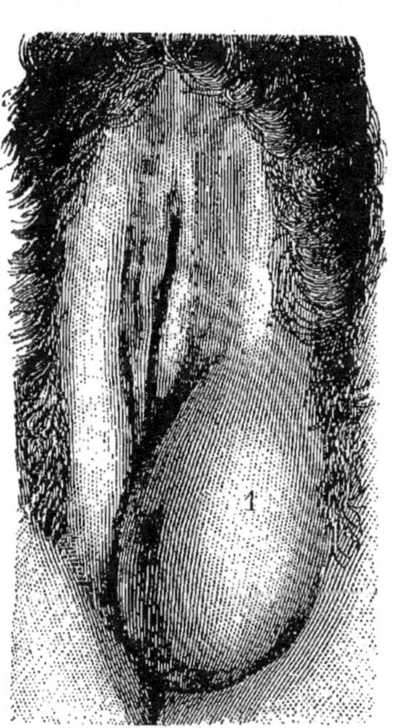

Fig. 385. — Bartholinite, abcès de la grande lèvre.

(1) Ce muscle a été décrit par Arantius et Bérenger de Carpi. Il est repré-senté dans la figure 1 de la quatorzième planche d'Eustachi.

Le releveur de l'anus est le véritable *constrictor cunni* ; c'est lui aussi qui produit le phénomène du *penis captivus* (Budin).

(2) Bartholin (Gaspard) junior, fils de Thomas, né en 1655, mort en 1738, élève de Ruysch, de Swammerdam et de Malpighi, professeur à Copenhague. Il décrivit, en 1677, ces glandes, qu'il prit pour des ovaires.

Le canal excréteur, long de 15 à 18 millimètres, n'offre que 1 millimètre de largeur. Il s'ouvre immédiatement en avant de l'insertion de la membrane hymen. La partie fondamentale de ce canal est formée de tissu fibreux et d'une certaine quantité de fibres musculaires lisses, dirigées longitudinalement ; elle est revêtue d'une couche d'épithélium cylindrique simple, dont les cellules offrent, en moyenne, 20 μ de hauteur.

Les vaisseaux de cette glande viennent des vaisseaux de la partie antérieure du vagin ; on trouve à la surface externe de ses culs-de-sac un réseau de capillaires fins formant des mailles arrondies.

Le liquide sécrété par ces glandes est acide et d'une odeur très pénétrante ; il lubrifie la vulve pour faciliter l'introduction du pénis dans le vagin. Chez quelques femmes, il s'échappe sous forme d'un jet analogue à celui du sperme pendant l'éjaculation. Ce phénomène se produit sous l'influence d'excitations ou de désirs vénériens, etc.

Il n'est pas très rare de constater l'inflammation de l'une des glandes de Bartholin. Cette bartholinite s'observe surtout chez les jeunes mariés, à la suite d'excès de coït.

§ 2. — RÉGION PÉRINÉALE POSTÉRIEURE

La région périnéale postérieure offre la plus grande analogie avec celle de l'homme. La seule différence consiste en ce que l'intervalle qui sépare les deux releveurs de l'anus est occupé par le vagin, au lieu de l'être par la prostate. Il n'y a pas d'aponévrose pubio-rectale, puisqu'il n'y a pas de prostate.

Les deux releveurs de l'anus forment un plancher musculeux qui soutient l'utérus pendant l'accouchement, mais assez faiblement.

Varnier nous apprend, dans sa thèse sur le *Détroit inférieur musculaire du bassin obstétrical*, 1888, que Faraboeuf (1) réunit l'ischio-

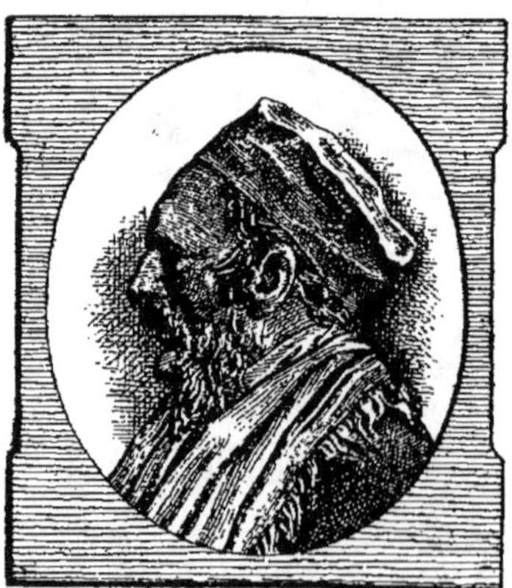

Fig. 386.

(1) Faraboeuf (Louis-Hubert), né le 6 mai 1841 à Bannost, Seine-et-Marne, professeur d'anatomie à la Faculté de Médecine de Paris. Broca faisant son éloge (*Gaz. hebd.*, 5 mars 1899), ne put s'empêcher de dire « esprit grincheux ». Broca aurait pu ajouter : envieux et malveillant. Faraboeuf fut bon professeur d'anatomie, mais n'ayant pas de tenue et se complaisant dans les comparaisons les plus triviales. On ne lui pardonnera pas d'avoir causé la suppression de l'Enseignement pratique libre de la Faculté.

coccygien et le releveur de l'anus en un seul muscle, le *releveur coccy-périnéal*. Farabœuf, toujours à la recherche de comparaisons grotesques, compare ce muscle à un navire ! Les releveurs coccy-périnéaux, dit-il, ressembleraient à une *carène* de navire ouverte en avant. Le *bastingage* serait formé par l'insertion périphérique de ces muscles sur les parois du bassin. Le coccyx serait la *quille*, et les fibres musculaires, les *planches des flancs*. Pour terminer cette fameuse comparaison, le *commandant* Farabœuf assure que les faisceaux ischio-pubiens de ces muscles *amarrent* la pointe du coccyx à la symphyse pubienne.

Développement des organes génito-urinaires chez la femme.

Il est indispensable de faire précéder cette étude de celle du développement des mêmes organes chez l'homme, parce qu'un certain nombre d'organes se développent de la même manière dans les deux sexes, comme, par exemple, les reins primitifs, les reins définitifs, le canal de Wolff, l'uretère, le cloaque, etc.

Je ne répéterai donc pas ce qui a été dit sur le développement de ces organes. J'étudierai simplement le développement de l'ovaire, des *trompes de Fallope*, de l'*utérus*, du *vagin* et de la *vulve*.

Ovaire. — L'ovaire se montre, comme le testicule, sur l'*éminence sexuelle*.(voy. *Testicule*), par épaississement de la lame germinative et du tissu sous-jacent, c'est-à-dire de la masse cellulaire intermédiaire. Il y a, à ce niveau, prolifération cellulaire dans les deux sexes, et, à ce moment, il n'est pas possible de distinguer les sexes. Cette période de l'évolution embryonnaire, qui dure jusqu'au quatrième mois, est appelée *période de l'indifférence sexuelle*.

Au moment où le sexe s'établit, on voit se former, au niveau de l'éminence sexuelle, des cordons cellulaires, qui sont connus sous le nom de *tubes de Pflüger*. Dans ces tubes, il existe à la périphérie de petites cellules granuleuses, au centre desquelles se trouvent des cellules plus grosses qui représentent les *ovules*. Les tubes de Pflüger, ainsi constitués, pénètrent dans le tissu conjonctif de l'éminence sexuelle. Ils y subissent des étranglements successifs, dans lesquels, au milieu des petites cellules granuleuses, on trouve une grosse cellule, l'*ovule*. Ainsi se trouvent formés les *follicules de de Graaf*.

Trompes de Fallope. — Nous avons vu que le conduit de Müller s'ouvre dans la cavité pleuro-péritonéale par une ouverture un peu évasée. Ce conduit donnera naissance à l'oviducte, ou *trompe de Fallope*. L'ouverture formera le *pavillon* de la trompe, et l'une des franges du pavillon adhérera à l'ovaire.

Lorsque l'ovaire opérera sa descente, à la manière du testicule, il entraînera avec lui la trompe de Fallope, qui deviendra horizontale, de verticale qu'elle était.

Utérus et vagin. — Les deux conduits de Müller, qui forment les trompes, s'adossent inférieurement et se soudent, en même temps que leur cavité se dilate et que leur paroi s'épaissit. Cette cavité et cet épaississement donnent naissance à l'utérus et au vagin, qui, dans le principe, se trouvent ainsi cloisonnés dans toute leur étendue. La cloison se détruit bientôt, de manière à former une cavité unique ; mais, dans certains cas, un arrêt de développement peut faire que la cloison utérine et la cloison vaginale persistent : *utérus bifide, vagin cloisonné*. Chez certains animaux, il persiste un rudiment de cloison au fond de l'utérus, ce qui a fait donner le nom de *cornes utérines* aux deux moitiés du fond de la cavité utérine.

Vulve. — Si nous nous reportons à ce qui a été dit à propos du développement des organes génitaux externes chez l'homme, cette description sera des plus simples.

Nous avons vu un tubercule médian se former aux dépens du feuillet moyen du blastoderme et se creuser en bas d'un sillon qui atteint jusqu'au *sinus uro-génital*.

Le tubercule médian forme le *clitoris*. La gouttière sous-jacente donne naissance au *vestibule*. L'orifice uro-génital va former l'entrée du *vagin*, tandis que les bords de la gouttière donneront naissance aux *nymphes*. Les *grandes lèvres* sont formées par les replis situés de chaque côté du tubercule médian et qui forment, par leur soudure, le scrotum chez l'homme.

ARTICLE IV

MAMELLES

Les mamelles sont des glandes destinées à la sécrétion du lait.

Leur importance est telle, qu'elles ont servi à caractériser toute une classe d'animaux, les mammifères, animaux dont les femelles ont la propriété de mettre au monde des petits vivants (vivipares).

Nombre. — Au nombre de deux, ces organes existent dans les deux sexes, avec cette différence que chez l'homme ils sont rudimentaires. Les mamelles sont, chez les femmes comme chez les animaux en général, en nombre double de celui des petits. Il existe des anomalies portant sur le nombre de ces organes.

Champion (de Bar-le-Duc) a observé une femme qui portait

quatre mamelles ; les deux supplémentaires étaient placées sous les aisselles et sécrétaient du lait comme les autres. Jean Borel a vu une femme avec trois mamelles ; la supplémentaire était située au-dessous de la mamelle gauche normale et fournissait du lait. Marotte a vu une jeune fille de dix-sept ans portant deux mamelles supplémentaires dans les aisselles, et fournissant du lait comme les autres.

On a observé également des mamelles supplémentaires chez l'homme. François et Blandin citent deux exemples de quatre mamelles : l'un chez un lieutenant d'artillerie, l'autre chez un chirurgien d'armée.

Siège. — Les mamelles siègent sur la face antérieure de la poitrine, de chaque côté du sternum, au-devant du grand pectoral. On cite quelques anomalies de siège. C'est ainsi qu'on a vu des femmes présenter une mamelle dans le dos. Une femme de Lyon portait, sur la fesse gauche, un troisième sein parfaitement développé, abondamment pourvu de lait, et qui lui servait à nourrir un enfant âgé de deux ans, pendant qu'un autre, plus petit, tétait ses mamelles pectorales. Le Dr Robert (de Marseille) a communiqué le fait d'une femme portant une mamelle supplémentaire sur la cuisse gauche, mamelle avec laquelle elle a allaité plusieurs enfants (1).

Volume et forme. — Le développement de ces glandes varie beaucoup. Rudimentaire chez la jeune fille avant la puberté, cet organe augmente rapidement de volume à ce moment. Il a une forme arrondie, hémisphérique ; tantôt il est piriforme, tantôt il est complètement aplati ; d'autres fois, enfin, il est flasque et tombant au-devant de l'épigastre, au point que la femme se voit contrainte de le soulever par des moyens artificiels. Il existe certaines peuplades africaines, dont les femmes ont des mamelles tellement pendantes qu'elles descendent jusqu'à l'aine, et même jusqu'aux genoux ; elles les relèvent et les rejettent derrière les épaules pour allaiter leurs enfants, qu'elles portent sur le dos.

Consistance. — Ces organes sont fermes et élastiques chez la

(1) « On a veu des hommes qui faisoient sortir de leurs mammelles du laict en abondance. Avicenne dit qu'on a tiré d'un homme autant de laict qu'il en faut pour faire un fromage. C. Schenckins raconte de Laurens Wolff qu'il a gardé beaucoup de laict depuis sa jeunesse jusques à cinquante ans. M. Wallœus a veu un Flamand qui, à l'aage de quarante ans, faisait sortir de ses grandes mammelles, abondance de laict. A. Benedictus rapporte qu'un père a donné à tetter à son enfant. Nicolas Gemma, Vésale, M. Donatus, Aquapendente, H. Eugubius et Baricellus, tesmoignent la mesme chose et Cardan en a veu un, aagé de trente et quatre ans, des mammelles duquel il sortait tant de laict, qu'il estait suffisant pour nourrir un enfant. » (Th. Bartholin, *loc. cit.*, p. 225.)

jeune fille vierge. Ils perdent de leur consistance par les attouchements répétés, par la grossesse. Il existe à cette règle de nombreuses exceptions.

Dimensions. — Il est difficile d'apprécier les dimensions des mamelles. Voici les résultats auxquels est arrivé Sappey, qui indique en moyenne : 11 à 12 centimètres transversalement, 10 verticalement, et de 5 à 6 d'avant en arrière. Il est inutile de faire remarquer qu'il existe bon nombre de mamelles avec des dimensions très différentes; et quoique, en général, le volume de ces organes soit en rapport avec l'embonpoint de l'individu, on ne peut établir aucune règle à ce sujet.

D'après les chiffres de Sappey, on voit donc que la mamelle est, en général, plus étendue transversalement que de haut en bas.

Les mamelles ont rarement le même volume chez la femme. Ordinairement, celle du côté gauche est un peu plus volumineuse que la droite.

La mamelle offre à étudier une face antérieure, une face postérieure, une circonférence.

Face antérieure, mamelon et auréole. — Très lisse et très unie, la face antérieure de la mamelle est recouverte d'une peau extrêmement fine et blanche, qui laisse voir, par transparence, la coloration bleuâtre des veines sous-cutanées. Elle est recouverte d'une forêt de petits poils de duvet. Au centre même de cette face, se trouve un gros tubercule, ou *mamelon*, entouré d'un cercle brun, ou *auréole*.

1° *Mamelon*. — Le mamelon est une saillie de volume variable, présentant une coloration rosée chez la femme qui n'a pas eu d'enfants, et brune chez celle qui a été mère. La coloration brune est due au pigment qui se développe au-dessous de l'épiderme. D'une consistance molle, le mamelon est susceptible d'érection, et prend alors la dureté du clitoris ou des corps caverneux. Le Dr Delmas (de Bordeaux), dans un mémoire fort bien fait sur l'anatomie et la pathologie du mamelon, a publié un tableau dans lequel on voit 21 planches, montrant une variété infinie dans le volume et le nombre des mamelons. Les uns consistent en une dépression, d'autres sont cylindriques et petits, d'autres ont l'aspect d'une cerise; quelques-uns sont coniques; les uns sont petits, les autres volumineux. Parmi ces derniers, il en existe un, observé par le Dr Péry (de Bordeaux). Ce mamelon monstrueux a le volume d'un petit œuf de pigeon : il a 18 millimètres de haut en bas, 15 transversalement et 25 d'avant en arrière. Le volume moyen du mamelon est de 8 à 10 millimètres en diamètre, et de 9 à 11 millimètres en longueur. Le mamelon présente une surface recouverte de papilles très développées, qui lui donnent un aspect rugueux.

Au sommet, il présente de 10 à 16 petits orifices, qui constituent les embouchures des canaux galactophores.

2° *Auréole*. — Comme le mamelon, l'auréole est rosée chez la femme qui n'a pas eu d'enfants et brune chez celle qui a été mère. Elle entoure le mamelon ; à sa circonférence, elle se perd insensiblement sur la peau blanche. Chez la négresse, elle présente une teinte noire plus prononcée que le reste de la surface du sein.

Le diamètre de l'auréole est variable. Il est de 5 centimètres ordinairement. Sa surface est extrêmement douce au toucher ; elle présente des saillies qui sont dues à la présence de glandes sébacées. On y trouve peu de poils et de follicules pileux.

Quelques auteurs disent *aréole* et non auréole.

Face postérieure. — La face postérieure de la mamelle est plane ; elle repose sur le muscle grand pectoral, dont la sépare une couche de tissu cellulaire, dans lequel Chassaignac aurait souvent rencontré une bourse séreuse.

Circonférence. — Elle se confond avec la peau environnante. A la partie inférieure, elle est accusée par un sillon peu profond, en général. A la partie supérieure, la circonférence n'est pas marquée, la surface de la glande monte insensiblement vers la clavicule. A la partie interne, les deux mamelles sont séparées par un sillon dans lequel ne s'accumule jamais de graisse.

Structure.

La structure de la mamelle comprend celle du mamelon, celle de l'auréole et celle de la glande mammaire proprement dite.

1° **Mamelon**. — Le mamelon est recouvert de nombreuses *papilles*, dont le volume et le nombre augmentent à mesure qu'on se rapproche du sommet du mamelon. La plupart des papilles sont *composées* ; elles ont une longueur de 100 à 200 μ.

L'*épiderme*, qui recouvre toute la surface du mamelon, offre une couche cornée très mince, ne dépassant pas 15 μ. Le corps muqueux, au contraire,

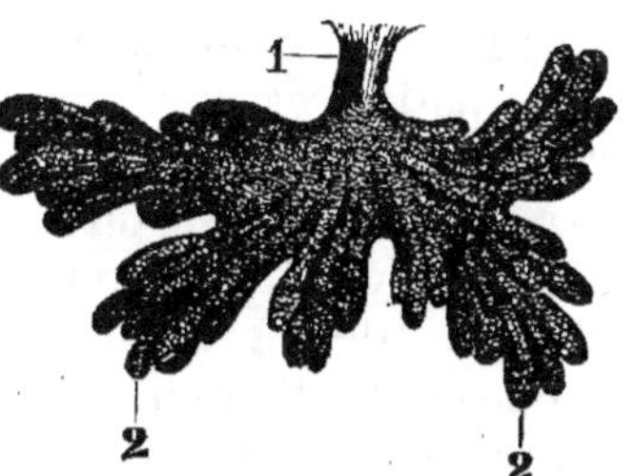

Fig. 387. — Glande sébacée du mamelon.

la couche molle, offre une épaisseur de 80 μ ; on trouve dans ces cellules un grand nombre de granulations de pigment.

Le *derme* est très mince ; il est formé de tissu conjonctif et de

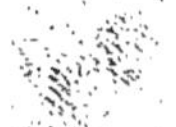

fibres élastiques ; il adhère intimement par sa face profonde aux éléments sous-jacents. Dans son épaisseur, il existe une couche de *glandes sébacées*, bien décrites par Sappey, au nombre de 80 à 150. Elles se composent de trois à cinq acini, contenant chacun un grand nombre de culs-de-sac. La couche de ces glandes est presque continue ; elles versent leur produit onctueux autour des canaux galactophores, entre les papilles. On ne trouve, dans le derme du mamelon, ni follicules pileux, ni glandes sudoripares, ni fibres musculaires.

Au centre du mamelon, on voit les conduits galactophores, au nombre de 10 à 14. Autour de ces conduits, le tissu du mamelon renferme du tissu conjonctif, des fibres musculaires lisses et une grande quantité de fibres élastiques. Au milieu des autres éléments, entre-croisés sans régularité, les fibres musculaires affectent, les unes une direction longitudinale, les autres une direction circulaire ; ces dernières sont les plus nombreuses. Ces fibres forment un réseau musculaire, dans les mailles duquel sont compris les canaux galactophores.

2° Auréole. — Sa surface est recouverte de *papilles*, comme le mamelon ; seulement, elles sont beaucoup plus petites.

L'*épiderme* est exactement le même que celui du mamelon.

Le *derme* est également formé de tissu conjonctif et de fibres élastiques, comme le derme du mamelon ; mais il diffère de celui-ci par les organes qui y sont contenus : follicules pileux, glandes sébacées, glandes sudoripares.

Les *follicules pileux* sont petits et peu nombreux ; ils reçoivent le canal de deux *glandes sébacées*, ou *pileuses* ; or, comme le derme est mince et que ces glandes sont volumineuses et superficielles, il en résulte des saillies assez considérables, *tubercules de Morgagni*, qui augmentent de volume pendant la grossesse, pour constituer de petites saillies rosées de 2 à 3 millimètres. Ces glandes sécrètent une matière sébacée un peu liquide, d'une couleur blanc jaunâtre, qu'on a prise autrefois pour du lait. A l'époque où vivait Morgagni, on conçoit qu'on ait pu considérer ces glandules comme de petits lobules égarés de la glande mammaire ; mais, aujourd'hui, on peut affirmer que tout anatomiste qui écrit dans un ouvrage que ce sont des glandules galactophores aberrantes, fournissant du lait, est dans une erreur profonde.

Ces saillies deviennent plus volumineuses pendant la grossesse ; les accoucheurs les nomment *tubercules de Montgoméry*.

Les *glandes sudoripares* sont volumineuses et s'hypertrophient également pendant la grossesse.

Des *fibres musculaires lisses* existent au-dessous du derme ; elles sont visibles à l'œil nu, et leurs faisceaux égalent presque un millimètre. Le muscle a la même étendue que l'auréole ; son épaisseur totale est de 2 à 3 millimètres ; il adhère à la face profonde du derme. Les faisceaux qui le constituent sont circulaires, mais un peu irréguliers ; ils se croisent sous des angles très aigus. Sappey considère ce muscle comme un muscle peaucier de la mamelle ; il l'appelle, avec raison, *muscle sous-aréolaire*, ou encore *muscle rétracteur du mamelon*. C'est ce muscle qui ride la peau de l'auréole. On peut observer sa contraction, chez la femme, en plaçant un corps froid sur l'auréole, ou en chatouillant l'auréole avec les barbes d'une plume.

Il existe un *muscle mamillaire*, formé de fibres lisses circulaires, quelques-unes obliques, continuant dans le mamelon le muscle sous-aréolaire.

Vaisseaux et nerfs de l'auréole et du mamelon. — Les *artères* de la mamelle, mammaire interne et thoracique inférieure, envoient à l'auréole et au mamelon quelques rameaux qui forment un réseau capillaire, peu serré autour des faisceaux musculaires, mais très serré, à mailles polygonales, dans l'épaisseur du derme, et surtout autour des glandules. De petits réseaux en forme d'anses se voient dans les papilles du mamelon ; les petites papilles ont une anse simple. Les *veines* naissent des capillaires, et vont former un cercle incomplet au-dessous de l'auréole, *cercle veineux de Haller* ; puis, ces veines se continuent avec les veines superficielles de la mamelle. Les *lymphatiques* sont extrêmement nombreux ; ils constituent un réseau très serré, d'où partent des vaisseaux qui se rendent dans les ganglions axillaires. On voit dans le mamelon des *nerfs* assez volumineux, qui se portent dans l'épaisseur du derme ; on n'a pu constater leur mode de terminaison.

3° **Glande mammaire.** — La glande offre à étudier : le tissu glandulaire (acini, lobules et lobes), les canaux galactophores, des vaisseaux et des nerfs.

a. *Tissu glandulaire.* — La glande mammaire est une glande en grappe, formée par plusieurs lobes ayant chacun leur conduit excréteur. Elle possède, en effet, de dix à quatorze canaux galactophores, se portant vers des lobes qu'on peut sentir facilement avec les doigts, sur une femme un peu maigre. Ce sont ces lobes, ou une partie de ces lobes, qui s'hypertrophient quelquefois et forment les *tumeurs adénoïdes du sein* ; celles-ci se séparent parfois de la glande, deviennent libres par suite de la rupture du conduit excréteur, et roulent sous le doigt, comme des ganglions.

Chaque *lobe* est une masse, polyédrique si elle occupe le centre, plus ou moins arrondie, si elle se trouve à la surface ou à la circonférence, de 1 à 3 centimètres de diamètre. Le canal galactophore se divisant en plusieurs branches dans le lobe, celui-ci peut être décomposé en lobules, qui se décomposent à leur tour en acini, ou grains glanduleux, de manière à former une grappe.

Les acini n'existent pas avant l'époque de la puberté. Chaque *acinus* forme un petit grain d'un quart de millimètre à un millimètre, après l'accouchement. Ce grain contient des culs-de-sac arrondis ou ovoïdes, assez volumineux, 60 μ; quelques-uns peuvent atteindre 150 μ de largeur. La

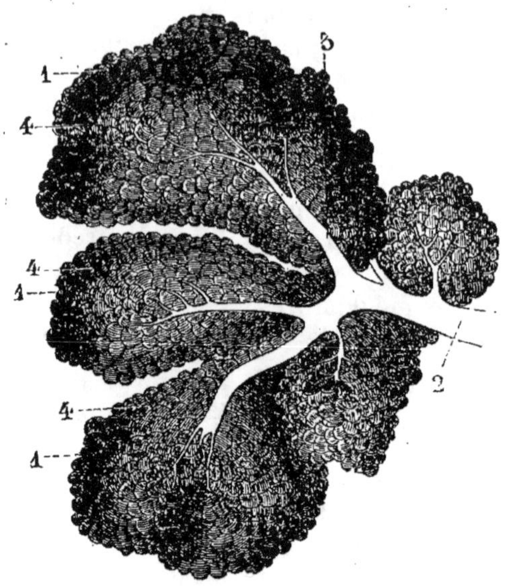

Fig. 388. — Un lobe de la glande mammaire.

1, 1, 1, cinq lobules de la glande. — 2, conduit excréteur principal, canal galactophore. — 3, l'un des canaux excréteurs secondaires. — 4, 4, 4, bosselures correspondant aux culs-de-sac de la glande.

paroi des culs-de-sac, ou vésicules glandulaires, est une membrane amorphe, tapissée à sa surface interne par une couche simple d'*épithélium polyédrique,* dont les cellules, de 12 μ environ, se rapprochent beaucoup de la forme pavimenteuse. Ces cellules, cellules de sécrétion, cellules glandulaires, se remplissent de granulations graisseuses, au moment de la lactation. Elles forment alors plusieurs assises de cellules, dont les plus superficielles, gorgées de graisse, se rompent dans l'acinus et y versent leur contenu.

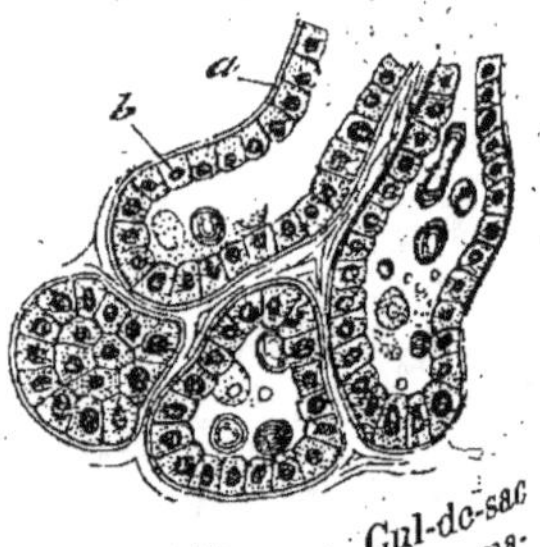

Des *cellules en panier de Boll* forment une couche entre l'épithélium et la paroi propre. (Voy. *Glandes.*)

Chaque cul-de-sac, étant allongé et saillant, est séparé des voisins par une mince couche de *tissu conjonctif,* qui entoure également l'acinus. Ce tissu réunit les acini, recouvre les lobules, puis les lobes, et fournit,

Fig. 389. — Cul-de-sac glandulaire de la mamelle d'une brebis pendant la lactation.

a, paroi propre glandulaire; *b,* épithélium (Cadiat).

enfin, une enveloppe totale au tissu glandulaire, composé de tous les acini. Ce tissu conjonctif est dense, ce qui rend les acini très cohérents. Autour des lobules et des lobes, c'est du vrai tissu fibreux qui les entoure, à tel point qu'on décrit généralement ce tissu fibreux abondant comme partie intégrante de la glande mammaire.

Le tissu conjonctif qui enveloppe les éléments de la mamelle est très riche en vésicules graisseuses.

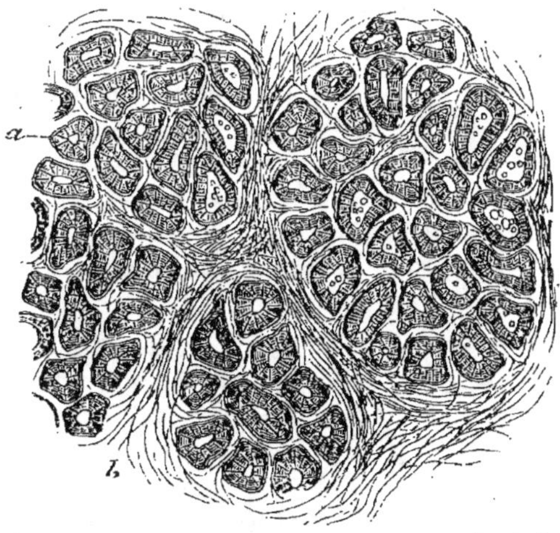

Fig. 390. — Glande mammaire pendant la lactation.

a, culs-de-sac remplis d'épithélium régulièrement disposé. *b*, tissu conjonctif intermédiaire.

b. *Canaux galactophores* (1). — Tous les acini d'un lobe donnent naissance à de petits conduits qui se réunissent; des conduits plus volumineux partent des lobules; enfin, ceux-ci se confondent et constituent le canal galactophore. Tous ces canaux excréteurs convergent vers le mamelon, pour s'ouvrir par autant d'orifices distincts et former l'*Arca cribrosa* du mamelon.

Les canaux galactophores, appelés aussi *lactifères*, sont *dépourvus de valvules*. Arrivés au niveau de l'auréole, ils offrent des dilatations par suite de l'élargissement de leur calibre, puis ils traversent le mamelon, où ils sont parallèles et rectilignes, et d'une largeur de 1 à 2 milli-

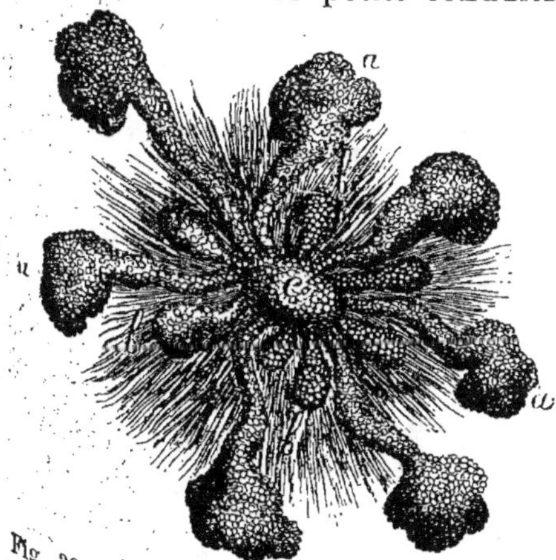

Fig. 391. — Développement de la glande mammaire.

a, a, a, bourgeons épithéliaux. — *b, b, b*, tissu conjonctif périphérique. — *c*, point central d'où partent les bourgeons épithéliaux devant former les acini (champ glandulaire).

mètres; ils s'ouvrent par des orifices plus étroits que les canaux eux-

(1) Charles Estienne, Vésale et Posthius avaient signalé ces canaux sous le nom de *conduits laiteux*.

mêmes, un demi-millimètre environ. Les dilatations des canaux, qu'on nomme *ampoules, sinus, réservoirs, sacs*, sont en nombre variable, de dix à vingt ; elles offrent une largeur de 5 à 9 millim.

Les canaux galactophores ne s'anastomosent qu'exceptionnellement entre eux. Généralement, chaque lobe a son canal indépendant.

Les canaux galactophores sont constitués par une *membrane fibreuse*, dans laquelle on trouve du tissu conjonctif à noyaux et à fibres dirigées longitudinalement, et par des fibres élastiques fines, à direction transversale en général, plus abondantes vers la face interne de la tunique fibreuse.

L'*épithélium* est cylindrique et mesure 20 μ de hauteur en moyenne. Il repose sur une couche de cellules en panier de Boll.

A mesure qu'on examine des canaux plus petits, on voit que les cellules diminuent de hauteur, et qu'elles passent insensiblement à la forme cubique.

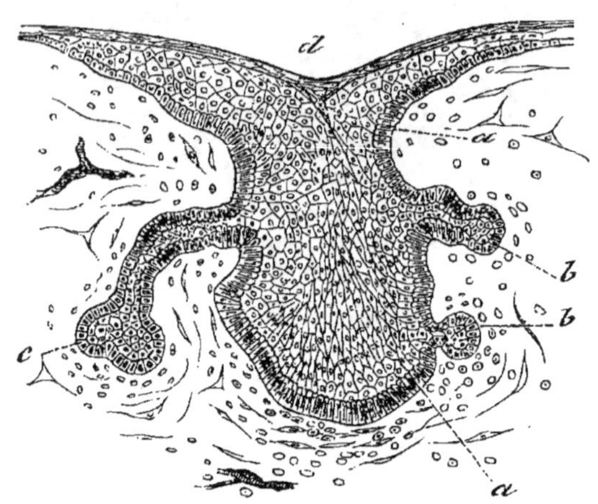

Fig. 392. — Développement de la glande mammaire. Un bourgeon grossi de la figure précédente.

a, couche profonde de petites cellules prismatiques se continuant avec la couche de Malpighi. — *b*, *c*, bourgeons épithéliaux en voie de développement. — *d*, couche cornée de l'épiderme.

Vaisseaux et nerfs. — Le *réseau capillaire* est formé par les ramifications des *artères* mammaire interne et thoracique inférieure, et par quelques rameaux des intercostales. Il se répand à la surface externe des culs-de-sac glandulaires ; ses mailles sont arrondies et assez serrées. De ces capillaires naissent des *veines* nombreuses, beaucoup plus développées pendant la grossesse et dans l'allaitement, et se jetant dans la veine mammaire interne et dans la veine axillaire.

Les *lymphatiques* sont abondants ; ils constituent un réseau autour des lobules, *réseau extra-lobulaire*, et se rendent dans les ganglions axillaires, avec les lymphatiques de l'auréole et du mamelon.

Les lymphatiques qui viennent des canaux galactophores suivent le trajet de ces canaux, et sont dépourvus de valvules. Ils se rendent au réseau lymphatique superficiel sous-aréolaire. Les tumeurs malignes de la mamelle, et la propagation de la lésion aux ganglions axillaires prouvent la direction des lymphatiques.

Les *nerfs*, venus des intercostaux, des branches thoraciques du plexus brachial et, pour la peau, des rameaux sous-claviculaires du plexus cervical, n'ont pu être poursuivis dans l'épaisseur de la glande. Il existe des nerfs moteurs, sensitifs, vaso-moteurs et sécré-teurs, mais on n'a pas encore déterminé leur mode de terminaison.

De la glande mammaire à l'état de repos.

La description qui précède s'applique à la mamelle de la femme qui allaite. Lorsque l'allaitement a cessé depuis longtemps, la

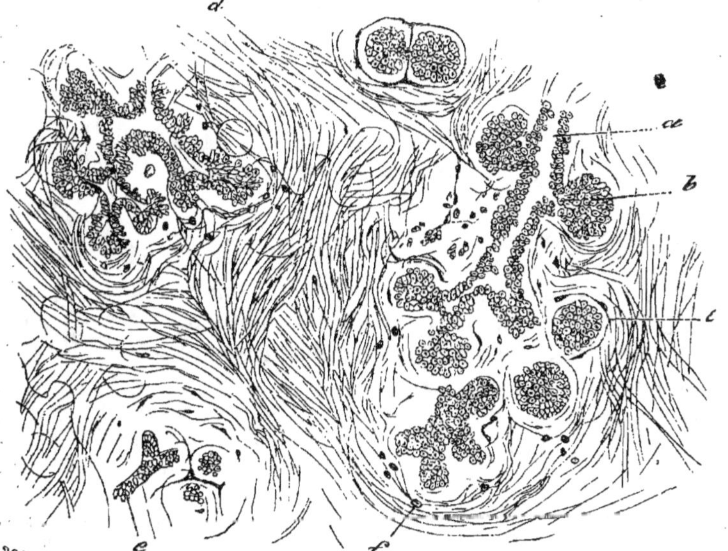

Fig. 393. — Mamelle de la jeune fille de vingt et un ans, n'ayant jamais fonctionné.

a, conduits épithéliaux avec de petites cellules, sans parois propres, pour la plupart. — *b*, ex-trémité des conduits épithéliaux prête à entrer en voie de développement. — *c*, paroi propre, visible sur certains conduits. — *d*, tissu fibreux intermédiaire — *e*, petits conduits. — *f*, cor-puscules du tissu conjonctif intermédiaire.

mamelle diminue de volume, non seulement parce qu'elle reçoit moins de sang et que ses vaisseaux se rétractent, mais encore parce que la glande elle-même s'atrophie.

Les culs-de-sac glandulaires existent à peine ; la plupart dis-paraissent ; le tissu glandulaire, au lieu d'être mou, granuleux et lobulé comme une grappe, au lieu d'avoir un tissu jaune rougeâtre, devient dense, blanchâtre et homogène. On ne voit plus le tissu rougeâtre de la glande trancher sur le reste de l'organe. Sappey affirme que les canaux galactophores s'atrophient à un degré extrême ; ils se raccourcissent.

De la glande mammaire chez l'homme.

A part quelques cas exceptionnels, la glande mammaire de l'homme est rudimentaire ; elle n'atteint pas le volume d'une petite noix aplatie.

La mamelle de l'homme est atrophiée ; elle reste, pendant toute la vie, ce qu'elle est au moment de la naissance. Ce sont des canaux galactophores rudimentaires se terminant par des bourgeons épithéliaux pleins. Darwin pense que la présence de ces mamelles atrophiées prouve que, primitivement, le mâle était chargé, comme la femelle de contribuer à l'allaitement des nouveau-nés.

Développement de la glande mammaire.

Vers la fin du troisième mois de la vie embryonnaire, on voit se former, à la partie antérieure du tronc, entre la 4 et la 5° côte, une saillie profonde de l'épiderme, qui s'enfonce dans le derme à la manière d'un coin, c'est le *coin épithélial primitif*, ou *bourgeon mammaire primitif*.

Après ce premier stade, le coin pénètre plus profondément, et se divise en plusieurs *bourgeons épithéliaux pleins*, de 15 à 20, vers le cinquième mois. A ce moment, le coin se creuse d'une cavité, en forme de cupule, et les bourgeons entraînent avec eux la lame vitrée sous-épithéliale que forme leur surface externe. On appelle cette cupule *champ glandulaire*.

Dès que les bourgeons sont formés, ils se ramifient et donnent des prolongements latéraux toujours très courts. Chaque bourgeon, avec ses ramifications, est l'ébauche d'un *conduit galactophore* et du *lobe mammaire* correspondant.

Pendant que les bourgeons épithéliaux se divisent, le tissu conjonctif, qui entoure la glande, s'insinue entre les lobules qu'il réunit.

Vers la fin de la vie fœtale, les bourgeons se creusent et forment les conduits galactophores, canaux réguliers, de calibre uniforme. Mais les extrémités ramifiées des bourgeons restent pleines. Ce sont des cordons, des masses épithéliales, formées d'épithélium cylindrique à la surface et d'épithélium polyédrique au centre. Pendant que les conduits galactophores se constituent, le centre du champ glandulaire s'élève chez la femme pour donner naissance au mamelon.

Sécrétion de la glande mammaire.

Pendant la grossesse, les culs-de-sac glandulaires se développent, les canaux galactophores s'allongent ; on voit l'épithélium tapisser les acini et les conduits excréteurs; le mamelon et l'auréole s'agrandissent, non seulement par la coloration, mais encore par le développement de nouveaux éléments.

En même temps, les cellules de sécrétion qui tapissent les culs-de-sac glandulaires se remplissent de granulations graisseuses ; elles augmentent de volume. Elles acquièrent des dimensions suffisantes pour obstruer complètement la cavité du cul-de-sac glandulaire et celle des tubes sécréteurs. Ces cellules se détachent, sont repoussées par de nouvelles cellules chargées de graisse, et remplissent les canaux galactophores.

Dans les derniers mois de la grossesse, ces cellules, plus ou moins altérées, constituent un liquide qu'on peut extraire de la

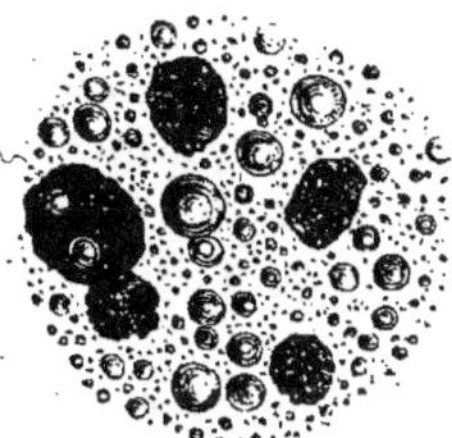

Fig. 394. — Une goutte de colostrum de femme contenant des globules de lait, de grosseur variée, et des corpuscules granuleux de colostrum (250 diamètres).

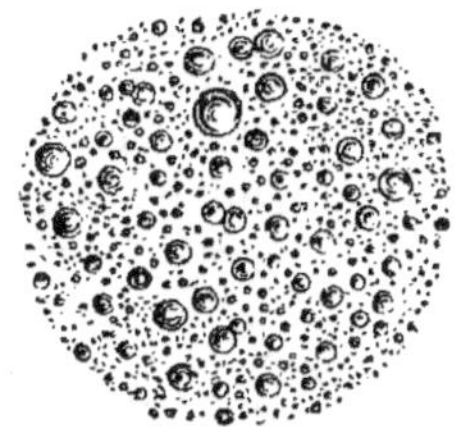

Fig. 395. — Une goutte de lait de vache vue à un grossissement de 250 diamètres. On y constate seulement des globules de lait de différentes dimensions.

glande, mais qui n'est pas du lait (1). On lui donne le nom de colostrum. Vu au microscope, le colostrum montre de vrais globules de lait, et des cellules épithéliales graisseuses plus ou moins altérées, détachées des culs-de-sac glandulaires, *corpuscules de colostrum* (fig. 395).

Ces corpuscules de colostrum sont enveloppés par les membranes des cellules épithéliales ; ils offrent une surface mamelonnée, et mesurent de 13 à 40 μ (fig. 394).

Le colostrum est plus alcalin que le lait ; il contient plus de sels et de substances solides.

(1) Le lait n'est autre chose qu'une émulsion. Il doit sa couleur blanche aux globules graisseux tenus en suspension, absolument comme une émulsion d'amandes tient en suspension des gouttelettes d'huile d'amande. Les globules de lait ne s'agglutinent pas immédiatement, parce qu'ils ont une enveloppe de caséine; mais un acide, l'acide acétique, par exemple, la présure, la chardonnette, déterminent leur fusion. On a alors le *caillé*. Le *petit-lait* est le liquide transparent qui soutient le caillé. Lorsqu'on laisse du lait au repos, les globules graisseux, étant plus légers que le sérum, forment une couche superficielle épaisse, la *crème du lait*. Lorsqu'on écrase ces globules par un battage prolongé, on fait du *beurre*.

Au moment de l'accouchement, la lactation va commencer; il s'écoule du colostrum pendant trois ou quatre jours, Alors, la prolifération des cellules épithéliales des culs-de-sac glandulaires devient extrêmement active. A mesure que ces cellules, chargées de gouttelettes graisseuses, se forment, elles se dissolvent, et les canaux galactophores se trouvent bientôt remplis de véritable lait qui a chassé le colostrum.

Si on examine une goutte de lait au microscope, on y observe une matière amorphe liquide, contenant en suspension les *globules de lait*. Ceux-ci sont arrondis et brillants ; ils ressemblent à des gouttelettes de graisse ; ils mesurent de 2 à 9 μ environ (fig. 395); on les croit formés d'une goutte de graisse entourée d'une mince enveloppe de caséine.

— La mamelle est sujette à de nombreuses maladies dans le sexe féminin. On y voit prédominer les maladies inflammatoires et les affections cancéreuses. On constate souvent aussi l'hypertrophie partielle ou générale de cette glande, et quelquefois des tumeurs laiteuses (1).

Maladies inflammatoires. — Le mamelon peut être affecté, de même que l'auréole, de *phlegmons*, d'*abcès*, de *gerçures*, d'*excoriations*, d'*eczéma*. Les phlegmons et abcès sont ordinairement très petits. Ils déterminent des douleurs excessives et se terminent presque toujours favorablement. Ils doivent être ouverts de bonne heure pour empêcher la formation de cicatrices vicieuses, par suite du décollement de la peau. Les *gerçures* et les *excoriations*, dues très souvent à l'action irritante de la salive de l'enfant, sont très douloureuses et quelquefois rebelles aux traitements employés. L'*eczéma* s'observe fréquemment dans cette région. Le médecin doit être prévenu que cet eczéma de l'auréole et du mamelon le met fréquemment sur la voie du diagnostic de la *gale*, car cette maladie parasitaire a le privilège de déterminer une éruption eczémateuse sur les seins.

Le tissu cellulo-graisseux qui recouvre la glande mammaire est quelquefois aussi le siège de *phlegmons* et d'*abcès*. Ceux-ci, qui ont quelquefois pour point de départ une *gerçure du mamelon*, peuvent siéger aussi dans le tissu cellulaire sous-mammaire et dans l'épaisseur de la glande. Les *abcès* du tissu graisseux, ou *sus-mammaires*, sont ordinairement uniques, étendus, et diffèrent des *abcès sous-mammaires* en ce que ces derniers soulèvent en masse la glande et déterminent, lorsqu'on exerce sur celle-ci

(1) Je n'indique que les maladies les plus fréquentes, et succinctement, n'oubliant pas que mon intention est de présenter à l'élève une transition insensible de l'anatomie à la pathologie.

une pression d'avant en arrière, la formation d'un bourrelet circulaire qui entoure la circonférence de la mamelle et qui contient du pus. Les *abcès intra-mammaires* sont souvent multiples ; ils ne déterminent pas de changement de couleur à la peau.

Affections cancéreuses. — Le cancer est une des affections qu'on rencontre le plus fréquemment dans la mamelle chez la femme.

Sans parler de certains cancers qui ont une physionomie spéciale, je dirai que la plupart des tumeurs cancéreuses de cette glande ont des caractères communs.

1° Dans la première période ou d'*induration*, douleurs lancinantes ; augmentation irrégulière du volume du sein ; noyaux durs, sensibles au toucher, souvent bosselés et entremêlés de points ramollis ; veines dilatées et bleuâtres à la surface de la tumeur, et, si la maladie date de longtemps, *engorgement des ganglions axillaires*.

2° Dans la deuxième période, ou d'*ulcération*, il se fait une excoriation qui grandit et se transforme en un vaste ulcère, dont les bords deviennent durs et souvent relevés. Cet *ulcère cancéreux* est caractérisé par une odeur fétide, des hémorragies fréquentes, et l'écoulement d'un liquide roussâtre d'odeur nauséabonde.

D'après Richet, les tumeurs malignes de la mamelle occuperaient de préférence le côté supérieur et externe de cet organe.

Le *diagnostic différentiel* des tumeurs du sein n'est pas toujours facile, mais il est peu important aujourd'hui que les chirurgiens déclarent que *toute tumeur du sein doit être extirpée*.

Hypertrophie. — L'*hypertrophie générale* de la mamelle s'observe quelquefois ; elle se distingue des tumeurs par l'absence de la plupart des symptômes précédents ; elle n'a de commun avec lui que l'augmentation de volume. Ici, la tumeur est régulière, très volumineuse, avec peau normale, ce qui se voit rarement dans le cancer.

L'*hypertrophie partielle*, ou *tumeur adénoïde* de Velpeau, se rencontre fréquemment. Elle forme des noyaux ovoïdes profonds, qui n'ont point les caractères de tumeurs malignes. Ces tumeurs sont formées par une hypergénèse de l'épithélium des culs-de-sac mammaires affectant isolément certains points de la glande.

Tumeurs laiteuses. — Appelées aussi galactocèles, ces tumeurs sont formées par l'accumulation du lait dans un point dilaté des conduits galactophores. Elles s'observent rarement.

CHAPITRE VI

DU VENTRE

Rien n'est difficile comme de donner une bonne définition du ventre.

Selon les uns, on doit appeler *ventre* la seule cavité abdominale, étendue en hauteur du diaphragme au périnée, limitée en arrière par la colonne vertébrale, en avant et sur les côtés par les muscles de la paroi abdominale.

Pour d'autres, la région du ventre est la paroi abdominale, qu'on devrait distinguer de l'abdomen ou cavité abdominale.

Les ventres des anciens. — Les anciens anatomistes appelaient *ventres* les trois cavités planchniques : ventre supérieur ou tête, ventre moyen ou thorax, ventre inférieur ou abdomen. « In tronco autem capitato tres ventres animadvertis, qui a situ, quem in corpore tenent, *supremus*, nempè caput; *medius*, scilicet thorax ; et *infimus*, hoc est abdomen appellantur. » (*Tabulæ anatomicæ, præfatione, notisque illustravit Jo Maria Laucisius*, Rome, MDCCXIV.)

« On appelle le thorax ventre moyen, non seulement à cause de sa situation qui se trouve entre le *ventre supérieur*, qui est la teste, et l'*inférieur*, qui est le bas-ventre. » (Dionis. *L'Anatomie de l'homme*, p, 132 et 267, 1694.)

On lit dans l'*Exposition anatomique* de Winslow (1), p. 197, 1732 : « Traité du bas-ventre », p. 583 : « J'ai donné une idée des parties dont est composé ce que les anatomistes appellent *ventre moyen*, thorax ou poitrine. »

Peu à peu, on a cessé de parler du ventre supérieur et du ventre moyen, et on s'accorde aujourd'hui à appeler ventre la *cavité abdominale*. Cependant, quelques-uns donnent encore le nom de bas-ventre à la *zone hypogastrique* de la paroi abdominale et à la cavité correspondante.

Pétrequin limite l'abdomen, en haut, au rebord des côtes et au diaphragme, en bas, aux os du bassin. (*Anat. méd. chir.*, p. 282, 1846.)

Malgaigne (2) comprend la ca-

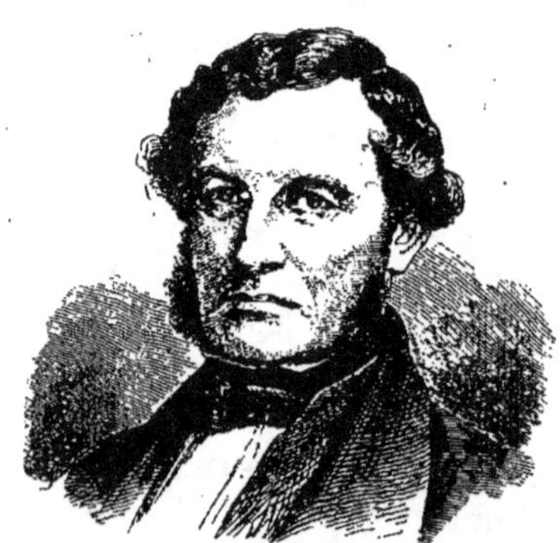

Fig. 396. — MALGAIGNE.

(1) Winslow (Jacques-Bénigne), né à Odensée, en Danemark, le 2 avril 1669, mort en 1760, petit-neveu de Sténon. Il vint en 1697 à Paris, où il devint l'élève, le pensionnaire et l'ami de Duverney. Deux ans après, il se convertit à la religion catholique, après avoir reçu les instructions de Bossuet. Il fut professeur au Jardin du Roi.

(2) Malgaigne (Joseph-François), né à Charmes-sur-Moselle, en février 1806,

vité du bassin dans la cavité abdominale, et il limite cette dernière à l'aponévrose pelvienne (Malgaigne. *Traité d'anat. chir.*, t. II, p. 227, 1856).

Je distinguerai donc les parois abdominales de la *cavité du ventre*, ou *abdomen*, comprenant dans ce dernier la grande cavité péritonéale étendue du diaphragme au bassin.

Il n'y a pas longtemps qu'on divisait le ventre en trois zones, et chaque zone en trois régions, comme je l'ai indiqué à la page 211 de ce même volume. Mais cette division ne mérite pas d'être maintenue, parce que les limites des diverses régions manquent de précision.

ARTICLE PREMIER

PAROIS ABDOMINALES

Les parois abdominales forment les limites de la grande cavité de l'abdomen, et comprennent trois régions : *région supérieure*, ou diaphragmatique ; *région inférieure*, ou périnéale ; *région antérieure*, *latérale* et *postérieure*, formées par les muscles de la paroi abdominale. Je ne décrirai pas ces parois, parce que cette description est du ressort de l'anatomie chirurgicale. Je ne m'occuperai que de la cavité abdominale proprement dite.

Je ferai remarquer, cependant, que le *ventre* est sujet à de grandes variétés de longueur, de forme et de saillie. Il n'est pas nécessaire, pour s'en convaincre, de faire des mensurations d'amphithéâtre, il suffit d'examiner les passants, les femmes principalement. On en voit de petites avec un buste très long, et vice versa. Du reste, les médecins *cliniciens* en font journellement la remarque au lit des malades. Ces variétés entraînent nécessairement des variations dans les dimensions des organes qui sont contenus dans l'abdomen. C'est ce qui explique pourquoi le tronc de la veine porte, par exemple, peut varier depuis 6 centimètres jusqu'à 12. Le *ventre de la femme* est généralement plus long et plus bombé. Quelques auteurs ont dit que le ventre représente un ovoïde, qui aurait la petite extrémité en haut chez la femme, et en bas chez l'homme. Il est vrai que le haut de l'abdomen est toujours plus étroit chez la femme.

Les parois abdominales sont fermes, quoique souples, chez les jeunes sujets. La grossesse amollit les parois abdominales, chez la plupart des femmes, mais non chez toutes, à ce point que, dans

mort en 1805. Professeur de médecine opératoire à la Faculté de médecine de Paris. Son enseignement, plein de verve et d'originalité, était entremêlé de saillies et de sarcasmes. Tribun plutôt qu'orateur, Malgaigne fut une des plus grandes intelligences qui aient été mises au service de la chirurgie française.

quelques cas, il est difficile au médecin le plus expérimenté, de reconnaître, à la simple inspection du ventre, si une femme a eu ou non un enfant.

La partie inférieure de la paroi abdominale se déforme avec l'âge. La peau descend à cause de la laxité du tissu cellulaire sous-cutané, et aussi parce que la peau est doublée par une masse de graisse qui en augmente le poids, graisse formant quelquefois une sorte de tumeur au niveau du pubis, chez certains sujets. Cet affaissement abdomino-génital est quelquefois tellement marqué, qu'on peut faire remonter les organes génitaux dans une étendue de 5 à 6 centimètres, en faisant glisser vers le thorax la peau de la paroi abdominale.

ARTICLE II

PÉRITOINE ET CAVITÉ ABDOMINALE

Encore une difficulté. Faut-il comprendre par ces mots la cavité du péritoine, ou bien tous les organes contenus dans la cavité limitée par les parois abdominales? Il ne me paraîtrait pas logique d'exclure de la cavité abdominale des organes comme le rein, quoiqu'il soit situé en dehors du péritoine.

Les viscères ont déjà été étudiés. Je ferai remarquer que je ne décris le ventre et le péritoine qu'après avoir terminé la description de tous les organes contenus dans la cavité de l'abdomen.

Dissection. — Choisissez pour cette préparation le cadavre d'un jeune sujet qui n'ait pas eu une inflammation du bas-ventre. Un billot ayant été placé sous la région lombaire, incisez crucialement la peau, les aponévroses et les muscles de la paroi antérieure de l'abdomen, et disséquez les quatre lambeaux en sens contraire, de manière à mettre le péritoine à nu. Cette préparation n'est un peu difficile que derrière le muscle droit, à la gaine duquel la séreuse adhère assez intimement. L'ombilic sera conservé, ainsi que les cordons ligamenteux formés par les vaisseaux ombilicaux et l'ouraque oblitérés.

On continue à décoller le péritoine dans la région lombaire, en détruisant avec les doigts, ou le manche du scalpel, le tissu cellulaire lâche qui l'unit aux parois abdominales. Près des reins, on observera une lame celluleuse qui se détache du péritoine pour passer derrière ces viscères ; cette lame sera détruite de manière à laisser les reins en place, et l'on glissera peu à peu la main au-devant de la colonne vertébrale et des gros troncs vasculaires, en passant entre l'artère mésentérique supérieure et l'inférieure. Une préparation semblable ayant été faite du côté opposé, on pourra soulever, sans l'avoir ouvert, tout le sac péritonéal avec les parties sur lesquelles il se réfléchit.

Le péritoine sera ensuite ouvert par une incision transversale, qui passera immédiatement sous l'ombilic ; en soulevant la partie supérieure du sac, on verra dans son intérieur comment il forme le *ligament de la veine ombilicale* et le *ligament suspenseur du foie*, en passant sous la veine ombilicale. Cette disposition se verra plus parfaitement encore si l'on incise verticalement la séreuse des deux côtés du ligament suspenseur, après avoir séparé ce ligament en deux lames, entre lesquelles on pénètre par la face antérieure. On incise ensuite en long la partie inférieure du péritoine jusque vers les pubis, et l'on en renverse les deux lambeaux.

On passe de suite à l'étude de la position des viscères, en général ; mais on aura soin de laisser bien intacts le péritoine et ses prolongements ; la position du duodenum et du pancréas ne sera cependant étudiée qu'après avoir ouvert la cavité des épiploons.

Dans l'examen de la distribution du péritoine, on suivra la marche que nous avons indiquée dans la description. Là, il sera naturellement souvent nécessaire d'écarter les viscères en sens opposé, de les sortir de leur position, surtout ceux qui, comme le foie et la rate, sont profondément placés.

L'*hiatus de Winslow* est très petit ; on le trouve lorsque après avoir renversé en haut la face inférieure du foie, on porte le doigt de droite à gauche, en le glissant derrière le col de la vésicule du fiel, le commencement du canal cholédoque et le paquet des vaisseaux qui entrent dans le foie. On introduit dans cette ouverture un tube que l'on peut garnir de crin pour bien la remplir et on l'insuffle ; la *cavité des épiploons* est distendue et l'*épiploon gastro-hépatique se soulève*. Si le sujet est jeune, et surtout si c'est un fœtus, l'air pénètre entre les lames de l'épiploon gastro-côlique et les écarte. Après avoir pris connaissance de cette disposition, on ouvre la cavité des épiploons en incisant l'épiploon gastro-hépatique, et, alors seulement, on voit au fond de cette cavité le *duodenum*, qui reçoit le *pancréas* dans sa courbure, et tous les deux encore recouverts du péritoine. Ce n'est qu'alors aussi qu'on pourra bien se rendre compte de la formation du grand épiploon et du mésocôlon transverse.

§ 1. — DÉFINITION DU PÉRITOINE

Le péritoine, une fois développé, est une membrane séreuse, partout continue par conséquent, formant une cavité absolument close, recouvrant toutes les parois de la cavité, où elle constitue le *feuillet pariétal*, et se réfléchissant sur les viscères qu'elle entoure en leur formant un *feuillet viscéral*.

C'est une *cavité close* au même titre que les bourses séreuses, les synoviales, le péricarde et la plèvre, dont elle ne diffère que par les nombreux replis qui relient le feuillet pariétal au feuillet viscéral et les viscères entre eux.

De tous les auteurs que j'ai lus, Bichat (1) me paraît être celui qui

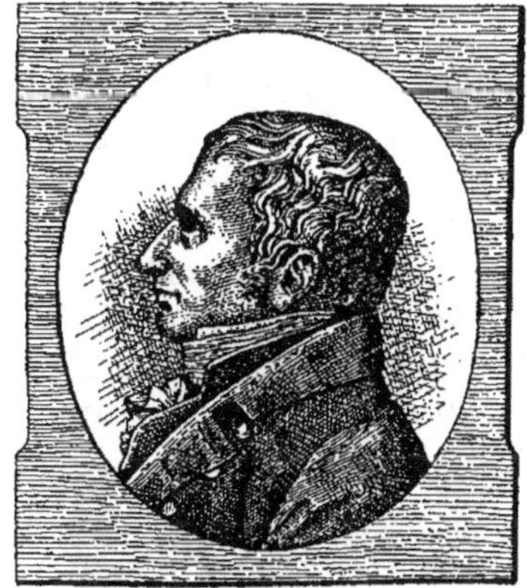

Fig. 397. — BICHAT.

(1) Bichat (Marie-François-Xavier), naquit le 11 novembre 1771 à Thoirette, département de l'Ain et mourut à Paris le 22 juillet 1802, à l'âge de trente et un ans. Bichat est l'un des plus beaux génies dont s'honore la médecine française. A l'âge de vingt-deux ans, il devint l'élève de Desault, qui en fit son ami et plus tard son aide, mais qui mourut en 1795. Il travailla avec ardeur, fit des cours libres d'anatomie, de médecine

FORT. — Anatomie, t. III.   41

a donné la meilleure définition du péritoine (*Anatomie descriptive*, t. V, 1803).

« Le péritoine est un sac sans ouverture dont une partie revêt la surface interne de l'abdomen, et l'autre se déploie sur presque tous les organes de cette cavité, sans qu'aucun d'eux soit réellement contenu dans ce sac.

Son étendue surpasse celle des autres membranes séreuses réunies ».

J'avais l'habitude, dans mes cours, lorsque je professais l'anatomie, de faire la comparaison suivante. Supposez une pièce pleine de meubles, jetez sur ces meubles une immense étoffe se moulant sur eux et les enveloppant complètement, excepté au point où ils touchent le sol. Cousez les bords de cette étoffe de manière à la convertir en cavité. Tel est le péritoine.

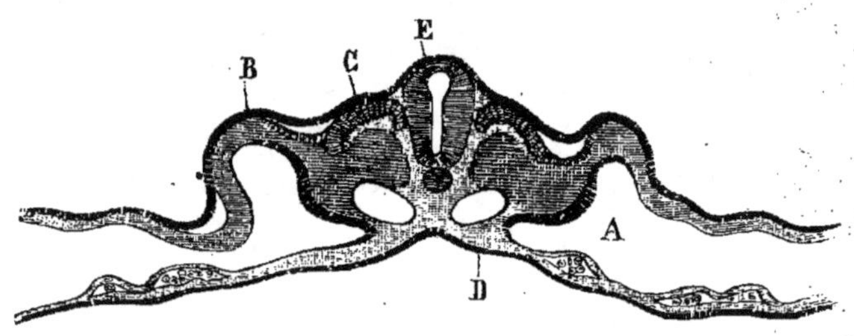

Fig. 398. — Embryon du poulet au troisième jour. Coupe transversale.

A, cœlome, cavité ou fente pleuro-péritonéale, séparant la somatopleure de la splanchnopleure. — B, feuillet externe, ectoderme. — C, masse formée par l'épaississement du feuillet moyen. — D, feuillet interne, endoderme. — E, paroi du canal de la moelle fermée par l'évolution du feuillet externe.

On voit la corde dorsale au-dessous du canal de la moelle et, de chaque côté, la coupe des aortes.

Le péritoine de la femme diffère de celui de l'homme en ce qu'il recouvre l'utérus et ses annexes, et qu'il présente une petite ouverture au pavillon de la trompe de Fallope, faisant communiquer la cavité péritonéale avec la cavité utérine. Cette ouverture, dont le but physiologique est de laisser passer l'ovule à sa sortie de l'ovaire, joue dans certains cas un rôle bien funeste. Il n'est pas extrêmement rare de voir une péritonite infectieuse mortelle prendre sa source, à travers la trompe de Fallope, dans une métrite, une vaginite, une injection vaginale, ou la simple introduction d'un spéculum.

opératoire et de dissection qui eurent un succès inouï. Il publia le *Traité des membranes* en 1800 et peu de temps après ses *Recherches physiologiques sur la vie et la mort*, et l'*Anatomie générale*.

Il mourut à la fleur de l'âge, épuisé par tant de travaux, empoisonné par les émanations pestilentielles de pièces anatomiques en macération. Sa modestie, sa bienveillance, sa générosité ne lui épargnèrent pas les envieux. Que n'eût-il pas fait s'il avait vécu plus longtemps !

Le mot péritoine, vient de περιτονιον (de περι, autour et τεινειν, tendre) c'est-à-dire, toile tendue autour des viscères.

Le péritoine semble, à première vue, devoir échapper à toute description. Mais, si l'on se reporte à la période embryonnaire, on comprendra comment se fait l'évolution du péritoine, celle des viscères, et comment certaines régions de cette séreuse sont moins compliquées qu'elles ne le paraissent.

§ 2. — ÉVOLUTION DU PÉRITOINE

Cœlome. — Au début de la séparation des trois feuillets du blastoderme (voy. *Embryologie*), il se fait un clivage des parties latérales de la plaque embryonnaire, au sein même du feuillet moyen qui constitue déjà le *mésoderme mésenchymateux*. Il résulte de cette division une cavité appelée *cœlome, cavité générale*, ou *cavité pleuro-péritonéale*.

Cette cavité, aplatie, étendue d'une extrémité à l'autre de l'embryon, sépare deux feuillets qui concourront à former désormais; l'interne, la *splanchnopleure*, l'externe, la *somatopleure*.

Division du cœlome. — La paroi de la cavité pleuro-péritonéale se trouve divisée plus tard par l'apparition du septum diaphragmatique, qui sépare la portion *pleuro-péricardique* de la portion *péritonéale*. Cette portion péritonéale est le futur péritoine.

Les cellules mésenchymateuses, qui constituent sa paroi, se transforment rapidement, comme toutes les cellules embryonnaires. Celles qui sont le plus rapprochées de la cavité péritonéale deviennent *cellules endothéliales* des séreuses. Les cellules profondes donnent lieu au tissu conjonctif péritonéal.

Le *péritoine* est alors constitué. C'est une cavité close de très petites dimensions, qui va se déformer par suite du développement des organes. Les organes prennent naissance dans la couche du mésoderme située en dehors de l'épithélium de la cavité pleuro-péritonéale, aux dépens des cellules mésenchymateuses mésodermiques.

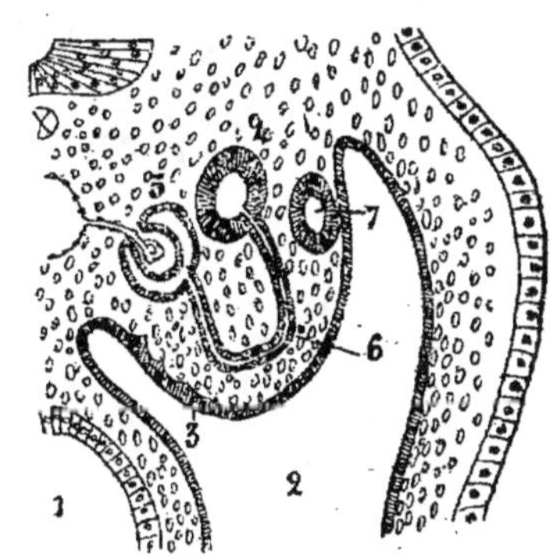

Fig. 399. — Coupe schématique de la partie gauche de la plaque embryonnaire montrant le cœlome, la somatopleure, la splanchnopleure et la crête génito-urinaire.

1, cavité intestinale. — 2, cœlome. — 3, épithélium germinatif sur l'éminence sexuelle. — 4, coupe du canal de Wolff. — 5, glomérule du corps de Wolff. — 6, tube allant du glomérule au corps de Wolff. — 7, canal de Müller.

Si l'on porte ses regards sur la figure 399, on voit la coupe de
la splanchnopleure et de la somatopleure, ainsi que de la sailli
interne 6, voisine de l'axe de l'embryon, aux dépens de laquelles
formeront les organes essentiels de l'appareil urinaire et de l'ap
pareil génital. Ces organes se développeront sur place, le rein res
tant à tout jamais sous le péritoine. Il en sera de même du tes

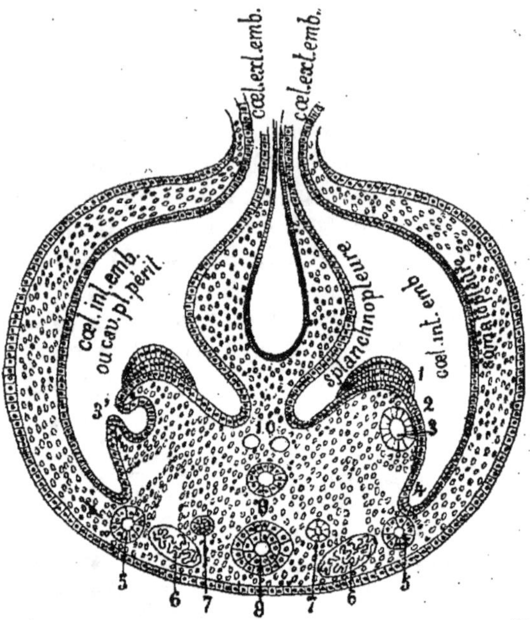

Fig. 400. — Coupe schématique de la plaque embryonnaire au deuxième jour
de l'incubation (pour complément voir la figure 160, t. I). Cette figure mon
tre le pédicule vitello-intestinal et la continuité de la somatopleure, de la
splanchnopleure, du cœlome et de la cavité intestinale avec les partie
extra-embryonnaires de l'œuf.

1, épithélium germinatif. — 2, éminence sexuelle, crête génito-urinaire. — 3, canal de
Müller. — 3' formation du canal de Müller par une gouttière verticale. — 4, cul-de-sac entre
la somatopleure et la crête génito-urinaire. — 5, 5, canal de Wolff. — 6, 6, corps de Wolff. —
7, 7, uretères. — 8, 8, moelle et son canal central. — 9, corde dorsale. — 10, les deux sortes

ticule et de l'ovaire, jusqu'à l'époque où ces derniers organes
émigreront vers une destination définitive.

Feuillet pariétal. — Le feuillet de la cavité pleuro-péritonéale,
qui concourt à la formation de la somatopleure, s'étendra et for
mera, en s'unissant à celui du côté opposé, une vaste surface qui
sera le *feuillet pariétal* de la séreuse.

Tout à fait au début, avant l'étranglement qui divise l'œuf en
une partie extra-embryonnaire et une partie intra-embryonnaire,
il y a naturellement deux *cavités pleuro-péritonéales* séparées
sur la ligne médiane, par l'axe de l'embryon, c'est-à-dire par la

moelle épinière, la corde dorsale et les rudiments de la colonne vertébrale.

Lorsque l'étranglement se produit au niveau de l'ombilic, la splanchnopleure d'un côté s'unit à celle du côté opposé pour former l'intestin, et les deux cavités pleuro-péritonéales n'en font qu'une.

Le feuillet viscéral du péritoine sera formé par la réunion de la splanchnopleure du côté droit et de celle du côté gauche.

Lorsque l'étranglement n'est pas encore très prononcé, on voit la cavité péritonéale, ou cœlomique, avoir une portion intra-embryonnaire et une portion extra-embryonnaire, tout comme les deux feuillets qui limitent la cavité. Le péritoine pariétal a donc une ouverture au niveau de l'ombilic. Par cette ouverture, il se continue avec la face interne du *sac vitellin externe*. Le péritoine viscéral, qui se développe autour de l'intestin, se prolonge sur le conduit omphalo-mésentérique pour doubler la face externe de la vésicule ombilicale tant que l'intestin est en continuité avec cette vésicule. Le péritoine de l'embryon n'est donc pas fermé. Il y a donc réellement, chez l'embryon, un péritoine *intra-embryonnaire* et un péritoine *extra-embryonnaire* (fig. 400).

Au moment où l'intestin paraît, il soulève et pousse en avant le feuillet viscéral formé par la réunion des deux splanchnopleures. La portion abdominale du tube digestif est rectiligne et parallèle à l'aorte, en avant de laquelle elle est située. Le tube digestif, en se développant, repousse le feuillet péritonéal profond vers le feuillet pariétal. Puis, les organes s'adaptant à leurs fonctions, on voit l'estomac se renverser, de sorte que sa face externe devient antérieure. L'intestin, qui était rectiligne, s'allonge considérablement, devient sinueux, et forme les circonvolutions. En même temps, il se porte en avant, et le péritoine, qui l'accompagne dans son développement, forme le *mésentère*. Le côlon transverse se porte également en avant, et le développement du *mésocôlon transverse* suit celui du côlon, de sorte que le mésocôlon vient former une cloison qui soutient l'estomac et le sépare du coussin intestinal.

A la partie postérieure du duodenum, qui occupe d'abord la ligne médiane, comme le reste de l'intestin, on voit naître, du feuillet interne du blastoderme, deux bourgeons épithéliaux qui s'enfoncent dans le mésoderme. Ces bourgeons se développent considérablement, l'un à gauche, pour former le pancréas, l'autre à droite et en haut, pour former le foie. Le pancréas fait d'abord son évolution transversalement à gauche dans le mésoderme, puis sa queue refoule le feuillet profond, ou viscéral, du péritoine, pour s'en former un revêtement complet.

Quant au foie, il est tellement volumineux, qu'il occupe toute la partie supérieure droite de la cavité abdominale, où il refoule le péritoine postérieur, ou viscéral, en même temps que se développent les éléments du foie. Avec la veine porte, on voit se montrer d'autres vaisseaux, qui émanent de la veine cave ascendante en arrière, et de la veine ombilicale en avant. De l'accroissement du foie résultent plusieurs replis péritonéaux, qui viennent compliquer la surface péritonéale dont la description paraît au premier abord si difficile.

Si l'on considère l'ensemble du péritoine et des organes qu'il recouvre, on voit que le feuillet pariétal forme une couche continue, régulière, uniforme, en dedans des parois abdominales antérieure, latérales et postérieure. Le feuillet viscéral se trouve soulevé, pour ainsi dire, par les viscères. En bas, la vessie soulève le péritoine qui recouvre son sommet, à la manière d'un bonnet. Il semble que la vessie ait été introduite dans le bassin de bas en haut, en soulevant le péritoine. C'est ainsi qu'elle se développe, en effet, en formant le pédicule de l'allantoïde. Elle se sépare plus tard de l'allantoïde, et donne naissance à l'ouraque. Il en est de même des organes génitaux de la femme, qui montent du périnée dans l'abdomen en soulevant le péritoine viscéral qui se continue, à la périphérie du bassin, avec le péritoine pariétal. En arrière, le rein s'est développé sous le péritoine, qui passe au-devant de lui à la manière d'un rideau. Quant aux organes digestifs, ils poussent également, en le refoulant en avant, le feuillet pariétal postérieur du péritoine, pour former le *feuillet viscéral.*

Telle est l'évolution des feuillets *pariétal* et *viscéral* du péritoine.

§ 3. — HISTORIQUE DU PÉRITOINE

On ne trouve pas, dans les auteurs qui ont précédé Galien, la moindre trace du péritoine qui ait quelque valeur.

On lit dans *Galen. De usu part.*, lib. XIV, cap. 13 : Le péritoine est une membrane mince qui tapisse tout l'intérieur du ventre. Galien le compare à la plèvre. Il dit qu'il adhère fortement au diaphragme et aux muscles abdominaux, mais qu'on peut l'en détacher chez un animal vivant, en cherchant à l'arracher. Il fournit une enveloppe commune à tous les viscères abdominaux, et produit, par ses replis et ses prolongements, l'épiploon et le mésentère.

Vésale (1) décrivit les *ligaments larges*, qu'il compara aux ailes d'une chauve-souris.

(1) Vésale (André), le plus grand anatomiste de l'époque de la Renaissance, naquit en 1514. Il eut, le premier, le courage de secouer le joug des doctrines de Galien. Pendant sa vie, il fut victime de l'envie de ses confrères qui, pour le perdre, l'accusèrent d'avoir fait l'autopsie d'un gentilhomme espagnol vivant. Il fut condamné à mort par le tribunal de l'Inquisition. Philippe II, roi d'Es-

Il fit voir que l'utérus est recouvert par le péritoine et que deux ligaments s'étendent du col de l'utérus à la base du sacrum, ligaments décrits depuis sous le nom de *replis de Douglas* (Vésale, lib. V, cap. 15).

Vésale a, le premier, donné la description des appendices épiploïques qui soulèvent le péritoine sur le gros intestin.

On trouve dans *Liber introd. anat. Venitii*, de Nicolas Massa, 1536, cap. 5, p. 13.

« Le péritoine, membrane mince et transparente, n'est composé que d'une seule lame. »

Il dit qu'on peut le détacher complètement du bas-ventre, et il décrit les ligaments du foie et de la rate.

Jusqu'au XVIe siècle, et même jusqu'au milieu du XVIIe siècle, si l'on en croit Lassus (*Disc. sur l'anat.*, p. 100, 1783), on crut que le péritoine se prolongeait en forme de gaine autour du testicule et de ses vaisseaux.

Nathaniel Highmore parle du péritoine dans son ouvrage intitulé : *Corporis humani disquisitio anatomica*, 1651. Il dit que le péritoine soutient et protège les viscères, et que le feuillet interne « *est mince, humide, et toujours mouillé par les humeurs aqueuses condensées* ».

En 1677, Gaspard Bartholin, fils de Thomas et petit-fils de Gaspard (1) représenté figure 402, parle clairement du péritoine et

pagne, dont il était le premier médecin, obtint la commutation de cette peine en celle d'un voyage d'expiation à Jérusalem. Il mourut, en 1564, de faim probablement, dans l'île de Zante où il fut jeté après un naufrage. A cette époque on n'avait pour voyager, ni trains rapides, ni bateaux à vapeur.

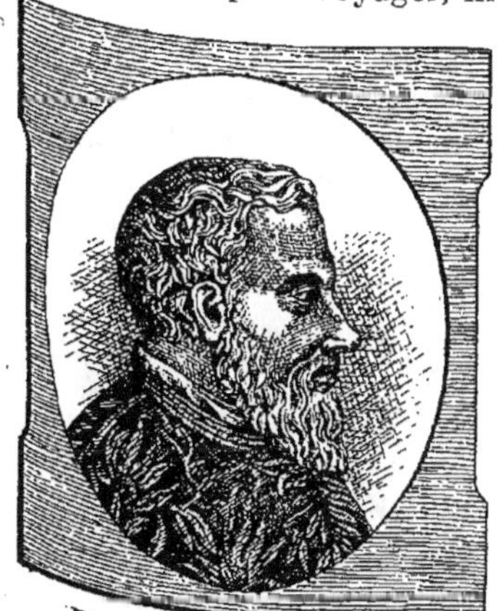

Fig. 401. — VÉSALE.

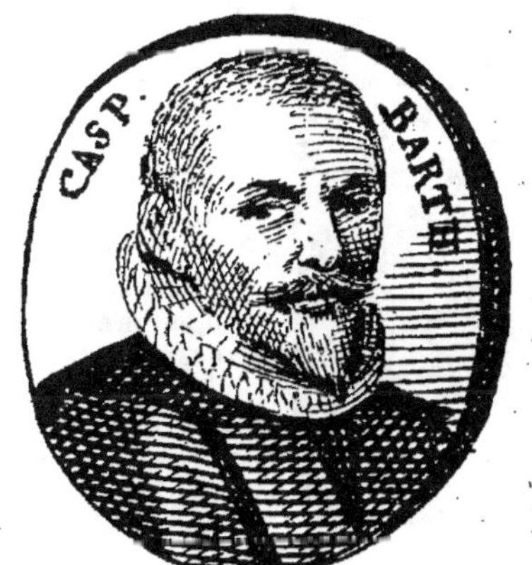

Fig. 402. — GASPARD BARTHOLIN S^{or}.

(1) Bartholin (Gaspard), grand médecin du XVIe siècle, né à Malmoë, en Danemark, le 12 février 1585, mort, à l'âge de 44 ans, d'une violente

montre les rapports de cette membrane avec les courbures de l'estomac : « *Le péritoine, dit-il, n'enveloppe pas entièrement les viscères du ventre ; il laisse à nu la partie de ces viscères qui tient au reste du corps, de sorte que la plupart sont, à proprement parler, hors du péritoine. Si l'on suppose la cavité de la poitrine et du ventre toute vuide, recouvrant seulement les premiers rudimens des viscères, on conçoit qu'à mesure que les viscères augmenteraient de volume, ils élèveraient ces membranes au-dessus d'eux, et qu'ils en seraient recouverts et embrassés, excepté à l'endroit de leur connexion avec le reste du corps.* » (*Actes de Copenhague, 1677. Dissert. sur l'ordre qu'on doit suivre dans les démonstrations anatomiques*).

Winslow, dont l'ouvrage parut en 1732, s'étend un peu plus sur le péritoine. Il rejette les deux lames admises par plusieurs anatomistes, et déclare que cet organe est formé d'une seule lame, mais il commet une erreur en disant que la sérosité qui mouille la surface du péritoine, paraît suinter de pores imperceptibles, que l'on découvre, même sans microscope, en renversant une portion de péritoine sur le bout du doigt et en tirant dessus.

En 1715, Winslow avait fait part à l'Académie des Sciences de la découverte qu'il avait faite d'une ouverture située au-dessous du foie, ouverture à travers laquelle on pouvait insuffler, au moyen d'un tuyau, une cavité située entre l'estomac et le pancréas. Depuis, cette cavité s'appelle *arrière-cavité des épiploons* et l'ouverture située au-dessous du foie porte depuis le nom d'*hiatus de Winslow*.

En 1741, parut le *Compendium anatomicum* de Heister (1),

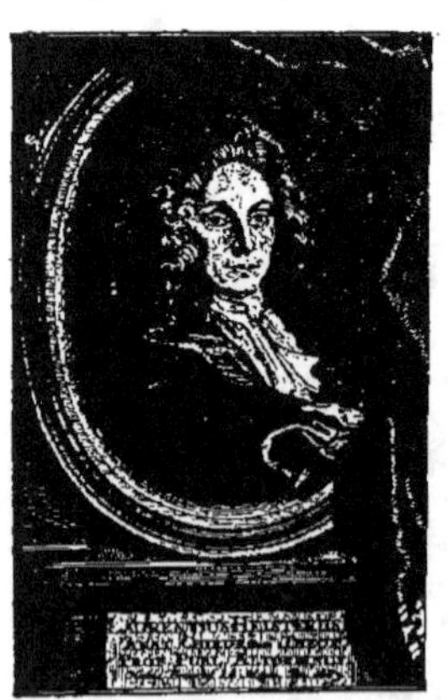

Fig. 403. — HEISTER.

colique, le 13 juillet 1629, à Sora, dans l'ancien royaume de Naples. Il composa 54 ouvrages divers. Il fut très remarqué par sa haute intelligence. Après une maladie grave, dix ans avant sa mort, il fit vœu, s'il en réchappait, de se vouer à la théologie. Il devint professeur de théologie, mais resta maladif jusqu'à la fin de ses jours.

Il importe de ne pas confondre les trois anatomistes du nom de Bartholin. Gaspard naquit en 1585 en Danemark, son fils, Thomas Bartholin naquit à Copenhague en 1646. Celui-ci eut un fils qu'il nomma aussi Gaspard. On ignore la date de la naissance de ce dernier qui fut reçu docteur en 1678 et qui mourut dans les premières années du XVIII⁰ siècle. Il est certain que ce travail auquel je fais allusion, à propos du péritoine, est du dernier des Bartholin.

(1) Heister (Laurent), né le 18 septembre 1683 à Francfort-sur-le-Mein, mort le 18 avril 1758. Il fut aide d'anatomie et ami particulier de Ruysch. Auteur d'un traité d'anatomie plein de qualités et publié en 1741.

ouvrage très méthodique. Cet auteur réfuta l'erreur des anatomistes qui croyaient à l'existence de glandes dans le péritoine et avec Kaw-Boerhaave, il démontra que la sérosité péritonéale vient des extrémités artérielles qu'on appelait *vaisseaux exhalants*.

En 1799, parut le *Traité d'anatomie* de A. Boyer (1). Il compare ingénieusement le péritoine à un sac sans ouverture, dont les parties supérieure, antérieure et latérales, ont juste l'étendue nécessaire pour tapisser les parois de même nom ; tandis que la partie postérieure recouvre non seulement la paroi postérieure de la cavité, mais encore les viscères abdominaux sur lesquels elle se réfléchit.

« Si on pouvait, dit-il, enlever le péritoine de dessus les viscères abdominaux qu'il recouvre, on aurait un grand sac membraneux sans ouverture, et l'on verrait qu'il n'y a aucun de ces viscères qui ne soit hors de ce sac. »

On voit, par ces citations, que les anatomistes des siècles précédents se faisaient une juste idée des rapports du péritoine avec les viscères.

Mais ils ne connaissaient ni sa structure, ni son développement.

§ 4. — LE PÉRITOINE AUX DIVERS AGES

Il résulte de ce qui a été dit à propos du développement de cette membrane, que le péritoine est différent, pendant la vie intra-utérine, après la naissance, et chez l'adulte, ainsi que nous le montrera sa structure.

Dès le deuxième jour de l'incubation, alors que toutes les cellules embryonnaires évoluent et se différencient dans tous les sens, la cavité pleuro-péritonéale est déjà formée. Il se produit un étranglement, futur ombilic, qui sépare les membranes de l'œuf en deux parties : partie *embryonnaire*, partie *extra-embryonnaire*.

L'ouverture que le péritoine présente au niveau de l'ombilic se resserre de plus en plus. Vers la naissance, alors que les quatre organes qui traversent l'ombilic se transforment en cordons fibreux, le péritoine pariétal est partout continu, et recouvre même l'ombilic.

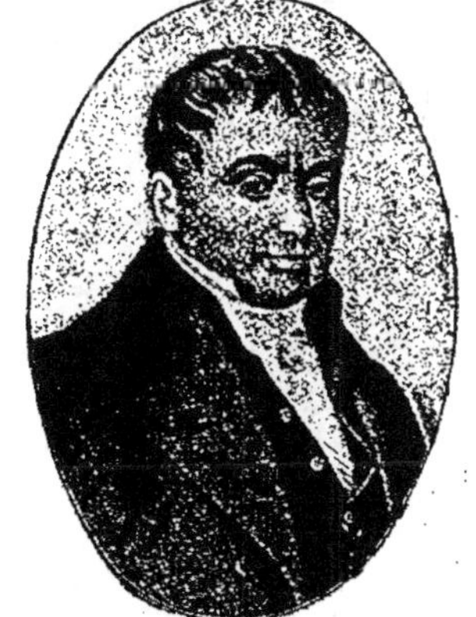

Fig. 404. — BOYER.

(1) Boyer (Alexis), né à Uzerche en 1757, mort à Paris en 1833. Il fut chirurgien de la Charité, professeur de clinique à la Faculté de Paris, membre de l'Académie des Sciences. Napoléon le nomma son premier chirurgien, le fit baron avec une dotation de 25 000 francs de rente.

Péritoine de l'embryon et du fœtus. — Avant la naissance, le péritoine, dans toute son étendue, est mince, transparent, et permet d'apercevoir la couleur des parties sous-jacentes.

A mesure que l'ombilic se constitue, il se resserre de plus en plus et comprime les trois vaisseaux ombilicaux et le vestige de l'ouraque. L'intestin se rétracte de bonne heure et se sépare de la vésicule ombilicale, ainsi que le feuillet viscéral. Il en est de même du feuillet pariétal.

Le péritoine, avant la naissance, est partout continu et ne présente aucun trou, aucune fenêtre, dans aucune de ses parties. Le *grand épiploon* lui-même n'est pas fenêtré. Il est probable qu'il n'existe pas encore de cellules migratrices dans la cavité péritonéale, mais la chose n'a pas été constatée jusqu'à présent.

Le péritoine du fœtus est dépourvu de cette couche graisseuse, si abondante chez l'adulte. Cette membrane est plus régulière, plus homogène surtout.

Le grand épiploon n'existe pas pendant la vie intra-utérine. Il se développe après la naissance, lentement, et il descend insensiblement, de manière à recouvrir, chez l'adulte, toute la masse intestinale. Riolan en avait déjà fait la remarque. Il faut donc savoir qu'on n'observe jamais d'épiplocèle chez les enfants.

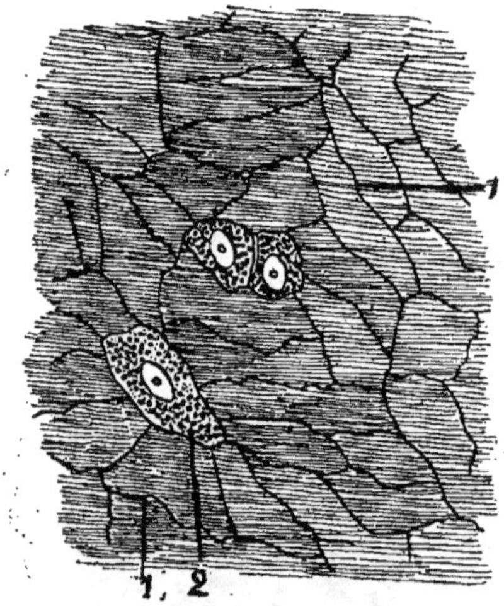

Chez l'adulte, le péritoine devient plus épais, surtout dans les parties inférieures de l'abdomen. Il est doublé d'une couche cellulo-graisseuse qui devient surtout abondante dans les fosses iliaques et la région lombaire. Le grand épiploon s'amincit en certains points, est perforé par les cellules migratrices, et prend l'aspect fenêtré et réticulé dont il sera parlé plus loin.

Extension du péritoine. — Le péritoine s'étend par multiplication des éléments anatomiques qui constituent au début la membrane pleuro-péritonéale et, plus tard, le péritoine de l'embryon. Cette prolifération des éléments anatomiques est très active au début. On peut admettre, sans être taxé d'exagération, qu'un centim. carré de péritoine du fœtus donnera, par

Fig. 405. — Endothélium du mésentère de la grenouille imprégné d'argent.

1, 1, cellules endothéliales ordinaires et lignes de ciment intercellulaire. — 2, grande cellule granuleuse avec un noyau ovoïde.

son extension, un minimum de 10 à 15 centim. carrés chez l'adulte.

Comment se fait l'agrandissement, l'extension du péritoine? Dans tous les endothéliums, comme à la surface du péritoine, on trouve de petites cellules granuleuses dans les interstices des cel-lules endothéliales. Ces cellules intercalaires ont souvent deux noyaux et l'on peut y saisir toutes les phases de la caryokinèse. C'est par ces cellules que se fait la rénovation de l'endothélium, et l'extension de la surface péritonéale (fig. 405 et 411).

§ 5. — SÉROSITÉ DU PÉRITOINE

La sérosité péritonéale, liquide onctueux qui humecte la surface du péritoine, de manière à rendre le glissement des organes plus facile, n'existe pas, dit-on, en quantité suffisante, pour qu'on puisse en recueillir à l'état normal. Cependant quand on perce le *cul-de-sac de Douglas,* dans les opérations, le péritoine étant sain, on constate qu'il s'écoule au moins une cuillerée de sérosité.

On croyait autrefois que la sérosité péritonéale était produite par des glandes, mais il a été démontré depuis par Heister et Kaw-Boerhaave, que ces glandes n'existent pas.

Cette couche humide vient des capillaires du péritoine, c'est une sorte de transsudation, et si elle n'est pas considérable, cela dépend d'un certain degré de compression, que les viscères, recou-verts du feuillet viscéral, exercent sur le feuillet pariétal. Lorsque la tension des capillaires augmente, dans les obstacles à la circu-lation de la veine porte par exemple, la transsudation est consi-dérable dans les capillaires sous-péritonéaux de la veine porte et il se produit une *ascite.* Le même phénomène se manifeste si la plasticité du sang est diminuée par le passage de l'albumine dans l'urine (maladie de Bright par exemple). L'ascite, dans les maladies du foie, est donc due à un excès de tension ; celle des maladies du rein reconnaît pour cause la liquéfac-tion du plasma du sang.

A mesure que le liquide de l'as-cite se produit, il se loge dans les parties déclives de la cavité périto-néale, et soulève la masse intesti-nale pleine de gaz, de sorte que, sur un malade couché, la région ombi-licale est toujours sonore. J'ai déjà dit avoir vu autrefois le professeur Rostan (1) faire l'admiration des

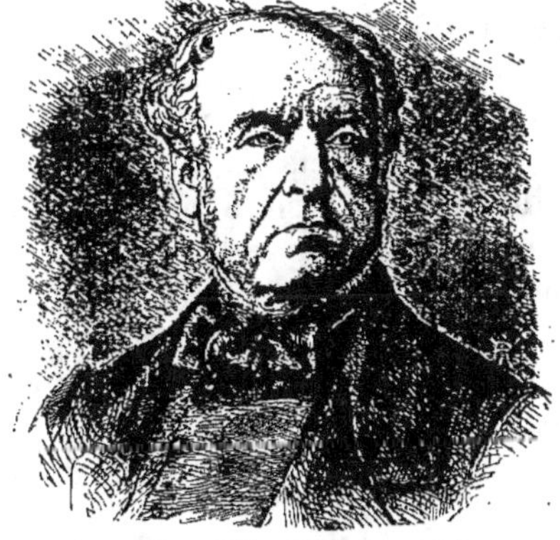

Fig. 406. — ROSTAN.

(1) Rostan (Louis-Léon), né à Saint-Maximin (Var), le 10 mars 1797, mort

médecins qui suivaient sa clinique à la Salpêtrière, en distinguant, au moyen d'une chiquenaude, l'ascite d'un kyste de l'ovaire.

A l'*examen microscopique*, on constate, dans la sérosité péritonéale, la présence de nombreux leucocytes et de quelques cellules endothéliales qui se sont détachées de la surface du péritoine.

§ 6. — LA SUSCEPTIBILITÉ DU PÉRITOINE

Le péritoine offre avec la plèvre certains points de contact, au point de vue de sa susceptibilité. Lorsqu'une inflammation lente se propage à ces deux membranes séreuses, soit par leur face profonde (tubercules pulmonaires, ulcérations intestinales) soit par leur face superficielle, il se développe une exsudation plastique, et des adhérences se produisent entre les divers feuillets de la plèvre ou du péritoine.

Si l'inflammation se montre brusquement, comme dans la production du pneumo-thorax consécutif à l'ouverture soudaine d'un foyer tuberculeux de la surface du poumon, ou bien lorsque la plèvre se trouve ouverte par l'action d'un corps vulnérant, on voit se développer une inflammation des plus violentes. Il en est de même dans le péritoine, surtout lorsque des produits septiques y pénètrent brusquement, à la suite d'une perforation de l'intestin. Ces cas sont ordinairement graves, quoiqu'on puisse y porter remède par une laparotomie rapidement faite.

Au point de vue chirurgical, le péritoine était autrefois le *noli me tangere* des chirurgiens. L'ouverture de cette séreuse était considérée comme une opération extrêmement dangereuse, et, de fait, la plupart des malades qui avaient le ventre ouvert succombaient.

Quelle différence avec ce qu'on voit aujourd'hui! On assiste à des opérations dans lesquelles le péritoine reste exposé à l'air pendant une et même deux heures. Pourquoi cette différence? On peut aujourd'hui ouvrir impunément le péritoine et l'exposer à l'air, pourvu que cela se fasse selon les règles de l'asepsie, c'est-à-dire de la plus stricte propreté, ce qu'on ignorait autrefois : chambre opératoire ayant été aérée, et dans laquelle il n'y a pas la plus légère poussière, chambre chauffée en hiver ; toilette complète du chirurgien, tête enveloppée, mains plusieurs fois savonnées, ongles ras et plusieurs fois brossés, avant-bras nus plongés avant et plusieurs fois pendant l'opération, dans un liquide antiseptique, ou simplement dans de l'eau stérilisée ; instruments

à Paris, en 1866. Docteur en 1812, membre de l'Académie de Médecine en 1823, professeur à la Faculté de Médecine de Paris, en 1833. Médecin honnête, très instruit, aimable et bienveillant.

stérilisés à l'étuve et maintenus dans l'eau stérilisée pendant toute la durée de l'opération ; nettoyage au savon, plusieurs fois répété, de la région où doivent être faites les incisions, nettoyage terminé par une bonne friction avec un tampon d'ouate stérilisée imbibée d'éther sulfurique ; propreté absolue des aides, revêtus d'une blouse de toile sortant de l'étuve.

Je fais remarquer qu'il n'est question dans l'asepsie d'aucune substance médicamenteuse, d'aucun antiseptique. Ce qu'il faut rechercher, c'est une propreté absolue, et non des antiseptiques. Avec ces précautions, on peut aborder le péritoine, le tailler, le coudre, sans avoir aucune crainte pour les suites, à la condition qu'on n'y laissera ni une goutte de pus, ni une goutte de sang.

Avec ces précautions, qui éloignent les microbes pathogènes de la surface du péritoine, l'ouverture de cette séreuse est devenue, on peut le dire, tellement inoffensive, qn'on n'hésite plus à faire une incision exploratrice (laparotomie) pour confirmer un diagnostic.

§ 7. — STRUCTURE DU PÉRITOINE

Le péritoine est formé de deux couches, l'épithélium et le derme, de vaisseaux et de nerfs.

Épithélium. — L'épithélium du péritoine, comme celui de la plèvre et du péricarde, qui sont de même origine, est un *endothélium*, formé par une seule couche de cellules, résultant de la transformation des cellules superficielles de la cavité pleuro-péritonéale primitive. Ces cellules sont extrêmement minces (1 μ) et très larges (40 60 μ). Elles sont si minces, qu'elles se plissent et ne se maintiennent pas à plat sous le microscope.

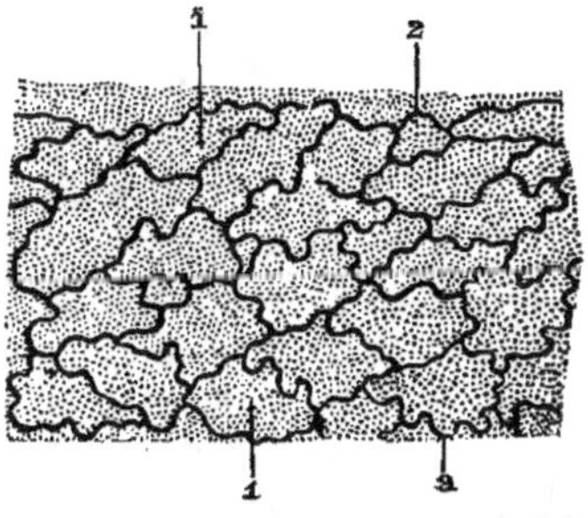

Pendant longtemps on n'a aperçu que leur noyau, ce qui faisait croire que la couche superficielle des séreuses était une couche hyaline, transparente, parsemée de noyaux. Mais on a découvert, au moyen de la solution de nitrate d'argent à 1 pour 300 (procédé de Recklinghausen), un ciment intercellulaire, limitant les cellules, et coloré en noir avec cette solution. Ces cellules sont polygonales, à quatre, cinq ou six côtés. Leurs bords sont légèrement onduleux.

Les cellules endothéliales, bien étudiées par Ranvier, sont for-

Fig. 407. — Endothélium péritonéal.

1, corps de la cellule. — 2, ciment intercellulaire.

mées d'une mince couche de *protoplasma*, dont le *noyau* fait saillie du côté de la face profonde.

Selon Ranvier, la cellule est recouverte, du côté de sa face libre, par une mince *cuticule*, formée de protoplasma condensé.

En quelques points, l'épithélium du péritoine présente quelques modifications : 1° sur quelques viscères, comme le *foie*, on trouve des points où le péritoine fait défaut ; il existe des fissures épithéliales, où la membrane fibreuse du foie fait partie de la surface péritonéale ; 2° chez l'embryon, au niveau de l'éminence sexuelle, l'épithélium péritonéal est formé par plusieurs couches de cellules cylindriques, qui constituent l'*épithélium germinatif* de Waldeyer ; 3° sur l'*ovaire*, il n'existe pas d'endothélium péritonéal ; l'ovaire est recouvert, sur toute sa surface, par un épithé-

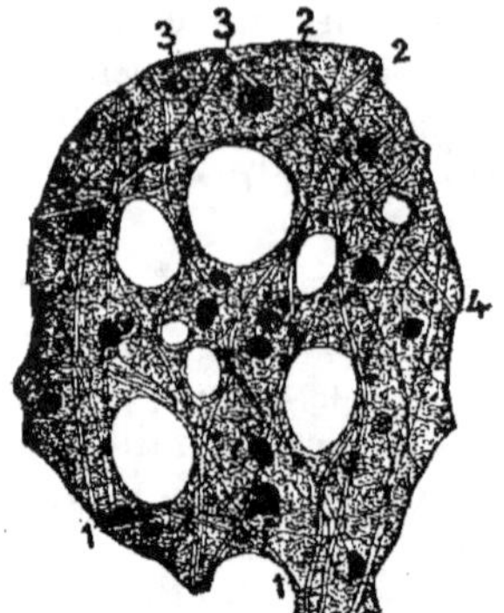

Fig. 408. — Epiploon fenêtré d'un lapin âgé de trois ans (Renaut) imprégné au nitrate d'argent.

1, faisceaux conjonctifs. — 2, noyaux des cellules endothéliales. — 3, noyaux des cellules de la face opposée. — 4, lignes d'imprégnations par le nitrate d'argent.

Les trous de la préparation ont été faits par les cellules migratrices.

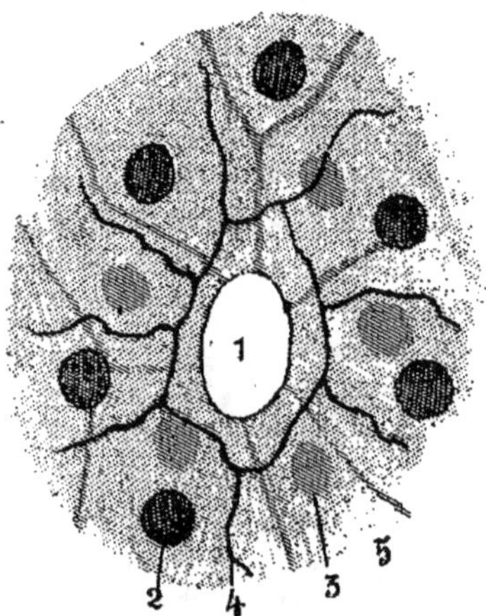

Fig. 409. — Lame mince du grand épiploon du lapin, avec un trou placé au centre d'une cellule endothéliale.

Le trou est représenté en 1. — Les noyaux des cellules superficielles 2 sont beaucoup plus apparents que ceux de la couche endothéliale profonde, ainsi que les lignes nitratées 4 et 5.

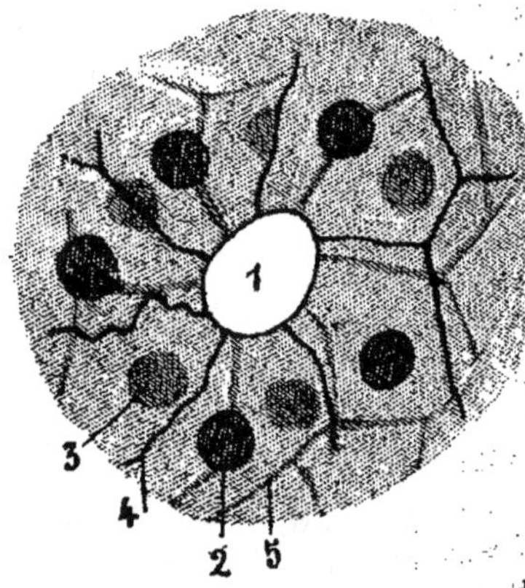

Fig. 410 — Lame mince du grand épiploon du lapin, située au point de réunion de plusieurs cellules.

Les chiffres sont les mêmes que ceux de la figure précédente. — 1, trou. — 2, 3, noyaux. — 4, lignes du ciment intercellulaire.

lium cylindrique simple, jusqu'au niveau du hile où il se continue avec l'endothélium péritonéal, au niveau de la *ligne Farre Waldeyer*.

Du côté de la face profonde de la cellule, on voit des prolongements du réseau protoplasmique s'unir à d'autres prolongements des cellules voisines.

Une *lame vitrée*, membrane basale, couche hyaline sous-endothéliale, double la face profonde de l'endothélium.

Derme. — L'épaisseur du derme, *trame*, ou *chorion*, a une épaisseur qui varie de 50 à 140 μ. Il est formé de tissu conjonctif, entremêlé de fibres élastiques en réseau, le tout uni par une substance amorphe, molle, transparente, hyaline. Les faisceaux de tissu conjonctif sont, pour la plupart, parallèles à la surface de la séreuse, et présentent, à leur surface, de nombreuses cellules plates du tissu conjonctif. Quant aux fibres élastiques, quelques-unes, soudées entre elles, forment des membranes fenêtrées.

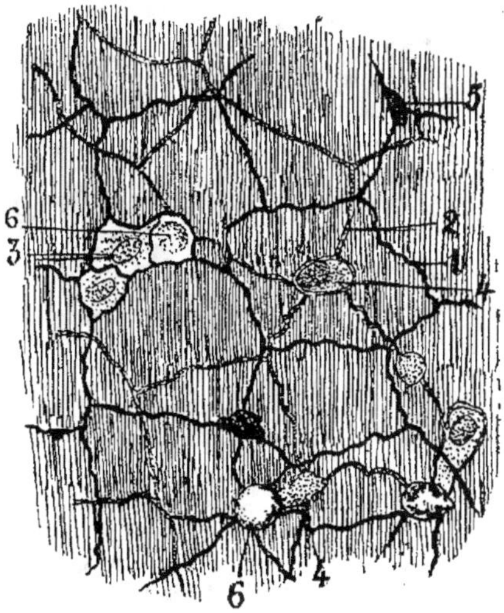

Lorsqu'on examine un repli mince et transparent du péritoine, comme il en existe dans le grand épiploon, on aperçoit nettement les noyaux des cellules superficielles, mais aussi, par transparence, les noyaux des cellules de la face opposée ; ces deux couches endothéliales sont séparées par une trame conjonctive très mince (fig. 409).

Fig. 411. — Grand épiploon d'un lapin de trois mois, imprégné d'argent sur place, chez l'animal qui vient d'être sacrifié (d'après Ranvier).

1, ciment intercellulaire de la face supérieure. — 2, ciment intercellulaire des cellules de la face inférieure. — 3, petites cellules intercalaires destinées au renouvellement des cellules endothéliales. — 4, cellule lymphatique. — 5, amas d'albuminate d'argent. — 6, 6, trous de la membrane.

Cellules migratrices. — Un phénomène remarquable s'observe dans le péritoine. Nous avons vu que le liquide qui humecte cette séreuse renferme une grande quantité de cellules migratrices, issues des capillaires. Elles pénètrent entre les éléments du tissu conjonctif, et sont exhalées, pour ainsi dire, à la surface endothéliale. Ces cellules migratrices passent entre les cellules endothéliales, et même à travers leur substance, de manière à produire des *trous*, des *fenêtres*.

Fenêtres et trous. — Chez les embryons de mammifères et chez les nouveau-nés, l'épiploon est continu ; la fenêtration ne commence à apparaître qu'après la naissance. Il se forme tout d'abord de petits *trous* qui s'agrandissent progressivement et deviennent des mailles plus ou moins étendues (fenêtres). Ranvier a montré que ces perforations sont produites par les cellules lymphatiques, devenues *migratrices*. Il n'admet pas l'existence de stomates, ou orifices préformés, à la surface des séreuses, comme l'enseignent encore quelques histologistes.

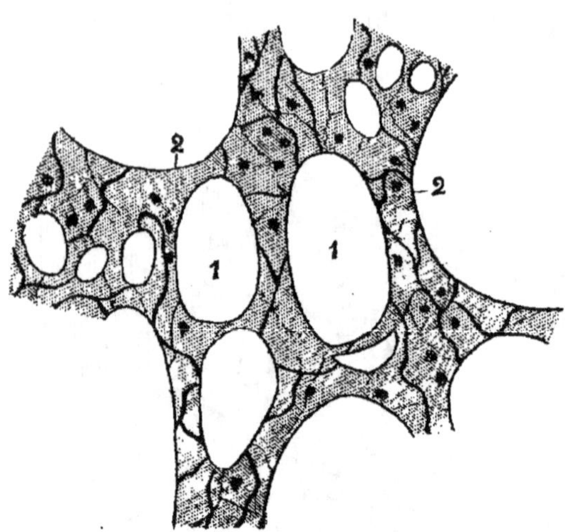

Fig. 412. — Epiploon fenêtré du rat blanc, imprégné d'argent (d'après Renaut).

1, 1, grandes mailles ou fenêtres de l'épiploon, avec d'autres plus petites. — 2, 2, cellules endothéliales avec leurs noyaux et lignes de ciment intercellulaire.

Inflammation de l'endothélium. — C'est sur les cellules épithéliales du péritoine que Ranvier a fait ses belles expériences pour démontrer que divers éléments anatomiques celluleux dérivés, par différenciation, des cellules embryonnaires primitives, peuvent retourner à l'état embryonnaire, à l'état primitif, sous l'influence de l'inflammation.

Produisant une légère inflammation de l'épithélium avec une injection de nitrate d'argent dans le péritoine, Ranvier a observé que la cellule endothéliale perd d'abord sa cuticule. Puis le protoplasma gonfle peu à peu jusqu'à ce que la cellule soit devenue cellule embryonnaire. Si l'inflammation continue, la cellule se détache et présente tous les caractères d'un leucocyte, d'un globule de pus. Si l'inflammation cesse, les cellules diminuent de volume, elles redeviennent plates et s'appliquent à la surface des filaments conjonctifs qui séparent les fenêtres du péritoine. Elles redeviennent cellules endothéliales. On surprend parfois une cellule migratrice (leucocyte) en train de traverser les cellules épithéliales du péritoine. Il peut arriver que cette cellule s'arrête en chemin et reste emprisonnée dans l'ouverture. Arrêtée là, elle se transforme en cellule épithéliale.

Ces observations démontrent que certains éléments anatomiques ayant même origine peuvent se transformer les uns dans les autres, qu'un leucocyte peut devenir cellule du tissu conjonctif, cellule épithéliale et réciproquement.

Ranvier a décrit dans le péritoine de plusieurs espèces animales, dans le grand épiploon particulièrement, des opacités ou taches

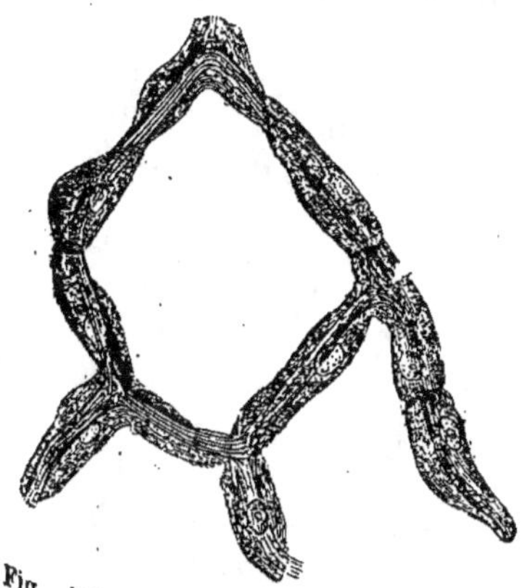

Fig. 413. — Inflammation expérimentale de l'endothélium du péritoine. Le processus est peu avancé et l'on voit déjà le gonflement du protoplasma des cellules.

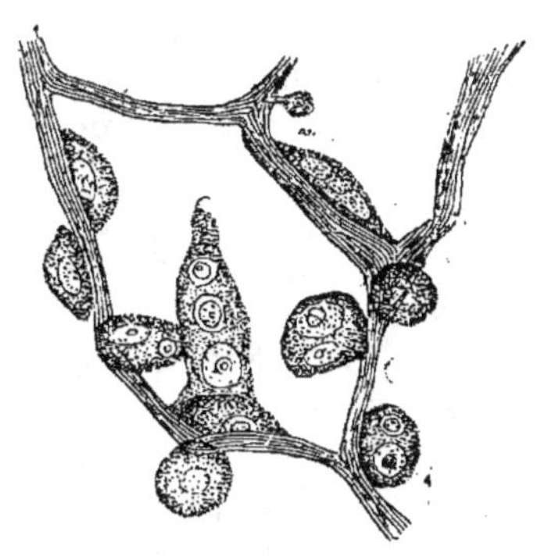

Fig. 414. — Processus plus avancé de l'inflammation expérimentale du péritoine. On voit des cellules, mortellement frappées, qui tombent dans le péritoine sous forme de globules de pus.

laiteuses, d'où procéderaient des globules sanguins. Ces taches ont été décrites dans le premier volume (voy. *Origine des globules*). Selon Kiener, les taches laiteuses deviennent *tubercules* chez les animaux rendus expérimentalement tuberculeux.

Vaisseaux et nerfs. — Le péritoine reçoit ses *artères* des artères voisines sous-jacentes. On trouve un *réseau sous-séreux* dans la couche de tissu conjonctif qui double le péritoine. Des vaisseaux plus fins pénètrent dans le chorion de la séreuse et vont, par leurs anastomoses, former un *réseau intra-séreux* à mailles polygonales, dont les vaisseaux sont toujours sous-jacents à la lame vitrée sous-endothéliale. Les *veines* se réunissent aux veines sous-jacentes qui vont à la veine porte. Renaut appelle *réseaux limbiformes* des bouquets vasculaires en forme d'étoile, au niveau des capillaires artériels et veineux, bouquets revêtant la forme de disques aplatis. On les trouve spécialement dans le mésentère et le grand épiploon.

Les *lymphatiques* n'ont pas été constatés sur toutes les régions du péritoine, mais en quelques points seulement, de sorte qu'on peut admettre des *lymphatiques propres au péritoine*. Ils ont été vus sur le péritoine du mésentère par Klein, sur le centre phrénique par plusieurs anatomistes (Recklinghausen, Ludwig, Bizzozero, Salvioli, etc.), sur le péritoine de l'utérus par Mierzejwski.

Il semble résulter des dernières recherches qu'il existe un *réseau superficiel* ou *intra-séreux*, situé au-dessous de la lame vitrée sous-épithéliale, et formé par des lacunes anastomosées. De ces lacunes partent des canalicules qui se rendent dans le *réseau sous-séreux*. Salvioli et Bizzozero affirment avoir trouvé dans les parois des lacunes les cellules endothéliales caractéristiques.

On voit que les lymphatiques du péritoine ne sont pas encore bien connus. Les *nerfs* ont été signalés, en divers points, par plusieurs auteurs.

L. Julien, en 1872, a décrit des nerfs sur le péritoine de la face antérieure de l'estomac et sur le grand épiploon. Ils suivent les vaisseaux et se divisent plusieurs fois, pour se terminer par des fibres pâles de 2 μ, présentant des renflements et se terminant, en définitive, par des extrémités renflées *en forme de bouton*.

Ranvier, en 1892 (*C. rendus de l'Acad. des Sc.*), a décrit dans l'épaisseur de la membrane rétro-péritonéale de la grenouille un plexus nerveux, contenant des fibres à myéline et des fibres sans myéline, duquel partent des fibrilles se terminant par des extrémités renflées *en forme de bouton*, ou s'anastomosant en formant des anses qui rappellent des *anneaux de clefs*.

§ 8. — A QUOI SERT LE PÉRITOINE

Physiologiquement, c'est-à-dire à l'état sain, le péritoine est recouvert d'une couche de sérosité onctueuse, qui facilite le glissement imperceptible des organes les uns sur les autres, et qui permet leur déplacement rapide, sous l'influence des chocs et des compressions extérieures.

Le péritoine a des propriétés fort singulières, dont l'étude est extrêmement intéressante. C'est une membrane que le chirurgien doit savoir manier.

On est parvenu à la connaître, à la brider, à s'opposer, dans beaucoup de cas, à son emballement, et à mettre à profit l'*inflammation adhésive* que provoque son irritation. Un mot d'abord de sa perméabilité.

Perméabilité du péritoine aux microbes. — Cette propriété du péritoine, qu'on ne soupçonnait même pas il y a quelques années, a été constatée récemment. Une hernie étranglée peut produire une péritonite généralisée sans être gangrenée et perforée. On a vu (Benuecker, Oker-Blom et de Klecki) que le *coli-bacille*, enfermé dans une anse intestinale étranglée, ou invaginée, peut passer dans le péritoine à travers les parois intestinales, peut-être par voie lymphatique. Klecki a même montré qu'une anse intestinale, liée sur un animal (chien) avec toutes les précautions antiseptiques, peut communiquer une péritonite, sans perforation de l'anse intestinale liée. Il s'est produit une pullulation colossale des microbes de l'intestin avec exaltation de leur virulence.

Inflammabilité du péritoine. — Un mot d'abord de son *inflammabilité*. Les *péritonites aiguës* sont d'une grande violence et d'une extrême gravité, surtout lorsqu'elles sont produites par l'irruption brusque de matières intestinales à travers l'intestin perforé, de sang septique dans les perforations de la fièvre typhoïde, du chyme dans une blessure de l'estomac, etc., etc. Je ne m'arrêterai pas longtemps sur ce point. Je dirai seulement qu'autrefois ces cas étaient considérés comme désespérés.

Laparotomie. — Aujourd'hui on ouvre, *on doit ouvrir* le ventre, faire la *laparotomie,* opération souvent couronnée de succès. Un exemple, entre autres, très fréquent. A la *Société de chirurgie,* séance du 26 décembre 1900, Chaput communique une observation intéressante de Morestin. Un jeune homme de vingt ans reçoit un coup de couteau au ventre ; Morestin, quelques heures après fait un *débridement.* Il lie deux veines donnant du sang, enlève les caillots sanguins, et suture une plaie du cæcum de trois centimètres, laissant passer les matières fécales. Il lie, en outre, l'artère appendiculaire, qui donne du sang ; il met, comme drain, un tube de verre avec deux mèches, qu'il supprime le 3ᵉ jour. Suppression du tube le 8ᵉ, guérison le 21ᵉ. Ces guérisons sont fréquemment obtenues aujourd'hui, et l'on n'hésite plus à faire la laparotomie.

J'ai déjà dit ce qu'on pensait autrefois de la gravité de l'ouverture du ventre. On peut se faire une idée de la crainte qu'on avait de cette opération, par ce qui suit.

— On lit dans l'*Anthropographie* de Riolan, p. 98 : « Louis XI, roy de France, permit aux médecins de Paris d'ouvrir, par le péritoine, le ventre à un soldat condamné à mort et travaillé de la pierre, pour trouver par là le moyen de tirer la pierre de la vessie. Cela arriva en l'année 1474, au mois de janvier. »

Péritonite adhésive. — Par les adhérences de la péritonite adhésive, le péritoine rend de grands services à la chirurgie. Cette variété d'inflammation est légère, subaiguë, se développant d'une manière plus ou moins lente, sous l'influence des irritations les plus diverses, de la pression lente et continue principalement. Cette sorte d'in-

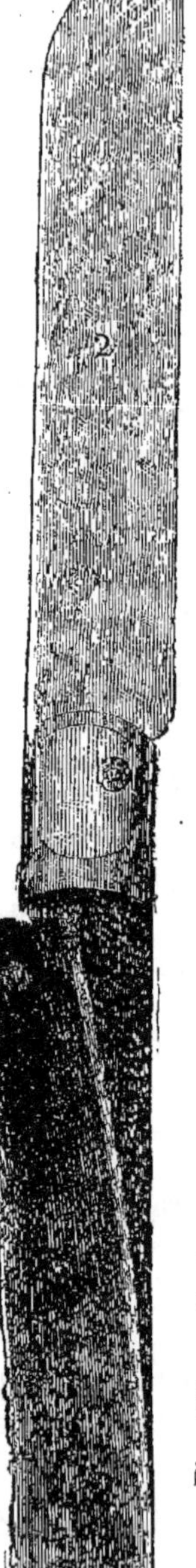

Fig. 415. — Couteau ayant séjourné onze mois dans le gros intestin (dessin de grandeur naturelle).

flammation lente détermine l'exsudation, à la surface du péritoine, d'une *matière plastique, fibrineuse*, tellement *agglutinante*, qu'elle provoque des adhérences entre les divers feuillets du péritoine en contact. *L'inflammation adhésive*, souvent providentielle, est l'occasion des curiosités les plus extraordinaires et que la chirurgie a souvent mises à profit.

Toutes les fois que deux feuillets péritonéaux en contact sont irrités par la présence d'un corps étranger, extra-péritonéal ou intra-péritonéal, il se forme à la surface de l'épithélium, d'une manière très lente, un exsudat plastique, gluant, épais, qui provoque l'*adhérence* des deux feuillets.

Couteau, fourchette, flûte, corps étrangers du tube digestif. — Des *corps étrangers* introduits dans les voies digestives provoquent parfois les phénomènes les plus étranges.

Couteau. — La figure 415 représente un couteau, grandeur naturelle, qui me fut adressé, il y a plus de vingt ans, par le docteur Barry, de Vivarols (Puy-de-Dôme).

Ce couteau, ouvert, avait été introduit du côté du manche, par un berger qui gardait ses moutons. La pointe lui échappa, et le rectum avala le couteau. Pendant 11 mois le jeune homme garda le silence, et un jour on vint chercher le Dr Barry, pour ouvrir un abcès dans la région abdominale de ce berger.

L'abcès ouvert, le docteur y mit le doigt, comme on avait coutume de le faire autrefois. Mais s'étant piqué sur un corps aigu, il prit des pinces et retira ce long couteau. On voit encore la trace des pinces à l'extrémité de la lame.

Le couteau avait été aspiré par les mouvements des parois intestinales jusqu'au côlon iliaque où il avait séjourné. La pointe dirigée en avant, avait produit une irritation locale du péritoine intestinal qui était venu adhérer au péritoine pariétal. Un abcès consécutif avait évolué dans la paroi abdominale.

Fourchette et couteau. — Il ne faut pas trop se presser d'extraire ces corps étrangers. Si L. Labbé n'avait pas extrait la fourchette de l'estomac de son opéré, elle serait peut-être sortie, après avoir déterminé des adhérences salutaires.

Le cas de l'homme à la fourchette n'est pas le premier cas de ce genre, comme quelques personnes se l'imaginent. Il y a deux cent soixante-cinq ans que le couteau représenté dans la figure 416 a été extrait de l'estomac d'un Prussien. L'opération, appelée incision, était une véritable *gastrostomie* (sans le savoir, puisque le mot n'était pas inventé). Voici du reste un résumé de cette curieuse observation.

Un jeune paysan, André Grunheide, âgé de vingt-deux ans, né dans le village de Grunwald, en Prusse, à 7 milles de Regiomonte, avait avalé, le 29 mai 1635, un couteau, du manche duquel il s'était servi pour provoquer le vomissement. Cet objet, ayant séjourné dans son estomac pendant quarante jours, fut extrait, par une incision, le 9 juillet de la même année. (Ce couteau a été conservé dans le musée anatomique de Leyde par le professeur Heurnius, directeur du musée).

L'opération faite par Daniel Swab est parfaitement authentique. L'opérateur fut assisté par les professeurs Georgius Lothus, Bartholomeus Krugerus, le docteur Rotgerus Hemsing et le docteur Becker, qui rédigea l'observation. Certifié le 9 août 1639, par le secrétaire Petrus Meyer, qui a apposé le sceau municipal sur la boîte qui contenait le couteau.

Il n'est pas sans intérêt de dire quelques mots de cette vieille opération. Le malade ayant été attaché sur une table de bois, une incision verticale fut faite au-dessous des fausses côtes du côté gauche. Le couteau ayant été extrait, la plaie fut cousue par cinq points de suture ; on la recouvrit de baume, et d'un cataplasme de blanc d'œuf et d'alun. On donna au malade une infusion de bétoine, de pirole et de tormentille.

Le soir, on enleva le cataplasme, et on appliqua sur la plaie un emplâtre styptique. Dès le lendemain on lui administra une colature faite avec plusieurs plantes : véronique, pirole, alchimille, hypericum, scabieuse et mélisse.

On faisait le pansement 2 fois par jour. Le troisième jour on donna au malade un lavement émollient préparé avec une infusion de mélilot, camomille, aneth, bouillon blanc, graine de lin, fenugrec, avec addition d'électuaire lénitif, miel et sel gemme. Le quatrième jour, le malade étant trouvé en bon état, on lui donna du bouillon de poulet, dans lequel

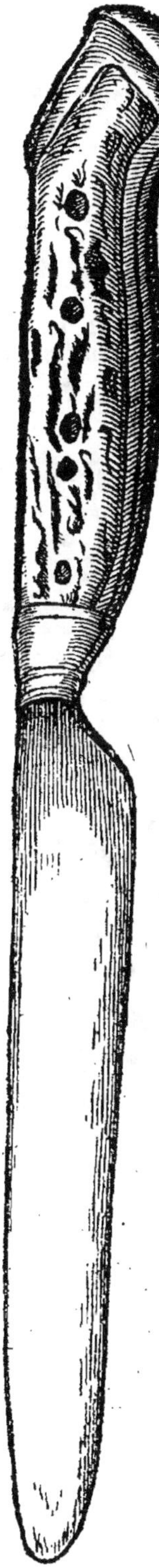

Fig. 416. — Couteau, de longueur naturelle, extrait par gastrostomie, de l'estomac de Grunheide, paysan prussien en 1635.

on ajouta une décoction de véronique, d'eupatoire, de pirole, de sanicle, de bétoine et de tormentille.

Le sixième jour, on lava la plaie avec du vin contenant de la myrrhe et de l'aloès, puis on appliqua le pansement par-dessus. On lui humecta la langue avec du miel rosat, et on lui frotta le cou avec de l'huile d'amandes douces.

Le huitième jour, on lui fit prendre une infusion de rhubarbe. Ensuite, jusqu'au quatorzième jour, on continua le pansement, en diminuant la quantité de baume et en supprimant le vin d'aloès et de myrrhe.

Le malade fut guéri. L'auteur de l'observation termine ainsi : *Rusticus noster, nobiscum* DEO IMMORTALI *gratias agit, huic itaque fit gloria, laus et honor, in sœculorum sœcula,* Amen.

(Extrait d'un petit volume intitulé : *Cultrivori*

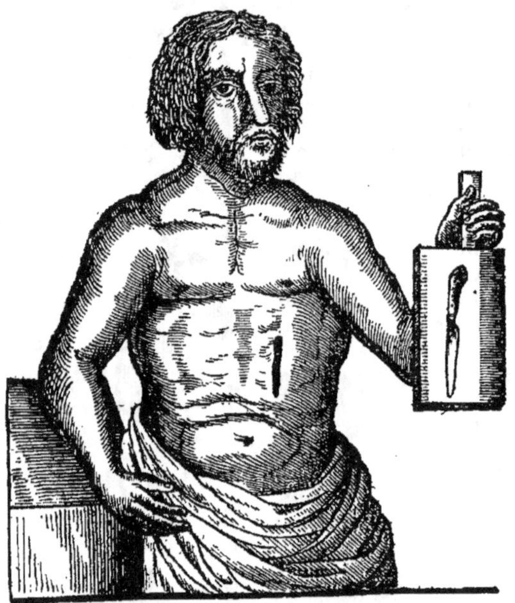

Delineatio Cultri à Ruſtico Pruſſiaco deglutiti, &
artificioſe ex eius ventriculo exciſſi.

Fig. 417. — Portrait du jeune prussien avaleur
du couteau.

Prussiaci curatio singularis descripta à Daniele Beckero. Lugduni Bataro-
rum (Leydi), MCVXL).

Des corps étrangers volumineux, introduits dans le tube digestif par la bouche, peuvent parcourir le canal intestinal sans donner lieu à aucun désordre.

Flûte. — La figure 418 représente une flûte en bois de grandeur naturelle,

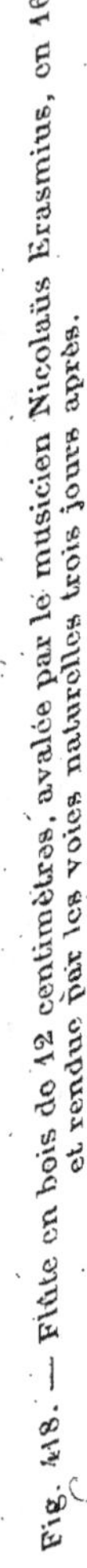

Fig. 418. — Flûte en bois de 12 centimètres, avalée par le musicien Nicolaüs Erasmius, en 1646 et rendue par les voies naturelles trois jours après.

qui fut déglutie, en 1646, par un écolier, Nicolaüs Erasmius, au moment où un camarade voulait la lui arracher de force.

Cette flûte fut évacuée par l'anus, au bout de trois jours, sans produire aucune lésion, et sans avoir subi elle-même aucune altération. Il est étonnant, dit Bartholin, qu'un objet de cette dimension ait pu ainsi parcourir les circonvolutions intestinales sans provoquer de lésion.

Cette flûte fut remise au Dr Wormius, qui la déposa dans un musée. (Th. Bartholin. *Historiarum anatomicarum rariorum*, centuria, I et II, 1654, Copenhague.)

La rareté des deux observations précédentes me fera pardonner, je l'espère, cette digression. J'ai hâte de revenir à mon sujet.

Il existe une foule de circonstances dans lesquelles se produisent des adhérences salutaires à la suite d'une *péritonite locale adhésive*. On a vu une plaie de l'intestin guérir par le repos absolu à la suite d'inflammation adhésive spontanément développée autour de la plaie.

Le 12 décembre 1900, Picqué a cité une observation des plus intéressantes à la *Société de chirurgie* : une aliénée avala une boîte d'aiguilles. Plus tard douleurs à l'hypocondre droit qui firent penser à une *cholécystite calculeuse*. Intervention ; on trouve un abcès limité par des adhérences séreuses, c'est-à-dire enkysté. L'abcès contenant une aiguille, communiquait avec l'estomac, qui était largement perforé. Ouverture, nettoyage, drainage, guérison.

Calculs biliaires. — L'inflammation adhésive peut être produite par des corps étrangers formés dans les organes digestifs, comme les *calculs biliaires*. Ces concrétions, dans quelques cas rares, produisent une vésiculite ; le péritoine de la vésicule adhère au péritoine du duodenum ou du coude droit du côlon. La cause irritante persistant, il se fait une ulcération, le calcul passe dans l'intestin et descend vers l'anus.

Calcul rénaux. — Un calcul du rein peut se comporter de même avec le gros intestin et avec le duodenum.

Abcès. — Le pus d'un abcès périnéphrétique peut, de la même manière, produire une inflammation adhésive et s'ouvrir dans l'intestin.

Péritonite adhésive. — *Dans les abcès du foie.* — En décrivant le foie, j'ai parlé des abcès de sa face convexe qui peuvent s'ouvrir par les bronches. C'est également là un exemple d'inflammation adhésive, faisant adhérer la face convexe du foie à la face inférieure du diaphragme. Parfois le pus perfore le diaphragme en arrière, dans un point dépourvu de péritoine.

Dans les ulcérations de l'intestin. — Il peut arriver que des lésions de la muqueuse du tube digestif, comme l'ulcère rond de l'estomac, ou l'ulcération d'une plaque de Peyer de l'intestin, au lieu de produire une péritonite par perforation, provoquent une inflammation adhésive et s'ouvrent heureusement dans une anse intestinale.

Dans les organes herniés. — L'inflammation plastique adhésive se développe souvent, d'une manière lente, entre l'épiploon et une anse intestinale, dans l'entéro-épiplocèle par exemple.

Dans le collet du sac herniaire. — Lorsque l'intestin, formant hernie, refoule le péritoine pour former le *sac herniaire,* celui-ci se plisse au niveau de l'ouverture qui a laissé passer l'intestin et forme le *collet du sac.* Si on le réduit immédiatement, les plis disparaissent, mais si la hernie persiste, les plis du collet deviennent le siège, par pression extérieure, d'une irritation persistante qui produit l'adhérence des plis par *inflammation adhésive.* Dès lors le collet du sac constitue un organe nouveau, un *anneau,* qui s'organise et qui pourra devenir plus tard un agent d'étranglement.

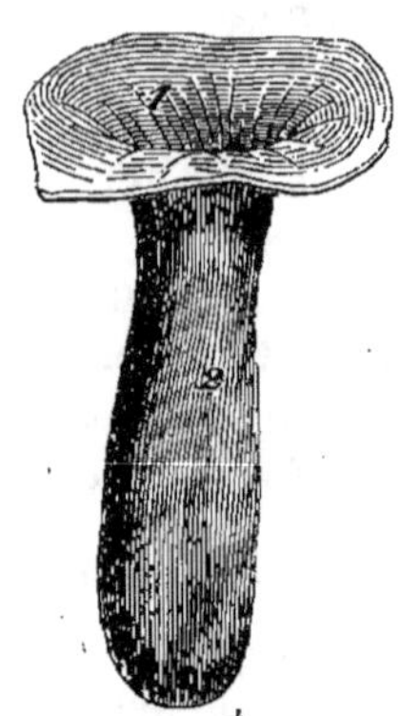

Fig. 419. — Sac herniaire isolé.

1, collet de la hernie dont ou voit le vestige des plis. 2, prolongement du collet.— 3, corps du sac. — 4, fond du sac.

Tolérance du péritoine. Compresses oubliées. — Le fait suivant rapporté par Chaput (*Gaz. des hôp.,* déc. 1900), prouve combien le péritoine est tolérant après les opérations, quand les règles de l'asepsie ont été bien observées. Une femme ayant subi quatre fois la *laparotomie,* portait une tumeur abdominale qui lui causait de violentes douleurs. Chaput ouvre le ventre et rencontre une tumeur à l'intérieur d'une anse intestinale. Il incise. Stupéfaction ! c'était une compresse de 52 cent. carrés, oubliée dans la dernière opération. La compresse s'était introduite peu à peu dans l'intestin. Ce fait n'est pas isolé. En 1892, Pilate publia l'observation d'une malade qui avait évacué par l'anus une compresse oubliée dans le péritoine pendant une opération. Michaux publia, la même année, celle d'une malade qui évacua par l'anus une compresse oubliée.

Péritonite adhésive artificielle. — L'art chirurgical a utilisé l'inflammation adhésive du péritoine dans une foule de circonstances.

Lorsque le chirurgien veut pénétrer dans une poche purulente ou kystique de la cavité abdominale, ou même dans l'intestin, pour faire un anus contre nature, il détermine, par des moyens artificiels, une inflammation adhésive entre le péritoine pariétal et le péritoine qui recouvre la collection liquide ou l'intestin, puis il porte le bistouri à travers ces adhérences, sans crainte de voir les liquides malfaisants pénétrer dans le péritoine et y provoquer l'explosion d'une péritonite (adhérences avec la potasse caustique dans les abcès du foie, aiguilles implantées dans les kystes hydatiques du foie, suture de l'intestin à la paroi abdominale dans la formation d'un anus contre nature).

Anus contre nature. — Dans la gangrène de l'intestin, compliquant l'étranglement herniaire, ne se fait-il pas une inflammation

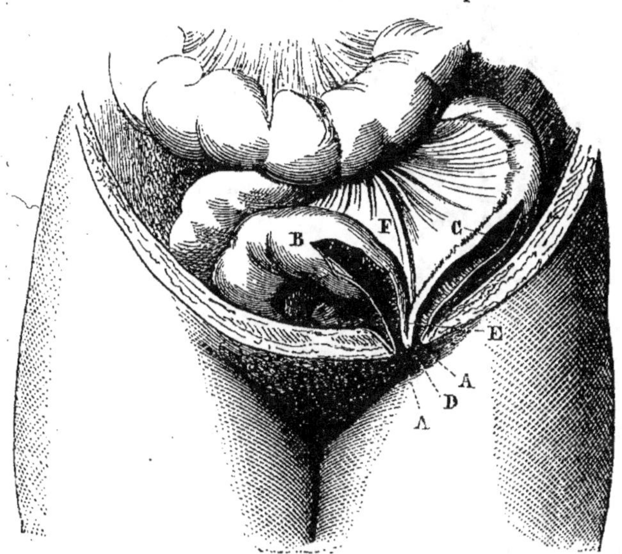

Fig. 420. — Anus contre nature consécutif à la gangrène de l'intestin hernié. Le feuillet viscéral qui recouvre l'intestin a contracté des adhérences avec le feuillet pariétal autour de la lésion.
A, A, orifices des deux bouts de l'intestin. — B, bout supérieur. — C, bout inférieur. — D, éperon. — E, péritoine des deux bouts, adossé en arrière de l'éperon. — F, mésentère.

lente adhésive entre le péritoine viscéral de l'intestin grêle et le péritoine pariétal qui forme le collet du sac, de sorte qu'au moment de la chute de l'anse intestinale mortifiée, il n'existe aucune communication entre le contenu de l'intestin et la cavité péritonéale ? (fig. 420). Lorsque le chirurgien place l'entérotome sur l'éperon de l'anus contre nature, il presse deux parties d'intestin l'une contre l'autre, il produit également une inflammation adhésive autour des branches de l'entérotome qui produit la mortification de la partie comprimée (fig. 421).

Adossement des séreuses. — Je recommande la lecture d'un mémoire de Jobert (de Lamballe) (1) couronné, en 1826, par l'Insti-

(1) Jobert (de Lamballe), chirurgien, membre de l'Institut et de l'Académie

tut, intitulé l'*adossement des séreuses*. Il eût mieux fait de l'intituler l'*adossement des feuillets péritonéaux*, car les mêmes phénomènes n'ont pas été observés sur les autres séreuses. Tout est là dans la chirurgie du ventre : *adossement du péritoine*. Quand le chirurgien fait une *entéro-anastomose*, il fait l'adossement du péritoine. De même lorsqu'il fait une *gastro-entérostomie*, une *suture de l'intestin*, une application du *bouton de Murphy*, etc.

Toutes les fois qu'on adosse deux feuillets péritonéaux, par pression, par suture, etc., le péritoine présente une irritation localisée qui se traduit par une exsudation plastique locale déterminant l'adhérence des feuillets contigus. Ils sont agglutinés, unis, confondus.

Anastomose latérale. — Le chirurgien imite parfois la nature avec une précision

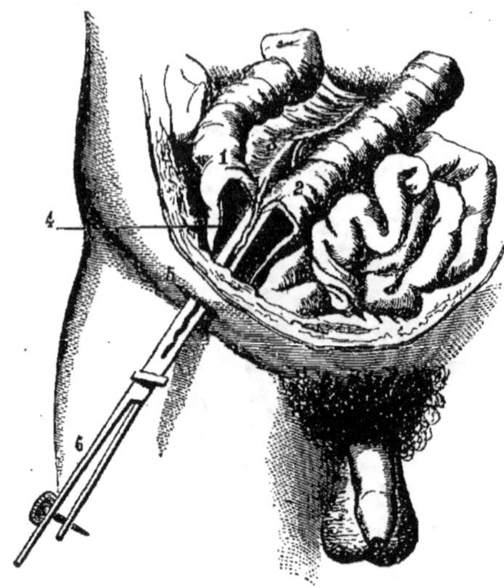

Fig. 421. — Action de l'entérotome dans l'anus contre nature.

1, 2, les deux bouts de l'intestin. — 3, mésentère. — 4, éperon. — 5, les deux branches de l'entérotome saisissant l'éperon. — 6, entérotome.

merveilleuse. Prenez deux bouts d'intestin coupé, empêchez très promptement, au moyen d'artifices, les matières intestinales de tomber dans le péritoine, *qui n'aime pas les corps étrangers;* faites communiquer les deux bouts par les parties latérales ; faites en un mot l'*adossement de la séreuse* en ayant soin de suturer le péritoine d'un bout au péritoine de l'autre bout, vous faites une *anastomose latérale* qu'entoure une inflammation adhésive provoquée par les sutures.

de médecine, professeur de clinique chirurgicale à la Faculté de Paris, né en 1799, de parents pauvres, à Matignon, et élevé par le curé de Lamballe (Côtes-du-Nord). Mort à Paris le 22 avril 1867. Il était d'une brusquerie sans égale et traitait ses élèves avec hauteur. On pense que ses malheurs conjugaux n'ont pas été sans influence sur le dérangement de ses facultés.

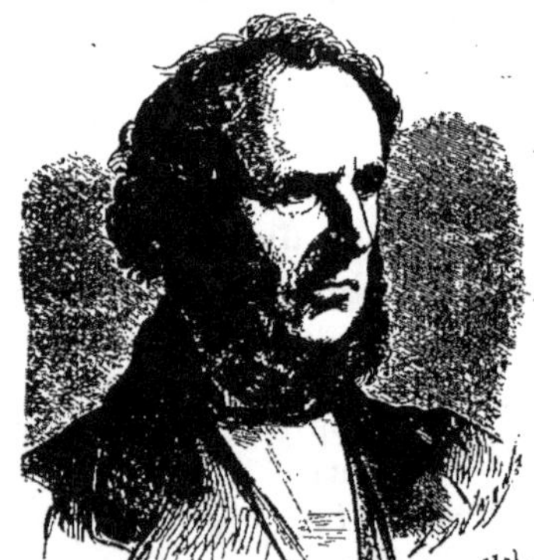

Fig. 422. — JOBERT (de Lamballe).

Plaies du péritoine. — Aujourd'hui, grâce à la tolérance du péritoine, avec une asepsie parfaite, on n'hésite plus à ouvrir le ventre toutes les fois qu'il y a plaie par instrument piquant ou tranchant. On arrive à bourrer de compresses la cavité hépato-diaphragmatique, à arrêter des hémorragies et même à guérir des plaies du foie, et cela grâce à l'asepsie.

D'après les recherches de Maurice Guillot (*Gaz. des hôp.*, 22 janvier 1901), nous possédons, en France, six observations de plaies graves du foie, avec trois guérisons, par la seule hémostase. N'aurait-on pas pu faire le tamponnement à notre malheureux président Carnot ? Le cas cité par Guillot est fort intéressant : coup de couteau, hémorragie interne grave, laparotomie trois heures après l'accident ; le péritoine est plein de sang, il y a une longue plaie antéro-postérieure à la face supérieure du foie, hémostase (souvent les sutures sont impraticables) avec des compresses, formant tampon, autre tampon à la face inférieure du foie. Toilette du péritoine, occlusion incomplète de la plaie laissant passer une extrémité des compresses-tampon. Injection de deux litres de sérum physiologique en deux fois, injection d'éther et injection de caféine. Le 5e jour, on ôte le pansement, et on fait un léger drainage sous-hépatique. Le malade, guéri le 20e jour, peut se lever.

Ce ne sont pas seulement les lésions traumatiques qui peuvent guérir par une intervention rapide, ce sont aussi les *perforations intestinales* de la fièvre typhoïde ! Qui eût osé, il y a quelques années, proposer l'ouverture du péritoine d'un typhique ? Celui-là eût été conspué.

En janvier 1901, le Dr Loison a rapporté à la *Société de chirurgie* plusieurs cas de guérison. Quand, dans le cours d'une fièvre typhoïde, on constate une douleur abdominale brusque, violente, plus ou moins localisée, avec élévation ou abaissement subit de la température, avec fréquence et petitesse du pouls, on peut diagnostiquer : *perforation de l'intestin*. Il faut faire la laparotomie au plus vite et traiter la perforation comme une plaie. Il faut agir dans la première journée qui suit l'accident. Selon Loison 90 opérations ont donné 16 guérisons, mais parmi les 16 guérisons, 10 sont le résultat de la laparotomie pratiquée le jour de l'accident, après l'état de shok par la perforation, c'est-à-dire six heures après la production de la perforation. Dans le cas où une seconde perforation se produit, il faut laparotomiser de nouveau. Legueu a eu un succès et, dans son cas, il a fermé la perforation avec l'épiploon, les parois de l'intestin étant très friables.

Tout le monde n'est pas apte à faire ces opérations. Il faut beaucoup d'habileté et une grande adresse. J'ai vu pratiquer plusieurs de ces opérations, avec une admirable dextérité, par notre éminent confrère Doyen (1).

Résection sous-péritonéale de la vésicule biliaire. — Cette opération, imaginée par Doyen, intéresse le moins possible le péritoine, qui n'est ouvert que pour atteindre la vésicule. La fin de l'opération est encore un *adossement de la séreuse péritonéale.*

Cette opération se pratique dans les cas d'inflammation de la vésicule par des calculs, et des coliques néphrétiques fréquentes, violentes et intolérables.

Toutes les précautions péritonéales étant prises, Doyen découvre le fond de la vésicule au moyen d'une incision verticale à son niveau. Il incise transversalement le péritoine du fond de la vésicule et il en décolle les deux lèvres. Si la vésicule n'est pas trop volumineuse, si le péritoine se laisse facilement séparer, il continue la décortication jusqu'au col. Sinon il ouvre avec précaution le fond de la vésicule qu'il vide de son contenu (bile, calculs), afin de la décortiquer plus aisément.

Cela fait, il saisit avec une pince à anneaux, le fond de la vésicule, ouvert ou non ouvert, et il place une *pince écraseur* (2) sur le col, au fond de la cavité sous-péritonéale résultant de la décortication de la vésicule (après s'être assuré de la perméabilité du conduit cystique). Le col étant écrasé, il le lie avec un fin catgut et réséque la vésicule. Puis, il cautérise le pédicule du col avec le thermocautère.

Il réunit ensuite le péritoine de la vésicule au péritoine de la paroi abdominale, par une suture qui adosse les séreuses. Il ferme la plaie où il place un drain selon les cas.

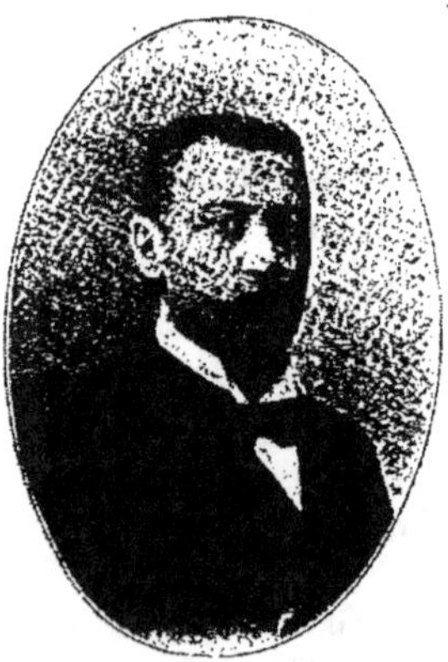

Fig. 423. — DOYEN.

(1) Doyen (Eugène-Louis), né à Reims en 1859. Après de nombreuses innovations en chirurgie générale et en gynécologie, il établit à Paris (1895) une clinique privée, vite devenue un centre pour les chirurgiens français et étrangers.

Chef de la nouvelle école chirurgicale, il a publié de nombreux travaux scientifiques, parmi lesquels son *Traité de chirurgie de l'estomac,* 1895, sa *Technique chirurgicale,* 1897.

(2) Doyen a fait construire des pinces qui écrasent, qui broient les tissus, et qui évitent l'emploi des pinces hémostatiques et de nombreuses ligatures pendant les opérations. Ces pinces, à longs leviers, écrasent les tissus placés entre les mors, les vaisseaux en particulier. Par surcroît de précautions, on place quelques ligatures sur les tissus écrasés. Doyen, très ingénieux, est l'inventeur d'un grand nombre d'instruments chirurgicaux très pratiques.

Tamponnement du péritoine. — Presque tout, dans la chirurgie du ventre, je le répète, repose sur cette propriété que possède le péritoine d'être le siège d'une exsudation plastique sous l'influence des irritations lentes de la séreuse. Quelle audace ont eue les chirurgiens lorsqu'ils ont laissé pour la première fois des corps étrangers dans la cavité abdominale : tubes, mèches, instruments ! Je parle des instruments qui ont été laissés avec intention, et non de ceux qui ont été oubliés pendant les opérations : compresses, éponges, pinces, lorgnon, etc. Le tamponnement de Mickulicz a été un comble sous ce rapport.

Le but de ce tamponnement exceptionnel est d'empêcher la diffusion du pus ou du sang qui s'écoule en masse après une laparotomie, dans toute la cavité péritonéale, de provoquer une inflammation adhésive sur les limites du tampon et de drainer la cavité péritonéale. Ce mode de pansement est plus ou moins étendu, selon les cas. Pour faire ce tamponnement, on prend un morceau de gaze stérilisée, au centre duquel on fixe un fil solide destiné à retirer le pansement plus tard. On enfonce doucement le centre de cette pièce jusqu'au point qu'on veut tamponner, en ayant soin de laisser sortir le fil par l'ouverture. On bourre ensuite la cavité de la bourse formée par le premier morceau de gaze, avec des lanières ou bandelettes de gaze stérilisée. Chaque lanière est introduite doucement avec de longues pinces jusqu'au fond de la bourse et l'on a soin de marquer les lanières de façon à les retirer plus tard une à une en commençant par la dernière. Le pansement se termine par l'introduction d'un drain profondément enfoncé au centre du pansement. Une partie du pansement sort par l'ouverture abdominale qu'on a soin de préserver par un pansement antiseptique.

Au bout de quarante-huit heures on retire bien doucement les lanières ; on ne retire la bourse qui les contenait que le cinquième jour, en tirant lentement sur le fil fixé au préalable au centre du morceau de gaze.

Au bout de ce temps, l'inflammation adhésive des anses intestinales est ordinairement suffisante pour que le foyer soit isolé et circonscrit, ce qu'on reconnaît à la petite quantité de sérosité sanguinolente qui imbibe les pièces du pansement. Si ce liquide est abondant, on renouvelle les bandelettes intérieures 2 ou 3 fois par jour. Il peut arriver, par suite de l'état de faiblesse de la malade, par exemple, qu'on doive différer l'extraction du Mickulicz, comme cela est arrivé au professeur Antonin Poncet de Lyon, mais alors la gaze peut contracter des adhérences solides avec le péritoine. Que faire en pareil cas?

Poncet, au commencement de l'année 1901, avait fait le tamponnement de Mikulicz après une laparotomie pratiquée pour une énorme tumeur des deux ovaires. Pour des raisons, inutiles à rapporter ici, on ne put toucher au pansement avant le quatorzième jour. Les adhérences étaient telles, que le pansement et la paroi des intestins étaient absolument confondus. L'arrachement ne put être opéré, l'intestin venant par lambeaux, et des hémorragies se produisant.

Le pansement ne fut extrait que le trente-quatrième jour. La malade étant chloroformée, on essaya en vain des tractions qui parurent extrêmement dangereuses. Mickulicz, qui se trouvait par hasard à la visite de Poncet, conscilla de verser un filet d'*eau oxygénée* dans l'interstice du pansement et des tissus, au point où l'on voulait décoller les adhérences. Il se produisit aussitôt un bouillonnement, une sorte de mousse, qui détacha à l'instant même, par action mécanique, les pièces du pansement sans nécessiter de traction.

L'intérêt de cette petite digression est de *révéler les propriétés si pratiques de l'eau oxygénée pour la libération des pansements adhérents en général et du Mickulicz en particulier.*

§ 9. — RAPPORTS DU PÉRITOINE

Le péritoine, limitant cette immense cavité close, se développe sur toutes les parois de l'abdomen et à la surface de tous les viscères, de sorte qu'on peut diviser le péritoine en *péritoine pariétal* et *péritoine viscéral*.

A. — Péritoine pariétal.

Le péritoine pariétal couvre toute la paroi abdominale, depuis la ligne blanche jusqu'à la colonne vertébrale ; il tapisse la face inférieure du diaphragme et couvre les fosses iliaques. En un mot, il tapisse toutes les parois de la cavité abdominale. Ces trois régions du péritoine pariétal sont continues et reliées en certains points que nous étudierons avec le péritoine viscéral.

Le péritoine pariétal présente une certaine épaisseur. On peut le séparer, par traction, des parties qu'il recouvre et sur lesquelles il glisse facilement au moyen du tissu conjonctif sous-péritonéal, le *fascia propria*. Cette partie du péritoine est résistante et très extensible. On en a la preuve : 1° dans la grossesse, qui distend le péritoine pariétal en même temps que les parois abdominales ; 2° dans l'ascite, qui donne quelquefois au ventre un volume colossal ; 3° lorsque l'intestin sort de la cavité abdominale, pour former une hernie (il entraîne le péritoine pariétal dont il se coiffe et qui forme le sac herniaire).

1° *Péritoine des parois abdominales.*

a. **Partie médiane.** — Au niveau de l'ombilic, le péritoine pariétal offre une adhérence exceptionnelle. En ce point, le tissu conjonctif sous-séreux disparaît. Les organes qui vont de l'ombilic aux viscères abdominaux, perméables et fonctionnant chez les fœtus, transformés en cordon fibreux après la naissance, soulèvent le péritoine pariétal pour former des replis. La *veine ombilicale*, qui se porte en haut en arrière, et un peu à droite pour atteindre le sillon longitudinal du foie, soulève le péritoine et s'en forme un long repli, *ligament falciforme*, ou *ligament suspenseur du foie*. L'*ouraque* faisant communiquer la vessie du fœtus avec l'allantoïde, et transformé en cordon fibreux presque toujours imperméable, chez l'adulte, soulève également le péritoine pour s'en former un repli qui s'étend jusqu'au sommet de la vessie. Les *artères ombilicales*, étendues des parties latérales de la vessie à l'ombilic, perméables chez le fœtus, oblitérées chez l'adulte, forment un repli analogue à celui de l'ouraque. Ces trois derniers replis constituent les *petites faux du péritoine*.

b. **Parties latérales.** — L'artère ombilicale. descendant obliquement vers la vessie, sépare deux fossettes : une interne, située entre l'artère ombilicale et l'ouraque, *fossette vésico-pubienne*, l'autre externe, ou *fossette inguinale interne*.

En arrière de la *région iléo-inguinale* le péritoine couvre les vaisseaux épigastriques qui le soulèvent de manière à séparer deux fossettes : 1° la *fossette inguinale interne*, dont il vient d'être question, située en dedans des vaisseaux épigastriques et correspondant à l'orifice cutané du canal inguinal, fossette à travers laquelle se forme la hernie inguinale interne ; 2° la *fossette inguinale externe* située en dehors des vaisseaux épigastriques.

Ces rapports sont importants à connaître, parce que l'intestin sort par ces divers points pour former la *hernie inguinale*.

Toutes les hernies inguinales sortent par l'anneau inguinal situé sous la peau. Au moment où l'intestin sort, il refoule le péritoine en le décollant, et s'en forme une enveloppe, ou *sac herniaire*. Lorsque l'intestin passe par la fossette inguinale externe et qu'il parcourt le canal inguinal pour sortir par l'orifice cutané, on a la *hernie inguinale externe* avec l'artère épigastrique en dedans du collet du sac. Lorsque l'intestin sort par la fossette inguinale interne et que l'artère épigastrique se trouve en dehors du collet du sac, on a la *hernie inguinale interne*. Parfois l'intestin parvient à l'anneau inguinal cutané en passant par la fossette vésico-pubienne ; on a alors la *hernie inguinale oblique interne*, plus rare que les deux autres variétés.

Dans la région iléo-inguinale, le tissu conjonctif sous-péritonéal est très lâche, ce qui permet un large décollement de cette membrane, pour former les sacs herniaires.

c. **Partie postérieure.** — Le péritoine de la paroi abdominale antérieure se continue sur les côtés, en suivant la face profonde du muscle transverse, qu'il accompagne jusqu'à la région du rein. Arrivé vers le bord externe du rein et du côlon ascendant ou descendant, il passe au devant du rein et des vaisseaux rénaux. Il applique ces organes contre le carré des lombes et le psoas. Le péritoine du côté droit se dirige ensuite vers la veine cave inférieure, et s'adosse au péritoine du côté gauche, qui recouvre l'aorte. Ces deux feuillets réunis forment le *mésentère*, que nous retrouverons plus loin.

Cette région du péritoine, qu'on peut appeler *région lombaire*, se continue en haut avec le péritoine de la partie postérieure du diaphragme, et en bas, avec le péritoine de la fosse iliaque. Le tissu conjonctif qui double le péritoine lombaire est très abondant, souvent chargé de graisse, et il n'est pas rare de voir des abcès s'y développer.

2° *Péritoine diaphragmatique.*

Au niveau du diaphragme, le péritoine pariétal est plus mince que dans les autres points, et, vers le centre phrénique, on ne trouve pas une couche celluleuse sous-péritonéale distincte.

Le péritoine au niveau du centre phrénique, adhère aux fibres tendineuses qui constituent ce centre et se déprime, en formant

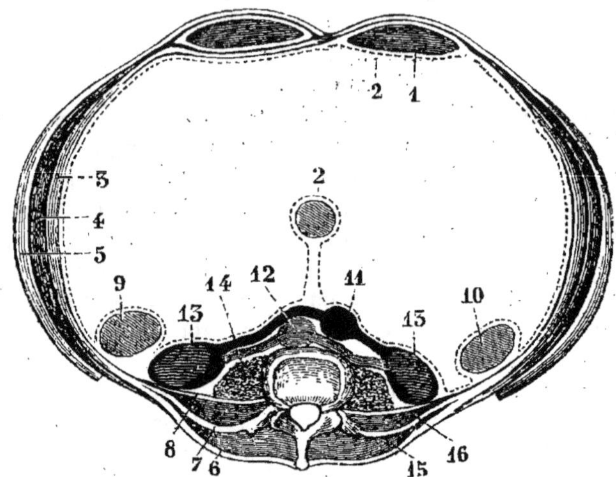

Fig. 424. — Coupe horizontale du tronc au niveau de la deuxième vertèbre lombaire, pour montrer les rapports du péritoine.

1, Coupe du muscle droit montrant les rapports dans le cinquième inférieur de ce muscle. — 2, 2, ligne ponctuée indiquant la manière dont le péritoine se comporte avec les muscles de l'abdomen, l'intestin grêle, les côlons ascendant et descendant et les reins. — 3, coupe du transverse. — 4, petit oblique. — 5, grand oblique. — 6, feuillet postérieur de l'aponévrose du transverse. — 7, feuillet moyen. — 8, feuillet antérieur. — 9, coupe du côlon descendant. — 10, coupe du côlon ascendant. — 11, veine cave inférieure. — 12, aorte. — 13, 13, rein. — 14, coupe du psoas. — 15, coupe des muscles spinaux. — 16, coupe du carré des lombes.

des culs-de-sac entre les fibres. Ces culs-de-sac sont les *puits lymphatiques* de Ranvier, déjà décrits dans le premier volume (voy. *Séreuses*).

Nous verrons plus loin que le péritoine diaphragmatique se continue, sur plusieurs points, avec le péritoine viscéral.

3° *Péritoine des fosses iliaques.*

La fosse iliaque est recouverte par le péritoine pariétal qui se continue : 1° en avant avec celui de la paroi abdominale; 2° en arrière, avec le péritoine de la région lombaire; 3° en dedans avec celui du petit bassin; 4° en dehors, avec celui des parois latérales de l'abdomen.

Un tissu cellulaire, abondant et lâche forme une couche assez 9aisse entre le péritoine et le fascia iliaca.

A ce niveau, on sépare facilement la séreuse des parties sous-jacentes.

1° En dehors et en arrière, la continuité du péritoine de la fosse iliaque se fait simplement avec celui des régions voisines.

2° En dedans, le péritoine, après avoir appliqué les vaisseaux spermatiques contre la fosse iliaque, passe sur l'uretère et sur la face interne des vaisseaux iliaques externes, sanguins et lympha-

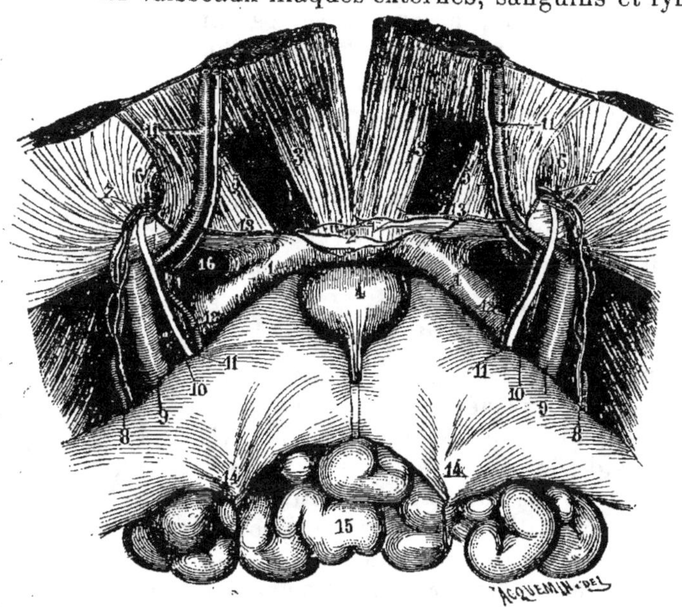

Fig. 425. — Péritoine pariétal se continuant vers le petit bassin et les fosses iliaques.

1, branche horizontale du pubis. — 2, symphyse pubienne. — 3, muscle droit. — 4, vessie. — 5, fossette inguinale interne. — 6, fossette inguinale externe et anneau inguinal profond. — 7, cordon spermatique. — 8, vaisseaux spermatiques. — 9, artère iliaque externe. — 10, veine. — 11, (haut) artère épigastrique, (bas) canal déférent. — 12, anastomose de l'épigastrique avec l'obturatrice. — 13, rameau pubien de l'épigastrique. — 14, péritoine pariétal décollé et rabattu sur la masse intestinale. — 15, 16, anneau crural.

tiques, et sur le canal déférent ; puis il descend sur les parties laté-rales des parois du bassin, contre lesquelles il applique les vais-seaux hypogastriques, les ganglions hypogastriques, le nerf et les vaisseaux, obturateurs. Il descend encore, légèrement sou-levé par le canal déférent, et recouvre, chez l'homme, le muscle releveur de l'anus en avant, le pyramidal, l'ischio-coccygien et le plexus sacré en arrière, pour se réfléchir sur la vessie et sur le rectum, en arrière duquel il forme le *mésorectum*.

Il est disposé de la même manière, chez la femme, avec cette différence qu'il s'adosse à lui-même, vers le diamètre transverse du bassin, pour former les ligaments larges.

FORT. — Anatomie, t. III.   43

3° En avant, le péritoine de la fosse iliaque atteint l'arcade crurale, dont il est séparé par un tissu conjonctif assez abondant. Le péritoine, à ce niveau, est aisément soulevé par le pus des *abcès sous-péritonéaux* de la fosse iliaque, qu'on peut ouvrir facilement par une incision faite parallèlement et au-dessus de l'arcade crurale.

Vers la partie externe de cette arcade, le péritoine recouvre les vaisseaux circonflexes iliaques.

Vers la partie interne, la séreuse est légèrement soulevée par l'origine de l'artère épigastrique. En dedans de cette artère, elle recouvre l'*anneau crural*, le *septum crurale* et le ganglion de Cloquet situés dans l'anneau ; plus en dedans, elle recouvre le ligament de Gimbernat ; puis elle se confond avec le péritoine des régions voisines.

Dans la fosse iliaque gauche, le péritoine tapisse la fosse iliaque interne, et s'adosse à lui-même pour former le *mésocôlon iliaque*. Du côté droit, il recouvre également le fascia iliaca et forme un *mésocæcum*.

B. — Péritoine viscéral.

Le péritoine viscéral est beaucoup plus mince que l'autre. Tandis que le feuillet pariétal est opaque et cache le plus souvent la couche des organes sous-jacents, le feuillet viscéral est transparent et permet d'apercevoir la couleur des viscères qui en sont recouverts. Sur certains organes, il est tellement mince qu'il est réduit à sa couche épithéliale, et qu'il est confondu avec la substance du viscère, exemple : foie, rate, ovaire. Sur d'autres organes, quoique assez ténu, il peut être séparé sous forme de membrane, exemple : estomac, intestins, pancréas. On remarque, sur ce feuillet viscéral, et en certains points seulement, des éraillures (foie, utérus), au niveau desquelles la surface péritonéale est remplacée par la surface même de l'organe.

Le feuillet viscéral adhère généralement aux viscères ; cependant, on voit, le long du gros intestin, de petites masses graisseuses soulever le péritoine et flotter, pour ainsi dire, dans la cavité péritonéale. Ce sont les *appendices épiploïques*. Ces appendices n'existent pas chez le fœtus.

J'étudierai les diverses portions du péritoine viscéral : 1° sur les organes génito-urinaires ; 2° sur les diverses portions du tube intestinal ; 3° sur les annexes du tube digestif Les divers replis qui unissent le péritoine viscéral au péritoine pariétal seront étudiés à mesure de la description des divers organes.

Ligaments, mésos, épiploons. — Je ferai remarquer, ici, que les divers replis du péritoine sont des *ligaments*, des *mésos*, ou des *épiploons*.

On donne le nom de *ligaments* aux replis qui s'étendent du péritoine pariétal au viscéral, exemple : ligaments du foie. ligaments larges. Les *mésos* sont les replis qui relient les diverses parties du tube digestif au péritoine pariétal, exemple : mésocôlon, mésentère, etc. Les *épiploons*, complètement étrangers au péritoine pariétal, sont des replis étendus d'un viscère à un autre.

1° *Péritoine des organes génito-urinaires.*

Les anciens anatomistes ont cru pendant longtemps que le péritoine formait une gaine complète (1) au testicule et aux vaisseaux spermatiques. Il n'en est rien.

Jusqu'à Ruysch, on a admis cette gaine, qui expliquait comment l'épiploon pouvait être contenu dans une hernie inguinale congénitale. C'est surtout Haller qui a fait comprendre comment le testicule, en descendant dans le scrotum, entraîne le péritoine qui doit former la *tunique vaginale.*

La *hernie inguinale congénitale* est connue depuis Haller et Hunter, qui ont signalé sa production au moment de la descente du testicule dans le scrotum (hernie de naissance).

Dans la période embryonnaire, lorsque le testicule est situé sur les côtés du rein, il est recouvert par le péritoine. Plus tard, il se présente au canal inguinal, qu'il traverse au moment de la naissance. Au moment de la descente du testicule dans le scrotum, la tunique vaginale se forme de la même manière que se forme une hernie. Le testicule s'est recouvert, en descendant vers le canal inguinal, d'une portion du péritoine qui lui forme un feuillet viscéral. Puis, recouvert de ce feuillet, il refoule au-devant de lui le péritoine pariétal qui pénètre avec lui dans le scrotum. Pour la *formation de la tunique vaginale*, voir plus haut : *Descente du testicule*, page 510.

Pour connaître le péritoine sur le reste des organes génito-urinaires, il suffira d'étudier cette membrane dans le petit bassin.

Péritoine viscéral du petit bassin. — En étudiant le péritoine pariétal, nous avons vu que la séreuse descend dans le petit bassin, pour se réfléchir sur les viscères, qu'elle enveloppe.

Si on le considère *chez l'homme*, on voit que le péritoine forme, autour de la vessie, une gouttière circulaire oblique en bas et en arrière. En avant, cette *gouttière périvésicale* commence au-dessus du pubis, quand la vessie est pleine, en arrière du pubis

<hr>

(1) La dissection du péritoine est plus difficile avec l'instrument tranchant, et sur un animal mort. Il fournit une enveloppe commune à tous les viscères du bas-ventre, et s'étend depuis le rein jusqu'aux aines, comme une gaine dont l'ouverture est très apparente près de l'anneau (Galien, *de usu part.*, lib. XIV, cap. XIII).

quand elle est vide. Puis cette gouttière descend obliquement sur les parties latérales de la vessie, dans le sillon qui sépare cet organe du releveur de l'anus. En arrière de la vessie, le péritoine se continue pour former le *cul-de-sac recto-vésical*, ou *cul-de-sac de Douglas*, les *replis de Douglas* (1), et entourer ensuite le rectum auquel il forme un méso-rectum.

Le *cul-de-sac recto-vésical*, ou *de Douglas*, descend entre la vessie et le rectum. Il est très adhérent à ces organes, surtout à la vessie, et il ne remonte pas pendant la dilatation de ces organes. Ce cul-de-sac n'est pas à la même hauteur chez tous les sujets. Il descend entre le rectum qui est en arrière, et les vésicules séminales qui se trouvent en avant. Il est séparé de la prostate par un intervalle de 2 centimètres environ, ce qui doit rendre très circonspect lorsqu'on porte des instruments dans cette région.

Les *replis de Douglas*, ou *ligaments postérieurs de la vessie*, sont deux replis péritonéaux situés de chaque côté du cul-de-sac recto-vésical, et étendus de la vessie au rectum. Ce sont deux replis semi-lunaires, à concavité supérieure. Ils contiennent des vaisseaux et du tissu conjonctif entre les deux feuillets séreux.

En arrière du cul-de-sac de Douglas, le péritoine monte sur le rectum et se continue avec le péritoine viscéral. De chaque côté du rectum, il monte obliquement en haut et en arrière pour former le *mésorectum*, de sorte que le péritoine du rectum descend plus bas à sa partie antérieure. Les deux feuillets du mésorectum, arrivés à la face antérieure du sacrum, se séparent pour se continuer avec le péritoine pariétal du bassin.

Il résulte de ces rapports que le tiers inférieur du rectum est totalement dépourvu de péritoine. On peut enlever sans crainte 6 centimètres de la face antérieure du rectum, et 8 centimètres de la paroi postérieure, sans crainte de léser le péritoine.

Lorsque le rectum est distendu, les deux feuillets du mésorectum s'écartent et le rectum vient au contact du sacrum. On trouve les artères et les veines hémorroïdales supérieures entre les deux feuillets du mésorectum.

Chez la femme, le *péritoine vésical* forme en arrière le cul-de-sac vésico-utérin, qui descend entre la vessie et l'utérus, jusqu'au tiers inférieur du corps de ce dernier organe, de sorte que la vessie et l'utérus sont en contact direct dans le tiers inférieur du corps et dans la portion sus-vaginale du col.

(1) Les replis de Douglas étaient connus depuis longtemps. Vésale parle de deux ligaments formés par un repli du péritoine et attachant l'utérus à la base du sacrum. Selon Lassus, les ligaments postérieurs de l'utérus ont été longuement décrits dans le xviiie siècle par Santorini, Gunz et Petit, médecins de Paris (Lassus, *Discours sur l'anatomie,* 1783, p. 118).

De ce cul-de-sac, le péritoine se porte, en s'étalant, sur la face antérieure de l'utérus et des ligaments larges : puis il se réfléchit au fond de l'utérus et au bord supérieur des ligaments larges, pour former le péritoine postérieur de l'utérus et le feuillet postérieur du ligament large.

Le *péritoine utérin* est beaucoup plus adhérent sur la ligne médiane que sur les parties latérales de l'utérus.

Le feuillet postérieur du ligament large descend plus bas en arrière de l'utérus qu'en avant. Il couvre le fond du vagin, dans une étendue, en hauteur, de 2 centimètres, et il se réfléchit sur le rectum en formant le *cul-de-sac de Douglas* (1), ou *cul-de-sac recto-vaginal.* De chaque côté de ce cul-de-sac, le péritoine s'adosse à lui-même pour former les deux

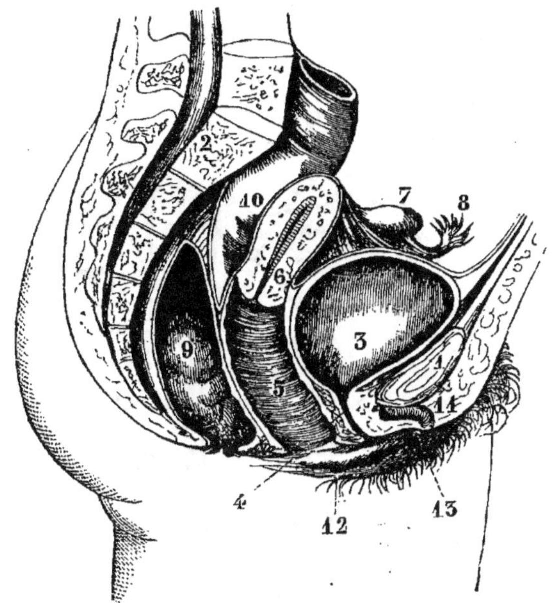

Fig. 426. — Coupe antéro-postérieure du bassin ; rapports du péritoine dans le petit bassin chez la femme.

1, pubis. — 2, sacrum. — 3, vessie. — 4, urètre. — 5, vagin. — 6, utérus. — 7, ovaire. — 8, trompe de Fallope. — 9, rectum. — 10, cul-de-sac péritonéal recto-vaginal. — 11, mont de Vénus. — 12, grande lèvre. — 13, partie supérieure de la nymphe gauche et clitoris.

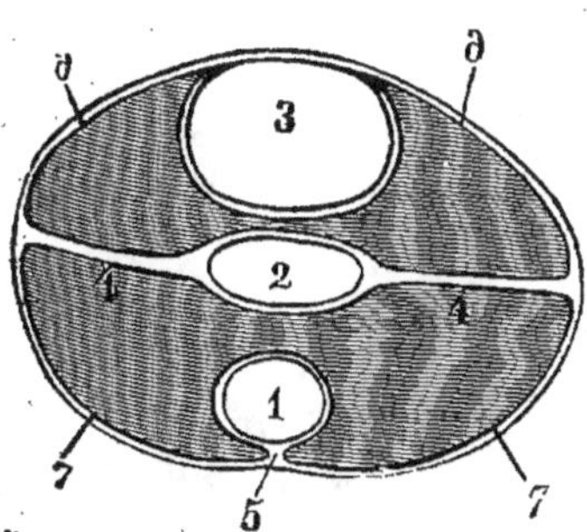

Fig. 427. — Péritoine dans le petit bassin. Coupe horizontale du petit bassin passant au milieu de la vessie, de l'utérus et du rectum.

1, rectum. — 2, utérus. — 3, vessie. — 4, 4, ligaments larges formant, avec l'utérus, une cloison transversale. — 5, mésorectum. — 6, 6, péritoine tapissant les parois du bassin, se continuant en arrière avec le feuillet antérieur des ligaments larges, et en avant avec le péritoine qui recouvre la vessie. — 7, 7, péritoine tapissant les parois du bassin et s'étendant du mésorectum aux ligaments larges.

replis de Douglas ou *ligaments utéro-sacrés*, étendus des parties latérales du col de l'utérus à la deuxième ou à la troisième ver-

(1) Douglas (Jacques), né en 1675, mort en 1742, médecin à Londres.

tèbre sacrée. Les replis de Douglas contiennent, dans leur épaisseur, du tissu conjonctif et des faisceaux de fibres musculaires lisses. Puis le péritoine se porte sur le rectum qu'il entoure, comme chez l'homme.

Ligaments larges. —On donne ce nom à un double repli du péritoine étendu, comme deux ailes, entre les bords de l'utérus et les

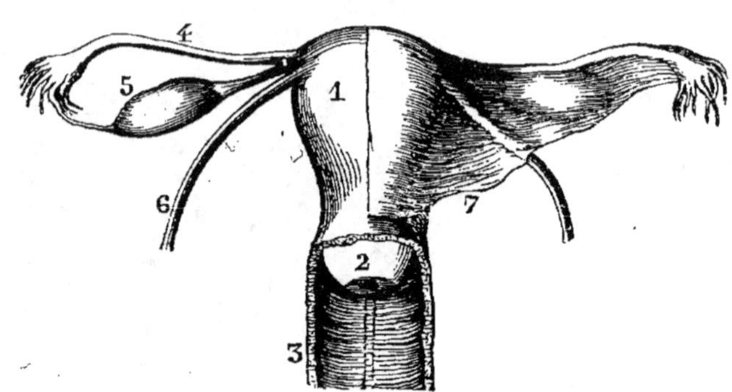

Fig. 428. — Organes génitaux de la femme. D'un côté, on voit le ligament large ; de l'autre côté, le péritoine qui le constitue a été enlevé.

1, corps de l'utérus. — 2, col de l'utérus. — 3, vagin. — 4, trompe. — 5, ovaire. — 6, ligament rond. — 7, ligament large.

parois du bassin. Vésale les comparait aux ailes d'une chauve-souris. Les deux ligaments larges et l'utérus réunis forment une cloison transversale complète, divisant le bassin en deux parties : l'une antérieure, *vésicale*, contenant la vessie, l'autre postérieure, *rectale*, contenant le rectum.

Chaque ligament large a deux faces et quatre bords. Les faces

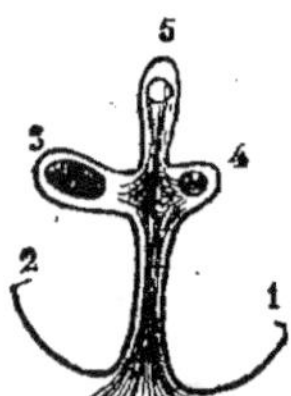

Fig. 429. — Coupe verticale et antéro-postérieure du ligament large.

1, feuillet péritonéal antérieur se réfléchissant pour se continuer sur la portion du bassin qui loge la vessie. — 2, feuillet péritonéal postérieur se continuant vers la portion rectale du bassin. — 3, aileron postérieur du ligament large renfermant l'ovaire. — 4, aileron antérieur et ligament rond. — 5, aileron supérieur et trompe de Fallope.

sont *antérieure*, du côté de la vessie et *postérieure* du côté du rectum. Cette dernière est plus étendue que l'autre.

Les bords sont : interne, externe, supérieur et inférieur.

Le *bord interne* se dédouble pour se porter sur les faces antérieure et postérieure de l'utérus. Il est plus court en avant, le cul-de-sac vésico-utérin descendant moins bas que le cul-de-sac recto-vaginal.

Le *bord externe* se dédouble ; l'un se porte en avant, l'autre en arrière, pour tapisser les parois du bassin et appliquer contre elles les vaisseaux et les nerfs.

Le *bord supérieur* libre renferme la trompe de Fallope. A ce niveau, le feuillet antérieur du ligament large se continue avec le feuillet postérieur. Ce bord se termine en dehors par le pavillon de la trompe, au bord duquel la séreuse péritonéale se continue avec la muqueuse de la trompe : *ostium péritonéale*.

Le *bord inférieur* se dédouble comme le bord externe. Le feuillet antérieur forme un cul-de-sac et se porte en avant vers la vessie et la partie antérieure du bassin. Le feuillet postérieur descend beaucoup plus bas, puisque le cul-de-sac recto-vaginal est beaucoup plus profond que le cul-de-sac vésico-utérin, et se réfléchit sur la partie postérieure du bassin, où il entoure le rectum, et où il concourt, plus en arrière, à la formation du mésorectum.

Le ligament large renferme les *annexes de l'utérus*, ovaire, trompe de Fallope, ligament rond, ainsi que l'organe de Rosen-Müller. Ces trois organes se fixent, en dedans, à la partie supérieure du bord de l'utérus, à l'angle de cet organe, très près l'un de l'autre, la trompe en haut, le ligament de l'ovaire au-dessous et le ligament rond en avant. De ce point, ces organes divergent : l'un se dirige en haut; il est contenu dans le bord supérieur du ligament large (la partie du ligament large qui forme ce repli est l'*aileron supérieur* du ligament large). La portion du ligament large qui supporte l'ovaire est l'*aileron postérieur*, il fait saillie en arrière, du côté du rectum. Le ligament rond, qui se dirige vers l'anneau inguinal, soulève, en avant, le feuillet antérieur du ligament large et forme l'*aileron antérieur*.

Au niveau de l'ovaire, le péritoine cesse pour faire place à la couche d'*épithélium cylindrique* qui recouvre cet organe. Les deux autres ailerons sont formés par un repli complet de la séreuse.

2° *Péritoine du tube digestif.*

Nous avons à examiner comment se comporte le péritoine sur l'œsophage, l'estomac, l'intestin grêle et le gros intestin.

a. **Le péritoine sur l'œsophage.** — La portion abdominale du diaphragme est dépourvue de péritoine en arrière, tandis que, en avant, elle est recouverte par le péritoine de la face antérieure de l'estomac, qui se réfléchit sur la face inférieure du diaphragme. Ce feuillet réfléchi embrasse aussi le bord gauche de l'œsophage. Ce même feuillet, qui recouvre la face antérieure de l'œsophage, se continue, à droite, avec le feuillet antérieur de l'épiploon gastro-hépatique.

On trouve souvent, à droite et à gauche de l'œsophage, deux replis de peu d'importance, qui se portent sur les parties voisines du diaphragme.

b. **Le péritoine sur l'estomac.** — L'estomac est entièrement contenu entre deux feuillets du péritoine.

Ces deux feuillets sont très adhérents à la partie moyenne des deux faces de l'estomac. A mesure qu'ils se rapprochent des bords, ou courbures, ils sont de moins en moins adhérents. Au niveau même des courbures, où ils s'adossent pour former les épiploons, ils sont séparés par un espace rempli de tissu cellulograisseux, dans lequel cheminent les vaisseaux gastro-épiploïques de la grande courbure et les vaisseaux coronaires stomachiques et pyloriques de la petite.

Le péritoine de la face antérieure de l'estomac glisse contre la face inférieure du foie et contre la paroi abdominale. Le péritoine de la face postérieure forme la paroi antérieure de l'arrière-cavité des épiploons, cavité virtuelle qui n'empêche pas l'estomac d'arriver au contact du pancréas, et de la troisième portion du duodenum. La partie inférieure de cette face de l'estomac repose sur le mésocôlon transverse et sur le côlon transverse.

Le péritoine de la face antérieure de l'estomac se continue : 1° au niveau de la grande courbure et de la partie inférieure de la première portion du duodenum, avec le premier feuillet, feuillet superficiel, du grand épiploon ; 2° au niveau de la petite courbure, avec le feuillet antérieur du petit épiploon et de la partie supérieure de la première portion du duodenum ; 3° au niveau de la grosse tubérosité, avec le premier feuillet de l'épiploon gastro-splénique.

Le péritoine de la face postérieure de l'estomac se continue : 1° au niveau de la grande courbure, avec le grand épiploon, dont il forme le deuxième feuillet ; 2° au niveau de la petite courbure, avec le petit épiploon, dont il forme le feuillet postérieur ; 3° au niveau de la grosse tubérosité, avec le prolongement gastro-splénique de l'arrière-cavité des épiploons. Vers le cardia, le péritoine se réfléchit, et n'arrive pas à la face postérieure de l'œsophage.

Petit épiploon ou épiploon gastro-hépatique. — Ce repli du péritoine, étendu de la petite courbure de l'estomac au hile du foie, est formé par l'adossement des deux feuillets péritonéaux qui recouvrent les deux faces de l'estomac. Au niveau du hile du foie, ces deux feuillets se séparent et se dirigent : l'antérieur, vers le lobe carré, la vésicule biliaire et la partie antérieure du lobe gauche, pour se continuer ensuite avec le péritoine du bord antérieur du foie, le postérieur vers le lobule de Spigel et la partie postérieure du foie, pour former bientôt le feuillet inférieur du ligament coronaire.

L'épiploon gastro-hépatique à une forme triangulaire. Nous venons de voir son *bord supérieur*, plus ou moins rectiligne, au niveau du hile du foie, son *bord inférieur*, convexe, sur la petite courbure de l'estomac où il se dédouble. Ce repli a un *bord droit*, complètement libre, en arrière duquel on peut passer le doigt. Ce bord, côté droit du repli triangulaire, forme le bord antérieur de l'*hiatus de Winslow*, avec les organes qu'il renferme : veine porte, conduits biliaires, artère hépatique, nerfs et lymphatiques. On voit nettement le feuillet antérieur et le feuillet postérieur se continuer au niveau de ce bord, en entourant les organes précédents, qui constituent le pédicule hépatique.

Quand on introduit le doigt dans l'hiatus de Winslow, on l'aperçoit par transparence à travers le petit épiploon. Il est évident que la portion qui contient le pédicule hépatique est plus épaisse que l'autre, et je ne vois aucune utilité à décrire au petit épiploon, à l'exemple de Toldt, une partie *condensa* et une partie *flaccida*.

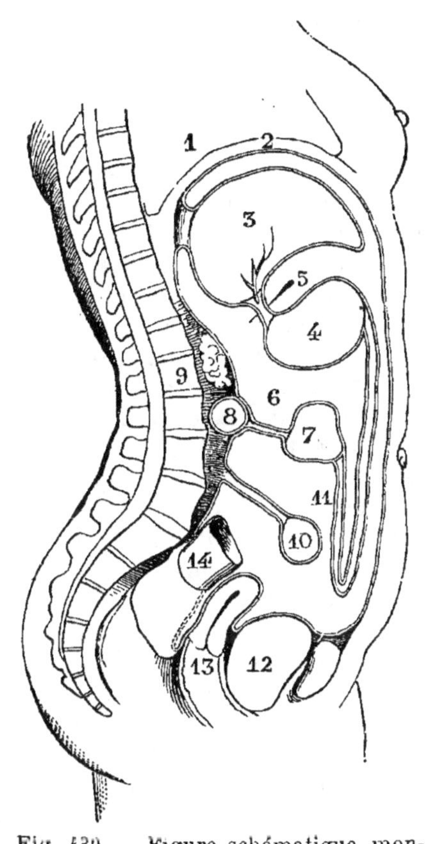

Fig. 430. — Figure schématique montrant la coupe du péritoine et des viscères situés sur la ligne médiane.

1, diaphragme. — 2, péritoine sous le diaphragme. — 3, foie. — 4, estomac. — 5, petit épiploon. — 6, arrière-cavité des épiploons. — 7, côlon transverse. — 8, troisième portion du duodenum. — 9. pancréas. — 10, intestin grêle. — 11, grand épiploon. — 12, vessie et cul-de-sac vésico-utérin. — 13, vagin et cul-de-sac de Douglas.—14, rectum.—entre 12 et 14 se trouve l'utérus.

Le petit épiploon est transparent et ne contient pas de tissu graisseux comme le grand épiploon. Il est en rapport, par sa face antérieure, avec la face inférieure du foie. Sa face postérieure concourt à former la paroi antérieure de l'arrière-cavité des épiploons.

Grand épiploon ou épiploon gastro-côlique. — Le grand épiploon, qui n'existe pas dans l'enfance, et qui descend de l'estomac et du côlon vers le petit bassin, représente une sorte de couverture graisseuse, séparant les intestins de la paroi abdominale. On lui donnait autrefois le nom d'*omentum*, mot latin qui signifie *couverture*. Le mot épiploon vient d'un mot grec qui veut dire surnager, parce qu'il nage sur les boyaux (Th. Bartholin) (ἐπί, sur, et πλεῖν, flotter, nager).

Chez certains individus, l'épiploon est plus gras, mais il ne faudrait pas croire, comme le font quelques personnes, que c'est l'accumulation de la graisse dans l'épiploon qui donne le *gros ventre*. La proéminence du ventre est due, chez l'homme, comme chez certains animaux qu'on engraisse, au tissu graisseux sous-cutané, au *lard*. Ceci est tellement vrai que, dans ces dernières années, il s'est trouvé des médecins qui ont proposé le *dégraissement du ventre* par l'ablation de cette couche graisseuse (1).

D'après certains médecins anciens, les personnes très grasses ne parviennent jamais à une vieillesse avancée, et périssent de bonne heure d'apoplexie, à moins qu'elles ne perdent leur embonpoint excessif.

Il me paraît bien difficile de dire les usages du grand épiploon. Je dirai seulement que les médecins anciens pensaient que le grand épiploon était destiné à entretenir la chaleur de l'estomac et des intestins et d'aider à la digestion. Tous les auteurs des derniers siècles racontent qu'un gladiateur, à qui Galien avait coupé l'épiploon, avait toujours froid au ventre, et qu'il le couvrait toujours d'une couverture de laine. Cependant, Forestus et Riolan parlent d'individus qui ont vécu sans incommodité, après qu'on leur eût coupé le grand épiploon.

Ce repli péritonéal ne forme pas toujours un tablier très régulier au-devant des intestins. On le trouve quelquefois déjeté sur un côté, plus souvent du côté gauche. Parfois, on le trouve remonté du côté de l'estomac.

Mode de formation et composition du grand épiploon. — Après la naissance, la grande courbure de l'estomac se trouve située immédiatement au-dessus du côlon transverse, contre la paroi abdominale antérieure. Ces deux portions du tube digestif sont contournées par un même repli péritonéal, entre les deux feuillets duquel se trouvent l'estomac et le côlon sous-jacent. A mesure que l'enfant grandit, les deux feuillets, étendus de l'estomac au

(1) Le *poids* de l'épiploon serait, selon les anciens auteurs, de 500 grammes environ. Vésale rapporte qu'il en a vu un de 5 livres. Hippocrate, au dire de Dionis, avait remarqué que le grand épiploon « se glisse, aux femmes, entre la matrice et la vessie, il presse l'orifice de l'utérus et empêche par ce moyen la génération » (Dionis, *loc. cit.*, p. 160).

côlon transverse, s'allongent insensiblement, et descendent, en formant une poche (diverticule de l'arrière-cavité des épiploons) vers la région du bassin, où ils arrivent au bout de quelques années.

On comprend qu'il existe quatre feuillets au grand épiploon; les deux premiers, antérieurs, forment la lame gastrique, les deux derniers, postérieurs, forment la lame côlique. Le premier fait suite au péritoine de la face antérieure de l'estomac, le deuxième à celui de la face postérieure ; le troisième se continue, en haut, avec le péritoine de la face supérieure du côlon transverse, et le quatrième sur celui de la face inférieure du même côlon.

Vaisseaux épiploïques. — Les *artères gastro-épiploïques* envoient de longues ramifications, *artères épiploïques antérieures,* qui descendent verticalement et parallèlement entre les deux feuillets de la lame gastrique, en s'envoyant réciproquement des branches anastomotiques transversales. Des *artères épiploïques postérieures,* semblables aux précédentes, naissent également, au niveau du côlon transverse, sur les artères côliques supérieures. Elles descendent dans la lame côlique entre les deux feuillets postérieurs du grand épiploon, et s'anastomosent par inosculation avec les artères épiploïques antérieures. Les artères épiploïques postérieures sont semblables aux antérieures ; elles sont verticales, parallèles et s'anastomosent entre elles. Les artères épiploïques s'allongent, chez l'enfant, à mesure que le grand épiploon se développe.

Une seule *veine épiploïque* accompagne chaque artère. Les veines épiploïques *antérieures* se jettent dans les veines gastro-épiploïques, les *postérieures,* dans les veines côliques supérieures. Comme toutes les racines de la veine porte, elles sont dépourvues de valvules.

Chez les jeunes sujets, lorsque le grand épiploon vient de se former, il existe, entre les deux feuillets antérieurs et les deux postérieurs, une cavité qu'on peut dilater au moyen de l'insufflation pratiquée par l'hiatus de Winslow. Plus tard, les divers feuillets du grand épiploon contractent des adhérences et se confondent ; ils sont envahis par les cellules migratrices qui les transpercent ; ils forment alors des cribles, de fins réseaux imitant souvent la dentelle. C'est sur le grand épiploon que Ranvier a fait ses expériences relatives à la structure et à l'inflammation du péritoine (voy. *Structure du péritoine*).

Comment se soudent les diverses lames du grand épiploon? Cette question n'est pas encore résolue. Cette soudure est-elle l'œuvre des cellules migratrices ? Est-elle la conséquence d'un état pathologique qui provoquerait, au préalable, la chute de l'endothélium comme le voudrait Baraban (1889)? Selon Zörner, cette soudure serait le résultat du mode d'accroissement de l'épiploon. Il se ferait entre les cellules endothéliales des solutions de continuité, au niveau desquelles il y aurait soudure entre les régions où le tissu conjonctif sous-endothélial est dépourvu d'endothélium. Si l'on admet, ce qui est plausible, que l'extension de l'enmembrane péritonéale produit des solutions de continuité de l'endothélium, j'ai raison de soutenir qu'il se fait des *fissures épithéliales* à la surface interne des organes creux fortement distendus, comme la vessie. Dans une rétention d'urine, lorsque la vessie renferme deux litres d'urine, par exemple, il se fait, indépendamment de toute autre lésion, des fissures entre les cellules épithéliales, fissures qui favorisent la résorption de l'urine et par conséquent l'*urémie*.

Epiploon gastro-splénique. — L'épiploon gastro-splénique, qui relie la rate à l'estomac, est formé, en partie, par l'adossement des feuillets péritonéaux qui tapissent les deux faces de l'estomac. Cet épiploon a plusieurs feuillets, entre lesquels on trouve un prolongement de l'arrière-cavité des épiploons, comme on en trouve un dans le grand épiploon. Il y a quatre feuillets dans l'épiploon gastro-splénique.

Le *premier* vient de la face antérieure de l'estomac. Il se continue, en bas, avec la partie gauche du feuillet antérieur du grand épiploon ; puis il passe en avant des vaisseaux spléniques, arrive au *hile* de la rate, entoure cet organe, auquel il adhère, et se continue en arrière avec le feuillet postérieur, ou quatrième feuillet. Pour voir ce feuillet antérieur, il faut le tendre, en tirant la rate à gauche et l'estomac à droite.

Le *deuxième* feuillet vient de la face postérieure de l'estomac ; il s'enfonce à une certaine distance dans l'épiploon gastro-splénique, et forme la paroi antérieure du *diverticule de l'arrièrecavité des épiploons*. Il est adossé au premier feuillet, puis il forme un cul-de-sac et revient en avant du pancréas et des vaisseaux spléniques, pour se contourner avec la paroi postérieure de l'arrière-cavité des épiploons, en formant le *troisième* feuillet de l'épiploon gastro-splénique. En déchirant le petit épiploon, on peut introduire un doigt à gauche dans le diverticule.

Le *quatrième* feuillet part du hile de la rate, où il fait suite au feuillet antérieur, après qu'il a enveloppé cet organe. Ce feuillet est le plus postérieur des quatre. Parti du hile, il passe en arrière des vaisseaux spléniques et du pancréas, qu'il abandonne près de la colonne vertébrale pour se continuer avec le péritoine pariétal diaphragmatique et lombaire, en formant un cul-de-sac, dont la concavité regarde à gauche. C'est à partir de ce point de réflexion du péritoine que le pancréas a plus de péritoine sur sa face postérieure.

L'épiploon gastro-splénique renferme les vaisseaux spléniques, le pancréas et le diverticulum de l'arrière-cavité. Le diverticulum est situé entre le pancréas et les vaisseaux spléniques, qui sont en arrière, et le feuillet superficiel gastro-splénique qui est en avant. Le pancréas, portant l'artère splénique sur son bord supérieur, creusé en gouttière, et la veine splénique sur sa face postérieure, est situé entre le feuillet postérieur du diverticulum et le quatrième feuillet, qui est en arrière de ces organes.

c. **Péritoine sur l'intestin grêle.** — La première portion du duodenum est mobile, et le péritoine l'entoure comme il entoure l'estomac, c'est-à-dire que le petit épiploon existe à la face supérieure, et le grand, à sa face inférieure.

Le péritoine passe au-devant de la deuxième portion du duodenum qu'il applique contre la paroi abdominale postérieure. Il y a un même feuillet qui couvre le rein, les vaisseaux rénaux, le duodenum et la tête du pancréas. Un instrument piquant peut atteindre ces trois organes par derrière sans toucher au péritoine.

La troisième portion du duodenum, située en avant de la veine cave inférieure, correspond au bord postérieur du mésocôlon transverse, dont les deux feuillets se dédoublent : le supérieur passe au-dessus du duodenum pour se continuer, en avant de la tête du pancréas, avec le péritoine de la paroi postérieure de l'arrière-cavité des épiploons, tandis que le feuillet inférieur se continue en bas, avec le péritoine pariétal de la région lombaire, et avec le feuillet droit du mésentère.

Au-dessous du duodenum, jusqu'au cæcum, l'intestin grêle est complètement entouré de péritoine. La séreuse intestinale s'adosse à elle-même en arrière de l'intestin grêle, pour former le *mésen-tère.*

Mésentère. — Le mésentère est donc un repli du péritoine, tendu de la colonne vertébrale à l'intestin grêle ; il présente deux faces, deux bords et deux extrémités.

Les *faces* sont latérales : l'une regarde à droite, l'autre à gauche ; elles sont formées par la surface libre du péritoine, et sont en rapport avec les circonvolutions intestinales.

Le *bord postérieur*, adhérent, s'étend depuis le côté gauche de la deuxième vertèbre lombaire jusqu'au côté droit de la cinquième, de telle sorte que ce bord, oblique, mesure une longueur de 10 centimètres environ ; à son niveau, on voit les deux feuillets qui le constituent se séparer et se porter de chaque côté pour se continuer, à droite et à gauche, avec la portion lombaire du péritoine pariétal.

Le *bord antérieur* est convexe. Si on le prend à l'extrémité supérieure du mésentère, on le voit se porter en avant et en bas, décrire une convexité antérieure, pour se terminer ensuite à l'extrémité inférieure. Ce bord antérieur s'insère sur le bord postérieur de l'intestin grêle, et présente une longueur égale à celle de l'intestin (7 mètres), qu'il supporte depuis la terminaison du duodenum jusqu'au cæcum. Ce bord, pour se mettre en rapport avec les nombreuses circonvolutions de l'intestin, présente une foule de replis ondulés. A ce niveau, on voit les deux feuillets du mésentère se séparer, entourer l'intestin grêle pour se confondre ensuite.

L'*extrémité supérieure* du mésentère est effilée ; elle répond à la deuxième vertèbre lombaire. Elle se termine au niveau du point où la troisième portion du duodenum se sépare de la colonne vertébrale pour donner naissance à la première circonvolution de l'intestin grêle. En ce point, les deux feuillets de l'extrémité supérieure se séparent, se portent à droite et à gauche pour former le feuillet inférieur du mésocôlon transverse et se continuer, en avant du côlon transverse, avec le feuillet postérieur du grand épiploon. J'ajouterai que le feuillet droit, en concourant à la formation du mésocôlon transverse, recouvre la face inférieure de la troisième portion du duodenum.

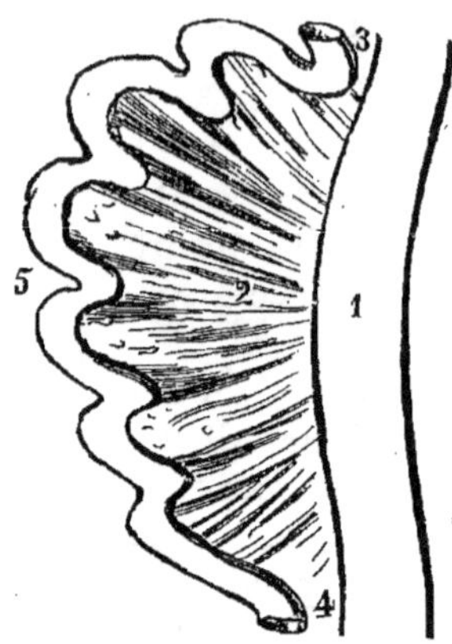

431. — Dessin schématique du mésentère.

1, colonne vertébrale. — 2, feuillet gauche du mésentère. — 3, extrémité supérieure du mésentère et origine de l'intestin grêle. — 4, extrémité inférieure du mésentère. — 5, intestin grêle inséré sur le bord convexe du mésentère.

L'*extrémité inférieure* répond au côté droit de la cinquième vertèbre lombaire. Elle est effilée comme la supérieure, car à ce niveau l'intestin grêle se porte en arrière et à droite pour se jeter dans le cæcum, et l'on voit les deux feuillets du mésentère se séparer et se porter vers les fosses iliaques. Dans l'épaisseur du mésentère, on trouve de la graisse, l'artère mésentérique supérieure, la veine grande mésaraïque, les chylifères et les nerfs qui les accompagnent. Dans l'*entérocèle*, la partie du mésentère correspondant à l'anse intestinale herniée se tend comme un cordon plus ou moins dur, qui prend le nom de *cordon mésentérique*.

Sur le vivant, le mésentère est mou, plissé et replié sur lui-même, de sorte que ses deux faces sont en contact avec les circonvolutions intestinales.

d. **Péritoine sur le gros intestin**. — Nous avons à examiner ici le cæcum, le côlon ascendant, le côlon transverse, le côlon descendant, le côlon iliaque et le rectum.

1° *Sur le cæcum et l'appendice iléo-cæcal.* — Le péritoine entoure complètement le cæcum dans la grande majorité des cas, et forme, en arrière de lui, un mésocæcum de peu d'étendue. Dans des cas très rares. le cæcum est en contact direct avec le fascia iliaca (9 fois sur 120 sujets, d'après Tuffier).

Deux replis du péritoine semblent le fixer dans sa situation : un *ligament supérieur*, indiqué par Huschke et bien décrit par Tuffier, étendu du péritoine lombaire, immédiatement au-dessous du rein droit, à la partie supéro-externe du cæcum ; un *ligament inférieur*, moins important, qu'on peut considérer comme la terminaison du mésentère, et qui s'étend de la partie supéro-interne de la fosse iliaque à la partie interne du cæcum.

Sur l'appendice. — La manière dont le péritoine se comporte avec l'appendice vermiculaire doit être étudiée d'une manière spéciale. Cette étude a été faite à des époques différentes par Waldeyer, Trèves, Tuffier, Jonnesco et Juvara.

Le mésentère se termine en pointe dans la région de la valvule iléo-cæcale, et entoure l'appendice vermiculaire, comme il entoure l'intestin. Ce *méso* appendiculaire rattache l'appendice au cæcum et à la partie supéro-interne de la fosse iliaque droite.

En se portant de l'iléon sur le cæcum, le péritoine forme des fossettes et des replis, en raison de la disproportion du calibre de l'iléon et du cæcum, et aussi en raison du mode de terminaison et d'origine des divers vaisseaux de la région.

La formation du *méso* de l'appendice est déterminée par l'*artère appendiculaire*, terminaison de la mésentérique supérieure. Ce méso est triangulaire. Il relie l'appendice au cæcum et à la partie terminale du mésentère. Son *sommet* correspond presque toujours au sommet de l'appendice (quand il n'atteint pas l'extrémité de l'appendice, cette extrémité est complètement entourée par le péritoine) et sa *base* à la face interne du cæcum, entre l'origine de l'appendice et l'angle formé par l'iléon et le cæcum. Le méso, qui relie l'appendice au cæcum, a un bord concave, libre dans la cavité abdominale, et contenant l'artère appendiculaire. Entre les deux feuillets de l'appendice, on trouve, ordinairement, une couche graisseuse assez épaisse.

Fossettes iléo-cæcales. — Deux fossettes résultent du passage du péritoine de l'iléon sur le cæcum. Au-dessus de l'angle iléo-cæcal, se trouve la fossette cæcale supérieure, au-dessous la fossette cæcale inférieure.

La *fossette cæcale supérieure* a son ouverture dirigée à gauche et son fond à droite. Plus marquée chez l'enfant, elle est limitée en arrière par la partie terminale du mésentère et la fin de l'iléon. La paroi antérieure est un repli péritonéal triangulaire, iléo-cæcal, allant du feuillet droit du mésentère à la partie interne du cæcum. Ce repli est formé par *l'artère iléo-cæcale antérieure*, qui occupe son bord libre et qui soulève le péritoine, de la même manière que la veine ombilicale soulève cette membrane pour former le ligament suspenseur du foie.

La *fossette cæcale inférieure* est située au-dessous de l'iléon, contre le cæcum. Son ouverture regarde en bas et à gauche ; le fond correspond à l'angle iléo-cæcal. Elle est limitée en arrière par l'iléon et le méso appendiculaire et, en avant, par un repli péritonéal *iléo-appendiculaire*, étendu de la fin de l'iléon à la partie interne du cæcum et à l'origine de l'appendice.

On peut introduire le doigt dans cette fossette, en passant en arrière du repli iléo-appendiculaire.

Le repli iléo-appendiculaire renferme peu de vaisseaux.

On appelle *fossettes rétro-cæcales* deux fossettes, visibles quand on renverse le cæcum extrait. Ce sont deux cavités dont l'ouverture regarde en bas. Selon Waldeyer, elles sont formées par la migration du cæcum.

On observe quelquefois, chez la femme, un *épiploon appendiculo-ovarien*, repli péritonéal étendu de la base du méso-appendiculaire à l'angle supéro-externe du ligament large.

2° *Sur le côlon ascendant*, situé profondément dans la région lombaire, le péritoine viscéral recouvre les faces antérieure et latérales du côlon ascendant, pour se continuer, en dedans et en dehors, avec le péritoine pariétal. Ordinairement, dans plus de la moitié des cas, selon Trèves, le péritoine applique le côlon ascendant contre le rein, mais, dans quelques cas, il s'adosse à lui-même en arrière de l'intestin, pour lui former un mésocôlon ascendant de quelques centimètres de longueur.

Lorsque le mésocôlon est court, ces deux feuillets peuvent être écartés par le côlon distendu, et je ne comprends pas qu'un anatomiste soutienne que les mésocôlons sont immuables, et que la distension de l'intestin n'a aucune influence sur leur longueur. Le péritoine se comporte de la même manière sur tous les organes du tube digestif susceptibles de distension. Il est moins adhérent au niveau des points par où ces organes reçoivent les vaisseaux. A ce niveau, il glisse sur eux au moyen d'un tissu cellulo-graisseux lâche, comme on le voit sur l'intestin grêle et sur l'estomac. Il doit en être de même pour les replis du gros intestin. Comment les intestins pourraient-ils se dilater, si, ce n'est aux dépens des mésos et des épiploons ?

C'est entre les deux feuillets du mésocôlon ascendant que passent les branches des artères côliques droites, inférieure et moyenne qui se portent aux parois du côlon, ainsi que les veines côliques et les nerfs qui accompagnent les artères.

3° *Sur le côlon transverse*, le péritoine entoure complètement

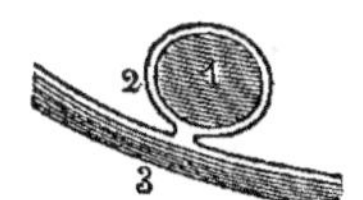

Fig. 432. — Coupe du côlon et du mésocôlon.

1, côlon. — 2, péritoine formant le méso-côlon. — 3, paroi postérieure de l'abdo-men.

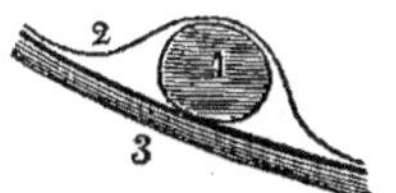

Fig. 433. — Coupe du côlon sans mésocôlon.

1, côlon. — 2, péritoine passant sur sa face antérieure. — 3, paroi postérieure de l'abdomen.

cette portion d'intestin, ou *arc du côlon*. Du bord postérieur du côlon part un repli du péritoine, transversal comme le côlon lui-même et formé par l'adossement des feuillets supérieur et infé-rieur du mésocôlon transverse. Ce repli, appelé *mésocôlon trans-verse*, transparent, contenant peu de vaisseaux, et dépourvu de tissu cellulo-graisseux, se porte en arrière, et sépare l'estomac qui est au-dessus, du paquet intestinal qui est au-dessous.

Le *feuillet supérieur* du mésocôlon transverse se redresse en arrière pour couvrir la troisième portion du duodenum, l'hiatus pancréatico-duodénal, et se continuer avec le péritoine de l'arrière cavité des épiploons.

En arrière, le *feuillet inférieur* du mésocôlon transverse accom-

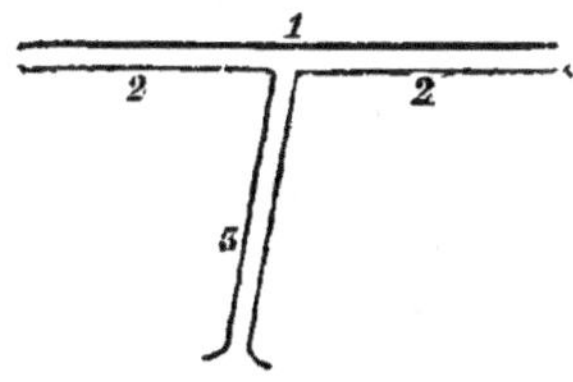

Fig. 434. — Coupe verticale et transversale du mésocôlon transverse et du mésentère.

1, feuillet supérieur du mésocôlon transverse formant la paroi inférieure de l'arrière-cavité des épiploons. — 2, 2, feuillet inférieur du mésocôlon transverse se conti-nuant avec les deux feuillets du mésentère. — 3, mésen-tère dirigé obliquement et se confondant avec le feuillet inférieur du mésocôlon transverse.

pagne le supérieur jusqu'au duodenum. A ce niveau, il descend, en s'adossant à lui-même, pour se continuer avec l'extrémité supé-rieure du mésentère, de telle sorte que les deux feuillets du mésen-tère et le feuillet inférieur du mésocôlon transverse forment une seule et même lame séreuse.

Les deux feuillets du mésocôlon transverse se séparent en avant pour entourer le côlon transverse. Ils se réunissent de nouveau en avant du côlon, et descendent jusqu'au détroit supérieur du bassin, en formant les deux feuillets postérieurs du grand épiploon et la paroi postérieure du prolongement épiploïque de l'arrière-cavité des épiploons.

FORT. — Anatomie, t. III.   44

4° *Sur le côlon descendant*, le péritoine se comporte exactement comme sur le côlon ascendant, avec cette particularité que le mésocôlon descendant existe plus rarement que l'autre. Lorsqu'il existe, il commence par une pointe à la partie supérieure du côlon descendant, et augmente de hauteur, jusqu'à la fosse iliaque gauche, où il se confond avec le mésocôlon iliaque. Les côlons ascendant et descendant sont maintenus si près de la région lombaire, qu'on ne les rencontre jamais dans l'intérieur des hernies.

5° *Sur le côlon iliaque*, le péritoine de la fosse iliaque gauche forme un long repli dont le bord libre embrasse cette portion de l'intestin. On trouve dans le mésocôlon iliaque, comme dans les autres *mésos*, les vaisseaux et les nerfs du côlon iliaque.

6° *Sur le rectum*, le mésocôlon iliaque se continue en arrière de la partie supérieure du rectum, où il forme le mésorectum, entre les feuillets duquel on trouve les artères hémorroïdales supérieures et les veines hémorroïdales.

Le péritoine, qui recouvre le rectum, descend très bas, à la partie antérieure de cet intestin, jusqu'au milieu des vésicules séminales, chez l'homme, et jusqu'à 2 centimètres au-dessous de l'insertion du vagin sur le col utérin, chez la femme. Du fond de ce cul-de-sac, *cul-de-sac de Douglas*, le péritoine remonte sur les parties latérales du rectum, en haut et en arrière, pour former les deux feuillets du mésorectum, repli triangulaire à sommet inférieur, à base supérieure se continuant avec le mésocôlon iliaque. Les deux feuillets du mésorectum se séparent en avant pour envelopper le rectum, tandis qu'en arrière ils se séparent pour se continuer avec le péritoine pariétal.

3° *Péritoine sur les annexes du tube digestif.*

1° Le péritoine sur le foie. — En décrivant le foie, j'ai montré que cet organe est complètement recouvert par le péritoine, excepté au niveau de son bord postérieur, à droite de la colonne vertébrale.

Face supérieure. — De la face supérieure du foie, le péritoine peut être suivi : 1° *en avant*, où il contourne le bord antérieur du foie pour se continuer avec le péritoine de la face inférieure ; 2° *en arrière*, où le péritoine hépatique se continue avec le péritoine diaphragmatique, en formant ce qu'on est convenu d'appeler le *feuillet supérieur du ligament coronaire ; 3° à droite et à gauche*, sur les deux extrémités du foie, où le péritoine de la face supérieure du foie se porte au diaphragme, pour former, avec un feuillet semblable de la face inférieure, les *ligaments triangulaires* droit et gauche ; 4° *au milieu*, où le péritoine s'adosse à lui-même pour former un grand repli appelé *ligament suspenseur du foie*.

Il y a deux *ligaments triangulaires*, droit et gauche. Leur étendue varie de 2 à 4 centimètres en longueur. Ils s'étendent des deux extrémités du foie au diaphragme. Le ligament triangulaire gauche est formé par l'adossement des feuillets supérieur et inférieur du lobe gauche du foie. Ces deux feuillets s'écartent en atteignant le diaphragme, et se dirigent l'un en haut, l'autre en bas. Il en est de même pour le ligament triangulaire droit formé par l'adossement des feuillets de la face supérieure et de la face inférieure du lobe droit.

Le *ligament coronaire* ne mérite pas ce nom, car les deux feuillets dont il est formé sont écartés par un intervalle de 5 à 6 centimètres, au niveau duquel le bord postérieur du foie est en contact avec le diaphragme.

Le feuillet supérieur établit la continuité entre le péritoine de la face supérieure du foie et celui de la face inférieure du diaphragme. Quant au feuillet inférieur, il passe du lobe droit du foie sur la paroi abdominale postérieure et sur le rein, pour former le *feuillet inférieur du ligament coronaire*. Très éloignés à leur partie moyenne, les deux feuillets du ligament coronaire viennent s'adosser à droite et à gauche pour former les ligaments triangulaires.

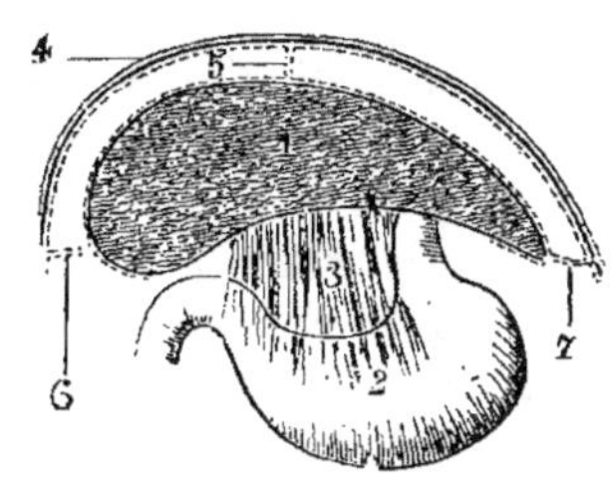

Fig. 435. — Péritoine sur le foie. Coupe verticale et transversale du foie et du diaphragme.

1, coupe du foie. — 2, estomac. — 3, épiploon gastro-hépatique. — 4, diaphragme recouvert par la plèvre. — 5, coupe du ligament suspenseur du foie — 6, coupe du ligament triangulaire droit. — 7, coupe du ligament triangulaire gauche.

Le *ligament suspenseur du foie*, ou *ligament falciforme*, mince et transparent, est un long repli triangulaire, dont le sommet correspond à l'ombilic et à la veine ombilicale, et dont la base bifurquée embrasse le bord antérieur du foie pour se prolonger, jusqu'au hile du foie d'une part, et jusqu'au fond de l'espace hépato-diaphragmatique d'autre part.

Le ligament falciforme décrit une courbe, à convexité antérieure, étendue de l'ombilic à la partie postérieure du foie. Son *bord antérieur* a une longueur de plus de 30 centimètres. Il correspond à la paroi abdominale antérieure et au diaphragme, où les deux feuillets qui constituent le ligament se séparent pour se continuer avec le péritoine pariétal. Le *bord postérieur*, plus court, s'étend de l'ombilic au hile du foie. Il renferme dans son épaisseur la veine ombilicale du fœtus et le cordon fibreux qui la remplace après la naissance ; au niveau du bord postérieur, les deux feuillets péritonéaux se continuent et forment un bord arrondi.

La *base* du ligament suspenseur du foie se divise en deux

branches en atteignant cet organe ; une *supérieure* se prolongeant entre le diaphragme et le foie jusqu'au bord postérieur de cet organe, qu'elle divise en lobe droit et lobe gauche, et une *inférieure* qui s'étend sous le foie et qui accompagne la veine ombilicale jusqu'au hile pour se confondre ensuite avec le péritoine du petit épiploon.

Le prolongement supérieur de la base du ligament falciforme, dont il vient d'être question, divise l'espace hépato-diaphragmatique en deux culs-de-sac n'ayant entre eux aucune communication, ce dont on peut s'assurer en passant la main au-dessous du diaphragme.

Face inférieure. — Le péritoine de la face inférieure occupe toute l'étendue du foie : 1° *en avant*, il tapisse le lobe carré du foie, la vésicule biliaire, et se continue avec le péritoine de la face supérieure du foie, après avoir contourné son bord antérieur ; *en arrière*, il couvre le lobule de Spigel, les parties postérieures des lobes du foie et se réfléchit pour former le feuillet inférieur du ligament coronaire ; *à droite*, il tapisse la face inférieure du lobe droit et va former le feuillet inférieur du ligament triangulaire droit ; *à gauche* il en est de même et il forme le feuillet inférieur du ligament triangulaire gauche. Vers *le milieu* de la face inférieure, le péritoine s'adosse à lui-même au niveau du hile pour former le petit épiploon, ou épiploon gastro-hépatique, qui contient le pédicule hépatique entre les deux feuillets. Le feuillet antérieur de ce repli se continue en avant avec le péritoine de la vésicule biliaire et du lobe carré, tandis que le feuillet postérieur se continue avec le péritoine qui recouvre le lobule de Spigel.

2° Le péritoine sur le pancréas. — Le péritoine forme, en arrière de l'estomac et de l'arrière-cavité des épiploons, un large feuillet qui applique la tête et le corps du pancréas, la 2° et la 3° portion du duodenum, ainsi que le rein, contre la colonne vertébrale et la région lombaire droite. Ce feuillet se continue à droite sous le foie, pour former le feuillet inférieur du ligament coronaire. Les organes sus-mentionnés n'ont pas de péritoine en arrière, de sorte qu'il existe en arrière une région aussi large que la main, à droite de la ligne médiane, au niveau des côtes du côté droit, jusqu'à 5 centimètres au-dessus de la crête iliaque, dans laquelle le péritoine passe au-devant des organes sans les envelopper.

La tête et le corps du pancréas n'ont donc de péritoine que sur leur face antérieure, de sorte que ces parties sont immobilisées. Mais la queue, mobile, est complètement entourée, et elle s'insinue entre les feuillets de l'épiploon gastro-splénique.

3° Le péritoine sur la rate. — La rate est totalement recouverte par le péritoine. Au niveau du hile, le péritoine splénique passe en avant et en arrière des vaisseaux spléniques pour former les deux feuillets de l'épiploon gastro-splénique.

Arrière-cavité des épiploons et hiatus de Winslow.

Le ventre étant ouvert, on aperçoit le péritoine qui tapisse la paroi abdominale, et qui se réfléchit sur le tube digestif et ses annexes. Mais on n'a aucune idée de l'arrière-cavité des épiploons. Cette cavité est un diverticulum du péritoine situé en arrière de l'estomac, qui semble s'être développé à la manière d'un vaste *sac herniaire* dont l'hiatus de Winslow constituerait le *collet*.

L'*hiatus de Winslow* est donc l'ouverture de l'arrière-cavité des épiploons, exactement fermée de toute part, excepté du côté de cette ouverture. L'arrière-cavité est si bien comparable à un sac, qu'on peut la dilater en y injectant un liquide par son ouverture. On peut même y observer des épanchements.

L'*ouverture* de l'arrière-cavité des épiploons, l'*hiatus*, décrit pour la première fois par Winslow en 1715 (*Acad. des Sciences*), est un orifice irrégulièrement arrondi, faisant communiquer la cavité péritonéale avec un diverticulum de cette séreuse ou arrière-cavité des épiploons. Cet orifice est limité à sa partie supérieure par le lobule de Spigel, à sa partie inférieure par la première portion du duodenum, à sa partie postérieure par la veine cave inférieure, et à sa partie antérieure par le petit épiploon et la veine porte qui est contenue entre ses deux feuillets.

Selon Winslow, on peut, en soufflant avec un tuyau dans l'hiatus, distendre l'arrière-cavité. L'air, introduit par cet artifice dans le grand et le petit épiploon, s'insinue dans le mésocôlon transverse, et passe jusque dans les petites cellules graisseuses attachées à la surface de l'intestin côlon, nommées *appendices épiploïques*, et dont Vésale a donné la première description.

L'*arrière-cavité des épiploons*, ou *petite cavité péritonéale*, est un espace limité principalement par le foie, le mésocôlon transverse, l'estomac et le pancréas.

Cette cavité présente deux prolongements, l'un dans l'épaisseur du grand épiploon, l'autre dans l'épaisseur de l'épiploon gastro-splénique. Au niveau de l'hiatus de Winslow, on voit le péritoine de la face inférieure du foie se continuer dans l'arrière-cavité ; partout continu à lui-même, il en recouvre toutes les parois. Parti de la portion du foie qui forme la paroi de cette arrière-cavité, il descend vers le petit épiploon, dont il forme le feuillet postérieur, et tapisse la paroi postérieure de l'estomac, qu'il quitte au niveau de la grande courbure pour s'appliquer contre la lame la plus antérieure du grand épiploon venue de la face antérieure de l'estomac. Ce feuillet péritonéal arrive vers le pubis, remonte, en s'appliquant à lui-même, entre lui et la lame la plus postérieure du grand épiploon, tapisse la face supérieure du côlon transverse et forme ensuite le feuillet supérieur du méso-côlon transverse. Ce feuillet arrive à la colonne vertébrale, remonte, en recouvrant la deuxième et une partie de la troisième portion du duodenum, de même que la face antérieure du pancréas, et se termine enfin à la face inférieure du foie, où il se confond avec lui-même, après avoir formé au niveau du bord postérieur de cet organe le feuillet inférieur du ligament coronaire.

Vers le côté gauche, l'arrière-cavité des épiploons forme un cul-de-sac qui s'enfonce entre les deux feuillets de l'épiploon gastro-splénique, comme cela se voit aussi pour le cul-de-sac qui se porte vers le grand épiploon.

Pour introduire le doigt dans l'hiatus de Winslow et l'arrière-cavité des épiploons, on doit passer au-dessous du foie, contourner le bord droit du petit épiploon contenant les vaisseaux hépatiques et passer au-dessous du lobule de Spigel.

Je n'aime pas les descriptions compliquées et je m'applique à les rendre simples, autant que possible. Je ne vois aucune utilité à nommer l'arrière-cavité des épiploons *petite bourse épiploïque,* comme Huschke, ou *atrium bursæ omentalis,* ou *vestibule de l'arrière-cavité,* comme His. On pourrait à la rigueur donner le nom de *diverticule épiploïque* au prolongement de l'arrière-cavité dans le grand épiploon, et celui de *diverticule splénique* à celui qui est logé dans l'épiploon gastro-splénique.

§ 10. — DÉTAILS COMPLÉMENTAIRES SUR LE PÉRITOINE

Il n'est pas douteux que l'étude du péritoine présente quelques difficultés. Ces difficultés tiennent surtout aux descriptions compliquées de divers replis péritonéaux inconstants, qui sont souvent dus à d'anciennes lésions. L'étude que j'ai faite me paraît complète et facile. Pour être encore plus complet, j'indiquerai les divers replis complémentaires en suivant l'ordre déjà suivi dans la description du péritoine, c'est-dire en commençant par le tube digestif, que je suivrai de haut en bas, et en terminant par les annexes

1° *Au niveau de l'œsophage,* on voit, à gauche, la partie supérieure du *ligament phrénico-gastrique* qui s'étend de l'œsophage à la face inférieure du diaphragme. A droite, on voit deux ligaments: l'un, qui est la terminaison du petit épiploon, s'étend du bord droit de l'œsophage au foie et au diaphragme, *ligament hépato-*

phrénico-œsophagien; l'autre, situé en arrière du précédent, est un ligament étendu de la face antérieure de l'aorte et du pilier droit du diaphragme à la partie droite de l'œsophage, *ligament aortico-phrénico-œsophagien.*

2° *Au niveau de l'estomac,* les feuillets qui recouvrent les deux faces de l'estomac se portent au loin pour former les épiploons. Au-dessus de la grosse tubérosité on voit un repli qui se continue en bas avec l'épiploon gastro-splénique et qui s'étend de la grosse tubérosité à la face inférieure du diaphragme, *ligament phréno-gastrique.*

3° *Au niveau de l'intestin grêle,* il existe plusieurs particularités relatives au péritoine. *Au commencement de l'intestin grêle,* dans la première partie du jéjunum, qui touche au duodenum, on décrit trois *fossettes :* la duodénale supérieure, la duodénale inférieure et la duodéno-jéjunale.

a. *Fossette duodénale supérieure.* — On la rencontre chez la moitié des sujets. Elle est située entre le rein gauche, qui est en dehors et l'origine du jéjunum, qui est en dedans. Cette fossette dont l'ouverture regarde en bas, a son *sommet* contre le corps du pancréas. L'ouverture est limitée en avant par un repli péritonéal semi-lunaire étendu du rein gauche à l'intestin. Jonnesco a comparé fort heureusement cette fossette à une hotte renversée. Cette fossette peut être comme les suivantes, le siège d'une *hernie rétro-péritonéale.*

b. *Fossette duodénale inférieure.* — Cette fossette n'est pas constante, on la rencontre trois fois sur quatre. Elle peut atteindre jusqu'à 3 centimètres de profondeur. Elle est située au-dessous de la précédente. Son *ouverture* regarde en haut, en sens inverse de la précédente. Son *sommet* est dirigé à droite et en bas ; il est situé en avant du duodenum, près de l'extrémité supérieure du mésentère. L'ouverture est limitée par un repli péritonéal semi-lunaire, étendu du péritoine pré-rénal à la face antérieure du duodenum.

c. *Fossette duodéno-jéjunale.* — Elle existe rarement, une fois sur six sujets, selon Jonnesco. Elle occupe l'angle formé par le jéjunum et sa première portion, que quelques auteurs, imitateurs des Allemands, appellent quatrième portion du duodenum. Cet angle lui-même manque souvent. Le *sommet* de cette fossette est situé au-dessous du pancréas, entre l'aorte et le rein gauche. L'ouverture, qui regarde en bas, est limitée par un repli péritonéal semi-lunaire.

Le plus souvent les replis qui forment ces fossettes contiennent des vaisseaux qui soulèvent le péritoine. Dans quelques cas, ils ne contiennent pas de vaisseaux ; tel est le cas du repli qui limite l’ouverture de la fossette duodénale inférieure. Selon Treitz, ces fossettes seraient dues à un déplacement du duodenum chez l’embryon.

d. *A la fin de l’intestin grêle*. — Le péritoine forme également des fossettes dans la région iléo-cæcale. Ces fossettes ont été décrites avec le cæcum et l’appendice iléo-cæcal (voy. *Fossettes cæcales et rétro-cæcales*).

4° *Au niveau du gros intestin*. — Je signalerai les ligaments phrénico-côliques et la fossette intersigmoïde.

Les *ligaments phrénico-côliques* se trouvent aux extrémités de l’arc formé par le côlon transverse. Le ligament *phrénico-côlique droit, sustentaculum hepatis*, est un repli étendu du coude droit du côlon transverse au diaphragme. Il est situé au-dessous du foie ; il a la plus grande analogie avec le ligament triangulaire droit. Le ligament *phrénico-côlique gauche, sustentaculum lienis*, analogue à celui du côté droit, se porte du coude gauche du côlon au diaphragme, en passant au-dessous de la rate, qu’il paraît soutenir.

La *fossette intersigmoïde* est située au niveau de la bifurcation de l’artère iliaque primitive gauche. Il faut renverser le côlon iliaque en haut pour l’apercevoir. On voit alors une *ouverture* de 12 millimètres de diamètre en moyenne. La cavité suit la direction de l’artère iliaque primitive dans une étendue de 5 à 6 centimètres. L’ouverture est limitée en arrière par l’iliaque primitive et, en avant, par l’artère hémorroïdale supérieure qui se dirige vers le rectum. Cette artère est accompagnée par les trois *artères sigmoïdes*, qui se portent de la mésentérique inférieure au côlon iliaque. Ce sont ces vaisseaux qui soulèvent le péritoine en forme de repli.

5° *Au niveau du foie*. — On rencontre quelquefois deux ligaments inconstants, qui mériteraient le nom d’épiploons : l’*épiploon hépato-rénal*, étendu de la face inférieure du foie à la partie antérieure du rein droit, ou de la capsule surrénale (cet épiploon se montre rarement, parce que, dans la majorité des cas, le rein et le foie sont en contact direct) ; l’*épiploon hépato-côlique*, repli analogue, rare également, étendu de la face inférieure du foie au coude droit du côlon transverse.

6° *Au niveau du pancréas*. — Quand la queue de cet organe est courte et n’atteint pas la rate, on trouve un *épiploon pancréatico-splénique*, étendu de la queue du pancréas à la face interne de la rate, repli qui s’ajoute à ceux déjà connus de l’épiploon gastro-splénique.

7° *Au niveau de la rate*. — De la partie supérieure de la rate part quelquefois un repli péritonéal qui rattache la rate au diaphragme où il se confond avec le péritoine diaphragmatique ; c'est le *ligament phréno-splénique*. Un autre repli, qui existe rarement, s'étend de l'extrémité inférieure de la rate au coude gauche du côlon transverse, *ligament* ou mieux *épiploon spléno-côlique*.

CHAPITRE VII

HERMAPHRODISME

Hermaphrodisme est un terme de tératologie indiquant la réunion des deux sexes sur un seul individu. Ερμαφρόδιτος, ou Hermaphrodite, est un personnage mythologique, fils de Mercure et de Vénus, et ayant les deux sexes, de Ερμῆς, Mercure, et Αφροδιτη, Vénus.

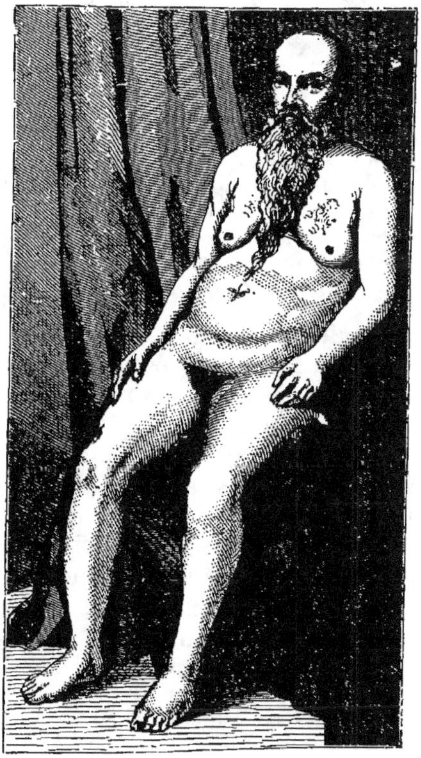

Les *hermaphrodites*, ou *androgynes*, très communs chez les végétaux, existent-ils dans l'espèce humaine? Si l'on en croit un auteur cité par Pline, les androgynes ont constitué un peuple voisin des Nasamons. Ces derniers, soumis plus tard par les Romains, étaient des nomades de la Lybie, au sud de la grande Syrte, résidant tantôt sur les côtes, tantôt dans le désert, et servant d'intermédiaires entre Carthage et l'Egypte.

Harvey, sur le rapport de Duval, a cru à la réalité de l'hermaphrodisme, sur un individu qui faisait alternativement la fonction de l'un et de l'autre sexe.

On a aussi attribué à Hippocrate une tradition dont Rhodius a cru voir la vérité dans une femme qui devint homme.

Les sexes, dit Lassus, sont toujours permanents, et le seul

Fig. 436. — Marie-Madeleine Lefort. Aspect extérieur (Holmes, *Mal. chir, des enfants*, 1870).

exemple rapporté par de Graaf, prouve combien il faut être circonspect lorsqu'il s'agit de se prononcer sur la combinaison des deux sexes dans l'espèce humaine (*Mul. org.*, cap. 15).

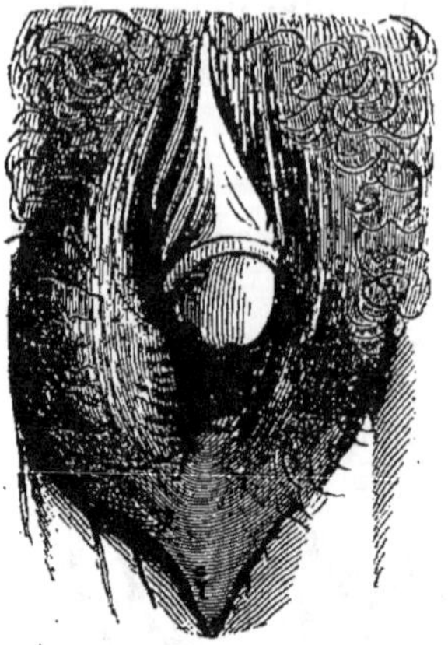

Laissant de côté les fables de l'antiquité, il est certain, ainsi que l'admettent la plupart des auteurs, que les hermaphrodites sont des individus de l'un des sexes, le plus souvent du sexe féminin, chez lesquels certains organes, démesurément développés, ont fait croire à l'existence de l'hermaphrodisme. On peut voir, par exemple, dans la figure 437, un exemple d'hypertrophie du clitoris qui présente de grandes analogies avec un membre viril.

Si l'on jette les yeux sur la figure 442, on voit un pseudo-hermaphrodite, né en 1799, et mort à l'Hôtel-Dieu de Paris en 1864. Plusieurs chirurgiens l'ayant examiné en 1815, le considérèrent comme un homme, mais Béclard (1) soutint l'opinion contraire.

Fig. 437. — Développement excessif du clitoris. Cet organe, de 5 centimètres de longueur, se termine par un gland à la base duquel se trouve un orifice qui livre passage à l'urine. A droite, la grande lèvre, très saillante, renferme l'ovaire.

Marie-Madeleine était persuadée qu'elle était femme, et, malgré son apparence masculine, elle éprouvait du penchant pour les hommes. Les mamelles étaient assez développées et la voix était celle d'une femme.

Le pubis était couvert de poils; il y avait deux grandes lèvres et deux petites lèvres séparées par une fente vulvaire très superficielle. Le clitoris, volumineux, simulait un petit pénis, surmonté d'un gland au sommet duquel s'ouvrait l'urètre.

L'urine sortait au-dessous du cli-

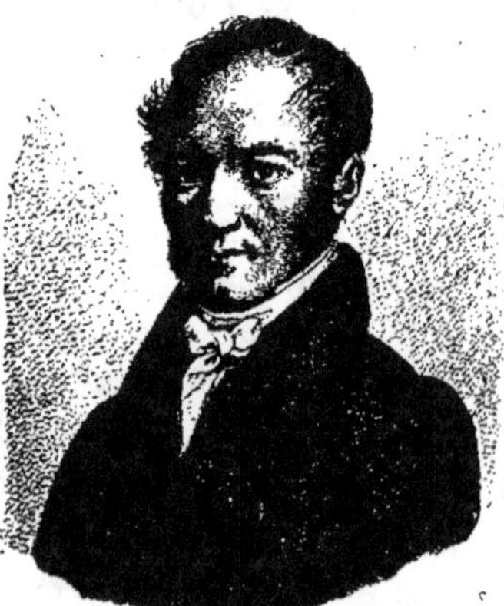

Fig. 438. — BÉCLARD.

(1) Béclard (Pierre-Auguste), naquit à Angers le 12 octobre 1785, et fut enlevé à Paris, par une mort prématurée (méningite), le 16 mars 1825. Professeur d'anatomie à la Faculté de Paris, en 1813. L'instruction des élèves fut son unique préoccupation. Ceux-ci, qui affluaient à ses leçons, firent une souscription au moyen de laquelle ils lui firent élever un monument funèbre qui lui a été consacré dans le cimetière de l'Est.

toris. Les règles se sont montrées de huit à quarante-neuf ans.
Elle n'eut jamais de véritables rapports sexuels.

On voit dans la figure 439, une sonde introduite dans un *cloaque* commun, donnant passage à l'urine et au sang des règles. Ce cloaque communiquait en haut avec la vessie et en arrière avec un véritable vagin.

Tardieu, dans son mémoire sur l'*identité dans ses rapports avec l'hermaphrodisme*, cite l'histoire dramatique d'Alexina B. qui fut élevée dans un pensionnat de jeunes filles jusqu'à vingt-deux ans. Un jugement du tribunal de La Rochelle ayant décidé qu'elle était du sexe masculin, il se suicida. Elle avait

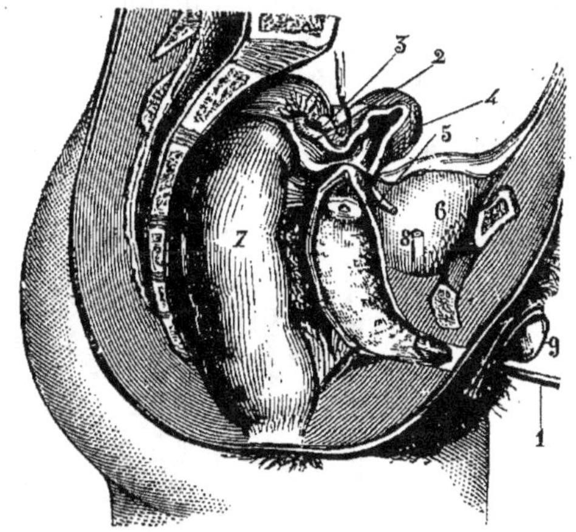

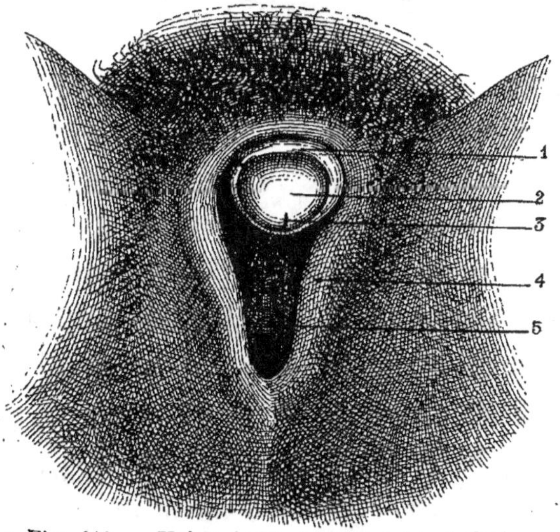

Fig. 439. — Organes génitaux internes de Marie-Madeleine Lefort.

1, sonde passant par l'ouverture principale, au-dessous du clitoris. — 2, ligament large. — 3, ovaire. — 4, utérus. — 5, trompe de Fallope. — 6, vessie. — 7, rectum. — 8, uretère. — 9, clitoris très développé simulant un membre viril (*Mal. chir. des enfants*, 1870).

Fig. 440. — Vulve de Marie Madeleine Lefort.

1, capuchon du clitoris. — 2, clitoris analogue au gland. — 3, méat urinaire. — 4, grande lèvre. 5, entrée du vagin.

un pénis rudimentaire, un cul-de-sac vaginal, un urètre féminin,

un testicule descendu à droite, deux canaux éjaculateurs, des vésicules séminales contenant du sperme.

On trouve au musée Dupuytren plusieurs exemples d'hermaphrodisme. La figure 440 représente la vulve de l'hermaphrodite
précédente, Marie-Madeleine Lefort, observée par Béclard. L'urètre
se prolonge au sommet du clitoris, très volumineux.

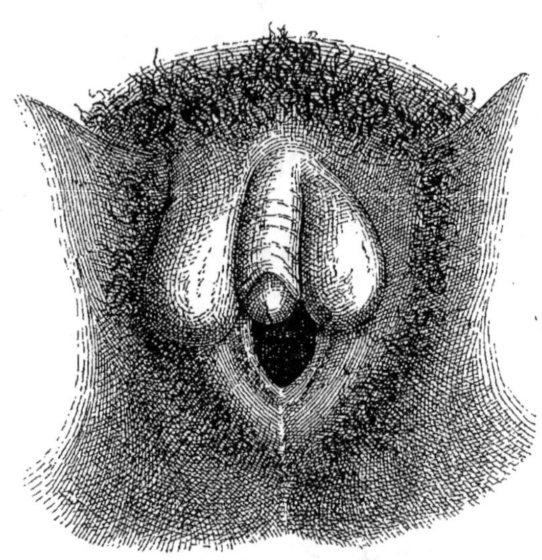

Fig. 441. — Cette figure représente les organes d'un sujet observé par le
Dᵣ Laumonier, et mort à l'Hôtel-Dieu de Rouen ; on voit un pénis, deux testicules, et l'ouverture du vagin.

Mais le cas le plus intéressant, et véritablement troublant, est
celui de la figure 442, dans lequel il y a vraiment réunion des
organes génitaux masculins et féminins. Cette pièce, qui porte, au
musée Dupuytren, le n° 265, est étiquetée : *hermaphrodisme
féminin complexe observé par Laumonier et Béclard*. La pièce a
été modelée avec la cire.

On voit que l'appareil féminin est complet. Il existe en outre
deux testicules et deux canaux déférents.

Dans le courant de mai 1901, le Dᵣ Edmond Derveau, chirurgien
adjoint de l'hôpital Saint-Pierre à Bruxelles, a communiqué au
Cercle médical de cette ville, une observation des plus intéressantes sur un homme de cinquante-sept ans, père de 6 enfants,
dont l'aîné a actuellement trente-deux ans. Il a constaté, pendant
une opération, la présence de deux testicules et d'un utérus parfaitement authentique, avec des ligaments larges. Cet homme avait

l'érection, l'éjaculation et les sensations voluptueuses tout à fait normales. Le Dr Derveau a eu l'extrême obligeance de m'envoyer une photographie de la pièce que j'ai le regret de ne pouvoir reproduire à cause de ses dimensions.

L'hermaphrodisme vrai, c'est-à-dire la présence du testicule et de l'ovaire sur le même sujet, peut s'expliquer par une aberration du développement. Le même *épithélium germinatif* donne

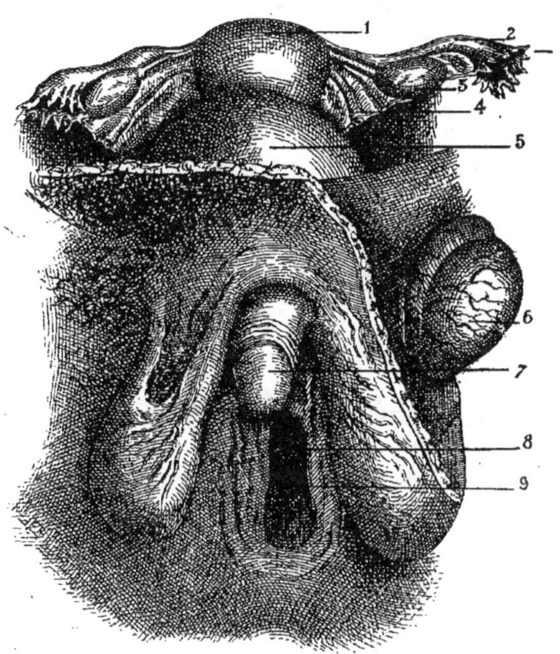

Fig. 442. — Organes génitaux de l'hermaphrodite de Laumonier et Béclard. 1, utérus. — 2, trompe de Fallope. — 3, ovaire. — 4, ligament rond. — 5, vessie distendue — 6, testicule. — 7, pénis. — 8, vulve, — 9, bord de la membrane hymen.

naissance aux tubes de Pflüger dans les deux sexes. C'est ce qui empêche de reconnaître le sexe dans les premières phases embryonnaires. Ces tubes produisent un ovaire ou un testicule, selon que l'embryon doit devenir mâle ou femelle. On comprend cette aberration du développement, consistant en la transformation d'une partie des tubes en testicule et de l'autre partie en ovaire.

TROISIÈME PARTIE

ORGANES DES SENS

Les sens sont au nombre de cinq : le toucher, l'odorat, le goût, l'ouïe et la vue. Les sens ne fonctionnent qu'au moyen de certains organes qui constituent un appareil pour chacun d'eux. On devrait donc dire appareils du toucher, de l'odorat, du goût, de l'ouïe et de la vue. Ce sont ces appareils que nous allons décrire dans l'ordre qui vient d'être indiqué.

CHAPITRE PREMIER

APPAREIL DU TOUCHER

PEAU

Le toucher a pour siège la peau.

La peau, ou *tégument externe*, est une membrane molle, sensible, qui limite de toutes parts la surface du corps et qui se continue, au niveau des orifices, avec un système de membranes analogues tapissant les cavités du corps, qui communiquent avec l'extérieur. Ces membranes sont appelées membranes muqueuses.

ARTICLE PREMIER

CONSIDÉRATIONS GÉNÉRALES

Couleur. — La peau est rosée chez l'enfant au moment de la naissance, d'un rose moins tendre quelque temps après. Chez l'adulte, cette couleur varie selon les individus, selon les races, selon les régions du corps, selon les saisons et les maladies qui affectent l'organisme.

Épaisseur. — L'épaisseur de la peau est assez considérable ; elle est, en général, de 2 à 3 millimètres, si l'on ne considère que la peau séparée de la couche adipeuse ; cette dernière est tellement adhérente et surtout tellement confondue avec le derme,

qu'il n'est pas rationnel de vouloir les séparer. Quand on considère l'épaisseur de la peau, on devrait donc y comprendre toutes
les couches jusqu'aux aponévroses d'enveloppe. Les glandes sudoripares ne pénètrent-elles pas jusqu'au centre de la couche graisseuse entre les lobules?

Étendue. — L'étendue de la peau est plus considérable que la
surface du corps. En effet, la peau ne recouvre pas seulement
toutes les saillies et toutes les
dépressions, mais encore elle
forme des replis dans certaines
régions, en s'adossant à elle-
même. Exemple : à la circonférence du pavillon de l'oreille,
aux narines, sur la verge.
D'après Sappey, cette étendue
serait de 12 pieds carrés sur
un homme robuste et de taille
élevée, de 8 pieds sur une
femme de taille et d'embonpoint ordinaires.

La peau présente à étudier
deux faces : l'une profonde,
l'autre superficielle et libre.

Face profonde. — Elle est
toujours humide, et en rapport plus ou moins intime avec
les parties sous-jacentes. Sur
le tronc et sur les membres, la
peau glisse sur les parties profondes au moyen d'une couche de

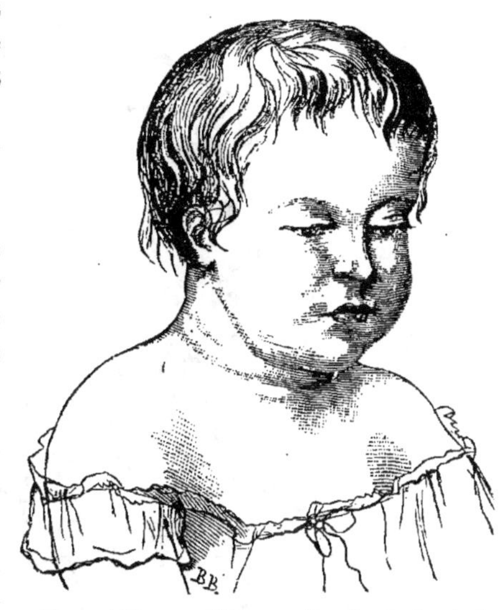

Fig. 443. — Visage d'enfant dont la
peau sans rides est soulevée et tendue par le tissu adipeux sous-jacent.

tissu conjonctif connue sous le nom de *fascia superficialis*. A la
paume des mains et à la plante des pieds, l'adhérence est plus
considérable et le déplacement de la peau presque impossible.

Face superficielle. — Cette face présente : 1° des productions
cornées, normales et accidentelles ; 2° des saillies permanentes ;
3° des saillies passagères ; 4° des orifices ; 5° des sillons ; 6° des
plis.

1° Les *productions cornées* seront étudiées avec la structure de
l'épiderme.

2° Les *saillies permanentes*, qui ont reçu le nom de papilles,
sont disséminées à la surface de la peau ; leur ensemble forme le
corps papillaire. Ces petites élevures, destinées, la plupart du
moins, à la sensibilité, ont été vues pour la première fois au
milieu du XVIIe siècle, par Malpighi, sur la langue du bœuf, et plus

tard sur la peau de l'homme. Elles ont été étudiées par Ruysch, qui a compris, à tort, dans leur description, les saillies que forment à la surface de la peau les follicules pileux. Elles ont été bien mieux décrites par Albinus, dont la description laisse peu à désirer. Il les a divisées en grandes, moyennes et petites. Les grandes papilles se rencontrent à la main et au pied ; c'est au talon qu'elles acquièrent leur plus grand développement. Les papilles moyennes

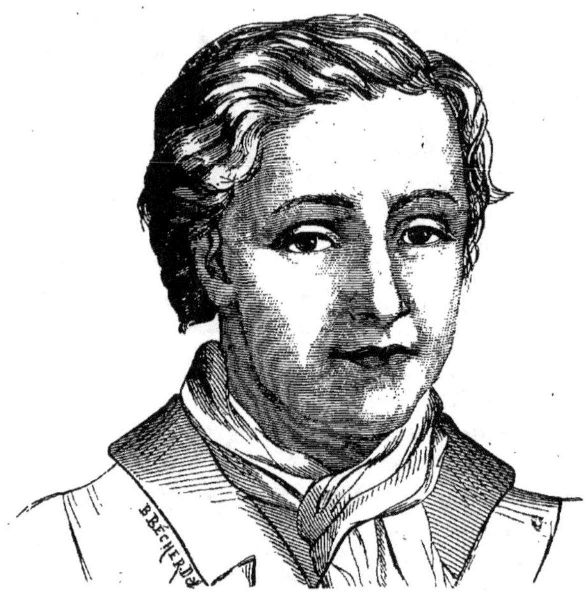

Fig. 444. — Visage jeune sans rides.

sont placées sous les ongles de la main et du pied ; les petites recouvrent le reste de la peau. Les grandes papilles sont coniques, les moyennes cylindriques, les petites hémisphériques.

3° Les *saillies passagères* se produisent à la surface de la peau sous l'influence du froid, de la peur, etc. ; elles s'accompagnent du redressement des poils au moyen des muscles de la peau. C'est ce phénomène qui a reçu le nom de *chair de poule*.

4° De nombreux *orifices*, ou *pores*, se rencontrent à la surface de la peau. Chaque follicule pileux s'ouvre par un orifice distinct. Il en est de même de quelques glandes sébacées et de toutes les glandes sudoripares. Remarquons, en passant, que les orifices de la paume des mains et de la plante des pieds n'appartiennent qu'à des glandes sudoripares.

5° La peau est couverte de petits *sillons*, bien marqués surtout à la paume des mains et à la plante des pieds ; ils sont séparés par des crêtes couvertes de papilles. Sur la peau qui recouvre la pulpe de la dernière phalange, ils décrivent des courbes concentriques, tandis qu'ils suivent une direction transversale ou oblique sur le reste de la peau du pied et de la main.

Des sillons irréguliers, d'aspect luisant, connus sous le nom de *vergetures*, se montrent sur la paroi abdominale des femmes qui ont eu des enfants, et des sujets dont la paroi abdominale a été

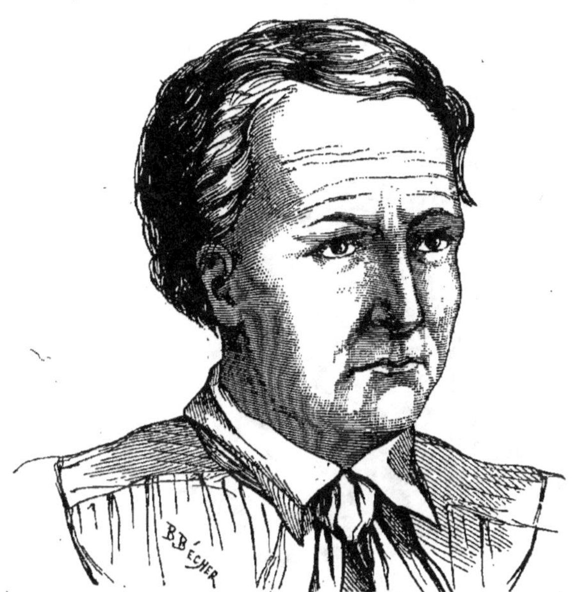

Fig. 445. — Visage de l'homme préoccupé par des travaux intellectuels (rides frontales).

distendue par le liquide de l'ascite, par une tumeur considérable, ou même par un tissu graisseux très abondant. Ces taches, indélébiles, sont produites par l'éraillure du derme.

6° Les *plis* que l'on trouve à la surface de la peau sont nombreux : les uns, les *rides*, sont dus à la contraction des muscles sous-jacents ; ils sont passagers au début de la vie et n'existent qu'au moment de la contraction de ces muscles ; ils deviennent plus tard permanents. On les observe surtout à la face, où ils peuvent servir d'étude au point de vue du caractère, des aptitudes, etc.

Les rides sont des dépressions de l'épiderme et du derme déterminées par le déplacement des éléments élastiques du derme sous l'influence de la contraction répétée des muscles sous-jacents. Les rides sont toujours perpendiculaires à la direction des fibres musculaires. C'est pour cela que les rides du *penseur*, rides frontales, sont horizontales, les fibres du frontal étant verticales, que les rides du *jaloux*, rides intersourcilières, sont verticales, les fibres du sourcilier étant horizontales, que les rides du *rieur* sont perpendiculaires à la direction des zygomatiques, que les rides qui forment la *patte d'oie* sont radiées parce que les fibres de l'orbiculaire sont circulaires.

Les rides sont indélébiles ; il est impossible de les détruire. Les

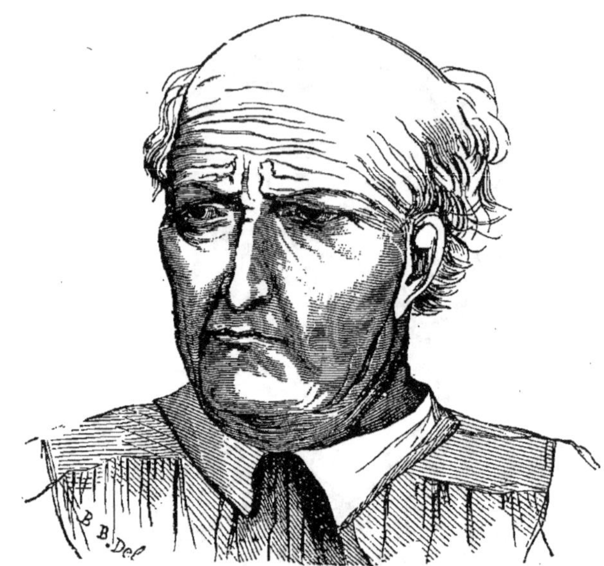

Fig. 446. — Visage de vieillard. Rides multiples ; la peau a perdu sa souplesse.

charlatans qui détruisent les rides ne méritent aucune confiance.

D'autres plis sont dus aux mouvements des articulations, on pourrait les appeler *plis de locomotion*. Ils sont surtout remarquables aux mains et aux pieds, où ils sont d'une grande utilité au chirurgien qui veut pratiquer des opérations dans ces régions.

ARTICLE II

STRUCTURE DE LA PEAU

La peau est composée de deux couches : une couche superficielle, l'*épiderme*, et une couche profonde, contenant des vaisseaux et des nerfs, le *derme*. Nous étudierons immédiatement après ces deux couches la structure des nombreux organes annexés à la peau : les *papilles*, les *glandes sudoripares*, les *glandes sébacées*, les *follicules pileux*, les *poils* et les *ongles*.

§ 1. — ÉPIDERME

L'épiderme (1) constitue la couche la plus superficielle de la peau. Il est absolument dépourvu de vaisseaux, mais il renferme des nerfs, contrairement à ce qu'on croyait autrefois. Les *ongles* et les *poils* sont des productions épidermiques.

L'épaisseur de l'épiderme est en moyenne de 100 à 200 μ; elle varie entre 30 μ et 3 millimètres et demi (talon).

L'épiderme est transparent. Sa *face superficielle* est criblée d'ouvertures (pores de la peau); ce sont les orifices des diverses glandes contenues dans l'épaisseur de la peau. De nombreuses saillies s'y rencontrent également, ce sont les papilles du derme qui refoulent la couche épidermique.

La *face profonde* de l'épiderme, molle et humide, est en rapport avec le derme; elle offre des prolongements épidermiques nombreux qui se continuent avec la surface épithéliale des glandes contenues dans la peau. Lorsqu'on arrache cette lamelle sur un sujet en putréfaction, on voit ces prolongements à la face profonde de l'épiderme.

Structure de l'épiderme. — Cette membrane est uniquement composée de cellules qui se renouvellent sans cesse, de la profon-

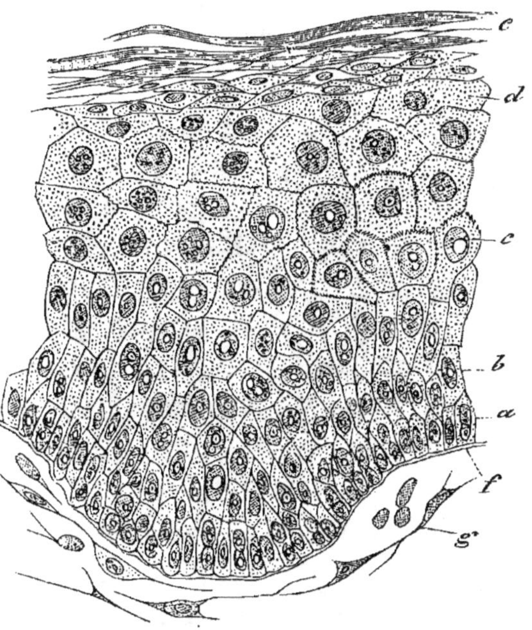

Fig. 447. — Coupe de l'épiderme du prépuce.

a, petites cellules de la couche de Malpighi. — *b*, cellules un peu plus avancées. — *c*, cellules polyédriques crénelées sur les bords. — *d*, cellules superficielles s'aplatissant pour former la couche cornée. — *e*, couche cornée (Cadiat).

(1) L'épiderme a été étudié par Ruysch, qui a montré son insensibilité, l'absence de vaisseaux, et la manière dont il se reproduit. Il a montré qu'il n'est pas formé de lamelles superposées, comme le croyait Leeuwenhoek (1684). Il a montré qu'il est préférable, pour détacher l'épiderme, de se servir d'eau bouillante, plutôt que d'un fer rouge ou d'un médicament épispastique (Ruysch, *adversat. anatom.* Decas III, cap. viii, p. 24).

Malpighi a découvert la partie molle de l'épiderme, le *corps muqueux*, qu'il a pris pour une membrane réticulaire, à travers laquelle passaient les nerfs et les vaisseaux, mais c'était une erreur.

deur vers la superficie, et qui forment un grand nombre de couches stratifiées ; c'est un type *d'épitélhium pavimenteux stratifié*. A mesure que les cellules deviennent plus superficielles elles s'aplatissent, se condensent, se dessèchent et disparaissent.

L'épiderme n'est formé, en somme, que par un seul élément ; la *cellule épithéliale*. Celle-ci offre des caractères variables dans sa forme et dans sa structure, suivant qu'on l'observe dans la partie profonde ou dans la partie superficielle de la couche épidermique.

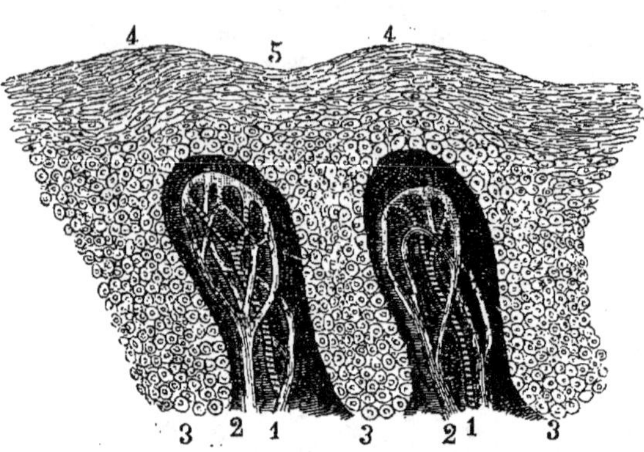

Fig. 448. — L'épiderme avec deux papilles.

1 et 2, vaisseaux de la papille. — 3, 3, 3, cellules profondes. 4, 4, 5, lamelles cornées de l'épiderme.

A mesure que les cellules épidermiques deviennent plus superficielles, elles s'aplatissent de plus en plus, durcissent et se délachent.

L'épiderme est formé de deux couches : une *couche superficielle* dure, c'est la *couche cornée* ; une couche molle, profonde, appelée *corps muqueux de Malpighi*. Cette division est très ancienne. Aujourd'hui grâce aux nouvelles recherches, on a subdivisé la couche molle en quatre couches secondaires.

1° Couche cornée, stratum corneum. — Elle a pour but de protéger le corps contre l'action des agents extérieurs. Ses cellules, aplaties, lamellaires, forment plusieurs plans superposés. Elles sont complètement kératinisées et ne contiennent plus d'éléidine. Elles adhérent intimement entre elles. Leurs noyaux ne sont pas très visibles ; on finit cependant par les constater, en faisant agir sur les cellules du picro-carmin, ou des alcalins dilués, pendant un certain temps. Elles tombent continuellement et sont remplacées par les cellules de la couche immédiatement sous-jacente. Ces vieilles cellules forment la *couche desquamante* de Renaut.

2° Corps muqueux de Malpighi, partie molle de l'épiderme. — On trouve dans le corps muqueux de Malpighi quatre couches superposées de dedans en dehors : couches *basilaire*, *malpighienne*, *granuleuse* et *transparente*.

Couche basilaire. — La couche basilaire, *couche génératrice*, la plus profonde, est la plus importante. Tant que cette couche n'est pas détruite, l'épiderme peut se régénérer.

Une seule rangée de cellules forme la couche basilaire. Ces cellules sont cylindriques, prismatiques par pression réciproque, de 12 à 14 μ de long, sur 6 à 8 μ de large, à noyau central allongé. Le pôle profond des cellules est pourvu de dentelures qui s'engrènent avec des dentelures analogues du derme. Le pôle superficiel adhère aux cellules de la couche malpighienne. Ces cellules contiennent des granulations pigmentaires. Ce sont les cellules de la couche généra-trice qui donnent naissance à celles des couches superfi-cielles (fig. 449).

On n'est pas encore bien fixé sur des *fibres spirales* inter-épithéliales allant de la cou-che basilaire à la couche mal-pighienne, et signalées par Hexheimer, 1889, et Kremayer, 1890.

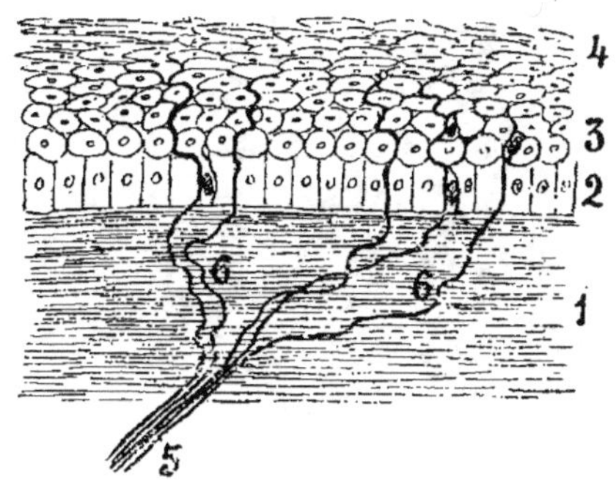

Fig. 449. — Les diverses couches de l'épiderme avec les nerfs qui s'y ter-minent.

1, derme. — 2, couche génératrice. — 3, couche malpighienne. — 4, couche cornée. — 5, nerfs de l'épiderme. — 6, leurs filets termi-naux, accompagnés de cellules migratrices.

Couche malpighienne. — La couche malpighienne est for-mée de plusieurs assises de cellules polyédriques, de 10 à 12 μ de diamètre, un peu apla-ties, et contenant un noyau rond ou ovalaire. La surface de ces cellules est hérissée de pointes, d'épines, prolongements du protoplasma, qui se confondent avec les épines des cellules voisines, de manière à former un réseau. C'est dans ces cellules que siège le *pigment de la peau*, ainsi que dans les cellules de la couche génératrice.

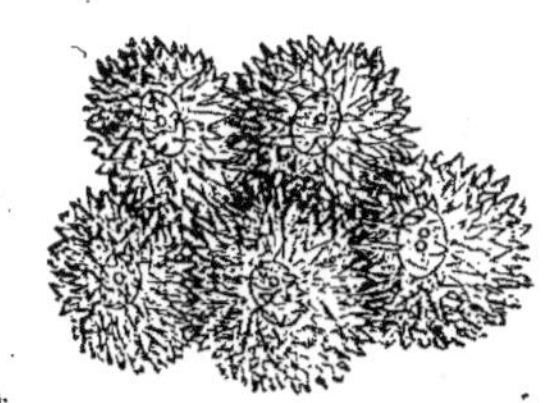

Fig. 450. — Cellules dentelées de la couche malpighienne.

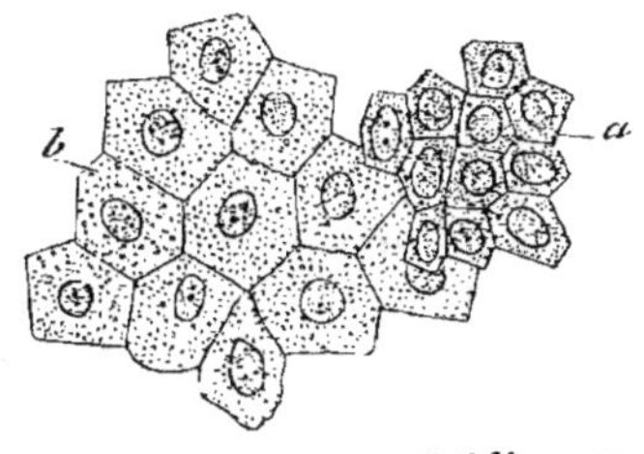

Fig. 451. — Cellules à éléidine vues en *a* et en *b* à deux degrés divers de grossissement.

Couche granuleuse, stratum granulosum. — Cette couche est formée de deux ou trois rangées de cellules déjà un peu aplaties, avec noyau également aplati. Le protoplasma de ces cellules ren-ferme des granulations d'*éléidine*, promptement colorées par le carmin et l'hématoxyline. Ranvier, qui a donné le nom d'éléidine à cette substance, la considère comme l'agent actif du dessèchement, de la kératinisation de ces cellules. L'éléidine devient en effet de plus en plus abondante, à mesure qu'on se rapproche du plan le plus superficiel de la couche granuleuse.

Couche transparente, stratum lucidum. — La couche transparente se présente, sur une coupe, sous forme d'une mince lame transparente et homogène. On y trouve des cellules aplaties, lamelliformes, parallèles à celles de la lame cornée. Ces cellules sont un peu atrophiées, en train de devenir cornées, autrement dit, de se kératiniser. Leur noyau est atrophié, leurs épines sont irrégulières, ayant à peu près disparu. Le protoplasma de ces cellules est desséché et contient encore un peu d'éléidine.

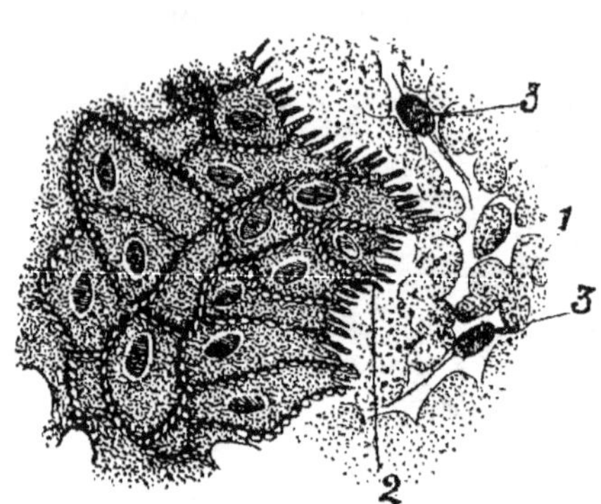

Fig. 452. — Coupe du corps muqueux de Malpighi (d'après Ranvier).

1, tissu conjonctif du derme. — 2, dentelures du derme recouvertes par la membrane basale. — 3, 3, cellules migratrices.

Membrane basale. — On désigne sous ce nom une couche mince, transparente, hyaline, sans structure, *membrane vitrée sous-épithéliale*, située entre l'épiderme et le derme.

Pigment de la peau. — Le pigment cutané est la matière qui colore la peau en brun. Il existe chez tous les hommes, sous forme de granulations brunes de *mélanine* (1) plus ou moins foncées, qui infiltrent les cellules profondes de l'épiderme. C'est dans les cellules de l'épiderme qu'on rencontre la matière pigmentaire, dans la couche malpighienne et dans la couche génératrice.

Lorsqu'on dépouille la peau d'un nègre de son épiderme, on voit que le derme dénudé offre la même couleur que chez le blanc. Les cellules de l'épiderme du nègre sont exactement les mêmes que celles du blanc, et la différence de coloration tient unique-

(1) Malpighi a démontré que la couleur noire de la peau des nègres et des hommes bruns siège dans le corps muqueux, mais il n'a pas su distinguer la cause de cette couleur noire, probablement parce que ses microscopes n'étaient pas assez puissants.

La couleur noire est due à la *mélanine*, qui infiltre le protoplasma et se groupe autour des noyaux des cellules sous forme de granulations noires insolubles dans l'eau, l'alcool, l'éther et les acides, mais solubles dans la potasse. Le chlore les décolore et ne décolore pas le charbon pulmonaire.

ment à la quantité plus ou moins considérable de *granulations pigmentaires* contenues dans les cellules.

Chez le nègre, ce sont surtout les cellules de la couche malpighienne et de la couche génératrice qui sont infiltrées de pig-

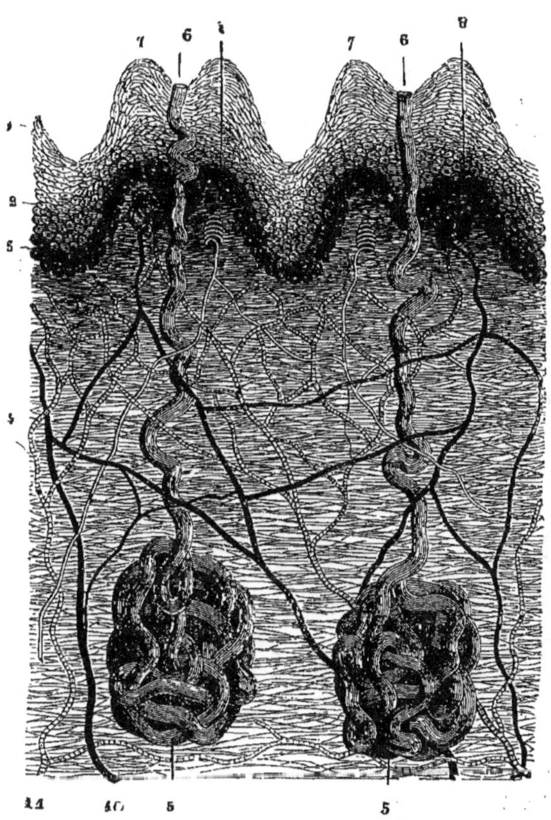

Fig. 453. — Coupe de la peau chez le nègre. Schéma.

1, couche cornée de l'épiderme. — 2, corps muqueux. — 3, surface du derme. — 4, derme. — 5, 5, corps des glandes sudoripares. — 6, orifices des glandes sudoripares entre deux papilles. — 7, saillie de l'épiderme sur une papille. — 8, papilles.

ment ; les cellules les plus profondes en sont complètement remplies ; à mesure qu'on se rapproche des couches superficielles de l'épiderme, la quantité de pigment diminue insensiblement.

Chez le blanc, les granulations pigmentaires existent également dans toute l'étendue de la peau, mais en moins grand nombre. En certaines régions, elles sont plus abondantes : scrotum, pénis, auréole du mamelon, etc.

Les granulations sont plus fines que chez le nègre ; elles sont, pour ainsi dire, dissociées. Selon Sappey, on peut leur donner le volume et la forme de celles du nègre, par l'action suffisamment prolongée de l'acide acétique au centième.

Le liquide qui soulève l'épiderme, après l'action d'un vésicatoire, vient des vaisseaux du derme, par exsudation. Ce liquide,

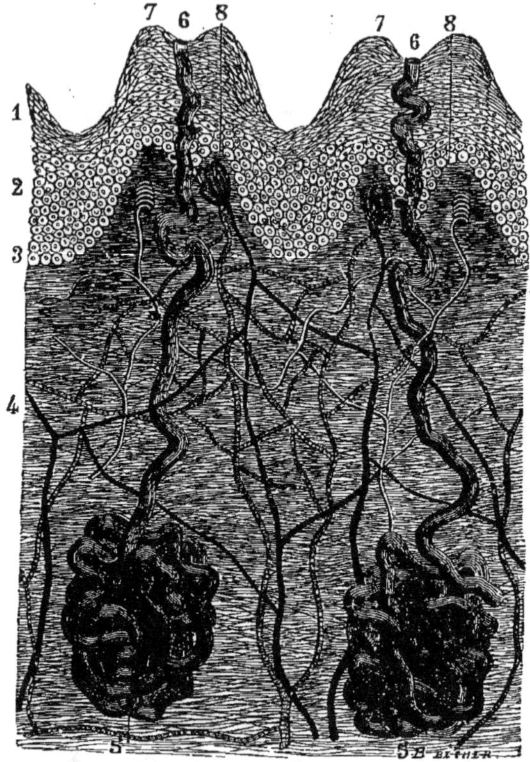

Fig. 454. — Coupe de la peau chez le blanc. Schéma.

1, couche cornée de l'épiderme. — 2, corps muqueux. — 3, surface du derme. — 4, derme. — 5, 5, corps des glandes sudoripares. — 6, orifices des glandes sudoripares entre deux papilles. — 7, saillie de l'épiderme sur une papille. — 8, papille.

situé entre la couche cornée et la couche génératrice, contient des leucocytes et des débris de cellules malpighiennes.

Régénération de l'épiderme. — L'épiderme est en desquamation et, par suite, en régénération incessantes. Les cellules les plus actives sont celles de la couche génératrice, d'où dérivent celles des autres couches. En effet, les profondes se multiplient sans cesse et chassent devant elles les cellules des couches supérieures, déjà vieillies. Ces cellules perdent leurs prolongements protoplasmiques, et on voit se développer de l'éléidine à leur intérieur. Elles perdent cette substance à mesure qu'elles arrivent plus près de la surface de l'épiderme, où elles se *kératinisent* pour former les cellules de la couche cornée protectrice. La *kératinisation* consiste dans une sorte de dessiccation de la cellule.

L'épiderme s'épaissit sous l'influence des frottements souvent répétés et, généralement, il se forme une bourse séreuse accidentelle au-dessous du point épaissi, comme on l'observe dans les *cors* et les *durillons* (voy. *Séreuses sous-cutanées*, dans le premier volume).

Vaisseaux et nerfs. — L'épiderme est complètement dépourvu de *vaisseaux*. Il se nourrit par imbibition aux dépens des vaisseaux du derme. Les *nerfs* du derme traversent les couches profondes de l'épiderme et se

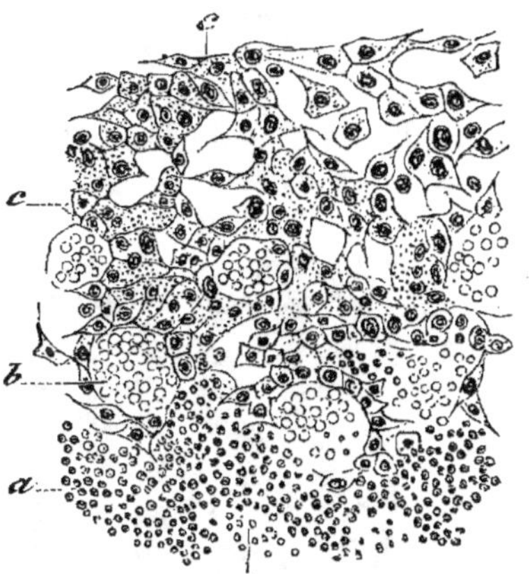

Fig. 455. — Régénération de l'épiderme sur un bourgeon charnu à la surface d'une plaie chez l'homme.

a, tissu des bourgeons charnus. — *b*, vaisseaux sanguins. — *c*, cellules épithéliales de l'épithélium.

terminent par des extrémités libres en forme de *boutons* à la surface des cellules molles de la couche malpighienne (fig. 449).

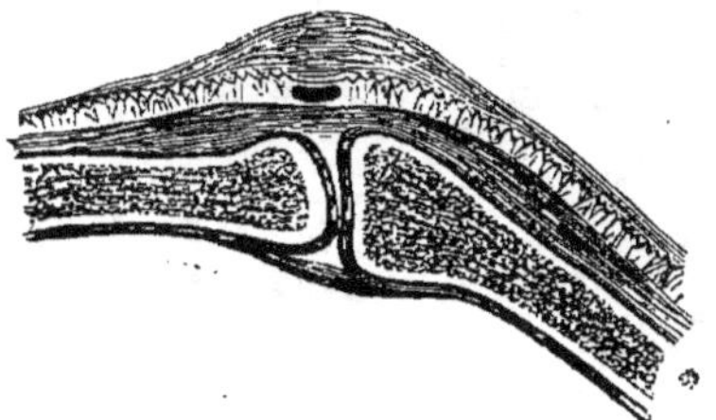

Fig. 456. — Cor situé sur la face dorsale d'une articulation dans un orteil.

§ 2. — DERME

Le derme est la partie essentielle de la peau ; il est sensible et vasculaire ; c'est dans son épaisseur qu'on trouve les glandes sébacées, les follicules pileux, les vaisseaux et les nerfs. Le derme offre à étudier : son tissu propre, le tissu cellulo-graisseux sous-cutané, les vaisseaux et les nerfs.

1° Tissu propre du derme. — Le derme est composé principalement d'éléments de tissu conjonctif et de tissu élastique : on y trouve des fibres musculaires lisses et des vésicules graisseuses.

Le *tissu conjonctif* est extrêmement abondant dans le derme.
Il se montre sous forme de faisceaux ou de lamelles entre-croisés
en divers sens. Ces faisceaux sont d'autant plus serrés qu'on se
rapproche davantage de la surface épidermique ; dans les parties
profondes du derme, ils s'entre-croisent irrégulièrement, de

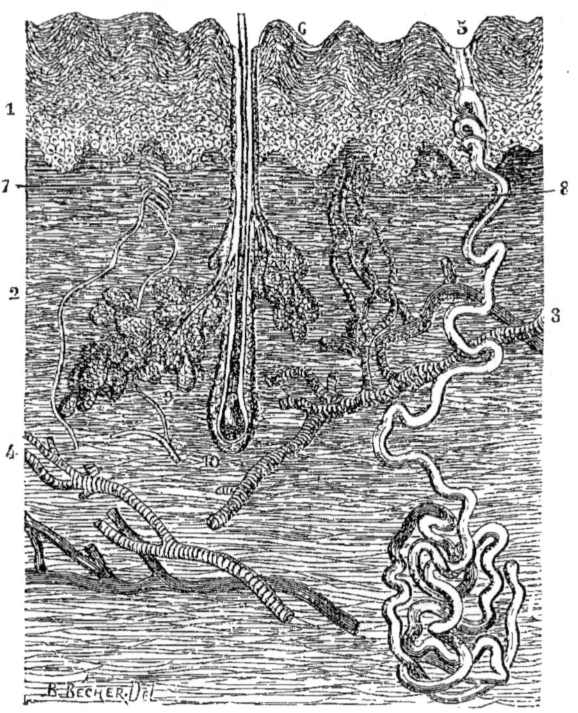

Fig. 457. — Coupe de la peau. Schéma.

1, épiderme. — 2, derme. — 3, 4, vaisseaux du derme. — 5, orifice de glande sudoripare
entre deux saillies papillaires. — 6, crêtes de la surface de l'épiderme. — 7, corpuscule du tact
et terminaison de ce nerf. — 8, vaisseaux d'une papille vasculaire. — 9, glande sébacée. —
10, follicule pileux.

manière à limiter des espaces, ou aréoles, qui logent les lobules
graisseux.

On trouve de nombreuses cellules conjonctives fusiformes et
étoilées, disséminées entre les faisceaux, ou dans leur épaisseur.
On trouve aussi des cellules de la lymphe, leucocytes, ou *cellules
migratrices*, autour des faisceaux conjonctifs.

Le *tissu élastique*, quoique moins répandu que le précédent, se
trouve néanmoins en grande quantité dans le derme. On rencontre
des réseaux serrés de fibres élastiques et de fibres isolées, de
moyenne et de petite dimension. Vers la face superficielle du

derme, les fibres élastiques sont beaucoup plus fines, plus serrées et moins ramifiées.

Le *tissu musculaire lisse* se montre en plusieurs points : au scrotum, au pénis, au mamelon et à l'auréole, où il constitue des *membranes musculaires sous-cutanées*, étudiées dans d'autres chapitres, et près des follicules pilo-sébacés, où il forme les *muscles redresseurs des poils*.

Ces muscles, signalés par Kölliker, sont de petits faisceaux microscopiques de 100 µ. en moyenne. Ils prennent naissance à la surface même du derme; ils se dirigent oblique-
ment vers le fond des follicules pileux, et s'insèrent sur le fond ou près du fond du follicule. Chaque follicule contient deux ou trois muscles. Ces muscles, en se contractant, soulèvent le follicule pileux, et redressent le poil dans la *chair de poule*.

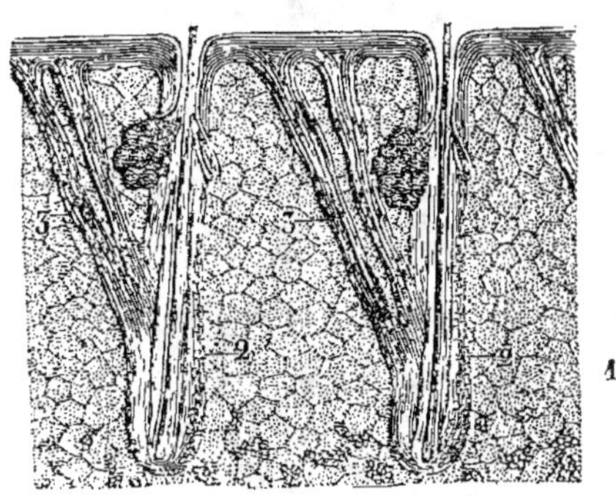

Fig. 458. — Muscles redresseurs des poils.

1, coupe du derme. — 2, 2, follicules pileux. 3, 3. muscles redresseurs des poils.

La paume des mains, la plante des pieds, le pavillon de l'oreille, toute la portion de la face située au-dessous des sourcils, le derme sous-unguéal, sont dépourvus de faisceaux musculaires.

Les *vésicules graisseuses* n'existent pas dans les parties les plus superficielles du derme, mais on les rencontre plus profondément. Elles se montrent sous forme de vésicules isolées et de petits pelotons graisseux. Plus profondément, elles constituent des lobules graisseux, de volume variable, logés dans les aréoles de la face profonde du derme, et en continuité avec les lobules graisseux de la couche sous-cutanée.

2° **Tissu cellulo-graisseux sous-cutané.** — Ce tissu forme une couche au-dessous du derme; elle constitue le *pannicule graisseux*, la *membrane adipeuse*. On y trouve des pelotons graisseux au milieu des faisceaux de tissu conjonctif. Cette couche se confond avec la face profonde du derme. Du côté opposé, elle se con-
tinue avec un tissu conjonctif plus lâche, dit *fascia superficialis*.

Son épaisseur varie depuis 2 millimètres jusqu'à 1 centimètre 1/2.

Au scrotum, au pénis et aux paupières, on ne trouve que quel-
ques vésicules graisseuses isolées dans cette couche, réduite au tissu conjonctif.

C'est dans cette région qu'on rencontre les bourses séreuses sous-cutanées, qui ne sont que des aréoles du tissu conjonctif, agrandies par suite de la déchirure des cloisons les plus voisines.

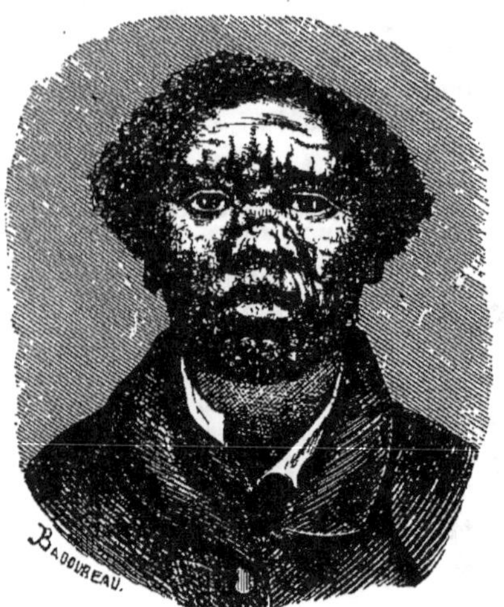

Fig. 459. — Léontiasis, dessin pris sur un malade, à l'hôpital Saint-Louis.

Le derme s'hypertrophie quelquefois. Lorsque l'hypertrophie se développe lentement dans une grande étendue de la peau, elle constitue l'*éléphantiasis des Arabes*. Lorsqu'elle se montre sous forme de tubercules cutanés, à la face principalement, elle envahit de proche en proche le derme du voisinage et le derme des muqueuses de la bouche, du nez et du pharynx. On lui donne alors le nom de *lèpre*, d'*éléphantiasis des Grecs*, maladie microbienne, jusqu'à présent incurable. On l'appelle *léontiasis* lorsqu'elle donne à la face un aspect léonin, comme dans la figure 459.

On constate aussi parfois l'hypertrophie du derme des cicatrices qui prennent alors le nom de *kéloïdes* (fig. 460).

3° Vaisseaux et nerfs. — Le derme est abondamment pourvu de vaisseaux et de nerfs. Les *artères* traversent le tissu sous-cutané et les parties profondes du derme, en se ramifiant. Elles constituent, au-dessous de la couche des papilles, un réseau artériel d'où partent les capillaires destinés aux papilles, où ils se perdent en formant des anses simples dans les petites papilles et des anses ramifiées dans les papilles plus volumineuses. Les lobules graisseux, les follicules pileux, les glandes sébacées, les glandes sudoripares et les faisceaux musculaires lisses reçoivent des capillaires.

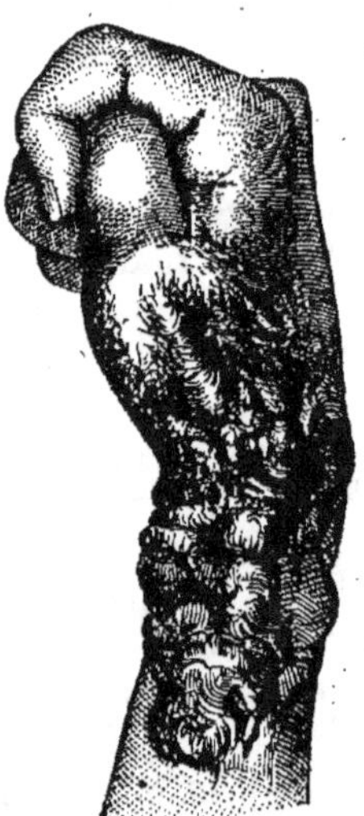

Fig. 460. — Kéloïde ayant succédé à une brûlure.

Suivant la situation qu'ils occupent, les capillaires artériels forment, au niveau du derme, des réseaux qui ont été désignés par

les noms de : 1° *réseau papillaire*; 2° *réseau sous-papil-
laire*; 3° *réseau intra-dermique*; 4° *réseau sous-dermique*.

Les *veines*, nées des capillaires, s'anastomosent en réseau au-dessous de la couche
des papilles, puis se jettent
dans les veines qui rampent
dans le tissu conjonctif sous-
cutané.

Les *lymphatiques* de la peau
sont extrêmement nombreux.
Les *lymphatiques superficiels*
naissent, par un réseau à
mailles serrées, à la surface
du derme. Il suffit, pour les
injecter, de piquer légèrement
et au hasard, la surface de la
peau d'un cadavre dont l'épi-
derme s'est détaché par putréfaction, pour voir le mercure se

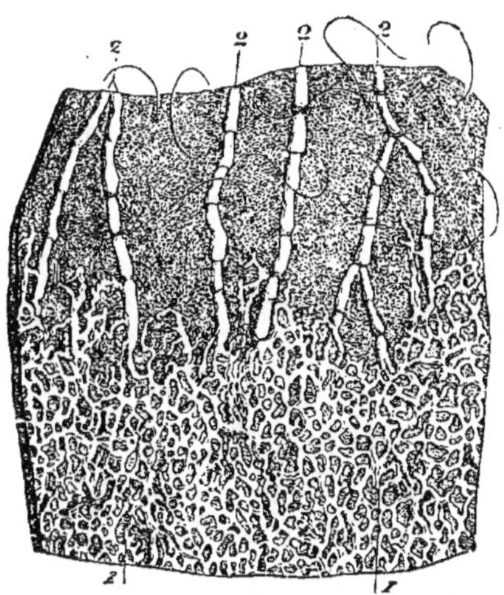

Fig. 461. — Vaisseaux lymphatiques
de la peau.

1, 1, réseau lymphatique. — 2, 2, vaisseaux
auxquels les valvules donnent un aspect moniliforme.

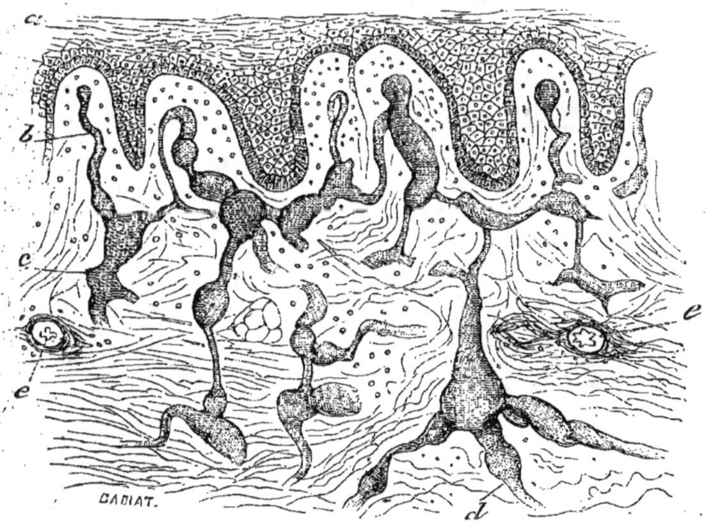

Fig. 462. — Lymphatiques de la peau de la dernière phalange d'un doigt.

a, épiderme. — *b*, vaisseaux lymphatiques dans les papilles. — *c*, vaisseaux plus profonds formant de larges réseaux et munis de valvules. — *d*, réseau profond. — *e*, coupe de vaisseaux
sanguins.

répandre dans un beau réseau. Les lymphatiques sous-épidermiques traversent le derme pour se réunir aux lymphatiques sous-dermiques.

C'est par la voie des lymphatiques superficiels que se fait l'absorption des substances introduites sous l'épiderme (vaccine, piqûres anatomiques, absorption des matières septiques chez les médecins qui font des autopsies avec des écorchures aux mains, ou qui se piquent à des pointes osseuses) (fig. 463).

Les *lymphatiques profonds* naissent dans le derme. Chaque papille renferme un cul-de-sac capillaire, ou un anneau, d'où part un lymphatique qui se réunit à ceux qui naissent des follicules pileux et des glandes. Ces lymphatiques traversent le derme et deviennent sous-cutanés. Ils sont le siège de l'*angioleucite*. Les matières inoculées sont portées rapidement aux ganglions correspondants où elles développent des *adénites*.

Tous les lymphatiques de la peau, divisés en sous-épidermiques et sous-dermiques, consti-

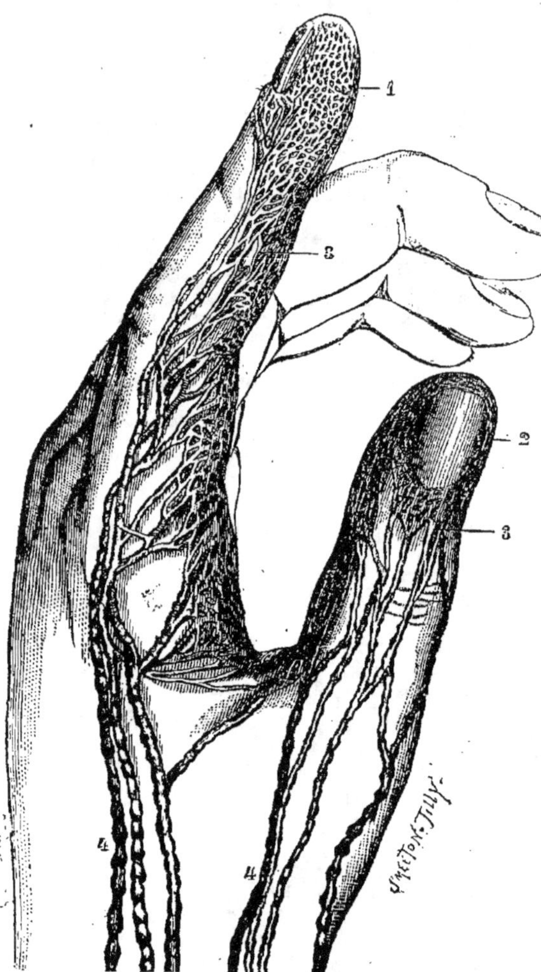

Fig. 463. — Trajet des troncs lymphatiques venus de la peau des doigts.

tuent les *lymphatiques superficiels*, comparés aux *lymphatiques profonds*, ou sous-aponévrotiques, des membres, ou du tronc.

Les *nerfs* de la peau traversent la couche sous-cutanée, et pénètrent dans le derme, pour former un réseau dans le voisinage des papilles. De ce réseau partent des filaments qui s'anastomosent, de manière à constituer un réseau encore plus superficiel, véritable *plexus terminal*. C'est de ce plexus que partent des filaments extrêmement ténus, qui se terminent dans les papilles. Le diamètre de ces filaments est de 3 à 4 µ dans le plexus terminal, de 2 à 3 µ dans les papilles.

Il existe plusieurs modes de terminaison des nerfs de la peau. Pour la terminaison des nerfs dans la peau, voir 1er volume, p. 326.

Papilles.

Les papilles sont revêtues d'une couche épidermique qui les recouvre à la manière d'un cornet. Ces organes sont coniques, et la largeur de leur base est ordinairement la moitié ou les trois quarts de leur longueur. Les plus volumineuses ont de 150 à 200 µ de longueur en moyenne;

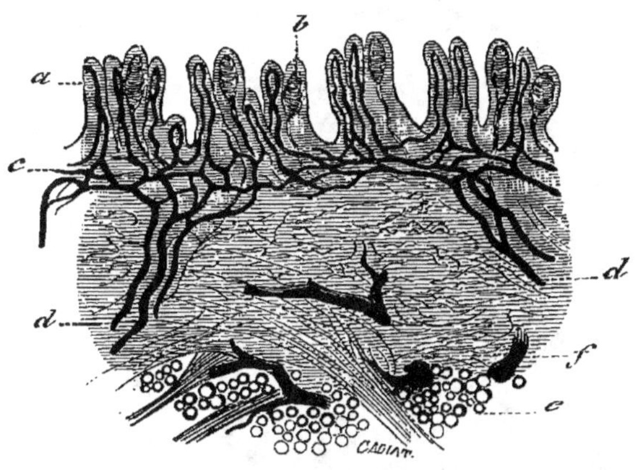

Fig. 464. — Coupe du derme de la dernière phalange de l'indicateur ; diverses papilles.

a, papille vasculaire. — *b*, papille nerveuse. — *c*, réseau sanguin du corps papillaire. — *d*, artère et veine se rendant à ce réseau. — *e*, pannicule adipeux. — *f*, vaisseaux profonds du derme (Cadiat).

les plus petites, qui se montrent à la face, mesurent de 40 à 50 µ.

Quoique les papilles soient de véritables élevures du derme, on n'y trouve pas partout une structure fibreuse manifeste ; en plusieurs points, elles paraissent formées d'une substance homogène recouverte d'une mince *couche* complètement transparente. On y constate la présence

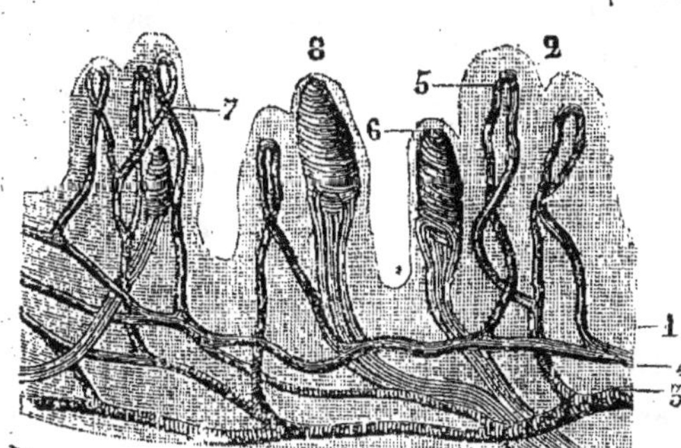

Fig. 465. — Papilles vasculaires et nerveuses.

1, derme. — 2, papilles. — 3, artère. — 4, veine. — 5, anse simple d'une papille vasculaire. — 6, papille nerveuse avec corpuscule de Meissner. — 7, papille vasculo-nerveuse. — 8, papille nerveuse.

d'un grand nombre de cellules. Cependant, dans les papilles de la paume des mains et de la plante des pieds, on rencontre des fibres élastiques fines.

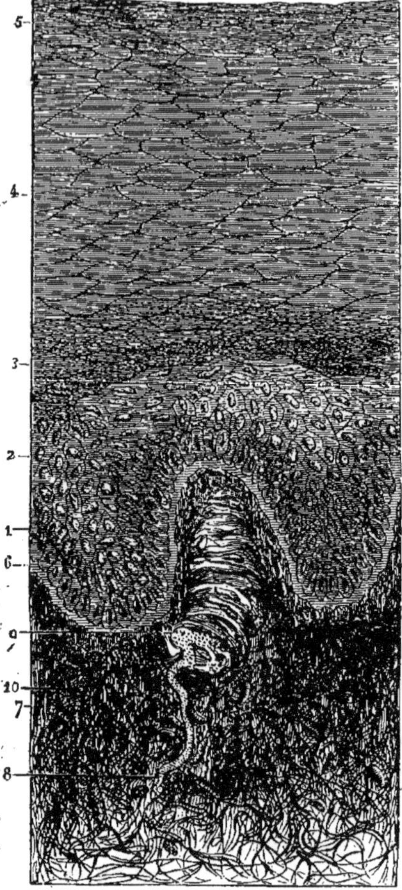

Leur surface n'est pas lisse et régulière, Ranvier a montré qu'elle a des crêtes, des dentelures.

La papille est *simple* si elle offre un seul sommet, *composée* si elle en présente plusieurs. Elle est *vasculaire* lorsqu'elle ne renferme que des vaisseaux ; *nerveuse* si les nerfs sensitifs s'y terminent. Il est rare de voir des vaisseaux et des nerfs dans une même papille, à moins que celle-ci ne soit composée et ne renferme un corpuscule du tact dans l'un des sommets, et des vaisseaux dans les autres.

Les papilles ont une *anse vasculaire simple*, si elles

Fig. 466. — Coupe de la peau du doigt passant par un corpuscule de Meissner.

1, cellules profondes allongées du corps muqueux et pigment. — 2, corps muqueux. — 3, 4, 5, couche cornée de l'épiderme. — 6, couche amorphe recouvrant le derme. — 7, derme. — 8, filet nerveux se rendant à un corpuscule de Meissner. — 9, 10, fibres élastiques du derme. (Grossissement, 400, Morel et Villemin.)

sont petites ; des anses ramifiées se montrent dans les papilles volumineuses.

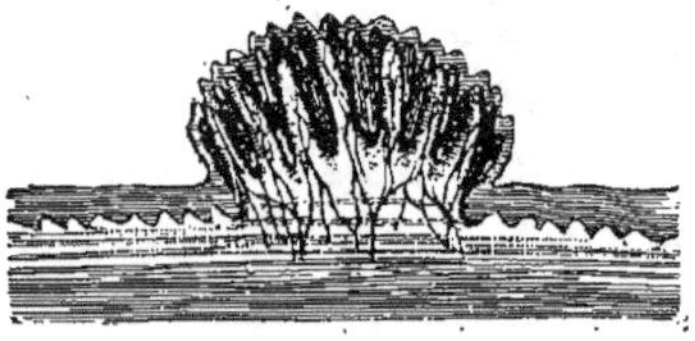

Fig. 467. — Une verrue.

Les *verrues* sont formées de papilles hypertrophiées.

ARTICLE III

ANNEXES DE LA PEAU. ORGANES CONTENUS DANS LA PEAU

Les organes contenus dans la peau sont les glandes sudoripares, les glandes sébacées et les follicules pileux (dans le derme) ; les poils et les ongles (dans l'épiderme).

§ 1. — ANNEXES DU DERME

(Glandes sudoripares, glandes sébacées, follicules pileux.)

Glandes sudoripares (1).

Les glandes sudoripares existent dans toute l'étendue de la peau, excepté dans le conduit auditif externe, à la face concave du pavillon de l'oreille et dans le derme sous-unguéal. Ce sont les organes de la *sueur* et de la *transpiration insensible*.

Ces glandes sont formées par un tube mince enroulé sur lui-même à sa partie profonde, pour former le corps de la glande, ou le *glomérule* ; il traverse ensuite la peau sous forme de *canal excréteur*, pour s'ouvrir à la surface de l'épiderme.

Le *volume* du corps de ces glandes est variable ; leur *structure* varie également selon leur volume. Les plus petites descendent à 200 μ et même à 100 μ ; elles sont mêlées aux grosses, et elles occupent quelques régions particulières : paupières, scrotum, nez, etc. Les plus volumineuses peuvent acquérir de 2 à 3 millimètres : creux axillaire. Le

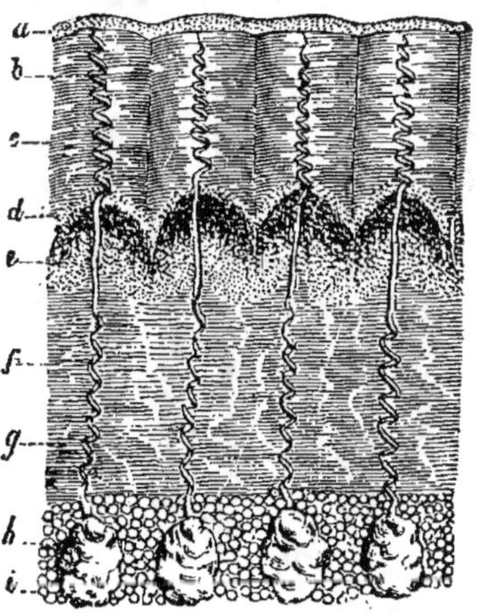

Fig. 468. — Coupe schématique de la peau.

a, b, c, épiderme. — *d*, membrane basale. — *e*, couche des papilles. — *f, g*, derme. — *h*, corps de la glande sudoripare. — *i*, tissu cellulo-graisseux.

volume moyen est de 1/2 millimètre, toutes les glandes étant prises d'une manière générale. Le tube qui constitue ces glandes est filiforme, très mince ; j'indiquerai ses dimensions.

1° Corps de la glande ou glomérule. — Il est formé par l'enroulement du tube sur lui-même. Cet enroulement n'est pas un véri-

(1) Ces glandes n'existent que chez les mammifères, excepté cétacés, souris, taupes. Très développées chez le cheval et le mouton, elles sont rudimentaires chez le chien.

table pelotonnement, mais un amas de flexuosités assez analogues à celles des canalicules spermatiques et de l'épididyme (fig. 471).

Les parois du glomérule de la glande sudoripare sont formées de trois couches : une externe, *paroi propre*, une moyenne, *musculaire*, une interne, *épithéliale*.

1° La *paroi propre* est une membrane très mince, sans structure, faisant suite à la membrane basale sous-épidermique.

2° La *couche moyenne*, ou *musculaire*, est formée de fibres musculaires lisses. Kölliker, en 1849, avait signalé des fibres musculaires dans les glandes axillaires. On crut que ces fibres étaient situées à la face

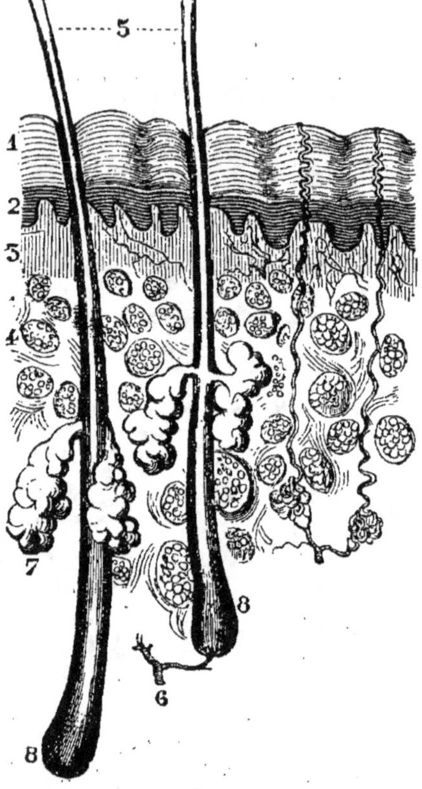

Fig. 469. — Coupe de la peau.

1, épiderme. — 2, corps muqueux. — 3, papilles. — 4, lobules graisseux. — 5, poils. — 6, vaisseau se rendant au bulbe du poil. — 7, glandes sébacées. — 8, bulbe du poil. On y voit aussi à droite deux glandes sudoripares.

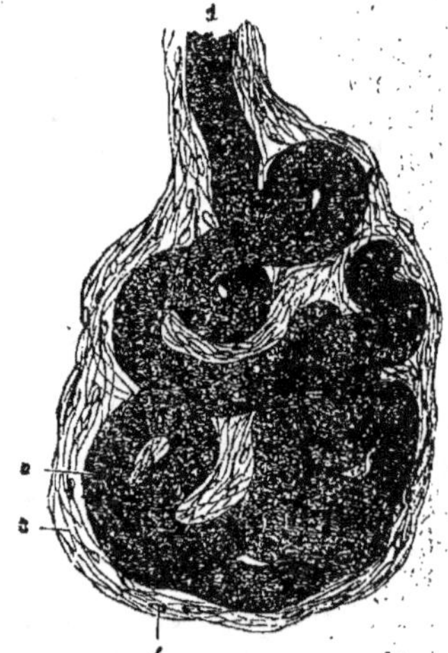

Fig. 470. — Glomérule.

1, tube et épithélium. — 2, noyaux de l'épithélium. — 3, tissu conjonctif périphérique.

externe de la membrane propre et dérivées, par conséquent, du mésoderme. Ranvier, en 1870, et Hermann, dans la même année, démontrèrent que ces fibres lisses sont situées en dedans de la paroi propre, dans la couche épithéliale elle-même, véritables cellules myo-épithéliales. Elles sont donc fournies par l'ectoderme.

Ces fibres-cellules décrivent un trajet oblique, demi-spiroïde, à l'intérieur de la paroi propre, à laquelle elles adhèrent par de fines dentelures. Elles n'existent que dans le glomérule, et non dans le tube excréteur. Ces cellules ne forment pas une couche continue, elles laissent entre elles des intervalles au niveau desquels l'épithélium intérieur vient au contact de la paroi propre.

3° *L'épithélium* est formé de cellules prismatiques, striées longitudinalement, et contenant de nombreuses granulations, qui disparaissent pendant la sécrétion.

Le glomérule est entouré d'une couche de *tissu conjonctif* qui envoie une mince couche autour du tube qui forme le glomérule.

Des *capillaires* nombreux se détachent des artères de la peau et se rendent à la paroi du tube, en se ramifiant dans l'épaisseur de la couche conjonctive en dehors de la paroi propre. Le réseau capillaire forme des mailles polygonales (Todd et Bowmann, 1845).

Les *lymphatiques* et les *nerfs* ne sont pas connus. Cependant, Sappey a vu un plexus nerveux autour du glomérule, et des filaments, partis de ce plexus, se perdre dans l'épaisseur de la glande, et Coyne a rencontré, sur les fibres nerveuses, des cellules identiques aux cellules nerveuses. (*Acad. des sc.*, 1878.)

2° Canal excréteur. — Le canal excréteur fait suite au tube du glomérule et traverse les parties superficielles du derme, en décrivant de petites flexuosités. Il sort du derme entre les papilles, jamais en traversant une papille.

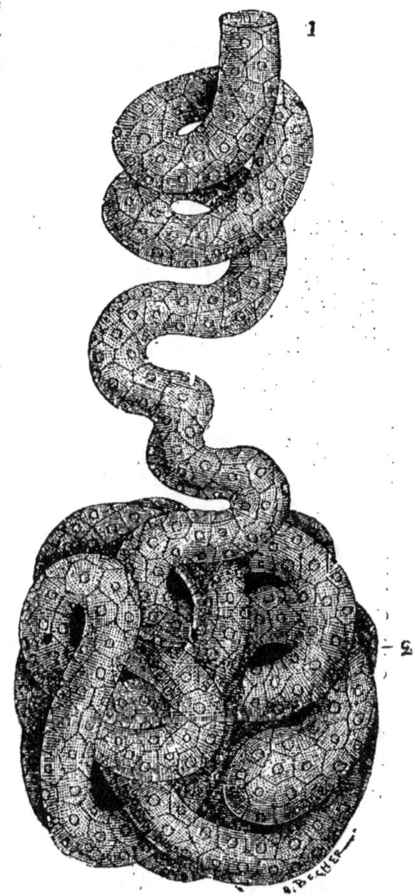

Fig. 471. — Schéma de la structure d'une glande sudoripare de la paume des mains.

Dans l'épiderme, ce canal se comporte d'une manière différente selon les régions. A la paume des mains et à la plante des pieds, il décrit une spirale qui peut offrir plus de trente demi-tours de spire, selon Sappey. Dans les autres régions, ce canal est à peine flexueux, et s'ouvre à la surface de l'épiderme, en prenant une direction oblique au moment de sa terminaison.

Dans son trajet à travers le derme, le canal offre deux couches : une *paroi propre* faisant suite à celle du glomérule, et une *couche épithéliale* formée de deux plans de cellules : un plan profond continuant l'épithélium du glomérule, et un plan superficiel revêtu d'une mince cuticule.

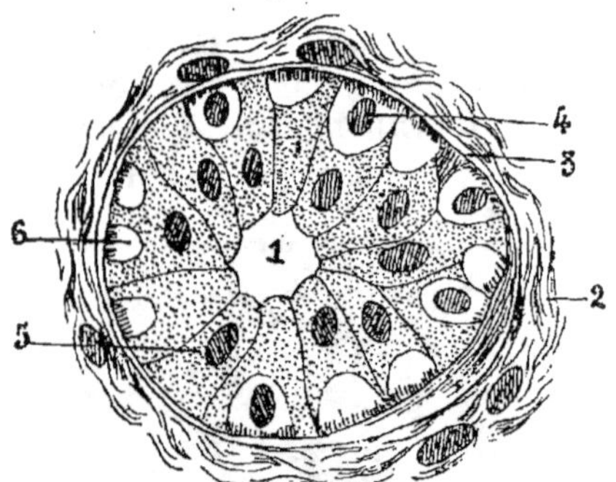

Fig. 472. — Coupe transversale de la portion enroulée d'une glande sudoripare du gros orteil de l'homme, préparée par Renaut.

1, lumière du canal. — 2, tissu conjonctif environnant. — 3, membrane vitrée du tube. — 4, cellule myo-épithéliale et son noyau. — 5, cellule épithéliale dont la coupe est tombée en dehors du noyau. — 6, parties claires des cellules myo-épithéliales.

On voit au fond, des cellules myo-épithéliales des fibrilles myo-épithéliales, dont l'ensemble forme la *semelle épithéliale des cellules*.

Quand le tube arrive au niveau de l'épiderme, il perd sa paroi propre, et les cellules épidermiques, qui s'écartent, limitent simplement son trajet.

Dans les diverses régions du corps, les orifices des glandes sudoripares sont entremêlés à ceux des follicules pileux et des glandes sébacées; mais à la paume des mains et à la plante des pieds, où la peau est dépourvue de follicules pilo-sébacés, les glandes sudoripares s'ouvrent suivant des séries régulières qui décrivent les mêmes courbes que les rangées de papilles de la pulpe des doigts (fig. 473).

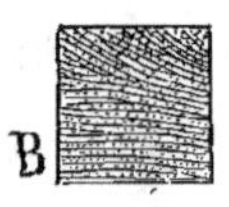

De quelques glandes sudoripares en particulier. — Les glandes de la peau du *creux axillaire*, de la *racine du pénis* et de l'*auréole du mamelon*, offrent une structure particulière. Celles de l'aisselle présentent une division du canal, dont les branches se subdivisent quelquefois en plusieurs ramifications tubulées. Ces glandes sont volumineuses et constituent une couche continue.

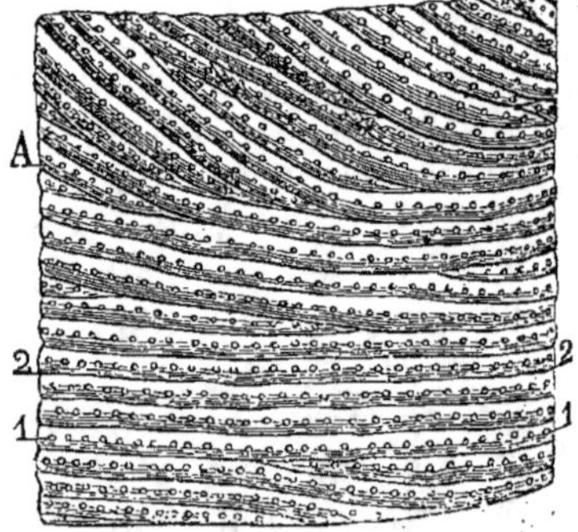

Fig. 473. — Orifices des glandes sudoripares.

A, portion de la paume de la main vue à la loupe. — 1, 1, orifices glandulaires (pores). — 2, 2, sillons qui séparent les crêtes sur lesquelles s'ouvrent les glandes. — B, la même portion d'épiderme vue à l'œil nu.

La *longueur* du canal excréteur est variable, d'où il résulte que le corps de la glande occupe une *position* différente; le plus souvent, il siège dans les aréoles du derme, au contact des pelotons graisseux. Lorsque le conduit est plus long, le corps de la glande est situé dans le tissu conjonctif sous-cutané. On ne trouve point de glandes sudoripares dans les couches superficielles du derme.

Le *nombre* de ces glandes est plus considérable à la paume des mains et à la plante des pieds. Dans ces régions, Sappey a trouvé 106 glandes pour un espace de 25 millimètres carrés, soit 240 000 pour les deux mains et les deux pieds. Sur les autres parties du corps, le même auteur indique un chiffre moyen de 30 par 25 millimètres carrés, soit 1 800 000. On peut donc admettre que la peau d'un homme renferme environ 2 millions de glandes sudoripares.

Glandes de Moll. — Ces glandes sont des glandes sudoripares arrêtées dans leur développement; elles représentent des glandes sudoripares incomplètement développées. Moll les signala en 1857 et H. Sattler en donna une bonne description en 1877. Ces glandes, longues de 450 µ, se trouvent au bord libre des paupières; il y en a une par intervalle de cils.

Développement. — Les glandes sudoripares se montrent vers le quatrième ou

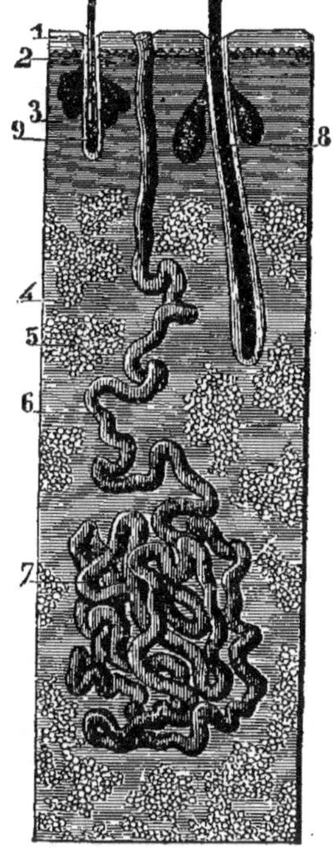

Fig. 474. — Coupe de la peau du creux axillaire.

On y voit une grosse glande sudoripare, deux follicules pileux, avec leurs glandes sébacées, et des éléments graisseux.

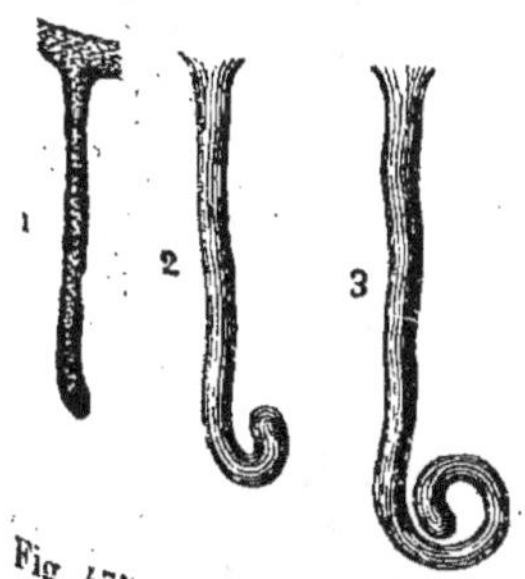

Fig. 475. — Développement des glandes sudoripares.

1, glande d'un embryon de trois mois. — 2, de quatre mois. — 3, de cinq mois. Ces glandes sont semblables aux glandes de Moll.

le cinquième mois de la vie fœtale. Au début, elles sont représentées par des prolongements du corps muqueux de l'épiderme, qui pénètrent dans l'épaisseur du derme sous forme de cordons pleins, uniquement composés de cellules. Au sixième mois, on voit déjà quelques flexuosités à l'extrémité du prolongement; au septième mois, le canal apparaît; enfin elles se complètent avant la naissance (fig. 475).

Les glandes sudoripares sécrètent la *sueur*; elles sont le siège de la *respiration cutanée*, de l'absorption cutanée et de la *transpiration insensible*.

Sueur. — La sueur est un liquide transparent et limpide, d'une odeur pénétrante caractéristique. Ce liquide, d'une réaction acide, devient promptement alcalin après la sécrétion. Pendant la sécrétion même, si l'on vient à fragmenter le liquide sécrété, on remarque que le premier tiers est acide, le deuxième neutre, et le troisième alcalin.

La quantité de sueur sécrétée est augmentée par une atmosphère chaude et sèche ; l'état électrique de l'atmosphère l'accélère également. Les exercices violents, le travail de la digestion, les émotions morales fortes, activent aussi la sécrétion de la sueur. On sait qu'un homme qui se livre à un exercice fatigant en peut perdre jusqu'à 200 grammes en une heure : cette quantité peut s'élever jusqu'à 1 000 grammes, si l'on fait l'expérience dans une étuve chauffée à une haute température.

Quand la sueur ne suinte pas à la surface de la peau, celle-ci est encore le siège d'une perspiration insensible, d'une exhalation qui se fait aussi par les glandes sudoripares ; la partie liquide se répand dans l'atmosphère sous forme de vapeur ; la partie fixe restant sur la peau avec la matière sébacée nécessite certains soins de propreté. La quantité d'eau évaporée ainsi à la surface de la peau est de 1 000 grammes en vingt-quatre heures. Cette quantité n'est pas toujours la même : elle augmente quand l'atmosphère est sèche ; elle diminue au contraire quand elle est humide, c'est-à-dire quand elle tient en dissolution une certaine quantité d'eau qui la sature plus ou moins complètement. L'évaporation de l'eau à la surface de la muqueuse pulmonaire est soumise aux mêmes oscillations et pour les mêmes raisons ; mais la sécrétion urinaire en est le régulateur et rétablit l'équilibre. C'est ainsi que, sous l'influence d'une température basse et humide, la sécrétion urinaire augmente, tandis que la perspiration cutanée diminue, et que, sous l'influence d'une température élevée et sèche, la première diminue et la seconde augmente.

Berzélius, Thénard, Anselmino se sont occupés de l'analyse de la sueur ; mais c'est à Fabre qu'on doit le travail le plus complet sur la composition de ce liquide.

Pour obtenir une certaine quantité de sueur (les expériences ont été faites sur 55 litres), Fabre faisait prendre au sujet soumis à l'expérience un bain de vapeur tous les deux jours. Avant de le placer dans l'appareil, il lui donnait un bain simple et une douche d'eau tiède. On le plaçait ensuite dans une baignoire en tôle étamée reposant sur une table inclinée, et munie à l'extrémité déclive d'une rigole conduisant le liquide dans un flacon. Les pieds du sujet en expérience étaient placés du côté déclive.

L'appareil était chauffé dans une étuve par un jet de vapeur. Chaque séance durait une heure à une heure et demie, et immédiatement après on soumettait à l'analyse la sueur recueillie. *Analyse de* 10 000 *grammes de sueur* : chlorure de sodium, 22,34 ; chlorure de potassium, 2,43 ; sulfates alcalins, 0,11 ; albuminates alcalins, 0,05 ; lactates alcalins, 3,17 ; sudorates alcalins, 15,62 ; urée, 0,42 ; matières grasses, 0,13 ; eau, 9 955,73 ; total, 10 000 grammes.

Respiration cutanée. — La peau, chez l'homme et les mammifères (excepté chez le chien, qui a des glandes sudoripares rudimentaires), est le siège d'une vraie respiration qui, quoique lente, n'est pas moins évidente que la respiration pulmonaire. Cette respiration consiste dans l'exhalation d'acide carbonique et l'absorption d'oxygène à la surface de cette membrane en contact avec l'air. Pour se convaincre de cette vérité, on peut faire l'expérience suivante : Plongez le bras dans une cloche pleine d'oxygène ; vous verrez, au bout d'un certain temps, que l'oxygène a diminué ; et si vous voulez constater dans le gaz de la cloche la présence de l'acide carbonique, vous n'avez qu'à y introduire de l'eau de chaux, qui, par l'agitation, vous donnera du carbonate de chaux insoluble troublant le liquide.

Des expériences physiologiques prouvent encore cette respiration cutanée. La suppression de l'exhalation de l'acide carbonique amène la mort, au bout d'un certain temps, chez les animaux. Pour faire cette expérience, on met à nu la peau d'un animal, chien, lapin, cheval, et on la recouvre d'un vernis qui empêche l'exhalation d'acide carbonique et l'exhalation de vapeur d'eau. L'eau ne détermine très probablement aucun accident, car le liquide de la peau se porte vers la glande rénale, et la sécrétion augmente. Mais il n'en est pas de même pour l'acide carbonique, qui s'accumule lentement dans le sang et qui détermine la mort des animaux par asphyxie lente.

Il est facile de se rendre compte de ce curieux phénomène. Chez l'homme, par exemple, la quantité d'acide carbonique exhalée par la peau est la 38e partie de celle qui est exhalée par les poumons ; elle est beaucoup moindre chez les animaux. Mais, si l'homme était recouvert d'un vernis imperméable, il se serait accumulé dans son sang, après 38 inspirations, une quantité d'acide carbonique équivalente à celle qu'il rend dans chaque expiration. Or, l'acide carbonique s'accumulant peu à peu dans son sang, il arriverait un moment où il périrait d'asphyxie, comme cela arrive dans la suppression de la respiration. Cette asphyxie serait probablement 38 fois plus lente que l'asphyxie pulmonaire. Donc la respiration cutanée est indispensable à la vie, car il ne faut pas croire que le poumon puisse suppléer à l'exhalation de la peau. Le poumon, en effet, en vertu d'une loi physique, échange telle quantité d'acide carbonique pour une égale quantité d'oxygène. Il est donc inévitable que l'acide carbonique qui ne peut pas s'exhaler par la peau s'accumule dans le sang ; celui-ci devient noir et impropre à la nutrition. Après la mort, on trouve les tissus de l'animal gorgés d'un sang noir comme dans l'asphyxie vraie.

Je crois que le siège de la respiration cutanée réside dans les glandes sudoripares. Cette idée, que j'ai mise le premier en avant, commence à être acceptée par un certain nombre de physiologistes.

Absorption par la peau. — La peau est-elle le siège d'une absorption ? Oui, elle peut absorber des liquides et des gaz.

La respiration cutanée prouve l'absorption gazeuse. Chaussier a placé des lapins et des oiseaux dans l'hydrogène sulfuré, en maintenant la tête de ces animaux au dehors des vessies qui contenaient ce gaz, et a constaté leur mort au bout de douze minutes.

Les liquides sont absorbés, mais en petite quantité. Il faut distinguer ici l'absorption de l'eau pure de celle de l'eau chargée de substances minérales ou organiques. Personne ne songe aujourd'hui à contester l'absorption de l'eau ; il est évident que l'homme augmente de poids dans un bain. Il est bien entendu qu'il s'agit d'un bain tiède, car si la température de l'eau est supérieure à celle du corps, celui-ci exhale de la sueur et il perd de son poids ; si elle est à peu près la même que celle du corps, il ne perd ni ne gagne en poids.

Malgré les expériences contradictoires de Homolle, on ne peut contester l'absorption des substances médicamenteuses dissoutes dans les bains. Les expériences de Bonfils (de Nancy), de Séguin, de Bradner Stuart et de Parisot sont concluantes. Ces physiologistes ont expérimenté sur une solution de sublimé, sur la gomme gutte, l'émétique, la scammonée, le musc et le cyanure de potassium. Et comment pourrait-on nier l'absorption par la peau, quand on voit les effets thérapeutiques des bains de sublimé, des lotions mercurielles, des frictions mercurielles ? Comment expliquer, autrement que par l'absorption, les vomissements qui surviennent après l'application sur la peau de compresses imbibées d'une solution d'émétique ? Peut-on aussi nier l'absorption quand on voit une garde-malade, un infirmier, être pris de stomatite mercurielle pour avoir fait une simple friction à un malade ?

Quelle est la voie de cette absorption ? Les physiologistes sont unanimes pour invoquer l'imbibition préalable de l'épiderme et l'absorption par la surface du derme. Je ne comprends pas cette imbibition ; je l'admettrais volontiers, si l'on séjournait plusieurs semaines dans un bain ; mais on affirme l'imbibition de l'épiderme, dans l'espace d'une heure à deux heures ! Examinez donc sa structure et jugez. Comment d'ailleurs admettre le ramollissement et l'imbibition de l'épiderme, quand on emploie un corps gras tel que la pommade mercurielle ? Qu'il me soit permis de donner une explication qui me paraît la seule admissible, et qui, je crois, n'a jamais été proposée.

Considérant : 1° Que l'épiderme ne se laisse traverser qu'après une immersion longtemps prolongée dans l'eau ;

2° Que les corps gras ne peuvent en aucune façon pénétrer l'épaisseur de l'épiderme ;

3° Que les substances médicamenteuses dissoutes ou en nature sont rapidement absorbées ;

4° Que des frictions facilitent l'absorption de ces substances, comme on le voit pour les frictions mercurielles et autres ;

5° Que cette absorption est plus rapide et plus facile dans les régions où il existe une grande quantité de glandes sudoripares isolées (plante des pieds, paume des mains).

Je crois que cette absorption se fait non pas à la surface de la peau, mais dans l'épaisseur du derme ; que les substances médicamenteuses, de même que l'eau, pénètrent dans les canaux des glandes sudoripares, et que cette pénétration est facilitée par les frictions. Les canaux sont revêtus d'une couche d'épithélium beaucoup plus mince que celle de l'épiderme (1).

Il serait curieux de faire des expériences pour savoir si l'absorption des médicaments est moins énergique quand la température du bain est très élevée et que les glandes sécrètent de la sueur. Cela me paraît probable.

Je regrette que la nature de cet ouvrage ne me permette pas de développer les idées d'un anatomiste aussi savant que modeste, le professeur Bitot, de Bordeaux. Ce chirurgien, remarquant que la paume des mains et la plante des pieds ne sont jamais affectées par la pustule maligne et que ces parties sont seules dépourvues de glandes sébacées, suppose, jusqu'à preuve du contraire, que la voie de transmission du virus charbonneux se fait par les vaisseaux lymphatiques des glandes sébacées.

Transpiration insensible. — La transpiration insensible est complètement distincte de la transpiration ordinaire. Sanctorius, qui ne connaissait pas les glandes sudoripares, ne l'a pas moins étudiée, et il a montré que le corps des animaux se dessécherait,

(1) J'avais déjà donné cette théorie de l'absorption dans mon *Traité élémentaire d'histologie*, publié en 1863. J'ai été surpris de la rencontrer dans l'article *Absorption* du *Dictionnaire de Médecine et de Chirurgie pratiques*, 1864, sans avoir été cité par le signataire de l'article.

comme les plantes, qui perdent leur eau dans l'atmosphère, si on n'arrosait le corps, comme les plantes, au moyen des boissons. Le corps des animaux perd son eau par la peau, le poumon et les reins. Ce médecin, né en 1561, à Capo-d'Istria, Italie, et mort à l'âge de soixante-quinze ans, fit construire une balance dans laquelle il passa une partie de sa vie, se pesant matin et soir, avant et après le repas, et pesant minutieusement tous les aliments qu'il prenait. Il constata que la transpiration insensible est plus abondante que toutes les transpirations sensibles prises ensemble. Sanctorius a évalué à 500 grammes la quantité d'eau exhalée par le poumon en vingt-quatre heures. Selon lui, la transpiration insensible est moindre pendant le sommeil ; elle est plus abondante après le repas. Les vieillards et les femmes vaporeuses transpirent fort peu, et un moyen presque infaillible pour prolonger la vie des vieillards, c'est de disposer leur corps à la transpiration par des bains tièdes, un bon sommeil, des aliments faciles à digérer et un exercice modéré (Sanctorius, *Médecine statique*, Venise, 1614).

Glandes sébacées.

Les glandes sébacées, extrêmement nombreuses, sont disséminées dans l'épaisseur du derme. Elles sécrètent une matière grasse, qui se répand à la surface de la peau et des poils qu'elle

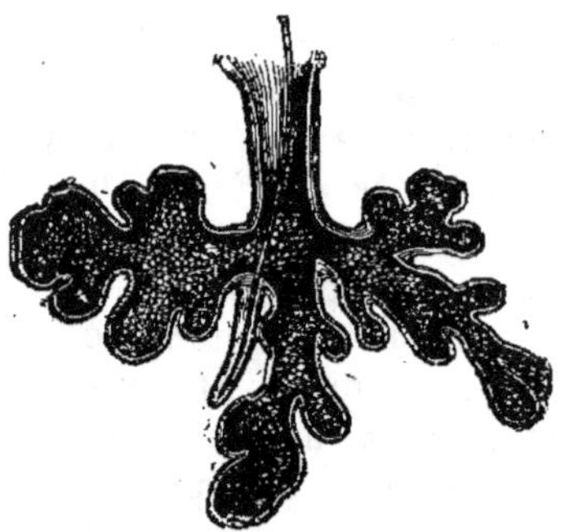

Fig. 476. — Glande sébacée et follicule pileux ayant une embouchure commune (follicule pilo-sébacé).

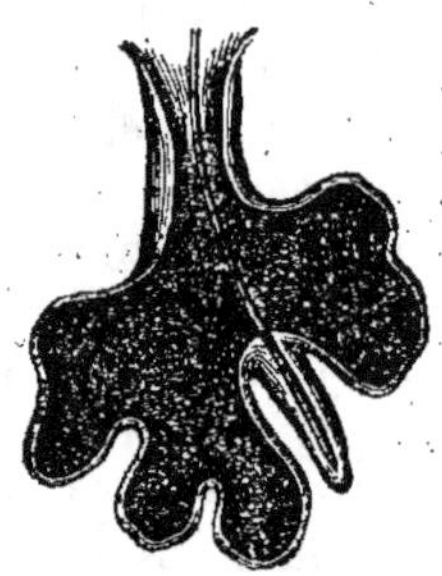

Fig. 477. — Glande sébacée recevant un follicule pileux.

lubrifie. On les rencontre partout, excepté à la paume des mains, à la plante des pieds, à la face palmaire des doigts, sous les ongles, et à la face plantaire des orteils. Partout où il y a des poils développés ou des poils follets, on rencontre des glandes sébacées, excepté au bord libre des lèvres, au mamelon, à la vulve, à la face interne du prépuce et à la couronne du gland. Nous ferons remarquer que, rigoureusement, ces parties, à l'exception du mamelon, sont recouvertes par une membrane muqueuse, et non par la peau.

Les glandes sébacées offrent la plus grande analogie avec un acinus, ou un lobule de glande en grappe, selon son volume. Ce sont, en effet, des *glandes en grappe* de petit volume.

Ce qu'elles offrent de remarquable, c'est leur connexion avec les follicules pileux, *dont le développement est inverse;* un follicule pileux volumineux est accompagné de glandes sébacées petites; les glandes les plus grosses sont annexées aux follicules pileux des poils follets. Il en résulte que, dans le premier cas, qui est le plus fréquent, la glande s'ouvre dans le follicule, tandis que, dans le second, le follicule s'ouvre dans la glande. Quoi qu'il en soit, ces deux organes ont une ouverture commune sur la peau, ouverture qui laisse passer le poil et qui verse la matière sébacée.

La glande sébacée se compose du *corps de la glande* et d'un *conduit excréteur.*

a. *Corps de la glande.* — Le corps de la glande est très petit. Les plus volumineux ne dépassent pas 2 millimètres.

Il est formé par l'agglomération de quelques culs-de-sac, dont le nombre peut aller jusqu'à 20. Quelques glandes, très petites, n'ont qu'un cul-de-sac, glandulaire. Les culs-de-sac, arrondis, ont 70 μ; les longs ont 70 μ de large et 150 μ de long. Ces culs-de-sac,

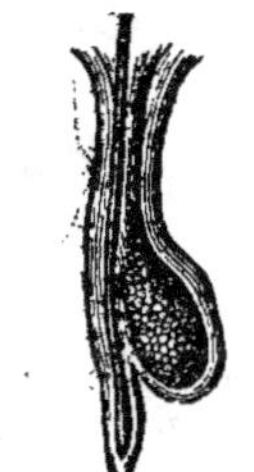

Fig. 478. — Glande sébacée formée par un cul-de-sac et recevant un follicule pileux.

arrondis ou un peu allongés, sont formés d'une *paroi propre,* couche amorphe, mince, revêtue à l'intérieur par un *épithélium pavimenteux stratifié,* prolongement de l'épiderme avec toutes ses couches, même la couche cornée.

b. *Canal excréteur.* — Le canal possède une *paroi propre* qui se continue avec celle des culs-de-sac glandulaires, et est couverte d'*épithélium pavimenteux stratifié* en continuité avec celui de l'épiderme. Ce canal offre de 500 à 750 μ de long sur 100 à 300 μ de large.

Le *sébum,* ou *matière sébacée,* sécrété par ces glandes, donne de la souplesse à la peau et la rend grasse, et même huileuse, pendant les chaleurs de l'été. Cette substance se répand à la surface de la peau et le long des poils. La quantité est variable selon les individus.

Ces glandes sébacées fonctionnent dès les derniers mois de la grossesse; chez le fœtus, la matière sébacée se mêle à la surface de la peau, aux cellules superficielles de l'épiderme pour former le *vernix caseosa,* vernis caséeux qui recouvre le corps des nouveau-nés, plus abondant au pli de l'aine et à l'aisselle. On le mêle facilement à un jaune d'œuf par une douce friction. Il est facile ensuite de faire le nettoyage à l'eau tiède.

La *sécrétion* de la matière sébacée est une *sécrétion holocrine*. Les cellules profondes, génératrices, sont claires et transparentes. Dans la couche des cellules malpighiennes, on constate des granulations graisseuses dans le protoplasma, granulations fines dans les cellules profondes, plus volumineuses dans les cellules superficielles. Ces granulations finissent par se confondre et former une gouttelette graisseuse qui remplit la cellule, en même temps que le noyau s'atrophie. La gouttelette graisseuse augmente de volume jusqu'à ce que la mince couche du protoplasma qui la limite se brise.

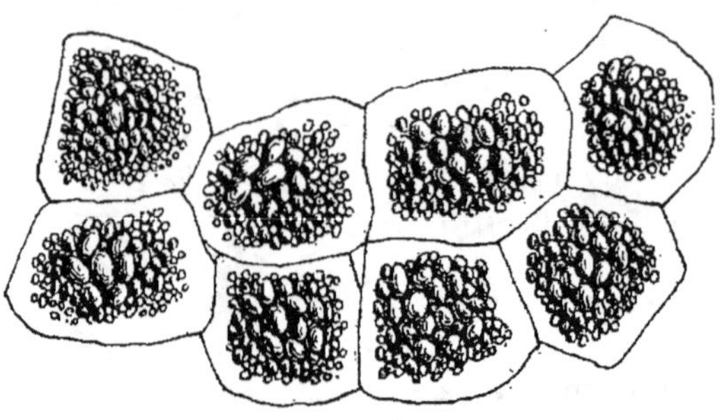

Fig. 479. — Cellules d'épithélium d'une glande sébacée remplies de gouttelettes graisseuses (d'après Pouchet et Tourneux).

La sécrétion sébacée est donc le produit des cellules épidermiques mêlé à des débris du protoplasma cellulaire.

Schmidt, analysant la matière sébacée, y a trouvé, pour 1 000 parties : eau, 317 ; débris épithéliaux et albumine, 617,5 ; graisse, 41,6 ; acides gras, 12,1 ; cendres, 11,8.

Lorsqu'on examine cette matière sébacée au microscope, on y trouve des cellules remplies de matière grasse (cellules épithéliales devenues graisseuses), des gouttelettes grasses libres et des débris de cellules (cellules précédentes rompues), et des cellules d'épithélium polyédrique ou pavimenteux, qui se sont détachées du follicule pilo-sébacé, dans le trajet que parcourt la matière sébacée, avant d'arriver à la surface cutanée.

On trouve aussi, dans la matière sébacée des glandes de la face, un parasite qui se rencontre presque constamment chez les personnes affectées d'acné de cette région. C'est le *demodex follicu- lorum* décrit par Simon, étudié par Lanquetin ; il vit de préférence au fond des culs-de-sac glandulaires.

Quelques *capillaires* rampent à la surface des glandes sébacées. On ne connaît ni leurs *vaisseaux lymphatiques*, ni leurs *nerfs*.

Le *nombre* des glandes annexées aux follicules pileux est variable ; quelques rares follicules en sont dépourvus ; dans un grand nombre, on ne trouve qu'une glande ; le plus ordinairement, chaque follicule offre deux glandes sébacées. Aux grandes lèvres et au scrotum, le follicule pileux reçoit de 4 à 8 glandes sébacées, qui forment une sorte de couronne autour de cet organe.

Le nombre des glandes sébacées de la peau n'a pas été évalué ; il est au moins double de celui des follicules pileux.

Les *dimensions* de ces organes sont extrêmement variables. Celles du cuir chevelu n'atteignent pas 1/2 millimètre de diamètre (200 à 400 μ) ; celles qui sont annexées aux poils de la barbe, du creux axillaire et de la poitrine, offrent en moyenne 1/2 millimètre ; au nez, à l'oreille et en plusieurs régions, les glandes sébacées ont un volume qui varie entre 1/2 millimètre et 2 millimètres.

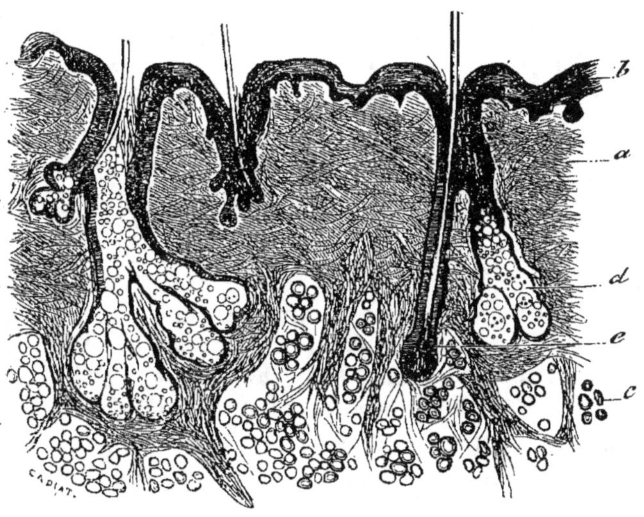

Fig. 480. — Coupe de la peau montrant les follicules pilo-sébacés.

a, derme avec sa trame élastique. — *b*, couche épithéliale. — *c*, vésicules adipeuses du pannicule graisseux. — *d*, glandes sébacées. — *e*, follicules pileux.

Les glandes sébacées ne siègent pas au-dessous du derme, comme la plupart des glandes sudoripares ; elles occupent l'épaisseur même du derme.

Développement. — Ces glandes se montrent au quatrième mois de la vie fœtale, sous forme de prolongements cylindriques, renflés à l'extrémité en forme de bouteille. Ce prolongement, sorte d'excroissance de la paroi du follicule pileux (lequel prend son point de départ dans le corps muqueux de Malpighi), est uniquement constitué par des cellules au moment de leur formation, comme les glandes sudoripares. Les culs-de-sac glandulaires se forment par bourgeonnement des prolongements primitifs, par prolifération des cellules qui les constituent. Leur cavité résulte du ramollissement des cellules centrales.

Les *tannes*, les *kystes sébacés*, les *loupes* sont des tumeurs formées par des glandes sébacées pleines de matière sébacée.

Le *furoncle* est l'inflammation intense du follicule pilo-sébacé. Lorsqu'un certain nombre de follicules voisins s'enflamment, cette réunion de furoncles porte le nom d'*anthrax*.

Follicules pileux (1).

Les follicules pileux sont de petits tubes fermés à leur extrémité profonde, des culs-de-sac contenant la racine des poils. Leur longueur, de 2 à 7 millimètres, varie selon la longueur du poil; ceux du cuir chevelu et de quelques autres régions sont tellement longs que leur extrémité profonde dépasse le derme et se montre sous forme de brosse, lorsqu'on renverse la peau disséquée.

La surface externe des follicules est en rapport avec les glandes sébacées, les muscles redresseurs des poils et le tissu du derme. La surface interne présente, vers le fond, une saillie conique, en forme de papille, *papille* du poil. Elle est en rapport très étroit avec la surface du poil, dont elle est à peine séparée par la couche mince de matière grasse que les glandes sébacées versent dans la cavité du follicule pileux.

La structure du follicule pileux comprend : une paroi externe, *paroi propre*, ou *follicule proprement dit ;* la *papille*, dépendance du follicule ; une paroi interne, *épithélium;* des *vaisseaux sanguins* et des *nerfs*. Les *lymphatiques* ne sont pas connus.

1° Paroi propre du follicule. — Cette paroi se compose de trois couches superposées, qui mesurent ensemble une épaisseur de 45 μ en moyenne.

a. La couche externe, la plus résistante, se confond avec le tissu du derme. Elle est formée de *tissu conjonctif à fibres longitudinales*, sans fibres élastiques, mais avec un grand nombre de corpuscules de tissu conjonctif, la plupart fusiformes. Cette couche se continue directement avec la paroi externe des glandes sébacées.

b. La couche moyenne, la plus épaisse, offre des éléments dirigés en travers. Ces derniers se composent d'une *substance fondamentale* fibrillaire, à stries transversales, et de corpuscules fusiformes de tissu conjonctif, dirigés en travers et disposés en plusieurs couches. Ces corpuscules offrent un noyau, dirigé aussi transversalement et allongé en forme de bâtonnet. Cette couche n'existe que dans la moitié profonde du follicule; au-dessus de l'embouchure des glandes sébacées, on n'en trouve plus trace. On

---

(1) Chirac et Malpighi (*Journal des savants*, 1688) ont trouvé les *bulbes pileux* dans le tissu du derme et le tissu graisseux sous-cutané.

pourrait la confondre avec la précédente pour former une seule couche.

c. La couche interne est une membrane amorphe, très adhérente à la précédente, et offrant seulement quelques stries longitudinales. Elle représente la *membrane vitrée* de l'épiderme; on la désigne parfois sous le nom de *membrane limitante*.

2° Papille du poil. — Elle n'est pas autre chose qu'une des papilles du derme sur laquelle viennent se fixer les parois du follicule pileux. On la désigne encore par le nom de *bulbe* ou *racine du follicule pileux*. Suivant qu'il est renflé en massue ou déprimé en cul-de-bouteille, le *bulbe* est dit *plein* ou *creux*.

3° Épithélium. — Les cellules épithéliales, qu'on rencontre à l'intérieur du poil, se présentent sur deux couches qui s'étendent depuis le bulbe jusqu'à l'ouverture du col du follicule pileux. On les appelle encore *gaines épithéliales interne et externe* du poil.

La *gaine épithéliale externe*, très épaisse à la partie moyenne du follicule, va en s'amincissant vers le bulbe. Elle est formée par les cellules du corps muqueux.

La *gaine épithéliale interne* est formée par les autres couches cellulaires de l'épiderme. On y distingue trois couches de cellules : la *couche de Henle* (cellules claires et volumineuses), la *couche de Huxley* (cellules cylindriques irrégulières), la *cuticule de la gaine épithéliale externe*, formée par des cellules lamellaires.

4° Vaisseaux et nerfs. — Les follicules sont très vasculaires ; le réseau capillaire pénètre dans les couches externe et moyenne ; les vaisseaux de la couche externe sont dirigés longitudinalement, comme les fibres ; ceux de la couche moyenne, beaucoup plus fins, ont de 6 à 7 µ de diamètre. On trouve quelques *filets nerveux* dans la paroi externe du follicule, filets s'élevant vers la surface de la peau et se terminant par des extrémités libres aplaties.

Le fond du follicule est plus riche en vaisseaux que le reste de ce cul-de-sac. La papille est vasculaire également.

§ 2. — ANNEXES DE L'ÉPIDERME
(poils et ongles.)

Les organes annexés à l'épiderme sont les poils et les ongles.

Poils et cheveux.

Les poils et les cheveux ont la même structure ; ils ne diffèrent que par la forme et l'épaisseur. Ces filaments offrent : 1° un canal central, rempli d'une substance dite *substance médullaire*; 2° la *substance corticale* qui constitue la paroi du canal ; 3° une *couche*

épidermique, tapissant la surface du cheveu ou du poil; 4° un renflement terminal, du côté du follicule, le *bulbe* du poil.

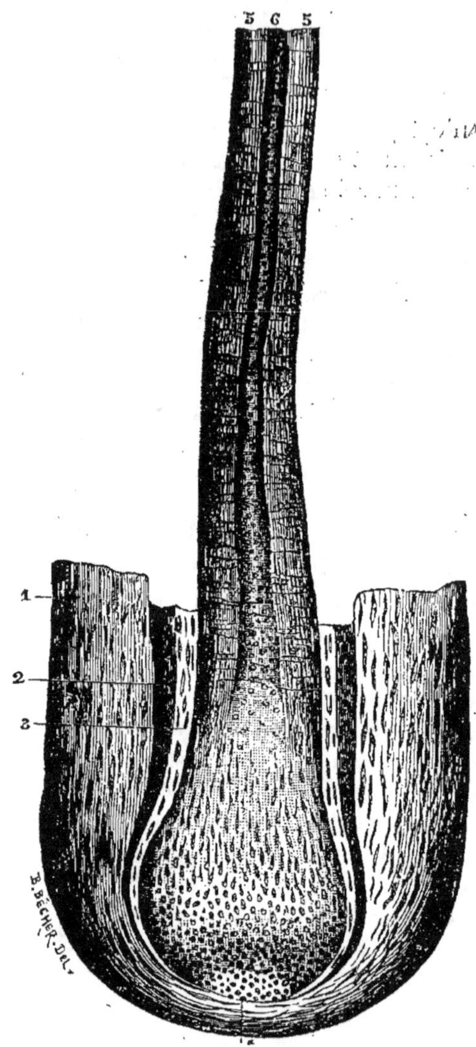

Fig. 481. — Un poil dans son follicule.

1, follicule pileux. — 2, couche amorphe. — 3,
gaine interne de la racine. — 5, substance fondamentale du poil. — 6, canal médullaire et substance
médullaire du poil.

1° Substance médullaire, ou moelle du cheveu. — Le canal médullaire occupe le tiers ou le quart de l'épaisseur du poil; il est plus volumineux dans les poils courts et gros, plus mince dans les cheveux et les poils follets. On peut ouvrir le canal dans toute sa longueur en déchirant un poil fendu à son extrémité. Pour observer la coupe d'un canal, il faut placer sous le microscope les petites tranches de poils que l'on enlève en passant de nouveau le rasoir sur une barbe déjà faite.

Le tissu médullaire est composé de cellules à noyau et à granulations pigmentaires, tout à fait semblables à celles du corps muqueux de l'épiderme et à celles du bulbe.

Les *cellules médullaires* sont le plus souvent polyédriques, de 16 à 22 μ de diamètre. On trouve, à leur intérieur, des granulations graisseuses et pigmentaires et des bulles d'air.

2° Substance corticale. — La substance corticale du poil représente un cylindre creux, contenant le tissu médullaire et revêtu à l'extérieur par la couche épithéliale. A la surface de ce cylindre, on trouve des stries, qui sont formées par la réunion d'un certain nombre de cellules plates, lamellaires, sans noyaux très apparents, mais intimement réunies les unes aux autres.

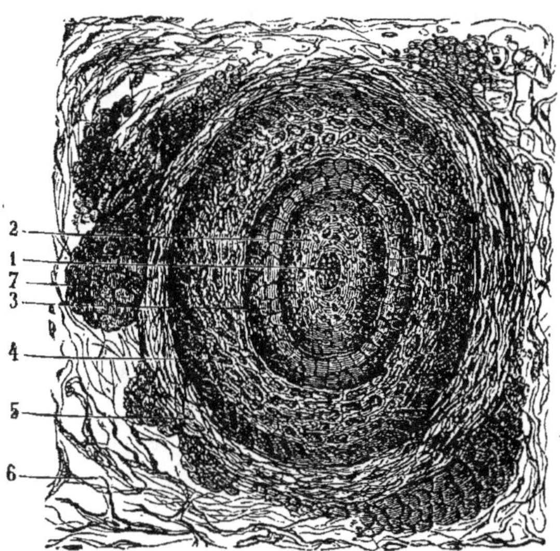

Fig. 482. — Coupe d'un cil et de son follicule pileux, d'après Morel et Villemin. (Grossissement 220.)

1, substance médullaire. — 2, substance corticale. — 3, gaine interne du poil, cuticule. — 4, gaine externe du poil, épithélium du follicule. — 5, paroi du follicule. — 6, derme. — 7, lobule graisseux.

3° Épiderme. — Les cheveux et les poils sont recouverts, dans toute leur étendue, par une couche épithéliale allant depuis le bulbe du poil jusqu'à son extrémité libre. On lui donne encore le nom de *cuticule* ou *épidermicule*. Les cellules de cette couche sont aplaties, de 25 à 45 μ de diamètre, et imbriquées de bas en haut, de sorte que chaque cellule, recouvrant celle qui est immédiatement au-dessus, se termine par un bord libre, que l'on aperçoit à la surface du poil sous forme de stries transversales.

4° Bulbe du poil. — J'ai déjà décrit le bulbe avec le follicule pileux ; je n'y reviendrai pas.

Développement. — Les poils se développent chez l'embryon, au commencement du quatrième mois. On voit les cellules du corps muqueux de Malpighi fournir un prolongement cylindrique qui s'enfonce dans l'épaisseur du derme.

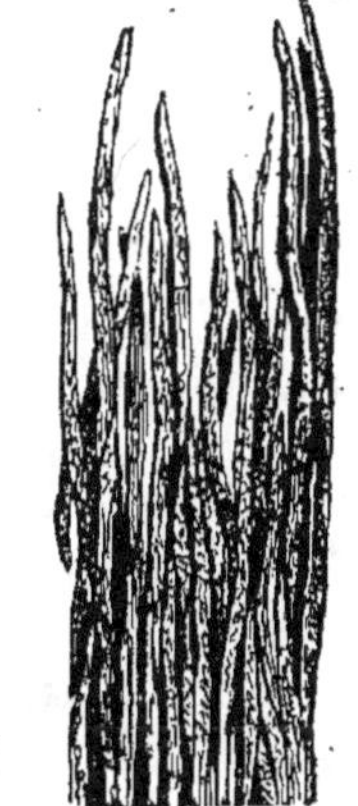

Fig. 483. — Cellules du tissu cortical du poil, traitées par la potasse.

Les cellules externes de ce prolongement formeront la gaine externe du poil, ou épiderme du follicule, tandis que les cellules

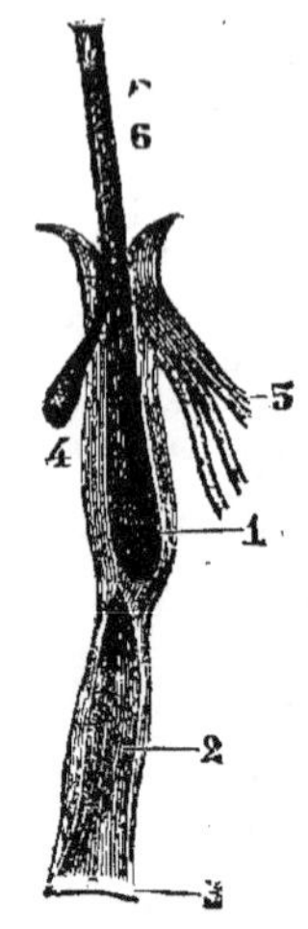

Fig. 484. — Renouvellement des poils.

1, 6, ancien poil. — 2, poil nouveau. — 3, papille du follicule pileux. — 4, glande sébacée. — 5, fibres du derme (Kölliker).

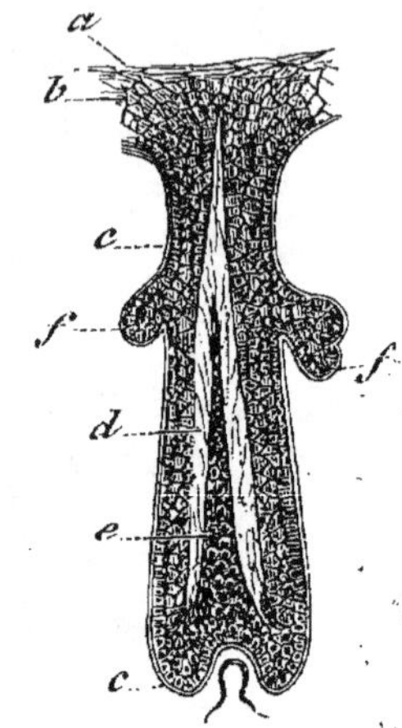

Fig. 485. — Développement d'un follicule pilo-sébacé.

a, couche cornée de l'épiderme. — *b*, couche de Malpighi. — *c*, paroi propre. — *d*, couche fibreuse du poil. — *e*, couche médullaire. — *f*, *f*, glandes sébacées au début de leur formation.

centrales, en s'allongeant, donneront naissance au poil proprement dit.

Peu de temps après la naissance, les poils follets sont repoussés par un autre poil qui remplit le follicule et détermine la chute du premier.

Ongles.

Les ongles sont des lames cornées, que l'on peut considérer comme un simple épaississement de la couche cornée de l'épiderme.

On appelle *racine* l'extrémité de l'ongle enfoncée dans les parties molles : elle est blanche et moins dure que le reste de l'organe. La partie moyenne, rosée, constitue le *corps* de l'ongle; celle qui dépasse le doigt est l'*extrémité libre*.

Si l'on considère les *rapports* de l'ongle avec les parties voisines, on voit ce qui suit : 1° Sur les bords de l'ongle, le derme constitue un repli; la couche cornée vient adhérer aux bords de l'ongle avec lesquels elle se continue; le corps muqueux passe au-dessous et constitue le corps muqueux sous-unguéal. 2° Au niveau du bord libre de l'ongle, on voit l'épiderme de la pulpe du doigt qui se divise en deux couches : le corps muqueux passe au-dessous de l'ongle, en remontant vers la racine, et concourt à la formation du derme sous-unguéal; la couche cornée forme une

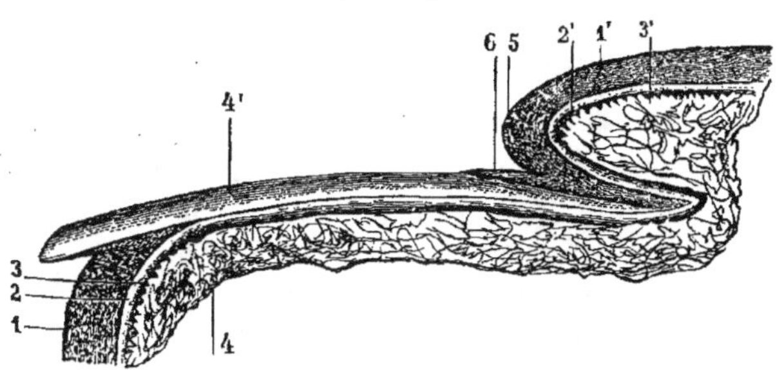

Fig. 486. — Rapports de l'ongle avec la peau.

1, 1', épiderme. — 2, 2', corps muqueux. — 3, 3', papilles. — 4, derme. — 4', corps de l'ongle. — 5, bord de la matrice de l'ongle. — 6, épiderme adossé. (Grossissement, 6.)

sorte de bourrelet, et se confond avec le tissu même de l'ongle. 3° Au niveau de la racine, la peau se déprime profondément pour constituer la *matrice* ou le *lit* de l'ongle. Cette matrice, dépres-

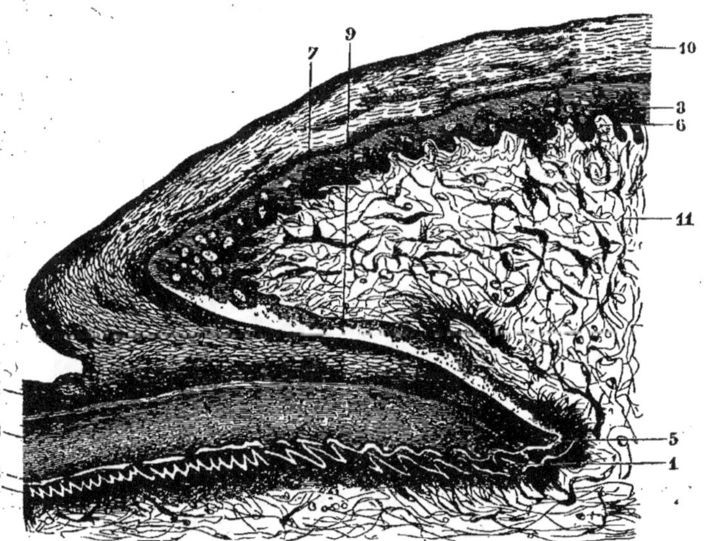

Fig. 487. — Coupe de la racine et de la matrice de l'ongle.

1, papilles sous-unguéales. — 2, corps muqueux. — 3, corps de l'ongle. — 4, épiderme sous-unguéal. — 5, fusion des deux couches précédentes. — 6, papilles. — 7, corps muqueux. — 8, couche sous-unguéale. — 9, 11, tissu du derme. — 10, épiderme. (Grossissement, 25), d'après Morel et Villemin.

sion du derme, est tapissée, dans toute son étendue par le corps muqueux qui se porte au-dessous de l'ongle, en contournant la racine. A ce niveau, on trouve une série de petites saillies linéaires qui représentent les papilles du derme. La couche cornée de l'épiderme s'adosse à elle-même vers la lunule de l'ongle ; puis elle se continue dans la cavité de la matrice, pour se confondre avec le tissu de l'ongle, vers la racine.

Relativement à sa *structure*, l'ongle est formé de lamelles épithéliales superposées et disposées en séries longitudinales et transversales. Il peut être considéré comme un renforcement de la couche cornée de l'épiderme. Selon Sappey, l'ongle serait constitué uniquement par les cellules du corps muqueux.

Le bord interne de l'ongle du gros orteil irrite, enflamme la peau voisine, par suite de la pression des chaussures. Il survient des bourgeons charnus. Cette maladie, absolument locale, est très douloureuse. C'est l'*ongle incarné*. Le traitement le plus simple est l'arrachement, après anesthésie locale et préalable de la région.

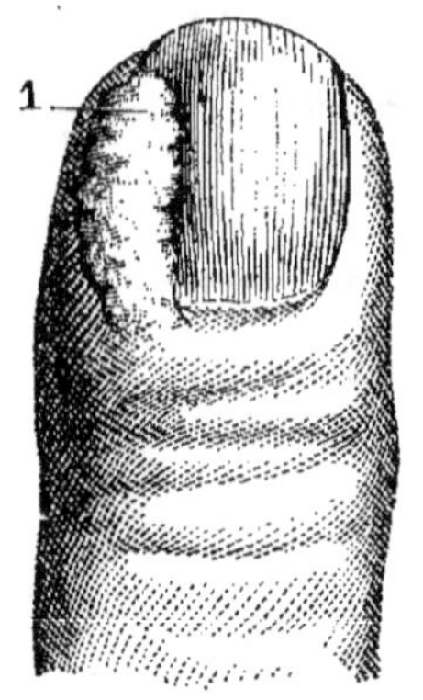

Fig. 488. — Ongle incarné

1, bourgeons charnus sur le bord interne de l'ongle.

CHAPITRE II

APPAREIL DE L'ODORAT

L'appareil de l'odorat se compose : 1° d'un organe essentiel qui reçoit les odeurs, *la muqueuse pituitaire* ; 2° de parties accessoires qui servent à protéger et à étendre la surface de cette membrane : ce sont les fosses nasales et le nez. Pour les fosses nasales, voyez *Ostéologie*.

§ 1. — NEZ

Le nez est un organe en pyramide triangulaire, appliqué sur le visage par l'une de ses faces. On lui considère une base, un sommet et trois faces.

Base. — La base du nez surmonte l'orifice buccal. On y remarque, sur la ligne médiane, la sous-cloison qui sépare les narines, le lobule du nez en avant, et les ailes du nez, de chaque côté.

La *sous-cloison* s'étend du sillon médian de la lèvre supérieure au lobule du nez. Elle est plus large en arrière qu'en avant, elle prolonge la cloison des fosses nasales. Elle est mobile comme le lobule.

Les *narines* sont deux cavités, situées de chaque côté de la sous-cloison à l'entrée des fosses nasales. Elles diffèrent des fosses nasales par la mobilité de leur paroi externe et par *l'absence de muqueuse* à leur surface interne. Ces cavités ont un orifice *supérieur* qui les sépare des fosses nasales et qui continue le sillon naso-labial, un orifice *inférieur*, une paroi interne formée par la sous-cloison, une paroi externe formée par l'aile du nez, une extrémité antérieure arrondie, creusée dans l'épaisseur du lobule du nez, et une extrémité postérieure séparée de celle du côté opposé par la base de la sous-cloison.

La surface des narines est recouverte de poils, ou *vibrisses*, plus volumineux et plus nombreux à la partie antérieure de la paroi interne. Les narines sont recouvertes par la peau qui se réfléchit à l'entrée des narines comme la peau de la région anale à l'intérieur du conduit anal.

La *paroi interne* présente une hauteur de 8 à 10 millimètres, l'*externe* une hauteur de 12 à 15 ; à cette hauteur, la peau des narines se continue avec la muqueuse des fosses nasales.

Les *ailes* du nez, qui forment la paroi externe des narines sont mobiles. Leurs mouvements sont volontaires et involontaires chez quelques individus, involontaires seulement chez d'autres. Les mouvements volontaires consistent dans une projection en dehors de l'aile du nez, pendant que son bord supérieur semble se porter en dedans, en déprimant le sillon naso-labial, à sa partie antérieure. Les mouvements involontaires consistent en un affaissement de l'aile du nez, sous l'influence d'un courant d'air inspirateur rapide, et, de plus, en l'écartement des ailes du nez. Ce dernier mouvement se remarque au moment des émotions vives, pendant la colère, pendant les plaisirs de l'amour, etc. Volontaire chez les personnes dont les ailes du nez sont très mobiles, il dénote souvent une nature ardente et passionnée.

Le *lobule du nez* est la partie la plus antérieure de la base. D'une consistance molle et d'une conformation variable chez les divers individus, il est formé par la peau, doublée d'une couche épaisse de tissu graisseux, et par la partie antérieure des cartilages de l'aile du nez et des cartilages latéraux, qui convergent en ce point. Quand on presse du bout du doigt le lobule du nez on sent une sorte de petite fente entre les cartilages. On compare quelquefois cette sensation à celle que donne l'orifice du col utérin pendant le toucher vaginal.

Sommet. — Le sommet, ou racine, prend naissance au-dessous de la région frontale, sur la ligne médiane. Il est convexe transversalement, et concave de haut en bas. La saillie qu'il forme est très variable.

Faces latérales. — Les faces obliques regardent en dehors et un peu en avant et en haut. Elles présentent, de haut en bas : 1° une surface plane, correspondant aux cartilages latéraux du nez ; 2° un sillon concave inférieurement, c'est la partie antérieure du sillon naso-labial, qui commence en arrière du lobule du nez et qui descend en bas et en dehors ; 3° une surface convexe, mobile, correspondant à la narine, et séparée du lobule du nez par l'origine du sillon précédent.

Face postérieure. — Elle est creusée par les fosses nasales, et présente, au milieu, l'insertion de la cloison.

Bords. — Son *bord antérieur*, étendu de la racine du nez au lobule, est obtus et sinueux ; il commence en haut par une dépression. Au-dessous est une saillie, ou bosse nasale, formée par les os propres du nez ; plus bas, une légère dépression ; enfin le lobule. Une grande variété existe dans le développement de ces saillies et de ces dépressions ; c'est, en partie, pour cette raison que les nez sont si peu semblables. Ses bords latéraux, obliques en bas et en dehors, et adhérents, sont séparés des parties voisines par trois sillons : 1° le sillon *naso-palpébral*, qui sépare le nez de la paupière inférieure ; 2° le sillon *naso-génien*, qui le sépare de la joue ; 3° le sillon *naso-labial*, qui part du bord supérieur de l'aile du nez, et se continue entre la joue et la lèvre supérieure.

Structure.

Le nez se compose : 1° d'un squelette ; 2° d'une couche cutanée ; 3° d'une couche musculaire ; 4° d'une couche muqueuse ; 5° de vaisseaux et de nerfs.

Squelette. — Il est formé en haut par les os propres du nez, en haut et sur les côtés par l'apophyse montante du maxillaire supérieur, en bas par les cartilages (voy. *Ostéologie*).

Trois cartilages principaux constituent cette charpente cartilagineuse : le cartilage de la cloison, les cartilages latéraux, et ceux de l'aile du nez. On y trouve aussi quelques cartilages accessoires.

1° *Cartilage de la cloison.* — Situé sur la ligne médiane, ce cartilage complète la cloison des fosses nasales, formée par le vomer et la lame perpendiculaire de l'ethmoïde ; il présente quatre bords. Le bord supérieur s'articule avec la lame perpendiculaire de l'ethmoïde ; le bord postérieur, avec la partie antérieure du vomer et avec la crête qui surmonte le bord interne de l'apophyse palatine du maxillaire supérieur ; le bord antérieur s'étend des os propres du nez au lobule, où il se place entre les cartilages de l'aile du nez, et se confond avec le bord antérieur des cartilages latéraux. Le bord inférieur est placé au-dessous de la sous-cloison ; il s'étend du lobule du nez à l'épine nasale antérieure.

2° *Cartilages latéraux*. — Les cartilages latéraux sont deux lames triangulaires, confondues, par leur bord antérieur, entre elles et avec le bord antérieur du cartilage de la cloison. Ils s'insèrent, par leur bord supérieur, sur le bord inférieur des os propres du nez. Leur bord inférieur donne attache à un tissu fibreux qui les unit au cartilage de l'aile du nez.

3° *Cartilages de l'aile du nez*. — Ces cartilages, au nombre de deux, sont complètement séparés. Ils ont la forme d'un fer à cheval à concavité postérieure et à branche externe plus longue que l'interne. La convexité de ces deux cartilages est située dans l'épaisseur du lobule.

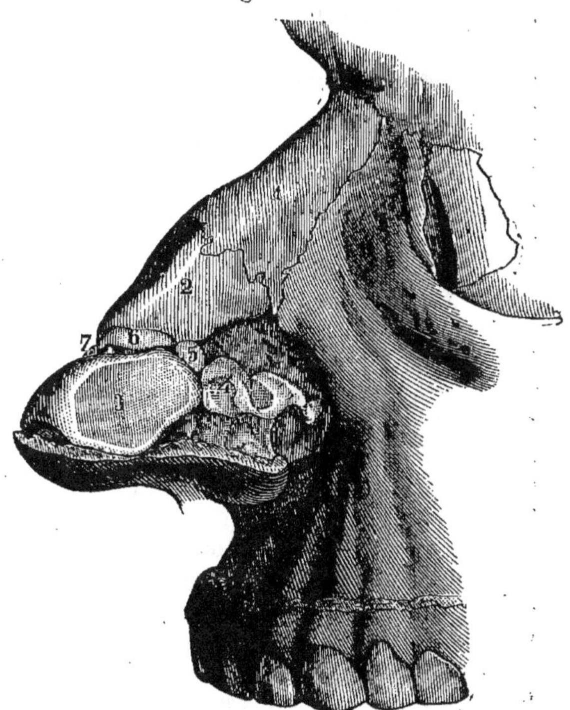

Fig. 489. — Squelette du nez.

1, os nasal du côté gauche. — 2, cartilage latéral du nez. — 3, cartilage de l'aile du nez. — 4, 5, 6, 7, cartilages accessoires.

De chaque côté de l'angle antérieur et inférieur du cartilage de la cloison, qui les déborde quelquefois. Il est presque toujours possible, en comprimant d'avant en arrière le lobule du nez, d'écarter les deux cartilages de l'aile du nez, et de sentir celui de la cloison.

La branche interne de ce cartilage s'adosse à celle du côté opposé et au cartilage de la cloison, sur la ligne médiane ; elle ne correspond qu'à la moitié antérieure de la sous-cloison.

La branche externe forme la charpente de l'aile du nez ; elle est beaucoup plus étendue que l'interne. Cette branche présente une face externe convexe, une face interne concave, et un bord inférieur recouvert par la peau qui se réfléchit dans la narine ; un bord supérieur, uni à du tissu fibreux, et correspondant au sillon naso-labial ; une extrémité antérieure continue avec la branche interne, et une extrémité postérieure, qui se cache sous l'apophyse montante du maxillaire supérieur.

4° *Cartilages accessoires*. — On appelle ainsi de petits noyaux cartilagineux placés dans les intervalles qui séparent les cartilages principaux du nez. On en trouve sur les côtés du bord antérieur du cartilage de la cloison, à son point de contact avec les cartilages de l'aile du nez. Deux autres noyaux cartilagineux se voient de chaque côté du bord inférieur du même cartilage, près de l'épine nasale antérieure. Enfin, on en trouve quelques-uns, non constants, et variables pour le volume et pour la forme, dans l'épaisseur du tissu fibreux qui réunit la partie postérieure des cartilages latéraux et de l'aile du nez.

Le *périchondre*, continuation du périoste, recouvre les deux faces des cartilages, et comble les espaces qui existent entre ces derniers.

Couche cutanée. — La peau du nez présente la même structure que la peau, en général. Les poils y sont rudimentaires, et les glandes sébacées extrêmement nombreuses et développées. Leur orifice se montre sous forme de points plus ou moins foncés, si abondants, surtout vers le lobule, que, pendant les chaleurs de l'été, la matière sébacée se liquéfie à la surface de la peau, qui paraît enduite d'une substance grasse. Au-dessous de la peau, il existe une couche graisseuse peu développée ; plus profondément on trouve les muscles.

La peau du nez est parfois tellement hypertrophiée que cet organe peut prendre des proportions colossales. On peut y remédier par une opération assez facile, et je suis surpris qu'il n'y ait pas encore de chirurgiens spécialistes pour la restauration du nez.

Couche musculaire. — Plusieurs muscles constituent cette couche (voy. *Muscles de la face*).

Couche muqueuse. — Formée par la pituitaire, elle tapisse les deux gouttières qui terminent en avant les fosses nasales, c'est-à-dire la face externe du cartilage de la cloison et la face interne des cartilages latéraux. La muqueuse se termine en bas au niveau du bord supérieur de l'aile du nez, où elle se continue directement avec la peau (voy. *Pituitaire*).

Vaisseaux et nerfs. — Les *artères* du nez viennent de la terminaison de l'ophtalmique et de la faciale (voy. ces artères). Les *veines* suivent un trajet irrégulier, et se jettent dans l'ophtalmique ou la faciale. Les *lymphatiques* sont nombreux ; ils vont se jeter dans les ganglions sous-maxillaires, et suivent le trajet de la veine faciale. Les *nerfs* viennent du facial, qui donne le mouvement aux muscles, et du trijumeau, qui fournit la sensibilité à la peau et à la muqueuse.

§ 2. — PITUITAIRE OU MEMBRANE DE SCHNEIDER (1)

La pituitaire, ou membrane de Schneider, est le siège de l'odorat. Elle présente une couleur rosée ; sa *surface libre* est creusée d'orifices qui sécrètent du mucus : ce sont les orifices des glandes. C'est à sa surface que se termine le *nerf olfactif*, nerf spécial pour les odeurs.

Consistance. — La consistance de la pituitaire est faible ; elle se laisse déchirer très facilement, d'où les hémorragies dont elle est si fréquemment le siège.

Epaisseur. Trajet. — D'une épaisseur très variable sur les parois propres des fosses nasales, elle devient très mince dans les nombreuses cavités qui constituent leurs prolongements.

Au niveau de la cloison, la pituitaire est plus épaisse vers la moitié antérieure. Elle est adhérente aux os et aux cartilages ; cependant, on peut voir la formation de bosses sanguines entre l'os et sa face adhérente.

A la voûte, l'épaisseur est médiocre. Là, elle revêt les os propres du nez et la lame criblée, adhère au corps du sphénoïde, et tapisse le sinus sphénoïdal, dont elle rétrécit beaucoup l'orifice circulaire ; cet orifice s'ouvre à la partie antérieure et supérieure du sinus.

Du côté externe, elle tapisse les cellules ethmoïdales antérieures et s'applique en haut sur le cornet supérieur ; en arrière, elle s'enfonce dans la gouttière qui sépare ce cornet du sinus sphénoï-

(1) Schneider (Conrad-Victor), né en 1610, mort en 1680, professeur à Wittemberg.

Vers 1660, Schneider réfuta l'erreur des anciens, qui croyaient qu'une liqueur, nommée *pituite du cerveau*, venue des ventricules cérébraux, passait par l'infundibulum, pénétrait dans la glande pituitaire, l'imbibait, et passait ensuite dans les fosses nasales à travers les trous des os ethmoïde et sphénoïde. Il démontra que le liquide, si abondant dans le coryza, est sécrété par la membrane pituitaire. Le nom vulgaire de *rhume de cerveau* est encore un vestige de cette erreur.

Galien (*De usu part.* lib. X, cap. 6) croyait que la sensation de l'odorat s'opérait dans les ventricules du cerveau.

On prétend que toute la science des médecins, pour la guérison du *rhume de cerveau*, a consisté à l'appeler *coryza*. Parmi les innombrables moyens employés pour le guérir, le plus extraordinaire est celui qui consiste à se raser le *sinciput*, comme le faisait Marie Stuart. « Le bourreau la décoiffa par manière de mespris et dérision, afin de montrer les cheveux blancs et le sommet de la tête nouvellement tondue, ce qu'elle estait contrainte de faire bien souvent, à cause d'un rhume auquel elle était subjecte. » Ed. Brissaud, *Hist. des expressions populaires*, p. 189, 1888.

dal, et ferme le trou sphéno-palatin ; elle descend dans le méat supérieur, et pénètre dans les cellules postérieures de l'ethmoïde qu'elle tapisse. Elle recouvre le cornet moyen, se replie sur le méat moyen et pénètre dans le sinus maxillaire, dans l'infundibulum et dans les sinus frontaux. Puis elle passe sur le cornet inférieur, le revêt sur ses deux faces, ainsi que le méat inférieur, et se continue dans le canal nasal.

Au niveau du plancher, la pituitaire tapisse l'apophyse palatine du maxillaire supérieur et la portion horizontale du palatin ; elle se déprime au niveau du conduit palatin antérieur.

En avant, la muqueuse pituitaire se confond avec la peau des narines ; en arrière, elle recouvre une ouverture quadrilatérale. Là, elle se continue, à son bord inférieur, avec la muqueuse du voile du palais. Elle se continue, en haut et sur les côtés, avec la muqueuse de l'arrière-cavité des fosses nasales.

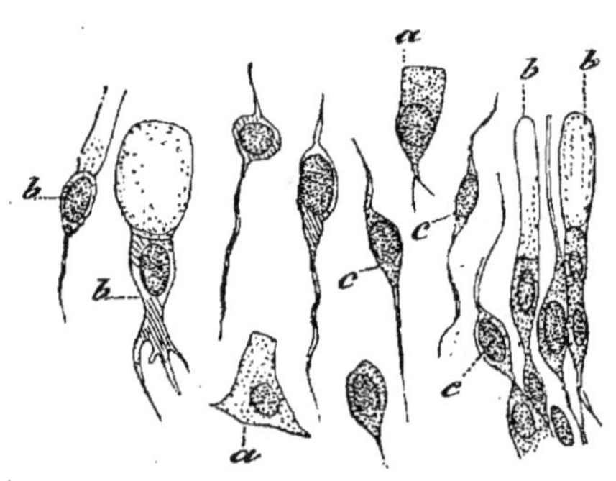

Fig. 490. — Éléments isolés de la tache olfactive chez l'homme.

a, *b*, cellules de soutènement. — *c*, cellules olfactives.

Structure.

Le derme de cette muqueuse n'adhère pas intimement au périoste, comme on le croyait autrefois. Elle offre à l'étude : l'épithélium, le derme, les glandes, les vaisseaux et les nerfs.

Disons d'abord que la muqueuse pituitaire n'est pas influencée par les odeurs dans toute son étendue, mais seulement dans la région qui reçoit les divisions terminales du nerf olfactif, c'est-à-dire le *tiers supérieur des parois des fosses nasales*. Comme, en ce point, la membrane de Schneider est un peu diffé-

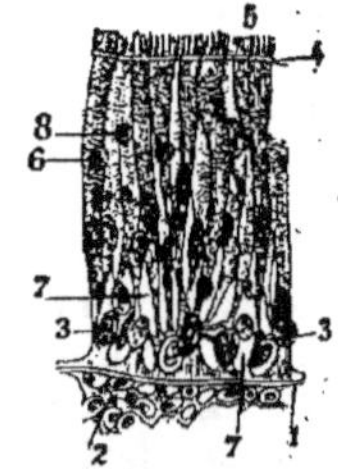

Fig. 491. — Épithélium des fosses nasales de l'homme, au-dessus d'un îlot de tissu réticulé (d'après Renaut).

1, lame vitrée. — 2, tissu réticulé. — 3, noyau des cellules profondes, génératrices. — 4, plateau des cellules. — 5, cils vibratiles. — 6, noyaux des cellules. — 7, espaces interépithéliaux, ou *thèques* de Renaut. — 8, cellule migratrice.

rente, on lui donne le nom de *région olfactive*. Cette région, quelquefois fortement pigmentée sur les animaux, est souvent désignée sous le nom de *tache olfactive*.

Épithélium. — L'épithélium diffère, selon qu'on le considère

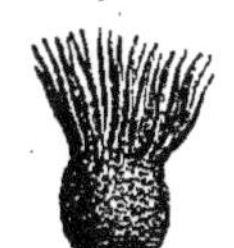 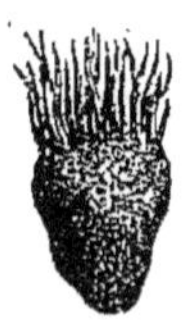

Fig. 492. — Cellules cylindriques à cils vibratiles provenant d'une muqueuse pituitaire enflammée (Ranvier).

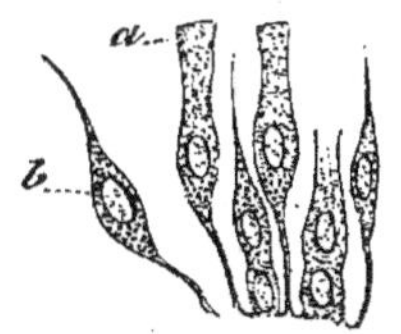

Fig. 493. — Éléments isolés de la tache olfactive chez le chien.

a, cellules de soutènement. — *b*, cellule olfactive.

dans la région olfactive ou dans les autres points de la muqueuse pituitaire.

1° Dans toutes les régions qui ne servent pas à l'olfaction (plancher des fosses nasales, cornet inférieur, méat inférieur et méat moyen, cellules ethmoïdales, sinus) on rencontre un *épithélium cylindrique à cils vibratiles stratifié,* analogue à celui de la trachée. La couche épithéliale mesure une épaisseur de 80 à 100 μ; dans les cellules ethmoïdales et dans les divers sinus qui prolongent les fosses nasales, cette couche s'amincit et n'atteint pas 40 μ.

2° Dans la région olfactive, c'est-à-dire dans la portion de membrane de Schneider qui reçoit les ramifications terminales du nerf olfactif, et qui s'étend de la voûte des fosses nasales jusqu'au milieu du cornet supérieur, l'épithélium n'est plus le même.

Chez les animaux, on trouve une couche d'*épithélium cylindrique* pourvu de cils vibratiles. Chez l'homme, les

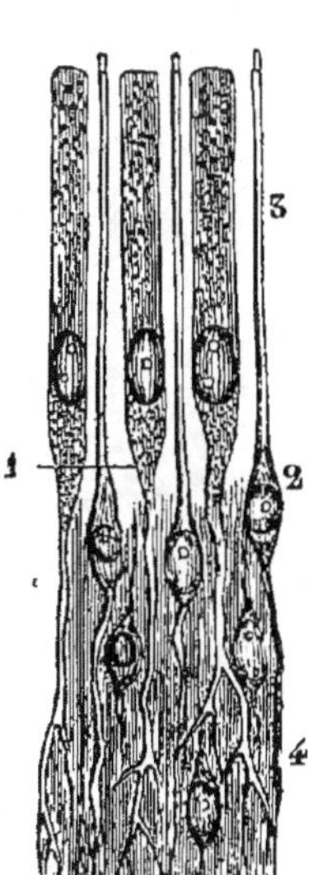

Fig. 494. — Cellules épithéliales et cellules olfactives chez l'homme.

1, cellules de soutènement. — 2, corps des cellules olfactives. — 3, leur prolongement en forme de bâtonnet, avec le petit appendice déterminé à leur sommet par la préparation. — 4, prolongement profond des cellules olfactives.

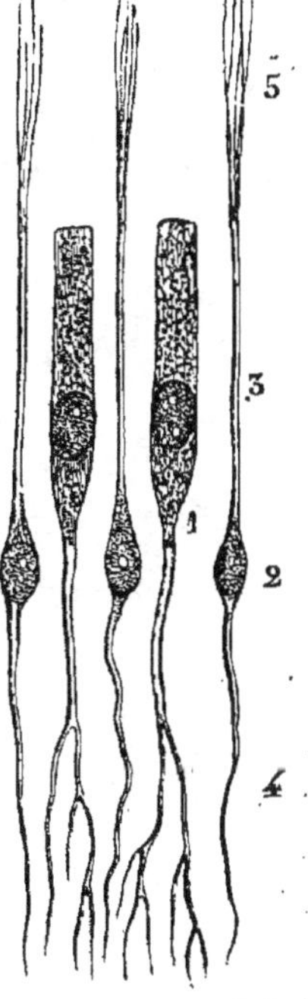

Fig. 495. — Cellules épithéliales et cellules olfactives de la grenouille.

1, épithélium de soutènement. — 2, corps des cellules olfactives. — 3, prolongement externe ou bâtonnet. — 4, prolongement interne. — 5, pinceau de filaments à l'extrémité du bâtonnet.

cils vibratiles disparaissent par suite des inflammations fréquentes de cette région (M. Schultze).

Chez l'homme, d'après Max Schultze, il y aurait trois sortes d'éléments dans la couche épithéliale de la région olfactive : des *cellules de soutènement*, des *cellules basales*, des *cellules olfactives*.

Les *cellules de soutènement* sont des *cellules cylindriques*, dont le *noyau* est volumineux. Elles sont rattachées au derme de la

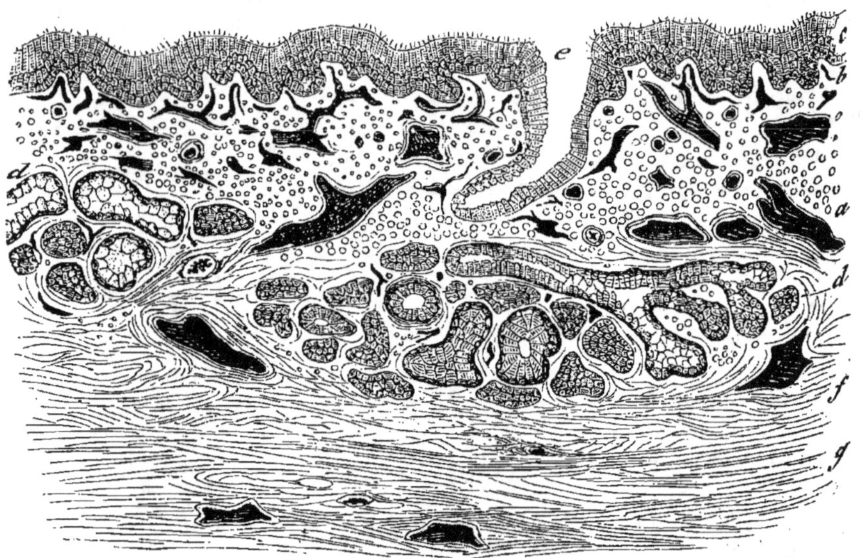

Fig. 496. — Coupe de la muqueuse pituitaire sur le cornet inférieur.

a, tissu de la muqueuse. — *b*, saillies papilliformes. — *c*, couche épithéliale de cellules ciliées. — *d, d*, glandes en grappe. — *e*, canal excréteur d'une glande. — *f*, tissu conjonctif sousmuqueux. — *g*, périoste.

muqueuse par un fin prolongement se détachant de leur pôle d'implantation. Vers le pôle libre, le protoplasma présente des granulations disposées en séries linéaires ; ces cellules ressemblent aux cellules caliciformes.

Les *cellules basales* sont représentées par des cellules étoilées, s'anastomosant entre elles et formant une couche uniforme entre l'épithélium et la lame vitrée sous-épithéliale. Ces cellules n'ont aucune relation avec les éléments du nerf olfactif.

Les *cellules olfactives* représentent l'élément important de la muqueuse pituitaire. Ce sont des cellules nerveuses périphériques, des neurones situés entre les cellules de soutènement, et se continuant, par une de leurs extrémités, avec un filet nerveux terminal, dépendant du nerf olfactif.

Ces cellules, que l'on peut voir dans la figure 495, ont une forme ovoïde, et sont pourvues de deux prolongements filiformes, dont l'un se porte du côté de la surface libre de la muqueuse, tandis que l'autre s'enfonce profondément.

Le corps de la cellule est situé un peu profondément, souvent au-dessous du corps des cellules de soutènement. Il est ovoïde et renferme un noyau arrondi et nucléolé (voy. *Nerf olfactif*, pour les cellules olfactives).

Derme. — Le derme de la muqueuse est constitué par du tissu conjonctif presque dépourvu de fibres élastiques, mais contenant beaucoup de cellules du tissu conjonctif et de matière amorphe.

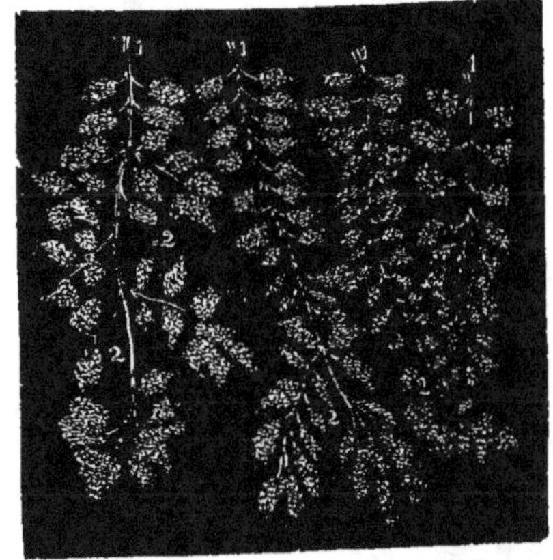

Fig. 497. — Glandes de la pituitaire.

1, 1, 1, 1, Orifices des glandes. — 2, 2, 3, conduits excréteurs et acini.

L'épaisseur du derme varie depuis un demi-millimètre jusqu'à 3 millimètres. La partie la plus épaisse se trouve dans les fosses nasales, principalement au bord libre des cornets ; la muqueuse des sinus est la portion la plus mince et la plus adhérente.

Le derme est séparé de l'épithélium par une lame vitrée très mince.

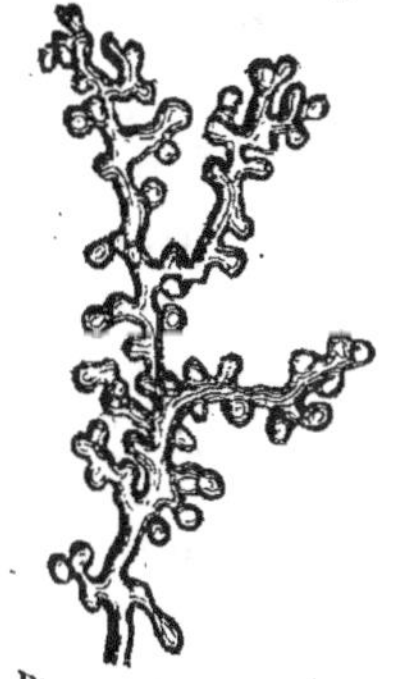

Fig. 498. — Glande de la pituitaire prise sur les parois des sinus sphénoïdaux.

Glandes. — Les glandes de la pituitaire sont nombreuses ; elles existent dans les fosses nasales et dans les prolongements des fosses nasales. On les trouve aussi dans la région olfactive, mais avec des caractères particuliers.

Celles des fosses nasales et des sinus sont des glandes en grappe, qui ont été bien décrites par Sappey en 1853. D'après cet anatomiste, le nombre de ces glandes est considérable ; on en trouverait de 30 (minimum) à 150 (maximum) par centimètre carré. Elles sont plus nombreuses sur la paroi externe des fosses nasales, et surtout au-devant des cornets inférieur et moyen. Celles des sinus sont très nombreuses également chez l'homme et les mammifères.

Les *glandes des fosses nasales* sont des glandes en grappe, de volume et de forme variables. Elles occupent l'épaisseur même de la muqueuse pituitaire, et quelques-unes arrivent jusqu'à sa face profonde.

Elles sont constituées par des vésicules glandulaires plus ou moins nombreuses et par un conduit excréteur. Le conduit est formé de tissu conjonctif condensé, sans fibres élastiques ; il est tapissé par une couche simple d'épithélium cylindrique. Les culs-de-sac, les vésicules glandulaires, de 50 à 100 μ, sont échelonnés le long du conduit excréteur, dans lequel ils versent leur contenu tantôt directement, tantôt après s'être réunis pour former de petits canaux excréteurs secondaires. L'épithélium qui tapisse les culs-de-sac est un épithélium cylindrique. Les *glandes rameuses* de Sappey sont celles dont le conduit excréteur se divise en plusieurs branches. Les autres affectent une forme plus ou moins sphérique.

Les *glandes des sinus* sont nombreuses, elles sont souvent ramifiées, et affectent les formes les plus bizarres, comme on peut le voir dans les figures 498 et 499, repré-

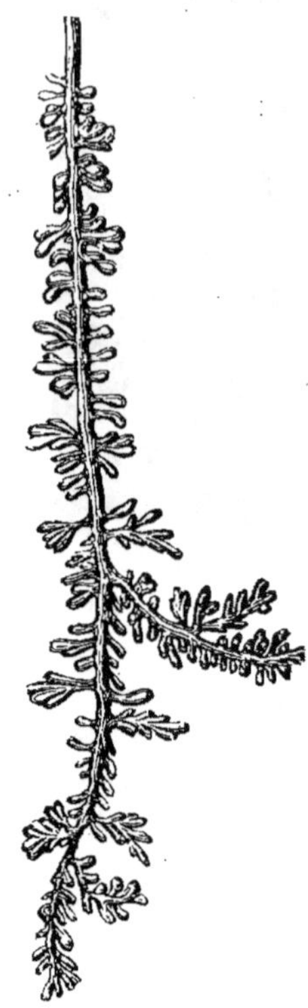

Fig. 499. — Glande de la pituitaire prise sur les parois du sinus maxillaire.

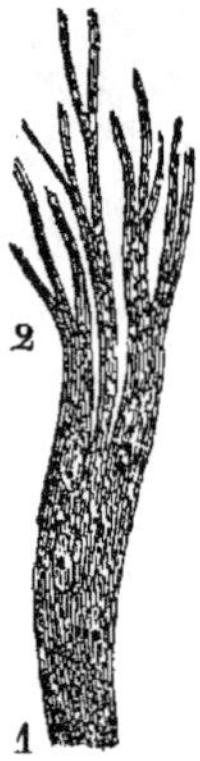

Fig. 500. — Ramifications terminales du nerf olfactif chez le chien, d'après Frey.

1, 1, faisceau de fibres avec leurs noyaux. — 2, fibrilles déliées.

sentant, d'après Sappey, deux glandes du sinus sphénoïdal et du sinus maxillaire.

Les *glandes de Bowman* sont des glandes spéciales, situées dans la région olfactive de la muqueuse pituitaire. Elles ont été décrites par Bowman comme des glandes en tube ; mais Sappey et Robin en nient l'existence. Pour ces deux anatomistes, les glandes de Bowman ne différeraient nullement des glandes en grappe du reste de la pituitaire. Selon Ranvier, ces glandes seraient tubuleuses, comme l'admettait Bowman.

Il faut, ici, faire une distinction : Robin et Sappey ont parfaitement raison pour l'homme, mais non pour les animaux. On sait, depuis longtemps, que les glandes de la région olfactive de l'homme diffèrent à peine de celles que nous avons décrites plus

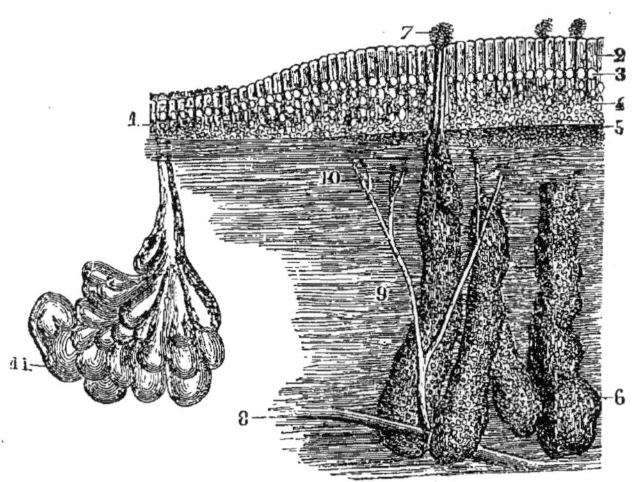

Fig. 501. — Coupe verticale de la région olfactive chez le renard, d'après Ecker.

1, cellules à cils vibratiles, appartenant à la muqueuse voisine de la région olfactive On y voit une glande muqueuse en grappe, 11. — 2, épithélium cylindrique sans cils. — 3, ses noyaux. — 4, les petits points blancs ovales indiquent le corps des cellules olfactives. — 5, surface du derme. — 6, glande de Bowman. — 7, l'orifice d'une glande de Bowman. — 8, 9, rameaux nerveux de l'olfactif. — 10, division des rameaux.

haut ; ce sont des glandes muqueuses en grappe. Mais, chez les animaux, ces glandes ont une forme spéciale : ce sont des tubes de 40 à 50 μ de largeur, qui se rétrécissent légèrement au moment

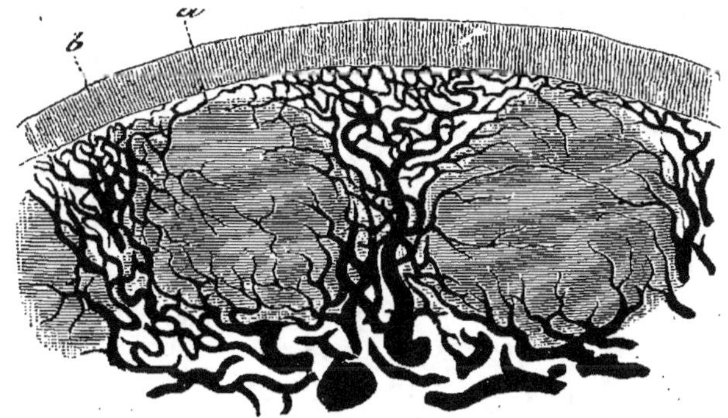

Fig. 502. — Follicules clos de l'arrière-cavité des fosses nasales.

a, follicules. — b, épithélium Les vaisseaux ont été injectés.

où ils vont s'ouvrir à la surface de la muqueuse. Ces glandes sont parfois contournées en forme de crochet ou de vrille vers leur partie profonde ; elles sont tapissées par une couche d'épithélium

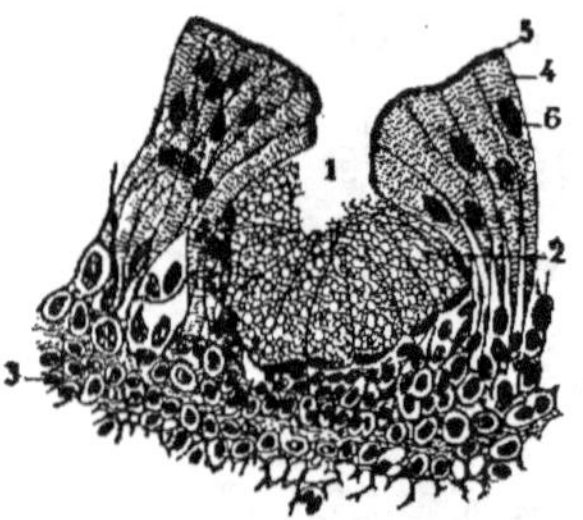

Fig. 503. — Glande muqueuse, ou mucipare, intra-épithéliale de la région olfactive de la grenouille (d'après Renaut).

1, ouverture de la glande. — 2, cellules mucipares. — 3, derme muqueux. — 4, cellules d'épithélium cylindrique stratifié. — 5, plateau. — 6, noyaux des cellules épithéliales.

polyédrique, de 15 μ d'épaisseur, dont les cellules renferment un certain nombre de granulations pigmentaires.

On trouve quelques follicules clos dans la muqueuse de l'arrière-cavité des fosses nasales. Il en a été question à l'article *Anneau adénoïde bucco-pharyngien*. Indépendamment des follicules clos, on trouve du tissu adénoïde infiltré dans le derme de la pituitaire, à la partie postérieure du méat inférieur (Zuckerkandl).

Ces follicules sont le point de départ ordinaire des tumeurs adénoïdes du nez.

On observe, chez la grenouille, des modifications de l'épithélium qui simulent des glandes et qui n'en sont pas. Ce sont des dépressions, des cryptes, des utricules intra-épithéliaux. Quelques-uns pénètrent dans le chorion de la muqueuse.

Ces glandules sont formées de cellules volumineuses, à protoplasma clair, à noyau refoulé vers le fond de la cellule. Ces glandules n'ont pas de paroi propre ; elles fournissent un liquide particulier non connu. Elles sont enfoncées dans l'épithélium.

Vaisseaux. — Les *artères* sont : 1° la *sphéno-palatine*, qui pénètre par le trou sphéno-palatin et se divise en sphéno-palatine interne pour la muqueuse de la cloison, et en sphéno-palatine externe pour la muqueuse de la paroi externe des fosses nasales ; 2° les *ethmoïdales*, antérieure et postérieure, qui pénètrent dans les fosses

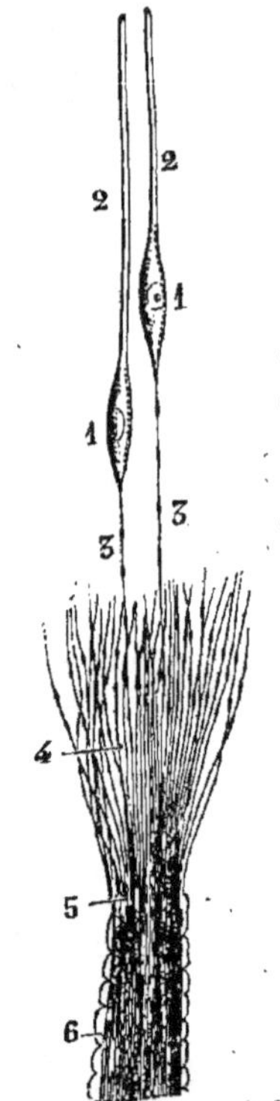

Fig. 504. — Terminaison probable du nerf olfactif chez le brochet (Max Schultze).

1, 1, corps de deux cellules olfactives. — 2, 2, prolongement externe ou bâtonnet. — 3, 3, prolongement interne avec ses varicosités. — 4, épanouissement des fibrilles nerveuses. — 5, faisceau de fibrilles entouré d'une gaine, 6.

nasales par la fente ethmoïdale et par les trous de la lame criblée de l'ethmoïde ; 3° une branche de la palatine supérieure qui se porte vers le cornet inférieur en accompagnant le nerf nasal postérieur ; 4° quelques branches de la faciale qui pénètrent par l'ouverture antérieure des fosses nasales ; 5° une partie de la ptérygo-palatine ; 6° la sous-orbitaire, qui envoie des branches à la muqueuse du sinus maxillaire.

Les *veines* se jettent dans la veine faciale, en passant par l'ouverture antérieure des fosses nasales, et dans le plexus veineux ptérygoïdien, en passant par le trou sphéno-palatin.

Les *lymphatiques*, injectés en 1859 par Edmond Simon, puis par Sappey, naissent par un réseau très fin et très superficiel, à la surface de la muqueuse. Ce réseau donne naissance à deux troncs, dont l'un se jette dans un ganglion situé au-devant du corps de l'axis, tandis que l'autre se porte, en se bifurquant, dans deux ganglions situés aux environs des grandes cornes de l'os hyoïde.

Nerfs. — Les nerfs de la pituitaire sont de deux ordres : des nerfs de sensibilité générale, fournis par le *trijumeau*, et un nerf de sensibilité spéciale, l'*olfactif*.

Les rameaux que le trijumeau fournit à la muqueuse pituitaire sont : 1° le *nasal interne*, qui se distribue à la partie antérieure de la muqueuse ; 2° le *sphéno-palatin externe*, qui se porte à la muqueuse de la cloison, et le *sphéno-palatin interne*, à la muqueuse de la paroi externe des fosses nasales ; 3° le *nasal postérieur*, branche du palatin antérieur, qui se porte à la muqueuse du cornet inférieur.

L'*olfactif* se ramifie dans la région olfactive de cette muqueuse (voy. *Nerf olfactif*, 2ᵉ volume).

CHAPITRE III

APPAREIL DU GOUT

Le sens du goût siège sur la muqueuse linguale. L'appareil sur lequel il est situé, connu sous le nom de langue, est composé d'un grand nombre de parties. J'étudierai d'abord la conformation extérieure de la langue, ensuite sa structure.

Forme. — La langue a la forme d'un cône aplati de haut en bas et décrivant une courbe à concavité antérieure.

Direction. — Dans sa moitié postérieure, elle est verticale ; ·

dans sa moitié antérieure, horizontale. Cette direction permet de lui considérer deux portions : l'une verticale ou *pharyngienne*, l'autre horizontale ou *buccale*.

Régions. — On considère à la langue une base, un sommet, une face inférieure, une face supérieure et deux bords.

La *base* est très large, à cause de l'écartement des muscles de la langue à ce niveau. Elle se continue en avant avec le plancher de la bouche ; en arrière, elle est unie à l'épiglotte par trois replis muqueux, *glosso-épiglottiques*, un médian et deux latéraux, réunissant le milieu et les bords de l'épiglotte à la base de la langue ; sur les côtés, elle se confond avec la muqueuse pharyngienne.

Le *sommet* de la langue présente souvent un petit sillon qui réunit celui de la face supérieure à celui de la face inférieure.

La *face supérieure* est parcourue d'arrière en avant, sur la ligne médiane, par un sillon peu marqué, sillon sur lequel les rangées de papilles tombent obliquement, comme les barbes d'une plume sur leur tige.

La *face inférieure* est lisse et unie. On trouve sur la ligne médiane un repli muqueux, appelé *frein* ou *filet* de la langue. Sur le frein, de chaque côté de la ligne médiane et à sa partie inférieure, on voit deux petits tubercules adossés : ce sont les embouchures des conduits de Wharton. Enfin, de chaque côté de ce frein, la face inférieure de la langue nous offre une veine volumineuse : c'est la *veine ranine*.

Les *bords* sont arrondis et situés en arrière des dents de la mâchoire inférieure. De même que la face supérieure, ils sont recouverts de papilles.

La langue se compose : 1° d'un squelette ; 2° de muscles nombreux ; 3° d'une membrane qui entoure tous ces muscles à la manière d'un étui ; 4° de glandes ; 5° de vaisseaux ; 6° de nerfs.

§ 1. — SQUELETTE

Le squelette de la langue est osseux et fibreux. Il est formé par l'os hyoïde et par deux membranes fibreuses qui prennent naissance sur cet os : le fibro-cartilage médian de la langue et la membrane hyo-glosse.

L'*os hyoïde* n'offre rien de spécial ; son périoste se confond avec les insertions de muscles nombreux.

Le *fibro-cartilage médian de la langue* est une lamelle blanc jaunâtre, placée verticalement dans la langue, dont elle occupe le plan médian. Cette lamelle commence à l'os hyoïde par une extrémité en forme de languette étroite ; elle existe à peine dans le tiers antérieur de la langue, où elle se perd. Ses deux faces sont en contact avec les deux muscles génio-glosses, et donnent attache à une partie des fibres du muscle transverse ; son bord supérieur est séparé de la face dorsale de la langue par un intervalle de 3 à 4 millimètres ; son bord inférieur correspond au point d'entre-croisement des deux génio-glosses. Ce n'est point du fibro-cartilage qui forme cette membrane, mais bien du tissu fibreux (faisceaux de tissu conjonctif entrelacés), analogue à celui des ligaments. Sur ses limites, ce ligament se continue avec le tissu conjonctif intermusculaire. Cette continuité est un peu moins brusque en bas, où l'on ne voit pas distinctement le bord inférieur du ligament ; celui-ci se continue avec l'enveloppe des muscles génio-glosses. On trouve fréquemment des cellules graisseuses dans son voisinage.

La *membrane hyo-glosse* est un ligament mince et transversal, qui part du bord supérieur de l'os hyoïde et qui se perd dans la base de la langue, en se confondant avec le tissu conjonctif intermusculaire ; sa longueur ne dépasse pas 2 ou 3 centimètres.

§ 2. — MUSCLES

Les muscles de la langue sont au nombre de dix-sept, dont un impair et huit pairs. Un grand nombre d'auteurs les divisent en deux groupes, les muscles intrinsèques et les muscles extrinsèques. Sappey n'admet pas qu'il existe de muscles intrinsèques, et croit que tous les muscles de la langue présentent une insertion en dehors de cet organe. Cependant il paraît évident qu'il existe, indépendamment des quinze muscles extrinsèques que décrit Sappey, un muscle transversal étendu des bords de la langue au fibro-cartilage médian.

Ces muscles prennent, pour la plupart, le nom de l'organe sur lequel ils s'insèrent, suivi de la terminaison *glosse* ; ainsi :

Trois viennent de parties osseuses. Ce sont : le *génio-glosse*, le *stylo-glosse*, l'*hyo-glosse*.

Trois s'insèrent sur des parties non osseuses : le *palato-glosse*, le *pharyngo-glosse*, l'*amygdalo-glosse*.

Indépendamment de ces six muscles pairs, on trouve le *muscle transverse* dans l'épaisseur de la langue, le muscle *lingual supérieur*, impair, au-dessous de la muqueuse de la face supérieure de la langue, et le *lingual* inférieur, pair, sous-jacent à la muqueuse de la face inférieure. En tout dix-sept muscles.

Génio-glosse. — Muscle triangulaire rayonné, situé sur la ligne médiane, où il s'adosse à celui du côté opposé.

Il *s'insère* par son point fixe sur les apophyses géni supérieures au moyen d'un tendon résistant. Ces fibres se portent ensuite en divergeant, en arrière, en haut et en avant, comme les plis d'un éventail. Elles traversent l'épaisseur de la langue pour s'insérer à la muqueuse de la face dorsale dans toute son étendue, depuis la base jusqu'à la pointe.

Au-dessous du fibro-cartilage médian, les deux génio-glosses s'entre-croisent en grande partie, de sorte que beaucoup de fibres du côté droit passent à gauche, et *vice versâ*.

Ce muscle est en rapport, par sa face interne, avec celui du côté opposé. Sa face externe est en rapport avec la glande sublinguale, le conduit de Wharton, le nerf hypoglosse et le nerf lingual.

Stylo-glosse. — Ce muscle s'étend de l'apophyse styloïde du temporal jusqu'aux parties latérales de la langue.

Il se dirige obliquement d'arrière en avant, de haut en bas et de dehors en dedans.

Son extrémité postérieure, ou fixe, s'insère à la partie interne de l'apophyse styloïde. Ses fibres se portent ensuite vers le côté de la langue en passant entre la glande parotide et le muscle ptérygoïdien interne qui sont en dehors, et le constricteur supérieur du pharynx qui est en dedans. Arrivé à la langue, ce muscle se divise en trois faisceaux : un faisceau *supérieur*, qui se porte en dedans et en avant pour former des fibres transversales et obliques, au-dessous du palato-glosse ; un faisceau *moyen*, étendu de la base à la pointe, et situé sous la muqueuse du bord de la langue ; un faisceau *inférieur*, qui se porte au-dessous de cet organe en passant entre les deux portions de l'hyo-glosse, pour se continuer ensuite avec quelques fibres du lingual inférieur et du génio-glosse.

Hyo-glosse. — L'hyo-glosse est situé sur la partie inférieure et latérale de la langue. Il est quadrilatéral et aplati.

Il s'insère, par son bord inférieur, sur le bord supérieur du corps de l'os hyoïde et de la grande corne. De l'os hyoïde, les fibres se portent verticalement en haut, sur le bord correspondant de la langue, au niveau duquel elles changent de direction, pour se porter en dedans et un peu en avant, et s'insérer sur le fibro-cartilage médian de la langue.

On appelle *basio-glosse* la portion du muscle qui s'insère au corps de l'os hyoïde, et *cérato-glosse* celle qui part de la grande corne. Entre ces deux portions, on voit souvent un intervalle celluleux qui permet d'apercevoir l'artère linguale un peu au-dessus de l'os hyoïde.

Les rapports de ce muscle sont importants à connaître. Sa face interne est en rapport avec l'artère linguale et le constricteur moyen du pharynx ; sa face externe est en rapport avec le tendon du digastrique, le stylo-hyoïdien, la glande sous-maxillaire et les nerfs hypoglosse et lingual.

Ce muscle forme l'aire d'un triangle limité en haut par le nerf hypoglosse et en bas par la concavité de la courbe que forme le tendon du digastrique. C'est dans ce triangle qu'il faut chercher l'artère linguale lorsqu'on veut en pratiquer la ligature, après avoir divisé insensiblement les fibres de l'hyo-glosse.

Palato-glosse. — Le palato-glosse, ou *glosso-staphylin*, est le muscle contenu dans l'épaisseur du pilier antérieur du voile du palais. Il s'insère en haut à la face inférieure du voile, tandis qu'en bas, il s'épanouit sur la face dorsale de la langue et concourt à former les fibres longitudinales (voy. *Voile du palais*).

Pharyngo-glosse — On donne ce nom à quelques fibres que le constricteur supérieur du pharynx envoie à la langue. Ces fibres forment un faisceau assez irrégulier ; elles se portent en avant en se divisant : les unes se continuent avec le génio-glosse, d'autres avec le lingual inférieur, quelques-unes avec la partie antérieure de l'hyo-glosse, sous lequel passe le pharyngo-glosse.

Amygdalo-glosse. — Ce muscle a été décrit par Broca. Il prend naissance à la face externe de l'amygdale, entre cette glande et l'aponévrose du pharynx. Il se dirige en bas, en avant et en dedans, le long de la face externe de l'amygdale. Plus bas, il devient sous-muqueux et s'incline en dedans vers la base de la langue, en décrivant une courbe à concavité interne et supérieure. A son extrémité inférieure, il forme des fibres transversales situées au-dessous du lingual supérieur et paraissant se confondre avec celles de l'amygdalo-glosse du côté opposé.

Muscle transverse. — Le muscle transverse est le muscle intrinsèque de la langue. Il s'insère en dedans sur les faces du fibro-cartilage médian. Ses fibres se portent toutes transversalement en dehors, s'entre-croisent avec les fibres longitudinales et s'insèrent à la face profonde de la muqueuse qui recouvre les bords de la langue.

Lingual supérieur. — Ce muscle, impair et médian, occupe la face supérieure de la langue. Il est situé au-dessous de la muqueuse. Il s'insère en arrière par trois faisceaux : un médian, qui se fixe au repli muqueux glosso-épiglottique médian, et deux latéraux, aux petites cornes de l'os hyoïde. Ces trois faisceaux se portent en avant en s'élargissant, et constituent un plan musculaire longitudinal qui s'insère à la face profonde de la muqueuse jusqu'à la pointe. Il forme à la face dorsale de la langue un vrai muscle peaucier, que complètent sur les côtés les fibres du palato-glosse et du stylo-glosse.

Lingual inférieur. — Le lingual inférieur est un faisceau musculaire situé à la face inférieure de la langue, de chaque côté des génio-glosses. Il naît en arrière par un faisceau principal, sur la petite corne de l'os hyoïde et par quelques autres fibres venues,

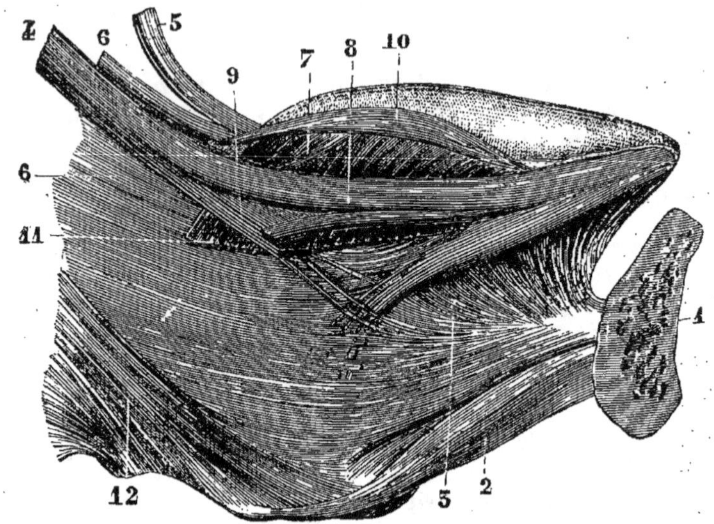

Fig. 505. — Muscles de la langue.

1, coupe du maxillaire inférieur. — 2, génio-hyoïdien. — 3, génio-glosse. — 4, stylo-glosse. — 5, palato-glosse. — 6, amygdalo-glosse. — 7, faisceau supérieur du stylo-glosse. — 8, faisceau moyen. — 9, faisceau inférieur. — 10, amygdalo-glosse relevé pour laisser voir les fibres transversales. — 11, hyo-glosse coupé. — 12, constricteur moyen du pharynx.

soit des fibres antérieures du génio-glosse, soit des fibres inférieures du stylo-glosse. Ce muscle se porte ensuite en haut et en avant vers la pointe de la langue, pour s'insérer à la face profonde de la muqueuse.

Des muscles de la langue en général.

Les nombreux muscles qui entrent dans la composition de la langue sont des muscles striés, qui ne diffèrent des autres muscles striés que par leur disposition plexiforme.

Il y a peu de *tissu conjonctif* dans la langue; les faisceaux musculaires sont, pour ainsi dire, en contact; cependant, autour des vaisseaux et des nerfs, on en trouve une quantité plus appréciable.

Il est facile de suivre les divers muscles de la langue, si on les prend à leur extrémité périphérique; mais, vers le milieu de la langue, leurs fibres se dissocient : l'entre-croisement entre les diverses espèces de fibres est tellement serré, qu'on doit renoncer à en poursuivre une grande quantité (fig. 506).

Au niveau de leur entre-croisement, on peut distinguer des fibres longitudinales, verticales et transversales. Les *fibres longitudinales* entourent, pour la plupart, la langue, à laquelle elles forment comme un second étui en dedans de la muqueuse. Ces fibres sont fournies à la face dorsale par le *lingual supérieur* et le *palato-glosse* ; sur les bords, par le faisceau moyen du *stylo-glosse*, et en bas par les deux muscles *linguaux inférieurs* qui séparent les fibres les plus inférieures des *génio-glosses*. On trouve encore quelques fibres longitudinales au centre de la langue ; elles se portent à la pointe et appartiennent au génio-glosse. Les *fibres transversales* croisent à angle droit quelques fibres longitudinales, mais surtout les fibres verticales ; elles sont formées par le *transverse*, le faisceau supérieur du *stylo-glosse* et la partie postérieure de l'*hyo-glosse ;* les unes s'étendent d'un bord à l'autre de la langue ; les autres prennent des insertions sur le fibro-cartilage médian. Quelques faisceaux du muscle transverse, partis de ce prétendu fibro-cartilage, se portent en dehors, et en même temps un peu en haut, pour se fixer à la face profonde de la muqueuse de la face dorsale. Les *fibres verticales* sont situées surtout sur la ligne médiane et sur les parties latérales de la base de la langue ; elles sont fournies par les *génio-glosses* et par l'*hyo-glosse ;* quelques fibres verticales isolées existent vers la pointe, et s'étendent de la muqueuse de la face supérieure à la muqueuse de la face inférieure.

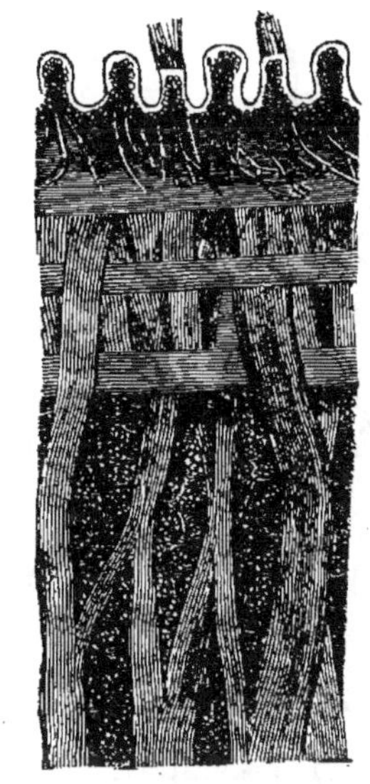

Fig. 506. — Coupe antéro-postérieure d'un fragment de langue humaine, pour montrer l'entre-croisement des fibres. On y voit des fibres verticales, des fibres antéro postérieures, la section des fibres transversales et quelques papilles.

La *terminaison* de ces fibres mérite d'attirer l'attention ; elles vont se fixer à la face profonde du derme de la muqueuse ; quelques-unes adhèrent aux glandes muqueuses de la base de la langue, et un grand nombre *pénètrent dans l'épaisseur du derme.* Une certaine quantité de fibres musculaires se bifurquent vers leur terminaison chez l'homme (Kölliker) ; Billroth assure avoir vu, chez l'homme également, les fibres musculaires se diviser brusquement *en fibrilles dont les extrémités sont en continuité avec des corpuscules de tissu conjonctif.* Ces divisions de fibres sont très multipliées et très faciles à observer chez la grenouille (fig. 507). Plusieurs autres anatomistes ont constaté des bifurcations sur la langue de divers mammifères. Dans d'autres observations, Billroth et Key affirment avoir vu aussi, chez la grenouille, une continuité entre les extrémités divisées des fibrilles et les corpuscules de tissu conjonctif. Waller, cité par Kölliker, a montré des fibres musculaires se portant dans les grosses papilles gustatives chez la grenouille.

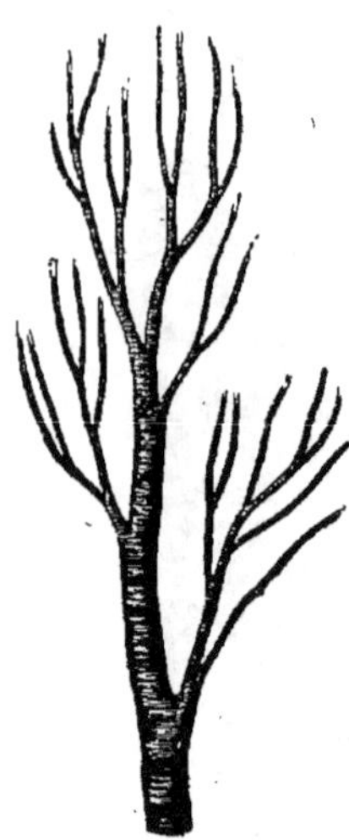

Fig. 507. — Extrémité ramifiée d'un faisceau primitif de la grenouille (grossissem. 360).

L'action de ces muscles est très difficile à constater si l'on considère chaque muscle isolément. On peut bien dire que le génio-glosse refoule la langue en arrière du maxillaire, que l'hyo-glosse déprime ses bords, que le stylo-glosse les porte en arrière, que le lingual supérieur, par ses contractions, érige les papilles; mais ces actions isolées n'expliquent pas les mouvements variés et étendus de cet organe, résultant probablement de l'entrelacement des fibres. Qui explique, par exemple, pourquoi la langue peut devenir complètement cylindrique? Pourquoi cet organe se creuse-t-il à la face supérieure en forme de cuiller ou en forme de gouttière? Pourquoi se tord-il avec tant d'énergie de haut en bas et sur les côtés? Qui rendra compte des mouvements multiples nécessaires à l'articulation des sons?

§ 3. — MUQUEUSE LINGUALE

La muqueuse linguale enveloppe la langue à la manière d'un étui. Elle recouvre sa pointe, ses faces et ses bords. Vers la base de cet organe, elle se continue avec la muqueuse des parties voisines. En bas, elle se continue avec celle du plancher de la bouche et forme un repli médian, *frein* de la langue. En arrière, elle se continue avec la muqueuse du larynx, et forme trois replis assez minces qui se portent sur le milieu et sur les bords de l'épiglotte, replis *glosso-épiglottiques médian* et *latéraux*. Sur les côtés, elle se continue avec la muqueuse du pharynx et du voile du palais.

La muqueuse linguale est assez mince à la face inférieure, plus épaisse sur les bords et à la pointe, très épaisse surtout à la face dorsale. Elle atteint jusqu'à 4 à 5 millimètres sur la ligne médiane. Sur les côtés de la ligne médiane, elle s'amincit, et s'épaissit de nouveau sur les bords, mais beaucoup moins que sur la ligne médiane.

Face profonde. — La face profonde de la muqueuse est très adhérente aux muscles sous-jacents, qui prennent sur elle de nombreuses insertions. A la face inférieure, elle présente moins d'adhérence, et, au niveau du point où elle se réfléchit sur le plancher de la bouche, il existe une bourse muqueuse décrite en 1842 par Fleischmann. Cette cavité sous-muqueuse, souvent cloisonnée de lames celluleuses, n'est pas constante. Elle est quelquefois le siège de kystes séreux.

Face superficielle. — Cette face est rosée après le repas, blanchâtre avant le repas, et surtout le matin à jeun. Cette surface est en desquamation incessante. Les lamelles épithéliales qui s'en détachent sont entraînées par la mastication et laissent voir la couleur rose de la langue, tandis qu'elles s'accumulent entre les redpas et forment un enduit dont l'épaisseur est très variable.

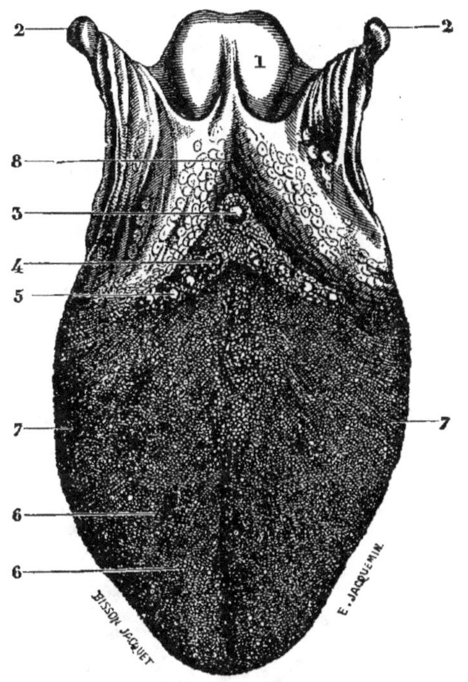

Fig. 508. — Face dorsale de la langue.

1, face antérieure de l'épiglotte et repli glosso-épiglottique médian. — 2, 2, grandes cornes de l'os hyoïde. — 3, sommet du V lingual, foramen cæcum. — 4, 5, papilles caliciformes formant les bords du V lingual. — 6, 6, papilles fongiformes. — 7, papilles corolliformes. — 8, portion pharyngienne de la muqueuse linguale.

On trouve à la surface de la langue un sillon médian antéro-postérieur, qui parcourt toute l'étendue de la face dorsale et dont on voit un prolongement sur la pointe. De ce sillon médian on voit partir une foule de sillons interpapillaires, obliques d'arrière en avant et de dedans en dehors.

On divise la face superficielle de la muqueuse linguale en deux portions : la *portion gustative*, comprise entre le sommet du V lingual et la pointe de la langue, et la *portion non gustative*, qui recouvre la face dorsale, en arrière du V lingual, et la face postérieure de la langue. Celle-ci ne diffère nullement de la muqueuse buccale décrite plus haut ; elle est mince, pourvue d'une couche de tissu sous-muqueux et recouverte de petites papilles hémisphériques, comme les gencives et la muqueuse de la voûte palatine.

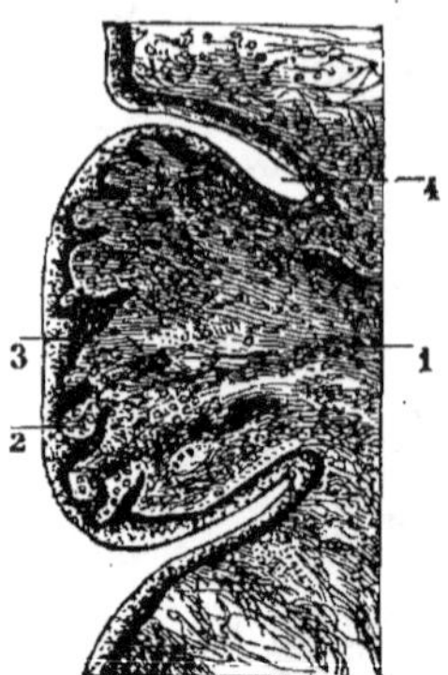

Fig. 509. — Coupe d'une papille caliciforme (grossissement, 55) Morel et Villemin.

1, corps de la saillie centrale. — 2, papilles secondaires. — 3, épithélium. — 4, sillon formant le calice.

La *portion gustative de la muqueuse linguale*, celle dont nous allons nous occuper, recouvre les deux tiers antérieurs de la face dorsale de la langue, ou portion horizontale, la pointe et les deux bords ; elle est limitée en arrière par une ligne transversale passant par le sommet du V lingual.

Papilles. — Cette portion de la muqueuse buccale diffère du reste par la présence de *papilles* très développées. Ces saillies sont de quatre espèces : papilles caliciformes, papilles fongiformes, papilles corolliformes ou filiformes, foliées, et papilles hémisphériques.

Les *papilles caliciformes* sont situées à la partie postérieure de

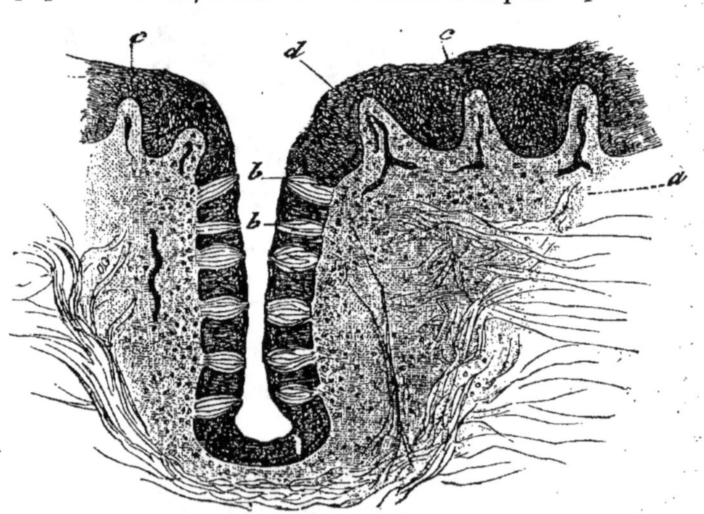

Fig. 510. — Coupe d'une papille caliciforme chez un supplicié, avec une forte dépression centrale.

a, papille composée surmontée de papilles secondaires, — *b*, corpuscules du goût. *d*, épithélium périphérique.

la face dorsale, à l'union du tiers moyen et du tiers postérieur.

Au nombre de 9 ou 11, elles forment deux lignes se réunissant à angle aigu en arrière et en dedans, et représentent un V très ouvert, V lingual. Le sommet du V est formé par une papille caliciforme considérable, dont la partie centrale, fortement déprimée, constitue le *trou borgne* de la langue ou *foramen cæcum* (Morgagni). Les autres papilles de même ordre diminuent de volume à mesure qu'on se rapproche de l'extrémité antérieure des branches du V. Elles sont formées toutes par un bourrelet circulaire, au centre duquel est une dépression. Une saillie se montre au fond de cette dépression *papillæ circumvallatæ* (fig. 509).

La saillie centrale offre de 1 à 2 millimètres de largeur, sur un demi-millimètre à un millimètre et demi de hauteur ; le bourrelet circulaire mesure environ un demi-millimètre d'épaisseur. Ce sont les papilles les plus sensibles aux saveurs. C'est *à la base de la langue*, au V lingual, que la sensibilité gustative est la plus fine. C'est

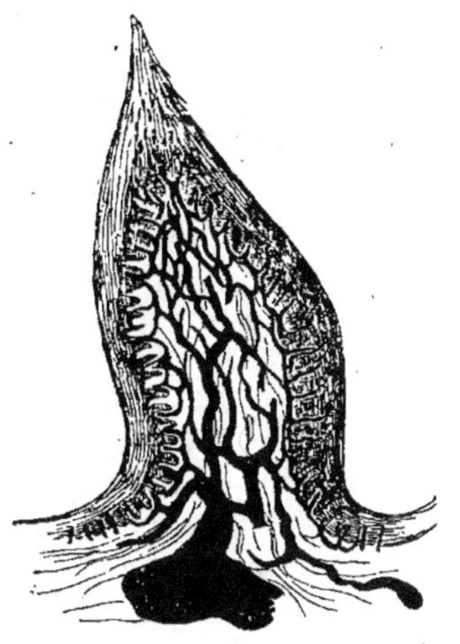

Fig. 511. — Papille composée de la langue du chien.

là que sont perçues les saveurs amères et salées ; les saveurs sucrées sont senties par les papilles fongiformes de *la pointe*.

Les *papilles fongiformes* tirent leur nom de leur forme *en champignon*. Elles sont rouges et moins volumineuses que les précédentes. Au nombre de 150 à 200, d'après Sappey, elles sont disséminées à la surface de la langue, en avant du V lingual ; elles sont nombreuses vers la pointe de la langue. Leur base est plus étroite que leur extrémité libre, à la manière d'un champignon ou d'une massue, disposition qui leur a valu le nom qu'elles portent. On les aperçoit à l'œil nu à la surface de la langue, sous forme de petits boutons rosés.

Leur longueur varie de un demi-millimètre à 2 millimètres ; leur largeur est de un demi-millimètre à un millimètre. Elles sont séparées par des intervalles de 1 à 2 millimètres.

Les papilles fongiformes et les papilles câliciformes sont les *vraies papilles de la gustation* ; elles sont molles, leur épithélium est mince, et leurs nerfs sont nombreux.

Les *papilles corolliformes* de Sappey, *filiformes* ou *coniques* des autres auteurs, sont innombrables. Elles sont situées en avant du V lingual, sur la surface dorsale, la pointe et les bords, où elles ont un aspect foliacé. Elles forment des séries linéaires, obliques en arrière et en dedans, vers le sillon médian. On en trouve quelques-unes aussi en arrière du V lingual, entre les deux amygdales.

Ces papilles ont une longueur qui varie depuis un demi-millimètre jusqu'à 3 millimètres, et une largeur qui ne dépasse pas un demi-millimètre. Elles sont plus développées et plus nombreuses entre les deux branches du V lingual. Il y en a de si petites qu'elles sont enfouies au-dessous de l'épithélium, comme les papilles hémisphériques.

Ces papilles, comme les caliciformes et les fongiformes, sont recouvertes par un nombre considérable de petites papilles. Ce sont donc des papilles composées.

Les *papilles foliées* siègent sur la partie postérieure des bords de la langue. Elles sont ainsi nommées·parce qu'elles sont disposées en séries linéaires en forme de feuillets verticaux séparés par des sillons également verticaux.

Les *papilles hémisphériques* sont de petites saillies situées.à la face inférieure de la langue et dans l'intervalle des autres papilles. Elles sont si petites qu'on les voit rarement à l'œil nu. Selon Sappey, les papilles corolliformes, fongiformes et caliciformes ne seraient qu'une agglomération.de papilles hémisphériques sous des aspects différents.

Structure. — La portion gustative. de la muqueuse linguale est formée de deux couches : l'épithélium et le derme.

Épithélium. — C'est un *épithélium pavimenteux stratifié*, analogue à celui du reste de la muqueuse buccale. Il recouvre la surface et les intervalles des papilles, et son épaisseur varie sur les différents points où on l'examine. Vers le milieu de la face dorsale, on peut affirmer qu'il atteint un demi-millimètre d'épaisseur.

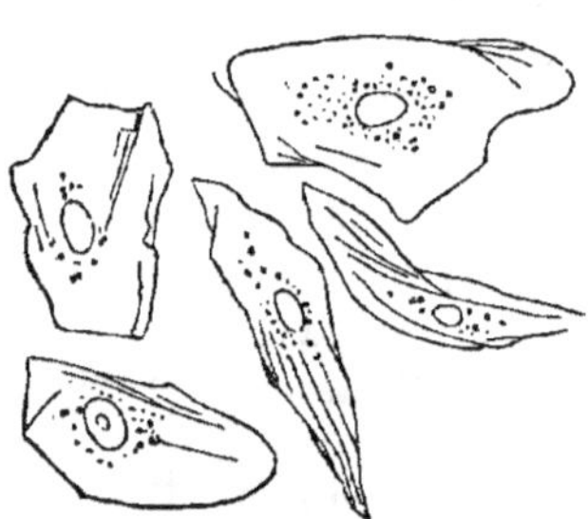

Fig. 512. — Cellules cornées de l'épithélium lingual.

Malpighi, en 1665, découvrit les papilles de la langue et étudia la couche épidermique. Il eut recours à des procédés, à l'ébullition en particulier, qui lui permit de séparer l'épithélium en deux couches, comme celui de l'épiderme cutané ; il décrivit, par conséquent à cet épithélium une *couche cornée* et un *corps muqueux*. Cette séparation est purement artificielle : il n'y a pas de couche cornée dans l'épithélium lingual, qui est perméable aux liquides. On considère aujourd'hui la couche épithéliale de la langue et de toute la cavité buccale comme une continuation du corps muqueux de l'épiderme.

Il se compose de trois plans de cellules, comme le corps muqueux de l'épiderme : les *cellules profondes*, vésiculeuses, sont polyédriques, à noyau et à granulations pigmentaires entourant le noyau. Les plus profondes de cès cellules ont une forme un peu allongée et une direction perpendiculaire au derme de la muqueuse. Les *cellules moyennes* sont polygonales, plus ou moins aplaties, souvent dentelées, comme hérissées de pointes. Les *cellules superficielles*, aplaties, à noyau rudimentaire, comme atrophié, varient en plusieurs points que nous allons examiner, après avoir fait remarquer que toutes ces cellules possèdent un grand nombre de granulations graisseuses.

L'*épithélium* recouvre tous les interstices des papilles et la surface de celles-ci, sur lesquelles il se moule de différentes manières :

1° Sur les *papilles hémisphériques*, il ne présente aucune saillie, de sorte que ces petites papilles

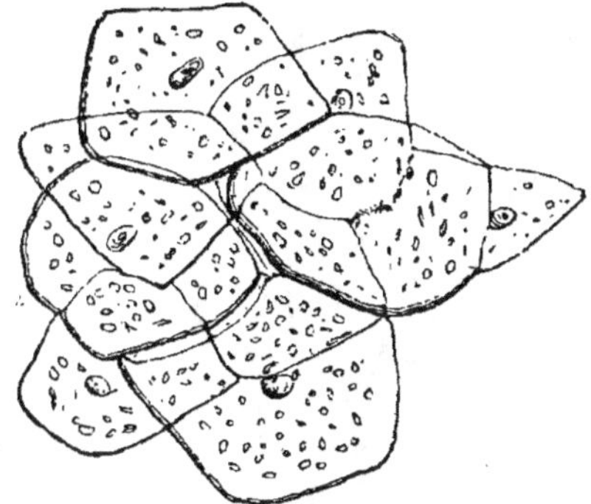

Fig. 513. — Cellules d'épithélium pavimenteux stratifié, prises sur la langue.

sont enfouies au-dessous de l'épithélium et qu'on ne les voit bien qu'après que celui-ci a été enlevé.

2° Sur les *papilles corolliformes*, *filiformes* ou *coniques*, il offre une disposition spéciale. Il forme sur ces papilles des prolongements semblables à des cils (1), et signalés pour la première fois par Todd et Bowman. Ces filaments, analogues à de petits poils, peuvent atteindre 2 millimètres et plus (2) ; on en trouve de 5 à 20 par papille. Ils sont formés par les cellules épithéliales superficielles cornées, aplaties et superposées, qui se transforment en filaments, se divisant à leur tour et se terminant en pointe à la manière d'un pinceau (fig. 514). Ces filaments, qui

______

(1) Ces prolongements s'hypertrophient quelquefois, blanchissent, s'inclinent en arrière et simulent un *enduit blanchâtre*. On voit exceptionnellement, chez le vieillard principalement et chez certains malades, ces filaments s'allonger jusqu'à présenter 10 à 12 millimètres : la langue est dite alors *villeuse*.

(2) Dès que la langue est à l'état de repos depuis quelques heures seulement, même chez les personnes en bonne santé, les filaments épithéliaux se recouvrent de parasites végétaux, absolument comme cela se produit lorsqu'une substance organique moisit ; une substance granulée forme une espèce d'écorce aux filaments épithéliaux ; c'est la *matrice du cryptogame* (150 μ de largeur sur près d'un demi-millimètre de longueur). Le cryptogame lui-même est le *Leptothrix buccalis* de Robin : on le rencontre aussi sur les dents, où il se montre sous forme de filaments de 1 μ à 1 μ,5 de largeur.

résistent aux alcalis et aux acides, sont formés de petites écailles imbriquées de 50 à 60 µ de largeur ; leur partie centrale est plus dense que leur surface.

Chez les ruminants, il n'y a pas de filaments épithéliaux ; ils semblent tous confondus pour former une pointe rigide, presque comparable à une épine.

3° Sur les *papilles fongiformes*, l'épithélium est mou, il n'offre ni cellules cornées, ni filaments épithéliaux ; il se moule exactement sur chacune des petites papilles hémisphériques, parfaitement visibles lorsqu'on les examine à un grossissement de 20 diamètres ; il mesure à ce niveau 100 µ environ d'épaisseur.

4° Sur les *papilles caliciformes*, l'épithélium est mince et recouvre le bourrelet circulaire qui entoure la grosse papille centrale ; il s'enfonce dans le sillon qui limite le point d'implantation de la papille centrale ; enfin il recouvre la surface de celle-ci. La surface de l'épithélium est lisse et l'on n'aperçoit que très imparfaitement, même avec un grossissement de 20 diamètres, les saillies que déterminent les papilles hémisphériques disséminées à la surface des papilles corolliformes ; ces saillies sont beaucoup moins considérables que sur les papilles fongiformes (1).

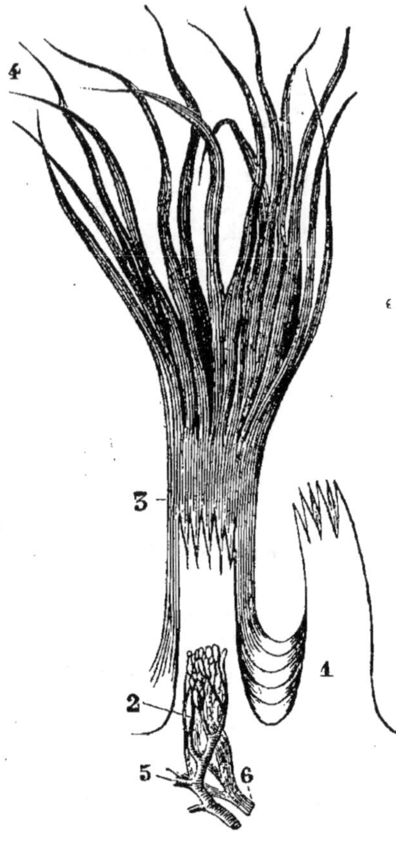

Fig. 514. — Papilles corolliformes.

1, papille dépourvue de son conduit épithélial. — 2, papille avec son épithélium. — 3, épithélium formant une gaine à la papille. — 4, prolongements épithéliaux. — 5, artère de la papille. — 6, veine (grossissement, 35).

Derme. — Le *chorion*, ou derme de la portion gustative de la muqueuse linguale, est plus épais sur la ligne médiane ; il s'amincit latéralement, pour s'épaissir encore sur les bords de la langue, où il n'acquiert jamais l'épaisseur de la partie médiane. Sa face profonde, qui donne attache aux fibres musculaires de la langue, est dépourvue de tissu sous-

(1) Billroth a signalé des prolongements filiformes des cellules épithéliales anastomosées avec les corpuscules du tissu conjonctif des papilles.

muqueux ; sa face superficielle est recouverte d'une mince membrane amorphe, homogène, sous-jacente à l'épithélium, *basement membrane*. Comme le derme du reste de la muqueuse buccale, il représente un feutrage de faisceaux de tissu conjonctif et de fibres élastiques très nombreuses, entre-croisés et mêlés d'une grande quantité de cellules graisseuses. En arrière du trou borgne, le derme se transforme en *tissu lymphoïde* qui entoure les glandes folliculeuses. A mesure qu'on se rapproche de la surface du derme, ce tissu feutré est de plus en plus serré.

Les *papilles* sont des saillies du derme. Les *papilles hémisphériques* ne possèdent pas de fibres élastiques, mais une substance conjonctive à peu près homogène, un peu granuleuse. Les papilles *corolliformes* sont formées de tissu conjonctif et de *fibres élastiques extrêmement nombreuses* ; celles-ci sont fines, de 1 μ, et donnent de la consistance aux papilles ; on les retrouve, même en grand nombre, dans les pointes qui terminent la papille. Les papilles *fongiformes* sont constituées, en général, par des *faisceaux de tissu conjonctif anastomosés en réseau* et entremêlés d'une très petite quantité de fibres élastiques. Les papilles hémisphériques qui hérissent la surface de la papille fongiforme sont simplement conjonctives. Quant aux papilles *caliciformes*, elles sont également formées de *tissu conjonctif* et dépourvues de fibres élastiques.

Pour les nerfs et les vaisseaux de la muqueuse et des papilles, voir ci-après (*Vaisseaux et Nerfs de la langue*).

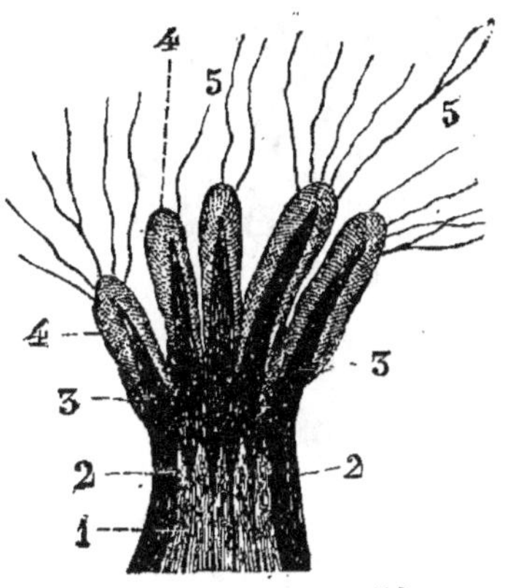

Fig. 515. — Papilles corolliformes ou filiformes avec des cryptogames.

1, papille. — 2, 2, enveloppe épithéliale de la papille. — 3, 3, prolongements filiformes de l'épithélium. — 4, 4, matrice des cryptogames.

§ 4. — GLANDES DE LA LANGUE

Les glandes de la langue sont situées au-dessous de la muqueuse ; elles occupent la face dorsale de la base, la partie postérieure des bords, et la face inférieure de la pointe. Considérées dans leur ensemble, elles forment une sorte de fer à cheval dont la partie moyenne serait située en arrière du *foramen cæcum*, tandis que les extrémités, passant sur les bords, viendraient se terminer au-dessous de la pointe, de chaque côté du frein. Autrement dit, elles siègent daus les parties de la muqueuse pourvues de tissu conjonctif sous-muqueux, dans la portion non gustative de la muqueuse linguale.

Les glandes muqueuses sont de deux espèces : les unes, décrites généralement comme des *glandes en grappe,* sont les plus nombreuses ; elles siègent à la base, sur les bords et sous la pointe de la langue ; les autres, *glandes folliculeuses,* se trouvent seulement à la base.

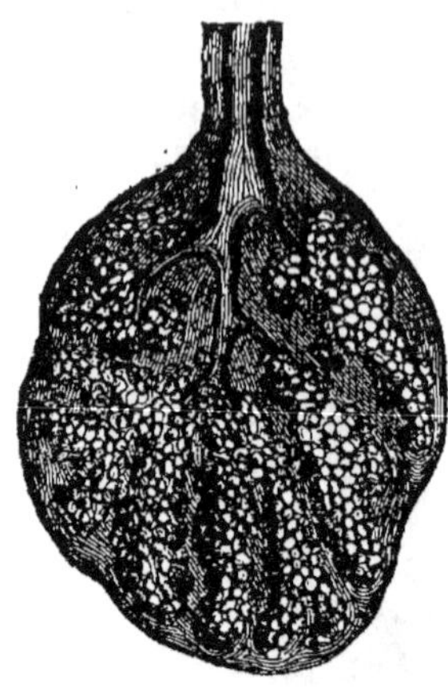

Fig. 516. — Glande muqueuse de la langue (grossissement, 40).

1° *Glandes en grappe.* — On en distingue trois groupes principaux : à la base, sur les bords et sous la pointe. Ces glandes sont des *glandes muqueuses* analogues à celles qui ont été décrites avec la muqueuse buccale.

a. Celles de la *base* forment une couche large et épaisse qui s'étend transversalement d'une amygdale à l'autre ; cette couche de glandes se porte en avant jusqu'aux papilles caliciformes les plus antérieures, et en arrière jusqu'à l'épiglotte.

Son épaisseur n'égale pas tout à fait un centimètre. Cette couche glandulaire est en *rapport,* en haut avec la couche de glandes folliculaires, en bas avec les fibres musculaires de la langue entre lesquelles elle s'insinue ; quelques-unes de ces fibres s'insèrent sur la surface des glandes. Les plus petites de ces glandes sont situées au niveau du V lingual ; elles sont plus volumineuses à la partie postérieure. Leur conduit excréteur est quelquefois très long, pouvant dépasser un centimètre. Dans toute la partie de la langue située entre le trou borgne et l'épiglotte, les conduits excréteurs *s'ouvrent dans la cavité des glandes folliculeuses ;* celles qui correspondent aux papilles caliciformes s'ouvrent librement à la surface de la langue, quelques-unes sur les parois du trou borgne.

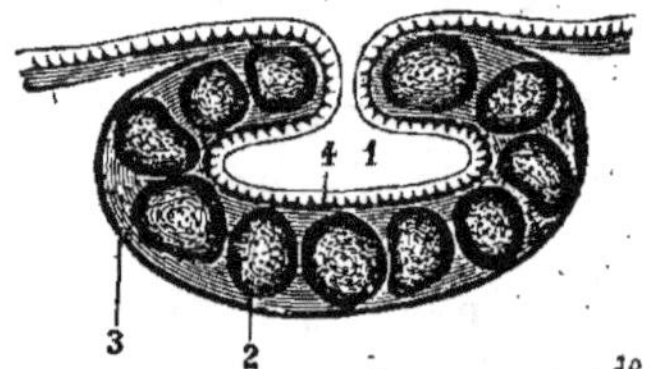

Fig. 517. — Coupe d'une glande folliculeuse de la base de la langue, (grossissement, 25).

2, cavité de la langue tapissée d'épithélium. — 2, follicules. — 3, tissu conjonctif. — 4, papilles de la muqueuse qui tapisse la cavité de la glande.

b. Le groupe des *bords* de la langue est situé près de la base et se continue, en arrière avec le groupe précédent, et sur les côtés avec les glandes molaires ; on le décrit ordinairement sous le nom de *glande de Weber.*

c. Enfin, le groupe de la *pointe* est constitué par des glandes qui s'enfoncent entre les fibres du lingual inférieur ; ces glandes forment une masse de la forme et du volume d'un haricot ordinaire. Elles s'ouvrent sur les côtés du frein, par quatre, cinq ou six conduits excréteurs. On décrit ce groupe sous le nom de *glande de Blandin* (1) (1823).

Nous répéterons ici ce que nous avons dit au sujet des glandes muqueuses de la muqueuse buccale, dont elles présentent la structure. Ces glandes ont l'apparence de glandes en grappe ; cependant, quand on veut en étudier les lobules et les acini, on voit que chaque lobule est formé par un tube replié sur lui-même, et offrant des culs-de-sac, en forme de diverticulum, analogues à ceux qu'on rencontre dans les vésicules séminales.

2° *Glandes folliculeuses.* — Ces glandes forment une couche presque régulière, superposée à la couche de glandes en grappe de la base de la langue qui s'ouvrent dans leur cavité, et tellement superficielle, qu'elle soulève la muqueuse linguale sous forme de saillies. Ces glandes sont décrites dans le 2e volume sous le nom d'*amygdale linguale* (voy. *l'Anneau adénoïde bucco-pharyngien*).

§ 5. — VAISSEAUX DE LA LANGUE

L'*artère linguale* pénètre dans la langue en glissant sur la face profonde de l'hyo-glosse ; près de l'extrémité inférieure de ce muscle, elle donne l'*artère sublinguale*, qui se porte à la partie inférieure de la langue, et l'*artère dorsale*, qui se porte dans la portion verticale ou pharyngienne de la muqueuse buccale, et se termine à la pointe sous le nom de *ranine*. Les principales ramifications vasculaires cheminent entre les faisceaux musculaires, dont elles sont séparées par une couche de tissu conjonctif ; les rameaux vont en décroissant de plus en plus, pour se porter à la muqueuse et aux glandes de la langue.

Les *capillaires* des faisceaux primitifs des muscles de la langue ne diffèrent pas de ceux que nous avons vus avec le système musculaire. Les artères s'anastomosent dans le derme de la muqueuse ; elles sont extrêmement nombreuses et se terminent dans les papilles et dans les glandes. *Vers les papilles*, elles donnent une anse capillaire aux papilles hémisphériques, un petit réseau aux papilles corolliformes, un réseau plus considérable aux papilles

---

(1) Blandin (Philippe-Frédéric), né en 1798, mort en 1849, professeur à Paris. La glande de Blandin porte aussi parfois le nom de glande de Nühn qui l'a décrite après Blandin (1845). Ne l'ayant rencontrée que chez l'homme et l'orang-outang, Nühn supposait que son existence serait liée à la faculté qu'a l'homme de traduire sa pensée par la parole. Mais il ne dit rien de l'orang-outang.

fongiformes, plus considérable même que celui des papilles caliciformes. *Dans les glandes muqueuses*, les capillaires forment un réseau lâche à l'extérieur de la paroi propre de la glande. *Dans les glandes folliculeuses*, les artères fournissent de belles arborisations entre les follicules clos de la paroi de la glande ; les capillaires pénètrent dans l'épaisseur du follicule pour s'y terminer. Quelques-uns vont aux papilles qui tapissent l'intérieur de la cavité. Les *veines*, plus superficielles que les artères dans les papilles, vont se jeter dans les veines sous-muqueuses, qui représentent les veines sous-cutanées des membres ; elles sont larges et nombreuses à leur origine, et forment trois groupes : l'un supérieur et médian, qui se dirige vers la base de la langue et se jette dans la jugulaire interne ou l'un de ses affluents ; les deux autres, inférieurs et latéraux, constituant les veines ranines. Profondément, l'artère linguale est accompagnée par deux veines profondes, comme les veines des membres.

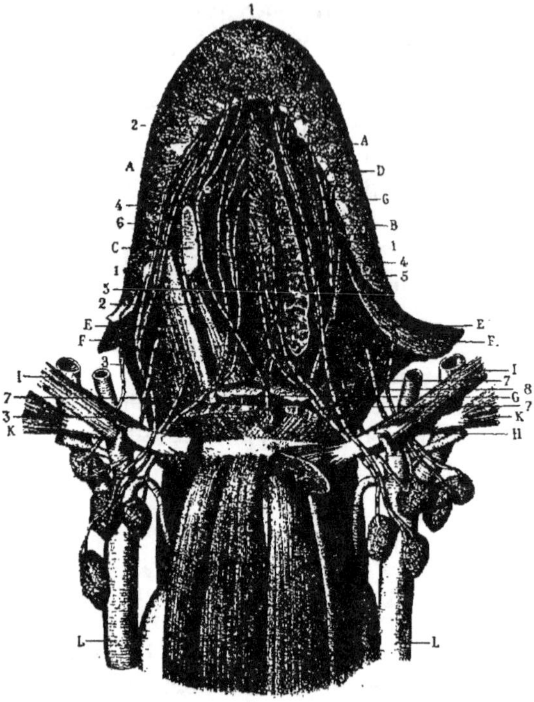

Fig. 518. — Lymphatiques de la face inférieure de la langue.

1, réseau lymphatique de la pointe et de la face inférieure de la langue, amenant les troncs lymphatiques 2. — 3, ganglion sus-hyoïdien. — 4, lymphatiques de la face dorsale de la langue traversant les muscles, pour se jeter dans les ganglions hyoïdiens, sur les côtés du cou. — 5, lymphatiques des parties latérales de la muqueuse traversant le muscle hyo-glosse et se jetant dans les mêmes ganglions. — 6, lymphatiques semblables ne traversant pas l'hyo-glosse. — 7, 8, lymphatiques précédents se portant dans les ganglions hyoïdiens.

A, muqueuse des bords de la langue. — B, C, coupe des deux génio-glosses. — D, lingual inférieur. — E, hyo-glosse, — F, stylo-glosse. — G, génio-hyoïdien. — H, mylo-hyoïdien, — I, stylo-hyoïdien. — K, digastrique. — L, carotide primitive.

Les *lymphatiques* de la langue sont extrêmement nombreux ; ils forment un réseau à mailles très serrées, en avant du V lingual, à la surface même des papilles, un réseau plus superficiel que le réseau veineux ; vers le trou borgne, les vaisseaux augmentent de volume, et leurs anastomoses en réseau sont plus rares. Dans la portion verticale et glanduleuse de la langue, ils se portent sur les côtés du pharynx et se jettent dans les ganglions profonds du cou, en traversant, les uns le muscle hyo-glosse, les autres le muscle mylo-hyoïdien. Teichmann prétend avoir trouvé dans chaque papille un vaisseau lymphatique occupant le centre de la papille. Selon le même anatomiste, il y aurait plus de lymphatiques dans le tissu conjonctif sous-muqueux qu'à la surface du derme. Ceux du tissu sous-muqueux seraient des canaux lymphatiques. Il y aurait aussi des vaisseaux lymphatiques dans les muscles de la langue. Au niveau des glandes folliculeuses de la base de la langue, on trouve des lymphatiques analogues à ceux des amygdales et se terminant dans les ganglions latéraux du cou.

§ 6. — BOURGEONS DU GOUT ET NERFS DE LA LANGUE

Bourgeons du goût, ou corpuscules du goût. — On donne ce nom à de petits corpuscules ovoïdes, découverts, en 1867, par Loven et Schwalbe, situés aux extrémités des nerfs gustatifs et disséminés dans l'épithélium lingual.

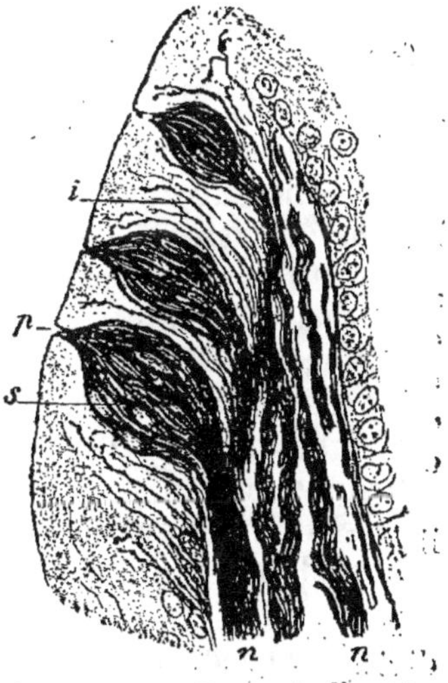

Les bourgeons du goût ont de 70 à 80 μ de long sur 35 à 40 μ de large. Leur extrémité profonde repose sur le derme, tandis que leur extrémité superficielle émerge à la surface de l'épithélium où elle forme un petit bouquet de filaments appelés *cils gustatifs*.

Les bourgeons gustatifs siègent à l'extrémité libre des *papilles fongiformes* et à la périphérie des *papilles caliciformes*, ainsi que sur le rebord circulaire qui les entoure.

Chez les animaux, ces bourgeons sont extrêmement nombreux et siègent sur les *plis foliés*. On en compte plus de 15 000 sur la langue du lapin.

La *structure* des bourgeons du goût est des plus simples. Ils sont entièrement formés de cellules épithéliales. Les unes, *superficielles*, sont allongées.

Fig. 519. — Coupe de l'appareil gustatif folié du lapin, traité par la méthode de l'or, pour mettre en évidence son appareil nerveux (d'après Ranvier).

p, pores du goût. — *s*, cellules gustatives. — *i*, fibres nerveuses intra-épithéliales. — *n*, nerf afférent du bourgeon gustatif.

Leurs deux extrémités correspondent aux deux pôles du bourgeon. L'extrémité externe est effilée, l'interne est légèrement renflée en forme de pied, selon Ranvier. La cellule possède un gros noyau central et un protoplasma peu granuleux. Ces cellules sont appelées *recouvrantes,* parce qu'elles recouvrent les cellules gustatives. Elles donnent à l'ensemble du bourgeon l'aspect d'un *melon,* dont elles représenteraient les côtes. A l'extrémité libre du bourgeon, ces cellules laissent une petite ouverture, ou *pore gustatif.*

Les *cellules profondes* du bourgeon du goût sont les *cellules gustatives*, ou *cellules sensorielles*, analogues aux cellules olfactives de la pituitaire, aux cônes et aux bâtonnets de la rétine. Ce sont des éléments épithéliaux, hautement différenciés, tenant le milieu entre les éléments épithéliaux et les éléments nerveux. Les cellules gustatives sont centrales et entourées par

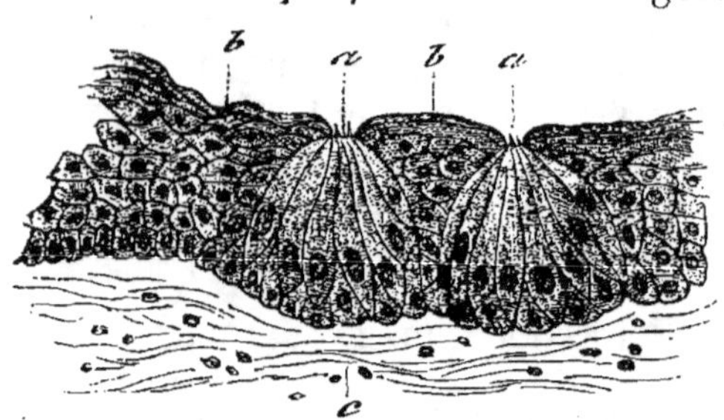

Fig. 520. — Organes du goût des papilles foliacées de la langue du lapin.

a, cils gustatifs. — *b,* épithélium pavimenteux. *c,* lame vitrée.

les cellules recouvrantes. Elles sont fusiformes comme ces dernières, avec un noyau central. Leur extrémité externe s'effile et sort du *pore gustatif,* sous forme de *cil gustatif.* Leur extrémité interne atteint la face profonde de l'épiderme, où il se bifurque souvent, ce qui a valu à ces cellules le nom de *cellules en fourchette.* Ces cellules présentent de grandes analogies avec des cellules nerveuses, mais elles ne se continuent pas avec les fibrilles des nerfs gustatifs (Retzius, Lenhossek, etc.). Ce ne sont donc pas des neurones gustatifs.

Merkel et Ranvier ont constaté que, parmi les cellules gustatives, il existe quelques cellules recouvrantes.

Nerfs. — Les *nerfs* de la langue sont nombreux. On peut les diviser en nerfs *végétatif, moteurs* et *sensitifs.*

Le nerf végétatif (vaso-moteur) est formé par des ramifications que le grand sympathique envoie sur l'artère linguale, et qui pénètrent dans l'épaisseur de la langue.

Les nerfs moteurs sont fournis par le septième et le douzième nerfs craniens; on en trouve trois : 1° la corde du tympan (est-ce un nerf moteur ?); 2° le rameau du stylo-glosse et du palatoglosse venu du facial; 3° la terminaison de l'hypoglosse, qui pénètre dans la langue par la face inférieure et qui se termine dans tous les autres muscles.

Les nerfs sensitifs sont au nombre de trois également. Ils viennent des cinquième, neuvième et dixième paires craniennes : 1° le *nerf lingual*, rameau du maxillaire inférieur, qui se rend à la muqueuse des deux tiers antérieurs de la face dorsale et des bords, ainsi qu'à la pointe ; 2° le *nerf glosso-pharyngien*, neuvième paire, dont les branches terminales s'épuisent dans la muqueuse du tiers postérieur de la face dorsale ; 3° le *nerf laryngé supé-*

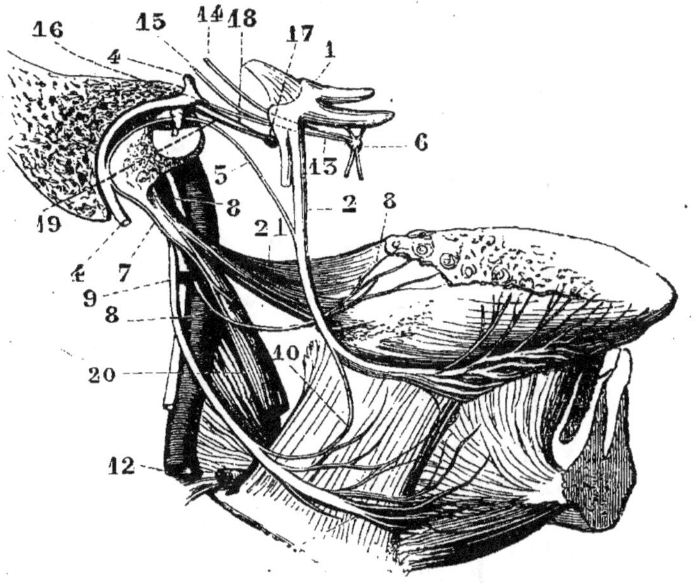

Fig. 521. — Nerfs de la langue.

8, 8, glosso-pharyngien, sensitif. — 2, lingual, sensitif. — 9, grand hypoglosse, moteur. (Pour l'explication des autres chiffres, voy. tome II, *Névrologie*.)

rieur, dont les ramifications antérieures animent la muqueuse de la base de la langue au voisinage de l'épiglotte.

La langue reçoit en outre un filet nerveux que le tronc du glosso-pharyngien envoie au stylo-glosse, et un petit filet qui vient de la branche descendante interne du plexus cervical profond, pour se continuer, avec le tronc du grand hypoglosse, dans l'épaisseur de la langue.

Des *ganglions microscopiques* ont été signalés par Remak sur les ramifications du glosso-pharyngien ; Kölliker, 1852, et Schiff, 1853, en ont confirmé l'existence (fig. 522). Ces ganglions ne se trouvent que sur les ramuscules les plus déliés ; on ne les observe pas sur les branches d'un certain volume. Remak a encore signalé de petits ganglions sur le trajet des divisions du nerf lingual ; mais ces renflements sont beaucoup plus petits et plus rares.

Terminaison des nerfs. — Les nerfs se terminent dans les bourgeons du goût, dans les glandes et dans le reste de la muqueuse.

Dans les bourgeons, les fibres nerveuses se terminent à l'extérieur du bourgeon et à l'intérieur. Les *fibres extérieures* se terminent entre les cellules épithéliales de la langue par des extrémités libres légèrement renflées (Jacques) ou courbées en hameçon (Lenhossek). Les plus voisines des bourgeons forment un plexus nerveux à leur surface, les enveloppant comme dans un *filet*. Après avoir formé une sorte de plexus, les fibres se terminent à la surface du bourgeon, ou près du pore gustatif par des boutons terminaux.

Les *fibres intérieures* des bourgeons (intra-gemmales), après avoir pénétré dans le bourgeon par sa base, enlacent les cellules gustatives, mais n'ont entre elles que des rapports de contiguïté. Elles ne se continuent pas avec les cellules. Lenhossek, Jacques et Van Gehuchten ont montré que les fibrilles nerveuses se terminent sur toute la hauteur des cellules gustatives, à la surface desquelles elles adhèrent par des boutons terminaux.

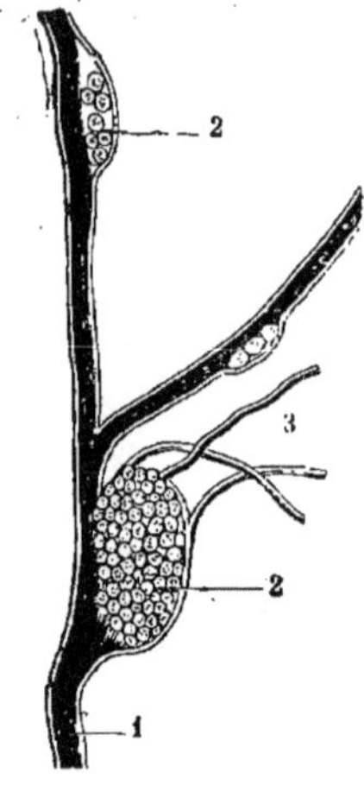

Fig. 522. — Petit rameau terminal du glosso-pharyngien, avec trois ganglions microscopiques (Kölliker).

Dans les glandes, Fusari et Panasci ont constaté que les nerfs des glandes se terminent autour des acini par un réseau de fibres nerveuses contenant sur leur trajet des renflements, qu'ils considèrent comme des cellules nerveuses. De ce réseau, partent des fibrilles qui traversent les parois des acini pour se perdre à la surface des cellules glandulaires par des boutons terminaux.

Dans le reste de la muqueuse, ce sont des nerfs de la sensibilité générale, qui n'ont rien à faire avec la gustation. Ils se terminent dans les papilles du derme et dans l'épithélium.

On a signalé des corpuscules de Krause (voir ces corpuscules dans le 1er volume) dans les papilles hémisphériques et à l'extrémité libre des papilles fongiformes et caliciformes.

En 1851, Billroth décrivit des fibrilles nerveuses dans l'épithélium lingual. Des recherches récentes ont appris que ces fibrilles passent entre les cellules, que les unes arrivent à la surface de l'épithélium, où elles se terminent par de petits grains superficiels, et que les autres se terminent horizontalement entre les cellules par de petits boutons terminaux.

CHAPITRE IV

APPAREIL DE L'AUDITION ET SENS DE L'OUIE

L'étude de l'oreille est souvent négligée par les élèves, et je crois qu'il faut attribuer cela, non seulement à la difficulté du sujet, mais encore et surtout à l'impossibilité où ils se trouvent de faire ou même de posséder des préparations complètes. Je suis certain que ces difficultés peuvent être aplanies, et que l'oreille préparée par le docteur Auzoux facilite au plus haut degré l'étude de cet appareil si compliqué. J'engage les élèves à se servir de cette oreille gigantesque, dans laquelle l'auteur de l'Anatomie classique a exprimé avec une admirable précision jusqu'aux moindres détails. La science est redevable, du reste, à ce savant de quelques découvertes concernant l'anatomie et la physiologie de l'appareil de l'audition.

Le docteur Auzoux, lorsqu'il a voulu exécuter le modèle de l'oreille, s'est livré à une étude approfondie de cet appareil ; c'est surtout lui qui a signalé les variétés nombreuses qui existent dans la longueur du limaçon. Dans la belle collection que chacun peut voir dans son cabinet, on se rend compte de ces différences. Voici le moyen que cet habile anatomiste a employé pour arriver à prendre le moule de l'appareil de l'audition : il fait fondre de l'alliage d'imprimerie, dans lequel il place un rocher frais et qui n'a subi aucune mutilation ; sous l'influence de la température très élevée du métal fondu, toutes les parties organiques de l'os sont détruites et l'os est calciné. Il coule ensuite dans le conduit auditif externe le métal, qui pénètre dans la caisse du tympan et ses dépendances, et qui remplit l'oreille interne en passant par les fenêtres ronde et ovale. Le métal étant refroidi, on détruit l'os, et l'on a, exactement représentées, les cavités de l'oreille externe, moyenne et interne. Cette opération est facile à répéter.

L'appareil de l'audition est destiné au sens de l'ouïe ; on le désigne dans son ensemble sous le nom d'oreille.

L'oreille est située, en grande partie, dans l'épaisseur du rocher. On la divise en trois portions : oreille externe, oreille moyenne, oreille interne.

On appelle oreille externe le pavillon de l'oreille et le conduit auditif externe qui lui fait suite ; elle est limitée profondément par la membrane du tympan.

L'oreille moyenne, complètement séparée de la précédente par la membrane du tympan, est située dans l'épaisseur du rocher ; c'est une cavité se prolongeant en arrière dans l'apophyse mastoïde, sous le nom de cellules mastoïdiennes, et en avant, vers le pharynx, sous celui de trompe d'Eustache. C'est, pour ainsi dire, un prolongement de l'arrière-cavité des fosses nasales.

L'oreille interne, partie la plus essentielle du sens de l'ouïe, est située au centre du rocher ; c'est elle qui est le siège de l'audition ; les deux autres portions ne sont que des appareils de perfectionnement.

ARTICLE PREMIER

OREILLE EXTERNE

Elle offre à étudier le pavillon et le conduit auditif externe.

§ 1. — PAVILLON DE L'OREILLE

Le pavillon, à lui seul, représente l'oreille pour le vulgaire. Mais, pour l'anatomiste, l'oreille s'étend très loin dans les profondeurs du rocher.

Le pavillon de l'oreille présente à l'étude une face externe, une face interne, une circonférence et sa structure.

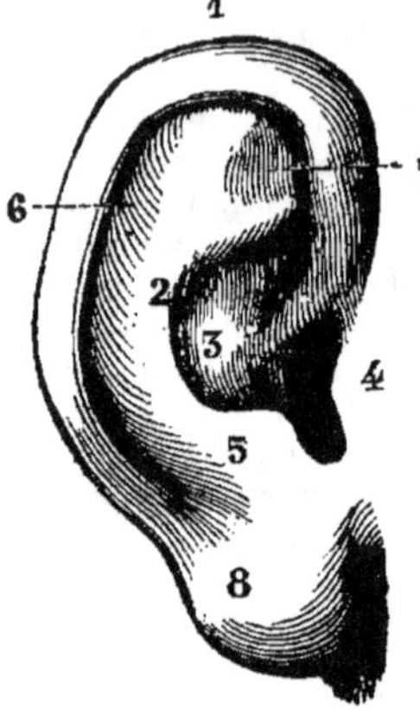

Fig. 523. — Pavillon de l'oreille.

1, hélix. — 2, anthélix. — 3, conque. — 4, tragus. — 5, antitragus. — 6, gouttière de l'hélix. — 7, fossette de l'anthélix. — 8, lobule.

Face externe. — Cette face est disposée en forme de cornet, dont les parois présentent des dépressions et des saillies. L'une de ces saillies forme la moitié supérieure de la circonférence du pavillon. Elle prend naissance au fond de la conque, se porte en haut et en avant, puis décrit une courbe à concavité inférieure, pour se terminer insensiblement à la partie inférieure et postérieure de la circonférence. On donne à cette saillie, dont le bord libre se renverse sur la face externe, le nom d'*hélix*. Au-dessous de l'hélix, on voit une gouttière formée par le renversement en dehors de cette saillie. On l'appelle *gouttière de l'hélix*. Plus bas se trouve une éminence, connue sous le nom d'*anthélix*. Elle prend naissance au niveau de la terminaison postérieure de l'hélix ; elle se porte en haut et en avant, en décrivant une courbe à concavité antérieure, séparant la gouttière de l'hélix de la cavité de la conque qui est en avant, et se divise en deux branches, dont l'inférieure forme la limite supérieure de la conque, et dont la supérieure se perd dans la gouttière de l'hélix. Entre les deux branches, on trouve une surface déprimée : c'est la *fossette de l'anthélix*, ou *fosse naviculaire*. Plus bas, on rencontre deux autres points proéminents : l'un antérieur ou *tragus*, l'autre postérieur ou *antitragus*. Le tragus, sorte de couvercle placé en avant de l'orifice du conduit auditif externe, se termine insensiblement sur la peau par sa partie supérieure, et se continue en bas et en arrière avec l'antitragus. Il présente sur sa face postérieure un bouquet de poils, très développés chez les vieillards et servant à protéger le conduit auditif ; il est séparé de la partie antérieure de l'hélix par une petite gouttière, presque verticale, qui interrompt la circonférence du pavillon de l'oreille. L'anti-tragus est une saillie qui forme la partie inférieure de l'entrée de la conque, et qui est située entre la partie inférieure de l'anthélix et le tragus. Enfin, la face externe du pavillon présente, à sa partie centrale, la *cavité de la conque*, cavité profonde, limitée par le tragus et l'hélix en avant, par l'anthélix en arrière et par l'antitragus en bas. Au fond de cette cavité, est placée l'origine de l'hélix, et, plus en avant, un rebord saillant qui sépare la cavité de la conque de celle du conduit auditif externe. Cette saillie peut s'effacer en grande partie, et permettre l'exploration du con-duit auditif, lorsqu'on attire le pavillon en haut et en arrière.

Face interne. — La face interne représente les dépressions et les saillies de la face externe. Les dépressions externes forment des saillies internes, dont la plus considérable est celle de la conque, et les points proéminents de la face externe déterminent des dépressions sur la face interne.

Circonférence. — La circonférence du pavillon de l'oreille est interrompue, à sa partie antérieure, par une scissure qui sépare le tragus de l'origine de l'hélix. Dans sa moitié supérieure, elle est formée par un repli de la peau qui suit la courbe de l'hélix ; en arrière elle se continue directement avec le lobule de l'oreille, qu'elle contourne en bas, pour se terminer en remontant vers le tragus.

Structure.

La structure du pavillon présente à étudier : la peau, un fibro-cartilage, des ligaments, des muscles, des vaisseaux et des nerfs.

Peau. — La peau suit toutes les sinuosités des deux faces du pavillon, et s'enfonce dans le conduit auditif externe. Elle est partout recouverte de poils, de duvet, extrêmement nombreux ; elle présente dans son épaisseur des glandes sébacées et des glandes sudoripares. La peau est adhérente au cartilage par sa face profonde. Au niveau de la circonférence du pavillon, elle forme un bord arrondi, qui cache les aspérités du cartilage, et, dans certains points, elle s'adosse à elle-même. Ainsi, au niveau du bord externe de l'hélix, la peau forme un repli ; à la partie inférieure de la circonférence, elle s'applique à elle-même et forme un repli considérable qu'on appelle *lobule*. Dans l'épaisseur du lobule, on trouve du tissu graisseux.

Fibro-cartilage. — Le fibro-cartilage de l'oreille, flexible, déter-

mine par sa conformation les saillies et dépressions du pavillon.
Cependant, il ne s'étend pas à tous les points du pavillon, et sa
surface présente quelques irrégularités. Le lobule en est dépourvu.
Au niveau de la partie antérieure de l'hélix, au-dessus du tragus,
on voit une apophyse, *apophyse de l'hélix*. En arrière, l'hélix se
termine en formant un prolongement en arrière de l'anthélix :
c'est la *languette cartilagineuse de l'hélix*. Enfin, à la paroi interne
du cartilage, à la partie supérieure de la conque, se trouve une
éminence ou *apophyse de la conque*.

Ce fibro-cartilage est recouvert de périchondre, membrane
fibreuse analogue au périoste, et adhérente à la face profonde de
la peau.

Ligaments. — Les ligaments unissent le pavillon aux parties
voisines, et les diverses pièces du pavillon entre elles. Les pre-

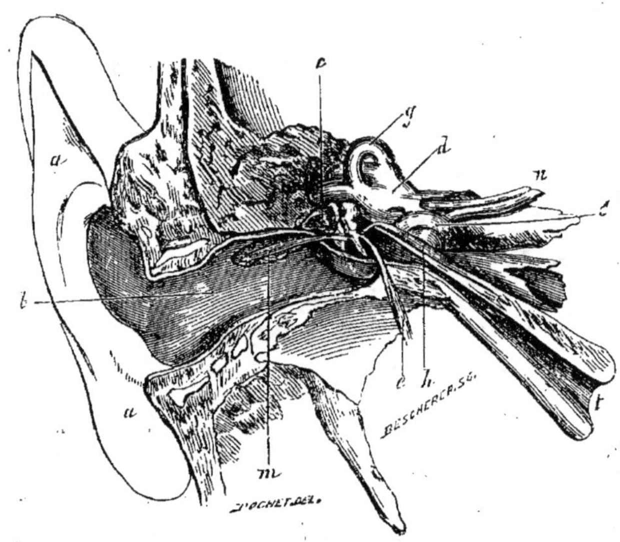

Fig. 524. — Appareil de l'audition.

a, a, pavillon. — *b*, conduit auditif externe. — *c*, chaîne des osselets. — *d*, vestibule.
e, muscle externe du marteau. — *g*, canaux demi-circulaires. — *h*, muscle antérieur ou interne
du marteau. — *m*, ligament. — *n*, nerf acoustique. — *s*, limaçon. — *t*, trompe d'Eustache.

miers, ou *ligaments extrinsèques*, sont au nombre de deux. L'antérieur s'insère en avant, à la surface externe de l'aponévrose
temporale et au tubercule de l'apophyse zygomatique ; il se dirige
ensuite en arrière pour s'insérer au tragus et à la partie antérieure de l'hélix et de la conque. Le postérieur s'étend de la base
de l'apophyse mastoïde à l'apophyse de la conque et à la partie
supérieure du conduit auditif. Les *ligaments intrinsèques* sont
formés par des couches plus ou moins épaisses de tissu fibreux,

qui réunissent, soit la convexité de la conque à celle de la face interne de l'anthélix, soit celle-ci à la saillie de l'hélix, soit les extrémités de l'hélix à l'antitragus en arrière, et au tragus en avant. Inutile d'ajouter que ces ligaments sont placés contre ce cartilage plus profondément que toutes les parties molles.

Muscles. — Les uns sont extrinsèques, les autres intrinsèques. Les premiers sont au nombre de trois : 1° l'*auriculaire supérieur* s'insère, en haut, à la face externe de l'aponévrose temporale, et, en bas, à la convexité de la fossette de l'anthélix ; 2° l'*auriculaire antérieur* s'insère, en avant, sur l'aponévrose temporale, au-dessus de l'arcade zygomatique, et en arrière au bord antérieur de la conque et à l'apophyse de l'hélix ; 3° l'*auriculaire postérieur* s'étend de la base de l'apophyse mastoïde à la partie moyenne de la convexité de la conque.

Il y a cinq muscles intrinsèques : le grand et le petit muscle de l'hélix, le muscle du tragus, celui de l'antitragus et le transverse.

Le *grand muscle de l'hélix* est un faisceau musculaire de 1 à 2 millimètres de largeur, sur 1 centimètre de longueur. Il prend son point d'insertion fixe à l'apophyse de l'hélix, et son point d'insertion mobile à la face profonde de la peau de l'hélix, à 1 centimètre au-dessus.

Le *petit muscle de l'hélix* est un tout petit faisceau musculaire, placé à la face profonde de la peau qui recouvre l'hélix, au niveau du point où celui-ci devient ascendant.

Le *muscle du tragus* est un faisceau quadrilatéral qui se fixe, en haut, au bord supérieur du tragus et au tissu fibreux qui l'unit à l'hélix, tandis que, par sa face inférieure, il adhère à la face anté-rieure ou convexe du tragus.

Le *muscle de l'antitragus*, très mince et très court, s'étend de la queue de l'hélix et de l'anthélix à la face postérieure de l'anti-tragus.

Le *muscle transverse* est formé par un plan de fibres muscu-laires étendues de la convexité de la conque à la convexité de l'hélix. Ses fibres sont parallèles et entremêlées avec des fibres ligamenteuses.

Vaisseaux et nerfs. — Les *artères* du pavillon sont les auricu-laires antérieures, qui viennent de la temporale superficielle, et l'auriculaire postérieure qui donne un grand nombre de rameaux à la partie postérieure du pavillon.

Les *veines* se divisent en deux groupes : les unes, antérieures, se jettent dans la veine jugulaire externe ; les autres, postérieures, se portent dans la veine mastoïdienne, qui traverse le trou mas-toïdien pour se jeter dans le sinus latéral.

Les *lymphatiques* sont nombreux, et le réseau qui les forme est extrêmement serré. Ils se divisent en deux groupes : les antérieurs se jettent dans le ganglion situé en avant du tragus, et les postérieurs, dans les deux ou trois ganglions situés à la base de l'apophyse mastoïde, en arrière de la conque.

Les *nerfs* viennent de l'auriculo-temporal, du plexus cervical et du nerf sous-occipital.

§ 2. — CONDUIT AUDITIF EXTERNE

Le conduit auditif externe fait suite à la conque. Il est limité profondément par la membrane du tympan. Le conduit auditif est *dirigé* transversalement, mais cette direction n'est pas rectiligne. Il décrit des flexuosités. Ainsi, sa moitié externe présente une légère courbure à concavité postérieure et supérieure, tandis que la courbure de la moitié interne est concave en bas et en avant.

Ses *dimensions* varient aussi sur les divers points de son étendue. Dans son tiers externe, ce conduit est aplati d'avant en arrière ; au tiers moyen, il est à peu près arrondi, et au tiers interne, aplati de haut en bas. Le tiers externe présente 11 millimètres pour le diamètre vertical, et 6 pour le diamètre antéropostérieur ; le tiers moyen, 7 à 8 millimètres pour les deux diamètres ; le tiers interne, 7 à 8 pour le diamètre vertical, et 9 pour l'antéro-postérieur.

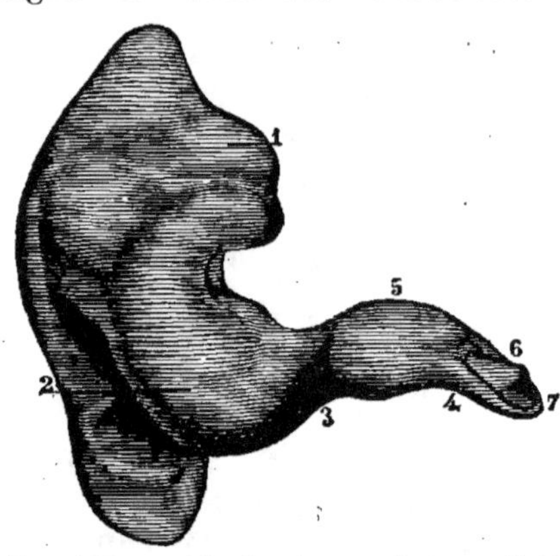

Fig. 525. — Moule du conduit auditif externe et de la face concave du pavillon de l'oreille.

1, saillie correspondant à la fossette de l'anthélix. — 2, saillie correspondant à la cavité de la conque. — 3, 4, les deux concavités correspondant aux saillies de la paroi inférieure du conduit auditif. — 5, courbure supérieure du conduit auditif — 6, 7, moule de la face externe de la membrane du tympan.

La longueur du conduit est de 20 à 22 millimètres au niveau de son axe ; elle est plus étendue à la paroi inférieure et moins à la paroi supérieure, car le fond du conduit n'est pas un plan vertical ; c'est une surface oblique, dirigée de haut en bas et de dehors en dedans, et formée par la membrane du tympan.

Structure.

Ce conduit est formé d'un squelette osseux dans sa moitié interne, d'un squelette fibro-cartilagineux dans sa moitié externe.

à la surface interne de cette charpente, on trouve une couche cutanée.

Portion cartilagineuse. — L'épiderme offre tous les caractères de l'épiderme en général. Dans le derme, on trouve des follicules pileux contenant les racines des poils, des glandes sébacées, des glandes cérumineuses et des papilles.

Les *glandes sébacées* et les *follicules pileux* n'offrent ici rien de particulier.

Les *glandes cérumineuses* (1) ont toutes les apparences des glandes sudoripares. Le corps de la glande offre, en moyenne, la grosseur d'un grain de millet ; il est constitué par un tube pelotonné sur lui-même. Ces glandes sont situées au-dessous du derme, à des niveaux différents. Leur conduit excréteur, formé par le tube devenu rectiligne, s'ouvre à la surface de l'épiderme ; mais quelquefois il s'ouvre dans la portion supérieure d'un follicule pileux. La largeur du tube est de 100 μ, en moyenne, dans le corps de la glande et à son embouchure ; elle est quelquefois moindre dans la portion rectiligne du conduit.

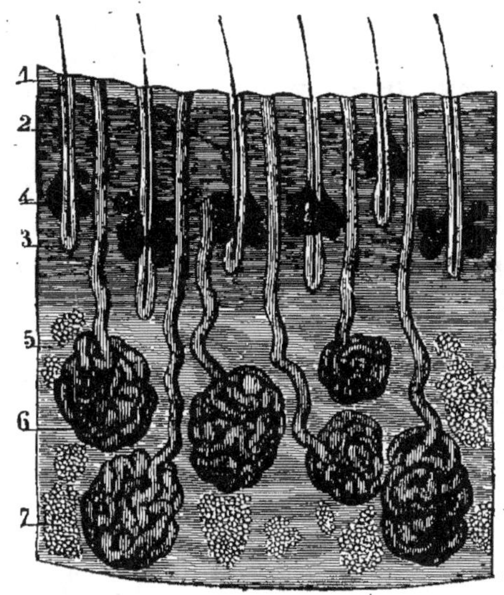

Fig. 526. — Coupe de la peau et du conduit auditif externe (glandes cérumineuses).

1, épiderme. — 2, derme. — 3, follicule pileux. — 4, glande sébacée. — 5, tissu conjonctif sous cutané. — 6, glande cérumineuse. — 7, cellules adipeuses.

Deux couches constituent les glandes cérumineuses : une couche externe, de 10 μ d'épaisseur, et une couche interne épithéliale, de même épaisseur, quelquefois un peu plus mince.

La *couche épithéliale* est constituée par un *épithélium cylindrique*, dont les cellules sont disposées sur une seule couche. Ces cellules ont 15 μ en moyenne : elles renferment des granulations graisseuses et pigmentaires, isolées ou réunies dans la même cellule.

Vers l'embouchure de la glande, l'épithélium devient pavimenteux, se compose de plusieurs couches, et se continue directement avec l'épiderme.

(1) Les glandes cérumineuses ont été découvertes en 1662 par Sténon.

La *paroi externe* des glandes cérumineuses est formée de tissu conjonctif contenant des cellules. Dans la portion non enroulée, qui sert de conduit excréteur, cette couche se mélange de quelques fibres élastiques fines. A sa face interne, sous l'épithélium, le conduit excréteur offre une couche de fibres musculaires lisses dirigées longitudinalement.

Les *vaisseaux sanguins* n'offrent aucune particularité ; les artères viennent de l'auriculaire postérieure et des parotidiennes. Les *lymphatiques* se mélangent à ceux du pavillon. Les *nerfs* sont fournis par l'auriculo-temporal et par la branche auriculaire du plexus cervical.

Le *cérumen* forme quelquefois, au fond du conduit auditif, un bouchon qui est assez souvent cause de *surdité*.

Portion osseuse. — Dans la portion osseuse, la peau s'amincit insensiblement, de manière à être réduite à la couche épidermique, au fond du conduit. L'épiderme se continue jusqu'à la membrane du tympan, sur laquelle il s'étale, pour former le fond du cul-de-sac représenté par le conduit auditif. Le derme est fort mince et ne contient que des papilles très courtes ; mais on n'y trouve ni follicules pileux, ni glandes d'aucune sorte ; il est intimement confondu avec le périoste.

Les *vaisseaux* sont les mêmes que ceux de la portion cartilagineuse ; les *nerfs* viennent du rameau auriculaire du pneumogastrique, qui donne aussi la sensibilité à la membrane du tympan.

ARTICLE II

OREILLE MOYENNE

Fallope, qui a étudié le premier l'oreille moyenne, l'a comparée à une *caisse militaire*. On l'appelle encore *tambour* ou *caisse du tympan*. L'oreille moyenne est une cavité située dans l'épaisseur du rocher, au fond du conduit auditif.

L'*oreille moyenne* est complètement séparée de l'externe et de l'interne. Elle est une dépendance des voies respiratoires, et elle est remplie d'un air qui y pénètre pendant la déglutition. Cet air est nécessaire pour faire équilibre à l'air extérieur, qui remplit l'oreille externe jusqu'à la membrane du tympan. L'oreille moyenne est rétrécie vers le pharynx, où elle prend le nom de *trompe d'Eustache*. Dilatée au niveau du rocher, où elle prend celui de *caisse du tympan*, elle se rétrécit de nouveau en arrière de la caisse, et enfin elle se dilate dans l'apophyse mastoïde, où elle forme les *cellules mastoïdiennes*.

Cette cavité a, dit-on, la forme d'un tambour dont les deux

extrémités seraient rapprochées et en même temps déprimées. Son diamètre transversal est très court (2 millimètres environ), tandis que ses diamètres vertical et antéro-postérieur sont beaucoup plus étendus (2 centimètres environ).

La caisse du tympan est située dans le rocher, de telle sorte que sa *face externe* regarde en bas, en dehors et en avant, tandis que sa *face interne* regarde en haut, en dedans et en arrière. Elle est plus large de haut en bas et d'avant en arrière que le conduit auditif externe et que l'oreille interne. Elle communique en outre avec l'arrière-cavité des fosses nasales par la trompe d'Eustache, et avec les cellules mastoïdiennes par un orifice particulier.

La caisse du tympan, *toujours remplie d'air*, est recouverte par un prolongement de la muqueuse de l'arrière-cavité des fosses nasales.

Nous avons, par conséquent, à étudier dans la caisse du tympan : deux parois, une circonférence, la cavité traversée par une chaîne d'osselets, les muscles qui font mouvoir ces derniers, la trompe d'Eustache, les cellules mastoïdiennes et la membrane muqueuse qui recouvre la cavité et ses deux prolongements.

§ 1. — PAROI EXTERNE DE LA CAISSE DU TYMPAN

Elle est formée par la *membrane du tympan* et par un cercle osseux qui l'entoure, appelé *cercle tympanal*.

Membrane du tympan. — La membrane du tympan, connue d'Hippocrate, sépare la caisse du tympan du conduit auditif externe. Elle est à peu près circulaire et présente un centimètre dans tous ses diamètres. Elle est pleine et ne présente aucun trou ; de sorte qu'il est impossible de faire sortir la fumée de tabac par l'oreille. De fortes vibrations de l'air, comme celles que produisent les coups de canon peuvent déchirer le tympan ; il en est de même de corps étrangers ; il y a alors surdité plus ou moins complète. Son diamètre vertical a un 1/2 millimètre de plus que l'antéro-postérieur.

Sa *face externe*, en contact avec l'air extérieur, est légèrement concave et regarde en bas, en avant et en dehors. On appelle *ombilic* le sommet, le fond de cette concavité. Il correspond à l'extrémité inférieure du manche du marteau, un peu au-dessous du centre. Une ligne verticale, abaissée de sa partie supérieure, rencontre la paroi inférieure du conduit auditif externe à 6 millimètres en dehors de sa partie inférieure. Son angle d'inclinaison est de 40 à 45°, un peu moins chez le fœtus. Il paraîtrait que le tympan est d'autant moins sensible aux ondes sonores qu'il est moins incliné (Fick). Elle est plus relevée chez les grands musiciens, très oblique chez les sujets dépourvus de sentiment musical.

Vu à l'*otoscope*, le tympan présente : 1° en haut et un peu en avant, une légère saillie blanchâtre correspondant à la *petite apophyse du marteau* vue par transparence; 2° au-dessous, une bande blanc jaunâtre atteignant l'ombilic où elle se termine en s'élargissant; c'est le manche du marteau vu par transparence; 3° un peu en

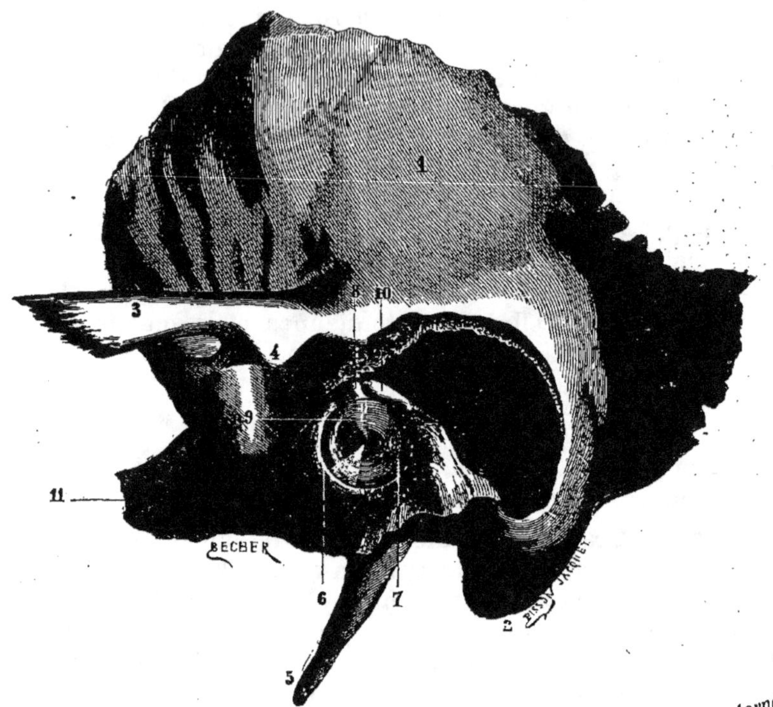

Fig. 527. — Membrane du tympan du côté gauche, vue par sa *face externe*.

1, portion écailleuse du temporal. — 2, apophyse mastoïde. — 3, apophyse zygomatique. — 4, tubercule zygomatique. — 5, apophyse styloïde. — 6, cercle tympanal. — 7, membrane du tympan. — 8, tête du marteau. — 9, son manche. En avant du manche et en bas, on voit le triangle lumineux de Wilde. — 10, enclume. — 11, sommet du rocher et canal carotidien.

arrière du manche du marteau, la branche verticale de l'enclume et le promontoire, souvent peu visibles. (Toutes ces parties sont vues à travers le tympan.)

En bas, on voit le *triangle lumineux de Wilde* (fig. 527); c'est un reflet lumineux.

En tirant deux lignes droites, l'une antéro-postérieure, l'autre verticale, on divise le tympan en quatre quartiers, ou *quadrants* égaux, qu'on désigne d'après leur situation.

Sa *face interne* est convexe, et donne attache au manche du marteau, qui est enfoui dans la membrane dont il est inséparable.

Cette face, saillante dans la caisse du tympan, est recouverte par la muqueuse de la caisse. On voit, sur la face interne de la membrane du tympan, trois dépressions, ou *poches;* l'une *supérieure* qui sera décrite avec la circonférence ; les deux autres situées en avant et en arrière de la petite apophyse du marteau, la *poche antérieure de Troltsch* et la *poche postérieure de Troltsch* limitées en haut par deux faisceaux fibreux, antérieur et postérieur,

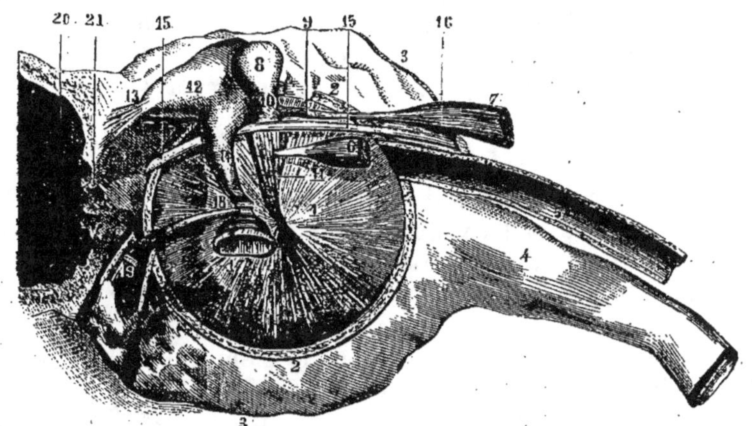

Fig. 528. — Membrane du tympan du côté gauche, vue par sa face interne
(paroi externe de la caisse du tympan).

1, membrane du tympan. — 2, 2, cercle tympanal sur lequel elle s'insère. — 3, 3, portion osseuse formant les limites de la caisse du tympan. — 4, portion osseuse de la trompe d'Eustache. — 5, conduit du muscle du marteau. — 6, muscle du marteau divisé avant son entrée dans le conduit. — 7, ligament. — 8, tête du marteau. — 9, apophyse grêle du marteau. — 10, col du marteau. — 11, manche du marteau inséré dans la membrane du tympan. — 12, enclume. — 13, ligament qui unit l'enclume à la partie supérieure de la caisse du tympan. — 14, grande branche de l'enclume. — 15, 15, corde du tympan. — 16, extrémité antérieure de la corde du tympan.. — 17, base de l'étrier. — 18, tendon du muscle de l'étrier. — 19, conduit du muscle de l'étrier (pyramide). — 20, cellules mastoïdiennes. — 21, orifice faisant communiquer la caisse du tympan avec les cellules mastoïdiennes.

ne méritant pas le nom de *ligaments tympano-malléolaires* qu'on leur a donné.

Ces deux faisceaux vont de la petite apophyse du marteau aux deux cornes du cercle tympanal.

La *circonférence* de cette membrane s'insère dans une rainure osseuse du cercle tympanal, comme un verre de montre dans sa rainure métallique, excepté à la partie supérieure, où le cercle tympanal n'existe pas. La rainure porte le nom de *sulcus tympanicus.* Dans ce point, qui mesure 5 à 6 millimètres, et connu sous le nom de *segment de Rivinus,* la membrane du tympan se confond avec le périoste du conduit auditif externe. Cette membrane présente un épaississement fibreux au niveau de son insertion sur l'os tympanal : c'est le *bourrelet annulaire de Gerlach.*

On appelle *membrane flaccide de Schrapnell* la partie supérieure du tympan qui avoisine le segment de Rivinus. C'est une portion plus mince, plus lâche, plus molle, située entre les deux extrémités, ou *cornes*, du cercle tympanal. Cette membrane est concave en dedans, *poche supérieure* (Prussak). Elle est située au-dessus de la *poche postérieure de Troltsch*.

Le *manche du marteau* est situé dans l'épaisseur même de la couche fibreuse de la membrane du tympan. La corde du tympan, branche du facial, décrit une courbe à concavité inférieure vers le tiers supérieur de la membrane du tympan ; ce nerf est situé entre la couche fibreuse et la couche muqueuse de cette membrane.

Structure. — La membrane du tympan est formée de trois membranes superposées : cutanée, fibreuse et muqueuse.

1° *Couche cutanée.* — La peau, au fond du conduit auditif externe, se réfléchit sur la membrane du tympan. La peau est réduite à ce niveau à une couche très mince du derme et à la couche épidermique.

2° *Couche fibreuse.* — Cette couche est la membrane du tympan proprement dite : c'est la *lamina propria*. Elle se compose de deux couches de fibres : une couche externe, recouverte par le prolongement épidermique de la peau du conduit auditif externe, et une couche interne en rapport avec la muqueuse de la caisse du tympan.

Les *fibres externes* offrent une direction radiée ; elles convergent de la circonférence au centre, et adhèrent au manche et au sommet du manche du marteau (Politzer).

Les *fibres internes* sont circulaires, peu marquées vers le centre, mais très accusées à la périphérie, où elles constituent un épaississement qui a les apparences du fibro-cartilage.

Selon Politzer et Tröltsch, le manche du marteau serait ainsi fixé par les fibres radiées : les plus centrales passeraient entre le manche du sommet du marteau et la muqueuse du tympan, tandis que les fibres radiées périphériques passeraient entre la base du manche et la couche de fibres radiées.

3° *Couche muqueuse.* — Elle fait partie de la muqueuse de la caisse du tympan (voy. *Muqueuse*).

La *membrane flaccide Schrapnell* présente une structure spéciale. La couche fibreuse lui fait presque complètement défaut. Elle est réduite à une mince membrane formée par l'adossement de la couche cutanée et de la couche muqueuse.

Le *bourrelet annulaire de Gerlach* est formé de tissu conjonctif, avec cellules fusiformes et cellules cartilagineuses. A son niveau, la couche fibreuse du tympan, le derme du fond du conduit auditif externe, le périoste et le chorion de la muqueuse sont fusionnés.

Le tissu fibreux de la membrane du tympan se confond avec le périoste du fond du conduit auditif, très manifestement surtout à la partie supérieure, où le *cercle tympanal* fait défaut.

Les *artères* de la membrane du tympan viennent de l'*artère tympanique*, et principalement d'un rameau de l'*artère stylo-mastoïdienne*, qui accompagne la corde du tympan jusqu'à son entrée dans la caisse.

Ces artères forment un *réseau interne* très fin dans le chorion de la muqueuse, en dedans de la membrane fibreuse. Un *réseau externe* existe à la face externe de la membrane fibreuse. Ce réseau, dont les vaisseaux ont une disposition radiée, est formé par les rameaux de l'*artère auriculaire profonde*. Des rameaux perforants font communiquer ces deux réseaux à travers la membrane fibreuse. Il existe, en outre, au niveau du manche du marteau et à la périphérie de la membrane, un réseau anastomotique de communication.

Les *veines* s'anastomosent en plexus dans l'épaisseur de cette membrane. Celles qui viennent de la couche muqueuse se réunissent à celles de la trompe d'Eustache ; celles de la face épidermique du tympan se rendent dans les afférents de la jugulaire externe.

Les *lymphatiques* existent également sur les deux faces. Les externes se continuent avec ceux du conduit auditif externe ; les internes font partie des lymphatiques de la caisse du tympan.

Les *nerfs* viennent du rameau auriculaire du pneumogastrique et d'un rameau de l'auriculo-temporal. Le premier se rend au tiers inférieur du tympan ; le second aux deux tiers supérieurs. Ils renferment des fibres vaso-motrices pour les vaisseaux, et des fibres sensitives pour l'épithélium. Ni la corde du tympan, appliquée sur la face interne de la membrane fibreuse, ni le rameau de Jacobson, ne donnent de nerfs à la membrane fibreuse du tympan.

Cercle tympanal. — Le cercle tympanal est un cercle osseux, séparable du rocher chez le fœtus, inséparable chez l'adulte. Ce cercle osseux est interrompu, à sa partie supérieure, dans une étendue de 5 à 6 millimètres environ. Sur sa face interne il est creusé du *sulcus tympanicus*, dans lequel s'insère la membrane du tympan.

§ 2. — PAROI INTERNE DE LA CAISSE DU TYMPAN

Cette face présente, comme l'externe, une convexité centrale, qui regarde celle de la membrane du tympan, et réduit à 2 millimètres le diamètre transversal de la caisse du tympan. La saillie centrale qu'on y trouve s'appelle *promontoire*. Au-dessus du promontoire, et un peu en arrière, on trouve un orifice allongé auquel on donne le nom de *fenêtre ovale*. Au-dessous et en arrière, un orifice arrondi connu sous le nom de *fenêtre ronde*. En arrière, une saillie appelée *pyramide*. En avant, une autre saillie qui forme la terminaison du *conduit du muscle du marteau*.

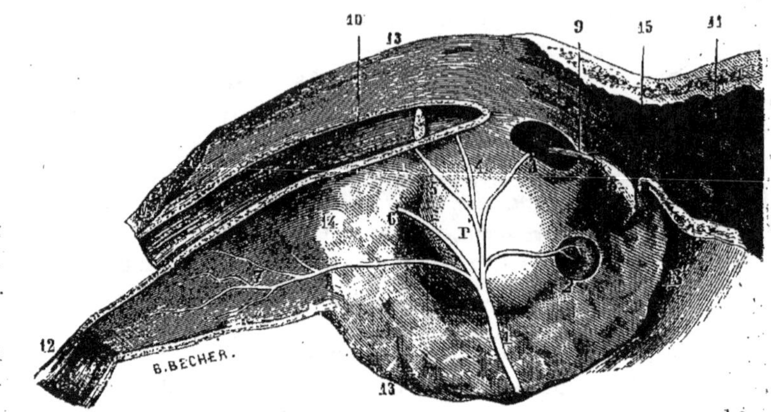

Fig. 529. — Paroi interne de la caisse du tympan du côté gauche
(grossissement 4).

1, nerf de Jacobson. — 2, fenêtre ronde et son rameau nerveux. — 3, fenêtre ovale et son rameau nerveux. — 4, petit pétreux profond externe. — 5, petit pétreux profond interne. — 6, nerf carotico-tympanique. — 7, nerf de la trompe d'Eustache. — 8, pyramide. — 9, tendon du muscle de l'étrier. — 10, muscle du marteau. — 11, cellules mastoïdiennes — 12, trompe d'Eustache. — 13, 13, circonférence de la caisse du tympan. — 14, orifice tympanique de la trompe d'Eustache. — 15, orifice de communication entre la caisse du tympan et les cellules mastoïdiennes. — P, promontoire.

Eustachi et Fallope découvrirent les fenêtres ronde et ovale, la corde du tympan et l'orifice pétro-mastoïdien. Eustachi découvrit l'ouverture de la trompe qui porte son nom.

Promontoire. — Il correspond à la face externe de l'oreille interne, et il est confondu, par sa base, avec le limaçon. On trouve, sur cette saillie, une gouttière dirigée de bas en haut et ramifiée pour loger les divisions du nerf de Jacobson (voy. *Nerf glossopharyngien*).

Fenêtre ovale. — Cette ouverture est située sur la paroi qui sépare l'oreille interne de la caisse du tympan. Elle est située au fond d'une petite dépression appelée *fosse ovale*. Elle est allongée d'avant en arrière, et présente 2 millimètres de longueur sur 1 de largeur ; son bord supérieur est concave en bas, l'inférieur est droit. La base de l'étrier ferme la fenêtre ovale, et cette occlusion est rendue plus parfaite par des fibres ligamenteuses qui unissent la base de cet os au pourtour de la fenêtre ovale.

Fenêtre ronde. — Orifice arrondi d'un millimètre et demi de diamètre environ. La fenêtre ronde est située en arrière et au-dessous du promontoire, sur la paroi qui sépare la caisse du tympan de l'oreille interne. Elle est complètement fermée par une membrane fibreuse qu'on connaît, depuis Scarpa, sous le nom de *tympan secondaire*. Sa face externe est recouverte par la muqueuse de la caisse du tympan ; sa face interne est en contact avec le liquide de la rampe tympanique du limaçon.

Huguier a donné le nom de *cavité sous-pyramidale* à une fossette située entre la fenêtre ronde et la fenêtre ovale, en avant de la pyramide. Elle a 4 millimètres de diamètre sur 3 ; on lui donne encore le nom de *sinus tympani*. On voit, dans le fond du sinus, une ou deux ouvertures qui laissent passer des vaisseaux destinés à la muqueuse de la caisse du tympan.

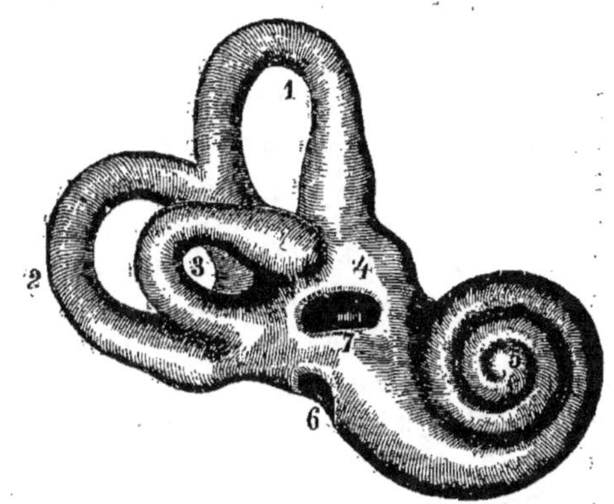

Fig. 530. — Paroi interne de la caisse du tympan formée par les parois osseuses de l'oreille interne (côté droit).

1, canal demi-circulaire supérieur. — 2, canal demi-circulaire postérieur. — 3, canal demi-circulaire externe. — 4, fenêtre ovale. — 5, limaçon. — 6, fenêtre ronde. — 7, promontoire.

Pyramide. — La pyramide forme une saillie d'un millimètre et demi de longueur, dirigée en haut, en avant et en dehors. Son extrémité postérieure s'insère sur la partie inférieure et postérieure de la paroi interne de la caisse du tympan. Son extrémité antérieure libre décrit une courbe à concavité externe. La pyramide est creusée d'un canal, *canal de la pyramide*, qui se continue dans l'épaisseur du rocher jusqu'à la face inférieure de cet os et qui contient le muscle de l'étrier. Ce canal est parallèle à la portion verticale de l'aqueduc de Fallope, dont il n'est séparé que par une mince lamelle osseuse. L'orifice inférieur de la pyramide est situé immédiatement en avant du trou stylo-mastoïdien. On trouve, sur la paroi de la pyramide, une ou deux ouvertures qui laissent passer les vaisseaux et le nerf du muscle de l'étrier.

Conduit du muscle du marteau. — Ce conduit est situé en avant du promontoire. Il est analogue à la pyramide, et se porte en arrière, en haut et en dehors. Il se continue au-dessus de la portion osseuse de la trompe d'Eustache, jusqu'à l'angle rentrant qui réunit la portion écailleuse et la portion pierreuse du temporal. Le muscle du marteau y est contenu. Sur les os préparés, la portion libre de ce conduit est détruite du côté externe, de sorte qu'elle représente, au lieu d'un canal, une gouttière à concavité externe. C'est cette portion de conduit qu'on appelle *bec de cuiller*.

§ 3. — CIRCONFÉRENCE DE LA CAISSE DU TYMPAN

La circonférence de la caisse du tympan est plus large que la partie centrale. Elle est anfractueuse et se trouve en rapport, en haut, avec la partie supérieure de la base du rocher (bord supérieur, sinus pétreux supérieur, espace antérieur), qui est criblée de trous. (Cette paroi est tellement mince qu'elle est parfois transparente et même percée de trous, aussi est-ce souvent la voie de transmission des lésions de l'oreille moyenne aux méninges et au cerveau.) Lorsque cette paroi osseuse est perforée la muqueuse de la caisse arrive au contact de la dure-mère.

En bas, elle est en rapport avec une lame osseuse qui la sépare du golfe de la veine jugulaire interne ; à ce niveau la circonférence de la caisse est un peu plus étroite (4 millimètres). Ce point déclive retient quelquefois le sang des hémorragies et le pus des suppurations. La caisse du tympan est séparée, à ce niveau, du golfe de la jugulaire et de la veine jugulaire interne, par une lamelle osseuse, d'épaisseur variable, parfois très mince, à travers laquelle une otite moyenne peut se propager à la jugulaire interne et donner lieu à une phlébite fort grave. On a vu une fracture du rocher atteindre la fosse de la jugulaire et déchirer la veine.

En avant, la caisse du tympan est en rapport avec la paroi du canal carotidien et l'orifice de sortie de la corde du tympan, au-dessus de la scissure de Glaser. On y trouve aussi l'orifice qui fait communiquer la caisse du tympan avec la trompe d'Eustache.

En arrière, on voit l'orifice d'entrée de la corde du tympan, en dedans du cercle tympanal, et l'orifice qui conduit dans les cellules mastoïdiennes (voy. *Temporal*).

§ 4. — OSSELETS DE L'OUÏE

On donne ce nom à trois petits os situés dans la caisse du tympan et formant une chaîne ininterrompue, s'étendant de la paroi externe à la paroi interne de cette cavité, c'est-à-dire de la membrane du tympan à la fenêtre ovale. Ces os sont solidement articulés entre eux, de sorte que le mouvement imprimé à l'os le plus externe de la chaîne se communique aux autres.

De dehors en dedans, ces osselets sont : le marteau, l'enclume et l'étrier (1).

Marteau. — Ce petit os, découvert par Bérenger de Carpi, a la forme que son nom indique. Il est dirigé verticalement et situé à la face interne de la membrane du tympan. Il a une longueur de 6 à 7 millimètres, et présente : une partie arrondie, supérieure, ou *tête ;* au-dessous de la tête, un point rétréci, ou *col ;* au-dessous, une tige amincie ou *manche*. A la partie antérieure du manche, près du col, est une longue pointe osseuse, *apophyse grêle* ou longue ; à la partie interne du col, un petit prolongement osseux qu'on appelle *apophyse courte*.

La *tête* est située au-dessus du cercle tympanal, et déborde, par conséquent, la partie supérieure de la membrane du tympan. Elle présente en arrière une surface articulaire qui s'articule avec l'enclume.

Le *col* est en rapport en dehors avec la *membrane flaccide de Schrapnell* qui fait partie de la membrane du tympan ; en dedans, il est en rapport avec la corde du tympan.

Le *manche*, dirigé en bas et un peu en arrière, et un peu aplati au sommet, est implanté dans la couche moyenne, fibreuse de la membrane du tympan, au niveau de sa convexité ; cette insertion est très solide. Le manche du marteau décrit une légère courbe concave au dehors.

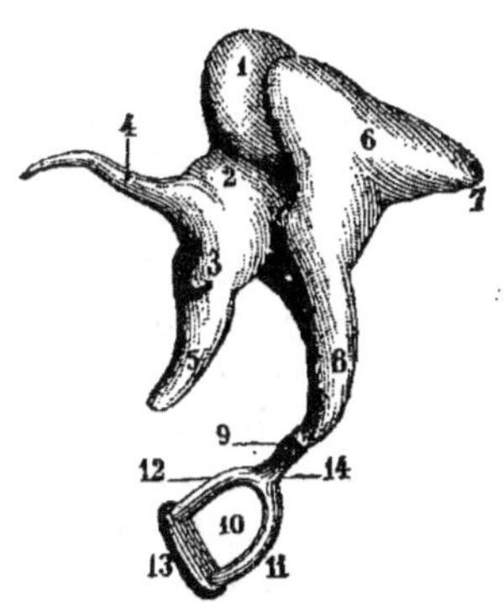

Fig. 531. — Osselets de la caisse du tympan du côté droit (grossis cinq fois). Ces os sont vus par leur partie supérieure et interne.

1, tête du marteau. — 2, col. — 3, apophyse courte. — 4, apophyse grêle. — 5, manche du marteau. — 6, corps de l'enclume. — 7, petite branche. — 8, grande branche. — 9, apophyse lenticulaire de l'enclume. — 10, étrier. — 11, branche postérieure. — 12, branche antérieure. — 13, base. — 14, col.

L'*apophyse longue* se porte dans la scissure de Glaser. Nommée encore *apophyse grêle de Raw*, elle a 5 millimètres de long, et donne insertion au *ligament antérieur du marteau*.

L'*apophyse courte* et *grosse*, ou *apophyse externe*, longue d'un millimètre, donne attache aux deux faisceaux fibreux, antérieur et postérieur, qui limitent en bas la membrane de Schrapnell.

Enclume. — L'enclume présente la forme que son nom indique. Cet os est dirigé verticalement comme le marteau, et situé, comme

____

(1) On décrivait jusque dans ces derniers temps, quatre osselets : le marteau, l'enclume. l'os lenticulaire et l'étrier. On considère aujourd'hui l'os lenticulaire comme une apophyse de la longue branche de l'enclume.

lui, à la face interne du cercle tympanal et de la membrane du tympan, dont il est séparé par un petit espace.

L'enclume présente un corps, une courte branche et une longue branche.

Le *corps*, quadrilatéral, de 2 millimètres de largeur environ, présente, en avant, une surface articulaire concave pour s'articuler avec la tête du marteau, une face externe en contact avec le cercle tympanal, et une face interne recouverte par la muqueuse de la cavité du tympan. C'est en arrière du corps que se trouvent les deux branches.

La *courte branche* adhère à la partie supérieure de la caisse du tympan au moyen du ligament.

La *longue branche* se porte en bas et se renverse vers la paroi interne de la caisse, en décrivant une courbe à concavité interne et supérieure. La longue branche de l'enclume se termine par l'*apophyse lenticulaire* (1), qui a été considérée, jusque dans les derniers temps, comme un os indépendant, l'*os lenticulaire*. A l'union de l'apophyse lenticulaire et de la longue branche de l'enclume, il existe un étranglement qui se brise très facilement.

Étrier. — L'étrier (2) est l'os le plus interne de la chaîne des osselets. Il a une grande analogie avec l'étrier des cavaliers. Il est articulé, par son *col* avec l'os lenticulaire, et par sa *base* avec la circonférence de la fenêtre ovale, où il est en contact avec le liquide du vestibule ; le col donne insertion par sa partie postérieure au muscle de l'étrier. Sa position est telle que ses branches sont antérieure et postérieure ; cette dernière est un peu plus longue que l'autre. Le trou de l'étrier est fermé à l'état frais par la muqueuse de la caisse du tympan.

L'*étrier* est entouré, à sa base, par un petit bourrelet fibreux adhérant au périoste du vestibule (Henle).

Structure des osselets de l'ouïe. — Ces os sont formés de subs-

---

(1) L'apophyse lenticulaire, prise pour un os, fut découverte, au dire de Vesling, par l'anatomiste Hollandais, François De le Boë. Cependant Cœcilius Folius, professeur d'anatomie à Venise, accorde la découverte de ce petit osselet à Thomas Bartholin.

L'extrémité de la longue apophyse de l'enclume porte l'apophyse lenticulaire, qui unit l'enclume à l'étrier (Gegenbauer. *Anatomie humaine*, p. 1175). Portal (t. VI, p. 473) nous apprend que Colombus regardait déjà l'os lenticulaire comme une apophyse de l'enclume.

(2) Plusieurs anatomistes se sont attribué la découverte de cet os (Ingrassias, Eustachi, Colombus, Collado). Fallope déclare que cet honneur revient à Ingrassias, médecin de Palerme, mort en 1580, à l'âge de soixante-dix ans. Selon Portal, t. VI, p. 474, Ingrassias assure avoir démontré l'étrier à Naples, dans ses cours, et lui avoir donné le premier le nom d'étrier. *Cui quidem*, dit-il, *vestigando staphæ primum nomen imposuimus*.

tance compacte et renferment peu de substance spongieuse. Ils sont durs, surtout le marteau qui est d'une grande dureté. Ils sont revêtus de périoste.

Le marteau reçoit une artère spéciale, signalée par Kessel, *artère du marteau*. Merkel a décrit l'*artère stapédienne* qui se rend à l'étrier, en passant entre les deux branches.

Développement. — Le *marteau* a trois points d'ossification, un pour la tête, un pour le manche et un pour l'apophyse grêle de Raw. L'*enclume* se forme par deux points, un pour le corps, l'autre pour l'apophyse lenticulaire. L'*étrier* se développe par quatre points : un pour la tête, un pour la base et un pour chacune des deux branches.

§ 5. — ARTICULATIONS DES OSSELETS DE L'OUIE

Ces osselets sont tous articulés entre eux. Ils présentent pour ces articulations des *surfaces articulaires* revêtues de cartilage, et forment des *arthrodies*, excepté l'articulation du marteau avec l'enclume qui constitue un *anarthrose*. Autour des surfaces articulaires sont disséminés des faisceaux irréguliers de tissu fibreux.

Des *ligaments*, au nombre de quatre, unissent la chaîne des osselets aux parois de la caisse du tympan. L'un d'eux s'étend de la circonférence de la base de l'étrier à celle de la fenêtre ovale ; un autre s'étend de la petite branche de l'enclume à la partie supérieure et postérieure de la caisse du tympan. Un troisième s'insère, en haut, à la partie supérieure de la caisse du tympan, et en bas au sommet de la tête du marteau. Un quatrième, décrit vers le milieu du xviie siècle par Cassérius, qui le prit pour un muscle, s'étend de la base du manche du marteau à la partie supérieure et postérieure du cercle tympanal.

Il existe une synoviale au point d'union de ces os.

Ces articulations sont mobiles. Elles peuvent s'enflammer, et elles s'ankylosent fréquemment dans la vieillesse.

§ 6. — MUSCLES DESTINÉS AUX MOUVEMENTS DES OSSELETS

Ces muscles, uniquement destinés aux mouvements de la chaîne des osselets, sont au nombre de deux : le muscle du marteau et le muscle de l'étrier. Ces muscles ont été signalés par Eustachi et Varole. Eustachi a découvert celui du marteau Varole celui de l'étrier.

Muscle du marteau. — Ce muscle, très mince et allongé, s'insère au sommet du rocher près de sa face inférieure, et à la portion cartilagineuse de la trompe d'Eustache. Il se porte ensuite dans un conduit parallèle et supérieur à la portion osseuse de la trompe d'Eustache, et s'amincit en arrivant vers la caisse du tympan. À ce niveau, il forme un tendon mince qui se réfléchit sur l'orifice libre de l'extrémité du conduit, et se dirige en dehors pour s'insérer à l'extrémité supérieure du manche du marteau, au-dessous de la longue apophyse. Il glisse dans la portion libre, ou intra-tympanique, du conduit au moyen d'une synoviale.

Par sa contraction, ce muscle porte le manche du marteau vers la cavité de la caisse du tympan ; or, le manche de cet os entraîne la membrane du tympan, dont la tension et la convexité augmentent. Il est donc *tenseur de la membrane du tympan*. C'est le *musculus tensor tympani* d'Albinus. Il a une autre action. Pendant que le manche se porte en dedans, la tête se porte en dehors par un mouvement de bascule, et elle entraîne le corps de l'enclume. Le corps de cet os s'inclinant en dehors, sa longue branche se relève et se porte en dedans en repoussant l'étrier vers la fenêtre ovale. Mais nous avons vu que la base de l'étrier est en contact avec le liquide du vestibule. Ce muscle agit donc aussi en *augmentant la tension du liquide de l'oreille interne*.

Le *muscle externe du marteau*, décrit par quelques anatomistes, n'est qu'un ligament.

Muscle de l'étrier. — Vertical et parallèle à l'aqueduc de Fallope, ce muscle s'insère à la partie inférieure du conduit, dans lequel il est contenu. Son extrémité supérieure est située dans la pyramide, de la cavité de laquelle elle se dégage pour s'insérer sur le col de l'étrier. La portion charnue est verticale ; la portion tendineuse, en haut, oblique en dehors et en avant comme la pyramide, est pourvue d'une synoviale.

Ce muscle a pour fonction de tirer en arrière le col de l'étrier. Il imprime à l'étrier un mouvement tel que sa branche postérieure se porte en dedans et refoule vers le vestibule la partie postérieure de sa base qui *ébranle le liquide de l'oreille interne*. De plus, il tire en arrière et en bas la grande branche de l'enclume et renverse le corps en dehors. Or, ce mouvement ne peut s'opérer sans que la tête du marteau accompagne l'enclume, et que son manche se porte en dedans, en augmentant la tension et la convexité de la membrane du tympan. Il est donc aussi *tenseur de la membrane du tympan*.

Les muscles des osselets sont des muscles striés, soumis à l'influence de la volonté. Ils se contractent pour tendre la membrane du tympan, lorsqu'on prête l'oreille à un bruit quelconque. Contrairement à l'opinion d'un grand nombre d'auteurs, je crois que ces deux muscles sont *tenseurs* de la membrane du tympan, et qu'aucun ne relâche cette membrane, dont le relâchement se produit par le seul fait du repos des muscles.

Depuis que Toynbec a dit que le muscle de l'étrier est le *muscle qui écoute* et que celui du marteau *protège le nerf auditif contre les bruits intenses*, on dit que le muscle du marteau tend le tympan et que le muscle de l'étrier relâche cette membrane. Rien ne le prouve. Il n'est pas nécessaire qu'il y ait un muscle qui relâche, le *relâchement*, mouvement passif, succédant à la *tension*, mouvement actif. Le muscle du marteau, en repoussant l'étrier dans la fenêtre ovale, augmente la tension du liquide du labyrinthe ; le muscle de l'étrier, en poussant la partie postérieure de la base de cet os dans le labyrinthe, ébranle le liquide et les ramifications nerveuses.

Tous ces muscles sont animés par le facial. Le muscle de l'étrier reçoit un filet qui vient directement du facial dans l'aqueduc de Fallope, et qui traverse la paroi de son conduit osseux. Les deux autres muscles sont animés par les branches efférentes du ganglion optique, qui sont la continuation du petit nerf pétreux superficiel.

Les muscles des osselets de l'ouïe sont entourés dans toute leur étendue par des gaines fibreuses. Dans la caisse du tympan, on voit ces gaines fibreuses accompagner leurs tendons jusqu'à leur insertion mobile et former autant de ligaments.

§ 7. — TROMPE D'EUSTACHE

La trompe d'Eustache est un conduit qui fait communiquer la caisse du tympan avec l'arrière-cavité des fosses nasales.

Ce conduit est dirigé obliquement en avant, en bas et en dedans.

Rétrécie à sa partie moyenne, la trompe d'Eustache est dilatée à ses deux extrémités. Sa longueur varie entre 3 centimètres et demi et 4 centimètres.

Ce conduit n'est pas direct ; il est formé de deux cônes se réunissant par leur sommet, et formant un angle à peine marqué, ouvert en bas. Le cône postérieur s'ouvre dans la caisse du tympan. On l'appelle *cône tympanique* ; le cône antérieur, ou *cône guttural*, s'ouvre dans le pharynx. La longueur des deux cônes n'est pas la même. Celui qui regarde la caisse du tympan par sa base, ou portion osseuse de la trompe d'Eustache, a une longueur de 10 à 14 millimètres. Le cône qui regarde le pharynx, ou cône guttural, est long de 24 à 28 millimètres.

La trompe d'Eustache est aplatie de dehors en dedans, de

sorte que le diamètre transversal est un peu plus petit que le
vertical.

```
Portion rétrécie, diamètre transv., 2 millim., diamètre vertic., 3 mill.
Orifice guttural,            —        5 à 6 mill.,        —       6 à 8 mill.
Orifice tympanique,          —        4 mill.,            —       5 mill.
```

Le *canal* de la trompe d'Eustache est quelquefois obstrué par
du mucus, ou un boursouflement de la membrane muqueuse qui
la tapisse, d'où bourdonnement et quelquefois surdité.

Les *rapports* de la trompe d'Eustache sont les suivants : au niveau du cône tympanique, la trompe est formée par une paroi
osseuse, et ce cône est situé au-dessous du conduit du muscle
du marteau. Le cône guttural est en rapport : 1° par sa face
externe, avec le muscle péristaphylin externe, le ptérygoïdien
interne et avec la base de l'apophyse ptérygoïde, qui présente
quelquefois une échancrure sur son aile interne pour le recevoir ;
2° par sa face interne avec le péristaphylin interne et la muqueuse
du pharynx ; 3° par son bord supérieur, avec l'épine du sphénoïde,
l'union de la grande aile du même os avec le sommet du rocher
et la base de l'apophyse ptérygoïde ; 4° par son bord inférieur,
avec l'interstice celluleux qui sépare les deux muscles péristaphylins. Son orifice, appelé aussi pavillon de la trompe, se trouve
situé un peu au-dessus du milieu d'une ligne étendue du voile
du palais au pharynx, à 3 millimètres en arrière de la paroi
externe des fosses nasales, et au niveau du bord supérieur du
cornet inférieur (Sappey). Cet orifice peut être perçu, sur le
cadavre, par le doigt qui trouve à ce niveau un bord résistant
formé par le cartilage de la trompe d'Eustache.

Si nous étudions sa *structure*, nous voyons que ce conduit est
composé : 1° d'une paroi osseuse, cartilagineuse et fibreuse ;
2° d'une muqueuse qui recouvre ses parois ; 3° de vaisseaux et de
nerfs.

La paroi est osseuse au niveau du cône tympanique, fibreuse et
cartilagineuse au niveau du cône guttural. Ici ces deux portions
présentent la plus grande analogie avec la portion cartilagineuse
et fibreuse du conduit auditif externe ; seulement, la portion
fibreuse est inférieure, tandis qu'elle est supérieure dans le conduit auditif.

La portion fibreuse a la forme d'une gouttière étendue du point
de réunion des deux cônes à l'orifice guttural. Les bords se confondent avec les bords de la portion cartilagineuse, qui a aussi la
forme d'une gouttière à concavité inférieure, de même étendue
que la portion fibreuse. Ajoutons que la portion cartilagineuse
empiète sur la portion fibreuse au niveau de l'orifice guttural, tan-

dis que c'est le contraire au point de réunion des deux cônes. (Voy. plus loin pour la muqueuse.)

§ 8. — CELLULES MASTOÏDIENNES

Les cellules mastoïdiennes sont des espaces limités par des cloisons osseuses, communiquant entre eux et avec la caisse du tympan, et situés au centre de l'apophyse mastoïde. L'un de ces espaces central, plus grand que les autres, est appelée *antre mastoïdien*. Ces cellules augmentent de volume à mesure que l'homme avance en âge, de telle sorte que, chez les vieillards, on trouve quelquefois l'apophyse mastoïde creusée d'une seule cavité. Au début de la vie, elles ne communiquent pas avec la caisse du tympan. Cette communication n'a lieu que vers l'âge de dix-sept ans, par l'intermédiaire d'un orifice appelé *pétro-mastoïdien* ou *tympano-mastoïdien*. Ces cellules présentent, à leur surface interne, un prolongement de la membrane muqueuse de la caisse du tympan, et sont remplies d'air comme la caisse du tympan et la trompe d'Eustache.

Rapports. — Les cellules mastoïdiennes sont situées en arrière de la caisse du tympan, du nerf facial, des canaux demi-circulaires et du conduit auditif externe. Elles sont séparées de la cavité crânienne, *en haut*, par une lamelle osseuse assez mince. *En bas*, elles sont en rapport avec la rainure digastrique et le sommet de l'apophyse mastoïde. *En dehors*, elles sont recouvertes par une lamelle osseuse, une sorte de *coque*, parfois très mince. Les cellules mastoïdiennes sont situées en dehors de l'angle formé par l'union des portions pierreuse et mastoïdienne du temporal, où se trouve une énorme veine, le *sinus latéral*. Entre la cavité mastoïdienne et le sinus, il existe une lame osseuse qui peut être extrêmement mince et même manquer.

On voit donc le danger de l'*otite interne suppurée*. Lorsque la collection purulente a envahi les cellules mastoïdiennes, il faut trépaner l'apophyse mastoïde au plus vite, l'opération étant sans danger. Le sujet, qui a une suppuration de la caisse du tympan, est menacé des accidents les plus graves, du côté des méninges, ou du côté des vaisseaux du voisinage.

§ 9. — MEMBRANE MUQUEUSE DE L'OREILLE MOYENNE

La muqueuse de l'arrière-cavité des fosses nasales se prolonge dans la trompe d'Eustache, dans la caisse du tympan et dans les cellules mastoïdiennes. Elle adhère intimement à toutes ces parties : 1° au niveau de la trompe, elle est très adhérente aux trois portions cartilagineuse, fibreuse et osseuse ; 2° au niveau de la caisse, elle recouvre les deux parois et la circonférence, se prolonge à la surface des osselets qu'elle entoure, forme le feuillet interne de la membrane du tympan en recouvrant la corde du tympan, qui passe entre le col du marteau et la grande branche de l'enclume, et décrit une courbe à concavité inférieure ; 3° au niveau des cellules mastoïdiennes, elle se continue pour revêtir leur surface.

La membrane muqueuse de la caisse du tympan est très mince, d'un blanc rosé, tellement adhérente au périoste de l'oreille moyenne qu'on ne peut la détacher sans enlever, en même temps, le périoste. Elle recouvre toutes les parois de la caisse, la membrane du tympan, contre laquelle elle applique la corde du tympan, la trompe d'Eustache, les osselets de l'ouïe et les tendons des muscles qui s'insèrent sur ces osselets.

La *couche profonde* de cette muqueuse est presque uniquement formée de tissu conjonctif, dans lequel on rencontre quelques fibres élastiques. Elle est recouverte d'un *épithélium*, que l'on a dit pavimenteux. Kölliker a constaté, sur un supplicié, que les cellules épithéliales, cylindriques, se rapprochent beaucoup de la forme pavimenteuse, et que les plus superficielles sont recouvertes de cils vibratiles, *excepté sur la membrane du tympan*, où l'on trouve un épithélium pavimenteux simple. Les cellules épithéliales sont disposées sur une seule couche, ou sur deux couches. La vérité est que cet épithélium s'altère facilement après la mort.

Au niveau de la *trompe d'Eustache*, la muqueuse offre une plus grande épaisseur. L'épithélium qui la recouvre est un épithélium cylindrique stratifié, dont les cellules superficielles sont pourvues de cils vibratiles. Le mouvement des cils se fait de la caisse du tympan vers le pharynx.

Dans les *cellules mastoïdiennes*, la muqueuse offre les mêmes caractères que dans la caisse du tympan ; seulement elle est plus mince.

Il n'y a pas de *glandes* dans cette muqueuse, excepté dans la moitié antérieure ou pharyngienne de la trompe. Ce sont des glandes muqueuses, ou mucipares, offrant la même structure que les glandules en grappe du pharynx. Dans la caisse du tympan proprement dite il paraît ne pas exister de glandes, mais quelques auteurs les admettent. La question est donc encore à l'étude. Dans la muqueuse de la portion cartilagineuse, on trouve des glandes en grappe et des glandes adénoïdes agminées décrites sous le nom d'*amygdale tubaire*, ou *amygdale de Gerlach* (voy. *Anneau adénoïde bucco-pharyngien*).

Les *artères* de la muqueuse de la caisse du tympan sont : 1° la *stylo-mastoïdienne*, dont un rameau se rend à la muqueuse en passant par le conduit de la corde du tympan ; 2° la *carotidienne*, que la carotide interne fournit dans le canal carotidien et qui traverse sa paroi postérieure pour se rendre à la muqueuse ; 3° la *tympanique*, branche de la maxillaire interne qui pénètre par la scissure de Glaser ; 4° les *rameaux tympaniques* de la méningée moyenne, qui traversent les nombreux orifices qui sont situés à la

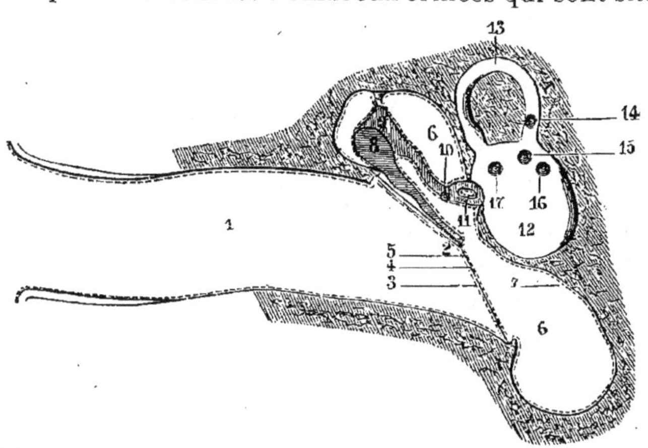

Fig. 532. — Coupe transversale et verticale de l'appareil de l'audition.

1, conduit auditif externe. — 2, face concave de la membrane du tympan. — 3, épiderme de la peau formant la paroi externe de la membrane du tympan. — 4, couche fibreuse. — 5, couche muqueuse. — 6, 6, cavité de la caisse du tympan. — 7, membrane muqueuse de la caisse. — 8, marteau. — 9, enclume. — 10, os lenticulaire. — 11, étrier. — 12, cavité du vestibule. — 13, canal demi-circulaire supérieur. — 14, 15, 16, 17, orifices des canaux demi-circulaires.

partie supérieure de la caisse du tympan ; 5° un rameau artériel qui accompagne le nerf de Jacobson et qui émane de *l'artère pharyngienne inférieure*. Parmi ces artères je signale : 1° *l'artère du marteau* de Kessel, qui se divise, au niveau du col, en branche ascendante vers la tête, et en branche descendante vers le manche ; 2° l'artère *stapédienne* de Merkel, plus fréquente chez l'embryon, passant entre les deux branches de l'étrier (de *stapes*, étrier). Toutes ces artères se ramifient dans la muqueuse, dans la membrane du tympan, et dans les parois osseuses.

Les *veines* suivent un trajet irrégulier. Elles vont se jeter pour la plupart dans le golfe de la *veine jugulaire interne*, en traversant un orifice situé à la partie antérieure et inférieure de la caisse. Quelques veines se rendent dans les *veines méningées moyennes*, en avant ; dans le *sinus pétreux supérieur*, en haut ; dans les *sinus ptérygoïdien et pharyngien*, en bas. Rektorzie a décrit, de plus, dans le canal carotidien, des *cavités veineuses* entourant la carotide interne, communiquant avec le sinus caverneux et recevant des veines de la caisse du tympan.

Les *lymphatiques* n'ont pu être injectés que dans la moitié antérieure de la trompe ; ils se continuent avec ceux du voile du palais et avec ceux du pharynx (Sappey). Quant aux lymphatiques de la caisse, voici ce qu'on sait : Il existerait, à la paroi supérieure de la caisse, des *ganglions lymphatiques* rudimentaires, leucocytes infiltrant le tissu conjonctif ; en 1869, Nassiloff a décrit un ganglion un peu au-dessus de la membrane du tympan, dans la caisse même ; au même niveau, W. Krause a décrit une petite région remplie de tissu adénoïde.

Les *nerfs* ne sont pas connus d'une manière précise. On sait : 1° que les artères portent avec elles les ramifications du grand sympathique ; 2° que le rameau auriculaire du pneumogastrique se porte au tympan ; 3° qu'un filet du grand sympathique, *nerf carotico-tympanique*, se porte du canal carotidien à l'oreille moyenne, et 4° que le rameau de Jacobson se ramifie sur la paroi interne de l'oreille moyenne, où il fournit ses six divisions bien connues. La question est de savoir si ces branches abandonnent des filaments à la muqueuse avant de sortir de la caisse du tympan. Il est probable que les filets sympathiques se terminent dans les vaisseaux et les filets sensitifs dans la muqueuse. Krause et Kölliker ont signalé des cellules nerveuses sur le trajet des fibres.

ARTICLE III

OREILLE INTERNE

L'oreille interne, ou *labyrinthe*, est la partie essentielle de l'appareil de l'audition. C'est un ensemble de cavités osseuses, communiquant les unes avec les autres, et contenant un liquide transparent, dans lequel les divisions terminales du nerf auditif sont en suspension.

Ces cavités osseuses sont complètement séparées de la caisse du tympan, en dedans de laquelle elles sont situées. La cloison osseuse qui sépare l'oreille moyenne de l'oreille interne est formée par le promontoire et présente deux orifices, la *fenêtre ronde* et la *fenêtre ovale*, fermées l'une par une membrane fibreuse ou *tympan secondaire*, l'autre par la *base de l'étrier*.

Le *labyrinthe* est situé vers la partie moyenne du rocher, en dedans de la caisse du tympan. Son axe est oblique d'arrière en avant et de dehors en dedans. Sa surface externe est en contact avec le tissu osseux du rocher, dont elle est facilement séparable chez le fœtus, et très difficilement chez l'adulte, car à cet âge le labyrinthe et le tissu osseux du rocher sont confondus.

La partie centrale du labyrinthe est creusée de cavités communiquant toutes entre elles. L'une est centrale et unique, c'est le *vestibule ;* en arrière du vestibule, on voit des cavités en forme de tubes qu'on appelle *canaux demi-circulaires ;* en avant, se trouve une cavité contournée en spirale comme la coquille d'un limaçon : on lui donne le nom de *limaçon.*

A l'intérieur de l'oreille interne, on trouve des sacs membraneux qui représentent la configuration de la portion osseuse. Aussi décrit-on deux labyrinthes : le labyrinthe osseux et le labyrinthe membraneux.

§ 1. — LABYRINTHE OSSEUX

Les diverses cavités du labyrinthe sont : 1° une petite dilatation centrale, appelée *vestibule ;* 2° trois canaux qui s'ouvrent dans le vestibule par cinq ouvertures, *canaux demi-circulaires ;* 3° un

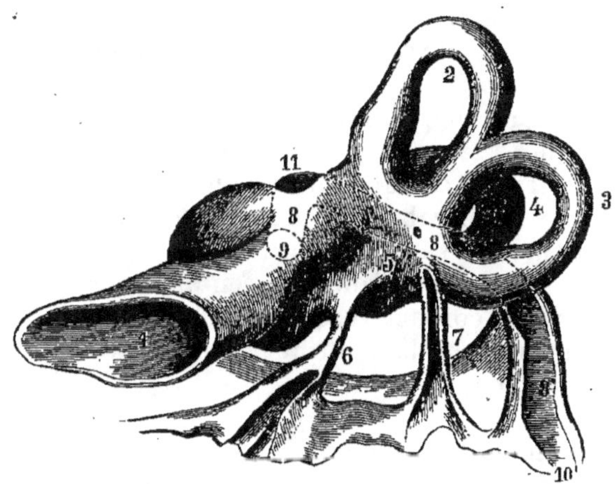

Fig. 533. — Labyrinthe osseux du côté droit vu en arrière.

1, conduit auditif interne. — 2, canal demi-circulaire vertical supérieur. — 3, canal vertical postérieur. — 4, canal demi-circulaire externe. — 5, vestibule. — 6, aqueduc du limaçon. — 7, aqueduc du vestibule. — 8, 8, aqueduc de Fallope. — 8', portion descendante de cet aqueduc. — 9, ouverture interne de l'aqueduc de Fallope. — 10, ouverture externe ou trou mastoïdien. — 11, hiatus de Fallope.

tube contourné en hélice, *limaçon.* Toutes ces cavités communiquent entre elles, mais elles sont séparées de l'oreille moyenne ; la fenêtre ovale et la fenêtre ronde sont situées sur la paroi externe du vestibule. Le labyrinthe osseux est plein de liquide, *périlymphe,* dans lequel nage, pour ainsi dire le *labyrinthe membraneux* et l'*endolymphe* qu'il contient.

La surface interne du labyrinthe osseux est séparée de la périlymphe, par une mince couche de tissu conjonctif fibrillaire, véritable *périoste,* dans lequel on trouve une quantité considérable de noyaux et de corpuscules étoilés de tissu conjonctif anastomosés entre eux.

Dans la région du limaçon, ce périoste offre des granulations pigmentaires, infiltrées au milieu des éléments qui le constituent, et une couche simple d'épithélium pavimenteux, ou plutôt polyédrique, formée de cellules délicates, de 18 μ environ.

Dans le vestibule et les canaux demi-circulaires, les anatomistes ne s'accordent pas au sujet de l'existence même de l'épithélium; les uns le nient, les autres doutent, quelques-uns, comme Corti, l'admettent, en faisant observer qu'il est très délicat et facilement altérable.

Jusqu'ici, il n'est question que de la paroi même du labyrinthe. Avant de pénétrer dans la cavité, nous devons dire quelques mots des fenêtres.

Dans la *fenêtre ovale*, la base de l'étrier, entourée d'un petit cercle de tissu conjonctif, adhère au périoste du vestibule, qui passe sur cette base sous forme de couche très mince.

Dans la *fenêtre ronde*, le tympan secondaire, qui ferme cette fenêtre, est une membrane fibreuse renfermant des vaisseaux et des nerfs, et revêtue, à sa face externe, d'une couche d'épithélium pavimenteux. Le périoste du labyrinthe double la face interne du tympan secondaire ; la membrane muqueuse de la caisse du tympan adhère intimement à sa face externe.

On voit, d'après ce qui précède, que, en aucun point, la périlymphe ne se trouve en contact avec la substance osseuse; elle en est séparée partout par une lame de tissu conjonctif, pourvue ou non d'une couche épithéliale.

1° Vestibule. — Le vestibule de l'oreille interne est une cavité située en dedans du promontoire, entre les canaux demi-circulaires et le limaçon. Cette cavité, un peu aplatie de dehors en dedans, présenterait, d'après Sappey, 4 millimètres dans son diamètre transversal, 5 dans son diamètre vertical, et 6 d'avant en arrière. Sur les parois du vestibule, on trouve sept grands orifices, trois dépressions, une crête et de nombreux pertuis osseux.

L'un des huit orifices est la *fenêtre ovale*, fermée par la base de l'étrier et située sur la paroi externe.

Un autre orifice est situé à la partie antérieure et inférieure du vestibule : c'est l'embouchure de la cavité du limaçon appelée *orifice de la rampe vestibulaire du limaçon*.

Un troisième est l'*aqueduc du vestibule*, conduit qui va de la fossette sulciforme à la face postérieure du rocher. Ce conduit, long de 9 millimètres en moyenne, contient un prolongement de la dure-mère, l'artère du vestibule, une veinule et le *conduit endo-lymphique*, prolongement du vestibule membraneux.

Les cinq derniers orifices sont tous situés sur la paroi posté-rieure du vestibule; ils constituent les *embouchures des trois canaux demi-circulaires*. Il n'y a que cinq embouchures au lieu de six, parce que deux des trois canaux demi-circulaires se réunissent par l'une de leurs extré-mités avant d'arriver au vestibule.

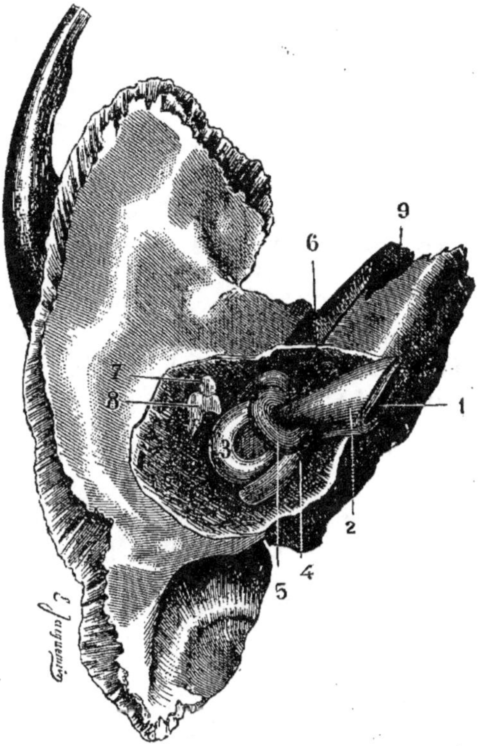

Il semble que la fenêtre ronde devrait aussi être apparente dans le vesti-bule. Elle en est séparée par une cloison osseuse qui prend naissance au-dessus d'elle, et qui se porte dans l'intérieur du limaçon, de sorte que cette cloison limite par sa face supérieure le ves-tibule, et par sa face infé-rieure un conduit spécial ou *rampe tympanique du limaçon*. C'est à l'extré-mité postérieure de cette rampe qu'est placée la fenêtre ronde. En d'au-tres termes, le vestibule forme une cavité, au-dessous de laquelle est un aqueduc; la cavité et l'aqueduc se continuent vers le limaçon.

Les *dépressions* sont situées, toutes les trois, sur la paroi interne : l'une est supérieure, une autre inférieure, la troisième postérieure. La supérieure est appelée *fossette semi-ovoïde*, l'inférieure est connue sous le nom de *fossette hémisphérique*, et la postérieure a reçu celui de *fos-sette sulciforme*. La première est en rapport avec l'utricule du labyrinthe membraneux, la deuxième avec le saccule.

La *crête du vestibule* est une saillie osseuse dirigée d'arrière en avant entre les fossettes hémisphérique et semi-ovoïde, et termi-

Fig. 534. — Oreille interne, labyrinthe osseux, côté gauche.

1, conduit auditif interne. — 2, sa paroi. — 3, canal demi-circulaire externe. — 4, canal demi-circulaire pos-térieur. — 5, canal demi circulaire supérieur. — 6, lima-çou. — 7, marteau. — 8, enclume. — 9, canal caroti-dien.

née à sa partie antérieure par un petit renflement : c'est la *pyramide* du vestibule. En arrière, cette crête se bifurque. Entre les deux branches de bifurcation, on voit une petite dépression, *fossette cochléaire de Reichert*.

De nombreux *pertuis* s'observent sur la paroi du vestibule ; ils forment trois groupes ou *portions criblées*. Un groupe se trouve placé en partie sur la pyramide, en partie dans la fossette semi-ovoïde ; on l'appelle *tache criblée antérieure*. Un groupe moyen est situé au fond de la fossette hémisphérique et constitue la *tache criblée moyenne*. Enfin, en arrière de la fossette sulciforme, et au niveau de l'orifice ampullaire du canal demi-circulaire postérieur, on voit un troisième groupe qui constitue la *tache criblée postérieure*. Reichert a signalé une quatrième tache criblée de la fossette cochléaire ; il l'a appelée *tache criblée cochléaire*. Ces taches criblées sont percées de trous qui donnent passage aux branches terminales du nerf acoustique ou auditif.

2° Canaux demi-circulaires. — Ces canaux sont au nombre de trois ; ils sont situés en arrière et un peu en dehors du vestibule. Chacun décrit un demi-cercle et présente une partie moyenne et deux extrémités. La partie moyenne de ces canaux est située au milieu du tissu osseux du rocher, et détermine sur le bord supérieur de cet os une saillie, visible du côté du crâne, et avoisinant la base du rocher. Les extrémités s'ouvrent toutes dans le vestibule par des orifices distincts, excepté deux d'entre elles qui se confondent avant d'y arriver.

De ces trois canaux, l'un est horizontal et les deux autres verticaux. On appelle le premier *canal demi-circulaire externe*, à cause de sa situation. Les deux autres, pour la même raison, ont reçu les noms de *canal demi-circulaire supérieur* et *demi-circulaire postérieur*. Ces deux derniers se confondent par leur extrémité voisine pour arriver dans le vestibule et former un orifice commun.

Ces canaux ont une paroi interne lisse, polie, et revêtue d'un périoste très mince.

Leur longueur moyenne est de 15 à 16 millimètres. Cependant, l'externe est ordinairement le plus court, et le postérieur le plus long. Le diamètre intérieur de ces canaux est de 1 millimètre à 1 millimètre et demi. Chaque canal demi-circulaire présente deux extrémités, dont l'une a le diamètre du canal, tandis que l'autre est renflée. Cette dernière constitue l'*extrémité ampullaire* du canal, et l'autre l'*extrémité non ampullaire*. La dilatation est appelée *ampoule*.

L'*ampoule* du canal supérieur est placée à son extrémité antérieure, celle du canal postérieur à son extrémité inférieure, et celle du canal externe à son extrémité antérieure.

3° Limaçon. — Le limaçon, appelé aussi *cochlée*, forme la partie antérieure du labyrinthe osseux. Il a la forme d'une coquille d'escargot (κοχλός, limaçon), et affecte avec le tissu osseux du rocher les mêmes rapports que les autres parties du labyrinthe. Il offre à l'étude : 1° une paroi osseuse ou écorce du limaçon, appelée *lame des contours ;* 2° un *noyau* central, étendu de la base au sommet du limaçon ; 3° une lame intérieure qui divise la cavité du limaçon en deux parties, *lame spirale ;* 4° les deux parties de la cavité séparées par cette lame, ou *rampes du limaçon.*

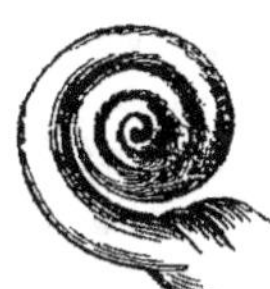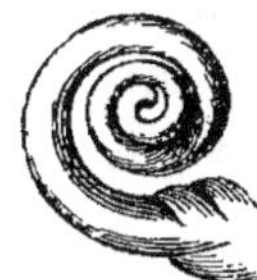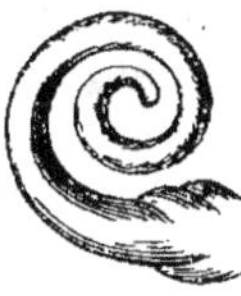

Fig. 535. — Variétés de limaçons.

Lame des contours. — On donne ce nom à la paroi du limaçon. Si l'on considère sa surface extérieure, on voit qu'elle décrit une spirale, qui diminue d'étendue à mesure qu'on se rapproche du sommet du limaçon. Les tours qu'elle décrit sont variables ; on trouve des limaçons, dont la lame des contours décrit seulement un tour et demi, tandis que d'autres peuvent atteindre trois tours complets. Le plus souvent, on trouve deux tours et demi. La lame des contours n'est pas réduite à sa paroi, comme la coquille d'un limaçon. *Elle est formée par un tube qui s'enroule autour de l'axe ou noyau*, de sorte qu'il existe une paroi externe amincie, en contact avec le noyau, et une paroi interne plus épaisse, surtout au niveau du sillon qui réunit les tours de spire. Le tube se rétrécit, à mesure qu'il se rapproche du sommet du limaçon, et, à ce niveau, son dernier tour présente une disposition particulière. La paroi interne du dernier demi-tour cesse d'exister, et la paroi externe est réduite à une gouttière dont la concavité regarde le noyau. Cette gouttière est différente dans sa moitié antérieure et dans sa moitié postérieure ; sa moitié antérieure termine le sommet du limaçon, sans se confondre avec le noyau, et forme, à ce niveau, une sorte de lamelle, appelée *coupole du limaçon ;* la moitié postérieure, plus mince, s'enroule au-dessus de la partie terminale du noyau, auquel elle adhère, et porte le nom d'*infundibulum.*

Pour bien comprendre les détails qui précèdent, il importe de jeter les yeux sur les autres parties constituantes du limaçon, et de bien placer le limaçon dans sa direction.

Axe, noyau ou *columelle*. — Le noyau du limaçon est une tige osseuse, autour de laquelle s'enroule la lame des contours. Il est dirigé de dedans en dehors et d'arrière en avant, c'est-à-dire de la base au sommet du limaçon. Cet axe présente une épaisseur de 3 millimètres au niveau de sa base, puis il se rétrécit jusqu'au sommet, où il atteint à peine 1 millimètre.

Le noyau est traversé de la base au sommet par un canal central. Autour de ce canal, on voit une foule de conduits beaucoup plus étroits. Ces conduits naissent à la base du noyau qui correspond au fond du conduit auditif interne ; ils se dirigent parallèlement au conduit central, dans une certaine étendue, et s'inclinent vers la lame des contours, au niveau du bord interne de la lame spirale. Les orifices de ces conduits forment, à leur origine, une spirale, dont l'orifice du conduit central représente le sommet. Cette spirale s'appelle *lame criblée spiroïde.* Chacun des trous livre passage à un filament nerveux du nerf auditif.

Lame spirale. — On donne ce nom à une cloison qui divise en deux parties la cavité du tube enroulé, que nous avons étudiée sous le nom de lame des contours. La lame spirale prend naissance sur la paroi externe du vestibule, au-dessus de la fenêtre ronde, se porte en bas et en avant, et décrit une spirale dans la cavité du limaçon. Elle présente un bord interne concave, confondu avec la paroi interne de la lame des contours ; et un bord externe convexe, inséré sur la paroi externe de la lame des contours. La face postérieure regarde la rampe tympanique, l'autre la rampe vestibulaire. Son sommet, effilé, se confond avec le sommet du noyau du limaçon, mais il n'atteint pas le sommet de la lame des contours, de sorte qu'il existe, à ce niveau, un orifice qui fait communiquer entre elles les deux rampes du limaçon.

Le bord interne, ou concave, de la lame spirale s'insère précisément sur la ligne spirale que décrivent les orifices terminaux des canaux de l'axe du limaçon. Les nerfs qui sortent de ces trous se portent entre les deux feuillets osseux de la lame spirale.

Rampes. — Les rampes sont séparées par la lame spirale ; elles communiquent au moyen d'un orifice, situé au sommet du limaçon, et formé par l'échancrure que présente cette lame à sa terminaison. Breschet a donné à cette ouverture le nom d'*hélicotréma.*

La rampe, qui est située en avant de la lame spirale, s'ouvre par un large orifice ovalaire dans la cavité du vestibule ; on l'appelle *rampe vestibulaire ;* celle qui est placée en arrière se termine à la membrane fibreuse qui ferme la fenêtre ronde, et qui la sépare de la caisse du tympan : c'est la *rampe tympanique.*

A l'origine de la rampe tympanique, on voit un petit orifice,

situé un peu en avant de la fenêtre ronde ; cet orifice est l'extrémité antérieure de l'*aqueduc du limaçon*, dont l'orifice postérieur
est situé au milieu du bord postérieur du rocher.

§ 2. — LABYRINTHE MEMBRANEUX

On appelle labyrinthe membraneux un ensemble de cavités
membraneuses contenues dans le labyrinthe osseux, dont elles
représentent la forme.

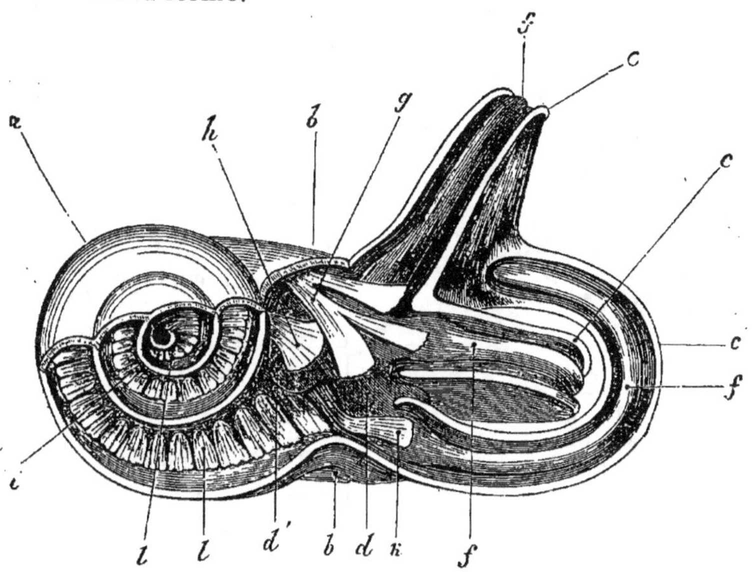

Fig. 536. — Labyrinthe membraneux.

a, limaçon. — *b, b*, vestibule osseux. — *c, c, c*, canaux demi-circulaires osseux. — *d, d'*, vestibule membraneux. — *f, f, f*, canaux demi-circulaires membraneux. — *g*, branches nerveuses
du vestibule membraneux allant à l'utricule et aux ampoules des canaux demi-circulaires supérieur et postérieur. — *h*, nerf du saccule. — *k*, nerf de l'ampoule du canal externe. — *l, l, l*,
nerfs du limaçon.

On distingue, comme dans le labyrinthe osseux, un vestibule
membraneux et trois canaux demi-circulaires membraneux.

Vestibule membraneux.

Le vestibule membraneux est contenu dans le vestibule osseux
dont il est séparé par la périlymphe. Il renferme l'*endolymphe*. Il
se compose de l'*utricule*, du *saccule*, du commencement du canal
cochléaire et du canal *endolymphique*.

Utricule. — L'utricule est une petite vésicule allongée, de
4 millimètres de long sur 2 de large. Il est situé entre la fenêtre
ovale et la fossette semi-ovoïde. Il adhère à cette dernière mais il
ne touche pas la base de l'étrier qui ferme la fenêtre ovale. L'utri-

cule est situé entre le saccule qui est au-dessous et les canaux demi-circulaires qui sont au-dessus. Des faisceaux irréguliers de tissu conjonctif s'étendent de l'utricule à la surface interne du vestibule osseux. La paroi de l'utricule est traversée par le *nerf utriculaire* qui se rend à la *tache acoustique utriculaire* située sur la paroi intérieure de l'utricule, du côté interne.

Saccule. — Le saccule est une toute petite vésicule de 2 millimètres de diamètre, qui paraît être suspendue au-dessous de l'utricule. Sa surface externe baignée par la périlymphe adhère, par sa partie interne, à la fossette hémisphérique. Le *nerf sacculaire* le traverse et se rend à la *tache acoustique sacculaire* située à l'intérieur du saccule.

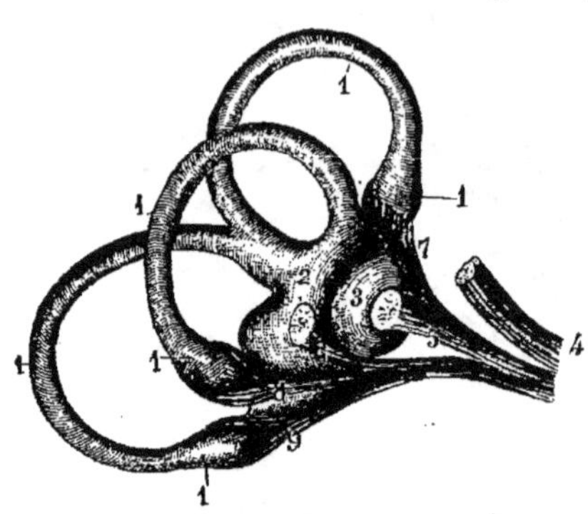

Fig. 537. — Vestibule membraneux et nerf auditif.

1, 1, 1, canaux demi-circulaires membraneux. — 2, utricule. — 3, saccule. — 4, branche cochléenne du nerf auditif. — 5, nerf sacculaire. 6, nerf utriculaire. — 7, nerf ampullaire supérieur. — 8, nerf ampullaire externe. — 9, nerf ampullaire postérieur.

Origine du canal cochléaire. — Le canal cochléaire commence, dans la fossette cochléaire de Reichert, par un cul-de-sac qui est le commencement du canal cochléaire, que nous retrouverons en décrivant la lame spirale.

Près du cul-de-sac, on trouve un conduit minuscule qui fait communiquer le canal cochléaire avec le saccule. C'est le *canalis reuniens*, ou *canal de Hensen*, du nom de l'anatomiste qui l'a découvert.

Canal endolymphique. — Cette expression me paraît meilleure que celle de canal *endolymphatique* que lui a donné Hasse, à qui on doit sa découverte. Ce canal, plein d'endolymphe, fait communiquer le saccule et l'utricule. Il naît par deux branches, sur le saccule et l'utricule. Puis ces deux branches se confondent et forment un petit canal qui parcourt l'aqueduc du vestibule jusqu'à la face postérieure du rocher, où il se termine, au-dessous de la dure-mère, par un cul-de-sac un peu renflé, appelé *cul-de-sac endolymphique*.

Le *canal endolymphique* est une véritable curiosité anatomique. Avant 1881, on croyait que l'endolymphe était emprisonnée dans le labyrinthe membraneux. On sait aujourd'hui, grâce aux travaux de Hensen, de Hasse, de Bettcher et de Rüdinger, que l'endolymphe pénètre dans le canal cochléaire, et que, au moyen du canal endolymphique, l'endolymphe se répand au dehors de l'appareil auditif. Chez les sélaciens ce canal traverse la paroi cranienne et communique avec l'intérieur du crâne. Chez beaucoup de reptiles, il se termine au-dessous du crâne. Chez l'homme, selon Rüdinger, le canal endolymphique émettrait plusieurs petits canaux intraduraux, qu'on peut considérer comme des canaux de communication entre le canal endolymphique et les espaces lymphatiques des méninges.

Canaux demi-circulaires.

Les *canaux demi-circulaires* sont au nombre de trois ; ils présentent la même longueur, la même direction et la même conformation que les canaux osseux. Comme ceux-ci, ils présentent une extrémité non ampullaire et une extrémité ampullaire correspondant à l'ampoule des canaux osseux. Ces canaux sont un peu flexueux ; ils ont un diamètre qui n'est que le tiers ou la moitié des canaux osseux.

Leur surface externe donne naissance à quelques prolongements fibreux qui s'insèrent à la face interne des canaux demi-circulaires osseux.

La *structure du labyrinthe membraneux* est la suivante : l'utricule, le saccule et les canaux demi-circulaires ont une couche externe et un épithélium interne. En certains points déterminés se trouvent les *taches auditives* et les *crêtes auditives*.

La *couche externe* est une *membrane conjonctive*, rattachée au périoste par des faisceaux conjonctifs. Elle est doublée, à l'intérieur, par une mince couche transparente contenant de nombreux noyaux et ressemblant, d'après Coyne, à une lamelle de la cornée. Entre cette couche et l'épithélium interne, se trouve une lame vitrée très mince, *membrane limitante interne* de Ranvier.

Quelques cellules pigmentaires se trouvent disséminées au milieu des faisceaux conjonctifs.

L'*épithélium* est une couche unique de cellules polyédriques, baignées, à leur pôle libre, par l'endolymphe.

Taches et crêtes acoustiques. — Les taches acoustiques, *sacculaire*, *utriculaire*, où viennent se terminer les filets du nerf acoustique, sont recouvertes d'un épithélium particulier, dans lequel on décrit trois espèces de cellules disposées sur trois plans distincts : des cellules basales, des cellules de soutien et des cellules sensorielles. Les *cellules basales*, profondes, reposent sur la lame vitrée, ou membrane basale. Elles sont ovoïdes. Elles ne sont pas serrées et laissent entre elles des intervalles à travers lesquels passent les cellules de soutien. Les *cellules de soutien*, moyennes, sont des cellules fusiformes dirigées perpendiculairement. Leur prolongement profond passe entre les cellules basales et atteint la lame vitrée. L'autre prolongement passe entre les cellules sensorielles pour se confondre avec la cuticule qui limite la couche épithéliale. Les *cellules sensorielles* sont superficielles. Elles ont une extrémité profonde, arrondie, qui se loge entre les cellules de soutien, et une extrémité superficielle aplatie, d'où émerge un long *cil* qui plonge dans l'endolymphe. Une *cuticule* mince existe à la surface de ces cellules et à l'extrémité superficielle des cellules de soutien. C'est la *limitante externe* de Ranvier.

Les *crêtes acoustiques*, qui se trouvent dans l'ampoule des canaux demi-circulaires, sont analogues aux taches acoustiques. Elles ont le même épithélium et la même otoconie. Elles sont formées par un pli de la membrane qui forme l'ampoule. Elles ne diffèrent des taches acoustiques que par la présence d'une petite cloison semi-lunaire sous-jacente, *cloison semi-lunaire de Steifensand*.

Poussière auditive. — On trouve, dans les *taches* et dans les *crêtes*, de petits corpuscules calcaires microscopiques, dont l'ensemble constitue la *poussière auditive*, encore appelée *otoconie*, ou *sable auditif*. Ces grains calcaires sont de petits prismes de carbonate de chaux, à six pans, terminés par des pyramides à six faces. (Chez les poissons osseux, on ne rencontre pas ces petits cristaux, mais des masses blanches, dures et cassantes comme du marbre, *pierres auditives* ou *otolithes* de Breschet).

§ 3. — STRUCTURE DE LA LAME SPIRALE

La partie interne de la lame spirale, celle qui est placée du côté du noyau du limaçon, est formée de substance osseuse : on lui donne le nom de *portion osseuse* de la lame spirale. La partie externe, qui s'insère en dedans de la paroi extérieure du limaçon, ne renferme pas de substance osseuse : c'est la *portion membraneuse* de la lame spirale.

Il est indispensable de bien saisir la position de ces deux portions de la lame spirale pour comprendre les détails qui vont suivre.

A la base du limaçon, la portion osseuse est plus large que l'autre, mais elle diminue insensiblement de largeur jusqu'à la fin du second tour du limaçon, où son sommet se confond avec le sommet du noyau. Le sommet, en forme de pointe curviligne, porte le nom de *rostrum*, de *bec*. La portion membraneuse, au contraire, étroite à la base du limaçon, est plus large que la première vers le deuxième tour, et se prolonge jusqu'au sommet du limaçon.

1° *Portion osseuse de la lame spirale.*

La portion osseuse de la lame spirale offre un millimètre et demi de largeur à son origine, et un demi-millimètre à sa terminaison. Elle est formée de deux lames de substance osseuse compacte, entre lesquelles on observe un peu de substance spongieuse. Les deux lames compactes sont séparées de la périlymphe par

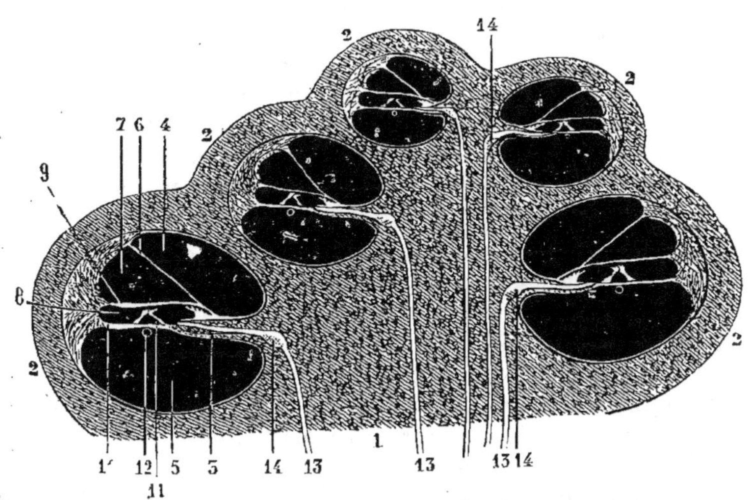

Fig. 538. — Coupe du limaçon de la base au sommet; on voit cinq coupes de la lame des contours, qui décrit deux tours et demi de spirale.

1, axe ou noyau du limaçon. — 2, 2, 2, 2, coupe de la lame des contours. — 3, coupe de la portion osseuse de la lame spirale. — 4, coupe de la rampe vestibulaire du limaçon. — 5, rampe tympanique. — 6, membrane de Reissner, paroi antérieure du canal cochléaire. — 7, canal cochléaire. — 8, canal de Corti. — 9, membrane de Corti. — 10, paroi postérieure du canal de Corti et membrane basilaire. — 11, organe de Corti. — 12, coupe du *vas spirale*. — 13, 13 13, filets du nerf auditif traversant le noyau du limaçon. — 14, 14, 14, cellules du ganglion spiral de Corti.

une mince couche de périoste ; elles se confondent, du côté de l'axe du limaçon, avec la paroi osseuse du tube du limaçon. La substance spongieuse de la lame spirale, correspondant au canal spiral de Rosenthal (1), et par conséquent au ganglion de Corti (2), reçoit les fibres du nerf du limaçon, ou branches afférentes du ganglion de Corti. Ces branches parcourent la portion osseuse de la lame spirale, de son bord interne vers son bord externe, pour se terminer dans la portion membraneuse de la même lame.

(1) Le canal de Rosenthal est situé à l'union du noyau et du bord interne de la lame spirale.

(2) Le ganglion de Corti est formé par la réunion des cellules nerveuses qui sont situées dans le canal de Rosenthal.

2° *Portion membraneuse de la lame spirale.*

La portion membraneuse de la lame spirale du limaçon est certainement le point le plus compliqué, mais aussi le plus attrayant de l'anatomie. La plupart des détails de structure de cette région ont été découvers par Corti ; Hensen, Kölliker, Schultze, Reissner, ont contribué à leur étude, et si nous ne connaissons pas encore le dernier mot de cette structure, nous pouvons dire que nous sommes bien près de la solution.

La portion membraneuse de la lame spirale offre un épaississement assez accusé à son point d'insertion sur la paroi osseuse du limaçon. Elle a donc la forme d'un prisme triangulaire, dont l'une des faces se confond avec cette paroi, les deux autres limitant les rampes et étant en rapport avec la périlymphe. Deux bords du prisme sont appliqués contre la paroi osseuse du limaçon ; l'autre bord se continue avec la portion osseuse de la lame spirale. C'est donc un petit prisme triangulaire, décrivant une spirale, que nous avons à étudier.

Si l'on divise la lame spirale perpendiculairement à sa longueur, on peut voir, sur la surface de section de la portion membraneuse, un orifice triangulaire et un orifice quadrilatéral, séparés par une cloison très mince. L'orifice triangulaire est situé du côté de la rampe vestibulaire, dont il est séparé par une membrane très mince ; c'est le *canal cochléaire.* L'orifice quadrilatéral est également séparé de la rampe tympanique par une cloison membraneuse, c'est le *canal de Corti.*

1° *Canal cochléaire* (1) (*canal spiral antérieur de la lame spirale membraneuse*).

Le canal cochléaire parcourt, en spirale, toute l'étendue du tube qui forme le limaçon. Il se termine, vers la coupole, par un cul-de-sac ; du côté du vestibule, il offre également un cul-de-sac terminal au-dessous du saccule ; mais, en examinant attentivement cette extrémité, on en voit partir un *canal de communication* fort étroit, qui établit une continuité entre la cavité du canal cochléaire et celle du saccule, c'est le *canalis reuniens* ou *canal de Hensen.* Il en résulte que le canal cochléaire est plein d'endolymphe, comme le saccule.

Ce canal offre partout le même diamètre ; chez un embryon de veau, Reichert a constaté qu'il dépasse de fort peu un demi-millimètre.

Le canal cochléaire a trois parois : une *antérieure,* qui le

____

(1) On l'appelle aussi *canal de Reissner, canal de Leewenberg.*

sépare de la rampe vestibulaire; une *postérieure*, qui le sépare du canal de Corti; une *externe*, constituée par la paroi osseuse du limaçon.

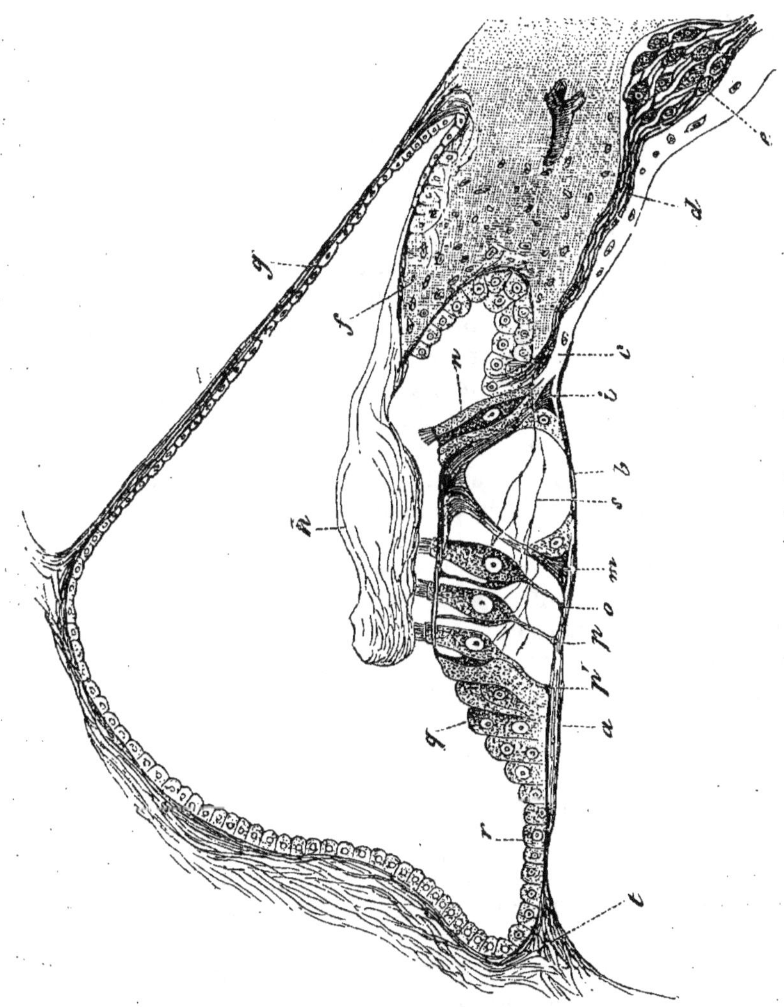

Fig. 539. — Coupe du canal cochléaire (d'après Lavdowsky).

a, membrane basilaire, zone striée. — *b*, membrane basilaire, zone pectinée. — *c*, membrane basilaire, zone perforée. — *d*, faisceaux des nerfs émanant du ganglion de Rosenthal. — *e*, ganglion de Rosenthal. — *f*, crête auditive. — *g*, membrane de Reissner. — *h*, membrane de Corti. — *i*, pilier interne de Corti. — *m*, pilier externe. — *o*, *p*, *p'*, cellules jumelles recevant des terminaisons nerveuses. — *q*, cellules épithéliales recouvrant la membrane basilaire. — *s*, fibres nerveuses. — *t*, ligament spiral.

Paroi antérieure ou membrane de Reissner. — Découverte par Reissner en 1851, mieux appréciée et bien décrite en 1868 par

Leewenberg, cette membrane, qui a la même étendue que le canal cochléaire, s'insère, par ses deux bords, sur le bord libre de la portion osseuse de la lame spirale et sur la paroi osseuse du limaçon.

La membrane de Reissner est très tendue ; elle est formée d'une lamelle de tissu conjonctif renfermant de nombreux capillaires, et se confondant avec le périoste qui tapisse la lame spirale osseuse et la paroi interne du limaçon. Elle est recouverte, sur sa face postérieure ou cochléaire, par une couche d'épithélium pavimenteux simple.

Paroi externe ou osseuse. — Elle est formée par la paroi osseuse du tube du limaçon ou lame des contours, recouverte de périoste. Cette couche périostique est très vasculaire ; elle fait partie du ligament spiral. Quelques auteurs décrivent une lame cartilagineuse très mince, sous-jacente à ce périoste.

Paroi postérieure, ou membrane de Corti. — Cette membrane, qui sépare le canal cochléaire du canal de Corti, se confond en dedans avec le bord interne de la membrane de Reissner ; en dehors, elle s'insère sur une petite crête en spirale, nommée *bourrelet du ligament spiral*. On appelle encore la membrane de Corti *membrane réticulaire*.

Le *ligament spiral* n'est autre chose qu'un épaississement du périoste interne du tube du limaçon, suivant la paroi externe du canal de Corti. Ce ligament spiral offre une partie plus épaissie, plus saillante par conséquent. Sur cette partie épaissie, on observe deux petites crêtes décrivant deux spirales parallèles : une crête antérieure qui donne attache à la membrane de Corti, et une crête postérieure pour l'insertion de la paroi postérieure du canal de Corti.

La membrane de Corti est épaisse à sa partie moyenne, mince sur ses deux bords.

Kölliker fait insérer son bord interne sur la membrane basilaire, tandis que, pour Sappey, elle se fixerait à la crête antérieure du ligament spiral.

Le canal cochléaire est tapissé par une couche d'épithélium pavimenteux simple ; il est rempli par l'endolymphe.

2° Canal de Corti (canal spiral postérieur de la lame spirale membraneuse).

Ce canal forme une spirale située en arrière de la spirale décrite par le canal cochléaire. Il est beaucoup plus petit, et il se termine aussi par des culs-de-sac, au même niveau que le canal cochléaire. De même que ce dernier, il communique avec le saccule par un petit conduit rétréci ; il est donc rempli également par l'endolymphe.

Il offre quatre parois : l'antérieure est la membrane de Corti, qui le sépare du canal cochléaire ; la postérieure est la *membrane basilaire*, qui le sépare de la rampe tympanique du limaçon ; l'externe, étroite, est formée par la concavité du ligament spiral, qui sépare les deux crêtes ; l'interne correspond au bord de la lame spirale osseuse : c'est là qu'on rencontre la *bandelette sillonnée*.

Nous trouvons dans ce canal la *bandelette sillonnée* et l'*organe de Corti*, que nous décrirons après les parois.

La *paroi antérieure* et la *paroi externe* nous sont déjà connues (voy. plus haut la *Membrane de Corti* et le *Ligament spiral*).

Paroi postérieure, ou membrane basilaire. — La membrane basilaire sépare le canal de Corti de la rampe tympanique. Son bord externe s'insère sur la saillie postérieure du ligament spiral ; son bord interne se fixe sur la zone osseuse ; sa face postérieure est en rapport avec le *vaisseau spiral*, qui est appliqué contre la partie interne de cette face. Quant à la face antérieure, elle est en contact avec l'endolymphe, et présente une couche d'épithélium pavimenteux simple. Sur cette face se trouve la partie la plus importante de l'oreille, celle dans laquelle les nerfs se terminent, c'est-à-dire l'organe de Corti.

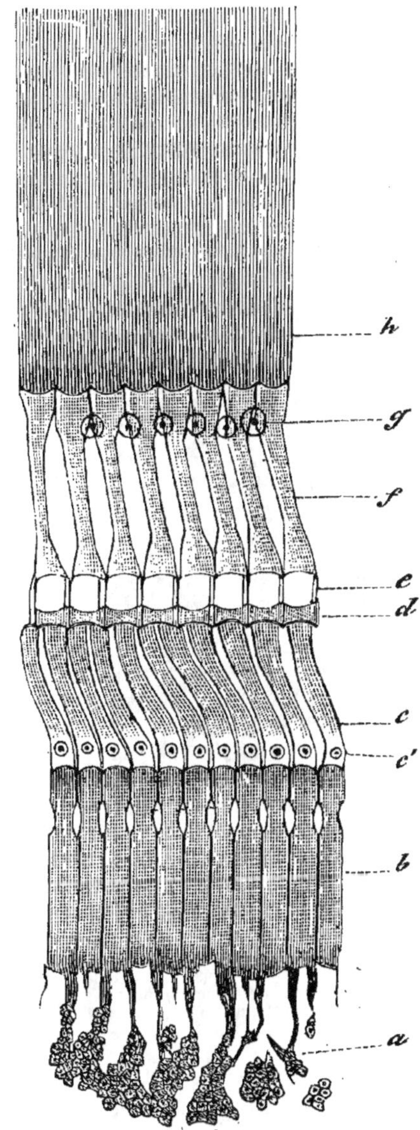

Fig. 540. — Membrane basilaire et organe de Corti (d'après Lavdowsky).

a, bandelette sillonnée. — *b*, zone perforée. — *c*, piliers internes. — *d*, tête des piliers internes. — *e*, tête des piliers externes. — *f*, piliers externes. — *g*, noyaux de cellules des piliers externes. — *h*, fibres radiales.

En dedans de l'organe de Corti, entre cet organe et le bord

externe de la lame spirale osseuse, on trouve une série de trous décrivant une spirale parallèle à celle des deux parties que nous venons de nommer. Ces trous laissent passer les ramifications du nerf auditif, qui y arrivent après avoir traversé le ganglion spiral, situé dans le canal de Rosenthal et la portion spongieuse de la lame spirale osseuse.

On divise la membrane basilaire en trois parties : une partie interne, *zone perforée ;* une partie moyenne, *zone lisse ;* une partie externe, plus épaisse, striée, *zone striée.*

Si nous passons dans la cavité du canal de Corti, nous trouvons l'endolymphe, un épithélium qui tapisse les parois, la *bandelette sillonnée* et l'*organe de Corti.*

A. *Bandelette sillonnée.* — La bandelette sillonnée était connue autrefois sous le nom de zone cartilagineuse de la lame spirale. Elle est située au bord externe de la lame spirale osseuse, à la partie interne du canal de Corti. Elle décrit une spirale comme ce canal, qu'elle parcourt depuis la base du limaçon jusqu'à la coupole.

Elle a la forme d'un prisme triangulaire, dont l'épaisseur est d'un quart de millimètre à son origine, et de 150 μ environ vers la coupole du limaçon. En raison de sa forme, on peut lui considérer trois faces et trois bords.

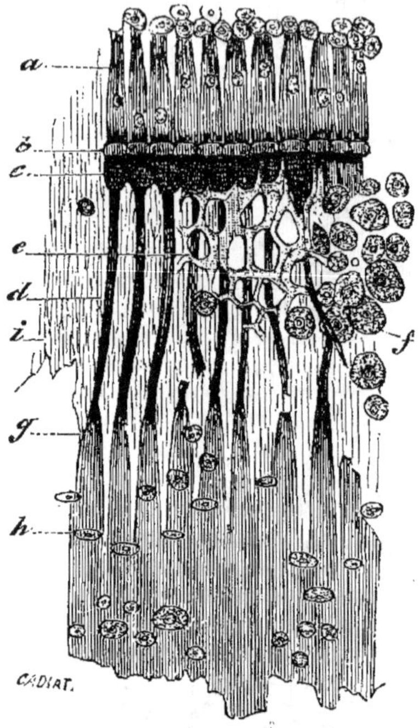

Fig. 541. — Organe de Corti du lapin (préparation de Baratoux).

a, piliers internes. — *b*, tête des piliers internes. — *c*, tête des piliers externes. — *d*, tige des piliers externes. — *e*, membrane réticulée faisant suite à la tête des piliers. — *f*, grosses cellules de soutien. — *g*, fibres radiales aboutissant aux piliers externes. — *h*, cellules épithéliales appartenant à la couche de revêtement de la membrane basilaire. — *i*, couche profonde de la membrane basilaire.

Sa *face postérieure* est confondue avec la membrane basilaire.

Sa *face externe*, baignée par l'endolymphe contenue dans le canal de Corti, est creusée d'une gouttière appelée *sillon spiral interne*, et formant la paroi interne du canal de Corti.

Sa *face antérieure*, convexe, est en rapport avec le bord interne de la membrane de Corti. On y trouve une multitude de saillies disposées en séries linéaires, saillies dont le nombre est évalué à 2,500 environ, et dont la forme rappelle un peu celle des dents ; c'est pour cela qu'on les appelle *dents auditives*. A l'origine de la bandelette, ces dents ont une longueur de 45 μ ; dans le second tour de la spirale, elles ne mesurent plus que 33 μ.

Le *bord interne* de la bandelette sillonnée est confondu avec la lame spirale osseuse ; le *bord antérieur*, dentelé, est formé par la rangée la plus externe des dents auditives ; il est en rapport avec la membrane de Corti. Le *bord postérieur* se confond avec la membrane basilaire.

La bandelette sillon-
née est formée de tissu
conjonctif dense : elle
a une consistance pres-
que cartilagineuse. On
y trouve beaucoup de
corpuscules étoilés.

B. *Organe de Corti.*
— L'organe de Corti
décrit une spirale,
comme tous les or-
ganes du limaçon. Il
est étendu de la base
au sommet du lima-
çon. Il a la forme d'une
gouttière, dont les
bords seraient adhé-
rents à la membrane
basilaire, gouttière li-
mitant un espace entre
sa propre concavité et
la membrane basilaire
elle-même. La partie

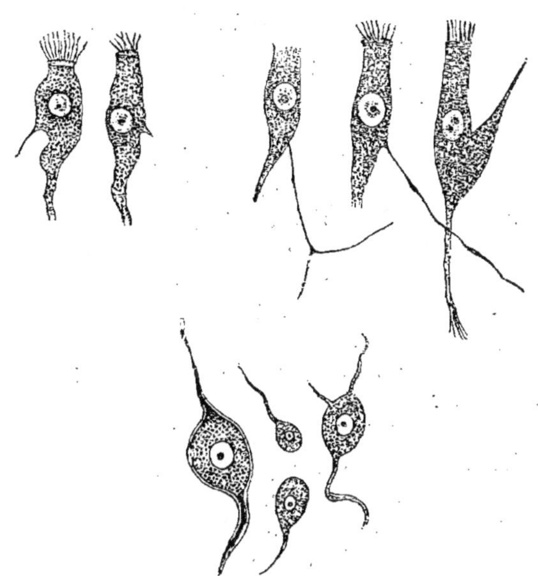

Fig. 542. — Cellules jumelles des piliers internes et des piliers externes, avec le filet nerveux. Cellules nerveuses du ganglion de Rosenthal (d'a-près Lavdowsky).

convexe, ou saillante, de cette gouttière arrive au contact de la membrane de Corti, d'où il résulte que le canal de Corti paraît divisé en deux canaux, plus petits que l'organe de Corti.

La configuration et les rapports de l'organe de Corti étant con-nus, passons à sa structure.

Il est constitué par une série d'arcades juxtaposées, au nombre de 3.000 environ.

Vers le sommet de la gouttière, ces arcades sont adhérentes ; vers les bords, elles s'écartent de manière à limiter de petites fentes. Les fentes qui séparent la partie interne des arcades sont plus minces que celles du côté opposé.

Chaque arcade résulte de la réunion de deux éléments distincts, qui constituent chacun la moitié de l'arcade. La moitié interne est formée par le *pilier interne*, l'autre moitié par le *pilier externe*.

L'ensemble des arcades formées par ces piliers s'appelle encore *tunnel de Corti.*

Les piliers s'appellent aussi *bâtonnets auditifs* (1). Chaque bâtonnet est étroit au milieu, renflé à ses deux extrémités et un peu contourné comme un S. Les bâtonnets auditifs internes et les bâtonnets externes s'insèrent sur la membrane basilaire par leur extrémité postérieure ; ils se rapprochent insensiblement pour constituer la gouttière, et ils se réunissent par leur extrémité antérieure, de telle sorte que la concavité de l'un adhère à la convexité de l'autre. Autrement dit, la partie supérieure des deux S, représentés par les deux bâtonnets d'une même arcade, est disposée de telle manière que la concavité de l'une embrasse la convexité de l'autre. Au sommet de l'arcade, on voit deux prolongements appartenant à l'extrémité antérieure des deux piliers ; ces prolongements se portent en dehors, sous forme d'apophyses, et se confondent avec la membrane de Corti. Chez les animaux, la longueur des piliers internes est de 30 μ, celle des piliers externes est de 45 μ (Corti) (2).

Le long de l'organe de Corti, on trouve *plusieurs rangées de cellules :*

1° Du côté de la concavité de la gouttière, on observe deux rangées de cellules à noyau très apparent, les *cellules internes.* Ces cellules sont situées contre le pied des piliers ou bâtonnets ; autrement dit, il existe sur les bâtonnets une série de cellules étendues d'un bout à l'autre du canal de Corti, et situées en dedans des deux bords de la gouttière formée par l'organe de Corti. Elles sont ciliées et présentent, au point opposé à l'implantation des cils, un long prolongement qui va se mettre en contact avec une fibre nerveuse.

2° En dehors de la gouttière, on trouve des cellules étendues de la membrane basilaire à la membrane de Corti. Ce sont les *cellules externes* ou *jumelles.* Les unes sont cylindriques et ciliées, les autres coniques ; mais elles sont intimement unies à leur partie moyenne. Elles sont en rapport, par deux prolongements, avec la membrane basilaire.

Liquides de l'oreille interne. — L'oreille interne est pleine

---

(1) Les bâtonnets ou piliers sont les mêmes que les *fibres de Corti* internes et externes. Les arcades sont les mêmes que les *arcs de Corti.* Hensen les appelle *fibres arquées.*

Kölliker regarde les bâtonnets auditifs comme des cellules épithéliales métamorphosées.

(2) L'eau gonfle les piliers ou fibres de Corti ; l'alcool et l'éther les ratatinent. L'acide acétique les gonfle et les rend grenus. Ils se dissolvent dans les alcalis caustiques et dans l'acide chlorhydrique un peu dilué.

d'un liquide transparent, au milieu duquel flotte, pour ainsi dire, le labyrinthe membraneux. Dans la cavité de celui-ci, on trouve aussi un liquide. On donne au premier le nom de *périlymphe*, ou *humeur de Valsalva;* l'autre est l'*endolymphe*, ou *humeur de Scarpa*. Ces deux liquides sont parfaitement limpides et transparents. L'endolymphe est contenue dans le labyrinthe membraneux, dont elle remplit complètement la cavité. La périlymphe, située en dehors du labyrinthe membraneux, remplit complètement le labyrinthe osseux. On appelle encore ces liquides *liquide de Cotugno* (1).

La périlymphe fut découverte en 1684 par Valsalva, tandis que l'endolymphe fut découverte par Scarpa, en 1794.

Vaisseaux et nerfs de l'oreille interne. — *Artères*. — Elles sont au nombre de quatre. L'une, venue de la méningée moyenne, passe par un petit conduit osseux étendu du bord supérieur du rocher aux canaux demi-circulaires. Deux petites artères viennent de la

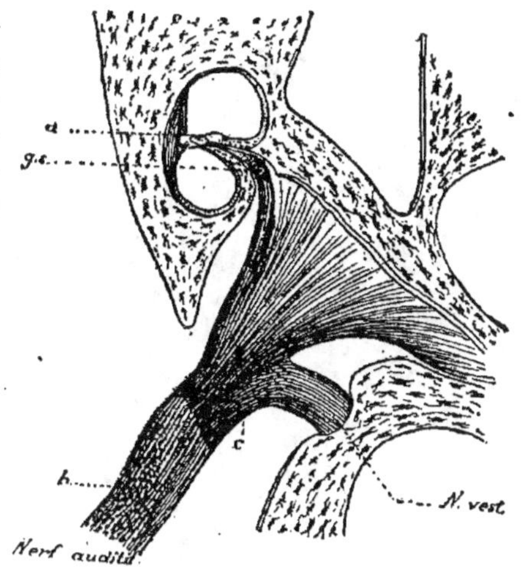

Fig. 543. — Distribution du nerf acoustique, d'après Coyne.

a, organe de Corti. — *g*, *s*, ganglion spiral de Rosenthal. — *b*, *c*, amas ganglionnaires du nerf acoustique et de la branche vestibulaire.

méningée postérieure et pénètrent, l'une par l'aqueduc du limaçon, l'autre par l'aqueduc du vestibule. La première arrive à l'origine de la rampe tympanique du limaçon, et se distribue à la membrane de la fenêtre ronde, aux parois des rampes et à la lame spirale par un vaisseau appelé *vas spirale*. La deuxième pénètre au fond de la fossette sulciforme, pour se distribuer au vestibule membraneux. Une autre artère vient de la vertébrale, passe par le conduit auditif interne, et donne de nombreux rameaux qui pénètrent, avec le nerf, dans les conduits du noyau du limaçon, pour venir s'anastomoser avec les ramifications du vas spirale. Les divisions de cette branche sont extrêmement multipliées; elles accompagnent celles du nerf auditif jusqu'au sommet du limaçon.

Veines. — Les veines suivent le trajet des artères. Les unes se jettent dans le sinus pétreux supérieur, et les autres dans le sinus pétreux inférieur.

(1) Cotugno, né en 1736, mort en 1818, professeur à Naples.

Nerfs. — Le nerf acoustique vestibulaire, au fond du conduit auditif interne, donne trois rameaux, qui pénètrent dans le labyrinthe osseux par les trois *taches criblées*.

Les rameaux qui traversent la tache criblée antérieure se divisent en trois groupes qui constituent les nerfs *utriculaire;* *ampullaire supérieur* et *ampullaire externe*, pour les dilatations membraneuses de même nom.

Le rameau qui traverse la tache criblée moyenne forme le *nerf sacculaire*, qui se rend au saccule.

Le rameau qui traverse la tache criblée postérieure va à l'ampoule du canal postérieur ; il est connu sous le nom de *nerf ampullaire postérieur*.

Nous avons étudié plus haut la terminaison des nerfs dans le labyrinthe membraneux.

Le *nerf acoustique cochléaire* pénètre dans la base de l'axe du limaçon ; ses filets nerveux parcourent

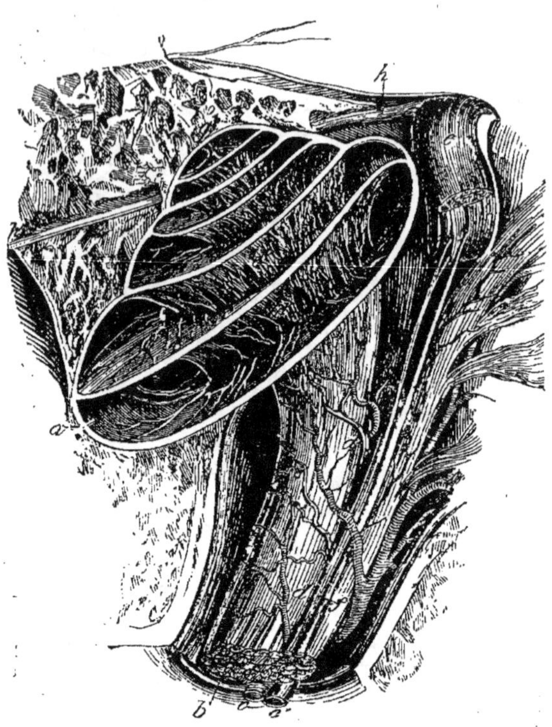

Fig. 544. — Nerf auditif et limaçon, dont on a enlevé une portion de la partie osseuse pour montrer l'intérieur des rampes.

a, limaçon. — *b,* nerf auditif à son entrée dans le conduit auditif interne. — *c, c',* vaisseaux auditifs internes. — *d, d,* leurs ramifications suivant celles du nerf auditif jusqu'au sommet du limaçon. — *e,* tronc du nerf facial. — *f,* nerf intermédiaire de Wrisberg. — *g,* sommet du limaçon. — *h, h,* nerfs pétreux venus du facial.

lés canaux osseux innombrables dont cet axe est percé, et arrivent à la surface, d'où on les voit sortir par une série de trous décrivant une ligne spirale correspondant au bord interne de la lame spirale.

Les filets nerveux ont la structure des nerfs à myéline ; ils ont de 5 à 10 μ, et sont très altérables. Leur enveloppe conjonctive est fort mince. On rencontre, entre les tubes nerveux, des cellules nerveuses unipolaires ou bipolaires, analogues à celles du ganglion spiral de Corti.

Après avoir dépassé l'axe du limaçon, les filets nerveux du nerf cochléaire pénètrent dans le *canal spiral de Rosenthal*, et traversent les cellules du *ganglion spiral de Corti*. Ce ganglion est formé de cellules nerveuses juxtaposées, constituant un cordon en spirale, cordon qui offre, vers la base du limaçon, un quart de millimètre de largeur. Les cellules dont il est composé sont presque toutes bipolaires, de 30 μ de longueur en moyenne.

Dès que les fibres ont traversé le ganglion spiral, elles s'inclinent un peu en avant et s'introduisent dans la substance spongieuse de la lame spirale osseuse, où elles s'anastomosent pour former un réseau. Elles continuent à suivre le même trajet de dedans en dehors; elles quittent la lame spirale osseuse et passent en arrière de la bandelette sillonnée, entre cette bandelette et le périoste situé du côté de la rampe tympanique. Après avoir dépassé la bandelette sillonnée, les fibres s'introduisent dans une série de petits trous, décrivant une ligne spirale en dedans de l'organe de Corti, puis elles vont se terminer dans cette espèce de piano à trois mille cordes, qu'on appelle organe de Corti.

Selon Ranvier, les filaments nerveux du *nerf acoustique cochléaire* forment un *plexus spiral interne* dans le canal cochléaire. De ce plexus, partent des *filaments internes* se terminant par des extrémités libres autour des cellules ciliées internes, et des *filaments externes* qui passent entre les pieds des piliers internes de Corti, arrivent dans le canal et sortent entre les pieds des piliers externes pour atteindre les cellules ciliées externes, et former les *plexus spiraux externes* de Ranvier.

Les plexus spiraux externes sont au nombre de trois : l'interne est situé entre le pilier externe et la première cellule de soutien ; le moyen, entre la première et la seconde cellule de soutien ; l'externe, entre la deuxième et la troisième cellule de soutien. De ces cellules partent les filaments terminaux qui se terminent, par des extrémités libres, entre les cellules de l'organe de Corti.

Les fibres nerveuses, pourvues de myéline, traversent la paroi du vestibule membraneux, et se dépouillent de leur myéline avant d'atteindre l'épithélium superficiel des taches et des crêtes acoustiques. Ces fibres forment, entre la couche des cellules basales et celle des cellules de soutien, le *plexus basal* de Ranvier, d'où partent des filaments qui se terminent par des extrémités libres entre les cellules épithéliales protectrices.

CHAPITRE V

APPAREIL DE LA VISION ET SENS DE LA VUE

L'appareil de la vision, destiné au sens de la vue, est composé d'une partie essentielle, le globe oculaire, et de parties accessoires.

ARTICLE PREMIER

GLOBE OCULAIRE

L'*œil*, ou *globe oculaire*, est une sphère presque régulière, présentant une légère saillie à sa partie antérieure.

Il est situé au milieu de la cavité orbitaire, un peu plus rapproché de la paroi inférieure et de la paroi interne.

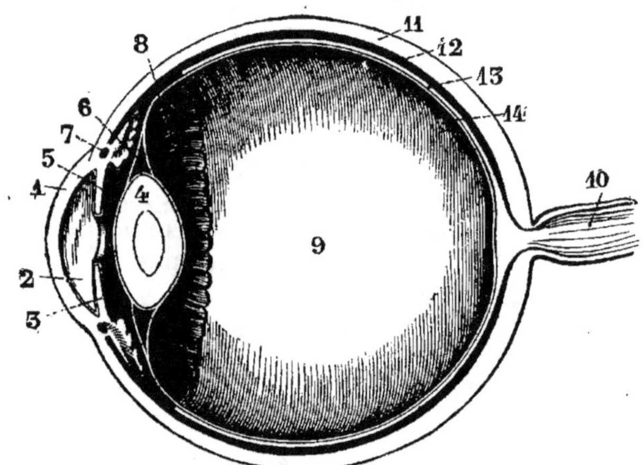

Fig. 545. — Coupe antéro-postérieure du globe oculaire. (Pour que cette figure soit exacte, il faut, par la pensée, porter le cristallin contre l'iris, de façon à effacer la chambre postérieure.)

1, cornée. — 2, chambre antérieure. — 3, iris. — 4, cristallin. — 5, chambre postérieure qui n'existe pas. — 6, canal de Petit, limité en avant par la zone de Zinn. — 7, plexus veineux situé dans l'épaisseur de la sclérotique et appelé canal de Schlemm. — 8, procès ciliaires. — 9, corps vitré. — 10, nerf optique. — 11, sclérotique. — 12, choroïde. — 13, rétine. — 14, membrane hyaloïde.

Ses mouvements s'exécutent sur place ; ils ont lieu autour des divers diamètres de l'œil. Pendant ses mouvements, il roule dans la portion oculaire de l'aponévrose orbito-oculaire, c'est-à-dire dans la capsule de Tenon, au moyen d'un tissu cellulaire lâche et sous l'influence de la contraction des divers muscles qui se fixent sur lui.

Le globe oculaire est un peu moins volumineux chez la femme. Il présente ceci de particulier que son accroissement est très rapide, et que l'œil de l'enfant nouveau-né présente un volume qui diffère peu de celui de l'adulte.

Les dimensions de l'œil ont été étudiées avec un soin extrême par Sappey sur un très grand nombre d'yeux. Cet auteur indique :

Diamètre antéro-postérieur . . . . 24 millim. 6
—   transverse. . . . . 23 — 9
—   vertical. . . . . 23 — 5

Ces diamètres peuvent varier selon les individus, mais les différences dépassent rarement 1 millimètre. La prédominance du diamètre antéro-postérieur est due à la convexité de la cornée.

Le poids de chaque œil est, en moyenne, de 7 grammes et demi.

Examinons les parties constituantes du globe oculaire.

L'œil est composé de membranes superposées et de parties centrales. On les désigne ordinairement sous les noms de *membranes* et *milieux* de l'œil.

Les *membranes*, au nombre de trois, sont ainsi disposées de dehors en dedans :

1° Membrane fibreuse, *sclérotique* et *cornée* ;

2° Membrane vasculaire et musculaire, *choroïde* et *iris* ;

3° Membrane nerveuse, *rétine*.

A cette division, je préfère certainement la division physiologique du professeur Rouget, de la Faculté de Montpellier. Il considère l'appareil oculaire comme composé de trois appareils :

1° L'appareil de protection, constitué par la sclérotique et la cornée ;

2° L'appareil d'adaptation, formé par la choroïde et l'iris ;

3° L'appareil de perception, représenté par la rétine.

Les *milieux* de l'œil sont liquides ou solides ; si l'on traverse le globe avec une aiguille d'avant en arrière, on trouve derrière la cornée :

1° La *chambre antérieure*, remplie par l'*humeur aqueuse* ;

2° La pupille et la *prétendue* chambre postérieure qui n'existe pas ;

3° Le *cristallin* ;

4° Le *corps vitré*, derrière lequel on voit la rétine.

Indépendamment de ces membranes et milieux, on trouve, dans le globe oculaire, d'autres parties qui ont reçu des noms particuliers, et qui sont dépendantes des membranes ou des milieux. Nous trouvons, par exemple, avec la cornée, la *membrane de Descemet* ; avec la sclérotique, la *lamina fusca* ; avec la choroïde, le *muscle ciliaire* et les *procès ciliaires* ; avec l'iris, l'*uvée*. Nous décrirons avec le cristallin la *capsule cristalline*, et avec le corps vitré la *membrane hyaloïde* et la *zone de Zinn* (1).

§ 1. — SCLÉROTIQUE

La plus extérieure des membranes qui constituent le globe oculaire porte le nom de cornée ; elle prend, en avant, le nom de *cornée transparente* ou cornée proprement dite, tandis qu'en arrière elle s'appelle *cornée opaque* ou *sclérotique*.

La sclérotique, membrane fibreuse, presque inextensible, est d'une couleur blanche. Chez quelques personnes, surtout chez les enfants, elle présente, dans sa partie antérieure, une certaine transparence et une teinte d'un bleu azuré.

Elle présente un peu plus d'un millimètre d'épaisseur en arrière, un peu moins en avant ; vers sa partie moyenne, elle ne possède guère qu'un demi-millimètre.

Elle offre à l'étude deux surfaces, une ouverture et sa structure.

Surface extérieure. — La surface extérieure de la sclérotique est en rapport en arrière avec l'aponévrose orbito-oculaire, *capsule de Tenon*, sur laquelle elle glisse au moyen d'un tissu cellulaire lâche, qui constitue la *séreuse de l'œil*. A sa partie antérieure, elle est en rapport avec la portion scléroticale de la conjonctive, et, vers sa partie moyenne, elle donne insertion aux tendons des muscles de l'œil (voy. ces muscles).

Surface intérieure. — Elle est séparée de la choroïde par une mince couche de tissu cellulaire appartenant à la choroïde, et à laquelle Zinn et Haller ont donné le nom de *lamina fusca*. Elle est adhérente à la choroïde dans sa partie postérieure et dans sa partie antérieure, au moyen des nombreux vaisseaux qui traversent la sclérotique pour se porter à la choroïde. A sa partie moyenne, elle est moins adhérente, et l'on peut, à ce niveau, couper avec des ciseaux un pli de la sclérotique sans blesser la choroïde.

Ouverture. — En avant, la sclérotique est ouverte pour recevoir la cornée. Pour cette insertion, on a admis que cette ouverture est creusée d'une rainure, d'un sillon, comme le cercle métallique qui reçoit le verre d'une montre. La lèvre postérieure de cette rainure, correspondant à la face postérieure de la cornée, est régulièrement circulaire ; elle mesure 13 millimètres de diamètre. La lèvre antérieure, corespondant à la face antérieure de la cor-

----

(1) Les commençants se serviront avec avantage de l'œil artificiel très fidèlement éxécuté par Auzoux.

née, empiète un peu sur cette membrane, de sorte que le diamètre de la circonférence qu'elle forme est moindre que celui de la lèvre postérieure ; son diamètre transverse se réduit à 12 millimètres, et le vertical à 11. Cette comparaison est absolument inexacte, puisque la substance de la sclérotique se continue avec celle de la cornée.

La sclérotique est percée d'un grand nombre de trous qui donnent passage aux artères, aux nerfs qui pénètrent dans le globe oculaire, ainsi qu'aux *vasa vorticosa* qui en sortent.

Parmi ces orifices, le principal est celui qui laisse passer le nerf optique. Il n'est pas situé exactement au centre de la sclérotique, mais à 3 millimètres en dedans et à 1 millimètre au-dessous de ce centre. Cet orifice a la forme d'un cône présentant 3 millimètres de diamètre à la face extérieure de la sclérotique, et 1 millimètre et demi à sa face intérieure, de sorte que le nerf optique se rétrécit considérablement en pénétrant dans ce trou.

Les lamelles les plus internes de la sclérotique passent en avant de cette ouverture. Elles présentent une grande quantité de trous à travers lesquels passent les fibres du nerf optique, ce qui leur a valu le nom de *lamina cribrosa*.

Structure. — Cette membrane comprend un tissu fondamental, *tissu conjonctif*, et des *vaisseaux*. On n'y a pas encore trouvé de nerfs.

1° *Tissu conjonctif.* — C'est un véritable tissu conjonctif, dont les *fibres* sont presque rectilignes. Celles-ci se montrent sous forme de *faisceaux* réunis en *lamelles* minces et allongées qui parcourent la sclérotique. Leur direction est irrégulière ; cependant on peut y reconnaître des lamelles antéro-postérieures et d'autres transversales. Ces lamelles s'entre-croisent dans tous les sens, et s'anastomosent entre elles au moyen de fibres qu'elles s'envoient. Vers la face interne de la sclérotique, et un peu à la face externe, les fibres longitudinales sont prédominantes.

Les fibres de la sclérotique *se continuent directement avec celles de la cornée et avec celles des tendons* des muscles de l'œil. Un *tissu conjonctif très lâche* unit ce tissu à la capsule de Tenon en dehors. En dedans, il est uni à la choroïde par la *lamina fusca*, mince couche de tissu conjonctif lâche, contenant quelques cellules pigmentaires.

2° *Vaisseaux.* — Le *réseau capillaire* de la sclérotique offre de larges mailles (Brücke) ; il communique, en avant, avec celui de la choroïde et de la conjonctive. Il est formé en avant par des branches des *artères ciliaires antérieures*, et en arrière par des branches des *ciliaires courtes postérieures*.

Les artères de la sclérotique décrivent des flexuosités à la surface externe de cette membrane ; vers le nerf optique, quelques ramifications forment un *cercle* artériel, qui perfore la gaine du nerf optique pour s'anastomoser, dans l'épaisseur du nerf, avec l'artère centrale de la rétine.

Les *veines* de la partie antérieure se jettent dans les veines ciliaires antérieures ; celles de la partie postérieure se réunissent aux veines ciliaires postérieures, qui n'ont aucune connexion avec les vaisseaux choroïdiens.

On appelle *canal de Schlemm* un espace en forme de sinus circulaire, situé au bord antérieur de la sclérotique, près de la cornée, contre la face interne de la sclérotique.

Les *nerfs* viennent des nerfs ciliaires. Ils se terminent entre les faisceaux conjonctifs par des extrémités libres en forme de pointes.

Les *lymphatiques*, en tant que vaisseaux, n'existent pas dans les sclérotiques. On y trouve des espaces lymphatiques, communiquant avec les lacunes lymphatiques sus-scléroticales et sous-scléroticales.

La nature du canal de Schlemm n'est pas définitivement résolue. Ce canal communique avec la chambre antérieure ; il est rempli par une injection poussée dans cette chambre. D'après Schwalbe, Waldeyer et Rochon-Duvigneaud, ce serait un *canal lymphatique*, dans lequel la circulation lymphatique se ferait de la chambre antérieure dans le canal de Schlemm et du canal dans les veines de la sclérotique. Selon Rochon-Duvigneaud, il y aurait, dans le canal de Schlemm, des cloisons incomplètes.

§ 2. — CORNÉE

La cornée est une membrane transparente, placée en avant de la sclérotique, et présentant une épaisseur d'environ un millimètre. Elle offre à l'étude une face antérieure, une face postérieure, une circonférence et sa structure.

Face antérieure. — Convexe et lisse, cette face a les mêmes dimensions que l'ouverture ovale de la sclérotique ; elle présente, par conséquent, un diamètre vertical de 11 millimètres et un diamètre transversal de 12 millimètres. Cette face est humectée sans cesse par les larmes.

Face postérieure. — Cette face est concave. Elle appartient à une sphère qui aurait 14 millimètres de diamètre, ou bien 7 millimètres de rayon, ce qui veut dire que la cornée est un segment de sphère de petite dimension surajouté à une sphère de plus grande dimension. Cette face forme la paroi antérieure de la chambre antérieure de l'œil. Elle est baignée par l'humeur aqueuse. Tous ses diamètres sont de 13 millimètres.

Circonférence. — La circonférence s'adapte à l'ouverture antérieure de la sclérotique. A ce niveau, *les fibres de la cornée se continuent avec celles de la sclérotique.*

A l'union de la cornée et de la sclérotique, il n'existe aucun canal circulaire, comme l'ont avancé quelques auteurs. Ce qu'ils ont pris pour un canal est un plexus veineux (*canal de Schlemm*), situé dans l'épaisseur de la sclérotique, un peu en arrière de la circonférence de la cornée.

Structure de la cornée.

Cinq couches bien distinctes et superposées constituent la cornée. Celle du milieu, la plus importante, forme la cornée proprement dite, le *tissu cornéen*. En avant de cette couche, on trouve un épithélium reposant sur une couche amorphe ; en arrière, du côté de l'humeur aqueuse, il existe aussi un épithélium, séparé du tissu cornéen par une couche également amorphe.

Nous étudierons : 1° le tissu cornéen ; 2° la couche amorphe antérieure appelée *lame élastique antérieure* ou de Bowman ; 3° l'épithélium superficiel ; 4° la couche amorphe postérieure ou *lame élastique postérieure*, membrane de Descemet ou de Demours ; 5° l'épithélium profond.

1° Tissu cornéen. — Le tissu cornéen est un tissu spécial, ayant tous les caractères objectifs du *tissu conjonctif*, se rapprochant du tissu cartilagineux en ce qu'il donne une substance analogue à la chondrine par l'ébullition (Müller). On y trouve une substance fondamentale et des cellules.

Substance fondamentale de la cornée. — Cette substance consiste en cordons, ou faisceaux, aplatis d'avant en arrière et anastomosés entre eux, de telle manière qu'il semble que le tissu cornéen soit formé de couches de lamelles que l'on peut réussir à séparer ; c'est ce qui fait dire que la cornée a une structure lamelleuse. Les lames de la cornée limitent ainsi des fentes, dans lesquelles se placent les cellules cornéennes (1).

Quelle est la nature de la substance fondamentale de la cornée? On admet aujourd'hui que le tissu cornéen présente une nature spéciale, et n'est pas de nature conjonctive. D'après ses réactions chimiques, le *tissu cornéen* est intermédiaire au tissu conjonctif lâche et au tissu cartilagineux.

(1) Bérenger de Carpi a observé le premier que la cornée est formée de lamelles superposées, qu'on peut séparer en faisant macérer cette membrane dans l'eau tiède.

Cellules de la cornée. — Encore appelées *corpuscules cornéens*, ces cellules sont fusiformes ou étoilées, situées dans les mailles du réseau que nous venons de décrire. Elles ont été décrites en 1841 par Toynbee, et bien étudiées par Virchow.

Ces cellules sont aplaties d'avant en arrière, comme les lamelles, et renferment un noyau très apparent. Elles émettent de tous côtés un grand nombre de prolongements qui s'anastomosent, de sorte qu'il existe, au milieu du réseau formé par les faisceaux fibreux de la substance fondamentale, un réseau de cellules anastomosées.

On peut encore séparer des cellules cornéennes, avec leurs prolongements anastomosés, au moyen de l'acide sulfurique concentré (His et Recklinghausen).

Sur leurs faces, les cellules cornéennes, présentent des *crêtes d'empreinte*, qui se mettent en rapport avec les lames de la cornée.

Outre les *cellules cornéennes*, on trouve encore des *cellules migratrices* dans les fentes, limitées par les lames de la cornée.

2° Lame élastique antérieure. — Découverte par Bowman en 1845, cette lame est une *lamelle de substance amorphe*, mesurant de 6 à 9 μ d'épaisseur.

L'épithélium repose sur sa face antérieure ; sa face postérieure se confond avec le tissu cornéen, sans qu'il soit facile d'établir une limite entre ces deux parties.

La lame élastique antérieure peut être considérée comme une *basement membrane* sous-épithéliale.

La circonférence de cette membrane est vasculaire ; elle se confond avec le derme de la conjonctive.

3° Épithélium superficiel. — La couche épithéliale fait suite à celle de la conjonctive ; elle appartient à cette membrane et constitue un *épithélium pavimenteux stratifié* d'épaisseur variable, de 30 à 100 μ. Les cellules épithéliales sont molles ; elles rappellent, par leur disposition, celles de l'épiderme. Les plus superficielles sont des lamelles aplaties, à noyau, de 25 μ de largeur environ ; elles sont superposées et forment une sorte de couche cornée de 20 μ d'épaisseur. Les cellules de la couche moyenne sont généralement polyédriques. Les plus profondes sont un peu allongées, prismatiques, perpendiculaires à la lame élastique antérieure, et présentent un plateau extrêmement mince, qui repose sur la membrane de Bowman.

4° Lame élastique postérieure. — On l'appelle encore *membrane de Descemet* ou *membrane de Demours*, et quelquefois on donne ces noms à la réunion de cette couche et de la couche épithéliale profonde. Cette membrane est située entre la face postérieure du tissu cornéen et l'épithélium qui le sépare de l'humeur aqueuse.

Elle est complètement transparente et résistante, *membrane anhiste* de quelques auteurs. Elle offre une telle élasticité, que ses bords s'enroulent lorsqu'on la déchire. Son épaisseur est de 15 μ en moyenne, un peu moindre au milieu. Selon Müller, cette épaisseur serait un peu plus grande chez les vieillards.

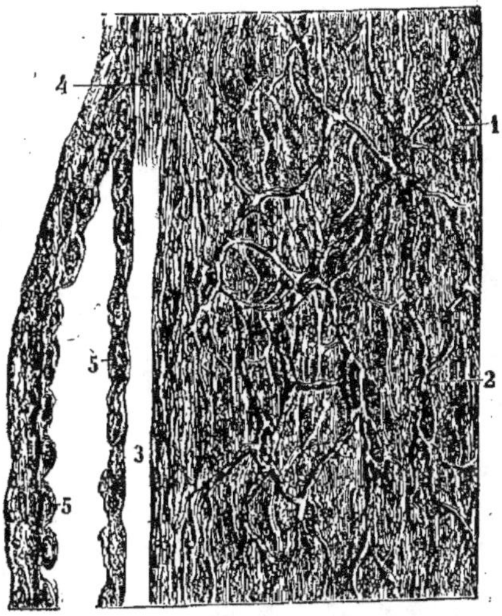

5° Épithélium profond. — C'est une couche d'*épithélium pavimenteux simple*, dont les cellules, extrêmement régulières, forment une belle mosaïque : cellules parfaitement transparentes, avec leur noyau arrondi et de très fines granulations. La largeur des cellules est de 20 μ ; celle des noyaux est de 8 μ. Cette couche épithéliale sépare la lame élastique postérieure de l'humeur aqueuse.

Telles sont les cinq couches de la cornée ; la cornée est une membrane spéciale, revêtue, sur ses deux faces, d'un épithélium qui est séparé du tissu cornéen proprement dit par une membrane amorphe. Il nous reste à examiner les limites de ces diverses couches.

Fig. 546. — Coupe de la partie supérieure de la cornée, de l'iris et de la chambre antérieure.

1, substance fondamentale des couches profondes de la cornée. — 2, espaces renfermant les corpuscules cornéens ; on voit leurs anastomoses. — 3, coupe de la membrane élastique postérieure ou de Demours. — 4, fibres qui font suite à cette membrane amorphe. — 5, 5, cellules épithéliales de la face postérieure de la cornée se réfléchissant sur la face antérieure de l'iris (grossissement, 360) : Morel et Villemin.

De la continuité des cinq couches de la cornée avec les parties voisines. — a. *Tissu cornéen.* — Nous avons vu que les fibres de tissu conjonctif du tissu cornéen se continuent sans ligne de démarcation avec celles de la sclérotique ; ces deux membranes ne peuvent pas être séparées. Si les espaces qui renferment les corpuscules cornéens ont des communications avec les vaisseaux lymphatiques, c'est à la périphérie qu'il faut les chercher, car les deux faces de la cornée sont cimentées par une couche élastique qui empêche toute communication.

b. *Lame élastique antérieure.* — Chez l'embryon et le fœtus, cette lame est une couche vasculaire. A la fin de la vie fœtale, les vaisseaux se détruisent au centre, la membrane prend les caractères que nous avons décrits, mais elle n'occupe pas la même étendue que la cornée. Sur la périphérie, elle se continue avec le derme de la conjonctive, qui empiète un peu sur la cornée pour former l'*anneau conjonctival*. Cet anneau conjonctif est une zone de 1 à 2 [millimètres, contenant des vaisseaux, les seuls vaisseaux que la cornée possède.

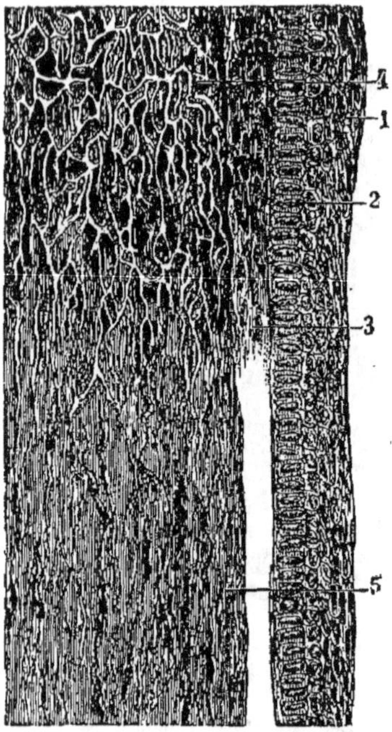

c. *Épithélium superficiel*. — Il appartient à l'épithélium de la conjonctive, avec lequel il se continue directement, de sorte qu'on doit considérer la lame élastique antérieure et la couche épithéliale comme une portion de la conjonctive modifiée recouvrant la cornée.

d. *Lame élastique postérieure, ou membrane de Descemet*. — A la périphérie de la cornée, on voit des fibrilles analogues à des fibres élastiques fines se montrer sur la face de la membrane de Demours qui touche le tissu cornéen ; on commence à les rencontrer à un millimètre en dedans de la circonférence de la cornée. Un peu plus loin, ces fibres occupent toute l'épaisseur de la membrane de Demours ; elles deviennent plus volumineuses et forment de véritables faisceaux.

Ce tissu fibreux, qui continue la membrane de Descemet, se divise en trois portions :

1° Une certaine quantité de faisceaux fibreux s'arrête à la paroi postérieure du *canal de Schlemm*, qu'ils constituent en grande partie, et forment là une petite épaisseur que Döllinger a désignée sous le nom d'*annulus tendinosus ;*

2° D'autres fibres se portent plus loin sur la face interne de la sclérotique ; elles traversent les insertions de l'iris, pour se perdre dans le muscle ciliaire ;

3° Un grand nombre de faisceaux fibreux se séparent des autres

Fig. 547. — Coupe du bord supérieur de la cornée, à son point de réunion avec la sclérotique.

1, cellules superficielles aplaties de la conjonctive. — 2, cellules profondes allongées. — 3, point où le derme de la conjonctive se continue avec la lame élastique antérieure représentée par l'espace clair. C'est là que se trouvent l'anneau conjonctival, la zone vasculaire de la cornée. — 4, tissu de la sclérotique. — 5, tissu cornéen (grossissement, 360) : Morel et Villemin.

et se portent en arrière, en traversant l'humeur aqueuse, pour se perdre sur la face antérieure de l'iris. L'ensemble de ces faisceaux constitue le *ligament pectiné de Hueck*. Ils sont séparés par des espaces à travers lesquels l'humeur aqueuse de la chambre de l'œil communique avec la cavité du *canal de Hueck*, canal limité en avant par la paroi postérieure du canal de Schlemm, en arrière par la circonférence de l'iris, et en dedans par le ligament pectiné.

e. *Épithélium profond*. — Vers la circonférence de la cornée, les cellules épithéliales deviennent plus petites ; elles se continuent sur les faisceaux fibreux du ligament pectiné et sur la face antérieure de l'iris jusqu'à la pupille. Au niveau du ligament pectiné, les cellules épithéliales deviennent fusiformes.

Vaisseaux et nerfs de la cornée. — On trouve des vaisseaux sanguins dans l'anneau conjonctival, c'est-à-dire sur les limites de la lame élastique antérieure, entre l'épithélium superficiel et le tissu cornéen, sur une étendue de 1 à 2 millimètres. Ils

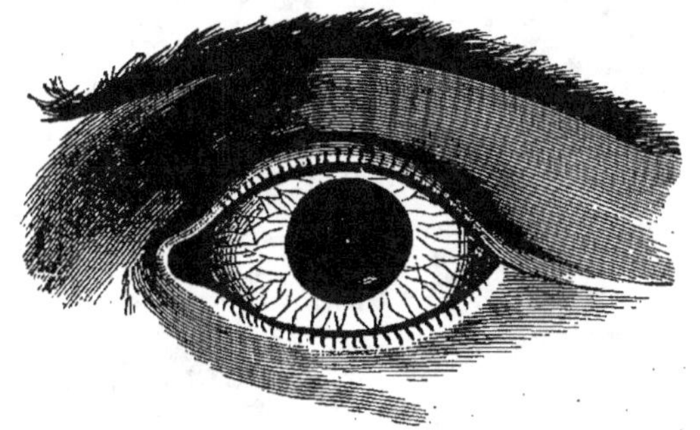

Fig. 548. — Période de vascularisation.

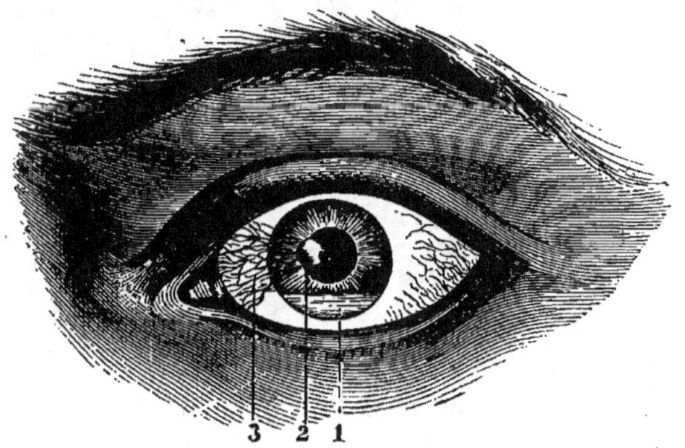

Fig. 549. — Kératite ulcéreuse.

1, pus dans la chambre antérieure (hypopion). — 2, abcès perforant. — 3, pinceau de vaisseaux conjonctivaux.

forment une ou plusieurs séries d'anses dont la convexité regarde le centre de la cornée. Ce sont des capillaires fins, de 4 à 9 μ.

La zone vasculaire est beaucoup plus étendue chez la plupart des animaux : elle occupe généralement le quart du diamètre total de la cornée.

Chez l'homme adulte, la cornée est presque absolument dépourvue de vaisseaux.

Chez le fœtus (homme et animaux), J. Müller et Henle ont constaté que la lame élastique antérieure est occupée, excepté à son point le plus central, par un réseau vasculaire ; celui-ci, s'atrophiant plus

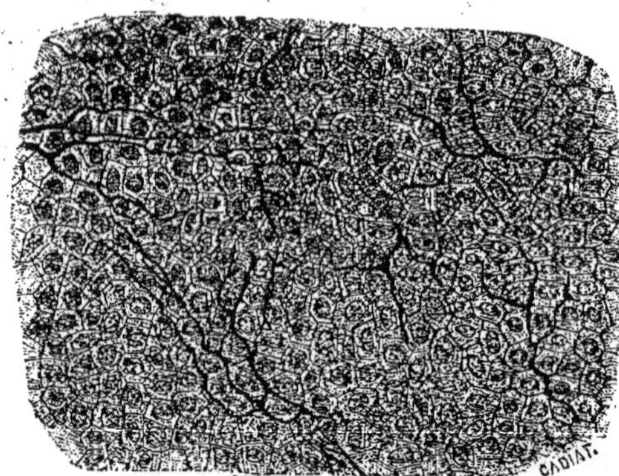

Fig. 550. — Nerfs de la cornée, réseau nerveux intra-épithélial.

ou moins, se retire vers la périphérie, un peu plus loin chez l'homme que chez les animaux, et constitue les anses que nous avons indiquées plus haut.

La cornée n'a pas de *vaisseaux lymphatiques*. On y trouve des espaces lymphatiques communiquant, en arrière, avec la chambre antérieure, et en avant avec le réseau lymphatique de la conjonctive.

Lorsque la cornée s'enflamme, elle devient vasculaire, par propagation des vaisseaux conjonctivaux et par augmentation de volume des vaisseaux cornéens périphériques.

Nerfs. — Les *nerfs ciliaires*, venus du ganglion ophtalmique, fournissent les rameaux cornéens. Ceux-ci se détachent des nerfs ciliaires au niveau du muscle ciliaire, pénètrent dans la partie antérieure de la sclérotique, et abordent la cornée par la péri-

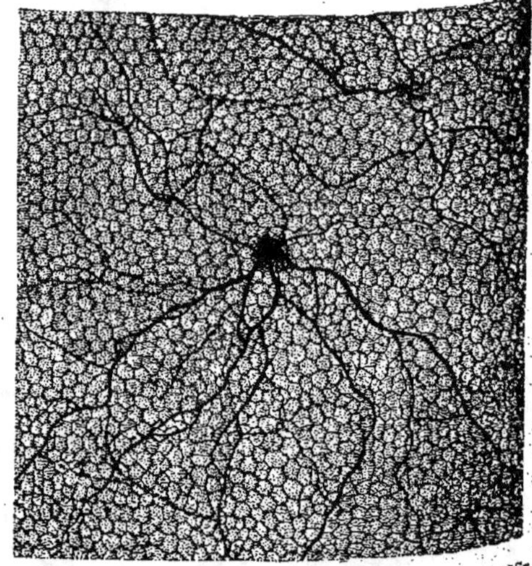

Fig. 551. — Portion du plexus nerveux sous-épithélial, de la cornée du cochon d'Inde, vu de face. On voit les fibrilles horizontales émergeant des fibres qui viennent de traverser la couche élastique antérieure (grossissement, 350).

phérie de la couche cornéenne, au nombre de 30 en moyenne. Au moment où les nerfs cornéens pénètrent dans la cornée, ils forment de petits faisceaux de fibres de 45 µ d'épaisseur environ. Chaque faisceau est composé de fibres très fines, de 2 à 5 µ de diamètre.

Les fibres nerveuses, dans une étendue de 1 à 2 millimètres, c'est-à-dire dans une zone correspondant à l'anneau conjonctival, sont des fibres à myéline, à contours foncés ; mais, au delà de ce point, elles perdent leur myéline et se ramifient sous forme de fibres pâles, qui s'*anastomosent en plexus dans l'épaisseur de la cornée.*

Ces fibres, en raison de leur transparence, ne troublent nullement la marche des rayons lumineux ; elles ont de 1 à 2 µ de diamètre, et sont difficiles à apercevoir au microscope.

Les fibres nerveuses, quand elles ont pénétré dans la cornée, forment dans le tissu cornéen un plexus fondamental, duquel partent des filets nerveux qui vont former, en divers points de la membrane, des *plexus accessoires.* De plus, les mêmes filets nerveux viennent former au niveau de l'épithélium antérieur de la cornée un *plexus intra-épithélial* et un *plexus sous-épithélial,* situés tous les deux immédiatement en avant de la membrane de Bowman. Les cellules lamellaires superficielles recouvrent toujours les extrémités des filets nerveux.

Quelques filets nerveux ont été vus par Kölliker sur la face postérieure du tissu cornéen et dans la membrane de Demours, dans la cornée d'un lapin. Il serait important de savoir si ces nerfs existent chez l'homme, et si cette observation n'est point un fait exceptionnel (1).

Usages. — De même que la sclérotique, la cornée protège les parties profondes de l'œil. De plus, étant d'une transparence parfaite, elle se laisse traverser par les rayons lumineux, auxquels elle fait éprouver un certain degré de réfraction.

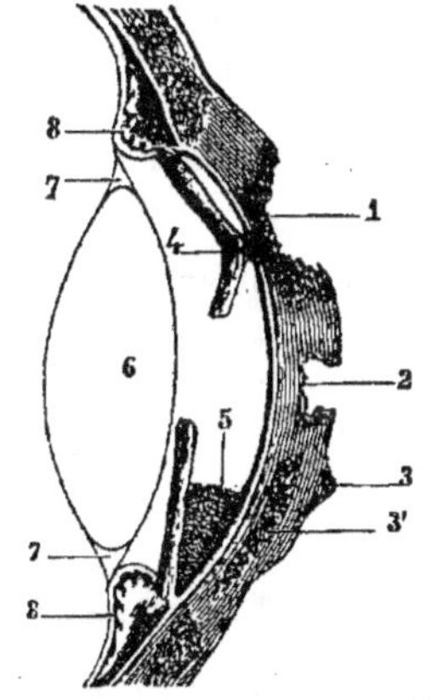

Fig. 552. — Kératites et lésions consécutives.

1, abcès perforant. — 2, ulcère profond. — 3, phlyctène. — 3', kératite interstitielle. — 4, synéchie antérieure de l'iris. — 5, pus (hypopion). — 6, cristallin. — 7, 7, canal de Petit. — 8, procès ciliaires.

(1) Il est rare qu'on puisse constater les épithéliums aussi néttement que sur la cornée. C'est Cohnheim qui a eu le mérite de démontrer, en 1866, la terminaison de ces nerfs au moyen d'une solution de chlorure d'or, 1 : 200. Déjà en 1865, Hoyer avait fait connaître les nerfs de l'épithélium, mais il n'avait pas pu constater leur mode de terminaison. On savait, depuis longtemps, qu'il existait des nerfs dans la cornée ; ils avaient été découverts par Schlemm.

La cornée devient parfois opaque. Selon le degré de l'opacité, on lui donne le nom de *nuage* ou *néphélion, albugo* et *leucome*. On observe souvent chez le vieillard un cercle opaque tout autour de la cornée. On lui donne le nom d'*arc sénile gérontoxone*.

Dans quelques cas, la cornée perd sa résistance, l'humeur aqueuse la repousse et il se produit une saillie de la cornée accom-

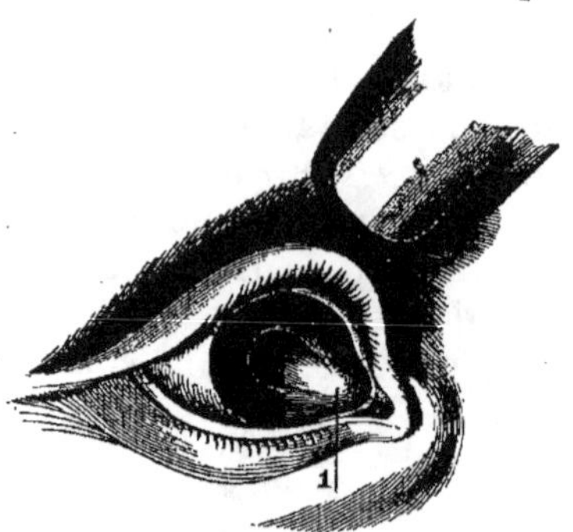

Fig. 553. — Staphylome partiel de la cornée.

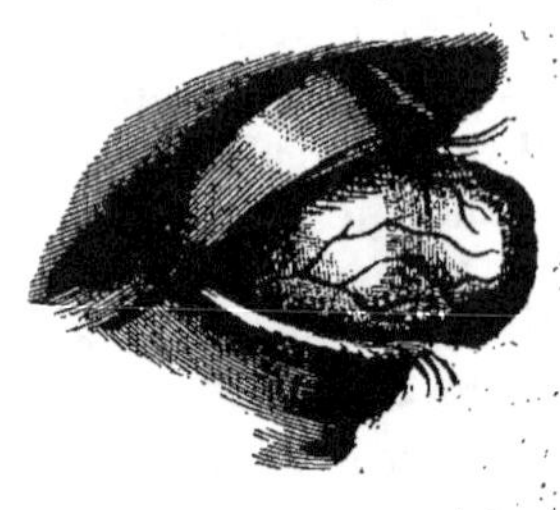

Fig. 554. — Staphylome complet de la cornée et de l'iris.

pagnée souvent de prolapsus de l'iris. On appelle cette lésion *staphylome* de la cornée. La figure 553 est un exemple de staphylome *partiel*, la figure 554, un exemple de staphylome *complet*.

La cornée, bien qu'elle ne contienne presque pas de vaisseaux, jouit de propriétés vitales très énergiques, et ses plaies se cicatrisent avec la plus grande facilité, par prolifération des cellules cornéennes.

Ainsi, quand on fait une incision à la partie inférieure de la cornée pour extraire la cataracte (fig. 555), la plaie se cicatrise en quelques heures.

Cette membrane se laisse facilement traverser par les liquides que l'on dépose à sa surface : atropine, cocaïne. On peut produire la dilatation de la pupille d'un animal, en plaçant sur sa

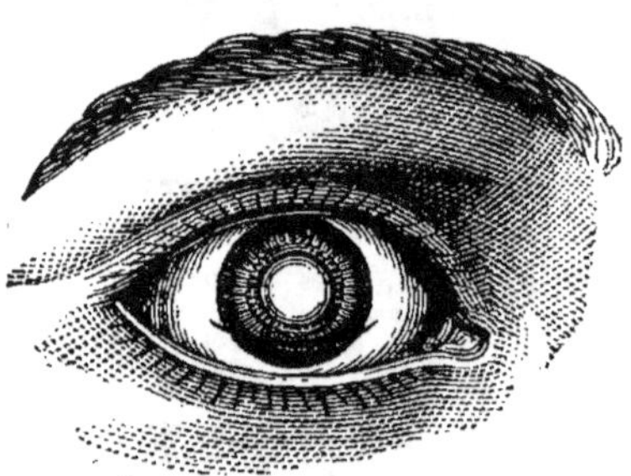

Fig. 555. — Incisions de la cornée pour cataracte par kératotomie inférieure.

cornée une goutte d'humeur aqueuse d'un autre animal, sur la cornée duquel on a mis une goutte de solution d'atropine.

La cornée est d'une extrême *sensibilité ;* les corps étrangers y provoquent de violentes douleurs.

La *vitalité* de la cornée est souvent compromise dans les kéra-

tites ; cette membrane s'ulcère, et même se perfore avec facilité.

§ 3. — CHOROÏDE

La choroïde, membrane vasculaire, de couleur noire, est traversée en arrière, en bas et en dedans, par le nerf optique ; elle est
située entre la sclérotique et la rétine, et elle offre la même forme
que la sclérotique. Elle n'arrive pas jusqu'à la cornée ; à une petite
distance de cette membrane, elle se confond avec l'iris. Dans ses
trois quarts postérieurs, elle est uniforme et mince, et n'atteint pas
un quart de millimètre ; dans son quart antérieur, elle s'épaissit et
mesure un millimètre.

A sa partie postérieure, la choroïde est percée d'un trou pour
laisser passer le nerf optique. Ce trou, comme celui de la sclérotique, est situé à 1 millimètre au-dessous et à 3 millimètres en
dedans du centre de la membrane.

A ce niveau, elle adhère au névrilème, et son tissu conjonctif
concourt avec celui de la sclérotique à la formation de la *lamina
cribrosa*.

Face scléroticale ou externe. — Cette face est en rapport avec la
sclérotique, à laquelle elle adhère, à sa partie antérieure et à sa
partie postérieure, au moyen des vaisseaux, des nerfs et de la
couche celluleuse, *lamina fusca*, que nous avons vue à la face
interne de la sclérotique. Ses nerfs ciliaires et les artères ciliaires
postérieures sont situés entre cette membrane et la sclérotique.

Face rétinienne ou interne. — La face rétinienne, ou interne,
est en contact avec la rétine, avec laquelle elle ne contracte aucune
adhérence. Elle est très lisse et d'un beau noir foncé, tandis que
sa face scléroticale est tomenteuse, et pourvue de petits prolongements de tissu cellulaire.

Extrémité antérieure (1). — L'extrémité antérieure est épaissie ;
à ce niveau, la choroïde est moins foncée du côté de la face scléroticale.

Zone ciliaire. — Cette portion antérieure ou épaissie de la choroïde, appelée *zone ciliaire* ou *couronne ciliaire*, se divise en deux
parties ou feuillets : l'un qui s'applique à la face interne de la sclérotique et à la face postérieure de l'iris, c'est le *muscle ciliaire* ou

____

(1) Les anciens comparaient l'œil, débarrassé de la sclérotique et de la cornée, à un grain de raisin (*uva*), ayant pour pédicule le nerf optique, pour
pulpe le corps vitré et le cristallin, et pour enveloppe colorée une membrane
unique appelée uvée.

Plus tard on divisa l'uvée en deux parties : l'une postérieure (choroïde),
l'autre antérieure (iris).

tenseur de la choroïde; l'autre qui se plisse de manière à former de nombreux replis ou *procès ciliaires,* entourant la circonférence du cristallin et la zone de Zinn, et s'adossant, par leur extrémité antérieure, à la face postérieure de l'iris. L'ensemble de ces replis autour du cristallin constitue la *couronne ciliaire.*

Structure de la choroïde.

Dans les trois quarts postérieurs de la choroïde, on peut distinguer quatre couches ainsi superposées de dehors en dedans : couche pigmentaire externe, couche vasculaire, couche élastique, couche pigmentaire interne.

1° Couche pigmentaire externe. — Cette couche n'est autre chose qu'un peu de stroma de la choroïde, avec quelques cellules pigmentaires analogues à celles qu'on trouve dans l'épaisseur de la choroïde. Elle est parcourue par les nerfs ciliaires. Lorsqu'on sépare la choroïde et la sclérotique, cette couche reste adhérente à la sclérotique. On lui donne le nom de *lamina fusca* ou *suprachoroïdea;* elle fait réellement partie de la choroïde.

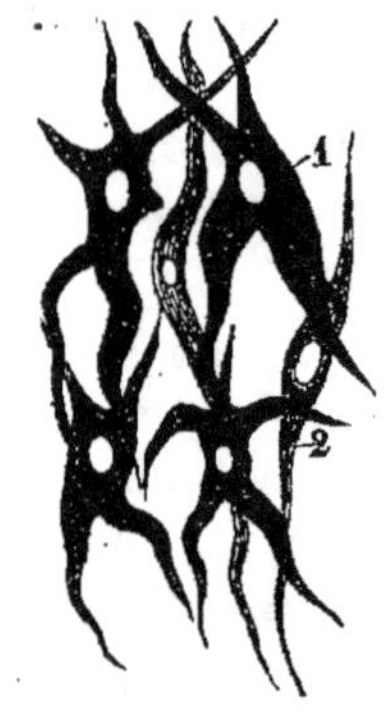

Fig. 556. — Cellules conjonctives étoilées et pigmentées de la choroïde.

2° Couche vasculaire. — La couche vasculaire la plus épaisse, indépendamment du grand nombre de vaisseaux qu'elle renferme, est formée d'un tissu spécial, *stroma choroïdien,* qui réunit tous les vaisseaux et qui se confond avec les deux couches les plus voisines.

Le stroma de la choroïde est formé par des fibres conjonctives, des fibres élastiques, des fibres lisses et des cellules conjonctives étoilées.

Les *cellules* sont pourvues d'un noyau; leur longueur, fort variable, est en moyenne de 25 à 35 µ ; elles sont très irrégulières, mais elles se montrent le plus généralement avec un aspect *fusiforme* ou *étoilé.*

Les *fibres de tissu conjonctif* s'anastomosent entre elles; elles sont très développées chez les animaux. Chez l'homme, on en trouve une grande quantité dans le muscle ciliaire.

Les *fibres musculaires lisses* se montrent, d'après H. Müller, à la partie postérieure de la choroïde, où elles forment un réseau; mais on les trouve surtout en faisceaux le long des artères qu'elles accompagnent.

Les *vaisseaux*, extrêmement nombreux, sont disposés sur deux plans :

1° Le plan superficiel, voisin de la lamina fusca, est constitué

par les *veines choroïdiennes*, dépourvues de valvules et contournées en tourbillon, ce qui leur a valu le nom de *vasa vorticosa*.
Ces vaisseaux donnent naissance à quatre troncs veineux, qui traversent la sclérotique à peu près au niveau de l'équateur de l'œil,
à égale distance les uns des autres, pour se jeter ensuite dans la
veine ophtalmique.

2° Le plan vasculaire profond, sous-jacent au précédent, est
constitué par les *artères ciliaires courtes postérieures*, qui pénètrent à travers la sclérotique, autour du nerf optique.

Les capillaires qui unissent les artères et les veines sont situés
plus profondément que les veines et les artères, et constituent une
partie de la couche suivante, la *membrane chorio-capillaire* de
Ruysch. (Voy. plus loin, *Vaisseaux de l'œil*.)

3° **Couche élastique**. — La couche élastique semble être une
condensation du stroma choroïdien. A mesure qu'on se rapproche
du centre de l'œil, on constate que le nombre des cellules pigmentaires diminue, et que le stroma prend une consistance plus
homogène. Enfin, il n'y a plus trace d'éléments, et il se forme une
couche limite ayant tous les caractères des membranes élastiques :
elle est à peine attaquée par les alcalis et les acides. Telle est la
couche élastique. C'est dans cette couche que se ramifient les
capillaires de la choroïde ; on dirait des canaux veineux analogues aux sinus de la dure-mère, des espaces creusés au centre de
la substance élastique ; l'ensemble de ces capillaires et de la substance qui les loge est connu sous le nom de *membrane chorio-
capillaire* de Ruysch, ou de *membrane Ruyschienne*. Tout à fait
en dedans, sur la limite de la membrane, on peut constater une
lamelle élastique, sans capillaires, de 3 μ d'épaisseur.

4° **Couche pigmentaire interne**. — Cette couche est constituée
par des cellules régulièrement hexagonales, *cellules pigmentaires*,
pigment choroïdien. Celles-ci sont régulièrement juxtaposées par
leurs bords ; elles offrent l'aspect d'une belle mosaïque. Dans les
trois quarts postérieurs de la choroïde, on trouve un seul plan de
cellules ; mais dans le quart antérieur, en avant de l'*ora serrata*,
on en rencontre deux ou trois. En ce point, les cellules ne sont
plus hexagonales, elles offrent une forme arrondie.

Les cellules constituent une couche régulière sans aucune substance intermédiaire ; elles sont juxtaposées. On peut les comparer
à des cellules épithéliales remplies de granulations pigmentaires.
Elles existent, du reste, chez les albinos et dans la portion verdâtre, appelée *tapis*, du fond de l'œil des ruminants et autres animaux.

Les cellules ont une largeur de 15 μ en moyenne, et une épaisseur de 9 μ. Elles ont une paroi délicate et fragile. Leur contenu liquide renferme un noyau et des granulations pigmentaires ; le noyau occupe le côté adhérent, le fond de la cellule ; les granulations sont plus abondantes du côté qui regarde la pupille et, par conséquent, la lumière. Les cellules pigmentaires arrondies du quart antérieur de l'œil tapissent les procès ciliaires, et sont complètement remplies de granulations pigmentaires. Le noyau offre 4 μ d'épaisseur ; les granulations, douées d'un mouvement brownien très énergique, surtout hors des cellules, sont ovalaires ou arrondies, et mesurent 1 μ en moyenne.

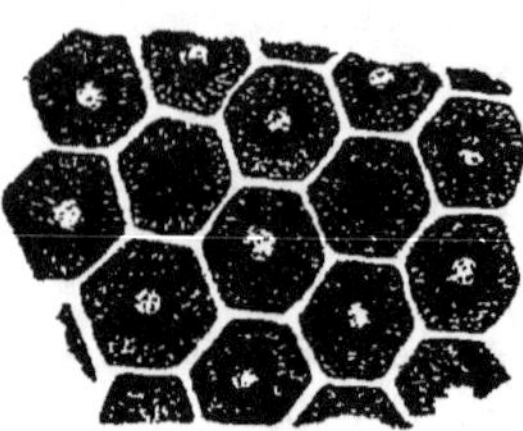

Fig. 557. — Épithélium pigmenté de la choroïde vu de face (grossissement 500) (Cadiat).

Le pigment se montre au commencement du cinquième mois de la vie intra-utérine ; on l'observe d'abord sur les procès ciliaires, puis il gagne le fond de l'œil d'avant en arrière. Le fond de l'œil n'est pigmenté qu'à la fin du septième mois. Chez les vieillards, les granulations s'atrophient en partie, et cette couche offre une couleur moins foncée.

La couche pigmentaire est très peu adhérente à la rétine dans ses trois quarts postérieurs, et cependant la surface rétinienne des cellules est creusée de petites facettes destinées à loger l'extrémité des bâtonnets de la rétine. Dans son quart antérieur, elle adhère intimement à la partie antérieure de la rétine, avec la membrane hyaloïde et avec la zone de Zinn, dont on ne peut la séparer sans déchirures.

Parmi les quatre couches que je viens de décrire, la dernière seule se continue jusqu'à l'iris : les trois autres semblent interrompues par la présence de la *zone ciliaire*. La limite de ces parties, autrement dit le point où la choroïde s'épaissit, est indiquée par un bord festonné : *ora serrata*. C'est au niveau de ce bord festonné que se terminent les éléments nerveux de la rétine, appartenant au bord postérieur du muscle ciliaire. L'ora serrata est située à 6 millimètres en arrière de la circonférence de la cornée, c'est-à-dire que la zone ciliaire offre une surface de 6 millimètres.

Muscle ciliaire (1).

Le *muscle ciliaire* de Bowman, ou *muscle tenseur de la choroïde* de Brücke, muscle lisse, découvert à peu près à la même époque par ces deux anatomistes, termine la choroïde en avant ; il

(1) Ce muscle a été appelé *anneau ciliaire, cercle ciliaire, ganglion ciliaire* : ces expressions ne sont plus usitées.

constitue le feuillet externe, ou choroïdien de la zone ou couronne ciliaire.

Il a la forme d'un anneau, d'une zone de 6 millimètres de largeur, dont la surface externe répond à la sclérotique (le canal de Fontana est une bourse séreuse circulaire située autour de ce muscle, entre le muscle et la sclérotique).

Il est en rapport avec le corps ciliaire par sa face interne. Son bord antérieur se termine sur la paroi postérieure ou interne du canal de Schlemm, sur un mince ruban formé de tissu fibreux, et surtout des fibres venues de la membrane de Descemet ; en un mot sur ce cercle auquel Döllinger a donné le nom d'*anneau tendineux*. Son bord postérieur se continue avec la choroïde.

Des fibres antéro-postérieures, ou radiées, et des fibres circulaires constituent ce muscle. Les *fibres radiées*, de beaucoup les plus nombreuses, se fixent, en avant à l'anneau tendineux de Döllinger, et se portent vers la partie postérieure de l'œil pour se confondre avec le tissu de la choroïde. Les fibres *circulaires*, signalées en même temps par Rouget et H. Müller, sont situées en dedans des fibres radiées et à leur partie antérieure ; elles s'entre-croisent en partie avec les précédentes, dont elles forment la dixième partie. On désigne, en Allemagne, les fibres circulaires sous le nom de *muscle de Muller*, 1857 ; nous l'appellerons, en France, *muscle de Rouget*, 1856.

Le muscle de Rouget, d'après les recherches d'Iwanoff et de Arlt, est plus faible chez les *myopes*, et très développé chez les *hypermétropes*.

Les fibres du muscle ciliaire sont très altérables et difficiles à préparer chez l'homme ; elles sont courtes ; les plus volumineuses ont 45 µ de longueur sur 7 de largeur.

On trouve dans le muscle ciliaire un grand nombre de nerfs, sur le trajet desquels Krause et H. Müller ont décrit de petits ganglions.

Les contractions du muscle ciliaire sont involontaires ; elles ont pour effet de comprimer le cristallin et d'augmenter son diamètre antéro-postérieur, dans l'accommodation. Le muscle, en augmentant l'épaisseur du cristallin, déplace son foyer et accommode ainsi l'œil à la vision des objets rapprochés. C'est pourquoi on l'appelle encore *muscle de l'accommodation*.

Procès ciliaires.

Ces replis sont situés à la face interne du muscle ciliaire. Il semble qu'à ce niveau la face interne de la choroïde ait été plissée. Ces procès sont au nombre de 70 à 80. Par leur réunion, ces replis forment autour du cristallin une couronne, *corps ciliaire* ; ils augmentent de largeur à mesure qu'ils se rapprochent de l'iris, et présentent une longueur de près d'un centimètre (fig. 558, E). Chaque procès ciliaire a la forme d'une pyramide triangulaire, dont la base est adossée et adhérente à la face postérieure de l'iris, tandis que son sommet se perd en arrière sur la face interne de la choroïde. L'une des faces de cette pyramide est en rapport avec la face interne du muscle ciliaire, et les deux autres faces, qui regar-

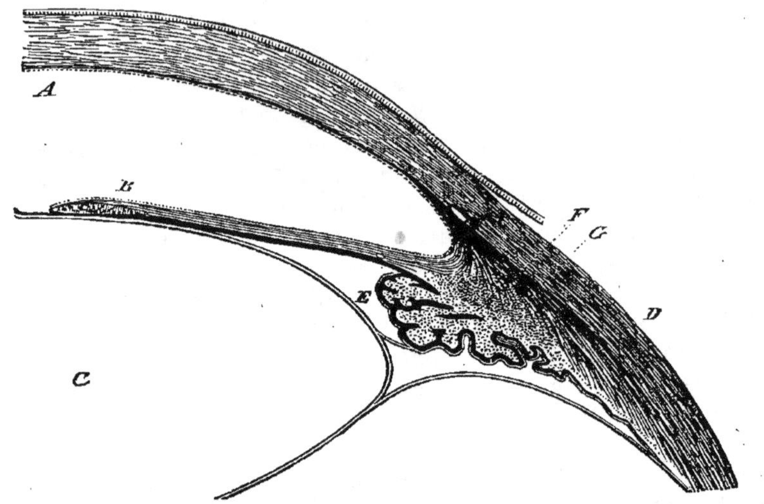

Fig. 558. — Coupe horizontale du point de réunion de la cornée et de la sclérotique, du muscle ciliaire et de l'iris.

A, cornée. — B, iris. — C, cristallin. — D, sclérotique. — E, procès ciliaire. — F, portion circulaire du muscle ciliaire. — G, portion radiée du muscle ciliaire.
Le point blanc que l'on observe à l'union de la cornée et de la sclérotique est le canal de Schlemm ; on voit en arrière de lui l'anneau tendineux et des fibres du ligament pectiné.

dent l'intérieur de l'œil, sont en rapport avec des plis analogues, appartenant à la zone de Zinn et s'engrenant avec eux autour du cristallin. (Voy. *Zone de Zinn.*) Les procès ciliaires forment autour du cristallin une couronne régulière analogue à celle que forment les griffes d'une bague autour d'un diamant enchatonné (fig. 558). Lorsque le muscle ciliaire se contracte autour de la circonférence du cristallin, dans l'accommodation, les procès ciliaires font l'office d'un coussinet qui rend plus douce et plus régulière cette compression.

La base, ou extrémité antérieure des procès ciliaires, remplit l'espace situé entre l'iris et le cristallin, et comble ainsi tout ce qui, à la rigueur, aurait pu exister de chambre postérieure, en arrière de l'iris.

Les procès ciliaires sont remplis surtout de vaisseaux veineux ; leur trame est formée de substance conjonctive homogène, avec un grand nombre de cellules étoilées. A leur surface interne, ils sont revêtus par la couche pigmentaire déjà décrite, et ils se mou-

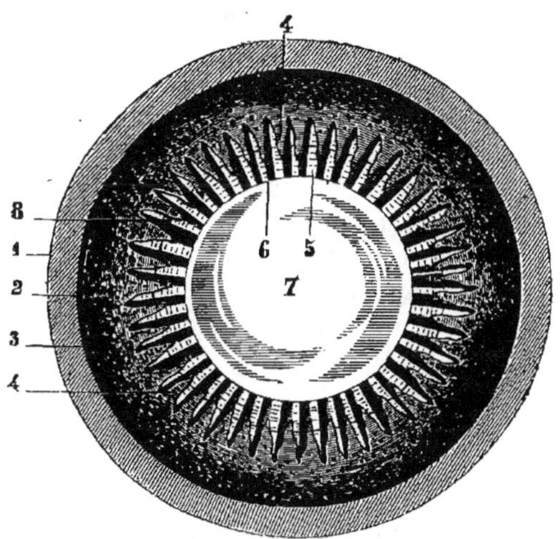

Fig. 559. — Hémisphère antérieur de l'œil vu en arrière.

1, sclérotique. — 2, choroïde. — 3, muscle ciliaire. — 4, 8, couronne ciliaire. — 5, un procès ciliaire, repli de la choroïde. — 6, bord du muscle ciliaire. — 7, cristalloïde postérieure.

lent, à ce niveau, sur la face externe de la zone de Zinn, avec laquelle ils s'engrènent.

§ 4. — IRIS

L'iris est une membrane musculaire et vasculaire, située en avant du cristallin, et destinée à régler la quantité de rayons lumineux qui doivent traverser cette lentille.

Il présente à étudier deux faces, deux circonférences et sa structure.

Face antérieure. — Un peu convexe, cette face forme la paroi postérieure de la chambre antérieure. Elle est diversement colorée selon les sujets, et sa coloration dépend toujours de la quantité de pigment qui est situé sur sa face postérieure et dans son épaisseur. Sur cette face, on trouve autour de la pupille une portion annulaire plus foncée, qu'on appelle *anneau coloré interne*, et en dehors de cet anneau une portion plus claire, appelée *anneau coloré externe*. On voit quelquefois sur cette face de petites taches noires qui sont formées par l'accumulation de quelques cellules de pigment. On trouve les prolongements élastiques qui constituent le ligament pectiné.

Face postérieure. — La face postérieure de l'iris, un peu con-

cave, est recouverte d'une couche de cellules pigmentaires dont
la réunion constitue ce que les anciens appelaient membrane *uvée*.
Les cellules qui la constituent arrivent jusqu'à la pupille, dont
elles foncent le bord. Cette face est en rapport, aux environs de la pupille, avec le cristallin, contre lequel elle est appliquée, et tout autour du cristallin avec la base des procès ciliaires et le muscle ciliaire. Il n'y a pas simplement, à ce niveau, adossement des procès ciliaires et du muscle ciliaire à la face postérieure de l'iris, mais adhérence. En effet, l'iris présente à sa face postérieure des plis qui s'engrènent avec la base des procès ciliaires, et l'on voit manifestement à ce niveau (Rouget, Giraldès) des vaisseaux et des fibres musculaires se porter de l'iris aux procès ciliaires et au muscle ciliaire. Par ces rapports, on comprend qu'il n'existe point de cavité entre l'iris et le cristallin ; encore une fois, il n'y a point de chambre postérieure.

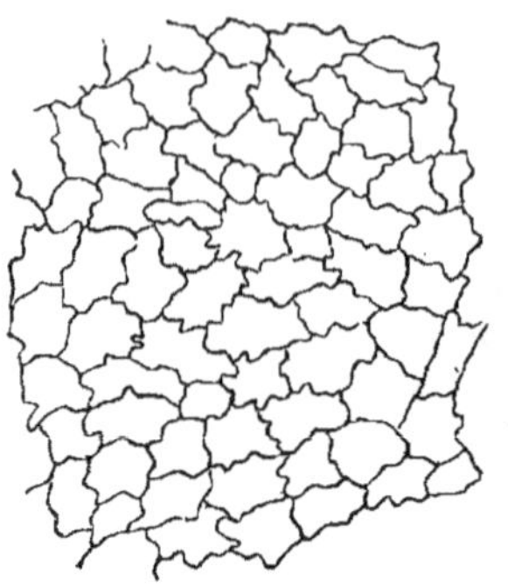

Fig. 560. — Épithélium de la face antérieure de l'iris, mis en évidence par le nitrate d'argent (grossi 350) (Cadiat).

Petite circonférence, ou pupille. — La pupille n'occupe pas
exactement le centre de l'iris : elle est située un peu en dedans et
en bas. On la voit à chaque instant se dilater ou se rétrécir. La
dilatation est causée par des agents physiques, *obscurité*, par des
agents médicamenteux, *belladone*, etc., et par l'amaurose ou paralysie de la rétine. Le rétrécissement de la pupille se montre à la
lumière vive, sous l'influence de la *strychnine*, de la fève de Calabar, dont le principe actif est l'*ésérine*, etc.

Grande circonférence. — La grande circonférence de l'iris ne
s'insère point, comme le disent quelques auteurs, à l'union de la
cornée et de la sclérotique, mais bien sur la sclérotique même,
à 1 millimètre ou 1 millimètre 1/2 en arrière de la cornée. L'adhérence se fait par les fibres radiées de l'iris, qui vont s'insérer sur
l'anneau tendineux qui forme la paroi postérieure du canal de
Schlemm, et se confondre en partie avec les fibres musculaires
du muscle ciliaire. Cette adhérence est consolidée par les organes
vasculaires et nerveux qui viennent de la choroïde, c'est-à-dire
du muscle ciliaire et des procès ciliaires. Elle est consolidée encore par le ligament pectiné de Hueck, qui s'étend de la paroi
postérieure du canal de Schlemm à la partie antérieure de la circonférence de l'iris.

Structure de l'iris.

Uvée. — Une *couche de pigment* à cellules superposées forme une membrane en arrière de l'iris ; c'est l'*uvée* proprement dite. Une *couche irrégulière de cellules polyédriques* plus ou moins arrondies se trouve sur la face antérieure de l'iris : elles se continuent avec l'épithélium de la membrane de Descemet.

Tissu propre de l'iris. — Entre ces deux couches, on observe le tissu propre de l'iris, formé d'un stroma, de fibres musculaires, de vaisseaux et de nerfs.

Le *stroma iridien* ressemble beaucoup à celui de la choroïde. C'est une substance conjonctive, renfermant un grand nombre de cellules conjonctives étoilées. Ces corpuscules sont incolores chez les albinos, peu colorés dans les yeux bleus, et chargés de granulations de pigment dans les yeux bruns ou noirs. Dans ces derniers, on trouve souvent des granulations pigmentaires entre les éléments. Y a-t-il des fibres musculaires lisses dans le stroma iridien ? On n'est pas bien fixé à cet égard.

Fibres musculaires. — Les fibres musculaires sont des fibres lisses. Chez les oiseaux, elles sont striées. Ces fibres lisses sont, les unes circulaires, les autres radiées. Elles sont extrêmement difficiles à étudier chez l'homme.

Sphincter pupillaire. — Ce muscle occupe le bord de la pupille; il a un millimètre de largeur ; ses fibres s'entre-croisent à angle aigu. Le nerf moteur oculaire commun préside à sa contraction.

Dilatateur pupillaire. — Ces fibres convergent de la grande circonférence de l'iris vers la petite. Elles s'entre-croisent avec les vaisseaux, qui ont la même direction, et leur extrémité interne se perd soit vers le bord externe du sphincter pupillaire, soit sur sa face postérieure. Le grand sympathique anime ce muscle.

Récemment, Grünhagen (1864, 1888), Boë (1885), Retterer (1888), ont nié l'existence de ce muscle. Plus récemment encore, Gabrielidès (1895), Vialleton (1897) et Grymffelt (1899) ont affirmé qu'il existe. Ces divergences prouvent la difficulté de son étude.

Des *artères* nombreuses se rencontrent dans l'iris : elles sont fournies en partie par la terminaison des ciliaires courtes postérieures, et surtout par les ciliaires longues postérieures et les ciliaires antérieures. (Voy. *Vaisseaux de l'œil*). Ces artères se portent du grand cercle artériel de l'iris à la pupille, en s'anastomosant entre elles pour former le petit cercle artériel de l'iris. Au niveau de la pupille, chez le fœtus, elles forment, dans la membrane pupillaire de Wachendorf, un réseau qui communique avec la branche que l'artère centrale de la rétine donne au cristallin. Selon Rouget, le petit cercle artériel de l'iris serait déterminé par le retrait des vaisseaux de la membrane pupillaire, lorsque celle-ci se détruit. On appelle *membrane pupillaire* une lamelle très mince, qui ferme la pupille chez le fœtus. Elle se détruit au septième mois de la vie intra-utérine pour former la pupille (1).

Il y a, dans l'iris, des *veines* très nombreuses qui se jettent dans les veines choroïdiennes.

Les *nerfs* de l'iris viennent des nerfs ciliaires ; ils sont très nombreux. Leur trajet et leur terminaison n'ont pas encore été bien étudiés.

L'iris est un diaphragme mobile, à ouverture variable, dont la fonction est de régler la quantité de lumière qui pénètre dans l'œil ; aussi la pupille se rétrécit-elle en raison de l'intensité des rayons lumineux. Il sert encore à corriger l'*aberration de sphéricité*, en empêchant les rayons marginaux de traverser les bords du cristallin. Il remplit, en un mot, le rôle du diaphragme dans les instruments d'optique.

Usages. — Deux nerfs président à ces mouvements de la pupille ; le nerf moteur oculaire commun anime le sphincter pupillaire, tandis que le sympathique anime le dilatateur. Il est facile de se rendre compte, par l'expérience, de l'action de ces deux nerfs sur l'iris.

Certains agents médicamenteux exercent un curieux effet sur les fibres musculaires de l'iris, et il semble que chaque agent agisse de préférence sur tel ou tel ordre de fibres. Si nous prenons la belladone pour exemple, nous voyons que son principe actif a une action élective sur les fibres radiées de l'iris, qui se contractent. La dilatation pupillaire est donc due ici à une contraction du dilatateur, et non, comme quelques auteurs l'ont dit, à une paralysie du sphincter pupillaire. L'*atropine*, principe actif de la belladone, a une action plus profonde ; elle agit sur les vaisseaux de l'œil, qu'elle dilate.

Le hasard a fait découvrir un agent qui a sur l'iris une action inverse : je veux parler de la fève de Calabar et de son principe actif, l'*ésérine*. En effet, l'instillation de cette substance sur la cornée détermine, au bout de 10 à 15 minutes, un rétrécissement manifeste de la pupille, même après que celle-ci a été dilatée par la

(1) La *membrane pupillaire* fut découverte, en 1740, par Wachendorff, professeur de botanique à l'Université d'Utrecht. Il n'en reste plus de vestiges au moment de la naissance. Haller fait remarquer que cette membrane contient des vaisseaux injectables.

belladone. Warthon Jones a montré que cette action s'étend jusqu'aux vaisseaux des membranes de l'œil en les contractant. On utilise les propriétés opposées de l'atropine et de l'ésérine, qu'on emploie alternativement, pour modifier l'état d'inflammation de certaines parties de l'œil.

Les *mouvements* de l'iris s'opèrent par glissement à la surface du cristallin. Lorsqu'il s'enflamme, on a l'*iritis*. Dans cette maladie il se fait, à la surface de l'iris, un exsudat

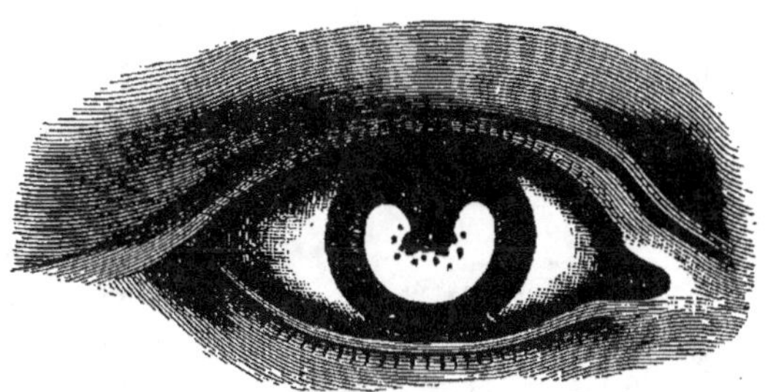

Fig. 561. — Déformation de la pupille par une synéchie postérieure de l'iris adhérant au centre du cristallin.

plastique qui le fait adhérer, soit à la cornée, *synéchie antérieure*, soit au cristallin, *synéchie postérieure*; celle-ci s'accompagne de déformation de la pupille, principalement dans sa dilatation.

Lorsque la pupille ne fonctionne pas, par suite d'une opacité centrale de la cornée, on pratique un trou à l'iris; c'est ce qu'on appelle l'opération de la *pupille artificielle* (iridectomie).

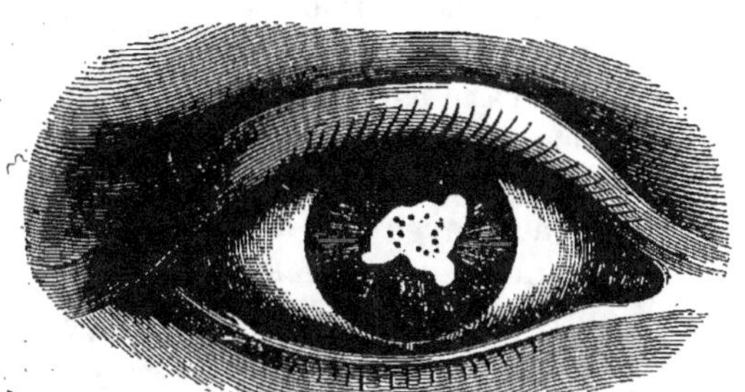

Fig. 562. — Synéchies postérieures ayant déformé la pupille. Grains pigmentaires venus de l'iris et adhérant au cristallin.

§ 5. — RÉTINE

La rétine est une membrane grisâtre, mince, très délicate, et la plus interne des membranes du globe oculaire. Elle embrasse le corps vitré, et se trouve située entre ce corps vitré et la choroïde, à laquelle elle adhère légèrement par contact, mais sans aucune espèce de continuité. Presque transparente et hyaline chez le vivant, la rétine s'altère rapidement après la mort, et devient opaque sur le cadavre. Son épaisseur est de 400 μ à son origine; puis elle n'est plus que de 200 μ, pour n'atteindre que 100 μ environ au niveau de sa terminaison. Lâchement unie aux parties voisines par ses deux faces, ayant une circulation indépendante, cette membrane offre certaines particularités anatomiques.

Elle offre à étudier deux faces, un bord antérieur et sa structure.

Surface choroïdienne ou externe. — La face externe, ou convexe, s'applique sur le pigment de la choroïde sans lui adhérer. Elle lui adhère si peu qu'on observe assez souvent le décollement de la rétine. On comprend que cette lésion produise des troubles de la vision. Elle présente au niveau de l'axe antéro-postérieur de l'œil une dépression transversale de peu d'étendue, correspondant à un pli situé au même point sur la surface opposée.

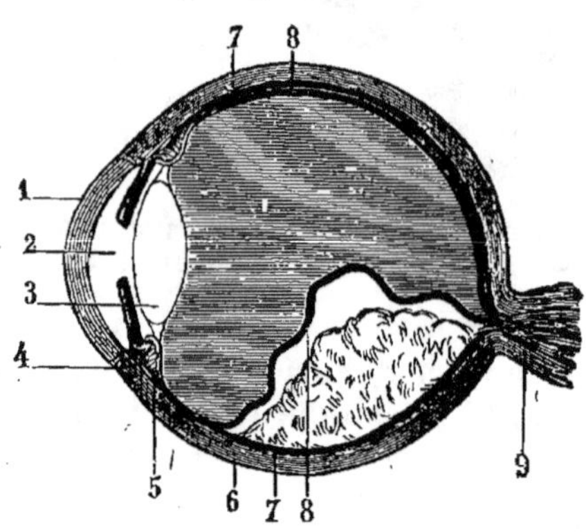

Fig. 563. — Décollement de la rétine.

1, cornée. — 2, pupille. — 3, cristallin. — 4, 6, sclérotique. — 5, procès ciliaire. — 7, choroïde. — 8, rétine décollée. — 9, nerf optique.

Surface hyaloïdienne ou interne. — La face interne ou concave est en contact avec la membrane hyaloïde, qui entoure le corps vitré, et ne contracte avec elle aucune adhérence. Au niveau du point correspondant à l'entrée du nerf optique, c'est-à-dire un peu au-dessous et en dedans de l'axe visuel, on aperçoit sur cette face une tache blanche circulaire de 1 millimètre 1/2 de diamètre, faisant une légère saillie, un peu déprimée au centre, qu'on appelle en anatomie *papille*, et en physiologie *punctum cæcum*.

On aperçoit, avec l'ophtalmoscope, les vaisseaux de la rétine émerger de cette dépression pour se répandre dans cette membrane.

On trouve aussi, en dehors de l'insertion du nerf optique, un pli transversal n'existant pas probablement sur le vivant, et situé sur le trajet de l'axe antéro-postérieur de l'œil.

Ce pli a 3 millimètres de longueur et 1 millimètre de hauteur. Il correspond à la dépression que nous avons signalée sur la face postérieure.

On observe sur sa partie la plus saillante une tache jaune (*lutea centralis, fovea centralis*) occupant le centre optique de l'œil, de forme ovalaire, à grand axe transversal. Son centre est déprimé, et cette dépression (*fosse centrale*) a été, à tort, considérée comme un trou véritable (*foramen centrale Sœmmeringii*).

Terminaison de la rétine. — La rétine se termine, en avant, en deux points : 1° à l'ora serrata, où tous les éléments nerveux s'arrêtent ; 2° à la circonférence de l'iris, jusqu'où s'étendent les éléments conjonctifs.

(Pour la structure de la *rétine*, voy. 2e vol., p. 740).

Portion ciliaire de la rétine. — Les éléments nerveux de la rétine s'arrêtent à l'ora serrata. La rétine se prolonge cependant jusqu'à la grande circonférence de l'iris, sous forme d'une pellicule mince qui sépare les replis du corps ciliaire et la zone de Zinn. Il est difficile de démêler, à ce niveau, ce qui appartient à cette pellicule et à la zone de Zinn.

Selon Kölliker, cette pellicule aurait de 40 à 45 μ d'épaisseur. Sur des préparations à l'acide chromique, on reconnaîtrait que cette couche se compose de cellules cylindriques longues, contenant un noyau et rappelant l'aspect de cellules épithéliales. Elle serait la continuation de la membrane limitante interne. H. Müller prolonge cette pellicule jusqu'à la pupille, sur la face postérieure de l'iris.

Fonctions de la rétine. — La rétine est sensible aux impressions lumineuses seulement (1).

Les rayons lumineux traversent la rétine, l'impressionnent, puis sont absorbés par le pigment choroïdien. L'absence de pigment entraîne un trouble considérable de la vision. On comprend, d'après cela, que la papille du nerf optique ne soit pas sensible à la lumière ; c'est là le *punctum cæcum* des physiologistes.

On peut affirmer que ce ne sont pas les fibres nerveuses qui sont sensibles, puisqu'elles manquent dans la *tache jaune* (*macula lutea*), le seul point où se peignent les images. D'autre part, en considérant la situation de la tache jaune et de sa fossette centrale dans la direction antéro-postérieure de l'œil, on ne pourrait chercher ailleurs le point sensible de la rétine.

La tache jaune est donc le siège des images rétiniennes. Comment l'impression lumineuse est-elle perçue ? En ayant égard aux conditions de structure dont nous venons de parler et aux liens qui unissent les divers éléments de la rétine, on en est arrivé à supposer que les impressions sont perçues par la couche des cônes et des bâtonnets, par les cônes principalement, puisqu'il n'y a que des cônes dans la tache jaune (H. Müller, Kölliker).

(1) Magendie, opérant une femme de la cataracte, ne craignit pas de diriger son aiguille vers le fond de l'œil et de piquer cinq ou six fois la rétine en divers points ; la malade ne manifesta aucune douleur. Sur un homme qui se présenta un peu plus tard pour subir la même opération, le même expérimentateur, usant de la même témérité, piqua la rétine à différentes reprises, et cette fois encore aucune sensation douloureuse ne vint révéler au patient les coupables tentatives dont il était l'objet. (Sappey, 1re édition, t. II, p. 203.)

Ces éléments, étant impressionnés, transmettent leur impression à la couche des cellules nerveuses, qu'on peut considérer comme un ganglion nerveux étalé en membrane. Du ganglion, l'impression est portée au cerveau par le nerf optique. Les conducteurs entre les cellules nerveuses de la rétine et le cerveau sont les fibres de la rétine ; celles qui vont de la couche des cônes et des bâtonnets aux cellules sont les filaments découverts par H. Müller, et qui portent sur leur trajet les grains de cônes et de bâtonnets et les grains du plan interne de la couche granuleuse. Nous avons vu, en effet, que les éléments de toutes les couches sont en continuité.

Schultze a exprimé cette hypothèse, que les bâtonnets reçoivent l'impression de la lumière, tandis que les cônes sont chargés de la perception des couleurs. D'après cet auteur, les animaux nocturnes ne possèdent pas de cônes, même au niveau de la tache jaune.

§ 6. — CHAMBRE ANTÉRIEURE ET HUMEUR AQUEUSE

On donne le nom de chambre antérieure de l'œil à l'espace qui sépare la cornée de l'iris. Elle est remplie par l'humeur aqueuse, liquide transparent, très fluide, dont la quantité correspond à 8 gouttes d'eau. L'humeur aqueuse est exhalée par les vaisseaux de l'iris et des procès ciliaires ; elle présente ceci de particulier qu'elle se renouvelle immédiatement après que le liquide a été évacué par une plaie de la cornée, ce que Galien avait déjà observé sur un enfant qui avait une plaie de la cornée. On peut s'en assurer en faisant abaisser la paupière supérieure du malade après la formation du lambeau cornéen dans l'opération de la *cataracte par extraction*.

La chambre antérieure est tapissée par la membrane de Descemet (1), qui se réfléchit tout autour de la cornée pour se jeter sur la face antérieure de l'iris et constituer le ligament pectiné de Hueck (voy. *Cornée*).

Le diamètre antéro-postérieur de cette cavité est de 2 millimètres à 2 millimètres 1/2.

(1) Descemet, né en 1732, mort en 1810, professeur à Paris. La membrane de Descemet fut décrite de nouveau par Demours.

Ces deux savants se sont disputé la gloire de la découverte de cette membrane ; l'un l'avait appelée *lame cartilagineuse de la cornée*, l'autre *tunique de l'humeur aqueuse* (*Mémoire des savants étrangers*, 1767, t. V, p. 177. Lettre à M. Petit). Ils avaient remarqué que cette membrane se replie sur l'iris, et ils pensaient que son usage était de mettre la cornée à l'abri des inconvénients de la macération.

§ 7. — CHAMBRE POSTÉRIEURE

La chambre postérieure n'existe que dans quelques livres et dans l'esprit de certains chirurgiens. Ceux qui l'admettent disent que cette chambre, remplie par l'humeur aqueuse, est limitée par l'iris en avant, le cristallin en arrière, les procès ciliaires et la zone de Zinn sur la circonférence. Aujourd'hui, on est à peu près d'accord pour rejeter la chambre postérieure. En effet, *pendant la vie*, alors que les vaisseaux choroïdiens et iridiens sont pleins de sang, la face postérieure de l'iris se moule sur la face antérieure du cristallin, et la base des procès ciliaires entoure la partie anté-rieure de la circonférence de cette lentille, de façon à faire dis-paraître tout espace qui pourrait séparer le cristallin de l'iris. De l'absence de chambre postérieure, il résulte que la pupille est appliquée contre le cristallin et qu'il ne sera plus utile de dire *chambre antérieure*, mais bien *chambre de l'œil* (1).

§ 8. — CRISTALLIN

Le cristallin est un corps parfaitement transparent, solide, en forme de lentille biconvexe, situé entre l'iris et le corps vitré (2).

(1) « J'avoue, dit Lieutaud, et de bonne foi, que je n'ai rien vu de semblable à la chambre postérieure, et je ne comprends même pas qu'il puisse y avoir un vide entre une membrane molle et une surface qui a quelque convexité. » Portal, t. VI, p. 444.

(2) Sous l'influence de la vieillesse, et par suite de lésions traumatiques, le cristallin devient parfois tout à fait opaque. Cette opacité constitue la *cata-racte*. Les anciens croyaient que c'était une pellicule, comme le croit encore le vulgaire. Werner, Rolfinck, Borel, médecin de Castres, 1656, Gassendi, 1658, et Rohant, 1671, démontrèrent que la cataracte siégeait dans le cristallin. On ne les crut pas et les *oculistes* pensaient toujours qu'ils abaissaient une toile lorsqu'ils abaissaient le cristallin dans le corps vitré.

Il fallut que le Dr Bourdelot, médecin de la Reine, atteint de cataracte, se sacrifiât. Il demanda qu'on ouvrit ses yeux après sa mort. On trouva le cris-tallin opaque.

Petit retira de la chambre antérieure d'un prêtre un cristallin cataracté qui y était tombé. Il fallut bien se rendre à l'évidence.

Le mot *cataracte* a divers sens. Il doit être pris ici dans le sens d'*écluse*, *cataracta*.

Le *cristallin cataracté* ne peut être guéri sans opération. Il n'y a que les gens *crédules* qui croient à sa guérison par des médicaments ou par des sorti-lèges. L'opération de la cataracte se fait par abaissement ou par extraction.

Opération *par abaissement :* 1° introduire une aiguille à cataracte à travers la sclérotique ; 2° déchirer la cristalloïde postérieure, très friable ; 3° reporter l'aiguille en avant du cristallin ; 4° refouler cet organe en arrière et en bas dans le corps vitré.

Pour opérer *par extraction*, on fait une incision de la cornée en haut, *kéra-tomie supérieure*, ou en bas, *kératomie inférieure;* puis on déchire, à travers la pupille, la *cristalloïde* antérieure, et par une douce pression exercée lente-ment sur le globe oculaire, on fait sortir le cristallin par la plaie de la cornée.

Le cristallin de l'adulte présente, en moyenne, de 8 à 9 millimètres de diamètre. Son axe mesure, d'avant en arrière, de 4 à 5 millimètres. Sa face postérieure est plus convexe que l'antérieure, ainsi que Fallope l'a fait observer le premier. Chez le fœtus, les diamètres du cristallin sont les mêmes que ceux de l'adulte; mais l'axe est beaucoup plus long, de sorte qu'à cet âge le cristallin est à peu près sphérique. A mesure que l'enfant se développe, cet organe s'aplatit un peu d'avant en arrière.

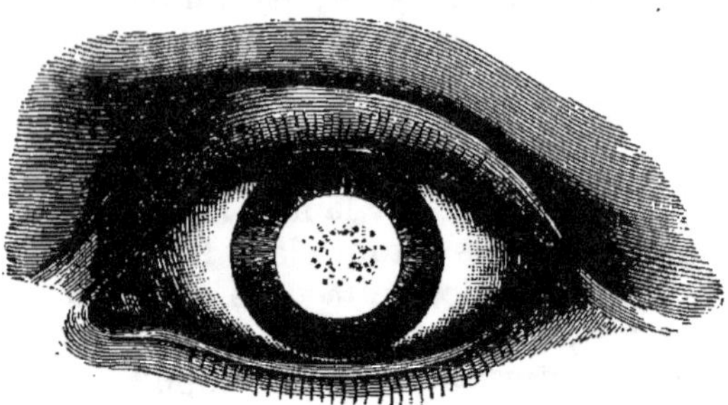

Fig. 564. — Cataracte ponctuée avec dépôts pigmentaires sur la capsule du cristallin.

Le cristallin est mou et se laisse facilement écraser. De bonne heure, à trente-cinq ans chez la femme, à quarante ans chez l'homme, il commence à durcir. Il n'obéit plus aisément à la contraction du muscle ciliaire dans l'accommodation; le besoin d'un lorgnon se fait sentir. Puis le cristallin durcit davantage et il faut augmenter la force de la lentille biconvexe du lorgnon.

Le cristallin est en rapport, par sa face postérieure, avec la membrane hyaloïde et le corps vitré, creusé d'une dépression pour le recevoir. Par sa face antérieure, le cristallin est en rapport avec la pupille et l'iris. Sur les limites de cette face, le cristallin est recouvert par la zone de Zinn. Au niveau de sa circonférence, on voit

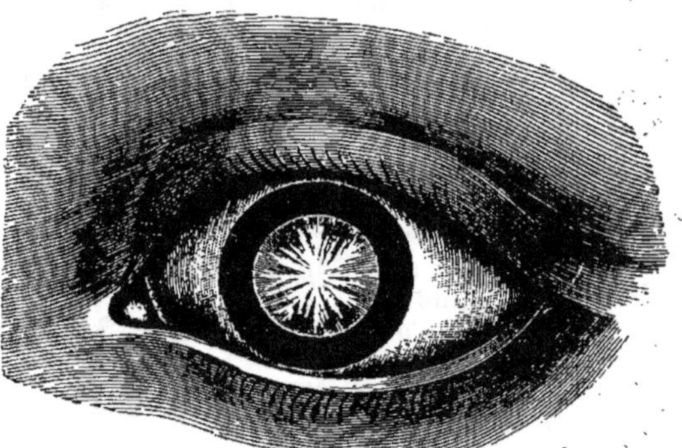

Fig. 565. — Cataracte étoilée.

la zone de Zinn et la membrane hyaloïde se séparer pour passer, la première en avant et la seconde en arrière, en formant un canal prismatique et triangulaire entourant la circonférence cristalline : c'est le *canal godronné de Petit.*

Le *canal godronné* a été signalé par Pourfour du Petit en 1728, sous le nom de canal godronné. Pour le distinguer il faut le piquer délicatement avec un tube de verre effilé à la lampe, et l'insuffler.

« Lorsqu'il est rempli d'air, dit cet auteur, il s'y fait des bosselures semblables aux ornements que l'on fait sur des pièces d'argenterie, que l'on nomme *vaisselle godronnée*. » Sappey, 1re édition, II, 688.

Autour de la circonférence du cristallin on trouve encore, en dehors de la zone de Zinn, la couronne ciliaire, et plus en dehors le muscle ciliaire.

Capsule du cristallin. — La lentille cristallinienne est enveloppée par une membrane appelée *capsule du cristallin*, ou *cristalloïde*.

Elle est mince, transparente, sans apparence d'organisation. Elle présente une certaine élasticité. Celle qui recouvre la face antérieure s'appelle *cristalloïde antérieure*, et la postérieure est connue sous le nom de *cristalloïde postérieure*.

Fallope, qui découvrit la capsule du cristallin, fit voir qu'elle n'est pas une continuation de la membrane hyaloïde, comme on le croyait.

Cette membrane est formée d'une *substance amorphe*, homogène, par conséquent parfaitement transparente. Elle semble être de même nature que la lame vitrée des cellules épithéliales. La cristalloïde antérieure offre 15 μ d'épaisseur en moyenne ; mais, sur les bords du cristallin, au point d'insertion de la zone de Zinn, elle s'amincit, de même que la cristalloïde postérieure ; autrement dit, elle est plus mince de 2 à 4 μ au niveau des points où elle est en contact avec les éléments de la membrane hyaloïde et de la zone de Zinn. On ne peut pas la séparer de la membrane hyaloïde en arrière.

La capsule du cristallin est très élastique, ce dont on se rend compte en l'insufflant ou en l'incisant.

Sur la *face postérieure de la cristalloïde antérieure*, on trouve une couche de cellules épithéliales, cubiques dans l'enfance, aplaties dans l'âge adulte, et formant une mosaïque dont les pièces sont hexagonales.

Structure et développement du cristallin.

Dès que le canal neural s'est constitué chez l'embryon, c'est-à-dire tout à fait au début de la vie embryonnaire, on voit la vésicule oculaire faire saillie en avant de la vésicule cérébrale antérieure. Le développement de la vésicule oculaire se fait rapidement. C'est une sphère creuse, dont la moitié antérieure s'invagine dans la moitié postérieure (fig. 566). Les parois du canal neural provenant directement de l'ectoderme, la rétine est donc une *production indirecte de l'ectoderme*. En même temps, l'ectoderme, qui couvre la tête de l'embryon, s'épaissit en face de la vésicule oculaire. Cet épaississement deviendra le cristallin, *production di-*

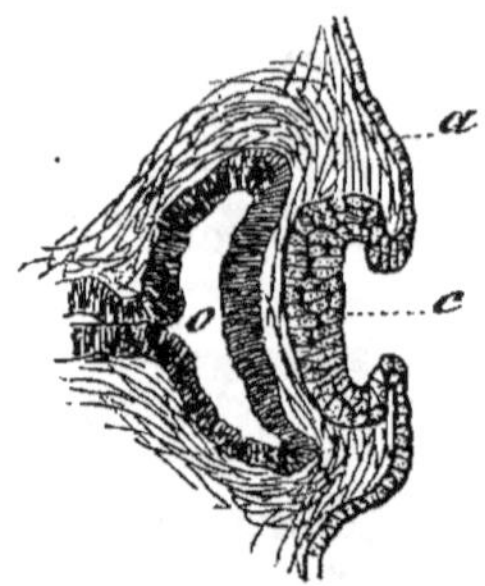

Fig. 566. — Coupe de la rétine, au troisième jour de l'incubation chez le poulet.

a, ectoderme. — *c*, son épaississement devant former le cristallin. — *o*, moitié antérieure de la vésicule oculaire, refoulée dans la moitié postérieure pour former la rétine.

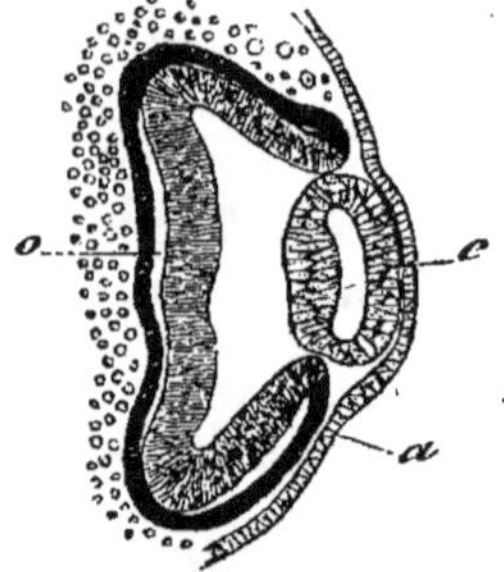

Fig. 567. — Coupe du cristallin, au quatrième jour de l'incubation chez le poulet. Le cristallin s'est détaché de l'ectoderme. On voit dans cette figure l'invagination de la moitié antérieure de la rétine.

a, ectoderme. — *c*, cristallin. — *o*, vésicule oculaire refoulée. On voit déjà le feuillet pigmentaire et le feuillet nerveux de la rétine.

recte de l'ectoderme. En même temps qu'il s'épaissit, l'ectoderme se déprime et donne naissance à la *fossette cristallinienne.* Cette fossette se creuse de plus en plus; elle s'élargit, et en même temps

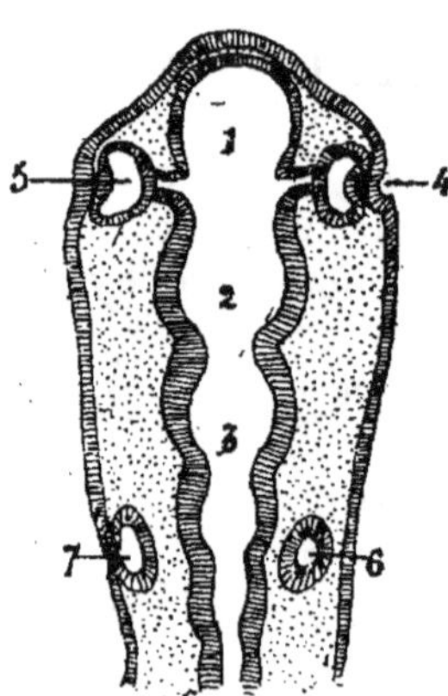

Fig. 568. — Développement de la rétine et du cristallin sur une tête d'embryon de poulet au commencement du troisième jour de l'incubation (d'après Mathias Duval).

1, 2, 3, les trois vésicules cérébrales. — 4, fossette cristallinienne et premier rudiment du cristallin. — 5, vésicule oculaire primitive en voie d'invagination, se transformant en vésicule oculaire secondaire. — 6, vésicule auditive provenant de la transformation de la fossette auditive.

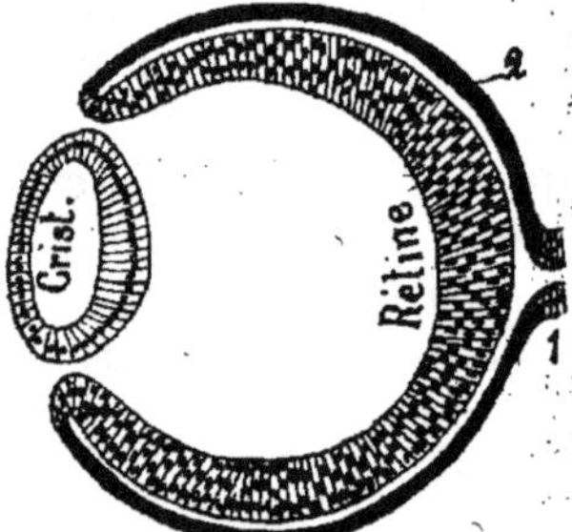

Fig. 569. — Développement de la rétine. On y voit l'invagination de la moitié antérieure de la rétine, sa couche pigmentaire et sa couche nerveuse. (d'après Mathias Duval).

1, nerf optique. — 2, pigment choroïdien.

ses bords se rapprochent de manière à limiter une cavité, la *vésicule cristallinienne.* Les parois de la vésicule cristallinienne se séparent rapidement de l'ectoderme, et les parois de la cavité cristallinienne vont donner naissance au cristallin. Dès le quatrième jour de l'incubation, chez le poulet, le cristallin est indépendant (fig. 567).

Les cellules ectodermiques, qui forment la paroi de la vésicule cristallinienne, vont donner naissance aux fibres du cristallin.

Celles de la paroi antérieure restent à l'état d'épithélium. Elles sécrètent en avant une lame vitrée qui deviendra la cristalloïde antérieure, et elles resteront, pendant toute la vie, à l'état d'épithélium sur la face postérieure de cette membrane. Cependant vers la circonférence du cristallin, on voit quelques cellules avec un prolongement ; ce sont des fibres cristalliniennes en voie d'évolution (fig. 571). Mais les cellules de la paroi postérieure subissent une étrange transformation. Pendant qu'elles se sécrètent, elles aussi, une lame vitrée, qui est la cristalloïde postérieure, le corps des cellules s'allonge prodigieusement en forme de fibres, de manière à former les fibres cristalliniennes qui constituent toute la masse du cristallin.

Fibres cristalliniennes. — Ces fibres sont des *tubes* à paroi homogène et transparente, contenant une matière albumineuse qu'on peut faire sortir sous forme de gouttelettes transparentes. Vers les parties centrales du cristallin, la substance liquide contenue dans les tubes se voit plus difficilement, les fibres étant plus étroites et plus résistantes. Le *noyau* du cristallin, partie centrale plus dure, est formé par ces fibres profondes.

La surface des fibres du cristallin n'est pas toujours régulière ; on la trouve quelquefois hérissée de dentelures, plus marquées sur les bords. Il en résulte un véritable engrènement des fibres les unes dans les autres.

Au niveau de leur partie moyenne, qui correspond à la circonférence, ou mieux à l'équateur du cristallin, on observe un *noyau* sur beaucoup de fibres. Ces noyaux ne se correspondent pas exactement sur toutes les fibres ; ils occupent une certaine étendue qui constitue la *zone des noyaux*.

Ces fibres offrent 8 μ de largeur et 3 μ d'épaisseur en moyenne, elles sont un peu plus larges à leurs extrémités.

Les *alcalis caustiques* dissolvent les fibres du cristallin ; toutes

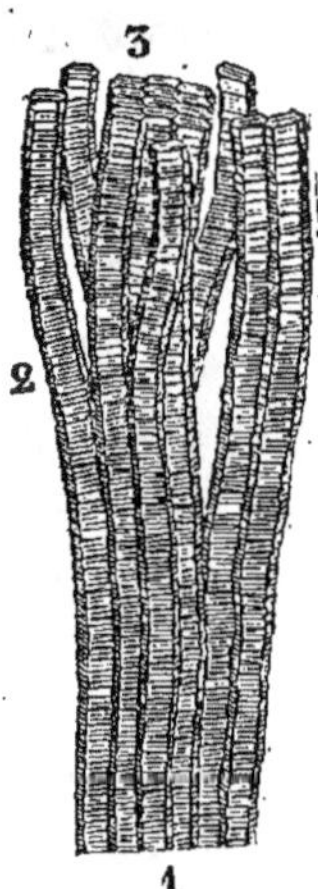

Fig. 570. — Fibres du cristallin.

1, faisceau de fibres. — 2, bords dentelés. — 3, extrémités juxtaposées régulièrement et simulant un épithélium à cellules hexagonales.

les substances qui coagulent l'albumine rendent les tubes plus foncés et plus solides : *alcool, acide chromique, créosote,* etc.

Agencement des fibres. — La lentille cristallinienne est uniquement formée de fibres, unies entre elles par une matière amorphe, et formant des masses que la même matière amorphe réunit.

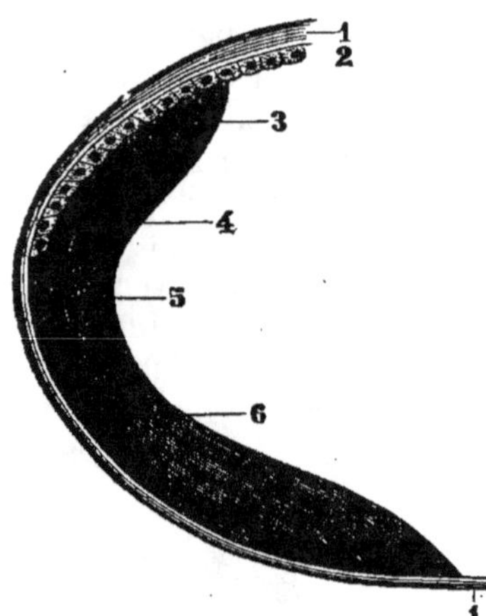

Fig. 571. — Figure schématique pour montrer le développement des fibres du cristallin.

1, 1, capsule cristalline. — 2, cellules épithéliales de la cristalloïde antérieure. — 3, extrémité renflée des fibres du cristallin adossée aux cellules. — 4, partie antérieure des fibres du cristallin. — 5, zone des noyaux. — 6, courbe décrite par les fibres.

Quand on laisse séjourner pendant quelques jours un cristallin dans l'eau acidulée avec l'acide nitrique, on constate qu'il jaunit en durcissant, et qu'il se divise en segments, en quartiers plus ou moins semblables à des quartiers d'une orange. On constate que ces segments, au nombre de trois en avant, sont séparés par des intervalles formant une étoile à trois branches, tandis qu'on voit quatre segments en arrière et une étoile à quatre branches.

Les fibres étant unies par leurs bords et possédant une face interne et une face externe, chaque segment se sépare en feuillets, comme le feraient les squames d'un oignon, qu'on aurait divisé en plusieurs quartiers.

Tous ces segments du cristallin étant formés par les fibres, on comprend déjà combien le trajet de ces fibres doit être compliqué.

Voici d'abord ce qu'il ne faut pas oublier.

1° Aucune fibre ne traverse les étoiles, chaque segment ayant ses fibres propres ; 2° les extrémités des fibres s'arrêtent à la surface des étoiles ; 3° toutes les fibres sans exception ont une extrémité postérieure en arrière du cristallin, une extrémité antérieure en avant, et une partie moyenne, ou à peu près moyenne, qui regarde la circonférence du cristallin par sa convexité ; 4° aucune fibre ne s'étend d'un pôle à l'autre, aucune n'est assez longue pour parcourir ce trajet.

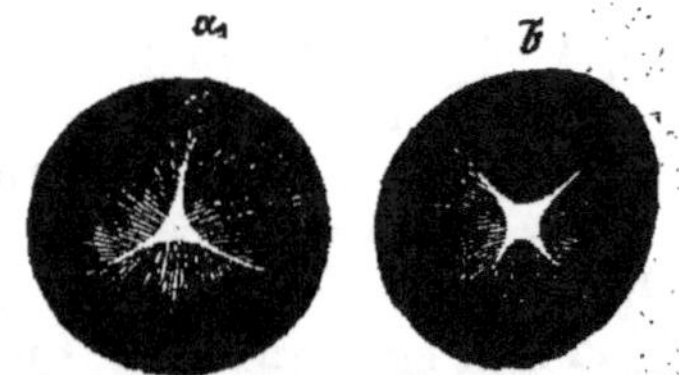

Fig. 572. — Cristallin d'un nouveau-né.

a, étoile à trois branches de la face antérieure. — *b*, étoile à quatre branches de la face postérieure.

Toutes les fibres, ayant la disposition que je viens d'indiquer, on comprend que les fibres centrales sont plus courtes et les fibres superficielles plus larges ; ces dernières sont disposées comme des bretelles sur la circonférence du cristallin. Naturellement, les fibres les plus longues sont les plus superficielles, les centrales sont courtes.

Matière amorphe. — La matière amorphe ne réunit pas seulement les fibres du cristallin entre elles. On en trouve une certaine quantité contre les deux pôles du cristallin. C'est elle qui forme les rayons des deux étoiles (1).

La matière amorphe forme une lame très mince en avant, entre la capsule du cristallin et l'épithélium qui la recouvre ; il en est de même en arrière, entre les fibres cristalliniennes et la cristalloïde postérieure.

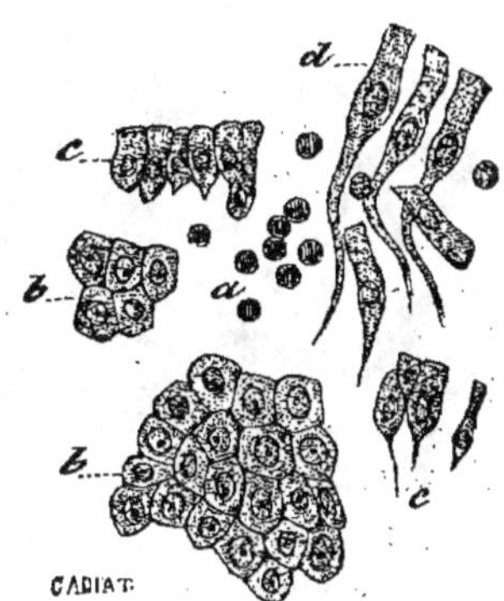

Fig. 573. — Cellules de l'humeur de Morgagni.

a, corpuscules indéterminés. — *b*, cellules polyédriques de la partie centrale. — *c*, les mêmes cellules de profil. — *d*, cellules commençant à s'allonger pour former des fibres au voisinage de la circonférence.

Nutrition du cristallin. — Cet organe, n'ayant pas de vaisseaux, se nourrit par imbibition. Chez le *fœtus*, le cristallin est entouré par les ramifications vasculaires de l'artère capsulaire, branche de la centrale de la rétine. Ces artères, après avoir entouré la capsule cristalline, se confondent avec les vaisseaux iridiens, au niveau de la membrane pupillaire. Elles s'atrophient au moment où la membrane pupillaire disparaît (septième mois).

Fonctions du cristallin.

Le cristallin joue dans la vision un rôle extrêmement important. Il agit à la manière d'une lentille biconvexe, de sorte que les rayons lumineux, qui lui arrivent à travers la pupille, convergent de manière à former une image renversée sur la macula lutea.

Œil normal, emmétrope. — Tel est, du moins, ce qui se produit dans un œil normal, ou emmétrope, de εν dans, et μετρον mesure, c'est-à-dire dans la mesure (ni trop court, ni trop long).

L'axe de l'œil va du centre de la cornée au centre de la macula lutea, en traversant les deux pôles du cristallin.

Les axes des deux globes oculaires sont parallèles, et les points

(1) A la surface du cristallin proprement dit, on trouve, après la mort, une couche liquide qu'on appelait autrefois *humeur de Morgagni ;* elle résulte de la liquéfaction des cellules épithéliales de la cristalloïde antérieure, et de la pénétration d'un peu d'humeur aqueuse.

similaires, sur lesquels se font les images, sont tout à fait symétriques. Quoiqu'il y ait une image sur chacun des deux yeux, on n'en perçoit qu'une, et, si une cause quelconque fait dévier l'axe de l'un des globes oculaires, l'image perçue est double, il y a *diplopie*.

On comprend comment l'œil cataracté porte obstacle à la vision, et comment on peut rendre la vue en extrayant le cristallin opaque, ou en l'abaissant dans le corps vitré. On comprend également qu'il soit nécessaire, après l'opération de la cataracte, de suppléer à l'absence du cristallin au moyen de verres convexes.

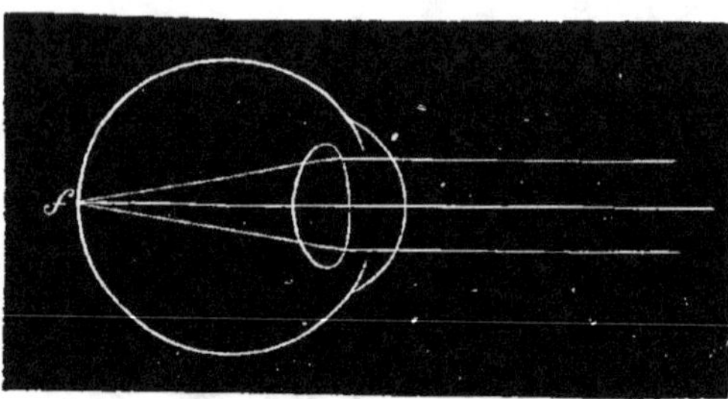

Fig. 574. — Marche des rayons lumineux dans l'œil normal ou emmétrope. *f,* foyer.

L'œil normal est de tous points comparable à la chambre noire d'un appareil à photographie. Il y a un objectif (milieux réfringents : cornée, humeur aqueuse, cristallin, corps vitré), un diaphragme (iris), une chambre (sclérotique), tapissée d'une matière noire pour absorber les rayons diffus (pigment choroïdien), et une surface sensible (rétine) qui, au lieu de conserver les impressions du monde extérieur, comme le fait la glace collodionnée, les transmet immédiatement au cerveau.

Œil anormal. — Il est très fréquent d'observer des yeux anormalement conformés. Dans les uns, l'axe antéro-postérieur est trop court, dans les autres il est trop long.

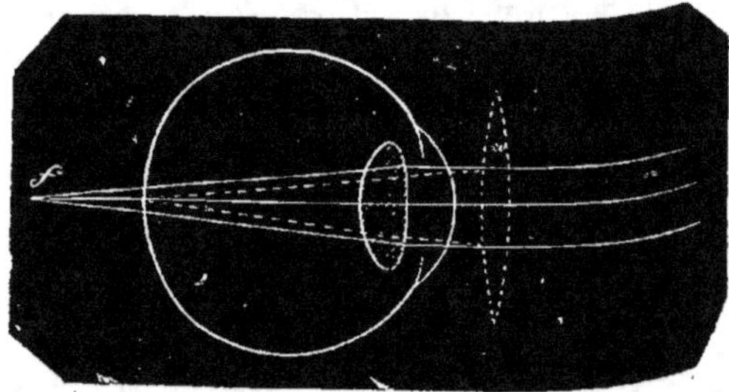

Fig. 575. — Le foyer, dans l'œil hypermétrope, se trouve en arrière de la rétine. *f,* foyer.

Œil court. — Lorsque l'axe antéro-postérieur de l'œil est trop court, l'image est portée en arrière de la rétine ; la vision est troublée, et il est nécessaire de ramener le foyer sur la rétine au moyen de verres convexes. On dit qu'il y a *hypermétropie;* l'œil est *hypermétrope.*

Œil long. — Lorsque le diamètre antéro-postérieur est trop long, le foyer se trouve situé en avant de la rétine, dans l'épaisseur du corps vitré. Pour corriger ce défaut, on place devant l'œil des verres concaves, de manière à reporter le foyer sur la rétine. Cet œil est dit *myope, amétrope* ou *brachymétrope.*

Vision à distance. — L'œil emmétrope, normal, et les yeux anormaux corrigés par des verres, concaves chez les myopes, convexes chez les hypermétropes, voient à l'infini, sans modification de forme du cristallin, de sorte que l'œil normal ou emmétrope semble fait pour les grandes distances.

On appelle *punctum remotum* la limite extrême de la vision, qui est à l'infini pour l'emmétrope et pour l'hypermétrope. Chez le myope, sans verres correcteurs bien entendu, le punctum remotum a une limite. Si cette limite de la vision est au delà de 33 centimètres, la myopie est légère, selon Javal. S'il est compris entre 33 et 10 centimètres, la myopie est *moyenne.* Au-dessous de 10, il y a myopie *forte.*

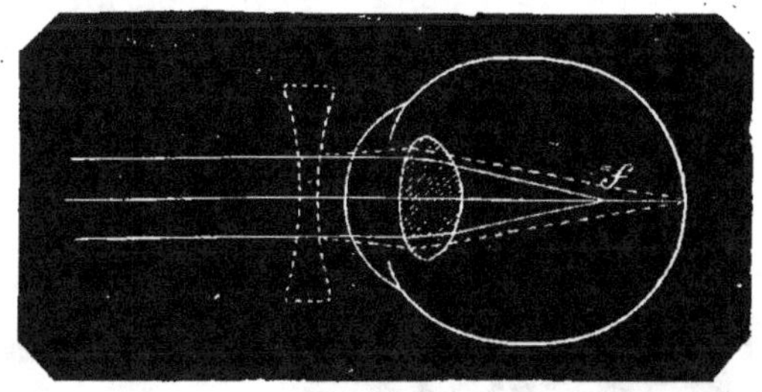

Fig. 576. — Le foyer, dans l'œil myope, se trouve en avant de la rétine. *f,* foyer.

Vision rapprochée. Accommodation. — D'après les lois de la physique, on comprend que, si l'on regarde un objet rapproché de l'œil, son image, c'est-à-dire le foyer, sera reportée en arrière de la rétine. Pour que cet objet soit vu distinctement, il se fait, dans l'intérieur de l'œil, un travail particulier, en vertu duquel l'image se trouve toujours ramenée sur la macula lutea, c'est-à-dire que l'œil s'adapte à la vision des objets rapprochés. C'est ce travail, qu'on appelle *accommodation.* Pour qu'il s'accomplisse, l'axe du cristallin doit augmenter de longueur, ce qui ne peut avoir lieu que par la compression de la circonférence de la lentille. Dans l'accommodation, le muscle ciliaire, qui entoure le cristallin à la manière d'un anneau, comprime la circonférence du cristallin, d'où résulte une augmentation de sa convexité. Plus l'objet sera rapproché de l'œil, plus l'accommodation sera forte. Il arrive un moment où la vision n'est plus distincte. On appelle *punctum proximum,* le point le plus rapproché de la vision distincte. Il est évalué, en général, à 25 centimètres en moyenne.

On appelle *amplitude* ou *parcours de l'accommodation,* la distance qui sépare le punctum remotum du punctum proximum.

L'accommodation dépendant de la mollesse du cristallin et de la contraction du muscle ciliaire, on comprend que le punctum proximum puisse varier. C'est ainsi que l'accommodation est parfois insuffisante, comme chez les vieillards (*presbytrie*), ou qui la mettent souvent en jeu, comme les couturières, les brodeuses, les jeunes écoliers, etc.

Le muscle ciliaire étant animé par le moteur oculaire commun, on comprend que l'accommodation doit être défectueuse, paralysée, chez les sujets atteints de paralysie de ce nerf.

Expérience de Cramer. — On peut mettre en évidence le mécanisme de l'accommodation par l'expérience suivante, due à Cramer: Placez devant l'œil une bougie allumée. Trois images se produiront dans le champ de la pupille : 1° une image droite (fig. 577),

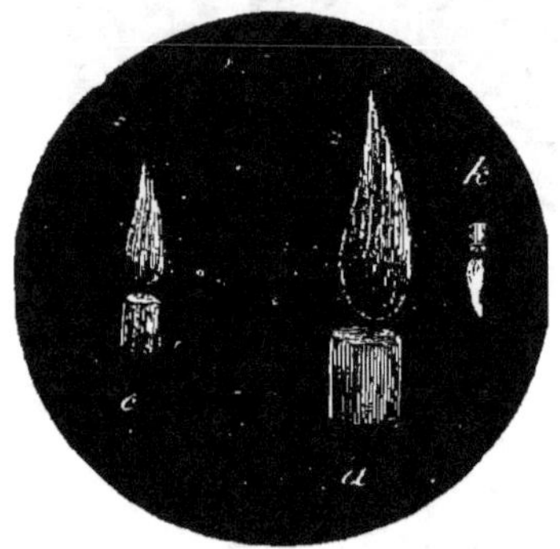

Fig. 577. — Position des images, l'œil étant au repos, dans l'expérience de Cramer.

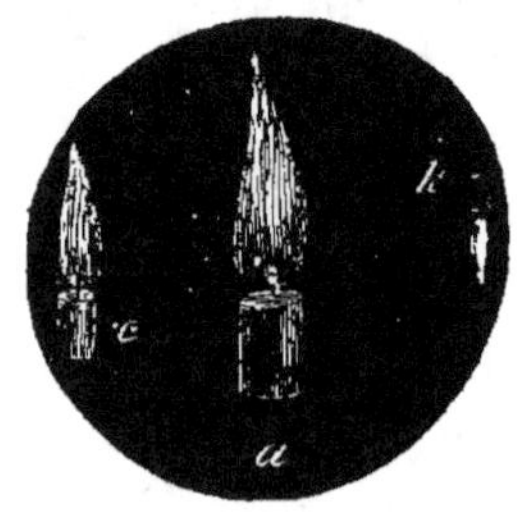

Fig. 578. — Position des images, l'œil étant dans l'accommodation, dans l'expérience de Cramer.

fournie par la cornée qui agit comme miroir convexe ; 2° une autre image droite *a*, plus grande que la première, fournie par la face antérieure du cristallin, qui agit encore comme un miroir convexe d'une courbure moins grande que celle de la cornée ; 3° une petite image renversée *k*, fournie par la face postérieure du cristallin, agissant comme miroir concave. Quand l'œil regarde vaguement au loin, c'est-à-dire quand l'accommodation est nulle, les images et la pupille ont la situation et la grandeur marquées par la figure 577.

Si maintenant on fait fixer à l'œil un point très rapproché, on voit que la pupille diminue de diamètre et que les images prennent la situation et les dimensions marquées dans la figure 578. Les deux images cristalliniennes *a* et *k* sont devenues plus petites, ce qui prouve que les faces du cristallin ont augmenté de courbure; quant à l'image *c*, elle est restée invariable, ce qui prouve que la cornée ne participe pas à l'acte de l'accommodation.

Lorsque, par les progrès de l'âge, le cristallin durcit et le muscle ciliaire s'affaiblit, l'accommodation n'est plus régulière, et l'œil devient hypermétrope, comme dans le cas d'œil anormal trop court, c'est la *presbytie,* à laquelle on porte remède au moyen de verres convexes. A mesure que cette altération se produit on voit les individus lire de plus en plus loin jusqu'à ce qu'ils soient forcés d'avoir recours aux verres correcteurs.

La myopie n'est pas une conséquence de l'âge, c'est une maladie de l'œil, dont il faut prendre soin. L'accommodation étant toujours en jeu lorsque le sujet n'est pas pourvu de verres correcteurs, il en résulte une fatigue de l'œil, qu'on doit à tout prix éviter par l'usage des verres concaves.

Astigmatisme. — On appelle astigmatisme, un défaut d'harmonie des rayons de courbure des divers méridiens de la sphère à laquelle appartient la cornée. Les deux méridiens peuvent être myopes ou hypermétropes ou bien l'un d'eux peut être myope et l'autre hypermétrope.

La vision n'est pas très distincte dans l'astigmatisme, surtout lorsque le sujet regarde à distance des figures géométriques régulières, comme de grandes lettres d'affiches. Les lettres paraissent allongées, la partie verticale paraît très nette et les extrémités sont confuses.

§ 9. — CORPS VITRÉ

On appelle corps vitré la substance demi-liquide qui remplit la plus grande partie de la cavité du globe oculaire.

Le corps vitré remplit tout l'espace qui sépare la rétine du cristallin. Sa surface est en rapport avec la face interne de la rétine en arrière, et avec la face postérieure du cristallin en avant. Entre le cristallin et la rétine, il existe une portion de la surface du corps vitré recouverte par une membrane connue sous le nom de zone de Zinn.

Le corps vitré a une consistance analogue à celle d'un blanc d'œuf. Il est parfaitement transparent. Chez le fœtus, il est traversé d'arrière en avant par l'*artère capsulaire,* branche de l'artère centrale de la rétine. Cette artère s'oblitère après la naissance, et le *canal hyaloïdien,* imaginé par quelques anatomistes pour loger l'artère, n'existe pas.

Le corps vitré est formé d'un liquide, l'*humeur vitrée,* et d'une membrane qui l'entoure et qui envoie de nombreux prolongements dans l'épaisseur de ce liquide : c'est la *membrane hyaloïde* (1).

Cette membrane, excessivement mince, limite l'humeur vitrée ;

______

(1) Fallope découvrit la membrane hyaloïde, le ligament ciliaire, et indiqua la situation exacte du cristallin.

elle est en rapport, par sa face externe, avec la rétine en arrière, le cristallin et la zone de Zinn en avant; par sa face interne, elle envoie de nombreuses cloisons qui s'entre-croisent et qui limitent des aréoles communiquant les unes avec les autres.

La membrane hyaloïde et ses prolongements offrent, chez l'embryon, la structure du tissu muqueux ou gélatineux. Ce tissu perd ses caractères dans le cours du développement, les cellules disparaissent, et la substance intercellulaire persiste seule. Cette substance est homogène selon les uns, fibroïde selon les autres ; quelques-uns, comme Robin, en nient l'existence. A la surface externe du corps vitré, on trouve quelques cellules étoilées anastomosées entre elles. Il existe des vaisseaux à l'intérieur du corps vitré de l'embryon.

Le corps vitré n'est pas adhérent à la rétine, on le voit quelquefois sortir avec le cristallin, dans l'opération de la cataracte par extraction.

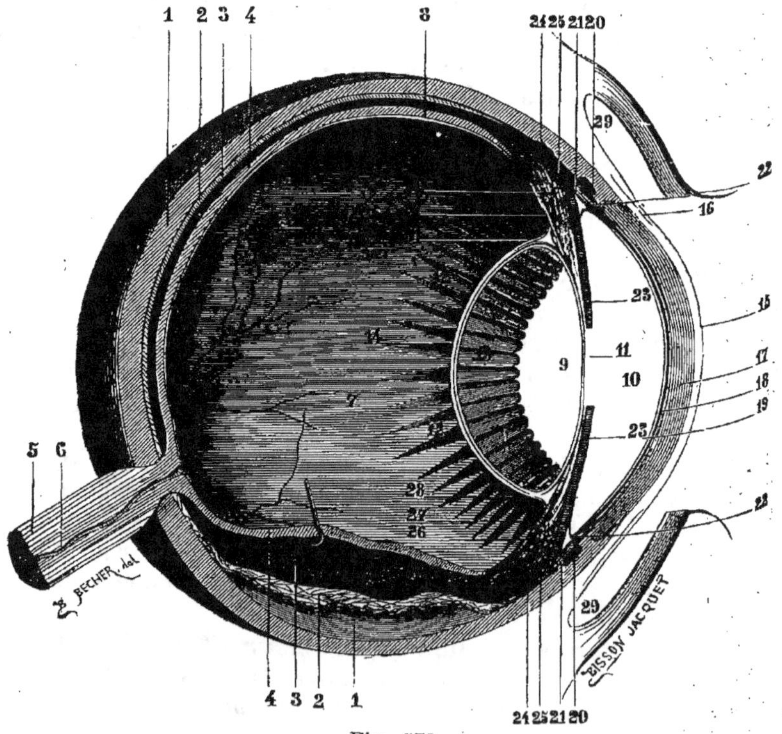

Fig. 579.

La figure 579 est une section de l'œil gauche coupant sur la ligne médiane la partie antérieure du globe oculaire et s'inclinant en dedans, à la partie postérieure, pour rencontrer l'insertion du nerf optique situé en dedans et au-dessous de l'axe antéro-postérieur de l'œil. Cette coupe diffère de celle que l'on trouve ordinairement dans les ouvrages d'anatomie, où l'on voit le nerf optique sur une section antéro-postérieure. Le croissant foncé, limitant ce des- sin en arrière et traversé par le nerf optique, indique la surface même du globe oculaire. On voit ensuite la section de toutes les membranes qui sont soulevées à la partie inférieure, où l'on peut apercevoir leur surface interne.

1, 1, représente la section de la *sclérotique*, plus épaisse en arrière, et offrant un orifice conique au nerf optique, qui la traverse en se rétrécissant. Immé- diatement en dedans, on voit une mince membrane formée de tissu conjonc- tif lâche, la *lamina fusca* de Haller, 2, 2. Les chiffres 3, 3, indiquent la coupe de la *choroïde*, dont on voit les cellules épithéliales fortement grossies à la partie inférieure, 4, 4. La section de la rétine, membrane de perception du globe oculaire, est relevée en bas par un crochet et continue en arrière avec le nerf optique, 5. Le *nerf optique*, qui traverse les membranes de l'œil, est lui-même coupé longitudinalement ; il renferme l'*artère centrale de la rétine*, 6, qui se ramifie à la face interne de cette membrane.

L'intérieur de l'œil est en grande partie rempli par une substance demi- liquide, ayant la consistance du blanc d'œuf : c'est le *corps vitré*, 7, placé entre la concavité de la rétine qui le limite en arrière, le cristallin, 9, et la zone de Zinn, 27, 27, qui forment sa limite antérieure. Une membrane, sorte de pellicule mince, *membrane hyaloïde*, 8, constitue une enveloppe au corps vitré ; elle est appliquée sur la rétine en arrière ; elle passe en arrière de la cristalloïde postérieure et de la zone de Zinn, avec laquelle elle contracte des adhérences.

Le *cristallin*, 9, plus convexe en arrière, est entouré par une mince mem- brane exactement appliquée à sa surface, la *cristalloïde*. Sa transparence per- met d'apercevoir les procès ciliaires, 12, 12, 13, situés plus profondément.

La *chambre antérieure*, 10, renferme l'*humeur aqueuse*, qui remplit aussi le canal de Hueck, 22, 22.

11, *pupille*, 12, 12, pointe des *procès ciliaires* au moment où ils commencent à se détacher de la surface interne de la choroïde pour se porter en avant sur la face postérieure de l'iris, où ils forment la *couronne ciliaire*, 13, qui entoure le cristallin comme les griffes métalliques embrassent, dans un bijou, la cir- conférence de la pierre fine. 14, concavité du corps vitré recevant le cristallin. 15, *lamelle épithéliale* recouvrant la cornée. 16, *lame élastique antérieure* de la cornée formant une zone étroite autour de cette membrane et contenant quelques anses vasculaires. 17, *tissu cornéen* se continuant avec le tissu de la sclérotique. 18, *lame élastique postérieure*. 19, *membrane de Descemet* ou de Demours. 20, *canal veineux de Schlemm* dans l'épaisseur de la sclérotique, en avant de l'*annulus tendinosus* de Döllinger. 21, qui forme sa paroi postérieure. 22, *canal de Hueck*, 23, 23, *iris*. 24, 24, *canal de Fontana*, véritable bourse séreuse située entre le muscle ciliaire et la sclérotique. 25, 25, coupe du *muscle ciliaire*. 26, 26, deux *procès ciliaires*, vus de profil sur la coupe de l'œil. 27, 27, coupe de la *zone de Zinn*, membrane qui recouvre par sa face postérieure la circonférence du cristallin et le canal de Petit. 28, 28, le corps vitré ; sa face antérieure est en rapport avec les procès ciliaires, entre lesquels elle envoie des plis. La circonférence externe, adhérente, paraît se continuer avec la membrane hyaloïde et avec les couches internes de la rétine. 28, 28, *canal godronné de Petit*, situé entre la zone de Zinn, la membrane hyaloïde et le cristallin. 29, 29, cul-de-sac de la conjonctive ou oculo-palpébral.

On trouve dans la substance du corps vitré des cellules arron- dies que Robin dit être des leucocytes.

L'humeur vitrée, qui remplit les mailles de la membrane hyaloïde, est un liquide parfaitement transparent, d'apparence sirupeuse. Elle est formée, d'après Berzélius, par 98,40 parties d'eau, 0,16 d'albumine, 1,42 de chlorure de sodium, et 0,02 d'une substance soluble dans l'eau, pour 100 parties.

§ 10. — ZONE DE ZINN (1)

On donne ce nom à une membrane fibreuse, que quelques auteurs considèrent comme un épaississement de la membrane hyaloïde, et que d'autres prennent pour la continuation d'une partie de la rétine. La zone de Zinn est une membrane indépendante, qu'on peut comparer à l'iris pour sa forme et sa position. En effet, cette membrane présente un orifice central, ou petite circonférence, en arrière de la pupille, et une grande circonférence. Elle présente aussi une face postérieure, et une face antérieure en arrière de l'iris.

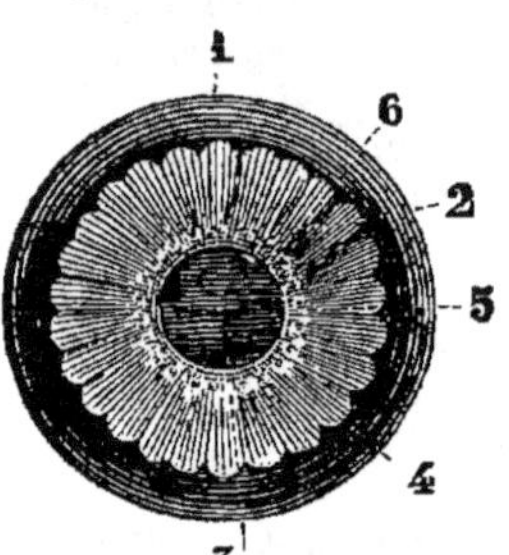

Fig. 580. — Zone de Zinn.

Le point central est le cristallin. La zone périphérique noire représente le corps vitré. La zone blanche représente la face antérieure de la zone de Zinn.

La *petite circonférence* est placée sur les limites de la face antérieure du cristallin, qu'elle recouvre, de sorte que l'orifice qu'elle forme est rempli par le cristallin. Cette circonférence est parallèle et en contact avec la pupille, lorsque celle-ci est fortement dilatée. Son diamètre est de 8 millimètres environ.

La *grande circonférence* se continue directement avec la rétine au niveau de l'*ora serrata.*

La *face postérieure* de la zone de Zinn est très adhérente à la membrane hyaloïde, qu'elle recouvre dans toute la portion qui sépare le cristallin de l'extrémité antérieure de la rétine. Elle est en rapport avec la membrane hyaloïde et avec la circonférence du cristallin. En quittant la membrane hyaloïde pour rejoindre le cristallin, la zone de Zinn forme la paroi antérieure d'un canal prismatique et triangulaire qui décrit un cercle autour du cristallin. Ce canal, appelé *canal de Petit*, est limité par la membrane hyaloïde en arrière et par le cristallin en dedans.

C'est la zone de Zinn, adhérente au corps vitré, et la cristalloïde postérieure qui retiennent le corps vitré dans le fond de l'œil, au moment où le chirurgien exerce une pression lente et graduelle sur le globe oculaire pour extraire le cristallin.

(1) Zinn (Jean-Godefroi), né en 1727, mort en 1759, élève de Haller, professeur à Gœttingue.

La *face antérieure* de la zone de Zinn est en rapport, de la petite circonférence à la grande : 1° avec la face postérieure de l'iris, à laquelle elle est contiguë ; 2° avec les procès ciliaires. Elle présente des replis qui s'engrènent avec les parois ciliaires. Ces replis portent le nom de *procès ciliaires* de la zone de Zinn, par opposition aux autres, qu'on appelle procès ciliaires de la choroïde.

Cette face forme la paroi postérieure de la chambre postérieure, pour ceux qui admettent cette chambre.

Des fibres de tissu conjonctif constituent la zone de Zinn. Ces fibres naissent insensiblement sur la membrane hyaloïde ; elles se portent, en convergeant, vers le cristallin ; elles se condensent et se multiplient de plus en plus jusqu'à la partie antérieure de la circonférence du cristallin, où elles se confondent avec la cristalloïde antérieure. On n'y trouve ni vaisseaux ni nerfs.

§ 11. — VAISSEAUX DE L'ŒIL

Les vaisseaux de l'œil affectent une disposition spéciale. Je crois qu'il est préférable de décrire tous les vaisseaux dans un même article, au lieu de décrire séparément les vaisseaux de l'iris, de la choroïde, de la rétine, de la cornée, etc. L'étude de ces vaisseaux dans les diverses parties de l'œil est difficile, mais l'expérience de tous les jours m'a appris que cette difficulté est bien moins grande lorsqu'on envisage la circulation de l'œil dans son ensemble.

Le sang arrive au globe oculaire par les artères, comme dans tous les organes de l'économie. Les artères donnent naissance à des capillaires, d'où partent les veines.

Toutes les artères de l'œil viennent de l'artère ophtalmique ou de ses branches ; *toutes les veines* se rendent dans la veine ophtalmique ou dans quelques-unes de ses branches. Ces vaisseaux appartiennent presque tous à l'appareil d'adaptation, c'est-à-dire à la choroïde et à l'iris.

Artères. — Les artères du globe oculaire sont la centrale de la rétine, les ciliaires courtes postérieures, les ciliaires longues antérieures. Les trois premières sont fournies par le tronc de l'ophtalmique ; les dernières viennent des musculaires, branches de l'ophtalmique.

1° *Artère centrale de la rétine.* — Née du tronc de l'ophtalmique, cette artère se place d'abord entre le nerf optique et sa gaine, puis au centre du nerf optique, creusé d'un canal pour la recevoir. Dans son trajet, elle serait accompagnée, selon Tiedmann, d'un filet nerveux venu du sympathique. Arrivée au centre de la papille du nerf optique, elle se divise en trois branches qui se portent en divergeant à la face interne de la rétine, où elles forment un réseau à mailles serrées.

Chez le fœtus, cette artère donne un petit rameau qui traverse le corps vitré d'arrière en avant, dans un prétendu canal appelé *canal hyaloïdien*. Ce rameau hyaloïdien, arrivé à la face postérieure du cristallin, se distribue à la capsule cristalline dans toute son étendue et s'anastomose à la face antérieure de la membrane pupillaire (Robin). Après la naissance, ces vaisseaux s'atrophient, et il ne reste plus que les artères de la rétine.

2° *Artères ciliaires courtes postérieures.* — Ces artères, au nombre de quinze à vingt, sont fournies par le tronc de l'ophtalmique. Elles traversent la sclérotique autour du nerf optique, et traversent ensuite la choroïde, pour se distribuer uniquement à cette membrane.

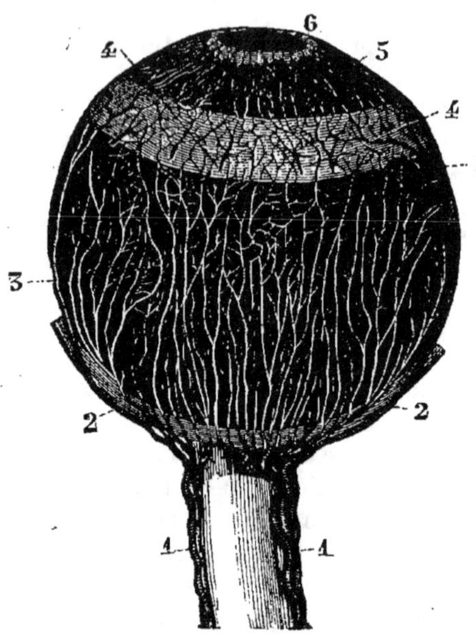

Fig. 581. — Vaisseaux de l'œil.

1, 1, artères ciliaires courtes postérieures. — 2, 2, artères ciliaires longues postérieures. — 3, 3, les mêmes artères se bifurquant en arrière de l'iris. — 4, 4, artères ciliaires antérieures. — 5, iris et vaisseaux de l'iris. — 6, pupille.

On pourrait encore les désigner sous le nom d'artères *de la choroïde*. Ces artères forment, comme nous l'avons vu plus haut, un plan sous-jacent au plan veineux. Elles se ramifient dans la choroïde et dans les deux anneaux qui la terminent, le muscle ciliaire et le corps ciliaire. Les *capillaires*, plus profonds, sillonnent la substance élastique qui sépare le pigment et les vaisseaux; le réseau constitué par ces vaisseaux est très serré, et offre des mailles arrondies.

3° *Artères ciliaires longues postérieures.* — Ces artères sont au nombre de deux. Elles traversent la sclérotique de chaque côté du nerf optique, en dehors du point où cette membrane laisse passer les ciliaires courtes. Elles se placent ensuite à la face externe de la choroïde, entre cette membrane et la sclérotique, et se dirigent en avant, en suivant exactement le diamètre transversal du globe oculaire. Elles se bifurquent en arrière du muscle ciliaire, et leurs deux branches de bifurcation se portent en haut et en bas, vers celles du côté opposé, pour concourir à la formation du grand cercle artériel de l'iris, qui est complété par les ciliaires courtes antérieures.

C'est pour éviter la blessure de cette artère qu'on a soin, dans l'opération de la cataracte par abaissement, d'introduire l'aiguille à 3 ou 4 millimètres en arrière de la cornée et au niveau du diamètre transversal du globe oculaire. On est sûr, en procédant ainsi, d'introduire l'aiguille en avant de la bifurcation artérielle.

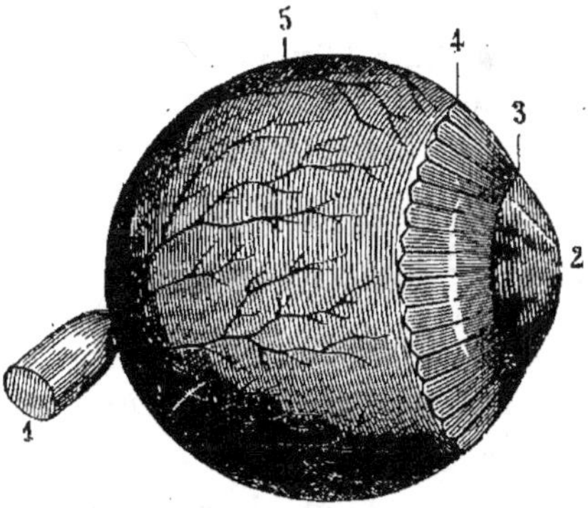

Les artères ciliaires longues postérieures *sont destinées à l'iris*, tandis que les courtes sont destinées uniquement à la choroïde, comme nous l'avons vu précédemment.

Fig. 582. — Rétine, zone de Zinn, cristallin et artère centrale de la rétine.

1, nerf optique. — 2, cristallin. — 3, bord interne de la zone de Zinn. — 4, bord externe de la même zone.

4° *Artères ciliaires antérieures*. — Parties des musculaires, les artères ciliaires antérieures pénètrent la sclérotique à la partie

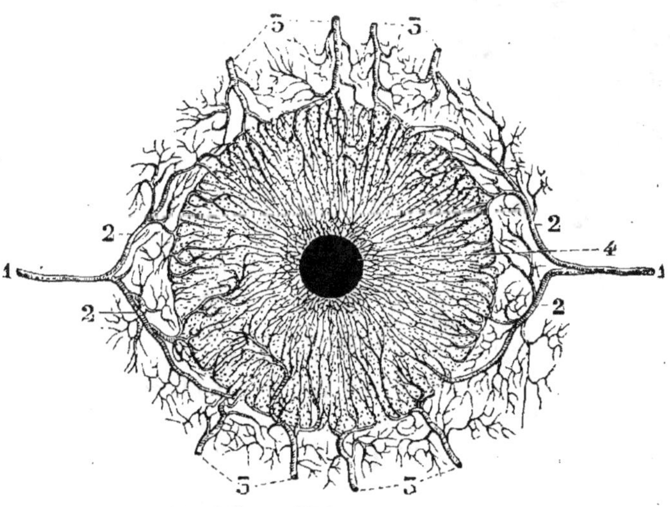

Fig. 583. — Vaisseaux de l'iris.

1, 1, artères ciliaires longues postérieures. — 2, 2, leurs branches de bifurcation. — 3, 3, artères ciliaires antérieures, formant avec les autres le grand cercle artériel de l'iris. — 4, petit cercle artériel de l'iris.

supérieure et à la partie inférieure, au niveau des tendons des muscles droits supérieur et inférieur. Elles sont au nombre de

Fort. — Anatomie, t. III.   55

trois ou quatre de chaque côté. Après avoir traversé la sclérotique, elles s'anastomosent au niveau du muscle ciliaire, à la grande circonférence de l'iris, avec les branches de bifurcation des artères ciliaires longues postérieures, et forment avec elles le *grand cercle artériel de l'iris*. Du grand cercle artériel naissent une grande quantité de rameaux se portant vers la pupille, où ils s'anastomosent en formant des anses qui embrassent le bord pupillaire. Ces anses artérielles forment, à ce niveau, par leurs anastomoses, le *petit cercle artériel de l'iris*. Le petit cercle artériel est le résultat de la rétraction des vaisseaux de la membrane pupillaire après l'atrophie de cette membrane. Chez le fœtus, c'est au niveau de la membrane pupillaire que les vaisseaux de l'iris s'anastomosent avec la branche de l'artère centrale de la rétine, qui se porte à la capsule du cristallin.

Capillaires. — Dans la rétine et dans l'appareil d'adaptation de l'œil, iris et choroïde, les capillaires sont intermédiaires aux artères et aux veines. Ils méritent cependant une mention au niveau de la choroïde. Les capillaires paraissent comme creusés dans l'épaisseur de la couche anhiste ou élastique. Ce plan de capillaires est situé à la face interne du plan artériel, en dehors du pigment. C'est cette couche capillaire qu'on a désignée sous le nom de membrane *chorio-capillaire* ou de *membrane Ruyschienne*.

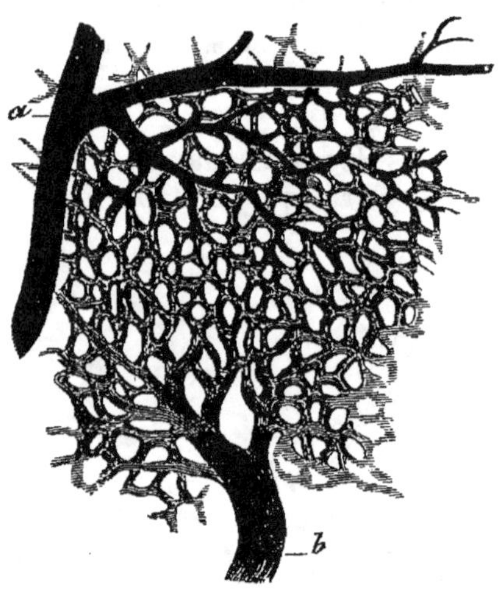

Fig. 584. — Capillaires de la choroïde chez un enfant de quelques mois.

a, artère. — *b*, veine.

Veines. — Les veines qui rapportent à la veine ophthalmique le sang du globe oculaire viennent de la rétine et de l'appareil d'adaptation de l'œil, choroïde et iris. Celles qui naissent de l'iris (*veines iridiennes*) vont se jeter *toutes, sans exception*, dans les veines de la choroïde pour former les origines des *vasa vorticosa*. Sur des pièces fort bien préparées, Rouget a démontré cette terminaison des veines de l'iris qu'il importe de noter, à cause de la terminaison différente que leur assignent d'autres auteurs. Ces veines sont très faciles à injecter du côté de la veine ophtalmique comme du côté de l'artère. Elles possèdent peu de valvules (Rouget).

Lés *veines choroïdiennes* sont formées à leur origine par les veines qui viennent de l'iris et par de petits plexus veineux venus des procès ciliaires. Elles se divisent en une foule de petits groupes qui forment comme des étoiles. De ces étoiles partent des troncs qui se réunissent en tourbillonnant pour donner naissance à quatre veines connues sous le nom de *vasa vorticosa*. Toutes ces veines forment le plan externe de la couche vasculaire. Les *vasa vorticosa*, au nombre de quatre, traversent la sclérotique sur l'équateur de l'œil, aux extrémités des deux diamètres transverse et oblique du globe oculaire.

La *veine centrale de la rétine* suit la direction de l'artère de même nom.

Les veines de l'iris se comportent différemment. Elles se portent, d'une part, dans les procès ciliaires, et, d'autre part, dans les veines musculaires, en traversant la partie antérieure

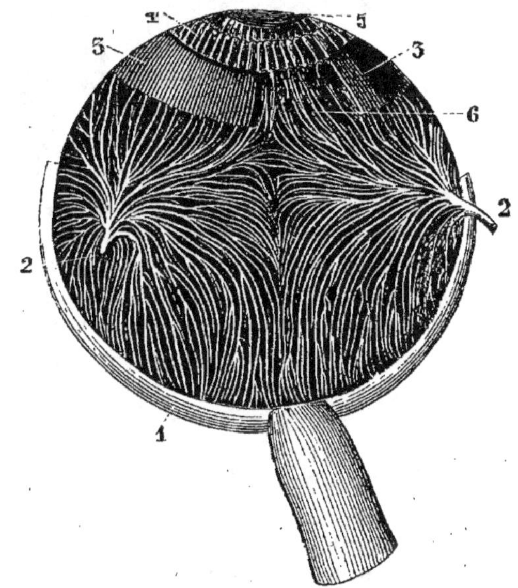

Fig. 585. — Veines iridiennes et choroïdiennes.

1, sclérotique. — 2, 2, vasa vorticosa. — 3, 3, fibres du muscle ciliaire. — 4, iris. — 5, pupille. — 6, veines des procès ciliaires allant se jeter dans les vasa vorticosa.

de la sclérotique. Ce sont ces veines injectées et dirigées à la manière de rayons qui constituent, dans l'iritis, le *réseau sclérotidien*, bien différent du réseau vasculaire qu'on rencontre dans la conjonctivite.

§ 12. — DES NERFS DE L'ŒIL

Les nerfs du globe oculaire traversent la sclérotique, tout autour du nerf optique, et se placent, entre cette membrane et la choroïde, dans l'épaisseur de la couche celluleuse qu'on appelle *lamina fusca*. Ces nerfs, connus sous le nom de *nerfs ciliaires*, proviennent des branches efférentes du ganglion ophthalmique et de deux ou trois filets ciliaires venus directement du nerf nasal ; ils arrivent au muscle ciliaire après avoir cheminé d'arrière en avant entre la choroïde et la sclérotique.

Au niveau du muscle ciliaire, ces nerfs s'anastomosent fréquemment entre eux et forment un plexus, à tel point que quelques anatomistes ont considéré le muscle tenseur de la choroïde comme un ganglion nerveux. De ce plexus partent de nombreux

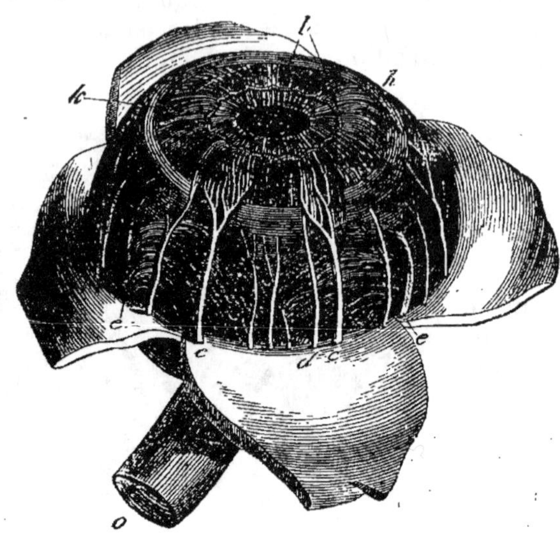

Fig. 586. — OEil dont on a fendu la sclérotique. Les lambeaux de cette membrane sont renversés pour laisser voir la choroïde, l'iris et les nerfs ciliaires.

filets nerveux, qui se portent à l'iris, à la cornée et à la conjonctive, à travers la sclérotique.

Tous ces nerfs contiennent : des filets sensitifs fournis par le

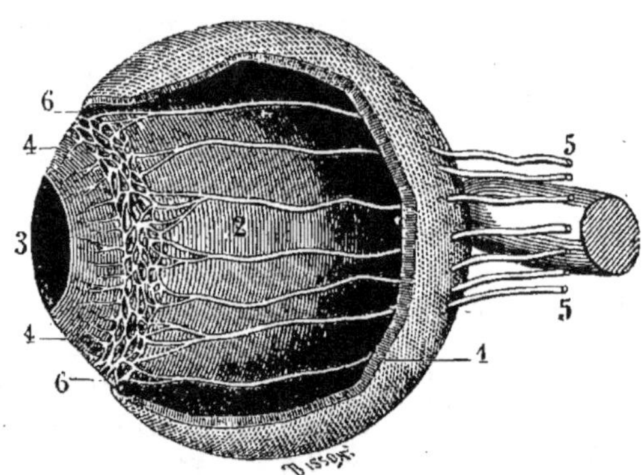

Fig. 587. — Nerfs du globe oculaire.

1, sclérotique incisée. — 2, surface externe de la choroïde. — 3, pupille. — 4, 4, iris. 5, 5, nerfs ciliaires. — 6, 6, plexus nerveux formé par les nerfs ciliaires.

nerf nasal ; des filets moteurs fournis par le nerf moteur oculaire commun, et des filets végétatifs fournis par le sympathique. Ces trois nerfs donnent, en effet, une racine au ganglion ophtalmique, d'où partent les nerfs ciliaires.

§ 13. — CANAUX DE L'ŒIL

Si jamais un point d'anatomie a été entouré de ténèbres, c'est assurément celui-ci. Peu d'auteurs s'accordent, non seulement sur les dimensions de ces canaux, mais encore sur leur situation, et même sur leur existence.

Les canaux qui ont été décrits dans l'œil sont : le canal godronné de Petit, le canal de Fontana, le canal de Schlemm et le canal d'Hovius.

1° Canal godronné de Petit. — Ce canal est circulaire. Il entoure la circonférence du cristallin. La coupe de ce canal est triangulaire. Il a trois parois : interne, antérieure et postérieure. La paroi interne est formée par la circonférence du cristallin. La paroi antérieure est formée par la zone de Zinn, et la paroi postérieure par la membrane hyaloïde, qui, à ce niveau, se sépare de la zone de Zinn pour passer en arrière du cristallin.

Le canal de Petit ne contient aucun liquide, il est simplement humecté de sérosité.

On l'appelle godronné parce que, lorsqu'on l'insuffle, on détermine à sa surface des bosselures comparables à celles qu'on voit dans les vases godronnés de nos églises.

2° Canal de Fontana. — D'après Sappey, rien de plus commode que l'étude de ce canal. Pour lui, les canaux de Fontana, d'Hovius et de Schlemm ne sont qu'un seul et même canal, décrit, à diverses époques, par ces anatomistes, sous un nom différent. Sappey lui donne le nom de canal circulaire de l'iris, ou grand cercle veineux.

Rouget et Giraldès s'élèvent contre une telle confusion. Pour eux, ces canaux seraient distincts ; celui d'Hovius n'existerait pas chez l'homme.

J'ai voulu fixer mes idées à ce sujet, et voici les résultats auxquels je suis arrivé, résultats qui se rapprochent beaucoup de ceux de Rouget.

Voici d'abord ce que j'ai appris sur le canal de Fontana. J'ai lu avec attention le *Traité du venin de la vipère*, que Félix Fontana publia en 1781. Dans cet ouvrage, j'ai trouvé, entre autres, une lettre que Fontana écrivit, en 1778, à Adolphe Murray, professeur d'anatomie à Upsal sur la demande de celui-ci. Fontana dit avoir trouvé chez le bœuf un *canal circulaire*, qu'il a pu remplir de mercure et insuffler. Il place ce canal, et le texte ne laisse aucun doute à ce sujet, entre le ligament ciliaire, aujourd'hui muscle ciliaire, et la face interne de la sclérotique. Les parois du canal

(1) Fontana (Félix), né en 1730, mort en 1805, professeur à Pise, puis à Florence.

sont enduites d'un liquide séreux. Fontana déclare qu'il ignore les usages de ce canal. D'après ce que nous savons aujourd'hui sur le muscle ciliaire et sur ses mouvements, n'est-il pas naturel d'admettre que le canal de Fontana, qui existe chez l'homme, mais moins considérable que chez le bœuf, est tout simplement une bourse séreuse circulaire, déterminée par les frottements du muscle ciliaire contre la sclérotique ?

Selon Rouget, le canal de Fontana serait limité, sur son bord antérieur et interne, par le ligament pectiné, de sorte que le canal de Fontana se remplirait d'humeur aqueuse.

Je ne crois pas que cette communication ait lieu, et j'ai pu constater que la bourse séreuse circulaire, ou canal de Fontana, est séparée de ce canal prismatique et triangulaire, situé entre la sclérotique, l'iris et le ligament pectiné.

3° Canal de Schlemm (1). — Le canal de Schlemm a été décrit avec la cornée.

Les anatomistes qui décrivent un canal de Fontana antérieur et un postérieur appellent canal de Fontana antérieur celui de Schlemm, et postérieur celui de Fontana proprement dit.

4° Canal d'Hovius. — Comme Fontana, Hovius a étudié ce canal chez le bœuf et le chien. Il n'est pas certain que ce canal existe chez l'homme. C'est un cercle veineux, situé en arrière du muscle ciliaire, au niveau de l'*ora serrata*. Il est formé par la réunion de quelques veines de la choroïde (voy. Jacobi Hovii, *Tractatus de circulari humorum motu in oculis*, 1716).

ARTICLE II

PARTIES ACCESSOIRES DE L'APPAREIL DE LA VISION

Considérées dans leur ensemble, les parties accessoires de l'appareil de la vision sont désignées sous le nom de *tutamina oculi*.

Ces parties sont les suivantes ; leur description sera faite dans le même ordre que leur énumération : 1° l'aponévrose orbitaire ; 2° le tissu cellulo-graisseux de l'orbite ; 3° les muscles de l'orbite ; 4° la conjonctive ; 5° les paupières ; 6° les sourcils ; 7° l'appareil lacrymal.

§ 1. — CAPSULE DE TENON (2), OU APONÉVROSE ORBITAIRE

Dissection. — Pour préparer la capsule de Tenon, il faut enlever le globe oculaire de la manière suivante. Faites un pli à la conjonctive, à quelques

---

(1) Schlemm (Frédéric), né en 1775, mort en 1858, anatomiste à Berlin.

(2) Tenon (Jacques-René), né en 1724, mort en 1816, a écrit un grand nombre de mémoires d'anatomie et de chirurgie et un important ouvrage sur les hôpitaux de la capitale.

millimètres en dehors de la cornée ; refoulez le tissu cellulaire sous-jacent de tous côtés ; cherchez avec le bout des pinces ou avec un crochet le tendon du muscle droit externe, situé à 6 millimètres 1/2 en dehors de la cornée. Incisez ce tendon, ce qui vous permettra d'attirer davantage l'œil hors de l'orbite. Cherchez alors les autres tendons en faisant rouler le globe oculaire sur place, divisez-les avec des ciseaux courbes, et finissez par la section du nerf optique. Le globe de l'œil sera enlevé alors de la cavité orbitaire, et la capsule de Tenon, masquant complètement les parties molles profondes de l'orbite, se montrera avec sa couleur blanche.

Cette aponévrose est décrite par les auteurs sous des noms différents : *aponévrose orbito-oculaire, aponévrose oculo-palpébrale, aponévrose orbitaire, capsule de Tenon.* Cette dernière expression est celle qui est le plus souvent employée par les ophtalmologistes, et à juste raison, puisque Tenon l'a décrite le premier avec exactitude.

Le globe oculaire est entouré par la capsule de Tenon dans ses neuf-dixièmes postérieurs, comme un jeune gland de chêne est entouré par la capsule qui le reçoit. Cette membrane est traversée, vers le milieu, par le nerf optique ; elle offre donc à étudier : une face concave, une face convexe, une ouverture postérieure et une ouverture antérieure.

La *face concave*, ou antérieure, est en rapport avec la sclérotique, dont elle est séparée par une mince couche de tissu conjonctif très lâche. A l'union de l'hémisphère antérieur et de l'hémisphère postérieur du globe oculaire, la capsule de Tenon est traversée, de l'extérieur vers l'intérieur, par les muscles de l'œil, qui s'insèrent par leurs extrémités antérieures sur la sclérotique au voisinage de la cornée. Il résulte de cette disposition qu'on peut préparer facilement la face antérieure de la capsule de Tenon.

La *face convexe*, ou postérieure, est en rapport avec le tissu cellulo-graisseux de l'orbite et avec la partie charnue des quatre muscles droits, qui s'appliquent sur cette face avant de traverser la capsule de Tenon.

L'*ouverture postérieure* se laisse traverser par le nerf optique, dont la gaine se confond avec la capsule de Tenon. A ce niveau, cette capsule est très mince et réduite à une lame celluleuse.

L'*ouverture antérieure* est un peu plus large que la cornée ; elle est située entre la conjonctive et la sclérotique, et elle vient se terminer, en s'amincissant, à une très petite distance du bord de la cornée.

Au niveau de l'ouverture antérieure, la capsule, très mince, forme le tissu désigné en ophtalmologie sous le nom de *tissu épiscléral.* C'est dans l'épaisseur de ce tissu que rampent les artères et les veines ciliaires antérieures.

Les *adhérences* de la capsule de Tenon ont lieu avec le globe oculaire d'une part, avec le tissu cellulo-graisseux de l'orbite, avec les muscles de l'œil et avec la base de la cavité orbitaire, d'autre part.

Elle est adhérente au globe oculaire au niveau de son ouverture antérieure, où elle se confond avec la conjonctive près du

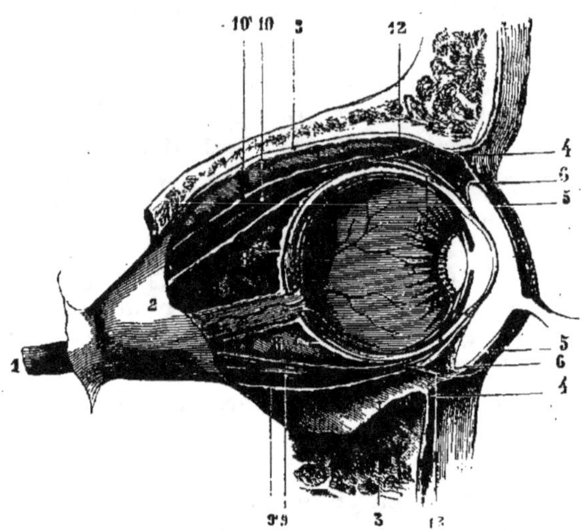

Fig. 588. — Aponévrose orbitaire, ou capsule de Tenon (coupe verticale antéro-postérieure).

1, nerf optique. — 2, partie postérieure du périoste orbitaire se continuant avec la dure-mère. — 3, 3, périoste orbitaire. — 4, 4, continuité de ce périoste avec celui de la face. — 5, 5, continuité du périoste orbitaire avec le ligament large des paupières. — 6, 6, cul-de-sac conjonctival. — 7, 7, aponévrose orbitaire. — 8, 8, tissu graisseux compris entre l'aponévrose et les parois de l'orbite. — 9, muscle droit inférieur. — 9', sa gaine formée par un prolongement de la capsule de Tenon. — 10, muscle droit supérieur. — 10', sa gaine formée également par l'aponévrose. — 11, 11, tendons oculaires de ces deux muscles, dépourvus de gaine et s'insérant sur la sclérotique. — 12, tendon d'arrêt du droit supérieur. — 13, expansion du tendon du droit inférieur se portant dans l'épaisseur de la paupière inférieure.

bord de la cornée. Dans le reste de son étendue, elle est séparée du globe de l'œil par un tissu conjonctif extrêmement lâche.

Sa face postérieure adhère au tissu cellulo-graisseux de l'orbite, et surtout aux muscles droits et obliques. Elle envoie sur chacun des muscles qui la traversent un prolongement qui s'étend en arrière sur la portion charnue du muscle. Ce prolongement, véritable gaine du muscle, devient de plus en plus mince à mesure qu'on se rapproche du point d'insertion fixe du muscle. Celui qui se porte sur le grand oblique enveloppe seulement le tendon réfléchi de ce muscle, et ne s'étend pas au delà de la poulie cartilagineuse sur laquelle ce tendon se réfléchit.

La capsule de Tenon s'insère à la base de l'orbite par plusieurs prolongements, dont les uns se fixent aux os et les autres dans l'épaisseur des paupières. Ces prolongements partent de la gaine que la capsule fournit aux muscles, de telle sorte qu'on peut aussi bien les rattacher aux muscles sous le nom de *tendons orbitaires* ou *tendons d'arrêt*. Nous les décrirons avec les muscles.

La disposition des adhérences de l'aponévrose orbitaire à la base de l'orbite est telle que l'œil ne peut jamais être porté en arrière par la contraction des muscles droits ; les mouvements du globe oculaire se font nécessairement sur place, autour de ses différents diamètres, sans aucune espèce de translation.

§ 2. — TISSU GRAISSEUX DE L'ORBITE

Le tissu graisseux de l'orbite est situé entre les parois de l'orbite et l'aponévrose oculaire. Il forme un coussin sur lequel repose l'œil : c'est la diminution de ce tissu cellulo-graisseux qui détermine le retrait du globe oculaire au fond de l'orbite, dans les maladies où l'amaigrissement est considérable, dans le choléra, par exemple. Letissu graisseux de l'orbite est traversé par les muscles, les vaisseaux et les nerfs.

§ 3. — MUSCLES DE L'ORBITE

Ces muscles sont au nombre de sept : un pour la paupière supérieure, *releveur*, les six autres pour le globe oculaire. On divise ces derniers en *muscles droits* et *muscles obliques*.

A. — **Releveur de la paupière supérieure.**

Dissection. — 1° Enlevez avec la scie la voûte du crâne, en rasant autant que possible la paroi supérieure de l'orbite. 2° Pratiquez un trait de scie antéro-postérieur de la partie interne de l'arcade orbitaire au trou optique ; il faut que la section tombe en dehors de la poulie du grand oblique, afin de conserver le point de réflexion de ce muscle. 3° Un troisième trait de scie, fait dans la direction de la paroi externe de l'orbite, viendra rejoindre le précédent sur le trou optique ; la voûte orbitaire pourra s'enlever alors avec les trois quarts externes de l'arcade orbitaire. 4° Otez de la cavité orbitaire tous les organes, à l'exception du globe oculaire et des muscles : vaisseaux, nerfs et tissu cellulo-graisseux. 5° Isolez les muscles avec soin. 6° Pour préparer l'*anneau de Zinn*, enlevez ensuite la paroi supérieure du trou optique dans toute son étendue et soulevez le nerf optique, que vous renverserez en haut et en avant. 7° Placez au-dessous de chaque muscle un petit fragment de bois, de liège, ou un objet quelconque, afin de séparer ces organes.

Cette préparation permet de conserver tous les muscles, même le releveur de la paupière supérieure, dont on conserve les points d'attache aux parties latérales de la base de l'orbite. Si l'on veut préparer seulement les muscles du globe de l'œil, on fera la préparation plus facilement en faisant sauter la paroi externe de l'orbite, après avoir pratiqué les traits de scie dont j'ai parlé plus haut. On se procure ainsi un plus grand espace pour la dissection.

Ce muscle s'insère par son *point fixe* sur la partie supérieure de la gaine fibreuse du nerf optique, immédiatement en avant du trou optique, et par quelques fibres à la face inférieure de la petite aile du sphénoïde.

Ce muscle, aplati de haut en bas, se porte en avant entre le périoste de la voûte de l'orbite et le muscle droit supérieur. Arrivé à la base de l'orbite, il se termine par un très large tendon, aplati d'avant en arrière, qui occupe toute la *largeur* de la paupière supérieure, *point mobile*.

L'insertion de ce tendon se fait sur la paupière de la manière suivante. Il s'insère sur toute la longueur du bord supérieur du cartilage tarse et des ligaments palpébraux, interne et externe, et de plus aux parties interne et externe de la base de l'orbite : en dehors, il se fixe sur une hauteur de quelques millimètres, 6 à 8, un peu en arrière de la base de l'orbite ; en dedans, sur le sac lacrymal et l'apophyse orbitaire interne du frontal.

Rapports. — La portion charnue du muscle est en rapport en haut avec la paroi orbitaire et le nerf frontal, en bas avec le droit supérieur. La portion tendineuse est en rapport en avant avec le ligament large de la paupière supérieure, et en arrière avec la conjonctive. Ce tendon et le ligament large se confondent au voisinage du cartilage tarse ; mais en haut, vers la base de l'orbite, ils sont séparés par une petite quantité de tissu cellulo-graisseux. Le

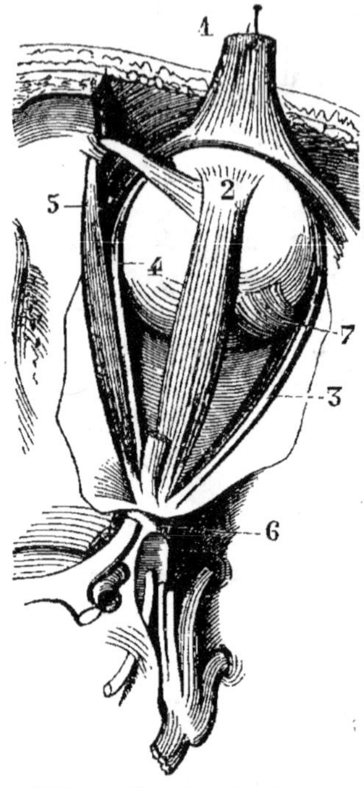

589. — Muscles de l'œil.

1, releveur de la paupière supérieure renversé en avant. — 2, droit supérieur. — 3, droit externe. — 4, droit interne. — 5, grand oblique. — 6, anneau de Zinn. — 7, muscle petit oblique.

releveur de la paupière supérieure affecte des rapports particuliers avec la glande lacrymale. La portion orbitaire de celle-ci recouvre la face supérieure du muscle, tandis que sa portion palpébrale est située au-dessous du tendon, de telle sorte que le bord externe du muscle passe dans l'angle qui sépare les deux portions de la glande lacrymale.

Action. — Ce muscle élève le milieu de la paupière supérieure. Selon son degré de contraction, il met à découvert la pupille, la cornée et même une portion de la sclérotique au-dessus de la cornée. Lorsqu'il est dans le repos, l'orbiculaire des paupières détermine l'occlusion de l'œil par sa tonicité, de telle sorte que le clignement est produit par un relâchement momentané du releveur de la paupière supérieure.

Sappey décrit l'aponévrose, le tendon épanoui du muscle orbiculaire, sous le nom de *muscle orbito-palpébral*. Pour cet auteur, ce muscle serait un muscle à fibres lisses faisant suite à un muscle strié.

B. — Muscles de l'œil.

Il existe six muscles pour les mouvements du globe oculaire, quatre droits et deux obliques.

Galien, qui n'avait étudié l'anatomie que sur des animaux, et Vésale même, en comptaient sept ; Fallope démontra qu'il n'y en avait que six chez l'homme.

1° *Muscles droits.*

Ces muscles, au nombre de quatre, sont situés aux extrémités des deux diamètres vertical et transversal du globe oculaire ; ils prennent le nom de la situation qu'ils occupent : par conséquent celui qui est situé en haut s'appelle *droit supérieur* ; le *droit inférieur* lui est opposé ; en dehors se trouve le *droit externe*, en dedans le *droit interne*.

Ces muscles offrent des caractères communs, et des caractères propres à chacun d'eux. Après avoir étudié les uns et les autres, nous examinerons quelle est leur action.

Caractères communs aux quatre muscles droits.

Forme. — Les quatre muscles droits sont de petits muscles aplatis, étendus du sommet de la cavité orbitaire à la partie antérieure de la sclérotique, sur laquelle ils s'insèrent à une distance moyenne de 6 millimètres. Ces muscles ont une face profonde du côté du nerf optique, et une face superficielle qui regarde la paroi orbitaire correspondante.

Rapports. — Les muscles droits de l'œil traversent la capsule de Tenon à peu près au niveau de l'équateur de l'œil ; on peut donc leur considérer une portion antérieure, ou intra-capsulaire, très courte, et une portion postérieure, ou extra-capsulaire, qui comprend presque toute la portion charnue du muscle.

La portion intra-capsulaire est située entre la sclérotique et la capsule de Tenon ; elle est entourée d'une gaine fort mince de tissu cellulaire, qui se confond avec les gaines des autres muscles droits au niveau du point où les tendons s'insèrent sur la sclérotique.

La portion extra-capsulaire est située au milieu du tissu cellulo-graisseux de l'orbite, dont elle est séparée par la gaine cellulo-fibreuse que la capsule de Tenon fournit à la portion charnue de ces muscles. En étudiant cette capsule, c'est-à-dire l'aponévrose orbitaire, nous avons vu que ces gaines sont très accusées au point où le muscle traverse l'aponévrose, et qu'elles diminuent d'épaisseur et de consistance à mesure qu'on se rapproche de l'extrémité postérieure du muscle.

Insertions et structure. — Tous ces muscles s'insèrent par leur extrémité postérieure autour du nerf optique et du trou optique, sur la gaine du nerf, sur la face osseuse et sur l'anneau de Zinn ; ces insertions seront précisées lorsque nous parlerons de chaque muscle en particulier. L'extrémité antérieure de ces muscles se comporte de la manière suivante : à l'extrémité antérieure de la portion charnue, le muscle se divise en deux faisceaux ou tendons, le tendon interne ou oculaire et le tendon externe ou orbitaire.

Le *tendon oculaire* traverse la capsule de Tenon, s'aplatit à la manière d'une aponévrose, et vient s'insérer par un tendon de 5 à 8 millimètres de largeur, à fibres parallèles, à la surface de la sclérotique, à quelques millimètres en arrière de la cornée. L'extrémité de ces tendons sur la sclérotique décrit une spirale qui part du tendon du droit interne pour passer par le droit inférieur, le droit externe, et finir au droit supérieur, en s'éloignant de plus en plus de la cornée. Cette ligne spirale est séparée de la cornée par un intervalle de 5 millimètres pour le tendon du droit interne de 6 pour celui du droit inférieur, de 6 1/2 pour le droit externe et de 7 pour le droit supérieur.

L'autre tendon, *tendon orbitaire*, est situé en dehors de la capsule de Tenon. Ce n'est pas un tendon, à proprement parler, mais un prolongement de la gaine du muscle qui se détache de celui-ci au moment où il traverse la capsule de Tenon, de sorte qu'on peut le décrire comme un prolongement de cette aponévrose. Ce prolongement, décrit par quelques auteurs sous le nom d'*ailerons de l'aponévrose orbitaire*, et par Tenon sous celui de *tendons d'arrêt*, expression qui laisse deviner son usage, se dirige vers la base de l'orbite, où il se fixe d'une manière différente pour chaque muscle droit.

Longueur et direction. — La direction de l'axe du globe oculaire n'est pas la même que celle de la cavité orbitaire : le premier est antéro-postérieur, parallèle à celui du côté opposé ; l'autre oblique, en arrière et en dedans, se confond au niveau de la fosse pituitaire avec celui du côté opposé ; un angle de 20°, ouvert en arrière, sépare ces deux axes. Nous verrons plus loin combien il importe de se souvenir de cet angle pour comprendre l'action des muscles de l'œil, qui suivent dans leur direction l'axe de la cavité orbitaire et non celui du globe oculaire.

Il résulte de la direction des quatre muscles droits, que le droit interne sera plus court que le droit externe, quoiqu'il s'insère plus près de la cornée ; le droit externe, devant contourner la face externe du globe oculaire, est beaucoup plus long et décrit une courbe plus considérable autour du globe oculaire, comme on le voit dans la figure 590.

Action. — Lorsqu'on étudie l'action des muscles de l'œil, on a

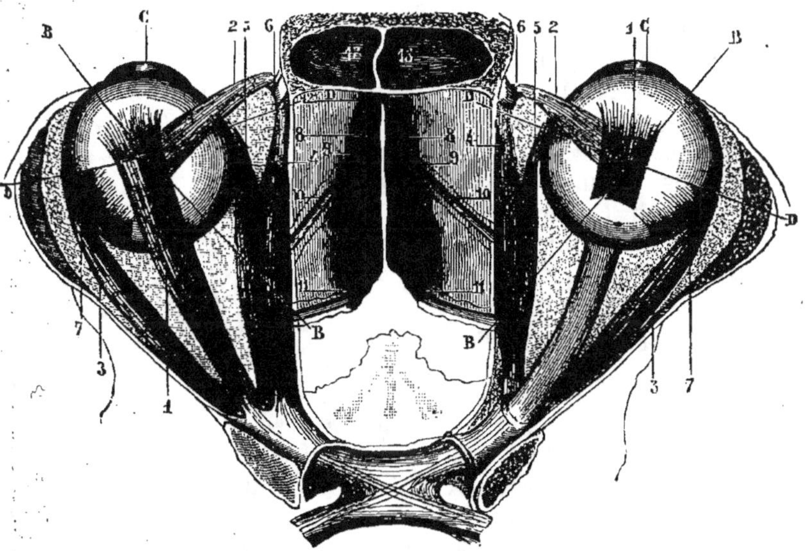

Fig. 590. — Muscles de l'œil.

1, 1, droit supérieur ; celui du côté droit est coupé pour laisser voir le nerf optique. — 2, 2, tendon du grand oblique après sa réflexion sur la poulie. 6. — 3, 3, droit externe. — 4, 4, partie charnue du grand oblique. — 5, 5, droit interne — 7, 7, insertion du petit oblique sur la sclérotique. — 8, 8, fente ethmoïdale. — 9, 9, orifice interne du canal orbitaire interne antérieur. — 10, 10, artère ethmoïdale antérieure passant par ce canal. — 11, 11, trou orbitaire interne postérieur. — 12, trou borgne du frontal. — 13, 13, sinus frontaux séparés par une cloison. — B, B, axe de rotation des globes oculaires pendant la contraction des muscles obliques. — D, D, axe de rotation pendant la contraction du droit supérieur et du droit inférieur. — C, cornée.

pour habitude de fixer son attention sur la pupille. Connaissant le sens de la déviation de la pupille, on comprend aisément dans quel sens se portent les autres parties du globe oculaire. Il ne faut point oublier, toutefois, que l'œil se meut sur place autour de son centre ; ainsi, quand la pupille s'abaisse, la macula lutea s'élève, et *vice versa* ; quand elle se porte en dedans, la macula lutea se porte en dehors. Il ne peut en être autrement, puisque la macula lutea est le point de la rétine sur lequel les images viennent se produire, et que la pupille, traversée par les rayons lumineux, doit former avec la macula lutea et l'objet que l'on regarde une ligne parfaitement droite.

Caractères propres à chacun des muscles droits.

Droit interne (*amatorius seu bibitorius*). — Ce muscle est parallèle à l'axe de l'œil et à la paroi interne de l'orbite; sa direction est donc antéro-postérieure. Pour cette raison, il est le plus court, mais il est aussi le plus fort.

Insertions. — En arrière, le droit interne s'insère sur le faisceau interne du tendon de Zinn (1) et sur la partie interne de la gaine du nerf optique.

En avant, il se divise en deux parties : la partie principale, véritable continuation du muscle, traverse la capsule de Tenon pour venir se fixer sous le nom de *tendon oculaire* à la sclérotique, à 5 millimètres de la cornée.; l'autre portion, *tendon orbitaire* ou *tendon d'arrêt*, est une sorte de ligament qui part de la gaine fibreuse du muscle avant le point où celui-ci traverse la capsule de Tenon. Ce tendon d'arrêt va s'attacher à la crête de l'os unguis, en arrière du sac lacrymal. Sappey décrit ce faisceau comme une dépendance de l'aponévrose orbitaire; d'après cet anatomiste, la moitié antérieure de ce tendon serait formée de fibres lisses auxquelles il donne le nom de *muscle orbitaire interne*.

Action. — Que le tendon d'arrêt soit un véritable tendon, ou une dépendance de l'aponévrose orbitaire, il n'en est pas moins vrai qu'il joue le rôle d'un tendon. Le muscle droit interne se trouve donc maintenu par deux points fixes au sommet et à la base de l'orbite. Lorsqu'il se contracte, le tendon oculaire tire la partie antérieure du globe oculaire en dedans et en arrière; celui-ci tourne sur son diamètre vertical, et la pupille est dirigée en dedans : ce muscle s'appelle pour cette raison *adducteur de la pupille*. Le rôle du tendon d'arrêt est d'empêcher le muscle de tirer le globe oculaire directement en arrière et de le comprimer pendant sa contraction.

Droit externe (*indignatorius*). — Ce muscle est dirigé d'arrière en avant et de dedans en dehors; vers sa partie antérieure, il décrit une courbe autour du globe oculaire pour arriver à son insertion sur la sclérotique. C'est le plus long des muscles droits; il est mince en arrière, large en avant, de sorte qu'il offre une forme

(1) On appelle *tendon de Zinn, ligament de Zinn, anneau de Zinn*, un tendon commun à plusieurs muscles de l'œil. Ce tendon s'insère en arrière dans une petite fossette située au-dessous et en dehors du trou optique, près de la partie large de la fente sphénoïdale. Le tendon se divise ensuite en trois faisceaux qui donnent insertion, l'interne au muscle droit interne, le moyen au droit inférieur, et l'externe au droit externe. Le faisceau du droit externe est bifurqué, et l'espace qui sépare les deux branches de bifurcation s'appelle plus particulièrement *anneau de Zinn*.

triangulaire. Il regarde directement en dehors par sa face externe en rapport avec la paroi de l'orbite et la glande lacrymale, et directement en dedans par sa face interne.

Insertions. — En arrière, il s'insère sur le faisceau externe du tendon de Zinn, tendon bifurqué en forme d'anneau, dans lequel passent les nerfs moteur oculaire commun, moteur oculaire externe et nasal.

En avant, il se divise en deux parties : la partie principale continue le muscle et traverse la capsule de Tenon sous le nom de *tendon oculaire*, pour venir s'insérer sur la sclérotique, à 6 millimètres en arrière de la cornée, par un tendon aplati ; l'autre portion, *tendon orbitaire, tendon d'arrêt*, se porte à la base de l'orbite, sur laquelle il se fixe en arrière du ligament palpébral externe. Ce tendon est un prolongement de la gaine fibro-celluleuse du muscle, qui part du muscle immédiatement en arrière de la capsule de Tenon. Sappey décrit sous le nom de *muscle orbitaire externe* la moitié antérieure de ce tendon, dans lequel il aurait trouvé des fibres musculaires lisses.

Action. — Ce muscle dirige la pupille en dehors ; aussi est-il appelé *abducteur de la pupille*. Son tendon d'arrêt a pour action, comme celui du droit interne, de corriger la direction de l'action du muscle lorsqu'il se contracte, et d'empêcher la compression du globe oculaire.

Droit supérieur (*superbus, seu mirator*). — Ce muscle sépare le globe oculaire et le tendon réfléchi du grand oblique de l'élévateur de la paupière supérieure.

Insertions. — En arrière, il s'insère à la partie supérieure de la gaine du nerf optique, près du trou optique, et à la partie supérieure et un peu externe du trou optique, où il se confond un peu avec le droit externe.

En avant, il se divise en deux parties, comme le droit interne et le droit externe : un tendon oculaire et un tendon d'arrêt ; le *tendon oculaire*, après avoir traversé la capsule de Tenon, s'insère sur la sclérotique, à 7 millimètres en arrière de la cornée. Le *tendon d'arrêt* ne se porte pas aux parois de l'orbite, comme celui des muscles précédents ; parti de la gaine fibreuse du muscle, immédiatement en arrière de la capsule de Tenon, il se porte en avant et en haut, glisse entre le cul-de-sac supérieur de la conjonctive et le releveur de la paupière supérieure, pour se confondre avec la moitié inférieure du tendon du releveur, et s'insérer comme lui au cartilage tarse.

Action. — Ce muscle est *élévateur de la pupille*; mais comme son axe n'est pas parallèle à l'axe antéro-postérieur du globe oculaire, il ne peut porter la pupille directement en haut qu'avec le secours d'autres muscles, comme nous le verrons plus loin. Le prolongement qu'il fournit à la paupière joue le rôle de tendon d'arrêt et force le muscle à tirer en arrière et en haut. Le tendon d'arrêt s'insérant à des parties un peu mobiles, il en résulte que la paupière est légèrement relevée lorsque la pupille se porte en haut ; il est facile de se convaincre de cette action sur soi-même.

Droit inférieur (*humilis*). — Ce muscle est situé entre le globe oculaire et le plancher de l'orbite, dont il est séparé par le muscle petit oblique.

Insertion. — En arrière, il s'insère au faisceau moyen du tendon de Zinn ; en avant, il se divise comme les autres muscles droits : son *tendon oculaire*, après avoir traversé la capsule de Tenon, s'insère sur la sclérotique, à 6 millimètres de la cornée. Quant au *tendon d'arrêt*, expansion de la gaine fibreuse du muscle, il est analogue à celui du droit supérieur ; il passe sur la face profonde du cul-de-sac inférieur de la conjonctive, pour aller se fixer au ligament large de la paupière inférieure.

Action. — Il est *abaisseur de la pupille ;* mais, pour l'abaisser directement, il lui faut l'aide d'autres muscles, comme nous le verrons plus loin. Le tendon d'arrêt force le muscle à tirer l'œil en bas et en arrière ; par ce même tendon d'arrêt, il abaisse la paupière inférieure ; il est, en effet, impossible de diriger le regard en bas sans déterminer l'abaissement de la paupière inférieure.

2° Muscles obliques.

Il y a deux muscles obliques, le grand oblique ou oblique supérieur, et le petit oblique ou oblique inférieur. Ces deux muscles s'enroulent autour du globe oculaire, d'avant en arrière et de dedans en dehors ; ils s'insèrent tous les deux à la partie postérieure et externe de la sclérotique, de sorte que, par leur réunion, ils représentent une sorte de sangle musculaire embrassant obliquement le globe de l'œil.

Grand oblique (*patheticus*). — Quoique ce muscle s'insère au fond de l'orbite, il agit sur le globe oculaire comme s'il s'insérait à la partie interne de l'arcade orbitaire. C'est là que son tendon se réfléchit (1), sur une poulie cartilagineuse et l'on sait que, lorsque les muscles réfléchis se contractent, ils portent le point mobile vers le point de réflexion.

Le grand oblique, le plus long des muscles de l'œil, offre une

____

(1) La poulie cartilagineuse du grand oblique fut décrite par Fallope qui nomma *trochléateur* le muscle grand oblique.

portion directe ou charnue, et une portion réfléchie ou tendineuse.

Insertions. — Il s'insère, en arrière, à la partie interne du trou optique et à la partie interne de la gaine du nerf optique, au voisinage du trou. Son tendon antérieur, après s'être réfléchi sur la poulie, vient s'insérer en s'élargissant, à la partie postérieure et externe du globe oculaire, à quelques millimètres en dehors du nerf optique.

Direction. — La portion charnue du grand oblique se dirige d'arrière en avant, parallèlement au droit interne, au-dessus duquel elle est située. Sa portion tendineuse forme avec la précédente un angle de 45° environ, pour se porter en arrière, en dehors et en bas, jusqu'à son insertion mobile ; la poulie de réflexion forme naturellement le sommet de cet angle.

Rapports. — La portion charnue du grand oblique est située entre le droit supérieur et le droit interne, contre le périoste de l'orbite, à la partie la plus interne de la paroi supérieure de cette cavité.

La portion tendineuse traverse la capsule de Tenon et s'insinue entre le droit supérieur et la partie supérieure du globe oculaire, autour duquel elle s'enroule, en se dirigeant en dehors, en arrière et en bas. Au niveau de la poulie de réflexion, une petite bourse séreuse facilite le glissement du tendon. Cette poulie, de nature fibro-cartilagineuse, est une sorte d'arc situé à la partie interne du rebord orbitaire, à quelques millimètres en arrière de ce bord. Réunie au frontal, la poulie forme un trou dans lequel s'engage le tendon.

Structure. — La portion charnue est dépourvue de gaine fibro-celluleuse. La portion tendineuse reçoit une gaine, véritable prolongement tubulé de la capsule de Tenon ; cette gaine s'étend de cette capsule à la poulie cartilagineuse, avec laquelle elle se confond.

Action. — Le grand oblique porte la partie postérieure et externe du globe de l'œil en haut et en dedans, vers la poulie de réflexion ; or, le globe de l'œil tournant sur lui-même et ne se déplaçant pas, la pupille doit être portée en sens inverse, c'est-à-dire en bas et en dehors. Telle est l'action du grand oblique.

Petit oblique. — Le petit oblique est situé tout entier à la partie antérieure de l'orbite, sur le plancher de cette cavité, au-dessous du globe oculaire. C'est le plus court des muscles de l'œil.

Insertions. — Ce muscle prend son point d'insertion fixe sur la partie antérieure et interne du plancher de l'orbite, près du sac lacrymal.

Les fibres de ce muscle se portent en arrière, en dehors et en

FORT. — Anatomie, t. III.   56

haut, pour s'insérer à la partie postérieure et externe du globe oculaire, à quelques millimètres en dehors du nerf optique.

Rapports. — Le petit oblique, situé à son origine entre le plancher de l'orbite et le droit inférieur, traverse ensuite la capsule de Tenon, et se confond, par un tendon assez large, avec la sclérotique.

Ce muscle est pourvu, dans sa portion charnue, d'une gaine fibro-celluleuse fournie par l'aponévrose orbitaire, comme celle des muscles droits.

Action. — Le petit oblique porte la partie postérieure et externe du globe de l'œil en bas et en dedans, vers la région du sac lacrymal ; comme le globe de l'œil tourne sur lui-même et ne se déplace pas, la pupille est dirigée en sens inverse, c'est-à-dire en haut et en dehors.

Action des muscles de l'œil dans les divers mouvements du globe oculaire.

Nous connaissons l'action isolée de chaque muscle ; il s'agit maintenant d'étudier quelle est la part de chaque muscle dans les divers mouvements du globe oculaire.

Faisons observer d'abord que l'œil ne subit jamais aucune pression de la part des muscles qui se contractent autour de lui.

Lorsqu'un muscle se contracte, le muscle antagoniste, c'est-à-dire le muscle opposé, s'allonge d'une longueur équivalente. La présence du tendon d'arrêt a pour résultat d'empêcher la compression du globe oculaire par les muscles droits. On croyait autrefois que les quatre muscles droits pouvaient se contracter simultanément, attirer l'œil en arrière et allonger son axe antéro-postérieur par la compression, allongement qui expliquait le phénomène de l'accommodation. Aujourd'hui que l'on connaît mieux l'anatomie et la physiologie de ces organes, on n'admet plus ni la projection en arrière du globe de l'œil, ni sa compression ; la capsule de Tenon s'oppose au premier de ces mouvements, les tendons d'arrêt des muscles empêchent la compression.

Répétons encore que, dans les mouvements qu'il exécute, l'œil tourne sur lui-même, autour de ses divers diamètres, sans changer de place. Voyons maintenant les divers mouvements du globe de l'œil.

1° Lorsque l'œil *regarde directement en avant*, aucun muscle ne se contracte, ils se font tous équilibre par leur force tonique. Les deux axes antéro-postérieurs sont parallèles, c'est-à-dire que l'intervalle qui sépare les centres des deux *pupilles* est égal à celui qui sépare les deux *taches jaunes* sur les rétines.

2° Si l'œil *regarde directement en dedans ou en dehors*, un seul muscle se contracte ; le droit interne porte la pupille en dedans, le droit externe la porte en dehors. Dans ces mouvements, l'œil tourne autour de son axe vertical. Un seul muscle est nécessaire pour chacun de ces mouvements, parce qu'ils se trouvent tous les deux sur le trajet d'un plan horizontal qui diviserait le globe oculaire en deux hémisphères égaux.

3° Si l'on *regarde directement en haut,* le droit supérieur se contracte évidemment. Mais s'il se contractait seul, il ferait dévier la pupille un peu en dedans, parce que le plan vertical passant par ce muscle est situé en dedans du plan vertical qui passerait par l'axe antéro-postérieur de l'œil ; il suffit de se rappeler les insertions de ce muscle et sa direction pour comprendre cette action. Pour porter la pupille directement en haut, le droit supérieur doit donc combiner son action avec celle d'un muscle qui porte la pupille en haut et en dehors. L'action combinée de ces deux muscles dirigera la pupille en haut. Ce muscle antagoniste est le petit oblique. Par conséquent, lorsque l'œil regarde en haut, deux muscles se contractent pour chaque œil, le droit supérieur et le petit oblique.

4° Lorsque l'œil *regarde directement en bas*, le droit inférieur se contracte ; mais, comme il est situé en dedans de l'axe antéro-postérieur du globe oculaire, comme le précédent, il fait dévier la pupille un peu en dedans. Il associe son action à celle du muscle antagoniste qui porte la pupille en bas et en dehors, c'est-à-dire du grand oblique. Par conséquent, lorsque l'œil regarde en bas, deux muscles entrent en action dans chaque orbite, le droit inférieur et le grand oblique.

5° Lorsque l'œil *regarde dans les positions intermédiaires aux précédentes,* c'est-à-dire obliquement en haut et en dehors, en haut et en dedans, en bas et en dehors, en bas et en dedans, on observe la contraction simultanée de plusieurs muscles, faciles à déterminer. Dans ces divers mouvements, trois muscles se contractent dans chacun des orbites. Ainsi, pour porter la pupille *en haut et en dehors*, il faut le concours de l'élévateur de la pupille et de l'abducteur, et de plus celui du petit oblique corrigeant l'action du droit supérieur qui tend à faire dévier la pupille en dedans.

Les muscles obliques ont un rôle particulier, ils empêchent les globes oculaires de suivre l'inclinaison de la tête, de manière à conserver les mêmes rapports entre l'image rétinienne et la rétine. Quand on incline la tête à droite, le grand oblique droit empêche la rotation du globe oculaire du côté droit, tandis que le petit oblique du côté gauche empêche la rotation du globe oculaire gauche. Si l'un de ces muscles est paralysé, il y a *diplopie*. Si l'on incline la tête du côté gauche, c'est l'inverse qui se produit.

§ 4. — CONJONCTIVE

On appelle conjonctive, ou *tunica adnata*, une membrane muqueuse qui couvre la face postérieure des paupières et qui se réfléchit sur la partie antérieure du globe oculaire. Lorsque les paupières sont fermées, la conjonctive représente une membrane séreuse dont le feuillet viscéral serait appliqué sur le globe oculaire, et dont le feuillet pariétal serait adossé aux paupières.

Cette disposition existe, chez l'embryon, jusqu'au moment où la fente palpébrale s'établit.

Confondue avec la peau au niveau du bord libre des paupières, elle se porte sur la face postérieure de ces voiles membraneux pour se réfléchir sur le globe oculaire, en formant un cul-de-sac circulaire appelé cul-de-sac *oculo-palpébral*, et interrompu seulement à la commissure interne des paupières. On a l'habitude de lui décrire plusieurs parties, selon les régions qu'elle occupe. Nous étudierons par conséquent : 1° la conjonctive palpébrale ; 2° la conjonctive du cul-de-sac ; 3° la conjonctive de la commissure interne des paupières ; 4° la conjonctive oculaire.

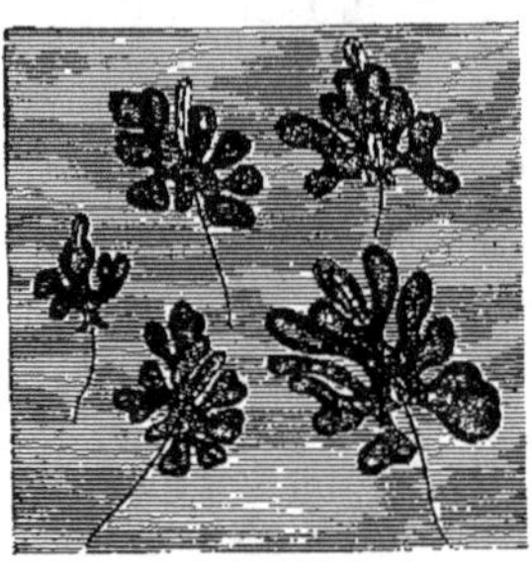

Fig. 591. — Glandes sébacées et follicules pileux de la caroncule lacrymale, grossis 7 fois.

1° La *conjonctive palpébrale* est très adhérente aux paupières et très vasculaire; elle présente de petites papilles qui s'hypertrophient, sous l'influence de l'inflammation, pour former des granulations.

2° La *conjonctive du cul-de-sac* forme le cul-de-sac oculo-palpébral, qui occupe la partie supérieure, inférieure et externe du globe oculaire. Ce cul-de-sac est plus profond à la partie supérieure qu'à la partie inférieure, et plus à la partie inférieure qu'à la partie externe. En haut et en bas, il correspond au sillon orbito-palpébral, de sorte qu'on peut introduire un bistouri dans ce sillon sans ouvrir le cul-de-sac. A ce niveau, elle est moins adhérente qu'aux paupières, et doublée par l'aponévrose orbito-oculaire. C'est à la partie supérieure et externe du cul-de-sac oculo-palpébral que s'ouvrent les conduits excréteurs de la glande lacrymale.

3° La *conjonctive de la commissure interne* des paupières forme la caroncule lacrymale et le repli semi-lunaire. La *caroncule* est une saillie de la conjonctive, de couleur rougeâtre, et située au grand angle de l'œil. Cette saillie muqueuse est due à la présence de dix à douze follicules pileux et de quelques glandes sébacées situées à ce niveau. A la surface de la caroncule, on voit sortir l'extrémité de petits poils situés dans ces follicules pileux. Le *repli semi-lunaire* est situé en dehors de la caroncule ; il est formé par la conjonctive qui s'adosse à elle-même. Ce repli forme un croissant, vertical dont la cavité regarde en dehors. Lorsque la pupille se porte en dedans, le croissant diminue en surface ; lorsqu'elle se porte en dehors, sa surface augmente. Ce repli est le rudiment de la membrane clignotante de quelques animaux.

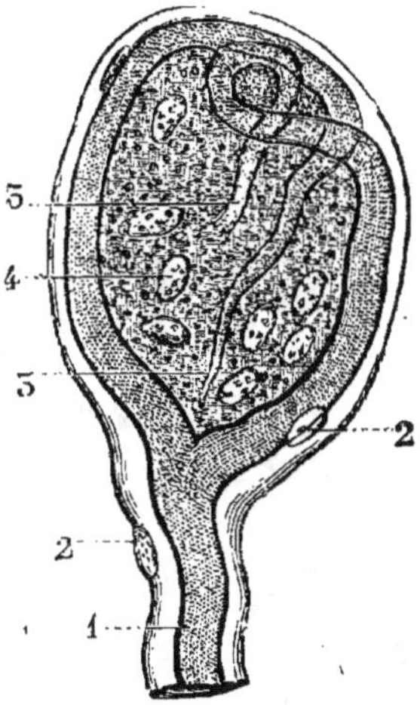

4° La *conjonctive oculaire*, ou *bulbaire*, se comporte différemment sur la cornée et sur la sclérotique. Au niveau de la sclérotique, elle glisse sur cette membrane au moyen d'un tissu cellulaire lâche, et recouvre à ce niveau l'extrémité antérieure des tendons des muscles de l'œil. Au niveau de la cornée, la conjonctive se réduit à son feuillet épithélial, qui passe seul sur la face antérieure de la cornée.

Structure. — La conjonctive est formée de deux couches superposées, de vaisseaux, de nerfs et de glandes.

La *couche profonde*, ou derme, est mince ; des éléments de tissu cellulaire et élastique la constituent. Elle présente des papilles très nombreuses sur la conjonctive palpébrale, moins abondantes au niveau de la sclérotique, et diminuant insensiblement à mesure qu'on se rapproche de la cornée. On trouve aussi, au voisinage de la cornée, de petits follicules clos qui s'hypertrophient quelquefois et constituent alors les granulations folliculaires de la conjonctive. La *couche superficielle* est formée de couches épithéliales : cellules qui sont pavimenteuses et forment une seule couche sur la cornée ; pavimenteuses et polyédriques mélangées sur le reste de

Fig. 592. — Corpuscule de Krause, avec bifurcation du filament nerveux terminal (d'après Rouget).

1, fibre nerveuse à myéline. — 2, 2, gaine de Schwann avec ses noyaux. — 3, 3, terminaison de la fibre nerveuse dépouillée de sa myéline. — 4, substance du corpuscule avec ses noyaux.

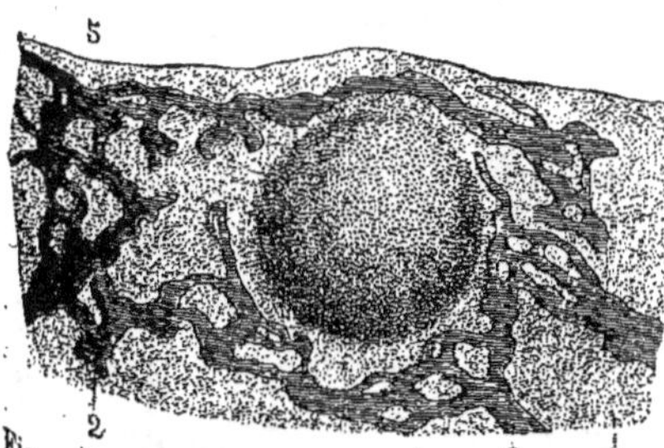

Fig. 593. — Section d'un follicule lymphatique de la conjonctive du bœuf, avec les canaux périphériques injectés d'après Frey.

la conjonctive, où elles forment plusieurs couches superposées.

Les *artères* viennent des branches de l'ophtalmique les plus voisines.

Le réseau vasculaire de la conjonctive est mobile, comme cette membrane, sur le globe oculaire. Il est formé de mailles irrégulières, tandis que les vaisseaux sous-jacents de la sclérotique sont radiés et immobiles. Cette différence est fort utile dans le diagnostic des lésions inflammatoires de l'œil.

Les *nerfs* viennent des nerfs ciliaires et des nerfs nasal externe, frontal, lacrymal et sous-orbitaire. On trouve un certain nombre de filets nerveux se terminant dans les corpuscules de Krause, assez abondants dans la conjonctive.

Les *glandes* de la conjonctive sont de petits lobules pourvus d'un canal excréteur qui traverse l'épaisseur de la muqueuse. Ces lobules sont disséminés dans le tissu cellulaire sous-conjonctival, à la

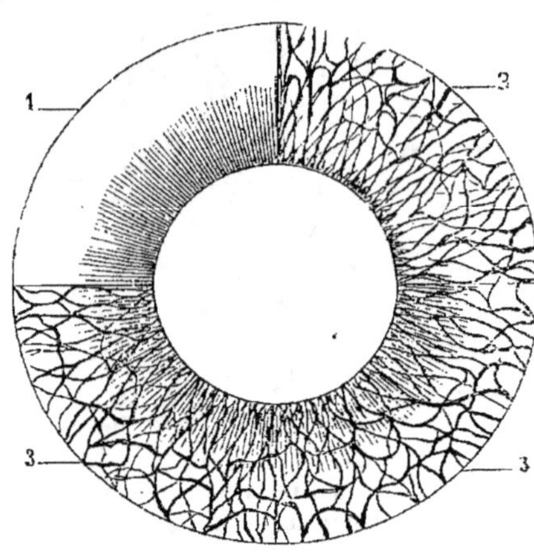

Fig. 594.

1, injection de la sclérotique (anneau périkératique). — 2, injection de la conjonctive. — 3, les deux espèces de vaisseaux superposés.

moitié interne des culs-de-sac oculo-palpébraux, supérieur et inférieur. Ils représentent la glande de Harder, qu'on trouve chez les ruminants, avec cette différence que, chez l'homme, les lobules de cette glande en grappe sont disséminés. On y trouve aussi quelques follicules clos.

§ 5. — PAUPIÈRES

Les paupières sont deux voiles membraneux situés au-devant du globe oculaire, qu'ils protègent, et sur lequel ils se moulent.

Ces voiles sont transparents, et, lorsque les paupières sont fermées, on entrevoit parfaitement la lumière et l'obscurité. La paupière supérieure est agitée de mouvements fréquents d'élévation et d'abaissement. L'abaissement constitue le clignement ; celui-ci est produit par la tonicité de l'orbiculaire des paupières et la fatigue du releveur. Pendant le clignement, la paupière inférieure est immobile.

Les deux paupières n'ont pas la même hauteur, celle de la paupière supérieure est double de l'inférieure.

Les paupières offrent à l'étude deux faces, deux bords et deux extrémités.

Face antérieure. — Convexe, cette face est formée par la peau ; elle présente des rides transversales plus marquées chez le vieillard. Cette face, régulièrement convexe, se déprime par le bord adhérent de la paupière, pour former un sillon très profond à la paupière supérieure. Ce sillon est connu sous le nom d'*orbito-palpébral*. Il est situé en face du sillon oculo-palpébral de la conjonctive. Chez quelques personnes, ce sillon est remplacé par une saillie qui leur donne un cachet tout particulier ; cette saillie est déterminée par un amas de tissu graisseux.

Face postérieure. — La face postérieure ou muqueuse est formée par la conjonctive : elle est exactement appliquée sur le globe oculaire et se continue avec le cul-de-sac oculo-palpébral. (Voy. *Conjonctive*.) On y voit, vers le bord libre, des lignes jaunes verticales qui indiquent la présence des glandes de Meibomius.

Bord adhérent. — Ce bord est situé au niveau de la base de l'orbite. Il est beaucoup plus épais que le bord libre, car, à son niveau, les diverses couches qui entrent dans la composition des paupières se séparent pour se porter : les unes, comme la peau, vers la région du front ; les autres, comme la conjonctive, vers la cavité de l'orbite. Ce bord adhérent sera mieux compris avec la structure des paupières.

Bord libre. — Le bord libre est la partie de la paupière qui mérite le plus de fixer l'attention. Ce bord libre est divisé en deux parties par une saillie, appelée *tubercule lacrymal*. La portion du bord située en dedans du tubercule a reçu le nom de *portion lacrymale* du bord libre des paupières ; le reste de ce bord, en dehors du tubercule lacrymal, forme la *portion oculaire* ou *ciliaire*.

Le *tubercule lacrymal* est une saillie située près du grand angle de l'œil, sur le bord libre de la paupière. Celui de la paupière supérieure est un peu plus interne que l'autre. Au sommet de ce tubercule, on voit un point noir qui occupe la lèvre postérieure du sommet, ou, en d'autres termes, qui regarde en arrière pour se mettre en contact avec le globe oculaire. Ce point, appelé *point lacrymal*, est l'orifice béant d'un conduit, qui prend les larmes à la surface de la conjonctive pour les porter dans le sac lacrymal.

La *portion lacrymale* du bord libre des paupières est arrondie et se réunit à celle de la paupière opposée pour former l'angle interne de l'œil. Cette portion est complètement dépourvue de cils. À son niveau, on voit une ligne blanche à travers la peau transparente ; cette ligne est formée par le conduit lacrymal et le ligament des cartilages tarses.

La *portion oculaire* ou *ciliaire* présente une surface de 1 millimètre de largeur, à laquelle on peut considérer deux lèvres et un interstice. La lèvre postérieure, en contact avec le globe oculaire, présente les orifices des glandes de Meibomius ; sur la lèvre antérieure on trouve l'implantation des cils, et l'interstice vient au contact de celui du côté opposé pendant l'occlusion des paupières. Des auteurs ont dit que ce bord libre est taillé en biseau aux dépens de sa face postérieure et que, dans l'occlusion des paupières, il existe un canal prismatique et triangulaire destiné à porter les larmes vers l'angle interne de l'œil. Ce canal n'existe pas, et les larmes glissent entre la face postérieure des paupières et le globe oculaire.

La rigidité du bord libre des paupières, et leur accolement constant au globe oculaire sont dus à la présence d'un cartilage situé au niveau de leur bord libre.

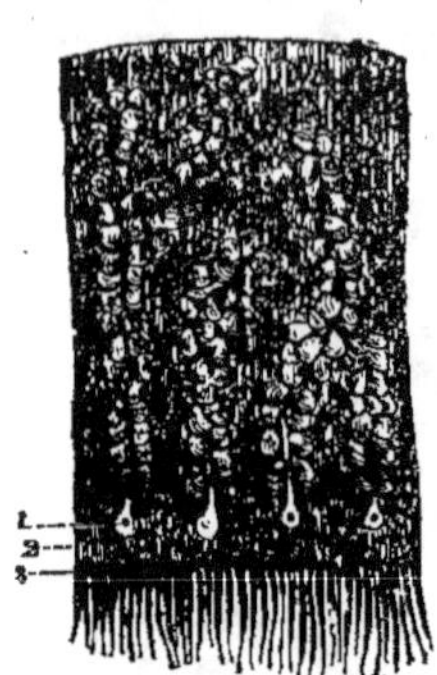

Fig. 595. — Glandes de Meibomius sur la face muqueuse de la paupière.

1, orifice d'une glande de Meibomius. — 2, surface du bord libre de la paupière. — 3, lèvre antérieure ou ciliaire du même bord.

Structure.

Les paupières se composent de plusieurs couches superposées, de glandes, de vaisseaux et de nerfs.

D'avant en arrière, les couches sont superposées dans l'ordre suivant, pour les deux paupières :

1° Couche cutanée ; 2° couche cellulaire sous-cutanée ; 3° couche musculaire ; 4° couche fibreuse et cartilaginiforme ; 5° couche muqueuse. Nous suivrons le même ordre dans leur étude.

1° Couche cutanée. — La peau des paupières est excessivement mince et ne diffère pas de la peau du reste du corps. Elle est recouverte d'un nombre considérable de poils de duvet excessivement petits.

2° Couche cellulaire sous-cutanée. — Le tissu sous-cutané des paupières est mince et très lâche. Jamais la graisse ne s'y accumule, et l'on y trouve à peine quelques vésicules graisseuses éparses. Cette couche s'infiltre avec la plus grande facilité, d'où le volume énorme qu'acquièrent les paupières dans les hydropisies, dans l'érisypèle, dans les contusions, etc.

Les *cils* sont de petits poils situés sur la lèvre antérieure du bord libre des paupières. Ils ont des follicules pileux et des glandes sébacées annexées, et ils sont disposés sur deux ou trois rangées.

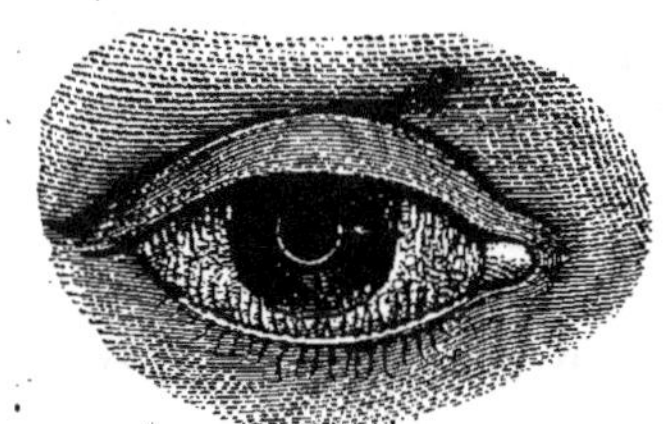

Fig. 596. — Trichiasis de la paupière supérieure et districhiasis de l'inférieure.

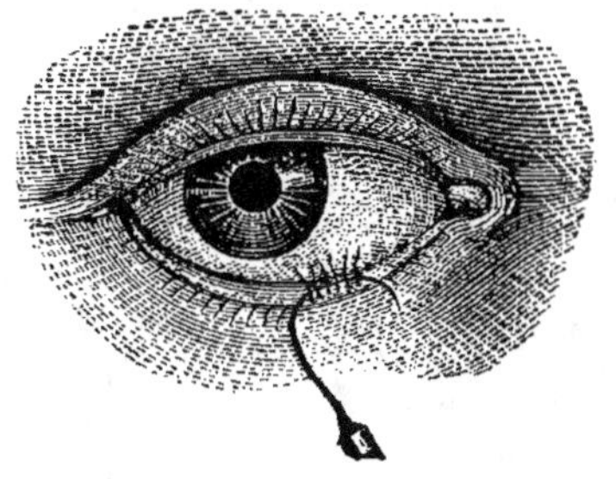

Fig. 597. — Trichiasis. Extirpation directe des follicules des cils d'après le procédé de Galezowsky.

Ils sont dirigés en avant et décrivent une légère courbe, dont la convexité est dirigée en bas pour les cils de la paupière supérieure, en haut pour ceux de la paupière inférieure.

Ils prennent quelquefois une direction vicieuse et ils poussent en arrière contre le globe oculaire, d'où conjonctivité et blépharite. Cette déviation des cils se nomme *trichiasis* quand une seule rangée de cils est déviée. S'il y a deux rangées, c'est le *districhiasis*. On voit même quelquefois le *tristrichiasis*. On remédie à cet inconvénient par l'épilation.

3° **Couche musculaire**. — La couche musculaire est formée par l'orbiculaire des paupières. Au niveau du bord libre, elle constitue la portion *ciliaire* du muscle; plus loin, sur les paupières mêmes, elle forme la portion *palpébrale*. Cette couche est pâle et mince, elle sépare le tissu cellulaire sous-cutané de la couche fibreuse et cartilaginiforme (voy. *Muscles de la face*).

4° **Couche fibreuse et cartilaginiforme**. — Nous disons qu'une portion de cette couche est cartilaginiforme et non pas cartilagineuse, parce que les cartilages tarses ne possèdent que la consistance du cartilage, sans en avoir la structure.

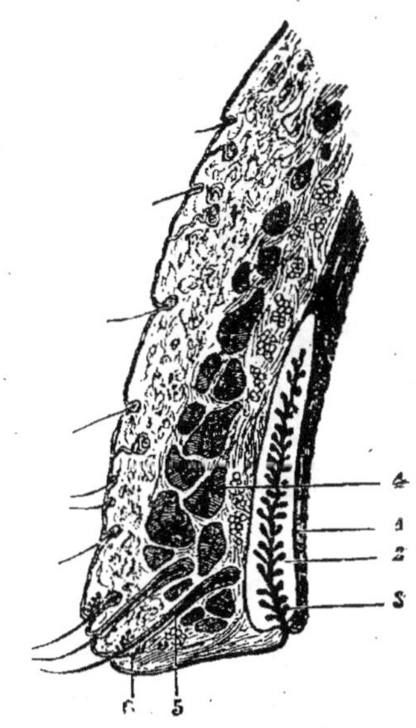

Fig. 598. — Coupe de la paupière supérieure.

1, conjonctive. — 2, cartilage tarse. — 3, glande de Meibomius. — 4, coupe de l'orbiculaire des paupières. — 5, 6, cils.

Le cartilage tarse est une lamelle fibreuse de près de 1 millimètre d'épaisseur, occupant presque toute la longueur de la portion ciliaire du bord libre des paupières.

Le cartilage tarse de la paupière supérieure est plus grand que celui de la paupière inférieure. Il a la même longueur, mais il

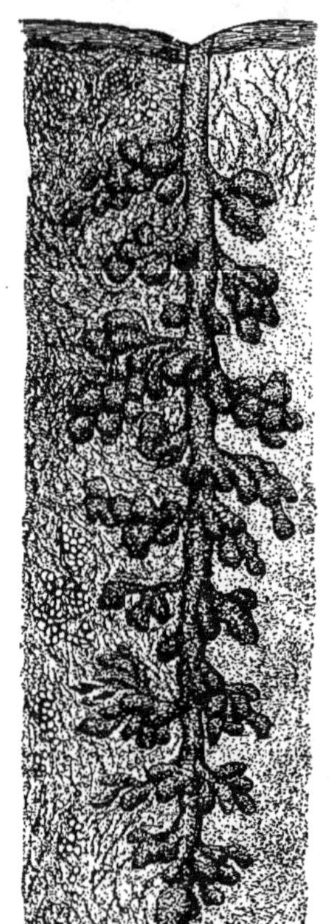

Fig. 599. — Une glande de Meibomius.

présente une hauteur plus considérable; son bord adhérent est convexe ; celui de la paupière inférieure est horizontal et parallèle au bord libre.

Il présente : une face postérieure en rapport avec la muqueuse, qui lui adhère; une face antérieure en rapport avec la couche musculaire ; un bord libre, formant le bord libre des paupières, et recouvert par la muqueuse qui se continue avec la peau, et un bord adhérent donnant insertion à la portion fibreuse.

La portion fibreuse de cette couche est formée par un prolongement du périoste du rebord orbitaire. Connu sous le nom de *ligament large*, ce prolongement fibreux occupe les deux paupières et s'insère sur le bord adhérent du cartilage tarse, et de chaque côté de ce cartilage sur les ligaments interne et externe des commissures. Ces ligaments sont disposés de manière à fermer complètement la base de l'orbite avec les cartilages tarses, pendant l'occlusion des paupières.

En arrière de ce ligament large, on trouve le tendon aplati du muscle releveur de la paupière supérieure. En arrière de celui de la paupière inférieure, on voit l'expansion tendineuse du muscle droit inférieur de l'œil.

5° Couche muqueuse. — La couche muqueuse est formée par la conjonctive (voy. *Conjonctive.*)

Glandes. — Les glandes des paupières sont assez nombreuses. On y trouve celles qui se rencontrent dans toutes les régions de la peau, celles de la conjonctive, et en outre deux rangées de glandes en grappe au niveau du bord libre. Ces glandes sont les glandes de Meibomius et les glandes ciliaires.

Gandes de Meibomius (1). — Ces glandes, situées dans l'épais-

(1) Bien avant Meibomius, Charles Estienne avait signalé ces glandes, et Cas-

seur des cartilages tarses, sur la face postérieure desquels on les aperçoit sous forme de lignes jaunes, sont des glandes en grappe, allongées, dont le canal excréteur, à peu près rectiligne, s'ouvre sur la lèvre postérieure du bord libre des paupières.

Le canal offre de 100 à 200 µ de largeur ; sa paroi est formée de fibres de tissu conjonctif et d'éléments élastiques assez rares ; les culs-de-sac, arrondis ou allongés, se jettent dans le canal excréteur commun, isolément ou réunis avec ceux du voisinage pour former un acinus (fig. 599). Les culs-de-sac ont de 100 à 200 µ ; ils offrent exactement la même structure que les glandes sébacées. Dans leur cavité, il se fait une production incessante de cellules d'apparence graisseuse, remplies de granulations et de gouttelettes graisseuses qui ne s'agglomèrent pas. Ces cellules, en se détruisant, forment un liquide qui humecte le bord libre des paupières et empêche l'écoulement des larmes sur la peau. Pour la plupart des auteurs allemands, la chassie serait fournie par ces glandes ; Sappey la fait venir des glandes ciliaires.

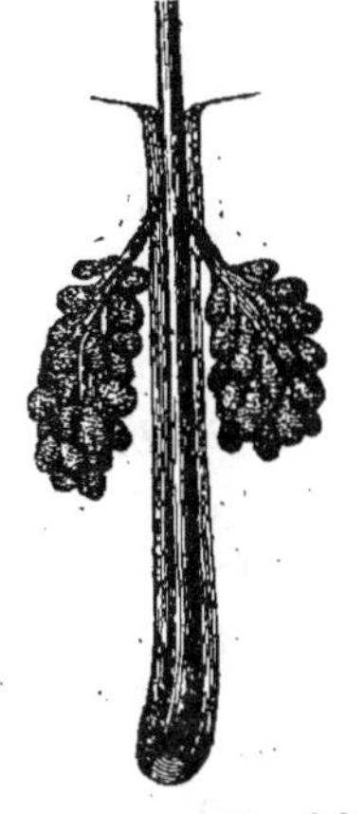

Fig. 600. — Un follicule pileux et ses glandes ciliaires.

Glandes ciliaires. — On donne le nom de glandes ciliaires à des glandes sébacées situées dans l'épaisseur du bord libre des paupières et s'ouvrant dans le follicule pileux des cils. Ces glandes sont nombreuses ; on en trouve, en moyenne, 125 environ pour chaque paupière.

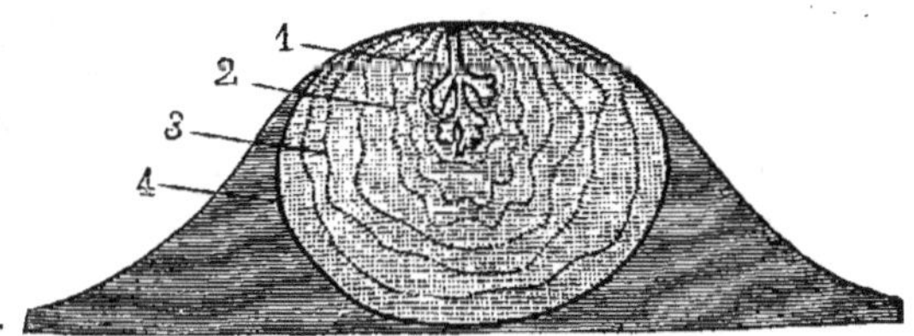

Fig. 601.

1, glande sébacée. — 2, 3, différents degrés de développement. — 4, paroi du kyste.

Il se développe quelquefois de petites tumeurs de la grosseur d'une lentille ou d'un pois, plus souvent à la paupière supérieure. On les nomme *Chalazions.* Ces tumeurs sont des kystes sébacés formés par l'oblitération de l'ouverture des glandes ciliaires, ou

serius les avait fait dessiner et graver, vers 1610. Ce n'est qu'en 1666 que Meibomius les décrivit dans une lettre imprimée à Helmstadt, ville du duché de Brunswick. (*Henrici, Meibomii de vasis palp. novis Epist.*, Helmstadii, 1666.)

d'un lobule de glande de Meibomius et par l'accumulation de la matière sécrétée ; ces kystes disparaissent souvent d'une manière spontanée.

Muscles palpébraux. — H. Müller a découvert des fibres musculaires lisses étalées au-dessous de la conjonctive palpébrale, chez l'homme et les mammifères. Le palpébral supérieur est étendu du bord supérieur du cartilage tarse au muscle releveur de la paupière, avec lequel il semble se continuer ; le palpébral inférieur se porte du bord inférieur du cartilage tarse au tissu conjonctif qui entoure le petit oblique. Ces deux muscles sont situés au-dessous de la conjonctive, et leurs faisceaux s'anastomosent en réseau. Sappey a décrit plus tard des fibres musculaires lisses dans la même région ; il leur a donné le nom de *muscle orbito-palpébral.*

Vaisseaux et nerfs. — Les paupières reçoivent deux *artères* principales, les palpébrales, et plusieurs accessoires qui sont fournies par les artères voisines, telles que : artères sous-orbitaire, sus-orbitaire, temporale, faciale. Les palpébrales viennent de l'ophtalmique : elles se portent en bas et en dehors dans l'épaisseur des paupières. Elles sont situées entre le cartilage tarse et le muscle orbiculaire, à 3 millimètres du bord libre des paupières, qu'elles accompagnent dans toute son étendue, en donnant des rameaux aux parties constituantes des paupières.

Les *veines* sont irrégulières dans leur trajet ; elles se jettent en partie dans la veine ophtalmique, et en partie dans la faciale.

Les *lymphatiques* se portent en bas et en dehors, et se rendent aux ganglions sous-maxillaires postérieurs.

Les *nerfs* proviennent de deux sources. Le nerf facial donne le mouvement, et le trijumeau fournit aux parties sensibles.

§ 6. — SOURCILS

On appelle sourcil une région très limitée, située au-devant de l'arcade orbitaire et surmontant les paupières.

On trouve dans cette région, de la profondeur vers la superficie : l'arcade orbitaire revêtue de son périoste ; les fibres entrecroisées des muscles sourcilier, frontal et orbiculaire des paupières ; enfin la peau, à la face profonde de laquelle adhèrent les fibres du sourcilier et du frontal. Dans l'épaisseur de la peau on trouve des glandes sébacées nombreuses et très développées, et des poils qui se dirigent obliquement en bas et en dehors. Les artères du sourcil viennent de l'artère sus-orbitaire et de la temporale ; les veines vont dans l'ophtalmique et la temporale ; les lymphatiques se jettent dans les ganglions sous-maxillaires postérieurs ; les nerfs sont fournis par le facial qui anime les muscles, et par le trijumeau qui se rend à la peau.

§ 7. — APPAREIL LACRYMAL

L'*appareil lacrymal* est un appareil de sécrétion. Il est situé au-devant du globe oculaire, en partie dans l'épaisseur des paupières.

On donne le nom de *voies lacrymales* aux divers organes qui sont en contact avec les larmes, depuis le point de leur sécrétion jusqu'aux fosses nasales.

A l'état normal, les larmes sont sécrétées sans cesse par la glande lacrymale ; elles lubrifient la surface de la conjonctive et s'écou-

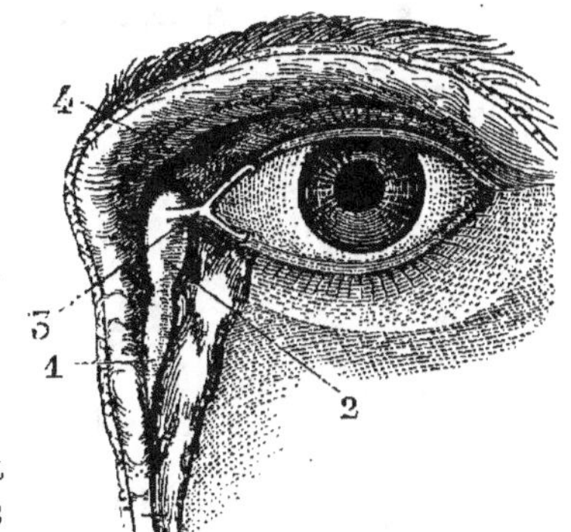

Fig. 602. — Voies lacrymales.

1, canal nasal. — 2, sac lacrymal. — 3, point de réunion des conduits lacrymaux. — 4, conduit lacrymal supérieur.

lent, par des conduits particuliers, dans le méat inférieur des fosses nasales. Dès que la sécrétion devient plus abondante, les larmes ne peuvent plus passer en totalité dans les conduits, elles s'accumulent sur le bord libre des paupières et s'écoulent ensuite sur les joues. On les appelle alors *pleurs*.

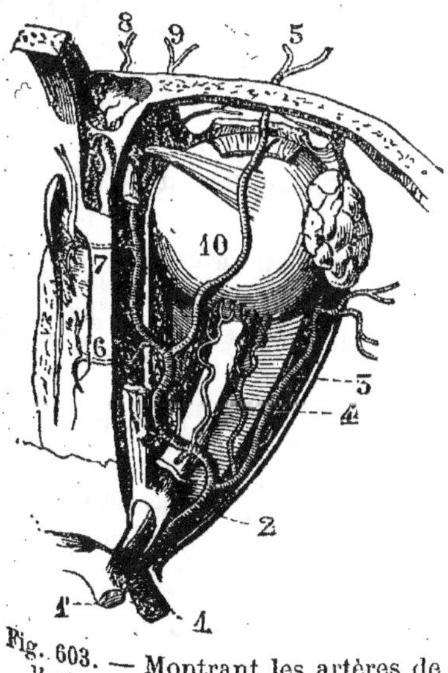

L'appareil lacrymal se compose : 1° d'un organe sécréteur, la *glande lacrymale*, qui occupe la partie externe de l'orbite ; 2° de conduits vecteurs qui portent les larmes dans le cul-de-sac conjonctival, les *canaux de la glande lacrymale* ; 3° de la surface de la conjonctive sur laquelle les larmes s'étalent ; 4° du *lac lacrymal*, espace dans lequel les larmes séjournent ; 5° des *conduits lacrymaux*, étendus du lac lacrymal au sac lacrymal ; 6° du *sac lacrymal*, réservoir des larmes ; 7° enfin du *canal nasal* qui conduit les larmes dans le méat inférieur.

Fig. 603. — Montrant les artères de l'orbite et la glande lacymale.

1, artère carotide interne. — 2, artère ophtalmique. — 3, artère lacrymale. — 4, artères ciliaires postérieures. — 5, artère sus-orbitaire. — 6, artère ethmoïdale postérieure. — 7, artère ethmoïdale antérieure. 8 et 9, terminaison de la nasale. — 10, globe oculaire.

Dans ce singulier appareil de sécrétion, les larmes, après avoir été formées par la glande lacrymale, suivent un trajet très accidenté avant leur arrivée aux fosses nasales. Elles sont versées sur la conjonctive par de petits conduits, s'étalent à la surface de cette muqueuse qu'elles lubrifient, et s'accumulent ensuite dans le lac lacrymal, à l'angle interne de l'œil. Là, elles sont prises par un système particulier de conduits, qui les portent dans les fosses nasales, où elles arrivent après avoir traversé les conduits lacrymaux, le sac lacrymal et le canal nasal. Étudions ces parties dans leur ordre physiologique.

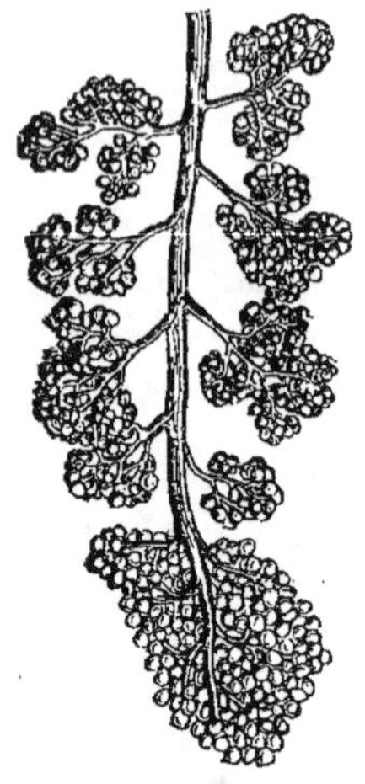

Fig. 604. — Un lobule de la glande lacrymale, ave un conduit excréteur.

Glande lacrymale. — La glande lacrymale est une glande en grappe située à la partie externe et supérieure de la base de l'orbite, dans la fossette lacrymale (1). Cette glande présente deux portions : l'une principale, ou *portion orbitaire* ; l'autre accessoire, ou *portion palpébrale*. Celle-ci est formée par un petit groupe de glandules isolées, situé à la partie externe de la paupière supérieure, entre la conjonctive et le tendon du muscle releveur de la paupière. Elle présente le volume d'une lentille et fait saillie sur la muqueuse.

La *portion orbitaire*, ou glande lacrymale proprement dite, présente le volume d'une petite noisette aplatie de haut en bas. Elle est contenue dans un dédoublement du feuillet périostique qui tapisse la voûte orbitaire. Sa face supérieure est en rapport avec l'os frontal ; sa face inférieure avec le releveur de la paupière supérieure, et un peu avec le droit externe de l'œil. Son bord postérieur reçoit les vaisseaux et les nerfs ; son bord antérieur déborde souvent l'arcade orbitaire et soulève légèrement l'orbiculaire des paupières.

La glande lacrymale est une glande en grappe composée, dont la portion orbitaire et la portion palpébrale offrent la même structure. Les culs-de-sac glandulaires, qui mesurent de 50 à 100 μ, sont arrondis et constitués par une paroi propre et par un *épithélium pavimenteux simple*.

---

(1) Avant la découverte de la glande lacrymale au XVI⁰ siècle, on croyait, avec Galien, qu'il y avait deux glandes lacrymales, une supérieure et une inférieure qui était la *caroncule lacrymale*. On croyait aussi que les larmes venaient des ventricules du cerveau aux yeux.

Les *conduits excréteurs*, en nombre variable, de 5 à 10 μ, s'ouvrent dans la moitié externe et supérieure du cul-de-sac oculo-palpébral. La paroi de ces conduits est formée de tissu conjonctif et de fibres élastiques. L'épithélium qui en tapisse l'intérieur est un *épithélium cylindrique* (1).

Les vaisseaux capillaires, fournis par l'*artère lacrymale*, branche de l'ophtalmique, donnent naissance, à la surface des culs-de-sac, à un réseau capillaire qui ne diffère pas de celui des glandes salivaires. Les *lymphatiques* sont inconnus.

On ne sait pas comment s'y terminent les *nerfs*. Ils viennent du *lacrymal*, branche du trijumeau.

Lac lacrymal. — On nomme ainsi l'espace qui sépare les deux paupières à l'angle interne de l'œil. On voit les deux points lacrymaux plonger dans le lac lacrymal pour y puiser les larmes. La caroncule lacrymale est située au milieu du lac.

Points lacrymaux. — On donne ce nom aux orifices des conduits lacrymaux.

A l'union de la portion ciliaire et de la portion lacrymale du bord libre des paupières, on trouve une saillie qui s'accuse beaucoup plus au moment où les paupières se rapprochent dans l'occlusion de l'œil ; cette saillie est le *tubercule lacrymal*. Celui de la paupière supérieure est un peu plus interne que l'autre, de

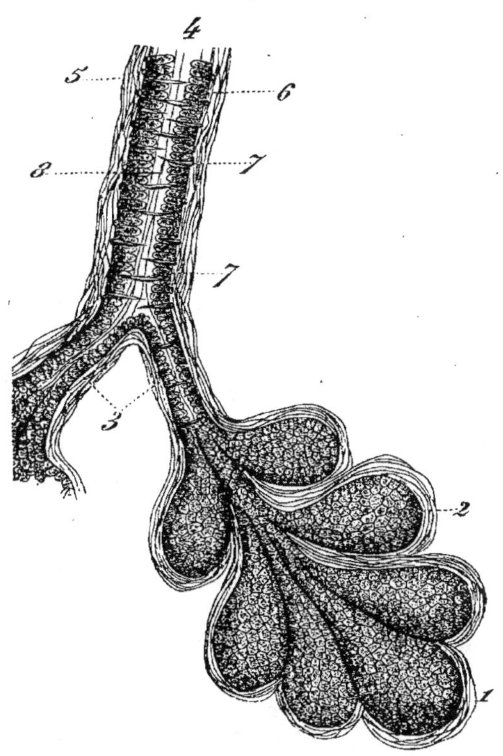

Fig. 605. — Un acinus de la glande lacrymale.

1, tissu conjonctif enveloppant les culs-de-sac glandulaires. — 2, épithélium des culs-de-sac. — 3, canal sécréteur se continuant par le canal excréteur. — 5, tissu conjonctif entourant ce canal. — 6, 7, paroi propre. — 8, lumière du canal.

(1) Ces conduits ont été découverts en 1661 par Sténon sur l'œil du mouton, et plus tard sur l'œil humain. Monro (1758) les injecta plus tard avec du mercure.

sorte qu'ils ne se rencontrent pas dans le rapprochement des paupières.

Les *points lacrymaux*, distingués en supérieur et inférieur, sont situés sur la partie la plus saillante des tubercules lacrymaux. Ils occupent la lèvre postérieure du bord de la paupière, de sorte que leur ouverture est immédiatement appliquée contre la conjonctive oculaire. On ne peut les apercevoir qu'à la condition de renverser légèrement la paupière en avant.

Le point lacrymal est béant, il mesure un quart de millimètre de diamètre environ. L'inférieur est un peu plus large que le supérieur, mais ils sont tous les deux dilatables.

Les points lacrymaux ont pour usage de pomper, pour ainsi dire, les larmes dans le lac lacrymal. Lorsqu'ils s'oblitèrent, ou lorsque des cicatrices du voisinage les déplacent, ils ne fonctionnent plus, et les larmes coulent sur la joue, *épiphora*.

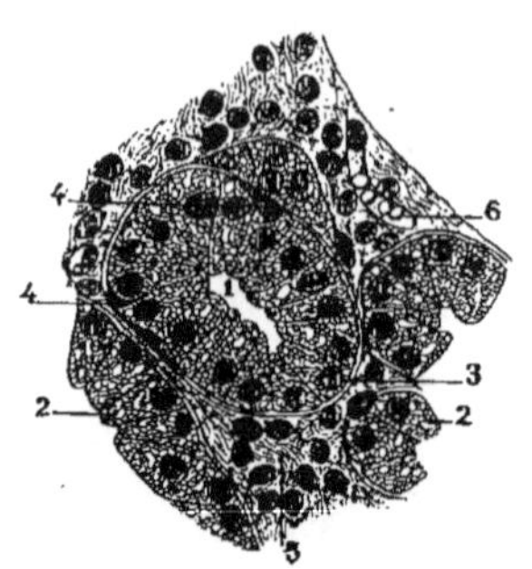

Fig. 606. — Coupe d'un lobule aberrant de la glande lacrymale de l'homme (d'après Renaut.)

1, lumière glandulaire. — 2, 2, vacuoles du protoplasma des cellules glandulaires. — 3, membrane vitrée des culs-de-sac. — 4, 4, noyaux des cellules en paniers de Boll, à la face interne de la lame vitrée. — 5, tissu conjonctif avec cellules migratrices. — 6, vaisseau capillaire contenant des globules.

Conduits lacrymaux. — Les conduits lacrymaux, conduisant les larmes au sac lacrymal, s'étendent des points lacrymaux au sac lacrymal. Il existe un conduit pour chaque paupière. Le supérieur, parti du point lacrymal supérieur, se porte en haut, dans une étendue de 2 millimètres, pour s'incliner ensuite en bas et en dedans, dans l'épaisseur du bord libre de la paupière supérieure, jusqu'à la commissure interne des paupières. Leur direction et leur forme rappellent celle d'une botte (Foltz).

L'inférieur, parti du point lacrymal inférieur, se porte en bas. Après un trajet de 2 millimètres, il s'incline en dedans,

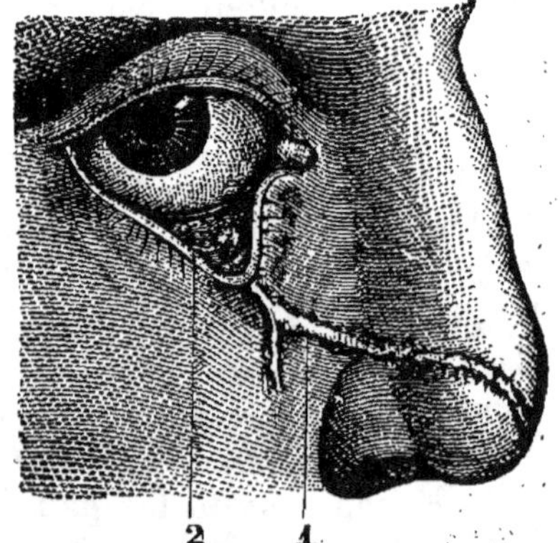

Fig. 607. — Cicatrice ayant produit un *ectropion* avec déviation du point lacrymal inférieur et épiphora.

vers le conduit supérieur, auquel il se réunit, comme le fait observer Foltz (de Lyon), à 4 ou 5 millimètres en dedans de la commissure interne des paupières. Ces deux conduits confondus se portent horizontalement en dedans jusqu'au sac lacrymal, sur la paroi externe duquel ils s'ouvrent par un orifice commun.

Des points lacrymaux au sac lacrymal ces conduits mesurent une longueur de 8 à 10 millimètres. La portion commune est un peu plus courte que les autres portions. Les conduits lacrymaux sont toujours béants et font communiquer la conjonctive avec la muqueuse du sac lacrymal.

Les conduits lacrymaux sont formés de deux couches : une couche interne épithéliale, *épithélium pavimenteux stratifié*, et une couche externe celluleuse ; cette dernière renferme un grand nombre de fibres élastiques. Vers le point lacrymal, ces fibres se multiplient, de sorte que cette ouverture est toujours béante.

Sac lacrymal (1). — On donne ce nom à une poche fibreuse située dans la gouttière lacrymale, au-dessus du canal nasal, dans lequel elle s'ouvre par sa petite extrémité.

Ce sac présente de 12 à 15 millimètres environ de longueur, et de 3 à 4 de largeur. Le fond est situé en haut ; le sommet, ouvert, se continue avec le canal nasal.

Il est en rapport, en dedans, avec la gouttière lacrymale ; en dehors, avec la portion commune des deux conduits lacrymaux, qui s'ouvre à la réunion du tiers supérieur et des deux tiers inférieurs ; et avec des fibres supérieures et inférieures de l'orbiculaire qui s'insèrent sur sa paroi ; en avant, avec le tendon direct de l'orbiculaire des paupières qui le divise en deux parties. (Ce tendon se voit, sous la forme d'une ligne blanchâtre et transversale, à travers la peau transparente.) Au-dessus du tendon, on voit le tiers supérieur du sac lacrymal en rapport avec la peau et les fibres musculaires, et, au-dessous, les deux tiers inférieurs du sac (2). En arrière du sac lacrymal, on trouve la portion réfléchie du tendon de l'orbiculaire.

Le sac lacrymal est formé d'une tunique fibreuse et d'une muqueuse. La muqueuse se continue avec celle des conduits lacrymaux et du canal nasal.

La *tunique fibreuse* est formée de tissu conjonctif renfermant quelques fibres élastiques. La *muqueuse* est tapissée par une couche d'*épithélium cylindrique simple à cils vibratiles*.

Les auteurs ne s'accordent pas sur l'existence des glandes ; les uns les admettent, les autres les rejettent.

(1) Les voies lacrymales furent découvertes dans la deuxième moitié du xvi° siècle, presque en même temps par Franco (1561), Guillemeau et Alberti (1581). Ils expliquèrent le passage des larmes dans les fosses nasales.
(2) C'est en ce point que se pratique la ponction du sac lacrymal.

Canal nasal. — Formé par les os maxillaire supérieur, unguis et cornet inférieur, le canal nasal s'étend du sac lacrymal au méat inférieur des fosses nasales (voy. *Os de la face*). Une membrane muqueuse le tapisse et établit la continuité entre la muqueuse pituitaire et celle du sac lacrymal, et, de plus, avec la conjonctive, par l'intermédiaire du sac et des conduits lacrymaux. L'orifice inférieur du canal nasal présente beaucoup de variétés. En effet, ce canal s'ouvre tantôt sur la paroi externe du méat, en forme de fente, tantôt sur la paroi supérieure du méat, quelquefois, enfin, sur la paroi inférieure de ce méat, sur le plancher des fosses nasales (Sappey). La muqueuse qui recouvre les parois du canal nasal présente souvent des replis, mais ils ne sont pas constants, et n'occupent pas toujours la même place. C'est pour cela qu'on décrit aujourd'hui diverses valvules, portant le nom des anatomistes qui les ont signalées, mais ces valvules n'existent pas; ce sont des replis de la membrane muqueuse, comme on en trouve sur d'autres muqueuses; je dirai cependant que ces replis, quelquefois très développés, peuvent oblitérer le canal nasal. On appelle *valvule de Cruveilhier* un repli de la muqueuse situé, chez quelques sujets, à l'orifice inférieur du canal nasal; *valvule de Taillefer*, un repli de la partie moyenne du canal nasal; *valvule de Béraud*, un repli muqueux au point où le canal nasal et le sac lacrymal se continuent. Enfin, la *valvule de Huschke* serait un repli de la muqueuse vers la partie moyenne du sac lacrymal.

Rochon-Duvigneaud (*Arch. d'ophtalm.*, février 1889, p. 81) a signalé ressemble à un diaphragme perforé, l'autre à un opercule muqueux en forme de bonnet.

Le canal nasal est tapissé par le périoste; sa face interne est recouverte par une muqueuse ayant la même structure que celle du sac lacrymal. Quelques auteurs y admettent de petites glandes analogues à celles de la pituitaire.

Les *vaisseaux* du sac lacrymal et du canal nasal viennent de l'artère nasale et de l'artère sous-orbitaire, branches de l'ophtalmique. Les *nerfs* du sac sont fournis par le nasal externe; ceux du canal nasal viennent du dentaire antérieur.

Le canal nasal est quelquefois le siège de rétrécissements. Lorsque ce conduit est rétréci, il porte obstacle au cours des larmes; celles-ci s'accumulent dans le sac lacrymal (*tumeur lacrymale*). Lorsque le sac lacrymal est plein, les larmes ne passent plus par les points lacrymaux et s'écoulent sur la joue (*épiphora*).

Le Dr Gorecki combat ces rétrécissements par l'électrolyse, avec un succès égal à celui que nous obtenons dans la cure des rétrécissements de l'urèthre.

HISTOIRE DE L'ANATOMIE

Quoique ce sujet ait été exposé plusieurs fois, j'estime qu'il peut trouver sa place dans un ouvrage d'anatomie moderne. Jamais, si je ne me trompe, l'histoire de l'anatomie contemporaine, je veux parler de l'anatomie microscopique, n'a été même effleurée par aucun de ceux qui ont fait l'histoire de l'anatomie.

Du reste, à moins de se copier servilement les uns les autres, il me paraît que chacun doit avoir son mode spécial de traiter le sujet.

Mon mode à moi, mon but, est de suivre une méthode qui fasse comprendre, avec le plus de clarté possible, comment on est arrivé de rien à la connaissance si exacte, si approfondie de la structure du corps humain.

Je n'aurai pas besoin de remonter jusqu'aux temps les plus reculés, car les anciens n'avaient aucune notion, non seulement de l'anatomie humaine, mais de celle des animaux les plus communs. Du reste, les historiens de l'antiquité ne parlent d'aucun médecin avant Esculape.

Quoique les prêtres Egyptiens aient pratiqué jadis des embaumements et qu'ils aient pu examiner à loisir les entrailles palpitantes des victimes qu'ils offraient en holocauste aux dieux, on pense qu'ils n'avaient aucune connaissance anatomique.

Périodes. — L'*histoire de l'Anatomie* sera divisée en plusieurs périodes.

La *première* commencera aux Asclépiades et finira à la dissection du premier cadavre humain, trois siècles environ avant J.-C.

La *deuxième*, courte, comprendra l'histoire des premières dissections.

Une *troisième* période, extrêmement longue, ayant duré seize siècles environ, commencera à la fin de la précédente et se terminera au XIVe siècle, époque à laquelle recommença la dissection.

Pendant la *quatrième*, des anatomistes éminents se sont succédé, les découvertes les plus importantes ont été faites. Cette période, d'un peu plus de cinq siècles, *période anatomique*, partira du XIVe siècle et finira vers le milieu du XIXe, commencement de la *période des travaux microscopiques*. Cette période sera divisée en plusieurs parties.

Une *cinquième* et dernière, qu'on pourra appeler *période contemporaine*, fera suite à la précédente et se continuera jusqu'à l'époque actuelle, période de l'histologie et de la bactériologie.

PREMIÈRE PÉRIODE

(JUSQU'A LA DISSECTION DU PREMIER CADAVRE HUMAIN)

Quoique cette période comprenne neuf à dix siècles, elle est relativement courte, étant donné la nullité des connaissances des hommes qui s'adonnaient à l'art de guérir, et qui n'étaient le plus souvent que des prêtres opérant surtout par suggestion.

Je trouve cependant dans Portal (1), des lignes que d'autres, plus habiles que moi, expliqueront peut-être :

« Après le déluge, l'anatomie fit de rapides progrès... On commença dès lors à fouiller sérieusement dans les entrailles des victimes »... Portal. *Histoire de l'anatomie et de la chirurgie*, t. I, p. XIX.

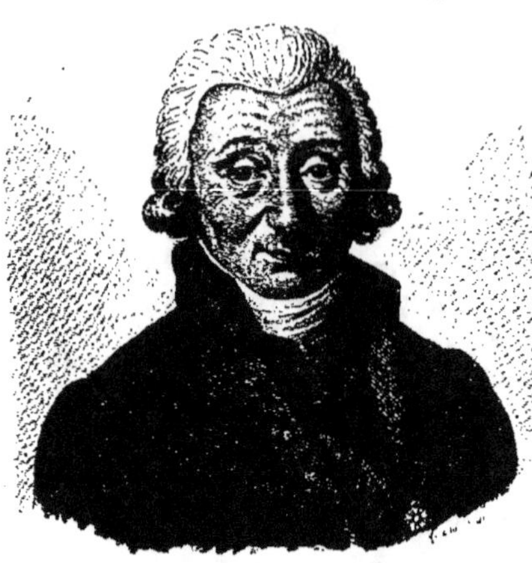

Fig. 608. — PORTAL.

On faisait donc de l'anatomie avant le déluge ?

ESCULAPE

Le premier homme de l'antiquité qui se soit occupé de l'art de guérir vécut, à ce qu'on suppose, quatorze siècles environ avant l'ère chrétienne. Il se nommait Esculape.

On est à peu près certain de cette date. L'histoire nous apprend, en effet, que Machaon, fils d'Esculape, assista, avec son frère Podalire, au siège de Troie, qui eut lieu au commencement du XIIIe siècle avant J.-C.

On dit que ce fut un nommé Chiron qui inculqua à Esculape les premiers principes. Il faisait un examen mystérieux des malades, suivi de prescriptions mystiques, soi-disant inspirées par les divinités. La

(1) Le baron Antoine PORTAL naquit à Gaillac (Tarn), en 1742, et mourut à Paris en 1832.

Portal fit ses études à Montpellier où il fut reçu docteur en 1764. Ses succès d'enseignement dans l'anatomie l'avaient fait nommer membre de l'Académie des sciences de Montpellier, deux ans avant sa réception au doctorat.

A Paris il fut ami de Sénac et protégé par le cardinal de Bernis. Il acquit une grande réputation et fut chargé d'enseigner l'anatomie au Dauphin. En 1769, il fut nommé professeur de médecine au Collège de France. Membre titulaire de l'Académie des Sciences en 1777, il dut à Buffon d'occuper la chaire d'anatomie au Jardin du Roi. Devenu plus tard médecin de Louis XVIII, il obtint, en 1820, de faire créer l'*Académie royale de médecine*.

confiance en cet homme fut telle que les gens ignorants de cette époque en firent un demi-dieu.

Esculape s'appelait en grec Asclépias. Les descendants de son fils Podalire formèrent une secte qu'on nomma les *Asclépiades*. C'étaient des prêtres, se disant ministres d'une divinité bienfaisante, dépositaires des secrets de leur ancêtre dans l'art de guérir, et possesseurs de panacées contre les maladies et même contre la mort.

Les Asclépiades, et plus tard tous les prêtres qui desservaient les autels d'Esculape, étaient les seuls médecins que possédât la Grèce. L'anatomie superficielle qu'ils connaissaient, ils la tiraient de l'observation des entrailles palpitantes des victimes immolées.

Les anciens vécurent dans l'ignorance la plus absolue de l'anatomie humaine jusqu'au IVᵉ siècle avant J.-C., époque à laquelle naquirent Hérophile et le philosophe, et en même temps le médecin le plus célèbre des temps anciens, le grand Aristote.

HIPPOCRATE

Neuf siècles après Esculape, naquit un homme qui devait révolutionner le monde de la science, Hippocrate.

Cet homme extraordinaire naquit dans l'île de Cos, la première année de la 80ᵉ olympiade (1), c'est-à-dire 456 ans avant J.-C.

Hippocrate était un descendant des Asclépiades. Il fut pour son époque un grand médecin, mais un piètre anatomiste, car il ne toucha jamais un cadavre, malgré le désir probable qu'il eût de disséquer des hommes. Le respect des morts chez les Grecs, et la sévérité de leurs lois qui obligeaient à brûler les corps, même ceux des barbares, étaient un obstacle insurmontable. La superstition était telle qu'on ne pouvait envisager sans horreur l'idée de chercher dans les cadavres des connaissances utiles à la vie de l'homme (2). Ses connaissances anatomiques étaient, on

(1) Les Grecs appelaient *olympiade* la période qui séparait deux *jeux olympiques*, et qui était de quatre ans. La première olympiade commença 776 ans avant l'ère chrétienne, et la dernière se termina en l'an 396 de notre ère. Les olympiades durèrent, par conséquent, douze siècles environ.

Le mot *olympique* vient de ce que ces jeux se célébraient près d'Olympie, (Péloponèse) en l'honneur de Jupiter olympien,

Il y avait 25 olympiades par siècle. La première datant de l'an 776 avant J.-C. Celui-ci naquit, par conséquent, la dernière année de la 194ᵉ olympiade.

Rome fut fondée vingt-trois ans après l'institution des jeux olympiques, l'an 753 avant J.-C. Les Romains ne comptaient pas par olympiades, mais par *lustres*, espaces de cinq ans.

(2) C'était pour les Grecs un devoir de religion de rapporter dans leur patrie les cendres de leurs parents morts en terre étrangère. Ils les brûlaient et rapportaient pieusement dans des urnes le reste des os que le feu n'avait pu consumer. Un tombeau était un objet de vénération. On sait que Priam se jeta aux pieds d'Achille, avec de riches présents, et le conjura de lui rendre le corps de son fils tué dans le combat.

Les obstacles aux progrès de l'anatomie étaient les mêmes chez les Romains. Depuis la guerre civile, l'usage de brûler les morts s'introduisit à Rome et

le conçoit, des plus rudimentaires. Il connaissait passablement les os, qu'il avait étudiés sur des animaux, ce qui ne l'empêcha pas, de son propre aveu, de prendre une suture des os du crâne pour une fracture. Les muscles étaient des chairs; les nerfs, les ligaments et les tendons étaient désignés sous le même nom de *nerfs*. Il donna une mauvaise description du cœur, qu'il arrachait de la poitrine des animaux. Il confondait sous le nom de φλεψ, tous les vaisseaux artériels et veineux. Il donna à la trachée le nom de ἀρτηρία (1).

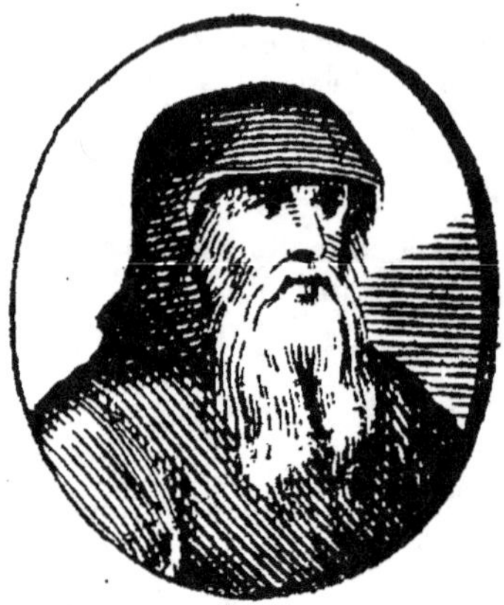

Fig. 609. — HIPPOCRATE.

Quelle science médicale pouvait avoir ce grand médecin avec une observation si incomplète et des connaissances anatomiques nulles, car, ainsi que le dit, dans son *Discours sur l'anatomie*, notre savant maître J. Cruveilhier : *si l'on peut être grand anatomiste sans être médecin ou chirurgien, on ne peut être médecin ou chirurgien sans être anatomiste.*

Hippocrate observa beaucoup, prescrivit des médicaments simples et traita les maladies surtout par des moyens hygiéniques.

Les œuvres d'Hippocrate ne sont parvenues à nous que fortement altérées et même adultérées.

Il est difficile de se faire une idée de l'état de la médecine avant Hippocrate, étant donné l'extrême pénurie des monuments propres à la faire juger. Il est certain, cependant, que la médecine des Asclépiades consis-

s'étendit à toute l'Italie. Constantin l'abolit et ordonna de les enterrer dans les villes et sur les grands chemins (Pline, *Hist. nat.*, lib. V, cap. LV). On brûlait et on enterrait les cadavres des pauvres et des esclaves dans des fosses nommées *puticulæ*, sur le Mont-Esquilin, appelé aujourd'hui Mont de Sainte-Marie Majeure. La *Déesse de la Puanteur* y avait une chapelle et un bois nommé *Lucus-Mephitis*. Ce charnier public était analogue au *Charnier des Innocents*, qui a si longtemps infecté les habitants de Paris.

Les scélérats qui étaient crucifiés étaient privés de sépulture. Il était expressément défendu de toucher à leurs corps. On mettait en terre les nouveaunés, les suicidés et ceux qui étaient foudroyés.

Les quelques os humains, qu'on trouvait par hasard dans les cavernes, dans les anciens tombeaux, sur les montagnes et sur les bords des rivières, étaient soigneusement recueillis par des médecins.

(1) Que veut dire le mot *artère*? Plusieurs anatomistes disent que ce mot signifie *plein d'air*, parce que la trachée artère contient de l'air et qu'on supposait que les artères contenaient *l'air vital*. Le mot artère peut tirer son origine de ἀρτάω, je suspens, ce qui convient bien à la trachée artère qui suspend le poumon. De même le mot *aorte* peut venir de ἀόρω, je suspens, parce que, en effet, l'aorte suspend le cœur. Le mot *artère* peut aussi bien dériver du grec αἴρω, je soulève, parce que c'est sur elle qu'on remarque les battements du pouls qui soulèvent la peau en mesure (F. V. Raspail. *Histoire naturelle de la santé et de la maladie*, t. I, p. XCI).

lait en des cérémonies ridicules ou des pratiques insignifiantes, auxquelles la plus grossière superstition pouvait, seule, trouver une apparence de merveilleux.

Hippocrate fut, certainement, un homme d'un grand bon sens, il l'a prouvé. On raconte qu'il fut appelé un jour par les habitants d'Abdère, ancienne ville de Thrace, à l'embouchure du Nestus, en face de l'île de Thasos, pour guérir le philosophe Démocrite, qui s'occupait de médecine et d'anatomie, et qu'on prenait pour fou à cause de son genre de vie fort original. Hippocrate répondit aux Abdéritains que Démocrite était parfaitement sain d'esprit et beaucoup moins fou qu'eux-mêmes.

Démocrite, né 470 ans avant J.-C., menait un genre de vie tout à fait bizarre. Il riait sans cesse, contrairement à Héraclite (1), son contemporain, qui pleurait toujours. Portal, *Histoire de l'anatomie et de la chirurgie*, t. I, p. 22, nous apprend que les « tombeaux n'avaient rien d'effrayant pour Démocrite. Il s'y enfermait afin d'être plus en état de méditer... peut-être pour avoir l'occasion de voir les ossements, et d'étudier le corps humain ; ce qu'il n'aurait pu faire publiquement. Le bruit se répandit que Démocrite habitait les sépulcres. » Il est contestable que Démocrite ait cherché à étudier le corps humain dans les sépulcres, puisque, à cette époque, les Grecs brûlaient tous leurs morts.

ARISTOTE

Soixante-douze ans après Hippocrate, vers la 99e olympiade, c'est-à-dire 384 ans avant J.-C., naquit à Stagyre, en Macédoine, le grand philosophe Aristote. Il travailla sans cesse jusqu'à sa mort, qui eut lieu à l'âge de soixante-trois ans. Il se passionna pour l'étude des animaux, qu'il étudia avec grand succès, à tel point qu'on peut dire qu'Aristote fut le fondateur de la zoologie et même de la botanique. On pense qu'un homme si passionné pour la dissection des animaux devait avoir eu le désir de disséquer des cadavres humains, ce dont on le soupçonne. Mais il n'en fit jamais l'aveu, peut-être par respect pour les préjugés de son époque. Il n'est pas étonnant, avec ses connaissances de la structure des animaux, qu'il ait pu émettre quelques idées sur la structure du corps humain. Il déclara que le cœur est l'origine des vaisseaux et il donna le nom d'aorte à la plus grosse des artères. Il sépara les nerfs des tendons et des ligaments, en disant que les nerfs sont des conduits du cerveau.

Aristote réfuta la comparaison de l'œil à une lanterne, faite par Empédocle. « Si l'œil, disait-il, éclairait les objets en même temps qu'il nous les montre, nous devrions y voir dans l'obscurité. » (G. Pouchet. *La Biologie aristotélique*, p. 46.)

____

(1) On dit que le philosophe Héraclite, magistrat à Éphèse, où il naquit 500 ans avant J.-C., ayant été victime d'une injustice se retira sur une montagne solitaire. Il y vécut isolé, se nourrissant d'herbes et de racines, puis il se laissa mourir de faim. D'humeur chagrine et misanthropique, Héraclite pleurait, dit-on, sans cesse.

PRAXAGORAS

Peu de temps après Aristote, un autre philosophe grec s'occupa également de l'anatomie des animaux ; ce fut Praxagoras, de Cos. Il distingua, dans les vaisseaux sanguins de ses prédécesseurs, les artères des veines, et il fit voir que les ramifications de l'artère aorte offraient, seules, des *pulsations* sensibles ; mais il les croyait pleines d'air, ou d'esprit, et ne savait pas qu'elles contenaient du sang. De même qu'Aristote, il crut que les ligaments avaient une origine commune, dans le cœur, sur les cordes tendineuses de la cavité des ventricules.

Tel était l'état de la science anatomique, tout à fait embryonnaire, pour ne pas dire nulle, dix siècles après Esculape, un siècle après Hippocrate.

Un peu plus de trois siècles après Hippocrate, Mithridate VII, obligé de se retirer dans la solitude, par les intrigues des prétendants à sa couronne, acquit une connaissance profonde des poisons (1). Il composa lui-même un électuaire avec un grand nombre de plantes pour combattre l'action des poisons qu'il redoutait. Plus tard encore, au début de l'ère chrétienne, Andromachus, médecin crétois, s'installa à Rome, où il obtint un grand succès. Il devint le médecin de Néron, pour qui il imagina la célèbre *Thériaque*, électuaire imité de celui de Mithridate, pour prévenir l'effet des poisons que craignait l'empereur. La Thériaque devint à la mode, à tel point que Nicander, médecin et écrivain grec du premier siècle, composa deux poèmes sur *Theriaca* et *Alexipharmaca* ou les *contrepoisons*.

Dans le ɪɪᵉ siècle de l'ère chrétienne, Galien enrichit la matière médicale un peu pauvre des Grecs et des Romains, en rapportant d'Europe et d'Asie des médicaments recueillis sur leur sol natal. Quoique médecin plutôt que pharmacien, il fit faire de grands progrès à l'art pharmaceutique.

A l'exemple d'Hippocrate, il fut grand observateur et traitait ses malades par des moyens hygiéniques principalement, recommandant aux mères de nourrir les enfants de leur propre lait, jusqu'aux premières dents, de les laver à l'eau tiède le matin à jeun, d'avoir grand soin des nourrices, et surtout de ne pas imiter ces peuples du Nord qui plongeaient les nouveau-nés dans l'eau froide.

Plus tard, dans le Xᵉ siècle de notre ère, le médecin arabe Avicenne importa en Europe les médicaments et aromates d'Orient. C'est ainsi que la matière médicale grandissait insensiblement.

(1) Il n'est pas possible de suivre régulièrement le développement de l'anatomie si l'on ne fait pas intervenir l'histoire de certains médecins qui furent fort peu anatomistes. Ainsi Hippocrate et Galien ne peuvent pas être pris pour tels. Cependant leur étude sur les animaux, celle d'Aristote également, ont contribué aux progrès de cette science.

DEUXIÈME PÉRIODE

(PREMIÈRE PÉRIODE ANATOMIQUE, HÉROPHILE ET ÉRASISTRATE)

Nous venons de voir que, pendant un grand nombre de siècles, on n'osa pas toucher aux cadavres humains, par respect de la mort, par superstition et par crainte des lois (1).

Un homme osa, cependant, en dépit de tous les préjugés, disséquer le corps humain, ce fut Hérophile, qui inaugura une ère, de peu de durée, il est vrai, mais qui consacra la dissection anatomique.

HÉROPHILE

Élève de Praxagoras, Hérophile naquit, quarante ans après Aristote, à Chalcédoine, ville de Bithynie, vers la 109e olympiade, 344 ans avant J.-C. C'est une époque à laquelle les peuples renonçaient à la guerre et aux conquêtes, et se tournaient généreusement vers les sciences, les lettres et les arts.

Comme les médecins qui l'avaient précédé, Hérophile eut un ardent désir de disséquer des cadavres humains. Il eut la bonne fortune de rencontrer un souverain, ami des sciences, et il obtint de Ptolémée Soter la permission de faire des dissections. On dit même que les Ptolémée ne dédaignèrent pas de se livrer aux études anatomiques. On estime à 600 le nombre des cadavres qu'il disséqua, ce qui est évidemment une exagération.

Celse et Tertullien prétendirent qu'il disséqua, tout vivants, des condamnés à mort qui lui furent livrés. Cette accusation montre combien on doit être réservé lorsqu'on lit les ouvrages anciens, le plus souvent adultérés. Il n'est pas besoin de faire du sentiment, et de se demander si Hérophile a bien ou mal fait ; il suffit de réfléchir un instant. On ne peut pas ajouter foi à une telle légende, parce que la dissection d'un homme vivant est absolument impossible, le sang des vaisseaux divisés inondant immédiatement la partie sur laquelle on voudrait opérer (2).

(1) Un chef de police fut condamné à mort pour avoir laissé un cadavre dans la rue après le lever du soleil. Des généraux, n'ayant pu, à cause d'une tempête, rendre les derniers honneurs à des soldats morts en combattant, furent condamnés à mort.

(2) Les notes ci-jointes prouvent à quel point cette idée était répandue. « Erasistrate obtint de Séleucus Nicanor, et d'Antiochus son fils, qui fut depuis surnommé Soter, les corps des criminels qu'on avait suppliciés. Il fit plus, selon quelques auteurs. Il eut autant de fermeté et de zèle pour l'anatomie, qu'il demanda que plusieurs de ces malheureux lui fussent remis vivants ; il les disséqua tout vifs, espérant de découvrir par ce moyen des choses qu'il ne pouvait voir autrement. Erasistrate et Hérophile, dit Coleo, *ont disséqué vivants des criminels condamnés à mort, que les Rois tiraient des prisons pour les leur remettre.* » (Portal. *Histoire de l'anatomie*, t. I, p. 46.)

« Une tradition qu'il est plus facile de contester que de réfuter, car elle repose sur le témoignage de Celse, auteur grave, bien informé et très judicieux,

Les écrits d'Hérophile ont été également perdus, et nous ne savons de lui que ce qu'a bien voulu en dire Galien. Il fonda l'*École d'Alexandrie*. Il étudia principalement le système nerveux, les vaisseaux mésentériques et les organes génitaux. Il donna le nom de *duodenum* à la première partie de l'intestin grêle. Il continua les errements de ses prédécesseurs en confondant les nerfs avec les tendons et les ligaments. « Certains nerfs, disait-il, partent du cerveau et de la moelle et obéissent à la volonté, les autres unissent les os entre eux, et les muscles aux os. » Il donna le nom de *pressoir* au point de réunion du sinus droit, des sinus longitudinaux et des sinus latéraux, supposant que le sang devait recevoir une forte pression à ce niveau. Il nomma *calamus scriptorius* le sillon vertical et médian du plancher du quatrième ventricule. Il distingua les vaisseaux mésentériques, qui vont au foie, des vaisseaux qui se rendent aux ganglions mésentériques. Il étudia également les pulsations artérielles, et dit que leur cause résidait dans le cœur. Il donna aussi une description succincte de l'épididyme, des trompes utérines, de l'ouverture de l'utérus et de l'os hyoïde.

ÉRASISTRATE

Venu de l'île de Céos, descendant d'Aristote, selon Pline, Érasistrate fut le collaborateur d'Hérophile et fonda avec lui l'*École d'Alexandrie*. Il disséqua également des cadavres humains. On n'est pas bien fixé sur les dates, relativement à cet anatomiste. Selon les uns, il disséqua avec Hérophile ; selon les autres, il vint un siècle plus tard.

Il devint très célèbre par la guérison d'Antiochus, fils du roi de Syrie, atteint d'une maladie consomptive. Il découvrit que le jeune prince se mourait d'amour pour sa belle-mère, femme en secondes noces de Seleucus Nicanor, et il obtint de ce dernier qu'il cédât sa femme au jeune prince.

Il s'occupa des mêmes questions anatomiques qu'Hérophile, et surtout du système nerveux. Il donna une description des circonvolutions du cerveau et divisa les nerfs en ceux du mouvement, qu'il faisait naître de la dure-mère, et ceux du sentiment, qui viennent du cerveau. Il étudia le cœur et donna aux valvules le nom qu'elles portent encore aujourd'hui : valvules *sigmoïdes*, *triglochine* ou *tricuspide*. Il aperçut les

accuse Hérophile d'avoir ouvert des criminels que lui livraient les rois d'Egypte, pour surprendre dans leurs entrailles le secret de la vie. Erasistrate en fit autant, d'après la même autorité ; et cette complicité presque certaine est un lien de plus entre ces deux hommes dont les noms sont inséparables dans l'histoire de l'art médical. » (Guardia, *Histoire de la médecine*, 1884, p. 10.)

« Il est nécessaire, disaient les Dogmatistes, d'ouvrir les cadavres humains, et l'on ne peut même trop louer Hérophile et Erasistrate d'avoir eu le courage de disséquer des criminels vivants, afin de considérer les parties que la nature a cachées, d'en examiner la position, la couleur, la figure, la grandeur, la dureté, la mollesse, les anfractuosités, les prolongements et les différents replis ; car il n'y a point de cruauté à chercher dans le supplice d'un petit nombre de scélérats, des connaissances qui peuvent servir dans tous les âges à la conservation d'une infinité d'innocents. » (Celsus, *profat.*, lib. I.)

vaisseaux lactés (vaisseaux chylifères), sur le chevreau, mais il ne sut ni où ils vont ni d'où ils viennent. Il réfuta l'erreur de ses prédécesseurs en prouvant que les aliments et les boissons ne passent pas par la trachée comme on le croyait. Comme la trachée artère et les artères elles-mêmes étaient supposées contenir de l'air, il distingua la première de ces artères en ajoutant τραχεια, qui signifie *âpre au toucher*. Il compléta la doctrine du *pneuma* ou des *esprits vitaux* qui revivifiait les organes. Pour Erasistrate, l'air passait par la trachée et le poumon, qu'il comparait à un amas de laine. Du poumon, l'air descendait vers le cœur par les veines artérieuses (veines pulmonaires). Arrivé au ventricule gauche, cet air était élaboré au contact du sang, qui passait par les trous de la cloison inter-ventriculaire, et formait les *esprits animaux* qui étaient lancés par les contractions du cœur, dans toutes les artères dont ils produisaient les battements.

Pas plus qu'Hérophile, il ne sut distinguer les nerfs des ligaments et des tendons. Il ne savait comment expliquer le chemin parcouru par la bile, du foie à la vésicule biliaire, et il supposait qu'il existait des voies mystérieuses.

Avec Erasistrate, finit cette courte période pendant laquelle l'anatomie avait reçu une impulsion. A l'exception d'Hérophile et d'Erasistrate, qui avaient disséqué quelques cadavres humains, le peu d'anatomie que les médecins connaissaient, ils l'avaient appris par l'étude des animaux. A cette époque, on ignorait, ou à peu près, les os, les articulations qui les unissent et les muscles qui les meuvent ; on savait qu'il y avait dans l'homme un squelette analogue à celui des animaux, et que les ligaments et les tendons, connus sous le nom de nerfs, rattachaient les muscles aux os et les os entre eux. On croyait que le sang remplissait les veines, et que les esprits, sans cesse en mouvement, remplissaient les artères. On avait une notion très vague du système nerveux central. Le nerf optique était appelé *pore*, à cause du trou que présente ce nerf lorsqu'il est divisé. Or, ce trou n'était autre chose que la coupe de l'artère centrale de la rétine. Les nerfs venaient, les uns de la dure-mère, les autres du cerveau. Cependant dans sa vieillesse, Érasistrate reconnut que les nerfs ne viennent pas de la dure-mère, mais du cerveau et de la moelle de l'épine.

Les médecins de l'antiquité avaient une notion superficielle des organes génitaux.

J'ajouterai, sur la foi de Lassus, qu'Aristote s'était fait une théorie spéciale de la fécondation et du développement du fœtus. Le mâle fournit seul le principe prolifique et la femelle ne donne rien. C'est le sang menstruel qui sert à la formation, au développement et à la nourriture du fœtus. Selon Aristote, la cause de la génération est due à une espèce de vapeur ou d'esprit qui se dégage de la liqueur séminale du mâle.

— Après cette période, pendant laquelle l'École d'Alexandrie donna une certaine impulsion aux sciences anatomiques, il est probable qu'on ne disséqua plus. Cependant la chose est incertaine, et les historiens ne savent pas si l'on continua l'étude de l'anatomie sur des cadavres, à l'École d'Alexandrie, ou si l'on se contenta d'y faire des démonstrations sur les os humains, comme le dit Galien.

TROISIÈME PÉRIODE

(PÉRIODE FORT LONGUE, QUI DURA UN PEU PLUS DE SEIZE SIÈCLES,
ET PENDANT LAQUELLE ON NE DISSÉQUA PAS)

L'anatomie humaine resta stationnaire. Les découvertes d'Hérophile et d'Erasistrate eurent pour résultat la division des médecins en deux écoles distinctes : les *empiriques* et les *méthodistes* ou *dogmatistes*. Les premiers niaient l'utilité de l'anatomie pour l'exercice de l'art de guérir, tandis que les dogmatistes soutenaient que la connaissance des organes de l'homme sain et de leurs fonctions était indispensable à l'étude de ceux de l'homme malade. Cette division des médecins, qui persiste encore jusqu'à un certain point, amena des disputes sans fin.

Un désastre vint favoriser l'apathie qui s'était emparée des médecins pour l'anatomie. Après la bataille de Pharsale, quarante-six ans avant J.-C., Jules César, poursuivant Pompée, entra avec sa flotte dans le port d'Alexandrie. Il y avait à Alexandrie deux bibliothèques, celle du *Bruchion* ou *Musée*, et la bibliothèque du *Temple de Serapeion*.

César ayant fait mettre le feu à la flotte, le vent porta les flammes vers la ville et le *Bruchion* fut brûlé, avec 400 000 volumes, selon Orose. Les livres qui avaient échappé aux flammes furent déposés au Temple de Sérapis. L'an 390, Théophile, patriarche d'Alexandrie, obtint de l'empereur Théodose un édit qui ordonnait la démolition de tous les temples. Les livres du temple de Sérapis furent pillés. Plus tard, en 640, Amrou, général des troupes d'Omar Ier, prit Alexandrie et fit distribuer les livres restants aux bains publics pour les chauffer. Ils furent tous brûlés dans l'espace de six mois.

Jusqu'à Galien, on cite le nom de quelques hommes qui cultivèrent les sciences anatomiques. Nous trouvons parmi eux, les noms de Dioscoride, Rufus d'Ephèse, Celse, Soranus d'Ephèse, et Arêtée de Cappadoce.

DIOSCORIDE

Pedanius Dioscoride est le plus célèbre des médecins grecs qui aient écrit sur la matière médicale. Né à Anazarbe, ville de la Cilicie, il vécut sous Néron vers le milieu du premier siècle. Il fit de grands voyages, recueillant partout des drogues et des

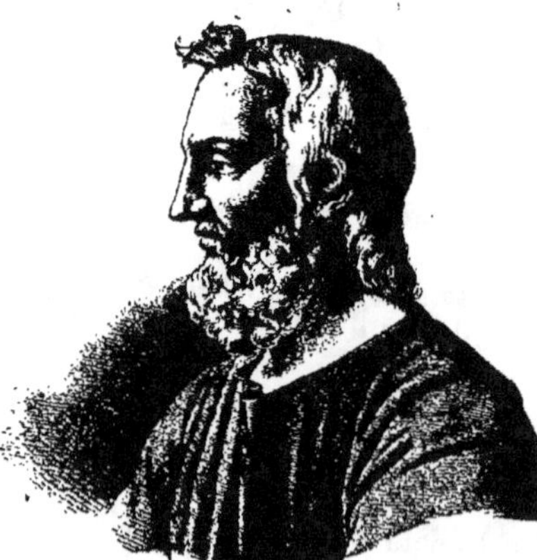

Fig. 610. — DIOSCORIDE.

plantes et composa un excellent ouvrage sur la matière médicale, ouvrage qui a eu beaucoup de compilateurs. Galien avait une estime particulière pour Dioscoride, qui indiqua le polygonum comme provoquant la miction. Ce médecin ne fut pas à proprement parler un anatomiste.

RUFUS D'ÉPHÈSE

Rufus, qui vécut au commencement du IIe siècle, sous Trajan, fit une nomenclature des principales parties du corps de l'homme. « Nous tâcherons, dit-il, de vous apprendre comment on doit nommer les parties intérieures du corps humain, en disséquant un singe, parfaitement semblable à l'homme. Anciennement, continue-t-il, on démontrait l'anatomie sur des corps humains (1). Ce passage prouve qu'on avait disséqué des cadavres avant l'ère chrétienne.

Rufus réfuta l'erreur des anciens médecins qui pensaient que les artères du cou, appelées *carotides* ou *carotiques*, produisaient l'assoupissement et l'aphonie, lorsqu'on les comprimait. Rufus dit que ces symptômes étaient produits par la compression des nerfs contigus aux artères carotides. Selon Rufus, la veine porte sort du foie pour distribuer à tout le corps la matière qui doit le nourrir. Il parle de la membrane qui entoure le cristallin, il décrit huit os dans le carpe, et il dit que l'acromion est un os qui unit l'omoplate à la clavicule (il est probable qu'il avait rencontré une anomalie, car, dans certains cas, l'acromion forme un os séparé). Il décrivit le cœur comme ses prédécesseurs, parlant des ventricules et des oreillettes, les intestins, les organes génitaux de la femme, le pancréas, qu'il a distingué des ganglions mésentériques, enfin le péricarde, le thymus et le médiastin. Il admet que la dure-mère offre un mouvement de pulsation.

SORANUS D'ÉPHÈSE

Soranus d'Ephèse, qui vécut avant Galien, réfuta Dioclès, médecin grec après Hippocrate, qui admettait plusieurs cavités dans l'utérus. Il dit que l'utérus n'a qu'une cavité, et que son volume n'est pas le même chez les filles et les femmes. Il ajoute que l'utérus est formé de deux membranes de fibres charnues, de vaisseaux et de nerfs. Thémison, médecin grec du temps d'Auguste, et Soranus, ont dit que l'utérus n'était pas nécessaire à la vie, puisqu'on peut en faire la résection sans causer la mort (Soranus. *De vulva et pudend. mulieb.*).

Soranus, dans le fragment d'ouvrage qui nous reste de ce médecin, parle assez exactement des organes génitaux internes et externes de la femme. Je ne vois pas pourquoi on admettrait, d'après ce qu'il a écrit, comme le fait Lassus, qu'il a ouvert le cadavre d'une femme, car ses descriptions peuvent résulter de l'examen du cadavre d'une femelle d'animal et des organes génitaux externes d'une femme vivante.

ARÉTÉE DE CAPPADOCE

Je ne cite ce médecin, qui n'a pas fait d'études anatomiques particulières, que pour ce fait seul qu'il a affirmé, après Cassius, que, dans les

____

(1) *Ante omnia*, etc. *Rufus appellat. part. corp. hum.*, lib. I, cap. II.

lésions du cerveau, la paralysie se montre toujours du côté opposé, parce que les nerfs, qui tirent leur origine du cerveau, s'entre-croisent.

Il avait signalé cependant, les tubes du rein qui versent l'urine (*Renes sinus habent exiguos ad lotium excolandium ad vibrorum instar foraminibus pervios, Aretœus. De sign. et caus. diut. morb.*, lib. II, cap. XXXIII).

Arétée a parlé clairement du déplacement et de la chute de l'utérus. On lui attribue la connaissance de la muqueuse utérine, *membrana decidera uteri*, décrite plus tard par Hunter.

Dire avec Cruveilhier qu'Arétée avait entrevu l'anatomie de texture par le seul fait qu'il avait distingué, dans la *fluxion de poitrine*, l'inflammation de la plèvre et celle du tissu pulmonaire, est certes une grande exagération.

On sait peu de choses sur lui, et l'on ignore même l'endroit où il exerça son art. L'opinion la plus probable, est celle qui fait vivre Arétée depuis le milieu du premier siècle jusqu'en l'an 138.

—Je ne parlerai pas de Celse, qui vécut dans le premier siècle de notre ère, quoiqu'on l'ait appelé l'Hippocrate latin. Il fut plutôt médecin qu'anatomiste. Je dirai cependant que le duodenum, nom donné par Hérophile à la première portion de l'intestin grêle, était nommé *summum intestinum* par Celse. Galien l'appelait *exortus ventriculi*.

GALIEN

Je m'étendrai un peu sur Galien, en raison du rôle qu'il a joué comme chirurgien et comme anatomiste. Homme d'une intelligence supérieure, il travailla sans cesse et écrivit, dit-on, 500 volumes environ.

Sa naissance. — Claude Galien naquit à Pergame en Asie Mineure, l'an 128, ainsi que l'a prouvé Jean Goulin, historien du XVIIIe siècle, et non en 131 comme on le dit souvent. Fils de Nicon, riche sénateur de Pergame, son instruction fut très soignée et il fréquenta diverses Écoles, principalement celles des stoïciens et des épicuriens.

Ses débuts. — Il commença ses études médicales à l'âge de dix-sept ans et fit un choix judicieux de professeurs, dont il suivit attentivement les leçons. Il fit ensuite des voyages en divers pays, et pour compléter son instruction et séjourna suffisamment à Alexan-

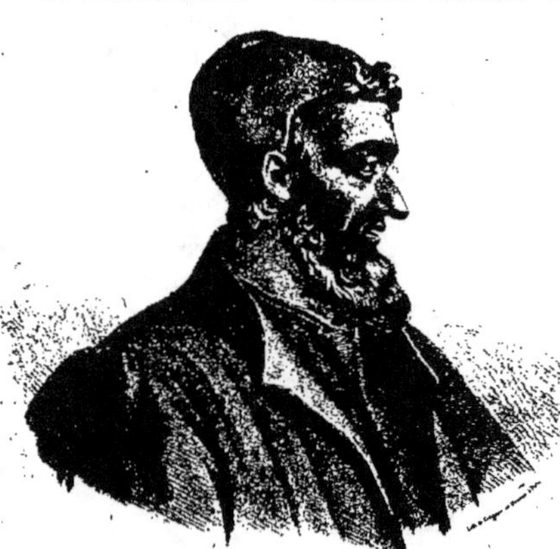

Fig. 611. — GALIEN.

drie pour se dire médecin de cette École. Il put y admirer pour la première fois deux squelettes humains.

Son retour à Pergame. — Après ces voyages instructifs, Galien revint à Pergame, où il fut chargé par le pontife du traitement des blessures des gladiateurs, ce dont il s'acquitta avec un grand succès. Il avait alors vingt-huit ans. Il était admirateur passionné de la doctrine d'Hippocrate.

Son départ pour Rome. — Après avoir passé cinq ans à Pergame, il partit pour Rome, à l'âge de trente-trois ans. Il y fit des cures retentissantes. Il guérit entre autres un célèbre philosophe péripatéticien, Endémus, un parent de l'Empereur, l'Empereur lui-même, et ses deux fils (1). Il enleva même le sternum carié du serviteur de Marullus auquel aucun médecin n'avait osé toucher, à cause du voisinage du cœur. Après cette opération habilement faite, on pouvait voir aisément les battements du cœur. Il fut tellement critiqué, décrié, injurié, qu'il résolut de quitter Rome et de retourner au foyer paternel, ce qu'il fit après cinq ans de séjour dans cette ville. Il avait le cœur ulcéré. On peut ajouter qu'il manquait d'énergie ; ses oppresseurs trouvaient eu lui une victime facile. Il accepta une sorte d'épreuve, d'examen, qui dura plusieurs jours, et il exposa les organes de la respiration et leur mécanisme.

Des succès si éclatants devaient exciter l'envie de ses confrères. Au lieu de rester à Pergame, il continua à voyager pour son instruction. Il avait déjà quarante ans. «

Son nouveau départ pour Rome. — Cédant aux sollicitations, il revint à Rome où il eut encore de nouveaux succès. On cite la guérison d'une maladie d'estomac de l'empereur Marc-Aurèle par l'usage de la thériaque et du vin contenant du poivre, et par des applications d'huile de nard (2) sur l'estomac.

Sa mort. — Galien mourut l'an 198 à l'âge de soixante-dix ans. Sa mort marque l'époque de la décadence de l'anatomie chez les Grecs et les Romains.

Ses œuvres. — La plupart des livres de Galien ont été détruits dans l'incendie du Temple de la Paix où ils étaient enfermés. Ce qui échappa au sinistre, principalement ses ouvrages d'anatomie, a été résumé par Oribase, qui naquit l'an 325.

Galien anatomiste et physiologiste (3). — Ce savant fut un médecin extraordinaire, je regrette de ne pouvoir m'en occuper à ce point de vue.

(1) L'empereur Marc-Aurèle, étonné de la sagacité avec laquelle Galien avait trouvé la cause de sa maladie et le remède qui lui était propre, dit à Pitholäus, gouverneur de ses fils : *Nous n'avons qu'un seul médecin honnête et vraiment philosophe.*

(2) Nard, racine de graminée aromatique usitée chez les anciens.

(3) Les Romains avaient la cruauté de délaisser et d'exposer les nouveau-nés dans les places publiques et sur les grands chemins, quoique cela fut expressément défendu. A Rome, on les exposait sur les bords du Tibre, près des égouts. Cet odieux usage dérivait du pouvoir illimité donné par Romulus au père de ses propres enfants. Il fut aboli par Gratien et Valentinien (voy. le *Code de Justinien*, lib. VIII, tit. 52).

Galien déplora l'ignorance dans laquelle on se trouvait en *Anatomie humaine*. Il raconte dans *Galen. administ. anat.*, lib. III, cap. v, que les médecins de l'armée romaine, peu instruits, s'étant proposé de disséquer le cadavre d'un

Dans ses voyages, Galien montra une grande prédilection pour l'étude des plantes. Il fut polypharmaque renforcé. Il préparait souvent ses drogues, et les pharmaciens le considèrent comme des leurs, puisqu'une des parties du Codex porte le nom de pharmacie galénique.

Galien avait à Rome, dans la *Voie Sacrée*, une officine fondée avec les plantes qu'il avait rapportées d'Orient.

Quoiqu'il n'eût jamais disséqué de cadavre humain, et qu'il eût fait ses études sur des animaux, notamment sur le singe, qu'il prétendait semblable à l'homme, Galien fit des découvertes importantes en anatomie, en physiologie, et en médecine expérimentale.

Os et articulations. — Galien a donné une description assez bonne pour son époque, des os de la tête, surtout de l'ethmoïde, du sphénoïde et du temporal. Il a étudié les apophyses ptérygoïde, styloïde et mastoïde. Il commit la même erreur que Rufus d'Ephèse, lorsqu'il avança que l'acromion est un os qui unit la clavicule à l'omoplate. Il a décrit assez exactement l'articulation occipito-atloïdienne.

Muscles. — Il a découvert plusieurs muscles, tels que le peaucier du cou, le buccinateur, le sphincter de l'anus, les muscles lombricaux et interosseux de la main et du pied, qu'on a voulu attribuer, plus tard, à d'autres anatomistes. Il a décrit aussi plusieurs muscles du tronc, et il a étudié le diaphragme.

Système nerveux. — Galien a étudié le cerveau chez le bœuf. Il a décrit les 4 ventricules et leurs communications, le trigone, le septum lucidum, les deux commissures blanches, la couche optique, la corne d'Ammon, la glande pinéale et la glande pituitaire, la protubérance et la moelle allongée. Ayant enlevé une partie des parois craniennes à un animal, il a constaté les mouvements du cerveau, isochrones à ceux de la respiration et des pulsations artérielles. Il supposait que le soulèvement du cerveau était produit par l'air inspiré, traversait les trous de la lame criblée et soulevant le cerveau pour se rendre dans les ventricules, siège de l'odorat (1).

Réfutant les erreurs de ses devanciers, Galien a démontré l'adhérence

soldat romain, *ne purent faire que constater la position des viscères.* « Quelques anatomistes, dit Galien, ont disséqué des enfants morts exposés dans les grands chemins, des cadavres de ceux qui avaient été exposés aux serpents et aux bêtes d'amphithéâtre, ou des criminels et des brigands délaissés sur les montagnes sans sépulture, et ils ont vu que les parties intérieures sont semblables à celles du singe. Moi-même, j'ai eu l'occasion d'examiner à loisir des os humains que le courant d'une rivière débordée avait enlevés d'un tombeau. J'ai vu aussi les os d'un cadavre qu'on avait exposé volontairement aux oiseaux qui en avaient dévoré les chairs en deux jours. » Tout cela prouve la pénurie dans laquelle on se trouvait relativement aux recherches anatomiques. Il n'est pas étonnant que Galien ait fait plus de trois cents lieues, ainsi qu'il nous l'apprend lui-même, pour voir un squelette humain sur lequel un médecin faisait des démonstrations.

(1) Si les trous de la lame criblée servent à laisser passer l'air chargé de principes odorants qui se dirige vers les ventricules cérébraux, comment admettre cette autre opinion attribuée à Galien par les historiens? Galien, dit-on, croyait que les ventricules cérébraux sécrétaient une humeur qui était évacuée dans les fosses nasales par les trous de la lame criblée. Ces contra-

de la dure-mère aux os du crâne, et il a parfaitement constaté que la pie-mère s'enfonce dans les anfractuosités du cerveau. Il a vu aussi que les veinules des plexus intra-ventriculaires se jettent, par un tronc commun, dans le sinus droit. Ce tronc veineux porte encore le nom de *veine de Galien*. De même, il a parfaitement constaté que les sinus de la dure-mère sont des veines pleines de sang.

Pour Galien, le cerveau gouverne les sens et les mouvements volon-taires.

Selon *Gley* (Essais de philosophie et d'histoire de la Biologie, p. 103 et 104), Galien reconnut que le cerveau peut être sectionné sans qu'il s'ensuive ni douleurs ni convulsions. Mais, si on coupe la moelle, on provoque la paralysie de toutes les parties situées au-dessous de l'endroit sectionné et, quand l'opération porte sur la région supérieure de la moelle, l'animal cesse de respirer; ce sont les mouvements du diaphragme qui s'arrêtent. Ainsi Galien a presque trouvé le *nœud vital* de Flourens (1). Une hémisection transversale n'amène que la paralysie des muscles du côté sectionné; une section longitudinale ne détermine point de paraly-sie motrice.

Les *nerfs* ont été étudiés par Galien qui les divisait en nerfs mous, pour le sentiment, et en nerfs durs, pour le mouvement. Coupant le nerf phrénique, il a constaté que ce nerf anime le diaphragme. Il réclame pour lui la découverte du nerf récurrent, qu'il a coupé plusieurs fois sur les animaux. Ceux-ci sont restés muets après la division; les chiens soumis à l'opération ne pouvaient plus aboyer.

Organes des sens. — Il croyait, d'après Celse, que l'espace situé en avant de la prunelle de l'*œil* était rempli d'air et d'humeur aqueuse. Il croyait aussi que la cataracte est une sorte de toile qui se forme dans les milieux de l'œil, et qu'on pouvait abaisser avec une aiguille. Il a décou-vert la glande lacrymale, les points lacrymaux et le canal nasal, et il a entrevu le mécanisme du trajet des larmes. De la capsule du cristallin, il n'a découvert que celle de la face antérieure.

Il a décrit la muqueuse pituitaire, dont il a ignoré les fonctions; il a montré sa continuité avec les muqueuses voisines.

Il a vu l'ouverture des canaux excréteurs de la glande sous-maxillaire, et il a même dit qu'on pouvait y faire pénétrer un stylet. Cependant, en 1656, Wharton s'en attribua la découverte (2).

____

dictions doivent nous rendre très réservés à l'égard de ce qu'on nous raconte sur les temps anciens, à moins d'admettre, cependant, que ces deux fonctions avaient lieu alternativement.

(1) Non, on ne peut pas dire qu'il ait *presque* trouvé le nœud vital. Ses expériences n'ont pas dépassé la région de la moelle.

(2) On a l'habitude d'attribuer la découverte des organes à ceux qui les ont aperçus les premiers. C'est là une grande erreur. Il n'y aucune injustice à attribuer à Wharton la découverte du canal excréteur de la glande sous-maxillaire. C'est lui qui l'a décrit le premier. Ce n'est pas parce que Galien a mis un stylet dans son ouverture et parce qu'il a pensé que le liquide qui en sort empêche le dessèchement de la langue qu'on doit dire qu'il a découvert le canal de Wharton. Ce serait la plus flagrante des injustices. La découverte appartient à celui qui décrit les organes et qui en signale les usages.

Galien, ne connaissant nullement l'usage de la salive, pensait que le liquide qui sortait par les orifices situés sous la langue était destiné à empêcher le dessèchement de cet organe, comme les larmes avaient pour usage d'entretenir la transparence et la mobilité de l'œil.

Il a dit que la peau contenait une infinité de pores et il la comparait à un crible. Elle est un émonctoire du corps; la chaleur et la sueur passent par ces pores.

Organes génitaux. — Il avait une idée assez exacte des organes génitaux externes. Il avait remarqué les flexuosités des veines spermatiques, qu'il appelait *pampiniformes*. Il avait décrit, comme Hérophile, les *parastates variqueuses*, nom donné aux conduits contournés des voies spermatiques, et les *parastates glanduleuses*, ou *prostates*, qu'il croyait doubles et qui n'étaient que les deux lobes de la prostate. Il savait que le liquide sécrété par la prostate sert à la lubrification de l'urètre. Il avait vu quatre ouvertures dans l'urètre, deux pour les parastates et deux pour les prostates. Il y a loin de ces deux ouvertures prostatiques aux soixante ouvertures que l'on connaît aujourd'hui. L'ovaire était appelé testicule de la femme et il croyait que la femme versait une liqueur séminale.

Il avait lié l'uretère pour montrer que l'urine allait du rein à la vessie, et il admettait une valvule qui empêchait le passage de l'urine de la vessie dans l'uretère. Il connaissait également le sphincter de la vessie, mais il lui attribuait la propriété d'expulser l'urine et d'en arrêter le cours.

Respiration. — Galien pensait que la voix se forme dans la glotte, que le diaphragme est l'organe principal de la respiration, et que le poumon est inactif. Il croyait que le sang, venu du ventricule droit, porté au poumon par l'artère pulmonaire, s'arrêtait au poumon, dont il ignorait la circulation sanguine. Quant à l'air de la respiration, il pensait qu'il s'infiltrait dans le poumon et qu'il se rendait au cœur par les veines pulmonaires, pour la fabrication des esprits vitaux et animaux. Galien s'imaginait qu'une partie des liquides s'introduisait dans le larynx, pendant la déglutition, pour humecter la muqueuse de la trachée.

Digestion. — Il savait que les aliments sont digérés dans l'estomac, à l'aide de la chaleur du foie, de la rate et des épiploons. Il croyait que la rate retirait du foie, au moyen d'une veine, le suc atrabilaire, qu'elle travaillait, et qu'elle renvoyait dans l'estomac, transformé, pour servir à la digestion des aliments.

Il savait que les veines mésentériques prenaient leur source dans l'intestin, comme les racines des plantes dans la terre, et il disait que la digestion des aliments dans l'estomac ressemblait au suc du raisin qui se change en vin dans une cuve, par la fermentation. Galien fit du foie l'organe de la sanguification. Cet organe envoyait le sang, une fois formé, dans toutes les parties du corps, par les veines, dont il supposait la source dans le foie.

Il a donné une description approximative du péritoine; il savait que le pancréas est situé en arrière de l'estomac, et que la bile va à la vésicule biliaire par le canal cholédoque.

Circulation. — Avec l'idée que les anciens se faisaient de l'air introduit dans le corps des animaux, pour la fabrication des esprits, il n'était pas possible qu'ils pussent songer à la circulation du sang telle qu'elle existe. Galien avait une idée assez juste du système artériel et du système veineux, au point de vue anatomique. Physiologiquement, il n'en avait pas la moindre notion. Etudiant les vaisseaux, il avait bien constaté que les artères mammaire interne et épigastrique s'anastomosent entre elles. Il expliquait par ces anastomoses la sympathie qui existe entre l'utérus et la mamelle. Il a décrit l'ouverture qui fait communiquer les deux oreillettes et qui, par conséquent, n'a pas été découverte par Botal. Puisque je parle du cœur, j'ajoute qu'il admettait, dans la cloison inter-ventriculaire, des ouvertures presque invisibles sur le cadavre et laissant passer le sang du ventricule droit dans le ventricule gauche.

Les *veines*, prenant leur source dans le foie, étaient pleines de sang, de même que le cœur droit et l'artère pulmonaire. En cela, il était dans le vrai. Mais où il ne l'était plus, c'est lorsqu'il étudiait le cœur gauche et les vaisseaux qui lui sont annexés. Voici l'idée qu'il se faisait du cœur gauche et du système artériel. L'air extérieur, pénétrant dans les voies respiratoires, s'infiltrait dans le tissu parenchymateux du poumon, d'où il passait dans le cœur, en suivant le trajet des veines pulmonaires. Cet air, arrivé dans le ventricule gauche, se mêlait au sang venu du ven-tricule droit, à travers les ouvertures de la cloison interventriculaire, s'y combinant, pour donner naissance aux *esprits vitaux*. Ce sang, mêlé aux esprits vitaux, était porté par toutes les artères aux divers tissus qui recevaient des esprits vitaux la chaleur et la vie. Quant à la portion des esprits vitaux qui allait au cerveau par la voie des carotides, elle péné-trait dans les ventricules et se transformait en *esprits animaux*. C'était la théorie du *pneuma* d'Erasistrate perfectionnée.

Il a constaté la présence d'un conduit faisant communiquer l'artère pulmonaire avec la concavité de la crosse de l'aorte, et se transformant en cordon fibreux. Il s'agit du canal *artériel*.

Malgré son grand talent, Galien était superstitieux. Etant médecin de Marc-Aurèle, il refusa de le suivre en Germanie, sous prétexte qu'Escu-lape, son patron, l'en avait, dit-il, dissuadé dans un songe. — Il quitta Rome au moment de la peste.

Pour Galien l'homme est le chef-d'œuvre du Créateur; on ne saurait rien y ajouter, ni rien en retrancher. Un rapport providentiel, dit-il, existe entre l'organe et la fonction; un livre d'anatomie est le plus bel hymne qu'il ait été donné à l'homme de chanter en l'honneur du Créateur.

Or, Galien, qui n'a jamais disséqué l'homme, a décrit celui-ci d'après des singes et des chiens, et principalement d'après le magot. Pour que l'Homme fût vraiment digne de son Créateur, il faudrait donc qu'il fût *mi-chien et mi-magot*.

Influence de Galien sur les médecins. — J'ai dit, en commençant cet article, qu'après Galien les sciences anatomiques avaient été complète-ment négligées.

Jusqu'à Vésale, Galien fut l'objet d'un culte superstitieux. On respectait tellement ses idées, qu'on ne permettait pas la moindre objection, la moindre contradiction, et tout ce que l'on pouvait obser-ver de contraire à ce qu'avait dit Galien, était considéré comme une erreur ou une anomalie. Lorsque cette prétendue anomalie était constante, on l'attribuait à une dégénérescence de l'espèce humaine depuis Galien. Vésale, le premier, osa secouer le joug de l'autorité galénique. Mais il souleva contre lui les haines de tous les partisans de Galien et il s'en trouva si malheureux que, plus d'une fois, il désira le sort des individus dont il disséquait les cadavres.

L'influence galénique s'exerça sur les médecins des siècles suivants.

MÉDECINS ARABES

Rhazès. — Rhazès naquit l'an 860. Il fut, dit-on, le plus habile médecin de son siècle. Il fut directeur de l'hôpital de Bagdad, et devint aveugle, atteint de cataracte. Un oculiste devait l'opérer, mais il refusa l'opération parce que l'oculiste ne sut pas lui dire combien l'œil avait de tuniques. Il n'avait pas, du reste, grande envie de guérir, ayant assez vu le monde pour s'en dégoûter et le haïr.

Avicenne. — Né en 980, Avicenne étudia la médecine à Bagdad. Travaillant nuit et jour, il devint médecin du Sultan. Ce dernier exigea d'Avicenne qu'il empoisonnât l'un de ses gouverneurs, son propre neveu, dont la conduite lui déplaisait. Avicenne refusa, mais n'en parla pas au neveu, qui le punit plus tard de deux ans de prison pour lui avoir caché le projet du Sultan.

Avicenne avait dit que le siège de la vision n'était pas dans le cristallin, mais bien dans le nerf optique.

Il passait chez les Arabes pour un second Galien ; on l'appelait le prince des médecins. Il mourut à l'âge d'environ cinquante-six ans, épuisé par des excès de toutes sortes, car il était, dit-on, très voluptueux.

On cite encore, comme excellents médecins arabes : *Avenzohar*, vivant au XIIe siècle, et *Averrhoes*, disciple d'Avenzohar. Mais ces médecins n'étaient pas des anatomistes.

QUATRIÈME PÉRIODE

(PÉRIODE ANATOMIQUE DU XVe AU XIXe SIÈCLE)

La quatrième période est la plus importante. Nous verrons que l'étude de l'anatomie a commencé au XIVe siècle, qu'elle a fait d'immenses progrès dans le XVe, et que les découvertes les plus considérables en anatomie ont été faites au XVIe et au XVIIe siècle.

Dans les siècles qui suivirent Galien, si l'on excepte les médecins arabes, qui ne laissèrent, d'ailleurs, aucun travail important, on ne constate aucune découverte en anatomie. Cependant, les médecins commençaient à sentir le poids du joug galénique et la nécessité des études anatomiques, persuadés enfin qu'on ne peut être bon médecin et bon chirurgien si l'on n'est *excellent anatomiste*.

L'amour de l'étude se réveilla. On comprit que l'on vivait d'erreurs, de préjugés et de superstition. Frédéric II, qui possédait une partie de l'Italie, édicta, au commencement du XIIIe siècle, une loi interdisant l'exercice de la chirurgie à ceux qui n'avaient pas étudié l'anatomie sur des cadavres humains (1), ce qui semblerait indiquer que Mondinus n'est pas le premier médecin de la quatrième période qui ait disséqué.

Je décrirai cette quatrième période en quatre parties : 1° XIVe et XVe siècles ; 2° XVIe siècle ; 3° XVIIe siècle ; 4° XVIIIe et XIXe siècles.

PREMIÈRE PARTIE DE LA QUATRIÈME PÉRIODE

(Quatorzième et quinzième siècles.)

MONDINI DI LUZZI

Mondini, ou Mondinus, médecin de Milan, dont on ignore la date de naissance, et qui mourut en 1326 (2), osa le premier disséquer des cadavres humains, après Hérophile et Érasistrate. En 1306, il disséqua publiquement le cadavre d'une femme, et en disséqua deux autres à Bologne,

---

(1) L'empereur Frédéric II avait voulu que les dissections fussent faites dans les diverses Universités de l'Empire et du royaume de Naples. On ne voit pas que ces dissections aient laissé utilement trace dans la science (Isidore Geoffroy Saint-Hilaire, *Histoire nat. générale des corps organ.*, t. I, p. 33). Frédéric II veut que le chirurgien étudie l'anatomie du corps humain pendant une année au moins (Lauth. *Hist. de l'anat.*, p. 292).

Mais que de difficultés ! Pendant que l'empereur ordonnait, le pape proscrivait.

La bulle du pape Boniface VIII, lancée en 1300, contribua à arrêter les progrès de l'anatomie. L'intention du pape était de faire cesser la pratique absurde et superstitieuse des *croisés* qui découpaient, pour les faire cuire, les cadavres de leurs parents morts dans l'expédition en Terre-Sainte, pour être plus facilement envoyés dans leurs familles et être enterrés en terre bénite. La Cour de Rome ne permettait pas là dissection d'un cadavre sans une permission spéciale émanée de son autorité. En 1482, l'Université de Tubingue obtint du pape Sixte IV une bulle particulière lui accordant la permission de disséquer. Il est dit dans cette bulle que la dissection est absolument interdite, à moins que le pape n'y eût expressément consenti (Lauth. *Hist. de l'anatomie*, p. 298).

L'*ordonnance* de Boniface VIII, sur les sépultures, insérée dans le sixième livre des Décrétales, nommé *le Sexte*, excommuniait ceux qui déterraient les morts pour les disséquer.

(2) Milan, Florence, et, avec moins de motifs, Bologne et Forli, se disputent l'honneur d'avoir donné naissance à Mondinus (Is. Geoffroy Saint-Hilaire, *Hist. nat. gén. des corps organisés*, t. I, p. 134). « Mondinus paraît n'avoir jamais disséqué (du moins publiquement) que deux cadavres humains, trois au plus ; et ses dissections ont peu profité à la science. Un tel service vaut bien des découvertes. » (Isidore Geoffroy Saint-Hilaire, *loc. cit.*, t. I, p. 34.)

en 1315. A cette époque, il y avait plus de quinze cents ans que personne, depuis Hérophile et Erasistrate, n'avait enseigné l'anatomie sur un cadavre humain.

Lauth, dans son *Histoire de l'anatomie*, page 299, nous apprend que Mondini ne voulut point s'exposer à commettre un péché mortel en ouvrant la tête des cadavres.

Mondini ne fit que confirmer la science anatomique de Galien, dont il fut l'imitateur. Cependant, l'ouvrage d'anatomie qu'il écrivit eut un grand succès, car il eut un grand nombre d'éditions dont la dernière date de 1541.

Il est aussi curieux qu'intéressant de rechercher comment on faisait de l'anatomie à l'époque de Mondinus. En consultant les éditions que possède la bibliothèque de la Faculté de médecine de Paris, on ne peut s'empêcher de déplorer les lacunes qui existent soit avant, soit après Mondinus. Si ces lacunes n'existaient pas, nous pourrions savoir pourquoi les livres d'anatomie de Mondinus, ou ceux qui lui sont attribués, contiennent des *expressions venues des Arabes*.

On lit, en effet, dans les volumes que j'ai pu consulter (années 1513 et 1541) : 1° que le péritoine est appelé *siphac*; 2° que le grand épiploon est décrit sous le nom de *zirbus*; 3° que la paroi abdominale s'appelle *myrach* et que l'œsophage est appelé *meri*.

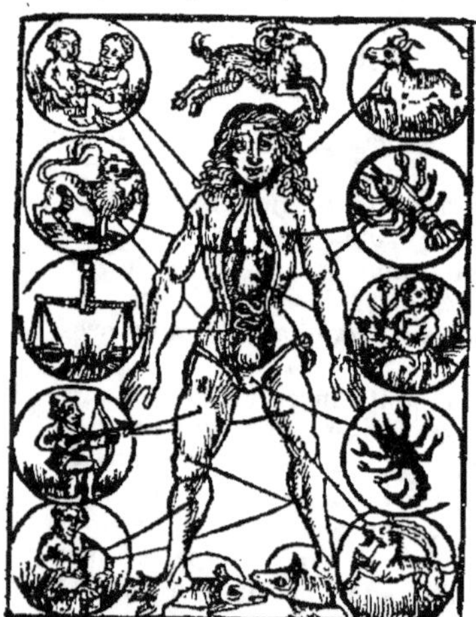

Fig. 612. — Le corps humain en rapport avec les signes du zodiaque.

Comment les auteurs d'anatomie ne nous apprennent-ils pas l'origine de ces expressions ainsi que leur abandon ? La lecture des livres de Mondinus est rendue vraiment difficile par ces lacunes, accompagnées de beaucoup d'autres.

La figure 612 est extraite de l'Anatomie de Mondinus (1), livre appartenant à la Faculté de médecine de Paris et portant le n° 5543 : *Mondinus, de omnibus humani corporis interioribus membris anathomia*. Impressit Argentine Martinus Flach, anno Domini MDXIII.

On voit dans cette figure un vestige des superstitions anciennes, qui admettaient l'influence des constellations sur les diverses parties du corps. Il est regrettable que ce dessin ne soit accompagné d'aucune explication. Je suis forcé de le donner tel qu'il se trouve dans l'ouvrage de Mondinus.

Il est curieux d'examiner quelques spécimens des figures contenues dans les livres de cet anatomiste.

____

(1) Ce volume, couvert de parchemin, n'a que 76 pages non numérotées; il est écrit en un latin difficile à traduire.

Prenons l'un des volumes de la bibliothèque de la Faculté, publié en 1541, et intitulé :

Anatomie de Mondinus réunie à celle des anatomistes les plus anciens et de quelques livres écrits à la main, mise en ordre par Joannes Dryandrus, médecin professeur de Marbourg. (Les figures représentées ont été ajoutées par l'auteur pour l'explication des parties du corps, avec quelques réflexions inédites pouvant remplacer de longs commentaires.) Marbourg, librairie Christian Egenolphus. MDXLI.

Le titre seul de cet ouvrage indique qu'il n'est pas écrit de la main de Mondinus. On ne sait donc pas si les figures sont de cet anatomiste ou d'un autre. Quoi qu'il en soit, on peut être certain qu'elles datent de la fin du XIVᵉ siècle, ou du commencement du XVᵉ. Elles sont donc intéressantes, ne serait-ce que par leur ancienneté.

Fig. 613. — *Osteotome, id est ossium corporis humani divisio, ex Galeno præcipue collecta.*

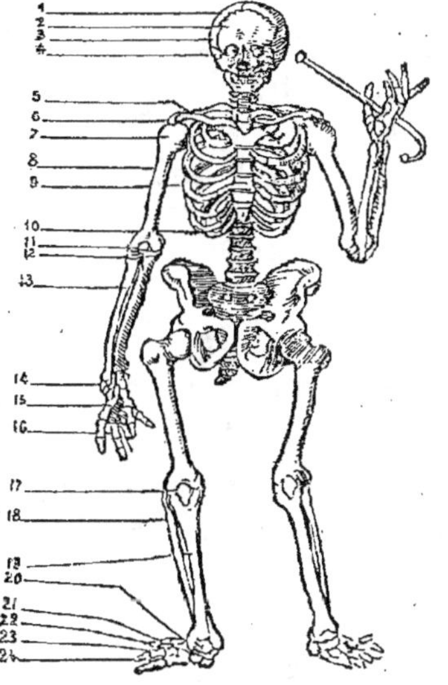

Ossa cranei, id est calvariæ 7. 1, os frontis et coronale. — 2, ossa bregmatis, id est sincipitis et parietalia. — 3, ossa duo lithoidea, id est lapidosa et petro satos palati et basilare hic ostendi non potest. — 4, zygoma, vel os zygoides, id est jugale et paris. — 5, clavis os et furculæ. — 6, acromion processus superior omoplatæ. — 7, ancyroides vel coracoides, processus anterior omoplatæ, similis anchoræ vel rostro corvi. — 8, brachium seu humerus et os adjutorii. — 9, sternum seu os pectoris, constans ossibus septem, excipientibus costas veras. — 10, costæ 24 utrinque 12 ex quibus veræ seu perfectæ 7 superiores, nothæ seu imperfectæ et mendosæ 5 inferiores. — 11, xiphoides seu ensiformis cartilago. — 12, pycis seu cubitus vel ulna, et focile malus, quo etiam nomine pars hæc dicitur brachium Celso. — 13, cercis seu radius, et focile minus. — 14, corpus seu brachiale et rasceta, constat ossibus 8,4, in singulos ordines conjectis, non incertus horum numerus cum Celso. — 15, metacarpium et pecten ossibus 4, constat Galeno, non 5, cum Celso, Guidone, et aliis. — 10, singulis 5 digitorum ossa tria. Acrochiron, seu manus extrema, etiam carpum et metacarpion cum digitis continet. — 17, myle et epigonatis seu patella et rotula genu. — 18, perone seu sura, os minus tibiæ. — 19, cneme, seu tibia, os majus tibiæ. Nam tota hæc pars etiam tibia et crus dicitur, ut in cubito. — 20, astragalus, seu talus, et os ballistæ. — 21, scaphoides os seu naviformæ. Tria hæc ossa nullam habent partem in manu respondentem. — 22, ossa tarsi et rascetæ 4, quorum maximum et extremum calcaneo commissum, cyboides seu cubiforme dicitur; cetera tria nominibus carent; chalcoidea quibusdam dicuntur. Carpo respondent. — 23, ossa, 5, pedii seu plani ac plantæ et pectinis metacarpio respondent. — 24, ossa 14 digitorum, 5, pedis.

On voit, dans la figure 613, comment on représentait le squelette à cette époque, et comment on désignait les os.

Les deux figures suivantes tirées de la page 64 du même volume, et qui indiquent les muscles superficiels du corps, montrent combien la dissection était rudimentaire.

Les figures 616 et 617 représentent deux curieux spécimens des veines superficielles du membre supérieur.

On voit par ces figures combien sont différents aujourd'hui les noms des veines superficielles. On ne dit plus *communes*. *Funis brachii est évi-*

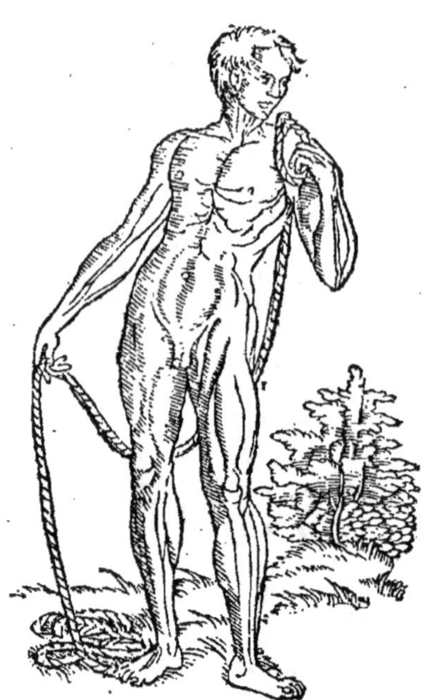

Fig. 614. — Muscles superficiels antérieurs.

In hac figura, excoriato cadavere hominis qua-
lemcumque musculorum demonstrationem univer-
salem indicare voliumus, cernuntur autem hic
musculi a fronte, ut in sulse quenti figura à tergo.

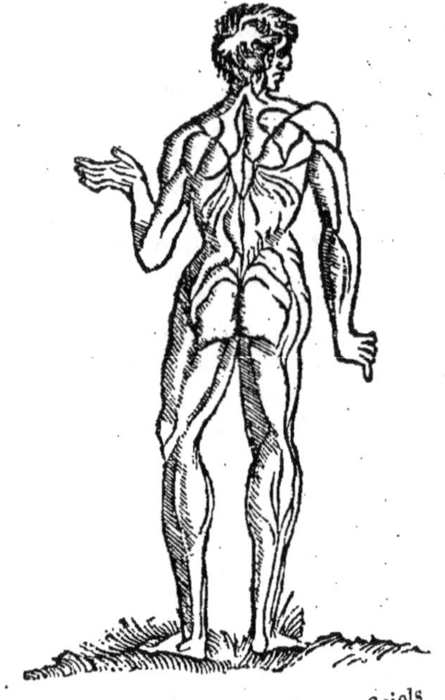

Fig. 615. — Muscles superficiels postérieurs.

In hac figura, videntur omnes musculi à
tergo, immediate sub cute locate.

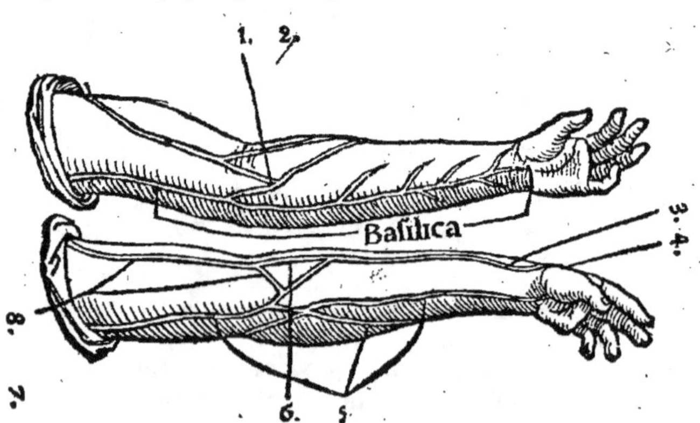

Fig. 616.

1, cephalica. — 2, communes. — 3, funis brachii. — 4, Seylen, ditti, ugonis, et errantium.
5, basilica. — 6, funis brachii. — 7, vena communis. — 8, cephalica. (Cette légende est difficile à comprendre. Il y a quelques mots, vieux latin, dont on ne trouve pas l'explication, même
dans le *Glossarium* de Du Cange).

demment notre radiale. *Basilica* correspond à notre cubitale. Enfin cette figure est incompréhensible, puisque 1 et 8 indiquent tous deux la cépha-lique.

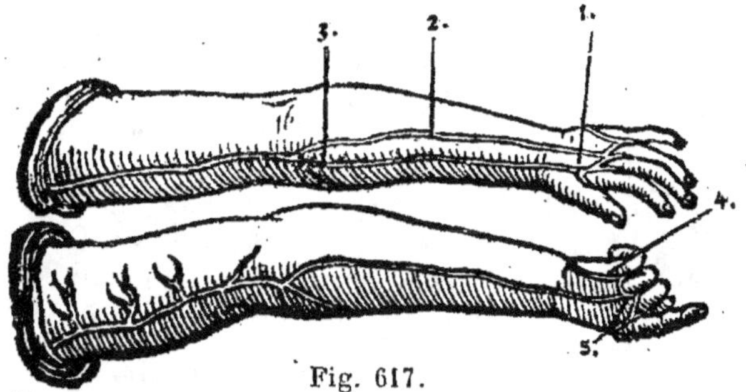

Fig. 617.

1, salvatella Mundini. — 2, funis brachii Avicennæ. — 3, funis brachii verus. — 4, salvatella Rasis. — 5, salubris Hali, et Seylen Avicennæ.

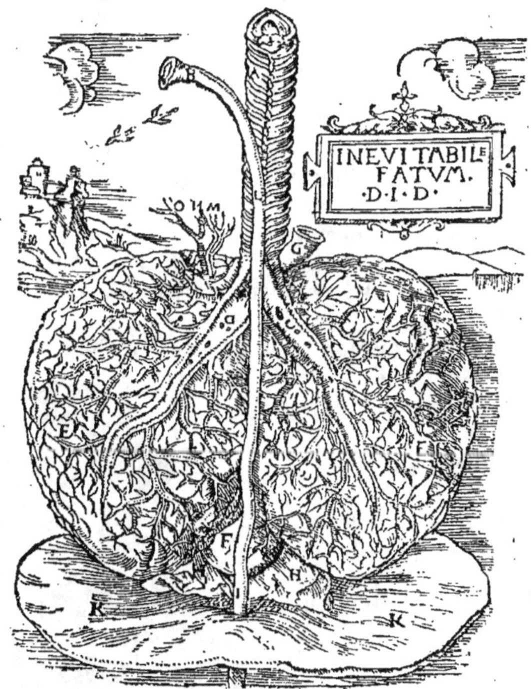

Fig. 618.

Figura pulmonis. — A, trachœa est arteria a tergo respicienda, in summitate ejus vides epi-glottim expressam. — B, L, I, est œsophagus, via cibi atque potus, qui juxta I literam dia-phragmati atque dorso conjungitur. — C, D, sunt rami insignes trachœæ arteriæ, in substan-tiam pulmonis utrinque divaricati, juxta quos ramos ubique arteriarum atque venarum vasa esse perpetuo nixu conjuncta vides. — E, dextra. — K, sinistra pulmonis. — F, cordis est extremi-tas. — H, H, involucri cordis est demonstratio. — KK, diaphragmatis pellicula. — MNO, rami venarum et arteriarum. — G, ex corde est vena magna.
Mondinus appelait souvent la trachée *canna pulmonis* (tuyau du poumon).

La radiale est appelée ici *funis brachii verus?* Pourquoi deux salvatelles, la salvatelle de Mondinus et celle de Rasis, probablement de Rhazès?

La figure 618, qui représente la face postérieure des poumons et de la trachée-artère, est absolument fantaisiste. Rien dans cette figure n'est exact.

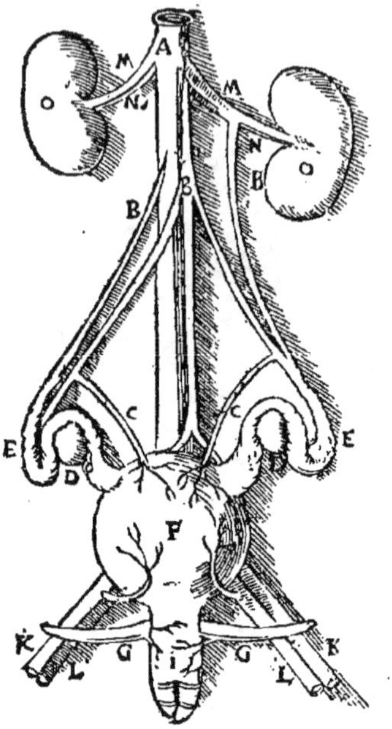

La figure 619 représente l'appareil urinaire. Les veines spermatiques ne sont pas clairement représentées, ou plutôt le sont faussement. J'appelle l'attention sur D, *testiculi mulieris*, et sur GG, *cornua matricis*. Cette figure est pleine d'erreurs. Le rein gauche descend plus bas que le droit.

Fig. 619.

A, pars venæ cavæ est. — BB, venæ seminales candidæ. — C, venæ uterum amplexantes, a quibus utero quoque et fœti nutrimenta dari putant. — D, testiculi mulieris sunt. — E, involucrum ex seminariis venis, et arteriis constans. — F, matrix, sive uterus, vesicæ non absimilis. — GG, cornua matricis. — H, orificium sive osculum matricis interius est. — I, urinæ foramen ex vesicâ est. — KK, venæ cavæ truncus in crura implantatus. — LL, arteriæ aortæ truncus est.

— En 1376, le duc d'Anjou, frère de Charles V, et gouverneur du Languedoc, accorda aux médecins de Montpellier la permission de disséquer tous les ans le cadavre d'un des criminels exécutés.

Charles d'Evreux, roi de Navarre, surnommé le Mauvais, ratifia la permission du duc d'Anjou.

L'année même où la permission fut accordée, eut lieu la dissection du premier cadavre à Montpellier; la dissection du deuxième l'année suivante. Par suite de difficultés, on ne put disséquer le troisième qu'en 1384. Celle du quatrième eut lieu en 1396.

— Depuis cette époque, toutes les Universités adoptèrent l'usage de faire disséquer chaque année, publiquement, un ou deux cadavres humains.

Guy de Chauliac (1) nous apprend

(1) **Guy de Chauliac.** Ce père de la chirurgie française naquit à Chauliac, aujourd'hui Chaulhac (Lozère) à la fin du XIIIe siècle; il étudia à Montpellier, etc.

Guy de Chauliac écrivit un *Traité de chirurgie*, en 1363, précédé d'un court *abrégé d'anatomie* extrait des œuvres de Galien, traité imprimé seulement en 1490.

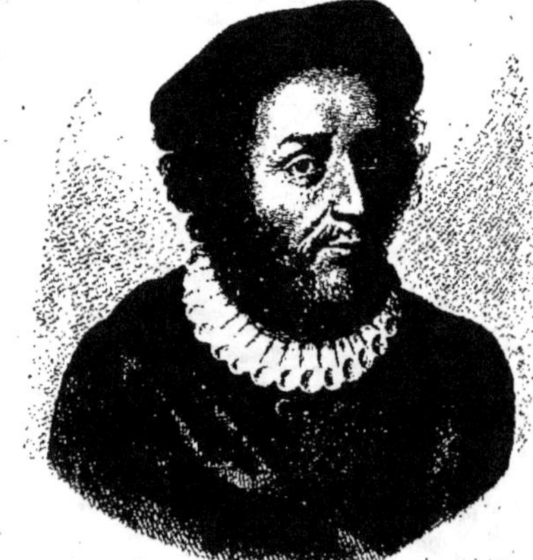

Fig. 620. — GUY DE CHAULIAC.

Guy de Chauliac mourut vers 1370; il fut pendant plus de vingt ans au service des papes d'Avignon. « Il faut, disait-il, que le chirurgien soit gracieux avec ses malades, sobre, miséricordieux, et surtout *non convoiteux ni extorsionnaire d'argent*. »

que l'anatomie était faite alors, à Montpellier, par maître Barthélemy, en quatre leçons. La première sur les viscères du ventre ; la seconde, sur ceux de la poitrine ; la troisième, sur le cerveau ; la quatrième et dernière, sur les membres.

Si les dates données par les historiens sont exactes il faut croire que ce professeur de Montpellier, appelé Barthélemy, enseignait clandestinement l'anatomie, puisque la permission du duc d'Anjou aux médecins de Montpellier date de 1376 ou 1377, et que Guy de Chauliac était mort depuis 1370.

Quoi qu'il en soit, on disséqua à la fin du xive siècle.

Léonard Bertapolia nous apprend aussi qu'on fit la dissection d'un homme et de l'utérus d'une femme à Padoue, en 1429 et 1430 (*Ars chirurgica*, *Venitiis*, 1546, in-folio, *apud Juntas*, p. 299).

— Au commencement du xve siècle, la science anatomique changea de face, et l'on put facilement se communiquer les découvertes, lorsque Guttenberg inventa l'imprimerie. Né en 1400 à Mayence, Guttenberg s'installa, vers 1424, à Strasbourg, où il vécut pendant quarante-quatre ans.

Pendant toute la durée du xve siècle, on n'observe aucun progrès remarquable dans la science de l'organisation humaine.

On disséquait cependant des cadavres, mais au lieu de s'attacher à fouiller l'inconnu et à enrichir l'anatomie de nouvelles découvertes, les anatomistes se bornèrent, ainsi que l'attestent leurs écrits, à reproduire les opinions des auteurs précédents, de Galien principalement. Dans le xve siècle on ne cite guère que Benedetti, né à Legnano, près Vérone, qui occupa la chaire d'anatomie à Padoue en 1493.

— C'est à la fin du xve siècle, 1494, qu'eut lieu la première dissection à la Faculté de Paris (1). Les ecclésiastiques, qui exerçaient la médecine en France, abandonnèrent l'anatomie aux laïques et se contentèrent d'en étudier la théorie dans les ouvrages de Galien, altérés par les Arabes.

DEUXIÈME PARTIE DE LA QUATRIÈME PÉRIODE

(Seizième siècle.)

Je dirai avec Cruveilhier : « Le xvie siècle fut le siècle de l'anatomie. » Il semble qu'il se soit fait une transformation subite dans l'esprit des médecins, qui se jettent à l'envi sur l'anatomie. Des chaires sont élevées dans toutes les villes d'Italie ; tous les médecins veulent disséquer, tous

(1) La fondation apostolique de l'École de médecine de Paris eut lieu en 1220. L'École de médecine fit un corps à part, avec ses sceaux particuliers, en 1281, ainsi que nous l'apprend Corlieu dans son ouvrage intitulé *Ancienne Faculté de médecine*. Le 1er juin 1452, sous Charles VII, le cardinal d'Estouteville réforma l'Université et porta ses soins sur la Faculté de médecine. Le premier point sur lequel le cardinal porta son attention fut le célibat imposé aux docteurs régents. « Cet ancien statut, dit-il, qui exclut de la régence de la Faculté de médecine les docteurs mariés, nous semble impie et irrationnel... »

font des découvertes. Elles sont si nombreuses qu'on est obligé de ne citer que les principales.

C'est surtout en Italie que l'élan vers les sciences anatomiques a été le plus spontané. Les anatomistes italiens ont fait les premières découvertes.

Il ne faudrait pas croire que les anatomistes ne rencontrèrent aucun obstacle. En 1556, Charles-Quint consulta les théologiens de l'Université de Salamanque et leur demanda s'il était permis à des catholiques d'ouvrir des cadavres humains. La réponse des théologiens fut courte et bonne : *Puisque cela est utile, c'est permis.*

Parmi les anatomistes du XVIᵉ siècle, le plus célèbre, le plus brillant, le plus indépendant, qui osa secouer le joug et combattre la doctrine de Galien, fut Vésale, le plus grand anatomiste de son siècle. C'est par lui que je commencerai. Je parlerai ensuite, et dans l'ordre chronologique, des principaux anatomistes et chirurgiens qui ont illustré le XVIᵉ siècle, ainsi que de leurs découvertes.

VÉSALE

André Vésale, homme d'une intelligence remarquable, était évidemment prédestiné aux études anatomiques. Etant encore enfant il disséquait tous les animaux qui lui tombaient sous la main : oiseaux, rats, chats, chiens, etc. Né à Bruxelles le 31 décembre 1514, Vésale mourut à l'âge de cinquante ans. Après avoir étudié à Louvain, il fut reçu médecin comme son père, et fit quelques voyages. Il vint à Paris et se lia avec Sylvius (Jacques-Dubois), qui se montra plus tard extrêmement jaloux de son jeune collaborateur. Vésale avait une telle passion pour l'anatomie humaine, qu'il allait la nuit aux fourches patibulaires de Montfaucon, près des Buttes-Chaumont, et au cimetière des Innocents où il déterrait les morts malgré l'extrême sévérité des lois de l'époque.

Il quitta Paris, alla enseigner l'anatomie à Louvain et servit comme chirurgien dans les armées impériales de son pays.

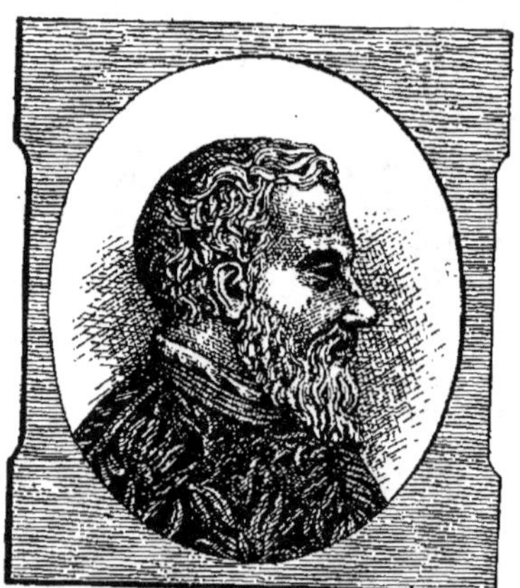

Fig. 621. — ANDRÉ VÉSALE.

Sa grande réputation d'anatomiste le fit nommer professeur d'anatomie à l'université de Padoue, où ses admirables leçons attirèrent les médecins de tous les pays. Dès l'âge de vingt-huit ans, il publia son ouvrage si recherché *De corporis humani fabrica*, etc., Bâle, 1542.

Se multipliant, il professait en même temps à Padoue, à Bologne et à Pise.

En 1543, il fut nommé premier médecin de Charles-Quint à la cour d'Espagne et se livra à la pratique médicale. Sa réputation universelle et ses succès lui attirèrent la haine de ses confrères. On raconte qu'il demanda un jour à la famille d'un gentilhomme espagnol qu'il n'avait pu sauver, l'autorisation d'en faire l'autopsie. Au moment où le thorax fut ouvert, les assistants virent, dit-on, les battements du cœur du cadavre. Ils coururent vers la famille du mort et firent accuser Vésale d'homicide et d'impiété pour avoir fait l'autopsie d'un homme vivant, ce qui amena sa condamnation à mort, condamnation commuée, grâce à l'intervention de Philippe II, en un voyage expiatoire en Terre-Sainte.

Comment les historiens n'ont-ils pas compris qu'il s'agissait là d'un piège tendu à Vésale par ses confrères envieux : *Invidia medicorum pessima*. Il n'y avait rien de vrai dans l'assertion de ceux qui avaient assisté à l'autopsie faite par Vésale. Comment admettre que ce grand anatomiste, excellent médecin, se soit trompé si grossièrement ! Quant à moi, je reste convaincu de la trahison, car, si le sujet sur lequel opérait l'anatomiste n'avait pas été réellement cadavre, il y aurait eu une pluie de sang à la simple incision de la peau (1). On dira peut-être : le sujet était en état de léthargie. A cela je répondrai que la léthargie est léthargie

(1) Je suis d'autant plus fondé à émettre cette opinion, que j'ai été moimême la victime de l'envie confraternelle. Le fait mérite d'être raconté pour ceux qui vont chercher fortune en Amérique et qui, soucieux de leur dignité et de leur talent, ne veulent pas s'abaisser devant des ignorants.

En janvier 1884, j'opérai à Montevideo un jeune napolitain à qui je pratiquai la rectotomie pour un rétrécissement très serré du rectum. Les succès que j'obtenais dans mes opérations chirurgicales exaspéraient quelques confrères envieux, ayant toujours l'œil ouvert sur moi, épiant mes moindres mouvements.

La fatalité voulut que mon opéré fût pris de septicémie. N'ayant aucune méfiance, j'acceptai, sur la proposition de la famille, d'avoir une consultation avec un confrère honorable, le Dr Vidal. Je ne me doutais nullement du *piège* que me tendait un médecin napolitain, Vicente Stajano, qui avait excité contre moi la famille du malade, lui racontant que j'avais enlevé à l'opéré 2 mètres d'intestin au moyen d'une chaîne d'écraseur.

Le soir venu, je me rendis à la consultation. Quelle ne fut pas ma surprise de trouver, au lieu du médecin consultant que j'avais demandé, onze confrères m'entourant comme une meute entoure sa proie ! Les onze confrères pratiquèrent le toucher rectal avec leurs mains sales, sans se laver. Le malade mourut dans la nuit.

Je dus à un hasard providentiel de n'être point assassiné ce jour-là. Des napolitains, armés de poignards, avaient été postés dans l'escalier et dans le corridor de la maison habitée par le malade. Au moment où je sortis, je vis les lames briller au-dessus de ma tête et je ne sais vraiment pas comment je parvins à passer au milieu de ces marins menaçants (l'habitation du malade était située sur le quai). Au moment où je sautai dans ma voiture j'entendis ces mots, fréquemment répétés : *A l'eau, à l'eau*, et en même temps, on s'apprêtait à dételer les chevaux. Je ne dus mon salut qu'à l'énergie et à la vivacité de mon cocher.

Le lendemain matin, *tous les journaux* de Montevideo publièrent la note suivante, que quatre médecins eurent l'infamie de signer :

Les soussignés déclarent que, appelés à voir un malade le 30 janvier 1884, dans la rue du 25 août, 211, opéré par le Dr Forl, et dont l'opération a été

d'emblée et qu'elle ne succède pas à une maladie aiguë. J'ajoute encore que le sang circule également chez les sujets en léthargie. Il circule plus lentement peut-être, mais il circule.

Vésale dut accomplir son voyage en Terre-Sainte. Il s'embarqua à son retour, pour l'Italie, et fit naufrage. Il fut porté par les flots sur les côtes désertes de l'île de Zante, dans la mer Ionienne, vis-à-vis du golfe de Lépante où il périt de faim, dit-on.

SYLVIUS (JACQUES DUBOIS)

Sylvius naquit en 1478 à Louvilly, diocèse d'Amiens, et mourut à Paris en 1555. Très pauvre, son père ayant quinze enfants, il fut instruit et élevé par son frère, à Paris. Il étudia la médecine, s'appliqua surtout à l'anatomie, et fit des cours libres. Son succès fut tel que la Faculté de médecine fit suspendre ses cours, de la même manière qu'elle supprima les cours de l'enseignement libre à Paris, en 1880, pour tuer l'enseignement d'un autre professeur libre, non moins suivi que Sylvius (1).

A cause de sa pauvreté, non à cause de son avarice, comme on l'a dit, il ne fut reçu bachelier en médecine qu'en juin 1531. Il recommença ses cours libres qui furent des plus suivis. Henri II lui donna la chaire de médecine au Collège de France. Il soutenait les erreurs et les préjugés de Galien, contre Vésale, son élève, qui les combattait. Sa haine contre Vésale augmenta considérablement parce que ce dernier publia son ouvrage d'anatomie pendant que Sylvius préparait le sien, ce qui le blessa profondément. Sylvius a fait peu de découvertes en anatomie. Il prouva que la

unanimement condamnée par une consultation de onze médecins, qui a eu lieu le 29 courant, ils se sont vus dans l'absolue nécessité de se charger dudit malade agonisant, parce que le Dr Fort a refusé de suivre le traitement de son opéré avec d'autres médecins de la confiance de la famille.

Signé : Drs CASSANELLO, GREEN, JURKOWSKI, V. STAJANO.

L'acte de décès, rédigé par les mêmes médecins, se terminait ainsi : *Certifions que le nommé X est mort à la suite d'un crime chirurgical.*

On me fit comparaître devant le Conseil d'hygiène, véritable tribunal d'inquisition, qui décréta l'*autopsie judiciaire du cadavre, coram populo.* Elle fut pratiquée en plein air, au cimetière, où s'était transportée une grande partie de la population, cette affaire ayant eu un grand retentissement.

On trouva les lésions ordinaires de la septicémie, rien de plus.

Au moment de quitter le cimetière, le chef de la police, M. Gayoso, vint me prendre par le bras pour me protéger. Il me montra, en sortant du cimetière et une douzaine de napolitains, la main droite cachée sous leurs vêtements tenant, évidemment, à la main, un poignard. M. Gayoso m'affirma qu'il avait été informé par sa police de la présence de ces gens qui voulaient attenter à ma vie.

Il plaça des sentinelles à la porte de mon appartement pendant trois jours, pour me protéger.

Que le lecteur me pardonne cette diversion ; elle peut très bien, à mon avis, faire partie de l'*Histoire de l'anatomie.*

(1) Toutes les fois que l'enseignement libre est donné par des hommes supérieurs indépendants les conflits sont inévitables (Guardia. *Hist. de la médecine,* p. 159).

dure-mère n'est susceptible d'aucun mouvement, puisqu'elle est adhérente à la surface intérieure du crâne ; enfin il fit voir que l'air ne peut
pas passer des fosses nasales dans les ventricules du cerveau et que les
artères du cerveau ne s'ouvrent pas dans les sinus de la dure-mère. Le
premier, il donna une bonne description des muscles et il donna à ces
organes des noms tirés de leur forme et de leur situation. C'est ainsi
qu'on donna depuis au muscle accessoire du long fléchisseur des orteils,
le nom de *chair carrée de Sylvius*.

GONTHIER D'ANDERNACH

Né en 1487, à Andernach, archevêché de Cologne, Gonthier fut un
excellent professeur d'anatomie, science qu'il enseigna à Paris. Il eut pour
auditeurs, Sylvius Vésale et Rondelet. Il fit, dit-on, plusieurs découvertes
anatomiques que les historiens n'ont pas précisées. Il mourut à l'âge de
quatre-vingt-sept ans.

EUSTACHI

Cet habile anatomiste, né à San-Severino, près d'Ancône, à la fin du
xv⁰ siècle, mourut vers 1570. Passionné pour l'anatomie, il professa cette
science à Rome, où il acquit une grande célébrité. Il n'eut pas l'énergie
de Vésale, et accepta les erreurs et les préjugés de Galien.

Il décrivit la valvule de l'orifice de la veine cave inférieure qui porte
son nom, ainsi que le conduit qui fait communiquer l'oreille moyenne
avec le pharynx, et qu'on a appelé depuis *trompe d'Eustache*.

Il eut à sa disposition, dans les États du pape, les sujets décédés dans
les hôpitaux, et il paraît qu'avant lui, dans ces mêmes États, les cadavres
des hôpitaux étaient déjà donnés aux anatomistes. Les papes favorisaient
l'anatomie dans la Ville Sainte seulement, car les anatomistes des autres
écoles d'Italie et des autres pays étrangers n'avaient jamais obtenu pa-
reille faveur.

Eustachi publia en 1563 une très bonne description de l'appareil urinaire. Cet anatomiste démontra qu'il n'y avait pas de valvules à l'ouverture vésicale de l'uretère, et que si l'urine ne remontait pas vers le rein,
cela tenait à l'insertion oblique de l'uretère dans la vessie. Il fit voir au
moyen d'une ligature sur l'uretère que la boisson ne passait pas de l'estomac dans la vessie au moyen de canaux particuliers, comme on le
croyait.

Il montra également que le rein droit est situé plus bas que celui du
côté gauche. Il décrivit le bassinet et les canaux urinifères. Enfin, il fit
des reins une étude assez complète, même à l'état pathologique. Il découvrit les capsules surrénales, et fit plusieurs bonnes planches anatomiques originales, qui furent publiées plus tard par Lancisi et puis par
Albinus.

Il découvrit le canal thoracique chez le cheval, en 1563, et le nomma
vena alba thoracis. Il fut appelé plus tard *canal thorachique*. Van Horne

et Th. Bartholin le trouvèrent chez l'homme et virent son embouchure dans la veine sous-clavière gauche.

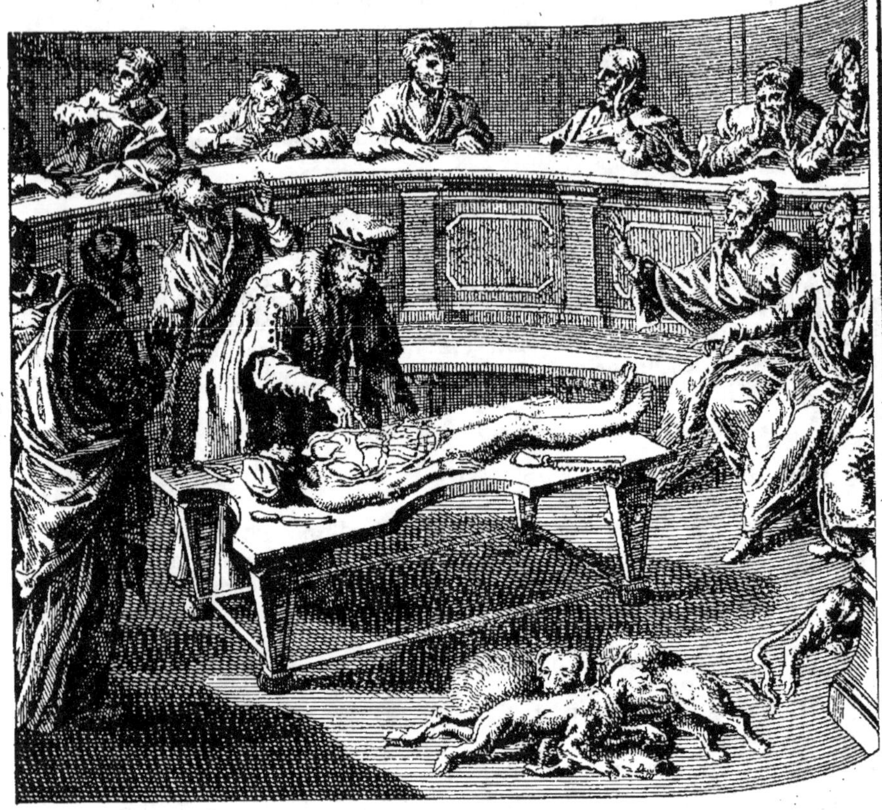

Fig. 622. — Eustachi (1).

CHARLES ESTIENNE

Anatomiste célèbre et botaniste distingué, Charles Estienne naquit à Paris en 1504. Protestant, comme ses deux frères, qui s'occupaient de typographie, il fut l'objet de violentes persécutions. Il dirigea l'imprimerie de son frère Robert, forcé de fuir, et fut lui-même jeté dans un cachot où il mourut en 1564, âgé de soixante ans. Il a concouru à la restauration de l'anatomie par de nombreuses dissections sur le cadavre. Il décrivit les glandes synoviales, dont la découverte fut attribuée cent ans plus tard, à Clopton Havers. Il réfuta une erreur de Galien, en démon-

(1) Cette planche est tirée du volume d'anatomie publié par Albinus en 1744 et contenant les planches d'Eustachi. Il est probable que c'est Eustachi lui-même qui se tient près du cadavre où il fait une démonstration. Deux autres éditions antérieures ont été publiées par Lancisi en 1722 et en 1728.

trant que l'homme ne possède pas au-dessous de la peau le pannicule charnu de beaucoup d'animaux. Il observa les vésicules séminales, dont la découverte est attribuée à Fallope, et il constata l'existence du canal central de la moelle épinière. Il considéra le grand sympathique comme un nerf distinct, vit les anastomoses de l'hypoglosse avec les deux premiers nerfs cervicaux, et représenta assez bien, dans des figures, les nerfs des bras et les branches postérieures des nerfs sacrés. Il faisait de l'anatomie *pneumatique*, insufflant de l'air dans les vaisseaux.

Découverte des valvules des veines. — En 1546 (*Dissection des parties du corps humain*, p. 194), Charles Estienne signala des valvules aux veines, qu'il nomma *épiphyses*. Il leur donna pour fonction d'empêcher le retour du sang vers le foie qu'il aurait pu engorger. En 1547, le Portugais Amatus, étudiant à Ferrare, vit la valvule située à l'embouchure de la veine cave inférieure. Vers la même époque, Sylvius décrivit des valvules dans l'azygos, la jugulaire, la fémorale et l'humérale. Enfin, Fabrizio d'Acquapendente assura les avoir vues en 1574. Quelques historiens soupçonnent l'anatomiste Cannanus, ou Cannani, d'être l'auteur de la découverte des valvules veineuses.

ZERBI

Anatomiste vivant à la fin du XVe siècle, mort tragiquement en 1505. Il écrivit le premier un ouvrage qui ne fût pas une simple répétition des idées de Galien. Il pensait que le rein est un crible à travers lequel passe l'urine et considérait le grand sympathique comme une continuation du cinquième nerf cranien. Comme il jouissait d'une grande réputation, André Gritti, doge des Vénitiens, l'envoya à Constantinople pour traiter un seigneur. Il le guérit et s'embarqua pour Venise, comblé de riches présents. Mais le turc mourut si subitement d'excès alcooliques, que ses enfants le crurent empoisonné par Zerbi. Ils envoyèrent un bâtiment à sa poursuite. Il fut pris et ramené en Turquie. En sa présence, on fit mourir son fils cadet en le sciant par le milieu du corps entre deux planches, puis on le scia lui-même de la même manière.

RONDELET

Rondelet (Guillaume), né à Montpellier le 27 septembre 1507, devint, après une jeunesse très accidentée, professeur à la Faculté de Montpellier, à l'âge de trente-huit ans. Il suivit le cardinal François de Tournon dans plusieurs voyages. Il le quitta à Rome, en 1549, visita les Universités italiennes, et revint à Montpellier,

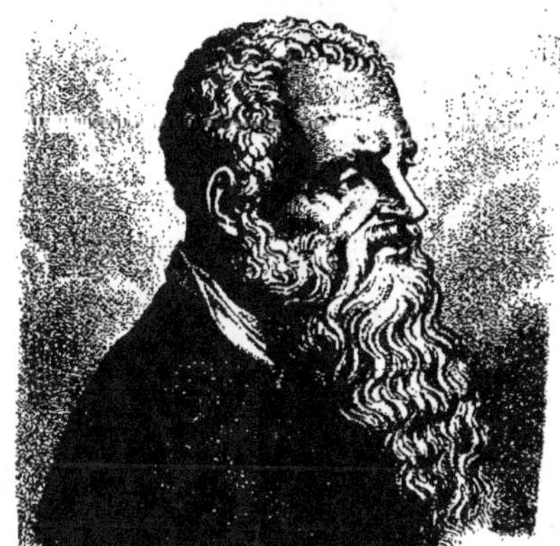

Fig. 623. — RONDELET.

où il fit bâtir un amphithéâtre d'anatomie. Il mourut le 30 juillet 1566, âgé de cinquante-neuf ans. Il avait un tel amour pour l'anatomie qu'il

disséqua le cadavre d'un de ses enfants dans l'amphithéâtre de l'École.
Un de ses collègues, Fontanus, étant dangereusement malade, Rondelet
le supplia de se laisser disséquer après sa mort.

Rabelais désigne Rondelet sous le nom de *Rondibilis*.

MICHEL SERVET

Michel Servet naquit à Villanueva, en Aragon, en 1509, et mourut, brûlé
vif, à Genève, le 26 octobre 1555. Reçu docteur en médecine à Paris, il
exerça à Lyon et à Vienne, en Dauphiné. Il se mêla aux questions reli-
gieuses, et fut dénoncé comme hérétique par Calvin, qui le fit condamner au feu. Je parle de Michel Servet parce qu'on lui doit la découverte
de la circulation pulmonaire.

AMBROISE PARÉ

Ambroise Paré, qu'on appelle le *père de la chirurgie moderne*, naquit à
Laval, en 1510. Élève à l'Hôtel-Dieu de Paris, grand travailleur, il obtint
la faveur très grande, à l'âge de vingt-six ans, d'opérer sous les yeux de
ses maîtres. Après avoir passé plus de trente ans dans la chirurgie militaire, il voulut devenir agrégé au Collège des chirurgiens de Paris, ce

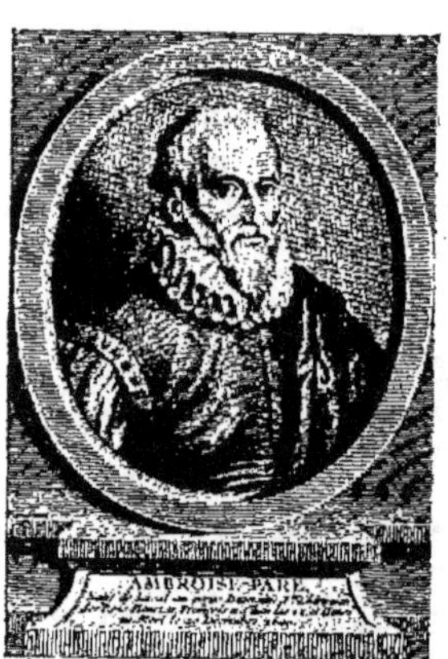

qu'il obtint facilement. En 1562, il devint
premier chirurgien du roi de France, sous
Charles IX. Par reconnaissance, Charles IX le
sauva du massacre de la Saint-Barthélemy.
Ambroise Paré fut remarquable par son indépendance scientifique. Il n'admettait rien sans
preuves, même les doctrines des anciens
maîtres.

Avec l'anatomiste Habicot, son contemporain, A. Paré baptisa le cæcum, et l'appendice iléo-cæcal. Avant lui, depuis Nicolas
Massa, qui s'en était attribué la découverte,
l'appendice était seul désigné sous le nom
de cæcum.

Il mourut à Paris, en 1590, à l'âge de quatre-
vingts ans. C'est lui qui dit : « Je le pansai,
Dieu le guarit. »

Fig. 624. — AMBROISE PARÉ.

Ambroise Paré eut un jour le tibia fracturé
par une ruade de son cheval. En se relevant, pour se garer d'une seconde
ruade, il se fractura le péroné, trop faible pour le soutenir, ainsi que cela
arrive souvent. Le fragment supérieur du tibia, taillé en bec de flûte, tra-
versa la peau, le cuir de la botte, et vint se planter en terre avec violence.
De sorte qu'il se fit d'une fracture simple du tibia une fracture complète
des os de la jambe.

INGRASSIAS

Cet anatomiste sicilien naquit à Rachalbuto, près Palerme, vers 1514,
reçut son bonnet de doctorat à Padoue en 1537, et mourut en 1580. Il

occupa les chaires de médecine et d'anatomie à Naples, où il acquit une très grande réputation. On le surnomma l'Hippocrate sicilien. En 1560, il retourna dans son pays où il resta jusqu'à sa mort. Il laissa une description minutieuse des os de l'homme et découvrit l'étrier.

COLOMBO OU COLOMBUS

Cet anatomiste, né à Crémone, vers l'an 1515, et mort vers 1559, commença par être pharmacien, comme son père. Il étudia la chirurgie et l'anatomie et prit la chaire d'anatomie laissée par Vésale dont il était le disciple et l'ami. Il passa à Pise, puis à Rome, appelé par le pape Paul IV. On dit qu'il était prétentieux lorsqu'il parlait de ses travaux, et qu'il critiqua souvent injustement son maître Vésale. Son style était élégant et il mettait dans ses descriptions une précision et un ordre remarquables. Il décrivit, le premier, les vaisseaux des os et les ventricules du larynx, et s'attribua la découverte de l'étrier qui appartient à Ingrassias. Il donna aussi une bonne description des vertèbres et de plusieurs os du squelette, ainsi que des vaisseaux et des nerfs de la pulpe dentaire. Il découvrit les muscles pyramidaux du nez, les génioglosses et les gaines tendineuses. Son plus grand titre de gloire est d'avoir décrit la circulation pulmonaire, après Michel Servet toutefois.

CANNANI OU CANNANUS

Cannani, né à Ferrare en 1515, mourut dans la même ville, à l'âge de soixante-trois ans. Il a laissé un livre traitant des muscles, avec vingt-sept planches, dont il n'existe guère que quatre exemplaires, d'après Haller. Il a découvert le muscle palmaire cutané, et a exécuté de bons dessins des muscles des membres supérieurs. « En 1547, dit Fallope, il découvrit les valvules des veines rénales, azygos et iliaques primitives. »

CÉSALPIN

Philosophe célèbre, zoologiste habile, André Cesalpino naquit à Arezzo, en Toscane, en 1519, et mourut à Rome en 1603. Il occupa longtemps, à Pise, la chaire de philosophie et de médecine, qu'il laissa pour aller à Rome, où il devint le premier médecin de Clément VIII. Je ne cite Césalpin que parce qu'on lui a attribué la gloire d'avoir connu la circulation du sang. Or, il est démontré qu'il contribua seulement à la découverte de la circulation pulmonaire, faite auparavant par Michel Servet et Colombus.

FALLOPE

Né à Modène en 1523, Gabriel Fallopio mourut en 1562 à trente-neuf ans, à la fleur de l'âge.
Modeste à l'excès, quoique plein de talent, Fallopio professa toujours le plus grand attachement et le plus profond respect pour son maître

Vésale et pour ses travaux. Il fit ses études médicales à Ferrare et à Padoue. Il occupa la chaire d'anatomie à Ferrare à l'âge de vingt-quatre ans, en 1547, puis à Pise, et enfin à Padoue où il succéda à Colombo.

Son culte pour les anciens était tel qu'il n'hésitait pas à considérer Hérophile comme infaillible : « contredire Hérophile, disait-il, c'est contredire l'Évangile. »

Fallope, Eustache et Vésale ont été surnommés les triumvirs de l'anatomie.

Fallope raconte que, lorsque les anatomistes manquaient de cadavres, on leur livrait des criminels qu'ils faisaient mourir avec l'opium, pour les disséquer ensuite (1).

Il a décrit l'ostéologie du fœtus; il a parlé de l'ossification des épiphyses. Il a étudié l'organe de l'ouïe : vestibule, canaux demi-circulaires, cercle tympanal, fenêtres ronde et ovale, limaçon, aqueduc, appelé depuis aqueduc de Fallope. Il a même parlé de la corde du tympan. Il a décrit l'étrier, découvert par Ingrassias, les muscles intercostaux, les muscles de la face et des yeux, le stylo-hyoïdien, les muscles du larynx. Il décrivit plusieurs muscles du cou, les muscles du pharynx et ceux du voile du palais.

Fallope a porté son attention sur les vaisseaux. Il a reconnu les anastomoses entre les veines diaphragmatiques et mammaires, épigastriques et intercostales, azygo-lombaires et rénales. Il étudia les artères des méninges et du cerveau, et démontra que Vésale avait cru à tort que les artères carotides se terminaient dans les sinus veineux de la dure-mère. Il découvrit le nerf pathétique. Il donna une bonne description de la structure de l'intestin, de l'œsophage principalement, des organes génitaux, des conduits lacrymaux et du canal nasal. Il recommandait le gaïac et la salsepareille dans le traitement de la syphilis.

Il donna une bonne description des organes génitaux de la femme, surtout de la trompe, qui porte son nom.

ARANTIUS OU ARANZI

Jules-César Aranzio, en latin Arantius, né en 1530 à Bologne, mourut dans cette ville en 1589.

Chirurgien célèbre et habile anatomiste, Aranzio eut pour maître Vésale, le restaurateur de l'anatomie. Il occupa la chaire de Bologne pendant trente-trois ans (de 1556 à 1589).

Il a décrit l'utérus gravide, les anastomoses des artères et des veines

____

(1) Voici jusqu'où s'étendait la protection que lui accordait le grand-duc de Toscane : *Princeps jubet ut nobis dent hominem quem nostro modo interficimus, et anatomisamus.* « Le souverain nous fait livrer un homme que nous mettons à mort par notre procédé (l'opium) et que nous disséquons. » (Cuvier, t. II, p. 32.)

Levinus Lemnius nous apprend qu'on a accoustumé en Italie de demander aux juges les hommes condamnés au supplice, pour en faire l'anatomie, et que les ayant obtenus, on leur fait prendre dans un verre plein de bon vin deux ou trois drachmes d'opium.... Ce que Fallope tesmoigne avoir esté fait à Pise. (Riolan. *Anthropographie*, p. 144.)

utérines, et soutenu l'absence de communication entre les vaisseaux utérins et placentaires. Il a décrit aussi le cordon ombilical et ses vaisseaux. Il a étudié à son tour le cœur du fœtus et la disposition de ses ouvertures. Il a vu la communication de la veine porte et de la veine ombilicale sous le foie, par un conduit connu sous le nom de *canal veineux d'Aranzi*. Il a décrit l'apophyse de l'enclume, le releveur de la paupière supérieure, le coraco-brachial, l'extenseur propre de l'index et les lombricaux. Il a décrit également l'obturateur externe, le droit de l'abdomen, le fascia lata et son muscle tenseur, le larynx et la glotte, les ventricules du cerveau et celui du cervelet, qu'il appelle *citerne du cervelet*, les nodules du bord des valvules sigmoïdes, *nodules d'Arantius*. Il a nié les ouvertures mettant en communication les deux ventricules du cœur. Il conçut la circulation pulmonaire, mais non la grande circulation.

KOYTER (VOLCHER) OU COITER (VOLCARD)

Disciple de Fallope, le hollandais Koyter fut un anatomiste distingué. Né à Groningue, en 1534, il quitta son pays pour suivre les armées en France. Il mourut en 1600 dans ce service.

Il étudia surtout le fœtus. Il montra que le premier point d'ossification se montre dans la diaphyse des os longs et s'étend insensiblement vers les extrémités. Il fit voir aussi que les extrémités osseuses ont des points osseux indépendants de celui de la diaphyse, que les points osseux se soudent et que l'ossification des os plats se fait du centre à la périphérie. — Il dit que certains os sont d'abord membraneux et que d'autres sont cartilagineux. — Il a fait l'observation que les osselets de l'ouïe sont aussi durs chez le fœtus que chez le vieillard. — On doit à Koyter la découverte du *muscle sourcilier*.

FABRIZIO D'ACQUAPENDENTE

Fabrizio d'Acquapendente, savant anatomiste, né en 1537, à Acquapendente, mourut à Padoue, le 21 mai 1619, à l'âge de quatre-vingt-deux ans.

Il eut Fallope pour maître. A la mort de Fallope, en 1562, il occupa la chaire d'anatomie de Padoue, comme professeur intérimaire. En 1565, il fut nommé professeur de chirurgie et chargé des démonstrations anatomiques. En 1571, la chaire d'anatomie eut plus de valeur. Fabrizio fut titulaire de la chaire de chirurgie et de celle d'anatomie et il y professa jusqu'en 1609. La République de Venise, fière de ce savant, lui avait accordé un traitement exceptionnel, royal, s'élevant, dans les dernières années, à 1100 ducats par an. Par sa clientèle et ses émoluments, il acquit une grande fortune, puisque, mort célibataire, il laissa 200 000 ducats, plus de deux millions, à sa nièce. Cette fortune était énorme pour ce temps-là, quoiqu'elle n'égale pas celle de plusieurs chirurgiens du XIXᵉ siècle : Dupuytren, Civiale, Velpeau, Nélaton, Jobert (de Lamballe) et Péan.

Il fut plus accueillant que Sylvius ; il recevait ses amis et tous les hommes de science, avec munificence, à la *Montagniola*, domaine qu'il avait acheté près de la Brenta. Il entassa les riches cadeaux de ses malades dans un cabinet splendide, sur la porte duquel il inscrivit :

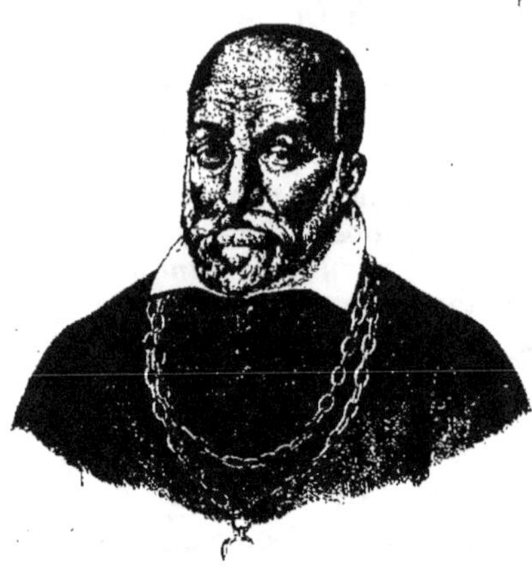

Fig. 625.—Fabrizio d'Acquapendente.

Lucri neglecti lucrum. Il eut la satisfaction d'être citoyen de Padoue et chevalier de Saint-Marc, et de voir son nom gravé sur le frontispice d'un vaste amphithéâtre anatomique construit par les soins de la République de Venise. Il eut aussi l'honneur d'avoir pour élève le grand Harvey, qui découvrit plus tard la circulation.

Il excellait dans l'étude de l'anatomie comparée. Il se plaisait à étudier un organe, chez l'homme d'abord, chez les animaux ensuite, et à les comparer. Esprit clair et méthodique, il faisait toujours suivre la description anatomique d'un organe de sa description physiologique, méthode adoptée et perfectionnée plus tard par Haller.

Fabrizio a publié de nombreux ouvrages. Il a décrit avec soin presque toutes les valvules des veines et les a représentées dans des figures anatomiques, mais il en a méconnu le rôle.

VAROLI

Constantin Varoli, ou Varole, habile anatomiste, naquit à Bologne, en 1543, et mourut à Rome à l'âge de trente-deux ans. L'ouvrage qu'il écrivit ne fut publié que plus tard. Il était professeur d'anatomie à Bologne, quand il devint le premier médecin de Grégoire XIII, à Rome. Il étudia surtout les centres nerveux, et indiqua une nouvelle manière d'étudier le cerveau. Il comparait la commissure transversale du cervelet (protubérance et pédoncules cérébelleux moyens), à un pont sous lequel passaient les fibres longitu-

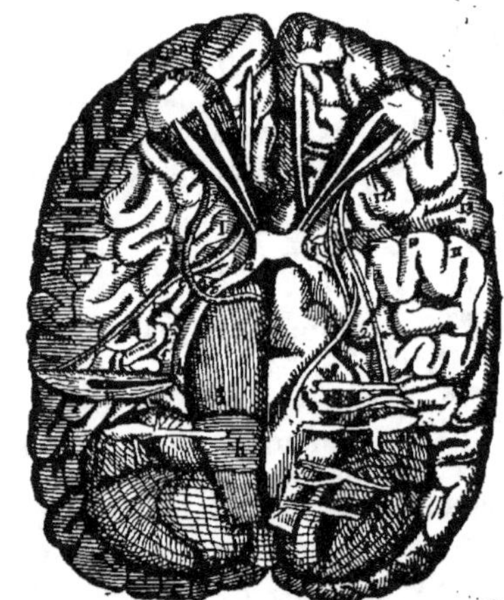

Fig. 626. — Dessin original du cerveau par Varole, tiré de l'ouvrage de Choulant.

dinales de la moelle, comme l'eau sous un pont.

Varole étudia le premier le cerveau à partir de la base ; avant lui on l'étudiait de haut en bas. Il donna le nom de *pons cerebelli* à la protubérance annulaire, qu'on appelle depuis *pont de Varole*, dans une lettre qu'il adressa à Mercuriali, professeur de médecine à Padoue (1569), à

Bologne et à Pise plus tard. Cette lettre était accompagnée de trois gravures sur bois signées de Varole même. Quoique la planche du cerveau ci-contre soit grossière, elle est claire et explicative, surtout pour l'époque où vivait Varole.

CASSERIUS

Casserius fut d'abord le domestique de Fabrice d'Acquapendente. Il s'instruisit au contact de son maître, si bien que ce dernier le fit recevoir docteur. Il le remplaçait et faisait les leçons à la place du maître lorsqu'il en était empêché. Plus tard, il succéda à Fabrice dans la chaire d'anatomie. Casserius naquit à Plaisance en 1545 et mourut à Padoue en 1615. Dans les planches qu'il fit graver on remarqua que le muscle coraco-brachial était traversé par le nerf musculo-cutané. On l'appela, depuis, *muscle perforé de Casserius*.

La figure ci-jointe est de Casserius. Au XVIᵉ siècle, plusieurs anatomistes représentaient les organes qu'ils voulaient démontrer sur des sujets entiers, souvent fort bien dessinés. Le dessin ci-contre montre l'utérus distendu au neuvième mois de la grossesse ; les quatre lambeaux de paroi abdominale, incisée en croix, sont renversés.

Casserius avait fait graver un grand nombre de planches sur cuivre. Spiegel fut le successeur et le continuateur des idées de Casserius. Le gendre de Spiegel, Crema, médecin de Padoue, désireux de donner quelques écrits de son beau-père acheta au petit-fils de Casserius, en 1626, neuf planches en cuivre montrant le fœtus formé, l'arrière-faix et l'enfant, l'utérus d'une femme enceinte (fig. 627), etc. Plusieurs de ces figures de femme ont des paysages à leurs pieds (extrait de Choulant).

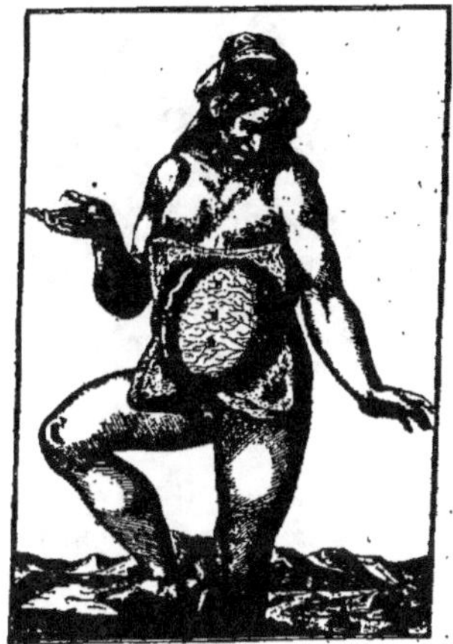

Fig. 627. — Dessin original de Casserius montrant l'utérus au terme de la grossesse (tiré de Choulant).

GASPARD BAUHIN

En 1511, naquit à Amiens, Jean Bauhin, chef d'une famille médicale célèbre qui exerça la médecine pendant cinq générations. Il se fixa à Bâle à trente-deux ans. Plusieurs Bauhin se sont illustrés en anatomie. L'un d'eux, Gaspard Bauhin, naquit à Bâle le 17 janvier 1550. Il mourut dans la même ville, le 5 décembre 1624, en laissant d'un troisième mariage un fils unique, Jean-Gaspard Bauhin, celui dont il est question dans cette notice biographique. Il avait suivi les leçons de Fabricio d'Acquapendente à Padoue ; il cultiva surtout l'anatomie et la botanique, visita l'Italie, l'Allemagne et la France, et revint à Bâle, où il fit des cours particuliers d'anatomie et de médecine. Il occupa, à Bâle, la chaire d'anatomie et de botanique pendant vingt-cinq ans.

La valvule de Bauhin, valvule iléo-cæcale, ou barrière des apothicaires, ainsi nommée parce que, de mémoire d'apothicaire, aucun lavement n'a pu la franchir, fut découverte en 1579 par G. Bauhin dont elle porte le nom. On assure que Varole l'avait découverte avant lui en 1575.

Sappey juge sévèrement Bauhin et l'accuse de s'être rendu coupable d'un acte de piraterie scientifique que l'histoire ne saurait trop flétrir.

En 1573, Varole (*Anat. hum.*, 1563, p. 69) s'exprime ainsi : « *Sed quia ex prædicta ventris compressione non erat major ratio cur feces ab intestino crasso regurgitarent ad tenuia, chylique distributionem perturbarent, ac vomitum stercoraceum provocarent, quam per inferius foramen exirent.* »

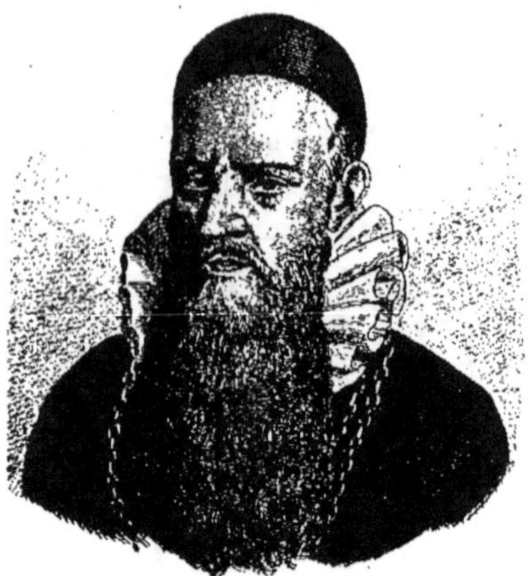

Fig. 628. — GASPARD BAUHIN.

Bauhin, qui n'a que le mérite d'avoir donné le nom à la valvule, dit qu'il l'a démontrée depuis 1579 dans toutes les écoles (G. Bauhin, *Théat. anat.* Francfort, 1605, p. 121). Le texte latin de Bauhin a été évidemment copié sur celui de Varole. Voici, en effet, comment il s'exprime : « *Sed quia ex ventris compressione, non minus feces ex colo in ileon relabi poterant, chylique distributionem perturbare, ac vomitum stercoraceum provocare, quam per foramen inferius exire.* » Pour dissimuler la supercherie, Bauhin avait mêlé quelques mots à cette citation.

BÉRENGER DE CARPI

Cet anatomiste, en italien Berengario, né à Carpi, dans le duché de Modène, vers 1475, et mort en 1550 à Ferrare, fut professeur pendant vingt-cinq ans (de 1502 à 1527) à Pavie et à Bologne, où il précéda Vésale. Ses premiers cours eurent lieu sur des porcs, dans la demeure d'Albert Pion, seigneur de Carpi. Puis il disséqua, dit-on, plus de cent cadavres humains, mais il ne faut pas croire qu'il ait disséqué des hommes vivants, comme ses ennemis l'en ont accusé. Sa grande réputation excita au plus haut degré la jalousie de ses confrères.

A propos de *Carpensis*, nom donné à Bérenger (de Carpi), on lit à la page 100 de l'*Anthropographie* de Riolan, toujours peu bienveillant : « Comme il était ennemi des Espagnols, il attrapa deux hommes de cette nation qui avaient la vérole et les disséqua tous deux en vie. » Je dirai avec Cuvier (*Hist. des sc. nat.*, t. II, p. 10) : « On accusa Bérenger (de Carpi) d'avoir disséqué des hommes vivants, comme Hérophile en avait été accusé dans l'antiquité avec aussi peu de fondement. Ce sont de ces fables que la superstition aime à répandre. »

Il décrivit le tympan, l'os basilaire et la communication des sinus sphénoïdaux avec le méat supérieur des fosses nasales.

Il réfuta l'erreur de ses prédécesseurs qui faisaient communiquer les ventricules du cerveau avec les fosses nasales par les trous de la lame criblée. Il décrivit le muscle thyro-épiglottique et reconnut l'usage de la valvule tricuspide, s'opposant au retour du sang du ventricule droit dans l'oreillette. Il constata la présence de l'artère spinale antérieure et d'une seule veine ombilicale pour deux artères dans le cordon ombilical. Il fit voir que les veines sous-cutanées n'accompagnent pas dès artères. Il donna une bonne description du cæcum et de l'appendice vermiculaire, disant que ce dernier ne possède pas toujours une cavité. Il montra, par des injections, que l'urine ne passe pas des vaisseaux rénaux dans le bassinet à travers un crible, comme on l'avait cru. Il découvrit le mamelon du sein et les cartilages aryténoïdes. Il fit justice de cette croyance erronée que les filles sont conçues dans le côté gauche de l'utérus et les garçons dans le côté droit, et de cette autre erreur que les eaux de l'amnios sont le résultat de la sueur du fœtus. Il étudia aussi le système nerveux; il donna le nom de vers aux plexus choroïdes des ventricules latéraux et il signala le conduit qui unit le troisième ventricule au quatrième. Il fit voir que la moelle épinière se termine à la deuxième vertèbre lombaire et que tous les nerfs craniens viennent du cerveau ou de la moelle allongée. Il comptait huit paires cervicales et pensait que le grand sympathique prenait naissance sur la cinquième. Dans un de ses ouvrages, il a représenté dans des figures les parties génitales de la femme et les veines de la saignée.

Bèrenger (de Carpi) traita le premier les maladies vénériennes par les frictions mercurielles, ce qui lui valut une grande réputation.

— Après cette esquisse rapide des principaux anatomistes du XVIᵉ siècle il n'est pas sans intérêt de constater l'état dans lequel se trouvait l'anatomie. Cette science n'avait fait que des progrès bien médiocres, surtout si on les compare à ceux qui furent réalisés plus tard. Ce que l'on savait de l'anatomie de l'homme avant le XVIᵉ siècle était à peu près nul, les quelques données que l'on possédait ayant été recueillies sur des animaux, et l'anatomie laissée par Mundinus étant rudimentaire.

On connaissait à peu près la conformation des *os*, mais si l'on excepte quelques indications que donna le médecin hollandais Koyter sur l'ossification des os, on ne connaissait rien de la composition de la substance osseuse ni de sa structure. On ne savait même pas préparer les os du squelette pour l'étude.

Sylvius (Jacques-Dubois) avait donné un nom à la plupart des *muscles*, et divers anatomistes en avaient découvert plusieurs jusqu'alors inconnus. On avait quelques notions de leurs fonctions, mais on ne savait rien de leur structure; les muscles n'étaient pour eux que de la *chair*.

En *angéiologie*, on était encore très arriéré. Michel Servet, Columbus et Césalpin avaient décrit la circulation pulmonaire, qui a lieu entre le ventricule droit et l'oreillotte gaucho, mais ils ne connaissaient pas les capillaires du poumon, et ils supposaient que l'artère et la veine pulmonaires communiquaient par des anastomoses inconnues. Mais ils ne connaissaient pas la circulation générale qui ne pouvait s'accommoder de la présence des esprits vitaux dans les artères. Ils se livraient à toutes sortes d'hypothèses pour expliquer le passage du sang des artères dans les veines.

Les *lymphatiques* étaient complètement inconnus. On ne savait même pas qu'Hérophile et Érasistrate avaient observé jadis des vaisseaux lactés sur un chevreau, vaisseaux dont ils n'avaient pas du reste compris la signification. Ils avaient pourtant une idée assez exacte de la circulation dans le cœur du fœtus et de l'adulte.

Quoiqu'ils aient fait quelques découvertes sur le cerveau, on peut dire que leurs connaissances sur le *système nerveux* étaient bien limitées. Cependant, Vésale avait fait représenter, dans une de ses planches, sans les avoir étudiés, les *corpuscules méningiens*, dont Pacchioni devait s'attribuer la découverte cent cinquante ans après.

Les *viscères* étaient peu connus, et leurs fonctions étaient à peu près totalement ignorées. On croyait, d'après Galien, que toutes les veines prenaient naissance dans le foie, et que les aliments ingérés dans l'estomac s'y cuisaient par la chaleur de l'estomac, du foie, de la rate et des épiploons. On croyait aussi, d'après Galien (Galen. *De usu part.*, lib. IV, cap. XV), que la rate extrayait du foie un suc mélancolique, ou atrabilaire, que cet organe tenait en réserve, cuisait, et envoyait plus tard à l'estomac par un vaisseau imaginaire pour y produire la digestion des aliments ingérés. On supposait que les noyés succombaient par l'eau qu'ils avalaient.

Ils avaient des connaissances très limitées sur les *organes des sens*, excepté sur l'appareil de l'ouïe qui avait été décrit assez exactement par Fallope, Vésale et d'autres encore.

Si le XVIᵉ siècle a été un siècle de travail et d'études anatomiques, on peut dire que le XVIIᵉ siècle a été celui des découvertes anatomiques et physiologiques les plus importantes.

TROISIÈME PARTIE DE LA QUATRIÈME PÉRIODE

(XVIIᵉ siècle).

Le XVIIᵉ siècle est naturellement la continuation des découvertes réalisées dans le XVIᵉ. Quelque importantes qu'elles aient été, elles n'ont pas été suffisantes pour arriver à détruire les erreurs et les préjugés qui avaient cours dans la science. Il manquait, en effet, aux médecins, les éléments les plus essentiels pour la pratique de la médecine. Nous nous imaginons difficilement aujourd'hui la position singulière, au lit d'un malade, d'un médecin n'ayant aucune notion de la circulation.

Parmi les nombreuses découvertes du XVIIᵉ siècle, je citerai d'abord les trois principales : celle de la *circulation du sang* ; celle du *système lymphatique* ; celle des *vaisseaux capillaires* et des *globules du sang*.

Le XVIIᵉ siècle a vu naître encore l'*anatomie de texture*.

Dans ce siècle, les anatomistes hollandais se sont distingués dans l'art de préparer les *pièces anatomiques* et de faire des *injections cadavériques*.

On s'est également occupé, dans ce siècle, de répandre l'*enseignement de l'anatomie*, et l'on a inventé l'*anatomie artificielle*.

Après avoir exposé succinctement toutes ces découvertes et fait connaître les hommes qui y ont contribué, nous verrons quels progrès ont été réalisés.

Découverte de la circulation du sang.

Harvey. — Harvey (Guillaume), l'auteur de cette grande découverte, naquit en 1578 à Folkestone (Angleterre), et mourut le 3 juin 1657 à Hempsted, comté d'Essex, à l'âge de soixante-dix-neuf ans.

Après avoir voyagé en France, en Allemagne et en Italie, comme le faisaient tous les médecins de valeur, il se fixa à Padoue, où il devint un disciple zélé de Fabrice d'Acquapendente. Il prit à Padoue le bonnet de docteur, le 25 avril 1602. Il avait alors vingt-quatre ans.

Le roi d'Angleterre, Charles Ier, qui s'intéressait à ses travaux, et qui le protégeait, le donna au duc de Lennor, qu'il accompagna danss ses voyages.

On a dit faussement qu'étant devenu très souffrant dans sa vieillesse, et ayant perdu la vue, il s'était empoisonné.

Harvey cherchait l'usage des valvules des veines, tant étudiées par son maître Fabrice d'Acquapendente, lorsqu'il fit sa grande découverte de la circulation. Sa doctrine de la circulation, qu'il avait exposée à Londres dans le cours de ses leçons à l'hôpital de Saint-Barthélemy, dont il était médecin, ne fut livrée à la publicité qu'en 1628 (1).

On comprend combien cette admirable découverte influa sur les théories médicales.

Il décrivit de main de maître la circulation du cœur, des veines et des artères, réfutant d'un seul coup toutes les erreurs qui avaient cours sur les organes de la circulation. Il démontra que les veines n'ont pas leur origine dans le foie, que les veines n'étaient pas les seuls vaisseaux qui contiennent du sang, que les artères venant du cœur, ne renfermaient pas d'esprits animaux, élaborés par cet organe.

Il prouva que les ventricules lancent le sang dans les artères, toujours pleines, et que, des extrémités de ces artères, le sang était ramené au cœur par les veines. Cet organe, véritable pompe foulante, manœuvrant sans cesse, 70 fois par minute, envoyait dans les artères le sang rapporté par les veines, et ainsi de suite; de sorte que le sang avait un trajet circulaire, du cœur aux artères, des artères aux veines, et des veines au cœur.

Mais il ne sut pas comment le sang passe des artères dans les veines! Pour connaître la circulation complète, totale, intégrale, il aurait fallu que Harvey connût le lieu de passage du sang des artères dans les veines, en un mot ces admirables réseaux capillaires, variant dans chaque tissu, intermédiaires aux artères et aux veines, formés de conduits microscopiques, à parois minces et transparentes, toujours perméables aux liquides, et au niveau desquels se produisent les phénomènes de nutrition, d'assimilation, de désassimilation et de calorification.

Mais Harvey (2), ne se servant pas du microscope, ne put connaître ces vaisseaux.

____

(1) *Exercitatio anatomica de motu cordis et sanguinis in animalibus.* Francfort, 1628.

(2) L'impression du *Traité de la circulation du sang*, par Harvey, qui lui

On en était réduit à admettre que le sang artériel passait dans les veines à travers les *porosités de la chair.*

La *petite circulation*, ou *circulation pulmonaire*, qui se fait entre le cœur droit et le cœur gauche par les vaisseaux pulmonaires, était connue depuis Michel Servet, Columbus et Césalpin. Mais ces savants anatomistes ne connaissaient pas non plus les capillaires du poumon. Ils croyaient que le poumon était une substance poreuse, et ils ne savaient pas que l'artère pulmonaire, ramifiée à l'infini, se terminait par une prodigieuse quantité d'artérioles, aussi nombreuses que les lobules pulmonaires. Ils ignoraient que ces vaisseaux se résolvent, dans les parois de ces lobules, en capillaires, d'où naissent des veinules en nombre égal à celui des artérioles, formant par leur réunion les troncs veineux pulmonaires. L'honneur de cette découverte était réservé à Malpighi et à Leeuwenhoek.

On ne s'imagine pas à quel degré furent poussées les critiques acerbes de quelques médecins contemporains de Harvey, qui le traitaient de disséqueur de grenouilles et de serpents (1).

Mais la postérité a fait justice de toutes ces haines, et il n'est pas un médecin aujourd'hui qui ne soit convaincu de l'immense service rendu à la médecine par Harvey.

attira tant d'ennemis, eut lieu en 1628. Mais il avait fait connaître depuis assez longtemps sa théorie, dans le cours de ses leçons, surtout pendant l'année 1619. Son manuscrit, qui subsiste encore, et qui a pour titre *De universa anatomia*, se trouve au musée de Londres. Il est daté du 16, du 17 et du 18 avril 1616.

Dans sa vieillesse, Harvey, accablé d'infirmités, eut la satisfaction de voir le Collège de médecine lui faire sculpter son buste avec l'inscription suivante :

> *Gulielmo Harveio*
> *Viro monumentis suis immortali*
> *Hoc in super Collegium medicorum Londinense*
> *Posuit*
> *Qui enim sanguinis motum*
> *Ut*
> *Animalibus ortum dedit meruit esse*
> *Stator perpetuus.*

Harvey, par reconnaissance, fit élever à ses frais, dans le jardin du collège de médecine, un musée qu'il enrichit de livres et d'instruments de chirurgie avec une rente annuelle de 56 livres sterling. Pendant longtemps, je ne sais si cela se fait encore aujourd'hui, un discours latin (*Oratio Harveiana*) a été prononcé tous les ans à la louange de Harvey et des autres bienfaiteurs du collège. Sur les 56 livres laissées par Harvey, qui correspondent à 1400 francs de notre monnaie, on prélève une somme pour en faire présent à l'orateur, et une autre comme gratification pour le gardien du musée. Le reste est employé aux frais d'un banquet auquel sont invités les élèves du Collège de médecine.

(1) Ils l'avaient tellement ridiculisé que tous ses clients l'abandonnèrent. Ses détracteurs appelaient ses partisans *circulatores*; or le mot latin *circulator* signifie *charlatan*. (Maurice Raynaud, *les Médecins au temps de Molière*, p. 169.)

Découverte du système lymphatique.

Jusqu'au XVIIe siècle, il ne fut jamais question de vaisseaux lymphatiques. On avait même oublié qu'Hérophile et Erasistrate avaient aperçu, quatre siècles avant Jésus-Christ, des veines blanches, vaisseaux lactés, sur le mésentère d'un chevreau.

Découverte des chylifères. — Eustachi avait bien décrit, en 1563, le *canal thoracique* du cheval, et on supposa plus tard qu'il avait pour unique fonction de nourrir les organes du thorax. Un jour, Gaspard Aselli (1), professeur à Pavie, ayant ouvert le ventre d'un chien en pleine digestion, pour des études physiologiques, fut surpris d'apercevoir des vaisseaux blancs qui se dirigeaient de l'intestin vers la colonne vertébrale. Après avoir renouvelé plusieurs fois l'expérience, il sut que ces vaisseaux blancs n'étaient visibles que pendant la digestion. Il les nomma *veines lactées*, et crut qu'elles partaient de l'intestin et qu'elles se rendaient au foie, ce qui était une erreur. Les veines lactées d'Aselli sont les *vaisseaux chylifères* d'aujourd'hui.

Découverte de la citerne lymphatique. — En 1622, naissait à Dieppe, Pecquet (2), qui devait apporter sa pierre au grand édifice du système lymphatique. Il étudia la médecine à Montpellier, et, pendant une de ses dissections sur les chiens, en cherchant à s'assurer de la terminaison des veines lactées dans le foie, il découvrit que le foie n'était pas le point de terminaison de ces vaisseaux, mais que ceux-ci se rendaient dans un petit renflement, sac ou réservoir, situé contre l'artère aorte, au-devant de la colonne vertébrale, et connu depuis cette époque sous le nom de *citerne de Pecquet*.

Cette découverte eut lieu en 1649. Pecquet vit un conduit partir de ce réservoir et se diriger vers la partie supérieure de la colonne vertébrale :

(1) **Gaspard Aselli.** — Né à Crémone vers 1581, Asellio, ou Aselli, fut professeur d'anatomie et de chirurgie à Pavie. Il habitait Milan. Il mourut en 1626, avant d'avoir pu faire connaître aux savants la découverte qu'il avait faite. Un an après sa mort, ses amis Tadino et Settala la publièrent. Voici le titre de l'ouvrage : *De lactibus, sive lactéis venis, quanto vasorum mesaraicorum genere novo invento, dissertatio quâ sententiæ anatomicæ multæ, vel perpetuo receptæ convelluntur, vel parùm perceptæ, illustrantur.* Mediolanum (*Milan*), 1627, in-4°, *cum figuris*.

C'est le 23 juillet 1622 qu'il fit la découverte des veines lactées.

La découverte d'Aselli fut dédaignée, méprisée par quelques-uns. Il se trouve toujours des envieux pour diminuer le mérite des inventeurs, et s'il est une chose surprenante, comme le dit Maurice Reynaud (*les Médecins au temps de Molière*, p. 163), c'est de rencontrer Harvey lui-même au premier rang des contradicteurs d'Aselli : « Il est évident, dit Harvey, que le chyle est porté des intestins par les veines mésaraïques, et il n'est pas nécessaire que nous cherchions une nouvelle voie par les veines lactées. »

(2) **Jean Pecquet.** — Pecquet (Jean), né à Dieppe en 1622, mort en 1674, était entré à l'Académie des sciences en 1666. Il avait une riche clientèle. Il considérait l'eau-de-vie comme un remède souverain, et pour donner sans doute plus de poids à sa méthode, il en buvait lui-même de grandes quantités, à tel point qu'il mourut alcoolique à l'âge de cinquante-deux ans.

c'était le canal thoracique, qu'il fit représenter dans une figure. On le nomma *canal thorachique*.

Découverte de l'embouchure du canal thoracique. — En 1651, van Horne et Th. Bartholin décrivirent ce canal chez l'homme et firent observer son insertion dans la veine sous-clavière gauche. Ils montrèrent que, pour voir distinctement les chylifères pendant un temps considérable, il suffisait de faire boire du lait à un animal et de lui placer ensuite une ligature au canal thoracique. Th. Bartholin déclara que le foie sert à séparer la bile du sang, et affirma qu'il n'est pas l'organe de la sanguification.

La théorie de Galien sur *la sanguification par le foie* avait été sanctionnée par la découverte d'Aselli qui amena les veines lactées au foie, mais elle fut ensuite fortement ébranlée par la découverte de Pecquet qui, redressant l'erreur d'Aselli, prouva que les veines lactées n'allaient pas au foie.

Découverte des vaisseaux lymphatiques. — En 1650, un jeune anatomiste suédois, âgé de vingt ans, que le roi et la reine de Suède avaient envoyé à leurs frais à Leyde pour y étudier la médecine, Olaüs Rudbeck (1), découvrit les vaisseaux lymphatiques du foie. Deux ans après, de retour dans sa patrie, il montra à la reine Christine et à Bourdelot, son médecin, le canal thoracique, les veines lactées et les vaisseaux lymphatiques du foie, qu'il nomma *vaisseaux aqueux du foie*.

L'année suivante, il découvrit d'autres lymphatiques, autour du rein, dans le thorax, au cou, à l'aisselle et à l'aine. Supposant que ces vaisseaux aqueux sortaient des glandes lymphatiques, il les appela *vaisseaux aqueux des glandes*. Les recherches de Rudbeck et de Bartholin ayant été faites à la même époque, et la publication de leurs travaux ayant eu lieu la même année, 1653, on comprend la querelle de priorité qui s'éleva entre eux. Th. Bartholin, homme passionné, cassant, jaloux de la réputation du jeune Rudbeck, lui contesta la priorité de cette découverte. Possesseur d'une immense clientèle, ayant de nombreuses relations et étant très habile, il fit au jeune médecin suédois une guerre acharnée qui lui fut très nuisible. Mais, par la suite, les passions étant apaisées et la justice reprenant ses droits, on reconnut que la découverte des lymphatiques appartenait véritablement à Rudbeck.

Rudbeck avait été amené à rechercher les lymphatiques du foie après avoir su que Vesling, en 1649, en avait aperçu un qui allait du foie au canal thoracique en traversant le diaphragme. Poursuivant ses investigations, le jeune anatomiste trouva des vaisseaux aqueux dans le rectum, à la surface du poumon et dans le bassin.

Plus tard, Ruysch décrivit les valvules des lymphatiques, et démontra le cours de la lymphe.

Cependant, Nuck, professeur d'anatomie à Leyde, mort vers l'an 1692,

---

(1) **Olaüs Rudbeck.** — Olaüs Rudbeck naquit en 1630 à Westeras, en Suède, d'une famille noble et ancienne. Son père était évêque de Westeras. Il eut pour parrain le roi de Suède. Il fréquenta les Universités du nord, alla à Leyde et revint à Upsal, où il fit un jardin botanique. Il fut recteur et professeur d'anatomie et de botanique à Upsal. Il mourut en 1702.

avait déjà une idée du cours de la lymphe, puisqu'en liant les lymphatiques du membre inférieur, il avait produit un gonflement au-dessous (1).

Nuck injecta le premier les lymphatiques avec du mercure. Le voyant pénétrer dans les glandes lymphatiques et en sortir, il supposa que ces vaisseaux venaient des artérioles et des veinules dans les glandes lymphatiques mêmes. Nuck a montré que les vaisseaux aqueux accompagnent les artères du membre inférieur, traversent les ganglions de l'aine, passent sous l'arcade crurale, s'unissent aux vaisseaux des organes génitaux, se dirigent vers l'aorte et la veine cave, avec ceux de l'estomac, du foie, de la rate et des reins, pour se terminer enfin dans le canal thoracique.

Évidemment, on ne savait que penser de l'origine des lymphatiques.

Plusieurs anatomistes, Th. Bartholin, Sténon, Meckel, Ruysch virent que quelques lymphatiques se jettent isolément dans les veines voisines du canal thoracique (jugulaires, axillaires, veines caves, hypogastriques). Vieussens, Ferrein et d'autres anatomistes admirent l'existence de lymphatiques terminant les artères, *artères lymphatiques*. Ils pensaient qu'il en existait dans l'enveloppe du cristallin, dans l'humeur vitrée, le périoste, la dure-mère et la peau. Ils disaient que la blancheur de la peau de certaines parties du corps était due à la présence des artères lymphatiques. Monro, Hunter, Haller et Hewson pensaient que les lymphatiques naissaient du tissu cellulaire et de toutes les grandes cavités, où ils absorbaient la partie séreuse ou lymphatique du sang, qui s'échappe continuellement par les ouvertures des artères exhalantes, sous forme de transpiration. Nous verrons plus tard que l'étude des lymphatiques a été complétée dans le XVIIIᵉ et le XIXᵉ siècle.

Découverte des capillaires et des globules du sang.

Les anatomistes firent toutes sortes d'hypothèses sur la terminaison des artères. Les uns croyaient que les artères se terminaient, sans interruption, par un *canal excréteur* rejetant au dehors, ou dans une cavité, un fluide différent du sang. Ils se basaient sur les faits suivants : une injection passait de l'artère rénale dans l'uretère ; une injection d'huile de térébenthine, de la veine porte passait dans les canaux biliaires ; Ruysch avait vu une injection artérielle passer dans les glandes sébacées des paupières.

Quelques anatomistes voulaient que la terminaison des artères eût lieu par un *canal court*, dont l'orifice répandait la lymphe, sous forme de rosée, dans les cavités telles que la bouche, l'estomac, l'intestin et les séreuses.

D'autres croyaient que les artères se terminaient par de *fins canaux*, n'admettant que la partie blanche ou lymphatique du sang, autrement dit des *vasa serosa*.

En 1774, Boyle et Kaw-Boerhaave émirent l'idée qu'il existait, à l'extrémité des artères, des *vaisseaux exhalants*, naissant sur les extrémités artérielles par des pores. Ces vaisseaux étaient, disaient-ils, le siège d'une transpiration interne. Ruysch lui-même, malgré ses belles injec-

____

(1) De Bils supposait que la lymphe partait du canal thoracique pour être distribuée dans toutes les parties du corps.

tions pénétrantes, faisait en 1705 l'aveu de son impuissance à décrire des objets si imperceptibles, tout en admettant la continuité des artères et des veines. (*Thesorus anatomicus*, t. VI, n° 73.)

Harvey, je l'ai déjà dit, ne sut expliquer, lorsqu'il découvrit la circulation du sang, comment ce liquide passait des artères dans les veines.

Le passage n'était pourtant pas douteux, puisque Riolan, au commencement du XVIIᵉ siècle, avait fait passer de l'air des artères dans les veines : il avait créé l'*anatomie pneumatique*. Glisson, de son côté, était parvenu à faire passer de l'encre des artères dans les veines.

On ne croyait pas facilement aux découvertes du microscope, et, quoique Malpighi et Leeuwenhoek eussent découvert les capillaires et les globules sanguins vers 1666, ces diverses hypothèses persistèrent jusqu'en 1736, époque à laquelle Treviremus isola les capillaires de la substance cérébrale.

Les *capillaires* et les *globules* du sang furent découverts à peu près à la même époque.

En 1661, Malpighi avait vu le passage du sang, des artères dans les veines, sur un *poumon de grenouille* vivante. En 1669, Leeuwenhoek avait constaté également ce passage sur le mésentère d'une grenouille vivante et sur plusieurs parties transparentes du *têtard*. Vers 1700, les injections si parfaites de Ruysch ne permirent pas de douter de l'existence de ces vaisseaux.

La structure des capillaires ne fut connue que dans le XIXᵉ siècle.

C'est en observant les capillaires sur l'animal vivant qu'on découvrit les *globules rouges*. Swammerdam et Malpighi les observèrent vers 1660. Surpris par la présence de ces petits corpuscules, Malpighi les prit pour des globules graisseux. C'est surtout à Leeuwenhoek (1) que doit être attribuée la découverte des globules; c'est lui qui les a étudiés avec soin

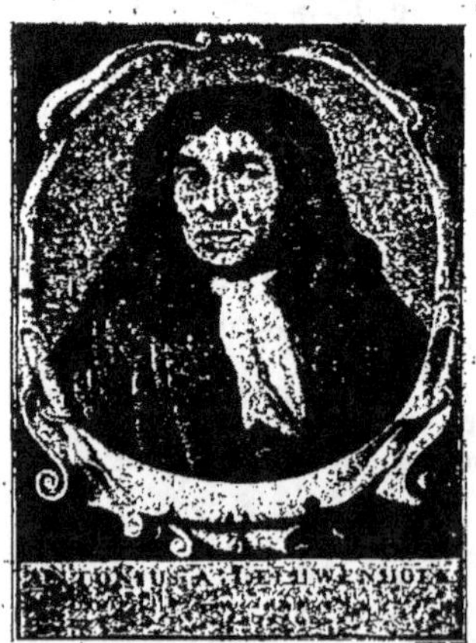

Fig. 629. — Leeuwenhoek.

(1) **Leeuwenhoek.** — Cet homme incomparable fut d'abord commis drapier. Il fut tellement émerveillé de voir grossir les tissus avec le compte-fils, qu'il se prit d'une véritable passion pour l'examen des petites choses à l'aide d'instruments grossissants. Comme il était sans fortune, il sollicita et obtint la place de gardien de la Chambre des échevins de Delft, où il pouvait se livrer, tout à son aise, à ses études favorites. Il observait tout ce qui lui tombait sous la main, et il est arrivé à donner des descriptions de choses absolument inconnues aux médecins, quoiqu'il ne fût pas médecin lui-même. Dépourvu de fortune, il construisait lui-même ses microscopes, et arrivait ainsi à faire ses observations à peu de frais.

Leeuwenhoek était hollandais. Il naquit à Delft, le 24 octobre 1632, et il y mourut à l'âge de quatre-vingt-onze ans, le 29 août 1723. On lui doit la découverte des spermatozoïdes, des capillaires, des globules du sang, etc.

chez l'homme et les divers vertébrés, qui a indiqué leur forme variable selon les espèces animales, et qui a établi leur existence permanente dans le sang. C'est enfin lui qui leur donna le nom de *globules*.

J'ai déjà dit combien le microscope inspirait peu de confiance ; en voici une preuve : cent quarante-quatre ans après la découverte des globules par Leeuwenhoek, Magendie (1817) n'y attachait aucune importance et prétendait que les globules n'étaient que des *bulles d'air entraînées par le courant circulatoire !*

Nous verrons, par la suite, comment se compléta l'étude des capillaires et des globules.

Découverte de l'anatomie de texture.

Je ne comprends pas comment Cruveilhier (*Anat. descrip.*, 3e édit., 1851) attribue l'origine de l'anatomie de texture à Arétée de Cappadoce, médecin vivant au commencement du deuxième siècle : 1° parce qu'il distingua dans la fluxion de poitrine (inflammation du poumon), l'inflammation de la plèvre de celle du parenchyme pulmonaire qu'il compara à un amas de laine ; 2° parce qu'il expliqua l'absence de douleur dans la pneumonie par le peu de nerfs que reçoit le poumon ; 3° parce qu'il découvrit deux membranes à l'intestin. Il me semble que ces raisons sont insuffisantes.

Fabrizio d'Acquapendente et Riolan s'étaient occupés également de l'anatomie de texture.

C'est à Vésale surtout qu'il faut attribuer les premiers rudiments de cette science. Il décrivit, quoique fort imparfaitement, la fibre musculaire, la fibre tendineuse et la fibre nerveuse. Il essaya de démêler l'intrication des fibres du cœur. Columbus, ayant constaté l'union de la fibre nerveuse à la fibre musculaire, fit de celle-ci la continuation de la première. Eustachi étudia la structure du rein autant que pouvaient le lui permettre les moyens dont il disposait.

Le véritable fondateur de l'anatomie de texture est Malpighi (1),

(1) **Malpighi.** — Malpighi (Marcel), né le 10 mars 1628 à Crevalcuore, près de Bologne, mort d'apoplexie dans le palais du Quirinal, le 29 novembre 1694. Reçu docteur en 1653, il fut professeur à Pise, puis à Bologne (1660), à Messine (1663), enfin de nouveau à Bologne (1666). En 1691, il alla à Rome, où il fut le premier médecin du pape Innocent XII.

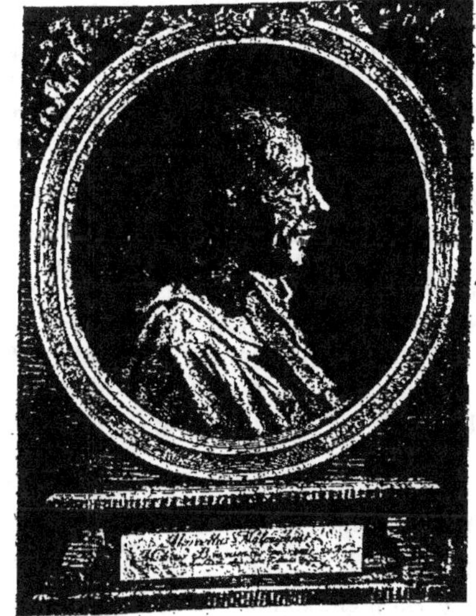

Fig. 630. — MALPIGHI.

La réputation de ce savant fut immense. Les hommes les plus éclairés ont

qui publia ses premières recherches en 1661. Il commença par le poumon, dont il découvrit les vésicules; puis il étudia une grande quantité d'organes et de tissus : la langue, la peau (corps muqueux), la rate (corpuscules), le foie, les reins (glomérules), les glandes, le cerveau, la graisse, les os, la moelle des os, etc. Ses travaux remarquables le placèrent au premier rang parmi les anatomistes.

Le microscope.

Avant Malpighi et Leeuwenhoek, on ne s'était guère servi d'instruments grossissants pour l'étude de l'anatomie. Il est probable que les marchands se servaient depuis longtemps du compte-fils, ce qui donna au célèbre Leeuwenhoek l'idée de l'étude des infiniment petits.

La loupe, c'est-à-dire la lentille bi-convexe, qui grossit les objets, était connue depuis fort longtemps déjà, et ce qui le prouve, c'est que Brewster a présenté, en 1852, à l'*Association britannique*, une lentille de cristal de roche découverte dans les fouilles faites à Ninive. De plus, en 1859, on a trouvé une lentille de verre dans un tombeau romain.

La combinaison des lentilles, qui constitue le *microscope*, est généralement attribuée au danois Zacharias Jansen, lunettier de Middelbourg (1590). Quelques personnes attribuent cette invention à Cornélius Drebbel (1610). Le nom de *microscope* fut donné à cet appareil par Giovanni Faber à Rome, en 1625. Malgré le perfectionnement apporté par Fontana, en 1646, la loupe a longtemps prévalu ; c'est d'elle surtout que se servaient Leeuwenhoek et Swammerdam. Plus tard, en 1807, le microscope fut encore perfectionné par Fraunhofer, qui inventa les lentilles achromatiques. On assure que Leeuwenhoek, dénué de fortune, fabriquait lui-même les lentilles qui servaient à ses observations.

Lieberkühn, qui naquit à Berlin en 1711 et mourut en 1757, était également doué d'un esprit inventif. Il construisait lui-même des microscopes, des télescopes, des fusils à vent, et il inventa un *microscope anatomique* dont le dessin se trouve dans les mémoires de l'Académie de Berlin, 1745.

Les observations ridicules faites par des ignorants qui allèrent jusqu'à décrire toutes les parties de l'homme dans un spermatozoïde, inspirèrent de la méfiance aux savants, et le microscope fut dédaigné par la majorité des médecins du XVIIe et du XVIIIe siècle. Il n'a conquis le droit de cité que bien lentement, mais aujourd'hui il est en honneur, il est devenu le compagnon indispensable de l'anatomiste.

Découverte des glandes.

On ne connut les glandes que dans le XVIIe siècle. Elles furent étudiées surtout par l'anglais Th. Wharton et par le danois Nicolas Sténon.

regardé Malpighi comme le plus grand, le phénix des anatomistes, l'œil de l'Italie (*ocellus Italiæ*), Malpighi aux yeux de lynx (*lynceus Malpighius*).

Le sort des hommes de génie, dit Cruveilhier (*loc. cit.*), est d'être persécutés par l'envie de leurs contemporains, et de n'être jugés qu'après leur mort. On critiqua ses travaux ; les jaloux les trouvaient inutiles et ils disaient que les découvertes de Malpighi étaient connues depuis longtemps ; etc.

Thomas Wharton, né en 1610, fut professeur au collège de Gresham, et mourut en 1673, après avoir publié un ouvrage intitulé : *Adenographia sive glandularum totius corporis descriptio*. Londres, 1658. Il découvrit le canal de la glande sous-maxillaire qui porte son nom.

Sténon, qui naquit à Copenhague le 10 janvier 1638 et qui mourut le 25 novembre 1686, fut un élève remarqué de Thomas Bartholin. Après avoir beaucoup voyagé, il se fit catholique. Il occupa la chaire d'anatomie à Copenhague, mais il s'en dégoûta et s'engagea dans les ordres ecclésiastiques. Il fut sacré évêque de Titiopolis, en Grèce. Il découvrit, en 1661, les conduits excréteurs de la glande lacrymale.

Avant cet anatomiste, on ne savait d'où venaient les larmes. Galien avait dit qu'il y avait deux glandes lacrymales dans chaque œil. Quelques anatomistes soutenaient que les larmes venaient de la caroncule lacrymale. Quelques-uns prétendaient qu'elles venaient des ventricules du cerveau, et qu'elles descendaient dans les yeux, par les veines selon les uns, par les nerfs selon les autres. Si l'on en croit Lassus, on a aussi soutenu que les larmes venaient du cristallin et de l'humeur vitrée (*loc. cit.*, p. 184). C'est sur un œil de mouton que Sténon découvrit les canaux excréteurs de la glande lacrymale, qu'il montra à Borrichius ; il les nomma *vaisseaux hygrophtalmiques*. Il en trouva sept le long de la partie externe de la paupière supérieure. Sténon les rencontra ensuite dans l'œil de l'homme. Soixante ans s'écoulèrent avant qu'un autre anatomiste les vît de nouveau ; ce fut Santorini. Winslow les observa plus tard, et Monro fils les injecta avec du mercure.

Sténon découvrit aussi les *glandes cérumineuses* (*Obs. anat. quibus oris, ocul. et narium vasa describuntur*. Leyde, 1652).

En 1660, à Amsterdam, dans la maison de Blasius, chez qui il étudiait l'anatomie, Sténon découvrit le canal excréteur de la glande parotide, qui porte depuis le nom de *canal de Sténon*, canal qui avait été décrit comme un ligament par Casserius, Bauhin et Gaspard Bartholin. Il fallut l'autorité de Bartholin pour faire rendre justice à Sténon, attendu que Blasius avait voulu s'emparer de la découverte.

Du reste, à cette époque, les anatomistes se disputaient aisément la priorité des découvertes. On lit, en effet, dans la préface d'un traité intitulé : *De formato fœtu*, Londres, 1667, et publié par Needham, que cet anatomiste déclare avoir découvert le canal de la parotide en 1658.

Sténon a découvert encore les glandes muqueuses qui avoisinent le détroit du gosier, ainsi que leur conduit excréteur : glandes molaires, buccales, labiales, palatines, aryténoïdiennes, etc.

Les canaux excréteurs de la glande sublinguale ont été fort discutés. Rivinus, en 1679, signala l'existence de ces canaux chez le veau, et dit très explicitement qu'ils ne communiquent pas avec le canal de Wharton. En 1684, Bartholin, fils de Thomas, dit qu'il avait observé ce canal sur la brebis, l'ours et le lion. Il paraît croire que ce canal est inconnu, unique, et qu'il accompagne le conduit de Wharton pour s'ouvrir sous la langue, dans le même point que ce dernier. (*De ductu salivali hactenus non descripto. Observ. anat.* Amsterdam, 1679.)

En 1724, Frédéric Walther décrivit quatre conduits s'ouvrant le long du bord supérieur de la glande sublinguale.

En 1857, Sappey étudia à son tour ces canaux, qu'on appelait *conduits de Rivinus*. Il confirma les recherches de Walther et déclara qu'aucun conduit ne s'ouvre dans le canal de Wharton, comme cela avait été dit. Sappey les nomme *canaux de Fr. Walther*.

En 1875, j'ai fait, sur ce point d'anatomie, des recherches qui n'ont jamais été publiées. Selon moi, la glande sublinguale offre la plus grande analogie avec la prostate, qui s'ouvre dans l'urètre par 60 orifices environ. Chacun des lobules de la glande sublinguale s'ouvre isolément le long du bord supérieur de la glande, au-dessous de la langue, et ces lobules varient de nombre, selon les sujets, de 12 à 20.

Les *glandes du tube digestif* furent découvertes successivement.

Nuck donna une bonne description de l'*estomac*, décrivit les ganglions lymphatiques des courbures, et même les glandes muqueuses (*Adenographia, etc.*, Leyde, 1692).

Brunner, professeur à Heidelberg, né en 1653, près de Schaffouse, et mort en 1727, décrivit, en 1687, les glandes du duodenum.

Marc-Aurèle Séverin avait observé, dès 1645, les follicules clos solitaires sur les animaux, follicules qui furent décrits plus tard chez l'homme par Péchlin, en 1662, et par Wepfer en 1679. En 1692, Peyer décrivit exactement les plaques folliculeuses de l'intestin grêle.

Le *foie* était connu depuis longtemps, et l'on admettait, d'après les idées de Galien, qu'il formait le sang. On disait que les veines, prenant naissance dans le foie, distribuaient ce sang à tout l'organisme. En 1655, Thomas Bartholin prétendit que le foie sépare la bile du sang, et voulut prouver qu'il n'est pour rien dans la sanguification. C'est alors que, pour rabaisser la dignité du foie, il fit son oraison funèbre et son épitaphe, que le lecteur trouvera dans le 3e volume, page 319.

On a beaucoup discuté sur la fonction hématopoiétique du foie et, n'en déplaise aux partisans de Thomas Bartholin, je dirai que Galien était parfaitement dans le vrai en disant que le foie est le siège de la sanguification. Il concourt, en effet, à l'hématopoièse, mais je dois reconnaître que Galien ignorait de quelle manière se faisait la sanguification.

La famille Bartholin. — Les Bartholin sont trois anatomistes danois célèbres du XVIIe siècle. Gaspard Bartholin naquit le 12 février 1585 et mourut en 1629, à l'âge de quarante-quatre ans. Son fils Thomas naquit en 1616 et mourut en 1680, c'est-à-dire à soixante-quatre ans. Il laissa un fils qui s'appela Gaspard comme son grand-père ; il naquit en 1654 et mourut en 1738, à l'âge de quatre-vingt-quatre ans.

Il est facile de les confondre, comme le fait Cruveilhier, dans son discours sur l'anatomie. Il fait mourir Thomas Bartholin à quarante-quatre ans, tandis que c'est son père qui mourut à cet âge.

Les trois Bartholin ont montré de bonne heure les plus heureuses disposi-

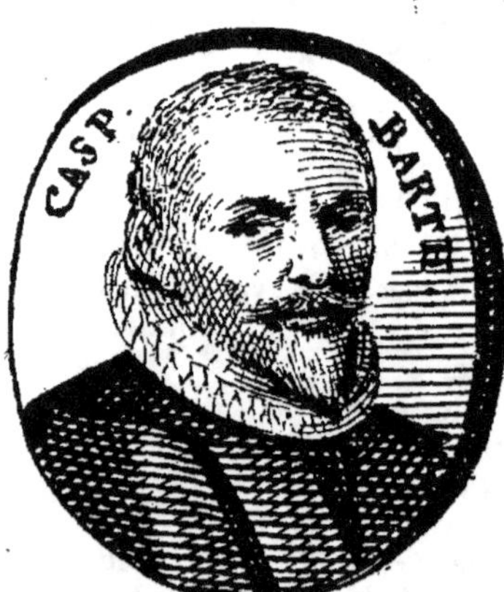

Fig. 631. — Gaspard Bartholin senior.

tions. L'intelligence du premier des Bartholin était si répandue que l'on disait de lui qu'à l'âge de trois ans il avait appris à lire en quatorze jours, et qu'à l'âge de treize ans il récitait des discours en latin et en grec devant des assemblées.

Les trois Bartholin voyagèrent beaucoup, en Allemagne, en Hollande, en France, en Angleterre et en Italie.

Ils avaient tous l'imagination très féconde; Gaspard senior publia 54 ouvrages, Thomas en publia 92, et Gaspard junior 23.

On ne comprend pas une puissance de production aussi étendue. Beaucoup de leurs ouvrages ont trait à la rhétorique, à la théologie, à la métaphysique, à la logique et à la physique.

Gaspard senior reçut en 1610 le bonnet doctoral des mains de Gaspard Bauhin. Il occupa pendant onze ans la chaire de médecine à Copenhague. Ayant été très malade, il fit vœu, s'il guérissait, de ne s'occuper que de théologie, et il demanda cette chaire devenue vacante. Malgré son vœu, il traîna une existence maladive, et mourut d'une violente colique le 13 juillet 1629, à Sora, où il était allé conduire son fils.

Thomas Bartholin reçut également des mains de Gaspard Bauhin, le bonnet doctoral, en 1645. A l'âge de quarante-cinq ans, étant infirme, il demanda sa retraite, et se retira à la campagne. Sa bibliothèque ayant été incendiée, l'Université de Copenhague le nomma bibliothécaire, en 1672. Il mourut en 1680, à l'âge de soixante-quatre ans.

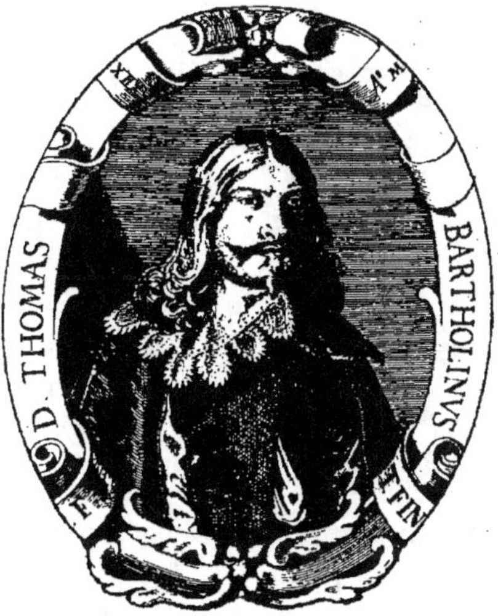

Fig. 632. — THOMAS BARTHOLIN.

Thomas fut assez original pendant sa vie, et parfois extravagant, ainsi que le prouve l'épitaphe qu'il publia sur la mort du foie, épitaphe qui ne fut qu'une diatribe virulente contre Riolan (voir l'*Épitaphe du foie*, t. III, p. 319).

Il poussa l'originalité jusqu'à faire sa propre épitaphe longtemps avant sa mort et à la placer sur le lieu où il voulait être enterré :

Thomas Bartholinus

Professor medecinæ honorarius, spe futuræ quietis, quam vivus animo possedit et corpori optavit ut posteritati suæ interesset superstes sibi suisque. M. H. F. 1663.

Le nombre exagéré des volumes qu'il a écrits a fait dire à Balthazar Bonifacio, poète italien : *Hujus scripta viri quicumque recenset et annos tot poterit libros, quot numerare dies.*

Les Bartholin eurent une grande réputation, ils eurent des honneurs et de l'argent. Th. Bartholin en particulier fut comblé d'honneurs. Christian V, roi de Danemark, l'honora de ses bienfaits, le nomma assesseur de son Conseil, lui accorda le titre et les honoraires de médecin de Sa Majesté, et déclara exempte d'impôts sa terre de Hogestart. L'Université de Copenhague le nomma inspecteur de sa bibliothèque, et la Faculté, professeur extraordinaire et doyen perpétuel.

Quand Gaspard junior fut reçu docteur en 1678, il était déjà professeur d'anatomie depuis deux ans. Quand il mourut, au commencement du XVIII° siècle, il était médecin du roi de Danemark.

Capsule de Glisson. — Vers l'époque où Thomas Bartholin fit les *obsèques* du foie, 1654, Glisson décrivait, autour des vaisseaux intra-hépatiques, la capsule qui porte aujourd'hui son nom (*Anat. hépat.*, Londres, 1654). Il commit une erreur en ce sens qu'il la crut charnue et susceptible de contraction. Tous les anatomistes admirent cette contractilité de la capsule de Glisson, et cette erreur se perpétua dans les écoles, pendant plus de cinquante ans. En 1692, Reveshorst, Cowper et les anatomistes suivants reconnurent que la capsule de Glisson n'est point charnue. Winslow, dont l'anatomie parut dans le siècle suivant, insiste beaucoup sur ce point, et il dit que de telles contractions « auraient nui à la sécrétion d'une huile aussi fine que la bile, dont la sécrétion demande un mouvement très lent et presque insensible ».

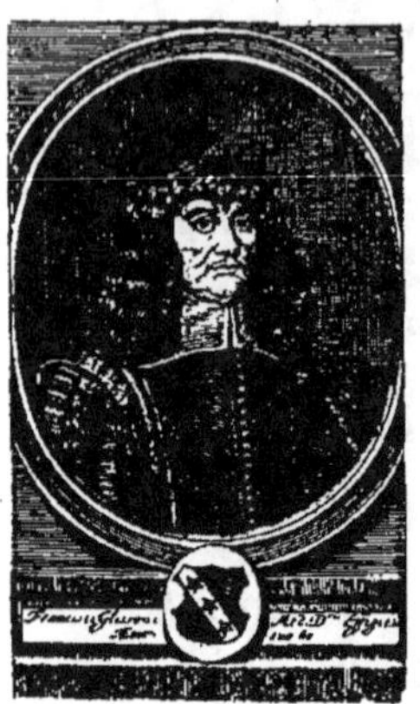

Fig. 633. — GLISSON.

Glisson (François) naquit en 1597 et mourut en 1677, après avoir occupé la chaire d'anatomie à Cambridge. En 1654, il décrivit la capsule du foie qui porte son nom (*Anatom. hepatis, etc.* Londres, 1654).

Glisson (*De ventriculo et intestinis*, Londres, 1677), supposait que la partie huileuse du sang transsudait par les pores des artères, pour se déposer dans les cellules du tissu adipeux, et que la résorption de la graisse se faisait de même par les pores des veines sanguines.

Le *pancréas* était connu depuis longtemps, mais on en ignorait les usages. Le *canal pancréatique* (1) fut découvert chez l'homme, en 1642, par Wirsung, anatomiste bavarois, élève de Riolan (2) (voir t. III, p. 369).

(1) En 1641, Maurice Hofman découvrit par hasard le canal excréteur du pancréas sur un dindon. Comme il habitait dans la maison de Wirsung, à Padoue, il lui fit part de sa découverte. Wirsung retrouva ce canal chez l'homme, en 1642, et depuis, il porte son nom. (Voir Wirsung, t. III, p. 376.)

(2) Riolan. — Fils de Jean Riolan, célèbre médecin, Riolan naquit à Paris en 1577. Il fut démonstrateur à la Faculté de médecine qui, pour reconnaître son mérite, lui fit remise des droits de réception au doctorat. Il fut médecin

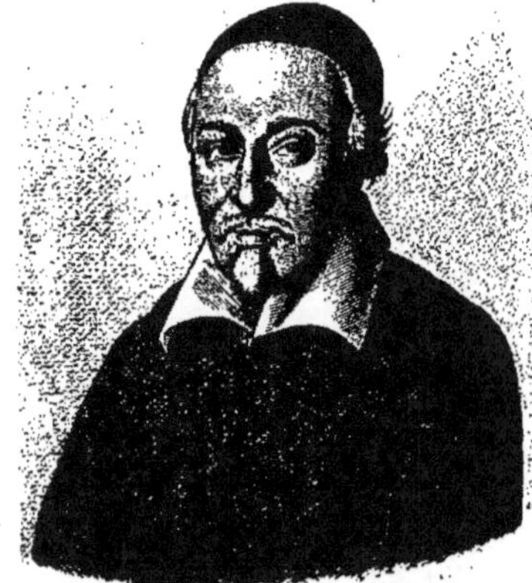

Fig. 634. — RIOLAN.

Ayant fait part de sa découverte à son maitre Riolan, à qui il demandait son opinion, Riolan répondit : 1° le pancréas sert d'émonctoire au foie et à la rate ; 2° il s'imbibe de la partie impure du chyle ; 3° il est le coussin de l'estomac ; 4° il soutient la veine porte ; 5° il absorbe les vapeurs du bas-ventre.

Sylvius de Le Boë et Régnier de Graaf (1), son disciple, sont les premiers qui aient constaté la présence du suc pancréatique. De Graaf en recueillit une once en une heure, en plaçant une plume dans le canal pancréatique d'un chien ; mais il le crut acide.

La découverte du suc pancréatique eut certainement de l'influence sur les théories médicales. On crut d'abord que le mélange de ce suc acide et de la bile alcaline produisait une fermentation nécessaire à la digestion des aliments. Sylvius de Le Boë (2) devint encore plus chimiâtre qu'il ne l'était. Il faisait jouer un grand rôle à la chimie dans les phénomènes physiologiques et pathologiques.

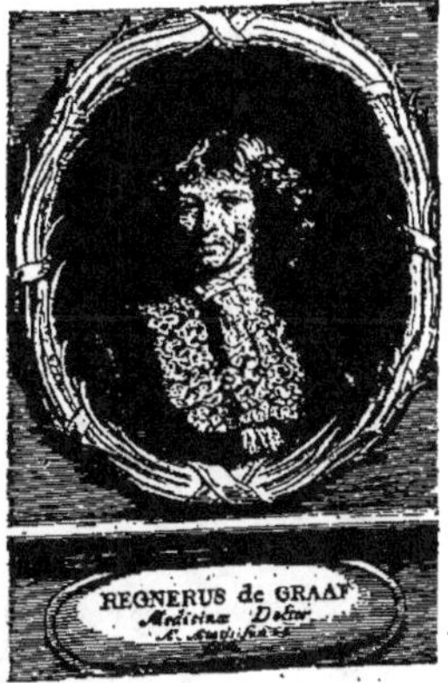

Fig. 635.
Régnier de Graaf.

Il attribua à la trop grande acidité du suc pancréatique les fièvres intermittentes, qu'il traitait, pour cette raison, par les alcalins.

Pour lui, la plupart des maladies étaient engendrées par l'âcreté des humeurs.

d'Henri IV, de Louis XIII et de la reine-mère. Devenu professeur d'anatomie au collège de France, il enseigna brillamment. Il critiqua violemment A. Paré, Vésale, etc., et combattit avec acharnement la découverte de Harvey et celle de Pecquet, portant aux nues les anciens, comme Galien. Il fut opéré deux fois de la pierre, en 1641 et en 1642, par la taille ou cystotomie. Une rétention d'urine l'emporta le 19 février 1657, à l'âge de quatre-vingts ans.

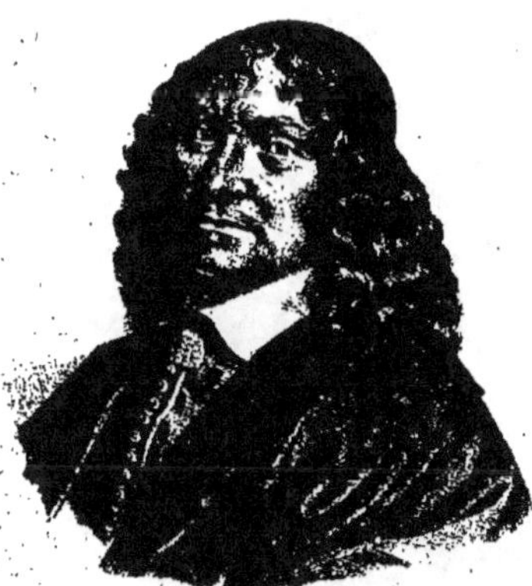

Fig. 636. — Sylvius de Le Boë.

(1) **Régnier de Graaf.** — Ce célèbre anatomiste hollandais du xviiᵉ siècle fit des découvertes importantes et mourut à la fleur de l'âge, à trente-deux ans. Il était né à Schoonhaven en 1641 et mourut à Delft en 1673. Il découvrit le suc pancréatique, les vésicules de l'ovaire qui logent les ovules, et fit des travaux importants sur les organes génitaux des deux sexes. Il fut chimiâtre comme son maître Sylvius de Le Boë.

(2) **Sylvius de Le Boë.** — Professeur à l'école de Leyde, mort en 1672 à l'âge de cinquante-huit ans (voir t. III, p. 479).

Le canal pancréatique accessoire ne fut découvert par Santorini que dans le XVIIIe siècle.

Hermann Boerhaave, le grand Boerhaave (1) à qui un mandarin de la Chine écrivait : « A M. Boerhaave, en Europe », vivait dans le même siècle que de Le Boë, quoiqu'il fût plus âgé. Il fut un médecin mécanicien, dont la théorie était complètement opposée à celle de Sylvius. On sait que les médecins iatromathématiciens ou iatromécaniciens appliquaient les mathématiques ou la mécanique aux phénomènes de l'économie vivante.

Méry (2) découvrit, en 1684, les *deux petites glandes* qui sont situées près du bulbe de l'urètre, et il montra qu'elles s'ouvrent à un pouce environ en avant des canaux éjaculateurs (*Journal des savants,*

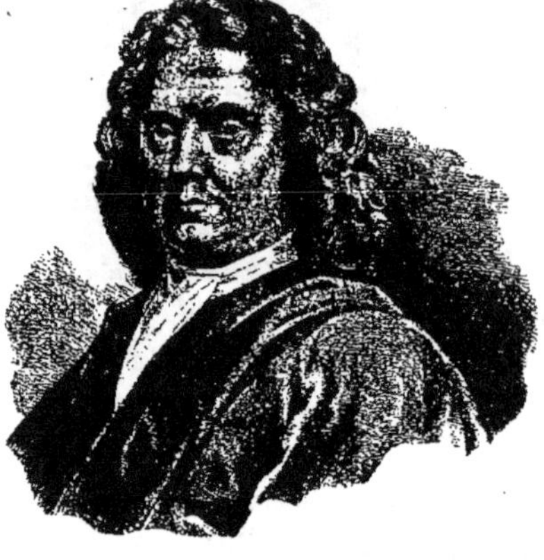

Fig. 637. — HERMANN BOERHAAVE.

(1) **Hermann Boerhaave.** — Très célèbre médecin du XVIIe siècle et du XVIIIe. Né près de Leyde en 1668 et mort en 1738 d'une affection cardiaque. Boerhaave eut un succès considérable. Ayant perdu son père à l'âge de quinze ans, et se trouvant sans aucune fortune, il fut protégé par le bourgmestre de Leyde qui lui fit continuer ses études. Un peu plus tard, se trouvant dans le dénuement le plus absolu, il donna des leçons particulières de mathématiques. A vingt ans, il se fit remarquer par un brillant discours académique. A l'âge de vingt-deux ans, il se tourna vers la médecine. Il travailla ardemment, suivit les cours de Nuck et de Drelincourt, et fut reçu docteur en 1693, regrettant toutefois de n'avoir pas suivi la carrière ecclésiastique. Il eut aussi à lutter contre la jalousie de ses confrères. Doué d'une prodigieuse activité et d'une intelligence hors ligne, il avait des connaissances extrêmement étendues. Sa renommée n'eut pas de bornes ; on venait le consulter de tous les pays, et il reçut à plusieurs reprises la visite de souverains. La meilleure preuve qu'on puisse donner de sa réputation, c'est qu'il laissa à sa fille unique une fortune évaluée à quatre millions de francs.

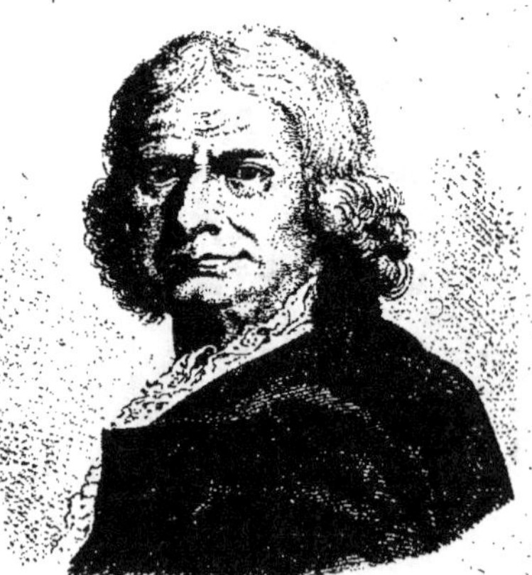

Fig. 638. — JEAN MÉRY.

(2) **Méry.** — Méry (Jean), né à Vatan (Indre), le 6 janvier 1645, mourut le 3 novembre 1722. Il fut chirurgien de la reine en 1681, chirurgien des Invalides en 1683, membre de l'Académie des sciences en 1688, premier chirurgien de l'Hôtel-Dieu en 1700.

ann. 1684, p. 140). Le chirurgien anglais Cowper fit voir ces glandes à la Société Royale de Londres, en novembre 1699. Depuis, ces glandes sont connues sous le nom de *glandes de Méry* ou de *Cowper*. A l'époque de leur découverte, on leur donnait encore le nom de petites prostates, antiprostates et prostates inférieures.

Les *lacunes de Morgagni* devraient être appelées *lacunes de Plazzoni*, parce qu'elles ont été découvertes par cet anatomiste, qui s'exprime ainsi : « Il y a autant de lacunes qu'il y a de conduits excréteurs des glandes de l'urètre, puisque ces lacunes ne sont que les orifices des mêmes conduits. » De même, on devrait appeler *glandes de Plazzoni* les glandes muqueuses urétrales décrites sous le nom de *glandes de Littre*, qui n'a d'autre mérite que d'avoir découvert une glande urétrale qui n'existe pas (Plazzoni, *De partibus generationi intervientibus*. Patavii (Padoue) 1621).

Préparation des pièces anatomiques.

Mundinus, au XIVᵉ siècle, avait écrit un traité d'anatomie qui eut une grande vogue pendant deux siècles, puisque de nombreuses éditions se succédèrent, selon Cruveilhier, jusqu'en 1541. Les premières éditions du livre de Mundinus doivent être curieuses à connaître, puisque les premiers essais de l'imprimerie, par son inventeur, Guttenberg, datent de 1440 environ.

Plusieurs ouvrages d'anatomie parurent dans le cours du XVIᵉ siècle. Il est inutile de les énumérer.

Le premier *Traité sur la manière de disséquer* fut publié par Lyserus en 1653.

Avant Lyserus, on désignait les os du carpe par les noms de premier, deuxième, etc. Cet anatomiste leur donna des noms (Lyserus, *Culter anatomicus*, 3ᵉ édit., 1679, p. 173) dont la plupart ont été transformés depuis. Le scaphoïde était le *cotyloïde* (κοτυλοειδὲς); le semi-lunaire le *lunatum ;* le pyramidal le *cunéiforme*, le pisiforme l'*ossiculum pisi magnitudine*, le trapèze le *trapézoïdes*, le trapézoïde le *trapezium*, le grand os l'*os omninus in carpo maximum*, l'os unciforme l'*unciforme*.

En 1673, Simon Paulli publia dans les *Actes de Copenhague* un procédé sur la manière de *blanchir les os* et d'en *faire des squelettes*. Avant Paulli, Colombus, Charles Estienne et Vésale avaient déjà indiqué la manière de préparer les os, mais leur procédé était très primitif (1).

Ce procédé fut perfectionné plus tard par Sue (*Anthrop.*, p. 251), et porté à un haut degré de perfection, de nos jours, par Tramond.

En 1677, G. Bartholin junior publia, dans les *Actes de Copenhague*, une dissertation sur l'ordre à suivre dans les *démonstrations anatomiques*.

Régnier de Graaf inventa la seringue à injection en 1668. On en trouve le dessin dans les *Actes de Copenhague* de 1676.

Bellini, qui avait publié, à l'âge de dix-neuf ans, ses recherches intéressantes sur la structure du rein, et qui mourut à soixante et un ans, à

(1) *De la manière de conjoindre les os* (Colomb. *Anat.*, lib. IV). — *De sceleto* (Charles Estienne, ch. XLIX, p. 404). — Vésale, lib. 1, cap. XL.

Florence, le 8 janvier 1704, est le premier anatomiste qui se soit servi d'*injections fondues et solidifiables*. Swammerdam, anatomiste hollandais, qui naquit à Amsterdam en 1637, et mourut en 1680, se servit le premier de cire colorée pour les injections. Il publia son procédé en 1672, dans un Traité intitulé *Miraculum naturæ*, Leyde, 1672. Il l'injectait fondue. Van Horn fit la démonstration de la première pièce injectée par Swammerdam en 1667, à l'amphithéâtre de Leyde. (Vaisseaux de l'utérus et du foie.)

Les anatomistes hollandais cultivèrent les injections qui furent portées à un haut degré de perfection par Ruysch. Il ne divulgua jamais ses procédés pour les injections cadavériques, qui sont restées inimitables. Il préparait des pièces si admirables, que Fontenelle a pu dire de lui : « que les *momies de Ruysch prolongeaient en quelque sorte la vie, tandis que les momies égyptiennes ne prolongeaient que la mort* ». Le czar Pierre Ier donna un baiser à un enfant préparé par Ruysch et qui paraissait lui sourire. Puis le czar acheta à Ruysch, pour 30 000 florins, son cabinet anatomique, qu'il envoya à Saint-Pétersbourg, et que Ruysch reconstitua immédiatement malgré son grand âge.

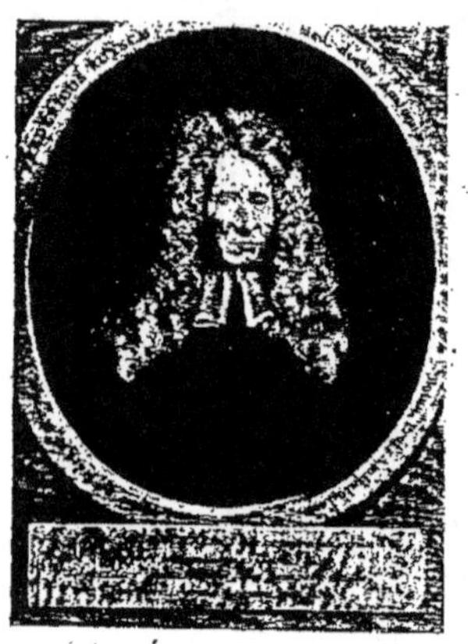

Fig. 639. — RUYSCH.

Ruysch. — L'anatomiste Ruysch (Frédéric), né à la Haye le 13 mars 1638, mourut le 22 février 1731. Il fut professeur d'anatomie à Amsterdam pendant plus de soixante ans. Il décrivit les valvules des vaisseaux lymphatiques et se rendit célèbre par ses injections cadavériques incomparables. Il avait une passion pour l'enseignement. S'étant fracturé le fémur à quatre-vingt-dix ans, il se fit porter à l'amphithéâtre, où il avait réuni ses élèves pour leur faire ses adieux.

Ruysch décrivit les petits vaisseaux du poumon, les vaisseaux bronchiques, les vaisseaux du périoste en général, et du périoste des osselets de l'ouïe en particulier.

Homberg, de l'Académie des sciences de Paris, inventa une injection métallique, avec parties égales de plomb, étain et bismuth, qu'il injectait dans les vaisseaux sous la machine pneumatique. Ce procédé eut peu de succès. On lui préféra un mélange de cire, de poix et de térébenthine, ou le suif, ou bien une solution de gélatine, comme le fit le premier, beaucoup plus tard, Rouhaut, chirurgien du roi de Sardaigne, d'après le conseil de Méry (*Mémoires de l'Académie des sciences de Paris*, 1718, p. 219).

L'art d'injecter les vaisseaux avec des substances solidifiables, né en Hollande et perfectionné en France, fut introduit en Italie, à la fin du XVIIe siècle, par Desnoues, chirurgien français, nommé professeur d'anatomie à Gênes (voy. t. II, p. 242). Il inventa l'art d'imiter les pièces anatomiques avec de la cire, art qui a, depuis, atteint le plus haut degré de la perfection, grâce à Sue, Pinson et plus tard, Talrich et Tramond.

En 1822, le Dr Auzoux commença ses essais d'imitation de l'anatomie, et, jusqu'à sa mort, en 1880, il perfectionna cet art, arrivé à un degré de perfection extraordinaire (voir t. II, p. 242).

Auzoux. — Auzoux, né à Saint-Aubin-d'Ecrosville, canton du Neubourg (Eure), et mort à Paris, en 1880, a consacré cinquante-huit ans de sa vie à perfectionner un procédé spécial pour imiter les pièces d'*anatomie classique*. Il est parvenu à un tel degré d'imitation que ces pièces peuvent être considérées comme un modèle en ce genre.

Diverses découvertes du XVIIe siècle.

Je passerai en revue les progrès réalisés dans les diverses branches de l'anatomie.

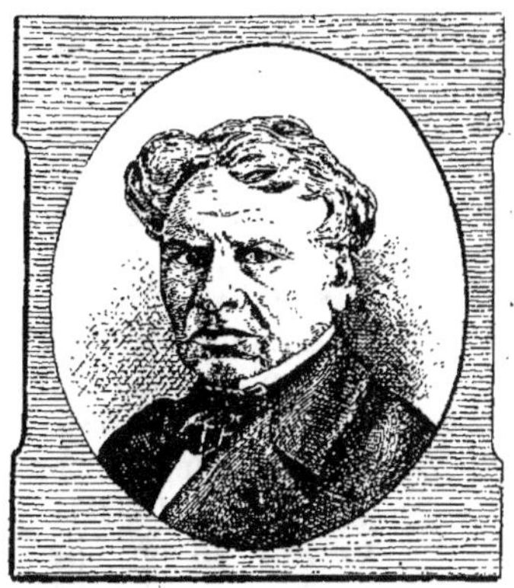

Fig. 640. — Auzoux.

Appareil respiratoire. — La découverte de la circulation pulmonaire, due à Michel Servet, avait été confirmée par Colombus et Césalpin. Quant aux fonctions du poumon, on n'avait encore rien ajouté à ce qu'avait dit Galien. Galien admettait que l'épiglotte ne fermait pas complètement le larynx et que quelques gouttes de liquide étaient attirées par le poumon pour humecter la trachée artère.

Avant la découverte de la circulation du sang par Harvey, l'ancienne théorie des esprits vivait encore. On pensait que le poumon, substance parenchymateuse, était traversé par l'air, qui s'y perfectionnait avant d'arriver au cœur sous le nom d'*esprit vital*. Le cœur envoyait l'esprit dans toutes les artères et jusqu'aux ventricules du cerveau, où il produisait l'*esprit animal* après plusieurs élaborations.

Eustachi avait bien représenté quelques ganglions bronchiques. Colombus avait bien fait observer l'obliquité du médiastin et l'inégale capacité des deux plèvres.

On voit que l'étude des voies respiratoires était bien peu avancée.

Les anatomistes du XVIIe siècle firent faire quelques progrès à la splanchnologie. Swammerdam et Malpighi étudièrent le poumon et les bronches, montrant que ces conduits contiennent des anneaux cartilagineux, qu'ils sont tapissés d'une membrane d'où suinte une humidité gluante, et que leurs interstices sont remplis d'une substance spongieuse qui est la chair du poumon. Ils ont décrit également les ganglions lymphatiques qui entourent les bronches, et ont montré que le poumon renferme les vaisseaux pulmonaires et les vaisseaux bronchiques.

En 1625, Plater, de Bâle, le premier, annonça que les noyés ne mouraient pas par l'eau qu'ils avalent, mais par asphyxie; ce fut là le point de départ de la respiration artificielle et de l'insufflation, comme l'appliquaient les sages-femmes, de bouche à bouche, chez les nouveau-nés en état de mort apparente.

Les travaux de Malpighi et les expériences de Swammerdam ont éclairé les anatomistes sur la structure du poumon et la respiration. Ces

auteurs ayant remarqué le mucus qui suinte de la surface interne des
bronches, on n'admit plus l'introduction des boissons à travers le larynx.

Depuis le milieu du xvie siècle, on avait cessé de donner aux vaisseaux
pulmonaires le nom qu'ils avaient reçu de Hérophile. Gaspard Hofman
et Back changèrent le nom de la *veine artérieuse* en celui d'*artère pulmonaire*, et le nom de l'*artère veineuse* en celui de *veine pulmonaire*.

Boyle, en 1661, décrivit le mécanisme de la respiration (*Experiment.
physic. mechan. de gravitate et elatere aeris*. Oxon (Oxford), 1661).

Un anatomiste du nom de Schelammer s'occupa du larynx, et montra
le premier que lorsqu'on souffle de bas en haut dans la trachée artère,
on produit un son de voix faible, mais semblable à celui de la personne
à laquelle appartenait la trachée. Il montra que le larynx s'élève et que
la glotte se rétrécit dans les sons aigus, qu'il s'abaisse et qu'elle se dilate
dans les sons graves. (Dissert. inaug., 1677. *Ejusque affectibus de voce*.)
On constata à cette même époque l'élévation et l'abaissement du larynx,
l'allongement de la trachée, le rétrécissement et l'élargissement de la
poitrine.

Cœur. — Le cœur, si facile à examiner chez les animaux, et si semblable à celui de l'homme, était bien connu des anatomistes du
xvie siècle. Il avait déjà été fort bien étudié par les anciens philosophes.
Aristote l'avait considéré comme la source du sang et le principe des
nerfs, et il avait donné le nom d'*aorte* à l'artère principale qui part du
cœur. Le nom des valvules du cœur, tricuspide et sigmoïdes, avait été
donné par Erasistrate ou ses disciples.

Galien avait parlé des oreillettes, des ventricules et de la cloison inter-
ventriculaire, qu'il croyait percée de petites ouvertures invisibles sur le
cadavre. « Une partie du sang du ventricule droit, dit Galien, passe dans
le ventricule gauche par les trous de la cloison, pour se mélanger avec
l'air. » L'erreur qui consiste à décrire un cœur droit et un cœur gauche
date de Galien ; le côté qu'il appelle droit est le cœur antérieur, et le
gauche le cœur postérieur. La direction du cœur était bien connue,
depuis que Vésale et Colombus avaient fait remarquer qu'il est couché
transversalement sur le diaphragme. La valvule située à l'embouchure
de la veine cave inférieure avait été décrite par Eustachi et Arantius ; ils
en avaient constaté la présence chez le fœtus et chez l'adulte. Eustachi
avait également découvert la valvule de la veine coronaire. Vésale et
Arantius avaient fait remarquer que les valvules auriculo-ventriculaires
sont deux cylindres dont le bord libre est découpé, et Vésale donna le
nom de *mitrale* à la valvule du côté gauche.

Ruysch décrivit le cœur avec soin. Lower trouva, en 1671, le tubercule
qui porte son nom, et qu'il plaça entre les embouchures des veines caves.
Ce tubercule a été nié à l'époque même où Lower le décrivit. Les anatomistes de cette époque discutèrent beaucoup sur l'égale capacité des
deux ventricules, et sur leur force de contraction, que Borelli évaluait à
180 000 livres, tandis que Jurin l'évaluait seulement à 15 livres 4 onces.
Hales la supposait, chez le cheval, égale à 113 livres. Ayant remarqué
que le sang continue à battre hors de la poitrine, ils se demandaient quelle

était la cause de la contraction du cœur et celle de la dilatation, car ils supposaient, faussement, que le cœur a une dilatation active, ne sachant pas que la dilatation est une conséquence naturelle de la contraction.

Appareil digestif. — On était fort ignorant sur les fonctions du tube digestif, on se demandait comment les aliments se transformaient en chyle, et le chyle en sang. Selon Pitcarn, l'estomac se contractait avec une force égale à 12 951 livres (*De motu quo cibi*, etc., Leyde, 1693). Selon Fracassini (1756), cette force pouvait être évaluée à 117 088 livres, tandis qu'Astruc n'accordait à l'estomac que 3 onces de force.

La rate, depuis Galien, était toujours supposée retirer du foie, par une veine imaginaire, le suc mélancolique qu'elle préparait et qu'elle rejetait dans l'estomac, pour aider à la digestion, par une autre veine, *vas breve*, que Riolan et Bartholin assuraient avoir vue.

La structure de l'intestin était peu connue. Depuis Fallope, on admettait qu'il était composé de trois tuniques, la séreuse, la musculeuse et la veloutée. C'est en 1673 que Kerkring (1) nomma *valvules conniventes* les plis de la muqueuse intestinale. Peyer et Brunner découvrirent, chez l'homme, les glandes de l'intestin qui portent leurs noms (vers la fin du XVIIᵉ siècle). Elles avaient été aperçues d'abord par Marc-Aurèle Séverin chez des animaux. Les expressions de *péristaltique* et *antipéristaltique* ont été employées pour la première fois par les anatomistes de la fin du XVIIᵉ siècle. C'est Riolan qui a appelé *mouvement vermiculaire* la contraction lente des fibres intestinales, qu'il comparait aux mouvements que produiraient des vers grouillant dans les tissus.

Appareil urinaire. — L'étude de la *structure du rein* fit quelques progrès avec Bellini (2). Il ajouta ses observations à celles d'Eustachi, et l'on prétend qu'il publia, dès l'âge de dix-neuf ans, ses intéressantes recherches sur la structure du rein, dont les tubes collecteurs ont conservé son nom.

Organes génitaux. — Ruysch fit voir que la substance du *testicule* est formée de tubes contournés, qu'il appela *vaisseaux blancs*, et que ces vaisseaux blancs étaient séparés par de minces cloisons membraneuses convergeant vers le bord supérieur du testicule, où elles forment l'*axe du testicule*. Quoique cet axe ait été pris par Highmore, en 1651, pour un canal versant le sperme dans l'épididyme, le nom de *corps d'Highmore* ne lui en est pas moins resté. Il appartenait à de Graaf de montrer que ce n'est

(1) Kerkring étudia le latin avec son ami Spinosa chez van Ende, connu par son athéisme, et qui se faisait souvent remplacer dans ses leçons par sa fille. Ils se disputèrent par jalousie, et Kerkring épousa plus tard la fille de son professeur. Quoiqu'il ne fût pas docteur, il a publié : *Spicilegium anat.* Amst., 1670 ; *Observ. anat.* Amst., 1670 ; *Osteogenia fœtuum.* Amst., 1670 ; *Anatomia.* Amst., 1671 ; *Opera omnia anat.* Leyde, 1717.

(2) **Bellini.** — Laurent Bellini naquit en 1643. On s'aperçut de bonne heure de ses heureuses dispositions. A vingt ans, il était nommé lecteur public de médecine théorique à Pise, et, très peu de temps après, il obtint la chaire d'anatomie qu'il occupa pendant trente ans. Médecin du grand-duc Côme III, et du pape Clément XI, il mourut le 8 janvier 1704.

point un canal, mais une cloison adhérant à l'intérieur de la tunique albuginée. De Graaf a vu que plusieurs des conduits testiculaires, qu'il appelle *vaisseaux blancs* ou *séminifères*, traversent la tunique albuginée pour se terminer dans l'épididyme. Il a vu que le mercure injecté dans le canal déférent parvient à passer dans quelques-uns de ces canaux, et que ceux-ci forment l'origine de la tête de l'épididyme.

Les conduits excréteurs de la prostate, qui avaient été signalés par Galien, ont été décrits par de Graaf, qui a montré leur embouchure sur les côtés du *verumontanum* (1668). Avant cet auteur, on croyait que le sperme venait de la prostate, et que le testicule n'était pas nécessaire pour la génération.

Organes des sens. — La *langue* fut l'objet de l'attention des anatomistes du xvii° siècle. Malpighi et Bellini la décrivirent, en 1665, d'après les quadrupèdes. Ruysch et Méry observèrent que la langue est recouverte d'une membrane blanchâtre, presque semblable à l'épiderme, puisqu'elle se régénère après avoir été détruite. Sténon n'est pas parvenu à distinguer nettement ses muscles intrinsèques. Les muscles extrinsèques avaient été décrits et nommés par les anatomistes du xvi° siècle. Le *foramen cæcum*, situé au sommet du V lingual, fut pris par Morgagni, lorsqu'il l'aperçut, pour un ulcère.

La *peau* des quadrupèdes fut étudiée par Malpighi. Il trouva sous l'épiderme de la peau la même substance réticulaire que sous celui de la langue. Ruysch en donna la description, il montra aussi l'insensibilité de l'épiderme, dépourvu de vaisseaux et susceptible de se reproduire. Il signala sa continuité avec les muqueuses, au niveau des ouvertures naturelles. Il montra que le corps muqueux de Malpighi, que cet anatomiste avait cru criblé de trous, était partout continu. Malpighi montra que la couleur de la peau du nègre réside dans le corps muqueux.

En 1688 (*Journ. des sav.*), Chirac et Malpighi découvrirent les follicules pileux.

On ne savait pas d'où venait la graisse. Malpighi avait admis des glandes et des conduits adipeux servant à former la graisse, mais dans sa vieillesse, il renonça à cette idée.

Quoique les glandes sudoripares ne fussent pas connues, la transpiration insensible fut étudiée par Sanctorius (1).

Sanctorius publia à Venise un ouvrage intitulé *Médecine statique*. Il déterminait le poids et la quantité de transpiration insensible par les pores de la peau, pesant tous ses aliments et toutes ses excrétions, et s'asseyant soir et matin, avant, pendant et après le repas, sur sa balance. Il constata que la transpiration insensible variait avec le sommeil et la veille, l'exercice et le repos, les passions de l'âme, l'abstinence ou l'excès des plaisirs de l'amour. Si l'on ingère en un jour la quantité de 8 livres, dit-il, on perd environ 5 livres en Italie, de 30 à 40 onces à Londres, etc. Ces résultats ne sont pas très précis.

L'*odorat* n'était pas encore connu, on croyait encore que le siège de ce

(1) Sanctorius naquit à Capo d'Istria en 1561, fit ses études à Padoue, où il professa. Puis il revint à Venise où il mourut, le 24 février 1636, à l'âge de soixante-quinze ans. Il passa la plus grande partie de sa vie sur une balance.

sens était dans le cerveau et que la pituite descendait des ventricules du cerveau et de la glande pituitaire, à travers les trous de l'ethmoïde et du sphénoïde.

Les parois osseuses des fosses nasales avaient été bien décrites au XVI° siècle. Le sinus maxillaire, comparé à un antre par l'anatomiste anglais Highmore, est connu depuis sous le nom d'*antre d'Highmore*, quoiqu'il eût été bien décrit longtemps auparavant par Bérenger de Carpi, Vésale et Fallope. Sténon découvrit les petites glandes situées dans la pituitaire qui tapisse ce sinus, ainsi que dans le reste de cette membrane. Il montra que la pituitaire reçoit les nerfs olfactifs et plusieurs rameaux du cinquième nerf cranien.

Schneider (1) réfuta l'erreur des anatomistes du XVI° siècle, qui consistait à admettre une communication entre les ventricules du cerveau et les fosses nasales, dont on s'était généralement servi, jusqu'alors, pour expliquer le coryza. Il soutint que le mucus nasal, à l'état de santé ou de maladie, vient des artères de la muqueuse qui tapisse les fosses nasales, dont il a fait connaître le premier la structure, et qui porte aujourd'hui le nom de *membrane de Schneider*. Il réfuta également les trous du sphénoïde et montra que la glande pituitaire n'envoie aucun fluide dans les fosses nasales. Il connut les glandes muqueuses qui forment le mucus nasal, mais il ne les considérait que comme des adjuvants des artères de la muqueuse. Il fit connaître une troisième source de l'humeur nasale : ce sont les conduits lacrymaux qui dirigent les larmes vers les fosses nasales. C'est en raison de cette communication que Bartholin prescrivait les sternutatoires dans les maladies des yeux, et en particulier le tabac à priser (2).

L'appareil de l'ouïe fut l'objet de recherches importantes. Les glandes cérumineuses furent découvertes par Sténon (*Observat. anatom. quibus oris, oculorum et narium vasa describuntur*. Leyde, 1662), et bien décrites par Duverney (3) (Paris, 1683). On croyait que la membrane du tympan présentait une ouverture qui pouvait laisser passer la fumée de tabac retenue dans la bouche, ouverture que Rivinus prétendit avoir décou-

(1) **Schneider**. — En 1610, naquit à Bitterfeld, en Saxe, l'anatomiste Conrad-Victor Schneider qui fut professeur à l'Université de Wittemberg, et qui mourut en 1680, âgé de soixante-dix ans. Vingt ans avant sa mort, il commença la publication de sept gros volumes consacrés à la structure des diverses parties qui composent les fosses nasales.

(2) Il ne faudrait pas s'imaginer que le tabac ait été répandu de tout temps, comme il l'est de nos jours. Il eut même beaucoup de peine à s'acclimater en Europe, lorsque Jean Nicot l'importa en France avant la fin du XVI° siècle, faisant hommage du premier pied de tabac à Catherine de Médicis. Le sultan Amurath III, qui inaugura son règne en faisant étrangler ses cinq jeunes frères, défendit l'usage du tabac à priser sous peine de se voir couper le nez, et Pierre le Grand menaçait de faire couper la barbe à tous les Russes qui seraient surpris fumant dans la rue.

(3) **Duverney** (Jean-Guichard), né à Feurs-en-Forez, le 5 août 1648, mort à Paris le 10 septembre 1730, à l'âge de quatre-vingt-deux ans, était un célèbre anatomiste. Il fut professeur d'anatomie au Jardin du roi. Winslow, Sénac, Petit, ont été ses élèves.

On dit que Duverney, très éloquent, professait avec une grâce et une élé-

verte, avec une valvule tout près de la tête du marteau. Ayant vu des personnes qui continuaient à entendre malgré la destruction du tympan, on supposa que le siège de l'ouïe était dans l'oreille interne et qu'il suffit pour entendre que l'étrier reste en place et soit mobile.

L'*œil* était peu connu à cette époque ; on avait admis tour à tour que le siège de la vision était dans le cristallin ou dans le nerf optique. En 1604, Kepler (1) déclara, contre le sentiment unanime de toute l'antiquité, que l'organe essentiel de la vision était la rétine, et il prouva que les objets se peignent au fond de l'œil dans une situation renversée (Kepler, *Astron. pars optica*, p. 207. Francfort, 1604).

Jusqu'au milieu du xvii° siècle, on ignora le siège de la cataracte, et on supposait, ce que croit encore aujourd'hui le vulgaire, que cette maladie consistait en une pellicule, une sorte de toile, qui se développait au-devant de la pupille. A cette époque, il fut prouvé que la cataracte siégeait dans le cristallin, et consistait en une opacité de cet organe. On trouve dans les œuvres de Gassendi (*Gassendi opera*, Lugduni, 1658, t. II, p. 371) qu'un chirurgien de Paris démontra que la cataracte consistait dans l'opacité du cristallin. Selon les uns, ce chirurgien serait Rémy Lanier, reçu le 6 septembre 1644 membre du Collège de chirurgie de Paris. Selon Rolfinck, il faudrait attribuer la découverte à Guillaume Quarré (*Guerneri Rolfincii dissert. anatom.* Noribergæ, 1656, lib. I, cap. XIII, p. 179).

Les idées fausses s'incrustent tellement dans l'esprit, qu'on eut beaucoup de peine à convaincre les médecins du siège de la cataracte, car cette vérité, prouvée cinquante ans plus tard, au moyen d'expériences multipliées par Brisseau, fut encore contestée, notamment par Duverney, Littre et Méry, qui montrèrent un entêtement prodigieux. Brisseau le prouve par cette phrase de la préface de son *Traité de la cataracte*, imprimé à Paris en 1709 : « Je proposai mon opinion (opacité du cristallin) sur la cataracte à M. Duverney, qui me rebuta fort, et me dit qu'il me conseillait en ami de ne la point mettre au jour, si je ne voulois perdre ma réputation, parce que je trouverois sur mon chemin des gens qui me culbuteroient. »

Cette question donna lieu à des controverses sans fin, jusqu'à ce qu'on eût une preuve palpable. Un prêtre fut opéré, par abaissement, de la cataracte, mais son cristallin opaque ayant franchi la pupille et pénétré dans la chambre antérieure de l'œil, Petit l'enleva par une incision faite à la cornée (kératotomie). Le malade ayant recouvré la vue, et les assis-

gance telles que les plus célèbres acteurs venaient l'entendre pour se former au *débit oratoire*.

Le succès de son enseignement fut colossal. Ses leçons étaient suivies par les gens du monde, et il mit l'anatomie tellement à la mode, qu'on vit les hommes de la haute société se faire un mérite d'avoir des pièces d'anatomie disséquées par Duverney.

Bossuet voulut que son royal élève acquît des notions positives sur l'anatomie. Duverney eut tant de succès dans cet enseignement, que le Dauphin préférait ses leçons à des parties de plaisir.

(1) Kepler (Jean), célèbre astronome, né en 1571 près de Weil (Wurtemberg), mort à Ratisbonne (Bavière) en 1630.

tants ayant vu le cristallin opaque, ils furent bien forcés de convenir que le cristallin n'était pas l'organe de la vision et qu'il était le siège de la cataracte.

En outre, Bourdelot, médecin ordinaire de Louis XIV, atteint de cataracte, voulut qu'on ouvrit ses yeux après sa mort afin de trancher la question. Ses yeux furent disséqués par Mareschal, qui trouva les cristallins opaques.

Système nerveux. — L'anatomie du système nerveux réalisa un grand progrès. Le cerveau fut bien décrit par Willis (1) et Vieussens (2). Ce dernier indiqua la coupe du *centre ovale*, et appela *grande valvule du cerveau*, la mince membrane nerveuse connue aujourd'hui sous le nom de *valvule de Vieussens*. Il donna au corps pinéal le nom de *conarium* à cause de sa forme, et en fit une glande, dans laquelle Descartes, qui vivait dans la première moitié du xviie siècle, avait placé le siège de l'âme.

Vieussens donna aussi une bonne description du bulbe rachidien. De même que Sténon, il condamna l'usage du scalpel pour l'étude du cerveau et conseilla de le disséquer par déchirure, pour suivre les fibres des nerfs dans son épaisseur. Vieussens publia un traité de la *structure du cœur*; il donna le nom d'*isthme* au bord qui limite la fosse ovale de la cloison interauriculaire, et lui fit jouer le rôle de sphincter par rapport à la veine cave.

Willis donna une classification des nerfs qui régna longtemps dans la science et qui est remplacée aujourd'hui par celle plus récente de Sœmmering. Il énumérait ses dix nerfs craniens en comptant les trous de la dure-mère, ne faisant qu'un nerf du facial et de l'auditif, ainsi que du glosso-pharyngien, du vague et du spinal. L'hypoglosse formait son neuvième nerf et le premier nerf cervical, son dixième.

Willis plaçait le principe du mouvement volontaire dans le cerveau et celui du mouvement involontaire dans le cervelet. Il émit une théorie singulière du sommeil, qu'il attribuait à une compression du cerveau et de l'origine des nerfs. « Le cervelet, plus dense et moins vasculaire, disait-il, n'est pas comprimé ; c'est pourquoi les mouvements involontaires persistent pendant le sommeil. »

Vesling, professeur d'anatomie à Padoue, en 1632, donna à la partie

(1) **Willis.** — Le célèbre anatomiste anglais, du nom de Thomas Willis, naquit à Bedwin dans le comté de Wilt, le 6 février 1622. Il fut un médecin chimiatre, comme ses contemporains, de Le Boë et de Graaf. Etabli d'abord à Oxford, il alla à Londres en 1666 et fut rapidement à la tête d'une grande clientèle, qui lui valut de nombreuses attaques de confrères jaloux. Il en fut fort affecté et il mourut en 1675, à l'âge de cinquante-trois ans.

(2) **Vieussens.** — Médecin français né, en 1641, en Auvergne, et mort à un âge avancé. Vieussens s'occupa beaucoup du cerveau. Il fut le médecin de Mlle de Montpensier. Il occupa à Montpellier la place de médecin de l'hôpital Saint-Éloi. Il crut un jour avoir trouvé un acide dans le sang, ce qu'il proclama dans l'amphithéâtre de la Faculté de Montpellier. Au milieu de son exposition, il fut violemment interpellé par Chirac, qui venait lui disputer la priorité de la découverte de cette erreur. Le tumulte indescriptible qui s'en suivit provoqua de part et d'autre de violents pamphlets.

centrale du centre ovale de Vieussens, le nom de *corps calleux*, quoi-qu'il ne soit pas plus dur que le reste du cerveau. (Voy. Lassus, p. 174.)

Le nom d'*arachnoïde* fut donné par les anatomistes hollandais au feuillet externe de la pie-mère, en 1664, à cause de sa ressemblance avec une toile d'araignée. C'est en 1669 que van Horne la montra à ses dis-ciples, mais elle était déjà décrite sous le nom de *lame externe de la pie-mère* par Dulaurens, Varole et Casserius.

La leçon d'anatomie de Tulp. — Tulpius (Nicolas), souvent appelé Nico-las de Tulp, né le 11 octobre 1593 à Amsterdam, mourut vers 1675. Il ne fut que médecin pratiquant. Il étudia à Leyde. Je ne cite ce médecin que pour expliquer le tableau de *La leçon d'anatomie de Tulp*.

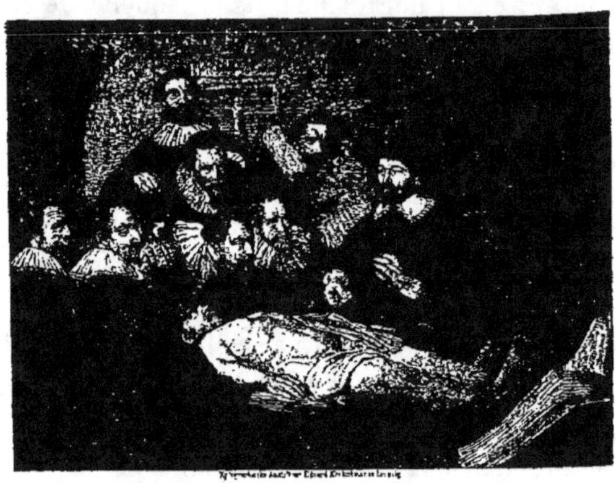

Fig. 641. — La leçon d'anatomie.

Ce tableau, peint par Rembrandt en 1632, représente Tulpius montrant des détails anatomiques à ses élèves qui l'entourent. Il fut offert à Tul-pius par ses propres élèves.

On voit Tulpius démontrant les muscles de l'avant-bras gauche. Près de la tête du cadavre, le nez busqué, se trouve Adrian Slabraan, derrière lequel est placé Jacob Koolveld. Vers la tête du corps, se penche Jacob de Wet, qui se trouve séparé de Tulpius par Mathys Kalkoen. Derrière ces deux derniers, on voit Jacob Block, et derrière lui, dans le fond du tableau, Frans van Lœnen. Celui qui tient à la main un papier contenant les noms des présents, est Hartmann Hartmansz (extrait de Choulant, *Geschichte und bibliographie der Anatomischen abbildung*, 1852).

Tulpius donna *La leçon d'anatomie* au « Théâtre anatomique » d'Ams-terdam, qui la vendit à l'encan, en 1828, au profit des veuves des chirur-giens d'Amsterdam. Peu après, le peintre Nieuwenhuys l'emporta en Angleterre, mais elle fut achetée la même année par le roi des Pays-Bas, pour la somme de 32 000 guldens. Revenue ainsi à son pays d'origine *La leçon d'anatomie* se trouve au musée royal de La Haye.

Tulpius fut pendant cinquante ans conseiller général de la ville d'Ams-terdam et bourgmestre.

Ne pas confondre cette *leçon d'anatomie* avec celle du peintre Van Neck, représentant Frédéric Ruysch faisant l'autopsie d'un fœtus en présence de ses élèves, tableau qui doit se trouver dans le musée d'Amsterdam.

— Avec les grandes découvertes du XVII° siècle, la science de l'organisation humaine avait fait de grands progrès. Les Italiens et les Hollandais, ces derniers surtout, tenaient le record de l'anatomie, tandis que les Italiens l'avaient tenu dans le siècle précédent. Ils étaient les maîtres dans l'art de la dissection.

Le squelette fut mieux étudié que dans le siècle précédent, où l'on se contentait d'une simple énumération des os. C'est en 1673 que Simon Paulli indiqua la manière de les préparer.

L'étude des muscles et celle des articulations étaient très incomplètes; on décrivait les muscles selon leur fonction et non par régions.

En angéiologie, les progrès avaient été considérables, puisque le XVII° siècle avait vu la découverte de la grande circulation sanguine et de la circulation lymphatique. Quant à la petite circulation, elle avait été découverte au XVI° siècle par Michel Servet, Colombus et Césalpin.

On ne savait pas encore comment se faisait le passage du sang des artères dans les veines, et l'on supposait que ce liquide filtrait à travers les chairs poreuses.

La découverte d'Aselli et de Pecquet, ainsi que les travaux de Rudbeck, Bartholin, Nuck, avaient fait connaître avec une certaine précision le système lymphatique et le cours de la lymphe.

QUATRIÈME PARTIE DE LA QUATRIÈME PÉRIODE

(Dix-huitième et commencement du dix-neuvième siècles.)

Le XVIII° siècle et la première partie du XIX° virent naître la physiologie, l'anatomie pathologique, l'anatomie chirurgicale et l'anatomie générale. C'étaient des modifications, des créations dans l'anatomie ou ses dérivés. Mais il ne restait plus à faire que des découvertes de détails; aussi, la plupart des anatomistes de cette époque n'ont-ils fait que perfectionner les travaux de leurs devanciers. Je jetterai un coup d'œil rapide sur ces progrès en signalant les principaux anatomistes qui y ont contribué.

Physiologie.

La *physiologie* était, cela n'est pas douteux, à l'état d'enfance, lorsque parut le magnifique ouvrage du grand physiologiste Haller (*Elementa physiologiæ corporis*

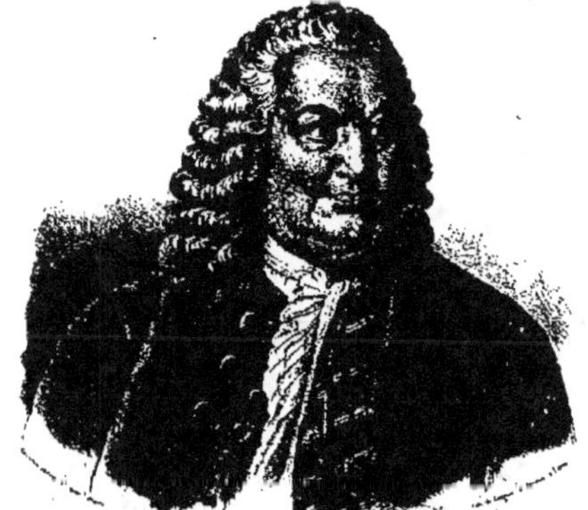

Fig. 642. — ALBERT DE HALLER.

humani, 1757-66). Haller fit faire de grands progrès à la physiologie. Il eut un grand succès, à cause de la méthode qu'il suivait. Il avait pour habitude de décrire un organe au point de vue anatomique, et de faire suivre cette description de celle de ses fonctions. Ses savantes leçons et ses ouvrages le mirent au premier rang.

Haller. — Albert de Haller naquit à Berne en 1708 et mourut en décembre 1777 à l'âge de soixante-neuf ans. Haller fut un homme incomparable pour sa puissance de travail et sa vaste intelligence. On a souvent dit qu'il tenait du prodige. Personne, si l'on excepte Galien, n'a autant publié que lui : il a composé plus de 200 ouvrages, plus que tous les membres de la famille des Bartholin réunis. Sa femme et ses filles lui servaient d'aides dans la rédaction de ses ouvrages. S'étant un jour cassé le bras droit, son chirurgien le condamna au repos. Quelle fut sa surprise, à sa première visite, de le trouver levé, écrivant de la main gauche. Pendant toute la durée de cette maladie, il s'enferma dans sa bibliothèque où sa femme et ses filles venaient prendre leurs repas.

Anatomie pathologique.

Pendant que la science physiologique faisait de grands progrès sous Haller, l'illustre Morgagni, qui vivait à la même époque, mais qui était né vingt-six ans plus tôt, fondait l'*anatomie pathologique*, en même temps qu'il s'occupait de travaux d'anatomie. Sa réputation, déjà très grande, fut augmentée par la publication du magnifique ouvrage qui parut en 1706, sous le titre de *Adversaria anatomica*, et de son livre intitulé *De sedibus morborum per anatomen indagatis* (1762).

Comme le montre la figure ci-jointe, Morgagni se livra avec ardeur aux autopsies. Le souvenir n'en est pas encore effacé ; je connais maints services hospitaliers où le mot Morgagni est devenu synonyme d'autopsie et d'amphithéâtre. On entend souvent le chef de service, qui ne veut pas prononcer le mot *autopsie* devant les malades, dire à ses internes ou à ses externes : « *Messieurs, veuillez, je vous prie, aller chez Morgagni.* »

Morgagni. — Jean-Baptiste Morgagni naquit à Forli (Italie) en 1682, et mourut en 1771. Sa mère, devenue veuve lorsqu'il avait sept ans, lui fit donner une éducation brillante. Il fut reçu docteur à Padoue à l'âge de dix-neuf ans. Il succéda, comme démonstrateur d'anatomie, à Valsalva, à Bologne. En 1712, il devint professeur d'anatomie à Padoue, et occupa cette chaire pendant soixante ans.

Anatomie topographique.

L'*anatomie chirurgicale*, ou *topographique*, l'*anatomie du chirurgien*, n'était point autrefois aussi bien séparée qu'aujourd'hui de l'anatomie descriptive. Tous ceux qui ont écrit sur la chirurgie ont dû, ce n'est pas douteux, faire de l'anatomie topographique. On en trouve des traces dans le XVIe siècle. Dans le XVIIe, Riolan fait un peu d'anatomie des régions. Il faut arriver au XVIIIe pour constater le premier ouvrage parlant d'anatomie topographique, d'une manière très superficielle. C'est l'*Anatomie du corps humain avec des remarques utiles aux chirurgiens dans la pratique de leurs opérations*, par le lecteur en chirurgie Jean Palfin, qui le publia à Leyde en 1718, et qui mourut à Gand en 1730.

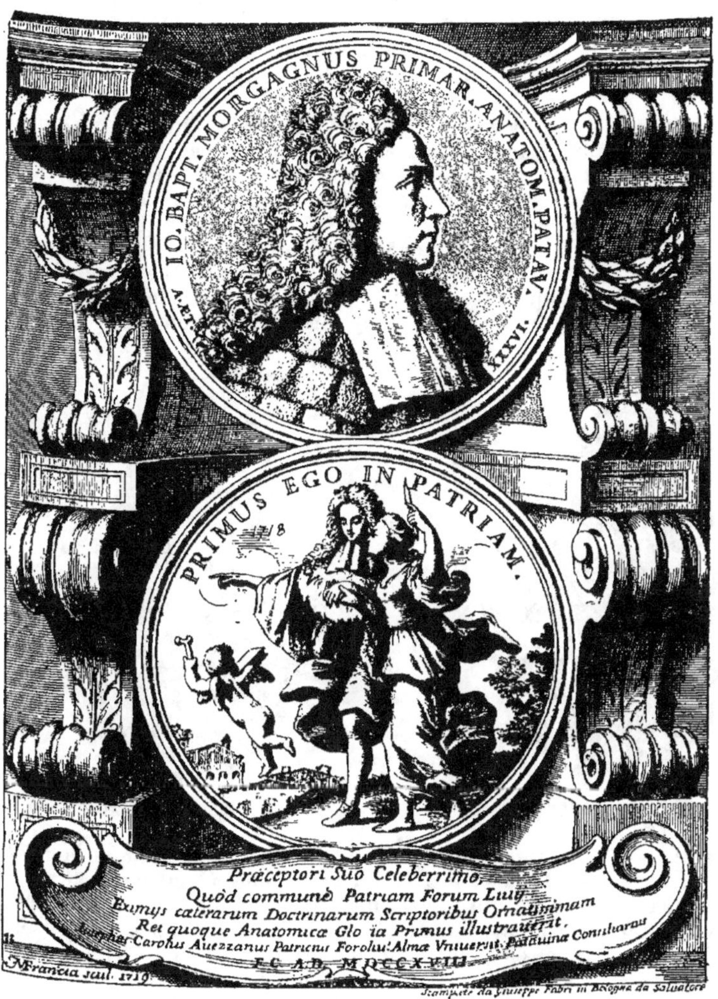

Fig. 643. — MORGAGNI.
(Tirée de l'un des ouvrages de Morgagni.)

Les chirurgiens prirent l'habitude de faire de l'anatomie topographique en tête de leurs publications chirurgicales, ce que firent Scarpa et Hesselbach dans leurs travaux sur les hernies, Deschamps, dans son ouvrage sur la *Lithotomie*, et Dupuytren (1) dans sa *thèse* sur le même sujet.

Desault (2) ne négligea jamais, dans ses cours d'anatomie, de décrire quelques régions au point de vue topographique. On peut dire que c'est à Desault que l'on doit la vulgarisation de l'anatomie topographique.

(1) **Dupuytren.** — Dupuytren (Guillaume), né en 1777 à Pierre-Buffière (Haute-Vienne), fut un grand chirurgien, remarquable par son adresse, son sang-froid et sa hardiesse. Prosecteur à dix-huit ans, chef des travaux anatomiques à vingt-quatre, professeur de médecine opératoire à la Faculté à trente-cinq, chirurgien de l'Hôtel-Dieu à trente-huit, et chirurgien du roi l'année suivante. Il entra à l'Institut en 1825 et fit une fortune de 7 millions de francs, dont il offrit le tiers à Charles X, quand il fut exilé. Le musée Dupuytren, situé à l'École pratique de la Faculté, a été créé sur des fonds laissés par Dupuytren à cet usage. On dit que Dupuytren mourut d'un empyème qu'il refusa de laisser opérer !

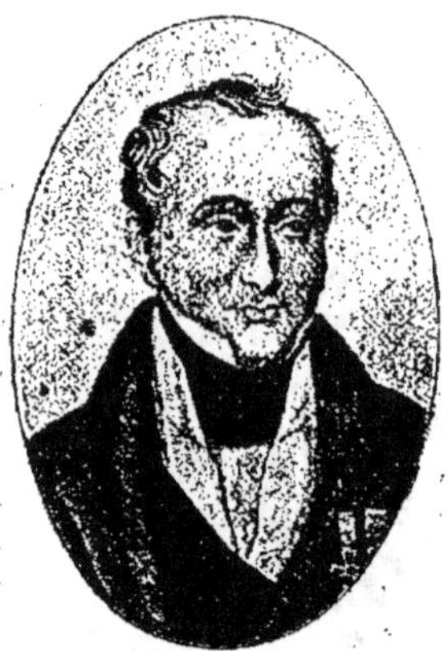

Fig. 644. — DUPUYTREN.

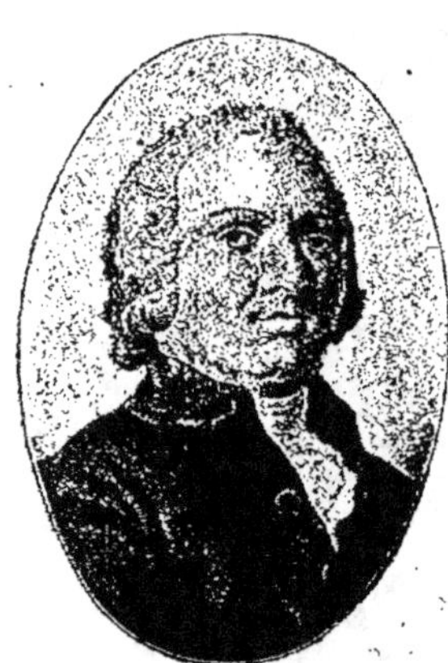

Fig. 645. — DESAULT.

(2) **Desault.** — Pierre-Joseph Desault, chirurgien français, naquit en 1744, aux environs de Lure (Haute-Saône) et mourut d'une affection cérébrale en 1795. On voulait faire de lui un prêtre, mais il désira être chirurgien. Après avoir suivi les leçons de Louis, de Sabatier, etc., il fit des cours libres d'anatomie et de chirurgie. Peu éloquent, mais possédant un profond savoir, il eut un succès énorme. Il eut à lutter contre de nombreux rivaux jaloux, qui lui firent toutes sortes de tracasseries. Il inventa des instruments, un bandage pour la fracture de la clavicule, et il se lia intimement à l'École pratique, avec Chopart. Il devint conseiller du Comité perpétuel de l'Académie royale de chirurgie. En 1782, il fut nommé chirurgien de l'hôpital de la Charité ; il passa en 1788 à l'Hôtel-Dieu, où il fonda la première *École de clinique externe.* Brusque et violent, mais bon et généreux, Desault aimait beaucoup ses élèves et en était aimé. Sa mort fut si prompte, que le bruit de son empoisonnement courut, bruit qui se fortifia lorsque son ami Chopart, qui lui avait succédé, mourut également, et surtout lorsque mourut aussi le dauphin qui était confié à leurs soins.

Mais le véritable fondateur de cette branche si importante de l'anatomie est Pierre Béclard. Personne, comme Béclard, n'a su présenter avec autant d'intérêt l'anatomie chirurgicale, en faire l'application au diagnostic et à la thérapeutique. Béclard appartient plutôt au XIXᵉ siècle.

Béclard. — Pierre-Auguste Béclard naquit à Angers en 1785. Peu fortuné, comme la plupart des grands médecins de cette époque, il se rendit à Paris à l'âge de vingt-trois ans, et se fit remarquer par ses succès dans les concours. Prosecteur en 1811, chef des travaux anatomiques peu de temps après, chirurgien de la Pitié en 1815, il devint professeur d'anatomie à Paris en 1818. Il s'occupa spécialement de l'instruction des élèves. Il sut s'en faire aimer tellement que lorsqu'il mourut, le

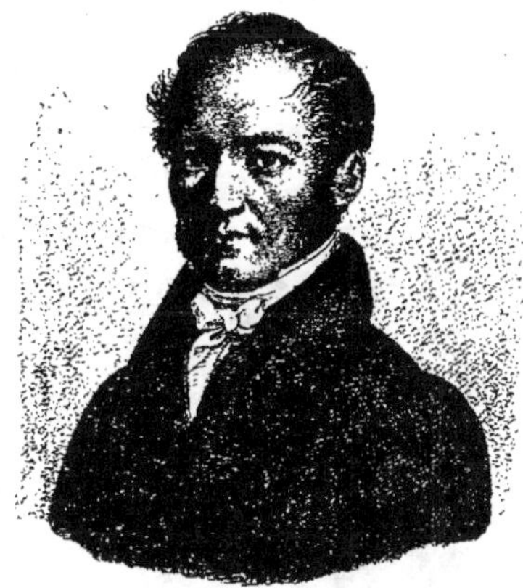

Fig. 646. — BÉCLARD.

16 mars 1825, ses élèves lui firent élever dans le cimetière de l'Est, un monument funèbre au moyen d'une souscription recueillie parmi eux.

Anatomie générale.

L'*anatomie générale* fut fondée par le regretté Xavier Bichat. Avant ce grand génie, on trouvait des notions d'anatomie générale éparses dans les auteurs, qui faisaient souvent précéder, depuis Vésale, la description des systèmes anatomiques, comme les os et les muscles, de considérations générales. Dès le XVIᵉ siècle, Fallope avait publié son *Tractatus quinque de partibus similaribus*, dans lequel il fit l'anatomie générale, autant que le permettaient alors les connaissances acquises. Deux siècles plus tard, Haller décrivit le *tissu cellulaire* et Bordeu publia ses *Recherches sur le tissu muqueux ou organe cellulaire*. Bichat embrassa d'un seul coup d'œil tous les tissus, les divisa en groupes, compara entre eux les divers organes de même système, fonda enfin l'anatomie générale.

Il parla des tissus. Il montra comment ils forment les organes, et il prouva que la nature des éléments anatomiques était partout la même. Il distingua vingt et un tissus. Tout ce qu'a dit Bichat, qui ne se servait pas de microscope, a été prouvé plus tard par l'examen microscopique. En même temps qu'il créa l'anatomie générale, il créa aussi l'*anatomie pathologique générale*, car les idées qu'il émet sur les tissus normaux, il les étend aux tissus altérés. Si Bichat ne s'est pas servi du microscope, c'est qu'il s'est méfié, comme tant d'autres, des divagations et des extravagances auxquelles il avait donné lieu.

Bichat. — François-Xavier Bichat naquit à Thoirette (Jura) le 11 novembre 1771, et mourut prématurément dans sa trente et unième année. Il vint à Paris en 1793. Desault le prit sous sa protection, ce dont Bichat se montra toujours fort reconnaissant. Il est bon de remarquer que huit ans seulement s'écoulèrent entre ce moment et celui de sa mort. Desault ayant remarqué les dispositions extraordinaires de son élève, le prit dans sa maison, le traitant comme son fils, l'associant à ses travaux, et le destinant à lui succéder. Le maître et l'élève ne se quittaient jamais ; mais par malheur, la

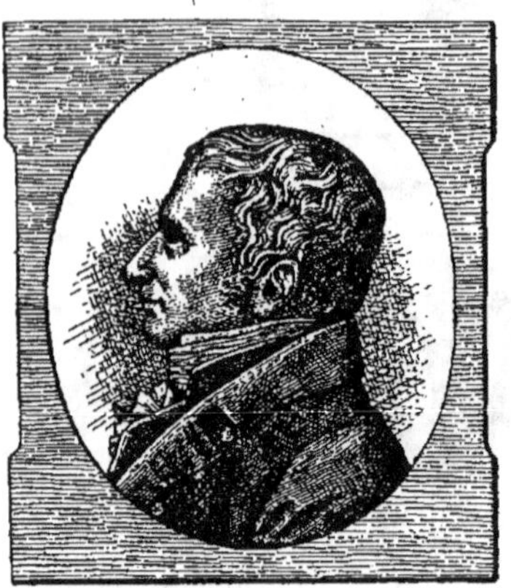

Fig. 647. — BICHAT.

mort subite de Desault en 1795, plongea Bichat, qui n'avait alors que vingt-quatre ans, dans une profonde affliction. Reconnaissant envers son maître, il publia le 4e volume du *Journal de chirurgie* de Desault, avec une notice historique sur son maître. Deux ans plus tard, Bichat enseigna publiquement l'anatomie ; l'originalité de ses démonstrations lui valut un succès inouï. Puis il fit un cours d'opérations chirurgicales. En 1800, il publia son *Traité des membranes* et bientôt après ses *Recherches physiologiques sur la vie et la mort*, et son *Anatomie générale*. Il devint médecin de l'Hôtel-Dieu à vingt-neuf ans. Il fut pris un jour de malaise au milieu de préparations anatomiques infectes et il se déclara une affection, probablement cérébrale, qui l'enleva en quatorze jours.

Les succès de Bichat lui valurent de nombreux jaloux. La modestie, la franchise, la bienveillance et la générosité formaient le fond de son caractère. Il ne répondait à ses détracteurs que par des ouvrages nouveaux et de nouveaux succès.

Quelques critiques ont insinué que Bichat était très travailleur dans le jour et débauché dans la nuit ; ils ont attribué sa mort à son inconduite. Cette légende n'est pas acceptable, parce qu'il est impossible qu'un homme qui travaille avec tant d'assiduité pendant le jour puisse s'amuser la nuit. Corvisart, qui l'avait soigné pendant sa maladie, écrivit à Bonaparte : « Bichat vient de mourir sur un champ de bataille qui compte aussi plus d'une victime ; personne en si peu de temps n'a fait autant de choses et aussi bien. »

Progrès de l'anatomie au XVIIIᵉ siècle.

Un grand nombre d'ouvrages d'anatomie parurent à cette époque. Il est impossible de les examiner tous. Morgagni démontra que l'*Anatomie* de Verheyen (Louvain, 1683) était un tissu d'erreurs. En 1717, parut le *Compendium anatomicum* de Heister, livre remarquable par la méthode de son exposition et l'exactitude des descriptions.

Heister. — Laurent Heister, anatomiste allemand, naquit à Francfort-sur-le-Mein en 1683. Ses parents, aubergistes, lui donnèrent une éducation soignée. Il alla à Amsterdam en 1706, où il devint l'aide et l'ami de Ruysch. En 1708, il devint docteur de l'Uni-

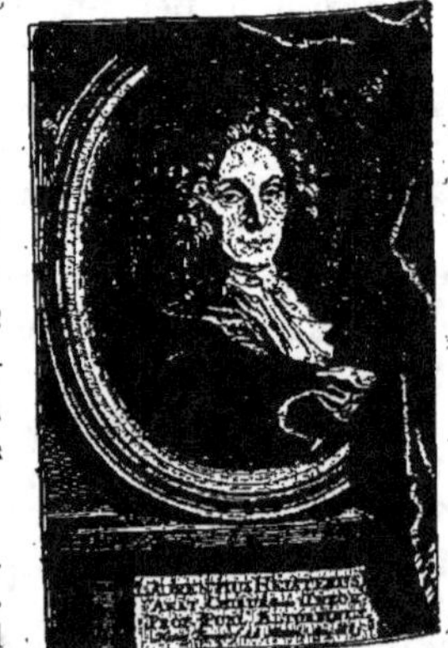

Fig. 648. — HEISTER.

versité d'Harderwick. Après avoir fait un voyage en Angleterre, il devint professeur à l'Université d'Altdorf, où il passa dix ans. Il alla ensuite comme professeur de chirurgie et d'anatomie, à l'Université d'Helmstadt, où il travailla pendant trente-huit ans, jusqu'à sa mort, qui eut lieu en 1758.

— Jusqu'au xviii° siècle, on décrivait les muscles dans l'ordre de leurs fonctions. Albinus (1), le premier, les étudia dans l'ordre topographique: Il s'occupa beaucoup d'anatomie comparée, mais il laissa des *tables* remarquables de l'utérus, des muscles, des os, etc. Albinus a publié de nombreux ouvrages. Les principaux, qui ont trait à l'anatomie, sont : *De ossibus corporis*, etc., Leyde, 1726 ; *Hist. musc. corp. hum.*, Leyde, 1734 ; *Dissert. de art. et vœnis intest. homin.*, Leyde, 1736 ; *Icones ossium fœtus human.*, Leyde, 1737 ; *Explicat. tabul. anat. Barthol. Eustachi*, Leyde, 1744 et 1761 ; etc.

— Les ouvrages se multipliaient et se perfectionnaient. En 1732, parut le magnifique traité d'anatomie de Winslow (2) qu'il voulait appeler *Vesalius reformatus*, et qu'il publia sous le titre de : *Exposition anatomique*. On voit que cet ouvrage est une sorte de copie perfectionnée du livre de Vésale. Cependant, il est bien plus complet. Il est écrit avec une méthode parfaite et un ordre qu'on ne saurait nier. Les muscles sont décrits avec grand soin, les muscles spinaux surtout, que Winslow est parvenu à débrouiller. La splanchnologie ne pouvait être bien complète, attendu que cette partie de l'anatomie avait été très peu étudiée. Winslow découvrit, au-dessous du foie, l'hiatus qui porte son nom (*Acad. des sc.*, 1715). Il fit le premier justice de cette erreur qui consistait à croire que le péritoine était percé d'ouvertures ou pores, et il décrivit avec soin l'épiploon gastro-hépatique. Sa réputation, comme anatomiste, était si grande, que Morgagni a pu dire de lui : *In re anatomica consommatissimus*.

Winslow présenta un travail à l'Académie des sciences sur la structure du cœur, en 1711. Il montra : 1° que le cœur est formé de deux muscles, dont le plus considérable est le ventricule gauche ; 2° que la cloison interventriculaire appartient aux deux ventricules ; 3° que les deux

(1) **Albinus.** — Bernard Sigefroy Albinus, né à Francfort-sur-l'Oder, en 1697, et mort en 1770, âgé de soixante-treize ans, fit ses études à Leyde, et se rendit à Paris en 1718 où il se lia intimement avec Duverney, Winslow et de Jussieu aîné. Il revint à Leyde, où il fut reçu docteur en 1719. Dans le courant de la même année, il remplaça Raw, comme lecteur en anatomie, et prononça à cette occasion un discours très remarqué. En 1721, à l'âge de vingt-quatre ans, il fut nommé professeur d'anatomie. Cet homme éminent travailla sans relâche jusqu'à sa mort. Il est considéré comme le véritable créateur de l'anatomie descriptive.

(2) **Winslow.** — Le danois Jacques Bénigne Winslow naquit à Odensée en 1669. Fils d'un ministre protestant, il embrassa la carrière de la théologie, mais il la délaissa pour l'anatomie. Protégé par le roi de Danemark, il visita les premières écoles de médecine, et, à l'âge de vingt-neuf ans, il vint à Paris, où il vécut pendant deux ans, aux frais de son pays.
Le roi de Danemark lui supprima sa rente lorsqu'il apprit qu'en 1700 Winslow s'était fait catholique. Winslow fut protégé par Bossuet, qui l'avait converti. Lorsqu'il fut docteur de Paris, le 4 octobre 1705, la Faculté de médecine, en raison de son mérite, lui fit remise des frais des examens. Excellent professeur, il devint bientôt l'élève, le pensionnaire et l'ami de Duverney. Il entra à l'Académie des sciences, dont les comptes rendus contiennent un grand nombre de ses mémoires, et il mourut le 3 avril 1760 à l'âge de quatre-vingt-onze ans.

cœurs sont unis ensemble par quelques plans de fibres qui forment la surface de cet organe.

— En 1673, Louis XIV chargea Dionis, suppléant de F. Cureau de la Chambre, dans la chaire d'anatomie au Jardin du Roi, de faire des démonstrations anatomiques suivant *la circulation du sang et les dernières découvertes*: Ces leçons attirèrent beaucoup d'auditeurs.

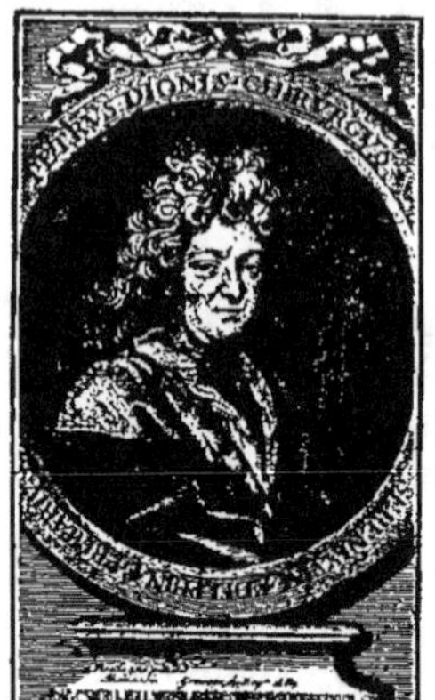

Fig. 649. — DIONIS.

Dionis. — Pierre Dionis, né dans la première moitié du XVIIe siècle, et mort le 11 décembre 1718, était un chirurgien célèbre. Quand il quitta le Jardin du Roi, en 1680, il fut nommé chirurgien de la Reine, et plus tard, premier chirurgien de Mme la Dauphine et des Enfants de France. Son traité d'anatomie intitulé : *L'anatomie de l'homme suivant la circulation du sang et les dernières découvertes*, dont la seconde édition date de 1694, a eu un grand nombre de tirages.

— Dans ce siècle, Paul Mascagni (1) consacra une grande partie de sa vie à l'étude des vaisseaux lymphatiques. Il en découvrit partout excepté dans les centres nerveux, le placenta et le globe oculaire. En 1787, parut son magnifique ouvrage sur ces vaisseaux (*Vasorum lymphaticorum corporis humani historia et iconographia*, in-fol., 41 planches. Vienne 1787).

— Dans le même siècle, parut à Londres un ouvrage important sur les vaisseaux lymphatiques. Cet ouvrage était le résumé de nombreux travaux d'Alexandre Monro (*De venis lymphaticis valvulosis et decarium imprimis origine*. Londres, 1757).

Monro. — Alexandre Monro, fils, naquit, en 1733, à Edimbourg, où il fit ses études médicales, sous la direction de son père. En 1755, il fut reçu docteur. Il devint professeur d'anatomie et président du collège royal des médecins d'Edimbourg. Il s'occupa de la structure du testicule (1755), des vaisseaux lymphatiques (1757), des bourses séreuses sous-cutanées sur lesquelles il publia une monographie (1788), etc., etc.

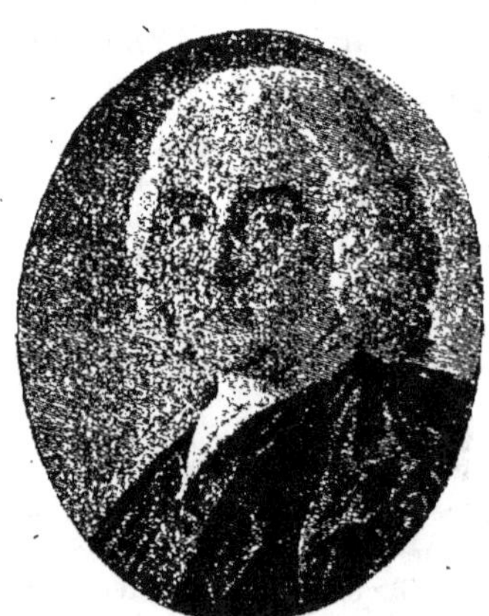

Fig. 650. — MONRO.

— En 1775 parut l'anatomie de Sabatier qui eut un grand succès. Sabatier naquit à Paris en 1732 et mourut en 1811.

(1) **Mascagni.** — Né en 1752 dans le Haut-Siennois (Italie), Mascagni fit ses études médicales à Sienne, et y occupa la chaire d'anatomie en 1774. En 1800, il passa à l'Université de Pise, et un an après, à celle de Florence. Il mourut en 1815.

— C'est dans ce siècle que l'immortel Buffon (1) s'illustra par ses magnifiques travaux de zoologie. Il publia un ouvrage colossal sur l'*histoire naturelle* et divers autres ouvrages ayant trait à la même science. Cuvier (2) continua plus tard l'œuvre de Buffon.

Squelette.

Les os du *squelette*, ainsi que je l'ai dit plusieurs fois, étaient peu connus quant à leur structure et à leur évolution. Misaud, dès 1567, avait observé que la racine de garance rougit les os des animaux nourris avec cette plante. Séverin Pineau, chirurgien à Paris et doyen du Collège de chirurgie, mort en 1619, avait remarqué que le vinaigre ramollit les os et les rend flexibles après une macération un peu prolongée, mais ne

(1) **Buffon.** — Né à Montbard (Côte-d'Or) en 1707, et mort en 1788, à l'âge de quatre-vingt-un ans, Buffon entra à l'Académie des sciences à l'âge de vingt-six ans. Il fut nommé ensuite Intendant du Jardin du Roi. Louis XV érigea sa terre en comté. Le comte de Buffon eut la satisfaction de voir élever sa statue de son vivant, avec cette inscription : *Majestatis naturæ par ingenium.* Le comte de Buffon eut une verte vieillesse qui fut quelque peu troublée par des symptômes de calculs vésicaux.

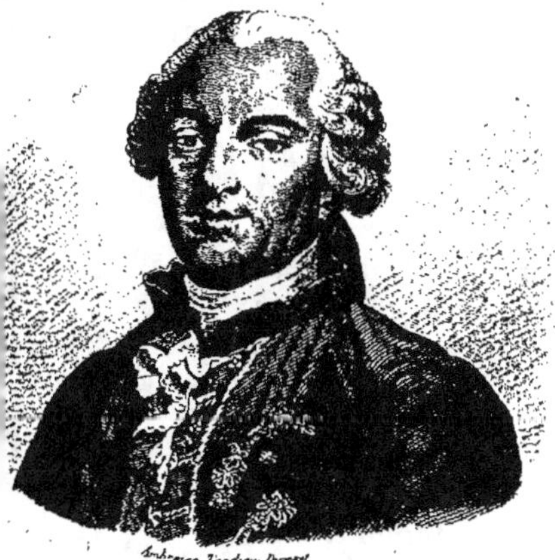

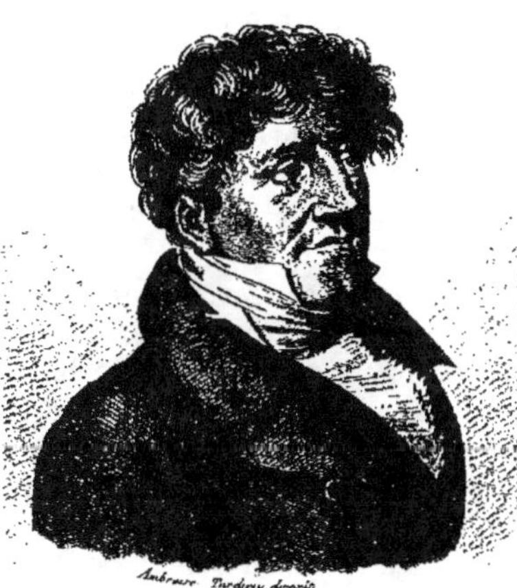

Fig. 651. — BUFFON.   Fig. 652. — CUVIER.

(2) **Cuvier.** — Georges Cuvier, né en août 1769 à Montbéliard, mort à Paris en 1832, se fit remarquer dès ses premières années, par une intelligence très précoce et par des goûts particuliers pour l'histoire naturelle. Vers sa vingtième année, il fit des études particulières en Normandie. Geoffroy Saint-Hilaire, ayant eu connaissance des travaux de Cuvier, l'appela à Paris, en 1794, et le fit nommer suppléant de Mertrud, professeur d'anatomie comparée au Muséum. En 1799, il succéda à Daubenton au Collège de France, puis à Mertrud, en 1802, dans sa chaire du Muséum. Il était membre de l'Institut depuis l'âge de vingt-cinq ans. Il fut nommé inspecteur général de l'Université et conseiller d'Etat par Napoléon. Louis XVIII le fit baron et Louis-Philippe pair de France. Ses travaux portèrent surtout sur l'*anatomie comparée*, les *ossements fossiles*, les *révolutions du globe* et le *règne animal distribué d'après son organisation.*

connaissant pas leur composition chimique, il ne se rendit pas compte de cette action. Nous avons vu plus haut que Koyter avait remarqué un point d'ossification différent pour la diaphyse et les épiphyses des os longs.

Les anciens disaient que les os sont formés d'une substance terrestre très dure et très sèche. Pendant que Duhamel du Monceau faisait ses expériences sur les os, Hérissant communiqua à l'Académie des sciences, en 1768, le résultat de ses expériences sur la structure des os. Il fit voir que l'acide nitrique dilué enlève la substance inorganique aux os et les rend mous. Il fit brûler la substance molle qui restait, et vit qu'elle brûlait comme de la corne. D'où l'auteur conclut que les os sont formés de quatre substances : 1° un parenchyme cartilagineux qui ne s'ossifie jamais ; 2° une substance terreuse (1) ou crétacée, donnant la solidité aux os, quand cette substance n'est viciée par aucun mauvais levain ; 3° un suc visqueux unissant les deux substances précédentes ; 4° un tissu cellulaire, venu du périoste, et s'insinuant entre les fibres de la substance cartilagineuse. Hérissant ajoute que ce dernier tissu ne s'ossifie jamais, et que ces petits prolongements du périoste pénètrent dans la substance osseuse. Il semble que Hérissant avait aperçu ce que nous appelons aujourd'hui les fibres de Sharpey.

Vers le milieu du XVIII° siècle, Belchier (1736), chirurgien de Londres, et Duhamel du Monceau, de Paris (1741), s'aperçurent, longtemps après Misaud, que la racine de garance teint la substance osseuse en rouge. La garance ne colore pas les os du fœtus quand elle est donnée à la mère en pleine gestation. La couleur rouge garance, dont les teintes sont variables, disparaît avec le temps quand on rend à l'animal sa nourriture ordinaire.

Les couches osseuses, rougies par la garance, se déposant à la surface de l'os, ont fait croire à Duhamel que le périoste est aux os ce que l'écorce est aux arbres, et que les os augmentent de grosseur par ossification de la couche profonde du périoste (*Acad. des sc.*, 1742 et 43).

Cette opinion de Duhamel fut combattue par Haller et Albinus. Nous savons aujourd'hui que les os augmentent de grosseur par ossification de la couche molle ou ostéogène, qui sépare l'os du périoste. On peut varier les expériences instituées par Duhamel. En donnant de la racine de garance aux animaux en croissance, à divers intervalles séparés par des périodes de nourriture normale, on constate que les os se revêtent de couches alternativement blanches et colorées et la coupe des os longs montre des anneaux blancs et rouges superposés et emboîtés.

Duhamel étudia aussi l'accroissement des os en longueur. Le 16 novembre 1742, il perça le tibia d'un poulet de six semaines en trois points différents, et introduisit un fil d'argent dans chacun des trous, afin de les reconnaître plus tard. Le poulet fut tué trois semaines après. Le tibia s'était allongé de 3 centimètres. L'intervalle entre le trou moyen et le

______

(1) Hérissant dit que cette substance fournit l'*album grecum* des anciens, « qui est une matière crétacée que les chiens rendent en place d'excréments lorsqu'on les a nourris longtemps avec des os. C'est cette matière qui se charge seule de la partie colorante de la garance. »

rou inférieur avait augmenté de 6 millimètres, et celui qui séparait le trou moyen du trou supérieur était trois fois plus grand. Cette expérience, répétée par Hunter avec le même résultat, prouve que les os s'allongent par les épiphyses et non pas la diaphyse. En effet, dans cette expérience, le trou supérieur avait été fait dans l'épiphyse supérieure, le trou moyen, dans le milieu de la diaphyse, et le trou inférieur à la partie inférieure de la diaphyse, de sorte que l'allongement s'était fait entre la diaphyse et l'épiphyse supérieure. C'est donc bien du XVIIIe siècle que datent nos connaissances sur l'accroissement des os.

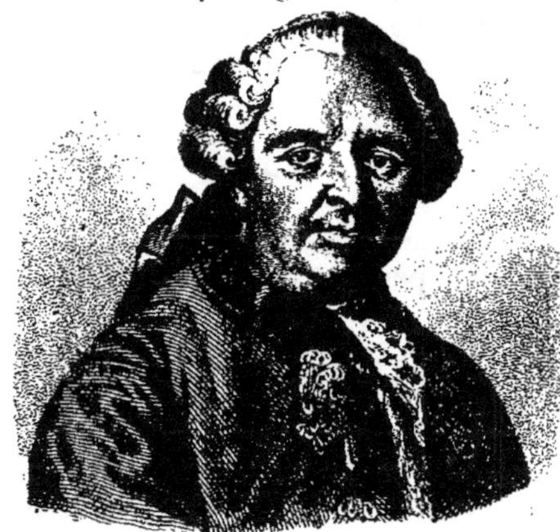

Fig. 653. — DUHAMEL DU MONCEAU.

Duhamel du Monceau. — Né à Paris en 1700, mort en 1782, Duhamel du Monceau fut membre de l'Académie des sciences en 1728. Il publia plusieurs ouvrages.

Système nerveux.

L'étude du système nerveux fit de grands progrès dans le XVIIIe siècle, Vicq d'Azyr (1) s'adonna passionnément à l'étude de l'encéphale. Il publia, en 1786, un traité d'anatomie avec planches coloriées et un grand nombre d'autres ouvrages.

— En 1749, naquit à Lispitz (Autriche) Prochaska, qui s'occupa du système nerveux pendant une grande partie de sa vie. C'est à lui que

(1) **Vicq d'Azyr.** — Né à Valogne, en 1748, Félix Vicq d'Azyr partit pour Paris à l'âge de dix-sept ans. Il fit des cours particuliers d'anatomie qui eurent un succès inouï, à tel point que des médecins jaloux lui firent retirer la permission de faire son cours dans les locaux de la Faculté comme on l'avait fait précédemment pour Dubois, dit Sylvius, et comme on l'a fait encore récemment, en 1880, contre un professeur libre, encore vivant. Antoine Petit, qui était professeur d'anatomie au Jardin du Roi, le prit comme aide et l'autorisa à faire ses leçons pendant ses absences. A la mort de Petit, il donna des leçons particulières dans sa propre demeure.

Un jour, la nièce de l'illustre naturaliste Daubenton s'étant évanouie devant la maison habitée par Vicq d'Azyr, celui-ci lui donna des soins empressés qui touchèrent Daubenton. Il épousa plus tard sa malade. Il eut naturellement Daubenton pour protecteur, et il put ainsi lutter contre les envieux. Il entra à l'*Académie des sciences*, en 1774, devint l'ami de Lassonne, premier médecin du roi, puis secrétaire perpétuel de la *Société royale de médecine* qui porta ombrage à la Faculté. Cette jalousie, devenue de la haine, fut l'occasion de pamphlets, de calomnies et d'injures à l'adresse de Vicq d'Azyr, qui répondit par un travail acharné. Il succéda à Buffon, à l'Académie française, en 1788. Il publia, en 1777, une description des 2e et 3e nerfs craniens; en 1781, il lut quatre mémoires sur la structure du cerveau et de la moelle, et sur l'origine des nerfs. Il mourut en 1794, à l'âge de quarante-six ans.

nous devons des études fort complètes sur les *mouvements réflexes*. Il fonda un beau cabinet d'anatomie pathologique à Prague et alla ensuite occuper la chaire d'anatomie à Vienne. Il mourut en 1820.

Reil (1) est un des premiers qui aient suivi les fibres nerveuses dans la moelle et dans le cerveau. Il passera à la postérité avec son *ruban*. Le ruban de Reil est un court faisceau sensitif qui occupe la partie postérieure de la base du bulbe et de la protubérance. Il fait suite en bas aux fibres sensitives de la moelle et peut-être à quelques fibres du cervelet. Il se divise vers les pédoncules cérébraux en plusieurs faisceaux, dont quelques-uns peuvent être suivis jusqu'au cerveau.

Organes urinaires.

La *structure du rein* se compléta davantage encore dans ce siècle par les travaux de Ferrein (2), qui fit connaître le groupement des divers tubes du rein en pyramides divergentes dont le sommet correspond à la surface du rein, et qui ont conservé depuis le nom de *pyramides de Ferrein*.

(1) **Reil.** — Jean-Chrétien Reil, né en 1759 à Rhaude (Hanovre) et mort du typhus à Halle, en 1813, s'occupa surtout d'anatomie. Il fut reçu docteur à Halle le 9 novembre 1782. Il pratiqua la médecine dans son pays natal pendant cinq ans. En 1787, il fut nommé professeur extraordinaire à Halle, et, en 1788, il devint professeur et directeur de l'Institut clinique. En 1810, il occupa la chaire de médecine à Berlin. L'éclat de son enseignement attira un grand nombre d'élèves de toutes les parties de l'Allemagne et ses ouvrages portèrent sa réputation par toute l'Europe. Etant directeur des hôpitaux militaires établis à Leipzig et à Halle, pendant la coalition contre la France, il fut atteint par l'épidémie de typhus qui régnait dans l'armée, et mourut à l'âge de cinquante-quatre ans.

(2) **Ferrein.** — Antoine Ferrein, né en 1693 aux environs d'Agen, se rendit à Montpellier à l'âge de vingt-deux ans. Il fut bachelier en 1716 et fit un voyage dans la Provence. On le pria de faire des cours d'anatomie et de physiologie pour les chirurgiens de l'Hôtel des forçats, cours qui eurent un immense succès. De retour à Montpellier en 1728, il devint docteur, et remplaça le professeur Astruc. Une chaire étant devenue vacante, il se mit sur les rangs. Quoiqu'il fut nommé le premier à l'unanimité par tous les professeurs, le roi refusa de le nommer. Profondément blessé, il quitta Montpellier et vint à Paris, où il fit des cours extrêmement suivis. A la fin de 1733, il partit pour l'Italie en qualité de médecin en chef des hôpitaux de l'armée. Reçu docteur seulement à l'âge de quarante-cinq ans, il fut admis à l'Académie des sciences trois ans après, et en 1745, il fut professeur de chirurgie. En 1758, il succéda à Winslow dans la chaire d'anatomie du jardin du Roi. Il mourut d'apoplexie le 28 février 1769.

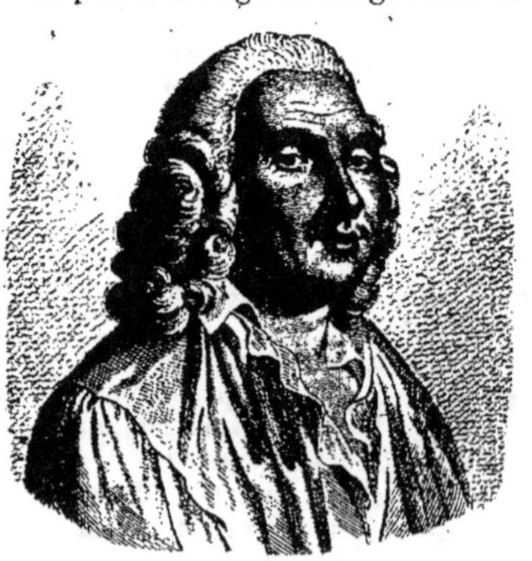

Fig. 654. — FERREIN.

XIXe siècle. — Nous arrivons au xixe siècle, dans lequel se sont produits deux événements des plus considérables, la *création de l'histologie* et la *découverte des micro-organismes* (voir plus loin).

Les travaux se multiplient ; leur nombre est si grand qu'ils échappent à toute méthode de description.

Après avoir parlé des divers centres d'enseignement j'examinerai les nouvelles découvertes du siècle, et j'étudierai les progrès faits en anatomie, en suivant pas à pas chacun des organes de l'économie.

Centres d'enseignement de l'anatomie.

Depuis la fin du xviiie siècle on pouvait apprendre l'anatomie : 1° au Collège de France ; 2° au Jardin du roi ; 3° à la Faculté de médecine ; 4° à l'Ecole pratique de la Faculté ; 5° dans les hôpitaux ; 6° il y avait aussi l'Enseignement libre de l'Ecole pratique de la Faculté.

La chaire du Jardin du Roi.

En 1626, Louis XIII avait créé le *Jardin royal des plantes,* qui prit le nom de *Museum d'histoire naturelle* en 1793. En 1635, le même roi fonda au Jardin royal une chaire d'*anatomie humaine,* qui fut successivement occupée par les professeurs : M. Cureau de la Chambre, 1635-1669 ; P. Cureau de la Chambre, 1671-1680 ; *Cressé* et *Dionis,* suppléants, 1672-1680 ; Duverney, 1682-1730 ; Hunauld, 1730-1742 ; Winslow, 1743-1758 ; Ferrêin, 1758-1769 ; Antoine Petit, 1769-1776 ; *Vicq d'Azyr,* suppléant, 1776-1777 ; Portal, 1777-1832 ; Flourens, 1832-1839.

A cette époque (1839) la chaire d'anatomie humaine prit le nom de *chaire d'anatomie et d'histoire naturelle de l'homme ;* elle fut occupée par Serres, de 1839 à 1855. Elle prit ensuite le nom de *chaire d'anthropologie,* et eut pour professeur, de 1855 à 1892, A. de Quatrefages. Depuis 1893, cette chaire est occupée par notre savant confrère Hamy.

La Faculté de médecine.

Avant la Révolution il existait : 1° une Faculté de médecine ; 2° un Collège de chirurgie.

La Faculté de médecine faisait partie de l'Université, à laquelle le Collège de chirurgie était étranger.

La Faculté de médecine, créée en 1220, fut constituée en 1281, c'est-à-dire vers la fin du xiiie siècle.

Quant au Collège de chirurgie, il aurait été fondé par Pitard, chirurgien de Saint-Louis, mais cette origine paraît douteuse.

La Révolution abolit la Faculté de médecine et le Collège de chirurgie.

Vers la fin du xviiie siècle, en 1794, furent fondées trois écoles de santé (Paris, Montpellier et Strasbourg).

Chacune de ces écoles possédait un corps enseignant composé de médecins, de chirurgiens, etc.

On fonda la Nouvelle Faculté de médecine et on nomma les professeurs, ainsi que les aides d'anatomie, les prosecteurs et les chefs des travaux anatomiques ; mais le corps professoral n'entra en fonctions que le 31 janvier 1795.

Tableau chronologique des professeurs ayant occupé la chaire d'anatomie de Paris : 1° Antoine Dubois, 1795-1796 ; 2° Le Clerc, 1796-1801 ; 3° Duméril, 1801-1818 ; 4° *Pierre Béclard*, 1818-1825 ; 5° Cruveilhier, 1825-1835 ; 6° *Breschet*, 1836-1845 ; 7° *Denonvilliers*, 1846-1856 ; 8° Jarjavay, 1858-1867 ; 9° Sappey, 1867-1886 ; 10° Farabœuf, 1886-.....

Béclard, Breschet et Denonvilliers furent nommés au concours.

Chefs des travaux anatomiques : 1° Fragonard (1), 1795-1801 ; 2° *Duméril*, 1801-1802 ; 3° *Dupuytren*, 1802-1812 ; 4° *Béclard*, 1812-1818 ; 5° *Breschet*, 1819-1836 ; 6° *Blandin*, 1837-1841 ; 7° *Denonvilliers*, 1842-1846 ; 8° *Gosselin*, 1846-1852 ; 9° *Jarjavay*, 1853-1858 ; 10° *Sappey*, 1859-1868 ; 11° *Marc Sée*, 1868-1878 ; 12° *Farabœuf*, 1878-1887 ; 13° Poirier, 1887-1898 ; 14° Rieffel, 1898-..... (2)

Amphithéâtre des hôpitaux.

L'amphithéâtre des hôpitaux, dit *Clamart*, est aussi un lieu d'instruction pour l'anatomie depuis 1835. De vastes salles parfaitement ventilées reçoivent les sujets qui doivent être disséqués par les externes et internes des hôpitaux et par deux cents élèves de la Faculté de médecine.

Tout y est fort bien organisé, sous l'œil vigilant du Dr Quénu, l'un de nos plus savants chirurgiens, à qui est confiée la direction de cet important établissement. Le premier directeur fut Serres jusqu'en 1868, le deuxième fut Tillaux jusqu'en 1890, époque à laquelle le Dr Quénu lui a succédé.

Avec les injections conservatrices si parfaites qu'on fait aujourd'hui à l'amphithéâtre des hôpitaux on n'est pas exposé au lugubre accident survenu au chirurgien Lassone (3), vers le milieu du XVIIIe siècle.

L'enseignement libre de l'anatomie.

Jusqu'en 1813, il y avait des amphithéâtres particuliers d'anatomie ; on avait des élèves chez soi. Personne ne s'informait de quelle manière on se procurait les cadavres.

(1) **Fragonard** (Honoré), né à Grasse en 1732, avait été démonstrateur d'anatomie à l'Ecole vétérinaire de Lyon, puis à celle d'Alfort. Il mourut en 1799.

(2) *Nota.* — Les noms soulignés sont ceux des chefs des travaux qui sont devenus professeurs.

(3) **Lassone.** Membre de l'Académie des sciences, à vingt-cinq ans, Lassone, né à Carpentras en 1717, mourut à Paris en 1788. Il fut médecin de la reine Leczinska, et plus tard de la reine Marie-Antoinette et de Louis XVI. Il fut appelé à Padoue pour y occuper une chaire de médecine, mais il refusa. Si je parle de Lassone, c'est pour faire connaître une erreur déplorable dans laquelle il joua un grand rôle, et qui le dégoûta de l'anatomie. On lui livra un jour pour la dissection, un cadavre qui se réveilla sous le premier coup de scalpel. Lassone fut assez heureux pour le rappeler à la vie. A cette époque (voy. Maury, *L'ancienne académ. des sc.*, p. 143), « on se hâtait trop souvent de porter en terre ceux qui donnaient des signes de mort, et l'on eut à constater maintes fois, de déplorables erreurs : gens enterrés vivants, malheureux déposés dans les amphithéâtres et livrés au scalpel quand la vie ne les avait pas encore abandonnés. »

Ces amphithéâtres particuliers étaient peu hygiéniques et les voisins dressaient souvent des plaintes.

A cette époque ces amphithéâtres furent définitivement supprimés. Il eut un décret (22 septembre 1813) contraignant la Faculté de médecine à donner des sujets aux professeurs particuliers d'anatomie *dans les locaux de l'École pratique.*

La Faculté s'engagea à fournir un local commode et des sujets en quantité suffisante aux professeurs particuliers (ordonnance de police du 5 octobre 1813).

La Faculté de médecine ne vit jamais d'un œil bienveillant les professeurs qui donnaient des leçons dans ses locaux. Elle donna pour tous les professeurs libres le plus petit des huit pavillons qu'elle possédait, le seul qui fût isolé, le pavillon n° 7. En même temps, elle mettait à la disposition de ces professeurs, trois amphithéâtres, locaux vieux et sales, démolis aujourd'hui, dans lesquels se donnait l'enseignement libre oral. C'est là qu'ont professé Sappey, Pajot, Robin, Denonvilliers, Gosselin, Marjavay, avant de faire partie de la Faculté. Dupré, Dumay, Chassaignac, Martin-Magron, Fano, Rambaud, Batailhé, Laskowski et Fort s'y sont fait entendre également.

L'enseignement libre a compté des professeurs remarquables. Pierre Broc, né en 1782, et mort en 1848, revint de l'Amérique du Sud en 1830, et ne put obtenir une chaire d'anatomie à la Faculté de Paris. Il fit avec grand succès des cours libres à l'École pratique. Il concourut pour la chaire d'anatomie, et il aurait dû être nommé professeur, selon Corlieu. Cette injustice fut cause de troubles graves à la Faculté de médecine (1).

(1) Breschet fut nommé professeur dans le concours où Broc s'était montré infiniment supérieur. Les élèves étaient furieux. Roux, redoutant la malveillance des étudiants, n'osa pas sortir du vestiaire. Dans la cour stationnaient cinq à six cents étudiants, criant : « A bas Breschet ! A bas Roux... ! » Un fruitier voisin fut dévalisé ; des pommes de terre furent lancées dans les fenêtres ; les vitres volèrent en éclats. Le doyen Orfila paraît alors dans la cour ; on lui fait place, on l'entoure ; il adresse au milieu du tumulte quelques paroles bienveillantes aux étudiants. Tout à coup une poussée se fait ; Orfila est entraîné dans les bureaux par les élèves et par quelques jeunes docteurs. Le tumulte recommence : le commissaire de police arrive. Portes et fenêtres sont ouvertes par la violence. Les étudiants pénètrent dans le vestiaire, déchirent sept robes et six toques. La robe d'Orfila fut mise en lambeaux. Vers sept heures arrivèrent les sergents de ville et un détachement de la garde municipale. De nombreuses arrestations eurent lieu. Les dégâts s'élevèrent à 3 200 francs pour vitres, boiseries, serrures, etc., et à 2 800 francs pour les robes et les toques déchirées.

Dans tout ce désordre il n'y avait rien de personnel contre Breschet qui, en somme, s'était bien maintenu dans ce concours et qui avait de grandes connaissances en anatomie générale. Mais la chaire mise au concours était une chaire d'anatomie *descriptive*, et, sous ce rapport, Broc s'était acquis de bien légitimes sympathies. La jeunesse aimait Broc : il le méritait bien.

En octobre 1848 mourait à Sainte-Périne, où il avait été transféré des salles de l'Hôtel-Dieu, le pauvre Broc, âgé de soixante-dix ans. Il a fallu que l'Association des médecins de la Seine fît quelques démarches auprès du docteur Recurt, alors Ministre de l'intérieur, pour obtenir cette place, *la seule faveur qui fut jamais accordée à Broc.* (Extrait de l'ouvrage de Corlieu.)

Le succès du professeur Pajot, né en 1816 et décédé en 1896, lorsqu'il faisait des cours libres payants à l'Ecole pratique, fut encore plus considérable (voir Corlieu. *Centenaire de la Faculté de médecine*) (1).

Cet enseignement libre oral et pratique s'est maintenu, tant bien que mal. Il y avait toujours dans le pavillon de dissection n° 7 de l'Ecole pratique plusieurs professeurs libres ayant chacun leurs tables et dirigeant leurs élèves.

Mais, à partir de 1863, un jeune professeur libre sut attirer à lui un grand nombre d'élèves, à tel point qu'il resta seul dans le pavillon des professeurs particuliers. Les élèves se pressaient à ses leçons et à son enseignement de dissection. Ils affluèrent en si grand nombre que le pavillon de dissection et son amphithéâtre particulier devinrent trop petits.

Il est vrai, comme dit Guardia dans son *Histoire de la médecine*, p. 156, que ce ne sont pas les grands hôpitaux qui font les maîtres praticiens, ni les vastes amphithéâtres les bons professeurs.

De dix à douze qu'ils étaient au début, les élèves dépassèrent le nombre de trois cents. C'était peut-être un peu humiliant pour le professeur d'anatomie de la Faculté, dont le cours *gratuit* n'attirait pas une douzaine d'élèves, pendant que le cours *payant* du professeur libre, qui avait lieu à côté de la Faculté, avait plus de trois cents auditeurs.

Fort. — Fort (Joseph-Auguste-Aristide) naquit le 19 octobre 1835, à Mirande (Gers). Il fut d'abord interne en pharmacie en 1856 (Hôpital Saint-Louis) et en 1857 (Hôtel-Dieu). Externe en 1858, interne en médecine en 1859 et docteur en 1863, Fort concourut cinq fois pour une place de chirurgien des hôpitaux. Il fut toujours admissible, mais jamais nommé. Admissible également au concours de l'agrégation, en 1868, il eut toujours à lutter contre de nombreux ennemis. Il eut un grand succès dans l'enseignement libre de l'anatomie. Après la suppression de l'enseignement libre de l'anatomie à l'Ecole pratique de la Faculté, Fort devint spécialiste des maladies des voies urinaires et démontra la supériorité de l'électrolyse linéaire sur l'urétrotomie interne, dans le traitement des rétrécissements urétraux.

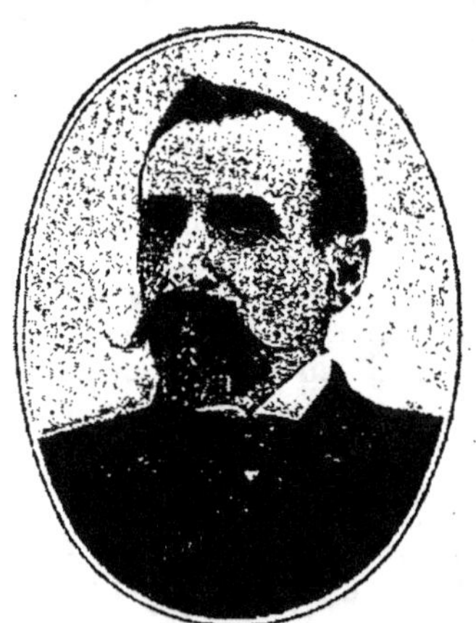

Fig. 655. — J.-A. FORT.

On lui doit les publications suivantes : *Anat. descr. et dissection*, 6e édit., 1902, 3 vol. in-8°; *Pathol. et clin. chirurg.*, 2 vol. in-8°. 2e édit.; *Traité élém. d'histologie*, 1 vol. in-8°, 2e édit.; *Cours de méd. opératoire*, 1 vol. in-12; *Traité élém. de physiol.*, 1 vol. in-12 ; *Difformités congénitales et acquises des doigts et leur traitement* (thèse d'agrégation) ; *Mémoire sur l'anat. et la physiol. du poumon, considéré comme organe de sécrétion* ; *De l'anus contre nature* (thèse pour le professorat à Rio-de-Janeiro), 1882 ; *Mém. sur le café, son action physiol.* ; *Divers mémoires sur les rétrécis. urét. et œsoph.* ; *Traitement des rétrécissements par l'électrolyse linéaire*, 1 vol. in-8°.

____

(1) Ni la pompe ni l'hermine ne font les hommes supérieurs. Le costume et le masque font les acteurs (Guardia, *Hist. de la Méd.*, p. 513).

Le succès de cet enseignement libre de l'anatomie était, on peut le dire, prodigieux. Le professeur libre auquel je fais allusion créa, vers 1870, le *prix de l'enseignement libre*, ou *prix Fort*, consistant en une médaille de vermeil et une somme de 400 francs. Ce prix annuel était donné, à la suite d'un concours, devant un jury spécial, à l'élève le plus méritant de son cours libre. Voici quelques lauréats dont j'ai retenu le nom : 1874, Berlin, d'Avignon ; 1876, Campeil, de Saint-Cirgues (Corrèze); 1877, *ex-æquo*, Julio Restrepo et Thomas Bernal, de Medellin (Colombie). Mlle Klumpke, aujourd'hui Mme Déjerine, fut deux fois lauréate.

La Faculté a toujours compté parmi ses membres des hommes ennemis des coteries, à sentiments élevés et généreux ; il serait facile d'en citer un grand nombre, une grande majorité. Mais dans toutes les réunions, corporations, sociétés, etc., il se trouve quelques esprits mesquins, envieux, qui ne peuvent pas supporter le succès des autres, surtout lorsqu'ils ne sont pas de la même coterie, de la même chapelle, de la même Église. Nous l'avons vu pour Dubois dit Sylvius, Vicq d'Azyr, Bichat et tant d'autres qui ont été victimes de l'envie.

Qu'y a-t-il donc d'étonnant à ce qui est arrivé en 1880 au professeur libre dont il est question ? Une cabale fut montée contre lui ; il fallait détruire son enseignement. C'est Farabœuf qui fut désigné pour cette œuvre ; on trouve toujours, malheureusement, un bourreau, quand il est bien payé, pour égorger un ennemi.

Farabœuf, qui avait une dent contre son ennemi, depuis que celui-ci avait, dans un journal (1872), soutenu la supériorité d'un candidat qui écrasait Farabœuf à chacune de ses épreuves (1), enchanté d'avoir à faire cette sale besogne, mit en usage tout ce que peuvent suggérer la ruse, le mensonge, et enfin la grossièreté. Il fit à son ennemi une scène publique, digne d'un sauvage, en présence des élèves, qui le conspuèrent. A la suite de cette scène, qui restera comme une tache indélébile sur la mémoire de Farabœuf, l'enseignement libre de l'anatomie disparut. Le ministre le supprima par un décret. Depuis 1880, on ne dissèque plus à l'École pratique. L'enseignement libre de l'anatomie à la Faculté a vécu.

Les ouvrages d'anatomie au XIXe siècle.

L'anatomie ne s'apprend pas seulement à l'amphithéâtre, mais aussi dans les livres. Depuis Mundinus, on a eu très souvent recours à l'*iconographie* (2). Les premières figures d'anatomie datent du XVe siècle.

(1) Finalement il échoua contre Mathias Duval.

(2) En 1685, l'anatomiste hollandais Bidloo publia un magnifique atlas d'anatomie de 105 planches. « L'anatomiste anglais Guillaume Cowper acheta aussitôt 300 exemplaires des planches de Bidloo, sur lesquelles il fit écrire à la main, avec beaucoup d'adresse, des lettres de renvoi, et il y joignit 9 planches nouvelles. Ayant ensuite traduit le texte du latin en anglais, Cowper *publia le*

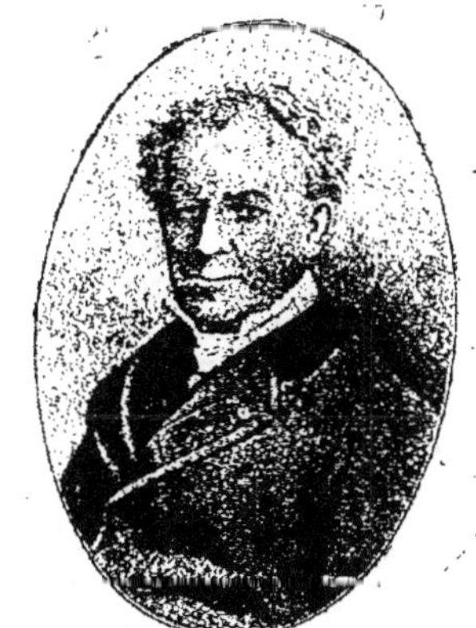

Fig. 656. — JULES CLOQUET.

Trois médecins allemands, Peiligk, Hundt et Jean de Ketham, firent dessiner et graver, les premiers, les parties principales du corps en 1499 et 1501. Le peintre Albert Durer publia en 1525 un livre curieux sur la symétrie et la proportion du corps de l'homme et de la femme.

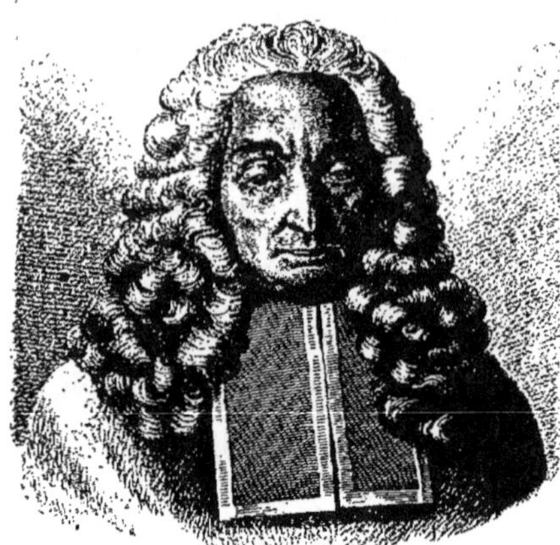

Fig. 657. — J.-B.-N. Boyer.

Dans le XIXe siècle, les ouvrages se sont multipliés à tel point que je ne pourrai dire quelques mots que des principaux.

L'*Anatomie descriptive* de Boyer (1) parut sans figures en 1799. Elle fut suivie de près par celle de Bichat, qui fut publiée en 1803 (voy. Bichat, t. III, p. 647, et Boyer, p. 655).

L'*Atlas d'anatomie* de Bonamy, Broca et Beau, le *Traité de névrologie* de Ludovic Hirschfeldt, l'ouvrage de Paulet, etc., sont accompagnés

tout sous son nom » (*Dict. de méd.* de Dezeiméris, t. I, p. 399). Quant aux admirables dessins originaux de Gérard de Lairesse, qui avaient servi à graver les planches de Bidloo, ils furent acquis, en 1796, par la Faculté de Paris, pour la *forte somme de 3 600 livres*. Mais, depuis une vingtaine d'années, ces dessins ont disparu de la Bibliothèque, dont ils furent longtemps un des joyaux les plus précieux. (Portal, *Histoire de l'anatomie.* — Chéreau, *Notice sur l'origine de la Bibliothèque de la Faculté de médecine de Paris.*)

Cloquet (Jules), professeur à Paris, né en 1790, mort en 1883, a publié, sur *l'anatomie de l'homme*, un bel atlas qui lui demanda près de vingt ans de travail, et qui est resté comme un modèle d'exactitude et de perfection iconographique.

(1) Il ne faut pas confondre les Boyer. Le plus ancien est Boyer (Jean-Baptiste-Nicolas), né à Marseille le 5 août 1693, et mort le 2 avril 1768. Il fut reçu docteur à Montpellier en 1717. Venu à Paris, où il fut protégé par Chirac et Helvétius, il fut médecin du régiment des gardes du roi. Il fut élu doyen de la Faculté de médecine en 1756.

Boyer (Alexis), né à Uzerches (Corrèze), en 1757, et mort en 1833, était le fils d'un tailleur de campagne. Ayant reçu quelque instruction, il fut clerc de notaire, puis marchand de bestiaux, enfin apprenti barbier à Paris. Il se prit d'une passion extraordinaire pour l'anatomie ; il avait recours à toutes sortes de ruses pour se procurer des pièces de dissection. Il entra comme élève à l'hôpital de la Charité en 1787. A trente-cinq ans, il était chirurgien de la Charité. En 1799, étant professeur de chirurgie externe, il publia son *Traité d'anatomie*.

En 1804, Corvisart le présenta à l'Empereur qui le fit baron avec dotation sur les provinces conquises. Il publia ensuite un *Traité des maladies chirurgicales*, et en 1820

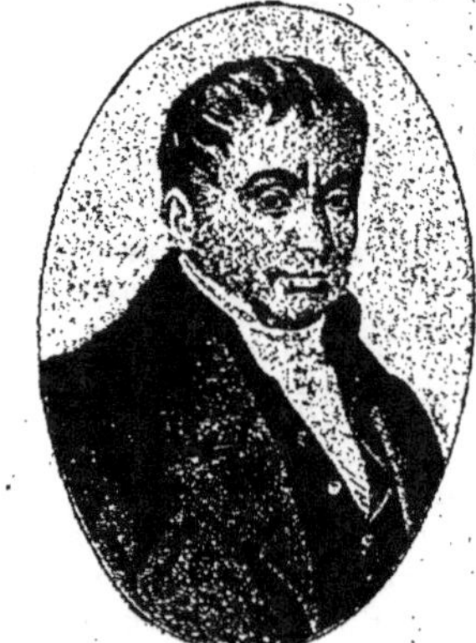

Fig. 658. — A. Boyer.

de planches magnifiques. J'en dirai autant de l'*Atlas monumental*, si bien fait, et antérieur aux précédents, de Bourgery et Jacob (1), dans lequel on trouve toujours quelque chose de nouveau. Bourgery, excellent anatomiste, a passé sa vie à la confection de cet atlas, et il n'en a retiré ni bénéfice ni compensation.

Actuellement, les élèves ont entre les mains sept ouvrages principaux d'anatomie descriptive dont les auteurs sont : Cruveilhier, Sappey, Beaunis et Bouchard, Debierre, Testut, Poirier et Fort.

L'*Anatomie de Cruveilhier* n'avait pas de figures dans les premières éditions, qui contenaient des descriptions admirables de méthode et de clarté. Dans ces dernières années, Cruveilhier fils a été chargé, avec Marc Sée, de mettre ce livre au courant de la science. Des emprunts ont été faits aux livres allemands, ainsi que des figures. Les additions n'ont pas paru très heureuses ; aussi cet ouvrage, manquant des qualités qu'il avait autrefois, est-il moins demandé qu'il ne l'était.

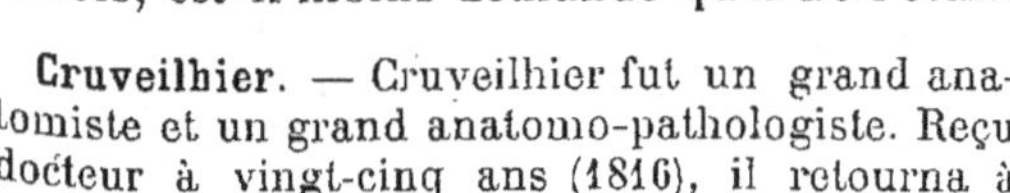

Fig. 659. — J. CRUVEILHIER,

Cruveilhier. — Cruveilhier fut un grand anatomiste et un grand anatomo-pathologiste. Reçu docteur à vingt-cinq ans (1816), il retourna à Limoges, son pays natal, où il pratiqua la médecine avec son père. Il avait trente-trois ans lorsqu'il vint à Paris, où il fut reçu agrégé. Il occupa la chaire d'anatomie en 1835. Cruveilhier fut un médecin très chrétien et d'une probité à toute épreuve.

L'*Anatomie de Sappey*, à laquelle ce consciencieux anatomiste a travaillé toute sa vie, a eu un succès extraordinaire, et la 4° édition de cet ouvrage a été publiée quelque temps avant sa mort. La vie entière de ce savant a été consacrée à la confection de son ouvrage. Il a fait dessiner lui-même ses préparations anatomiques avec un soin méticuleux ; il en a surveillé la gravure et il a dépensé une fortune pour l'exécution de ses planches magnifiques. Eh bien ! sait-on combien se sont vendus les clichés de ces figures à la mort de ce maître, qui a usé sa vie au travail, et qui a

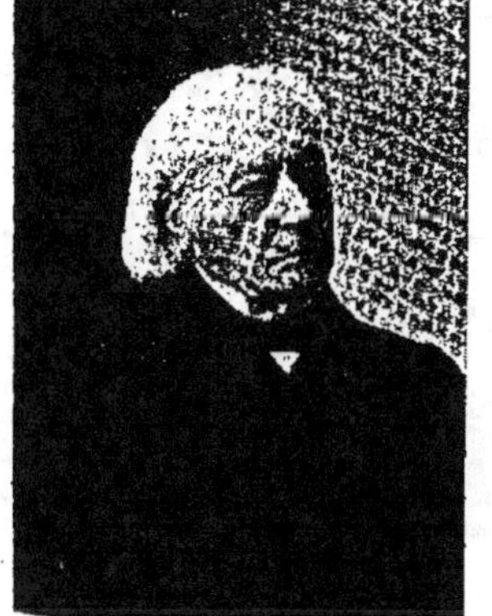

Fig. 660. — SAPPEY.

l'Académie de médecine fut créée avec le nom de Boyer parmi les premiers membres. Il parlait correctement et avait une grande clarté d'exposition.

Boyer (Philippe), fils du précédent, né à Paris, 1802, mort en 1858, fut agrégé de la Faculté et chirurgien des hôpitaux. Excellent praticien, il a publié un *Traité pratique de la syphilis.*

(1) Je cite les lignes suivantes écrites par cet honnête travailleur aux pages ii et iii de son 8° volume. « Aujourd'hui, après vingt ans, je ne suis rien et je

consacré toutes ses économies à la confection de son ouvrage? Le tout
a été vendu aux enchères publiques pour une somme de 4000 francs!
Amère dérision du sort! Il est vrai que le professeur Sappey était un
peu en retard sur les progrès de l'histologie. Mais, est-ce suffisant pour
expliquer la chute de ce remarquable ou-
vrage qui paraît aujourd'hui complètement
délaissé ?

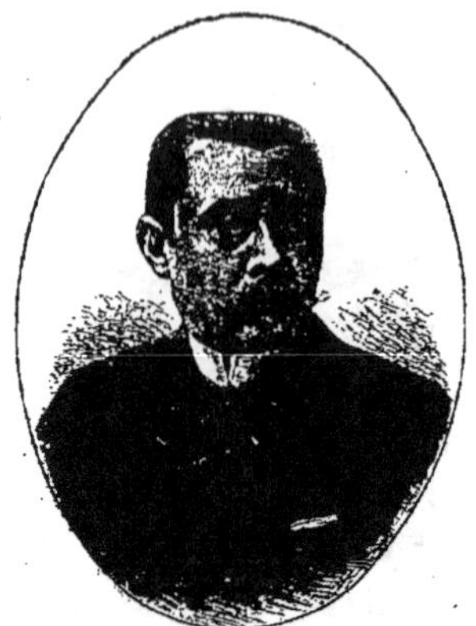

Fig. 661. — Testut.

L'*Anatomie de Beaunis et Bouchard* est
un gros volume, trop gros et incommode,
assez répandu dans les écoles militaires.

Je ne connais pas suffisamment l'*Anatomie de Debierre*, en deux volumes, pour en
parler. Je dois dire cependant que j'ai la
plus grande estime pour cet auteur, qui
est un excellent anatomiste, et dont l'ouvrage doit avoir de grandes qualités.

La 4e édition de l'*Anatomie de Testut*
vient d'être terminée. C'est un ouvrage
fait sans collaborateurs apparents. Il a de
la cohésion, de l'homogénéité. Il a été
écrit comme on voyage en automobile,
vite, vite; aussi n'est-il pas étonnant que

quelques erreurs s'y soient glissées. Mais quel est l'ouvrage qui n'en
contient pas ?

L'Anatomie de Testut a un grand succès,
parce qu'elle est écrite clairement et parce
que les figures, très nombreuses, sont pour
la plupart des schémas, c'est-à-dire des
figures, souvent imaginaires, destinées à
supprimer, ou, du moins, à atténuer les
difficultés d'une description. Malgré ses
qualités, cet ouvrage est, selon moi, trop
aride. On dirait que l'auteur s'est juré de ne
pas y mettre un seul mot de physiologie
ni de pathologie.

L'*Anatomie de Poirier* est un ouvrage
de longue haleine, en plusieurs volumes,
non encore terminé. Cet ouvrage est l'œuvre d'un certain nombre d'anatomistes,
pris en divers points du globe, écrivant les
divers articles de l'ouvrage sous la direc-

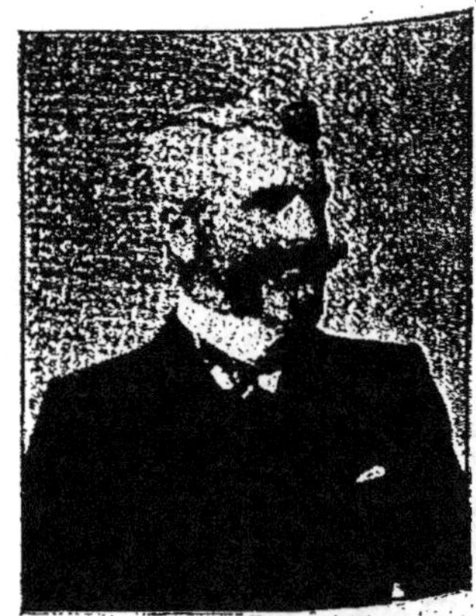

Fig. 662. — Poirier.

tion de Poirier. Il arrive parfois, ceci est fâcheux, que l'un des collaborateurs décrit la partie droite d'un organe, pendant qu'un autre,

n'attends plus rien. J'en ai fini de cette révélation singulière : c'est le cri de
vingt ans d'oppression qui m'échappe. Aussi bien je donne mon exemple à
fuir, s'il se trouvait quelque imprudent prêt à se laisser séduire, comme je
l'ai fait, par un amour inconsidéré de la science. Au moins il apprendra de
moi que l'ouvrage consciencieux ne mène à rien. Qu'on me pardonne cette
plainte, c'est la première, ce sera aussi la dernière. »

vivant aux antipodes du précédent, écrit la partie gauche. Pas d'entente possible, comme cela devrait être. L'ouvrage de Poirier me produit l'effet d'un grand char attelé de coursiers disparates, roumains, lorrains, toulousains, qui ne peuvent s'accorder, se mettre au pas ; ils trébuchent. Le conducteur, qui tient les rênes, ne les a pas en mains. Cet ouvrage est fort savant, mais d'un prix un peu élevé pour la bourse d'un étudiant.

L'*Anatomie de Fort* date de près de quarante ans. La première édition a été commencée en 1863, l'année où l'auteur fut reçu docteur. Fort a toujours été en contact avec les étudiants ; les précédentes éditions ont été une grande amélioration de la première. La *sixième* édition qui vient d'être terminée et qui a été écrite par l'auteur lui-même, à peu près sans aide, a été complètement refondue ; elle a exigé un travail colossal. Cette édition a trois volumes in-8° comptant plus de 3 000 pages et plus de 2 200 figures. La cinquième édition avait trois volumes in-12, d'environ 2 500 pages avec 1 276 figures. On voit que la dernière édition est complètement différente des autres. De plus, l'auteur a ajouté 10 planches en couleur. Les descriptions sont toutes au courant de la science ; tout ce qui a trait à la structure des organes et des tissus a été complètement remanié et mis au courant. L'auteur s'est attaché à faire une anatomie qui conduise doucement, lentement, l'élève vers la physiologie et la pathologie. Il a tenu aussi à retracer, le plus souvent en quelques mots, l'histoire des divers organes (voir Fort, page 984).

Les principaux ouvrages d'*anatomie topographique* de ce siècle sont ceux de Pétrequin, Malgaigne, Richet et Tillaux.

L'*Anatomie médico-chirurgicale* de Pétrequin date de 1846. On peut dire qu'elle est entièrement délaissée aujourd'hui. Celle de Malgaigne, qui a eu plusieurs éditions, a été en vogue pendant longtemps. C'est un ouvrage agréable à lire, remarquable surtout par l'esprit critique de son auteur (voy. t. III, p. 644).

« Ce que j'ai essayé d'ajouter à mon tour à l'anatomie chirurgicale, dit Malgaigne, dans la préface de sa seconde édition, c'est l'étude des organes et des tissus en action, avec toutes les ressources de l'expérimentation, soit sur le cadavre, soit sur les animaux vivants, de manière à ne laisser en dehors aucune des notions anatomiques et phy-

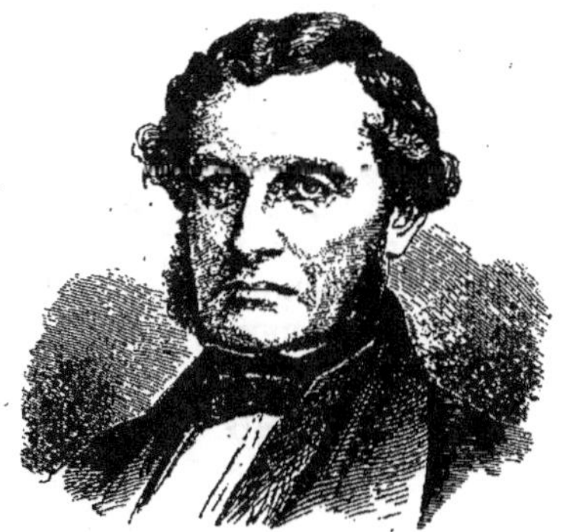

Fig. 663. — MALGAIGNE.

siologiques propres à éclairer l'étiologie, les symptômes, la marche, le traitement des affections qui relèvent de la pathologie externe. »

L'*Anatomie médico-chirurgicale* de Richet est certainement le meilleur livre que nous ayons en ce genre. Il est plein de faits intéressants et d'applications pathologiques très pratiques. C'est le meilleur livre d'anatomie chirurgicale que puisse consulter le chirurgien.

Richet (Didier-Dominique-Alfred), né à Dijon en mars 1816, mort à Hyères, en décembre 1891. Docteur en 1844, agrégé à la Faculté en 1847, chirurgien de l'Hôtel-Dieu en 1872. Membre de l'Académie de médecine en 1865. Membre de l'Institut en 1883. Excellent professeur de clinique ; anatomiste remarquable. Richet a fait de nombreuses publications ; la principale est un *Traité d'anatomie médico-chirurgicale* dont la dernière édition a paru en 1879. Richet était d'une honorabilité parfaite. Il était parfois sévère, mais il avait un excellent cœur. Il est le père du célèbre physiologiste français Charles-Robert Richet, professeur à la Faculté de médecine de Paris depuis 1887, et auteur d'un grand nombre de publications physiologiques des plus intéressantes.

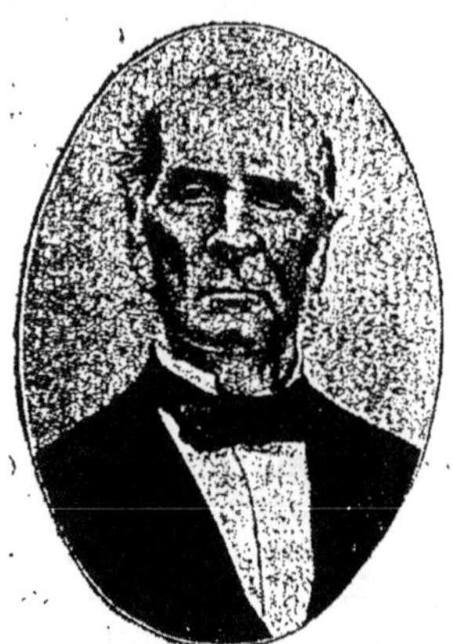

Fig. 664. — RICHET.

L'*Anatomie* de Tillaux a une grande vogue, quoiqu'elle soit bien inférieure à celle de Richet. Cette vogue tient sans doute à la présence des figures coloriées qui sont contenues dans cet ouvrage.

CINQUIÈME PÉRIODE

PÉRIODE DE L'HISTOLOGIE ET DE LA BACTÉRIOLOGIE (XIXe SIÈCLE)

(*Transformation des sciences médicales*)

Les deux grandes découvertes du XIXe siècle.

Les deux grands événements du siècle dernier sont : la découverte de la cellule animale et celle des micro-organismes.

La découverte de la *cellule animale* a créé l'histologie. Elle a imprimé aux travaux anatomiques une nouvelle direction. La découverte des *micro-organismes* a bouleversé de fond en comble la médecine et la chirurgie, car il est démontré que la plus grande partie des affections médicales et des complications chirurgicales, sinon toutes, sont produites par ces infiniment petits.

Histologie.

Les êtres organisés sont formés uniquement de cellules d'où dérivent tous les éléments anatomiques qui les composent. On ne sait cela que depuis 1839. Avant cette époque, les botanistes avaient étudié les cellules végétales, dans lesquelles Robert Brown, en 1831, avait découvert un *noyau*. En 1838, Schleiden déclara que les tissus des végétaux sont formés de cellules ou de dérivés de cellules.

Au commencement du XIXe siècle, on croyait encore que les tissus animaux étaient formés par la réunion de petits amas de substance molle inconnue.

Découverte de la cellule animale. — L'honneur de cette découverte appartient à Théodore Schwann, professeur d'anatomie à l'Université de Louvain. Un jour qu'il dînait avec le botaniste Schleiden, ce dernier parla du rôle que joue le noyau dans la multiplication des cellules végétales.

Ce fut un trait de lumière pour Schwann, qui avait observé quelque chose d'analogue dans les cellules de la *corde dorsale* de l'embryon des animaux. Schwann supposa alors que les tissus animaux devaient être semblables à ceux des végétaux. Il reconnut que l'embryon est formé, au début, par des cellules semblables, arrondies, qui changent de forme en se différenciant, et donnent naissance à tous les éléments anatomiques des tissus. Telle fut l'origine de la *théorie cellulaire* que Schwann établit dans un petit volume intitulé : *Recherches sur l'analogie de structure entre les animaux et les végétaux.*

La théorie cellulaire est universellement adoptée aujourd'hui.

Schwann. — Théodore Schwann naquit à Neuss-sur-le-Rhin en 1810, et mourut à Cologne le 14 janvier 1882. Il étudia la médecine à Bonn, Wurtzbourg et Berlin. Schwann est le père de l'histologie.

Au début de la *cytologie* (étude de la cellule) la cellule ne fut pas connue dans sa structure, dans son origine, dans ses métamorphoses, comme elle

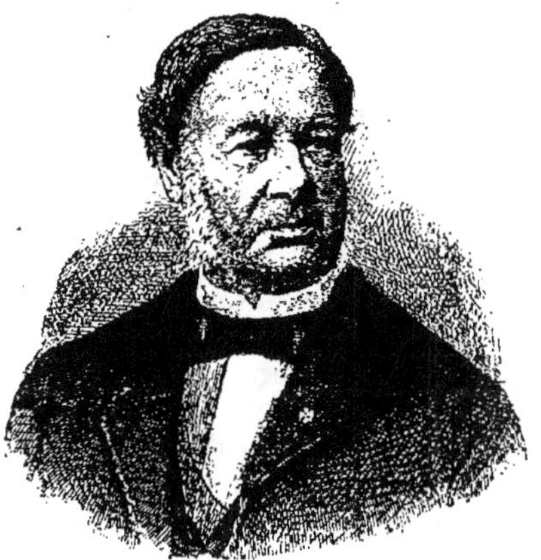

Fig. 665. — SCHWANN.

l'est aujourd'hui. La substance propre du corps de la cellule fut nommée *protoplasma* par Purkinje en 1840. Vers 1860, Beale, Brücke, et surtout Max Schültze, démontrèrent que la plupart des cellules sont des globules de protoplasma nu, et que la membrane décrite comme paroi de cellule n'était le plus souvent que la condensation de la surface du protoplasma.

On conçoit quelle source féconde a été la découverte de Schwann. Jusqu'à ce savant, on avait étudié les tissus. On avait observé attentivement l'évolution de l'œuf dans presque toutes les classes de la série animale, mais on n'avait pas saisi l'enchaînement de l'évolution des tissus comme on le connaît aujourd'hui.

On connaissait des cellules, les cellules nerveuses par exemple, mais on n'en connaissait pas le développement, on ne savait pas que tous les éléments anatomiques dérivent de cellules primordiales embryonnaires. On étudiait les éléments anatomiques, isolés pour ainsi dire. En découvrant l'origine et le développement des éléments, Schwann créa une véritable science, qui a fait, depuis ce savant, des progrès considérables, l'*histologie*.

N'est-ce pas admirable de pouvoir constater, à la suite de la fécondation, la segmentation du jaune de l'œuf, qui donne naissance, en quelques heures, à un corps, à une masse de cellules semblables, arrondies, contenant un noyau et un ou plusieurs nucléoles. Telles sont les *cellules embryonnaires.*

Sous l'influence d'une force mystérieuse qui dirige le mouvement de ces cellules embryonnaires, on les voit s'orienter invariablement en diverses directions, et sous des formes constantes. C'est ainsi que les cellules qui occupent l'axe de l'embryon se disposent en séries linéaires, et forment, en se multipliant, un petit tube, *tube neural*, dont la cavité deviendra plus tard le *canal de la moelle* et les *ventricules cérébraux*, tandis que les parois, par des multiplications successives des cellules embryonnaires, arriveront à former la *substance de la moelle* et de l'*encéphale*. Il en est ainsi de tous les tissus et de tous les organes qui ont pour origine primitive les cellules embryonnaires.

— Après la découverte de Schwann, tous les anatomistes ont étudié l'évolution des divers tissus, et l'on peut dire que la véritable histologie date de cette époque.

La France, l'Allemagne et l'Italie ont rivalisé de zèle. Il m'est difficile de juger la part qui revient à chaque pays, n'ayant pas les documents à ma portée, mais il n'est douteux pour personne, quel que soit le chauvinisme dont on est animé, que l'Allemagne tient le record pour l'histologie. Cela tient-il au caractère de l'Allemand, patient et tenace? C'est fort possible. Toujours est-il qu'on cultive avec succès l'histologie dans toutes les écoles allemandes, et qu'on y peut compter les histologistes par douzaines, tandis qu'en France, nous sommes presque au dépourvu.

L'histologie a eu d'abord pour maître, en France, Charles Robin, qui a fait des élèves. Mais Robin, par entêtement peut-être, ne voulut jamais connaître les énormes progrès de la technique microscopique. Il s'en tenait, en fait de réactifs, à la glycérine et à l'acide acétique. Certes, il fit faire de grands progrès à l'histologie comparée, il découvrit des éléments anatomiques inconnus jusqu'à lui, myéoloplaxes, etc. C'est pour Robin que fut créée, en 1862, la chaire d'histologie de la Faculté. Il soutint jusqu'à la fin de sa vie la théorie de la genèse des cellules dans un blastème, théorie ruinée cependant de fond en comble par la théorie cellulaire de Schwann (voy. Robin, t. I, p. 60).

La jeunesse studieuse fit tous ses efforts pour réagir contre l'école de Robin, si différente de l'école allemande, toujours en progrès. Cette situation amena la création, en 1875, au Collège de France, de la *chaire d'anatomie générale et d'histologie pathologique*, que l'on donna à Ranvier. Cette chaire fut créée à l'instigation de Cl. Bernard qui avait senti l'importance de l'*histologie* pour la *physiologie générale*.

Cornil et Ranvier firent ensemble un *Traité d'histologie pathologique*, qui réagissait contre les idées rétrogrades de Charles Robin. Cornil se sépara bientôt de Ranvier, pour

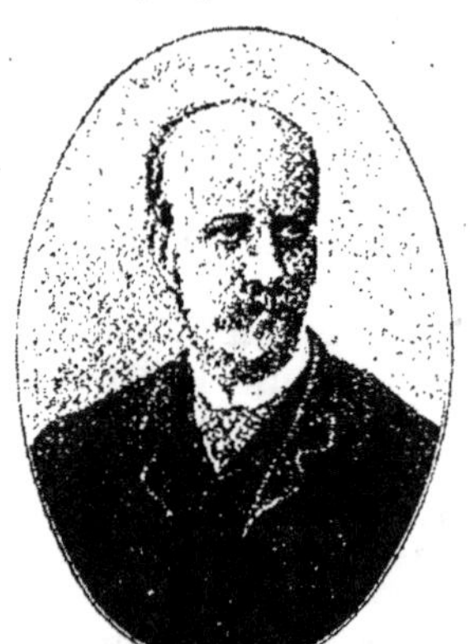

Fig. 666. — V. CORNIL.

s'adonner en particulier à des travaux d'anatomie pathologique. Ranvier, restant seul, travailla avec acharnement, parcourant tous les tissus, tous les organes, laissant partout la trace de son passage. Travailleur infatigable et consciencieux, esprit original et fécond, Ranvier a fait faire à la technique de l'histologie des progrès immenses, grâce auxquels il a fait des découvertes innombrables. Il a touché à tout, à tel point qu'il serait difficile de faire une simple énumération de ses travaux, de ses nombreuses découvertes (car il faut le dire, presque tous les travaux de Ranvier sont des découvertes). Pour les connaître, on n'a qu'à se reporter aux comptes rendus de la Société de biologie et de l'Académie des sciences dans ces dernières années.

Nous possédons en France, pour l'étude de l'histologie, la *Technique microscopique* de Ranvier et le *Traité pratique d'histologie* de Renaut, son élève. Nous avons aussi le *Précis d'histologie* du professeur Mathias Duval, si clairement et méthodiquement exposé, et le *Manuel d'anatomie microscopique et d'histologie* de Launois, professeur agrégé.

On peut être fier, en France, de posséder un professeur d'histologie de la valeur de Mathias Duval, un micrographe de profession comme Ranvier,

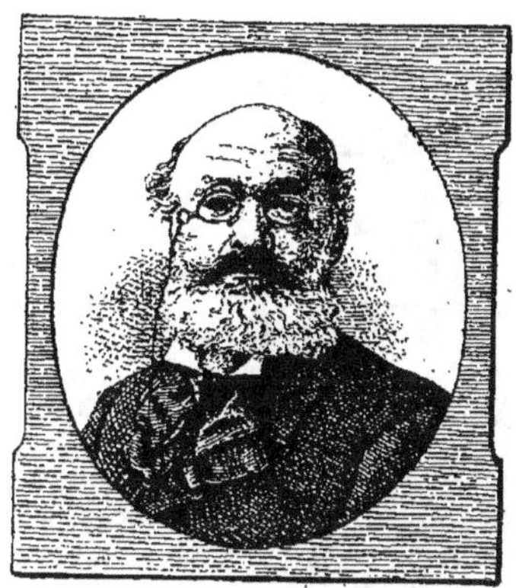

Fig. 667. — MATHIAS DUVAL.

mais on est effrayé en songeant que ces savants, Ranvier surtout, unique pour la technique, peuvent disparaître un jour. Qui aurons-nous alors à opposer à la cohorte d'histologistes allemands dont les travaux nous arrivent d'une manière incessante? Ranvier (1) a certainement fait des élèves excellents, presque aussi habiles que le maître, Malassez entre autres, dont on connaît les travaux importants sur les globules et la moelle des os, mais quelques-uns sont âgés aussi. Espérons que quelque jeune histologiste surgira pour continuer la série des travaux de ce savant éminent.

Bactériologie.

On savait depuis longtemps qu'il existait des êtres infiniment petits, mais on n'était pas parvenu à les connaître. Ces petits êtres, connus sous le nom générique de *microbes*, ont été étudiés avec un succès inouï par Pasteur, qui les décrivit comme des *végétaux inférieurs*. Ils sont très répandus dans l'air, dans les eaux, dans le sol, dans nos vêtements, et jusque dans le corps de l'homme et des animaux (2). C'est par milliards qu'on les compte. Il y en a d'utiles et même de salutaires, ceux qui concourent à la digestion des aliments, par exemple; quelques-uns sont

(1) J'aurais désiré présenter le portrait de Ranvier, mais notre savant histologiste, absolument insaisissable, se refuse à toute épreuve photographique. Un jour qu'il passait, toujours récalcitrant, sous la porte de l'Institut, on a fait de lui un instantané, mais il a été raté.

(2) Voici un exemple qui prouve l'introduction des microbes jusque dans

simplement inoffensifs, indifférents ; d'autres développent en nous des maladies, et prennent le nom de *microbes pathogènes*. Lorsque ces derniers s'introduisent dans le corps de l'homme, au niveau de quelque effraction, ils peuvent être cause de complications terribles, d'où la nécessité d'une asepsie parfaite dans le traitement des plaies. La tendance actuelle des médecins est de supposer que toutes ou presque toutes les affections médicales sont d'origine microbienne. On comprend combien cette nouvelle théorie a dû révolutionner la thérapeutique. Il n'est pas exagéré de dire que grâce aux incomparables travaux de notre Pasteur, la médecine a accompli, en vingt ans, plus de progrès qu'elle n'en avait fait en vingt siècles.

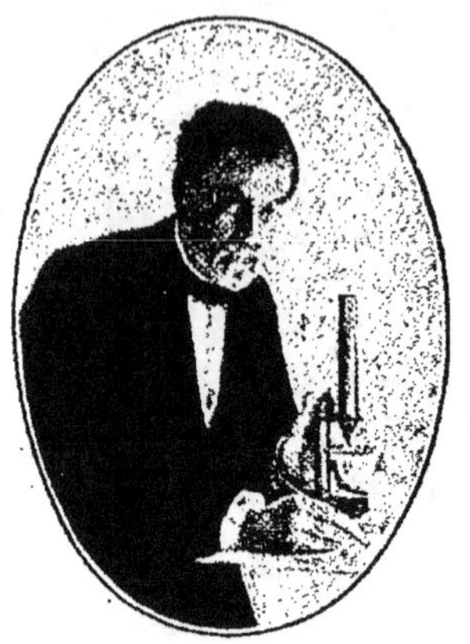

Fig. 668. — Louis Pasteur.

Pasteur (Louis) naquit à Dôle (Jura) en 1822 et mourut en 1895 à Marnes-la-Coquette, près de Garches (S. et O.). En 1825, ses parents quittèrent Dôle pour se fixer à Arbois (Jura). Il fut d'abord maître d'étude au collège de Besançon, en 1840. Etant doyen de la Faculté des sciences de Lille, en 1875, il fut nommé directeur des études scientifiques à l'Ecole normale de Paris, puis professeur de chimie à la Sorbonne. Membre associé de l'Académie de médecine, Pasteur étonna toujours ses collègues par ses découvertes. Il n'était pas médecin, il était chimiste. Il passait sa vie dans son laboratoire.

Il s'est rendu célèbre par ses discussions à l'Académie, où il ruina la théorie de Pouchet et où il prouva que la *génération spontanée* n'existe pas. Il a étudié la fermentation, les maladies du vin et du vinaigre, la maladie des vers à soie, la rage, le charbon, etc.

Si j'ai été obligé, pour rendre hommage à la vérité, d'avouer que l'Allemagne tient le record en histologie, c'est avec une grande satisfaction, avec un orgueil patriotique bien légitime, que je constate notre supériorité en *bactériologie*. Les découvertes de Pasteur et de son Ecole valent, bien certainement, tous les travaux allemands d'histologie.

Les microbes de l'air furent découverts et étudiés par Pasteur en 1864. Ils sont beaucoup plus ténus que les plus petits éléments anatomiques des tissus. Ils sont d'autant plus rares qu'on s'élève davantage dans l'atmosphère ; il n'en existe pas au sommet des hautes montagnes. On a supposé, naturellement, que ces germes produisent la suppura-

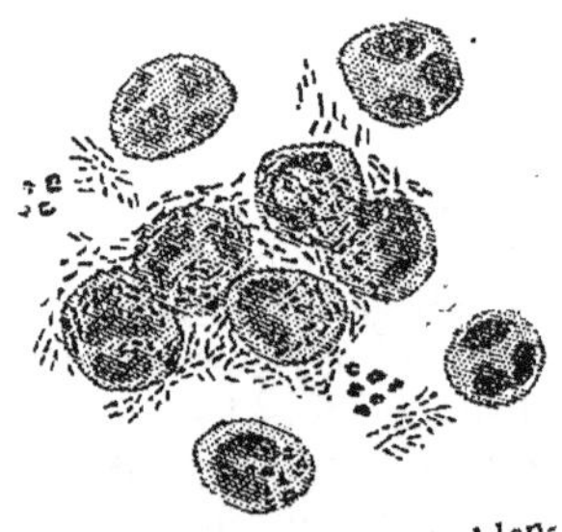

Fig. 669. — Pus de la blennorrhagie aiguë. Gonocoques libres et gonocoques ayant été englobés par les leucocytes.

les éléments anatomiques, qui en sont parfois imprégnés. La figure 669 représente des leucocytes du pus de la blennorragie aiguë, mêlés à un amas considérable de gonocoques ayant pénétré jusque dans l'épaisseur du protoplasma leucocytaire.

lion des plaies et leurs complications, parfois si graves. Alphonse Guérin fit son *pansement ouaté*, épais coussin de ouate au travers duquel les germes ne pouvaient pas passer ; c'était le vrai traitement aseptique. A la suite des expériences de Pasteur, Lister se proposa de tuer les germes et il institua son *traitement antiseptique* qui eut une si grande vogue. On pulvérisait de l'eau phéniquée dans l'air de la salle d'opérations ; on phéniquait le pansement, on phéniquait le malade, les aides et le chirurgien. Mais on remarqua plus tard l'inanité du pansement antiseptique. Aujourd'hui, on ne cherche plus à détruire les germes, mais on les empêche d'arriver sur la plaie, par la propreté excessive des objets qui doivent toucher la plaie et la stérilisation parfaite des instruments et objets de pansement. En un mot, on fait de l'asepsie et non de l'antisepsie, qu'on réserve pour les plaies déjà infectées.

L'élan avec lequel les médecins des autres nations ont adopté les idées pastoriennes, est unique dans l'histoire. Toutes les découvertes de microbes isolés et de maladies microbiennes faites en France ou à l'étranger, doivent être considérées comme des dérivés de la méthode générale créée par Pasteur. J'avais donc raison de dire plus haut que si nous sommes forcés de céder le pas à l'Allemagne pour l'histologie, toutes les nations doivent s'incliner devant la France dont le célèbre chimiste a transformé les sciences médicales.

— Nous avons maintenant à examiner les progrès de l'anatomie depuis la découverte de Schwann.

Épithéliums. — Les *épithéliums* étaient considérés autrefois comme une pellicule exhalée à la surface des tissus, ou comme des globules sanguins desséchés. Nous savons aujourd'hui, grâce à l'embryologie, que les cellules embryonnaires, aplaties à la surface des organes, forment des surfaces épithéliales, qu'on a considérées pendant un certain temps comme des membranes parsemées de noyaux, jusqu'au jour où Recklinghausen (1) a découvert entre les diverses cellules épithéliales un ciment intercellulaire qui peut être noirci au moyen d'une solution de nitrate d'argent au 1/300. Dans le dernier tiers du XIXᵉ siècle, des travaux importants ont été publiés sur les épithéliums par Recklinghausen, Ranvier, Mathias Duval, Ed. Retterer, H. Morau, Strauss, etc.

Glandes. — Les *glandes*, dont la découverte remonte au XVIIᵉ siècle, étaient peu connues dans leur structure, de sorte qu'on avait décrit sous ce nom des organes qui ne sont pas glandulaires. Les *acini* et les *culs-de-sac glandulaires* furent découverts par Malpighi, qui ne connut pas leur structure et qui les supposait percés de trous à travers lesquels passaient les liquides de sécrétion. Les physiologistes avaient divisé les glandes selon la nature du produit sécrété. Les premières cellules glandulaires

(1) Von Recklinghausen (Friedrich), anatomiste allemand, né à Güttersloh, professeur d'anatomie en 1864, à Königsberg, l'année suivante à Würtzbourg, et en 1872 à Strasbourg, où il enseigne l'anatomie pathologique. Il a fait des études remarquables sur la diapédèse, et a découvert le ciment intercellulaire au moyen d'une solution de nitrate d'argent au 1/300. Il a publié plusieurs travaux importants d'anatomie.

furent observées par Dutrochet en 1824, dans les glandes salivaires de l'escargot. En 1842, Goodsir, observant de la substance grasse dans les glandes sébacées et dans les cellules de la mamelle, et des grains de pigment dans les cellules épithéliales de la glande qui produit l'*encre* chez la seiche, fonda pour ainsi dire la *théorie de la fonte des cellules glandulaires*. Les travaux ultérieurs n'ont fait que confirmer cette théorie. Ranvier a divisé les sécrétions en *mérocrines* et *holocrines*, selon que la fonte des cellules glandulaires est partielle ou totale.

Séreuses. — Les *séreuses*, que Bichat, dans son *Anatomie générale*, avait décrites comme des sacs sans ouverture, furent divisées par Velpeau (1) en quatre classes : *grandes séreuses, séreuses articulaires* (synoviales), *séreuses tendineuses*, et *séreuses sous-cutanées*.

On avait admis autrefois des glandes imaginaires dans les séreuses, puis des vaisseaux exhalants en communication avec le système circulatoire. Les progrès de l'histologie ont démontré que les séreuses sont des membranes formées de tissu conjonctif, dont la surface libre est recouverte d'une couche de cellules épithéliales, formées aux dépens du mésoderme, et nommées *cellules endothéliales*. Ces cellules, d'une minceur extrême, se laissent facilement traverser par les liquides, de dehors en dedans (absorption), et de dedans en dehors (exsudation). Ranvier a démontré que les cellules endothéliales des séreuses reviennent facilement à l'état embryonnaire lorsqu'elles sont enflammées. Il a montré également comment les cellules endothéliales des séreuses se renouvellent, au moyen de *cellules granuleuses intercalaires*. Il a montré aussi l'action des cellules migratrices, globules blancs issus des capillaires sous-séreux,

---

(1) **Velpeau** (Alfred), né à La Brèche (Indre-et-Loire) en 1795, mort à Paris en 1867. Sans instruction, il apprit le métier de maréchal ferrant. Un fermier,

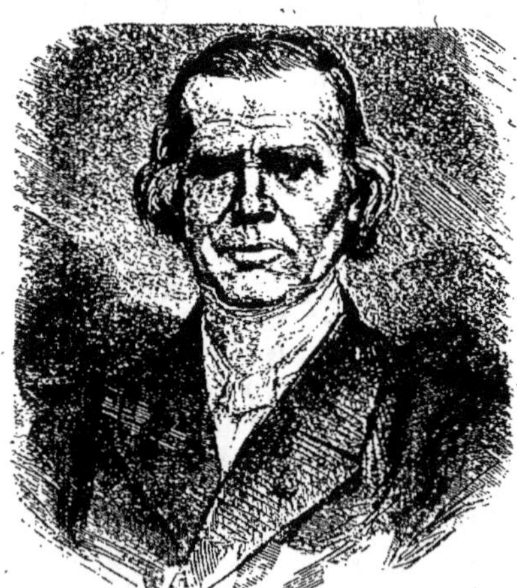

frappé des dispositions du jeune forgeron, lui fit donner quelques leçons et proposa au père Velpeau de faire de son fils un médecin. Il entra à l'Ecole de médecine de Tours à l'âge de vingt et un ans. Il fut bientôt interne, puis officier de santé avec 200 francs d'appointements. Il partit bientôt sans un sou vaillant pour Paris où ses anciens maîtres lui envoyèrent quelque argent. A vingt-six ans, il fut aide d'anatomie ; à vingt-huit ans, docteur. Il fit des cours libres d'anatomie et de médecine opératoire à l'Ecole pratique. A trente-cinq ans, il était chirurgien de la Pitié ; à trente-sept, membre de l'Académie ; à quarante, professeur de clinique chirurgicale. Il fut membre de l'Institut en 1842.

Fig. 670. — VELPEAU.

Velpeau fut un professeur tout à fait remarquable. Il publia un grand nombre d'ouvrages d'anatomie et de chirurgie, et il mourut après avoir amassé une grande fortune.

véritables animaux unicellulaires qui dévorent la substance des cellules épithéliales et du ciment intercellulaire, surtout dans le grand épiploon où ils produisent des trous, ce qui lui donne un aspect fenêtré (voy. p. 662, fig. 412).

Système nerveux. — *Méninges*. — Hérophile avait donné le nom de *pressoir* au point de convergence des sinus longitudinaux, latéraux et droit. Galien crut qu'il y avait un espace entre la dure-mère et les os. Mais, plus tard, il fit remarquer son adhérence à l'intérieur du crâne.

Il remarqua les replis de la pie-mère à l'intérieur du cerveau et dans les anfractuosités. Il signala la veine, venue de la toile choroïdienne, se jetant dans le sinus droit, et connue depuis sous le nom de *veine de Galien*.

Il vit que les sinus de la dure-mère sont des veines pleines de sang.

Fallope montra que la dure-mère n'accompagne pas les nerfs dans toute leur étendue, comme l'avait cru Galien.

Vésale fit représenter quelques corpuscules méningiens qui furent mieux décrits cent cinquante ans plus tard par Pacchioni. On les décrit depuis sous le nom de *corpuscules de Pacchioni*.

Jusqu'au XVIIe siècle, on ne connut que la pie-mère et la dure-mère. Le feuillet externe de la pie-mère fut nommé arachnoïde, à cause de sa ressemblance avec une toile d'araignée, par la Société anatomique d'Amsterdam, en 1664.

Le liquide arachnoïdien, vu au microscope, est complètement amorphe. Dans certaines maladies, comme dans la méningite tuberculeuse, on y trouve des éléments figurés. Dans ces derniers temps, Bier et Tuffier ont démontré le pouvoir anesthésiant de l'injection intra-arachnoïdienne de cocaïne sur les nerfs de la partie inférieure du corps.

Cellules nerveuses. — Ces cellules avaient bien été aperçues à la fin du XVIIe siècle par Leeuwenhoek sous forme de petits grains, mais elles n'ont été décrites qu'en 1836 par Valentin et Purkinje. Magendie, qui prenait les globules du sang pour des bulbes d'air, ne pouvait croire à ce qu'il appelait les subtilités du microscope, et prenait encore, en 1839, les cellules des ganglions pour des infusoires. Elles furent étudiées une dizaine d'années plus tard par Remak et Charles Robin.

Du pôle périphérique de la cellule bipolaire part une fibre sensitive (prolongement protoplasmique), tandis que du pôle central part une racine nerveuse (prolongement cylindraxile).

Toute cellule multipolaire des centres nerveux émet un *cylindre-axe*, périphérique, qui forme la partie centrale d'une fibre nerveuse, ainsi que le montra Deiters en 1865, et de nombreux *prolongements collatéraux*, dits *protoplasmiques*, analogues à une touffe de gazon, décrits par His, sous le nom de *dendrites*, et s'entrelaçant, s'entremêlant sans jamais entrer en communication, ainsi que l'a montré le professeur Ramon y Cajal. Le *réseau de Gerlach*, résultant de la communication des dendrites entre elles, admis autrefois, n'est plus admis.

Max Schültze démontra que le protoplasma des cellules nerveuses est formé de fibrilles. Nissl, par la coloration au bleu de méthylène, a trouvé, dans la cellule, une *partie achromatique*, véritable protoplasma de la cellule, fibrillaire, en continuité avec le cylindre-axe des fibres, et une *partie chromatique*, ou matière nutritive de la cellule.

Fibres nerveuses. — Les fibres nerveuses ont été décrites d'abord comme de simples filaments, les uns moteurs, durs et gros, les autres sensitifs, mous et minces. On sait positivement qu'il existe des fibres blanches et des fibres grises, appelées aussi *fibres de Remak*. La fibre blanche, analogue à ces fils télégraphiques revêtus d'une couche isolante, est composée du *cylindre-axe* central, en communication avec une cellule nerveuse, et ininterrompu depuis l'origine de la fibre nerveuse jusqu'à sa terminaison. Composé d'un faisceau de fibrilles ainsi que l'a démontré Remak, fibrilles appelées *neuro-fibrilles* par Apathy, le cylindre-axe est entouré par une couche grasse, isolante, la *myéline*.

Autour de la myéline se trouve la *gaine de Schwann*, membrane mince et transparente, parsemée de noyaux. Les recherches de Ranvier ont démontré qu'il existe entre les divers noyaux des étranglements annulaires séparant des segments interannulaires ayant chacun un noyau, et représentant chacun une cellule. Ranvier a encore démontré que les fibres nerveuses, groupées par faisceaux, sont entourées par des *gaines lamelleuses* formées de feuillets superposés. Les fibres nerveuses, motrices ou sensitives, se terminent par des extrémités libres, qui ont perdu leur myéline au moment où elles se ramifient, et qui sont entourées d'une gaine mince, spéciale, la *gaine de Henle*. Leurs extrémités, tout à fait terminales, sont formées par des divisions du cylindre-axe nu.

Le courant nerveux dans les fibres sensitives, allant de la périphérie au centre, est dit *courant cellulipète*, et le courant moteur allant en sens inverse dans les fibres motrices, est dit *courant cellulifuge*.

Le grand sympathique est uniquement formé de fibres de Remak, c'est-à-dire de cylindres-axes sans myéline. Ses fibres sont appelées *amyéliniques* par opposition aux fibres blanches qui possèdent la myéline. De plus, les fibres des nerfs, en abordant les centres nerveux, perdent leur gaine de Schwann, elles parcourent la substance blanche, et se dépouillent de leur myéline en abordant la substance grise.

Neurone. — Aujourd'hui, d'après Waldeyer (1), on fait de la fibre nerveuse et de la cellule correspondante une unité anatomique appelée *neurone*. Selon la fonction de la cellule, on distingue des neurones

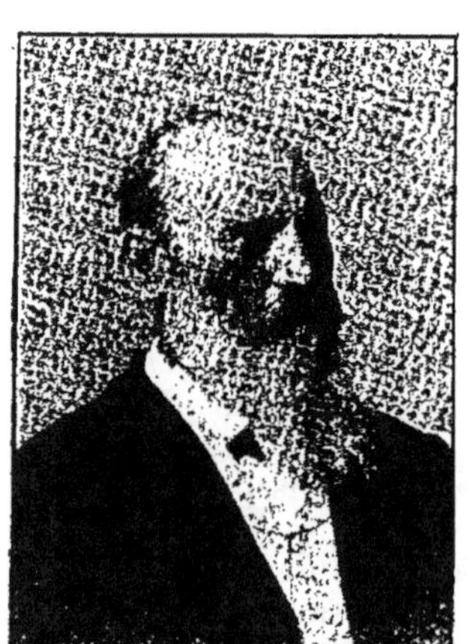

Fig. 671. — WALDEYER.

(1) Waldeyer est un professeur d'anatomie allemand des plus distingués qui a fait faire de grands progrès à l'histologie. C'est lui qui, le premier, a fait de la fibre nerveuse et de la cellule trophique correspondante, une unité nerveuse à laquelle il a donné le nom de *neurone*.

sensitifs et des neurones *moteurs* ; et, selon leur siège, on divise les neurones en *centraux* et *périphériques*.

Un savant espagnol, travailleur infatigable, et obtenant de ses observations des résultats merveilleux, Ramon y Cajal, professeur à l'Université de Madrid, s'est voué à l'étude des extrémités nerveuses. Nous devons à cet habile anatomiste, aussi savant que modeste, de savoir que tous les nerfs se terminent par des extrémités libres, de formes variées. Il a reconnu également, par de patientes observations, que les dendrites des cellules des centres nerveux sont contiguës et non continues. Il y a simplement contact et non continuité. Le neurone de Waldeyer est donc un organe indépendant, composé de la cellule, du cylindraxe et des dendrites. Le système nerveux est un assemblage de neurones.

Les découvertes de Ramon y Cajal ont conduit le savant professeur Mathias Duval

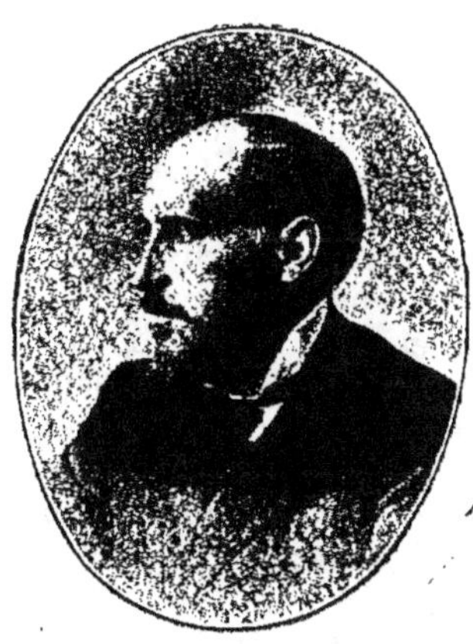

Fig. 672. — RAMON Y CAJAL.

à une théorie fort séduisante du *sommeil* basée sur la contractilité des prolongements protoplasmiques des cellules nerveuses.

Dégénération wallérienne. — Le microscope, aidé de l'expérimentation, nous a appris que les cellules nerveuses ont une influence sur la vitalité des fibres qui en émanent. C'est ce qu'on appelle l'*action trophique des cellules nerveuses.*

Waller (Auguste) démontra, en 1852, cette action trophique. Chaque fibre nerveuse est reliée à une cellule, qui est son centre vital, cellule d'où dépend sa vie, sa propre existence. Lorsqu'on coupe une fibre nerveuse, la portion de la fibre qui est reliée à la cellule trophique conserve ses caractères normaux, elle continue à vivre. Mais l'autre bout, celui qui est séparé du centre vital, s'altère, dégénère, périt. On a donné à cette altération le nom de *dégénérescence* ou *dégénération wallérienne.*

Cl. Bernard, Vulpian et Ranvier ont perfectionné là méthode wallérienne, au moyen de laquelle on peut faire aujourd'hui des dissections physiologiques auxquelles le scalpel ne pouvait pas prétendre. Exemple : le spinal bulbaire, moteur, se jette dans le pneumogastrique, nerf mixte, duquel partent des rameaux moteurs que le scalpel est impuissant à poursuivre. Si l'on arrache les racines du spinal, on sépare de leurs cellules trophiques les racines de ce nerf et toutes les ramifications motrices fournies par le pneumogastrique. On peut constater la dégénérescence wallérienne sur tous les filets nerveux séparés de leurs cellules trophiques.

Nissl et Marinesco ont prouvé que la dégénération ne se borne pas à la fibre nerveuse et qu'elle atteint les cellules trophiques elles-mêmes ; de sorte que si l'on coupe le nerf facial, la dégénération des cellules du noyau de ce nerf est à son maximum au bout de trois semaines.

L'étude de l'embryologie démontre que toutes les cellules nerveuses sont d'origine ectodermique, puisque le *tube neural* est formé par une dépression de l'ectoderme, en forme de gouttière dont les bords se sont soudés.

Neuro-épithélium. — L'histologie nous a appris aussi l'existence de cellules tenant le milieu entre les épithéliums et les cellules nerveuses. Ce sont les cellules neuro-épithéliales, telles qu'on les trouve chez les mammifères, à l'extrémité du nerf olfactif (cellules olfactives), à l'extrémité du nerf optique (cônes et bâtonnets), dans les *corpuscules du tact,* au niveau des *bourgeons du goût,* et dans l'oreille interne.

Sensibilité récurrente. — Magendie découvrit la *sensibilité récurrente,* cette sensibilité qui existe dans le bout central des racines antérieures des nerfs rachidiens divisées, ainsi que dans le bout central d'un nerf moteur sectionné. Elle est due à des filets sensitifs qui rétrogradent de la périphérie des nerfs sensitifs vers le tronc des nerfs moteurs. Il la perdit ensuite, Longet également. Il appartenait à Cl. Bernard de la retrouver et de faire connaître quelles sont les causes qui la font perdre.

Ce sont surtout les expérience de Cl. Bernard (1) qui ont fait connaître la sensibilité récurrente. Il a montré que chaque nerf moteur est associé à un nerf sensitif qui lui donne sa sensibilité récurrente. Ainsi, le trijumeau est associé au facial, auquel il donne la sensibilité récurrente. Chaque nerf rachidien moteur tire sa sensibilité récurrente de la racine nerveuse sensitive correspondante. Claude Bernard donne le nom de *paire nerveuse physiologique* à cette association d'un nerf moteur et d'un nerf sensitif. Je préfère à cette expression celle du *neurogame,* qui indique parfaitement le mariage des deux nerfs.

La moelle. — Les anciens n'avaient aucune notion précise de la moelle. Galien, cependant, avait remarqué quelques-unes des propriétés de cette partie des centres nerveux.

(1) **Cl. Bernard,** physiologiste, naquit à Saint-Julien. près de Villefranche-sur-Saône (Rhône), le 12 juillet 1813. En 1837, il fut interne des hôpitaux. En 1841, Magendie, professeur au Collège de France, le choisit comme préparateur. Docteur en médecine en 1843, docteur ès sciences en 1853, il fut appelé, en février 1854, à la chaire de physiologie générale qui venait d'être créée à la Faculté des sciences. La même année, il fut élu membre de l'Académie des sciences. Il faisait déjà partie de l'Académie de médecine. Enfin, en 1855, il fut nommé *professeur de médecine expérimentale* au Collège de France, en remplacement de Magendie, dont il était suppléant depuis 1847.

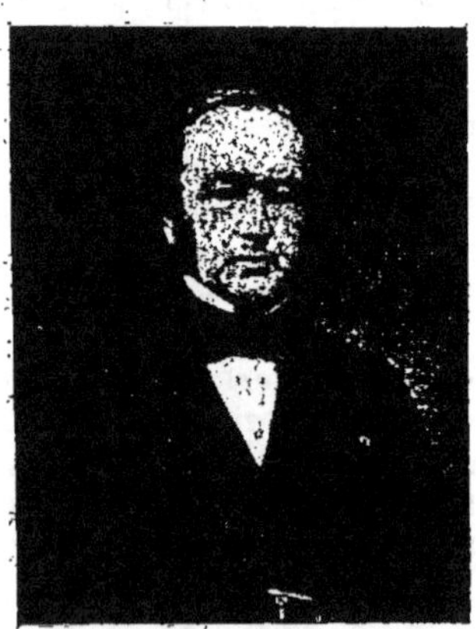

Fig. 673. — CL. BERNARD.

Cl. Bernard a étudié l'action des liquides du tube digestif sur les aliments; il a démontré que le suc pancréatique digère les matières grasses. Il a découvert la fonction glycogénique du foie, et a prouvé que le foie verse du sucre dans la veine cave d'une manière constante. Il ne faut pas oublier ses belles expériences sur le grand sympathique. Il a publié ses *leçons de physiologie* du Collège de France et une foule de *mémoires* communiqués à diverses sociétés.

Fallope a dit le premier que la moelle se termine à la première vertèbre lombaire, et qu'elle est légèrement aplatie en avant et en arrière.

Charles Estienne aperçut le canal central de la moelle. Divers physiologistes ont cherché à démêler anatomiquement et physiologiquement les divers cordons de cet organe.

Les expériences de Magendie, de Longet, de Cl. Bernard, de Schiff et de Vulpian ont définitivement établi que les cordons antéro-latéraux de la moelle sont conducteurs du mouvement volontaire du cerveau aux muscles, et que les cordons postérieurs sont les conducteurs de la sensibilité de la périphérie au centre, au sensorium commune. Les recherches anatomo-pathologiques sont venues corroborer ces données physiologiques. Divers auteurs se sont servis de la dégénération wallérienne (Monakow, Marinesco) ; d'autres ont suivi les faisceaux dégénérés à la suite de lésions centrales. C'est ainsi que Turck a découvert le faisceau interne du cordon antérieur de la moelle qui porte son nom; c'est ainsi qu'ont été découverts les faisceaux de Gowers et cérébelleux direct. La dégénérescence des cordons postérieurs, étudiée par Charcot, Pierret, Déjerine Marie, dans le tabes, nous ont appris que le cordon postérieur de la moelle est le point de réunion de toutes les racines postérieures des nerfs rachidiens et qu'il est l'unique voie de transmission de la sensibilité périphérique à l'encéphale.

Les recherches de Ramon y Cajal et de Van Gehuchten nous ont montré l'articulation des neurones terminaux des nerfs sensitifs avec les neurones centraux, la constitution du ruban de Reil par la réunion des neurones des nerfs sensitifs rachidiens et craniens, enfin la terminaison des neurones centraux dans l'écorce grise des circonvolutions.

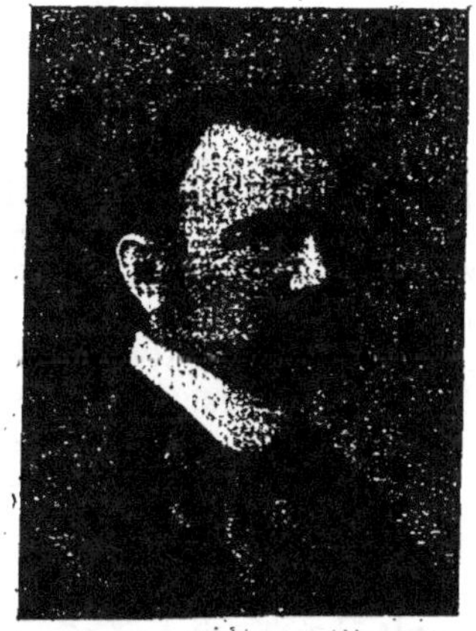

Van Gehuchten. Professeur d'anatomie de l'Université de Louvain : ce savant neurologiste a publié, sur le *système nerveux de l'homme*, un volume arrivé rapidement à la 3ᵉ édition, dans lequel il s'est attaché à démontrer les connexions des fibres nerveuses centrales et périphériques avec leurs cellules respectives, ainsi que la voie de la sensibilité et du principe du mouvement dans les centres nerveux.

Fig. 674. — VAN GEHUCHTEN.

Grâce aux travaux récents de Golgi, de Ramon y Cajal et de Van Gehuchten, nous connaissons aussi le trajet des vibrations nerveuses qui constituent l'incitation motrice. Nous savons que les cellules motrices, anastomosées dans les circonvolutions avec les cellules sensitives, ont des cylindres-axe descendants qui s'anastomosent, le long de la protubérance, du bulbe ou de la moelle, avec les deudrites des neurones moteurs, dont les cylindres-axe se prolongent dans les fibres nerveuses jusqu'à leurs extrémités terminales.

Keuffel découvrit, en 1871, le ciment des éléments nerveux de la moelle.

Virchow, en 1851, le nomma *névroglie*. His a montré que les cellules de névroglie se forment aux dépens des cellules primitives épendymaires.

Encéphale. — Galien décrivit l'encéphale du bœuf et en indiqua presque toutes les parties, mais brièvement. Il constata, sur la fontanelle des nouveau-nés, que le cerveau a des mouvements isochrones avec les pulsations artérielles.

En 1575, Varole décrivit le cerveau par la base, ce qui n'avait pas été fait avant lui. Il compara la protubérance à un pont, sous lequel passent les fibres du bulbe rachidien, comme l'eau sous un pont et, depuis, on a appelé cette partie le *pont de Varole*. Eustachi découvrit les éminences mamillaires, que Santorini appela les oignons des piliers antérieurs de la voûte, les pyramides et les olives du bulbe.

Après les travaux de Willis, Vieussens, Vicq-d'Azyr, etc., l'encéphale fut parfaitement connu. Dans le courant du XIXᵉ siècle, les travaux de Mathias Duval ont montré comment les diverses portions de l'encéphale, et la rétine elle-même, se forment aux dépens du tube neural.

Flourens (1) étudia les fonctions du cervelet qu'il disait destiné à la coordination des mouvements et à l'équilibration.

Nerfs. — Les anatomistes les plus anciens confondaient les ligaments, les tendons et les nerfs sous le nom commun de *nerfs*. Peu à peu on a appris à les distinguer. Erasistrate décrivit des nerfs venant du cerveau et des nerfs venant de la dure-mère. Puis il se réfuta lui-même et admit des nerfs cérébraux et des nerfs spinaux.

Les premiers nerfs connus, ceux sur lesquels furent faites des expériences, furent les *récurrents*. Galien avait observé que les animaux auxquels on les coupait devenaient *muets*. Vinrent ensuite les *phréniques*. Galien remarqua que leur section produisait la paralysie du diaphragme.

Galien admettait sept paires de nerfs craniens (voy. *Nerfs craniens*, p. 718), vingt-quatre paires de nerfs rachidiens, et quelques autres, en nombre indéterminé, passant par les trous du sacrum. Il ne connaissait pas le nerf olfactif, qui fut découvert un peu plus tard par le moine Théophile Protospatarios.

En 1664, Thomas Willis décrivit dix nerfs craniens (t. II, p. 719).

Un siècle plus tard, Sœmmering (2) établit une nouvelle classification d'après l'origine des nerfs sur l'encéphale (t. II, p. 719). Il admit douze

(1) Flourens (Pierre-Jean-Marie), physiologiste français né en avril 1794 à Moureilhan (Hérault), mort à Mongeron, près Paris, en décembre 1867, fut protégé par G. Cuvier. Il collabora à la *Revue encyclopédique*, au *Dictionnaire classique d'histoire naturelle*. En 1833, Cuvier demanda, à son lit de mort, que Flourens fût nommé secrétaire perpétuel de l'Académie des sciences.

Il fut député en 1838, membre de l'Académie française en 1840 et pair de France en 1846.

Les ouvrages qu'il a publiés sont très nombreux ; ils touchent tous, de près ou de loin, au système nerveux. Il s'est occupé de la longévité humaine, et a précisé le siège du *nœud vital*, centre respiratoire, situé à la partie moyenne du bulbe rachidien, et qu'il suffit de léser pour foudroyer un animal.

(2) Sœmmering (Samuel-Thomas), né à Thorn en 1755, mort en 1830, exerça la médecine à Mayence, puis à Francfort.

paires de nerfs craniens. J'ai prouvé (voy. t. III, p. 720) qu'on pouvait porter le nombre des nerfs craniens à quatorze.

Mais, au commencement du siècle dernier, on ne distinguait pas bien les nerfs de la sensibilité de ceux du mouvement. Magendie étudia les racines antérieures et postérieures des nerfs rachidiens. Il démontra que les premières conduisent le principe du mouvement, et que les postérieures sont destinées à la sensibilité. D'après Vulpian (*Leçons sur la physiologie du système nerveux*, p. 125), Ch. Bell aurait voulu s'attribuer cette découverte. Ce dernier a fait subir, à ce qu'il paraît, à sa première publication, des modifications considérables.

Les mots et les passages compromettants sont supprimés ou entièrement changés, dit Vulpian, et çà et là se rencontrent des interpolations qui dénaturent complètement le sens primitif.

Système circulatoire. — J'ai déjà dit, en étudiant les progrès de l'anatomie au XVIIe siècle, dans quel état se trouvait l'anatomie du cœur. Galien avait considéré cet organe sacré comme trop noble pour être mis au rang des muscles. Croyant qu'il ne pouvait pas être malade, les médecins ne connurent ses maladies que dans le courant du XVIIIe siècle. L'erreur de Galien, qui décrivait un cœur droit et un cœur gauche, tandis qu'il y a, en réalité, un *cœur antérieur* et un *cœur postérieur*, persiste encore de nos jours.

Winslow décrivit le trajet des fibres du cœur. On sait depuis longtemps qu'elles sont dépourvues de myolemme et qu'elles s'anastomosent en forme de réseau. En 1861, Weissmann, se servant du réactif de Moleschott (1), qui consiste en une solution de potasse dans l'eau distillée, à 40 p. 100, découvrit que les fibres du cœur sont décomposables en une série de fragments qu'on désigne depuis sous le nom de *segments de Weissmann*. Chacun des segments contient un noyau, et dérive par conséquent d'une cellule primitive.

Cinq ans plus tard, Eberth montra que les segments de Weissmann sont réunis par un ciment intercellulaire qui noircit par la nitratation, et qu'il nomma, à cause de son irrégularité et de sa ressemblance avec un escalier, *traits scalariformes*.

On signala l'absence de vaisseaux nourriciers dans les parois du cœur de la gre-

(1) **Moleschott** (Jacob), naturaliste hollandais, né à Herzogenbusch en 1822.
Fils de médecin, il étudia à Heidelberg et fut reçu docteur. Il exerça la médecine à Utrecht, et, à l'âge de vingt-cinq ans, étant privat docent à Heidelberg, il fit de l'enseignement et s'avoua matérialiste, ce qui l'obligea à quitter l'Allemagne. En 1861, il alla s'établir à Turin. Il publia de nombreux travaux sur les aliments et l'alimentation, sur la vie, sur les vésicules du poumon, etc.

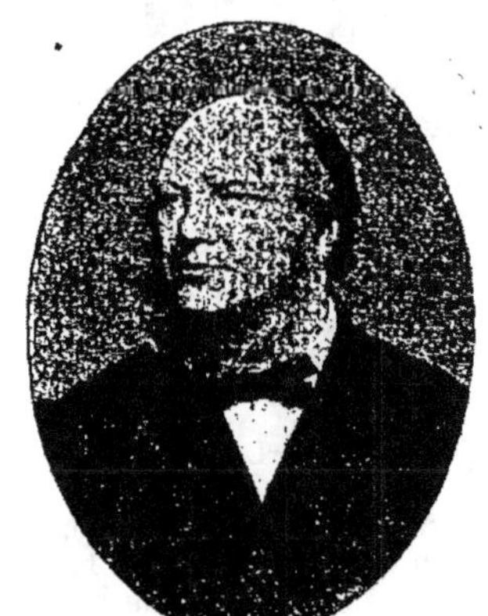

Fig. 675. — MOLESCHOTT.

nouille, et la nutrition de ses faisceaux musculaires par imbibition.

Langer, en 1880, décrivit les ouvertures des veines pariétales du cœur, que Lannelongue (1) avait déjà étudiées, en 1867. Les ouvertures de ces veines sont nommées *foramina* et *foraminula*.

Les lymphatiques du cœur, sous-péricardiques et sous-endocardiques, furent injectés par Sappey et Henle. Ranvier et Renaut constatèrent la continuité des espaces conjonctifs du cœur avec les lymphatiques. Nystrom soutient que ces espaces conjonctifs ont des parois endothéliales analogues à celles des lymphatiques.

On admet aujourd'hui que l'endocarde possède une certaine affinité pour quelques micro-organismes circulant avec le sang et pénétrant dans le système circulatoire par des effractions diverses de la peau. L'endocardite ulcéreuse, bactérienne, est fréquente, mais elle l'est moins que l'endocardite rhumatismale signalée par Bouillaud (2).

Capillaires. — Lorsque Malpighi (1661) et Leeuwenhoek (1669) décrivirent les capillaires, on n'en connaissait pas la structure. On ne savait pas si ces vaisseaux avaient des parois propres ou si c'étaient de simples trajets organiques. C'est Treviranus qui constata, en 1836, l'indépendance des capillaires cérébraux. Schwann, à peu près à la même époque, décrivit leur paroi. En 1865, Hoyer (3) et Eberth démontrèrent que la paroi

(1) Lannelongue (Odilon-Marc), né à Castera-Verduzan (Gers) en 1841, agrégé en 1869, chirurgien des hôpitaux, professeur à la Faculté en 1884, membre de l'Académie de médecine, membre de l'Institut en 1895.

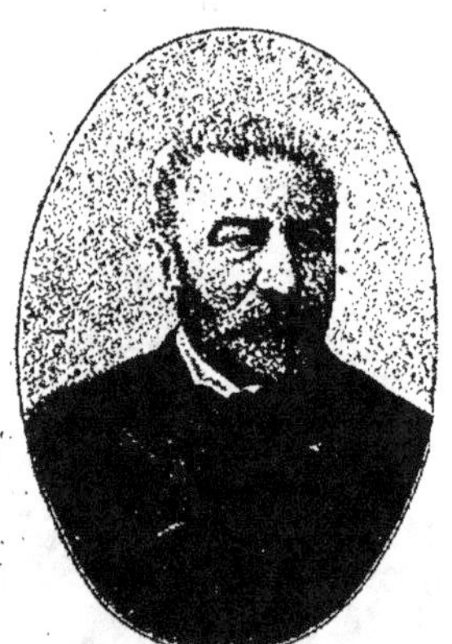

Fig. 676. — LANNELONGUE.

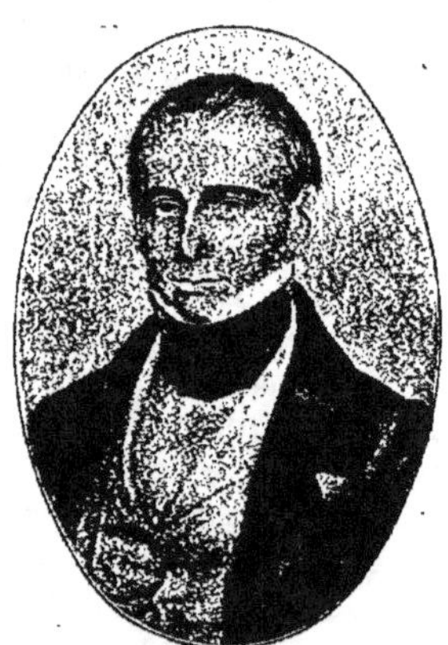

Fig. 677. — BOUILLAUD.

(2) **Bouillaud** (Jean-Baptiste), né à Garat (Charente) en 1794, mort à Paris en 1880, fit un abus excessif de la saignée, comme l'avait fait son maître Broussais. Professeur de clinique médicale à la Charité en 1831, il publia un grand nombre d'ouvrages. Ce qui restera surtout de ce clinicien remarquable, c'est sa loi de coïncidence fréquente du rhumatisme et de l'inflammation des séreuses du cœur, et l'influence du rhumatisme sur l'endocarde.

(3) **Hoyer** (Heinrich), anatomiste polonais, est né en avril 1824 à Inowroclaw (Posen). Reçu docteur à Berlin en 1857, il fut ensuite adjoint à l'Institut phy-

des capillaires est formée de cellules endothéliales courbées du côté de la cavité du capillaire, et réunies par leurs bords au moyen d'un ciment intercellulaire, que noircit la solution de nitrate d'argent. Dans les capillaires embryonnaires, qui n'existent pas seulement chez l'embryon, et qu'on trouve dans les capillaires des glomérules du rein, le ciment intercellulaire n'est pas noirci par le nitrate. Entre les cellules, contenant chacune un noyau allongé, Arnold, en 1874, a décrit des *stomates*, à travers lesquels passent les globules blancs, dans le phénomène de la *diapédèse*. On connaît parfaitement aujourd'hui le développement des capillaires, grâce aux travaux de Wolff, de Kölliker, de Mathias Duval, etc., et la diversité des réseaux capillaires dans les différents tissus.

Lymphatiques. — Je me suis longtemps étendu sur la découverte des vaisseaux lymphatiques au XVII° siècle. J'ai parlé des beaux travaux de Paul Mascagni à la fin du XVIII° et au commencement du XIX° siècle. Rusconi et Robin, vers 1845, décrivirent la *membrane rétro-péritonéale* de la grenouille et le *sac lymphatique, œsophagien*. appelé depuis *antre de Rusconi*. Les *cœurs lymphatiques*, ou *réservoirs pulsatiles* d'un grand nombre de vertébrés ovipares, furent découverts en 1852 par Joannes Müller, et étudiés ensuite par Panizza et Valentin. Sappey a représenté, dans son magnifique atlas des vaisseaux lymphatiques, une certaine quantité de cœurs lymphatiques qu'il a découverts dans la tunique musculaire de l'estomac de la raie.

Ce savant anatomiste a consacré plusieurs années de sa vie à l'étude des lymphatiques. Il en a découvert un certain nombre, inconnus jusqu'à lui.

— Au point de vue physiologique, Claude Bernard, Marey, Chauveau et Colin ont fait faire des progrès considérables à l'étude des diverses parties du système circulatoire.

Sang. — A l'époque où Malpighi et Leeuwenhoek décrivirent les globules rouges du sang, on n'avait aucune notion de la composition de ce liquide, pas plus que n'en eut Harvey lorsqu'il découvrit la circulation du sang. L'analyse de ce liquide a été très tardive, elle fut faite vers le milieu du XIX° siècle par Andral et Gavarret. La première étude des globules rouges fut faite par Sénac en France, en 1749. En 1770

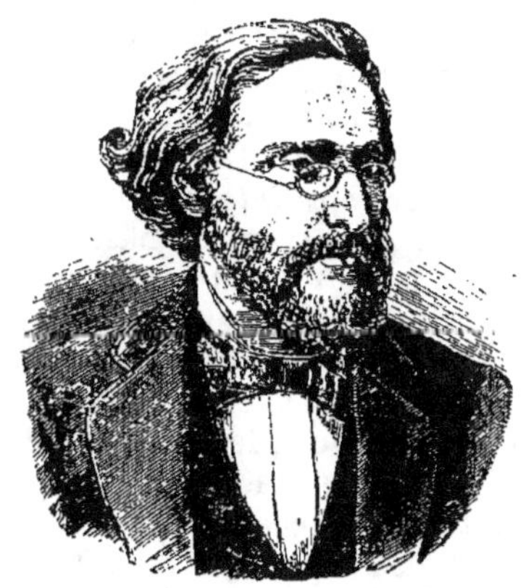

Fig. 678. — HAYEM, professeur de clinique interne à la Faculté de Paris.

Hewson décrivit, le premier, les globules blancs. Les globules rouges furent étudiés par Max Schültze, Ranvier et Hayem, qui se sont occupés

siologique de Breslau, puis, en 1859, professeur d'histologie et d'embryologie à l'Académie de médecine et de chirurgie de Varsovie. Il a étudié particulièrement les vaisseaux capillaires, les nerfs de la cornée, la moelle des os, le tissu conjonctif, les micro-organismes, et il a publié un ouvrage d'histologie en 1862.

surtoùt de leur mode de formation. Ils naissent de corpuscules particuliers nommés hématoblastes (voir *le Sang* et *les Maladies du sang*, par Hayem).

Les globules blancs, ou leucocytes, ont été étudiés par un grand nombre d'histologistes : Max Schültze, Denys, Metchnikoff, Ranvier, etc. Il résulte de toutes ces recherches que les leucocytes, arrondis tant qu'ils circulent à l'intérieur des vaisseaux, présentent des mouvements amiboïdes aussitôt qu'ils s'arrêtent. Leurs prolongements contractiles, ou pseudopodes, percent la paroi des capillaires et deviennent libres au milieu des tissus, comme l'a montré Cohnheim (diapédèse). Devenus libres dans les tissus, ces leucocytes, véritables animaux unicellulaires, s'insinuent entre les éléments anatomiques, et voyagent dans nos tissus, sous le nom de cellules migratrices. Les derniers travaux montrent qu'on doit considérer les leucocytes de l'organisme comme une armée toujours prête à défendre, par la phagocytose, nos tissus contre l'invasion des microbes.

C'est à Metchnikoff, de l'Institut Pasteur, que nous devons la connaissance de la phagocytose, singulière propriété des leucocytes de dévorer les vieilles cellules, les globules sanguins extravasés et les microbes qui nous envahissent.

Tissu conjonctif. — Le tissu conjonctif, appelé par les anciens anatomistes tissu cellulaire, n'était pas connu au XVIe siècle. On le désignait sous le nom de *membrane commune des muscles*, ou bien encore sous celui de *membrane graisseuse*. Jacques Douglas l'a décrit, le premier, avec une certaine exactitude, en 1730, dans son ouvrage intitulé : *Description of the peritoneum*. En 1767, Bordeu publia ses recherches sur le *tissu muqueux* ou *organe cellulaire*. Il comparait le tissu cellulaire lâche à une gelée de viande servant de base à la composition de tous les organes. Il fut ensuite parfaitement décrit par Bichat, à la fin du XVIIIe siècle. Les faisceaux de fibrilles conjonctives furent découverts par Henle en 1843. Déjà, en 1834, Lauth avait découvert les fibres élastiques. J. Müller étudia ce tissu en 1841, et lui donna le nom de *tissu conjonctif*. Retzius et Boll supposèrent que les faisceaux de fibrilles conjonctives étaient entourés par des fibres élastiques en spirale produisant des rétrécissements alternatifs des faisceaux conjonctifs.

Les cellules du tissu conjonctif furent longtemps ignorées. Henle découvrit d'abord leur noyau, et Virchow, en 1851, découvrit le protoplasma de ces cellules. Ranvier, en 1869, décrivit, de la manière la plus exacte les cellules du tissu conjonctif, cellules plates, parfois ramifiées, s'appliquant sur les faisceaux conjonctifs auxquels elles adhèrent. Ranvier a fait justice des *corps fibro-plastiques* de Lebert et Robin, ainsi que des *cellules plasmatiques* de Virchow. Waldeyer et Ranvier ont décrit les *expansions membraniformes* que le protoplasma de ces cellules envoie entre les faisceaux et les *crêtes d'empreinte* produites par ces faisceaux. En 1862, Recklinghausen signala les *cellules migratrices*, sorties des vaisseaux par diapédèse et cheminant dans les tissus, non dans les *canaux du suc* qu'il avait imaginés, mais dans l'épaisseur des tissus, entre les éléments anatomiques. Metchnikoff et Ranvier ont montré la parenté qui existe entre les cellules du tissu conjonctif et les cellules migratrices, pouvant se transformer les unes en les autres. C'est à Ranvier que l'on doit la découverte, en 1890, des *clasmatocytes* existant au nombre de plusieurs milliers par millimètre cube, et dérivés, fort probablement, des *leucocytes migrateurs*.

Les divers histologistes, tels que His, Kölliker, Frey et Ranvier, ont décrit une variété particulière de tissu conjonctif, auquel on donne le nom de *tissu adénoïde*. Ce tissu est caractérisé par de fines fibrilles conjonctives anastomosées en forme de réseau, dans les mailles duquel on trouve une quantité considérable de leucocytes.

Grâce aux progrès de l'histologie, on connaît très bien aujourd'hui le *tissu conjonctif condensé*, qui forme les tendons, les ligaments, les aponévroses, la gaine lamelleuse des nerfs, etc.

Tissu graisseux. — Nous savons aujourd'hui que le *tissu adipeux* n'est que du tissu conjonctif, dans lequel une matière grasse s'est développée au sein des cellules du tissu conjonctif, de manière à les transformer en vésicules graisseuses. Nous savons également que, dans l'amaigrissement, la graisse disparaît de ces cellules, qui deviennent cellules de tissu conjonctif.

Tissu cartilagineux. — On savait bien autrefois que les *cartilages* sont, les uns périchondrés, les autres non périchondrés, et que la substance cartilagineuse se nourrit par imbibition aux dépens des vaisseaux du voisinage. L'histologie a démontré que le cartilage est une substance amorphe remplie de cellules cartilagineuses groupées par petits îlots dans des cavités de cartilage. On sait aujourd'hui comment les cartilages, qui forment le squelette du fœtus, se transforment en substance osseuse.

Tissu osseux. — L'*ossification* a été l'œuvre du siècle dernier. Serres établit les règles de l'ossification. Il montra : 1° que toute saillie osseuse a un point d'ossification, particulier ; 2° que les trous et les cavités osseuses sont formés par la réunion de plusieurs points osseux ; 3° que tout os impair est formé de deux moitiés qui se soudent sur la ligne médiane. Arthaud fit voir que les extrémités osseuses qui forment les articulations trochléennes s'ossifient plus tôt que celles qui forment des énarthroses. Les lois de A. Bérard sont celles-ci : 1° l'extrémité osseuse d'un os long, vers laquelle se dirige le trou nourricier, se soude la première au corps de l'os ; 2° l'épiphyse des os mono-épiphysaires existe toujours du côté opposé à la direction du trou nourricier ; 3° l'extrémité osseuse d'un os long, vers laquelle se dirige le trou nourricier, s'ossifie la première et se fixe la dernière au corps de l'os

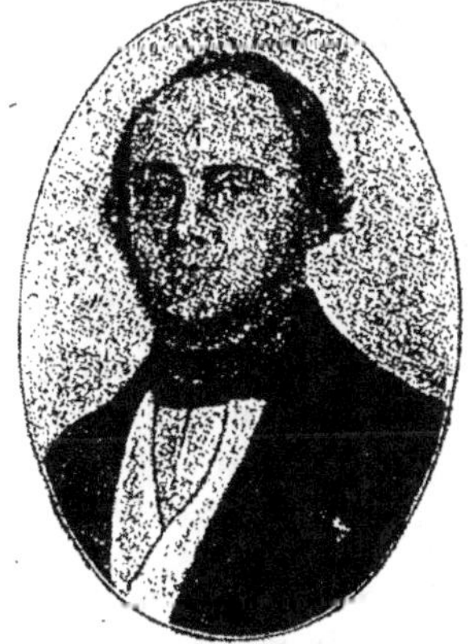

Fig. 679. — A. Bérard.

(excepté pour le péroné). Picqué a posé la loi suivante : dans les os n'ayant qu'une épiphyse, cette épiphyse se montre dans l'extrémité la plus mobile. Loi d'Alexis Julien : le premier point épiphysaire d'un os long se montre toujours sur l'extrémité de l'os la plus importante au point de vue fonctionnel.

Bérard. — Les Bérard ont fait progresser l'anatomie et la chirurgie. Ils étaient fils d'un médecin militaire. L'aîné, Pierre-Honoré Bérard, né en 1797 et mort en 1858, fut professeur de physiologie à la Faculté de médecine de Paris en 1831. Nommé doyen en 1848 et inspecteur général en 1854, il n'eut pas le temps de compléter un important ouvrage, dont il avait commencé la publication sous le titre de *Cours de physiologie*.

Le jeune Bérard (Auguste) naquit en 1802, et mourut à l'âge de quarante-quatre ans. Très adroit et très savant, il fut nommé au concours, en 1842, professeur de clinique chirurgicale à la Faculté de Paris. Il publia, avec Denonvilliers, un compendium de chirurgie pratique, qui a eu une certaine vogue.

Nélaton. — Nélaton (Auguste), chirurgien, né à Paris en juin 1807, et mort en septembre 1873, fut interne en 1831, docteur en 1836, chirurgien des hôpitaux et agrégé en 1839, professeur de clinique chirurgicale en 1851, membre de l'Académie en 1863, et de l'Institut en 1867, sénateur en 1868. Nélaton était l'un des meilleurs opérateurs et des meilleurs professeurs. Homme excellent, toujours poli avec ses confrères, Nélaton était très ingénieux. On sait que Garibaldi, blessé à Aspromonte en 1862, avait une lésion du tarse. Les chirurgiens les plus illustres de tous les pays niaient qu'il eût une balle enclavée dans les os du tarse; Nélaton seul soutenait la présence de la balle. Comment le démontrer? En l'extrayant? Non. Nélaton le démontra par un moyen plus simple. Il télégraphia à Charrière, le grand fabricant d'instruments de chirurgie, et lui demanda un stylet terminé par une petite boule de porcelaine de biscuit. Il enfonça le stylet dans la plaie de Garibaldi et montra triomphalement une tache noire faite par le plomb de la balle sur la porcelaine. Le diagnostic se trouva exact. La balle fut extraite le lendemain. Nélaton n'accepta pas d'honoraires. Il a fait de nombreuses publications, entre autres un *Traité de pathologie chirurgicale* qui a eu un grand succès.

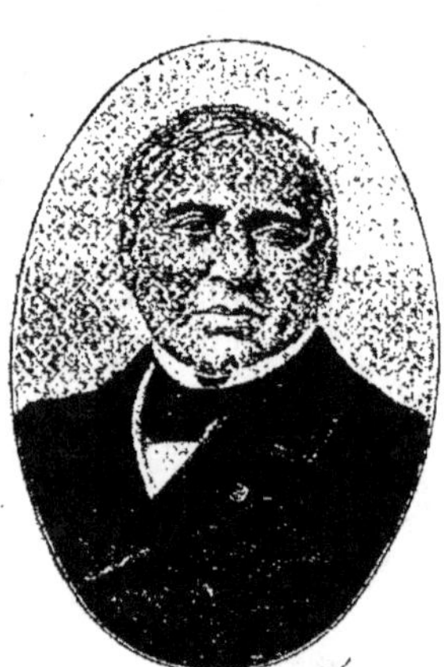

Fig. 680. — NÉLATON.

Moelle des os. — Jusque dans la deuxième moitié du XIXe siècle, on n'attachait pas grande importance à la moelle des os, que l'on considérait comme une substance grasse inutile, destinée à remplir les vides du squelette. Les travaux de Neumann, en 1868, ceux de Bizzozero et Torre, en 1878, et ceux de Malassez, en 1882, nous ont appris que la moelle rouge des os possède la propriété hématopoïétique. Les cellules médullaires se multiplient et donnent naissance à de jeunes hématoblastes qui se transforment, les uns en hématies, les autres en leucocytes, ou myélocytes. Quant à la moelle jaune des vieillards, elle est absolument graisseuse, et ne possède aucun pouvoir hématopoïétique; elle remplit simplement le vide produit par la raréfaction des os.

Muscles. — On avait une notion assez superficielle de la structure des muscles.

Relativement aux *muscles lisses*, dont la contraction est lente à se produire et lente à s'éteindre, on ne savait rien avant Henle (1), qui considérait les muscles lisses comme une substance homogène parsemée de noyaux. Kölliker, en 1848, montra qu'il existe autour de chaque noyau un fuseau contractile microscopique, tellement uni aux fuseaux voisins qu'il est très difficile de les séparer. On démontra que les fibres lisses sont unies entre elles par un *ciment interstitiel*, analogue à celui qui unit les cellules épithéliales, et se laissant colorer, comme ce dernier, par la solution de nitrate d'argent. Plus tard, on trouva des fibres musculaires dans une foule d'organes, où on ne les soupçonnait même pas. On reconnut ensuite que le *sarcoplasme*, qui forme la base de la fibre lisse, est lui-même composé de filaments contractiles réunis en faisceaux, lesquels faisceaux adhèrent les uns aux autres par un protoplasma spécial. Enfin, on démontra que chaque fibre provient de la transformation d'une cellule. En 1867, Trinchèse vit le rapport entre les fibres musculaires lisses et les fibres nerveuses. En 1880, Ranvier, ayant recours aux méthodes de Golgi et d'Ehrlich, étudia la terminaison des nerfs des fibres lisses sur l'estomac des sangsues, et il démontra que des plexus nerveux périphériques se dégagent des fibrilles nerveuses, qui se terminent à la surface des fibres lisses par des filets terminaux renflés en forme de boutons, boutons que Klebs appelle *taches motrices*.

Les *muscles striés*, à contraction brusque, ont également été étudiés dans le siècle dernier. La fibre musculaire striée, qu'on appelait autrefois *faisceau primitif* du muscle, a été étudiée par Kölliker, Krause et Kühne. Longues de plusieurs centimètres, les plus grosses de ces fibres ne sont pas plus épaisses qu'un cheveu. Elles ont également, ainsi que l'ont démontré les mêmes auteurs, la forme de petits fuseaux juxtaposés. Les extrémités effilées de ces petits fuseaux pénètrent dans les interstices laissés par les fuseaux voisins. Leydig a montré que chaque fibre musculaire est formée de petits faisceaux de *fibrilles*, qu'il appelait *colonnettes musculaires*.

On connaissait déjà les *stries* claires et foncées, ou *disques*, caractérisant la fibre striée. On savait que la fibre musculaire est enveloppée d'une membrane extrêmement mince, le *myolemme*, ou *sarcolemme*, que Leydig considérait comme une membrane conjonctive homogène, mais qui possède en réalité de nombreux noyaux. L'anglais Bowman montra qu'au moyen de réactifs on peut séparer les parties claires et foncées des fibres musculaires, de manière à former des disques, connus depuis sous le nom de *disques de Bowman*. Cohnheim, anatomiste allemand, né en 1839, et mort en 1884, étudia la coupe des colonnettes de Leydig, formant des surfaces appelées depuis *champs de Cohnheim*.

Par l'embryologie, nous avons appris que chaque fibre musculaire est primitivement une cellule dite *myoblaste,* et que ces myoblastes, pro-

____

(1) **Henle** (Gustave-Jacob), anatomiste allemand, né à Furth en 1809, mort à Gœttingue en mai 1885. Professeur d'anatomie à Zurich, de 1840 à 1844, puis à Heidelberg.

duits du mésoderme, se montrent, dès les premiers jours qui suivent la fécondation, sous forme de deux traînées, de chaque côté de l'axe de l'embryon, appelées *lames musculaires*.

On ne connaissait autrefois que les stries claires et foncées alternantes. En 1858, Amici découvrit, au milieu du disque clair, ou strie claire, une mince strie sombre, qu'on appelle depuis *strie d'Amici*. Dix ans plus tard, Hensen découvrit, au contraire, une mince strie claire dans la strie sombre ; c'est la *strie de Hensen*. Brücke a montré que plus la contraction d'un muscle est rapide, plus les disques sont nombreux. Krause a donné le nom de *case musculaire* à la succession d'une série de disques.

Un grand nombre d'anatomistes ont voulu donner la théorie de la contraction musculaire. Celle de Ranvier est aujourd'hui généralement acceptée : les disques sombres, qui sont contractiles, se raccourcissent et allongent les disques clairs, élastiques. Ceux-ci reprennent leur dimension première et le muscle tout entier est alors raccourci.

Sous le rapport de la *splanchnologie* et des organes des sens, les progrès ont été considérables, grâce à l'histologie et à l'embryologie. Je les suivrai dans l'ordre où ils ont été décrits dans l'ouvrage.

Appareil de la respiration.

1° Larynx. — Le larynx fut connu des premiers anatomistes. Les muscles sont représentés dans l'une des planches d'Eustachi. J'en ai parlé précédemment. Selon Portal (*loc. cit.*, t. VI, p. 547), Ferrein, au commencement du XVIII° siècle, comparait les ligaments de la glotte aux cordes d'un violon et les nommait *cordes vocales*, ou rubans de la glotte.

Selon Milne Edwards (*Leçons sur la phys. et l'anat. comp.*, t. XII, p. 427), « la dénomination de *glotte*, empruntée au grec (γλωττις), ne s'appliquait pas seulement à l'orifice laryngien ; elle était employée pour désigner la totalité de l'instrument vocal composé de deux lèvres, ou *languettes vibrantes*, comme l'était l'anche de la flûte antique et comme l'est actuellement l'anche de notre hautbois ».

Les cartilages furent mieux étudiés dans le XVII° et le XVIII° siècles. Santorini, Morgagni, Wrisberg, et plus tard Luschka, décrivirent de petits cartilages accessoires, situés à l'ouverture supérieure du larynx. Morgagni décrivit les ventricules du larynx. Henle, Merkel, Theile complétèrent l'étude des muscles. Longet, et Cl. Bernard surtout, précisèrent les fonctions des nerfs du larynx. Enfin, Coyne (1874) décrivit la muqueuse et ses glandes, dans laquelle il existe des follicules clos décrits par Verson, et Frenkel (1893). Les nerfs sensitifs du larynx se terminent par des extrémités libres en forme de boutons, ou corpuscules de Luschka, jusque dans l'épaisseur de l'épithélium (Stirling 1883, Luschka, Simanowski 1883, Retzius 1894, etc.).

2° Trachée. — Nommée *artère*, au début, parce qu'elle était supposée supporter le poumon, puis *trachée-artère*, de τραχεια, dur, âpre, parce qu'elle a des parois rigides et rugueuses. On crut que le conduit laissait passer les aliments, les boissons et l'air, erreur qui ne persista pas longtemps. Galien, ne connaissant pas les glandes trachéales, qui furent découvertes plus tard, pensait qu'une partie des boissons pénétrait par le larynx pour humecter la trachée et empêcher son dessèchement. L'histologie nous a montré sa structure. Teichmann y a décrit deux réseaux lymphatiques, muqueux et sous-muqueux. Benedicenti, en 1892, et Ploschko, en 1897, ont étudié la terminaison des nerfs, qui forment plusieurs plexus nerveux, dont le plus superficiel envoie des fibrilles entre les cellules épithéliales. Des cellules ganglionnaires ont été vues par le premier de ces auteurs sur le trajet des fibres nerveuses.

Diverses affections du larynx et du pharynx peuvent amener l'obstruction des voies respiratoires, à tel point qu'on est forcé de créer à l'air une voie artificielle, ce qui s'obtient en faisant un trou à la trachée (trachéotomie). La *trachéotomie* a été faite pour la première fois par Bretonneau, de Tours. Elle fut propagée par son

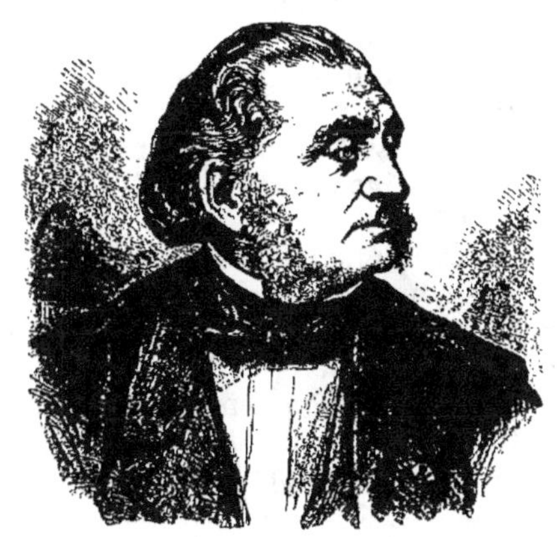

Fig. 681. — TROUSSEAU.

élève Trousseau, l'un des médecins les plus habiles et certainement le plus séduisant du XIXᵉ siècle.

3° **Poumons**. — Jusqu'à Malpighi, les poumons étaient considérés comme deux masses spongieuses laissant filtrer l'air qui allait former les esprits vitaux dans le ventricule gauche du cœur. Michel Servet, Colombus et Césalpin, qui savaient que le sang traverse le poumon pour aller du ventricule droit à l'oreillette gauche, ne savaient pas comment avait lieu le passage. Harvey, décrivant la grande circulation, en 1628, ne le savait pas davantage. Malpighi décrivit le lobule pulmonaire quarante ans plus tard, 1666, et il découvrit les capillaires des lobules pulmonaires, un peu avant Leeuwenhoek, 1669.

En 1804, l'Académie des sciences de Berlin, frappée des résultats contradictoires qu'avaient produits les recherches faites jusqu'alors sur la structure du poumon, résolut de mettre ce sujet au concours. Sœmmering et Reisseisen répondirent à son appel.

Le mémoire présenté par Reisseisen était une simple dissertation inaugurale soutenue à la Faculté de Strasbourg un an auparavant. Ce travail, il faut le reconnaître, était infiniment supérieur à celui de son compétiteur ; il fut couronné par l'Académie.

A la fin du XVIIIᵉ siècle, on connut les fonctions du poumon, à la suite des travaux de Priestley et de Lavoisier, mais on crut que là source du calorique se trouvait dans le poumon, tandis que la chaleur animale se produit dans tous les points de l'organisme sous l'influence des réactions, des oxydations qui s'y produisent.

Dans le siècle dernier, les fonctions respiratoires étant mieux connues, Laënnec (1) eut l'idée d'ausculter le poumon et de constater la différence des bruits que produisait l'air de la respiration, dans le poumon sain et dans le poumon malade.

Un autre médecin, auteur d'une nomenclature médicale, tirée du grec, qui n'a pas prévalu, Piorry, inventa la percussion, la plessimétrie et le plessimètre, afin de constater la différence de résonnance du poumon sain, du poumon et de la plèvre malades. Cet instrument, qui était parfait et d'une utilité incontestable, est aujourd'hui, complètement délaissé (2).

En 1803, Reisseisen découvrit les anneaux musculaires des bronches. En 1846, Rossignol, de Bruxelles, fit connaître la structure du lobule pulmonaire.

Lorsqu'on étudia l'histologie, on constata l'énorme quantité d'éléments élastiques contenus dans le poumon. Robin étudia la matière noire pulmonaire, plus abondante à mesure qu'on avance en âge, très abondante chez les charbonniers, et il démontra que cette matière est formée de particules de charbon pénétrant avec l'air dans le poumon.

Rindfleisch et Charcot d'une part, Grancher de l'autre, ont perfectionné le lobule de Rossignol en étudiant le mode de terminaison de la bronche intralobulaire et les parois des acini pulmonaires. Kölliker, Frey, Cadiat, ont étudié l'épithélium respiratoire, appelé épithélium com-

(1) **Laënnec.** — Laënnec, médecin à Paris, né en 1781 à Quimper, mourut en 1826 à Paris. Il fut médecin à l'hôpital Necker, et professeur au Collège de France et à la Faculté. Il est l'inventeur du _stéthoscope_ et d'un _Traité de l'auscultation médiate._

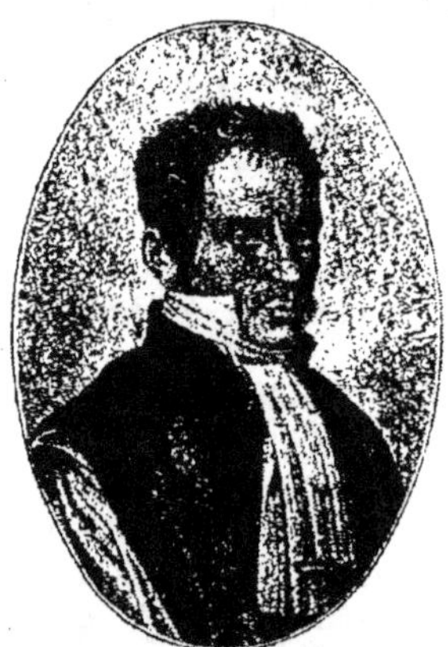

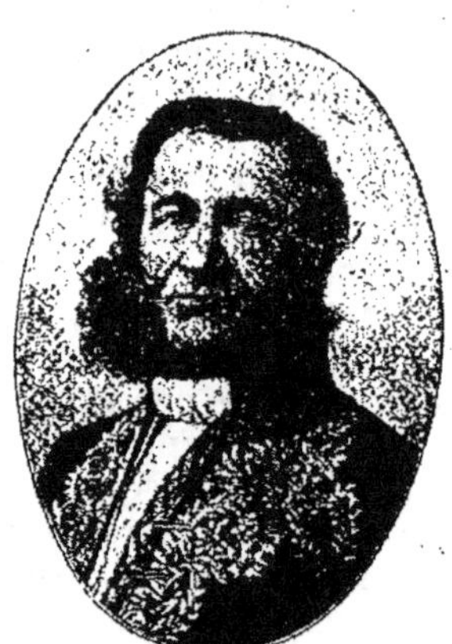

Fig. 682. — LAËNNEC.   Fig. 683. — PIORRY.

(2) **Piorry.** — Piorry (Pierre-Adolphe), né à Poitiers le 31 décembre 1794, mort le 29 mai 1879. Reçu docteur à vingt-un ans, agrégé en 1826. Médecin des hôpitaux 1827. En 1828, il publia son _Traité de la percussion médiate._ En 1840, il fut nommé, au concours, professeur de pathologie médicale. Il permuta cette chaire en 1851 contre la chaire de clinique interne. _Membre de l'Académie de médecine en_ 1823.

blant par Mathias Duval, parce que les cellules comblent les interstices du réseau capillaire en s'insinuant dans leur profondeur.

Les gros vaisseaux pulmonaires étaient connus depuis longtemps. Lefort et Zuckerkandl ont étudié surtout ceux du lobule pulmonaire. Lefort démontra que les radicules des veines bronchiques contiennent du sang rouge hématosé (veines broncho-pulmonaires), et Zuckerkandl constata des anastomoses non décrites entre les veines bronchiques et les veines du voisinage.

On dit que les capillaires forment une nappe sanguine à la surface interne des lobules. Les lymphatiques pulmonaires sont tellement abondants, que Renaut et Pierret ont pu dire que chaque lobule est entouré par une nappe lymphatique.

Plusieurs autres anatomistes se sont occupés de la structure du lobule. Dans ces derniers temps, on a constaté que les nerfs vaso-moteurs se terminent dans les parois vasculaires par des extrémités libres. Selon Berkley (1894), les nerfs sensitifs se terminent par des extrémités libres dans l'épaisseur de l'épithélium des bronches. Retzius a suivi des fibres nerveuses jusque sur les parois des alvéoles.

Dès 1811, Nysten a démontré le pouvoir excréteur des lobules pulmonaires. Injectant des gaz dans le sang, il constatait la présence de ces gaz dans les produits de l'expiration. Cl. Bernard a confirmé et étendu ces expériences. Il a démontré aussi que les voies respiratoires constituent une vaste surface d'absorption. Le poumon est donc l'organe de la respiration, en même temps qu'il est une glande destinée à retirer du sang les substances gazeuses ou volatilisables.

Appareil digestif.

1° **Tube digestif.** — Le tube digestif, au point de vue anatomique, est connu depuis bien longtemps. Hérophile nomma le duodenum, A. Paré et Habicot donnèrent au cæcum son nom qu'on donnait, avant eux, à l'appendice iléo-cæcal. Mundinus appela l'œsophage *meri* (ce nom vient de l'arabe). La valvule iléo-cæcale fut décrite par Varole en 1575, mais Bauhin, en 1579, s'en attribua la découverte. Depuis Galien, on savait qu'il y avait des fibres musculaires sur toute la longueur de l'intestin ; il avait connu le sphincter anal, et Riolan avait décrit les contractions intestinales sous le nom de *contractions vermiculaires*.

Fonctionnellement parlant, les anatomistes anciens étaient fort arriérés. Galien pensait que les aliments se cuisaient dans l'estomac, par sa propre chaleur, par la chaleur de la rate et des épiploons. La rate y déversait, par un conduit imaginaire, un *suc noir* qu'elle fabriquait elle-même aux dépens du *suc mélancolique*, ou *atrabilaire*, que lui envoyait le foie par des conduits également fantaisistes.

Les anatomistes du xviie siècle et même ceux du xviiie ont émis les opinions les plus disparates sur la digestion, dont l'étude sérieuse est du siècle dernier.

Comment aurait-on pu comprendre la digestion des aliments par les sucs digestifs, produits des nombreuses glandes non encore découvertes ? Les *glandes œsophagiennes*, connues depuis le commencement du siècle dernier, ont été bien étudiées par Klein en 1880 et par Max Flesch en 1888. Les cinq millions de *glandes gastriques* furent divisés, par Bischoff, dès 1838, en *glandes pyloriques* et *glandes cardiaques*, sécrétant toutes le suc gastrique et par conséquent la pepsine. Heidenhain, Rollet et Langley en ont fait une étude approfondie. On sait aujourd'hui que le suc gastrique, acide, est capable de digérer les albuminoïdes, les viandes, même des parties vivantes. Il digérerait les parois mêmes de l'estomac, par auto-digestion, comme le prouve la formation de l'ulcère rond de l'estomac, si elles n'étaient protégées par le mucus stomacal, produit des cellules épithéliales de l'estomac.

Les *glandes duodénales*, découvertes par Wepfer en 1679, furent décrites, en 1687, par Brunner, de Heidelberg, dont elles portent le nom. D'après Renaut, elles forment deux plans séparés par la muscularis mucosæ.

Les *glandes intestinales*, aperçues en 1688 par Malpighi, en 1715 par Brunner, et en 1731 par Galeati, furent décrites en 1760 par Lieberkühn. Au nombre de plusieurs millions, les glandes de Lieberkühn sécrètent, avec les glandes de Brunner, le *suc intestinal*. Les glandes de Lieber-kühn présentent, au fond de la glande, des cellules glandulaires spé-ciales, granuleuses, *cellules de Paneth*, du nom de l'anatomiste qui les a décrites en 1877.

Les *glandes du gros intestin* sont de petits tubes analogues à ceux des glandes de Lieberkühn, mais plus volumineux.

Les *glandes folliculeuses*, extrêmement répandues dans le tube digestif, sont des amas de tissu conjonctif réticulé, imprégné de cellules lympha-tiques, ou leucocytes, formant le *tissu adénoïde*. Ce tissu est disséminé dans le derme de la muqueuse intestinale, ou bien il se présente sous forme de petites masses ou follicules clos. On le trouve au niveau du *détroit du gosier*, où il forme un cercle lymphatique, ou *anneau adénoï-dien*, décrit sur la langue sous le nom d'*amygdale linguale*, en haut sous celui d'*amygdale pharyngienne* et latéralement sous celui d'*amygdales latérales*. Quelques follicules groupés près de l'ouverture de la trompe d'Eustache constituent l'*amygdale gutturale*. Une *amygdale œsopha-gienne* a été décrite par Glinsky à la partie inférieure de la muqueuse œsophagienne des oiseaux, où il a signalé des follicules clos. Des follicules clos ont été observés aussi dans la muqueuse gastrique. Dans l'intestin grêle, le tissu adénoïde est très répandu, en nappe dans le derme de la muqueuse ou sous forme de follicules clos. Ces follicules, vus par Marc-Aurèle Séverin en 1645, signalés chez l'homme, en 1662 par Pecklin, et en 1679 par Wepfer, furent décrits, en 1682, par Peyer, dont ils portent le nom. Les uns sont isolés, *follicules clos solitaires*, les autres groupés, agminés, *plaques de Peyer*. Des nombreux follicules clos de l'intestin s'échappent une grande quantité de leucocytes, véritables cellules migra-trices, qui infiltrent les villosités, s'insinuent entre les cellules épithé-liales, font issue à la surface de la muqueuse et jouent un grand rôle dans la digestion et l'absorption.

Les *valvules conniventes*, ou de Kerkring, observées par Fallope, furent décrites par Kerkring en 1670 ; il montra que ce sont des plis de la mu-queuse destinés à multiplier la surface absorbante de l'intestin.

Les *villosités*, véritables suçoirs du chyle, furent décrites par Lieberkühn au commencement du xviiie siècle. Elles existent depuis le pylore jusqu'à la valvule iléo-cæcale. Il y en a plus de dix millions (Sappey), douze en moyenne par millimètre carré (Krause). Très bien étudiées par Chaput (1891), les villosités, comparables à de petits poils, plongent par leur extrémité libre dans la cavité intestinale où elles pompent le chyle. Ce sont des prolongements du derme, avec cellules lymphatiques nombreuses, revêtus d'épithélium cylindrique simple. Des fibres musculaires leur donnent une certaine contractilité. Elles contiennent un grand nombre de vaisseaux sanguins et lymphatiques qui absorbent le chyle.

L'*absorption* des matières alimentaires, modifiées par les liquides de l'intestin et des annexes, se fait par les villosités. La matière intestinale est le *chyme* et la matière absorbée le *chyle*. Ce dernier passe par les chylifères et les radicules de la veine porte, avec cette différence que ces dernières ne prennent pas les matières grasses. Le chyle des chylifères va au canal thoracique et au sang veineux du cou, celui de la veine porte va au foie pour concourir à la fabrication du sang.

En 1719, Helvétius étudia les fibres musculaires de l'estomac et l'on donna le nom de *cravate de Suisse* à un faisceau musculaire étendu du cardia au pylore le long de la petite courbure de l'estomac. Treitz découvrit de petits tendons élastiques, au moyen desquels les fibres musculaires de l'estomac s'insèrent sur la tunique celluleuse.

Muscle de Treitz. — En 1873, Treitz décrivit un muscle *suspenseur du duodenum*. Ce muscle, lisse, s'attache en haut au pilier gauche du diaphragme et au tronc cœliaque ; en bas il s'attache à l'intestin grêle, au niveau du coude que forme la première portion de l'intestin grêle, ou quatrième portion du duodenum de quelques auteurs, avec la portion descendante.

2° Annexes du tube digestif. — Ce sont des glandes sécrétant une grande partie des liquides du tube digestif. La *salive* est formée par l'ensemble des glandes salivaires et des glandes pariétales de la bouche. Les nombreuses glandes pariétales, ou muqueuses, forment du mucus. Parmi elles, se trouvent la glande de Weber sous la base de la langue et la glande de Blandin ou de Nuhn sous la pointe de cet organe. Des nombreux follicules clos situés au détroit du gosier sort une quantité prodigieuse de cellules migratrices qui se mêlent à la salive.

Galien avait bien vu, au-dessous de la langue, un trou où l'on pouvait introduire un stylet. Wharton décrivit le conduit et montra qu'il venait de la glande sous-maxillaire. Sténon décrivit le canal de la glande parotide. En 1724, Frédéric Walther décrivit les conduits multiples de la glande sublinguale. Mais les anatomistes ne connaissaient pas la salive.

La *salive* est le mélange de tous les liquides versés dans la bouche par toutes les glandes salivaires et pariétales réunies. Cl. Bernard les a minutieusement étudiées. La sublinguale ne donne que du mucus, la sous-maxillaire un mélange de mucus et de liquide ptyalin, la parotide uniquement un liquide séreux chargé de ptyaline. Le mélange de tous ces liquides, la salive ordinaire, contenant ptyaline et sulfo-cyanure de potassium, a pour objet, ainsi qu'il résulte des expériences des physiologistes,

surtout de Cl. Bernard, de transformer les féculents en glucose, phénomène qui commence dans la bouche, se continue dans l'œsophage et se
termine dans l'estomac.

Le *suc gastrique*, produit des nombreuses glandes de l'estomac, a été
également étudié par Cl. Bernard. Il est démontré que ce liquide, si
actif, n'a aucune action sur les aliments féculents et sur les aliments gras.
Il agit uniquement sur les albuminoïdes qu'il transforme en peptone ou
albuminose.

Le chyme, acide, résultat de la digestion stomacale, bouillie grisâtre
formée par le mélange des aliments en partie digérés, de la salive et du
suc gastrique, descend par ondées dans le duodenum, où il rencontre la
bile et le suc pancréatique, à réaction alcaline.

La *bile* est fournie par le foie qui a, par conséquent, deux fonctions.
Pour détruire la fonction de sanguification qu'on attribuait au foie,
Th. Bartholin, d'un caractère léger, fit les obsèques du foie avec une
épitaphe (voy. *Foie*). Galien avait deviné la fonction hématopoïétique
du foie. Cet organe concourt, en effet, à la fabrication du sang, puisque
la veine porte lui fournit sang et chyle, et que le sang qui sort du foie
n'a pas la même composition que celui qui y entre; il contient, entre
autres choses, du sucre, ce dont on ne se doutait pas au temps de Bartholin. La bile, venue de la vésicule biliaire, où elle s'est emmagasinée
entre les digestions, passe par le canal cholédoque et coule dans l'intestin
pendant la digestion, sollicitée par l'action du chyme sur la muqueuse
du duodenum. Elle pénètre dans le duodenum, mélangée au suc pancréatique, qui passe par la même ouverture. Étudiée par un grand nombre
de physiologistes, surtout par Cl. Bernard, la bile a une action spéciale
sur le chyme, dont elle empêche la putréfaction. On pense, sans que cela
soit bien prouvé, qu'elle complète l'action du suc gastrique sur les albuminoïdes, et qu'elle concourt, avec le suc pancréatique, à l'émulsion et à
l'absorption des éléments gras.

La connaissance des *fonctions du pancréas* date aussi du siècle dernier.
Cet organe, depuis longtemps connu, offrit de l'intérêt lorsque le canal
pancréatique fut découvert. Hoffmann, au commencement du XVIIᵉ siècle
le découvrit chez le coq, mais Wirsung le trouva chez l'homme en 1642.
Vesling, Rhadius, Régnier de Graaf et Winslow firent la remarque que
le canal de Wirsung est quelquefois double. En 1775 Santorini décrivit
le *canal pancréatique accessoire* et montra qu'il s'étend de la tête du
pancréas au duodenum, où il s'ouvre un peu au-dessus de l'ampoule de
Vater. Par son extrémité gauche, il communique avec le *canal pancréatique principal*. Puis, on oublia l'existence de ce conduit, qui fut retrouvé
en 1856 par Cl. Bernard, lorsqu'il étudia l'action des liquides digestifs
sur les aliments.

R. de Graaf et Sylvius De le Boë constatèrent, les premiers, la sortie du
suc pancréatique. De Graaf en recueillit, en 1662, une certaine quantité,
mais il le crut acide, tandis qu'il est alcalin, ce que démontrèrent Péchlin,
Drelincourt et Brunner, quelques années après.

Le suc pancréatique peptonise les albuminoïdes, ainsi que l'ont découvert Corvisart et Cl. Bernard. Cette action est due à un ferment nommé
trypsine par Kühne.

Il saccharifie les féculents, ainsi que l'a découvert Valentin, au moyen d'un ferment diastasique. analogue à la ptyaline, l'*amylopsine*.

Il émulsionne et saponifie les matières grasses. C'est Eberlé qui constata l'action émulsionnante du suc pancréatique. Cl. Bernard et Berthelot ont montré que le suc pancréatique saponifie les graisses neutres et que cette action est due à un ferment soluble, la *saponase* ou *lipase*.

Appareil urinaire.

J'ai montré plus haut quels grands progrès avait faits la structure du rein avec Malpighi, Bellini, Ferrein et Bertin. Les tubes du rein étaient connus un peu vaguement. En 1862, Henle, découvrit des anses tubuleuses, dites depuis *anses de Henle*, dont la convexité regarde le hile du rein, et dont les deux extrémités s'unissent aux tubuli contorti et aux canaux de communication,

Lorsque Malpighi découvrit les glomérules, il ne connut pas leur enveloppe, qui fut décrite au commencement du XIX° siècle par J. Müller et Bowman (capsule de Bowman). En 1874, Heidenhain fit de l'épithélium des tubes rénaux une étude spéciale.

Les veines du rein étaient connues, et Verheyen (1), professeur à Louvain, avait indiqué, vers la fin du XVII° siècle, les *étoiles* qui portent son nom et qui sont situées à l'origine des veines rénales. Dans ces dernières années, Steinach de Vienne, Renaut de Lyon, Tuffier et Lejars de Paris, montrèrent de nombreuses anastomoses entre les veines rénales et les veines du voisinage du rein. Ils ont démontré qu'une injection nitratée de la veine rénale pénètre jusqu'aux vaisseaux du muscle carré des lombes, dont elle noircit le ciment interendothélial des capillaires.

On n'est pas encore bien fixé sur les *lymphatiques* du rein. Quant aux *nerfs*, Berkley assure qu'il a pu suivre, en 1893, de fines fibrilles nerveuses jusqu'à l'épithélium des tubes contournés. En 1894, Azoulay a suivi des fibrilles nerveuses sensitives dans l'épaisseur du glomérule. En 1899, d'Evant a constaté la terminaison de ces nerfs par des extrémités libres en forme de bouton.

La connaissance exacte des rapports du rein, et la sécurité que donne une asepsie parfaite, ont donné une extrême audace aux chirurgiens qui pratiquent fréquemment la néphrotomie et la néphrectomie pour les diverses affections du rein, calculeuses et tuberculeuses principalement. Il n'est pas sans intérêt, au point de vue de l'histoire, de parler ici de la première opération de néphrotomie. Elle date du XVI° siècle. Nous lisons ce qui suit dans Portal (*Hist. de l'anat. et de la chir.*, t. I, p. XXIV):

« Un archer de Bagnolet, attaqué d'une pierre aux reins, était condamné par le Parlement de Paris à perdre la vie. Les médecins de la Faculté, qui connaissaient la maladie du criminel, désirèrent tenter l'opé-

(1) **Verheyen**, né à Verbrocq (Belgique) en 1648, mort en 1710, fut d'abord laboureur, comme notre chirurgien Péan. Le curé de son village lui donna des leçons. Il se fit prêtre, mais ayant subi l'amputation de la jambe, il voulut être médecin. Il ne fut reçu docteur qu'en 1695. Cependant il était professeur d'anatomie à Louvain depuis 1683. Il conserva sa chaire jusqu'à sa mort.

ration de la néphrotomie. François Ier, ce grand roi à qui la France doit le renouvellement des sciences, le permit, et promit au prisonnier sa grâce, supposé qu'il en revînt; l'opération fut faite, et le succès des plus heureux. La médecine apprit par là que la pierre aux reins n'était pas incurable, et le criminel fut rendu à la vie qu'il aurait perdue par le supplice auquel il était condamné. »

On avait une idée à peu près exacte de la *vessie* avant les recherches histologiques. Vers le milieu du XVIIIe siècle, Lieutaud décrivit, à la base de la vessie, le triangle qui porte son nom. Retzius, au commencement du XIXe siècle, décrivit la cavité prévésicale ou *cavité de Retzius*, qui sépare la vessie du pubis. Mercier donna le nom de *valvule du col vésical* à l'hypertrophie de la partie moyenne de la prostate. Un peu plus tard, Sappey décrivit exactement la distribution des fibres musculaires de la vessie, fibres lisses, se contractant lentement, mais sous l'influence de la volonté, comme les fibres striées. Les recherches de Küss et de Mathias Duval ont mis hors de doute l'imperméabilité de l'épithélium vésical, qui rend la vessie aussi imperméable aux liquides que la couche qui recouvre l'intérieur d'un vase émaillé.

Les *lymphatiques* vésicaux furent injectés en 1881 par le ménage anglais Hoggan et en 1895 par l'Italien Gerota. Les nerfs sensitifs ont été suivis entre les cellules épithéliales par Kisselew, Retzius et Grünstein.

Organes génitaux.

Les testicules étaient fort peu connus jusqu'à l'illustre Ruysch, qui découvrit les canalicules spermatiques en 1686. Ils furent étudiés par Monro en 1778, par Lauth en 1833 et par Sappey en 1854. En 1651, Highmore décrivit la cloison fibreuse qu'on nomme depuis *corps d'Highmore*, mais il la prit pour un conduit, erreur que rectifia un peu plus tard Regnier de Graaf qui reconnut sa nature fibreuse. Vers le milieu du XVIIIe siècle, Haller décrivit les anastomoses des canaux séminifères droits dans le corps d'Highmore (réseau de Haller) : il découvrit le *vas aberrans*. Malgré les recherches récentes de Tommasi, Malassez, Mihalkowicz, Regaud, etc., la structure des canalicules spermatiques n'est pas complètement élucidée.

Sous le rapport de la *génération*, les anciens ont eu recours aux hypothèses les plus invraisemblables. N'a-t-on pas dit d'abord, d'après Hippocrate qu'une femme était devenue homme? Des auteurs ont affirmé que la conception pouvait se faire sans que la vulve et l'utérus présentent aucune ouverture (Graaf, *De mulier. org.*, cap. 15). On a soutenu que le sang menstruel était indispensable à la conception. Les Arabes et les Juifs ayant dit avec raison que le sang menstruel était excrémentitiel et vicieux par sa nature, on a cru pendant longtemps qu'ils étaient dans l'erreur.

Quel embarras pour expliquer la conception! Les animaux naissent de la pourriture pour rentrer dans la classe des végétaux lorsque la force expansive ne peut plus en soutenir la vivacité. Les semences du père et de la mère contiennent en elles les parties éparses de l'embryon qui résulte de leur mélange (Empédocle). On a fait dire à Hippocrate : 1° que la naissance d'un mâle ou d'une femelle dépend du lieu de la conception et que la femme est conçue dans le côté gauche de la matrice et l'homme dans le côté droit; 2° que chaque animalcule spermatique pouvait devenir le principe d'un embryon lorsqu'il est porté dans l'utérus. Selon Platon, l'homme et la femme cueillent, dans leurs embrassements, des animalcules, qui vont à l'utérus. Démocrite faisait naître les premiers hommes de vermisseaux. Plantade, selon Astruc (Astruc, *De luc. vener.*, lib. 8), avait cru voir les animalcules dans la semence de l'homme. Ce furent Leeuwenhoek et Louis Ham, son élève, qui les découvrirent. Kaw Boerhaave crut qu'ils se formaient dans l'épididyme et qu'ils se développaient dans le canal déférent et les vésicules séminales. L'idée de ces animalcules occupa tellement les esprits qu'on crut apercevoir de petits embryons dans le sperme (Gautier, *Observ. périod.*, nov. 1756). Le Camus, médecin à Paris, dit que le cerveau fournissait les germes des embryons, germes représentant autant de petits cerveaux émanés du mâle, apportés aux testicules par les nerfs et appelés *noyaux animaux* (*Mémoires sur divers sujets de médecine*, 1760). Dans son livre intitulé *Adenographia*, cap. 29, Wharton explique comment la semence est portée aux testicules par un nombre presque infini de nerfs. Delaunay, chirurgien à Paris, attribuait le mâle à la semence du père et la femelle à la semence de la mère (*nouveau syst. concernant la génération*, Paris, 1698). D'autres croyaient que le fœtus résulte du mélange de la semence du père et du sang menstruel de la mère, ou bien que la mère fournissait la matière organique, et le père la matière organisante. Lefebvre de Villebrune, interprétant un aphorisme d'Hippocrate (*Hipp. aphor. Auct.*, Lebvre de Villebrune, 1779) dit que la femme possède en elle un germe qui se développe par la vapeur prolifique de la liqueur du mâle. Harvey, qui a écrit un traité de la génération, dit que les vésicules des ovaires contiennent un liquide propre à lubrifier les parties, que la liqueur prolifique du mâle n'arrive jamais à l'utérus et que, par conséquent, l'œuf ne se forme jamais dans la matrice. Harvey imagina le *conceptus*, résultat des deux énergies du père et de la mère; le fœtus était conçu immatériellement, comme une idée se forme dans le cerveau. Haller et les anatomistes de son temps n'admettaient pas la conception sans l'arrivée des spermatozoïdes dans l'utérus.

D'autres hypothèses ont été émises : il serait trop long de les examiner toutes. De Graaf, von Baer, Coste, Prévost et Dumas, par leurs travaux, ont prouvé que la fécondation résulte de la pénétration du spermatozoïde dans l'ovule. Les expériences de Spallanzani montrèrent la nécessité du contact de l'ovule et du spermatozoïde pour opérer la fécondation. On croit généralement que les grossesses doubles ou triples dépendent de la femme et sont dues à la fécondation de deux ou plusieurs ovules. C'est là une conclusion logique. Cependant Auvard cite l'observation de Brunet, bourgeois de Paris, dont la femme eut, en sept ans, vingt et un enfants, tous trijumeaux. Le même Brunet, ayant, en outre, fécondé sa servante, celle-ci eut également une grossesse trigémellaire.

Gaspard Bartholin junior (*De ovariis mulierum*, p. 24. Rome, 1677), prévenu en faveur du système des œufs, crut avoir découvert de nouveaux ovaires vers l'orifice de l'urètre, et dit avoir fait cette découverte d'abord sur les vaches et ensuite dans la femme (Portal, t. 3, 505). Ces prétendus ovaires étaient les *glandes vulvo-vaginales*.

A l'époque de Haller, on savait que la fécondation d'une vésicule avait lieu sur l'ovaire. Haller avoue ne pas connaître l'état dans lequel l'œuf fécondé passe dans la trompe. La fécondation a lieu dans l'ovaire, dit-il, puisque on a trouvé dans cet organe des os, des dents, des cheveux, des têtes (il fait allusion aux kystes dermoïdes).

Un peu au-dessus de la tête de l'épididyme, Giraldès signala, en 1861, un petit organe contenant un canalicule, débris probable du corps de Wolff. Cet organe, nommé *parépididyme*, par Henle, et *corps de Gi-*

raldès (1), en France, est voisin de deux petits appendices, signalés par Morgagni, et connus sous le nom d'*hydatide sessile* et d'*hydatide pédiculée de Morgagni*.

Les spermatozoïdes, connus depuis Louis Ham et Leeuwenhoek, 1677, ont été récemment étudiés par Schweigger-Seidel, Eimer, Merkel, et Jensen. Mathias Duval, en 1880, a étudié la spermatogénèse. De même, San Felice en 1888, etc.

Les *glandes bulbo-urétrales*, découvertes par Méry en 1684, présentées à la Société royale de Londres par Cowper en 1699, furent mieux décrites en 1849 par Gubler. En 1837, Denonvilliers (2) fit des aponévroses du périnée une description qui est restée classique. En 1854, Sappey décrivit les lymphatiques de la prostate et les ganglions auxquels ils se rendent.

Depuis que Sténon a donné le nom d'ovaires aux organes qu'on regardait autrefois comme les testicules de la femme, et que Régnier de Graaf y a découvert, en 1672, les ovisacs, qu'il prit pour des œufs, on a eu des idées plus nettes sur la fécondation. En 1827, Von Baer, découvrit le véritable œuf, ou ovule, contenu dans les ovisacs des mammifères. En 1833, Coste découvrit la vésicule germinative, véritable noyau de l'ovule.

Les observations de Fol, Sélenka, et Hertwig, sur les échinodermes, nous ont révélé les mystères de la fécondation, parfaitement connus aujourd'hui (Pour tous ces détails voir *Fécondation* dans le premier volume).

Les anciens anatomistes ont beaucoup discuté sur les anastomoses du placenta. Meckel avait prétendu injecter les vaisseaux du fœtus en injectant ceux de la mère. Rœderer soutint le contraire, Monro également, et ils ont détruit l'erreur des anciens qui pensaient que le sang de la mère passait dans le fœtus. Le fœtus, disaient-ils, est le propre ouvrier de son sang; les battements des artères de la mère et du fœtus ne sont pas isochrones. Ils avaient parfaitement raison; le fœtus et la mère ont une circulation indépendante.

Péritoine.

Le *péritoine* fut connu de Galien, qui le compara à la plèvre. Il avait constaté qu'on peut le séparer de la paroi abdominale avec les doigts. Il fut signalé par Mundinus, dans le XIVe siècle, sous le nom de *siphac*, expression venue des Arabes et tout à fait perdue depuis. Cet anatomiste nommait *zirbus* le grand épiploon. Le péritoine fut décrit, en 1536, par Nicolas Massa, qui le disait formé d'une seule

(1) **Giraldès** (Cardozo-Cazado-Joachim-Albin), chirurgien d'origine portugaise, né à Porto en 1808, mort à Paris le 27 novembre 1875. Il fut à Paris prosecteur, agrégé de chirurgie, membre de l'Académie de médecine, chirurgien à l'hôpital des Enfants.

(2) **Denonvilliers** (Charles-Pierre), né à Paris en 1808, fut reçu docteur en 1837, après avoir été interne, lauréat des hôpitaux (1833), aide d'anatomie (1834), et prosecteur de la Faculté (1837). Reçu agrégé en 1839, chirurgien des hôpitaux en 1840 et chef des travaux anatomiques en 1841, Denonvilliers devint professeur d'anatomie en 1846. Il prit en 1856 la chaire de pathologie chirurgicale et en 1866, celle de médecine opératoire. Il fut chirurgien de la Charité, membre de l'Académie de médecine, inspecteur général de l'Enseignement supérieur et membre du conseil de l'Université.

lame, et pouvant être séparé des viscères du bas-ventre. Depuis Galien jusqu'au XVIe siècle, on crut, à tort, que les vaisseaux spermatiques et les testicules étaient entourés d'une gaine péritonéale qui pénétrait dans les bourses.

A mesure que les ouvrages d'anatomie se succédèrent, la description du péritoine se perfectionnait.

Au XVIIIe siècle, Heister et Kaw Boerhaave démontrèrent qu'il n'y a pas de glandes au péritoine pour la sécrétion du liquide onctueux qui le lubrifie, comme on l'avait cru jusqu'alors, et que le liquide péritonéal est une simple transsudation de la partie liquide du sang à travers la paroi des capillaires. En 1715, Winslow décrivit l'arrière-cavité des épiploons et son hiatus.

Les progrès du microscope apprirent que le péritoine est formé d'une couche de tissu conjonctif recouvert d'une simple couche endothéliale. On s'en assura, en colorant en noir le ciment intercellulaire, selon la méthode de Recklinghausen. On avait cru, jusqu'à ce savant histologiste, que la surface des séreuses était une couche amorphe, homogène, parsemée de noyaux.

Jobert, de Lamballe, démontra comment le feuillet pariétal et le feuillet viscéral enflammés adhéraient entre eux, et il montra tout le parti qu'on pouvait tirer, en chirurgie, de l'*adossement des séreuses*, et provoquant une péritonite adhésive. Le mémoire de Jobert, sur l'adossement des séreuses, fut couronné, en 1826, par l'Académie des sciences.

Ranvier, plus tard, se servit du péritoine pour démontrer comment, par suite d'inflammation, une cellule épithéliale peut se transformer en cellule de tissu conjonctif et en leucocyte, et réciproquement. Il a montré qu'une cellule du péritoine irritée se gonfle et revient à l'état de cellule embryonnaire, et passe même à l'état de globule de pus, si l'inflammation est plus intense. C'est Ranvier également qui a montré l'influence des cellules migratrices de l'adulte, qui mangent, détruisent le grand épiploon, en le réduisant à l'état de dentelle, d'où le nom d'épiploon fenêtré. Metchnikoff a également étudié la transformation des leucocytes en d'autres éléments anatomiques.

Organes des sens.

1° **Peau.** — Galien considérait la peau comme une membrane percée de trous laissant passer la chaleur et la sueur. On a distingué le derme et l'épiderme. Vers le milieu du XVIIIe siècle, Malpighi découvrit la couche molle profonde de l'épiderme, qu'il considéra à tort comme une couche percée de trous, laissant passer les papilles, *couche réticulaire*. C'était le corps muqueux. Il constata que la couleur noire de la peau du nègre siège dans cette couche. En 1688, Chirac et Malpighi découvrirent les follicules pilo-sébacés.

Leeuwenhoek avait aperçu des pores à la surface de la peau (1719), et Eichorn avait constaté que ces orifices appartiennent à des tubes (1826); la découverte des glandes sudoripares a été faite à peu près en même temps (1834), en France, par Breschet et Roussel de Vauzème, et en Allemagne par Purkinje.

Sappey a compté les glandes sudoripares ; il en a trouvé plus de deux millions.

Les recherches récentes des histologistes ont montré que le corps muqueux peut être décomposé en quatre couches, et que la couche profonde, ou génératrice, est destinée à renouveler les couches superficielles à mesure qu'elles vieillissent. Les nerfs de la peau se terminent entre les cellules de l'épiderme, et des cellules migratrices, issues du derme, s'insinuent entre les cellules de l'épiderme, et concourent à leur nutrition. Ranvier a découvert l'*éléidine*, substance contenue dans les couches moyennes du corps muqueux et présidant à la kératinisation des cellules superficielles.

Jusque dans ces dernières années on a cru que l'épiderme n'avait ni vaisseaux ni nerfs. En 1868, Langherans constata la présence de fibrilles nerveuses dans l'épiderme. Eberth, Ranvier, etc., les ont vues ; elles traversent la couche génératrice et se terminent par des extrémités libres au-dessous du stratum granulosum. Ces fibrilles sont accompagnées par des cellules migratrices en contact avec elles, mais ce ne sont pas des cellules nerveuses, comme le crut Langherans.

2° Appareil de l'odorat. — Pour expliquer la sensation de l'odorat, les anciens médecins, jusqu'au XVI° siècle, avaient cru que les odeurs étaient perçues par les ventricules cérébraux, où l'air arrivait par les trous de la lame criblée de l'ethmoïde et par des conduits particuliers. Ils croyaient que cet air soulevait et dilatait le cerveau, et ils attribuaient à cette cause les mouvements du cerveau isochrones avec les mouvements de la respiration. Ils admettaient aussi que le mucus nasal, si abondant dans le coryza, descendait des ventricules cérébraux, passait par l'infundibulum, par la glande pituitaire, et pénétrait dans les fosses nasales à travers les trous de l'ethmoïde et du sphénoïde.

En 1660, Schneider, de Wittemberg, fit justice de ces erreurs, prouva que le mucus nasal venait de la muqueuse pituitaire, et que cette muqueuse contenait des nerfs qui percevaient les odeurs.

Les glandes de la pituitaire, signalées depuis longtemps, ont été étudiées par Sappey en 1853. Ce sont des glandes acineuses, dont quelques-unes sont ramifiées, et que Sappey a appelées *glandes rameuses*. Elles existent également dans la muqueuse qui tapisse les sinus. Bowman a décrit des glandes tubuleuses dans la région olfactive de la pituitaire, chez les animaux ; ces glandes sont des glandes acineuses chez l'homme.

Max Schultze, Kölliker, et autres, ont étudié l'épithélium de la pituitaire, au niveau de la région olfactive, et ils ont constaté la présence des *cellules olfactives*. Les cellules olfactives sont des cellules nerveuses périphériques, des cellules bipolaires situées entre les cellules épithéliales, véritables cellules de soutènement. Le pôle profond se continue avec un filet nerveux olfactif (Max Schultze, 1862); et le pôle superficiel donne naissance à des filaments, *cils olfactifs*, se terminant par des extrémités libres, à la surface de la pituitaire. L'ensemble des cellules olfactives peut être considéré comme un ganglion nerveux, dont les corps cellulaires seraient disséminés dans la pituitaire.

3° Appareil du goût. — La langue a été décrite par Galien. Il a reconnu que cet organe renferme des muscles, des vaisseaux, des nerfs et il a découvert au-dessous de cet organe, deux trous pouvant admettre un stylet, trous destinés à verser un liquide qui empêche le dessèchement de la langue. Wharton découvrit le conduit qui se termine par ce trou, et qui porte le nom de conduit de Wharton.

Malpighi constata un corps muqueux dans l'épithélium de la muqueuse linguale, comme dans l'épiderme de la peau.

On décrivit de bonne heure les muscles, les vaisseaux et les nerfs de la langue. Sappey a injecté ses nombreux vaisseaux lymphatiques.

Les glandes muqueuses, nombreuses, sont des glandes en grappe, dont le groupe latéral forme la *glande de Weber*, et le groupe antérieur, sublingual, la *glande de Blandin* (1), décrite par Blandin en 1823 et plus tard par Nuhn, en 1845.

Loven et Schwalbe, en 1868, décrivirent les *bourgeons du goût*. Ce sont de petits melons microscopiques dont les côtes sont représentées par des cellules épithéliales. Le pôle superficiel du petit melon communique avec un petit conduit qui aboutit à la surface de la langue, *pore gustatif*, et qui laisse passer des filaments ou *cils gustatifs*.

Les bourgeons du goût forment une couronne autour des papilles caliciformes, et se montrent au sommet des papilles fongiformes. Ils sont extrêmement nombreux. Leur *structure* est la suivante : Ce sont des cellules gustatives ou *sensorielles*, épithélium hautement différencié, au milieu de cellules épithéliales ordinaires, dites de soutènement. Ces cellules sensorielles ne se continuent pas avec les fibrilles nerveuses des nerfs de la gustation, mais elles sont en contact avec elles.

Les nerfs également ont été étudiés récemment. Remak, en 1852, constata la présence de petits ganglions microscopiques sur les filets nerveux du glosso-pharyngien, qui se termine au V lingual, et dans la portion pharyngienne de la langue, et sur ceux du lingual qui se termine à la portion de muqueuse située en avant du V lingual. Schiff et Kölliker les ont vus également.

Billroth, en 1851 (2), avait vu que les nerfs de sensibilité générale se

---

(1) **Blandin** (Philippe-Frédéric), célèbre chirurgien français, né à Aubilly (Cher) en 1798, mort à Paris en 1849 à l'âge de cinquante et un ans, de bronchite capillaire. Disciple de Breschet et de Dupuytren, Blandin fut aide d'anatomie en 1821, docteur et prosecteur en 1824, chirurgien des hôpitaux en 1825 et agrégé en 1827. Protégé par Marjolin, Blandin affronta sept concours pour le professorat, qui fut rétabli après 1830. Il fut nommé professeur de médecine opératoire en 1841, puis chirurgien de l'Hôtel-Dieu et membre de l'Académie. Blandin fut toujours esclave du devoir; on le voyait partout faisant le bien et donnant des soins aux malades. Il ne manqua jamais de faire sa visite à l'hôpital, si ce n'est le jour de sa mort.

On doit à Blandin de nombreuses publications, et la découverte de la glande qui porte son nom. Ses publications les plus importantes sont : un *Traité d'anatomie descriptive ;* un *Traité d'anatomie des régions*, et plusieurs autres ouvrages.

(2) Billroth, professeur de chirurgie à Vienne.

terminent dans les papilles et entre les couches de cellules épithéliales.
Rosenberg a constaté que cette terminaison est identique à celle des nerfs
de l'épiderme.

Les nerfs glandulaires, étudiés par Fusari et Panasci, au moyen de la
méthode de Golgi, forment un réseau autour des acini. De ce réseau
partent des fibrilles, présentant des renfle-
ments sur leur trajet, et se terminant à la
surface des cellules glandulaires.

Sur le trajet des filets nerveux qui cheminent entre les cellules épithéliales, il
existe des cellules migratrices, que Langherans a décrites comme des *corpuscules*
particuliers. Quelques filets nerveux se
terminent également dans des .corpuscules
de Krause. On a également trouvé dans la
muqueuse linguale des corpuscules de
Pacini (Dittlevsen et Aspet, 1876).

Les filets nerveux gustatifs du glosso-
pharyngien et du lingual forment un
plexus nerveux irrégulier, sous-épithélial
dans les papilles. Lenhossek et Jacques
(de Nancy) ont étudié leur mode de terminaison dans les bourgeons du goût. Ils

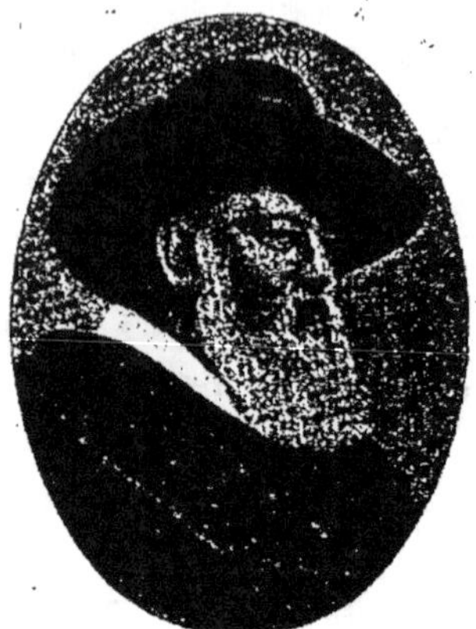

Fig. 684. — BILLROTH.

se terminent par des extrémités libres, légèrement renflées à la surface
des cellules gustatives des bourgeons du goût. Les unes sont situées
entre les cellules gustatives (intergemmales), d'autres autour du bourgeon (périgemmales), d'autres enfin (intragemmales) au centre du bourgeon. Ces dernières, comme les autres, se terminent par des extrémités
libres à la surface des cellules gustatives, ainsi que l'ont démontré
Jacques et Van Gehuchten.

4° Appareil de la vision. — L'*œil* fut considéré autrefois comme une
lanterne. On plaça le siège de la vision dans le cristallin, puis dans le nerf
optique, et on admettait que l'esprit visuel descendait des ventricules
latéraux dans l'œil, par le canal du nerf optique ou par des veines. C'est
Képler qui montra que la rétine est le siège de la vision, et que les objets
s'y peignent dans une situation renversée. La rétine avait été appelée
arachnoïde, ou *réticulaire*, par Hérophile.

On crut, depuis Celse et Galien, que la cataracte était une pellicule qui
se développait en arrière de la pupille. Vers le milieu du XVIIᵉ siècle, des
expériences démontrèrent que le cristallin, devenant opaque, forme
la cataracte. Autrefois on abaissait la cataracte ; depuis qu'on connaît
son siège dans le cristallin, on l'opère surtout par extraction du cristallin ou kératotomie.

On connaissait, depuis Galien, la partie antérieure de la capsule du
cristallin. Fallope découvrit la partie postérieure.

On étudia ensuite plus exactement la structure des diverses parties
constituantes de l'œil. Ruysch injecta la choroïde, et démontra que la
couche chorio-capillaire, appelée aujourd'hui *membrane Ruyschienne*, est

plus interne, plus centrale que les artères ciliaires et que les veines choroïdiennes, ou vasa vorticosa.

On vit que la pupille est fermée, chez le fœtus, par la membrane pupillaire de Wachendorf (1740), et que cette membrane reçoit des vaisseaux, venus de l'artère centrale de la rétine, contournant le cristallin et s'anastomosant, dans la membrane pupillaire, avec les vaisseaux de l'iris.

En 1753, Zinn découvrit la zone qui porte son nom, adhérant en arrière à la membrane hyaloïde, et qui fixe la circonférence du cristallin contre le corps vitré.

La lame élastique antérieure fut découverte par Bowman, en 1845. La lame élastique postérieure le fut plus tôt, vers le milieu du XVIIIe siècle, à peu près en même temps, par Descemet et Demours.

La *capsule de Tenon* fut décrite tout à fait au commencement du siècle dernier.

Depuis longtemps, Charles Estienne avait signalé, et Casserius dessiné les glandes des paupières, bien avant leur description par Meibomius, qui s'en attribua la découverte, dans une lettre imprimée à Helmstadt en 1666.

Les voies lacrymales avaient été indiquées par Galien, puis par Végèce (1), qui savaient que ces conduits communiquent avec les fosses nasales. Bérenger de Carpi observa que la cornée transparente est formée de lamelles superposées. Fallope découvrit la membrane hyaloïde, le ligament ciliaire, l'inégalité des deux faces du cristallin et la position exacte de cette lentille.

En 1651, Alberti (*Dissertatio de lacrymis*, Wittembergæ) décrivit les voies lacrymales.

Galien avait vu que l'humeur aqueuse se reproduit à mesure qu'elle est évacuée. Les anatomistes du XVIe siècle, Beniveni, de Florence, entre autres, confirmèrent cette remarque.

Vésale comptait sept muscles de l'œil, comme Galien. Mais Fallope démontra qu'il n'y en avait que six chez l'homme. Il découvrit la poulie cartilagineuse du grand oblique, et il appela ce muscle, *muscle trochléateur*.

Volcher Koyter découvrit le muscle sourcilier.

Les divers canaux de l'œil furent décrits dans le XVIIIe siècle. Le *canal d'Hovius* fut signalé par cet anatomiste en 1716. Le *canal godronné de Petit* fut découvert par Pourfour du Petit en 1723.

Vers la fin du même siècle fut décrit le *canal de Fontana*, mais le *canal de Schlemm* ne fut connu qu'au commencement du siècle dernier.

La connaissance de l'accommodation de l'œil pour la vision des objets rapprochés date du milieu du siècle dernier. On constata que, dans la vision des objets rapprochés, il se fait un travail dans l'œil pour ramener le foyer des rayons lumineux sur la rétine, travail consistant en une augmentation du diamètre antéro-postérieur du cristallin. On sut alors que la vue des myopes avait besoin de verres bi-concaves, et que celle des hypermétropes exigeait des verres biconvexes.

Bowman et Bruck découvrirent le *muscle ciliaire* ou *de l'accommodation,* que Bruck appela *tenseur de la choroïde,* parce qu'il le trouva

____

(1) Vegetii Renati Artis Veterinariæ, sive mulo Médicinæ, lib. 2, cap. 21.

formé de fibres antéro-postérieures, ou *radiées*. En 1856, Rouget y découvrit des fibres circulaires, *muscle de Rouget*, fibres découvertes un an plus tard en Allemagne, par Müller.

Les nerfs de l'œil ont été connus peu à peu ; ils sont moteurs, sensitifs et vasculaires ; ces derniers ont été étudiés surtout par Cl. Bernard au point de vue de l'influence qu'ils exercent sur la nutrition de l'œil. On a appris que le muscle de l'accommodation se trouve paralysé, lorsque le troisième nerf cranien est impotent. En 1832, Schlemm découvrit les nerfs de la cornée, qui sont extrêmement nombreux. Cohnheim a pu les suivre, en 1866, jusque dans l'épaisseur de l'épithélium. A peine les fibres nerveuses ont-elles pénétré dans la cornée, qu'elles se réduisent à leurs cylindraxes. Jamais ces fibres n'arrivent à la surface de l'épithélium ; elles se terminent au-dessous des couches superficielles.

C'est surtout dans la structure de la rétine que se sont accomplis de grands progrès. Vers 1786, Sœmmering signala, sous le nom de *foramen centrale*, la dépression centrale qu'on trouve sur la macula lutea.

Vers le milieu du siècle dernier, les *fibres de Müller* furent décrites par cet auteur, fibres irrégulières, isolant les uns des autres les éléments nerveux de la rétine, et se confondant par leur pied, en dedans des fibres rétiniennes, pour former la *limitante interne*. Ces fibres, véritables isolateurs du courant nerveux dans la série des neurones étendus des fibres de la rétine aux cônes et aux bâtonnets, s'unissent également en dedans de la couche des cellules sensorielles pour former la *limitante externe*.

Les travaux de Ranvier et de Ramon y Cajal nous ont définitivement appris que la rétine, membrane d'une constitution admirable, est formée de plusieurs couches d'éléments nerveux superposés, qui commencent à la face interne de la choroïde, par la couche des cônes et des bâtonnets, et qui se terminent, du côté du corps vitré, par les fibres nerveuses, dont la convergence va constituer le nerf optique. Chaque fibre, prise à la face interne de la rétine, se continue avec un cône ou un bâtonnet, par une succession de neurones.

La rétine est impressionnée par la lumière, qui la traverse avant d'atteindre la couche des cônes et des bâtonnets. Les cônes et les bâtonnets sont des cellules sensorielles, c'est-à-dire des cellules épithéliales hautement différenciées, et atteignant presque les propriétés des cellules nerveuses (n'oublions pas que la rétine, comme l'épiderme, est d'origine ectodermique). Selon Max Schultze, les animaux nocturnes n'ayant pas de cônes dans la rétine, les bâtonnets recevraient l'impression de la lumière, tandis que les cônes percevraient les couleurs. Les cellules visuelles, constituées par les cônes et les bâtonnets, recevraient donc les premières l'impression visuelle, qu'elles transmettraient aux fibres du nerf optique par la succession des neurones qui les unissent à ses fibres.

Je signalerai, en terminant, cette singulière propriété des cellules pigmentaires extra-rétiniennes, de présenter des prolongements amiboïdes qui s'insinuent entre les cônes et les bâtonnets, d'autant plus profondément que la lumière est plus vive (Kühne, 1877).

5° Appareil de l'ouïe. — L'appareil de l'ouïe fut connu de bonne heure.

Eustachi, Fallope, et presque tous les anatomistes du XVI⁰ siècle l'étudièrent. Les parties osseuses et les osselets furent minutieusement
décrits.

Fallope compara la caisse du tympan à une caisse militaire. Béranger
de Carpi découvrit l'enclume et le marteau, Ingrassias l'étrier, dont la
découverte lui fut disputée par Eustachi et Colombus. L'apophyse de
l'enclume, dite *os lenticulaire*, fut trouvée par Fr. Sylvius De le Boë (de
Leyde). Eustachi et Varole découvrirent le muscle du marteau et celui
de l'étrier, Fallope et Eustachi décrivirent exactement les fenêtres ronde
et ovale, la corde du tympan, la trompe d'Eustache, les cellules mastoïdiennes, toutes les parties osseuses de l'oreille interne et l'aqueduc de
Fallope. Duverney écrivit plus tard un ouvrage complet sur cet appareil;
Valsava, Scarpa, Cotugno l'étudièrent à leur tour.

Enfin, récemment, depuis que le microscope a été appliqué à l'étude
de l'oreille interne, on a fait, dans cet appareil, des découvertes de la dernière importance.

Heule a signalé, sur le cercle tympanal, près de son extrémité antérieure,
le *sillon malléolaire*, dans lequel passent l'artère tympanique, la corde du
tympan et la longue apophyse du marteau. Divers auteurs ont constaté
l'inclinaison moins accentuée de la membrane du tympan chez les musiciens. Il a été démontré que le trou de Rivinus n'existe pas à l'état
normal.

La structure de la membrane du tympan a été bien décrite par Politzer. En 1887, Bulle a établi que l'épithélium de la caisse est aplati sur
les points où la muqueuse est mince et peu vasculaire, et cylindrique à
cils vibratiles sur les autres points. Il est pavimenteux sur la face interne
de la membrane du tympan, à la surface des osselets et sur le promontoire.

Merkel a montré que l'*artère stapédienne* n'existe que sur le fœtus.

Sur le trajet des nerfs formant un plexus dans l'épaisseur de la membrane du tympan, Kölliker et Krause ont décrit des cellules nerveuses.

Il existe parfois une membrane obturatrice à l'orifice pétro-mastoïdien. Signalée par Huschke et Zoja, cette membrane existe dans près du
tiers des cas, selon Zuckerkandl.

En 1875, Gerlach décrivit, chez l'enfant, un amas de follicules clos, vers
la partie moyenne de la portion cartilagineuse de la trompe d'Eustache.
On la nomme depuis *amygdale de Gerlach*, ou *amygdale de la trompe*. Ces
follicules s'atrophient peu à peu.

Dans l'*oreille interne* ont été faites des découvertes assez récentes. Aux
trois *taches criblées* du vestibule osseux, qui laissent passer les filets du
nerf auditif vestibulaire, il faut en ajouter une quatrième, la *tache criblée
de Reichert*, qui loge un petit rameau du nerf auditif cochléaire.

En 1881, Hensen découvrit un canal très étroit, vertical, qui fait communiquer le saccule avec le canal cochléaire, c'est le *canal reuniens* ou
canal de Hensen.

Le *saccule* et l'*utricule* étaient considérés autrefois comme deux cavités
distinctes. En 1886, Bœttcher et Hasse ont découvert un moyen de communication, auquel Hasse a donné le nom de *canal endolymphatique*. Ce

canal est formé par la réunion de deux petits conduits, partant du saccule et de l'utricule, et se réunissant rapidement. Ainsi constitué, ce canal endolymphatique pénètre dans l'aqueduc du vestibule et se termine à la face postérieure du rocher, sous la dure-mère, par un petit renflement, qui est le *cul-de-sac endolymphatique*. Rüdinger pense que de fins canalicules partent de ce cul-de-sac et se mettent en communication avec les espaces lymphatiques des méninges.

L'oreille interne est tout ce qu'il y a de plus admirable dans l'organisation de l'homme et des animaux. Elle n'a certainement pas, dans sa totalité, plus d'un demi-centimètre cube. Eh bien ! j'estime qu'il y a dans ce demi-centimètre cube de quoi occuper les loisirs d'un homme pendant plus d'une année. Les anciens avaient bien étudié la disposition des parties osseuses, et même des canaux demi-circulaires membraneux, du saccule et de l'utricule. Valsalva, célèbre anatomiste italien, né à Imola, en 1666, avait découvert la *périlymphe*, qui remplit la cavité du vestibule et des canaux demi-circulaires, liquide appelé depuis *humeur de Valsalva*.

Morgagni, né en 1682, élève de Valsalva, étudia, comme son maître, l'oreille interne ; il découvrit les taches criblées de la paroi du vestibule osseux, qui laisse passer les filaments nerveux acoustiques, et le *foramen singulare*, également situé dans le vestibule.

Scarpa, autre anatomiste italien, né au Frioul (Italie), en 1745, découvrit plus tard, le liquide contenu dans le labyrinthe membraneux, l'*endolymphe*, qu'on appela plus tard *humeur de Scarpa*.

L'étude de l'oreille interne en était là au commencement du siècle dernier, lorsque deux savants consacrèrent une partie de leur vie à son étude. Ce furent Rosenthal (1) et le marquis de Corti.

Rosenthal décrivit un canal spiral qui porte son nom, le long du bord interne de la lame spirale. La lame spirale, montant en tournant, comme un escalier, autour de la columelle, ou axe, on comprend que le canal de Rosenthal, extrêmement étroit, décrit une spirale jusqu'au sommet de la columelle.

Reissner, en 1851, a bien décrit le canal cochléaire, situé en arrière de la rampe vestibulaire du limaçon, dont le sépare la lame spirale, décrivant une spirale, comme cette lame. En 1881, Hensen a découvert sa communication avec le saccule, au moyen d'un petit canal, *canal de Hensen*.

Le marquis de Corti a découvert le *canal de Corti*, décrivant également une spirale, et situé en arrière du canal cochléaire, dont il est séparé par la *membrane de Corti*. Corti a étudié le canal de Corti et l'organe de Corti.

Le canal de Corti, situé entre la membrane de Corti et la membrane basilaire, correspond, en dehors, au ligament spiral, et en dedans, à la bandelette sillonnée.

(1) **Rosenthal.** — Anatomiste distingué, né à Greifswalde (Poméranie) en 1780, et mort dans la même ville en 1829. Reçu docteur en 1802 à Iéna ; professeur particulier en 1807 ; prosecteur du Musée Royal à Berlin, en 1810 ; professeur extraordinaire à Berlin, en 1815. Il occupa, à partir de 1820, jusqu'à sa mort, la chaire d'anatomie dans sa ville natale.

L'organe de Corti est situé dans le canal. Il est formé d'une série d'arcades juxtaposées tout le long du canal, et formant un tunnel spiral comme le canal lui-même. On appelle pilier interne et pilier externe, les deux extrémités des cellules épithéliales du canal de Corti. Il y a 6 000 piliers internes et 4 500 piliers externes.

FIN DU TROISIÈME ET DERNIER VOLUME

TABLE DES MATIÈRES

DU TROISIÈME VOLUME

PREMIÈRE PARTIE

ANGÉIOLOGIE (*Suite.*)

FORT. — Anatomie, t. III.

DEUXIÈME PARTIE

SPLANCHNOLOGIE

CHAPITRE V

APPAREIL GÉNITAL DE LA FEMME

TROISIÈME PARTIE

ORGANES DES SENS

HISTOIRE DE L'ANATOMIE

PREMIÈRE PÉRIODE

(JUSQU'A LA DISSECTION DU PREMIER CADAVRE HUMAIN)

DEUXIÈME PÉRIODE

(PREMIÈRE PÉRIODE ANATOMIQUE, HÉROPHILE ET ERASISTRATE)

TROISIÈME PÉRIODE

(LONGUE PÉRIODE DU XVIe SIÈCLE PENDANT LAQUELLE ON NE DISSÉQUA PAS)

QUATRIÈME PÉRIODE

(PÉRIODE ANATOMIQUE, DU XIVe SIÈCLE AU XXe SIÈCLE)

CINQUIÈME PÉRIODE

(PÉRIODE DE L'HISTOLOGIE ET DE LA BACTÉRIOLOGIE)

APPAREIL DE LA RESPIRATION

APPAREIL DIGESTIF

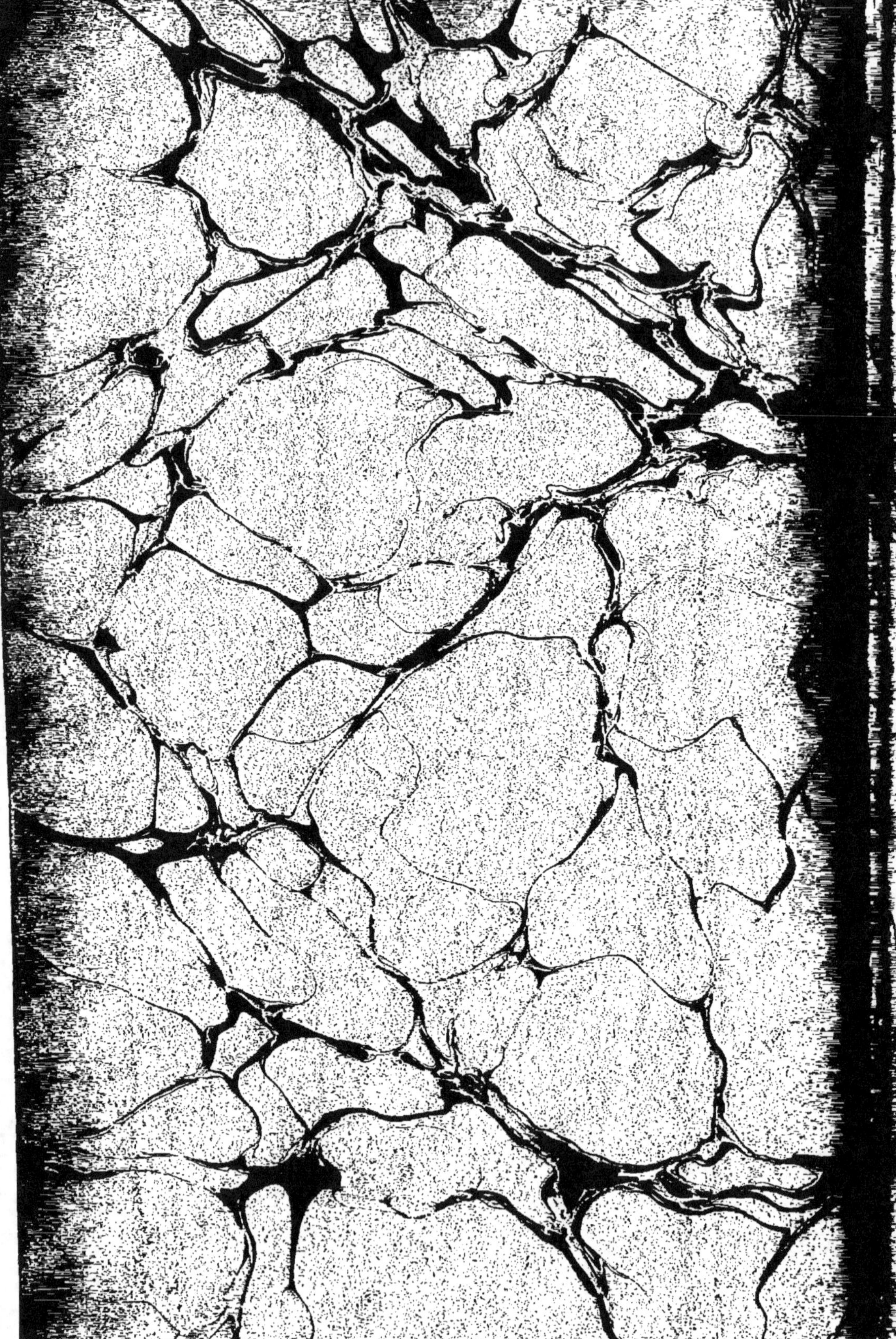

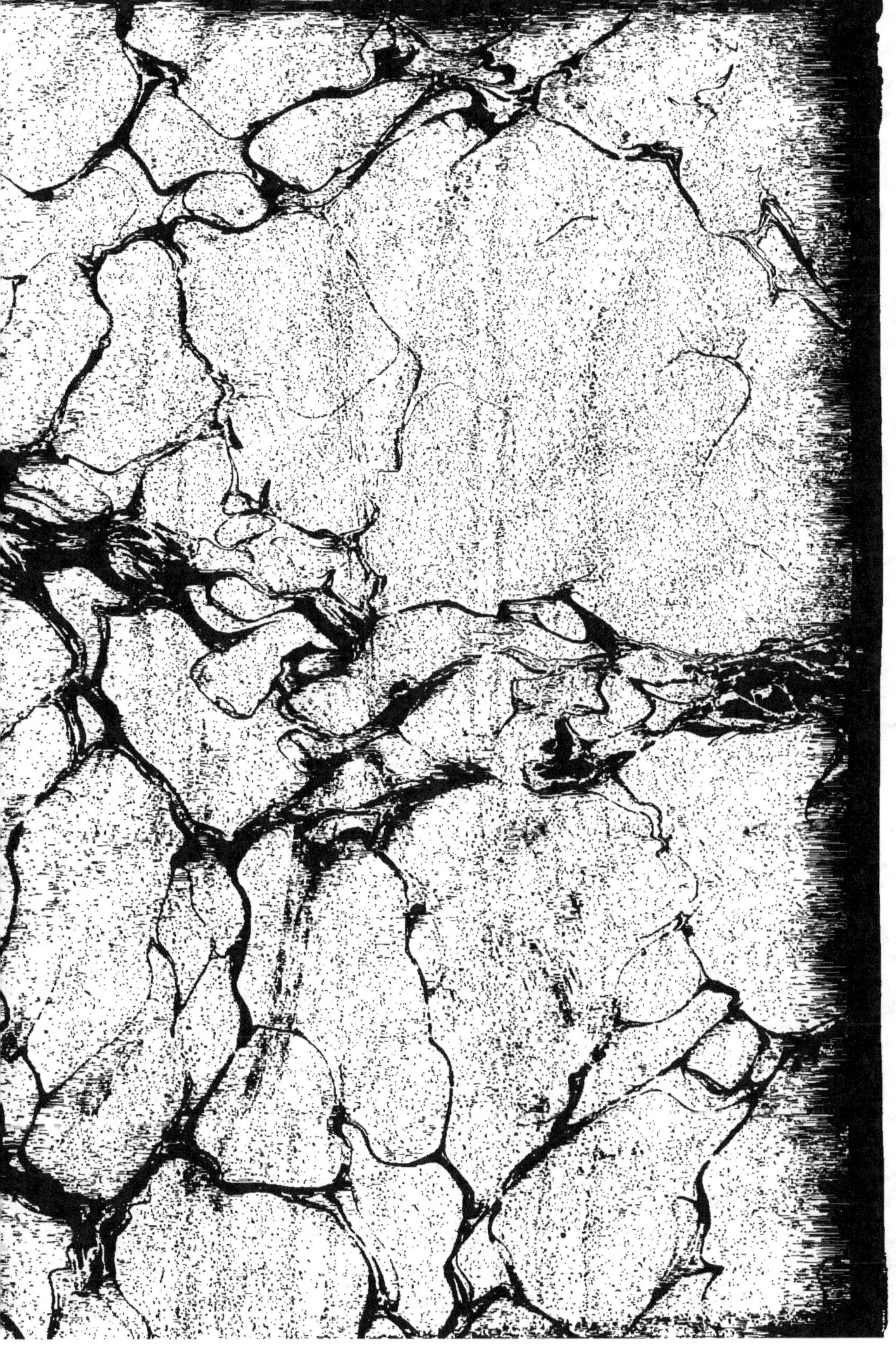

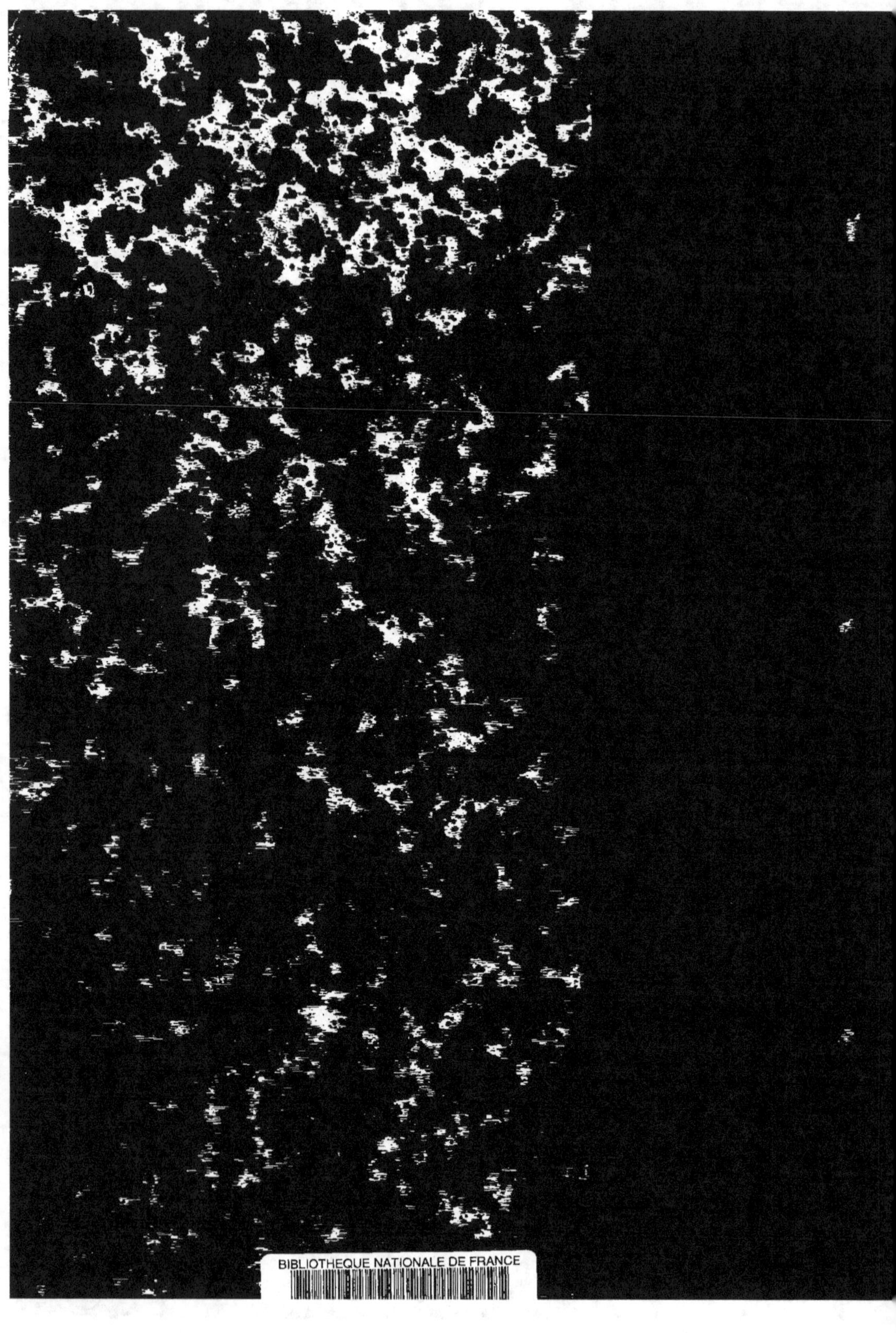